中医骨伤科

临床妙法绝招解析

主审　孙达武

主编　孙绍裘

湖南科学技术出版社

·长沙·

U0247585

《中医骨伤科临床妙法绝招解析》
编委会名单

总　序

　　现代中医临床是一个以中医基础理论为指导，巧用四诊与现代精密仪器检查，以辨证与辨病相结合的循证医学模式，熟记活用中医理、法、方、药，知常、达变、求本的辨证逻辑思维，以提高临床疗效为目标的能动过程。中医验案是中医医案的主体。因为医案是中医诊疗过程的备忘录，是经过升华的书面语言。凡临床所遇，不论成功与失败，或先失败后成功，或先成功后失败，均可立案。而验案却是中医治病成功的典型范例，中医临证技巧的科学结晶。国学大师章太炎先生说得好："中医之成绩，医案最著，欲求前人之经验心得，医案最有线索可寻，循此钻研，事半功倍。"为拓宽知常、达变、求本的临证思路，不仅要勤于临床，精思明辨，而且还要善于学习，博学多思。而学习研究中医医案，尤其是著名老中医的验案，对启迪、拓宽、知常、达变、求本的临证思路有着特殊的意义和作用。有鉴于此，我们邀请和组织湖南省中医院和湖南中医药大学的临床专家编写了这套《中医临床妙法绝招解析丛书》。

　　本丛书共有《中医内科临床妙法绝招解析》《中医外科临床妙法绝招解析》《中医皮肤科临床妙法绝招解析》《中医骨伤科临床妙法绝招解析》《中医妇科临床妙法绝招解析》《中医儿科临床妙法绝招解析》《中医眼科临床妙法绝招解析》《中医耳鼻咽喉科临床妙法绝招解析》8个分册。每个分册按系统分为若干章，每章选疑难病症4～6种，每个病种为一节，选验案5～20个。本丛书以中医临床为核心，以精选验案为基础，以解析妙法为特色，集名医经验，析疑难病案，精心编排，浓缩成书，力争编成指导临床、饮誉医坛的精品。

　　本丛书收集、整理、精选、解析的验案，大多数是现代著名老中医的临床验案，也有杏林新秀的心得，主要选自近200种医案医话、经验选编等专著，以及20世纪80～90年代的国内近100种中医药学术期刊。

这些验案，蕴含着从四诊到辨证病因病机的分析，到施治治则治法的选择，到选方择药的巧思，具有极丰富的理论渊源和宝贵的经验心得。这些验案，有的是常见病、多发病，但按常见证型常法治疗罔效，而经善悟明辨，达变求本，才柳暗花明而病证痊愈；有的是少见病、疑难病，因不善于辨识而迷惑，经精思巧辨，探得病本，又绝处逢生。这些验案，有的解惑释疑，使人茅塞顿开；有的指明方向，使人速离迷津；有的画龙点睛，使人回味无穷；有的探幽索隐，使人终身受用；有的巧思妙变，使人信服叫绝；有的立意创新，大可借鉴旁通。因此，很值得学习和研究。

　　需要说明的是，本丛书所选验案，基本上保持原案原貌，在保持原案内涵不变的基础上，对诸如时间、某些修饰语及某些字、词作了删节或改动，对所涉医学名词术语、计量单位作了规范和统一。有的则是重点选录了部分内容，为节省篇幅，不再分段。验案的末尾均以括号标明出处，在此对所选验案的原作者表示真挚的谢意。

　　本丛书内容丰富，切合临床，指导实践，启迪思维，借鉴经验，可成为临床各科医师的良师益友，更可供高等中医院校临床教学和临床实习参考之用，还可作图书馆及家庭藏书以备参阅。最后，对大力支持本丛书顺利出版的各级领导，对积极参与本丛书编写、编审、编印、校对而付出辛勤劳动的人员，表示衷心的感谢，并致虔诚的敬礼！

孙达武

于湖南省中医院

前　言

　　中医的生命在于临床，临床疗效在于心悟，心悟思路藏于医案。因此，学习他人疗效肯定的医案，特别是学习名医医案，是中医临床医师增长辨证论治才干的重要途径与学习方法。本着这一认识，我们搜集整理了近几十年以来中医骨伤科临床医案精华及少量古代医案，特别是注意搜集新中国成立以来知名中医骨伤科专家的医案，对临床很有指导意义。经逐个登记，本书所选录的医案，其原创者多达458人。现立光荣榜，将其姓名，按书中出现的先后顺序，附录于书末，以扬其名，广其术，并表谢忱。其中绝大多数是当今的名医，分布于全国各地，传承各自在骨伤科诊疗上的妙法绝招。而贡献最大，选录最多的依次为孙达武、孙广生、肖运生 林如高、郭维淮、朱惠芳、石幼山、许鸿照、李国衡、施维智、段胜如、常文助等名医。这数以百计的名医，选精录验，以医案医话的形式授业传道，以昼龙点睛的笔法释疑解惑。这是本书的最大特点。故名《中医骨伤科临床妙法绝招解折》。

　　本书以病统方，纲举目张。遵循中西医结合，以中医为主；辨证与辨病相结合，以辨证为主的宗旨，力求诊断上的有机结合，治疗上的合理结合。随着工农业生产和交通的蓬勃发展，骨伤事故成倍增长；随着生活水平的提高和医疗保险的普及，严重影响健康的骨伤病，在数以亿计的人群中备受关注，总结推广治疗骨伤科病的诊疗经验，具有很大的社会意义和广阔的应用前景。本书分列上肢骨折、下肢骨折、躯干骨折、特殊骨折与并发症、关节脱位、骨病、伤筋、颈椎病变、腰椎病变、脊柱病变、全身性骨关节病变、上肢关节及其周围组织病变、下肢关节及其周围组织病变、骨伤神经病变、骨伤头部病变、骨伤胸腹病变、骨髓瘤与氟骨症、骨伤综合征、跌打损伤常见并发症共19章，每一章又分为若干节，每一节为一个以上的骨伤病证。共计169节，收录骨伤科病证约 200 种。每一节均按病证概述、妙法解折、文献选录三项进行编排，其中病证概述主要是普及临床知识，为临床应用提供理法依据。妙法解析是在病历摘要的基础上，不但简要地介绍了治疗的全过程，而且对治疗的理法方药进行分析，充分彰显出辨证论治和中西医结合的优势。文献选录更是广收博览，选录收载全国骨伤科名医经验的期刊 50 多种。限于篇幅和编写形式，未将原创者的文章标题列出，请谅！为便于查询，已标明出处，特告。本书精录名医论述，传承传统医术，探索诊疗规律，推广诊疗经验。尤其在选精录验上狠下功夫。诸如药物治疗与非药物治疗，在药物治疗中包括内服与外治，以及多种给药途径，充分发挥药物的功效。在非药物治疗中，充分发挥中医的传统优势如针灸、推拿、按摩、导引、生活起居等疗法和养护之道，应有尽有，各取所需，各尽所能，各愈其疾，各康其体！善哉！特别是临床报道所精选的内容，更具可学性、可用性和可操作性，有效的成功经验，应该认真吸取，并推广应用。通过阅读本书，相信在诊疗技术上会上一个新的台阶。本书内容之丰，病种之多，诊疗之全，适应之广，堪称中医骨伤科诊疗集大成之作。

本书书末附录有骨伤科手法整复辑要，《伤科汇纂》骨伤复位、接骨、脉证宜忌歌诀，《外科骨伤五官歌诀》骨伤临证歌诀，少林伤科、骨伤诊疗歌诀，骨伤科汤头歌诀，骨伤科中药疗法歌诀，骨病中药内治法的治疗原则，骨病中药外治法，骨伤科练功疗法。骨伤科练功疗法又称导引或功能锻炼，中医骨伤科病证辞典，新中国成立后骨伤科公开出版发行的著作博览表骨伤科常用方剂索引 12 项精典内容，对骨伤临床有重要指导意义，从而为临床辨治骨伤科病，提供宝贵的可供熟读背诵的善本。

本书在编撰过程中，选录收载全国骨伤科名医经验的期刊 50 多种。可谓"一书在手，多师可从，随时翻阅，妙用无穷"。是省、地、市、县各级医院、医疗、科研、临床教学的益友，亦是乡村医师应诊的良师，更是广大人民群众防治骨伤科病的法宝。具有很大的参阅和收藏价值。可供中医、中西医结合专业骨伤科医师，特别是基层医务人员参阅，亦可供骨伤科临床教学、科研、骨伤科患者及其爱好者参阅。

孙绍裘

于湖南省中医院

目 录

第一章 上肢骨折……………………………………………………………………… (1)

　第一节 锁骨骨折……………………………………………………………………… (1)

　第二节 肱骨近端骨折并肩关节前脱位……………………………………………… (9)

　第三节 肱骨大结节骨折……………………………………………………………… (12)

　第四节 肱骨外科颈骨折……………………………………………………………… (13)

　第五节 肱骨干骨折…………………………………………………………………… (23)

　第六节 肱骨髁上骨折………………………………………………………………… (27)

　第七节 肱骨髁间骨折………………………………………………………………… (43)

　第八节 肱骨外髁骨折………………………………………………………………… (45)

　第九节 肱骨小头骨折………………………………………………………………… (49)

　第十节 桡骨颈骨折…………………………………………………………………… (53)

　第十一节 尺骨鹰嘴骨折……………………………………………………………… (57)

　第十二节 尺骨上1/3骨折合并桡骨头脱位………………………………………… (62)

　第十三节 桡尺骨干双骨折…………………………………………………………… (72)

　第十四节 桡骨干骨折………………………………………………………………… (81)

　第十五节 尺骨干骨折………………………………………………………………… (83)

　第十六节 小儿桡尺骨下端骨折……………………………………………………… (87)

　第十七节 桡骨下1/3骨折合并下桡尺关节脱位…………………………………… (92)

　第十八节 桡骨远端骨折……………………………………………………………… (97)

　第十九节 腕舟骨骨折………………………………………………………………… (111)

　第二十节 第1掌骨基底部骨折……………………………………………………… (120)

　第二十一节 指骨骨折………………………………………………………………… (123)

第二章 下肢骨折……………………………………………………………………… (127)

　第一节 股骨颈骨折…………………………………………………………………… (127)

　第二节 股骨粗隆间骨折……………………………………………………………… (141)

　第三节 股骨干骨折…………………………………………………………………… (148)

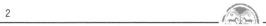

第四节　股骨髁间骨折……………………………………………………（160）

第五节　髌骨骨折………………………………………………………（162）

第六节　胫骨髁骨折……………………………………………………（171）

第七节　胫腓骨干骨折…………………………………………………（175）

第八节　胫骨疲劳骨折…………………………………………………（191）

第九节　踝部骨折脱位…………………………………………………（196）

第十节　距骨骨折………………………………………………………（205）

第十一节　跟骨骨折……………………………………………………（208）

第十二节　跖骨骨折……………………………………………………（214）

第十三节　趾骨骨折……………………………………………………（218）

第十四节　下肢其他骨折………………………………………………（221）

第三章　躯干骨折…………………………………………………………（226）

第一节　颅骨骨折………………………………………………………（226）

第二节　下颌骨骨折……………………………………………………（231）

第三节　颈椎骨折………………………………………………………（235）

第四节　肋骨骨折………………………………………………………（240）

第五节　肩胛骨粉碎性骨折……………………………………………（248）

第六节　胸椎压缩性骨折………………………………………………（250）

第七节　腰椎压缩性骨折………………………………………………（254）

第八节　脊柱骨折………………………………………………………（265）

第九节　骶尾骨骨折……………………………………………………（270）

第十节　骨盆骨折………………………………………………………（272）

第四章　特殊骨折与并发症及愈合不良…………………………………（281）

第一节　多发性骨折……………………………………………………（281）

第二节　开放性骨折……………………………………………………（284）

第三节　骨质疏松性骨折………………………………………………（288）

第四节　骨折并发症……………………………………………………（290）

第五节　骨折延迟愈合…………………………………………………（294）

第五章　关节脱位…………………………………………………………（301）

第一节　颞下颌关节脱位………………………………………………（301）

第二节　寰枢关节半脱位………………………………………………（304）

第三节　胸锁关节脱位…………………………………………………（309）

第四节　肩锁关节脱位…………………………………………………（314）

第五节　肩关节脱位……………………………………………………（318）

第六节　肘关节脱位……………………………………………………（328）

第七节　小儿桡骨头半脱位……………………………………………（343）

第八节　下尺桡关节脱位………………………………………………（345）

第九节　腕部脱位………………………………………………………（348）

第十节　月骨脱位………………………………………………………（354）

第十一节　手舟骨旋转性半脱位………………………………………（360）

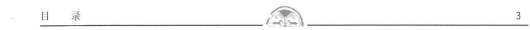

第十二节　掌指关节及指间关节脱位……………………………………………（363）

第十三节　骶髂关节错位……………………………………………………………（366）

第十四节　髋关节脱位………………………………………………………………（372）

第十五节　膝关节脱位………………………………………………………………（389）

第十六节　髌骨脱位…………………………………………………………………（395）

第十七节　踝关节骨折脱位…………………………………………………………（398）

第十八节　距骨脱位…………………………………………………………………（403）

第十九节　跖趾关节及趾间关节脱位………………………………………………（409）

第六章　骨病…………………………………………………………………………（413）

第一节　股骨头坏死…………………………………………………………………（413）

第二节　骨髓炎………………………………………………………………………（429）

第三节　化脓性骨髓炎………………………………………………………………（438）

第四节　慢性骨髓炎…………………………………………………………………（443）

第五节　骨质疏松症…………………………………………………………………（460）

第六节　骨性关节炎…………………………………………………………………（477）

第七节　髌骨软骨软化症……………………………………………………………（491）

第八节　跟骨骨刺……………………………………………………………………（499）

第九节　骨与关节结核………………………………………………………………（502）

第十节　其他骨病……………………………………………………………………（511）

第七章　伤筋…………………………………………………………………………（514）

第一节　落枕…………………………………………………………………………（514）

第二节　软组织损伤…………………………………………………………………（520）

第三节　腰扭伤………………………………………………………………………（532）

第四节　腰肌劳损……………………………………………………………………（543）

第五节　踝关节扭伤…………………………………………………………………（549）

第六节　筋膜炎………………………………………………………………………（555）

第七节　其他部位伤筋………………………………………………………………（558）

第八章　颈椎病变……………………………………………………………………（569）

第一节　颈椎病………………………………………………………………………（569）

第二节　神经根型颈椎病……………………………………………………………（590）

第三节　椎动脉型颈椎病……………………………………………………………（603）

第四节　交感神经型颈椎病…………………………………………………………（612）

第五节　脊髓型颈椎病………………………………………………………………（615）

第六节　颈椎间盘突出症……………………………………………………………（619）

第七节　颈椎骨质增生………………………………………………………………（623）

第八节　其他颈椎病变………………………………………………………………（625）

第九章　腰椎病变……………………………………………………………………（629）

第一节　腰椎间盘突出症……………………………………………………………（629）

第二节　腰椎管狭窄症………………………………………………………………（657）

第三节　腰椎后关节紊乱症…………………………………………………………（668）

第四节　腰椎骨质增生………………………………………………………………（672）

　　第五节　腰椎滑脱症…………………………………………………………………（678）

　　第六节　腰椎失稳症…………………………………………………………………（681）

　　第七节　其他腰椎病变………………………………………………………………（683）

第十章　脊柱病变……………………………………………………………………………（686）

　　第一节　强直性脊柱炎………………………………………………………………（686）

　　第二节　强直性脊柱炎并发症………………………………………………………（707）

　　第三节　肥大性脊柱炎………………………………………………………………（712）

　　第四节　先天性骶椎隐裂……………………………………………………………（715）

　　第五节　其他脊柱病变………………………………………………………………（717）

第十一章　全身性骨关节病变………………………………………………………………（720）

　　第一节　风湿性关节炎………………………………………………………………（720）

　　第二节　类风湿关节炎………………………………………………………………（739）

　　第三节　痛风性关节炎………………………………………………………………（759）

　　第四节　创伤性关节炎………………………………………………………………（769）

第十二章　上肢关节及其周围组织病变……………………………………………………（775）

　　第一节　肩关节周围炎………………………………………………………………（775）

　　第二节　肱骨外上髁炎………………………………………………………………（799）

　　第三节　桡骨茎突狭窄性腱鞘炎……………………………………………………（809）

　　第四节　其他上肢关节及其周围组织病变…………………………………………（815）

第十三章　下肢关节及其周围组织病变……………………………………………………（820）

　　第一节　髋关节一过性滑膜炎………………………………………………………（820）

　　第二节　髋关节置换术后深静脉栓塞………………………………………………（825）

　　第三节　膝关节滑膜炎………………………………………………………………（829）

　　第四节　膝骨关节炎…………………………………………………………………（842）

　　第五节　踝关节创伤性关节炎………………………………………………………（859）

　　第六节　其他下肢关节及其周围组织病变…………………………………………（862）

第十四章　骨伤神经病变……………………………………………………………………（867）

　　第一节　坐骨神经痛…………………………………………………………………（867）

　　第二节　腰腿痛………………………………………………………………………（878）

　　第三节　外伤性截瘫…………………………………………………………………（886）

　　第四节　脊髓灰质炎…………………………………………………………………（890）

　　第五节　脊髓空洞症…………………………………………………………………（894）

　　第六节　足跟痛………………………………………………………………………（896）

第十五章　颅脑损伤病变……………………………………………………………………（908）

　　第一节　脑震荡………………………………………………………………………（908）

　　第二节　脑挫裂伤……………………………………………………………………（916）

　　第三节　颅内血肿……………………………………………………………………（923）

　　第四节　颅脑外伤性精神障碍………………………………………………………（928）

　　第五节　外伤性头痛…………………………………………………………………（930）

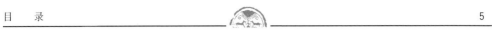
第六节　脑外伤后继发性癫痫…………………………………………………（935）

第七节　其他脑外伤后病症…………………………………………………（937）

第十六章　骨伤胸腹病变………………………………………………………（942）

第一节　胸胁挫伤……………………………………………………………（942）

第二节　胸膜炎………………………………………………………………（949）

第三节　肋软骨炎……………………………………………………………（950）

第四节　其他胸部损伤病变…………………………………………………（958）

第五节　腹部损伤病变………………………………………………………（961）

第十七章　骨髓瘤与氟骨症……………………………………………………（967）

第一节　骨髓瘤………………………………………………………………（967）

第二节　氟骨症………………………………………………………………（974）

第十八章　骨伤综合征…………………………………………………………（980）

第一节　脑外伤综合征………………………………………………………（980）

第二节　第3腰椎横突综合征………………………………………………（986）

第三节　梨状肌综合征………………………………………………………（989）

第四节　不宁腿综合征………………………………………………………（999）

第五节　其他骨伤综合征……………………………………………………（1000）

第十九章　跌打损伤常见并发症………………………………………………（1007）

第一节　外伤瘀血……………………………………………………………（1007）

第二节　断肢再植……………………………………………………………（1011）

第三节　骨伤及创面感染……………………………………………………（1013）

第四节　损伤疼痛……………………………………………………………（1019）

第五节　损伤后癃闭…………………………………………………………（1023）

第六节　损伤后腹胀及便秘…………………………………………………（1028）

第七节　损伤后痿软麻木……………………………………………………（1031）

第八节　创面愈合不良………………………………………………………（1035）

第九节　其他骨伤杂病………………………………………………………（1038）

第一章　上肢骨折

第一节　锁骨骨折

一、病证概述

锁骨骨折又称锁子骨骨折、缺盆骨骨折。多因直接外力或传达外力作用于锁骨所致，是以患处肿痛、伤肩下垂为主要表现的骨折类疾病。其临床表现，局部肿胀疼痛，骨折处压痛明显，伤肩下垂，头偏向患侧，下颌偏向健侧，肩关节活动功能障碍，常用健侧手托住患肢。伤后骨折处肿胀压痛，皮下可触及移位的断端，常有异常活动和骨擦音，有头部偏向患侧、下颌偏向健侧的体征。X线片示：全锁骨横断并移位。临床常见类型有中段骨折和外侧段骨折。其中中段骨折见骨折近端向后上方皮下异常突起，远端向内下方重叠或成角畸形；外侧段骨折见近端向上方皮下异常突起，远端向下致使上、下分离移位。

二、妙法解析

（一）右锁骨骨折（朱惠芳医案）

1. 病历摘要：黄某，男，37岁。患者1日前不慎摔倒伤及右肩部，当即肿痛、活动受限，未处理急来诊。患者伤后无昏迷呕吐，无胸腹痛，无寒热，纳眠可，二便调。体查时见右肩部肿胀、畸形，压痛（＋），可扪及锁骨骨擦感及异常活动，右桡动脉搏动好，右手指活动及血运好，其余肢体正常。X线片示：右锁骨骨折，远折端全错。诊断：右锁骨骨折。证属气滞血瘀。治疗：活血化瘀，消肿止痛。方药：口服消肿止痛胶囊（本院制剂），每次6粒，每日3次。并配合手法（手术）治疗。术前查血尿常规、凝血试验、肝功能、心电图等，排除手术禁忌，术后拍片、换药，酌情使用抗生素，出院前拍片，带接骨药，口服，每次6g，每日1次。行臂丛神经阻滞麻醉；患者坐位，常规消毒铺巾，无菌操作；以锁骨钳（本院自制）夹持锁骨远折端，端提回旋至近折端前上方，经皮可扪及远折端断面，以直径2.5 mm钢针经皮刺入断面髓腔，锤击针尾证实钢针在骨髓腔内并前进少许，改用骨钻将钢针顺髓腔方向钻入，于锁骨外端突破骨皮质穿出皮外约数厘米，将钢针针尖剪成钝面，针尾剪成锐利面，用骨钻在皮外将钢针向外退出直至锐利面与远折端断面平齐。术者一手握持锁骨钳控制远折端，另一手五指捏持近折端，两手对抗牵引回旋，使骨折复位；一助手将钢针顺髓腔方向敲击直至钢针在锁骨内端突破骨皮质。手提X线机透视证实骨折复位满意，钢针在骨髓腔内预定位置；钢针尾端折弯剪短埋于皮下，针孔无菌包扎；腕颈带悬吊患肢于屈肘90°位。1个月后复诊，局部无肿胀、无压痛，无纵向叩击痛，无异常活动。拍片示骨折对位对线好，折线模糊，内有钢针固定。嘱功能锻炼。（《当代名老中医典型医案集·外伤科分册》，人民卫生出版社，2009）

2. 妙法解析：端提回旋复位经皮逆行穿针内固定借助特殊器械，结合中医正骨手法，有效复位骨折，髓内钢针固定能对抗各方面再移位的应力，减少了折端剪力，从而保证了骨折在正常位置上愈合；能早期进行功能锻炼，加速骨折愈合速度，有效地防止肩周炎的发生。且操作简便，安全可靠，创伤小，痛苦少，疗效好。尤其是对粉碎性骨折的治疗具有更明显的优越性。

（二）右锁骨骨折（朱惠芳医案）

1. 病历摘要：刘某，女，29 岁，农民。患者 1 日前因车祸撞伤右肩部，当即皮破流血、肿痛，活动受限，去当地医院诊为"骨折"，行清创缝合，为求进一步治疗来诊。就诊时见右肩部肿胀、压痛、可触及明显的骨异常活动。有 2 cm 伤口已经缝合。右桡动脉搏动好，指动血运好。余肢体未见明显异常。生理反射存在，病理反射未引出。X 线片示：右侧锁骨骨折，断端全错。诊断：右锁骨骨折。证属气滞血瘀。治疗：活血化瘀，消肿止痛。方药：消肿止痛胶囊（本院制剂），每次 6 粒，每日 3 次，口服。并配合手法（手术）治疗。术前查血尿常规、凝血试验、肝功能、心电图等，排除手术禁忌，术后拍片、换药，酌情使用抗生素，出院前拍片，带接骨药口服，每次 6 g，每日 1 次。行臂丛神经阻滞麻醉：患者坐位，常规消毒铺巾，无菌操作：以锁骨钳（本院制）夹持锁骨远折端，端提回旋至近折端前上方，经皮可扪及远折端断面，以直径 2.5 mm 钢针经皮刺入断面髓腔，锤击针尾证实钢针在骨髓腔内并前进少许，改用骨钻将钢针顺髓腔方向钻入，于锁骨外端突破骨皮质穿出皮外数厘米，将钢针针尖剪成钝面，针尾剪成锐利面，用骨钻在皮外将钢针向外退出直至锐利面与远折端断面平齐。术者一手握持锁骨钳控制远折端，另一手五指捏持近折端，两手对抗牵引回旋，使骨折复位，一助手将钢针顺髓腔方向敲击直至钢针在锁骨内端突破骨皮质。手提 X 线机透视证实骨折复位满意，钢针在骨髓腔内预定位置；钢针尾端折弯剪短埋于皮下，针孔无菌包扎；腕颈带悬吊患肢于屈肘 90°位。2 周后复诊。骨折端无明显畸形，针孔愈合好。X 线片示：骨折及内固定钢针位置好，有少量骨痂。解除腕颈带。嘱肩关节逐步功能锻炼；口服接骨药，每次 6 g，每日 1 次。肩关节活动好，骨折端无明显压痛、纵向挤压痛、异常活动。X 线片示：骨折及内固定钢针位置好，骨折端有中量骨痂形成。局部麻醉下取出内固定钢针。（《当代名老中医典型医案集·外伤科分册》，人民卫生出版社，2009）

2. 妙法解析：锁骨骨折是临床常见的损伤之一，约占全身骨折的 6.8%。在治疗上目前常用的外固定方法如单"∞"字绷带固定法、双圈固定法、纱布加"∞"字绷带固定法等，因难以掌握固定的松紧度，很难维持对骨折端的恒定压力。往往整复固定后，开始尚有一定的维持作用，但几经起卧活动使绷带松动或挤成一股绳时即失去固定作用，最后还是在重叠旋转位中畸形愈合。不仅影响美观，而且因锁骨短缩和锁骨旋转轴的改变，必然影响肩关节的正常功能。日久，肩锁关节和胸锁关节在非解剖位置上磨损，关节增生、软组织损伤、创伤性关节炎等并发症在所难免。再者，因这种长期强迫姿势的外固定较痛苦，患者往往在固定的中途自行解除，这样势必造成畸形愈合、不愈合。手术治疗虽然可获得解剖对位和牢固的内固定，但切开复位不仅切口瘢痕影响美观，而且由于软组织及骨膜损伤大，势必影响骨折愈合，增加了创伤性无菌性炎症的发生率。20 世纪 80 年代始，国内外部分学者对传统方法治疗锁骨骨折之弊端有了充分认识，开始探索新疗法。继日本安藤谦一利用闭合复位穿针内固定法治疗锁骨体部骨折后，有人发明了锁骨外固定器，包括单平面钳夹与架式和多平面架式两类。这些疗法虽然比传统疗法先进，但均需垂直锁骨穿针，危险很大，而且手术复杂烦琐，常因切口外露而增加了感染机会。

（三）右锁骨骨折（孙达武医案）

1. 病历摘要：高某，女，22 岁。患者 3 日前骑自行车被撞，右肩部着地，右肩及锁骨中部疼痛剧烈，不能抬举。诊见：右锁骨中段处肿胀明显，可见青紫瘀斑，压痛明显，可闻及明显骨擦音。X 线片示：锁骨中段斜形骨折，近端向上移位，远端向下错位。诊断：右锁骨骨折。治疗：手法。①架肩上提法：患者坐位，一助手用手握住患侧肘部，并用另一上肢前臂插入患侧腋下，用力向上提端，术者用双手分别捏住折骨远近两断端，嘱架肩的助手轻轻放松，同时让患者抬头挺胸，在这个过程中，术者从下向上推或从前向后按压以矫正成角畸形，使折骨恢复对位对线。②旋转变位法：锁骨骨折后，绝大多数呈近端向上错位，远端向下错位，这种复位方法则是首先改变这种情况。使近端在下、远端在上，然后再进行复位，在助手向上提端下，术者一手将折骨远端固定好，另一手将近端用按压旋转的方法改变原来错位的方向。③架肩下牵法：一助手前臂仍置于患者腋下，向上端提，向颈侧用力；另一助手双手握患者前臂及手，用力向下牵拉；术者双手用捏挤、按压的方法进行对位，对位满意后，即停止牵拉。嘱患者保持抬头挺胸姿势。固定时医师要用两手保持好折骨的对位、对线，首先在锁骨上窝处靠折骨近端处垫一棉垫，要填至高出折骨近段；在折骨远段的下方也垫一厚棉垫，这两个棉垫也可用 4 列或 5 列绷带卷成直径约 2 cm 的纱布卷代替；然后再在折骨局部压上一大方块厚棉垫，上面压月牙形纸板，凹面朝向颈侧，用橡皮膏将之粘牢固定，再于患者双侧腋下各垫一直径约 6 cm 粗的大棉卷，棉卷的两端要薄，一直垫到肩部的前后侧，最后用 3 列绷带做双肩前后"∞"字固定，固定后进行透视观察复位情况，复位不满意时，可解除固定物重新整复。（《孙达武骨伤科学术经验集》，人民军医出版社，2014）

2. 妙法解析：锁骨骨折又称缺盆骨骨折、锁子骨断伤等，可发生于各种年龄，但多见于儿童及青壮年，约有 2/3 为儿童患者，而其中又以幼儿为多见。长期以来，许多临床医师并不追求锁骨骨折的复位，只用后"∞"字绷带固定，任其错位愈合。其理由是锁骨骨折复位与固定的难度较大，即使错位愈合对以后功能影响也不大。但孙达武教授认为锁骨骨折复位并不十分困难，而且复位后的优点较多，复位好的锁骨骨折愈合较快，愈后无任何后遗症。而且复位后的锁骨愈合后外观无畸形，与健侧一样；错位愈合虽然也无明显后遗症，但有时会影响患者用肩部抬、担、扛物的功能，而错位愈合后原来重叠处有明显凸出，影响人体外观及功能。复位时用力方向要掌握好，架肩时用力一定要向颈侧上提，下牵患侧上肢时一定要轻缓。医师还应注意不要损伤锁骨下动脉和臂丛神经，医者要用手捏锁骨两断端时，可从锁骨上窝入手，这样较易用力和捏牢；固定时双侧腋下的棉垫一定要粗大。因此棉垫不只起保护皮肤的作用，同时还是一个力的支点，上肢的重量向下牵引，而通过腋下棉垫这一支点，作用在锁骨骨折远端的力，就是向外牵引的力，而且是持续的。对维持折骨对位对线起着良好作用。

（四）右锁骨中段骨折（孙达武医案）

1. 病历摘要：潘某，女，31 岁。患者于 4 日前骑车不慎跌倒，右肩部先着地，当肘患部肿胀疼痛，活动右上肢时疼痛加剧。患者痛苦呻吟，面色晦暗，舌边有瘀斑，脉滑。头部向右侧倾斜，右肩部向前向下倾斜，以左手托扶右肘部，右上肢不能抬举，右锁骨处肿胀，皮肤青紫，隆起畸形，局部压痛明显。可触及骨折端。X 线片示：右锁骨中段骨折，近端向上移位，远端向下移位。诊断：右锁骨中段骨折。入院后，以压背挺胸法整复。患者正坐，医者站在患肢外侧，一手从肩前穿过腋下，紧压患侧肩胛骨，并向前推挤，使患侧挺胸，此时患者肘部应勾紧医者前臂，另一手拇指、示指揣捏骨折远近端，使之平正，然后缚固定。可根据具体情况选择使用横字绷带固定法、斜字绷带固定法、双圈固定法。当即局部畸形消失，在骨折处放一坡形垫，然后行单肩"8"字绷带固定，将右上肢屈肘 70°用三角巾悬吊胸前，局部外敷消肿散，内服活血镇痛汤，患处肿痛逐日减轻。3 周后，复查，X 线片示：骨折对位良好，有中等量骨痂生长，改敷消毒散，服跌打菅汤。6 周后解除外固定，患者右锁骨处无肿痛，右肩部功能活动恢复正常。

（《孙达武骨伤科学术经验集》，人民军医出版社，2014）

2. 妙法解析：锁骨骨折是常见的上肢骨折之一，锁骨内侧 1/3 呈三角形，中 1/3 与外 1/3 交接处则变为类椭圆形，而外 1/3 则变为扁平状，因为其解剖上的弯曲形态，以及不同横切面的不同形态，所以在交接处容易发生骨折。这种骨折绝大多数可采用非手术治疗方法，幼儿无移位骨折及青枝骨折均无须手法复位，仅给予适当固定以限制活动即可。对少年或成年人骨折有重叠移位或成角移位者，必须进行手法复位，固定。对骨折端轻度移位者，因日后对上肢功能妨碍不大，且一般都能愈合，故不必强求解剖复位。

（五）右锁骨骨折（石幼山医案）

1. 病历摘要：徐某，男，23 岁。右胸外侧锁骨折断，高突不平，初步捺止，衬垫敷缚固定，青紫尚未消失，夜寐不安。治宜去瘀消肿，新伤续断汤加减。当归尾、煅自然铜、天花粉、嫩桑枝各 12 g，大丹参、续断、泽兰、炙乳香、制没药、苏木屑、骨碎补各 9 g，大川芎 3 g，炙土鳖虫 6 g。水煎服，每日 1 剂，连服半个月而愈。（《申江医萃·石筱山石幼山治伤经验及验方》，上海中医药大学出版社，1993）

2. 妙法解析：锁骨骨折初期宜祛瘀、消肿、止痛，可内服活血止痛汤或肢伤一方加桑枝、川芎，局部外敷消肿止痛膏或双柏散。中期宜接骨续筋，内服可选用续骨活血汤、新伤续断汤、肢伤二方，外敷接骨膏或接骨续筋药膏。中年以上患者易因气血虚弱，血不荣筋而并发肩关节周围炎，故后期宜养生养气血，补肝肾，壮筋骨，可内服肢伤二方或补血固骨方，外贴坚骨壮筋膏。解除夹板固定后可用骨科外洗一方、骨科外洗二方熏洗患肩。儿童患者骨折愈合迅速，如无兼症，后期不必用药。锁骨开放骨折或严重移位合并臂丛神经或锁骨下动脉、静脉损伤者，可考虑做切开复位内固定。

（六）右锁骨中段骨折（孙广生医案）

1. 病历摘要：岳某，男，54 岁。患者于 1 日前不慎摔倒，右肩部着地，即感右锁骨区疼痛，活动时疼痛加剧。在当地医院经 X 线片检查诊断为锁骨骨折，予以临时简单处理：纱布绷带悬吊右手，口服云南白药、跌打丸。今日改来本院治疗。现右肩部疼痛，活动受限，无其他不适。检查见患者表情痛苦，头部向右侧倾斜，左手托右肘部，右上肢不能上抬，右锁骨处肿胀，皮肤青紫，局部压痛明显，触及骨擦感。舌淡红，苔薄白，脉缓。X 线片示：右锁骨中段骨折，近端向上移位，远端向下移位。诊断：右锁骨中段骨折。治疗：整复固定，中药按骨伤三期辨证治疗。先以膝顶复位法整复。患者取坐位，双手下垂，抬头挺胸，双肩后伸。助手站在患者背后，用膝部向前顶住患者背脊，双向后方扳拉牵引患者双侧肩部；术者站在患者前方，用两手拇指、示指、中指分别捏住骨折断端，用提按捺正手法纠正骨折端移位，当即局部畸形消失，骨折复位。用肩臂带加肩挑式夹板固定。患侧用两根毛巾合在一起，对折成 8 层绕腋，如 "U" 形，一端搭在肩膀前上部，另一端搭在肩背后上部。对侧用毛巾一条按患侧方法安放。将肩臂带的张开端展开覆套肩部，患肩内上侧角的布带和对侧内上侧角的布带在颈后相互打结；两侧肩臂带上轴的直布带过腋在肩胛骨下缘相互拉拢打结；两侧肩臂带上顺长轴的直布带过腋在肩胛骨下缘相互拉拢打结；两侧肩臂带张开端的外下侧带绕肩外侧和上臂外侧向背后拉紧，分别与对侧肩臂带的过腋窝至背部的铰链边处的布带相互拉拢打结，使之形成交叉。肩臂带固定妥当后再次检查骨折对位情况，如整复满意，在骨折近端的上窝和断端前侧安放棉压垫，将夹板一端套过颈后的布带下，胶布固定；另一端于胸前用绷带双圈套住，绷带从夹板向两侧经腋部至背后适当拉紧打结。再次检查骨折对位情况，对位满意。在骨折近端和断端前侧放置压垫，将肩挑式夹板一端套在颈后的布带下，另一端于胸前用绷带双圈套住，绷带从夹板向两侧经腋下绕背到胸前适当拉紧打结，使之对锁骨断端形成一定的压力，以控制断端向前上成隆凸畸形。双侧肩及上臂均固定在后伸位。忌侧卧，取半仰卧位，且两肩胛间垫一塔垫，使双肩臂部悬空于后伸位置。中药以活血化瘀为主，用上肢伤Ⅰ号加减：药用桃仁、当归尾、川芎、牡丹皮、延胡索、赤芍、生地黄各10 g，红花8 g，白茅根15 g，三七（磨汁、兑服）、甘草各5 g。水煎，每日1剂，分早、晚服。配合功能锻炼：患肩禁止活动，双侧肘、腕和手随意伸屈活动。服14剂后，疼痛消失，右肩部活动仍受限，余无不适。舌淡红，苔薄白，脉缓。继续固定，中药以接骨续筋为法，用上肢伤Ⅱ号方加减：红花8 g，桃仁、当归、川芎、牡丹皮、续断、赤芍、桑枝、白芍、黄芪各10 g，骨碎补、茯苓各15 g，甘草5 g。再服14剂。然后服该院制剂接骨胶囊，共服5周，多食猪骨汤，5周后来院复查。疼痛、肿胀消失，舌淡红、苔薄白，脉缓。X线片示：骨折对位对线好，大量骨痂形成并通过骨折线。接触固定，中药改服本院制剂壮骨胶囊4周，大量食用猪骨汤，加强肩部功能锻炼，3个月后来院复查。活动正常，舌脉正常，X线片示：骨折愈合。（《孙广生医案精华》，人民卫生出版社，2014）

2. 妙法解析：锁骨骨折后由于丧失了支撑作用，因胸锁乳突肌的牵拉和肩部因重力作用而内收、下垂，造成重叠移位，骨折重叠的长度和肩部内收的程度成正比，且近折端因胸锁乳突肌的牵拉向后上移位，形成隆凸畸形。因此，闭合治疗的关键，一是充分扩胸，使肩外展后伸，并能维持4周左右，才能纠正断端的重叠；二是要控制胸锁乳突肌的牵拉，才能纠正折端的向上移位，消除隆凸畸形。传统的"∞"字绷带固定方法，开始尚有一定的维持作用，但几经活动，绷带就会松动甚至拧成一股绳，不仅加重了对局部皮肤的压迫，而且失去了控制肩外展后伸的固定作用；双圈固定法，早期能将肩部固定在外展后伸位置，但因"双圈"呈绳索状，且着力点集中在肩的前内侧和腋窝，固定面积窄，压力集中，局部压力大，极易勒伤皮肤和压迫血管神经，患者难以耐受4周的扩胸固定，往往在固定的中途自行松解。同时，双圈固定是在背部上下用两根布带分别捆扎，极易滑动而失去固定作用，造成骨折的再重叠移位。因此，应用传统方法治疗锁骨骨折，虽然手法整复容易，但固定的稳定性差，达到或接近解剖对位的极少，90%以上都是畸形愈合。畸形可致锁骨短缩和锁骨旋转轴的改变，导致肩部肌肉力学平衡失调，肩背酸痛，影响肩关节的正常功能。肩臂带固定面积宽，将整个肩部和上臂向外后方牵拉，有力地控制了肩和上臂的前屈、内收活动，起到了充分的扩胸和肩外展作用，固定稳定性好。且由于肩臂带固定部位宽广，避免了对局部皮肤的勒压伤。患者无明显痛苦，乐意接受，能够坚持4周的有效固定。垫在患侧腋下的2条毛巾经过对折基本上近似圆柱形（周径16～20 cm），患肢可以此为支点，发挥杠杆作用，加强肩部外展和后伸，防止肩部下垂，使锁骨的长度和对线能够顺利恢复和维持不变，且能减轻对血管、神经的压迫。肩臂带后侧的4根布带，上方横跨在项背交界处，下方横行在肩胛骨下方，中间两根上下相互交叉，这种既分开又平衡的布带捆扎，有效地防止了肩臂带的上下前后滑动和相互缩拢，能保持约束力的均匀分布，起到有效固定作用，而且容易调整固定的松紧度。肩挑式夹板能有效地控制近折端向上移位。在锁骨近折端上窝和两断端前侧放置适当厚度的棉垫，将夹板垂直于锁骨断端安放在压垫上，上端固定在肩臂带颈后扎带的下方，下端用绷带套住适当拉紧固定，可使肩臂带后上方扎带向下的压力和前侧绷带捆扎的约束力加压于压垫上，能有效地控制胸锁乳突肌的牵拉，纠正近折端的向上移位。由于肩臂带持续有效的扩胸作用和患侧腋下厚毛巾垫的支点所构成的力学系统对骨折远端的牵引作用，配合肩挑式夹板对近折端的持续加压作用，起到了理想的固定效果。肩臂带的制作方法：用普通白布65～85 cm，布带8根，将布平均剪成两块，每块对折成双层，宽度为锁骨中段至肱骨髁上部，长度从肩背交界处绕肩前通过腋窝到肩胛骨内下缘。先在一端两角的对角线处缝上布带，再将布块对折形成合页形，在合页的铰链边无布带的一端对角线处缝上一条布带，在合页的张开边无布带的一端顺其长轴连同合页缝上一条布带。

（七）右锁骨骨折（孙广生医案）

1. 病历摘要：李某，女，32岁。患者于3日前下午骑车摔倒，右肩外侧着地受伤。伤后经当地医院拍片诊断为"右锁骨骨折"，予以外敷草药与"∞"字绷带固定未效，而来该院就诊。现右肩锁部肿痛，不能侧卧与抬举肩臂互动，余无异常。查见患者一般情况可，右锁骨中外处压痛，触及骨擦感，近端向内上方凸突。舌淡红，苔薄白，脉弦。X线片示：右锁骨中外1/3骨质呈斜行断裂，远折端向内下方移位，两断端重叠约1 cm，其他检查无异常。诊断：右锁骨骨折。治疗：整复固定，中药按骨伤分期辨治。先采用闭合复位，经皮穿针内固定。患者右臂丛神经麻醉后，取坐位，在C臂X线监视下操作：一助手立于患者身后，双手抱肩保持扩胸位，常规消毒皮肤，铺无菌巾，术者立于患侧，以复位巾钳经皮夹住向前上方移位的锁骨内端，以手摇钻自断端经皮穿入1枚2.5 mm克氏针，自距断端3 cm的近端内前方穿出骨皮质于皮外，缓缓拔出克氏针使克氏针至齐平骨断端，随之用另一把复位巾钳经皮夹住远折端，双手夹持两断端相向对合。X线透视证实对位满意后，将克氏针经远折端引入髓腔，慢慢推进至距断端3 cm左右的锁骨外端后方引出皮外，折弯剪断内端克氏针，逐渐向外端回抽克氏针使其充分包埋于皮下。外端克氏针孔做一2 cm小切口，自接近骨面处折弯剪断克氏针，包埋缝合皮肤。无菌敷料包扎，颈腕带悬吊右前臂于胸前位。中药以活血化瘀、行气止痛为法，方用上肢伤Ⅰ号加减：桃仁、当归尾、赤芍、川芎、延胡索、生地黄、香附、金银花、蒲公英、荆芥、黄芩各10 g，红花、甘草各5 g，桑枝、白茅根各15 g。水煎，每日1剂，分早、晚服。配合功能锻炼：保持颈腕带悬吊右前臂于胸前位制动2周，其间行手握拳、前臂旋转与伸屈肘关节活动，注意保持扩胸，禁右侧卧活动。服7剂后，右肩锁处肿胀明显消退，压痛轻微，右肩抬耸活动明显改变，外展达90°，肩内收、后伸、前屈活动基本恢复正常，穿针孔皮肤愈合。X线片示：骨折端对位满意，内固定克氏针未见松动。进入骨折愈合阶段，中药以接骨续损为主，用上肢伤Ⅱ号方加减：当归、赤芍、川芎、桃仁、骨碎补、煅自然铜、白术各10 g，茯苓、续断各15 g，红花、甘草各5 g，陈皮6 g。水煎，每日1剂，分早、晚服，并辅以接骨胶囊内服4周，嘱加强饮食调养，进低脂、高蛋白、含钙丰富饮食，如牛奶、鱼虾类食物。服10剂后，右肩锁肿痛悉除，右肩活动恢复正常，诉扩胸活动时感针尾处隐痛，余无异常。复查X线片示：骨折端对位良好，断端可见中量骨痂生长。嘱恢复日常生活活动，中药给予壮骨胶囊（本院制剂），加强饮食调养。患者一般情况良好，诉已恢复正常体力劳动，除皮下克氏针尾处时感不适外，无其他异常。拍片见骨折端大量骨痂形成，骨折线模糊不清，而予以局部麻醉下拔除克氏针。嘱2个月内禁止肩负重。（《孙广生医案精华》，人民卫生出版社，2014）

2. 妙法解析：闭合复位、经皮穿针内固定可避免单纯外扩胸固定制动时间长，骨折愈合后遗肩关节粘连僵硬与局部凸突畸形之弊，能减轻开放复位内固定手术治疗之痛苦与过度的经济负担。克氏针尾折弯形成锁扣效应既可保证骨折端的紧密对合达到预期愈合的目的，又可防止克氏针外退导致固定失败的后果。

（八）左锁骨中段骨折（孙广生医案）

1. 病历摘要：张某，男，12岁。患者于1日前平地摔倒，左肩部着地，即感左锁骨区疼痛，活动时疼痛加剧。在当地医院经拍X线片检查，诊断为锁骨骨折，予以纱布绷带悬吊左手，口服云南白药。今日前来我院治疗。现左肩部疼痛，活动受限，无其他不适。体格检查见患者表情痛苦，头部向左侧倾斜，左肩向前下倾斜，右手托左肘部，左上肢不能上抬，左锁骨处肿胀、皮肤青紫、局部压痛明显，可触及骨折端。舌淡红，苔薄白，脉缓。X线片示：左锁骨中段骨折，近端向上移位，远端向下移位。诊断：左锁骨中段骨折。治疗：整复固定，中药按骨伤三期辨证用药。整复固定以膝顶复位法整复：患者取坐位，双手下垂，抬头挺胸，双肩后伸。助手站在患者的背后，用膝部向前顶住患者背脊部，双手向后方扳拉牵引患者双侧肩部；术者站在患者前方，用两手拇指、示指、中指分别捏住骨折断端，用提按捺正手法纠正骨折端移位。当即局部畸形消失，骨折复位。复位后用肩臂带（本院发明专利）固定。患侧用1根手巾对折成4层绕腋，如"U"形，一端搭在肩前上部，另一端搭在肩后上部。对侧用手巾1根对折成4层绕腋，按患侧方法安放。将肩臂带的张开端展开套肩部，患肩内上侧角的布带和对侧内上侧角的布带在颈后相互打结；两侧肩臂带上轴的直布带过腋在肩胛骨下缘相互拉拢打结；两侧肩臂带上顺长轴的直布带过腋在肩胛骨下缘相互拉拢打结；两侧肩臂带张开端的外下侧带绕肩外侧和上臂外侧向背后拉紧，分别与对侧肩臂带的过腋窝致背部的铰链边处的布带相互拉拢打结，使之形成交叉。肩臂带固定妥当后，再次检查骨折对位情况，如整复满意，在骨折近端的上窝和断端前侧安放棉压垫，将夹板一端套在过颈后的布带下，胶布固定；另一端于胸前用绷带双圈套住，绷带从夹板向两侧经腋下至背后适当拉紧打结。再次检查骨折对位情况，对位满意。在骨折近端和断端前侧放置压垫，将肩挑式夹板一端套在颈后的布带下，另一端于胸前用绷带双圈套住，绷带从夹板向两侧经腋下至背后适当拉紧打结，使之对锁骨断端形成一定的压力，以控制断端向前上成角隆凸畸形。双侧肩及上臂均固定在后伸位，忌侧卧。平卧时两肩胛间垫一方枕，使双肩臂悬空于后伸位置。骨伤早期证属气滞血瘀，治以活血化瘀、消肿止痛为主，用上肢伤Ⅰ号方加减：红花4g、桃仁、当归、川芎、泽兰、赤芍、生地黄、延胡索、防风、桑枝各5g，白茅根8g，甘草3g。水煎，每日1剂，分早、晚服。功能锻炼：患肩禁止活动，双侧肘、腕和手随意伸屈活动。1周后复查，疼痛消失，左肩部活动仍受限，余无不适。舌淡红、苔薄白，脉缓。患肩肿胀消失，无畸形，余可。X线片示：骨折对位对线好，有少量骨痂生长。继续固定，中药以接骨续筋为法，予以本院制剂接骨胶囊口服，每次3粒，每日2次。1周后复查，疼痛肿胀消失，舌淡红、苔薄白，脉缓。X线片示：骨折对位对线好，有骨痂形成并通过骨折线。解除固定，继续口服接骨胶囊，加强肩部功能锻炼。活动正常，舌脉正常，X线片示：骨折愈合。（《孙广生医案精华》，人民卫生出版社，2014）

2. 妙法解析：传统"8"字绷带、双圈固定法，均不能保持扩胸位。本方法以肩臂带固定双肩，能保持扩胸，维持断端的稳定，同时结合肩挑式夹板固定，有效对骨折近端持续加压，对抗胸锁乳突肌向上牵拉，以控制隆凸畸形。

三、文献选录

锁骨骨折是人体常见骨折之一，多为间接暴力所致，以患侧上肢活动痛，头部多向患侧倾斜，下颌斜向健侧，局部肿胀，锁骨上下窝变浅或消失，骨折处压痛明显为临床特征。锁骨呈"S"形，是人体上肢与躯干的唯一骨性连接。锁骨很容易受伤，形成骨折。多数情况下的锁骨骨折为间接暴力导致，常见的情形为跌倒后上肢撑地，暴力上传冲击锁骨形成骨折。另外，新生儿产伤导致的锁骨骨折也很常见。如果锁骨部出现疼痛、肿胀、瘀青，锁骨外观畸形、异常，患侧上肢活动障碍，婴幼儿哭闹等，就要考虑是否有锁骨骨折，一旦怀疑锁骨骨折，如不能现场处理，请即到医院检查。绝大多数的锁骨骨折通过X线都能检查出来，明确诊断并指导治疗。其他检查如CT、MRI等可以检查锁骨及周边软组织情况，明确有无韧带损伤等。如合并神经血管损伤，则需要做肌电图等进一步检查。

（一）锁骨骨折的治疗常规

1. 首先整复，可选用"膝顶""外侧牵引""穿腋"等手法复位。其次是固定，双圈固定法或用锁骨固定带固定。

2. 早期可用活血化瘀、消肿止痛，方选活血止痛汤；中期接骨续筋，方选壮筋续骨汤；后期滋补肝肾、强筋壮骨，方选六味地黄汤加骨碎补、续断。

3. 早期可做腕、肘关节活动，并做握拳锻炼；四周解除外固定，经 X 线片证实骨折愈合后，可逐渐做肩关节功能锻炼。

（二）名医论述选录

朱惠芳认为，端提回旋复位经皮逆行穿针内固定法是在上述疗法的基础上提出的，需扬长避短。本法具有穿针内固定法所具有的长处：①钢针能可靠地对抗各方面再移位的应力，减少了折端剪力，从而保证了骨折在正常位置上愈合；②能早期进行功能锻炼，加速骨折愈合速度，有效地防止肩周炎的发生。本法操作简便，安全可靠，创伤小，痛苦少，疗效好。尤其是对粉碎性骨折的治疗具有更明显的优越性。通过尸体解剖及手术中了解到，粉碎性骨折的较大的骨片都与骨膜及周围软组织相连。骨端提钳夹持锁骨远段沿锁骨的纵轴向外牵拉时，一般均可回归原位。比切开复位，用钢丝或缝线捆绑碎骨片容易得多。

无论何种骨折，治疗的最终目的是要恢复其功能及正常解剖形态。过去只是认为锁骨是连接肩胸的桥梁，骨折后畸形愈合对肩部功能影响不大，现在看来这种认识是肤浅的，缺乏科学性。通过对肩部功能解剖及锁骨生物力学分析，认为锁骨不仅是连接肩胛骨与躯干的桥梁，而且是人体重要承载之一，在肩关节活动中起着十分重要的作用。若锁骨成角 10°、重叠移位 1 cm 者，除幼儿通过塑造能自行矫正外，成人将遗留永久性畸形。这不但造成锁骨缩短，也改变了锁骨本身的旋转轴，使肩锁、胸锁关节面上受力分布发生改变，产生过大的局部应力，造成关节软骨损伤，最终导致创伤性关节炎。临床曾对 200 余例锁骨骨折畸形愈合的患者进行长期随访，发现从事体力劳动者有 30% 的 5 年内出现不同程度的肩部功能障碍，如肩锁关节处疼痛、胸锁关节锁骨端高起、压痛、肩关节外展受限、患侧侧卧局部疼痛不适及继发肩关节周围炎等。有鉴于此，对锁骨骨折的治疗，亦必须力求良好的对位，并维持使其在解剖对位下愈合。这不仅是为了美观，更重要的是为了恢复其功能。

使用本法的有关问题：首先应严格掌握适应证。凡新鲜的锁骨骨折，只要皮肤完好，均为本法的适应证。实施闭合穿针之前，一般不需要特殊准备，但对多发骨折及有颅脑、胸腹外伤史的患者，应详细检查以防漏诊。对于伤后超过 2 周的锁骨骨折，用此法要慎重，因锁骨处血运丰富，骨痂新生快，2 周时骨折端瘢痕粘连已有骨痂形成，远端不易提起，会造成手法复位和穿针的困难。所以对锁骨骨折应及时采用本法处理，而且处理得越早越好。术后，为了防止肩周炎的发生（尤其对老年患者），要加强功能锻炼。但内固定钢针不能去得过早。

（三）临床报道选录

1. 用肩臂带加肩挑式夹板固定治疗锁骨骨折 198 例：操作方法，患侧与健侧分别用 2～4、2 条毛巾，通过腋窝，两端分别搭在肩前、腋后背部。将肩臂带朝前张开端（交链边朝后）展开套在肩前，两侧内上侧角的布带在颈后打结，顺长轴的直布带在肩胛骨下缘拉拢打结；张开端外下侧带绕肩外侧和上臂外侧向背后拉紧，分别与对侧肩臂带交链边处的布带打结，形成交叉，纠正重叠移位。手法整复侧向移位。在骨折近端上窝和断端前侧放置棉垫，用肩挑式夹板，一端套在过颈后的布带下，一端于胸前用绷带双圈套住，绷带一端经患侧腋下过背后经健侧腋下到胸前与另一端打结；固定 4～8 周。并用中药外洗，理疗。功能锻炼。对照 1、2 组分别 49、50 例，分别用"∞"字绷带、双圈固定法。结果：三组分别优 130、14、15 例，良 34、13、14 例，可 30、14、11 例，差 4、8、10 例，优良率 82.83%、55.1%、58%。见勒压伤、创伤性关节炎分别 17、22、21 例，24、19、18 例。疗效及不良反应本组均优于两对照组（$P<0.01$ 或 0.05）。（《中医正骨》，2003 年第 9 期）

2. 用双肩"∞"字和双"∞"字外固定治疗锁骨骨折 58 例：操作方法，1 组 58 例，常规用绷带双肩"∞"字外固定 5～6 层。2 组 20 例，继用单肩"∞"字外固定（即双"∞"字外固定）：继前绷带穿过患侧腋下，绕至患侧肩后、肩上向前，横过胸前，至健侧腋下，横过背部至患侧肩上，经骨折远端穿腋下 5～6 层；交替用双肩、单肩"∞"字固定，共约 20 层。三角巾悬吊患肢屈肘 70° 于胸前。结果：两组分别骨折对位＞2/3 愈合 30、15 例，＜2/3 无重叠 16、5 例，重叠错位 12、0 例。双"∞"字外固定适用于＞8 岁患者。（《中国骨伤》，2001 年第 4 期）

3. 用小切口改良穿针固定治疗锁骨骨折 46 例：操作方法，局部麻醉，于骨折处行 1.5～3 cm 切口，直达断端，用直径 2～2.5 mm 骨圆针向远端打一隧道，并突破皮质后退出，掉头向近侧钻入锁骨并穿出皮外，再退至骨折处，使骨折复位，顺上述隧道进入远端。斜形骨折用穿针前预先放置的双 7 号丝线捆绑；有碎骨块不剥离骨膜，用 7 号丝线缝拢固定；针尾折弯、剪断，埋皮下。术后悬吊患肢 3 周。3 个月后，拔除骨圆针。随访 3～6 个月。结果：临床愈合 44 例，失访 2 例。（《中医正骨》，2002 年第 9 期）

4. 用弹力带"8"字固定治疗锁骨外端骨折 75 例：操作方法，患者端坐，肘关节屈曲 90°，稍内收。重叠移位者，医者立于患侧，助手立健侧，双手环抱腋下置于其上臂内侧胸壁，行对抗牵引 3～5 分钟。重叠矫正后，用宽 6 cm，长 100～120 cm 弹力带固定，中点粘于健侧腋下胸壁上，适当拉伸后分别经后背及前胸斜向患肩于骨折近端处交叉重叠，再分别经患侧上臂外、内侧绕于肘后会合，别针锁住，三角巾悬吊前臂于胸前。经过健侧胸壁、患肩及肘后相处衬棉垫；交叉时先放置来自后背的弹力带；重叠移位，患侧腋窝置适当厚棉垫，用三角巾保持上臂内收，使患肩形成向外的拉应力，肘上方弹力带中缠 2～3 圈绷带。5～6 周后，去除固定。功能锻炼。并按骨折三期辨证用中药。随访 3～18 个月，结果：功能复常 56 例，接近正常 5 例，优良率 92.2%。（《中国中医骨伤科杂志》，2003 年第 4 期）

第二节 肱骨近端骨折并肩关节前脱位

一、病证概述

肩关节是全身活动范围最大的关节，肱骨头大而关节盂浅，关节盂及韧带结构薄弱松弛，这一解剖特点使肩关节既具有很大的灵活性又具有潜在的脱位因素。在正常情况下，肩关节的稳定是靠其静力和动力结构间的持续平衡来维持。当外力致肱骨近端骨折并肩关节前脱位时，若不能使骨折脱位复位与固定及关节囊、韧带等组织的良好修复，将严重影响肩关节的功能。

二、妙法解析

（一）右肱骨近端骨折并肩关节前脱位（朱惠芳医案）

1. 病历摘要：李某，男，38 岁。患者驾摩托车时撞于树上，伤及右侧上肢，当即右肩部疼痛、活动受限，未经治疗被他人送来医院。诊见右肩及其周围明显肿胀，两肩不对称，肩部及上臂有大片瘀斑，右肩压痛（＋），肩峰下空虚。肩关节前方可扪及肿物。X 线片、CT 示右肱骨近端 4 部分骨折，肱骨头位于肩胛盂前下方。诊断为右肱骨近端骨折并肩关节前脱位。证属气滞血瘀。法宜活血化瘀，消肿止痛。方选消肿止痛胶囊（本院制剂），每次 6 粒，每日 3 次。并配合手法（手术）治疗。术前查血尿常规、凝血试验、肝功能、心电图等，排除手术禁忌，术后拍片、换药，酌情使用抗生素，出院前拍片，带接骨药，每次 6 g，每日 1 次。在臂丛神经阻滞麻醉下，取仰卧位，患处垫高约 30°，局部皮肤常规消毒，铺无菌巾。用直径 2.5 mm 导针自肱骨折端外下 3～4 cm，肱骨前后缘中点，保持与骨干成 45°进入肱骨折端断面。然后将肱骨折端向外后持续牵拉，以紧张的肱二头肌长头腱为中心，用形似反"?"手法沿外展、前屈及外旋方向，由外后向前内弧形绕开肱二头肌长头腱，并通过关节囊破裂口与肱骨头折面相对。术者以双手拇指从腋窝抵于肱骨头外下球形面，余四指环绕肩峰处做反向力点，用力向外上推顶肱骨头，使之与折端紧密对位并稳住。导针继续进入肱骨头固定，然后引导空心加压螺纹钉缓缓拧入，当出现较大阻力且其深度与头的高度基本相一致时，证明加压螺纹钉已进入肱骨头软骨下，安放垫圈并拧入螺帽加压，退出导针。再按肩关节前脱位复位手法复位，即一助手固定躯干，另一助手环抱肘部并使肘关节屈曲 90°、上臂外展 60°，在持续牵引力下逐渐外展肩关节 90°～100°时，顺势外旋上臂 30°，使肱骨头离开肩胛盂的阻挡。当手下感觉肱骨头向外上移动至肩胛盂平面时，逐渐内收内旋上臂，即感（听）到入臼声并有复位感，视方肩畸形消失，Dugas 征（－），即证明复位成功。无菌包扎。上臂环绕固定于胸壁，前臂颈腕带悬吊胸前。术后：不需特殊护理，2 周后行肩关节屈伸活动，3 周后行关节外展活动并逐渐加大活动范围，8 周后取出螺纹钉，继续行肩关节功能锻炼。每日口服接骨药。4 周后复诊右肩关节活动范围正常，骨折端无明显压痛、纵向挤压痛、异常活动。X 线片示骨折已骨性愈合，骨折线模糊，有骨小梁通过。（《当代名老中医典型医案集·外伤科分册》，人民卫生出版社，2009）

2. 妙法解析：目前，国内外学者对肱骨近端骨折并肩关节前脱位，仍广泛采用手术切开复位内固定方法，手术方式及其疗效各异。许多学者为了减小手术显露的范围，避免加重组织再损伤，倡导用克氏针内固定，但因骨折固定不牢而影响肩关节早期活动，易造成肩关节的粘连。T型钢板内固定虽可达到骨折良好复位与可靠固定，但由于术中广泛的剥离，对肱骨头残存的血运及关节盂、韧带及肩袖组织造成严重破坏，不仅影响骨折的正常愈合，且易导致肱骨头缺血性坏死；张力带钢丝内固定虽然减小了手术创伤，但由于张力带钢丝固定两侧压应力不均衡，使骨折端不稳。由此可见手术疗法不仅在固定上存在诸多弊端，而且难以解决创伤大、并发症及后遗症多、切口瘢痕影响美观等问题。因此，研究一种既不需切开复位内固定而又能使骨折脱位获得良好的复位与固定、患者痛苦小、疗效好的治疗方法，一直是国内外学者所努力解决的问题。李炎川等提出了先复位脱位，再复位骨折的治疗观点，但由于手法的效应力很难准确有效地作用于肱骨头，无法使肱骨头顺利地通过已闭锁的"通道"，难以还纳肩胛盂内。雍宜民等采用以肱骨折端撬顶肱骨头进行复位的方法，虽然重新开放了闭锁的"通道"，但由于缺乏可操纵肱骨头复位的肱骨"杠杆"而不能带动肱骨头循原脱位的"通道"复位，并且反复撬顶极易造成臂丛神经及血管损伤。上述方法虽然偶尔可获得复位成功，但仍不能较好地解决骨折脱位复位这一难题，且常因外固定不牢而不能获得良好的肩关节功能。

（二）右肱骨近端骨折（李国衡医案）

1. 病历摘要：周某，女，74 岁。患者 2 日前在家中不慎滑跌，右肩部着地，当即去外院检查，急诊 X 线片示右肱骨近端骨折，位置可，予以三角巾悬吊固定。二便可。检查：右臂悬吊固定中，右肩部肿胀，肱骨近端压痛，皮下青紫，舌苔薄，脉略细。X 线片示右肱骨近端外科颈骨折，轻度移位。诊断：右肱骨近端骨折。证属损伤跌仆，骨断筋伤。治宜活血化瘀，消肿止痛。药用生地黄、白芍、首乌藤各 12 g，丹参、延胡索、桑枝、茯苓、落得打、当归各 9 g，川芎、酸枣仁各 6 g，甘草 3 g。每日 1 剂，水煎服。外敷断骨丹及软板固定：外敷药 2 日换 1 次。三角巾悬吊固定。服 14 剂。右肩部肿胀较前有减退，疼痛好转，舌苔薄，脉偏细。继续用断骨丹外敷，再拟和血生新为治。药用生地黄、太子参、首乌藤各 12 g，白芍、茯苓、丹参、川续断、杜仲各 9 g，酸枣仁、川芎、当归各 6 g，甘草 3 g，大枣 7 枚。连服 14 剂。头、二煎内服，药渣煎水外用。嘱逐步功能锻炼：划圈锻炼，每次 10～20 分钟，每日 2～3 次。右肩痛好转，活动仍有疼痛感。检查：右肩关节活动受限，右肱骨近端压痛已不明显，主诉对日常生活影响不大，X 线片示骨折愈合可。（《当代名老中医典型医案集·外伤科分册》，人民卫生出版社，2009）

2. 妙法解析：李氏认为有骨裂、骨断不同。后者主要为完全骨折或有移位嵌插，如移位嵌插明显者需行手法整复。本病例移位轻度，故主要以药物治疗，同时软板 2～3 块绷带包扎固定。本例用药初中期仍以三期分治为主，内外用药。待肿胀消退，按痛已止，即可采用外洗方。本例选用四肢洗方，为魏氏验方，以滑利关节，温通经络，活血祛风，邪去瘀化、疼痛消除。同时治疗突出功能锻炼。一般伤后三四周开始，活动范围逐渐增大，循序渐进，本案功能锻炼先从划圈锻炼开始，逐步过渡到抬肩及外展锻炼。

三、文献选录

名医论述选录

李国衡认为，回顾以往采用闭合手法复位经皮穿针内固定方法治疗肩关节前脱位并肱骨大结节骨折等资料，得出其骨折脱位复位成功率高、肩关节功能恢复好、极少出现肩关节复发性脱位的结论。由此认为，其关键在于保持了肱骨近端骨的连续性，具有完整的可操纵肱骨头的肱骨"杠杆"力臂，使手法的效应力更好地作用于肱骨头，同时还认为，只要使骨折脱位获得准确复位与可靠固定，损伤的关节囊韧带及肩袖等组织大都可得到良好修复，足以维持肩关节的稳定。组织学实验亦证明，只要为损伤的关节囊、韧带及肩袖组织提供良好稳定的修复环境，就可通过血肿机化并在生理应力刺激下达到良好修复愈合，最终恢复其组织的生物力学性能。通过手术治疗肱骨近端骨折并肩关节前脱位发现：其关节囊破裂口均位于前下方，边缘不规则且内卷。上臂被动内收时，关节囊破裂口松弛呈皱褶样闭合，外展时前下部紧张与牵张性闭锁，脱位的肱骨头呈外展位留滞于肩胛盂下或前下，并嵌夹于前方的胸大肌、内侧的胸小肌及臂丛神经血管束、后侧的肩胛下肌、肩胛盂之间。用手法推顶肱骨头使之按原"通道"返回时，因受其周围诸多肌肉挤压，手法难以控制肱骨头的旋转，不易还纳盂内。这些创伤后的病理变化特点使以往的闭合治疗方法很难达到骨折脱位的复位与固定。因此，要想使脱位的肱骨头顺利还纳肩胛盂内，恢复肩关节正常解剖结构，必须先避开和解除肱二头肌长头腱的缠绕和阻挡，打开原闭锁的"通道"，重新恢复可操纵肱骨头的"杠杆"，以保持对肱骨头有足够的拉动力，使骨折脱位变为真正意义上的"单纯"脱位。对此，首创性地提出先复位并固定骨折再整复脱位的治疗方案。研究出形似反"?"手法绕过肱二头肌长头腱的缠绕和阻挡，使肱骨折端能顺利通过已闭锁的"通道"，为骨折的对位创造了条件。经皮以导针引导空心加压螺纹钉内固定恢复了肱骨折端的连续性，更好地发挥肱骨"杠杆"力臂作用，从而提高了复位成功率，而且减少了手术的创伤，有效地保护了肱骨头复位后所依赖的残存血供，有利于重新建立肱骨头血运而避免继发性缺血坏死，解决了螺纹钉拧入时方向易变动、摆动幅度大的问题，保证了螺纹钉进入方向与深度的准确性。螺纹钉的前半部分有锐利的自攻槽和较大的容屑空间，不仅便于切削骨质，更重要的是增加了对松质骨把持力，满足了复位与加压固定的力学要求，提高了螺纹钉内固定质量。螺纹钉与肱骨干保持 45° 进入并配合45°垫圈及螺母的均匀加压固定，能使骨折端之间压力均衡，可有效对抗折端各个方向的应力。该法治疗肱骨近端骨折并肩关节前脱位，复位成功率高，骨折复位与固定可靠，术后不需复杂外固定，可早期活动肩关节，有效防止关节粘连，达到了骨折愈合、关节稳定与功能恢复并进的目的。解决了以往手术创伤大、并发症及后遗症多、肩关节功能恢复差及非手术方法多年来一直没有解决的复位与固定难题，是目前治疗肱骨近端骨折并肩关节前脱位的创新性方法。为肱骨近端骨折并肩关节前脱位开辟了一条新的治疗途径，具有广阔的推广应用前景。

第三节　肱骨大结节骨折

一、病证概述

肱骨大结节骨折，少数为单独发生，大多数系肩关节前脱位时并发，故诊断时应注意有无肩关节脱位。多为直接暴力、间接暴力所致。常见肩峰下方有痛感及压痛，但无明显传导叩痛。由于骨折局部出血及创伤性反应，显示肩峰下方肿胀。肩关节活动受限，尤以外展外旋时最为明显。X线片能显示骨折及移位情况。多见于生活及交通（步行滑倒居多）意外。影像学检查主要是X线片，包括正位、侧位及轴位，三维CT重建可以直观观察骨折情况，一般勿需磁共振检查。

二、妙法解析

（一）左肱骨大结节骨折（孙达武医案）

1. 病历摘要：郑某，女，46岁。7日前患者堕梯跌伤左肩臂肱骨上端部，瘀血凝结，青紫漫肿，疼痛难忍不能动弹，按压肩部摇动有上臂骨擦声，舌淡红，苔薄白，脉弦。诊断：左肱骨大结节骨折。治疗：此近关节骨折，预后举提患肢恐难恢复正常，先以手术捺正复位，外敷固定，内服化瘀退肿、息痛续骨之剂。并嘱X线片检查。药用葛根、骨碎补各20g，续断15g，生地黄、煅自然铜、桑枝各12g，丹参、泽兰叶各9g，土鳖虫、苏木、赤芍、桃仁、乳香各6g。水煎，每日1剂，分早、晚2次服。连服7剂后，摄片左肱骨大结节骨折移位分离，经治已复位，瘀血软化，青紫肿痛未退，不能动弹，舌淡红，苔薄白，脉弦。再拟化瘀退肿，舒筋续骨。药用葛根20g，鸡血藤、生地黄、忍冬藤、煅自然铜各12g，续断、王不留行、桃仁、丹参各9g，土鳖虫、苏木、赤芍、三七各6g。连服7剂后，左肱骨大结节骨折已稳定，肿痛较减，青紫四散，舌淡红，苔薄白，脉弦。再予以化瘀退肿续骨。药用骨碎补20g，忍冬藤、煅自然铜、生地黄各12g，当归、赤芍、续断各9g，土鳖虫、陈皮、片姜黄、三七、桃仁各6g。再服7剂，左肱骨大结节骨折，已渐愈合，肿痛亦减，肩关节活动范围增大。停服汤剂，改服舒筋活血胶囊，每次4粒，每日3次。（《孙达武骨伤科学术经验集》，人民军医出版社，2014）

2. 妙法解析：肱骨大结节骨折，有明显移位者，将肩关节呈于外展90°支架上。移位者多可用手法复位。无移位者，早期在临床上往往不注意适当活动，其结果则是肩关节僵硬，在很长时间也难以恢复。本案骨折稍有移位，2个月左右基本恢复正常，似乎没有什么特殊之处。但是与以上提到的目前临床情况相比较，那应该说还是很值得借鉴。《证治准绳》曰"时时曲转，使活处不强"，意指症情大体稳定后患者开始功能活动，病案中提到"预后举提恐难恢复正常"，这是以审慎的态度对待近关节骨折，要动静结合，筋骨并重，方可达到骨折愈合与功能恢复齐头并进的目的。

三、文献选录

（一）肱骨大结节骨折的类型

据致伤的暴力及合并伤可分为 4 种类型：①无移位的单纯肱骨大结节骨折。此种骨折多为直接暴力撞击于肱骨大结节，即当跌倒时肩部外侧着地引起骨折，骨折块很少有严重移位或无移位。②合并肩关节前脱位的肱骨大结节骨折。此骨折系肩关节前脱位时，大结节撞击于肩胛盂前下缘所致，因大结节与肱骨的骨膜未断裂，当肩关节前脱位整复后，肱骨大结节亦即自行复位。③有移位的单纯撕脱骨折。此种骨折多为间接暴力引起，即当跌倒时，上肢外展外旋着地，冈上、下肌、小圆肌及肩袖突然猛力收缩牵拉肱骨大结节撕脱骨折，如为完全撕脱骨折，骨折块可缩至肱骨头的关节面以上。④合并肱骨外科颈骨折的大结节骨折。此种骨折多为间接暴力引起，如跌倒时手或肘部着地，暴力沿上臂向肩部冲击，可引起肱骨外科颈及大结节骨折，是肱骨近端骨折的一个类型。

（二）肱骨大结节骨折的常规治疗

1. 无移位的肱骨大结节骨折：不需特殊处理，三角巾悬吊伤肢 2 周即可，并尽早加强伤肢功能锻炼。如合并肩关节前脱位者，肩关节整复后，大结节骨折亦复位者，可按肩关节前脱位治疗。

2. 有移位的肱骨大结节骨折：如合并肱骨外科颈骨折，可按肱骨外科颈骨折复位固定处理。如肱骨大结节骨折块向上移位至肱骨头以上，影响肩关节外展功能者，必须进行骨折复位固定治疗。如移位的肱骨大结节骨折手法复位失败，或大结节骨折被拉至肱骨头的上方时，均应行切开复位内固定治疗。术后用外展架固定，并加强伤肢功能锻炼。

第四节　肱骨外科颈骨折

一、病证概述

肱骨外科颈位于解剖颈下 2～3 cm，胸大肌止点以上，此处由松质骨向皮质骨过渡且是力学薄弱区，骨折较为常见，各种年龄均可发生，老年人肱骨外科颈骨折移位多较严重，局部出血较多，应特别注意。此骨折多为间接暴力所致，如跌倒时手或肘着地，暴力沿肱骨干向上传导冲击引起骨折；肩部外侧直接暴力亦可引起骨折。其临床表现与其他肩部骨折大致相似，但其症状多较严重。主要为肿胀、疼痛、活动受限。因骨折位于关节外，局部肿胀较为明显，尤以内收型及粉碎型者为甚。疼痛除外展型者外，多较明显，尤以活动时明显且伴有环状压痛及叩痛。活动受限以后二型为最严重。注意有无神经血管受压症状。错位明显者患肢可出现短缩、成角畸形。临床常分为裂纹型骨折、外展型骨折、内收型骨折、肱骨外科颈骨折合并肩节前脱位 4 型。其中裂纹型骨折即由直接暴力所致。外展型骨折由于跌倒时上肢外展位所致，并使骨折远侧段呈外展，近侧段相应地内收，形成两骨折端向外成角移位，且常有两骨折端互相嵌插。内收型骨折跌倒时上肢内收位，使骨折远侧段内收，近侧段相应地外展，形成两骨折端向内成角移位，两骨折端内侧常有互相嵌插。肱骨外科颈骨折合并肩节前脱位多为上肢外展外旋暴力导致肩关节前脱位，暴力继续作用，再引起肱骨外科颈骨折。肩部 X 线检查可确诊。肱骨干骨折多因直接或间接暴力作用于肱骨干所致。是以上臂肿痛，功能丧失，短缩与成角畸形为主要表现的骨折类疾病。其临床表现，上臂肿胀，压痛明显，功能丧失，常有短缩与成角畸形，被动活动有异常活动及骨擦音。若伤及桡侧可有手腕下垂。伤后上臂肿痛，骨折处压痛明显，有骨擦音，功能丧失，多伴有短缩与成角畸形。X线片示可见肱骨干有骨折线和移位。如骨折近端（三角肌止点以下者）向内前方移位，远端向外上方移位者为上段骨折，骨折近端（三角肌止点以下者）向外前方移位，远端向内上方移位者为中段骨折。骨折远端移位无规律，伸肘时两断端向前成角；屈肘时向后成角；前臂旋转时亦可发生下段骨折。

二、妙法解析

（一）左肱骨外科颈骨折（孙达武医案）

1. 病历摘要：李某，女，75岁。左肩疼痛，左手不能活动10日。患者于10日前，摔伤左肩致肿胀、疼痛，患肢不能活动，去某医院拍摄X线片，诊断：左肱骨外科颈裂纹骨折。就诊时，见左肩部肿胀、瘀斑，左手臂不能活动，触之痛甚。诊断：左肱骨外科颈骨折。治疗：嘱患者去除颈腕吊带，在肱二头肌腱进入结节间沟处对应部位的背部肩胛冈外下方等处的压痛点各按摩200下，三角肌起止点及上臂中部也按摩100下，然后如肱骨外科颈骨折的治疗方法活动患肩，由于肩关节已10日不动，周围肌肉发生牵缩，关节有所粘连，被动活动受到限制，稍一用力，即疼痛难忍。只好由轻到重，慢慢推拿。治therefore立即感肩部轻松，活动见好，然后嘱患者自动前伸上举，外展及摸肩搭背，早、晚各1次，每次3～5下，逐渐加到20下。每周2次手法治疗，按摩4次后，患肩自动及被动外展，内收，前伸上举，后伸摸背等运动均有进步，疼痛也有减轻，晚上能睡好。如此手法治疗2个月复查照片，骨折已愈合，肩关节活动近正常，停诊。
（《孙达武骨伤科学术经验集》，人民军医出版社，2014）

2. 妙法解析：该手法如一次不成功时，不可轻易放弃手法复位，因为骨折近端靠近肱骨头，长度短、体积小而不易牵引，医师要有熟练的手法，掌握骨折错位方向及程度，才能做到准确无误，心中有数。治疗这种骨折采取稳、准、有力的手法才能很快收效。对内收型的骨折手法是上提、下牵、下按，对外展型的骨折手法是上提、理顺（从里向外推）、下牵。对这两种类型的骨折采用两种手法一般都能复位，对内收型骨折的固定是在腋下要放置大头垫，这样固定后不易再错位，经3～4周即能稳定，4～6周后可拆除固定物。

（二）右肱骨外科颈骨折（孙达武医案）

1. 病历摘要：付某，女，38岁。患者昨日骑自行车不慎摔倒，右手扶地，起来后自觉右臂不能活动，今日来我医院就诊。诊见：右肩下垂，肩关节肿胀，皮肤青紫，触摸时骨擦音明显，疼痛剧烈，右肩关节功能丧失，患肢短缩，健侧手扶托伤肢，手指有轻度麻木感。X线片示：右肱骨外科颈外展型骨折。两骨折端向内成角畸形，骨折远端向内上方错位1/3，局部且有碎骨片。诊断：右肱骨外科颈骨折。治疗：①手法复位。在臂丛麻醉下，患者取仰卧位，一助手用布带绕过患肩腋窝向上牵引，另一助手将患肢屈肘90°位，握肘部向下对抗牵引，待重叠移位纠正后，术者用布带绕过骨折远端内侧向外牵引，同时，牵引肘部的助手在维持牵引下内收上臂，纠正向内成角和远端向内侧方移位，然后，术者放松布带，令牵引远端的助手将患肢徐徐前屈90°，同时，术者右手掌根放于骨折近端前方并向后按压，左手托上臂后侧将上臂上举90°，纠正向前成角移位。骨折复位后，两助手维持牵引，术者在C型臂X射线机下观察骨折对位情况，若对位满意，将患肢屈肘90°、肩外展70°位，令一助手用手顶住患肩顶部，术者用拳头纵向叩击患肘部，使骨折端嵌插紧密，令骨折两断端受到挤压。叩击时，一定要保护好骨折断端，否则易造成再错位。②固定。采用四合一夹板固定，其中，前侧、外侧、后侧超肩关节，内侧采用蘑菇头夹板，下达肱骨髁上部，用绷带缠绕骨折部，然后放置夹板，四条扎带固定，夹板近端用胶布固定，固定后用绷带悬吊前臂。内服接骨药。术后，即可开始肩关节功能锻炼，每周复查 1 次，半个月以后透视观察折骨对位、对线仍很好，未发现任何异常现象，4 周时已稳定，2 个月时功能已完全恢复。(《孙达武骨伤科学术经验集》，人民军医出版社，2014)

2. **妙法解析**：肱骨外科颈骨折，又称臑骨上段骨折，以老年人较多见，亦可发生于儿童和壮年人。间接暴力或直接暴力均可造成。临床上常分为裂缝骨折、外展型骨折、内收型骨折、骨折脱位。复位肱骨外科颈骨折时，孙氏强调术者和助手须配合默契，根据 X 线片认清骨折类型、移位程度、有无成角畸形及碎骨片。术者施用手法时要稳，对不同类型的骨折用不同的方法复位，对外展型骨折重叠移位较多的，徒手牵引往往难以纠正，孙氏采用多边牵引手法复位的方法，能取到既省力又出奇复位的效果。

(三) 右肱骨外科颈骨折 (孙达武医案)

1. **病历摘要**：顾某，女，65 岁。昨日患者不慎跌倒，右肩先着地致肱骨外科颈骨折，肩部筋脉亦伤，瘀血凝聚，青紫漫肿，疼痛难忍，不能动弹，腰部亦同时扭伤，因之酸楚，舌淡红，苔薄白，脉弦。诊断：右肱骨外科颈骨折。治疗：方拟化瘀退肿，续骨息痛。药用白茅根 15 g，煅自然铜、桑枝、生地黄各 12 g，当归、防风、苏木、泽兰叶、王不留行各 9 g，桃仁、红花、甘草各 6 g。水煎，每日 1 剂，分早、晚 2 次服。连服 7 剂。复诊见右肩肱骨外科颈骨折，肩部筋脉亦伤，瘀凝青紫，虽经整复、敷夹，肿痛未息，不能动弹，腰脊酸楚，舌淡红，苔薄白，脉弦。再予化瘀消肿息痛。药用忍冬藤、煅自然铜各 12 g，泽兰叶、赤芍各 9 g，荆芥、防风、土鳖虫、制南星、乳香、苏木、王不留行、桃仁各 6 g。再服 7 剂后，见右肩肱骨外科颈骨折移位，已较平复，肿痛略减，腰脊胸胁疼痛板滞，舌淡红，苔薄白，脉弦。后以前方加减，连服 25 剂获效。肩部酸楚已减，举提亦较便利，逐步痊愈。(《孙达武骨伤科学术经验集》，人民军医出版社，2014)

2. **妙法解析**：骨折接近关节，周围肌肉比较发达，肩关节的关节囊和韧带比较松弛，骨折后局部肿胀与其附近的软组织易发生粘连。骨折的移位则直接影响结节间沟，使肱二头肌长头肌腱发生粘连。如长期固定肌肉粘连，易发生肩凝，致使肩关节活动受到影响，因此对外科颈骨折要仔细分析骨折的类型，明确整复手法，不强求解剖对位。其次在固定基础上，鼓励早期功能锻炼，因此采取动静结合的原则，做到既要达到坚强有效的固定，又能进行适当的肩关节活动。因此目前多使用超肩关节夹板固定法。

(四) 右肱骨外科颈骨折并大结节撕脱性骨折 (孙达武医案)

1. **病历摘要**：刘某，女，67 岁。2 日前在家上厕所时摔倒，右肩部着地，即感右肩部疼痛，不能活动。诊见：右肩部肿胀，大结节处压痛 (＋)，腋窝及外侧胸壁可见瘀斑，肩关节活动受限，肢端血运感觉正常，一般情况可。X 线片示右肱骨外科颈骨折并大结节撕脱，骨折端向内侧成角，两断端略有嵌插。诊断：右肱骨外科颈骨折并大结节撕脱性骨折。治疗：①手法复位，自制弹性塑性夹板外固定。②内服中药，以活血化瘀、行气止痛为主，方以桃红四物汤加减：当归、川芎、赤芍、生地黄、鸡血藤、桑枝、片姜黄、续断各 10 g，三七、桃仁、红花、甘草各 6 g。水煎，每日 1 剂，分早、晚 2 次服。连服 7 剂。③定期复诊，4 周后可拆除外固定。④加强功能锻炼，从固定之日起，即可行肌肉舒缩、耸肩、抓拳、肘关节屈伸等活动，逐渐加强。(《孙达武骨伤科学术经验集》，人民军医出版社，2014)

2. **妙法解析**：骨伤临床将骨折愈合分为三期：瘀去、新生、骨合。故国内医家均遵从三期辨证施治。孙氏遵从"筋骨并重，局部与整体兼顾"的理论，结合三期辨治，根据病情，早期在活血化瘀，行气止痛的基础上，辨证使用续断、骨碎补、黄芪、白术等接骨、补气类药物，临床应用贵在知常达变。本病多发于老年人，对于此类人群，孙氏以为对老年人肱骨外科颈骨折应重视2点：①肩关节活动度大，灵活性高，所以代偿功能亦好，骨折位于松密质骨交界处，血运丰富，故骨折愈合快。②患者为老年人，故对日后活动度要求不高，一般而言可满足穿衣、饮食、日常生活没有影响即可。这正是其治疗骨折重视功能的一大理念。针对上述特点，所以治疗老年性肱骨外科颈骨折时，不追求骨折解剖对位，只要达到功能复位即可；重视鼓励患者早期功能锻炼；早期治疗中药给予活血化瘀、行气止痛为主，以改善症状，有利于康复。

（五）右肱骨外科颈骨折，外展型（孙达武医案）

1. 病历摘要：石某，女，59岁。1周前摔倒，右肘部触地后，右肩剧烈疼痛，不能抬举。就诊时见右肩部肿胀，肱骨外科颈压痛。X线片示：右肱骨外科颈骨折，断端向前内成角。诊断：右肱骨外科颈骨折外展型。治疗：①夹板制备。取3层椴木胶合板4块，宽度均窄于上臂横径；前、外、后侧板之长度，自肩峰至肘关节上2 cm，修剪夹板四角；4板均用绷带缠绕4～6层，上端以蝶形胶布贴好，使其成一个环套。前、外、内侧板常规加垫成3点挤压，用1扎带穿过前、外、后侧夹板上端的胶带套孔，予肩上打结。②整复与固定。患者仰卧位，患肢伸直，一助手用布带绕过腋下，向肩上方提拉；另一助手握住患者前臂及腕部，对抗牵引2～3分钟。当重叠和嵌入被牵开后，术者立于患侧先纠正前后移位，再用拇指推按近端向内，其余手指环握远折端内侧向外扳提；另一助手同时将患肢内收，即可纠正骨折的移位和成角，在持续对抗牵引的同时，让患者坐位，将准备好的夹板放于患肢，布带绕过胸背在健侧腋下放一棉垫结扎，用3条1 cm宽的胶布分别贴绕4块板的上、中、下段，再用2条2.5 cm宽的胶布分别由前侧夹板过肩粘于后侧夹板上，于外侧板绕肩贴于后侧寸带上。检查患肢桡动脉搏动良好，前臂中立位，屈肘90°悬吊胸前。（《孙达武骨伤科学术经验集》，人民军医出版社，2014）

2. 妙法解析：本案和上述病案稍有不同，骨折移位多，复位及固定要求高，故孙氏治疗本例强调夹板的制作。塑形夹板是孙氏治疗骨折的一大特色。本案详细描述了其制作方法，这种改良后的夹板较传统夹板固定更为可靠，尤其适用于关节内骨折、不稳定骨折。同时孙氏认为，本例因为折骨靠近肱骨头，折骨近端长度短，体积小而不易牵引，医师要有熟练的手法，掌握住折骨错位方向及程度，才能做到准确无误，心中有数。治疗这种骨折采取稳、准、有力的手法才能很快收效。固定是用内、外侧塑形夹板，对内收型的骨折手法是上提、下牵、下按，对外展型的骨折手法是上提、理顺（从里向外推）、下牵。对这两种类型的骨折采用两种手法一般都能复位，对内收型骨折的固定是在腋下要垫满棉团，不放棉卷；对外展型骨折的固定绝对要垫棉卷后再固定，这样固定后不易再错位，经3～4周即能稳定，5～6周后可拆除固定物。

（六）左肱骨外科颈骨折合并肩关节前脱位（孙达武医案）

1. 病历摘要：薛某，男，37岁。患者1周前运动时跌倒，当时左手撑地，即感左肩部疼痛，左肩关节活动受限制来院急诊。X线片示左肱骨外科颈骨折合并肩关节前脱位。体格检查：左肩呈方形，左臂外展，左肩关节肿胀，关节各项活动受限，疼痛剧烈。诊断：左肱骨外科颈骨折合并肩关节前脱位。治疗：手法整复，患者取仰卧位，伤肩做普鲁卡因或利多卡因血肿内麻醉，一助手将伤肢置30°外展位做轻缓的顺势牵引，另一助手固定胸部。术者双手环抱肩关节，大拇指顶住向前突出的肱骨头向内、向上推挤，将肱骨头推入关节囊内，纠正脱位后，助手将伤肢在30°外展位向外顺势牵引，并做前后旋转。另一助手用布带绕过腋下套住胸部做对抗牵引，充分牵引后，术者用双手环抱骨折端（双手拇指按骨折近端，余指紧扣骨折远端），使用内外推端、提按升降的手法整复肱骨外科颈骨折。骨折复位后，小夹板固定，屈肘90°，前臂吊带悬吊伤肢，患肢功能锻炼。（《孙达武骨伤科学术经验集》，人民军医出版社，2014）

2. 妙法解析：此案是肱骨外科颈骨折的第四型，也是最难复位的一型。孙氏认为手法整复是治疗肱骨外科颈骨折合并肩关节前脱位的首选方法，其关键在于手法的选择和整复顺序。孙氏认为在整复此类骨折并脱位时，应避免暴力整复和反复整复，以免加重患肢的损伤，整复时应先做肩关节前脱位整复，再整复外科颈骨折，外展牵引复位法在稍外展牵引时，由于肩肱骨关节肌肉处于相对松弛状态，向下脱出的肱骨头易于挤压进入破裂的关节囊，回纳到关节腔。而传统的上举外展法整复此类骨折脱位，肱骨头不易挤压进入破裂的关节囊，回纳到关节腔。孙氏强调在手法整复过程中，一定要轻柔、平稳、准确。只要使用得当，外展牵引复位法会获得良好的效果。

（七）右肱骨外科颈骨折，内收型（董万鑫医案）

1. 病历摘要：付某，女，3岁。昨日骑自行车不慎摔倒，右手扶地，起来后自觉右臂不能活动。就诊时，患者右肩下垂，肩关节肿胀，皮肤青紫，触摸时骨擦音明显，疼痛剧烈，右肩关节功能丧失，患肢短缩，健侧手扶托伤肢，手指有轻度麻木感。X线片确诊为右肱骨外科颈，内收型骨折。骨折向外上方成角畸形，骨折远端向外上方错位 1/3，局部且有碎骨片。手法治疗：一助手先用双手固定骨折远端，在腋下用力向上提拉；术者用一手掌按住骨折部缓慢用力向下按压，直到成角畸形消失为止。术者仍用一手握住骨折部，另一手握住肱骨下部轻轻加以牵引，然后晃动上臂，骨折部出现骨擦音，这时术者握住肱骨下部的手改为用力向上顶，使骨折两断端受到挤压。向上顶时，一定要把骨折处充分握住，保护好对位、对线，否则易造成再错位。固定方法：先在腋窝处压一大棉垫，此垫尽量向上压，再在外侧的骨折部位压一厚棉垫，压在骨折成角畸形原角顶的部位，然后用宽 5 cm、长度同上臂的纸板固定，内外各一块，固定后用绷带悬吊前臂。同时外敷正骨散，内服接骨药。术后，每周复查 1 次，半个月后 X 线透视观察骨折对位、对线仍很好，未发现任何异常现象，6 周时已愈合，2 个月时功能已完全恢复。（《中国现代名中医医案精华》，北京出版社，1990）

2. 妙法解析：肱骨外科颈骨折以老年人较多见，亦可发生于儿童和壮年人。间接暴力或直接暴力均可造成肱骨外科颈骨折。临床上常分为裂缝骨折、外展型骨折、内收型骨折、骨折脱位。治疗肱骨外科颈骨折，术者和助手须配合默契，根据 X 线片认清骨折类型、移位程度、有无成角畸形及碎骨片。术者施用手法时要稳，对不同类型的骨折用不同的方法复位，如一次不成功时，不可轻易放弃手法复位，因为折骨靠近肱骨头，折骨近端长度短、体积小而不易牵引，医师要有熟练的手法，掌握折骨错位方向及程度，才能做到准确无误、心中有数。治疗这种骨折采取稳、准、有力的手法才能很快收效。固定是用内、外侧大纸夹板，对内收型的骨折手法是上提、下牵、下按，对外展型的骨折手法是上提、理顺（从里向外推）、下牵。对这两种类型的骨折采用两种手法一般都能复位，对内收型骨折的固定要在腋下垫满棉团，不放棉卷，对外展型骨折的固定绝对要垫棉卷后再固定，这样固定后不易再错位，经 3～4 周即能稳定，5～6 周后可拆除固定物。

（八）左肱骨外科颈骨折伴大结节撕脱（石幼山医案）

1. 病历摘要：支某，医务工作者。今晨倾跌左肩着地，肱骨外科颈骨折伴有大结节撕脱，瘀血凝结，肿痛颇剧，不能动弹。血压素高，心肌亦有疾病，头晕心慌口干，舌质绛，苔薄，脉细弦数。方拟化瘀消肿，续骨息痛，平肝宁神。药用珍珠母 30 g，煅龙骨、牡蛎、首乌藤各15 g，生地黄、煅自然铜各 12 g，赤芍、白蒺藜、全当归各 9 g，炙土鳖虫、防风各 6 g，川芎、血竭、炙远志各 4.5 g。外敷三色、三黄膏，小夹板固定扎缚。服 25 剂后，左臂肱骨外科颈骨折及大结节撕脱基本接续，气血渐和，疼痛亦除，高举酸楚牵掣，头晕、心悸、口干等症俱已改善。去固定，功能锻炼。改拟成药调治。健筋壮骨丹 60 g，分 10 日服以善后。（《老中医临床经验选编》，上海中医学院出版社，2006）

2. 妙法解析：本例虽体弱多病，骨折且近关节，但伤后及时医疗，经采取整体综合调治，局部小夹板固定，早期锻炼，故骨折接续较快，功能恢复好，宿恙亦见改善。休息假期未满，即参加正常工作。迄今两年余，并无后遗疾患，且体质较伤前增强。

（九）左肱骨外科颈粉碎性骨折（许鸿照医案）

1. 病历摘要：万某，女，58 岁。患者因今日晨练时不慎跌倒，左手掌撑地跌伤，致左肩部肿痛，活动不利，当时即在乡卫生院拍 X 线片示：左肱骨外科颈粉碎性骨折，未做处理而来治疗。现感左肩部疼痛，活动不利，伴口干苦，纳呆，大便未解，小便短赤，舌红，苔薄黄，弦脉。左肩部及上臂中上段明显青紫肿胀，压痛，左肩活动不能。X 线片示：左肱骨外科颈粉碎性骨折，合并大结节骨折，移位明显。诊断：左肱骨外科颈粉碎性骨折（气滞血瘀）。患者突遭跌打损伤，气滞血瘀，骨断筋伤，故而疼痛；因骨失去支架，故而活动不能。病因为跌伤，病位于左肩，病机为气滞血瘀，病势急。治疗：活血化瘀，利水消肿。方用消肿定痛方：赤芍、白芍各 15 g，红花、川芎各 6 g，薏苡仁 20 g，三七、生甘草各 3 g，桃仁、当归、赤小豆、车前草、陈皮、槟榔各 10 g。水煎，每日 1 剂，分 2 次服。服 5 剂后，左肩部肿痛见减，活动在夹板固定下已能前屈后伸及抬肩，拍片见骨折端已大体复位，只需调整压垫及松紧度即可。口干苦，纳仍差，大便结，小便黄，舌红，苔薄黄，脉弦。左肱骨外科颈骨折大体已复位，但仍有少许向内成角，大结节碎片已大体复位。拟原方继服 5 剂，左肩部肿胀基本消退，左肩部疼痛仍存，但酸较前大减，纳可，口干不苦，二便调。今日再调整夹板松紧度。舌淡，苔薄白，弦脉。患者瘀血与水肿基本消退，证属脾肾不足。治宜健脾补肾接骨。方选活血接骨方。药用川芎 6 g，川续断、赤芍、白芍、云茯苓各 15 g，三七 3 g，当归、骨碎补、土鳖虫、白术、制乳香、制没药、陈皮各 10 g，黄芪 20 g。连服 25 剂以善后。X 线片复查见骨折复位良好，左肩关节活动范围变大，纳可，二便平，口不干苦，舌淡，苔薄白，弦脉。左肱骨外科颈骨折处对位对线良好，碎骨片基本复位，并可见少量骨痂生长。（《当代名老中医典型医案集·外伤科分册》，人民卫生出版社，2009）

2. 妙法解析：近肩部骨折，不论其粉碎与否，通过中医传统手法及夹板一般能复位和固定，尽量避免手术治疗，而且可早期进行肩关节功能锻炼，防止创伤性肩周炎的发生。对近肩关节粉碎性骨折，因肿胀明显，复位时不可一味一步到位，而应采取逐步复位法，先将骨折线恢复，碎片大体复位；待肿胀适当消退后，再稍调整夹板及加用压垫，令碎片复位，最后令患者早期功能锻炼，利用肌肉肌腱的约束力将碎片复位，并能防止日后创伤性肩周炎。许氏认为，治伤之三大症：疼痛、肿胀、功能障碍，应以治肿胀为先，消肿为治疗之关键。而《景岳全书》曰："凡治肿者，必先治水。"故而治肿胀，治水与活血要并用，消肿定痛方即用桃红四物汤以活血散瘀，而用车前草、赤小豆、槟榔、薏苡仁以健脾利水，如此切合病机。

（十）右肱骨外科颈及肱骨干中上段粉碎性骨折（许鸿照医案）

1. 病历摘要：文某，女，65 岁。患者于 1 小时前平地滑倒，右手掌撑地致伤，伤后即感右肩部疼痛，活动受限，随即来门诊就诊。现感右肩部高度肿胀，疼痛，活动不能，伴口干苦，纳呆，小便黄，大便平，舌红，苔薄黄，脉弦细。右肩关节明显肿胀，压痛，右肩关节空虚感，右肩关节功能障碍。X 线片示：右肱骨外科颈及肱骨干中上段粉碎性骨折。诊断：右肱骨外科颈及肱骨干中上段粉碎性骨折（气滞血瘀）。患者因突遭跌打损伤，致骨断筋伤，气滞血瘀则痛，骨失去支架则活动受限。病因为跌伤，病位于右肩部，病机为气滞血瘀，病势急，属实证。治法：活血化瘀，利水消肿。方选消肿定痛汤。药用薏苡仁 20 g，汉防己、生地黄、赤芍、白芍各

15 g，槟榔、车前草、制乳香、制没药、陈皮、桃仁、桑枝、当归各 10 g，红花、川芎各 6 g，三七 3 g。水煎服，每日 1 剂。服 10 剂后，患者右肩部肿痛大减，右肩自主锻炼已能抬高超过 90%，前屈后伸活动也灵活。右肩部肿胀已消失，右肩周围瘀紫大多变黄，右肩活动受限。舌红，苔薄黄，脉弦细。今再度调整夹板松紧度。方改活血接骨汤。药用川续断、白芍、茯苓、党参、杜仲各 15 g，当归、骨碎补、土鳖虫、白术、陈皮各 10 g，川芎 6 g，三七 3 g，服 10 剂后，右肩部肿痛已基本消失，活动已较灵活，纳可，二便平，口不干苦，今日拍片见骨折复位满意，且有少量骨痂生长。再服前方 15 剂收功，夹板再固定 1 周后解除。体格检查：右肩部肿痛已消失，压痛不明显。舌淡，苔薄白，脉弦细。继服 10 剂以善后。（《当代名老中医典型医案集·外伤科分册》，人民卫生出版社，2009）

2. 妙法解析：治疗近肩关节的骨折，多主张尽早整复夹板固定，固定后不失时宜地进行肩关节功能锻炼，如此可通过软组织的约束力来调整骨折碎片的自然复位，并对肩关节功能恢复有利，这种方法常称其"甩手疗法"。损伤后肿胀一为血肿，二为水肿，故"伤从血论"，仅为治伤之一面，由于瘀肿于先，水郁结于后，导致水阻，这是治伤中同样不可忽略的另一面。《金匮要略·水气篇》云"血不利则为水"，"瘀血不行，久则败坏为黑水"，故而利水与散瘀并重，方切合病情，免生水饮聚久化痰之后患。而消肿定痛汤就是利水与散瘀并重之良药。治疗骨折处方用药，一定要注重早期实证为主，中后期实证中有虚象，故应更方用药。

（十一）右肱骨外科颈骨折（许鸿照医案）

1. 病历摘要：黄某，女，68 岁。患者今早上厕所时站立不稳，右侧身肩部跌于洁池旁致伤，当时即感右肩部疼痛难忍，不能动弹，随即来院治疗。右肩部疼痛，活动抬手不能，伴口干苦，纳呆，神疲，二便未解，但平常夜尿多，畏寒，舌淡，苔薄白，脉弦细。右肩部明显肿胀，青紫，压痛，右肩部活动不能。X 线片示：右肱骨外科颈及颈下粉碎性骨折，骨折向外移位。诊断：右肱骨外科颈骨折（气滞血瘀，脾肾阳虚）。患者平素脾肾阳虚，复受跌仆损伤，气滞血瘀，骨断筋伤，故而疼痛和活动受限。病因为跌仆损伤，病位在右肩部，病机为气滞血瘀，脾肾阳虚，病势急。[治法] 活血散瘀，健脾温肾利水。方选消肿定痛汤。药用生地黄、茯苓各 15 g，当归、白芍、白术、车前草、泽泻、陈皮各 10 g，桃仁、红花、附子、肉桂各 6 g，生甘草 3 g。水煎，每日 1 剂，分 2 次服。服 10 剂后，患者右肩部肿胀大消，右肩已明显灵活，畏寒好转，夜尿 1 次，口不干苦，纳可，大便平，舌淡，苔薄白，脉沉细。右肩部肿胀大消，右肩及上臂内侧青紫瘀斑已变黄，右肩活动受限。实证中有虚象，实为气滞血瘀，虚为脾肾不足。方改活血接骨汤。药用川续断、白芍、焦杜仲、川芎、茯苓、党参各 15 g，白术、当归、陈皮各 10 g，附子、肉桂各 6 g，三七 3 g。服 15 剂而愈。（《当代名老中医典型医案集·外伤科分册》，人民卫生出版社，2009）

2. 妙法解析：诊损伤之肿胀，一为治血肿，二为治水肿，故应利水与散瘀并重，使肿胀早消，疼痛也随之而解。但治伤利水应以辨证为原则，以健脾补肾为本，利湿为标，千万不可一味通利攻伐过多，耗伤真气，因为脾健则生化之源充足，水湿无胜。《内经》："诸湿肿满，皆属于脾。"《正体类要》曰："伤损等症，肿不消，色不变，此气血虚而不愈，当助脾胃气血为主。"补肾则生化有常，开合得利，水液无处停。《景岳全书·肿胀》曰："凡水肿等症……其本在肾……肾虚则水无所主而妄行。"

（十二）右肱骨外科颈骨折，内收型（孙广生医案）

1. 病历摘要：陈某，男，54 岁。患者诉于 1 日前下午 3 时左右，自 2 m 高处跌倒，双手撑地右侧身着地，致右肩部受伤。随即感右肩部剧痛，渐起肿胀，不能抬肩活动，在当地医院拍片检查为"右肱骨外科颈骨折"，予以外敷草药治疗无效，于今日来本院治疗。现右肩部肿痛，活动受限，无其他不适。查见患者表情痛苦，左手托右肘部，不能贴胸，局部青紫瘀肿、压痛，触及骨擦感。舌淡红，苔薄白，脉细弦。X线片示：右肱骨外科颈骨质断裂，远折端向外前方移位，两断端向外成角，肩关节间隙正常。血常规、大小便常规检查正常。诊断：右肱骨外科颈骨折（内收型）。治疗：整复固定，中药按骨伤三期辨证用药。先采用上臂超肩关节四合一夹板固定，用松树皮制成夹板4块：长夹板3块，下达肘，上端超肩关节，前侧、外侧、后侧夹板塑成弧形，使其充分包裹肩部；内侧夹板由腋窝下达肱骨内上髁以下，下端用4 cm×4 cm×2 cm棉垫衬于内髁上方。固定时在助手维持牵引下，捏住骨折端保持复位后的位置，并将棉垫放于远折端的前外侧，再以绷带分段捆扎固定，且将患肢置于三角外展支架上制动，三角支架固定于胸腰上。中药以活血化瘀、行气止痛为法，方选上肢伤Ⅰ号方加减：赤芍12 g，桑枝、白茅根各15 g，乳香、没药各7 g，桃仁、当归尾、生地黄、川芎、延胡索、香附、石菖蒲、防风各10 g，红花、甘草各5 g。水煎，每日1剂，分早、晚服。骨折整复成功后，早期指导练习手握拳及前臂旋转活动。服10剂后，瘀肿明显消退，疼痛减轻，右上臂夹板压垫位置准确，外展支架固定稳妥，余无不适。舌脉象正常。复查X线片见骨折端对位满意，断端可见骨化影。而予以调整固定，中药以接骨续损为主，方改上肢伤Ⅱ号方加减：药用黄芪30 g，党参15 g，陈皮6 g，当归、赤芍、川芎、煅自然铜、骨碎补、白术、茯苓、桑枝、续断各10 g，炙甘草5 g。并辅以接骨胶囊（本院制剂）内服3周，嘱加强饮食调养，进低脂、高蛋白、含钙丰富饮食。服10剂后，右肩肿痛消除，饮食恢复正常。X线片示：骨折端对位良好，断端明显骨痂生长，骨折线模糊。予以解除三角支架，维持夹板加压垫固定3周，中药改服壮骨胶囊（本院制剂），适当食猪骨汤及鱼虾类食物。逐渐练习端肘抬肩活动，小云手练习，2个月内禁止持物负重与右侧卧活动。半个月后复查，右上肢活动恢复正常，复查拍X线片示骨折端大量骨痂形成，骨折线模糊不清。（《孙广生医案精华》，人民卫生出版社，2014）

2. 妙法解析：对于肱骨外科颈内收型骨折，骨折断端内侧嵌顿压缩，外侧张口构成向外侧成角，为使整复的骨折端充分对合，需消除成角剪力。三角支架结合小夹板固定法汲取了小夹板固定的优点，其固定方便，能及时调整夹板的松紧度及压垫位置；同时配合三角支架不仅可消除前臂自身重量而避免分离移位，而且在该位置上，冈上肌、冈下肌、三角肌等肌肉处于松弛状态，避免了不均衡拮抗作用，能防止断端再移位，还有利于肢体的肿胀消退。三角支架、小夹板可与伤肢构成一个几何不变结构，形成一个新的平衡体系，可使骨折端在一个相对稳定的力学环境下完成连接、修复，达到促进骨折愈合的目的。同时，三角支架固定便于护理与观察，减少患者生活活动限制，使患者能最大限度地生活自理。早期即可指导患者练习手臂肌肉的舒缩活动，避免软组织挛缩、失用性肌萎缩和长期制动导致骨质疏松、关节僵硬等并发症的发生。三角支架制作方法：备木板若干、绷带、胶布、棉花、铁钉数枚。制作方法：选取宽8～10 cm、厚1.5 cm的木板5块，长度分别为：|AB|为掌指关节至尺骨鹰嘴距离；|BO|为肱骨内髁至腋窝距离；|CO|为患侧髂嵴至腋窝距离；|BC|、|AC|为三角支架支撑杆，长度依支架大小而定，将木板交汇处用铁钉固定，∠ABO为90°，∠BOC在80°～90°于AB、BO、OC段木板上置厚棉垫，绷带包扎。

（十三）右肱骨外科颈骨折，外展型（孙广生医案）

1. 病历摘要：何某，男，28岁。患者自3 m高处跌下，双手撑地，致右肩部受伤，即感右上臂近肩处剧痛，渐起肿胀，不能抬臂活动，在当地医院拍X线片检查诊断为"右肱骨外科颈骨折"，予以外敷草药治疗无效，于今日来本院治疗。现右肩部瘀肿、疼痛，活动障碍，无其不适。查见患者表情痛苦，绷带悬吊右上肢于胸前位，左手托右肘部，右肩部青紫瘀肿，上臂近肩处环形压痛，骨擦感触及。舌淡红，苔薄白，脉弦紧。X线片示：右肱骨外科颈骨质断裂，远折端向内前方移位，肩关节间隙正常。血、大便、小便等常规检查正常。诊断：为右肱骨外科颈骨折（外展型）。治疗：整复固定，中药按骨伤三期辨证用药。令患者坐位，一助手用布带绕过腋窝向上提拉，屈肘90°，前臂中立位；另一助手握其肘部，沿肱骨纵轴方向牵引，矫正重叠移位，然后术者双手握骨折部，两拇指按于骨折近端的外侧，其余指环抱骨折远端的侧向外后捺正，助手同时在牵引下内收前屈其上臂使断端对合。复位后采用上臂和肩关节四合一夹板固定。用杉树皮制成夹板4块：长夹板3块，下达肘部，上端超过肩关节前侧及前外侧，夹板上端塑成弧形使其充分包裹肩部；内侧夹板由腋窝下达肱骨内上髁以上，上端用棉花包裹呈蘑菇状，做成蘑菇头状大小垫夹板。固定时在助手维持牵引下，捏住骨折部保持复位后的位置，并将棉垫放置于远折端前方及外下方，再以绷带分段捆扎固定，颈腕带悬吊屈肘90°固定上臂于贴胸内收位。中药以活血化瘀、消肿止痛为法，方选上肢伤Ⅰ号方加减：乳香、没药各7 g，桑枝、白茅根各15 g，桃仁、当归尾、赤芍、川芎、延胡索、香附、生地黄各10 g，红花、甘草各5 g。水煎，每日1剂，分早、晚服。骨折整复成功后，早期保持右上臂贴胸内收，协助端肘耸肩、右手前臂旋转及手的握拳活动。服10剂后，疼痛减轻，右肩部仍轻度肿胀，右上臂夹板固定稳妥，压垫位置准确，余无不适，舌脉正常。复查拍片示骨折对位良好，断端隐约可见骨痂生长。予以调整夹板固定的松紧度，中药以接骨续损为主，改上肢伤Ⅱ号方加减：当归、赤芍、煅自然铜、党参、白术各10 g，黄芪、骨碎补、茯苓各15 g，炙甘草5 g。水煎，每日1剂，分早、晚服，10剂。并辅以接骨胶囊（本院制剂）内服3周，嘱加强饮食调养，进低脂高蛋白含钙丰富的饮食，如牛奶、鱼虾。3周后来院复查。疼痛肿胀消失，饮食起居活动正常，X线片示：骨折端对位良好，断端明显骨痂生长，骨折线模糊，予以解除外夹板固定，中药改服壮骨胶囊（本院制剂），嘱食猪骨头汤及鱼虾类食物。指导逐渐练习端肘耸抬肩活动及大云、小云手练功，2个月禁止持物负重，注意肩部保暖防寒。3周后来院复查。右上肢活动正常，舌脉正常。X线片示：骨折愈合。（《孙广生医案精华》，人民卫生出版社，2014）

2. 妙法解析：肱骨干骨折是临床上较为多见的骨折，治疗方案亦多种。鉴于肱骨干的解剖特点及功能要求，其治疗方法必须有利于骨折早期愈合和患肢肩肘关节的功能恢复，尽可能地减少并发症。开放复位内固定虽可以获得满意复位和坚强内固定，但由于广泛剥离骨膜，破坏了骨折端的血运，增加了延迟愈合、感染等并发症的发生；且需二次手术，大大增加了患者的痛苦与经济负担。闭合穿针是半侵入手术疗法，对骨折断端影响不大，但其操作要求高，而且必须在C型臂X射线机透视下操作，若经验不足易致血管、神经损伤，针尾处理不当常致肩肘关节功能障碍。手法整复、传统小夹板固定虽然操作简单，但由于采取伤肢悬垂固定体位，在骨折远端及前臂重力因素作用下，常易发生断端分离移位，特别是肱骨干中下段骨折，由于患者习惯性保护姿势，将患肢保持在屈肘及前臂旋前位置，易造成骨折远端的再次旋前移位；且长期的悬吊固定制动，易发生肩、肘关节粘连僵硬，严重影响患者骨折愈合后的生活质量。弹力肩肘带的协同使用，虽能对抗部分重力而防止分离，但弹力的大小程度难以控制，过小则不能完全纠正分离，过大则造成成角重叠移位。解决了其他方法所致的肩关节外展、前屈功能欠佳的问题，对中、下1/3骨折整复固定后，可在三角支架上沿肱骨干纵轴行肩、肘纵向叩击，促进骨折端的嵌插，使骨折在保持良好的对位下顺利愈合。

（十四）左肱骨外科颈骨折（孙广生医案）

1. 病历摘要：王某，女，11岁。患者于1日前，在学校玩耍时不慎摔倒，左手掌撑地，即感左肩部疼痛，继之出现肿胀。当时就给予包扎固定，仍疼痛剧烈，即来我院就诊。现左肩部肿痛、活动受限，无其他不适。查见急性痛苦面容。左肩中度肿胀，局部环形压痛，可扪及明显骨擦感及异常活动，左肩关节功能受限，远折皮感血运正常，舌淡红，苔薄白，脉弦。X线片示：左肱骨外髁颈骨折，两端向前成角，远折端向前内侧移位，重叠约1 cm。诊断：左肱骨外科颈骨折。治疗：整复固定，中药按骨伤三期辨证用药。患者取俯卧位，第一助手站于对侧用宽布带绕患侧腋下固定患肩牵拉肩部；第二助手立于患侧，双手握患肢腕关节，持续向下牵引1～2分钟。术者双手十指环抱骨折远端，嘱第二助手在牵引下，将患肢徐徐前屈的同时，将骨折远端推向外后方，即觉骨折有复位感，检查骨折端见假关节活动消失。复位后以超肩夹板贴胸外固定，禁止患肢外展。骨伤早期气滞血瘀，治以活血化瘀、消肿止痛为法，用上肢伤I号加减：红花4 g，茯苓10 g，白茅根8 g，桃仁、当归、川芎、延胡索、生地黄、赤芍、泽兰、茜草、防风各5 g，甘草3 g。水煎，每日1剂，分早、晚服，并做上臂、前臂肌肉舒张、收缩活动，患肢做握拳、腕部上翘下钩、左右摆掌、肘关节屈伸、耸肩等功能锻炼。服10剂后，肿胀消失，无特殊不适，舌淡红，苔薄白，脉平。复查X线片示：骨折对位对线可。继续夹板固定，做上臂、前臂肌肉舒张、收缩活动，患肢手指做握拳，腕部做上翘下钩、左右摆掌、肘关节屈伸、耸肩等功能锻炼。中药以接骨续筋、舒筋活络为法，口服接骨胶囊，每次3粒，每日2次。2周后复查，疼痛、肿胀消失，舌质淡红，苔薄白，脉缓。复查X线片示：骨折对位对线好，中量骨痂形成并通过骨折线。维持夹板外固定。中药继续服用接骨胶囊（本院制剂）。继续做上臂、前臂肌肉舒张、收缩活动，加强患肢握拳、腕部上翘下钩、左右摆掌、肘关节屈伸、耸肩等功能锻炼。1个月后复查X线片示：骨折对位对线好，大量骨痂形成并通过骨折线。解除夹板外固定，行前臂旋转及腕、肘关节屈伸、肩关节外展前屈后伸功能锻炼。同时，予以中药外洗：当归尾、赤芍、川芎、三棱、透骨草、莪术、乳香、没药、威灵仙、伸筋草、苍术、红花、艾叶、石菖蒲各10 g。水煎，每日1剂，熏洗患肢，每次30分钟，每日3次。肩关节活动正常，局部无肿痛，舌脉正常。（《孙广生医案精华》，人民卫生出版社，2014）

2. 妙法解析：儿童外科颈骨折绝大部分骨折端均有短缩和向前成角畸形，本医案所采取的复位姿势有别于传统的坐立位。俯卧位垂直力度大，易纠正短缩，前屈上举，以断端前侧为支点，容易纠正向前成角，达到复位的目的。

（十五）左肱骨外科颈粉碎性骨折合并肩关节脱位（周荣来医案）

1. 病历摘要：苏某，女，78岁。左肩摔伤2日，X线片诊断为左肱骨外科颈粉碎性骨折合并肩关节脱位。经手法复位，外敷接骨四黄膏，接骨草6份，大黄、黄连、黄芩、黄柏各1份。取药适量，加等量香油或凡士林，文火煎至膏状，备用。将制好的膏药待凉后敷于骨折部位（骨折按常规整复、固定），2～4日换药1次。小夹板超关节固定后，第3日局部瘀肿消失，疼痛大减。12日X线片示有骨痂生长。21日解除夹板固定，进行肩部功能锻炼。40日X线片示骨折线已模糊，活动功能恢复正常。（《浙江中医杂志》，1987年第6期）

2. 妙法解析：接骨草，别名裹篱樵、接骨木、小驳骨，具有消肿止痛、祛瘀生新、接筋续骨之效，为本方主药。四黄则具有清热解毒、消肿止痛、活血祛瘀之功效。

三、文献选录

肱骨外科颈骨折中医又称"臑骨肩端骨折""臑骨上段骨折"。肱骨外科颈骨折，是接近关节的骨折，周围肌肉比较发达，肩关节的关节囊和韧带比较松弛，骨折后局部血肿与其附近的软组织易发生粘连。骨折的移位则直接影响结节间沟，使肱二头肌长头肌腱发生粘连。如长期固定肌肉粘连，易发生肩凝，致使肩关节活动受到影响，因此对外科颈骨折要仔细分析骨折的类型，明确整复手法，要求解剖对位。其次在固定基础上，仍能保持活动，因此采取动静结合的原则，做到既要达到坚强有效的固定，又能进行适当的肩关节活动。因此目前多使用超肩关节夹板固定法。

肱骨外科颈骨折是人体常见骨病之一，常由间接暴力引起，由于跌倒时手掌或肘部着地，暴力传导致肱骨，形成剪力或扭转力，作用于肱骨外科颈而引起骨折。其临床表现为肩部剧烈疼痛，肿胀明显，臂内侧可见瘀斑，肩关节活动障碍，患者不能抬举。根据其临床特征，分为无移位型骨折、外展型骨折、内收型骨折和肱骨外科颈骨折合并肩关节脱位。

（一）临床辨治规律

中国传统医学将骨折愈合分为三期：瘀去、新生、骨合，故国内医家均遵从三期辨证施治。郭宗浩根据三期辨治的原则，早期采用活血化瘀方剂，如桃红四物汤加味、云南白药；中期采用和血养血，疏通经络，强筋壮骨方剂，如四物汤加味、新伤续断汤；后期采用滋养肝肾，强壮筋骨，疏利关节方剂，如六味地黄丸、龟鹿补肾丸、壮骨关节丸。殳跃飞早期治以活血化瘀、消肿止痛，予以复元活血汤加味；中期治以和营生新、接骨续损，自拟接骨续筋汤；后期治以接骨续筋、益肾强骨，在上述处方中加用龟甲、鳖甲、牡蛎和鹿角胶，优良率达 94.4%。谢正荣在三期辨证口服汤剂基础上早期外敷自制跌打膏，后期上肢洗剂熏洗，疗效明显优于未使用中药组。对待肱骨外科颈骨折不同的地方，不同的医者采用不同的方法，但是目前肱骨外科颈骨折没有一套客观统一的治疗方案，疗效报道也各不相同，如何采用一套既能使骨折对位良好，而且功能良好，并且后遗症少的治疗方法是今后的研究重点。

（二）临床报道选录

维持屈肘牵引，小夹板外固定治疗肱骨外科颈骨折 68 例：手法整复骨折部位后，维持屈肘牵引，外敷中药油布，采用外、内、后 3 块小夹板做超关节固定。内外侧夹板力上臂的 3/4，上达三角肌下缘，下超肘关节下 2 cm；后侧夹板宽为肘后部的 3/4，上达三角肌下缘，下超腕关节；肘部屈曲并于肘后放一厚梯形垫。尺偏型骨折，在近端桡侧，远端尺侧各放 1 平垫；桡偏型骨折则相反。然后用"8 字"绷带超肘关节屈肘绑扎，患肢深屈，以颈腕带悬吊，用本法结合中药内服外敷及适当的功能锻炼。结果：优 44 例，良 15 例，尚可 6 例，差 3 例。（《中国中医骨伤科杂志》，1991 年第 3 期）

第五节　肱骨干骨折

一、病证概述

肱骨外科颈以下至内髁上 2 cm 处骨折为肱骨干骨折，以肱骨干骨折处疼痛、肿胀和功能障碍为其临床表现。多由直接暴力引起，骨折线多为横断或粉碎。肱骨中、下 1/3 骨折常合并桡神经损伤，可出现腕下垂畸形，掌指关节不能伸直，拇指不能伸展，手背第一、第二掌间皮肤感觉障碍，故检查时应注意。肱骨中段骨折整复手法：患者坐位，助手站在背后，双手拇指按压三角肌，余指插入腋下，紧抱上臂根部；医者站在前外侧，双手握肘部，将患肢外展 60°，与助手相对拔伸，然后医者拇指抵住骨折近端外侧推挤向内，其他四指环抱远端内侧端托向外。纠正移位后，术者捏住骨折部，助手放松牵引，微微摇摆骨折端使断端触碰，可感到断端骨擦音逐渐减少，直至消失，表示骨折基本复位。若骨折整复后有弹性或立即再移位，应考虑断端间有软组织嵌入，可试行回旋手法，以解脱骨折断端的软组织，再按上述方法重新整复。

二、妙法解析

（一）左肱骨下 1/3 粉碎性骨折（董万鑫医案）

1. 病历摘要：王某，男，42 岁。因工作不慎被汽车撞到大树上，左臂痛不能动，急来就诊。经 X 线片诊断为左肱骨下 1/3 粉碎性骨折。治疗：一助手双手握住患臂的近端，另一助手握住肘部，二人轻轻地牵引。医师双手手掌合抱骨折部位，边摇晃边归挤，使骨折的碎片完全向中间合拢。整复后，外用正骨散，压上 4 块棉垫，棉垫长度上下超过骨折断端，宽度为两横指，掌背尺、桡侧各 1 块，然后在压垫的地方各放 1 块双层的条形纸板，纸板的长和宽与棉垫相等，在外层再放 2 块 4 层大纸板，掌背侧各 1 块，长度上至肱骨上端，下至肘关节。开始每隔 3 日复查 1 次，每次复查时都把固定物拆开，然后按原来整复手法进行合拢归挤，由掌背尺桡侧向对侧推挤，在骨折部仔细触摸，出现不平的地方都要复平，4 次以后改为每周复查 1 次，3 周时拍片复查，骨折碎片已基本合拢，开始愈合，又继续固定了 6 周，解除固定，开始功能练习。1973 年 5 月 11 日拍片复查，骨折已基本愈合，肘关节活动略受限，经 1 个月的按摩（每周 1 次）肘关节功能恢复正常。患者恢复工作，总疗程共用 4 个月，未出现其他并发症。（《中国现代名中医医案精华》，北京出版社，1990）

2. 妙法解析：肱骨干下 1/3 较为薄弱，该段骨折多由间接暴力引起，骨折线多为斜形或螺旋形。如跌倒时手掌或肘部着地，暴力传致肱骨干下 1/3 而发生骨折。肱骨干下 1/3 骨折，骨折远端移位的方向可因前臂和肘关节的位置而异。伤后患者常将前臂依附在胸前，造成骨折远端内旋。直接暴力可造成肱骨干骨折。跌倒时手掌着地或投掷动作过猛时均可造成此类骨折。检查时可有局部肿胀、疼痛，患臂有皮下瘀血。患者用健侧手托住患肢，用手触诊时患处有异常活动，并可闻骨擦音，要检查有无神经血管损伤。肱骨干骨折后可因骨折部位的高低不同，受到肌肉的牵拉，可使骨折形成不同方向的错位。整复时首先一助手握患者腋部向上拉，另一助手握手腕部做对抗牵引，医师用一手向上托骨折近端，另一手向下按骨折远端，纠正上下方错位。或在助手维持牵引下，医师一手掌向内推骨折近端，另一手掌拉骨折远端向外纠正侧方错位。或在助手维持牵引下，医师以双手掌，或前后推，或左右推，用力向中间归挤。或用上顶法：医师双手保护骨折部位，牵引远端的助手，推肘部向上顶，使骨折部密切接触。这种骨折须用双层固定，根据患肢情况用 4 个小纸板，内垫棉花，再放大夹板，外层用大型纸板两块，外敷正骨散，再在骨折错位处放置长方形棉垫，棉垫外放两个小纸板，远近端各放一块，纸板长度上至肱骨外髁颈，下至肱骨髁上，固定后医师再握住肘关节，另一手扶肩部，互相归挤。每周复查 1 次，3 周后在保持骨折固定的条件下，同时开始活动肘关节，一般 5～7 周解除固定。如肘关节出现功能障碍，采用按摩手法，3～4 日按摩 1 次，2 周后功能可接近正常。

（二）右肱骨下 1/3 骨折（石幼山医案）

1. 病历摘要：陈某，男，29 岁。患者跌扑撑伤左上臂中下段，瘀肿剧痛，经 X 线片诊断为"右肱骨下 1/3 骨折"，错位明显，成角畸形和下尺桡关节紊乱。治拟手法拔伸纳正，方拟化瘀清营、续骨息痛。生地黄、煅自然铜各 12 g，赤芍、泽兰、桃仁、当归各 10 g。然后用小夹板加压力垫固定，接着整复肱骨干粉碎性骨折，在对抗牵引下，矫正成角畸形，并在骨干四周用捏挤手法，使骨干得到良好的对位。但由于当时的严重肿胀，游离骨片不能靠拢骨折主干，在小夹板和压力垫的固定和作用下，使游离骨片逐渐向骨干靠拢。1 周后做 X 线片检查，骨折部已近解剖学对位，4 周后骨折纤维连接。术后随访 2 年，骨折愈合坚强，无畸形、疼痛，功能恢复良好。（《古

今名医骨伤科案赏析》，人民军医出版社，2006）

2. 妙法解析：肱骨干骨折，多见于青壮年。骨折好发于骨干的中 1/3 交界处，下 1/3 次之，上 1/3 最少。伤后患臂疼痛，功能障碍，肿胀明显。患肢不能抬举，局部有明显环形压痛和纵向叩击痛。无移位的裂缝骨折和骨膜下骨折者，患臂无明显畸形。但绝大多数均为有移位骨折，患臂有缩短，成角或旋转畸形，有异常活动和骨擦音，骨折端常可触及。检查时应特别注意腕及手指功能，以便确定是否合并有神经损伤，肱骨中、下 1/3 骨折常易合并桡神经损伤，可出现腕下垂畸形，掌指关节不能伸直，拇指不能伸展，手背第一、第二掌骨间皮肤感觉障碍。本例肱骨干骨折患者合并有桡骨下端伸直型骨折，在整复时应按多发性骨折的处理原则，先保护肱骨干进行桡骨下端骨折的整复，再整复肱骨干的粉碎性骨折，整复时术者与助手应配合默契，胸有成竹，才能达到良好效果，事半功倍。

（三）右肱骨干中上段骨折（许鸿照医案）

1. 病历摘要：王某，男，56 岁。半小时前不慎右足踩入阴沟中，右手随之插入阴沟口中，致伤右肩部，伤后即感右肩部疼痛，不能活动，随即就诊。现症右肩部肿胀逐渐明显，疼痛，纳呆，口干苦，二便未解，舌红，苔黄腻，脉弦细。右肩部肿胀至右上臂中段，右上臂上段压痛，可扪及骨擦音，及异常活动，右上臂活动不能。X 线片示：右肱骨上端粉碎性骨折，断端向外移位，向内成角。诊断：右肱骨干中上段骨折（气滞血瘀）。患者乃久湿之体，又突遭跌扑损伤，气滞血瘀，血瘀湿痰痹阻，经脉不畅故而疼痛，骨失去支架故而活动不能。病因为跌伤，病位在右肩部，病机为气滞血瘀，病势急。治疗：活血化瘀，利水消肿。方选消肿定痛汤。药用薏苡仁20 g，赤芍、白芍、汉防己各 15 g，桃仁、当归、制乳香、制没药、赤小豆、陈皮各 10 g，黄柏、川芎各 6 g，红花 5 g，三七 3 g。水煎服，每日 1 剂。服 10 剂后，患者肿痛大减，右肩活动范围明显变大，纳可，二便平，口干不苦，舌红，苔薄黄，脉弦细。方改活血接骨汤。药用薏苡仁 20 g，茯苓、党参、赤芍、白芍、川续断各 15 g，当归、白术、骨碎补、土鳖虫各 10 g，桃仁、川芎各 6 g，生甘草 3 g。服 10 剂后，右肩部肿痛基本消退，右肩活动范围明显加大，纳可，二便平，口不干苦，舌淡，苔薄白，脉弦细。今日 X 线片示：右肱骨干中上段骨折对位对线良好，碎骨片基本复位，可见少量骨痂生长。患者病情已稳定，骨折亦稳定，继内服中药，夹板再固定 2 周左右可拆除。（《当代名老中医典型医案集·外伤科分册》，人民卫生出版社，2009）

2. 妙法解析：肱骨干中上段粉碎性骨折，利用压垫疗法合夹板固定一般疗效满意，因为利用压垫可以纠正侧方和成角移位，夹板具有约束力，甩手方法利用上肢的离心重力，肌肉收缩在动态中使骨折逐步复位，并使关节活动范围尽早恢复。压垫加夹板固定治疗骨干部骨折，其约束力对骨折复位和稳定效果不错，要充分利用各种形状压垫，来达到固定不同类型骨折的作用。同时，配合中药活血祛瘀，消肿止痛，续筋接骨治疗，相辅相成，促进骨折早日愈合。

（四）左肱骨干骨折（孙广生医案）

1. 病历摘要：潘某，女，10 岁。患者于 1 日前，不慎从床上摔下，左手支撑着地受伤，当即感左肩臂疼痛，活动受限，无昏迷、呕吐，伤后在当地医院拍 X 线片示：左肱骨干骨折，即来我院就诊。门诊以"左肱骨干骨折"收入住院治疗。查见左上臂肿胀明显、畸形，肱骨中下段压痛较剧，可扪及骨摩擦感及异常活动，左肩关节及肘关节活动受限，腕关节活动可，虎口区无麻木，肢端皮感血运正常。舌淡红、苔薄白，脉弦。X 线片示：左肱骨下段骨质斜形断裂，远折端向后侧移位。诊断为左肱骨干骨折。治疗：经皮固定，中药按骨伤三期辨证施治。在臂丛阻滞麻醉下及 C 型臂 X 射线机透视下操作、经皮闭合穿针固定：患者坐位，消毒术野，肩关节前屈30°，屈肘 90°，前臂中立位。两助手行上臂对抗拔伸牵引以矫正短缩及成角畸形，术者用端提手法纠正侧方移位。预弯 0.2 cm 克氏针尖端呈弧状备用，于肱骨内髁做一长约 2 cm 切口，钝性分离皮下组织，将尺神经游离并加以保护，自左肱骨内、外侧髁部用电钻将 0.2 cm 克氏针 1 枚与远端干骺端骨皮质成 10°～20°钻入髓腔，退出克氏针，经原孔穿入预弯克氏针经骨折端直至肱骨头骨骺线下缘。C 型臂 X 射线机透视见断端对位对线可。然后，用 0.9%氯化钠注射液擦洗伤口，缝合，包扎，并行小夹板外固定。骨伤早期气滞血瘀，治以活血化瘀、消肿止痛为主，方选上肢伤 I 号方加减：红花 4 g，桃仁、当归、川芎、生地黄、延胡索、赤芍、泽兰、防风各 5 g，金银花 6 g，白茅根 8 g，甘草 3 g。水煎，每日 1 剂，分早、晚服。服 10 剂后，疼痛、肿胀明显减轻，切口愈合，余无特殊不适。予以切口拆线，出院，继续四合一夹板外固定。中药以接骨续筋为法，予以本院制剂续断接骨胶囊口服，每次 3 粒，每日 2 次以善后。（《孙广生医案精华》，人民卫生出版社，2014）

2. 妙法解析：小儿肱骨干骨折属长骨干骨折，根据 Ender 钉原理，预弯克氏针呈弧状，利用克氏针良好的弹性恢复力作用于进针点、髓腔壁、针尖与肱骨上段接触点，具有两个三点支撑固定力，有效地控制了骨折端的旋转、成角、短缩移位。

（五）右肱骨骨折（王培栋等医案）

1. 病历摘要：孟某，女，33 岁，农民。2 周前劳动时不慎被机器绞伤右上肢，致右肱骨、尺骨、桡骨骨折，肘关节脱位并肘部及前臂近端软组织挫裂伤（伤口约长 7 cm）。伤后在当地医院缝合创口，未做其他处理。右上肢肿胀畸形，有骨擦音及异常活动，肘三角关系改变，鹰嘴上空虚，肘窝饱满，肘关节及前臂功能均丧失，手指活动尚可，虎口区皮肤感觉迟钝，可触及桡动脉搏动，末梢血液循环尚好。X 线片示：右肱骨中下 1/3 段呈横行断裂，远端向尺侧移位并向桡侧成角 30°；右尺桡骨下 1/3 段呈粉碎性骨折，远折端尺骨向桡侧移位，桡骨向尺掌侧移位，并重叠 2 cm；肘关节后脱位。患者仰卧，先手法整复肘关节脱位。复位后，置右上肢外展、桡屈 90°、前臂中立位，进行尺骨鹰嘴及尺桡骨远端牵引。尺骨鹰嘴呈水平方向牵引，以纠正肱骨成角；尺桡骨远端向上牵引，纠正尺桡骨重叠移位。牵引重量均为 2 kg。维持牵引下手法整复诸骨折。半月后复查，X 线片示肱骨骨折复位满意，尺桡骨骨折复位欠佳。调整尺骨鹰嘴牵引方向（使与尺桡骨远端牵引方向相反），并再次整复，以两块宽夹板加分骨垫固定前臂，普通夹板固定上臂。骨折达临床愈合后解除牵引，继续以夹板作保形外固定。并嘱其加强肘关节及前臂功能锻炼。2 年后随访，肘关节及前臂功能均恢复，虎口区皮肤感觉正常，可从事一般体力劳动。（《特殊型骨与关节损伤医案》，中国医药科技出版社，1993）

2. 妙法解析：同侧肱骨、尺桡骨骨折合并肘关节脱位的病例较为少见。本例属机械轧绞所致，暴力直接作用在上臂后侧及前臂掌侧，先使肘关节间接受力造成脱位，外力继续作用导致了肱骨沟横段及尺桡骨的粉碎性骨折。软组织由于机械的直接作用造成挫裂伤。采用牵引下手法复位，不仅有助于骨折的复位，而且还有一定的固定作用。用两块夹板加分骨垫固定，可获得满意的分骨和固定效果。

三、文献选录

临床报道选录

手法理顺，改良悬垂管型石膏固定，治疗肱骨干骨折 20 例：在局部麻醉或非麻醉下行手法理顺，在克服成角及旋转的前提下行管型石膏固定。长度由腕关节以下至骨折上以石膏干固后肱骨部分与皮肤间距 1～1.5 cm 为佳。待石膏干固后，由管型上端尽量抽出石膏衬里，用纱布棉球插入管型石膏内，骨折处行步三点挤压固定，压力适中。复位的骨折端可适量增加座力垫体积，以达到 1 次稳定可靠的固定。对有明显桡神经症状者，观察 1 周后，经重力牵引症状有改善方可适当填放压力垫；对成角严重或错位较多者不强求一次手法整复，旨在通过理顺力线后，使肌肉松弛而达到牵引复位。同时以压力垫固定于骨折端，每 4～5 日在 X 线机透视下观察并更换或加强压力垫，注意神经及伤肢循环情况。其中粉碎性 5 例，有轻度桡神经症状者 3 例；就诊时间为伤后 1～5 日。结果：达解剖和近似解剖复位 15 例，力线佳、对位达 1/2～2/3 的 5 例，均无成角及旋转畸形，亦无合并症。固定期间加强手、腕、肩活动。6～8 周临床愈合，此时部分患者可拆除石膏，改用三角悬吊并加强伸屈功能锻炼。(《中医药学报》，1990 年第 1 期)

第六节　肱骨髁上骨折

一、病证概述

肱骨髁上骨折多因传达暴力作用于肱骨髁上所致。是以肘部肿痛，功能丧失，畸形明显为主要表现的骨折类疾病。其临床表现为患肘肿胀较甚，剧痛、压痛明显，功能立即丧失，被动活动时肘关节有异常活动和骨擦音，"肘三角"关系正常。若合并肱动脉损伤，则肱动脉搏动消失，剧痛，手部皮肤发绀、发凉、麻木。多发于儿童，伤后肘部肿痛，呈靴状畸形，髁上部压痛明显，被动活动时肘关节有异常活动及骨擦音，"肘三角"关系正常。X 线摄片：可见肱骨髁上有骨折线和移位。整复：用"拔伸"和"两点捺正法"等手法。用超关节小夹板固定。早期活血化瘀，用复元活血汤；如患肢挛缩，内服大成汤，外敷万灵膏。中后期调补气血，用十全大补汤。早期做易筋功，肘关节不活做上臂、前臂肌肉舒张、收缩活动，中期可加做肘关节伸屈活动及前臂稳转活动和"拧拳反掌""小云手"等。后期再加做"肩肘屈伸""双手托天""大云手"及"反转手"等功能锻炼。重者可致肘内外翻畸形、前臂挛缩、肌肉骨化等后遗症。

二、妙法解析

（一）右肱骨髁上骨折，伸直型（孙达武医案）

1. 病历摘要：张某，女，12 岁。患者诉昨天在玩耍时不慎摔伤致右肘部疼痛，活动受限。当时未予以重视，今日疼痛加重，故来我院求治。就诊时见右肘关节肿胀明显，肘部向后突出，肘关节功能丧失，右肱骨远端压痛明显，可闻明显骨擦音。X 线片示：右肱骨髁上骨折伸直型，断端向后桡侧错位。诊断：右肱骨髁上骨折，伸直型。治疗：①手法。患者取坐位，一助手双手握住患者上臂中段，另一助手一手握住骨折远端的内外髁，另一手握住前臂，两助手对抗牵引，然后把患肢提起，屈肘；术者握住骨折部，双手四指在骨折近端的掌侧；双拇指在骨折远端的背侧，用力向掌侧推挤，其余手指向背侧拉近端，骨折即复位。②固定。外敷正骨散于骨折近端的掌侧、骨折远端的背侧及桡侧各压一棉垫，然后长托板固定肘关节于 90°，肘部两侧纸板固定，再用系带捆扎。固定后拍摄 X 线片检查对位对线良好，每周复查 1 次。6 周时复查 X 线片，骨愈合良好，并拆除固定物，进行功能按摩，每日 1 次，按摩 1 个月余，肘关节功能恢复正常。(《孙达武骨伤科学术经验集》，人民军医出版社，2014)

2. 妙法解析：此案为手法治愈右肱骨髁上骨折（伸直型）的典型案例。肱骨髁上骨折分为伸直型、屈曲型两种，其中伸直型最多见，约占髁上骨折的 90% 以上。伸直型在跌倒时，肘关节在微屈或伸直位，手掌先撑地，暴力自地面向上经前臂传达至肱骨髁部，将肱骨髁推向后上方，由上而下的身体重力将肱骨干推向前方，使肱骨髁上骨质薄弱处发生骨折。骨折线由前下方斜向后上方，骨折近端向前移位而骨折远端向后上移位，骨折处向前成角畸形，患者在跌倒时，肱骨下端除接受前后暴力外，还同时伴有来自尺侧或桡侧侧方暴力。因此，根据骨折远端侧方移位的方向又分为尺偏型和桡偏型。孙氏强调在手法治疗此骨折时应做到"稳、准、快"的特点，力争一次成功，尤其针对小儿骨折，复位时切忌粗暴，手法应巧妙，充分利用肢体的杠杆作用用力。还要特别注意矫正折骨远端的尺侧移位，以防愈合出现肘内翻畸形。外固定不宜过紧，要以脉搏跳动是否正常来判断其松紧程度。

（二）右肱骨髁上骨折，尺偏型（孙达武医案）

1. 病历摘要：陈某，男，8岁。右肘部肿胀、疼痛、畸形2日。患儿于2日前不慎跌倒，伤后右肘部肿胀、疼痛、靴状畸形，曾就诊于乡村医师，给予复位、固定，但局部肿痛未减，故转来我院。诊见：患儿面色红，痛苦哭叫。右侧脉沉细弱，左侧浮洪。右肘部畸形，呈半伸肘位，前臂变短，鹰嘴部突出，局部明显肿胀、发红，皮下有广泛青紫瘀斑，肘前可见散在小水疱。右肘活动障碍，但右手指感觉、运动存在。X线片示：右肱骨髁上骨折，近端向前下，远端向后上并向内侧移位。诊断：右肱骨髁上骨折，尺偏型。治疗：以肱骨髁上骨折整复手法给予复位。复位后右肘部畸形消失，右侧脉转为浮洪，将肘部置屈曲90°位，在骨折近端外侧和远端内侧分别置压骨垫1个，骨折远端后侧置坡形垫1个，以髁上夹板固定，局部外敷消炎膏，内服消炎退肿汤，练伸掌握拳动作。5日后复诊，肘部肿痛明显减轻，改敷接骨散，服跌打养营汤，练托手屈曲动作。7日后再复诊，肘部仅有轻度肿痛，继续按上法用药、练功。10日后右肘不肿。X线片示：骨折处有多量连续性骨痂生长。仍继续使用上药，练滑车拉绳、手摇纺纱、小云手、大云手等动作。解除外固定，但右肘活动轻度受限，以舒筋止痛水外涂，5周后患儿右肘活动自如。
（《孙达武骨伤科学术经验集》，人民军医出版社，2014）

2. 妙法解析：肱骨髁上骨折是小儿的常见骨折，占上肢骨折的第3位，占肘部骨折的60%。严重移位的骨折局部肿胀很明显，且有合并血管神经损伤的可能。肱骨髁上骨折确诊后，必须予以及时、准确的复位，防止肘部畸形及神经血管严重并发症的发生，尽早恢复患肢的功能。无移位或仅有前倾角稍变小的肱骨髁上骨折，无须手法复位，只须行塑形夹板或石膏托固定，否则会加重骨折移位。对移位严重的肱骨髁上骨折，判断肱动脉有无损伤是处理过程中应重点注意的问题。肱骨髁上骨折复位要求较高，必须获得准确复位。儿童骨折侧方移位和旋转移位必须纠正。尺偏型骨折容易后遗肘内翻畸形，因此复位时应特别注意矫正尺偏移位。纠正尺偏移位时甚至宁可有轻度桡偏，不可有尺偏，尤其是倾斜，一定要纠正，并有一定程度的桡倾，同时使骨折远端呈外旋位，以防止发生肘内翻。一般不主张采用切开复位方法，若手法复位对位对线仍不满意，影响日后肘关节功能及骨折合并血管神经损伤者，或陈旧性骨折畸形愈合者，主张开放复位内固定。

（三）左肱骨髁上骨折，伸直尺偏型（孙达武医案）

1. 病历摘要：钟某，女，3岁。左肘疼痛肿胀1日。患者因1日前跌倒致伤，伤后到当地中医院骨科急诊，拟"左肱骨髁上骨折"行手法复位，夹板固定，因效果欠佳收入我院。诊见：左肘高度肿胀，肱骨髁上压痛，传导痛，可扪及骨擦感，肘尖轻度内偏，指动感觉血运正常，桡动脉可扪及。X线片示：左肱骨髁上斜形骨折，远端完全后移，尺偏。经整复对位改善，仍尺偏1/4，旋转移位明显。诊断：左肱骨髁上骨折，伸直尺偏型。治疗：入院后常规检查，第2日行尺骨鹰嘴巾钳牵引，引重1.5 kg，前臂屈肘皮牵引，引重0.5 kg，3日后行X线复查：骨折尺偏纠正，远端仍内旋，遂行伤肢稍外旋。X线复查骨折近解剖对位，2周后拆除牵引，第4、第5指伸直稍受限，体温下降，5周后复查，肘关节屈伸正常，携带角正常，指恢复正常。携带角是指肘关节伸直位时，其肱骨轴线与尺骨轴线形成一向外偏斜的角度，正常人为 $10°\sim20°$。（《孙达武骨伤科学术经验集》，人民军医出版社，2014）

2. 妙法解析：

（1）肱骨髁上骨折整复手法：患者正坐靠背椅上，一助手站于患者背后，双手握住上臂中部，医者站在患者前外侧，一手握住前臂中部，另一手握住肘部，与助手相对拔伸，纠正重叠移位，同时矫正旋转移位。患者前臂中立位，医者另一手拇指按压骨折近断端外侧，余指按压骨折远断端内侧，相对推挤，矫正侧移位。若为伸直型骨折，侧方移位矫正后，在另一助手维持牵引下，医者双手拇指移向骨折远端后方，向前推挤，余指环抱骨折近端向后拉，同时屈曲肘关节 $90°$ 以达整复。若为屈曲型骨折，在维持牵引下，医者双手拇指移向骨折近端后方，向前推挤，余指环抱骨折远段端向后拉，并徐徐伸直肘关节。

（2）固定：自上臂中下段至肘下与肢体很均匀地外敷药膏，再衬一层棉花垫，四合一夹板固定，其中前后侧为塑性托板，上达肩关节，下达腕关节，固定后包扎。初诊后隔日复诊，以后视病情变化隔日或隔2日复诊。七八日后肿胀消退则复诊间隔时间可延长，每次复诊更换敷药，及时检查断端对合情况，必要时适当纠正，适度屈伸肘关节，后重新固定包扎，力求固定确定，绷扎妥帖。根据骨折三期辨证用药口服，配合中药熏洗，去除外固定后应加强功能锻炼，防止骨化性肌炎的发生。

（四）右肱骨下端髁上骨折（孙达武医案）

1. 病历摘要：裘某，男，8岁。3日前堕跌右肘致肱骨下端髁上骨折移位，筋骨软组织俱伤，瘀血凝聚，漫肿疼痛，不能动弹，关节畸形。舌淡红，苔薄白，脉弦。诊断：右肱骨下端髁上骨折。治疗：先为按捺整复，敷缚如前。拟方如下：续断、骨碎补、生地黄各12 g，泽兰叶、丹参、当归、桑枝、川芎、赤芍各9 g，三七粉、红花、桃仁各6 g。水煎，每日1剂，分早、晚2次服。连服7剂，右肘肱骨下端髁上骨折移位，整复后瘀血消化，肿痛四散，引及肩部及手指，不能动弹，肘部伤重，预后难复正常。再拟化瘀清营汤：生地黄、桑枝、鸡血藤、骨碎补各12 g，当归、续断、泽兰叶、丹参、川芎、赤芍、片姜黄各9 g，三七粉、甘草各6 g。又服7剂，右肘肱骨髁上骨折移位整复后，瘀血渐化，肿痛亦减。再以活血舒筋续骨。桑枝、当归、续断、鸡血藤、生地黄各12 g，丹参、骨碎补、泽兰叶、赤芍、片姜黄、川芎、三七粉、甘草各6～9 g。连服15剂后，右肘肱骨髁上骨折渐趋稳定，肿痛亦减，手指酸麻已减。配合外用药，川乌、草乌、生天南星、白芷、红花、细辛、桂枝、花椒、石菖蒲、苏木各10 g，水煎熏洗。（《孙达武骨伤科学术经验集》，人民军医出版社，2014）

2. 妙法解析：

（1）复位时用力准确，既达到复位目的，又尽可能地减少软组织损伤，伸屈肘关节的原意也许是"时时曲转，使活处不强"，结果则是使断端更好地对合，并且客观上纠正了上肢轴线。

（2）屈肘位进行包扎，实际上肘前区就留有空隙，给肿胀留有余地，而敷药自上臂中下段直至肘下，又辅以中药内服，最大限度地从局部和全身减轻损伤的反应。

（3）及时复诊，并复查局部情况予以处理，使复位和固定过程不仅在初诊明显移位时得到重视，而且在整个治疗过程中都能受到重视。同时又适当地活动关节，骨折愈合后关节活动能最快地恢复，所以治疗效果基本上是满意的，没有因复位固定不当而使治疗中断。虽也有部分病例最后有肘内翻，其程度并不严重。

（五）右肱骨髁上骨折，伸直尺偏型（孙达武医案）

1. 病历摘要：刘某，男，11岁。患儿于当天高处跳下手臂撑地，伤后右肘部肿胀、疼痛，不能活动。诊见：患儿右肘部肿胀畸形，呈半伸肘位，前臂变短，鹰嘴部突出，右肘活动障碍，右手指感觉、运动存在。X线片示：右肱骨髁上骨折，伸直型尺偏移位。诊断：右肱骨髁上骨折，伸直尺偏型。治疗：以肱骨髁上骨折整复手法给予复位。复位后将肘部置屈曲110°，前臂旋后90°和外展20°，在骨折近端外侧和远端内侧分别置压骨垫1个，骨折远端后侧置坡形垫1个，以单后托夹板"8"字绷带外固定，内服消炎退肿汤，练伸掌握拳动作。复位3日后复诊，疼痛减轻，肿胀无明显加剧，局部皮下瘀青。继续维持有效固定，1个月内每周复诊一次，4周后解除外固定，逐步加强功能锻炼，2个月随访，患肘功能恢复良好。（《孙达武骨伤科学术经验集》，人民军医出版社，2014）

2. 妙法解析：本案是孙氏治疗小儿肱骨髁上骨折的又一典型病案，体现了孙氏治疗小儿骨折慎用手术、手法轻巧的特点。孙氏认为小儿肱骨髁上骨折应以手法复位小夹板外固定治疗为主，对于合并神经血管损伤或开放性骨折者，要行开放复位内固定手术治疗。目前多数学者认为复位不良和固定不当是导致肱骨髁上骨折并发症发生的重要因素。伸直尺偏型肱骨髁上骨折的骨折线多自前下斜向后上方，远端骨折块向后、内侧移位，前、外侧骨膜多被撕裂，而后、内侧骨膜多完整。复位时，将其作为连接的"软组织合页铰链"来利用。肘关节过屈位时可使后面的"软组织合页铰链"紧张，同时可拉近肱三头肌，而前方骨折部则形成挤压，有利于骨折端的稳定，屈曲度越大稳定性越强。传统固定方法是屈肘90°位，四合一夹板外固定，而屈肘90°位软组织合页紧张度不够，复位后容易发生骨折再移位。四合一夹板外固定，肘关节前方软组织受压，肱动脉血流受影响，可导致前臂缺血性肌挛缩发生。我们的治疗方法较好地解决了以上矛盾。首先，屈肘110°位，骨折后侧"软组织合页铰链"有一定的张应力，骨折面间有一定的压应力，加上骨折面的锯齿形状，使骨折断面间产生一定的摩擦力而较稳定。前臂旋后90°和外展20°位时，远侧骨折块外侧端上移与近侧骨折面外侧部挤压嵌顿，同时在内侧产生一个与外侧相反的运动，将内侧"软组织合页铰链"拉紧，这样的"软组织合页铰链"侧产生的拉应力和对侧产生的压应力构成一个利用铰链牢固固定的固定方法，既能保持骨折整复后的稳定，又能防止远侧骨折块的内侧倾斜旋转，有效防止了肘内翻畸形等并发症的发生。其次，我们采用单后托夹板8字绷带外固定的方法，前侧没有夹板，虽然肘关节过屈，但避免了对肘前软组织的压迫，肱动脉血流不受影响，可防止缺血性肌挛缩的发生。

（六）右肱骨内上髁骨折，Ⅳ度（孙达武医案）

1. 病历摘要：张某，男，9岁。右肘关节肿痛、活动受限2周。患者因课外活动时不慎摔倒，右手撑地，即感右肘部疼痛稍后肿胀，右肘关节活动受限，经当地医院影像学检查，关节诸骨未见骨脱位征象。但张某右肘关节疼痛剧烈，而且手臂根本无法动弹。特来我院骨伤科就诊。体查：患儿右肘部肿胀、疼痛、右手活动受限，经详细检查发现张某不但骨折，还有脱位，X线片示：肘关节内上髁的骨骺分离，且有移位，内上髁180°翻转分离。诊断：右肱骨内上髁骨折，Ⅳ度。治疗：手法整复，术者及助手均站于患侧，助手的两手扶持上臂，术者左手固定肘关节，右手握持患手掌指关节处，用力使肘、腕、掌指关节过伸，同时在助手的对抗牵引下，使前臂极度旋后、外展，致使前臂屈肌极度紧张，这样屈肌牵拉骨折块使之向内离开肱骨滑车下方，然后整复肘关节，即可在肱骨内上髁触及活动的骨块，被动屈伸肘关节，见无屈伸功能障碍，将肘关节屈曲90°前臂旋前位固定，内上髁处加一中心凹陷的圆垫，固定过程中及时调整绷带的松紧度，以保证固定的可靠。3周后去除外固定，加强右肘关节屈伸功能训练，配合本院自制的中药熏洗。（《孙达武骨伤科学术经验集》，人民军医出版社，2014）

2. 妙法解析：小儿肱骨内上髁Ⅳ度骨折，常常分离移位，骨折块表现为肱骨内上髁骨骺分离移位。肱骨内上髁骨化中心在 8 岁左右出现，18～20 岁与肱骨干融合，前臂屈肌腱抵止在内上髁前面，肘关节内侧副韧带也止于此。分离移位的肱骨内上髁骨骺容易与滑车和尺骨鹰嘴的 2 次骨化中心相混淆，易误诊为单纯的肘关节脱位，以致复位后转变为Ⅲ度骨折。儿童骨折较成人骨折愈合快，遗留的关节功能障碍较少，但临床上时常可以看到由于选择治疗方法不当造成的关节功能障碍，所以选择正确的治疗方法非常重要。整复中手法要轻柔准确，以防引起其他骨折以及暴力对周围软组织损伤的加重。复位首先极度过伸腕及各掌指关节以便前臂屈肌极度紧张，使屈肌腱止点附着的骨折块向内离开肱骨滑车下方，避免骨折块嵌插于关节间隙而变为Ⅲ度骨折。固定是保证骨折复位后的稳定性。采用小夹板固定，其灵活可靠，可塑性强，有利于观察病情变化，可随患肢消肿及时调节绷带的松紧度。注意防止压迫性肱骨内上髁压疮和绷带过紧所致的肢体血液循环障碍，过紧的绷带还会压迫尺神经出现尺神经症状。3 周后可以根据 X 线片所示骨折端骨痂生长情况去除外固定，加强功能锻炼。孙氏认为治疗小儿肱骨内上髁Ⅳ度骨折采用手法整复，可以避免手术切开复位而致的骨折延迟愈合、不愈合，减少感染的可能性，减少内固定对骨骺的损伤，避免麻醉和手术带来的副损伤，也可以减少患儿对手术的恐惧，减轻家庭的经济负担。

（七）右肱骨下端髁上骨折移位（石幼山医案）

1. 病历摘要：裘某，8 岁。堕跌右臂肘肱骨下端髁上骨折移位，筋脉血管俱伤，瘀血凝聚，漫肿疼痛，不能动弹，关节伤剧，先为按捺整复，敷缚化瘀。生地黄、王不留行、煅自然铜各 12 g，荆芥、防风、泽兰叶、桃仁、焦栀子各 9 g，炙地鳖、制天南星、苏木屑各 6 g，赤芍 5 g，炙乳香 3 g，万灵丹 1 粒。服 5 剂后，瘀血略化，肿痛四散，引及肩部及手指，不能动弹，关节伤剧。再以前方加骨碎补、忍冬藤各 12 g，片姜黄 9 g，瘀血渐化，肿痛亦减，手指酸麻已瘥。再以活血舒筋续骨以善后，半个月后骨折已基本接续，疼痛消失。（《申江医萃·石筱山、石幼山治伤经验及验方》，上海中医药大学出版社，1993）

2. 妙法解析：肱骨髁上无移位骨折，可置患肢于屈肘 90°，用颈腕带吊悬或用杉树皮制成的直角托板加肘部"8"字绷带固定 2～3 周。移位骨折必须进行手法复位、夹板固定。肿胀较甚者，在整复时可先施行挤压消肿，即用两手掌用力均匀地相对挤压骨折部，使局部肿胀消退，再进行手法复位，肱骨髁上骨折并发血循环障碍者，必须紧急处理。首先应在麻醉下整复移位的骨折，并行尺骨鹰嘴牵引，以解除骨折端对血管的压迫。同时重用活血祛瘀药物。肱骨髁上骨折合并神经损伤者，一般多为挫伤所致，骨折移位整复后，在 3 个月内多能自行恢复，除确诊为神经断裂外，不应过早进行手术探查，但在治疗过程中应密切观察。

（八）右肱骨内上髁骨折，Ⅳ度（林如高医案）

1. 病历摘要：葛某，男，21 岁。患者于 2 日前参加学校投标枪运动时，因用力过猛跌倒，右手撑地，致使右肘部发生肿胀、疼痛、畸形，活动障碍，经省某医院骨科诊断为右肱骨内上髁骨折，给复位处理，但局部疼痛未减。就诊时患者面色正常，舌淡，苔薄白，脉弦滑。以左手托扶右肘部，右肘内侧肿胀，皮下见小片瘀斑，局部压痛明显，肘后三角关系改变，患肘部活动障碍，右手第 4、第 5 指感觉迟钝。X 线片示：肱骨内上髁骨折，骨折片夹在关节内，肘关节向外侧脱位。诊断：右肱骨内上髁骨折，Ⅳ度。治疗：先整复右肘关节侧脱位，然后按肱骨内上髁骨折复位手法给予整复。医者一手牵拉肘伸直并将其前臂旋后，另一手推肘外侧使肘外翻，使骨折块牵出关节，然后以推挤法将骨折块复位。复位后骨折块处置一小平垫，夹板固定患肢屈肘 90°位，外敷消肿散，内服消炎退肿汤。1 周后局部肿胀减轻，继续使用上药。2 周后肘部无肿痛，外敷活血散，内服壮骨强筋汤，练肩、腕部活动。4 周后解除外固定，以化瘀通络洗剂熏洗，并练习手部、腕部、肘部活动。5周后肘活动正常。（《中国百年百名中医临床家丛书·林如高》，中国中医药出版社，2001）

2. 妙法解析：肱骨内上髁骨折，多由间接暴力所致，跌倒时手掌着地，肘关节处于过度外展、伸直位，使肘部内侧受到外翻力的同时前臂屈肌群急骤强力收缩，而将其附着的内上髁撕脱。或投掷动作错误，用力过猛，在出手时猛力伸肘关节，同时用力向尺侧屈腕使尺侧腕屈肌强力收缩，将内上髁撕脱。肱骨内上髁骨折整复方法：轻度移位者，医者一手握前臂，使患肘屈曲90°，并屈腕，另一手拇指、示指将骨折块向后上方推挤，觉察有粗糙摩擦音，骨折即复位。如屈伸肘关节，出现阻塞感或沙沙声，说明外髁骨折块夹于肘关节，医者一手牵拉患肘伸直，并伸腕伸指，另一手推压肘外侧，使肘外翻，以加大肱尺关节间隙，利用屈肌的牵引力，将关节内骨折块拉出，然后按上法推挤骨折块复位。合并肘关节脱位者，应先整复脱位，后整复骨折，往往随关节脱位的复位，骨折亦得到复位。

（九）右肱骨内上髁骨折，右肘关节脱位（朱玉金医案）

1. 病历摘要：患者，男，33岁。因在家里与其兄弟掰手腕时突然用力，当即感到右肘内侧疼痛剧烈，不能屈伸活动，并右手小指有麻木感即来本院就诊。检查见右肘关节肿胀较严重，呈屈曲位，肘内侧压痛明显，肘后三角关系破坏，屈伸活动障碍；桡动脉搏动存在，小指和环指尺侧有麻木感，手指屈伸活动无障碍。X线片示：右肱骨内上髁骨折，骨折块嵌入鹰嘴突关节面侧，右肘关节外侧方脱位。于牵引下手法复位。复位后X线片示：肱骨内上髁骨折及肘关节脱位均已复位，位置良好。复位后石膏托功能位固定，4周后拆石膏行功能锻炼。2个月后随访，右肘关节功能恢复良好，手指麻木亦消失。（《特殊型骨与关节损伤医案》，中国医药科技出版社，1993）

2. 妙法解析：掰手腕引起肱骨内上髁骨折或合并有肘关节脱位是一种特殊外力引起的骨折、脱位。可能由于前臂和腕部持续、较大的屈曲力和瞬间的暴发力致关节间隙瞬间增大，从而导致肱骨内上髁撕脱和肘关节脱位。临床只要及时处理，关节功能和骨折的愈合均能得到满意的恢复。

（十）右肱骨髁上骨折术后关节僵硬（孙广生医案）

1. 病历摘要：陈某，男，10岁。家属代诉于2个月前，摔伤右上肢，致右肘关节疼痛，活动受限，继之肿胀。在当地医院诊断为右肱骨髁上骨折，行切开复位内固定术，术后予石膏外固定2周，术后6周取出内固定。今日来我院就诊，现右肘部中度肿痛，活动明显受限。检查见右肘部中度肿痛，活动明显受限，伸直60°，屈曲80°，腕关节活动正常。肢端皮感血运正常。舌淡红、苔薄白，脉弦。X线片示：右肱骨髁上骨折术后，骨折端对位对线可，骨折线模糊；肘关节间隙正常。诊断：右肱骨髁上骨折术后关节僵硬。证属筋脉瘀滞。治疗：活血化瘀，舒筋活络，软坚散结。方选活血舒筋汤加减：当归9g，鸡血藤、白芍各10g，水蛭3g，地龙8g，川芎、桂枝各4g，红花、三棱、莪术、穿山甲各6g，黄芪20g，甘草3g。水煎，每日1剂，分早、晚服。外治用本院验方加减：当归尾、红花、赤芍、川芎、三棱、莪术、乳香、没药、苍术、威灵仙、石菖蒲、透骨草、艾叶、五加皮、伸筋草各10g。每日1剂，水煎，熏洗患部，每次30分钟，每日3次。做上臂、前臂肌肉舒张、收缩活动，加强肘关节的屈伸活动和前臂的旋转活动。关节腔内注射：泼尼松龙2mL、维生素B_{12}1mL、利多卡因2mL、庆大霉素2mL、注射用水1mL混合液关节内注射。2周后复查，右肘肿痛、活动范围好转，伸直50°，屈曲90°，腕关节活动正常，肢端皮感血运正常，舌淡红、苔薄白，脉弦。维持原治疗方案。又2周后复查，右肘轻度肿痛，伸直30°，屈曲110°，腕关节活动正常，肢端皮感血运正常，舌淡红、苔薄白，脉弦。复查X线片示：右肱骨髁上骨折术后，骨折端对位对线可，骨折线模糊，肘关节间隙正常，肘关节周围未见异位骨化征象。维持原方案。又半个月后复查右肘关节活动基本正常，伸直5°，屈曲120°。(《孙广生医案精华》，人民卫生出版社，2014)

2. 妙法解析：不管是肘关节骨折或是骨折术后，首先要密切观察X线片，在明确无明显骨性阻挡、无大量骨化性肌炎形成的情况下，可告知家属切不可操之过急，须循序渐进，肘关节功能在综合治疗下，可望大部分恢复。告知家属每日以轻柔的屈伸手法锻炼肘关节，切忌粗暴，患儿在康复过程中，肘关节有疼痛撕裂感，但不以剧痛为宜，这样可防止新的创伤骨化形成。本病属中医痹病范畴，病机关键是气滞血瘀、筋脉痹阻，故治以活血化瘀、舒筋活络、软坚散结为主，内外合治。肘关节腔内注射扩张关节囊，每周1次，连续使用3~6周。在1年左右如仍未恢复，可考虑行手术松解成形。

(十一) 右肱骨髁上骨折，右前臂缺血性肌挛缩 (孙广生医案)

1. 病历摘要：整复小夹板固定治疗后，出现肘关节功能障碍、前臂及手功能障碍伴有畸形后来我院求治。经门诊检查、摄片后，以"右肱骨髁上陈旧性骨折、右前臂缺血性肌挛缩"收入住院。患者受伤以来精神一般，纳食可，小便调，大便调，无头痛、头晕，无恶心、呕吐，无畏寒发热，无胸腹部疼痛等症。查见神清合作，营养中等。右肘关节肿胀明显，周围可见张力性水疱，右手呈"爪形手"畸形，右腕关节伸直时手指屈曲挛缩被动伸指受限。右手指伸直时腕关节下垂呈屈曲90°，肢端皮感迟钝，血运差。X线片示：右肱骨髁上骨折，骨折端对位对线可，肘关节间隙正常。诊断：右肱骨髁上骨折，右前臂缺血性肌挛缩。证属瘀水互结，筋脉痹阻。治疗：活血化瘀，利水消肿，舒筋缓急。方选活血舒筋汤加减：川芎5g，红花、木通各4g，当归、赤芍、生地黄、泽兰、地龙各10g，白茅根20g，桑枝15g，甘草3g。水煎，每日1剂，分2次服。手法理筋，主要采用捋顺、拨络、捏弹、牵引、屈伸、旋转、摇晃等手法予以松解粘连。针灸疗法以痛为输，主要取患部邻近穴位，用电针治疗。1周后，右肘关节周围可见张力性水疱愈合瘢痕，右手呈"爪形手"畸形，前臂肌肉萎缩，右腕关节伸直时手指屈曲挛缩，被动伸指受限。右手指伸直时腕关节下垂呈屈曲80°，肢端皮感迟钝，血运。继续手法理筋、针灸治疗。原方加威灵仙10g，三棱、莪术各6g，黄芪20g，同时，以当归尾、赤芍、川芎、三棱、莪术、乳香、没药、红花、苍术、威灵仙、石菖蒲、透骨草、艾叶、五加皮、伸筋草各10g，煎水，做患部离子透入；以泼尼松龙25mg、0.5%利多卡因5mL混合，做患部肌肉封闭；口服维生素。又服1周，右手、前臂肌肉萎缩较前好转，右腕关节伸直时手指能被动伸直，主动伸直手指时腕关节屈曲约60°。肢端皮感稍麻木，血运正常。X线片示：右肱骨髁上骨折术后骨折端对位对线可，骨折线模糊，肘关节间隙正常，肘关节周围未见异位骨化征象。中药内治以原方加鸡血藤、穿山甲各10g，桂枝6g，继续维持其他治疗方案。2周后复查，右手、前臂肌肉萎缩较前好转，右腕关节伸直时手指能被动伸直，主动伸直手指时腕关节屈曲约30°，握拳肌力4级。肢端皮感稍麻木，血运正常。X线片示：右肱骨髁上骨折术后，骨折端对位对线可，骨折线模糊，肘关节间隙正常，肘关节周围未见异位骨化征象。维持原治疗方案。2周后，右手、前臂肌肉稍萎缩，屈肌肌力5级，伸指肌力4级，右腕关节伸直时手指能主动伸直，腕关节背伸功能基本正常。肢端皮感、血运正常，右肘关节屈伸活动基本正常。舌淡红，苔薄白，脉缓。继续功能康复训练。(《孙广生医案精华》，人民卫生出版社，2014)

2. 妙法解析：缺血性肌挛缩是一种前臂闭合性骨折的严重的并发症，主要原因就是骨折后出血以及外部包扎过紧，筋膜间隙压力过大，导致肌肉、肌腱、神经缺血、变性坏死。本病属中医痹病范畴，病机关键是气滞血瘀、筋脉痹阻，故疼痛、肿胀、活动障碍、畸形改变；血不利则为水，故见张力性水疱。治疗以活血化瘀、利水消肿、舒筋缓急为主。水疱愈合后，配合中药熏洗，可使药物直接作用于患部。同时配合针灸、理疗、理筋等治疗，可达众术共成之目的。

（十二）右肱骨髁上骨折（孙广生医案）

1. 病历摘要：刘某，男，6岁。家属代诉于2日前，摔伤右上肢，致右肘部疼痛，活动受限、继之肿胀。在当地医院经拍摄X线片检查，诊断为右肱骨髁上骨折，予石膏外固定，今日来我院就诊。现右肘部肿痛明显，活动受限，无其他不适。查见患者表情痛苦。拆除外院石膏外固定见：右肘部青紫肿胀明显、畸形，可扪及骨擦感及异常活动，右肘关节活动明显受限，肢端皮感血运尚可。舌淡红、苔薄白，脉弦。X线片示：右肱骨髁上骨折，远端向后、尺侧移位。诊断：右肱骨髁上骨折。治疗：整复固定，中药辨证施治。一助手握上臂，一助手握前臂，在肘关节微曲位做对抗牵引，纠正其重叠移位。术者一手握骨折部，一手握髁部，用旋转手法纠正骨折远端的旋转移位，再用推挤手法纠正骨折远端向尺侧移位，术者蹲下以两拇指从肘后推尺骨鹰嘴向前，其余四指抱住髁部拉骨折近端向后，同时嘱牵引远端的助手慢慢屈曲肘关节至90°左右。外用小夹板辅助固定，屈肘90°悬吊前臂。X线片示：骨折对位对线好。嘱在肘关节不活动的情况下，做上臂、前臂肌肉舒张、收缩活动，患肢做手指抓空增力、五指起落、腕部上翘下钩、左右摆掌及耸肩运动。中药以活血化瘀、消肿止痛为主，予以止痛胶囊、跌打胶囊，每次2粒，每日2次，口服。2周后复查，患肢疼痛基本消失，无畸形，余可。X线片示：骨折对位对线好，有少量骨痂生长。继续维持小夹板外固定，中药以接骨续筋为法，改本院自制中成药接骨胶囊内服，每次2粒，每日2次。多食猪骨汤，加强营养。继续做握拳、抓指、耸肩锻炼，逐步加大运动量，再加做肘关节的伸屈活动和前臂的旋转活动。2周后复查，疼痛、肿胀消失，肘关节活动较正常稍差。X线片示：骨折对位对线好，大量骨痂形成并通过骨折线。拆除夹板外固定，继续内服接骨胶囊，并加做肩屈伸、举臂摸肩等锻炼。同时，用中药外洗，药用当归尾、赤芍、川芎、三棱、透骨草、莪术、乳香、没药、威灵仙、伸筋草、苍术、红花、艾叶、石菖蒲各10g。水煎，每日1剂，熏洗患肢，每次30分钟，每日3次。2周后复查右肘关节屈伸活动正常，舌淡红、苔薄白，脉平，X线片示：骨折愈合。（《孙广生医案精华》，人民卫生出版社，2014）

2. 妙法解析：儿童肱骨髁上骨折发生在肱骨髁与肱骨干之间的扁平扩张部，该部分力学结构相对薄弱，解剖形状特殊，易发生骨折。儿童肱骨髁上骨折主要的并发症是肘内翻畸形，肘内翻的发生与原始损伤类型有关，即骨折远端内翻成角，远端相对内旋，存在尺偏或尺侧成角，所以肱骨髁上侧应力集中、尺侧塌陷或尺侧倾斜是致肘内翻的主要原因。根据受伤外因，将肱骨髁上骨折分为屈曲型及伸直型，复位时分别采取屈曲复位和伸直复位，手法宜轻柔，严禁粗暴，利用软组织的固定作用稳定断端，复位过程中适当造成轻度的桡偏，可预防肘内翻的发生，对于前后移位的纠正，由于儿童在生长发育过程中可自行塑形，不必过分强调解剖对位。

（十三）右肱骨髁上骨折（孙广生医案）

1. 病历摘要：黄某，男，6岁。家属代诉于1日前，摔伤右上肢，致右肘关节疼痛，活动受限、继之肿胀。在当地医院经拍摄X线片检查，诊断为右肱骨髁上骨折，予石膏外固定，今日来我院就诊。现右肘部肿痛明显，活动受限，无其他不适。查见患者表情痛苦。拆除外院石膏外固定见：右肘部青紫肿胀明显、畸形，可扪及骨擦音及异常活动，右肘关节活动明显受限，肢端皮感血运尚可。舌淡红、苔薄白，脉弦。X线片示：右肱骨髁上骨折，远端向后、尺侧移位。诊断：右肱骨髁上骨折。治疗：整复固定，中药按骨伤三期辨证用药。患者取仰卧位，臂丛神经阻滞麻醉成功后，常规消毒右上肢，铺无菌巾。第一助手握上臂，第二助手握前臂，持续对抗牵引。术者立于患肢内侧，双拇指置于肱骨内髁前后缘，控制旋转，其余四指环抱肱骨髁上近端，在牵引下纠正尺偏移位，保持牵引下，术者将大拇指滑向尺骨鹰嘴内外侧，其余四指环抱肢骨下段前侧，嘱第一助手在牵引下徐徐屈肘关节90°，术者将远端推向前指下，有复位感。C型臂X射线机透视断端，证实骨折复位满意后，助手以手固定骨折断端。保持患肢屈肘90°，分别自肱骨外髁经骨折处向骨折近端平行穿入两枚克氏针，穿透对侧皮质1～2 mm，透视确定克氏针固定正确后，将针在皮外1 cm处剪断，针尾折弯90°后包扎。穿针固定后将肘关节试行被动伸屈活动，确定固定良好后将患肢用小夹板固定于屈90°。术后当日即开始患肢手指屈伸功能锻炼，术后注意观察患肢皮肤感觉、血运情况。骨折早期气滞血瘀，治以活血化瘀、消肿止痛为主。选用上肢伤Ⅰ号方加减：红花4 g，桃仁、当归、生地黄、川芎、延胡索、赤芍、泽兰、防风、桑枝各5 g，白茅根8 g，甘草3 g。每日1剂，水煎，分早、晚服。功能锻炼：在肘关节不活动的情况下，做上臂、前臂肌肉舒张、收缩活动，患肢做手指握拳、腕部上翘下钩、左右摆掌及耸肩运动。服10剂后，患肘疼痛基本消失，无畸形，余可。X线片示：骨折对位对线好，有少量骨痂生长。拆除小夹板外固定，继续做握拳、抓指、耸肩锻炼，逐步加大运动量，再加做肘关节的屈伸活动和前臂的旋转活动。中药以接骨续筋为法，予以本院制剂接骨胶囊口服：每次3粒，每日2次。2周后复查伤肢疼痛、肿胀消失，肘关节活动较正常稍差。X线片示：骨折对位对线好，大量骨痂形成并通过骨折线。拔除克氏针，加强肘关节的屈伸活动和前臂的旋转活动。继续内服接骨胶囊，同时，予以中药外洗肘关节：当归尾、赤芍、川芎、三棱、莪术、乳香、没药、苍术、石菖蒲、威灵仙、红花、透骨草、艾叶、五加皮、伸筋草各10 g。水煎外洗，每次30分钟，每日1剂，每日3次，使用5剂以善后。3周后复查右肘关节屈伸活动正常，舌淡红、苔薄白、脉平。X线片示：骨折愈合。（《孙广生医案精华》，人民卫生出版社，2014）

2. 妙法解析：儿童肱骨髁上骨折绝大部分可采取手法复位夹板固定，但易继发肘内翻畸形，并且随着肿胀的消退，骨折有再移位的倾向，每天夹板调整也增加了医疗负荷。本方法属微创手术，既有手法整复创伤小的优点，又有内固定断端稳定的长处，缩短了治疗的时间，功能得到较早的康复。

（十四）右肱骨内上髁骨折，右肘关节后脱位（胡黎生医案）

1. 病历摘要：患者，女，48岁。下电车时被人挤倒，右前臂伸直旋后位手掌触地后，肘关节疼痛，不能活动2小时，就诊时见右肘关节变形，肘窝空虚，肘后三角关系异常，肘关节摇摆，并有骨擦感。X线片示：右肘关节后脱位，远端并向桡侧移位，肱骨内上髁撕脱，粉碎，骨折片卡于关节内。即行手法整复。患者仰卧，两助手分别握持其上臂上端、前臂下端，伸直位对抗牵引3分钟，术者双手环抱其肘关节，四指在前，拇指在后，对向推移的同时，令远位助手渐屈肘关节至90°，继术者摇摆肘关节，并环抱拢聚肘关节矫正侧移，再反复屈伸肘关节。功能正常，即表示骨折脱位矫正。复查X线片示：骨折、脱位矫正，解剖复位。复位后行屈肘联合夹板绷带固定，内上髁处置10层纱布垫，以2 cm宽、20 cm长弹性较好的竹片，顺前臂长轴方向用胶布固定之，再以绷带缠绕加固，屈肘90°悬吊于胸前。5日调整固定1次。内治以"胡氏三七活血丸"内服2周。治疗2周后复查，肘关节肿痛消失，屈伸功能完全恢复正常，唯针内侧韧带略松弛。X线片示：肱骨内上髁骨折折线模糊，临床治愈。解除固定物，投"胡氏壮筋续骨丹"，外用熏洗药，并进行功能锻炼。（《中国现代名中医医案精华》，北京出版社，1990）

2. 妙法解析：本案为手法治愈右肘关节后脱位合并肱骨内上髁粉碎性骨折验案，无论后脱位或前脱位，均强调要较长时间伸直位对抗牵引，以使肌肉充分松弛。脱位远、近两段平行移位，断端重叠矫正为复位奠定良好基础。摇摆和双手环抱及反复屈伸肘关节，既可矫正侧方移位，又利于关节内骨片复位。胡氏有时尚采用牵引旋转前臂以矫正桡骨小头脱位和肱骨内、外髁骨折移位，同时，有舒理筋脉之功效。屈肘联合夹板使前臂有所依托，又便于早期屈伸功能的锻炼。后脱位，须于肘后夹板后加20层纱布垫，目的在于防止肘关节屈伸时再脱位。新鲜肘关节脱位固定时间以2周左右为宜，以利于关节囊和肘关节周围韧带愈合，时间过短愈合不佳，时间过长则影响肘关节功能恢复。

（十五）左肘内上髁损伤，Ⅲ度（萨仁山医案）

1. 病历摘要：赵某，男，18岁。因与人摔跤，摔伤左肘，在3日内经多次整复未愈。就诊时，经X线拍片，发现左肘内上髁卡在肘关节内。诊为Ⅲ度内上髁损伤。经整复后，拍摄X线片，证明内上髁已回原位。（《名老中医经验全编》，北京出版社，1994）

2. 妙法解析：肱骨内上髁骨折，临床上并不少见，多发生Ⅰ～Ⅱ度损伤，但是骨折Ⅲ～Ⅳ度损伤者却比较少见。如暴力很重，势必把内上髁完全撕下，使内侧关节囊破裂，被屈肌的拉力把内上髁移到关节水平或以下。主要症状为患肘肿胀，外观畸形，压疼明显，功能丧失，肘关节不能活动，X线片有助于明确诊断。应问明摔伤后有无经过处理，包括患者亲友或他人勉强把脱臼复位，而肘关节仍不能屈伸，被动屈伸时患者疼痛异常难忍，这就证明内上髁已经卡在关节腔内，必须拍摄X线片正侧位，然后整复。患者坐位或卧位，如未经他人处理过的患者，一般不给麻醉，如已经他人揉捏、整复而未成功者，则先给臂丛麻醉，而后手法整复。使患者前臂极度旋前，目的是把尺骨鹰嘴和肱骨滑车的间隙加宽。仰腕伸指以便把所有屈肌腱拉紧，间接牵动骨折片，使之脱出关节。在这种手法下，使肘关节做缓慢的被动屈伸，以便把骨折片逐渐拉出，切不可强力猛屈、猛伸，否则会加重尺神经的损伤度将骨片和屈肌腱撕脱，造成以后的功能不全或失去手法整复的可能性。在施用上述手法时，术者左手还可以用拇指推挤肱骨滑车部，目的是协助把骨片挤出。当骨折片滑动声响或骨擦音，肘关节屈伸阻力突然消失，患者突然感觉不再疼痛，这时用手检查一下内上髁，如凹陷丰满，但仍有压痛，并能摸到清晰骨擦音者，证明内上髁已脱出，关节骨折片已回原位。在屈肘90°位用铁丝夹板固定，然后投照正侧位X线片复查。切忌生拉硬拽，因为单纯的牵拉力不能牵动骨折片，相反使骨折片在关节内卡得更紧，太大的牵拉力还可造成关节软骨或尺神经的损伤，这点必须有足够的认识。也可做强力的肘关节屈伸活动，因为骨折片在关节内形成关节异物，在骨折片未被挤出关节之前，强力屈伸肘关节，不但患者疼痛难忍，且易造成关节内软骨破坏，严重者还可损伤尺神经。复位指征：如握肘的左手有骨折片滑动感（声响）在内上髁处能触到骨擦音，整复前内上髁的凹陷消失，触之丰满、压痛。另外屈伸肘关节患者不感疼痛，则可证明骨折片已经复位。取屈曲位小于90°固定肘关节，5～6周中间可复查2～3次，主要检查血运，松紧情况，随时加以适当调整。3周后解除固定，用熏洗药热敷，进行功能锻炼。

（十六）右肱骨内上髁骨折合并尺神经损伤（郭维淮医案）

1. 病历摘要：王某，女，15岁。昨日骑自行车不慎摔倒，右手先按地，肘部受伤，当即肿痛，不能屈伸，同时感染右手小指麻木。就诊时见右肘肿胀，内侧尤甚，肱骨内上髁压痛明显，骨髁触不清，该部有瘀斑。X线片示：肱骨内上髁骨折，肘关节间隙增大，内上髁骨折片嵌夹于内侧关节间隙内。诊断：肱骨内上髁骨折，合并尺神经损伤。治疗：采用手法复位，患者仰卧位，助手固定患肢上臂中段，术者一手持患肘，另一手握手，先将前臂外展，扩大肘关节的内侧间隙，继而将前臂旋后，使肘伸直，腕及手指皆同时背伸，嵌夹于关节间隙的内髁骨折片弹出，最后屈肘90°，术者用拇指、示指将骨折片向上推挤，局部贴"平乐正骨"经络接骨止痛膏。袖带屈肘90°固定，内服活血疏肝汤消肿止痛。5日后复诊，局部肿痛大减，继续固定，内服接骨丸。10日后复诊，局部肿痛基本消失，继服接骨丸，开始被动屈肘活动。20日后复诊，局部压痛已不明显，骨折已愈合，开始功能活动。2个月后复诊，功能全部恢复正常。（《当代名老中医

典型医案集·外伤科分册》，人民卫生出版社，2009)

2. 妙法解析：本案为Ⅲ度骨折，骨块有旋转移位，且进入肘关节间隙，这是由于肘关节遭受强大的外翻暴力，使肘关节内侧夹节囊等软组织广泛撕裂，肘关节腔内侧间隙张开，致使撕脱的内上髁被带进其内，并有旋转移位，且被肱骨滑车和尺骨半月切迹关节面紧紧夹住。肱骨内上髁骨折块的移位程度亦间接表示肘内侧软组织的损伤程度。Ⅱ度骨折时，局部软组织损伤较重，同时可能使尺神经受压、牵拉或挫伤，故Ⅲ度、Ⅱ度骨折并发尺神经完全性或不完全性麻痹者亦较多见。骨折晚期因骨疬全埋或肱骨上髁后方的尺神经沟粗糙，亦可能损伤尺神经。若伴有尺神经损伤者，出现小指和环指的尺侧麻木、感觉迟钝，肘关节正侧位X线片可明确骨折类型和移位方向。

（十七）右肱骨髁上骨折（朱惠芳医案）

1. 病历摘要：辛某，男，8岁。患者3小时前不慎摔伤，伤及右肘部，当即肿痛，活动受限，去当地医院拍摄X线片示骨折，未治来诊。患者伤后无寒热，纳眠可，二便调。诊见右肘部肿胀，压痛（＋），有轻微异常活动，右桡动脉搏动好，指动血运好。X线片示：右肱骨髁上骨折，远折端向外移位约0.2 cm，向内成角约10°。诊断：右肱骨髁上骨折。证属气滞血瘀。治宜活血化瘀，消肿止痛。方选消肿止痛胶囊（本院制剂），每次3粒，每日3次，口服。并结合手法（手术）治疗。术前查血尿常规、血凝试验、肝功能、心电图等，排除手术禁忌，术后拍片、换药，酌情使用抗生素，出院前拍片，带接骨药口服，每次3 g，每日1次。臂丛神经阻滞麻醉，麻醉成功后，取坐位，常规消毒铺巾，手法触摸骨折为伸直、极度桡偏型，骨折近端尺侧浅居于皮下，先以轻柔的回旋手法解脱骨折端软组织嵌夹，令两助手于上臂、前臂旋转中立位对抗拔伸牵引，术者双手四指环抱近折端向后端提，双拇指向前挤压远折端，远侧牵引助手同时屈曲肘关节，纠正前后移位，再以端提挤按手法纠正内外侧移位，经皮以2枚直径2 mm的克氏针于肱骨外髁进针穿过骨折线进入近折端，突破皮质，检查骨折稳定，透视位置满意，针尾折弯剪短留于皮外，针孔无菌包扎。（《当代名老中医典型医案集·外伤科分册》，人民卫生出版社，2009)

2. 妙法解析：肱骨髁上骨折是正在发育的骨骼中最常见的肘部损伤，占此部位损伤的50%～60%，伸直型骨折常见，约占肱骨髁上骨折的96%。GartLand将伸直型肱骨髁上骨折分为三型。Ⅰ型，骨折断端无移位；Ⅱ型，骨折向前成角，后侧皮质仍连续；Ⅲ型，骨折断端完全移位。临床主要对GartLandⅠ型、Ⅱ型给予穿针治疗。由于肱骨的解剖特点，肱骨髁上骨折多发生于鹰嘴窝和冠突窝之间的肱骨远端组织薄弱之处，骨质较薄，复位后维持位置较困难。

三、文献选录

肱骨髁上骨折是指肱骨内外髁以上2～3 cm处的骨折。肱骨下端较扁而薄，髁上部处于松质骨和密质骨交界处，后有鹰嘴窝，前有冠状窝，两窝之间仅为一层极薄的骨片，故直接或间接暴力损伤时此处易发生骨折，高发于儿童。根据暴力方向和受伤机制不同，本病可分为伸直型和屈曲型，伸直型和屈曲型骨折根据侧方移位不同又可分为尺偏型和桡偏型。肱骨髁上骨折是发生在肱骨髁上的骨折，多为间接暴力所致，是儿童常见的骨折，根据暴力方向和受伤机制不同，可将其分为伸直型、屈曲型和粉碎型3种。肱骨髁上骨折确诊后，必须予以及时、准确的复位，防止肘部畸形及神经血管严重并发症的发生，尽早恢复患肢的功能。无移位或仅有前倾角稍变小的肱骨髁上骨折，无须手法复位，只须行塑形夹板或石膏托固定，否则会加重骨折移位。对移位严重的肱骨髁上骨折，判断肱动脉有无损伤是处理过程中重点注意的问题。骨折整复后，由于远端骨折片刺激或压迫引起的血液循环障碍能很快好转。最常用的方法为手法整复，小夹板或石膏托固定，就能取得较为满意的效果。一般不主张采用切开复位方法。因为有文献报道，用手术方法治疗肱骨髁上骨折，对小儿患者的肘内翻和外翻畸形仍不能完全纠正，而对于成人的粉碎性骨折，切开复位内固定，有的可达到解剖学复位，但有的则由于粉碎严重，很难达到确切的复位和坚强的内固定，最终影响患者肘关节活动功能的恢复，发生其他的并发症。若手法复位对位对线仍不满意，影响日后肘关节功能及骨折合并血管神经损伤者，或陈旧性骨折畸形愈合者，主张开放复位内固定。此外，根据骨折三期辨证用药口服，配合中药熏洗，去除外固定后应加强功能锻炼，防止骨化性肌炎的发生。

（一）名医论述选录

朱惠芳认为，儿童肱骨髁上骨折的治疗主要是及时准确复位，合理固定，恢复肘关节屈伸功能，预防并发症，特别是肘内翻和缺血性挛缩。关于肘内翻的发病机制，已趋向于远侧骨折端整复后即有尺偏或尺侧倾斜成角的一次发生学说。因此，在治疗中特别注意尺偏倾斜的纠正及穿固定针后骨折的稳定性，特别强调须有一枚克氏针进入对侧皮质，穿针力求一次成功，避免反复拔出打入。对于缺血性肌挛缩，主要是由于血管损伤，组织肿胀或多次整复，骨折处肿胀较重，导致前臂缺血性坏死。在治疗中强调尽量一次复位成功，避免多次粗暴复位，术后根据病情应用消肿止痛药。对于肘关节功能恢复，强调根据患儿年龄，术后 2～3 周检查肘部有无压痛及 X 线片情况，一般 3～4 周拔克氏针，行肘关节功能锻炼。以往整复后采用石膏托固定，发现骨折常发生再次移位，需再次整复，从而加重肢体肿胀，增加患者痛苦，病程延长，易造成关节强直。采用闭合整复肘关节外侧经皮穿针内固定，既避免了肘内侧穿针损伤尺神经的危险，又使肱骨髁上骨折有良好的稳定性，且具有创伤小、手术时间短、操作简单、并发症少的优点。

治疗中要注意以下问题：

（1）早诊断早治疗：患儿伤后早期肘部肿胀轻，畸形明显，骨性标志易触及；经过早期手法整复，较早解除骨折端对血管神经的刺激能防止 Volk mann 挛缩的发生。

（2）处理完全移位的肱骨髁上骨折：骨折嵌入软组织，以往需行切开复位，现在采用屈肘 30°～50°位牵引，减轻肘前组织的紧张状态，使骨折端向后移位，退出肘前组织束缚而使骨折复位。

（3）肘内翻的预防：肘内翻是肱骨髁上骨折中最常见的并发症，形成肘内翻的主要原因是复位时骨折远端的尺偏移位矫正不完全，以及整复后位置丢失，产生尺侧的再移位。只要临床注意以上两点，充分矫正尺偏移位，乃至"矫枉过正"，使远折端轻度桡偏约 2 mm，同时对骨折端行坚强穿针内固定，然后行石膏外固定，就可防止骨折端再移位，避免肘内翻的发生。

（二）临床报道选录

1. 纵轴拔伸牵引复位，小夹板超肘关节固定，治疗儿童屈曲型肱骨髁上骨折 38 例：患儿仰卧，用氯胺酮（或臂丛）麻醉，患肢伸直（或半屈），前臂旋后位，肩略外展。两助手分别握前臂及腕部、上臂，沿肱骨干纵轴拔伸牵引 5～10 分钟。以左侧为例，医者用右手握近端，左手推远端向外（或内侧），并同时环绕近端向外后（或内后方）回旋。效不佳，轻微将近端推转与其相反方向，同时纠正侧方移位及转轴。感到远端已移向后侧，再稍拔伸屈肘即可复位。维持牵引，小夹板超肘关节固定于半屈伸位 40°～60°，2 周后屈至 90°。可在内上髁及近端外侧各置一塔形棉垫以防尺偏移位；在近端后侧加一棉平垫防远端向前移位。随访 6～18 个月，结果：解剖复位 35 例，近解剖复位 3 例。（《中国骨伤》，2005 年第 2 期）

2. 用夹板固定或夹板固定并骨牵引治疗肱骨髁上骨折 47 例：根据患处大小制作好杉皮塑形夹板，要求两侧超内、外两髁 1 cm，前后两块上齐大结节，下至前臂中下 1/3 部位，并在肘部锤软塑形成"L"形、梯形和塔形垫（用毛边纸折叠而成）。根据患者病情轻重采取手法矫正移位后，用夹板固定或夹板固定并骨牵引。复位固定后即可行握拳伸腕运动，1周后行肘关节轻度（无痛）运动，2周左右加大运动量（有痛感运动）。运动均在维持牵引下进行，后期配合理疗。结果：功能恢复优者24例，良者14例，差者6例。强调必须依靠满意的整复，稳妥的固定和早期功能锻炼，方可获得满意的关节活动功能并减少后遗症。《湖南中医学院学报》，1990年第2期）

3. 用前后侧托板式夹板外固定治疗肱骨髁上骨折56例：根据患者伤肢的长短粗细，取杉木皮制作夹板，上端均至腋窝下，下端前侧板至腕横纹，后侧板至掌指关节，内外侧板平尺骨鹰嘴。分别在前、后侧板中段两面粘上胶布，并将肘关节的对应部位塑成"L"形。固定方法：骨折手法复位后，以夹板夹缚，并于尺骨鹰嘴及内外髁部位分别放置压垫，上臂部用扎带扎缚，前臂部用绷带包扎，内外板下端用宽胶布条绕尺骨鹰嘴作超关节固定。根据病情确定肘关节屈曲固定角度，用三角巾悬吊患肢于胸前，根据前倾角大小及骨折愈合情况，逐步调节肘关节固定角度。2～3周拆除固定并进行肘关节功能活动。结果：达解剖对位者25例，近解剖对位者31例，平均3周均1期愈合。《中医正骨》，1991年第2期）

4. 用缓慢牵引，对抗旋转，常规超肘关节小夹板外固定，治疗儿童肱骨髁上骨折270例：缓慢牵引，对抗旋转，常规超肘关节小夹板外固定，倒"8"字交叉缠绕，屈肘90°～110°，悬吊胸前，以左侧为例。仰卧，肩关节外展约40°，助手握住上臂上段，医者左手拇指、其余四指分别置肱骨外、内髁，扣住内外髁，右手握骨折近端，双手用力钳制骨折远端。骨折远端旋前移位，助手将前臂旋转至旋后位，缓慢牵引，渐加力，并伸直肘关节，医者对抗旋转，再左、右手分别外、内旋；远端旋后移位，助手将前臂置中立（或旋前）位牵引下，用上述相反手法，纠正旋转移位；再用内外推挤手法纠正侧方移位；继两助手加大牵引力量，纠正重叠移位，医者右手四指不动，拇指按压尺骨鹰嘴处，左手保持原位，助手将肘关节屈曲至约100°，医者右手拇指按住骨折远端后侧向前顶，四指下压，左手配合助手屈肘时向上提，纠正前后移位。复位后，用骨伤黄水纱布，外敷；常规超肘关节小夹板外固定，倒"8"字交叉缠绕，屈肘90°～110°，悬吊胸前。早期水泡，挤出泡液，敷黄水纱布；中、后期每周换药2次；4周后，酌情拆除固定，用中药熏洗。按骨折三期辨证服中药。结果：治愈233例，好转32例，未愈5例。《中国中医骨伤科杂志》，2004年第4期）

5. 用拔伸牵引，向前推顶，向后拉压，压垫、夹板固定治疗儿童肱骨髁上骨折168例：患者坐（或仰卧）位，局部麻醉，两助手分别握住患肢上臂、前臂。伸直型：顺势做拔伸牵引。尺偏型骨折远端旋前并向尺侧移位，把骨折远端旋后、近端旋前，两手相对挤压把肱骨干向内推，矫正尺偏移位。桡偏型：把远端往内推，近端向外端。用拇指按住肘后方骨折远端及鹰嘴，向前推顶，余指环抱肘前方近端向后拉压，徐徐屈曲肘关节呈90°。屈曲型：牵引置肘关节屈曲约100°，前臂旋后位。近折端向前提升，骨折远端向后下方推送，助手徐徐屈肘复位。伸直型、屈曲型分别固定肘关节于屈曲90°～100°、半屈伸位40°～60°，均用压垫、夹板固定3～4周。配合中药辨证三期用药。功能锻炼。随访1.5年，结果：优112例，良45例，可8例，差3例，优良率93.45%；肘内翻19例。《中国中医骨伤科杂志》，2005年第2期）

6. 用折顶复位，旋后位固定治疗严重移位的小儿肱骨髁上骨折63例：①伸直尺偏型。两助手分别握患肢上臂上段、前臂中上段，屈肘90°，前臂旋后（或中立）位对抗牵引。医者用双手拇指顶压近端外侧，余指按压内侧，环抱骨折部，在牵引力加大的同时，折顶加大成角后对扣，纠正远端尺侧移位，并适当桡倾，使桡侧嵌插、尺侧轻度分离；再双手拇指按压远端后侧，余指环抱近端前侧，折顶成角后对扣，纠正前后移位。②桡偏型。医者手指放置位置及合力对扣方向与上述相反。屈曲型肘部半伸直呈135°，行牵引；整复方法同上，折顶及合力对扣方向相反。患肢屈肘80°～90°（屈曲型110°～130°），前臂旋后位，超肘夹板固定4～5周。配合骨折三期用药；肿胀甚用复方丹参注射液静脉滴注，用5～7日。21例解除固定后，用中药熏洗。平均随访3.2年，结果：优43例，良14例，可、差各3例。（《中国骨伤》，2002年第1期）

7. 用拔伸牵引，矫正重叠移位，小夹板固定治疗儿童肱骨髁上骨折87例：患儿仰卧，两助手分握患肢上臂、前臂腕部，掌心向上，拔伸牵引矫正重叠移位；骨折远端旋前（或后），先矫正旋转移位。医者双手分别置远、近端，相对挤压。伸直型：医者手掌置自肘后，两拇指自尺骨鹰嘴向前推骨折远端，余四指重叠环抱近折端向后（骨折尺偏，两拇指抵断端外侧，余四指分别环抱远、近折段，使前臂略向桡侧伸展），有复位骨擦感。屈曲型：医者两手置于肘前，双手拇指置于肘前骨折远端，余四指环抱近折端，向前上方提拉（骨折尺偏，手法同前），有复位骨擦感。均握持前臂腕部的助手，牵引下缓慢屈肘，两型分别至约110°、50°，前臂旋前位，小夹板固定，用10日；改肘关节功能位、前臂中立位固定，用10日。配合中药外敷熏洗，功能锻炼。随访0.25～2年，结果：治愈85例，好转2例。（《中国骨伤》，2002年第11期）

8. 用骨牵引加小夹板固定治疗儿童严重移位肱骨髁上骨折34例：局部麻醉下，从鹰嘴远侧2～3 cm处向尺侧垂直打入克氏针1枚，连接张力牵引弓，上臂置托马斯架上水平牵引，固定腕部，活动臂45°～90°。尺桡骨远端骨折先复位夹板固定，外用牵引，重量2～5 kg。牵引后，手法解脱嵌入软组织的骨折近端，患肢肿胀消退后，用无菌纱布包裹，轻手法矫正移位，夹板固定。复位2周后，骨痂生长，去除牵引，用上肢托板附夹板外，屈肘90°固定4周后，功能锻炼。随访1～5年，结果：优31例，良2例，可1例。（《中国骨伤》，2000年第10期）

9. 用对抗牵引，小夹板固定，后侧加直角钢丝托，绷带固定治疗儿童肱骨髁上骨折95例：患儿取仰卧（或坐）位。两助手分别握患儿上、前臂，患肢伸直160°，对抗牵引。医者用双手拇指置骨折远端，余四指置骨折近端（或两手大鱼际置髁部内外侧），施捺正对位法矫正侧方移位。医者下蹲，两拇指置骨折远端内外髁后方，余四指置骨折近端前侧，纠正前后移位。继续牵拉，将骨折远端稍向桡侧倾旋挤压，保持肘部携带角。小夹板固定，后侧加直角钢丝托，屈肘90°～110°，前臂旋后（或中立）位，绷带固定。外展外旋，悬吊胸前，上臂与躯体成一定夹角。随访60日至2年，结果：优38例，良44例，尚可8例，差5例，优良率86%。（《中医正骨》，2002年第6期）

10. 用持续牵引，纠正重叠移位，肱骨髁上夹板固定治疗肱骨髁上骨折103例：年龄3～14岁。以右侧尺偏内旋移位为例。两助手分别内旋肱骨90°，旋前前臂45°、前臂肩关节90°，持续牵引，纠正重叠移位。医者左手握骨折近端，右手握肱骨髁，旋转肱骨至外上髁朝上，纠正旋转移位。医者左、右手分别按骨折近、远端，纠正侧方移位。双手拇指分别推尺骨鹰嘴后内、外侧向前，余指拉近端向后，助手屈肘至90°，纠正前后移位。复位后，用肱骨髁上夹板固定。功能锻炼。随访0.5～3年，结果：优80例，良17例，差6例。（《中国骨伤》，2001年第3期）

11. 用延期复位固定，活血化瘀中药内服治疗不稳定性儿童肱骨髁上骨折24例：半伸直夹板临时固定约1周，抬高患肢，待患部肿胀明显减退后行手法复位。患者仰卧，两助手拔伸牵引患肢，纠正重叠移位及旋转移位；术者纠正侧方移位，用双手拇指抵住尺骨鹰嘴突，余指抱握肘部，推移尺骨鹰嘴突，并屈肘，用石膏托固定于中立位屈肘135°。固定期间，禁前臂旋转活动；骨痂生成时去除外固定，行肘关节功能锻炼。并用活血化瘀中药内服。结果：优20例，良4例。（《中医正骨》，2001年第5期）

12. 用小夹板固定治疗肱骨髁上骨折57例：年龄3～10岁。患者仰卧位，两助手分别握上臂、腕部，掌心向上，骨折近端旋前（或旋后），旋后（或旋前）前臂，对抗牵引，矫正旋转重叠移位；双手置骨折端内外侧相互挤压，矫正侧方移位。伸直型骨折，医者用环指、小指钩住骨折近端，拇指推顶尺骨鹰嘴，矫正前后移位，恢复肱骨下端前倾角；医者环抱断端，助手握腕部，维持牵引，屈肘呈约110°，前臂置旋前位。屈曲型骨折，手法相反，在牵引下，将远端向后推，缓慢伸直肘关节约60°。超肘关节小夹板固定，悬吊胸前；10日后，改肘关节功能位、前臂中立位固定10日。中药外敷、熏洗。随访5~18个月，结果：优48例，良6例，可2例，差1例，优良率94.74%。（《中医正骨》，2004年第12期）

13. 用对抗牵引，夹板固定治疗儿童肱骨髁上骨折26例：以右侧伸直型为例。助手握患肢上臂，医者右手握患肢腕部，前臂旋前位与助手作对抗牵引1~2分钟。远近折端为前后位时，左手旋前前臂，拇指向上推远折端肘后部，余四指向下按近折端，同时右手牵引并徐徐屈肘，上提肘关节至<90°即复位。复位良好行前臂掌背侧皮牵引，悬吊于肘关节屈曲90°；继平行于上臂纵轴行内外侧皮牵引，重量1~1.5 kg；用15~22日。外用夹板固定4周。随访1年，结果：优18例，良5例，差3例。（《中国骨伤》，2005年第11期）

14. 拔伸、捺正，石膏托外固定治疗儿童移位肱骨髁上骨折136例：中、轻度肿胀89例，用拔伸手法纠正重叠移位，两点捺正手法纠正侧方及前后移位。用1~2次。伸直、屈曲型分别屈90°、120°，石膏托外固定。手法复位失败与重度肿胀分别为38例、42例，均为局部麻醉下，行尺骨鹰嘴骨牵引，肩前屈及肘屈90°，牵引重量1~2 kg。3日后，消肿并纠正重叠移位后，用两点捺正法纠正侧方及前后移位，掌侧石膏托固定。复位后继续牵引至2周。陈旧骨折、骨牵引失败分别为5例、23例，<10日手术。均对症处理；功能锻炼。结果：手法、骨牵引、手术切开复位成功分别为51例、47例、28例，手法复位失败拒绝手术10例。随访3~48个月，肘内翻26例，肘关节伸屈轻度受限3例。（《中国骨伤》，2006年第1期）

15. 手法复位与改进石膏托固定治疗肱骨髁上骨折42例：年龄<12岁。患者仰卧，臂丛麻醉下，上肢外展。两助手分别握上臂上1/3、腕部，行对抗牵引3~5分钟。医者先纠正重叠、成角、侧方移位。远端有旋前畸形时，牵引下旋后前臂再整复。伸直型与屈曲型肱骨髁上骨折分别于屈肘90°、患肢伸直位进行复位，医者从肘后抱住骨折两断端处，分别用两手拇指向前、向后推骨折远端，余四指向后、向前拉骨折近端即复位。伸直型中尺偏型，复位后再伸直肘关节，前臂向桡侧伸展，使骨折断端骨皮质嵌插，再屈肘约90°。均石膏托固定：伸直型固定于屈肘位90°前臂旋后位3~4周；屈曲型固定于伸直位肘关节并前臂旋后165°。2周后，改为屈肘并前臂旋后位1~2周。适当活动。结果：优30例，良9例，差3例。25例随访1年，均复常。（《中国骨伤》，2006年第1期）

16. 拔伸牵引复位，超肘关节夹板固定治疗儿童肱骨髁上骨折本组121例：俯卧位成角折顶法以右侧伸直尺偏型为例。助手坐位，双腿分开与肩宽；患儿俯卧于助手双腿上，患肢外展；助手握上臂近端，医者握肘部，拔伸牵引；2~3分钟后，医者左手维持牵引，右手拇指抵住骨折近端桡侧向尺侧推，余四指抵住骨折远端尺侧向桡侧拉，同时左手稍向桡侧牵引纠正尺偏；双掌夹住肘部维持牵引，双拇指置于骨折远端背侧向下用力成角，余手指置于近端前侧，感到两断端接触时再反折，即可复位。伸直桡偏型，医者右手维持牵引，左手拇指抵住骨折近端尺侧向桡侧推，余四指抵住骨折远端桡侧向尺侧拉，纠正桡偏。屈曲型骨折成角折顶时，医者双拇指置于骨折近端背侧，余手指于远端前侧，余同伸直型骨折。肿胀甚待消退后再行复位。复位后，维持前臂旋前位，对抗牵引；伸直型、屈曲型分别屈肘100°~120°、40°~60°，均超肘关节夹板固定，颈腕带悬吊于胸前；10~14日后，渐固定于功能位；3~4周后，解除固定。按骨折三期辨证用药。功能锻炼。随访 0.5～1.5 年。结果：优 107 例，良 9 例，可 3 例，差 2 例。（《中医正骨》，2006 年第 9 期）

17. 对抗牵引，持续牵引，矫正重叠移位，绷带捆扎固定治疗小儿肱骨髁上骨折 112 例：患儿坐（或仰卧）位，两助手分别固定其肩部及患肢前臂中下段，于前臂旋前位对抗牵引 3～5 分钟。医者先矫正侧方移位，持续牵引，矫正重叠移位；继双手握骨折部，徐徐屈肘 45°，四指在前将骨折近端推向后，拇指在后将骨折远端推向前，纠正前后移位；维持牵引，渐将肘关节屈曲至约 120°，前臂旋前。用消肿膏外敷患处，用桃花纸包 2～3 层；将塔形垫分别置骨折部内下及外上，梯形垫置肘后；按内、外、后、前顺序放置杉皮板，其下端适应肘部外形；继用胶布、绷带捆扎固定，三角巾悬吊于胸前。随访平均 19 个月，结果：优 83 例，良 23 例，可 6 例。肘内翻 12 例。（《中医正骨》，2007 年第 4 期）

18. 对抗牵引，推挤复位，夹板固定治疗复杂性儿童肱骨髁上骨折 34 例：患者端坐位，前臂旋后 90°；两助手分别牵上臂及腕关节，对抗牵引；医者纠正重叠移位，分别伸直型屈肘至 90°、屈曲型伸肘至 40°，尺桡偏稍作推挤；夹板固定。忌反复矫正伸挤按，忌用压垫。并用化瘀消肿中药。5～10 日肘部肿胀消除后，透视下牵引，内外旋转挤按屈伸肘关节复位；置压垫，夹板固定。2～3 周后，拆除固定。功能锻炼。随访 0.5～5 年，结果：优 25 例，良 6 例，可 2 例，差 1 例。（《中医正骨》，2006 年第 12 期）

19. 对抗拔伸牵引，夹挤矫正重叠，小夹板超肘关节固定治疗肱骨髁上骨折 66 例：年龄 2～14 岁。臂丛麻醉（或不麻醉），患儿取仰卧（或坐）位，两助手分别握其上臂及腕部，对抗拔伸牵引 2～3 分钟。医者两手环抱患肘，待骨折断端牵开，夹挤矫正重叠、侧方及旋转移位。两手拇指、示指置于骨折远端背侧鹰嘴前推，其余指环抱骨折近端后拉，令助手前屈肘关节，至患侧手指触及同侧肩峰，纠正前后移位。用外、内、后侧 3 块小夹板超肘关节固定，肘部屈曲，颈腕带悬吊。早期用桃红四物汤加味，中后期用和营止痛汤加味。水煎服。用黄柏 30 g，延胡索、大血藤各 12 g，木香、白芷各 9 g，羌活、独活、血竭各 6 g。研细末，外敷患处。拆除固定后，用红花、大血藤、合欢花皮、苏木、甘松、香附、松节、丝瓜络、海桐皮各 30 g，水煎，熏洗患处，每日 1～2 次。随访 <18 个月，结果：优 47 例，良 15 例，可 3 例，差 1 例。发生肘内翻 7 例。（《中国骨伤》，2007 年第 11 期）

20. 对抗持续牵引，纠正重叠移位，相对挤压，矫正旋转，短布带捆扎，钢托外固定治疗肱骨髁上骨折 60 例：年龄 6～15 岁。以伸直尺偏型肱骨髁上骨折为例。患者仰卧位，两助手分别握上臂、腕部，对抗持续牵引，纠正重叠移位。患肢为右侧且远端旋前畸形，牵引下先使前臂旋后，左手握骨折近端，右手握远端，两手相对挤压，矫正旋转、侧方移位。医者用两手拇指从肘后推动尺骨鹰嘴向前，余四指向后拉骨折近端，助手徐徐屈曲肘关节，可感到复位的骨擦感。医者固定骨折部，略伸直肘关节，将前臂向桡侧伸展，预防肘内翻；屈曲型骨折手法相反。夹板压垫放置适当位置，短布带捆扎，钢托外固定。功能锻炼。<1 周用桃红四物汤加减：桃仁、当归、生地黄、赤芍各 10 g，红花 6 g，川芎 8 g。随症加减，水煎服，每日 1 剂。中后期解除固定，用骨科外洗一方：伸筋草、钩藤、忍冬藤、王不留行各 30 g，刘寄奴、防风、大黄各 15 g，荆芥 10 g。水煎，每日 1 剂，熏洗患处。随访 5～24 个月，结果：优 50 例，良 8 例，差 2 例，优良率 96.6%。（《中医正骨》，2007 年第 11 期）

21. 缓慢牵引，内外推端，超肘关节小夹板外固定治疗儿童肱骨髁上骨折 270 例：以左侧为例。仰卧，肩关节外展约 40°，助手握住上臂上段，医者左手拇指、余四指分别置肱骨外、内髁，扣住内外髁，右手握骨折近端，双手用力钳制骨折远端。骨折远端旋前移位，助手将前臂旋转至旋后位，缓慢牵引，渐加力，并伸直肘关节，医者对抗旋转，再左、右手分别外、内旋；远端旋后移位，助手将前臂置中立（或旋前）位牵引下，用上述相反手法，纠正旋转移位；再用手法纠正侧方移位；继两助手加大牵引力量，纠正重叠移位，医者右手四指不动，拇指按压尺骨鹰嘴处，左手保持原位，助手将肘关节屈曲至约100°，医者右手拇指按住肱骨远端后侧向前顶，四指下压，左手配合助手屈肘时向上提，纠正前后移位。复位后，用骨伤黄水纱布外敷；常规超肘关节小夹板外固定，倒"8"字交叉缠绕，屈肘90°～110°，悬吊胸前。早期水疱，挤出疱液，敷黄水纱布；中、后期每周换药2次；4周后，酌情拆除固定，用中药熏洗。按骨折三期辨证服中药。结果：治愈233例，好转32例，未愈5例。（《中国中医骨伤科杂志》，2004年第4期）

第七节　肱骨髁间骨折

一、病证概述

肱骨髁间骨折是肘关节的一种严重损伤，好发于青壮年，骨折常呈粉碎性，闭合复位困难，开放复位缺乏有效的内固定，出现肘关节功能障碍、骨不连或畸形愈合者并不少见，无论采用闭合手法复位，还是手术开放复位，其最终效果都不十分满意。直接及间接暴力均可引起肱骨髁间骨折。肱骨髁间骨折临床表现肘关节外伤后有剧烈疼痛，压痛广泛，肿胀明显，可伴有皮下瘀血。骨折移位严重者可有肱骨下端横径变宽，重叠移位重者可有上臂短缩畸形。肘关节呈半伸位，前臂旋前，肘后三角形骨性结构紊乱，可触及骨折块，骨擦感明显。有时可合并神经、血管损伤，检查时应予以注意。

二、妙法解析

（一）左肱骨髁间陈旧性骨折（陆银华医案）

1. 病历摘要：方某，男，16岁。18日前跌扑，左手掌撑地，当时左肘即感剧痛，左肘不能伸屈动弹，动则疼痛加剧。局部瘀肿。曾经当地医师复位3次，症状未减轻，反而瘀痛益甚，疼痛难忍。摸诊时见左肱骨下端向后移位畸形。X线片示：左肱骨髁间骨折，远端向背侧移位。诊断：左肱骨髁间陈旧性骨折。即采用插棍位拔复位，X线透视见复位良好。外敷四黄膏，嘱每3日换药1次；再夹板夹缚固定。内服破血消瘀退肿之剂。药用生地黄18g，当归尾、赤芍、泽兰、桃仁、茜草、川续断、川芎、乳香、没药各10g，红花、生姜各6g。嘱握拳锻炼。服1周后，肿痛渐瘥。X线片见复位良好。继续换药、固定。内服药以活血消瘀，舒筋活络为主。药用生地黄12g，当归、赤芍、茜草、川续断、秦艽、五加皮各10g，川芎、红花、生姜各6g。再服1周后，瘀肿全消，用力屈肘时略有疼痛。继续换药，内服参茸丸，每次1丸，每日2次，继续功能锻炼。患手已能触及同侧肩峰。内服益气养血舒筋之剂。药用党参、白术、茯苓、当归、秦艽、五加皮各12g，甘草、川芎、红花各6g。半个月后复查，见功能基本恢复，嘱回家调养。（《中国现代名中医医案精华》，北京出版社，1990）

2. 妙法解析：肱骨髁间骨折，是肘部较严重的典型的关节内骨折，较为少见。多发于成人。多由较严重的间接暴力所致。根据受伤机制和骨折端移位方向，可分为伸直型和屈曲型。伤后肘部疼痛，肿胀严重，有皮下瘀斑，肘关节呈半屈曲位，前臂旋前，鹰嘴部后突，有移位时，肘后三角关系发生改变，肘关节屈伸活动功能障碍。局部压痛明显，并可扪及骨擦音，应注意检查桡动脉搏动情况，腕和手指的感觉、皮温、颜色和活动能力，以便确定有无血管和神经损伤的并发症。

（二）肱骨髁间粉碎性骨折（常文助医案）

1. 病历摘要：刘某，男，57 岁。被汽车撞伤左肘部后 3 小时来诊。全身情况可。左肘关节肿胀、畸形，肘三角失去正常解剖关系，肘关节功能丧失，肱动脉搏动良好，无神经损伤症状。X 线片示：肱骨髁间呈爆炸型骨折，肱骨内外髁、滑车部分呈多块骨折，且明显分离。即采取臂丛麻醉下切开复位。先将内外髁和滑车复位后用螺丝钉固定在一起，然后用克氏针交叉固定肱骨远端，再用钢丝将已复位的骨折块环绕固定拧紧，被动屈伸肘关节功能好而固定的骨折块稳定，固定牢固，术后前后石膏托固定于肘屈 90°位。2 周拆除缝线，3 周开始肘关节功能锻炼，6 周复查 X 线片示骨折临床愈合。中药熏洗，加强练功 6 个月肘关节功能恢复正常。1 年取内固定物。（《特殊型骨与关节损伤医案》，中国医药科技出版社，1993）

2. 妙法解析：肱骨髁间爆炸型骨折，多系直接暴力或较复杂的传导暴力所致。所以肿胀及疼痛程度都较严重，肘后三角关系改变明显，且常伴有血管神经损伤。治疗上手术切开复位内固定是达到较好复位的一种方法，但术后应注意关节功能锻炼，以免导致肘关节强直。

（三）左肱骨髁间骨折（姚太烦医案）

1. 病历摘要：患者，男，12 岁。跌倒致伤左肘部，在当地诊断为左肱骨髁间骨折，予以手法整复、小夹板外固定。整复后出现拇指、示指功能障碍，随着骨折愈合日渐加重，于 1989 年 8 月来诊。检查前臂屈曲肌群挛缩，掌长肌、桡侧屈腕肌和指浅屈肌、指深屈肌桡侧部分麻痹，拇指不能主动外展及对掌，拇指、示指不能主动屈曲。大鱼际肌萎缩，拇指、示指、中指末节感觉丧失。肌电图报告上述肌群均呈完全性失神经支配。入院治疗 5 日，行正中神经探查术，取肘前"S"切口，显露正中神经，游离至冠突窝内上方 1 cm 处，见其垂直进入肱尺关节内，周围被骨质包埋。切开屈肌起点及肘内侧关节囊，使肘外翻，将神经拉出关节，神经近侧端鹰嘴窝内上方 0.5 cm 处与肘前相通。切除内在部分骨质，见从肘前至肘后形成一直径 0.4 cm 的骨性通道，正中神经贯穿其中，被卡压段变细，为正常直径的 1/3。将其还纳肘前，在显微镜下做被卡压段神经束间松解，神经束连续性存在，术后予以对症治疗。4 个月后复查，神经功能部分恢复。（《特殊型骨与关节损伤医案》，中国医药科技出版社，1993）

2. 妙法解析：按肱骨髁间骨折易导致正中神经受伤，但导致嵌入者不多见。本例患者在外力致髁间骨折、内外髁分离的同时，肘前关节破裂，紧贴肘前关节囊的正中神经，自破裂处进入两髁之间及肱尺关节内而手法复位时未得到解脱。由于骨痂的形成和肘关节活动所产生的机械性挤压导致正中神经完全损伤，使屈曲肌群长期失神经支配。因此，临床治疗时应首先检查有无失神经症状，并根据术后神经功能恢复情况来判定闭合整复成功与否。

三、文献选录

（一）肱骨髁间骨折的类型

依骨折的移位情况将骨折分为 4 型。Ⅰ型，骨折无分离及移位。Ⅱ型，骨折有轻度的分离及移位，但两髁无旋转。Ⅲ型，骨折有分离，两髁有旋转移位。Ⅳ型，骨折为粉碎性，关节面严重破坏。肘部正侧位 X 线片，可以明确诊断，并显示骨折类型和移位程度。CT 三维重建可以更直观地显示骨折部位以及移位情况。外伤史，伤后肘部剧烈疼痛，压痛广泛，肿胀明显。肘呈半伸位，前臂旋前，肘后三角形骨性结构紊乱，可触及骨折块，骨擦感明显。肘部正侧位 X 线片，可明确诊断，并显示骨折类型和移位程度。肱骨髁间骨折并发症，有时可合并神经血管损伤。

（二）肱骨髁间骨折的常规治疗

1. 手法复位石膏托固定，适用于Ⅰ型、Ⅱ型骨折有轻度分离的骨折。

2. 牵引：不能闭合复位或某种原因未能及时治疗的开放损伤者，可行尺骨鹰嘴牵引，结合闭合整复，在牵引过程中即可早期开始功能练习。牵引一般4～6周，或4周去掉牵引后再用石膏托保护制动2周。

3. 切开复位：为了准确复位和早期功能锻炼，对Ⅲ、Ⅳ型骨折均可采用切开复位，术后数日至2周内可开始肘关节功能锻炼。

4. 老年患者：骨折严重粉碎者及有其他疾病不宜手术或不宜长期固定的患者，可用颈腕吊带使肘关节在屈曲90°位制动，并早期开始功能锻炼。

第八节 肱骨外髁骨折

一、病证概述

肱骨外髁骨折主要是指肱骨外髁带肱骨小头或肱骨外髁带肱骨小头和部分滑车骨骺的关节内骨折。因其中部分患者仅单纯是肱骨小头骨骺部骨折，故又称肱骨小头骨骺分离。肱骨外髁骨折比内髁骨折多见，是儿童常见的一种肘关节损伤，多见于5～10岁的儿童，发生率略低于肱骨髁上骨折。肱骨外髁包含非关节面（包括外上髁）和关节面两部分，前臂伸肌群附着于肱骨外髁。肱骨外髁骨折后，由于伸肌群的牵拉，骨折块可发生不同程度的移位。本病多由间接暴力所致，跌倒时手部先着地，外力沿桡骨向上撞及肱骨外髁而引起骨折。

二、妙法解析

（一）左肱骨外髁骨折（朱惠芳医案）

1. 病历摘要：杨某，男，6岁。患者4日前摔伤左肘部，当即肿痛，活动受限，在当地医院拍片示"骨折"，行手法复位石膏外固定，今来诊。患者伤后无寒热，纳眠可，二便调。现左肘外侧肿胀，压痛（＋），有骨擦感及异常活动，左桡动脉搏动好，指动血运好。余肢体正常。X线片示：左肱骨外髁骨折，远折端向外移0.8 cm，有旋转。诊断：左肱骨外髁骨折。证属气滞血瘀。治疗：活血化瘀，消肿止痛。药用消肿止痛胶囊（本院制剂），每次3粒，每日3次，口服。并配合手法（手术）治疗。术前查血尿常规、凝血试验、肝功能、心电图等，排除手术禁忌，术后拍片、换药，酌情使用抗生素，出院前拍片，带接骨药，口服，每次3 g，每日1次。臂丛神经阻滞麻醉；患者坐位，常规消毒铺巾，无菌操作。术者站于患肢的外侧，右手握持患肢腕部，置肘关节于屈曲60°位。术者先用左手拇指按揉驱散肘外侧骨折块瘀血，扪及骨折块翻转方向，右手将患肢前臂旋后，并逐渐加大屈肘角度，同时左手拇指按住骨折块徐徐推向肘后尺骨鹰嘴的桡侧。当骨折块已挤到肘后，左手拇指按在骨折面上由上而下按压，使远端骨折块由外翻转移位倒转成前后移位，随后再由拇指向前方推送。此时，术者右手握住患者前臂，在逐渐加大屈肘的同时使前臂旋前，以加大肘关节外侧的间隙，再利用前臂伸肌总腱和旋后肌的肌力，使骨折块进入肘关节而归纳原位。用拇指扪清肱骨外上髁嵴，纠正微小错位后，用一枚直径2 mm克氏针自肱骨外髁最高点处顺肱骨远侧面轴线与肱骨干成约45°进入肱骨外髁骨块，并通过骨折线进入肱骨远端，从近端内侧恰好突破骨皮质，透视下证实骨折复位好，针孔无菌包扎，铁丝托外固定于屈肘90°前臂极度旋前位。1个月后复诊。局部无肿胀、无压痛，无纵向叩击痛，无异常活动。拍摄X线片示：骨折对位好，骨痂中量，内有钢针固定。（《当代名老中医典型医案集·外伤科分册》，人民卫生出版社，2009）

2. 妙法解析：朱惠芳经多年的临床探讨，对肱骨外髁翻转移位型骨折的手法整复确立了一套特殊手法。

（1）按揉推送：摸清骨折片移位方向是闭合手法整复成功之前提。肱骨外髁骨折后，因软组织肿胀严重，对骨折片的触摸有一定的困难，应用拇指指腹轻柔地按压肿胀处以驱散瘀血，利于骨折片触摸，但切忌手指与皮肤来回摩擦，以免擦损皮肤，增加手法难度。务必分清骨折片的滑车端和外上髁的干骺端，同时要辨清其移位方向和翻转程度，做到手摸心会，骨折类型和移位情况要在术者头脑中构成立体形象，手法才有把握。推送是在配套的手法中把骨折块推送到肘后方。

（2）肘腕关节旋转屈伸收展：调整伸肌总腱之张力是外髁翻转骨折手法整复成功的关键。肘关节外展位受伤，骨折片多向上、外、后移位；在肘内收位受伤时，骨折片则向下前移位，因外髁为伸肌总腱的附着点，所以往往因受其牵拉而导致折块翻转，甚至达180°。在手法整复过程中，无论是要移动骨折块抑或要使其翻转过来，都有赖于伸肌总腱张力的调整。例如，对前移翻转型，其手法整复要领和力学原理是先将患者前臂外展、旋后、腕背伸，使伸肌总腱处于最松弛状态，有利于骨折片的移动而把折片推向肘后方，随即将患臂改为内收、旋前、腕屈曲，使伸肌总腱处于最紧张状态，此时再用力向下牵引下屈肘，则借伸肌总腱的紧张力牵拉使骨折片向前翻转而复位。整套手法宜一气呵成。

（二）右肱骨外髁骨折（林如高医案）

1. 病历摘要：施某，男，8岁。患儿3天前，在学校玩滑梯时不慎跌倒，右肘部肿胀、疼痛，患肘活动障碍，经本市某医院拍片，诊断示右肱骨外髁骨折。复位2次未成功，就诊时患者面色稍苍白，痛苦表情。左手托扶右肘部，右肘部呈半屈伸位，肘外侧明显肿胀，可见皮下瘀斑，范围约肘部三角关系改变。被动活动手腕时，肘外侧部疼痛剧烈。X线片示：右肱骨外髁骨折，其骨折块约翻转150°。诊断同前。即按肱骨外髁骨折复位法整复，助手将患肘内翻，前臂旋后腕背伸；医者以拇指尖自外内后方按压骨折片上缘，同时前臂旋后、肘屈曲130°位，以三角巾悬吊于胸前，局部外敷消肿散，内服活血镇痛汤，患儿肘部肿痛逐日减轻。2周后，肘部无肿，只有轻度压痛，将肘部固定于90°位，改敷接骨散，服跌打养营汤，练腕部、肩部活动。4周后解除外固定，肘部以化瘀通络洗剂熏洗。5周后右肘活动正常出院。（《中国百年百名中医临床家丛书·林如高》，中国中医药出版社，2001）

2. 妙法解析：肱骨外髁骨折，为常见的肘关节损伤之一，比肱内髁骨折多见。在肘关节损伤中仅次于肱骨髁上骨折，多由间接暴力所致。跌倒时手部先着地，若肘部处于轻度屈曲外展位，暴力沿前臂向上传达至桡骨头，肱骨外髁遭受桡骨头的撞击而发生骨折。骨块被推向后、外上方，若肘部处于伸直位且过度内收，附着于肱骨外髁的前臂伸肌群强烈收缩而将肱骨外髁拉脱，骨折块向前下移位。肱骨外髁骨折整复手法：患者正坐，助手握持患侧上臂下段，医者一手握前臂下段，嘱患者腕背伸。复位时使患肘内翻，前臂旋后，腕背伸。医者另一手拇指触及骨折粗糙面，指尖自外向内后方按压骨折片上缘，纠正其翻转，同时前臂旋后、屈肘，即可复位。若还有轻度向外移位，可将骨折块压向内，同时轻轻做几次肘部屈伸动作，使骨折块对位更好。

（三）左肱骨外髁骨折（石幼山医案）

1. 病历摘要：董君。堕梯撑伤，左臂肘肱骨外髁骨折移位，已为初步按捺平整复位，瘀血凝留，青紫肿胀，尚有蔓延之象。关节骨折，预后恐难恢复正常，先拟软夹缚固定，内服化瘀消肿清营为治。忍冬藤、嫩桑枝各 12 g，骨碎补、落得打、连翘壳、赤芍各 9 g，炙土鳖虫、炙乳香、苏木屑、泽兰叶、炒荆芥各 6 g。（《申江医萃·石筱山、石幼山治伤经验及验方》，上海中医药大学出版社，1993）

2. 妙法解析：肱骨外髁骨折轻度移位复位时，患者坐位或仰卧位，助手握持患侧上臂下段，术者一手握前臂下段，将患肘屈曲，前臂旋后，另一手拇指按在骨折块上，其余四指扳住患肘内侧，两手向相反方向用力，使患肘内翻，加大关节腔外侧间隙，同时拇指骨折块向内推挤，使其进入关节腔而复位。术者再用一手按住骨折块做临时固定，另一手将患肘做轻微的屈伸动作数次，以矫正残余移位，直到骨折块稳定且无骨擦音为止。骨折初期宜活血祛瘀，消肿止痛，内服活血止痛汤或肢伤一方；局部外敷跌打万花油或消肿止痛膏。中期宜接骨续损，和营生新，内服肢伤二方或生血补髓汤。后期宜补肝肾、壮筋骨，内服肢伤三方或壮骨补筋汤。解除固定后，可用八仙逍遥散或上肢损伤洗方熏洗患肢。

（四）右肱骨外髁翻转骨折（郭维淮医案）

1. 病历摘要：姚某，男，8 岁。摔伤，右肘肿痛，不能活动。诊查时见右肘肿痛，以外侧为甚，肘关节功能丧失，触摸肱骨外髁高突变形，并有异常活动。X 线片示：右肱骨外髁翻转骨折，属外侧变位型，骨折槎面指向外后上方。诊断：右肱骨外髁翻转骨折。当即行手法整复，术者右手持患肢手腕，使患肘半屈位，前臂旋前，术者左手持患肘，以拇指推骨块后下缘向前上，示指压骨块前上缘向内下，两指协调动作，使骨折块向前内上翻转；在此同时，将患肢前臂旋后伸直，复位成功。X 线透视，复位良好。用 4 块小夹板伸肘固定，内服活血疏肝汤消肿。半个月后复查，局部肿胀基本消失，无压痛，骨折已愈合，去除固定物，袖带悬吊前臂，开始活动。1 个月后复查，肘伸 160°，屈 90°，按摩活筋，外用舒筋利节中药温洗。（《古今名医骨伤科案赏析》，人民军医出版社，2006）

2. 妙法解析：肱骨外髁骨折，根据骨块移位情况，可分为无移位骨折，轻度移位和翻转移位骨折。翻转移位骨折又可分为前移翻转型和后移翻转型。若旋转发生在两个轴心上，表明骨块上的筋膜完全被撕裂，由于前臂伸肌群的牵拉，使关节面指向内侧，而骨折面指向外侧，骨折块不但在横轴上旋转，同时还在纵轴上旋转，以致骨块的内侧部分转向外侧，而外侧部分转向内侧。肱骨外髁骨折为关节内骨折，复位要求较高。有移位骨折，要求解剖复位和给予妥善固定，最好争取于软组织肿胀之前，在适当麻醉下予以手法复位。一般在 1 周内进行复位成功率较高。半个月内仍可手法复位，半个月后复位成功率很低。无明显移位的肱骨外髁骨折，可用上肢直角夹板固定，屈肘 90°，前臂悬吊胸前，固定 2~3 周后，去除夹板固定，进行练功活动。

（五）左肱骨外髁骨折（孙广生医案）

1. 病历摘要：朱某，女，8 岁。患者于 4 小时前不慎摔伤，左手掌撑地，致左肘部疼痛，活动受限，继之肿胀，未经任何处理来我院就诊。经门诊医师查体及摄片后，以"左肱骨外髁骨折"收入住院。现患者左肘部疼痛，肿胀，活动受限。查体：左肘部肿胀，外侧压痛明显，可扪及明显骨擦感及异常活动，左肘关节功能活动明显受限，远端血运皮感正常。X 线片示：左肱骨外髁骨质断裂，外髁骨块向前外侧移位。诊断：左肱骨外髁骨折。治疗：整复固定，中药按骨伤三期辨证施治。患者取仰卧位，以聚维酮碘消毒左上肢皮肤，铺无菌巾单。透视下于外髁骨折块的外下方斜向钻入 2 mm 克氏针至骨折块中心，勿穿出骨折断端。术者站于患侧，一手握住左前臂屈肘 40°左右，并使前臂外旋，使桡侧伸肌群放松，另一手把持置于外髁骨折块外侧的克氏针推顶骨折块向尺背侧挤压，调整克氏针倾斜角度，纠正关节面倾斜，透视见断端对位对线好，于外髁处经皮打入 2 枚克氏针固定断端。拔出 2 mm 克氏针，处理针尾，埋于皮下，缝合伤口，包扎。外以夹板固定，术后创口常规换药。2周后复查，疼痛、肿胀消失，创口愈合，无特殊不适。予以拆线，维持夹板外固定，出院。3周后复查左肘部无肿胀及压痛，肘关节屈伸及前臂旋转活动正常。X线片示：断端对位对线好，骨折线消失。（《孙广生医案精华》，人民卫生出版社，2014）

2. 妙法解析：肱骨外髁骨折属关节内骨折，亦为前臂伸肌群的附着点，复位后断端缺乏稳定性，易再次移位，从而导致骨折不愈合、关节功能障碍，甚至出现肘外翻畸形。采用克氏针撬拨复位、闭合穿针治疗可有效地固定断端，利于骨折愈合及功能的恢复。

三、文献选录

（一）肱骨外髁骨折的类型

1. 根据骨折块移位的情况，可分为无移位骨折、轻度移位骨折和翻转移位骨折三种。无移位骨折暴力的作用较小，仅发生骨折，如裂缝骨折或移位很小的肱骨外髁骨折。轻度移位骨折骨折块向外移位，或有45°以内的旋转移位，骨折块仍位于肱骨小头和肱骨近段骨折面之间。

2. 翻转移位骨折又可分为后移翻转型和前移翻转型。①后移翻转型又称伸直翻转移位型，此型相对多见。②前移翻转型又被称为屈曲翻转移位型，此型少见。外侧肿胀，并逐渐扩散至整个关节，骨折脱位型肿胀最严重。肘外侧出现瘀斑，逐渐扩散可达腕部。伤后2～3日皮肤出现水疱。肘外侧明显压痛，甚至可发生肱骨下端周围压痛。

3. 移位型骨折者可能触到骨擦音及活动骨块。可发生肘外翻畸形，肘部增宽，肘后三点关系改变，肘关节活动丧失。被动活动时疼痛加重，旋转功能一般不受限。X线片示肱骨小头的骨折线多超过骨化中心的1/2，或不通过骨化中心，而通过肱骨小头与滑车间沟的软骨在干骺端处有一骨折线。骨折块可向外侧移位。骨折脱位型X线片，正位片显示骨折块连同尺桡骨可向桡侧或尺侧移位，侧位片显示可向后侧移位，偶可见向前移位者。肱骨外髁骨折在X线片上表现多种多样，在同一骨折类型中表现也常不一样。除肘关节正、侧位X线片外，尚应根据伤情拍摄特殊体位像，尚应酌情行体层片或CT检查。①肘外翻畸形肱骨远端桡侧骨骺软骨板损伤，可导致早期闭合，致使肱骨远端发育不均衡造成肘外翻，肱骨远端呈鱼尾状畸形。②尺神经炎或麻痹由于肘外翻畸形的牵拉，或尺骨鹰嘴对尺神经的撞击，均可导致尺神经炎。

（二）肱骨外髁骨折的常规治疗

此骨折是关节内骨折，又是骨骺骨折，骨折线通过骺板。复位满意与否，直接影响到关节的完整性与骺板处骨桥形成的大小和发生畸形的程度。因此无论采取何种方法，要求达到解剖复位，或近似解剖复位，以免发生严重的后遗症。各型骨折的治疗方法如下。

1. 骨折无移位型：屈肘90°，前臂旋后位石膏固定4周。

2. 侧方移位型：应进行闭合复位。X线检查证实已复位者，可用长臂后石膏托或夹板固定4～6周，固定时间依据复位后稳定情况，取伸肘或屈肘位及前臂旋后位。此型骨折为不稳定骨折。整复失败或复位后再移位不能复位者，应切开复位用2枚克氏针内固定。

3. 翻转移位型、骨折脱位型：采用闭合复位。闭合复位不成功者，均应切开复位，矫正骨折块的旋转移位。尽可能保留骨折块上附着的软组织，以免发生缺血坏死。用2枚克氏针交叉固定，术后用石膏托固定4～6周，拔除钢针，除去外固定，开始活动肘关节。

4. 陈旧性骨折：移位不严重，预计以后不会影响肘部形态及功能者可不手术，骨折块翻转移位或畸形愈合将严重影响功能者应手术治疗。只要术中复位满意，内固定牢靠，术后积极主动功能锻炼，绝大多数患者仍可获得较好的结果。即使术前肘关节已僵硬，手术后也能得到部分功能改善。

5. 并发症治疗：①肘外翻畸形。伤后肱骨远端桡侧骨骺软骨板损伤，可导致早期闭合。致使肱骨远端发育不均衡造成肘外翻，肱骨远端呈鱼尾状畸形。外翻明显者，可行截骨术矫正。②尺神经炎或麻痹。由于肘外翻畸形的牵拉，或尺骨鹰嘴对尺神经的撞击可导致尺神经炎，发现后应及早将尺神经前移，以免发生麻痹。本病是由于外伤性因素引起，注意生产生活安全，避免受伤是关键。

（三）名医论述选录

朱惠芳认为，在闭合手法整复过程中如何调整肱桡间隙是关键的。调整肱桡关系的目的是将折片推向肘后方从而有利于折片翻转复位。当加大前臂内收的角度时，肘腕关节后外方的间隙大，有利于骨折片向肘后方推送。然而，由于前臂内收，造成伸肌总腱紧张而对骨折片的牵拉，不利于骨折片后推送。因此，如果以扩大肱桡后外关节来推送折片向后不能成功时，则应改为前臂外展，使伸肌总腱处于松弛状态，以便将骨折片推向肘后方。

当手法整复结束，骨折片是否已翻转复位，在未行 X 线透视及摄片复查前，对其估计主要凭借手感。指下感觉与复位效果之关系：将折片推向肘后方时，指下有一种弹缩牵拉感，这就是折片被顺利推向肘后方；在牵引下屈肘时，指下有折片滑动感，继而出现弹响声；触摸外髁部已变为连贯，原隆凸畸形消失，肱桡关系正常；触摸外髁部没有折片在浮滑的感觉和响声，骨折块与骨干接触良好，则示骨折片已经复位。

本病传统治法为将骨折复位后用小夹板固定。因其固定不牢靠，常常造成骨折再移位，日久影响肘关节功能。并且因固定垫置于外髁部，常因加垫过厚或肢体肿胀引起局部皮肤压迫坏死。朱惠芳采用克氏针内固定加铁丝托外固定，固定牢靠，便于早期功能锻炼，综合了中西医两种疗法的优点，符合当代骨科微创治疗的理念。

第九节　肱骨小头骨折

一、病证概述

肱骨小头骨折是少见的肘部损伤。成人多发生单纯肱骨小头骨折，儿童则可发生合并有部分外髁骨折的肱骨小头骨折。该骨折易误诊为肱骨外髁或外上髁骨折。本病是由于剪式应力所致，即在肘关节伸直、外翻位摔倒时手着地，外力沿桡骨传导到肘部，桡骨头向上将肱骨小头撞下。同时外翻应力可引起内侧软组织损伤。其临床表现，肘关节后方肿胀在关节内，故表现不明显。但有明显的活动受限及肱骨小头部位压痛。合并内侧韧带损伤者，则有压痛与外翻活动加大的现象。损伤后，肘部肿胀和疼痛，肿胀多发生在肘外侧和肘窝部，疼痛和压痛部位限在肘外侧或肘前侧。肘关节伸屈活动受限，尤其屈曲 90°～100°时，常发生肘部疼痛加重并有阻力感觉。

二、妙法解析

肱骨小头前半冠状骨折（鲍志强医案）

1. 病历摘要：曹某，女，13 岁。从自行车上摔下，右手着地，致肘疼痛、微肿，活动受限就诊。全身情况好，X 线片诊断为右肱骨小头前半冠状骨折。伤后 40 分钟行闭合复位成功。屈肘 110°固定。2 周后改屈肘 90°位固定，3 周开始肘关节自动锻炼，4 周摄 X 线片检查见骨折愈合，8 周肘关节功能恢复正常。1986 年 1 月 28 日该患者又因跳远摔伤左肘部，曾经他院行多次闭合复位未成功，以左肱骨小头前半冠状骨折收住院。于伤后13日手术复位，克氏针交叉固定。术中见肱骨小头前半连同部分滑车骨折，滑车部粉碎为3块。伤口一期愈合，4周去克氏针，开始功能锻炼，配合中药外洗，但肘关节功能恢复缓慢。随访3年，右肘关节伸屈功能正常。左肘关节伸170°、屈90°，双侧关节皆稳定，无内外翻畸形，旋转功能均正常。X线片示：原骨折愈合良好，骨折块无坏死现象。（《特殊型骨与关节损伤医案》，中国医药科技出版社，1993）

2. 妙法解析：肱骨小头骨折，在肘部伤中较为少见。有人统计约占1.2%。肱骨小头前半冠状骨折，又称半肱骨小头骨折，是肱骨小头骨折的一种类型，又称Hahnsteimtnal骨折。本例属科赫尔骨折Ⅰ型，骨折块为肱骨小头的前半并连同部分滑车。Ⅰ型为肱骨小头边缘骨折，仅波及肱骨小头软骨或肱骨小头碎片骨折，又称科赫尔-洛伦茨型肱骨小头骨折。本病的损伤机制比较明确，当跌倒时，上肢外展，手部着地，桡骨上端向上向前冲撞。肱骨小头受到剪式应力，而引起前半冠状骨折。暴力的大小及肘关节的伸屈位置可决定骨折块大小及错位情况。本例骨折块为肱骨小头的前半，且连带部分滑车，折块在肱骨下端的前方，且发生旋转，使骨折面对着肱骨下端前面骨皮质，关节面朝向前方。如骨折块血液供应不好，有缺血坏死的可能，但一般骨块有软组织附着，临床发生缺血坏死的不多。本病有外伤史及比较典型的姿势，诊断并不困难。但由于骨折块和肱骨下端重叠。正位X线片只显半球状影像，侧位片则可明显提示骨折块在肘关节的前上方，应相互参证。

三、文献选录

（一）肱骨小头骨折的类型

Ⅰ型完全性骨折，骨折块包括肱骨小头及部分滑车。Ⅱ型单纯肱骨小头完全骨折，有时因骨折片小而在X线片上很难发现。Ⅲ型粉碎性骨折，或肱骨小头与滑车均骨折且二者分离。Ⅳ型肱骨小头关节软骨损伤。X线表现常有特征性，前后位X线片有助于判断合并的滑车骨折块大小，但只有侧位X线片才能反映此种损伤的特征，其典型的表现是出现"双弧征"。但若侧位X线片有轻度倾斜，肱骨远端就会遮盖骨折块，导致漏诊。必须仔细观察正侧位X线方可确诊。因骨块包含有关节软骨，故X线片不能反映其真正大小，实际骨折片所显示的影像大得多。有的肱骨小头和滑车同时发生骨折，若骨折片移位与肱骨下端重叠，易疏忽漏诊。可行CT扫描检查和三维结构重建以确诊。外伤史，损伤后肘部肿胀，疼痛明显，一般多发生于肘外侧和肘窝部。疼痛和压痛部亦在肘外侧或肘前侧。肘关节伸屈活动受限，尤其90°～100°时肘部疼痛加重并有阻力感。X线检查能显示骨折及分型。

（二）肱骨小头骨折的鉴别诊断

肱骨小头骨折时常与肱骨外髁骨折混淆，两者的鉴别尤为重要，治疗也截然不同。肱骨外髁骨折常造成肱尺关节不稳定，肱骨小头骨折只影响关节面，形成一个关节内骨片，但肘关节的稳定性仍能保持。肱骨远端全骨骺分离是儿童肘关节比较少见的骨骺损伤。该部骨骺的骨化中心尚未完全出现之前发生骨骺分离，骨化中心全部出现后的全骨骺分离则容易误诊为经髁骨折。肱骨远端骨骺系由肱骨外髁、滑车、内上髁和外上髁骨骺组成。肱骨外髁与肱骨滑车骨骺，借助于软骨连成一体，因此该部较薄弱。通常暴力可引起肱骨外髁软骨连接处断裂，为肱骨外髁骨折。但有时外力作用可使整个肱骨远端骨骺分离。

（三）肱骨骨折的复位手法

1. 尺骨鹰嘴牵引，小夹板或石膏托固定，治疗肱骨远端骨折24例：行常规尺骨鹰嘴牵引术，进针过程中注意勿损伤尺神经。牵引重量儿童1～2 kg，成人2～4 kg，牵引2～3日，对骨折端远端有重叠或前后移位的,可利用牵引重量和角度的调整,使其慢慢纠正。对有侧方或旋转移位的,应早期手法整复。牵引1～2日后,令患者做握拳、腕关节屈伸活动。1周后练习肘关节屈伸活动,先被动屈伸,练主动活动,忌左右摇摆。2～3周练习前臂旋转功能,范围从小到大逐渐增加。据X线片所示断端骨痂的生长情况来决定拆除牵引时间。儿童2～3周,成人3～4周。拆除牵引后用小夹板或石膏托,固定肘关节于屈肘90°位1～2周。同时加强练习前臂和上臂的肌力,解除固定后,练肘关节屈伸和前臂的旋转功能。中药按骨折三期辨证服用。结果:优良21例,一般2例,差1例,优良率为87.5%。(《江西中医药》,1993年第5期)

2. 屈曲牵引,矫正重叠及旋转移位,小夹板固定,治疗肱骨远端C形骨折25例:年龄4～15岁。患者仰卧,两助手分别握住上臂及腕关节,前臂旋后,伸直型屈曲牵引3～5分钟,矫正重叠及旋转移位。医者双手拇指推挤远折端内侧及后方,余指握于近折断桡侧,在助手使前臂外翻并徐徐屈肘时,将远折端推向桡偏位(矫枉过正)及前方。屈曲型相反。小夹板固定,悬吊于中立位。骨折早期用活血化瘀、消肿止痛中药,内服。4～6周后,去除固定,功能锻炼。配合中药熏洗等。补充营养及钙质。随访6～24个月,结果:优21例,良4例。(《中国骨伤》,2007年第10期)

3. 伸直牵引,推挤复位,小夹板及自制钢丝托板固定,治疗儿童肱骨下端骨骺骨折25例:患儿坐位,助手固定近端,医者一手握患腕,与助手对向牵引;远端向外侧移位,医者另一手拇指顶住远端,前臂旋前,同时向内侧推顶,再轻度屈肘,拇指推远端向前,余四指压远端向后,纠正移位;肱骨小头骨骺向外侧移位,伸直牵引下,轻度内收内旋前臂,医者另一手拇指顶住肱骨小头骨骺向内侧推挤。禁暴力。小夹板及自制钢丝托板固定患肢伸直旋前位,2～3周后,改屈曲位。早期握拳伸指锻炼;解除外固定后,肘关节功能障碍用软坚散结、松解粘连中药熏洗,并肘关节屈伸及旋转锻炼。随访0.5～3年,结果:优10例,良13例,差2例。(《中国骨伤》,2007年第10期)

4. 经皮钢针向下撬拨,半屈位夹板固定肘关节,治疗肱骨外髁翻转骨折26例:置患肘关节于半屈内翻位,常规消毒、麻醉,结合X线片摸清骨折块后经肘外侧穿入1枚克氏针,在X线下调整针尖位置,使其顶住骨折面上缘,用力向内、向下撬拨,将翻转移位变为单纯向外侧移位。然后将骨块向内推挤复位。拔出钢针,乙醇纱布覆盖伤口,半屈位夹板固定肘关节,3周后解除固定,逐渐活动,配合中药外洗。结果:达解剖复位者19例,近解剖复位5例,失败2例。3个月后随访,关节功能恢复良好23例,接近正常1例。(《中医正骨》,1991年第2期)

(四)肱骨骨折的治疗措施

1. 闭合复位:原则是使肘关节前关节囊松弛,加大肘关节前外侧间隙,以利复位。部分骨折块大者,无翻转移位时,可行闭合复位。复位时应轻度屈肘以解除前关节囊对骨折块的束缚作用。但屈曲过多时,则桡骨头又可妨碍复位。利用被动肘内翻加大外侧关节间隙,用手指将骨折块向远侧推挤。复位后屈肘位固定,因有桡骨头的阻挡作用,骨折块稳定。用石膏托固定4周后,开始主动活动。

2. 切开复位:完全型骨折,闭合复位不成功者,应行切开复位。肘关节外侧切口,复位后由于骨折粗糙而接触面广泛,屈肘位骨折相当稳定。大多数不需内固定术而在屈肘位石膏固定4周。个别如复位后骨折块不稳定,有移位倾向者,可用细克氏针,由前向后内方向交叉固定。但术后不宜做屈肘活动。直到固定3～4周,才能做关节功能练习。骨折块复位后,也可用松质骨螺丝钉,由肱骨外髁背侧固定,但钉尖须止于软骨下。由于固定牢靠,术后3～5日即可开始屈伸活动。

3. 骨块切除：部分骨折骨块较小，应及时切除，有利于肘关节功能锻炼。否则将在关节内成为游离体，发生骨性关节炎。

4. 陈旧骨折的处理：肱骨小头骨折后，又未经及时的治疗，可导致肘关节功能障碍。肱骨小头在移位的位置上与肱骨下端愈合。关节骨面多已行性变。切开复位已不可能。可考虑切除阻碍关节活动的骨折块或桡骨头，同时再行肘关节松解术。肘关节功能可得到不同程度的改善。

（五）肱骨骨折的饮食宜忌

1. 宜吃的食品：

（1）食物要易于消化和吸收，慎用对呼吸道和消化道有不良刺激的辛辣品（辣椒、生葱、芥末、胡椒、酸笋、姜和燥热食物）等。在全身症状明显的时候，应给予介于正常饮食和半流质饮食之间所谓的软饭菜，供给的食物必须少含渣滓，便于咀嚼和消化。

（2）适当补钙，多晒太阳，均衡营养，科学烹调。有条件的话，多吃对骨折恢复特别是粉碎性骨折的恢复有帮助的食品：豆腐、虾、海带、紫菜、猪脑、鸡蛋、鹌鹑蛋、松花蛋、芹菜、胡萝卜、黑木耳、蘑菇、苹果、黑枣、桑椹干、花生、莲子。

（3）炒菜要多加水、时间宜短，切菜不能太碎。

（4）如果吃含草酸较多的菜，一定要先用热水浸泡 5 分钟去除草酸，以免与含钙食品结合成难溶的草酸钙，如菠菜、茭白、韭菜都是含草酸较多的菜。

（5）适当吃些杂粮，如高粱、荞麦片、燕麦、玉米等。

2. 不宜吃的食品：

（1）早期忌食酸辣、燥热、油腻，尤不可过早施以肥腻滋补之品，如骨头汤、肥鸡、炖水鱼等，否则瘀血积滞，难以消散，必致拖延病程，使骨痂生长迟缓，影响日后关节功能的恢复。

（2）忌多吃肉骨头。有些人认为，骨折后多吃肉骨头，可使骨折早期愈合。其实不然，现代医学经过多次实践证明，骨折患者多吃肉骨头，非但不能早期愈合，反而会使骨折愈合时间推迟。究其原因，是因为受损伤后骨的再生主要是依靠骨膜、骨髓的作用，而骨膜、骨髓只有在增加骨胶原的条件下才能更好地发挥作用，而肉骨头的成分主要是磷和钙。若骨折后大量摄入，就会促使骨质内无机质成分增高，导致骨质内有机质的比例失调，所以，就会对骨折的早期愈合产生阻碍作用。但新鲜的肉骨头汤味道鲜美，有刺激食欲作用，稍微吃些无妨。

（3）忌偏食。骨折患者，常伴有局部水肿、充血、出血、肌肉组织损伤等情况，机体本身对这些有抵抗修复能力，而机体修复组织，长骨生肌，骨痂形成，化瘀消肿的原料就是靠各种营养素，由此可知保证骨折顺利愈合的关键就是营养。

（4）忌不消化之物。骨折患者因固定石膏或夹板而活动限制，加上伤处肿痛，精神忧虑，因此往往食欲不振，时有便秘。

（5）忌过食白糖。大量摄取白糖后，将引起葡萄糖的急剧代谢，从而产生代谢的中间物质，如丙酮酸、乳酸等，使机体呈酸性中毒状态。这时，碱性的钙、镁、钠等离子，便会立即被调动参加中和作用，以防止血液出现酸性。如此钙的大量消耗，将不利于骨折患者的康复。同时，过多的白糖亦会使体内维生素 B_1 的含量减少，这是因维生素 B_1 是糖在体内转化为能量时必需的物质。维生素 B_1 不足，大大降低神经和肌肉的活动能力，亦影响功能的恢复。所以，骨折患者忌摄食过多的白糖。

（6）忌长期服三七片。骨折初期，局部发生内出血，积血瘀滞，出现肿胀、疼痛，此时服用三七片能收缩局部血管，缩短凝血时间，增加凝血酶，非常恰当。但骨折整复 1 周以后，出血已停，被损组织开始修复，而修复必须有大量的血液供应，若继续服三七片，局部的血管处于收缩状态，血液运行就不畅，对骨折愈合不利。

（7）骨折禁饮果子露。果子露的原料是用糖水、香精、色素等调配而成。它不含有人体所需的维生素和矿物质等。

3. 食疗选方：

（1）牛骨髓150 g，面粉（炒香）500 g，鸡蛋壳（焙干研末）100 g，黑芝麻（炒香）、白糖各250 g。研细，共和匀。每日取2匙用开水冲调食。用于肾虚肢体畏冷者。

（2）黄芪20 g，大枣5枚。煮汤代茶，或取汁代水煮饭烧粥均可。用于体质素虚的骨折迟缓愈合者。如易感冒者，加防风5 g，煮汤代茶。

（3）板栗（去壳取肉）300 g，嫩草母鸡（剖杀洗净切块）1只，加酱油、黄酒、糖，焖至鸡酥栗糯，分数次佐餐食之。用于脾肾两虚者。

（4）狗肉（浸泡后捶松，边捶边洗至血水净，沥干）500 g，草母鸡300 g，猪肘150 g。加水，焖煮至鸡、猪肘酥烂时，入枸杞子15 g，天冬、熟地黄各10 g，甘草3 g，再蒸至狗肉软烂调味，酌量取食。

第十节 桡骨颈骨折

一、病证概述

桡骨颈骨折并不多见，常与桡骨头骨折伴发，亦可单发，桡骨颈骨折主要是由于暴力引起，当提携角、肘关节多呈自然外翻状，在跌倒手部撑地时暴力由远及近沿桡骨向肘部传导，当抵达桡骨上端时，桡骨头与肱骨小头撞击，引起桡骨头、桡骨颈或两者并存的骨折。如暴力再大一些，还可出现尺骨鹰嘴或肱骨外髁骨折及脱位等。本病的临床表现主要有以下几点。①疼痛：桡骨小头处有明显疼痛感、压痛及前臂旋转痛。②肿胀：较一般骨折为轻，且多局限于桡骨头处。③旋转活动受限：除肘关节屈伸受影响外，主要表现为前臂的旋转活动明显障碍。④其他：应注意有无桡神经深支损伤，桡神经深支损伤会导致垂腕、垂指。

二、妙法解析

（一）左桡骨颈骨折（孙达武医案）

1. 病历摘要：贾某，男，35岁。患者5日前骑自行车时不慎跌倒，当时左肘部外侧肿胀、疼痛，前臂活动障碍，即就诊某区医院，经处理后肿痛未见减轻，今转我院。就诊时，患者面色苍白，痛苦呻吟，舌暗，脉弦滑。患者以右手托扶左肘部，左肘外侧明显肿胀，桡骨头处压痛甚，左肘屈伸活动受限，前臂旋转障碍，被动旋转前臂时左肘剧烈疼痛，有骨擦音。X线片示：左桡骨颈骨折，桡骨头向外侧移位（歪戴帽型）。诊断：左桡骨颈骨折。治疗：按桡骨颈骨折复位手法给予整复，一助手固定上臂，另一助手牵引前臂，在左肘关节伸直内收位末回旋转，医者两手拇指用力将桡骨头从外下方向上、向内推挤，即达复位。复位后，在桡骨头外侧置一长方形平垫，呈弧形围住桡骨头，并以夹板固定，屈肘90°以三角巾悬吊胸前。局部外敷消炎散，内服活血镇痛汤，练伸掌握拳活动。2周后局部肿痛明显减轻，改敷接骨散，内服跌打养营汤，练伸掌握拳及肩部活动。3周后局部无肿痛，解除外固定，以化瘀通络洗剂熏洗肘关节。4周后左肘活动正常。（《孙达武骨伤科学术经验集》，人民军医出版社，2014）

2. 妙法解析：桡骨颈骨折，如无移位的裂纹骨折、塌陷骨折、嵌插骨折关节面倾斜度在30°

以下，估计日后不影响关节功能者，不必复位。有移位骨折按上述推挤手法整复。桡骨颈骨折大多发生在骨骺尚未闭合的少年和儿童，常表现为肘部疼痛、肿胀及功能障碍，压痛局限于肘外侧。X线片示桡骨颈骨折或桡骨头骨骺分离后，这种骨骺分离呈"歪戴帽"状与桡骨干纵轴呈30°～60°，甚至达90°。孙氏对于此类损伤，主张将其复位，如难以成功，则应予以切除，以防止出现肘关节旋转功能受限。

（二）右桡骨颈骨折（孙达武医案）

1. 病历摘要：赵某，男，12岁。摔伤右肘部，当即肿痛，活动受限10小时。病史：患者于10小时前骑自行车摔伤右肘部，当即肿痛，活动受限，去当地医院就诊，诊为"骨折"，为求进一步治疗来诊。患者伤后无寒热，纳眠可，二便调。肘部肿胀，压痛（—），可触及骨异常活动，右桡动脉搏动好，指动血运好。X线片示：右桡骨颈骨折，桡骨小头向外侧移位约0.8 cm，呈40°。诊断：右桡骨颈骨折。治疗：活血化瘀、消肿止痛。①口服消肿止痛胶囊（本院制剂），每次3粒，每日3次。②手法（手术）治疗（住院）。围手术期处理：术前查血尿常规、凝血试验、肝功能、心电图等，排除手术禁忌，术后拍片、换药，酌情使用抗生素，出院前拍片，带接骨药，每次3 g，每日1次，口服。操作麻醉成功后，患者取坐位，无菌操作，手法触摸确定肱桡关节间隙，用直径2～5 mm克氏针于肱桡关节间隙沿桡骨近端外侧轴线向下约1.5 cm经皮刺入骨折断端，在助手轻度内收肘关节的同时，向近端撬起，使倾斜的桡骨小头复位，复位后将克氏针退出骨折间隙，并沿折线轻轻上下触探，确定桡骨小头复位情况，确定复位良好后，屈肘90°、前臂旋后位，用直径2.0 mm克氏针自肱骨外踝最高点后内1.5 cm处由后向前沿桡骨近段轴线穿针，当手下感到有两次明显的突破感时，再进入约4 cm，透视证实复位与固定准确，针尾折弯剪短留皮外无菌包扎。石膏夹固定肘关节于屈肘90°、前臂旋后位，术毕。局部无肿胀、无压痛，无纵向叩击痛，无异常活动。拍片示骨折对位好，骨痂中量，内有钢针固定。口服接骨药，每次4 g，每日1次。1个月后复诊。骨折愈合。（《孙达武骨伤科学术经验集》，人民军医出版社，2014）

2. 妙法解析：儿童桡骨颈骨折，其损伤机制多为间接暴力所致。当患儿摔倒时，肘关节伸直，因手臂旋前，手掌着地，身体重量和地面反作用力分别沿肱骨及桡骨传至肘关节外侧，肱骨小头与桡骨小头相互撞击，桡骨头颈部不能承受巨大力量而发生骨折，桡骨小头向外移位，使肱桡关节和上尺桡关节功能紊乱，并因桡骨头颈外侧缘承受冲力较大，常发生不同程度的嵌插，呈歪戴帽征象。当外力继续增大时，肘外侧失去了原来的支撑作用，肘关节过度外翻及后伸，造成肱骨内上髁撕脱骨折及尺骨鹰嘴骨折，甚至肘关节脱位。如不及时治疗，易造成肘关节发育异常，影响肘关节旋转功能。对于无移位和轻度移位的骨折，可行手法推挤桡骨小头复位，屈肘90°，铁丝托外固定3～4周后，进行功能锻炼。对于桡骨小头倾斜角及侧方移位较大的骨折，采取经皮钢针撬拨，利用杠杆原理复位的方法治疗，易被广大医务人员所接受。桡骨小头倾斜角＞30°的骨折，均可采取经皮钢针撬拨复位，特别对于桡骨小头倾斜＞60°或伴有肘关节脱位的骨折，由于桡骨颈外侧缘常有不同程度嵌插和压缩，关节周围的关节囊被撕裂破坏，复位后桡骨小头外侧失去原有桡骨颈的支撑作用，多为不稳定型。同时大多患儿具有好动的特点，临床上常会发生桡骨小头复位后再移位倾斜，影响了治疗效果。

造成肱骨内上髁撕脱骨折及尺骨鹰嘴骨折，甚至肘关节脱位。如不及时治疗，易造成肘关节发育异常，影响肘关节旋转功能。对于无移位和轻度移位的骨折可行手法推挤桡骨小头复位，屈肘90°，铁丝托外固定3～4周后，进行功能锻炼。对于桡骨小头倾斜角及侧方移位较大的骨折，采取经皮钢针撬拨，利用杠杆原理复位的方法治疗，易被广大医务人员所接受。朱氏认为，桡骨小头倾斜＞30°的骨折均可采取经皮钢针撬拨复位，特别对于桡骨小头倾斜＞60°或伴有肘关节脱位的骨折，由于桡骨颈外侧缘常有不同程度嵌插和压缩，关节周围的关节囊被撕裂破坏，复位后桡骨小头外侧失去原有桡骨颈的支撑作用，多为不稳定型；同时大多患儿具有好动的特点，临床上常会发生桡骨小头复位后再移位倾斜，影响了治疗效果。朱氏利用1枚直径2 mm钢针，于肱骨外髁后侧通过肱骨小头，顺桡骨方向穿针固定桡骨小头，有效地防止桡骨小头再移位，稳定了肘关节的正常对位关系，而进入骨内钢针的容积只占骺板总容积很小的一部分，对骺板的发育几乎没有影响。本法治疗桡骨颈骨折，避免了反复手法复位对周围软组织的损伤及手术切开复位时对局部血液循环的破坏及骨骺损伤，具有复位良好、操作简单、固定牢靠、损伤小等特点，值得临床推广。在临床应用中，应注意以下几点：术前应仔细阅片，术中应扣清桡骨小头移位情况，选好撬拨针的进针点及进针方向，避免损伤桡神经。穿针内固定时，应力求一次性成功，避免多次穿针，影响骺板发育。术后拔针前辅以坚强石膏外固定，绝对禁止肘关节活动，防止钢针断裂。

（三）桡骨头粉碎性骨折（王锁定医案）

1. 病历摘要：患者，女，35岁，工人。学骑自行车时不慎摔倒，左肘关节屈曲着地致伤，当时左肘关节肿痛，屈伸功能受限。体查时见左肘关节周围软组织明显肿胀，肘关节内侧皮下有大块瘀血斑，肘关节周围有压痛，尤以内侧压痛明显。肘关节屈伸及前臂旋转功能受限。肘关节屈伸范围40°～90°，腕、指掌关节活动正常。X线片示：桡骨头粉碎性骨折，距肱骨内髁1 cm处有2 cm×1 cm游离骨块。经仔细阅读X片，发现肘关节内侧虽有一游离骨块，但内髁处骨皮质仍比较完整光滑，疑桡骨头骨折块移位于肘关节内侧。在臂丛麻醉下行左肘关节前外侧切口，发现桡骨头成粉碎状，术中取出4块大小不等的骨块，桡骨头颈部劈裂不整齐。继续探查伤口，发现鹰嘴前方及肱骨小头的下后方之间有一手指能通过的小洞，用手指伸入能摸到肘关节内侧处的游离骨块，给以剔除，将桡骨头颈部骨折处给以修整后逐层缝合伤口。（《特殊型骨与关节损伤医案》，中国医药科技出版社，1993）

2. 妙法解析：桡骨头骨折且移位于肘关节内侧的比较少见。本例可能是肘关节成半屈曲位，前臂在极度内旋位时受暴力所致。桡骨头骨折后，由于暴力的作用使骨折块冲出肱骨头下后方鹰嘴前方之间到达肘关节内侧皮下。临床诊断时除正侧位片外，还应加拍以下位片。①斜位片：在正位的基础上摄前35°。②特殊位片：球管向远端倾斜，使射线与桡骨头关节面呈25°。以清楚显示骨折和移位情况。成人严重粉碎性骨折一般行桡骨头切除术。

（四）左尺桡骨下1/4骨折（时兴武医案）

1. 病历摘要：步某，男，学生。骑自行车摔倒，左前臂内旋，肘关节伸直外撑，手掌着地致伤。伤后肘部及前臂肿胀，疼痛，活动受限。即送往当地医院诊治，经X线片示：左尺桡骨骨折，给予复位固定。10日后，因患肘肿疼不减，来本院就诊。检查全身情况佳，左肘关节外侧肿胀，桡骨小头处压痛明显，同侧前臂下1/4处微肿胀、旋转活动受限，疼痛，后旋时更甚，肘关节伸屈功能亦受限。X线片示：左尺桡骨下1/4骨折，尺骨为短斜型，桡骨为横断型，尺骨高于桡骨；桡骨颈骨骺Ⅰ型骨折，骨骺倾斜并向侧方移位。治疗：手法复位。因尺桡骨骨折无明显移位，只整复桡骨颈骨骺骨折。患者取坐位，肘关节伸直。一助手牵引上臂，术者立于患侧手牵引前臂使患肘关节在内收位来回旋转，另一手拇指用力自桡骨头的下外方向上及向尺侧推挤移位使骨骺片复位。术后用前臂夹板固定，置前臂中立位，屈肘90°，腕颈带悬吊于胸前。4周后拍片复查，骨折已愈合，解除固定，加强功能锻炼。1年后随访，左肘关节及前臂外形、功能活动均正常。（《特殊型骨与关节损伤医案》，中国医药科技出版社，1993）

2. 妙法解析：桡骨颈骨骺骨折为儿童肘部少见的一种骨折，而同时合并同侧尺桡骨下 1/4 处骨折者则更为少见。此类骨折属传导暴力所致，当患者摔倒时，肘关节处于伸直外翻位，手掌撑地，强力旋转前臂而首先造成尺桡骨远端无移位或移位不明显的双骨折。骨折后，暴力继续向上传导，使桡骨向近侧尺侧冲击。与此同时，身体重力沿上臂向下传导，使肱骨小头向下向桡侧冲击。结果作用力与反作用力所形成的向心挤压力集于桡骨颈干骺端薄弱部位，致桡骨颈发生 I 型骨骺骨折。此损伤症状体征典型，但它由于同侧上肢骨关节多处损伤，故易发生误诊、漏诊。因此，检查时，应拍摄包括肘、腕关节及尺桡骨全长的 X 线片，以免延误诊治。

（五）左桡骨小头骨折（姜友民医案）

1. 病历摘要：程某，男，8 岁，学生。不慎从树上摔下致伤，两前臂肿胀，疼痛，活动受限，无昏迷，当地医院 X 线拍片提示两前臂骨折，用石膏托固定后来诊。体查时见全身情况尚好。右侧肘关节肿胀明显，前臂旋转受限并疼痛，旋后时疼痛更甚。肘后三角关系改变，鹰嘴上移，桡骨头部位压痛明显。左肘关节除肘三角关系正常、鹰嘴无上移外，其他同右肘关节。双侧腕部均肿胀、压痛明显。X 线示：左侧桡骨小头骨折，关节面向外后倾斜 10°左右；桡骨远端外侧干骺端处有明显骨折线，掌倾角变小。右侧桡骨小头骨折，关节面向前外侧轻度倾斜，尺骨鹰嘴向后上方半脱位。尺骨远端骨折已复位。治疗时以左侧为例，患者仰卧于整复台上，一助手固定上臂。术者一手握患者前臂，保持半伸直位，另一手拇指推桡骨小头向内向前即复位。复位后双侧均取半伸肘位超腕关节夹板固定，腕颈带悬吊于胸前。半个月去夹板，开始做关节活动。1 个月后复查，肘关节伸屈活动及腕、指关节活动均恢复正常，X 线片示：双侧桡骨头骨折位线良好，已有骨痂生成。（《特殊型骨与关节损伤医案》，中国医药科技出版社，1993）

2. 妙法解析：本例造成双侧桡骨头骨折及桡骨远端骨折的发病机制是，患者自树上摔下时，双前臂旋前位向前伸出，两手掌着地，暴力由下向上传导至桡骨下端时，因该处系松质骨与坚质骨交界部位，比较薄弱，因而造成该处骨折。骨折后，力犹未尽，继续向上传导，使桡骨头向近侧、尺侧冲击；同时身体重力沿两上臂向下传导，使肱骨小头向下，向桡侧撞击于桡骨小头的外缘，上下两力的撞击，而致桡骨头发生骨折。由于跌下着时，身体微向右侧倾斜，致上下两力除作用于桡骨头外，余力尚作用于尺骨。加之尺骨鹰嘴关节面的斜度，以致右侧发生半脱位，才缓解其力。因而造成了双侧桡骨头骨折及桡骨远端骨折，并使右肘关节半脱位。该种损伤诊断并不困难，除具有典型体征外，X 线片能清楚显示其解剖上的改变。但由于同一骨干两端均骨折，临床整复上有一定的困难。尤其是桡骨小头发生倾斜者，手法复位难以成功时，可采用克氏针抵拨复位。

（六）桡骨头骨折背向翻转移位（马昭甫医案）

1. 病历摘要：王某，男，12 岁，学生。10 日前不慎从树上摔下，左肘触地致伤。伤后因肿痛向附近医院求医，经整复治疗无好转。体查时见左肘关节处有一 3 cm×3 cm 大小淡青色瘀血斑，略显肿胀，桡骨小头处有压痛，肘关节不能屈伸，前臂不能旋转。X 线片示：桡骨头斜横形骨折，骨折块移位 3 mm，桡骨头背向翻转，骨折面纵向长与短之间差距约 2 mm。诊断：桡骨头骨折背向翻转移位。即采取臂丛神经阻滞下行手法治疗。先使患肘被动伸屈数次，再用右手拇指顶住桡骨头后侧一端，将肘关节伸直、屈曲（顶指不离开），反复屈伸即可复位。X 线证实准确复位后，用绷带加压固定，曲肘 90°悬吊于胸前。20 日后肿痛全消，X 线片示：有少量骨痂形成。（《特殊型骨与关节损伤医案》，中国医药科技出版社，1993）

2. 妙法解析：桡骨头与桡骨头紧密衔接，分界不甚明显，总长度成人一般也不过 2 cm 左右。所以该部位脱位、半脱位多见，骨折较少见。桡骨小头骨折背向翻转移位，则更为少见。该损伤治疗上提倡闭合复位，尤其是儿童一般不主张行桡骨头切除术，以免影响桡骨生长及继发下尺桡关节脱位。手法复位失败者，可采用克氏针抵拨复位；复位后不稳定者，可经皮穿针固定。

三、文献选录

桡骨颈骨折为发生在桡骨颈外的骨折，是人体常见骨折之一。多为间接暴力所致，患侧活动疼痛剧烈，局部肿胀，骨折处有明显压痛为临床特征。

（一）桡骨颈骨折的类型

除外伤史及临床症状外，主要依据X线平片确诊及分型。分析影像学所见，一般分为四型。①无移位型：指桡骨颈部的裂缝及青枝骨折，此型稳定，一般勿需复位。多见于儿童。②嵌顿型：多系桡骨颈骨折时远侧断端嵌入其中，此型亦较稳定。③歪戴帽型：即桡骨颈骨折后，桡骨头部骨折块偏斜向一侧，犹如人戴法兰西帽姿势。④粉碎型：指桡骨、颈和/或头部骨折呈三块以上碎裂者。

（二）桡骨颈骨折并发症

儿童由于桡骨近端薄弱，暴力作用可造成头骺分离或干骺端骨折，即桡骨颈骨折。如暴力继续作用，肘关节进一步外翻，则造成肘关节内侧副韧带支持结构的损伤——内侧副韧带损伤或肱骨内上髁撕脱骨折；而伸肘位时尺骨鹰嘴紧嵌于鹰嘴窝内，可造成尺骨鹰嘴骨折；桡骨结节对尺骨的顶压，可导致尺骨上段骨折。由于外翻暴力的影响，桡神经与桡骨头关系又极为密切，故容易受到挤压或牵拉而致伤。本病伤后还常合并肱骨内上髁、尺骨鹰嘴骨折及桡神经、正中神经、尺神经损伤。

（三）桡骨颈骨折的常规治疗

本病的治疗主要有以下几种情况。①无移位及嵌入型：仅次肘关节用上肢石膏托或石膏功能位固定3～4周。②有移位者：先施以手法复位，在局部麻醉下由术者一手拇指置于桡骨小头处，另一手持住患者腕部在略施牵引情况下快速向内、外两个方向旋转运动数次，一般多可复位。③复位不佳者，可行桡骨头开放复位，必要时同时行螺丝钉内固定术。④粉碎性骨折，则需行桡骨头置换术，桡骨头不要轻易切除，否则会引起肘关节外侧不稳定，产生肘外翻畸形。一般预后均良好，个别病例如后期有损伤性肱桡关节炎症状时，或畸形愈合导致前臂旋转障碍，可行桡骨小头切除术。此外，尚有少数病例可引起骨骺早闭、骨骺坏死及上尺桡关节融合等。前两者对肘部功能影响不大，后者因手术操作不当所致，应加以预防。

第十一节　尺骨鹰嘴骨折

一、病证概述

尺骨近端后方位于皮下的突起为鹰嘴，与前方的尺骨冠状突构成半月切迹，此切迹恰与肱骨滑车形成关节。尺肱关节只有屈伸活动，尺骨鹰嘴骨折是波及半月切迹的关节内骨折。因此解剖复位是防止关节不稳及预防骨性关节炎及其他合并症发生的有效措施。尺骨鹰嘴骨折较常见，多发生在成年人。如摔倒时肘关节处于伸直位，外力传达至肘，肱三头肌牵拉而造成撕脱骨折。骨折线可能为横断或斜行，两骨折端有分离。或摔倒时肘关节伸直肘部着地，或直接打击到肘后，造成粉碎性骨折，骨折端多无分离。其临床表现，无移位骨折可有肿胀、压痛；有移位的骨折及合并脱位的骨折，肿胀范围较广泛。肘后方可触到凹陷部、骨折块及骨擦音。肘关节功能丧失。

受伤机制不同，其骨折也有不同特点，多为不稳定型骨折，多见于成人，儿童较少见。尺骨鹰嘴骨折为发生在尺骨鹰嘴处的骨折，是常见的肘部损伤之一。其主要临床表现为尺骨鹰嘴部疼痛、局限性肿胀，肘关节屈伸活动障碍，不能主动伸直或对抗重力。

二、妙法解析

（一）右尺骨鹰嘴骨折（林如高医案）

1. 病历摘要：陈某，男，45岁。患者于3日前在田间劳动时不慎摔倒，右肘后肿胀、疼痛、畸形，曾在当地医院拍片诊为"右尺骨鹰嘴骨折"。给予复位、固定，未见效。就诊时面色苍白，痛苦呻吟，以左手托扶右前臂。右肘呈半屈伸位，肘后明显肿胀，鹰嘴骨两侧凹陷处隆起。局部皮下瘀斑、压痛明显，可摸到骨折裂隙，右肘关节活动障碍。X线片示：右尺骨鹰嘴骨折，近折端向上移位。诊断：右尺骨鹰嘴骨折。治疗：先在右肘后穿刺抽出积血，以鹰嘴骨骨折整复手法复位，将肘伸直至150°，随即用夹板固定，后侧板超肘，并在鹰嘴骨后置坡形垫1个，以消炎膏外敷，服消炎退肿汤，练伸掌握拳。1周后局部肿痛减轻，改敷消肿散，服壮骨强筋汤。2周后局部只有轻度肿胀，外敷消毒散，继续内服壮骨强筋汤。3周后局部无肿痛，仍继续用上药，练托手屈曲、双手推车动作。4周后复查X线片：骨折处已有中等量骨痂。增加练滑车拉绳、手摇纺纱动作。5周后解除外固定，以舒筋活血洗剂熏洗右肘关节。6周后右肘活动正常。（《中国百年百名中医临床家丛书·林如高》，中国中医药出版社，2001）

2. 妙法解析：尺骨鹰嘴骨折，是常见的肘部损伤之一，多见于成人，多数由间接暴力所致。跌倒时关节处于半伸位，掌心着地，由上向下的重力及由下向上传达的暴力集中于尺骨半月切迹，同时肘关节突然屈曲，肱三头肌反射性急骤地强烈收缩，造成尺骨鹰嘴撕脱骨折。尺骨鹰嘴骨折整复手法：医者一手扶持前臂，另一手拇指、示指捏住尺骨鹰嘴突向远侧推按，同时使肘关节徐徐伸直，闻及骨擦音，说明骨折端对合。将骨折块稍加左右晃动，骨擦音逐渐消失，骨折块有稳定感时，即已复位。

（二）左尺骨鹰嘴骨折（朱惠芳医案）

1. 病历摘要：于某，男，16岁。患者2小时前不慎摔伤左肘部，当即肿痛，活动受限，未处理急来诊。患者伤后无昏迷呕吐，无寒热，纳眠可，二便调。就诊时见左肘部肿胀，压痛（＋），畸形，可扪及骨异常活动，左桡动脉搏动好，左手指活动及血运好。X线片示：左尺骨鹰嘴骨折，远折端向上分离约1.5 cm。诊断：左尺骨鹰嘴骨折。证属气滞血瘀。治疗：活血化瘀，消肿止痛。药用消肿止痛胶囊（本院制剂），每次6粒，每日3次，口服。并配合手法（手术）治疗。术前查血尿常规、凝血试验、肝功能、心电图等，排除手术禁忌，术后拍片、换药，酌情使用抗生素，出院前拍片，带接骨药，每次6 g，每日1次，口服。臂丛神经阻滞；患者坐位，常规消毒铺巾，无菌操作，将患肢伸肘120°，克氏针自肘后经皮穿入骨折近端骨块，并带动骨块复位，固定骨折远端，术者双手拇指按于骨块向远端推挤，使折端适当嵌插，补穿2枚直径2.0 mm克氏针。透视复位满意后，将钢针击入远折端髓腔，针尾折弯剪短埋入皮下。针孔用无菌纱布包扎。石膏外固定。1个月复查，骨折愈合良好。（《当代名老中医典型医案集·外伤科分册》，人民卫生出版社，2009）

2. 妙法解析：尺骨鹰嘴骨折多系间接暴力所致，跌倒时，肘关节突然屈曲、肱三头肌强烈收缩，将尺骨鹰嘴撕脱。近端受肱三头肌牵拉向上移位，骨折线多为横断或斜行。伤后尺骨鹰嘴部有局限性肿胀或疼痛，明显压痛，肘关节屈曲活动疼痛加重，主动伸直功能障碍。肘关节内积血时，鹰嘴两侧凹陷处隆起。尺骨鹰嘴骨折有时需与子骨及成人骨骺线未闭合进行鉴别诊断。

（三）右尺骨鹰嘴撕脱骨折（孙广生医案）

1. 病历摘要：李某，男，30 岁。患者于 6 日前上午骑自行车不慎跌下，右手撑地，即感肘后疼痛，不能活动。经某医院摄 X 线片后诊断为右尺骨鹰嘴撕脱骨折，手法复位与外固定未成功，准备手术内固定，患者未同意，故于今日改来我院治疗。现右肘关节肿胀、疼痛、活动受限，余无特殊不适。检查见右肘关节畸形、肿胀、压痛，可扪及骨擦感，触及尺骨鹰嘴断端，肘关节屈伸、旋转活动障碍。舌淡红、苔薄白、脉弦。X 线片示：右尺骨鹰嘴骨质断裂，近侧骨折块呈横断形，向上分离移位约 3 cm。诊断：右尺骨鹰嘴撕脱骨折。治疗：整复固定，中药按骨伤三期辨证施治。先在局部麻醉下予以手法整复。患者仰卧或坐位，一助手站于患者后外侧，用双手固定上臂不动。术者于患者前方，一手握患肢前臂，将肘关节置于 30°～45°微屈位，前臂旋后，先按摩肱三头肌等上臂肌肉，使肱三头肌松弛。另一手拇指、示指、中指三指分别放在鹰嘴的内、外及后方，用力将近段骨折片向下推挤，使之向骨折远端靠拢，并可稍加摇晃，至骨摩擦感消失、骨折片有稳定感时，即已复位。捏鹰嘴的拇指、示指、中指仍保持向下推按，握前臂之手将肘关节徐徐伸直，并屈伸数次，使半月切迹的关节面平复如旧。采用托板结合弹性带牵引固定。其托板用杉树皮制成，长 40 cm 左右（上达上臂中、上 1/3 段交界处，下至前臂下 1/3 段）、宽 5～6 cm。为了便于塑形与固定后保持一定的弹性，将托板中段上方用 10 cm 宽的胶布粘贴 1 周，再在板的内、外两侧边缘，加与板等长的 10 号铁丝，用胶布固定，外用绷带将板包扎，最后将托板在相当于肘关节的部位塑成 150°的角度。合骨垫用硬纸板制成，呈长方形，中空，长 6～7 cm，宽 3～4 cm，厚约 1 cm，以稍大于鹰嘴为度。弹性带：即市售松紧带，宽约 2 cm，长 30 cm 左右，两端缝合成圈，并用针线固定在合骨垫的上半部背侧面。胶布：2 块，一块凸形，底部长 25～30 cm、宽 10 cm 左右，突出部分长 10 cm、宽 6～7 cm。另一块的长和宽与凸形胶布的基底部分相同。先将凸形胶布贴在前臂下 1/2 段周围，其突出部分置于前臂掌侧上方。再将固定在合骨垫上的弹性圈穿入，将近侧骨折块固定在合骨垫的中空内，再将弹性带拉向前臂掌侧的胶布上，将凸形胶布的突出部分穿入弹性圈后反折过来，拉住弹性圈，再用另一块胶布绕前臂贴在凸形胶布及其突出的反折块上面，使弹性带牢固地固定在凸形胶布的突出块上，再将塑形托板置于前侧，使肘关节保持在 150°的微屈位。为了防止合骨垫因弹性带的牵引力向下滑动，将合骨垫的上半部用 3～4 cm 宽的胶布绕上臂固定在前侧托板上面，最后用绷带缠绕上臂及前臂以固定托板，将肘后骨折部外露，便于检查与敷药，固定 6 周。骨伤早期气滞血瘀，中药治宜活血祛瘀、消肿止痛，用上肢伤Ⅰ号方加减：红花 8 g，桃仁、当归、生地黄、川芎、牡丹皮、赤芍、延胡索各 10 g，三七（磨，兑）、甘草各 5 g，白茅根 15 g。水煎，每日 1 剂，分早、晚 2 次服。复位固定后即可开始手指、腕关节屈伸活动和肩关节活动，如抓空增力、耸肩等，禁止肘关节屈伸活动。第 4 周以后，在健手挟持下逐步进行肘关节主动屈伸活动，严禁用暴力被动屈肘。服 10 剂后疼痛、肿胀减轻，活动仍受限，饮食、二便正常。舌淡红、苔薄白、脉弦。复查 X 线片示：骨折对位对线良好，断端无分离。维持原诊疗方案。同时予以跌打胶囊口服。每次 3 粒，每日 3 次。服 7 剂后，疼痛、肿胀基本消失，活动好转，饮食、二便正常。舌淡红、苔薄白、脉弦。复查 X 线片示：骨折对位对线良好，有少量骨痂形成。去除前侧托板，嘱患者在骨折处无痛感的前提下，做适当的肘关节伸屈活动。骨折中期宜和营生新、接骨续损，方药用上肢伤Ⅱ号方加减：茯苓 15 g，骨碎补、补骨脂各 12 g，当归、赤芍、续断、地龙、丹参、桑枝、陈皮各 10 g，甘草 5 g。同时予以接骨胶囊口服：每次 3 粒，每日 3 次。服 14 剂后疼痛、肿胀消失，活动明显好转，饮食、二便正常。舌淡红、苔薄白、脉弦。X 线片复查示：骨折对位对线良好，有明显骨痂形成。去掉合骨垫与弹性牵引带，加强功能锻炼。骨折后期宜补肝肾、益气血、壮筋骨，予以壮骨胶囊口服：每次 3 粒，每日 3 次，服 2 个月。同时，进行理疗和中草药熏洗。中草药熏洗以破积软坚、活血化瘀、舒筋活络为主，方药用外洗通经利节方加减：三棱、莪术、透骨草各 20 g，乳香、没药、威灵仙各 15 g，桂枝、姜黄、羌活、红花、艾叶各 10 g。水煎，熏洗患部，每日 1 剂，分 3 次熏洗。3 个月后复查，骨折处已有明显骨痂形成。10 个月后随访，肘关节功能已接近正常。(《孙广生医案精华》，人民卫生出版社，2014)

2. 妙法解析：尺骨鹰嘴骨折因骨折线大多涉及关节，因此，强调正确对位，以恢复关节面的平整光滑和肘关节的稳定性及屈伸活动功能，避免发生创伤性关节炎。鹰嘴撕脱骨折复位后，为了减轻肱三头肌的牵拉力，必须将肘关节固定在接近伸直位，而较长时间的伸直固定，势必造成愈后屈曲困难。反之，屈曲活动过早，又会因肱三头肌的牵拉，使近侧骨折块再分离移位，影响骨折愈合。另外，尺骨鹰嘴骨折属关节内骨折，关节软骨面均有不同程度的破坏，由于关节面遭到破坏，因而影响关节活动功能，但在关节软骨面的修复过程中，需要关节做早期功能活动，才有利于关节面的自我塑形。由于存在上述几种矛盾，在治疗时往往顾此而失彼。利用托板、合骨垫与胶布固定加弹性带牵引治疗，由于弹性带加合骨垫的持续牵引，有效地控制了肱三头肌的牵拉力，使分离之骨折块能紧紧地附着在远侧骨折端上，难以发生分离移位。前侧放置托板，控制肘关节的屈曲活动和控制前臂的旋转活动，防止因屈曲活动过早致骨折块分离，防止因前臂旋转致骨折远端在半月切迹内同时发生旋转。

（四）右尺骨鹰嘴骨折（肖运生医案）

1. 病历摘要：肖某，男，16 岁，在舞台上翻筋斗不慎跌倒致右肘部胀痛，肘关节屈伸受限，持重活动无力，明显畸形，挤压肘尖刺痛，尺骨鹰嘴处有裂隙，经某县医院 X 线片示右尺骨鹰嘴骨折并分离，近端向上移位。意见：右尺骨鹰嘴骨折。由家人护送来院，收住院治疗。经查，右肘关节肿胀，肘内侧有青紫瘀斑，右尺骨鹰嘴处可扪及骨擦音，右小指麻木，纳差，二便正常，脉洪大，舌苔黄，治以祛瘀活血行气通络。药用儿茶 5 g，血竭、公丁香、木香各 6 g，茯苓、当归、红花、骨碎补、莲子、牡丹皮、大黄、片姜黄各 9 g。水煎服，每日 1 剂。服 6 剂。次日上午则行闭合手法复位后行 "7" 字形夹板外固定，肘关节屈曲 90°，三角巾悬吊于胸前。肘部肿胀减轻，瘀斑消退，X 线片示骨折对位对线良好，大便通畅，脉弦，舌苔薄黄，仍以祛瘀活血，行气通络。川芎、石菖蒲各 6 g，牡丹皮、生地黄、赤芍、当归、红花、桃仁、骨碎补、苏木、片姜黄各 9 g。服 6 剂后，右尺骨鹰嘴骨折肘部肿胀未除，瘀斑消失，小指已无麻木，手指握拳有力，饮食正常，舌苔薄白，脉细，治以补益气血，活血通络。药用党参 12 g，川芎 6 g，白术、茯苓、当归、生地黄、赤芍、桂枝尖各 9 g，五味子、细辛各 5 g，甘草 3 g。服 5 剂后，X线片示：右尺骨鹰嘴横断骨折，骨折端对位对线良好，有骨痂形成。右肘部肿胀消退，皮肤稍有紫暗色，肘内侧肌肉稍硬，其余正常。舌苔薄白，脉细，治以养阴滋肾强筋壮骨。药用熟地黄、山茱萸、茯苓、牡丹皮各 9 g，泽泻 5 g，山药、枸杞子、肉苁蓉各 12 g。服 6 剂后，肿胀消失，拆除夹板，肘关节屈伸受限，嘱其加强功能锻炼；其脉细。药用麦冬 5 g，菟丝子、枸杞子各 12 g，熟地黄、山茱萸、龟甲、杜仲、山药、肉苁蓉各 9 g，甘草 3 g。服 6 剂后，X 线片示骨折对位对线良好，大量骨痂形成，肘关节屈伸功能已基本恢复，脉细。药用麦冬 5 g，熟地黄、山药、山茱萸、龟甲、杜仲、肉苁蓉各 9 g，菟丝子、枸杞子、党参各 12 g，甘草 3 g。服 7 剂后，经住院 35 日的治疗，右尺骨鹰嘴已愈合，肿胀消失，肘关节屈伸功能恢复正常而出院，7 个月后来信：患者右肘关节屈伸功能正常，舞台练功毫无障碍，气候转变无不良反应。(《肖运生骨伤科临床经验集》，河南科学技术出版社，2017)

2. 妙法解析：

（1）尺骨鹰嘴骨折手法复位十分重要：对粉碎性骨折不容易对位，影响关节面的光滑，容易引起肘关节活动功能障碍；手法复位应尽量争取早期整复到位，而且要争取早期功能锻炼使关节面得到一定修复，使功能恢复良好。关节面不整齐，相互摩擦，容易导致创伤性关节炎，也应争取早期中药调理进行对症治疗，因此对尺骨鹰嘴骨折断端对位及关节面对位的要求相当高。通过这几例的治疗体会到不论横断的还是粉碎性的，在复位时除了将骨折近端向远端挤压，同时在肘关节稍屈曲时，还要借助肱骨滑车关节面来进行尺骨鹰嘴的塑形，使尺骨鹰嘴关节面整齐，就是骨折断端稍有轻度分离，骨折也会愈合良好。

（2）夹板固定：尺骨鹰嘴的近端是肱三头肌的止点，尺骨鹰嘴骨折近端骨体很短，由于骨折后在肱三头肌的收缩下，容易使骨折面分离，在固定时如何减少肱三头肌的收缩作用，我们因此设计了一种"7"字形夹板，就是肘屈90°位置，虽然肱三头肌张力增强时，由于"7"字形夹板钩住鹰嘴近端，在绷带的斜向拉力下，将近端拉住，既减轻了肱三头肌的张力，又利于骨折合拢而愈合。

三、文献选录

（一）名医论述选录

1. 孙达武教授认为，尺骨鹰嘴骨折由于位置表浅，容易复位。非手术治疗为使肱三头肌放松，需肘关节伸直130°石膏外固定，该位置属肘关节非功能位，容易引起关节僵直。切开复位AO系统张力带、钩、钢板、加压螺丝钉等内固定牢靠，可早期练习关节活动，术后效果好，但骨折愈合后需再次手术取出内固定器材。小儿尺骨鹰嘴骨折手术内固定时容易损伤骨骺，可出现骨骺早闭，发育畸形。闭合穿针内固定治疗尺骨鹰嘴骨折吸收了两者的优点，避免了两者的缺点，具备以下特点：尺骨鹰嘴骨折位置浅，复位较易，闭合穿针完全可以达到复位的要求。石膏外固定2周后拆除，早期进行关节功能锻炼，关节僵直的发生率大大降低。本法避免了手术切开复位对周围软组织的损伤，特别是对儿童骨骺的损伤，减轻了患者的痛苦，有利于骨折的早期愈合。

2. 朱惠芳随访了138例闭合穿针内固定的病例，术后3个月，功能均完全恢复。闭合穿针石膏外固定治疗尺骨鹰嘴骨折主要适应于尺骨鹰嘴的横形骨折、短斜形骨折以及碎块较少的粉碎性骨折，对于骨块较小的撕脱骨折、严重的粉碎性骨折疗效较差，不宜采用。操作过程中应注意避免损伤尺神经。

（二）临床报道选录

1. 用钳夹加压固定尺骨，推骨折块复位治疗尺骨鹰嘴骨折130例：取侧卧位，患肢在上，伸肘。助手扶持患侧前臂，肘部常规消毒，分3点局部浸润麻醉。于骨折线下5～10 mm处先用固定钳经皮固定尺骨，推骨折块复位，再用固定钩经皮透过皮质钩住鹰嘴骨块，而后将近滑动部套入固定钳旋扭螺丝，一手推挤鹰嘴，一手拉紧固定钩，触摸示骨折片复位时，将螺帽拧紧，无菌包敷，屈肘90°，腕颈带吊于胸前。固定后3、7、12日各复查1次，必要时应重新调整。固定后即可开始指、腕关节活动，2周后即可适当伸屈肘关节。3～4周局部无异常，X线片示有骨痂形成，即可去固定。结果：达解剖复位者84例，占64.6%，近解剖复位者42例，占32.3%，较差者3例，占2.3%，失败1例，占0.8%。（《中医正骨》，1991年第2期）

2. 丝线内固定治疗尺骨鹰嘴骨折26例：臂丛麻醉，自肘后正中切开，暴露断端，复位尺骨骨折，对齐鹰嘴关节面，用复位钳固定，在骨折远端1～2 cm处，横形钻1骨孔；用1号涤纶

（或 10 号）丝线，一侧用圆针绕肱三头肌在尺骨鹰嘴附着处深面环穿，另一侧穿过尺骨骨孔，两侧丝线在尺骨两边收紧打结，椭圆形环抱捆扎患处；继在椭圆形腰部将两线结横向收拢打结；捆扎患处的丝线呈日（或 8）字形。术后石膏托固定患肢屈肘位，换药，并屈伸活动患关节 0°～15°，隔日 1 次，3～4 周拆除；自主屈伸活动，范围渐增 2°～3°，每日＞3 次。结果：痊愈 2 例，Ⅰ 期愈合 24 例。（《中国骨伤》，2003 年第 10 期）

3. 巾钳夹持固定治疗尺骨鹰嘴骨折 24 例：均术后，伸肘位，巾钳夹持固定。A 组 24 例，用 8 字钢丝法：分别于骨折近、远端 1.5 cm 处横行各钻 1 个孔，用 22 号钢丝 8 字形固定；再石膏托固定。B 组 32 例，用螺丝钉法：从鹰嘴向尺骨体平行钻入髓腔，拧入螺丝钉；石膏托固定。C 组 53 例，用张力带钢丝法：在骨折端与尺骨纵轴平行，钻入克氏针 2 枚，在骨折远端钻 1 个横孔，穿入 20 号钢丝，绕过突出的克氏针，8 字形交叉于骨折处，弯曲克氏针，锤入骨内。D 组 53 例，用鹰嘴钩法：用加压固定钩经皮穿透皮质钩住鹰嘴骨块，再按滑道远端位置，经固定尺骨，推按鹰嘴骨块并拉紧固定钩，复位后，旋紧蝴蝶螺母。结果：四组分别优 9、13、31、45 例，良 6、8、19、6 例，可 6、9、2、2 例，差 3、2、1、0 例，优良率 62.5%、65.6%、94.3%、96.2%。疗效 C、D 组分别优于 A、B 组（$P<0.01$ 或 0.05）。（《中医正骨》，2001 年第 2 期）

4. 双夹板固定治疗尺骨鹰嘴骨折 18 例：固定患肢上臂，医者一手握前臂，屈肘 10°，置前臂旋后位，另一手示指、拇指握稳肘尖，用力将近端骨折片向远端推近；保持推挤力，置内衬，助手用平垫置于肘尖，胶布固定，伸肘 0°位，超前臂及上臂中点连线长度的夹板前后固定；4～7 周后，改屈肘约 10°位，左右固定；2 个月后，达到（或接近）屈肘 90°，解除固定。根据骨折三期辨证施治：早、中期并用伤科黄水外敷，每日 3 次。结果：优 17 例，良 1 例。（《中国骨伤》，2002 年第 3 期）

5. 张力带内固定治疗尺骨鹰嘴骨折 35 例：经骨折端平行钻入克氏针 2 枚，骨折远端 3 cm 处横向钻孔，穿过直径 1.0 mm 钢丝 1 根，"8" 字交叉于骨折处，绕过突出克氏针，将钢丝收紧打结，折弯克氏针尾端并打入骨内，将张力带钢丝压在下面。对照组 28 例，用尺骨鹰嘴钢板内固定：钢板置于尺骨背侧，拧入鹰嘴端拉力螺钉，勿打入软骨面，骨折端加压后，拧入尺骨干皮质骨螺钉内固定。均早期功能锻炼。结果：两组分别优 23、20 例，良 10、7 例，可 2、1 例。（《中国骨伤》，2008 年第 1 期）

第十二节　尺骨上 1/3 骨折合并桡骨头脱位

一、病证概述

尺骨上 1/3 骨折合并桡骨小头脱位称孟氏骨折。孟氏骨折多发生于青壮年及小儿，直接或间接暴力皆可引起。1914 年意大利外科医师 Monte g gia 最早报道此种类型骨折，故称孟氏骨折，多为间接暴力致伤。分为伸直、屈曲、内收 3 型。其中伸直型比较常见，多发生于儿童。肘关节伸直或过伸位跌倒，前臂旋后掌心触地。作用力顺肱骨传向下前方，先造成尺骨斜形骨折，残余暴力转移于桡骨上端，迫使桡骨头冲破并滑出环状韧带，向前外方脱位，骨折断端向掌侧及桡侧成角。成人直接暴力打击造成骨折，骨折为横断或粉碎性。屈曲型多见于成人。肘关节微屈曲，前臂旋前位掌心触地，作用力先造成尺骨较高平面横形或短斜形骨折，桡骨头向后外方脱位，骨折断端向背侧桡侧成角。内收型多发生于幼儿。肘关节伸直，前臂旋前位，上肢略内收位向前跌倒，暴力自肘内方推向外方，造成尺骨喙突处横断或纵行劈裂骨折，移位较少，而桡骨头向外侧脱位。其临床表现外伤后肘部及前臂肿胀，移位明显者可见尺骨成角或凹陷畸形。肘关节前外或后外方可摸到脱出的桡骨头。前臂旋转受限。肿胀严重摸不清者局部压痛明显。根据患者有明显外伤史，患肢疼痛，活动受限，局限性压痛。X线片可确定骨折部位及移位情况。X线片示：在尺骨1/3交界处，横形或短斜形骨折多无严重粉碎。如尺骨骨折移位明显，桡骨小头将完全脱位。在前后位X线片、尺侧位片可见桡骨头脱位。

二、妙法解析

（一）左尺骨上段骨折并桡骨头脱位，屈曲型（孙达武医案）

1. 病历摘要：徐某，女，18岁。昨晚坠于地沟内，左手触地跌伤，肘部肿痛不能活动而来诊。就诊时左肘关节及前臂明显肿胀，肘后下方尺骨向后侧成角畸形，可触及骨擦音，异常活动，肘外后侧隆凸，可触及脱出之桡骨头，压痛广泛明显，肘关节屈伸及前臂旋转功能均受限；手腕运动功能及感觉未见明显异常改变。X线片示：尺骨上段为短斜骨折，断端向背侧桡侧成角，桡骨头向后外侧脱出。诊断：左尺骨上段骨折并桡骨头脱位（屈曲型）。治疗：①手法复位。患者平卧，患肢置中立位，一助手握患肢上臂中段，另一助手握腕部顺势拔伸，矫正重叠移位，并将前臂逐渐旋后，术者另一手拇指置于脱出之桡骨头后外侧，四指置肘前方，拇指用力向内及掌侧推按桡骨头，有回位声表示桡骨头脱出已复位成功。在两助手拔伸下，术者两手拇指将尺骨断端向掌侧按挤，使尺骨断端复位。术者一手握住已复位尺骨断端及桡骨头部，做肘屈伸活动，无受阻即复位成功。②固定。在前臂掌侧上段置一分骨垫，桡骨头部置一半环型垫，均用胶布固定，在掌背侧及尺桡侧分别放置适度夹板，而尺侧板上下端均置平垫，绷带缠缚。固定完成后，拍片检查，尺骨骨折已解剖复位，脱出之桡骨头已复位。患肢屈肘悬吊胸前，嘱做手腕功能锻炼。③内治。按三期分治用药。5日后复诊，尺骨骨折对位良好，脱出之桡骨头已复位，痛肿胀见消退，调整夹缚，每周复诊调整固定1次。2周后渐做肘关节屈伸功能锻炼。5周后复查，患肢肿胀完全消退，骨折脱位均对位良好。拍片复查：骨折线稍模糊，有骨痂形成，已临床愈合。解除固定物，外用熏洗药，加强肘屈伸及前臂旋转功能锻炼。又2周后复诊，患肘功能完全恢复正常。（《孙达武骨伤科学术经验集》，人民军医出版社，2014）

2. 妙法解析：本例为屈曲型尺骨上段并桡骨头脱位，多见于成人。跌倒时肘关节处于微屈位，前臂旋前，手掌着地，传达暴力由掌心传向外上方，先造成尺骨上1/3横或短斜形骨折，骨折端向背侧，桡侧成角移位，由于暴力继续作用，尺骨骨折端的推挤和骨膜间的牵拉，使桡骨头向后外方脱出，对这类外伤问清致伤情况，是辨证和立法的有力依据。此类损伤在诊断时有几点值得注意的地方，首先体格检查时重点放在了压痛及肿胀部位，容易在阅片时忽略存在桡骨头脱位；其次是部分患者曾接受过手法复位或自行做过牵拉制动，使脱位的桡骨头已经复位，但固定中可复发脱位；再就是儿童不容忽视的尺骨上段（特别是近鹰嘴处）纵裂或青枝骨折的存在。治疗前术者要熟知伤情，手法稳、准，治多有效。

（二）左尺骨上段骨折并桡骨头脱位，内收型（孙达武医案）

1. 病历摘要：吴某，男，4岁。1日前于1m余高处跌落，右手撑地跌伤，肘部肿痛不能活动就诊。诊见：右肘关节及前臂明显肿胀，可触及骨擦音，异常活动，肘前外侧隆起，压痛广泛明显，肘关节活动受限。X线片示：尺骨上段骨折，桡骨头向前外侧脱出。诊断：左尺骨上段骨折并桡骨头脱位（内收型）。治疗：①整复方法。嘱患儿端坐于桌旁，患肢伸肘前臂中立位置于桌面上，术者左手固定患肢并确认桡骨头的位置，并在患儿不注意时，术者左手握拳捶击桡骨头使其复位。②固定。复位后小夹板超关节固定并悬吊，指导其功能锻炼方法，定期复查并调整夹板松紧度。伤后 4 周拍片示断端骨痂生长，去除固定并加强锻炼，随访 2 个月功能恢复正常。（《孙达武骨伤科学术经验集》，人民军医出版社，2014）

2. **妙法解析**：本案是孙氏处理幼儿内收型孟氏骨折的典型病案。内收型骨折是由于暴力使尺骨上端弯曲变形，并向桡侧成角，将桡骨头顶出关节囊，使桡骨头脱位所致。尺骨上 1/3 骨折的同时合并桡骨头脱位，是一类骨折合并脱位的复杂损伤，因为小儿骨折有机质成分较多，骨骼富有弹性，尺骨一般是青枝骨折，只是弯曲，并未完全断裂，临床整复极为困难，孙氏总结几十年的临床经验，独辟蹊径，采用"一锤定音"的手法整复，该方法通过桡骨头对尺骨的挤压使弯曲的尺骨得以纠正，桡骨头也回纳复位，正符合逆创伤机制而整复的正骨原理，即"从哪里来到哪里去"，取得较满意的疗效。

（三）左孟氏骨折并盖氏骨折（孙达武医案）

1. **病历摘要**：冯某，女，12 岁。患者在书桌上玩耍时不慎以左上肢外展、伸直，前臂旋前位，手掌撑地跌倒。当即左前臂畸形、疼痛伴功能障碍。随即被送入我院诊治。就诊时左肘、腕关节及前臂肿胀，腕部呈"枪刺"畸形，前臂旋转活动及腕关节功能受限，桡骨远端及尺骨近端均有压痛、骨擦感及异常活动，桡骨头在肘关节前外方可打及，桡动脉可打及，无神经损伤症状。X 线片示：桡骨远端骨折，远折端向掌、桡侧移位，下尺桡关节分离，尺骨近端斜形骨折，并向桡侧成角，桡骨头向前外脱位。诊断：左孟氏骨折并盖氏骨折。治疗：在臂丛神经阻滞下行尺骨开放复位，克氏针内固定。桡骨头脱位手法复位，牵引下维持。手法整复桡骨下端骨折移位，挤压下尺桡关节纠正分离，夹板固定。4 周后达临床愈合，除去内外固定，加强功能锻炼。5 个月后复查骨折愈合，上下尺桡关节无脱位，前臂旋转及腕关节功能正常，肘关节屈伸正常。（《孙达武骨伤科学术经验集》，人民军医出版社，2014）

2. **妙法解析**：孟氏骨折和盖氏骨折临床常见，但在同一前臂同时发生两种骨折、脱位者极为少见。因病情复杂，给临床治疗带来困难。本例根据伤情一处切开复位、一处闭合复位，不失为一种合宜的方法。关键是复位后维持对位，一般应用加长夹板超腕关节固定。只要能及时良好复位、牢固固定，多可获得理想效果，本例病案体现了孙氏对"复杂骨折简单处理"的治伤理念。

（四）左孟氏骨折（孙达武医案）

1. **病历摘要**：陈某，女，11 岁。患者骑自行车摔倒，左肘关节伸直外撑，手掌着地致伤。当即致肘部及前臂畸形、肿胀。伤后 8 小时来诊。就诊时全身情况良好。左肘关节及前臂中度肿胀，肘下掌侧面见一 1.5 cm 不规则皮肤裂口。肘关节屈伸活动受限。前臂中上 1/3 处有异常活动及骨擦音。抬腕、伸指功能正常。X 线片示：左尺骨上 1/3 斜形骨折，前后移位，重叠 1 cm，桡骨头骨骺 I 型骨折，骨骺倾斜，远折端向前分离移位。诊断：左孟氏骨折。治疗：伤后 9 小时，在臂丛神经阻滞下手术，清创见皮肤伤口与尺骨骨折端相通。尺骨行切开复位，克氏针内固定。肘关节后外侧切口见桡骨头骨骺骨折留在原位，环状韧带远侧大部分断裂，近侧未断部分仍套在桡骨头下。桡骨远折端向前上方移位。将骨折复位，缝合断裂的环状韧带。术后屈肘 90°，前臂中立位石膏托固定 3 周。半年后随访，左肘关节屈伸及前臂旋转功能正常。X 线片示：左尺骨骨折愈合好，桡骨头、颈形状及位置正常。拔出克氏针。1 年后随访，左肘关节及前臂外形、活动均正常。（《孙达武骨伤科学术经验集》，人民军医出版社，2014）

2. **妙法解析**：孟氏骨折是儿童常见骨折，系由于跌倒后，肘关节处于伸直位，手外撑，强力旋转前臂所致。临床一般分为伸直型、屈曲型、内收型及第四型。本例受伤机制与孟氏骨折相同。当尺骨折断后，暴力继续向上传达到桡骨头骺板处，因该处比较薄弱，先发生骨折，骨折远端向前冲破部分环状韧带发生移位，桡骨头骨骺则被残留的环状韧带挡在原位。本例只因存在桡骨头骺板这一特定环境，而发生骨骺骨折、环状韧带部分断裂，应称其为孟氏骨折的特殊类型（类似第四型）。治疗时应首先复位桡骨头骺，恢复桡骨的长度和支撑作用，再复位尺骨骨折，夹板固定。因该损伤有桡骨头骨骺骨折，易造成骨骺过早闭合而继发下桡关节分离。孙氏治疗小儿骨折多不用手术治疗，然本例患者病情特殊，非手术难以固定，故采用手术治疗，但仅仅是尽量简单的克氏针固定，并尽早拔出，以防影响其骨骺发育。

（五）左尺骨上 1/3 骨折合并右桡骨头脱位（林如高医案）

1. 病历摘要：蒋某，男，45 岁。患者于 1 日前骑自行车与他人相撞跌倒，当时即出现左前臂上部及肘部肿胀、疼痛、畸形，左肘部活动障碍，就诊时患者面色青，痛楚表情，舌暗紫，边有瘀斑，脉涩。左前臂上段尺侧及肘部畸形，局部肿胀，在前臂尺骨上段可触及骨折端，肘后外侧触到桡骨头，局部压痛明显，左肘关节活动受限。X 线片示：左尺骨上段骨折并右桡骨头脱位，屈曲型。诊断：左尺骨上 1/3 骨折合并右桡骨头脱位。治疗：按尺骨上段骨折合并桡骨头脱位屈曲型复位手法给予整复，复位后前臂上部及肘部畸形当即消失，疼痛减轻。在前臂骨折部的掌背侧各置一分骨垫，在桡骨头后侧置一压骨垫，在其后外侧置一小平垫，以夹板固定，将前臂放置伸肘 150°位，以三角巾悬吊胸前。局部外敷消炎膏，内服消炎退肿汤，练伸掌握拳和腕部屈伸活动。1 周后局部肿胀基本消退。2 周后局部轻度压痛，改屈肘 90°位固定，外敷接骨散，内服跌打养营汤，逐渐做肘部屈伸活动。4 周后局部无肿痛，X 线片示：骨折线模糊，有连续性骨痂生长。解除外固定，以化瘀通络洗剂熏洗患部，并开始练前臂旋转活动。6 周后，左肘部屈伸及前臂旋转活动正常。（《中国百年百名中医临床家丛书·林如高》，中国中医药出版社，2001）

2. 妙法解析：尺骨上 1/3 骨折合并桡骨头脱位，为上肢最常见最复杂的骨折合并脱位，又称孟氏骨折，这种特殊类型的损伤，是指尺骨半月切迹以下的上 1/3 骨折，桡骨头同时自肱桡关节、上桡尺关节脱位，而肱尺关节无脱位。尺骨上 1/3 骨折合并桡骨头脱位，根据暴力方向及骨折移位情况，可分为伸直、屈曲和内收三型，临床以伸直型常见。整复手法：患者正坐，肩外展 70°~90°，前臂中立位。如为伸直型整复：助手握住上臂中部，医者一手握住患者腕部相对拔伸，待重叠移位矫正后，医者另一手拇指置桡骨头前外侧，将桡骨头向内、背侧推挤，同时将肘关节屈曲至 80°~90°，即可使桡骨头复位。复位后嘱助手用拇指固定桡骨头，以防再脱位。医者双手拇指在背侧桡尺骨间隙，余指在掌侧桡尺骨间隙处进行捏分，然后双拇指分别按压在尺骨骨折近远端，矫正成角，然后推挤，以矫正侧移位。对屈曲型整复，拔伸手法同于伸直型，只是医者拇指置桡骨头外侧和背侧，将桡骨头向内侧、掌侧推挤。继而在桡尺骨间捏分，然后在尺骨骨折端向掌侧挤按。对内收型整复，拔伸手法同上，只是医者以拇指置桡骨头向内侧推按，再采用捏分手法。

（六）桡骨下段骨折合并下尺桡关节脱位（崔莘贤医案）

1. 病历摘要：王某，男，50 岁。工作时，手扶机床，被机床掉下的铁物砸伤左前臂，1 小时后就诊，经临床检查拍 X 线片确认为桡骨下段骨折合并下尺桡关节脱位。手法整复后拍摄 X 线片示：对位对线良好，4 周后拍片复查仍保持原有位置，7 周后拆除固定，骨科洗药热敷，每周 2 次，施轻度按摩手法，帮助恢复功能，10 周后开始做轻工作。（《北京市老中医医案选编》，北京出版社，1980）

2. 妙法解析：桡骨下段骨折合并下尺桡关节脱位，是一种既有骨折，又有脱位的损伤，又称盖氏骨折。多见于成人，儿童较少见。骨折极不稳定，整复固定较难，下尺桡关节脱位容易漏诊，造成不良后果。故对这种损伤应予足够重视。治疗可从以下几个方面着手。①整复背侧移位：患者正坐，肩外展屈肘，前臂中立位，一助手握肘部，另一助手握腕部，对抗拔伸，医者两手拇指放在背侧，余指放在掌侧，自上而下分骨，以矫正远端之靠拢，然后一手握骨折远端向掌侧推按，另一手捏骨折近端向背侧提拉，形成一种捻相对搓之力作用于断端，背侧移位即可矫正。远端向掌侧移位者，手法相反。应用此法不能复位者，可用拔伸推挤法，伤肢置中立位手心向下，在对抗拔伸下，医者先做分骨手法后，两手拇指放在断端，用指腹顶住上、下端，由尺侧向桡侧、掌侧推挤，即可复位。远端向掌侧移位者，伤肢手心向上，用同样手法从掌侧推挤。②整复下尺桡关节：骨折复位后，在维持拔伸下，医者两手虎口部交叉放于伤肢腕部尺、桡侧，向中心推挤，然后用两手鱼际部置于腕掌、背侧撩正尺、桡关节。固定：骨折经整复后，在维持拔伸下，在断端背侧放置分骨垫，用胶布粘住固定，有下尺桡关节脱位者，在腕背侧放置合骨垫，根据骨折移位情况加用方垫。用前臂双骨折夹板固定，但尺侧板不超腕关节，桡侧板超腕关节，以限制桡偏，保持整复后的位置，最后用4条布带捆扎，前臂中立位，颈腕带悬吊。术后处理及练功：整复固定后，3周内每周复查1次，均拍摄X线片，如发现问题及时处理，固定时间5～8周，可根据实际情况而定，自整复后第2日起，每日练习"拐磨子"的动作，即用好手托握夹板，做向里向外的拐动，3周内不做伸手握拳活动，以利于下尺桡关节恢复。

（七）左尺骨上1/3骨折合并桡骨头移位（董万鑫医案）

1. 病历摘要：周某，男，17岁。不慎摔伤左肘部，左肘疼痛剧烈，不能活动。就诊时左肘关节及前臂肿胀，肘关节活动受限，前臂旋转功能丧失，肘关节周围广泛压痛。尺骨的骨折部位出现成角畸形，可闻及明显骨擦音，能触摸到向掌桡侧突出的桡骨头。用手按压时有活动感，X线片确诊为左尺骨上1/3骨折，远端向桡侧完全移位，与近端重叠约3cm，并向背侧成角畸形，合并桡骨头向桡侧脱位。即用手法治疗，术者双手握住患部，用拇指由桡侧向尺侧按压，一只手握住前臂远端使前臂旋前。先将桡骨头复位，然后一助手握上臂中部，另一助手握前臂远端，两助手做对抗牵引，术者双手握住骨折部，两拇指在背侧，其余指在掌侧，手指间从掌背侧按压在尺、桡骨之间，然后由桡侧向尺侧推成角，中途出现骨擦音，术者手感折骨对位，随之又向尺侧推拉回。然后术者一手从掌侧向背侧按压骨折远端，另一手从背侧向掌侧托起，双手矫正折骨的掌背侧移位，及时采取夹板固定。外敷正骨散。先在桡骨小头桡侧压一棉垫，然后在折骨的掌背侧各压一棉垫，在折骨的近端背侧与远端掌侧各压一棉垫，最后用掌背侧纸板固定，纸板长度从尺桡骨近端至腕关节上方，屈肘90°悬吊胸前。2日后拍摄X线片，桡骨头已复位，尺骨骨折处对位对线良好，1周后再拍摄X线片复查，桡骨头复位保持良好，但尺骨折骨远端又向桡侧移位约1/2，当即拆开固定物又用上述手法将折骨再次复位，重新固定。以后每周复查1次，中途复位保持良好。至第7周拆除固定物，肘关节功能按摩，3周后患肢功能恢复正常，治疗中内服接骨药。（《中国现代名中医医案精华》，北京出版社，1990）

2. 妙法解析：本例骨折是骨科常见病，绝大多数又都有移位或成角畸形，如治疗不当，可影响患肢愈合的功能或给后期带来手术的麻烦，所以骨科医师对此病应多加注意。治疗时，应把桡骨头脱位作为重点，桡骨头复位后再将尺骨的骨折部由桡侧向尺侧推成角，然后再往回拉，拉至无角度时左掌背侧加压分骨，加一分骨垫，桡骨头处也用棉垫压住后用掌背侧短小纸板做初步固定，这时可进行透视，观察折骨与脱位复位情况，如复位好，再放外层大纸板固定。开始可3～4日复查1次，检查桡骨头是否出现再脱位，否则应拆除固定物再进行复位。3次后改为每周复查1次，一般固定5～6周。固定时应以固定桡骨头为主。

（八）左孟氏骨折（蔡德猷医案）

1. 病历摘要：蒋某，男，53岁。因工作不慎，左臂被重达200g钢筋压伤，当时局部剧痛不能活动。送县人民医院急诊，经 X 线片确诊为孟氏骨折，即在臂丛麻醉下，行髓内钉固定术、石膏托外固定后 12 日出院，4 个月后 X 线片未见骨痂形成，拆除内固定，第 5 日发现骨折断端重叠畸形，经手术整复后小夹板固定，3 个月仍不见骨痂形成，给服中药 3 周，X 线片复查见有骨痂生长。2 个月再次复查，骨痂生长良好，4 个月随访患者已能参加劳动。（《古今名医骨伤科案赏析》，人民军医出版社，2006）

2. 妙法解析：蔡氏用骨折速愈汤（全当归、川芎、赤芍、桃仁、红花、生地黄、降香、陈皮、自然铜、土鳖、骨碎补）治疗四肢骨折 92 例，结果：骨痂形成平均为 30.2 日。尤其对孟氏骨折疗效显著，本方具有活血化瘀作用。早期肿痛甚者，加琥珀末、制乳香、制没药、泽兰叶，血热重者加牡丹皮、红花、丹参，中期筋拘屈伸不利者，加桂枝、独活、伸筋草，后期须调补肝肾者，加熟地黄、制何首乌、生白芍。

（九）左尺骨上 1/3 骨折并桡骨头向前外侧脱位（段胜如医案）

1. 病历摘要：周某，男，11 岁。不慎摔伤左肘部，当即来院就诊。经拍摄 X 线片确诊为左尺骨上 1/3 骨折，远折端向桡侧完全错位，身近折端重叠，并向背侧成角畸形，合并桡骨头向前外侧脱位。即行手法复位，医者双手握住患部，用拇指由桡侧向尺侧按压，一助手握住前臂远端，使前臂旋前，先将桡骨头复位；然后一助手握臂中部，另一助手握前臂远端，两助手做对抗牵引，医者双手握住骨折部，两拇指在内侧，其余手指在掌侧，手指均从掌背侧按压在尺桡骨之间，然后由桡侧向尺侧推成角，出现骨擦音时骨折即复位，后又向桡侧拉回，然后医者一手从掌侧向背侧按压骨折远端，另一手从背侧向掌侧托起，双手矫正骨折的掌背侧错位。固定，屈肘 90°悬吊胸前，2 日后复查 X 线片桡骨头已复位，尺骨骨折位对线良好。1 周后又拍摄 X 线片复查，桡骨头复位保持良好，但尺骨骨折远端又出现向桡侧错位约 1/2。拆开固定按上法重新整复，再拍摄 X 线片。每周复查 1 次，未发现不良改变，脱位骨折部均保持良好。共 7 周拆除固定，肘关节功能按摩 3 周后，患肢功能恢复正常。（《北京市老中医经验选编》，北京出版社，1980）

2. 妙法解析：当肘关节伸直位下跌倒时手掌着地，由于肢体重力及地面之反冲力造成尺骨上段骨折，同时桡骨小头冲破环状韧带向前外侧脱位。临床常见伸直型、屈曲型、内收型 3 种，以伸直型和小儿内收型多见，而且骨折都有错位，并成角畸形。治疗尺骨近端骨折以固定桡侧为主，尺侧为辅，原因是尺骨骨折向桡侧成角的多。尺骨上段骨折合并桡骨头脱位，是指尺骨半月切迹以下的 1/3 骨折，桡骨头同时自肱桡关节、尺桡上关节脱位，而肱尺关节没有脱位。从病因病理上分析，直接暴力和间接暴力均能引起尺骨上 1/3 骨折合并桡骨头脱位，以间接暴力所致者为多。

（十）左肘关节内侧脱位并尺桡骨干骨折，左科雷骨折（任志远医案）

1. 病历摘要：刘某，男，24 岁，工人。于 1979 年 8 月 16 日高空作业时不慎从 12 m 高处摔下，左手掌着地，左侧胸背压在患肢上致伤，2 小时后急诊入院。检查急性病容，呼吸短促，口唇发绀，气管偏右，右肺听不到呼吸音。X 线片示：左侧多发性肋骨骨折合并血气胸，左上肢拍片为左肘关节内侧脱位并尺桡骨干骨折、左科雷骨折。治疗：急诊开胸做肺破裂修补术，手法依次整复肘关节脱位、科雷骨折和尺桡骨干骨折，最后整复桡骨头脱位，夹板固定。伤后 1 年复查前臂旋前 45°、旋后 40°，肘关节伸 130°、屈 65°，腕关节背伸 45°、掌曲 50°。（《特殊型骨与关节损伤医案》，中国医药科技出版社，1993）

2. 妙法解析：孟氏骨折是指尺骨上段骨折合并桡骨头脱位而言。由于受伤时外力作用方向和前臂所处的位置不同而尺骨骨折和桡骨头脱位的方向也有不同，按尺骨骨折成角和桡骨头脱位方向而分为 4 型：伸直型、屈曲型、内收型、外展型。本例属Ⅰ型（即内收型），分析其发生机制是两次暴力造成的。本病诊断一般无困难，但需注意桡骨头脱位的检查，因在肘关节脱位的情况下桡骨头脱位易被忽略。治疗上，在尺骨干骨折桡骨头脱位的情况下，尺骨小头的复位是比较困难的。因此，应先整复其他骨折、脱位，最后复位桡骨小头。另外，本例还合系有气血瘀，任氏能在解决主要矛盾的同时，不失时机地尽早处理骨科损伤的做法是可取的。

（十一）右尺骨上端纵形劈裂骨折（陈瑞华医案）

1. 病历摘要：高某，男，7岁。玩耍时不慎从3m高处跌下，双足踏着一块长约1m、宽约6.3m、厚约0.2m的木板一端，致木块另一端如跷跷板弹起，击伤右肘关节外侧，当即肿痛，次日来诊。体格检查时见右肘关节以尺骨上端为中心呈中度肿胀，肘关节外前侧有一纵形15 cm×1 cm表皮擦伤痕，无渗出液，尺骨上端明显压痛，肘关节屈伸旋转活动受限。X线片示：右尺骨上端呈纵形劈裂骨折，骨折片向上分离2 cm并向内移位。即采取手法复位。患者取坐位，两助手牵引下，术者双手掌对挤，使骨片靠拢后，术者双拇指由尺骨上端内侧轻轻向外推挤。术后肘关节功能位石膏托固定。拍片复查，骨折片对位对线可，上下分离约1.5 cm，配合用活血逐瘀中药。4周后拆除石膏托固，用中药熏洗3周并嘱锻炼肘关节。3个月以后随访肘屈伸旋转活动功能完全恢复。（《特殊型骨与关节损伤医案》，中国医药科技出版社，1993）

2. 妙法解析：尺骨上端骨折多合并桡骨小头脱位即孟氏骨折，本例患者尺骨上端骨折，桡骨小头并未脱位较少见，其骨折机制系外力由外向内打击桡骨，桡骨向内撞击尺骨，将尺骨纵形劈开而桡骨本身却未见产生骨折和脱位。这种骨折类型确属罕见，但诊断并不困难，治疗上采用传统的手法复位、夹板固定、内外用药、功能锻炼，一般可获得满意效果。

（十二）尺骨上1/3骨折合并桡骨头脱位，桡神经损伤（王湛清医案）

1. 病历摘要：

［例1］患者，女，50岁，工人。右上肢被搅拌机三角皮带卷碾伤住院。检查神清，血压17.3/10.6 kPa，右上臂中段组织呈环形撕裂伤，仅剩肱三头肌及少量软组织相连，肘部及前臂肿胀，苍白冷厥，桡动脉不能扪及，手部麻木伴有腕下垂。X线片示：桡骨无骨折，尺骨上1/3裂纹骨折，无成角及错位畸形，桡骨头轻度半脱位。治疗：立即在臂丛麻醉下清创探查，发现桡动脉挫伤、痉挛，予湿热敷无效。行动脉松解后痉挛好转，继之动脉搏动恢复。桡神经连续性正常，除稍有挫伤外，无断裂现象。继续向肘部及前臂探查，发现桡神经移位嵌顿于桡骨头之后下方，将其复位后检查无断裂现象。术后1个月复查，桡神经瘫痪症状完全恢复。

［例2］患者，男，7岁。检查左肘部肿胀、畸形，左腕下垂，伸指困难，虎口处痛觉消失。X线片示：尺骨上1/3骨折，桡骨小头前外方脱位。诊断：左孟氏骨折合并桡神经损伤。采用麻醉下手法复位，尺骨复位后挤压、旋转桡骨小头有阻碍感。X线片复查尺骨对位好，桡骨小头轻度前脱位。4周后拆石膏复查，桡神经运动、感觉功能无恢复。X线片示：尺骨对位好，骨折处有骨痂生长，桡骨小头仍呈轻度前脱位。即行手术探查，在臂丛麻醉下，取左肘Henry切口，在肘上找出桡神经近端向下探查，见肱桡关节囊、环状韧带破裂，桡骨小头向前方脱位，桡神经嵌于肱骨小头和桡骨小头之间并和周围组织紧密粘连。仔细分离使桡神经向外移出，见桡神经在肱桡关节受压处变细，连续性完整。再沿神经向下松解到旋后肌的Frohes腱膜弓，清除肱桡关节间的纤维肉芽组织，桡骨小头复位，石膏外固定1个月。术后2个月桡神经功能部分恢复，8个月全部恢复。肘关节屈伸、前臂旋转功能均恢复。（《特殊型骨与关节损伤医案》，中国医药科技出版社，1993）

2. 妙法解析：小儿孟氏骨折仅少数病例因环状韧带嵌入或桡骨小头碎片嵌于上尺、桡关节间可致桡骨小头复位困难。由于桡神经移位嵌于肱桡关节之间致复位困难者甚为少见。此2例说明，孟氏骨折（尤其是伸展型桡骨小头向前脱位者）合并桡神经损伤，手法复位桡骨小头有困难或有阻碍感时，应考虑有桡神经移位嵌于肱桡关节间的可能。应采取积极态度，早期手术探查。

（十三）右陈旧性孟氏骨折，合并桡神经深支迟发性麻痹（全时新医案）

1. 病历摘要：

[例1] 男，22岁，工人。右肘外伤14年，当时诊断为脱臼，经治疗好转后参加工作。于4个月前越野跑步后，感右腕背伸无力，诸掌指关节不能伸直，经理疗、针灸等治疗无效，于1973年7月26日来诊。检查右肘关节伸屈正常，肘外翻15°，桡骨小头向前脱出，前臂背侧肌肉萎缩，旋前活动正常，旋后较健侧差10°。腕关节背伸肌力弱，并向桡侧倾斜，诸指不能背伸，掌指关节屈曲，但被动活动正常，前臂及手知觉无缺失。X线片示：尺骨无畸形，桡骨小头向前脱位，尺骨小头向下突出。诊断：右陈旧性孟氏骨折，继发性下尺桡关节脱位，合并桡神经深支迟发性麻痹。治疗：于同年8月6日行手术探查，见桡骨小头向前脱位，尺骨、桡骨上端分离，环状韧带不能辨认。桡神经浅支正常，其深支在桡骨小头前方，与关节囊粘连而后进入旋后肌，并被脱出的桡骨小头顶向前方呈弯弓状，有张力。神经粘连松解后，仍有张力，尤其前臂旋前时张力更大，直至切除桡骨小头才见松弛。术后6个月复查，桡神经功能完全恢复正常。

[例2] 患者，男，10岁。8个月前跌伤致右肘肿痛，但腕和手能伸屈活动，在当地治疗好转。于6个月前出现伸腕、伸指无力，经治无效。检查右肘伸直正常，屈曲较健侧差10％，伸肘位在其前方可触及脱出的桡骨小头。尺骨上1/3向桡侧弯曲，前臂旋转正常，腕部无畸形，但伸腕无力，拇指及其余诸指、掌指关节不能伸直，被动活动正常，前臂和手部知觉无缺失。X线片示右尺骨向桡侧弯曲，桡骨小头向前脱位。诊断：右陈旧性孟氏骨折，合并桡神经深支迟发性麻痹。治疗：采用手术探查，术中见桡骨小头向前脱位，环状韧带撕裂，桡神经浅支正常，其深支在桡骨小头前方与关节囊粘连而后进入旋后肌，周围有瘢痕组织，并被桡骨小头顶向前方呈弯弓状，有张力。前臂旋前时张力更大，神经粘连松解后，切断尺骨矫正畸形，并用髓内针固定。复位桡骨小头，再造环状韧带，此时见桡神经松弛，张力消失。术后4个月复查，骨折愈合，桡神经功能恢复正常。（《特殊型骨与关节损伤医案》，中国医药科技出版社，1993）

2. 妙法解析：新鲜孟氏骨折常合并急性桡神经（或其深支）损伤，已被许多作者报道，至于陈旧性孟氏骨折合并桡神经深支迟发性麻痹，报道尚少。上述2例早期均无桡神经损伤症状，故此2例均为桡神经深支迟发性麻痹。分析认为其发生原因有：①解剖因素。桡神经深支紧靠肱桡关节，经桡骨小头前方旋向后外侧，进入旋后肌走向远端。在旋后肌浅层近缘常为弓状纤维束束缚，使其没有活动余地。故桡骨小头前脱位，环状韧带撕裂致使尺桡关节分离，旋后肌位置变形时更使旋后肌弓状纤维紧张。当前臂旋前时，畸形增大，又增加桡神经深支的牵张力。本文2例手术探查时，均见桡神经深支被脱位的桡骨小头顶向前方呈弯弓状，有张力。尤其在前臂旋前时见其张力增大。故在此解剖因素下，如遇前臂急速、强力旋前时，可使桡神经深支受到过度牵拉而致麻痹。本文例1在越野跑步中出现麻痹，可能受到一次急性过大牵拉所致。②桡神经深支在脱位的桡骨小头上受到长牵拉和摩擦，可能造成所谓继发性损伤性神经炎。此种麻痹应由轻至重，缓慢进行，一般仅作神经干外松解常常恢复是不完全的，神经干内外松解才能满意。本文2例桡神经深支功能缺失，均无逐渐加重表现，尤其是例1为急性损伤症状，而且此2例仅作神经干外松解术和桡骨小头切除或复位术，均获得完全恢复，从病程到疗效均不太符合继发性损伤性神经炎的表现。③孟氏骨折必然合并桡骨小头周围软组织损伤、粘连及瘢痕形成。但瘢痕受到肘和前臂运动的长期牵拉，逐渐软化和松弛，对神经干已失去压迫作用。相反，松弛软化的瘢痕促使前臂旋转活动的牵拉力都集中到桡神经深支上。这说明孟氏骨折后，桡神经深支麻痹解剖因素是重要的。④两例原发病时均为 10 岁以下儿童，且 X 线片示：桡骨头均向前脱位。这样使桡神经通过的拱桥间隙更窄，不能不说是迟发桡神经深支麻痹的一个重要因素。即使是成人，伤后桡骨头不能很好复位者，也同样可继发桡神经深支麻痹。因此，儿童期孟氏骨折（陈旧性）应争取早期手术复位（桡肱关节的解剖复位至关重要）和再造环状韧带，以免骨骺发育障碍（如肱骨小头发育不良致肘外翻），以及下尺桡关节继发性畸形，影响握力等。尤其桡骨小头前脱位应及早手术治疗，以免手法复位造成嵌夹导致桡神经深支迟发性麻痹。

三、文献选录

（一）尺骨上 1/3 骨折合并桡骨头脱位的基本类型

1. 伸直型：较常见，多发生于儿童。肘关节伸直或过伸位跌倒，前臂旋后、手掌触地，身体重力沿肱骨传向下方，先造成尺骨上 1/3 斜形骨折，残余暴力迫使桡骨头向前外方脱位，骨折断端向掌侧及桡侧成角。因直接暴力致伤者，骨折多为横断或粉碎型。

2. 屈曲型：多见于成人。肘关节微屈曲、前臂旋前位掌心触地，作用力先造成尺骨较高平面横形或短斜形骨折，桡骨向后外方脱位，骨折端向背侧和桡侧成角。

3. 内收型：多发生于幼儿。肘关节伸直、前臂旋前、上肢略内收位向前跌倒。暴力自肘内推向外方，造成尺骨喙突处横断或纵行劈裂骨折，移位较少，桡骨头向外脱位。

4. 尺骨上 1/3 骨折合并桡骨头脱位临床表现：外伤后肘部疼痛、活动障碍。肘部及前臂肿胀，移位明显者尺骨上段有成角或凹陷畸形，局部压痛，在肘关节的前外或后外方可触摸到脱出的桡骨头。肘关节在半屈曲位活动受限，前臂多在中位不能旋转。易并发桡神经损伤。

（二）尺骨上 1/3 骨折合并桡骨头脱位的常规治疗

1. 手法复位和外固定：采用全身麻醉或臂丛神经阻滞。伸直型复位时，屈肘 90°，前臂中立位，对抗牵引后，将桡骨头向尺侧及背侧推挤使之复位，然后采用折顶法将尺骨骨折复位，屈曲 90°位石膏固定 8～10 周。屈曲型复位时，肘关节伸直位对抗牵引，将桡骨头向尺侧及掌侧推挤复位，然后复位尺骨骨折，半伸肘位长臂石膏固定 6～8 周。内收型手法复位桡骨小头后，尺骨多可自行复位，长臂石膏固定 4～6 周。

2. 开放复位内固定：手法复位不成功者；陈旧性骨折，桡骨小头尚可复位者（3～6 周内），可手术复位，并尽可能修复或重建环状韧带，尺骨矫正畸形内固定。若不能复位桡骨小头，成人可切除桡骨小头，小儿则待成年后再切除。

3. 合并桡神经损伤：早期复位后可观察 1～3 个月，多可自行恢复。3 个月后不恢复者应手术探查松解神经。

4. 一般采用手法闭合复位加外固定的治疗：可获得较满意的效果，且整复后骨折愈合快，这点已得到众多学者的肯定。对成年人的新鲜孟氏骨折以非手术治疗仍是最好的治疗方法之一。只有对复位失败者，才考虑使用其他方法治疗。如经皮穿针内固定治疗和支架外固定器治疗，其二者的治疗本身一般对骨折和脱位等伤部的损伤小，故不稳定型或手法复位不成功者可考虑选择这两种方法。而严重且极不稳定的孟氏骨折，特别是陈旧性且畸形愈合以致前臂及肘功能障碍者，采取切开复位的整复治疗方法，是恢复正常功能的重要途径。要达到好的效果，除了满意的复位外，稳妥的固定并保持至骨愈合尤为重要，否则容易发生骨折再移位，可能遗留前臂及肘或腕关节的功能障碍。

（三）临床报道选录

1. 闭合复位及屈肘固定治疗孟氏骨折 88 例：均为伸直型。局部麻醉，患者仰卧，前臂置中立位，肘关节屈曲呈直角，肩关节外展，牵引，使桡骨小头复位。极度屈曲肘关节，以桡骨为支撑，撑开尺骨骨折端，纠正成角及重叠移位，捏挤尺骨骨折端对位。用石膏后托固定肘关节于极屈位（约120°）、前臂中立位。固定3～6周后去除，三角巾悬吊。功能锻炼。用活血化瘀中药口服。结果：优66例，良18例，中4例，优良率95％。（《中国骨伤》，2001年第4期）

2. 手法整复加外固定治疗孟氏骨折87例：麻醉下，中立位拔伸牵引，矫正尺骨成角重叠畸形，用折顶回旋分骨法使断端对位；再轻轻回旋前臂，同时用拇指向脱位反方向推压桡骨头。桡骨头与肱骨小头在一轴线上；桡骨头上关节面与尺骨冠状突在一个平面上；上尺桡关节的间隙约1.9 mm；均示复位成功。肘、前臂处中立位，用超关节夹板、掌背侧双分骨垫、加垫桡骨头处固定2～3周。骨折不稳定（或尺桡骨双骨折）石膏固定上肢2～3周后，改用小夹板固定。功能锻炼。复位后用高压氧12～24日。结果：优29例，良43例，可13例，差2例。（《中国骨伤》，2005年第10期）

3. 对抗牵引，指压还纳复位，肘关节伸直桡偏固定治疗新鲜孟氏骨折脱位31例：患者仰卧位，X线透视下，肩关节外展90°，两助手分别握上臂（或在腋窝下牵拉）、腕部做对抗牵引，渐伸直肘关节。医者两拇指根据孟氏骨折桡骨小头脱出方向作反向的指压还纳，助手旋前臂于旋前位。X线示桡骨小头复位后，医者虎口置于肘关节外侧，拇指、余四指分别置于桡骨小头前、后侧，钳住桡骨小头捏合固定，渐用力使肘关节呈桡偏状态30°～45°，示尺骨骨折被动牵伸复位。石膏置于肘关节内、外侧，固定肘关节于伸直桡偏位、前臂旋后位。2周后，改固定肘关节于屈曲90°位；4～5周后，去除固定。功能锻炼。结果：优18例，良13例。（《中国骨伤》，2007年第1期）

4. 对抗牵引，按压复位，石膏超关节固定治疗儿童孟氏骨折65例：麻醉下，尺骨为粉碎（或斜形）骨折，先伸直肘关节，对抗牵引，纠正桡骨头脱位后，助手固定。再与横形（或仅成角畸形）骨折，均对抗牵引下，纠正成角、旋转短缩等移位；肘关节轻度外展并伸直，同时用拇指按压桡骨小头复位。石膏超关节固定前臂旋后肘关节伸直桡偏位，用2周；改屈肘位固定，用2周；并行主动握拳锻炼。去除固定后，行前臂旋转及肘关节屈伸等锻炼。结果：复位成功57例，失败8例。随访8个月至10年，优41例，良16例。（《中国骨伤》，2002年第4期）

5. 对抗牵引，按压、提按复位，肘关节小夹板固定治疗儿童孟氏骨折18例：患者坐位（或仰卧位），两助手分别握伤肢远、近端对抗牵引5～10分钟。医者两拇指将桡骨头向后、向内按压，同时屈肘旋转前臂。整复骨折先矫正断端向桡侧移位，后双拇指抵骨折远端后侧，余指置骨折前侧用力。经牵引整复后，患肢屈肘90°，用肘关节小夹板固定，置中立板上悬吊胸前。早期握拳活动，禁止前臂旋转。酌用消肿止痛中药口服（或对症处理）。4～6周后去除固定，行肘关节屈伸锻炼。必要时配合伤科中药熏洗。结果：优14例，满意4例。（《中国骨伤》，2008年第8期）

6. 对抗牵引，推压复位，石膏塑形固定治疗儿童孟氏骨折37例：患者仰卧位，肩关节外展90°。伸展型：患者肘关节屈曲100°～120°，前臂中立位，两助手分别握患儿上臂、前臂作对抗牵引，医者一手拇指指压脱出之桡骨小头，另一手拇指及大鱼际置尺骨骨折成角前侧，余四指置其背侧向后推压。助手轻旋前臂置旋后位，使脱出之桡骨小头复位，并矫正尺骨骨折成角畸形。继用虎口卡压肘关节外侧桡骨小头处，捏合固定。屈曲肘关节呈100°，前臂旋后且桡偏30°，石膏塑形固定2周。屈曲型和内收型：前臂中立位，两助手分别握患儿上臂、前臂做对抗牵引，渐伸直肘关节。医者两拇指指压还纳脱出的桡骨小头至复位，助手虎口、拇指、余四指分别置肘关节外、前、后侧捏合固定。伸肘牵引时，医者用分骨、折顶法矫正尺骨骨折成角，肘关节伸直桡偏和前臂旋后位，石膏塑形固定。10～14日后，改用肘关节屈曲90°，固定2周。功能锻炼。3例手法复位失败用手术切开整复内固定。随访＜60个月，结果：优29例，良6例，失访2例。

《中国骨伤》，2005年第11期）

7. 挤压、推压，对抗牵引，指压还纳，夹板固定治疗儿童孟氏骨折并肘关节脱位11例：患者平卧位，两助手分别握患肢肘关节内、外髁，挤压纠正侧方移位，双拇指前推鹰嘴，使肘关节复位。按Bado分型，Ⅰ、Ⅲ型骨折继外展肩关节，屈肘关节＜90°，两助手分别握上臂、腕部，做对抗牵引；医者两拇指与桡骨小头脱出反向指压还纳；助手渐屈曲并置前臂旋后位，屈肘关节＜90°，石膏托固定。Ⅱ型伸直患肢，旋前前臂，医者用拇指自后外向前方推压桡骨小头，复位后固定肘关节于伸直位；1周后，改90°位。4周后，去除固定。功能锻炼。用1～2次，随访0.5～7年，结果：优8例，良3例。（《中国骨伤》，2006年第4期）

8. 中西医结合治疗儿童陈旧性孟氏骨折27例：肘关节后外侧切口，行尺骨骨折处斜形截骨矫形延长，纠正畸形，用钢板（或钢针）内固定；纠正桡骨小头脱位；清除上尺桡关节与肱桡关节处瘢痕组织，修补（或重建）环状韧带；屈肘90°，前臂中立位，用克氏针1枚，从肘后贯穿固定肱桡关节3周，关节囊紧缩缝合。屈肘90°石膏托固定5～6周。配合中医三期骨折辨证用药。术后3周按摩患肘，轻度旋转摇摆。每日1次；2周为1个疗程。撤除固定后，中药熏洗；按摩。随访0.5～2.5年，结果：优9例，良14例，可3例，差1例。（《中医正骨》，2003年第3期）

第十三节 桡尺骨干双骨折

一、病证概述

桡尺骨干双骨折是临床常见的前臂损伤之一，又称前臂双骨折，正常的尺骨是前臂的轴心，通过上下桡尺关节及骨间膜与桡骨相连。桡骨沿尺骨旋转，自旋后位至旋前位，回旋幅度可达150°。而导致骨折的暴力有直接暴力、传达暴力和旋转暴力，导致小儿前臂双骨折的，主要是传达暴力。前臂双骨折，以尺桡骨干双骨折较为多见，占全身骨折的6%左右。多见于青少年。由于解剖功能的复杂关系，两骨干完全骨折后，骨折端可发生侧方、重叠、成角及旋转移位，复位要求较高。必须纠正骨折端的种种移位尤其旋转移位并保持复位后良好的固定，直至骨折愈合。其临床表现为局部肿胀，疼痛，可见缩短、成角或旋转畸形。明显压痛，纵轴叩痛，前臂异常活动，骨擦音及旋转功能丧失。其诊断依据为有直接或间接暴力引起的外伤史，具有上述症状和体征。X线片可明确骨折和移位情况。做功能锻炼，6周时肘伸屈及前臂旋转功能可恢复。

二、妙法解析

（一）右桡骨头骨折，歪戴帽型（董万鑫医案）

1. 病历摘要：福某，男，12岁。2日前因跑步不慎摔倒，右肘部着地，立即右肘部肿胀，疼痛剧烈，不能活动。就诊时右肘部肿胀，皮肤青紫，肘关节及前臂旋转功能受限，桡骨头部压痛明显，无明显骨擦音。X线片确诊为右桡骨头骨折（歪戴帽型）。治疗：手法整复。患者坐位，把前臂放在桌上，前臂旋前，肘外侧在上，这样便于医师施用手法，术者两手握住肘部，双手拇指由桡背侧从下往上轻轻向上推挤桡骨头直至复位后固定。外敷正骨散，将折骨向原错位的方向处压一长方形棉垫，用两块纸板分别放在掌侧与背侧，长度由肘关节至腕上，再于桡侧放一条形硬纸板，然后屈肘90°，用绷带固定。每周复查1次，5周时解除外固定物。（《中国现代名中医医案精华》，北京出版社，1990）

2. 妙法解析：桡骨颈骨折或桡骨小头骨骺分离、骨折近端向外移位、桡骨头关节面向外倾斜、桡骨头关节面与胫骨下端关节面由平行改变为交叉，骨折近端与骨折远端外侧缘嵌插，呈"歪戴帽"型或移位。严重移位时，桡骨头完全翻转移位，其关节面向外，两骨折互相垂直而无接触，骨折近端还可同时向前或向后移位，如为桡骨头骨骺分离，则往往整个骨骺向外移位而带有三角形的一块骺端。桡骨头骨折"歪戴帽"型者较多，新鲜折骨容易复位，如骨折后2周左右，再行复位就不太容易，复位时由下向上推，也就是由手三里穴处开始，手轻缓向上移动，手指到骨边缘处用手轻推、重按"歪戴帽"型桡骨头，稍有移动就能复位。手法机触于外，巧生于内，灵活运用，如果至4周后折骨端稳固，可拆除夹板，动静结合，早期锻炼功能。

（二）桡骨小头骨折（萨仁山医案）

1. 病历摘要：刘某，女，11岁。2日前跑步，不慎右手按地跌倒，就诊时肘部肿胀发硬，压痛在肘外侧，活动功能障碍，尤其旋转疼甚。X线片示：桡骨小头骨折，完全移位于外侧，翻转90°（即关节倾斜角90°）。即按手法整复固定，整复后拍片对位满意。6日后复查对位达到解剖对位，27日骨折愈合，功能恢复临床痊愈。（《名老中医经验选编》，上海中医学院出版社，2006）

2. 妙法解析：桡骨头骨折（歪戴帽型），指桡骨颈上部的横骨折，骨折直接破坏了肱桡关节，小头向前外方或外下方移位。本型骨折多发生于少年或儿童，成年人少见。整复与治疗时应注意以下几个问题：①本型骨折多发于幼儿或青少年，都处于身体的发育期，若治疗不当，易造成畸形，影响发育，轻者形成肘外翻，重者引起后期功能障碍，所以早期给予正确的对位尤为重。②本型骨折所形成的血肿较深，移位不大或呈90°的完全移位的骨折，有时容易和肱桡肌的外伤性血肿相混淆，临床检查易误诊或漏诊，以致形成后期肘关节功能障碍。③由于本型骨折属于关节内骨折，加上血肿部位较深且硬，所以给早期整复带来一定困难，若一次整复不够满意，可再行一次，若血肿影响整复，可抽出积血或服活血消肿药物，待血肿消退后再整复，力争达到解剖对位，最低限度也要力争使桡骨小头关节面的倾斜角小于即肱骨小头关节面下切线和桡骨小头关节面切线所成的交角，这样在后期才不致影响功能活动。④此型骨折整复后一般都比较稳定，用局部洗药，放置月牙垫，屈肘位小于90°绷带缠绕，三角巾悬吊即可，这样不会造成前臂血运障碍，亦可保证肘关节一定的功能活动。

（三）右尺桡骨中段骨折（林如高医案）

1. 病历摘要：郑某，男，24岁。患者于5日前不慎从3m高处跌下，右前臂肿痛、畸形，就诊时患者面色苍白，舌红，脉细涩。右前臂中部向掌侧成角畸形，局部肿胀，压痛明显，有骨擦音，右上肢活动受限，但右手运动、感觉存在。X线片示：右尺桡骨中段骨折。尺骨近端向背侧移位，桡骨近端向桡掌侧移位。诊断：右尺桡骨中段骨折。入院后以捏挤分骨手法进行整复，复位后在尺桡骨断端掌背侧骨间隙各置一分骨垫，并据移位方向置压骨垫3个，用前臂夹板固定，外加扶手托板，纱布胸前悬吊固定，外敷消炎膏，内服安神止痛汤，练伸掌握拳动作。2周后局部肿痛消失，给外敷消毒散，内服续骨丸，做托手屈曲练功。复查X线片示：骨折处已有连续性骨痂生长。6周后去除夹板固定，以化瘀通络洗剂熏洗，并积极进行滑车拉绳、手摇纺纱等练功动作，8周后患者前臂旋转功能恢复正常活动范围，并从事轻体力劳动。（《中国百年百名中医临床家丛书·林如高》，中国中医药出版社，2001）

2. 妙法解析：尺骨、桡骨干双骨折可由直接暴力、传达暴力或扭转暴力所造成。传达暴力所致者多为跌倒时手掌着地，暴力沿桡骨纵轴向上传导，在桡骨中、上段发生横断或锯齿状骨折后，残余暴力通过向下斜行的骨间膜纤维牵拉尺骨，造成尺骨斜形骨折。捏挤分骨手法整复步骤：患者取坐位或仰卧位，肩外展80°，屈肘90°，中、下段骨折取中立位，上段骨折取旋后位。由两助手分别握住上臂与手腕做对抗拔伸以矫正重叠与旋转移位。继而医者双手拇指与其余四指相对，分别捏住背侧与掌侧骨折处，令助手徐徐用力拔伸，在持续牵引的同时，医者用力将尺桡骨间隙分到最大限度，两者之断端可以同时得到纠正而复位。经上法整复后，若还有残余移位，可采用托压推挤手法，即医者一手在分骨情况下固定骨折一端，另一手提按推挤一端。内、外侧的移位，须向中心推挤突向内、外侧的骨折断端；掌、背侧移位，须用提托手法向上托提下陷的骨折断端。

（四）右桡尺骨干中下 1/3 骨折（段胜如医案）

1. 病历摘要：高某，女，20 岁。1 个月前，右前臂被机器轧伤，当即送某医院急诊，X 线片示：前臂双骨折，即行手法复位。石膏固定 1 个月，X 线片示：对位不好。转某中医院，手法整复，夹板固定共 4 个月，发现右前臂桡侧高凸，轻度疼痛，右手旋转受限，就诊时 X 线片示：右桡尺骨干中下 1/3 横断骨折，骨折线明显，断端在同一水平，只有少量骨痂生长，向手背侧成角，测量为 150°。压之稍痛，经患者同意，未用麻醉，令患肢前臂掌侧平放桌面，术者双手掌叠起放于高凸之尖顶，突然用大力下压，听到有一响声，高凸处变平，患者并不觉太痛，用 4 块夹板过腕关节固定，X 线片示：桡尺骨干骨折的成角畸形已平复，对位良好。嘱每周来复查 1 次，每日患肢伸直，手掌直压墙壁，用力推挤 20 下，每日 3 次，每月复查 X 线片 1 次，经 4 个月的夹板固定及直臂平推锻炼，达到骨性愈合，停止治疗，嘱半年内不能从事重体力工作。随访 3 年，已恢复原工作，右前臂旋转功能良好，握力与健侧相等。（《段胜如临床经验》，华文出版社，2000）

2. 妙法解析：桡尺骨干骨折后，骨断端间可发生重叠、旋转、侧移位和成角 4 种畸形，复位有的容易，有的很困难。但一些陈旧性桡尺骨干横断残留成角畸形的骨折，治疗手法比较简单，且有规律。无论骨折后 3 个月或 6 个月，只要骨断端间未完全骨性愈合，就可将前臂平放桌面上，若背侧成角，前臂掌面放于桌上。若掌侧成角，前臂背面放于桌上，术者双手叠掌，放于成角最高处，用大力下压，常能听到一响声，畸形立即平复。一次不成，可再二再三，直至高凸平复为止。然后用过腕关节的夹板固定，拍摄 X 线片以证实。此法也可用于陈旧性股骨干骨折的成角畸形，疗效良好。

（五）桡尺骨双骨折（石幼山医案）

1. 病历摘要：王某，男，10 岁。患者右前臂因倾跌撑伤，肿痛不能动弹已有 8 日，外院 X 线片发现桡尺骨双骨折，有明显移位。经过整复在夹缚固定中，瘀血未化，肿痛尚剧，手背指节肌肤压疮，周围作痒。治以清营消肿化瘀续骨药。药用生地黄、紫荆皮、煅自然铜各 12 g，荆芥、当归、赤芍、牡丹皮、泽兰、桃仁、建曲各 9 g，甘草、没药各 6 g。初服 4 剂，肤痒已退，压疮亦瘥，原方去荆芥，加桑枝 12 g。外敷三色红玉膏夹缚固定。右前臂桡尺骨双骨折已 3 周余，局部肿痛已减，皮肤压疮已愈，骨折尚未稳定。再拟外敷夹缚固定，内服和营活血、舒筋接骨药。药用川续断、狗脊、桑枝各 12 g，泽兰、骨碎补、当归、姜黄、陈皮、桃仁各 9 g，生甘草 3 g。连服 14 剂，而后单服疗伤散 6 包，每日 1 包，又以壮骨丹 90 g 分 14 日服。右前臂桡尺骨双骨折已有 1 个月余，摄片已有骨痂生长，断端压痛不明显，唯前臂旋转不利。再拟舒筋续骨，成药调治。并嘱加强功能锻炼。壮骨丹 90 g，每次服 6 g，每日 2 次，以善后。（《老中医临床经验选编》，上海中医学院出版社，2006）

2. 妙法解析：桡尺骨干双骨折后，在骨折远、近端之间发生重叠成角、旋转及侧方移位畸形时，复位必须将桡尺二骨远、近端正确对位，四种畸形均需要矫正，以恢复二骨的等长及固有生理弧度，整复应根据患者的受伤机制，结合 X 线片所示骨折不同类型、部位及特点，认真分析，以决定首先整复尺骨还是桡骨。中 1/3 骨折，仅其中一骨干为横断或锯齿形的稳定性骨折，而另一骨干为不稳定的斜形骨折或粉碎性骨折时，应先整复稳定性骨折，以此作为支柱，然后再整复另一骨干的不稳定骨折。

（六）左尺桡骨中段骨折（孙广生医案）

1. 病历摘要：谢某，男，35岁。患者于1日前，因骑自行车摔倒，左手撑地，即感左前臂肿痛畸形，活动障碍，伤后经当地医院拍片诊断为"左尺桡骨中段骨折"，予以简单固定处理。今日来本院就诊，现左前臂肿痛不能握拳旋转活动，纳可，二便调。查见痛苦面容，自动体位，左前臂瘀肿，环形压痛，触及骨擦感，肢端血运可，皮感正常。舌淡红，苔薄白，脉弦。X线片示：左尺桡骨中段骨折，桡尺骨远折端均向掌侧移位，骨折端呈短斜形，自近端背侧缘至远端掌侧缘。血、大小便等正常。诊断：左尺桡骨中段骨折。治疗：整复固定，中药按骨伤三期辨治。患者左臂丛神经阻滞后，取坐位，左前臂屈曲旋前位置于整复台上，在C型臂X射线机监视下进行闭合穿针。先整复尺骨，经尺骨鹰嘴后方正中顺尺骨髓腔穿入1根2 mm克氏针达近尺骨小头下1 mm止。桡骨Lister结节尺侧缘做小切口，沿桡腕关节面上0.5 cm处，向桡侧偏20°、掌侧15°穿入一2 mm克氏针抵于桡侧髓腔壁，使之弹性顺应桡骨弧度至折端，手法整复桡骨达解剖复位，由助手将针穿过骨折端，抵于桡骨小头下骨皮质止。再以同样的方法紧贴第1枚针的上内缘打入第2、第3枚2 mm克氏针，分别止于第1枚针尖至断端的下1/3及下2/3处，呈阶梯状排列，折弯磨钝针尾，埋于肌腱下，缝合腕背横韧带及皮肤。前臂中立位小夹板固定。中药以活血化瘀为法，方用上肢伤Ⅰ号方加减：乳香、没药各7 g，桃仁、当归、赤芍、川芎、延胡索、香附各10 g，白茅根、桑枝各15 g，红花、甘草各5 g。水煎，每日1剂，分早、晚服，做手握拳伸屈腕、肘及肩臂抬举活动，4周后解除外夹板固定，指导逐渐练习前臂的旋转活动，且嘱患者多行前臂旋后练习。服10剂后，左前臂瘀肿明显消退，疼痛减轻，左腕背侧皮肤小切口已愈合。X线片示：左尺桡骨骨折端对位良好，内固定克氏针未见松动外退。余无异常，中药以接骨续损为法，改上肢伤Ⅱ号方加减桑枝12 g，党参15 g，当归、赤芍、川芎、桃仁、骨碎补、煅自然铜、白术各10 g，陈皮6 g，红花、炙甘草各5 g。然后服接骨胶囊（本院制剂）共5周，嘱加强手握拳伸屈肘、腕关节及抬举肩臂活动，注意饮食调养，进低脂高蛋白、含钙丰富的饮食，如猪骨汤、鱼虾食物，5周后来院复查。服10剂后疼痛肿胀消失，舌脉正常。X线片示：骨折线对位良好，骨折端大量骨痂形成。改服壮骨胶囊（本院制剂）4周，嘱3个月后来院复查。左前臂活动恢复正常，舌脉正常。X线片示：骨折愈合。（《孙广生医案精华》，人民卫生出版社，2014）

2. 妙法解析：尺桡骨骨折多针弹性髓内固定采用多根克氏针充填髓腔，可有效发挥弹性嵌紧效能。多针的横断面大小与尺桡骨髓腔宽度相等，挤压于髓内的多针因受髓腔空间的限制，相互强力压拢，紧嵌于髓腔内，从而产生良好的骨折固定作用。固定后，髓腔内壁被髓内针紧压，挤压的多针亦因其钢质的弹性而随之逐步张开，依然保持其紧嵌于髓腔内的原有固定效果，短期内不出现松动效果。尺桡骨通过上、下桡关节及两骨干间的骨间膜紧密连接，以尺骨为轴，桡骨绕尺骨旋转，桡骨干有一约93°的弧度突向桡骨。尺桡骨干双骨折后，桡骨弧度的改变和骨间膜松动不均，相对稳定性丧失，是造成前臂旋转功能障碍的主要原因。国内外文献报道，桡骨髓内钉固定一般从桡骨茎突桡侧或者背侧中点进针，克氏针进入后必然在髓腔尺侧壁上产生一个向尺侧的应力点，从而迫使骨折断端向尺侧成角，失去桡骨干原有的生理弧度和骨间膜的平衡，影响前臂旋转功能的恢复。由于桡骨干的变直将尺骨断端撑开造成分离，导致骨折的延迟愈合或不愈合。从桡骨Lister结节尺侧进针，克氏针通过断端后在髓腔外侧壁产生一个向桡侧的应力点，正好顺着桡骨向桡侧的生理弧度，从而恢复桡骨的正常生理弧度，有利于前臂旋转功能的恢复，这与钢板内固定的张力固定原则是一致的。

（七）左前臂中段双骨折后遗骨皮质缺损（季卫平医案）

1. 病历摘要：患者，12岁，白种女孩。2年前发生左前臂中段双骨折，经手法整复摄片复查位置满意，长管型石膏固定8周。随访中患者诉左环指有说不出的扣锁感，去固定摄前臂X线片检查，无明显异常发现。损伤后第10周，临床及放射科检查骨折均愈合而出院。2年后，患者在腕置中立位或背伸位时伸环指无力到手外科诊所求治。在腕屈曲位时环指才能直接完全伸直。尺桡骨X线片示尺骨原来骨折处出骨皮质缺损，怀疑骨折端有指深屈肌肌腱或肌肉的嵌入，行手术探查。取尺骨干掌侧切口进路，发现环指指深屈肌一部分肌腹嵌在尺骨皮质缺损处，指深屈肌肌腱正好于尺骨干远侧骨皮质缺损处有粘连。术中松解肌腹及肌腱粘连处，立即使环指无论在腕后伸或中立位均能完全伸直。术后9日，腕关节处于任何位置下，患者均能主动完全伸直环指。（《特殊型骨与关节损伤医案》，中国医药科技出版社，1993）

2. 妙法解析：骨折发生肌腱或肌肉嵌入在上肢中曾见报道，特别在尺桡骨中段或远端1/3部位双骨折中多见。当有此种情况出现时，难以获得良好复位，或者发生骨不连接，或者即使骨折能愈合，肌肉功能也要受影响。此种损伤，可根据腕置中立位或背伸位手指不能完全伸直并有明显的扣锁感来确诊。早期发现，在整复骨折的同时，采用先轻微扩大畸形、充分松解肌肉的方法，亦可使嵌入的软组织得以解脱而达完全解剖复位。术后鼓励患者做手指主动、被动活动，防止肌肉粘连。

（八）小儿桡尺骨双骨折（田心义医案）

1. 病历摘要：陈某，男，4岁，右前臂外伤后疼痛肿胀3日。患儿跌倒后在当地摄片为右前臂双骨折，而后就在当地实行手法复位。3日之中，每日复位一次，连续3次复位，越来越差，仍侧向移位和重叠移位，遂来我院就诊。查小儿右前臂肿胀，但手指血运好，活动可，X线片示：前臂下1/5段双骨折两断端在同一平面，且较平整光滑，并重叠和侧方移位1 cm。诊断：小儿桡尺骨双骨折。治疗：确定实行手法复位四合一小夹板外固定。先准备好适合小儿前臂的杉皮小夹板4块，扎带3根，并用软皮纸包铁丝（长条形金属物）的分骨垫2条，准备好X线透视机。手法：一人整复法。术者右手拇指放置在桡骨骨折远端背侧，余四指握住掌侧，左手拇指和余四指用同法握住桡骨骨折近端，握紧后双手同时用力轻轻向掌侧折顶，使桡骨骨折端对位，而后慢慢向背侧平复，透视，对位满意，术者左右手再由轻到重（不是很重而是相对用力）进行对向挤压，使原来平滑的两断端得到轻微嵌插，再轻轻外缠绷带2～3层，背、掌侧各置一分骨垫，再按顺序置背、掌侧小夹板轻轻加压，再置桡、尺侧小夹板，用3条扎带捆扎，而后X线透视满意，再X线片达解剖对位，悬吊于胸前，每日透视一次，检查扎带松紧度，连续透视3日，骨折端稳定再无移位。复位成功。

2. 妙法解析：小儿桡尺骨下端骨折，其暴力多由平地跌倒后以手掌撑地而致的传达暴力，此种骨折基本在同一平面或尺骨骨折线略低，其移位规律多为远折端向背侧和桡侧移位。其复位手法应考虑到是小儿肌肤嫩弱，肌肉较松，桡尺骨干较细，绝不能用成人的牵引复位手法去用力牵引，似此就会将小儿的肌肉越牵引越松弛。此例小儿前医已复位多次，不仅骨折端松弛，更是由于多次两断端摩擦而将骨折端的赖以复位时稳定的粗糙面磨平，故使后来复位者越复越难，即复位容易稳定难，故前三次复位（或多次复位）而不能对位，此次复位手法是既不牵引，也不回旋，而是轻轻折顶后对向挤压，使其稍作嵌插而成功。

（九）右桡骨下1/5段骨折（田心义医案）

1. 病历摘要：黄某，男，8岁。患儿于当日上午不慎以手撑地跌倒后感右手肿痛，活动不利而来院。体格检查：右前臂肿胀，手指血运及活动可，无明显成角畸形，随即行右前臂正位、侧位 X 线片示：右桡骨下 1/5 段斜行骨折，且远端向掌侧移位，断面斜行呈背向 180° 旋转移位形式，背面似重叠 3 cm。尺骨虽有骨折却无移位。即刻决定施行手法整复加四合一杉皮小夹板外固定，先准备好适合小儿患肢的小夹板四块、棉垫、绷带及扎带，并准备好 X 线透视机。手法整复步骤：双人回旋复位法。先由助手双手握住患肢骨折近端，亦即固定近端，术者握住骨折远端，并用一手拇指、示指捏住移位之桡骨略行对抗牵引，并在轻微牵引的情况下，将向掌侧移位的桡骨由掌侧→桡侧→再向背侧推挤，即远端围绕近端，从桡侧回旋 180°，两断端斜面吻合，透视达解剖对位，再依次缠纱布、放置压垫及小夹板。用续增包扎法，最后以 3 根扎带再捆扎固定，检查扎带松紧度、上下活动 1 cm，手指血运好，拇指可背伸，术毕，再复查 X 线片，骨折解剖对位。

2. 妙法解析：该例儿童虽然也属桡尺骨双骨折，但由于尺骨虽有骨折，是属于青枝骨折而没有移位，由于受伤时有旋转暴力，故桡骨属斜形骨折并向掌侧移位，以至于断端呈背靠背形式，其断面各向掌侧和背侧，此型骨折移位，看似重叠较多（似 3 cm），但确切说，没有重叠，因为其移位的断面在同一垂直线上，所以此种骨折的手法具有其特殊性。对于此种骨折的手法，不能使用折顶法，因为一是尺骨没有完全折断和移位，在折顶时尺骨不可能随之成角，因而阻碍成角手法的施行，即不可能折顶到 90°；二是由于桡骨断面呈斜形，骨端较尖，若强行折顶，也怕刺伤软组织，甚至刺伤皮肤，也可能使没有完全骨折的尺骨造成完全骨折，这样即使桡骨得以复位，也失去了尺骨的支撑作用而引起再侧向移位或纵向重叠移位。此型骨折只要复上位，再夹板固定后就是属稳定骨折，因而再移位的可能性很小，因而复位固定后，只要透视 1~2 次即可，主要是观察手指血运情况，防止缺血性肌挛缩等。

（十）小儿左桡尺骨中段骨折（田心义医案）

1. 病历摘要：田某，男，1 岁 6 个月。于 1981 年 9 月平地跌倒后，左前臂中段肿胀 3 日，家人以为"伤筋"而来院就诊。体格检查：左前臂肿，中段向背侧凸起。X 线片示：左桡尺骨中段骨折，向背侧成角，但桡尺骨均无明显移位，诊断：小儿左桡尺骨中段骨折。手法步骤：先准备好适合小儿前臂的两宽两窄杉皮夹板 4 块及绷带、扎带，由其家人抱好小儿，术者将患儿左前臂置于掌背侧小夹板之间，而后以左右手掌用力对向挤压掌背侧小夹板，移开夹板观察，向背侧成角纠正（若纠正不够，可用此法再重复挤压一次），外擦消肿、止痛药水，再用绷带、夹板、扎带以续增包扎法捆扎，注意松紧度一定要合适，随时观察患肢血运，固定 2 周即可。

2. 妙法解析：此类骨折常见于 2 岁以下的幼儿，因暴力不大，且小儿骨骼韧性较好，骨折后往往无明显移位，仅仅向背侧成角，此类骨折又不同于青枝骨折，因青枝骨折多为骨膜下骨折或仅有骨折痕迹或谓未完全骨折，因而移位的可能性不大，而此类骨折若复位手法不当，过于追求"笔直"，就有完全移位的可能，因此在手法复位时，只要纠正稍大的成角即可，使之仍有少许成角而保持骨折的嵌插和稳定性，即使略有成角，对小儿来说，塑形力较强，不过一两年即完全矫正，倘若矫枉过正，变成移位骨折（就像肱骨髁上骨折，前倾角变小而去纠正变成移位骨折）再处理就复杂了。

三、文献选录

小儿桡尺骨双骨折是临床上常见的骨折，由于患儿年纪小，有时叙述不清，故要求家长应仔细观察小儿受伤的情况，并及时就诊，否则延误病情，而医师则应仔细检查，以免漏诊，因小儿俗称"哑科"，故要求医务人员要有高度的责任感和精湛的医技，尽量使小儿外伤后即得到快速有效和高质量的治疗，又不加重创伤，根据临床观察，小儿前臂双骨折绝大多数以手法复位和夹板固定治疗可以获得良好效果。

（一）名医论述选录

1. 田心义等对小儿前臂双骨折折顶手法进行了力学研究（原湖南省卫生厅资助课题），对不同层次的骨科医师的折顶手法进行力学测定，结论是：手法越熟练，动作越轻巧，对位越准确，复位时间亦越短，同时在折顶时对骨折周围的血管、神经和肌肉（在模型上）进行观察，并无明显损害现象，故说明对于小儿前臂双骨折进行手法复位是安全有效的，是首选方法，应大力提倡。处理此类骨折常置放分骨垫2根，是因为骨折不稳定，容易再移位，置放分骨垫后可达到骨折对位相对稳定的目的，但分骨垫不能太大，以免形成压迫性溃疡，在分骨垫中包一金属物，是为了在透视或照片时观察其置放分骨垫的位置是否正确和满意，以便于及时调整。值得解释的是：在复位时，术者只复位桡骨而不复位尺骨，但最终尺、桡骨同时达到解剖对位，其奥妙有三：一是在前臂下1/5处桡骨较粗，实易复位，故教科书皆强调，桡尺骨下1/3段骨折时，先复位桡骨，后复位尺骨，此为一理；二是小儿骨折两断端基本在同一平面，而尺骨更细更短；三是桡尺骨间有骨间膜相连，而下1/5段还有部分韧带相连，故在复位桡骨时，尺骨亦一并复位，即使尺骨没有达到完全解剖复位，有部分对位也完全满意，因为小儿的塑形能力强，骨折生长快，不久便可生长如初。不用局部麻醉和臂丛神经阻滞，更不用全身麻醉，是因为小儿多次复位后，局部松弛，在手法复位时不必用太大的力量，小儿能够承受。若局部麻醉则可使局部加重水肿而不利复位，若用臂丛麻醉，则复位后难以观察手指活动情况；不用静脉麻醉，是因为只要手法得当，1～2分钟即可复位成功，亦便于与患儿交流，使亲属更易于接受。防止缺血性肌挛缩：缺血性肌挛缩的形成，一是骨折复位后出血，肿胀加重；二是夹板捆扎太紧；三是家长缺乏护理知识，即观察不到位，因此，针对此三种情况，医务人员应做到：手法应尽量轻、准、快，扎带松紧度要合适，并及时调整；应尽量住院观察，以便于观察血运和骨折是否稳定，或详细向亲属交代观察血运的方法，小儿若述骨折处疼痛肿胀，应及时就诊，否则一旦形成缺血，将成不可逆性残疾。

2. 前臂双骨折先固定哪块骨为好？这个问题国内学者认识不一。孙达武主张一律先尺后桡，其理由是：其一，在前臂的功能活动中，尺骨起着主要的支撑杠杆的作用，桡骨通过上、下尺桡关节沿着尺骨旋转而变换位置。先整复固定尺骨，恢复前臂的支撑杠杆作用后，才有利于桡骨骨折的整复和固定。其二，尺骨嵴的全长位于皮下，比较容易手法复位。尺骨的髓腔狭窄但较直，其最狭窄部位在中点远侧1 cm处，内径4～5 mm，经皮髓内穿针比较容易，2～3根克氏针穿入后，针体能适应髓腔的形态，填满腔隙，加上针的两端达到骨皮质，并有一端在紧贴骨皮质处弯埋于皮下。因此，尺骨较易保证固定牢靠，即使在桡骨的整复过程中反复牵拉、挤压，尺骨也不会再移位。先整复固定尺骨，能真正达到变双骨折为单骨折，变复杂为简单的目的。其三，桡骨干周围肌肉丰满，肌力方向不一，手法整复桡骨骨折的难度远远大于尺骨骨折，特别是旋前肌附着处上方的骨折，近折端因旋后肌群的牵拉，往往发生严重的旋后移位，远折端则因旋前肌群和前臂体位的关系而旋前移位，手法复位相当困难，必须将前臂置于旋后45°～90°位，"以子寻母"，反复旋转挤压，复位方能成功，且复位后的位置又难以维持，有的松手即移。此外，由于桡骨的髓腔上窄下宽，相差很大，加之向桡侧9.3°的弧度，给髓内穿针固定带来困难，单针穿入都远远达不到尺骨骨折整复固定后那样稳定，因此，宜多针固定。

（二）临床报道选录

1. 回旋、折顶，对抗牵引，端提按摩复位，杉树皮、四夹板外固定，治疗儿童尺桡下段移位骨折32例：以伸直型骨折远折端桡骨背侧移位为例。患儿平卧位，患肢上臂外展70°～80°，屈肘 90°、前臂旋前位；助手固定上臂，医者双手握远折端，无牵引下做回旋手法，以远端对近端纠正移位呈单纯重叠移位；再在对抗牵引下，双拇指于远折端背侧加大成角，向上端提，当拇指下觉两骨折端背侧骨皮质接触时，双示指顶住近折端掌侧，同时双拇指用力下压，闻咔嚓声即可。复位成功后，用端提按摩理筋法纠正余移位。再用杉树皮、四夹板外固定，桡尺下 1/4～1/3 骨折应用分骨垫，酌情用夹板棉垫；前臂中立位三角巾悬吊胸前。平均随访 1 年，结果：治愈 28 例，好转 4 例。（《中国中医骨伤科杂志》，2000 年第 5 期）

2. 极度折顶，旋前反折复位，石膏托外固定，治疗儿童桡尺骨下段重叠骨折 32 例：臂丛神经阻滞（或局部麻醉）下，患者平卧（或坐位），患肢屈肘中立位，置于台桌上，两助手分别握腕、肘部；术者双拇指按于桡尺骨远折端背侧，两手四指分别托近折端的掌侧；助手对抗牵引下，术者双拇指推压远折端，嘱一助手将远折端向背侧挺举，使骨折部向掌侧成角＞60°，术者拇指感到折端背侧皮质对端相顶时，嘱助手将远折端旋前施力，并快速向回反折，同时术者拇指推顶背侧移位，两手四指用力向背托顶掌侧移位。石膏托外固定 3～4 周。结果：均解剖（或近解剖）复位。随访 0.5～2 年，均活动正常。（《中国骨伤》，2002 年第 3 期）

3. 提按、反折，挤压复位，小夹板外固定治疗儿童尺桡骨下段双骨折 32 例：仰卧位，肩外展 90°，屈肘 90°，前臂旋前位，医者两手分别捏桡骨近、远折端，无牵引下，用提按手法纠正桡偏移位，再向掌侧加大成角约 80°，骤然反折，桡、尺骨相继复位。如复位稍差（或仅尺骨复位差），牵引下，分别用分骨、推按法复位残余骨折移位。置一压垫于骨折处，掌背侧两点对向挤压，用腕上小夹板外固定。前臂中立位，颈腕带悬吊于胸前。随访 4～24 个月，结果：治愈 28 例，好转 4 例。（《中国骨伤》，2006 年第 1 期）

4. 牵引、上提、折顶，夹板外固定治疗桡尺骨中下段双骨折 52 例：平均年龄 1～15 岁。血肿内麻醉（或臂丛神经阻滞）。患者坐位，肩外展 70°，前屈 60°，屈肘 90°，前臂中立位。助手握患肢上臂近肘关节处，医者双手分别握患肢大、小鱼际处，牵引 2～5 分钟。医者面对患肢，左手握患肢手掌，右手拇指伸至骨折断端背侧处，余四指环抱骨折端掌侧。右拇指按压骨折端使之折顶，左手在牵引同时向上提患肢，使折顶角达 60°～80°。根据移位采用正、斜向折顶，骨擦音消失示复位。若骨折不在同一水平分次折顶整复。整复后，用如意金黄散（含花椒、桂皮各 20 g，五加皮、白芷、川芎各 50 g 等。研末，饴糖调糊），外敷前臂，系颈腕吊带，保持前臂中立位。握拳及活动肩关节。3～4 周后，肘关节功能锻炼。结果：整复成功 51 例，失败 1 例。随访 4～24 个月，治愈 49 例。（《中国骨伤》，2007 年第 2 期）

5. 牵引、托提、掌屈、尺偏、内旋，折顶成角，Y 形石膏固定治疗儿童桡尺骨下干骺端骨折 42 例：屈肘呈直角，前臂旋前，助手固定前臂中段，医者拇指压桡骨远折端背侧，余四指托近折端掌侧，两手分握远折端及腕手部，矫正桡背侧及旋后移位。青枝压缩型拉展背侧骨膜，使塌陷复起，恢复掌、尺倾角。类 Smith 骨折与本法相反：伸肘、前臂旋后，牵引、托提、背屈，尺偏、外旋。酌用桌面掌压、折顶成角法。早期肿胀甚用塑形夹板，1 周后，用 Y 形石膏，腕掌屈、前臂中立、屈肘 90°，类 Smith 骨折腕背屈，固定 5～6 周。结果：功能复常 36 例。（《中医正骨》，2003 年第 9 期）

6. 按压、对挤，对抗牵引复位，小夹板超肘腕关节、肘关节固定治疗儿童孟氏骨折并同侧桡尺骨远端骨骺骨折 12 例：以尺骨不稳定型骨折为例。患者仰卧，肩关节外展、肘关节屈曲均呈 90°，前臂旋前位，助手固定前臂中段，医者握腕部，两拇指在背侧按压桡尺骨远端骨骺，余指在掌侧顶起桡尺骨近折端，对抗牵引，将腕关节向掌尺侧牵抖，桡尺骨远端骨骺复位。维持牵引，前臂转向旋后位，一助手固定上臂，另一助手握住复位好的桡尺远端骨骺，对抗牵引，医者两拇指在肘关节前外方按压住脱位的桡骨小头，助手牵引下轻轻旋转前臂，旋后位时屈曲肘关节至≥90°。肘关节屈曲90°及腕部牵引下，医者在尺骨骨折处行分骨手法，纠正尺骨上段骨折移位。小夹板超肘腕关节、肘关节屈曲90°、前臂旋后位固定3～4周，三角巾悬吊胸前。按骨折三期辨证用药。开放性骨折用抗生素1周。随访≤10年，结果：优8例，良4例。(《中国骨伤》，2004年第9期)

7. 折顶尺偏法整复治疗前臂双骨折42例：臂丛神经阻滞。患者仰卧，患肢屈肘、肩外展各90°。两助手分别握肘上、手，对抗拔伸牵引。上1/3、下1/3骨折前臂分别中立位旋后、中立位。医者夹挤分骨后，用提按（或轻折顶）法复位尺骨骨折。握住尺骨骨折端，用掌向桡侧方向顶推，拇指协同另一手，折顶桡骨，握远端的助手同时向上、后提拉并向尺侧偏摆，可听到骨折复位声。中立位夹板固定，不稳定性骨折加旋中板固定。三角巾悬吊胸前。结果：成功40例，失败2例。(《中国骨伤》，2001年第5期)

8. 顺前臂纵轴持续对抗牵引，端提挤按、夹挤分骨复位，杉树皮夹板固定治疗前臂双骨折37例：患者仰卧，肩外展90°，前屈30°～45°，肘关节屈曲90°，根据X线片判断旋转角。两助手顺前臂纵轴持续对抗牵引约5分钟。肌肉松弛无力（或重叠及成角畸形较轻），用端提挤按及夹挤分骨手法复位。余用章氏手法——折顶反折端提法：医者双手环抱折端，两拇指由背侧向掌侧推按骨折远端，余四指提近端，先掌侧加大成角，至感觉双折端背侧骨皮质互相抵触，骤然向背侧端提反折，纠正畸形及移位；手法捏压骨折端尺桡骨之间的掌背侧，使骨间膜紧张，纠正侧方移位；继沿尺桡骨体表标志触摸，按压整复其余成角及侧方移位。不同水平双骨折，先整复稳定的一根，另一根再用端提旋按挤压法整复。助手维持牵引下，骨折掌背侧各置棉垫，行桡尺掌背侧4块杉皮夹板固定，背及尺侧板超腕关节；再掌背侧超肘腕关节木质外夹板固定，肘关节屈曲90°，前臂中立位，三角巾悬吊胸前。配合三期辨证用中药；功能锻炼。手术3例。随访≤2年，结果：优24例，良7例，可、差各3例，优良率83.8%。(《中国骨伤》，2003年第2期)

9. 顺势牵拉，对挤分骨复位，夹板固定治疗陈旧性前臂双骨折36例：患者坐位，患肢行臂丛神经阻滞，用上肢损伤洗剂熏洗患肢10～30分钟，做伤肢局部按摩及前臂旋前旋后运动，逐步松解挛缩及粘连的组织。患肢屈肘呈直角，两助手分别握肘部、前臂远端，医者两手拇指顶推畸形部位凹陷面近端，其余手指紧扣凸面远端，用力折顶加大成角，至折端有摩擦音，再做反折。同时第二助手迅速顺势牵拉、折断新生骨痂。医者改为两手从桡侧握桡骨，两拇指与余指在尺桡骨间行对挤分骨手法，同时第二助手旋前旋后。至骨痂充分断开，折端重新分离。医者两拇指并列于桡骨近折端桡背侧，余指置桡骨远折端掌尺侧，用力折顶扣挤，第二助手牵引旋转前臂，旋转度由小到大，医者听到骨擦音及旋转阻力渐消失（或有弹跳感，骨间距增大），畸形消失，即复位。夹板固定前臂于屈肘90°稍旋后位。指关节活动；4周后，做前臂旋转活动；6周后，去除固定，功能锻炼。随访1～2年，结果：优24例，良10例，差2例。(《中国骨伤》，2008年第4期)

10. 拔伸旋转分骨复位，内外侧夹板上肢石膏托固定治疗前臂双骨折42例：患者平卧位，肩部外展、屈肘均90°。中及中下1/3段、上1/3段骨折分别前臂旋中、旋后位。两助手分别握患肢腕掌部、肘关节，对抗拔伸牵引。第一助手渐用力拔伸，并向左右45°旋转患肢腕掌部。牵引下，医者于骨折端行分骨手法，分开靠拢的双骨干；停止牵引后，向中间挤压远折端，无明显异常活动示复位。背、掌侧超肘超腕关节夹板固定，屈肘90°石膏托固定，中及中下1/3段、上1/3段骨折分别固定于旋中、旋后位。2～3周内，解开石膏托，调整夹板扎带的松紧度。X线见初期骨痂后，去除固定，改旋中板固定。功能锻炼。结果：复位成功36例，失败6例（中转

手术)。35 例复位成功者随访 4～10 个月,均骨性愈合。(《中国骨伤》,2006 年第 8 期)

11. 对抗牵引,折顶复位,杉树皮小夹板超腕关节固定治疗儿童前臂双骨折 93 例:局部麻醉,患者坐位,屈肘呈直角。两助手拉患肢前臂对抗牵引,骨折在上 1/3 及中、下 1/3 分别取旋后、旋中位与肩平行,使骨折成掌背侧移位。医者双拇指压断端背侧移位端,余指置掌侧,夹挤分骨,使断端向掌侧呈约 60°,有骨擦感时,加大向反方向折顶,四指将近断端顶向背侧,呈约 5°再恢复至 0°。循尺、桡骨干触摸,骨折端平整、无明显凹凸,即复位。单纯桡骨移位者,使尺骨断端成角,但不过大力度折顶远近端,避免人为移位。用白药膏外敷,4 块杉树皮小夹板超腕关节固定,缠绷带过虎口。前臂中立位,置带柱中立位托板上。3 日换药 1 次,3 次为 1 个疗程。功能锻炼。结果:1 次复位成功 88 例,转手术 5 例。(《中医正骨》,2002 年第 9 期)

12. 中西医结合诊治疗桡尺双骨折 358 例:视不同情况用徒手整复法或切开复位后用克氏针内固定。早期内服中药,桑枝、枳壳、续断各 12 g,当归尾、苏木、延胡索、骨碎补、自然铜各 10 g,乳香、没药、三七各 5 g;中期用鸡血藤 20 g,熟地黄 12 g,丹参、骨碎补、自然铜、续断、桑寄生各 10 g,乳香、没药、土鳖虫、桃仁各 6 g;恢复期用党参 15 g,当归身、白芍、白术、茯苓、杜仲各 10 g,川芎、甘草、牛膝各 6 g。经整复后做握拳活动,术后第 2 周做小云手,第 3～4 周做大云手,第 5 周做返转手等功能锻炼。解除夹板后用宽筋藤、鸡血藤、石南藤、过江龙、软筋藤各 60 g,水煎,外洗患肢,每日 2 次。结果:徒手整复 306 例,切开复位 52 例,分别获优 86 例、18 例,良 205 例、32 例,可 13 例、2 例,差 2 例、0 例。(《广西中医药》,1989 年第 6 期)

第十四节 桡骨干骨折

一、病证概述

桡骨干骨折仅占前臂骨折总数的 12%,以青壮年人居多。本病患者伤后前臂出现肿胀、疼痛,可无显著畸形。损伤处有明显压痛,前臂活动明显受限。直接暴力、间接暴力均可造成桡骨干骨折。直接暴力,如打击、压砸;传导应力,如跌倒手撑地等,均可造成桡骨干骨折。骨折多为横形、短斜形或楔形。因有尺骨的支撑可无明显短缩移位,但因肌肉的牵拉,常出现骨折端的旋转畸形。桡骨远端有旋前方肌附着,中段有旋前圆肌附着,近侧有旋后肌附着。骨折后由于上述肌肉的牵拉,不同部位的骨折将出现不同的旋转畸形。如骨折在旋前圆肌止点远侧,近端受旋前圆肌及旋后肌作用,基本处于中立位,而远折端受旋前方肌作用,处于旋前位。骨折发生在旋前圆肌止点近侧时,近折端受旋后肌作用,处于旋后位,而远折端受旋前圆肌及旋前方肌作用,处于旋前位。本病患者伤后前臂出现肿胀、疼痛,可无显著畸形。损伤处有明显压痛,前臂活动明显受限。对移位骨折而言,可感知异常活动和骨擦音,但不必特意检查,以免增加患者疼痛及加重损伤。X 线检查,拍摄时包括肘关节、腕关节的前臂正位、侧位 X 线片。

二、妙法解析

(一)右桡骨干骨折(林如高医案)

1. 病历摘要:郑某,男,16 岁。患者于 2 日前参加篮球比赛时不慎摔倒,当即感到右前臂剧痛,肿胀,不能举手,就诊省立某医院,经手法复位和石膏托固定,效果不满意。就诊时见患者痛苦面容,舌淡,脉细涩。以左手托扶前臂,右前臂上段明显肿胀,其桡侧部皮下有散在瘀斑，且压痛甚，可闻及骨擦音，右前臂旋转功能障碍。X线片示：右桡骨上段骨折，近折端向外向后移位。诊断：右桡骨干上段骨折。入院后，即按桡骨上段骨折复位进行整复，患者前臂取旋后位，经拔伸、分骨按压等手法矫正旋转及侧向移位。在骨折端掌背侧间隙各放置一分骨垫，在骨折近端外侧放置压骨垫，以夹板固定，并将前臂置于扶手托板上，屈肘90°，纱布胸前悬吊。局部外敷消肿散，内服消瘀退肿汤，并练握掌握拳活动。1周后局部肿胀基本消退，练托手屈肘，双手推车等动作。2周后局部无明显压痛，外敷接骨散，内服八仙散，继续按上法练功。4周后复查X线片示：骨折已有连续性骨痂生长。解除外固定，以化瘀通络洗剂熏洗患肘，练摇纺纱动作，以恢复前臂旋转功能。5周后，患者右前臂活动正常出院。（《中国百年百名中医临床家丛书·林如高》，中国中医药出版社，2001）

2. 妙法解析：桡骨干骨折较少见，可由直接或间接暴力引起。儿童或少年桡骨干骨折多为青枝骨折，成年人桡骨干骨折，由于骨间膜作用，折端多向对侧移位，同时由于筋肉牵拉而旋转移位。桡骨上段骨折，近端由于旋后的牵拉，向后旋转移位；而远端由于旋前圆肌和旋前方肌的牵拉，向前旋转移位。桡骨中、下段骨折，骨折线位于旋前圆肌止点以下，由于旋后肌的旋后倾向被旋前圆肌的旋前力量抵消，骨折近端处于中立位，而远端受旋前方肌的牵拉，而发生旋前移位。林氏对桡骨干骨折的整复手法：患者坐位，患肩外展80°，屈肘90°，上段骨折时，前臂取旋后位；中、下段骨折时，前臂取中立位。助手双手握住患肢肘部，医者一手握住前臂下部进行相对拔伸，另一手掌心顶住尺骨，拇指与示指、中指从掌、背侧捏住分骨，同时矫正旋转移位。然后医者一手拇指与示指、中指维持分骨位置，另一手拇指与余指在移位的断端进行按压，矫正侧移位，以达整复。手法复位困难或失败者或为不移位骨折者，可行开放复位内固定治疗，多用钢板螺丝钉或髓内钉内固定。术后处理与尺桡骨双骨折复位内固定相同。

（二）右桡骨小头骨折（孙广生医案）

1. 病历摘要：陈某，男，12岁。患儿家属代诉于2日前，不慎摔伤，当即感右肘部剧痛，功能活动受限，无昏迷、呕吐。伤后在当地医院治疗（具体不详），无明显好转，转入我院。经门诊X线片及查体后，以"右桡骨小头骨折"收入住院。现右肘部疼痛，活动受限，精神一般，纳食可，小便解，大便调，无头痛、头晕，无恶心、呕吐，无畏寒、发热，无胸腹部疼痛等症。查见右肘部肿胀明显，桡骨小头处压痛剧烈，桡动脉搏动可扪及，肢端皮感血运正常。舌质淡红、苔薄白，脉弦。X线片示：右桡骨小头骨质断裂，呈歪戴帽状改变。诊断：右桡骨小头骨折。治疗：整复固定，中药按骨伤三期用药。右臂丛神经阻滞满意后，患者仰卧于手术台，聚维酮碘常规消毒，铺巾，在C型臂X射线机透视下以直径0.2 cm克氏针1枚从桡骨小头桡背侧（避开骨间背侧神经）皮下进针，从骨折塌陷侧由远端向近端钻入骨折断端（进针深度以足够能撬起塌陷的桡骨头，恢复其对位对线为度），由远端向近端撬拨桡骨头直至桡骨小头歪戴帽完全纠正。复位满意后，继续进针至斜行穿出对侧骨皮质，剪断并妥善埋置针尾，包扎伤口。石膏托固定患肢于屈肘90°。早期因肘关节需行石膏外固定制动，故以握拳伸指功能锻炼为主。中药以活血化瘀为主，方选桃红四物汤加减：桃仁、当归、川芎、生地黄、赤芍、延胡索各8 g，白茅根10 g，红花、甘草各4 g。水煎，每日1剂，分早、晚服。服14剂后，疼痛症状明显减轻，肘关节活动受限，余无不适。舌质淡红，苔薄白，脉缓。患肢肿胀消失，无畸形，余可。X线片示：骨折对位对线好，有少量骨痂形成。拆除石膏外固定，解除内固定，并指导患儿积极行肘关节屈伸及前臂旋转功能锻炼。中药以接骨续筋为法，方药：桃仁、当归、川芎、赤芍、黄芪、茯苓、续断各8 g，骨碎补10 g，红花、甘草各4 g。水煎服，每日1剂，服14剂。然后服用接骨胶囊5周，5周后来院复查。疼痛、肿胀症状消失，舌质淡红，苔薄白，脉缓。X线片示：骨折对位对线好，有大量骨痂形成。继续服接骨胶囊，每次 3 粒，每日 3 次，加强肘关节功能锻炼。2 个月后来院复查。右肘关节外观正常，无明显的内外翻畸形，肘关节屈伸及前臂旋转功能自如，舌脉正常。X 线片示：骨折愈合。（《孙广生医案精华》，人民卫生出版社，2014）

2. 妙法解析：本例属桡骨小头 n 型骨折，保守治疗效果欠佳，早期需及时复位固定，撬拨复位内固定并石膏外固定术，手术创伤极小，复位及固定效果较理想，经临床验证，不失为治疗桡骨小头 n 型骨折的一种较为理想的方法。但术者在手术过程中应特别注意骨间背侧神经的体表走向，避免误伤。在药物治疗方面，早期因经脉受损而气滞血瘀，故以活血化瘀为法；中期以接骨续筋为法，促进骨痂形成；后期以壮骨为主，促进骨痂形成与改造。对患儿功能锻炼的指导应贯穿于整个治疗过程，方能获得最佳的治疗效果。

三、文献选录

桡骨干骨折的常规治疗

1. 无移位者多为青少年人，可视骨折部位不同而将前臂置于旋后屈肘位（中上 1/3 段骨折）或中间位（中下 1/3 段骨折），用上肢石膏托或石膏管形固定，并注意按前臂肢体的外形进行塑形。

2. 有移位者先施以手法复位，并按骨折远端的移位方向，远端对近端将其复位。闭合复位失败或复位后难以维持固定的成年患者，多系斜形、螺旋形及粉碎性等不稳定型骨折者，可行切开复位及内固定术。一般预后良好。

第十五节 尺骨干骨折

一、病证概述

尺骨干骨折为发生在尺骨干的骨折，是常见的前臂损伤之一。伤后局部疼痛、肿胀、前臂活动功能丧失，动则疼痛加剧为其临床特征。桡、尺骨干骨折为发生在尺、桡骨处的骨折，是常见的前臂损伤之一。伤后局部疼痛、肿胀、前臂活动功能丧失，疼痛加剧，有移位的完全性骨折，前臂可缩短、成角或畸形，肿甚者手指麻木发凉、疼痛剧烈。

二、妙法解析

（一）左尺骨骨折（朱惠芳医案）

1. 病历摘要：张某，男，49 岁。患者 1 小时前不慎摔伤左前臂，当即肿痛，活动受限，于当地医院就诊，予外固定、抗感染治疗（用药不详），为求进一步治疗来诊。患者伤后无昏迷呕吐，无寒热，纳眠可，二便调。就诊时见左前臂肿胀，可见畸形、压痛（＋），可触及明显的骨异常活动，左桡动脉搏动好，指动血运好。X 线片示：左尺骨骨折，下尺桡关节轻度分离。诊断：左尺骨骨折。证属气滞血瘀。治疗：活血化瘀，消肿止痛。药用消肿止痛胶囊（本院制剂），每次 6 粒，每日 3 次，口服。并配合手法（手术）治疗。术前查血尿常规、血凝试验、肝功能、心电图等，排除手术禁忌，术后拍片、换药，酌情使用抗生素，出院前拍片，带接骨药，口服，每次 6 g，每日 1 次。臂丛神经阻滞；患者坐位，常规消毒铺巾，无菌操作。取一直径 2.0 mm 的钢针，自尺骨鹰嘴后侧沿尺骨纵轴方向穿入髓腔，两助手分别牵引骨折远近端，术者采用推挤提按、夹挤分骨等手法复位尺骨骨折，透视复位满意后，将钢针击入远折端髓腔，针尾折弯剪短埋入皮下。针孔无菌纱布包扎。夹板外固定，腕颈带悬吊患肢于屈肘 90°位。（《当代名老中医典型

医案集·外伤科分册》，人民卫生出版社，2009）

2. 妙法解析：尺骨下段骨折，因受肱肌牵拉骨折近端向前移位；因旋前方肌的牵拉，可造成骨折远端的旋后畸形，整复时将前臂旋前，放松旋前方肌，可以纠正远折端的旋后畸形，以利复位。尺骨全长浅居于皮下，闭合复位多能成功。不稳定性骨折，经皮穿针简便有效，但仍需辅以外固定。朱氏习用夹板外固定，外固定夹板松紧度是以束带上下能挪动 1 cm 为限度，不宜过紧，以免出现水疱及压迫性溃疡，甚至出现缺血性肌挛缩。发生在尺骨中、下 1/3 交界处的骨折，因血液供应差，容易发生迟缓愈合。闭合穿针夹板外固定治疗尺骨干骨折，是中西医结合的范例，它既克服了切开复位广泛剥离骨膜的弊端，又解决了单纯外固定难以维持对位的缺点。穿针后再用夹板外固定能防止骨折端的旋转。这个方法最大的优点是保留了骨折断端残存血液供应，有利于骨折愈合。穿针固定后应用接骨药等中药三期辨证论治，骨折临床愈合时间大大缩短。骨折愈合后取出钢针简单，患者痛苦小，功能恢复好。

（二）左尺桡骨骨折（朱惠芳医案）

1. 病历摘要：王某，男，15 岁。患者 1 小时前不慎摔伤左前臂，当即肿痛，活动受限，未处理急来诊。患者伤后无昏迷呕吐，无寒热，纳眠可，二便调。就诊时见左前臂肿胀，压痛（＋）、畸形，可扪及骨擦感，桡动脉搏动好，手指活动及血运好。X 线片示：左尺桡骨骨折，尺骨向掌侧成角 20°，桡骨向掌侧成角 30°。诊断：左尺桡骨骨折。证属气滞血瘀。治疗：活血化瘀，消肿止痛。药用消肿止痛胶囊（本院制剂），每次 6 粒，每日 3 次，口服。并配合手法（手术）治疗。术前查血尿常规、血凝试验、肝功能、心电图等，排除手术禁忌，术后拍片、换药，酌情使用抗生素，出院前拍片，带接骨药，口服，每次 6 g，每日 1 次。臂丛神经阻滞；患者坐位，常规消毒铺巾，无菌操作；取直径 2.5 mm 克氏针自桡骨远端背侧 lister 结节外侧进针至远折端髓腔，远近端两助手分别握持右腕及肘关节，行对抗拔伸牵引。术者以体位牵转、推挤提按、相向回绕、夹挤分骨等手法整复桡骨骨折。手提 X 线机透视复位满意后，捶击克氏针进入近端髓腔达桡骨小头关节面远侧约 1 cm，固定桡骨骨折。另外取一直径 2.5 mm 的钢针，自尺骨茎突处避开骺钻入尺骨远折端髓腔，术者采用推挤提按、夹挤分骨等手法复位尺骨骨折，透视复位满意后，将钢针刺入近折端髓腔，针尾折弯剪短埋入皮下。针孔用无菌纱布包扎。石膏外固定，腕颈带悬吊患肢于屈肘 90°位。1 个月后复查，局部无肿胀，无压痛，无纵向叩击痛，无异常活动。X 线片示：骨折对位好，骨痂大量，内有钢针固定。（《当代名老中医典型医案集·外伤科分册》，人民卫生出版社，2009）

2. 妙法解析：尺桡骨骨折临床常见，常用的治疗方法为手法复位小夹板或石膏外固定及切开复位加压钢板内固定术，但皆有一定的不足之处，手法复位后单纯行小夹板或石膏外固定，由于外伤后的肢体肿胀及骨折本身的不稳定性，极易造成骨折的再移位，而反复多次的强力牵拉及反复整复，又可能于骨折端造成广泛的软组织损伤及血液循环障碍，影响骨折愈合。切开复位加压钢板内固定是目前较为常用的治疗方法，它可以取得骨折端的解剖复位及可靠的内固定，但骨折本身有损伤骨营养动脉的可能性，而手术切开复位又进一步增加了可能损伤的机会；术中由于剥离了骨折端周围的骨膜及软组织，影响了局部的血液供应，使本来已缺血的骨端又失去了由骨膜而来的部分血液供应，从而更易导致骨折不愈合及迟延愈合，影响治疗效果。即使手术后骨折可以顺利愈合，患者还需要再次手术取内固定，这又增加了患者的经济负担。

（三）左尺桡骨骨折（朱惠芳医案）

1. 病历摘要：姜某，男，15 岁。患者于 3 小时前不慎摔伤左前臂，当即肿痛，不敢活动，于当地医院拍片"骨折"，行简单外固定后来诊。患者伤后无昏迷呕恶，无寒热，未纳眠，小便调，大便未行。就诊时见左前臂中上段肿胀，轻度畸形，压痛（＋），可触及骨异常活动，左手诸指活动正常，桡动脉搏动正常。X线片示：左尺桡骨中上段骨折，尺骨远端向尺背侧移位1/2，桡骨远端向掌尺侧移位 1/2，无角度。诊断：左尺桡骨骨折。证属气滞血瘀。治疗：活血化瘀，消肿止痛。药用消肿止痛胶囊（本院制剂），每次 6 粒，每日 3 次，口服。并配合手法（手术）治疗。术前查血尿常规、血凝试验、肝功能、心电图等，排除手术禁忌，术后拍片、换药，酌情使用抗生素，出院前拍片，带接骨药，口服，每次 6 g，每日 1 次。臂丛神经阻滞；患者坐位，常规消毒铺巾，无菌操作。取直径 2.5 mm 克氏针自桡骨远端背侧 lister 结节外侧进针至远折端髓腔，远近端两助手分别握持右腕及肘关节，行对抗拔伸牵引。术者以体位牵转、推挤提按、相向回绕、夹挤分骨等手法整复桡骨骨折。手提 X线机透视复位满意。捶击克氏针进入近端髓腔达桡骨小头关节面远侧约 1 cm，固定桡骨骨折。另外取一直径 2.5 mm 的钢针，自尺骨茎突处避开骨骺钻入尺骨远折端髓腔，术者采用推挤提按、夹挤分骨等手法复位尺骨骨折，透视复位满意后，将钢针刺入近折端髓腔，针尾折弯剪短埋入皮下，针孔无菌纱布包扎。小夹板铁丝托外固定，腕颈带悬吊患肢于屈肘 90°位。1 个月后复查，局部无肿胀，无压痛，无纵向叩击痛，无异常活动。拍片示骨折对位对线好，骨痂少量，内有钢针固定。继续外固定，指导功能锻炼。（《当代名老中医典型医案集·外伤科分册》，人民卫生出版社，2009）

2. 妙法解析：尺桡骨骨折临床多见，常用的治疗方法为手法复位小夹板或石膏外固定及切开复位加压钢板内固定术，但皆有一定的不足之处，手法复位后单纯行小夹板或石膏外固定，由于外伤后的肢体肿胀及骨折本身的不稳定性，极易造成骨折的再移位，而反复多次的强力牵拉及反复整复，又可能于骨折端造成广泛的软组织损伤及血液循环障碍，影响骨折愈合。切开复位加压钢板内固定是目前较为常用的治疗方法，它可以取得骨折端的解剖复位及可靠的内固定，但骨折本身有损伤骨营养动脉的可能性，而手术切开复位又进一步增加了可能损伤的机会；术中由于剥离了骨折端周围的骨膜及软组织，影响了局部的血液供应，使本来已缺血的骨端又失去了由骨膜而来的部分血液供应，从而更易导致骨折不愈合及延迟愈合，影响治持效果。即使手术后骨折可以顺利愈合，患者还需要再次手术取内固定，这又增加了患者的经济负担。因而闭合穿针内固定成为目前尺桡骨骨折较为常用的治疗方法。采用的手法复位经皮穿针内固定小夹板外固定治疗尺桡骨骨折的原则是：通过闭合穿针的方式利用克氏针维持骨折基本的对位对线，应用小夹板及纸压垫矫正骨折端残留的部分成角及侧方移位，将前臂固定于中立位，以防止骨折端出现旋转活动，内、外固定相结合，有效地防止了骨折端的短缩、成角、侧方及旋转移位，在不增加骨折端损伤的前提下，取得尽可能可靠的固定，以便于骨折的顺利愈合。此疗法不切开皮肤，不剥离骨折端周围的骨膜及软组织，采用的内固定之钢针较细，对骨内膜破坏小，从而最大限度地保留了骨折端的血液供应，故具有感染率低，骨折愈合率高，功能恢复快等优点，值得在临床上推广使用。

（四）尺骨中上 1/3 骨折，桡骨颈横行骨折（韩文泉医案）

1. 病历摘要：刘某，女，12 岁，学生。骑自行车时不慎摔倒，左肘关节微屈位手掌着地致伤，伤后 1 小时以左肘部肿痛不敢活动为主诉来诊。体格检查时见左前背端及肘关节肿胀，尺骨上 1/3 处畸形，桡骨头部位压痛，肘部伸屈及旋转功能障碍。X线片示：尺骨中上 1/3 处斜形骨折，断端向桡背侧成角；桡骨颈横行骨折，远断端向桡背侧明显移位，桡骨头与肱骨小头关系正常。即按屈曲型孟氏骨折复位方法进行整复，一次成功，置肘关节功能位前臂小夹板中立位外固定。6 周复查，X线片示骨折基本愈合，解除外固定，患肢用中药熏洗，功能锻炼，1 年后随访，患肢功能正常，活动自如。（《特殊型骨与关节损伤医案》，中国医药科技出版社，1993）

2. 妙法解析：尺骨上 1/3 骨折并桡骨颈骨折，断端移位而肱桡关系正常的病例临床少见。本例患儿 12 岁，桡骨头骺尚未完全闭合，虽环状韧带和关节囊坚固，干骺端则是一个薄弱环节。患儿摔倒时肘关节在微屈位手掌触地，传达暴力首先使尺骨上 1/3 处斜形骨折，暴力继续作用，造成较薄弱的桡骨颈骨折并使远断端向桡背侧移位，其发病机制近似孟氏骨折。治疗上可按孟氏骨折整复，应注意桡骨小头的不损伤性复位，以免造成尺桡骨发育不平衡，影响前臂功能。至于此种骨折是否也可以归属于孟氏骨折的一个特殊类型，尚有待与同道进一步商榷。

（五）尺骨下 1/3 骨折，桡骨小头脱位，尺骨鹰嘴脱位（郭淑菊医案）

1. 病历摘要：张某，男，11 岁。骑自行车不慎摔倒，致伤左前臂。皮破出血，伤口 1 cm×0.5 cm，尺骨远端骨楂尖端外露，肘关节及前臂肿胀，肘三点失常，手部感觉运动可。X 线片示：尺骨下 1/3 骨折，骨楂呈斜形，远端向前内移位，桡骨小头向前外脱位，尺骨鹰嘴向内侧脱位。入院后立即在臂丛麻醉下清创。手法复位：一助手牵拉手及腕部，另一助手持肱骨下段作反牵引。首先挤压尺桡关节，使其靠拢后再正复尺骨骨折，最后屈肘使肘关节复位。经 X 线检查复位满意，超肘夹板屈肘 70°颈腕带固定于胸前。4 周后去固定，功能锻炼。4 个月复查肘关节伸屈及前臂旋转功能恢复正常，8 个月复查无继发畸形。（《特殊型骨与关节损伤医案》，中国医药科技出版社，1993）

2. 妙法解析：尺骨远端骨折合并桡骨头脱位即孟氏骨折较多见，但尺骨远端骨折合并肱桡、肱尺同时脱位少见。此患者为骑自行车跌倒致伤，跌倒时自行车压于患者身上，左肘着地，左手扶车把，自行车重力冲击作用于前臂，上下两种力量同时作用，使尺骨骨折并上尺桡关节分离脱位。此种骨折脱位易被误诊为孟氏骨折，即忽视上尺桡关节的分离脱位。正复时既要注意肘关节脱位的正复，也要注意骨折的复位。

三、文献选录

（一）名医论述选录

朱惠芳认为，采用手法复位经皮穿针内固定加石膏或铁丝托外固定治疗尺桡骨骨折，通过闭合穿针的方式利用克氏针维持骨折基本的对位对线，用石膏或铁丝托固定肘、腕关节，将前臂固定于中立位，以防止骨折端出现旋转活动，内、外固定相结合，有效地防止了骨折端的短缩、成角、侧方及旋转移位，在不增加骨折端损伤的前提下，取得尽可能可靠的固定，以便于骨折的顺利愈合。此疗法不切开皮肤，不剥离骨折端周围的骨膜及软组织，采用的内固定之钢针较细，不会影响骨内膜血管，从而最大限度地保留了骨折端的血液供应，故具有感染率低、骨折愈合率高、功能恢复快等优点，值得在临床上推广使用。闭合穿针固定法是根据骨折复位不增加局部软组织损伤，固定骨折而不妨碍肢体活动的原则，内外固定合用，复位准确，固定牢固，给骨折愈合创造了一个良好的内环境，利于骨折愈合，避免了切开复位损伤血管、神经，待骨折急性期过后，可早期进行功能锻炼，避免了骨折固定时间长关节僵直等后遗症的发生。它符合中医动静结合治疗骨折的原则，适当而牢固的内外固定（静）与患肢适当而适时的功能锻炼和全身适量的运动（动）相结合，可以促进全身气血循环，增强新陈代谢，使骨折愈合和功能恢复齐头并进，并且患者痛苦轻，骨折愈合快，再次手术取内固定物容易，感染机会少，费用合理，患者容易接受，在基层医院易于开展。

（二）尺骨干骨折的症状体征

1. 尺骨干骨折是以尺骨干局部肿胀、疼痛、畸形，骨擦音明显，前臂旋转功能障碍等为主要表现的骨折。尺骨干骨折多发生于下 1/3 骨折，局部肿胀、畸形、压痛、旋转功能受限。

2. 尺骨全长处于皮下，浅在，因而伤后易于发现骨折处的皮下血肿，该处有明显触痛，并可触及折端间的骨摩擦音。临床检查中要注意桡骨头的位置及肘部的肿胀、压痛，以免遗漏桡骨头脱位。裂纹骨折时常发生漏诊，因此类型骨折无畸形，无骨摩擦音，仅有局部的肿胀和压痛，工作中务必警惕。X 线检查可见尺骨骨皮质和骨小梁连续性中断。

（三）尺骨干骨折的常规治疗

1. 对于尺骨的横形、短斜形、及某些蝶形骨折，骨折具有一定的稳定性，可以闭合复位并以小夹板或石膏托固定（中立位），定期复查骨折位置，及时矫正。固定约需 8 周，X 线片证实已有愈合后，去除外固定物，进行功能康复。

2. 尺骨下 1/4 移位骨折，因旋前方肌的牵拉，可造成远骨折端的旋后畸形，整复时将前臂置于旋前位，放松旋前方肌，可以矫正远折端的旋后畸形，以利复位。移位的、不稳定的蝶形骨折，可行切开复位，先以螺钉固定蝶形块，使与尺骨远近折端成一整体，再上一中和钢板固定。移位的粉碎性骨折，行切开复位时，尽量保存骨折块与骨膜的连续性，以较长钢板固定远近折端（每端至少固定 2 枚螺钉），粉碎性骨块处不必穿入螺钉，术后应以石膏托制动 4 周。

3. 尺骨的多段骨折，适宜于髓内固定（粗克氏针、三棱针、加压髓内钉）。技术娴熟者，可在透视下经皮操作。应该指出，临床及尸体试验表明，尺骨的旋转畸形或成角畸形，对前臂的旋转运动的影响，远大于桡骨的相应畸形对前臂旋转运动的影响。我们应该有个明确的概念——尺骨骨折成角畸形不得大于 10°，旋转畸形不得大于 10°。凡保守治疗不能达到上述标准者，应毫不迟疑地进行手术治疗。

第十六节　小儿桡尺骨下端骨折

一、病证概述

桡骨下端（包括桡骨远侧端 3 cm 以内）骨折，在临床上比较常见。桡骨远端与腕骨（舟状骨与月骨）形成关节面，其背侧边缘长于掌侧，故关节面向掌侧倾斜 10°～15°。桡骨下端内侧缘切迹与尺骨头形成下尺桡关节，切迹的下缘为三角纤维软骨的基底部所附着，三角软骨的尖端起于尺骨茎突基底部。前臂旋转时桡骨沿尺骨头回旋，而以尺骨头为中心。桡骨下端外侧的茎突，较其内侧长 1～1.5 cm，故其关节面还向尺侧倾斜 20°～25°。这些关系在骨折时常被破坏，在整复时应尽可能恢复正常解剖。多为间接暴力所致，跌倒时，躯干向下的重力与地面向上的反作用力交集于桡骨下端而发生骨折。骨折是否有移位与暴力的大小有关。根据受伤姿势和骨折移位的不同，可分为伸直型和屈曲型两种。跌倒时，腕关节呈背伸位，手掌先着地，可造成伸直型骨折。伸直型骨折远端向背侧和桡侧移位，桡骨远端关节面改向背侧倾斜，向尺侧倾斜减少或完全消失，甚至形成相反的倾斜。如合并尺骨茎突骨折，下桡尺关节的三角纤维软骨盘随骨折片移向桡侧和背侧；如尺骨茎突完整，骨折远端移位明显时，三角纤维软骨盘附着点必然破裂，掌侧屈肌腱及背侧伸肌腱亦发生相应的扭转和移位。跌倒时，腕关节呈掌屈位，手背先着地，可造成屈曲型骨折。屈曲型骨折远端向桡侧和掌侧移位，此类骨折较少见。直接暴力造成的骨折为粉碎性。老人、青壮年、儿童均可发生。在 20 岁以前，桡骨下端骺尚未融合，可发生骨骺分离。伤后局部肿胀、疼痛，手腕功能部分或完全丧失。骨折远端向背侧移位时，可见"餐叉样"畸形；向桡侧移位时，呈"枪上刺刀状"畸形；缩短移位时，可触及上移的桡骨茎突；无移位或不完全骨折时，肿胀多不明显，仅觉局部疼痛和压痛，可有环状压痛和纵轴叩痛，腕和指运动不便，握力减弱，须注意与腕部软组织扭伤鉴别。腕关节 X 线正侧位片，可明确骨折类型和移位方向。

二、妙法解析

（一）左桡尺骨下端双骨折（孙达武医案）

1. 病历摘要：刘某，男，7 岁。患儿于 1 周前，左手撑地跌倒伤左前臂，当即感肿痛，左手不能动，由学校老师送来医院。诊见：左前臂下端略肿，且向掌侧明显成角畸形，有压痛，但手指可伸屈，血运好，随即摄左前臂正、侧位 X 线片示：左桡尺骨下 1/5 段骨折，桡骨重叠约 3 cm，尺骨重叠 3 cm。诊断：左桡尺骨下端双骨折。治疗：即刻实行手法整复加四合一杉皮小夹板外固定。先根据患儿健康右手测量后准备好适当的杉皮小夹板 4 块及棉垫、绷带和扎带，并备 X 线透视机。用一人复位手法整复：术者右手拇指置于桡骨骨折远端背侧，其余四指置于掌侧，左手拇指和余四指以同法置于桡骨骨折近端，握紧双手同时用力向掌侧折顶 90°加大成角，并使术者双手拇指指甲相对并触碰后，再慢慢复平，并略向背侧折顶约 20°，再复平后对向挤压。透视两断端桡尺骨均达到解剖对位，以绷带缠绕患肢周围，以续增包扎法，先置背侧夹板，再置掌侧、桡侧、尺侧夹板，再用 3 根纱带捆扎，检查扎带松紧度，上、下移动 1 cm，血运好。再加摄 X 线片，对位好。患肢中立位置于胸前。前 3 日每日摄片 1 次，无移位，嘱固定 4～6 周。（《孙达武骨伤科学术经验集》，人民军医出版社，2014）

2. 妙法解析：小儿桡尺骨下 1/5 段骨折与成人尺桡骨骨折不同，大都是传达暴力所致，且平面都基本在同一水平或尺骨稍下一点骨折，骨折后就诊的时间早晚直接影响复位效果，骨折后就诊早，软组织虽有损伤，但出血相对少些，肿胀也没有十分严重，故复位相对容易些。再则骨折后第一次复位，若手法得当，对位满意，由于骨端没有被磨平，复位后骨折相对较稳定，因而也容易成功。由于骨折复位后相对稳定，又靠近下桡尺关节，周围的肌肉和韧带的力量较强，故而不需置放分骨垫，以尽量减少压迫性溃疡的危险。加大折顶幅度，可达到 90°，即术者两拇指可背靠背，其作用有二：一是重叠较多，向掌侧折顶才能使两断端垂直分开而不重叠，就像两根筷子垂直线永不会相交；二是分开的目的是达到对合，两拇指背侧相对，说明在一条线上，如果接着再将拇指放平，那么两断端也会准确吻合，故而一举复位成功，达到解剖对位。

（二）小儿桡尺骨双骨折（孙达武医案）

1. 病历摘要：陈某，男，4 岁。患儿于 3 日前跌倒，在当地照片为右前臂双骨折，而后就在当地实行手法复位。3 日之中，每日复位 1 次，连续 3 次复位，越来越差，仍向侧移位和重叠移位，遂来我院就诊。诊见：小儿右前臂肿胀，但手指血运好，活动可，照片为前臂下 1/5 段双骨折，两断端在同一平面，且较平整光滑，并重叠及侧方移位 1 cm。诊断：小儿桡尺骨双骨折。治疗：确定实行手法复位四合一小夹板外固定。先准备好适合小儿前臂的杉皮小夹板 4 块，扎带 3 根，并用软皮纸包铁丝的分骨垫 2 条，准备好 X 线透视机。手法：一人整复法。术者右手拇指放置在桡骨骨折远端背侧，余四指握住掌侧，左手拇指和余四指用同法握住桡骨骨折近端，握紧后双手同时用力轻轻向掌侧折顶，使桡骨骨折端对位，而后慢慢向背侧平复，透视，对位满意，术者左右手再由轻到重进行对向挤压，使原来平滑的两断端得到轻微嵌插，再轻轻外缠绷带 2～3 层，背、掌侧各置一分骨垫，再按顺序置背、掌侧小夹板轻轻加压，再置桡、尺侧小夹板，用 3 条扎带捆扎，再透视满意，再照片达解剖对位，悬吊于胸前，每日透视 1 次，检查扎带松紧度，连续透视 3 日，骨折端稳定再无移位。复位成功。（《孙达武骨伤科学术经验集》，人民军医出版社，2014）

2. 妙法解析：本例初次复位失败的原因是用成人的牵引复位手法去用力牵引，似此就会将小儿的肌肉越牵引越松弛，造成过牵，犯了"小儿骨折，切忌粗暴"之忌。此例小儿前医已复位多次，不仅骨折端松弛，更是由于多次两断端摩擦而将骨折端的赖以复位时稳定的粗糙面磨平，故使后来复位者越复越难，即复位容易稳定难，故前三复（或多次复位）而不能对位，此次复位手法是既不牵引，又不回旋，而是轻轻折顶后对向挤压，使其稍作嵌插而成功。该案置放分骨垫2根，是因为骨折不稳定，容易再移位，置分骨垫后可达到骨折对位相对稳定的目的。桡骨旋转背向移位型的整复手法，国内外文献报道差异很大，部分作者认为应在牵引下使用折顶手法复位，也有人提出在牵引下采用掌背侧对抗加压，使骨折复位。骨折的整复方法取决于其发生机制，不同的骨折发生机制，有不同的整复方法。孙氏认为"复位是骨折的反过程"。桡骨旋转背向移位型与成角背向移位型的X线片所示的骨折移位方向及程度基本相同，但其创伤机制不同，也就决定了其整复方法不同。从两者的创伤机制和我们的临床实践体会，桡骨旋转背向移位发生后，在骨折远端的尺、掌侧和骨折近端的桡背侧各有一条由远近骨折端锐利的断面强力通过造成的骨膜下通道（类似于开放复位手术中的骨膜下剥离），远折端桡侧和近折端尺侧的软组织是连续、完整的。而单纯背伸应力所致的桡骨下1/5骨折，跌扑时外力作用使骨折端极力背伸，导致骨折处掌侧软组织、骨膜发生严重损伤，背侧骨膜伤较轻，尺桡侧骨膜虽有牵拉伤，但不存在骨膜下通道。因此，桡骨旋转背向移位型需采用回旋手法复位，使移位的骨折端"循其旧道"返回，达到顺利整复的目的。而桡骨成角背向移位型不存在骨膜下通道，如果施行回旋手法不但复位会遇到困难，而且暴力整复会导致在桡骨远折端的掌尺侧造成一个新的软组织通道，加重局部的软组织损伤，影响骨折的稳定和愈合。

（三）尺桡骨中段双骨折（孙达武医案）

1. 病历摘要：莫某，男，14岁。右前臂疼痛、肿胀、活动受限10日。患者运动时跌倒，右手先着地，当时右前臂感到剧烈疼痛，去某医院急诊，经X线片示：右侧尺桡骨骨折，有移位。治疗10日后，因肿痛未见减轻，而来我院治疗。就诊时见前臂肿胀、畸形明显，疼痛拒按，功能障碍。脉数，舌质红，苔薄白。诊断：尺桡骨中段双骨折（横形）。治疗手法复位：一助手抱住其身，双手握住其肘部。另一助手一手握捏住患手拇指，一手握住其余四指与手臂（患者取仰卧位，其手掌向下）。二人对抗牵引。术者先做尺桡骨之间指捏分骨理筋，而后用手指与手掌根，拼凑、挤按断端，促使复位。外敷消炎散，用软硬夹板双层固定，绷带包扎。包扎后切桡动脉是否搏动，以防包扎过紧，影响血循环。并做X线片复查，对位对线良好。内服续骨活血汤。2周后在助手固定下，更换外敷药，调整夹板，继续包扎。复诊时，疼痛消失，前臂无畸形，断端已无压痛。再经局部固定2周后拆除。外用上肢洗方。后拍片复查，骨折完全愈合。（《孙达武骨伤科学术经验集》，人民军医出版社，2014）

2. 妙法解析：

（1）本例强调复位后药物外敷包扎固定，如需外用药物换药时间应适当延长，无异常情况，可在2周时开始换药，以防骨折移位，换药时须在助手严格固定下进行。孙教授治疗小儿骨折经验丰富，尤其复位手法轻巧，固定可靠，鲜有失败。总结其经验，在复位时，术者只复位桡骨而不复位尺骨，但最终尺、桡骨同时达到解剖对位，其奥妙有三：一是在前臂下1/5处桡骨较粗，实易复位，故教科书皆强调，桡尺下1/3段骨折时，先复位桡骨，后复位尺骨，此为一理；二是小儿骨折两断端基本在同一平面，而尺骨更细更短；三是桡尺骨间有骨间膜相连，而下1/5段还有部分韧带相连，故在复位桡骨时，尺骨亦一并复位，即使尺骨没有达到完全解剖复位，有部分对位也完全满意，因为小儿的塑形能力强，骨生长快，不久便可生长如初。不用局部麻醉和臂丛神经阻滞，更不用全身麻醉，是因为在手法复位时不必用太大的力量，小儿能够承受。若局部麻醉则可使局部加重水肿不利复位，若用臂丛神经阻滞，则复位后难以观察手指活动情况；不用静脉麻醉，是因为只要手法得当，1～2分钟即可复位成功，亦便于与患儿交流，使亲属更易于接受。

（2）防止缺血性肌挛缩：缺血性肌挛缩的形成，一是骨折复位后出血，肿胀加重；二是夹板捆扎太紧；三是家长缺乏护理知识，即观察不到位，因此，针对此三种情况，医务人员应做到：①手法应尽量轻、准、快，扎带松紧度要合适，并及时调整。②应尽量住院观察，以便于观察血运和骨折是否稳定，或详细向亲属交代观察血运的方法，小儿若述骨折处疼痛肿胀，应及时就诊，否则一旦形成缺血，将是不可逆性残疾。

（四）右尺桡骨下1/5骨折（孙达武医案）

1. 病历摘要：陈某，男，13岁。右前臂下段肿痛、不能活动3日。患者因打篮球不慎摔倒，当即感右前臂下段疼痛、活动受限，就诊于某医院，经手法整复及小夹板固定，效果不满意。查体：患者以左手托扶右前臂，右前臂中下段肿胀，压痛明显，可扪及异常活动，前臂旋转功能障碍。X线片示：右尺桡骨下1/5骨折，桡骨骨折线走向从近端掌侧向远端背侧，远折端位于近折端的背侧。尺骨骨质断裂，向尺、掌侧成角。诊断：右尺桡骨下1/5骨折（桡骨背向移位型）。治疗：手法整复。桡骨旋转背向移位型采用回旋手法。以右侧为例，患者取坐位（年龄较小者由家长抱入怀中），肩外展60°～90°，屈肘90°，前臂中立位。一助手握患者前臂近端及肘关节，术者立于患侧，右手握桡骨远端及腕部，左手握骨折近端，在无牵引或轻度牵引状态下，左手握桡骨近折端向掌侧按压，右手握桡骨远折端向背桡侧推挤；待远折端完全推至近折端的桡侧后，再将远折端向掌侧按压，同时左手将桡骨远端用力向背侧提拉；然后，左手用力将桡骨近折端向桡侧推，右手将远折端向尺侧拉，使骨折复位。予手法整复后夹板固定，内服跌打促愈片。次日复查X线片示：尺桡骨骨折解剖复位。5日后局部肿胀消退。2周后复查X线片示：骨折端对位对线好，有少量骨痂生长，改服接骨七厘片。4周后复查X线片：骨折端已有连续性骨痂生长，解除外固定，以外洗方熏洗，指导练习前臂旋转及腕、肘屈伸活动。（《孙达武骨伤科学术经验集》，人民军医出版社，2014）

2. 妙法解析：本案与上案不同，骨折类型特殊，故其复位、固定皆与前案稍有不同。该儿童跌扑时前臂旋前、腕关节背伸、桡偏位手掌着地，前臂的纵轴线与地面形成的角度随着身体自后上向前下的活动，由小于90°到大于90°的过伸位，身体的重量和地面对身体的反作用力交汇于桡骨远端，造成骨折远端背侧骨皮质的挤压及尺侧2/3由远端的背侧向近端掌侧的短斜形骨折和桡侧1/3锯齿形骨折。同时，由于肘关节保护性屈曲和身体前移运动残余扭转暴力，迫使骨折近端尺偏外（后）旋，远端相应的桡偏内（前）旋，由于远端及手掌贴近地面相对稳定，故近端从远端的背侧拉到尺侧，并经桡尺骨间隙移位到掌侧。与此同时，骨折远端从近端的掌侧移向桡侧乃至背侧，形成背向移位。桡骨成角背向移位型的创伤机制与前者相似，不同之处在于桡骨骨折发生过程中主要由成角应力所致，患者跌扑时手腕单纯背伸位着地，跌扑过程中随着身体重心的逐渐降低，各种应力集中于桡骨下1/5处，并在此薄弱处发生骨折。骨折发生后，外力继续作用，骨折端的成角程度逐渐增大，由于骨折远端的相对固定，骨折近端逐渐移位至远折端的掌侧，形成了远折端的背向移位。伴随发生的尺骨骨折虽然与桡骨骨折发生在同一平面，但损伤的程度、机制与桡骨骨折完全不同。由于腕关节以桡腕关节为主，尺骨远端不与腕关节直接构成关节，因此，来自腕关节由下而上的传导暴力首先作用在桡骨而发生骨折。桡骨骨折后，由于残余暴力继续作用，导致尺骨在桡骨同一平面或稍上方骨折，一般无明显移位，但有向尺、掌侧成角畸形。

三、文献选录

（一）小儿桡尺骨下端骨折的诊断依据

该类骨折桡骨断端的斜面均很短，且又是不规则的双维骨折，因此，X线片往往误认为锯齿形或横形骨折的重叠移位。X线片诊断依据主要有以下几点：①侧位片均可见从近端掌侧向远端背侧的短斜形骨折。只有斜形或螺旋形骨折，才会在旋转外力作用下出现背向移位。②骨折线的走向是双维的，但主要是从近端掌侧斜向远端背侧。侧位片可见近折端均向背侧移位，两个短斜面背侧骨皮质相互重叠靠拢，其重叠的长度与骨折断端斜面长度基本相等。这与单纯重叠移位、远折端向背侧或内外侧移位不同。③X线正位片上桡骨远端桡偏移位的程度与背向移位成反比，远折端桡偏移位越多，说明背向移位越少；远折端桡偏移位越少，说明其背向移位越多。

（二）小儿桡尺骨下端骨折的复位手法

无移位的骨折不需要整复，仅用掌、背两侧夹板固定2～3周即可，有移位的骨折则必须整复。

1. 整复方法：患者坐位，老年人则平卧为佳，肘部屈曲90°，前臂中立位。术者双手拔伸牵引，一手置于患腕尺侧上方，另一手置于患腕桡侧下方，错对挤压，使腕关节尺偏，纠正远端向桡侧移位，然后在牵引下折顶后远端背前，纠正远端向背侧移位及旋后移位，保持腕关节掌屈尺偏位。整复骨折线未进入关节、骨折段完整的伸直型骨折时，一助手把持上臂，术者两拇指并列置于远端背侧，其他四指置于其腕部，扣紧大、小鱼际肌，先顺势拔伸2～3分钟，待重叠移位完全纠正后，将远端旋前，并利用牵引力，骤然猛抖，同时迅速尺偏掌屈，使之复位；若仍未完全复位，则由两助手维持牵引，术者用两拇指迫使骨折远端尺偏掌屈，即可达到解剖对位。整复骨折线进入关节或骨折块粉碎的伸直型骨折时，则在助手和术者拔伸牵引纠正重叠移位后，术者双手拇指在背侧按压骨折远端，双手余指置于近端的掌侧端提近端向背侧，以矫正掌背侧移位，同时使腕掌屈、尺偏，以纠正侧方移位。整复屈曲型骨折时，由两助手拔伸牵引，术者可用两手拇指由掌侧将远端骨折片向背侧推挤，同时用示指、中指、环指3将近端由背侧向掌侧挤压，然后术者捏住骨折部，牵引手指的助手徐徐将腕关节背伸，使屈肌腱紧张，防止复位的骨折片移位。

2. 固定方法：伸直型骨折先在骨折远端背侧和近端掌侧分别放置一平垫，然后放上夹板，夹板上端达前臂中、上1/3，桡、背侧夹板下端应超过腕关节，限制手腕的桡偏和背伸活动；屈曲型骨折则在远端的掌侧和近端的背侧各放一平垫，桡、掌侧夹板下端应超过腕关节，限制桡偏和掌屈活动。扎上3条布带，最后将前臂悬挂胸前，保持固定4～5周。

3. 药物治疗：儿童骨折早期治则是活血祛瘀、消肿止痛，中后期可不用内服药物。中年人骨折按三期辨证用药。老人骨折中后期着重养气血、壮筋骨、补肝肾。解除固定后，均应用中药熏洗以舒筋活络，通利关节。

4. 练功活动：固定期间积极作指间关节、指掌关节屈伸锻炼及肩肘部活动。解除固定后，作腕关节屈伸和前臂旋转锻炼。复位固定后应观察手部血液循环，随时调整夹板松紧度；注意将患肢保持在旋后15°或中立位，纠正骨折再移位倾向；伸直型骨折固定期间应避免腕关节桡偏与背伸活动。

第十七节 桡骨下 1/3 骨折合并下桡尺关节脱位

一、病证概述

桡骨中下 1/3 段骨折合并下尺桡关节脱位，又称盖氏骨折。此种骨折的病理改变较为复杂，临床上误诊、漏诊率均较高。如未能及时准确地予以诊断和采取有效的治疗措施，极易导致前臂的旋转功能出现障碍，同时还可出现下桡尺关节的疼痛和继发畸形等远期并发症。而前臂损伤所导致的各类骨折，如不加以认真辨别，很易混淆，加之前臂损伤的不稳定性也给治疗上带来很多难题。因此，早期诊断、及时复位、稳妥固定是使损伤尽快得以修复、功能尽快得以恢复的前提。

二、妙法解析

（一）左前臂上 1/3 疲劳性骨折，左尺骨中段横形骨折（田士良医案）

1. 病历摘要：

［例 1］患者，男，19 岁，技术员。于 2 个月前拳击训练后感左前臂痛，局部无红肿，在左前臂上 1/3 尺侧可触及一硬块，有触痛。X 线片发现该处骨膜轻度增厚。6 周后在训练时，该处再次被人击中，随之局部软组织红肿，触痛，活动障碍。检查见左前臂上 1/3 尺侧明显肿胀，皮肤略呈暗红色，尺骨上 1/3 处可触及一骨性硬块，压痛明显。肘关节屈伸尚可，前臂旋前、旋后时疼痛。X 线片示：左尺骨中上 1/3 处骨皮质增厚，髓腔变小，局部呈鸟嘴样突起，并隐见一横贯于骨皮质的骨折线。诊断：左前臂上 1/3 疲劳性骨折。随即以石膏托固定。1 个月后拆除固定，局部软组织肿胀消失，尚可触及一硬块，但无触痛，左上肢活动自如，能继续参加训练。1 年后摄片复查，X 线片示：骨折线消失，左尺骨中上 1/3 骨皮质仍增厚。训练情况良好。未再骨折。

［例 2］何某，女，18 岁，面粉厂装卸工人。以左前臂肿胀疼痛 10 日，加重 5 日，不能负重，旋转活动受限来诊。体格检查：见左前臂肿胀，肌张力增高，后内侧可触及假关节活动。X 线片示：左尺骨中段横形骨折。轻度拔伸牵引下手法复位，夹板固定，屈肘 90°位悬吊于胸前。4 周骨折临床愈合。（《特殊型骨与关节损伤医案》，中国医药科技出版社，1993）

2. 妙法解析：疲劳性骨折并不少见，但常发部位是胫骨、腓骨、跖骨，而尺骨疲劳骨折临床较少见。临床以无明显外伤史、局部疼痛肿胀、假关节活动、功能部分受限为特征，通常发生于持续而剧烈的体力劳动期间，为旋转的剪应力所致。如例 2 为装卸工人，每日持续不断地从传送带上往下卸重 50 kg 的面粉袋，前臂反复负载下旋前旋后，使肌肉疲劳，收缩能力及协调性减弱，使应力分布改变，而尺骨为前臂的轴心，在维持前臂旋转功能方面起着重要作用，当异常载荷量超过其强度极限时即引起骨折。例 1 为拳击所致，随着拳击运动的开展，这种致伤原因应引起重视。因疲劳骨折是逐渐发生的，一般移位不明显，采用石膏或夹板保型固定 4～6 周即可。关键是对该损伤应有足够的认识，高发人群中发现疑似体征者应及时拍摄 X 线片，以便尽早确立诊断。

（二）双侧肘髌骨（关建勋医案）

1. 病历摘要：石某，男，18 岁。从 2 m 高处跌落，右前臂触地，即感右肘部疼痛，活动受限 3 小时后入院。体格检查时见体温 37 ℃，呼吸 76 次/min，心律 18 次/min，血压 15/10 kPa，发育正常，营养一般，头颅及心肺无异常，肝脾未触及。右肘肿胀明显，肘后触痛，可触及一游离骨块，伸屈活动受限。左肘鹰嘴窝处亦明显高凸，鹰嘴窝加深，活动自如。全身其他骨与关节均正常。神经系统未见异常。双肘关节 X 线正侧位片示，右肘于肱骨鹰嘴窝内后上方见 2 cm×2.5 cm 游离骨块，余结构正常；左肘关节结构正常，唯尺骨半月切迹中部有约 0.2 cm 间隙，边缘光滑整齐，近端骨块有 2 cm×2.7 cm，整个半月切迹显得光滑平正。拟诊：双侧肘髌骨，右肘髌骨骨折。试行手法复位未成功，予以手术治疗。臂丛神经阻滞，手术在止血带控制下进行，于肘后做一纵形切口，长 4 cm，依次切开皮肤等组织，显露出游离骨块，用巾钳将骨块拉出后，见该骨块近端及背侧与肱三头肌肌腱相连，骨折断端处肱三头肌肌腱断裂。肘髌骨下端通过纤维软骨组织附着于尺骨鹰嘴及尺骨嵴上，已撕脱。骨块下端有粗糙的骨折面。骨块前侧面与肱骨下端鹰嘴窝形成关节。表面光滑，中间略凸起，酷似膝部髌骨下关节面，考虑肘髌骨下端骨块游离，不利于肌腱的修复，故予切除尺骨鹰嘴上附着的纤维软骨并修成粗糙面，将骨块用一枚螺丝钉固定，中间植入骨屑，而后修复肱三头肌肌腱，伸屈关节活动良好，依次缝合。石膏托固定肘关节于伸直位。术后刀口一期愈合。4 周去石膏托练习活动，X 线片见骨折临床愈合。术后 6 周检查，肘关节活动自如，范围与健侧相同。术后 10 周能从事体力劳动。（《特殊型骨与关节损伤医案》，中国医药科技出版社，1993）

2. 妙法解析：肘髌骨为关节先天畸形，常为双侧，X 线片上可见一较大的籽骨位于肘部背侧，因与膝部髌骨相似故而得名。肘髌骨骨面光滑，系一完全游离骨块与鹰嘴顶点有轻度间隙。肘髌骨以两种形式与尺骨鹰嘴相连接，一种是完全包括在肱三头肌肌腱内，其远端以腱性部分止于尺骨鹰嘴，较活动但其向远侧移动的范围不能超过肘关节；另一种是肱三头肌肌腱止于肘髌骨，肘髌骨以纤维软骨形式与尺骨鹰嘴相连，该骨块无移动性。本例属第 2 种。肘髌骨虽属上肢先天畸形，但其同膝髌骨一样具有保护肘关节、增强肱三头肌力量的功能，该骨位于肘关节囊内，故骨折的处理应引起足够的重视。治疗不当能导致不同程度的功能障碍，对无移位骨折可伸肘位石膏托固定，4 周后练习活动；对移位严重并肱三头肌肌腱断裂者则应手术修复。一般均能获得很好的关节功能。

（三）左尺桡骨下 1/5 骨折（孙广生医案）

1. 病历摘要：何某，女，8 岁。陪人代诉患者于 6 小时前在学校不慎摔倒，左手掌撑地，即感左前臂疼痛，活动时疼痛加重，继之出现肿胀。当时未做特殊处理，即来我院就诊。现左前臂肿痛、活动受限，无其他不适。体格检查见急性痛苦面容。左前臂中下段中度肿胀，呈向掌侧尺侧成角畸形，局部环形压痛，可扪及明显骨擦感及异常活动，左前臂旋转功能受限，远端皮感血运正常。舌淡红、苔薄白，脉弦。X 线片示：左尺桡骨下 1/5 骨折，尺桡骨断端均向掌侧尺侧成角，尺桡骨远折端均向背侧移位。三大常规等检查正常。诊断：左尺桡骨下 1/5 骨折。治疗：整复固定，中药按骨伤三期用药。在 C 型臂 X 射线机透视监视和臂丛神经阻滞下进行。麻醉满意后患者取坐位，伤肢常规消毒，铺巾。前臂中立位，一助手双手持患肢大小鱼际，另一助手双手持患肢肘上持续牵引，术者站在患者左侧，双手握骨折近端向背侧端提，两拇指置于远折端向掌侧挤按，纠正骨折背侧移位；术者两手分别握骨折两端，双拇指置于断端尺侧顶角向桡侧按捺，纠正骨折尺侧成角畸形，当即畸形消失，骨折复位。骨折复位后，自尺骨鹰嘴处打入 1 枚 2 mm 克氏针，循尺骨髓腔过断端至尺骨远端骨骺近侧 1 cm 固定尺骨；距桡骨断端 1.5 cm 处的桡侧分别打入 1 枚 1.5 mm 克氏针交叉固定桡骨断端。处理好克氏针尾，埋于皮下。外用四合一夹板固定前臂。骨折早期气滞血瘀，治以活血化瘀、消肿止痛为主，方选上肢伤Ⅰ号方加减：红花 4 g，白茅根 8 g，桃仁、当归、生地黄、川芎、赤芍、延胡索、泽兰、防风、金银花、桑枝各 5 g，甘草 3 g。水煎，每日 1 剂，分早、晚服。患肢前臂禁止旋转活动，行手握拳及肩关节随意活动。服 10 剂后，肿胀消失，无特殊不适。舌淡红、苔薄白，脉平。复查 X 线片示：骨折对位对线可，有少量骨痂生长。继续夹板固定，开始行前臂旋转及腕、肘关节屈伸功能锻炼。中药以接骨续筋、舒筋活络为法，口服接骨胶囊（本院制剂），每次 2 粒，每日 2 次。4 周后来院复查。疼痛、肿胀消失，舌质淡红、苔薄白，脉平。复查 X 线片示：骨折对位对线好，大量骨痂形成并通过骨折线。解除夹板外固定，加强前臂功能锻炼。改服用龙牡壮骨颗粒 4 周，6 周后来院复查。前臂活动自如，舌脉正常。X 线片示：骨折愈合。行内固定取出。（《孙广生医案精华》，人民卫生出版社，2014）

2. 妙法解析：尺桡骨下 1/5 骨折，桡骨背向移位，不同于普通的尺桡骨下段双骨折，其病理特点是桡骨远端背向移位，X 线片表现为桡骨两断端不等宽，骨折面背靠背，呈双维型。采用传统的牵引折顶，不能复位，只能采取回旋手法复位才能成功。

（四）左桡骨上 1/3 骨折并桡骨小头脱位（孙达武医案）

1. 病历摘要：魏某，男，46 岁。3 日前不慎跌倒，左肘伸直、手掌心着地而致左前臂受伤。经当地医院拍片诊断为左桡骨上段骨折（左肘关节未拍片），曾用手法整复 2 次未复位成功而转我院诊治。就诊时左前臂中上段及肘关节肿胀严重，有张力性水疱，肘关节及前臂功能严重受限。X 线片示：左桡骨上 1/3 骨折，远折端向内后错位约 2/3，断端间偏后有一蝶形骨块，折端向前内成角约 20°，桡骨小头向后外脱位。诊断：左桡骨上 1/3 骨折并桡骨小头脱位。治疗：在 X 线透视下采取手法复位：患肢掌心向上，肘关节呈伸直位，助手甲固定上臂，助手乙牵拉腕部及手指（桡侧拇指用力稍大些），牵引约 1 分钟。在术者甲两拇指用力向后向内推挤按压近折端，术者乙用两拇指向内前推挤桡骨小头的同时，令助手牵拉前臂前屈。当肘关节屈曲约 90°时，骨折及桡骨小头复位。前臂小夹板固定，肘屈 90°，中立位悬吊于胸前。术后 45 日骨折达临床愈合，经 6 个月功能锻炼，已恢复原工作。（《孙达武骨伤科学术经验集》，人民军医出版社，2014）

2. 妙法解析：桡骨上 1/3 骨折并桡骨小头脱位临床罕见。其损伤机制根据本组病例受伤姿势及骨折、脱位的情况进行分析，认为患者跌倒时，肘关节呈伸直或半伸直位。身体向患侧倾斜，掌心着地而致伤肘关节及前臂。这实际上是一种向上并旋前的间接外力，由掌心通过桡骨干向上传导，先造成桡骨上 1/3 骨折并出现蝶形骨块和向前内成角畸形。余力继续向上传导，使桡骨小头冲破或滑出环状韧带脱出。该类损伤，因尺骨保持完整，起着支持作用，故桡骨干骨折重叠错位不甚严重。但由于骨折处恰在旋后肌的附着点上，折端受旋后肌的突然收缩而造成向后移位的撕脱性蝶形骨块。桡骨小头向后外脱位的原因，主要是由于骨折端向前内成角，改变了力的方向所致。总之，桡骨上 1/3 骨折并桡骨小头脱位的发病机制及变位情况，既不同于孟氏骨折的任何一型，也不同于桡骨干中 1/3、下 1/3 骨折和前臂双骨折，是前臂创伤中一种新类型骨折。

（五）双侧桡骨头及桡骨下端骨折（孙达武医案）

1. 病历摘要：程某，男，8 岁。患者于今日 3 小时前自树上摔下致伤，两前臂肿胀、疼痛、活动受限。无昏迷，当地医院 X 线片提示两前臂骨折，用石膏托固定后来诊。诊见：全身情况尚好。右侧肘关节肿胀明显，前臂旋转受限并疼痛，旋后疼痛更甚。肘后三角关系改变，鹰嘴上移，桡骨头部位压痛明显。左肘关节除肘三角关系正常、鹰嘴无上移外，其他同右肘关节。双侧腕部均肿胀、压痛明显。X 线片示：左侧桡骨小头骨折，关节面向外后倾斜 10°左右；桡骨远端外侧干骺端处有明显骨折线，掌倾角变小。右侧桡骨小头骨折。关节面向前外侧轻度倾斜，尺骨鹰嘴向后上方半脱位。尺骨远端骨折已复位。诊断：双侧桡骨头及桡骨下端骨折。治疗：以左侧为例，患者仰卧于整复台上，一助手固定上臂。术者一手握患者前臂，保持半伸直位，另一手拇指推桡骨小头向内向前即复位。复位后双侧均取半伸肘位超腕关节夹板固定，腕颈带悬吊于胸前。半个月去夹板，开始做关节活动。1个月后复查，肘关节伸屈活动及腕、指关节活动均恢复正常，X线片示：双侧桡骨头骨折对位线良好，已有骨痂生成。（《孙达武骨伤科学术经验集》，人民军医出版社，2014）

2. 妙法解析：本例造成双侧桡骨头骨折及桡骨远端骨折的发病机制是，患者自树上摔下时，双前臂旋前位向前伸出，两手掌着地，暴力由下向上传导至桡骨下端时，因该处系松质骨与坚质骨交界部位，比较薄弱，因而造成该处骨折。骨折后，力犹未尽，继续向上传导，使桡骨头向近侧、尺侧冲击；同时身体重力沿两上臂向下传导，使肱骨小头向下，向桡侧撞击于桡骨小头的外缘，上下两力的撞击，而致桡骨头发生骨折。由于跌下着地时，身体微向右侧倾斜，致上下两力除作用于桡骨头外，余力端作用于尺骨。加之尺骨鹰嘴关节面的斜度，以致右侧发生半脱位。才缓解其力。因而造成了双侧桡骨头骨折及桡骨远端骨折，并使右肘关节半脱位。该种损伤诊断并不困难，除具有典型体征外，X线片能清楚显示其解剖上的改变。但由于同一骨干两端均骨折，临床整复上有一定的困难。尤其是桡骨小头发生倾斜者，手法复位难以成功时，可采用克氏针撬拨复位。

（六）左桡骨上1/3骨折并桡骨小头脱位（孙达武医案）

1. 病历摘要：韩某，男，18岁。患者于1日前打篮球不慎摔倒，左手掌心着地致左前臂受伤，局部肿胀、疼痛，不能活动，即来我院就诊。就诊时左上肢呈半伸直状，屈肘及前臂旋转功能受限，左前臂桡骨上1/3及桡骨小头处均有压痛，肿胀不大，远端血运好，腕及手指活动尚可。X线片示：同病案四。诊断：左桡骨上1/3骨折并桡骨小头脱位。治疗：复位手法与上2例病案略有不同，即术者推远折端向后外，推桡骨小头向前内使其复位。术后小夹板固定40日，骨折达临床愈合。3个月后前臂功能恢复。（《孙达武骨伤科学术经验集》，人民军医出版社，2014）

2. 妙法解析：单纯的桡骨上1/3骨折摸不到桡骨小头脱位的畸形。单纯的外伤性桡骨小头全脱位，则多见于儿童，伤势轻，仅在肘关节外侧或前侧能触到隆起的桡骨头，旋转受限，压疼轻微，复位容易。先天性上尺桡关节融合和先天性桡骨头脱位也多见于儿童，一般没有或有轻微外伤史，受伤姿势也不典型，局部压痛亦不明显。先天性上尺桡关节融合的典型临床症状是前臂旋转功能障碍；先天性桡骨头脱位前臂旋转功能基本正常，仅能在肘关节周围（外、后、前）触到光滑的桡骨小头。而且先天性桡骨头脱位无法复位，即使复位，也易再脱。而桡骨上1/3骨折并桡骨小头脱位，虽复位困难，但复位后通过合理的外固定，预后满意。孟氏骨折与该病虽有相同点，但骨折部位截然不同，前者发生在两根骨头上，后者发生在一根骨头上。孙氏根据损伤机制和骨折、脱位情况，采取以近折端对远折端的手法，利用杠杆原理，以旋后肌的止点作为滑动支点，推挤桡骨头向内前，可使骨折及脱位同时复位。术后用小夹板固定前臂于中立位，使骨间膜处于紧张状态，保持两骨间最宽距离，这样不但可以纠正向尺侧的残留移位，而且可以使断端维持稳定，此案例充分体现了孙达武教授手法的技巧。桡骨上1/3骨折并桡骨小头脱位的发病机制及变位情况，既不同于孟氏骨折的任何一型，也不同于桡骨中1/3、下1/3骨折和前臂双骨折，是前臂创伤中一种新类型骨折。桡骨上1/3骨折并桡骨小头脱位的诊断并不难。但因本病的发生率极少，特别是对桡骨小头的脱位没有足够的认识，很容易被误诊。其误诊原因一是临床检查不细致，没有检查肘部及前臂旋转情况；二是X线片（正侧位）不符合标准，或摄片时漏掉肘关节。在临床上，桡骨上1/3骨折并桡骨小头脱位应与单纯的桡骨上1/3骨折、单纯外伤性桡骨小头脱位、孟氏骨折、先天性上尺桡关节融合、先天性桡骨小头脱位等加以鉴别。桡骨上1/3骨折并桡骨小头脱位，一般有比较明显的外伤史；伤后不仅仅是肘关节外后有明显的压痛及隆起的桡骨头、桡骨上 1/3 处有压痛、骨软、骨擦音、肘及前臂功能障碍，而且有典型的前臂旋前受伤姿势；年龄上，3 例桡骨上 1/3 骨折并桡骨小头脱位都是成年人。单纯的桡骨上 1/3 骨折摸不到桡骨小头脱位的畸形。

（七）左盖氏骨折（孙达武医案）

1. 病历摘要：张某，男，16 岁。骑自行车摔倒时，左腕部触地，伤后肿痛不能活动，经某医院拍片及治疗仍未奏效，于伤后 3 日来诊。就诊时，看到自带 X 线片示左桡骨下段横断骨折，骨折断端重叠移位约 1 cm，远折端向背侧移位，下桡尺关节间隙增宽，并纵向移位。诊断：左盖氏骨折。治疗：①手法整复。患者平卧，伤肢外展，嘱肘前臂中立位，助手握患肢肘部，术者一手握患手部，拔伸 3～5 分钟，另一手拇指和其他四指分别按压远、近折端并反向推按，同时掌屈尺倾远折端，矫正桡骨掌背侧移位，并于骨折上下端尺桡骨间隙中行掌背侧挟挤分骨，使骨折断端复位，在拔伸下，再用力扣握桡尺骨下端使脱位关节紧密复位，检查下桡尺关节不松弛，即该关节脱位已矫正。患肢先用合骨垫固定下桡尺关节再以前臂适度夹板固定，桡背侧用超腕板，掌侧置分骨垫，尺侧不超腕，桡侧板上下端置平垫，固定腕手于微掌屈及尺倾位。完成固定后，X 线片示：骨折对位对线良好，下桡尺关节已复位。②内治按骨折三期分治用药。治疗 4 周，症状消失，X 线片复查示：骨痂中等量。解除固定物，外用熏洗药，进行功能锻炼。2 周后复查，功能已完全恢复正常。（《孙达武骨伤科学术经验集》，人民军医出版社，2014）

2. 妙法解析：桡骨下段骨折合并下桡尺关节脱位，是一种既有骨折、又有脱位的损伤，又称盖氏骨折。多见于成人，儿童较少见。骨折极不稳定，整复固定较难，下桡尺关节脱位容易漏诊，造成不良后果。故对这种损伤应予足够重视。孙氏认为，本类盖氏骨折，属于不稳定性骨折，因为桡骨干远端、上端骨折，下端脱位，形成游离块，因此，掌背侧用合骨垫固定很重要。

（八）左盖氏骨折（孙达武医案）

1. 病历摘要：王某，男，50 岁。左前臂肿痛、活动受限 1 日。工作时，手扶机床，被机床掉下的铁物砸伤左前臂，1 日后就诊。诊见骨折断端重叠移位约 1.5 cm，远折端向背侧移位，下桡尺关节间隙略增宽，并纵向移位。经临床检查及 X 线片确诊。诊断：左盖氏骨折。经手法整复后 X 线片示：对位对线良好，4 周后拍片复查仍保持原有位置，7 周拆除固定，骨科洗药热敷，每周 2 次施轻度按摩手法，帮助恢复功能，10 周后开始做轻工作。（《孙达武骨伤科学术经验集》，人民军医出版社，2014）

2. 妙法解析：治疗可从以下几个方面着手。①整复背侧移位：患者正坐，肩外展屈肘，前臂中立位，一助手握肘部，另一助手握腕部，对抗牵引，医者两手拇指放在背侧，余指放在掌侧，自上而下分骨，以矫正远端之靠拢，然后一手握骨折远端向掌侧推按，另一手捏骨折近端向背侧提拉，形成一种捻相对搓之力作用于断端，背侧移位即可矫正。远端向掌侧移位者，手法相反。应用此法不能复位者，可用牵引推挤法，伤肢置中立位手心向下，在对抗牵引下，医者先做分骨手法后，两手拇指放在断端，用指腹顶住上、下端，由尺侧向桡侧、掌侧推挤，即可复位。远端向掌侧移位者，伤肢手心向上，用同样手法从掌侧推挤。②整复下尺桡关节：骨折复位后，在维持牵引下，医者两手虎口部交叉放于伤肢腕部尺、桡侧，向中心推挤，然后用两手鱼际部置于腕掌、背侧捺正尺、桡关节。③固定：骨折经整复后，在维持牵引下，在断端背侧放置分骨垫，用胶布粘住固定，有下尺、桡关节脱位者，在腕背侧放置合骨垫，根据骨折移位情况加用方垫。用前臂双骨折夹板固定，但尺侧板不超腕关节，桡侧板超腕关节，以限制桡偏，保持整复后的位置，最后用 4 条布带捆扎，前臂中立位，颈腕带悬吊。④术后处理及练功：整复固定后，3 周内每周复查 1 次均拍摄 X 线片，如发现问题及时处理，固定时间 5～8 周，可根据实际情况而定，自整复后第 2 日起，每日练习"拐磨子"的动作，即用好手托握夹板，做向里向外的拐动，3 周内不做伸手握拳活动，以利于下尺、桡关节恢复。

（九）桡骨下段骨折合并下尺桡关节脱位（林如高医案）

1. 病历摘要：姜某，女，36 岁。患者于 5 小时前，走路不慎从台阶上摔下，以右手掌撑地，当即右前臂出现肿胀、疼痛、畸形。就诊时见患者面色苍白，痛苦呻吟，舌淡，脉弦紧。右前臂下段肿胀，向掌侧成角畸形。局部压痛明显，尺骨茎突向外突起，有挤压痛。前臂旋转活动受限。X 线片示：右桡骨下 1/3 骨折合并下尺桡关节脱位。诊断：桡骨下段骨折合并下尺桡关节脱位。治疗：手法整复。先以牵引、捏分、反折、提按、推挤等手法整复桡骨骨折，然后再以挤压、扣挤手法整复下尺桡关节脱位。复位后在骨折部骨间隙的掌背侧各放一分骨垫，以夹板固定，局部外敷活血散，服活血镇痛汤，练伸掌握拳、托手屈肘等活动。2 周后局部肿痛减轻，改敷消毒散，内服壮骨强筋汤，逐渐做腕部屈伸活动。4 周后局部肿痛消失。复查 X 线片示：骨折线模糊，有中等量骨痂生长。解除外固定，以化瘀通络洗剂熏洗患部，并练前臂旋转活动。6 周后患者腕屈伸及前臂旋转活动正常。（中国百年百名中医临床家丛书·林如高》，中国中医药出版社，2001）

2. 妙法解析：盖氏骨折伤后前臂及腕部疼痛、肿胀，桡骨下 1/3 部向掌侧或背侧成角，尺骨小头常向尺侧、背侧突起，腕关节呈桡偏畸形，桡骨下 1/3 部压痛及纵向叩击痛明显，有异常活动和骨擦音，下桡尺关节松弛并有挤压痛。林氏对桡骨下 1/3 骨折合并尺桡关节脱位的整复手法：患者平卧，肩外展，肘屈曲，两助手对抗牵引 3～5 分钟，将重叠移位拉开，医者先行捏挤分骨，矫正桡骨的内侧成角移位，然后在分骨的同时，轻度增加向掌侧或背侧的成角畸形，行反折手法矫正掌侧或背侧的成角与移位。亦可一手分骨，另一手拇指与其余四指分别按住骨折近、远端，采用提按推挤手法矫正掌、背侧移位。骨折整复后，医者用双手掌分置腕部内外侧扣挤尺桡关节。

三、文献选录

孙达武教授认为，治疗要力求达到解剖复位或接近解剖复位，尤其对骨折端的成角和旋转畸形必须矫正，只有这样才能避免出现前臂旋转功能的障碍。一般情况下，盖氏骨折在牵引下复位并不困难，但比较困难的是怎样维持复位后的稳定。因此，对盖氏骨折的治疗，首先重点是在整复骨折上，只有骨折整复成功，下尺桡关节的脱位才能纠正，此时的重点便是固定和稳定好下尺桡关节，这样就可使骨与关节的复合伤变成单纯的桡骨干骨折。为了使桡骨干得到解剖对位的效果，应根据患者的具体情况选择治疗方法。复位后再加以有效的外固定，配合骨折三期辨证用药，这样更会使骨折得到早期愈合。

第十八节　桡骨远端骨折

一、病证概述

桡骨远端骨折在临床上比较常见。桡骨远端与腕骨（舟状骨与月骨）形成关节面，其背侧边缘长于掌侧，故关节面向掌侧倾斜 10°～15°，桡骨下端外侧的茎突，较其内侧长 1～1.5 cm，故其关节面还向尺侧倾斜 20°～25°。这些关系在骨折时常被破坏，在整复时应尽可能回复正常解剖。桡骨远端骨折多为间接暴力所致。跌倒时躯干向下的重力与地面向上的反作用力交聚于桡骨下端而发生骨折。约占全身骨折总数的 1/6。腕关节是人体中结构最复杂的关节，也是全身活动频率最高的重要关节。桡骨远端骨折损伤机制复杂，骨折类型多样，治疗方法灵活。如果治疗不当，容易导致腕关节慢性疼痛和僵硬，严重影响手部的功能，给患者造成不便。其临床表现，外伤史明确。患者伤后出现腕关节疼痛、活动受限。骨折移位明显时，桡骨远端骨折可出现典型的"餐叉手""枪刺手"畸形。检查腕部肿胀，有明显压痛，腕关节活动明显受限，皮下可出现瘀斑，尺桡骨茎突关系异常，则提示桡骨远端骨折。如果腕部有骨擦音、异常活动，不要反复尝试诱发骨擦音，以免引起神经和血管损伤。腕部神经、血管肌腱损伤发生率不高，但需充分重视。骨折向掌侧移位可能导致正中神经、桡动脉等损伤。骨折向背侧移位可能导致伸肌腱卡压。注意患者的全身情况及其他合并伤。X 线检查为桡骨远端损伤的首选检查。多数骨折、脱位、力线不良、静态不稳定等，都很容易从标准的 X 线检查鉴别。如果无明显功能障碍，尤其老年人，不需特殊治疗。骨折仅向掌侧成角，无桡偏及重叠移位，骨折虽达 3～4 周，仍可按新鲜骨折处理。青壮年骨折畸形愈合，有神经症状或肌腱功能障碍，或前臂旋转受限，应早期采用手术治疗，切开复位植骨内固定。对畸形不严重，仅有前臂旋转障碍者，可行尺骨头切除术。畸形严重，无前臂旋转障碍者可行尺骨头部分切除及桡骨远端截骨术。因掌侧骨痂隆突引起神经、肌腱刺激受压者，可行骨痂切除等。

二、妙法解析

（一）右桡骨远端骨折，伸直型（孙达武医案）

1. 病历摘要：姚某，女，70 岁。患者于 1 日前不慎滑倒，右手撑地，当即感右腕肿痛活动受限，由家人护送来院。诊见：右腕关节明显肿胀，呈餐叉样畸形有压痛，纵向挤压痛，手指屈伸可，血运可。X 线片示：右桡骨远端骨折，远端向背侧、桡侧移位并嵌插，掌倾角、尺倾角均反向改变。诊断：右桡骨远端骨折（伸直型）。治疗：决定即刻行手法复位加四合一杉皮小夹板外固定。先根据患者健康左手测量后准备好适当的杉皮小夹板 4 块及棉垫、绷带和扎带。手法整复步骤：用两人复位法。术者两手扣住患者大小鱼际处。两拇指压住腕侧骨折处，与助手先行拔伸牵引，边牵边上下左右摇摆牵抖，两断端充分松解后再掌屈尺偏进行复位，予"二次屈腕折顶"，用拇指触摸两断端平复后即告复位成功，将腕关节固定于掌屈尺偏位，依次缠纱布、放置压垫及小夹板。用续增包扎法，最后以三根扎带再捆扎固定，检查扎带松紧度、上下活动 1 cm，手指血运好，再用前臂吊带悬吊固定。随后照 X 片复查且骨折断端对位对线良好，桡骨远端掌倾角＜10°，尺偏角约 20°，掌倾角及尺偏角基本恢复正常。嘱固定 4～6 周后加强伤肢功能锻炼。（《孙达武骨伤科学术经验集》，人民军医出版社，2014）

2. 妙法解析：本例在复位固定后，即嘱患者进行握拳锻炼。一是利于消肿，防止关节僵硬。二是可纠正骨折断端残留移位。从而达到早期愈合早恢复功能的目的。这个复位方法的特点是拔伸时near端滑向远端可解除嵌插，逐个牵拽手指，疏理筋脉，使经过桡骨远端的肌腱更好地归入原来的位置，夹板固定则稍带掌屈尺偏，又无远端受压之弊。

（二）右桡骨远端骨折（孙达武医案）

1. 病历摘要：赵某，男，62 岁。患者于 4 日前跌倒，右手掌着地，感右腕关节肿胀、疼痛、活动受限，活动后疼痛加剧，由家人扶送某某医院求治，X 线片示：右桡骨远端骨折，给予复位、石膏外固定后回家。因右腕部肿胀、疼痛不减，今来我院求治，复查 X 线片示骨折再移位，诊见：右腕部肿胀、桡骨远端压痛，骨擦音，纵向挤压痛，右腕关节呈"餐叉样"畸形。舌质淡红，苔薄白，脉弦。诊断：右桡骨远端骨折。治疗：患者因跌倒致伤，骨断筋伤，气滞血瘀，不通则痛。给予手法整复，予"二次屈腕折顶"，超腕关节夹板固定，消炎散外敷。复查X线片示：对位对线良好。中药以活血化瘀、行气止痛为法，予以桃红四物汤加减：白茅根、茯苓皮各15 g，桃仁、红花、当归、生地黄、赤芍、大腹皮各10 g，川芎、乳香、没药、甘草各6 g。水煎，每日1剂，分早、晚2次服。连服7剂后，右腕关节肿胀、疼痛明显减轻，活动改善，舌质淡红，苔薄白，脉弦。复查X线片示：对位对线良好。调整夹板松紧度，继续夹板固定。继用上方，加骨碎补20 g，续断15 g，每日1剂，水煎服。服5剂后，诉右腕关节肿胀消退、疼痛轻，活动明显改善，局部压痛轻微，无骨擦音，无纵向挤压痛，复查X线片示：有明显骨痂生长。骨折达临床愈合，拆除外固定夹板，加强腕关节功能锻炼。(《孙达武骨伤科学术经验集》，人民军医出版社，2014)

2. 妙法解析：孙氏采用"二次屈腕折顶"手法，取得较满意的效果，"二次屈腕折顶"手法的优点：一是桡骨远端骨折多见于老年人，避免一次用力屈腕太过，老年患者难以承受，从而诱发心脑血管疾病。二是二次屈腕折顶，掌屈充分，不但骨折得到整复，掌倾角也得到完全纠正，有利于屈腕功能的恢复。三是屈腕时，利用背侧伸肌腱的张力使背侧骨性肌腱沟的残余移位得以纠正，有利于手指功能的恢复。

（三）右桡骨下端骨折，伸直型（孙达武医案）

1. 病历摘要：林某，男，62岁。患者于4日前下楼时不慎摔倒致伤，立即被送来我院诊治。诊见：右腕部肿胀、瘀斑，侧位呈"餐叉样"畸形，肢端血运感觉正常。血压180/80 mmHg，脉搏90次/min，呼吸20次/min，患者精神高度紧张。X线片示：右桡骨下端伸直骨折，远端向背侧移位，两断端嵌插。患者既往有高血压病史，冠心病病史等。诊断：右桡骨下端骨折（伸直型）。治疗：孙氏仔细询问患者病史、受伤史，检查患肢体，阅读X线片以转移患者注意力，尽量使其放松，同时一助手持近端与其对抗牵引，其时患者并未觉得疼痛，故而渐放松，待其放松之时，孙氏一边牵引，同时掌屈尺偏手腕，有感到复位的骨擦音，骨折端已复位，整个过程不超过1分钟，患者亦不觉痛。后采用自制四合一杉树皮夹板予以固定，悬吊胸前。此时患腕肿胀明显缓解，畸形消失。复查X线片示：侧方、成角、嵌插移位均已纠正。嘱患者逐步加强功能锻炼，定期复查，4周后拆除夹板。(《孙达武骨伤科学术经验集》，人民军医出版社，2014)

2. 妙法解析：整复固定时应注意如下几点。①桡骨远端骨折大多因传导暴力所致，因此相当一部分骨折均有不同程度的嵌插移位，若采用单纯拔伸牵引，则很难使其牵引开，难以纠正背掌侧移位及侧面移位。②伸直型桡骨远端骨折，牵抖令两断端充分松解后，再掌屈尺偏复位。纠正其背侧尺侧移位恢复掌倾角及尺偏角。③屈曲型桡骨远端骨折牵抖后背伸桡偏复位，纠正掌侧及尺侧移位。④复位后以四合一夹板固定。伸直型夹板要求背侧长（超腕关节）掌侧短，桡侧长，尺侧短，远侧、背侧、桡侧分别置一压垫。将腕关节固定于掌屈尺偏位。屈曲型则要求相反。⑤伸直型桡骨远端骨折第一次手法整复往往难以完全纠正掌倾角，可采用"二次屈腕折顶"手法，掌屈充分，既使骨折得到整复，完全纠正掌倾角，同时又有利于恢复屈腕功能。

（四）右尺桡骨下端骨折（孙达武医案）

1. 病历摘要：潘某，女，57岁。患者诉5日前跌伤致右手腕部疼痛肿胀，局部出现畸形。随即来我院求诊。诊见：尺桡骨下端，腕部肿胀疼痛畸形，不能活动，外旋限制。X线片示：右尺桡骨下端骨折。诊断：右尺桡骨下端骨折。治疗：手法复位。患者取坐位，一人抱住其身，双手握住患肢肘部。医者一手握捏其大拇指，另一手握其余手指及掌部，持续对向牵引。当断端重叠成角已经得到纠正，畸形已不明显时，急做腕部掌屈、尺偏位固定，同时用大拇指沿患者桡骨远端，由上向下推平，使断端复位。而后外敷消炎散，用软夹板两块，背侧较长，掌侧较短，包扎固定。背侧手背部及桡侧须垫棉垫，控制背屈、桡偏活动，做少许掌屈、尺偏活动。每周换药1次，4周后每2周复查1次，6周后去除固定，改用上肢洗方，功能锻炼。（《孙达武骨伤科学术经验集》，人民军医出版社，2014）

2. 妙法解析：桡骨远端骨折多为科利斯骨折（伸直型），好发于老年人，临床常见。一般有以下特征：①患者高龄，合并内科疾病多，精神紧张。②其移位多以成角、侧方、嵌插为主，故复位手法包括：牵引、折顶（掌屈）、尺偏三步，上述三个步骤当环环相扣，牵引的同时，让患者放松，趁其不备，掌屈的同时予以尺偏以纠正成角和侧方移位，掌屈到位是一次性复位成功的关键。整个过程要一气呵成，以减少患者痛苦。固定期间手指必须做伸屈活动，允许掌屈，尺侧活动，可以促使消肿，防止日后关节粘连。一般2~3周后，可改变固定位置位，使掌屈尺偏位转为正中位，5~6周后可考虑去除固定，外用洗方、功能锻炼。

（五）右手腕桡尺骨骨折（孙达武医案）

1. 病历摘要：王某，女，66岁。3日前患者跌扑撑伤致右腕部疼痛、肿胀、活动受限。经过其他医疗单位治疗摄片，诊断为右手腕桡尺骨骨折。现诊稍有移位，瘀阻肿胀疼痛，舌质淡红，苔薄白，脉弦。诊断：右手腕桡尺骨骨折。证属气滞血瘀。治疗：初步正骨理筋后，敷缚夹固。年已逾花甲，时有心悸，脉来歇止，先拟化瘀和血，宁神息痛调治。生地黄、鸡血藤、桑枝、首乌藤、丹参、续断各15g，当归、延胡索、酸枣仁、柏子仁、赤芍各10g，川芎、五味子、甘草各6g。水煎，每日1剂，分早、晚2次服。连服7剂，经整复理筋后，骨位较平，瘀阻气滞，肿胀仍剧。略觉头晕，脉缓歇止。心营不足，气不畅行。骨折后接续较难，再以汤剂为辅。骨碎补20g，柏子仁15g，生地黄、鸡血藤、首乌藤各12g，续断、酸枣仁、当归、赤芍、泽兰叶各9g，川芎、五味子、甘草各6g。水煎，每日1剂，分早、晚2次服。连服7剂后，经脉瘀气渐化，骨折处痛已减，两端肿胀未消，脉来较静，伤势好转，再拟和营生新而卫心气。骨碎补20g，柏子仁、天花粉、生地黄、鸡血藤各12g，当归、续断、赤芍、丹参、川芎、酸枣仁各9g，竹茹、五味子、甘草各6g。水煎，每日1剂，分早、晚2次服。连服15剂，骨折已稳定，新骨接续，浮肿亦退，唯关节筋络之间略觉牵强掣痛。（《孙达武骨伤科学术经验集》，人民军医出版社，2014）

2. 妙法解析：本案体现了孙氏临床用药特点。老年人多肝肾不足，故筋骨虚弱。故临床用药多以滋补肝肾为主，然骨折之发生多为外力所致，故气血不通，筋骨受损，治疗亦应活血化瘀，消肿止痛。二者结合故当补中有泻，攻中有守。本案用药正体现了其中特点。孙氏认为，对桡骨远端骨折的治疗，应根据患者年龄、骨折脱位的情况作出恰当的选择。无移位的骨折不需要整复，仅用掌、背两侧夹板固定2~3周即可，有移位的骨折，必须整复。对绝大多数骨折经手法复位、夹板或石膏外固定能获得良好效果。

（六）右桡骨远端骨折（孙达武医案）

1. 病历摘要：邓某，男，12岁。患者右腕部疼痛，活动受限1小时。就诊时见患者右腕部畸形，可触及骨擦音，压痛明显，活动不利，纳可，小便可，大便未解，无恶寒发热，舌淡，苔薄白，脉弦。X线片示：右桡骨远端骨折。患者外伤致右腕部骨折筋伤，气血运行不畅，气滞则痛，血瘀则肿，舌淡，苔薄白，脉弦，为骨折的初期之征象。治疗：手法复位，小夹板外固定结合中药内服治疗。方拟孙达武经验方。处方：桃仁、红花、三七、香附、川芎各6g，丹参、桑枝、生地黄、当归、白芍各10g。水煎，每日1剂，分2次服。15日后复查X线示：原骨折端对位对线好，骨折线已模糊，骨折愈合可。（《当代名老中医典型医案集·外伤科分册》，人民卫生出版社，2009）

2. 妙法解析：儿童骨折早期宜活血祛瘀、消肿止痛，该方是在四物汤的基础上加桃仁、红花等活血行气药组成。四物汤补血而不滞血，和血而不伤血，加上活血化瘀，行气的桃仁、红花、三七、丹参、桑枝、香附，共奏祛瘀活血、补血行气功效。小夹板固定适应于四肢闭合性骨折（包括关节内及近关节骨折经手法整复成功者），通过扎带对夹板的约束力，压垫的固定挤压力防止骨折发生再移位，外固定结合早期功能锻炼与药物治疗，患者痊愈较快。

（七）右桡骨远端骨折并腕舟骨骨折（孙达武医案）

1. 病历摘要：刘某，男，25 岁。主诉：右腕部肿痛、活动受限 10 小时。病史：患者因不慎跌倒，将右腕部致伤。就诊时右腕部局部肿胀、压痛、畸形、功能丧失。X 线片示：右桡骨远端骨折，合并腕舟骨骨折。诊断：右桡骨远端骨折并腕舟骨骨折。治疗：局部麻醉下手法复位，硬纸板托外固定。术后 X 线片示：两处骨折均获得解剖对位。术后屈肘 90°，颈腕带悬吊于胸前。1 年后随诊，患肢功能良好，未见明显缺血性坏死。（《孙达武骨伤科学术经验集》，人民军医出版社，2014）

2. 妙法解析：桡骨远端骨折为骨科常见病，但合并腕舟骨骨折者较少见。该病多为传达暴力造成，临床上根据典型体征及 X 线正斜位片即可确诊。治疗上孙氏主张早期手法整复，先采用牵引、尺偏、掌曲手法复位，桡骨远端骨折，再牵引拇指，挤压使其残余移位纠正。固定范围除腕关节外，还需固定第一掌骨。

（八）左桡骨远端骨折，创伤后急性骨萎缩（孙达武医案）

1. 病历摘要：张某，男，46 岁。患者 1 个月前走路跌倒时左手撑地致左腕关节疼痛肿胀变形，至社区医院经 X 线诊断为左桡骨远端骨折，予手法复位加小夹板固定。治疗后近一个月患肢疼、肿胀痛未见缓解，故前来就诊。诊见：左腕关节疼痛拒按，夜间痛甚，手部关节僵硬，局部皮肤仍有瘀斑，皮肤干涩甲错，皮温降低，舌质淡，苔薄白，脉弦涩。X 线片示：左桡骨远端骨折对位对线尚可，断端有骨痂形成，左腕关节诸骨可见轻度斑点状骨质疏松。诊断：①左桡骨远端骨折。②创伤后急性骨萎缩。治疗：活血化瘀，舒筋健骨。①内服自拟活络止痛方：薏苡仁 30 g，骨碎补 15 g，桑枝、当归、鸡血藤各 12 g，五加皮、茯苓、白术、延胡索、续断、桃仁、羌活、桂枝各 10 g，红花、甘草各 6 g。水煎，每日 1 剂，分早、晚 2 次服，连服 7 剂。②外洗：海桐皮汤加减。当归、透骨草、海桐皮、五加皮、钻地风、威灵仙、徐长卿、伸筋草各 20 g，刘寄奴、红花、羌活、独活、木瓜、川芎、海风藤、花椒、甘草各 15 g。又服 7 剂。外洗，每次 20 分钟，每日 1 剂，分 2 次洗。7 日后复诊诉左腕关节疼痛明显好转，关节可自主活动，皮肤色泽恢复正常，舌质淡，苔薄白，脉弦滑。拟原方再内服加外洗 1 周以巩固疗效。（《孙达武骨伤科学术经验集》，人民军医出版社，2014）

2. 妙法解析：本病可归属于中医学的"痹证"。损伤后气滞血瘀，血瘀水滞，久则脾气亏虚，脾虚则水无以化，致水湿内停。故治宜活血舒筋止痛，利湿补肾健骨。中药内服方中桃仁、红花、当归活血行气止痛；五加皮、杜仲、续断、桑寄生、骨碎补续筋接骨；薏苡仁、茯苓、白术、防己利水健脾。中药外洗方乃为海桐皮汤加减而来，具有活血化瘀、利水消肿、透利关节的作用，内服外洗相结合，共奏活血化瘀、舒筋健骨之功，促进肢体功能的恢复。

（九）右桡骨下端骨折，伸直型（林如高医案）

1. 病历摘要：林某，男，59 岁。患者于 7 日前不慎滑倒，以右手先着地，当时右腕部肿胀、疼痛，曾在某医院拍片诊断为右桡骨下端伸直型骨折。给予手法复位、夹板固定，但患者肿痛一直未减，且手部发麻，就诊时见患者神疲，痛楚表情，面色晦暗，舌暗紫，脉沉涩。腕及手部呈"餐叉样"畸形，局部肿胀、压痛，腕部、手指活动受限。X 线片示：右桡骨下端伸直型骨折，远折端向背侧桡侧移位，两骨折端嵌插。诊断：右桡骨下端伸直型骨折。治疗：即用拔伸推挤法整复，因骨折端嵌插较紧，故在拔伸过程中配合摇摆动作，使断端易于分离开，继而以推挤手法复位。复位后患者即感手部麻木消失，局部疼痛减轻，以夹板固定，背、桡侧板超关节，局部外敷活血散，服安神止痛汤，练伸掌握拳及屈腕动作。1周后腕部肿痛明显减轻，改用接骨散外敷，服跌打养营汤，继续按上法练功。2周后局部肿痛消退。3周后腕部无肿痛，X线片示：骨折对位、对线好，已有骨痂生长。解除外固定，以化瘀通络洗剂熏洗。4周后患者右腕活动正常。（《中国百年百名中医临床家丛书·林如高》，中国中医药出版社，2001）

2. 妙法解析：跌倒时前臂旋前，腕关节呈背伸位，手掌先着地，躯干向下的重力与地面向上的反作用力交集于桡骨下端而发生骨折。暴力较大时，腕关节正常解剖关系发生改变，骨折远端向桡侧和背侧移位。严重移位时骨折断叠可有重叠移位。腕及手部形成"餐叉样"畸形。此类骨折若复位不良而致畸形愈合时，因掌侧屈肌腱和背侧伸肌腱在桡骨下端的骨沟内移位或发生扭转，可影响肌腱的滑动，双手指的功能，尤其是对拇指的功能可产生严重障碍。在整复桡骨远端伸直型骨折手法步骤如下：医者两手分别握住手部与前臂下端相对拔伸牵引，使两断端分离，继将手部略向内侧牵引，另一手拇指置于桡骨远端外侧，用力推挤，以矫正其外侧移位，然后将拇指置于桡骨远端背侧向掌侧按压，余指提托桡骨近端。与此同时，另一手持患手屈腕并内偏。

（十）桡骨下端骨折合并下尺桡关节脱位（崔萃贤医案）

1. 病历摘要：张某，男，20岁。当日晚上骑快车，不慎撞倒，手背触地挫伤左腕，肿痛畸形，以握拳为主。为减轻手部瘀肿预防关节变僵当即去某医院就诊，经拍X线片，诊断为桡骨下端骨折合并下尺桡关节脱位，随手法整复、纸压垫、木板固定后拍片显示，对位满意。患者来门诊复查，对位良好，腕部加用合骨垫固定，4周后拍片复查骨折无移位，断端骨痂生长良好，5周后除去外固定，用骨科洗药热敷，每周来门诊2次施以轻度按摩法，8周后腕部功能恢复正常，10周后临床痊愈。（《北京市老中医经验选编》，北京出版社，1980）

2. 妙法解析：屈曲型桡骨下端骨折临床较少见。损伤时的体位与伸直型骨折相反，当患者跌倒时腕掌屈位，手背着地所致。传达暴力作用于桡骨下端而造成骨折。骨折平面与伸直型骨折相同，但移位方向相反，骨折远端向桡侧和掌侧移位。中医伤科称为"反银叉式"骨折。西医称为"史密斯"骨折。查见局部肿胀，压痛，腕部变宽下垂，功能障碍，反银叉状畸形，结合临床症状，可拍X线片确诊。整复时嘱患者正坐，将患肢屈肘90°。前臂中立位，一助手握肘部，另一助手握腕部对抗拔伸3~4分钟以恢复骨长度，术者先推挤桡偏，即一手虎口放在骨折远端桡侧，向尺侧推挤，另一手虎口部放在骨折近端尺侧，用力向桡侧推挤，桡偏即可矫正。然后两手拇指由掌侧顶住桡骨远端，向背侧按压，在此同时远端的助手立即将腕关节背伸、尺偏，骨折便可复位。整复后在维持牵引下，放置掌侧方垫于远端，然后放置背侧方垫于近端，贴敷胶布，用4块木板固定，掌侧板超腕关节，背侧板不超腕关节，尺侧板超腕关节，桡侧板与尺骨茎突相平，固定在腕关节背屈、桡偏的位置，用3条布带捆扎，屈肘前臂中立位，腕颈带悬吊。固定后，拍摄X线片检查对位情况。固定时间4~5周为宜。复位后不易维持其整复的位置，断端容易向远端移位/偏移，应及时复查，调整夹板松紧度，注意做伸手握拳活动，切忌做旋转活动。其他与伸直型骨折同。

（十一）右桡骨末端骨折（陆银华医案）

1. 病历摘要：汪某，女，15岁。走路不慎滑跌，右手撑地，右手腕上疼痛剧烈，右手腕不能活动，呈典型"餐叉型"畸形、瘀肿顿焮。摸诊时见右桡骨末端压痛尖锐，有高突错位。X线片示：右桡骨末端骨折（部分骨骺分离），远段骨块、骨骺明显向背移位。即行徒手整复、纠正畸形。整复后X线片示：右桡骨末端骨折，整复后位置尚好。外敷四黄消肿膏。小夹板夹缚固定。手心向上屈肘90°，悬吊胸前。5日后复诊，瘀肿颇甚，外形尚平整，患手握拳不利。给予外敷四黄消肿膏。内服以破血消瘀退肿止痛之剂。药用生地黄15 g，当归尾、赤芍、桃仁、泽兰、川续断各9 g，川芎、土红花各6 g。嘱练握拳功能。服15剂后，瘀肿基本已退，握拳自如，瘀去筋舒。改用桃花散外敷。先后换药4次，用桃花散，肿痛尽消，握拳、旋转如常，功能基本已复。解除夹板。外贴损伤膏药。嘱继续练手腕功能。（《中国现代名中医医案精华》，北京出版社，1990）

2. 妙法解析：桡骨末端骨折，伤后腕关节上方有明显肿胀、疼痛，桡骨下端处压痛明显，有纵向叩击痛。腕关节活动功能部分或完全丧失，手指做握拳动作时疼痛加剧，有移位骨折者常有典型畸形，伸直型骨折远端向背侧移位时，腕掌侧隆起，而其远侧向腕背侧突出，从侧面呈典型的"餐叉样"畸形。骨折远端向桡侧移位并有缩短移位时，桡骨茎突上移至尺骨茎突同一水平，甚至高于尺骨茎突的平面，从手掌正面观可见腕部横径增宽和手掌移向桡侧，呈"枪刺状"畸形。无移位骨折或不完全骨折无须整复，仅用掌、背两侧夹板固定2～3周即可；有移位的骨折则必须根据骨折类型采用不同的复位方法。陈旧骨折仅向掌侧成角，而无桡偏或重叠移位者，时间虽已达3～4周，仍可按新鲜骨折处理。陈旧骨折的畸形愈合者，如受伤时间不太长，骨折愈合尚未牢固，可行闭合折骨术治疗，然后按新鲜骨折处理。

（十二）右腕科利斯骨折（石幼山医案）

1. 病历摘要：吴某，女，80岁。3日前被自行车撞倒，即送附近医院急诊，经摄X线片示：右腕科利斯骨折有移位，右股骨粗隆间骨折无移位。当即石膏固定，嘱卧床休息。因疼痛难忍，自行拆除石膏。就诊时瘀血凝结，青紫肿痛颇剧，不能动弹，右头额亦有血肿，脑气受震，头晕泛恶，略有身热，舌苔薄，中裂，脉细弦数。方拟疏化祛瘀，安脑和胃。药用煅自然铜、紫荆皮各12 g，桃仁、炒建曲、赤芍、全当归各9 g，炙地鳖、防风、姜半夏、青陈皮、制没药、软柴胡各6 g，北细辛、薄荷头（后下）各3 g。外敷三色、红玉膏，手腕小夹板固定，粗隆部软固定扎缚。服10剂后，右腕、头额青紫渐散，肿胀略退，股骨粗隆疼痛较减，身热已退，头晕纳呆，口干，苔剥裂，脉细弦。再拟活血续骨、安脑和胃养阴。药用珍珠母30 g，白蒺藜、天花粉、煅自然铜、香谷芽、川续断各12 g，全当归、大丹参、麦冬、炒建曲各9 g，杭菊花、陈皮、炒竹茹各6 g。先后加减服30剂。右股骨粗隆部骨折基本接续，已能支撑下地，手腕科利斯骨折逐渐凝固，酸痛已微，转动握物不利，头晕已微，略有心慌，腑行较畅，胃纳略增，口干，苔剥中裂。再拟活血益气、壮骨滋阴之剂善后。（《申江医萃·石筱山、石幼山治伤经验及验方》，上海中医药大学出版社，1993）

2. 妙法解析：本案治疗从骨折的三期辨证入手，初期时瘀肿较甚，治宜活血去瘀，消肿止痛，内服可选用上肢伤Ⅰ号方、桃红四物汤、紫荆皮等，外敷消肿止痛膏或双柏散。中期宜和营生新，接骨续筋，内服可选用新伤续断汤、上肢伤Ⅲ号方或驳骨丹，可重用狗脊、川续断、骨碎补、伸筋草，外敷驳骨散或接骨续筋膏。后期宜养气血，壮筋骨，补肝肾，内服补肾壮筋汤、上肢伤Ⅲ号方或补中益气汤，可重用补骨脂加当归、党参、白术、白芍，以益气血，老年患者在中后期均应着重养气血，补肝肾。放置夹板时应在骨折远端背侧和近侧掌侧分别放一平垫，再放上夹板。夹板上端达前臂中、上1/3，背侧和桡侧夹板下端应超过腕关节，限制手腕的桡偏和背伸活动。掌侧夹板和尺侧夹板则不超过腕关节，各类型骨折解除夹板固定后，均应用中药熏洗以舒筋活络、通利关节。

（十三）桡骨远端骨折合并舟骨腰部骨折（武英医案）

1. 病历摘要：

［例1］患者，女，33岁。不慎从高约3 m处跌下致伤左前臂。腕关节肿胀、压痛、畸形、功能丧失。鼻烟窝处明显压痛、肿胀。X线片示桡骨远端骨折合并舟骨腰部骨折，明显移位。局部麻醉下行手法复位，硬纸板外固定。术后X线片示：两处骨折均达解剖对位。屈肘90°颈腕带悬吊于胸前。1年后复查，伤肢功能良好，未见明显缺血性坏死迹象。

［例2］患者，男，25岁。因不慎跌倒，将左腕部致伤，局部肿胀、压痛、畸形、功能丧失。X线片示：桡骨远端骨折，合并腕舟骨骨折。局部麻醉下手法复位，硬纸板托外固定。术后X线片示：两处骨折均获得解剖对位。术后屈肘90°颈腕带悬吊于胸前。1年后随诊，患肢功能良好，未见明显缺血性坏死。（《特殊型骨与关节损伤医案》，中国医药科技出版社，1993）

2. 妙法解析：桡骨远端骨折为骨科常见病，但合并腕舟骨骨折者较少见。该病多为直接暴力造成，临床上根据典型体征及X线正斜位片即可确立诊断。治疗上主张早期手法整复，强调舟骨解剖复位，尽量避免加重创伤，以防止远期导致舟骨缺血性坏死。

（十四）左桡骨远端骨折（孙广生医案）

1. 病历摘要：刘某，男，15岁。患者于4小时前，平地摔倒，左手掌着地，当即感左腕部疼痛，活动时疼痛加剧，未行任何处理前来我院就诊。现左腕部疼痛，活动受限，无其他不适。体格检查见左腕部肿胀明显、压痛较剧，呈"餐叉样"畸形。于桡骨远端可扪及骨擦感及异常活动，左前臂及腕关节功能活动明显受限，手指屈伸功能活动受限，远端血运皮感正常。舌淡红、苔薄白，脉缓。X线片示：左桡骨远端骨质断裂，远折端向背、桡侧移位。诊断：左桡骨远端骨折。治疗：整复固定，中药按骨伤三期辨证用药。令助手握前臂上段向上牵引，术者双手握大小鱼际向下按压，并迅速尺偏屈腕，复位成功。复位后以前臂夹板固定，断端掌侧近端及背侧远端垫棉垫，再以三角巾将前臂悬吊于胸前。嘱患者做指间关节、掌指关节的活动。骨伤早期气滞血瘀，治以活血化瘀、消肿止痛为主，内服跌打胶囊，每次3粒，每日3次。2周后复查，疼痛症状明显减轻，夹板外固定松紧适宜，固定有效，余无不适。舌质淡红、苔薄白，脉缓。患肢肿胀基本消失，无畸形，余可。X线片示：骨折对位对线好。嘱积极行肘、腕关节屈伸功能锻炼及前臂旋转功能锻炼，继续夹板外固定，去除三角巾悬吊。中药内服以接骨续筋为主，予以接骨胶囊口服，每次3粒，每日3次。2周后复查，疼痛、肿胀症状消失，断端无压痛。舌质淡红、苔薄白，脉缓。X线片示：骨折对位对线好，有大量骨痂形成并通过骨折线，腕关节间隙正常。继续服接骨胶囊，拆除夹板外固定，加强患肢功能锻炼。2个月后来院复查。腕部外观正常，无明显的畸形，关节活动正常，舌脉正常。X线片示：骨折愈合。（《孙广生医案精华》，人民卫生出版社，2014）

2. 妙法解析：桡骨下1/5处为松质骨与坚质骨交界处，其骨结构薄弱，易发生骨折。此类骨折适于手法复位，通过牵引纠正重叠移位，缓解肌肉痉挛，再用拇指向下按压背侧移位的远折端。同时尺偏腕关节，纠正向桡侧的移位。练习手指活动，能加速肿胀的吸收，使功能尽快恢复。在骨折整复时，不要急于做复位手法，应进行充分牵引，将骨折端完全牵开后再复位，方可使掌倾角、尺倾角恢复。

（十五）右桡骨远端骨折，伸直型（孙广生医案）

1. 病历摘要：周某，女，72岁。患者于3日前下午，不慎摔倒，右手掌撑地，当即感右腕部疼痛、肿胀、畸形、活动受限。伤后未做特殊处理，伤处疼痛、肿胀、活动受限等症状渐加剧。于今日来本院就诊。现右腕部疼痛、肿胀、畸形，活动受限，无其他不适。体格检查见患者表情痛苦，右腕部及右手肿胀，呈"餐叉样"畸形，局部压痛，于桡骨远端可扪及骨擦感及异常活动，腕关节及前臂活动受限，右手各指屈伸活动稍受限，远端皮感及血运正常。舌淡红、苔薄白，脉弦。X线片示：右桡骨远端骨折，远折端向背侧及桡侧移位。诊断：右桡骨远端骨折（伸直型）。治疗：整复固定，中药按骨伤三期用药。患者平卧位，患肢外展，肘部屈曲90°，前臂中立位。助手握住患肢前臂上段，术者两手紧握手掌，两拇指并列置于骨折远端背侧，其余四指置于其腕掌部，扣紧大小鱼际肌，先顺势拔伸2～3分钟，重叠移位完全矫正后，将前臂远端旋前，并利用牵引力，顺纵轴方向骤然猛抖，同时迅速尺偏掌屈。当即局部畸形消失，骨折复位。复位后前臂四合一夹板固定。在骨折远端背侧和近端掌侧分别放一平垫，背侧垫长6～7 cm，包绕前臂远端的背、桡两侧面。压垫放置妥当后上小夹板。夹板上端达前臂中、上1/3，背侧夹板和桡侧夹板下端超过腕关节，限制腕关节的桡偏和背伸活动。掌、尺侧夹板不超过腕关节。中药以活血化瘀为主，方选上肢伤Ⅰ号方加减。药用生地黄15 g，红花7 g，桑枝20 g，白茅根30 g，赤芍、当归、川芎、桃仁、延胡索、泽兰、防风各10 g，甘草3 g。水煎，每日1剂，分早、晚服。患腕禁止活动，伤肢禁下垂。肩、肘关节随意活动，手指握拳及伸直功能锻炼。3日后行前臂旋转活动。服7剂后疼痛较前好转，右腕部及手背部肿胀较昨天加重，手指活动可，余无明显不适。舌淡红、苔薄白，脉缓。患者小夹板外固定较紧，予以松开绑带重新绑扎固定。X线片示：骨折断端对位对线可，余同前。继续固定，嘱患者不能用力屈腕关节，可以开始握拳活动，可做肩、肘关节随意活动。原方内服7剂。疼痛症状消失，右腕部及手背部肿胀开始消退，外固定夹板稍有松动。舌淡红、苔薄白，脉和缓。复查X线片示：骨折对位对线好。继续前述功能锻炼和中药以原方内服。7日后复查疼痛症状消失，右腕部及手背部肿胀基本消退，外固定夹板稍有松动。舌淡红、苔薄白，脉和缓。复查X线片示：骨折对位对线好。继续前述功能锻炼，中药以接骨续筋、和营止痛为主，改上肢伤Ⅱ号方加减。药用红花7 g，骨碎补、茯苓各15 g，桑枝、桃仁、当归、川芎、牡丹皮、续断、赤芍、白芍、黄芪各10 g，甘草5 g。服15剂。然后服续断接骨胶囊（本院制剂），共服2周，4周后复查，疼痛症状完全消失，右腕部及手背部肿胀消退，外固定夹板稍有松动。舌淡红、苔薄白，脉和缓。复查X线片示：骨折对位对线好，可见骨痂形成并通过骨折线。解除夹板外固定，逐步加强手指和腕关节的功能锻炼，以主动活动为主。中药改服壮骨胶囊（本院制剂）4周，同时外以上肢洗方熏洗：伸筋草30 g，红花10 g，宽筋藤、石楠藤、三棱、莪术、苏木、忍冬藤、刘寄奴、防风、荆芥、片姜黄、艾叶、桂枝各20 g。每次半小时，水煎，每日1剂，分3～4次熏洗，注意防烫伤。（《孙广生医案精华》，人民卫生出版社，2014）

2. **妙法解析**：该病例为常见的老年桡骨远端骨折，占全身骨折的1/6。中医学分类为伸直型骨折和屈曲型骨折。治疗的目的是使腕关节能获得充分的无痛运动及稳定性，恢复正常工作和日常活动，而且将来不会有退行性变倾向。对于桡骨远端骨折的治疗，目前仍然存在一些争议，保守治疗及手术治疗对于桡骨远端骨折的预后并非呈现相关关系。多数桡骨远端骨折通过非手术治疗可以获得良好的功能恢复。对部分关节内明显移位骨折及手法复位失败的患者，手术治疗的目的是要精确重建关节面、坚强内固定及术后早期功能锻炼。关节外骨折要求恢复掌倾角、尺偏角及桡骨高度，以减少骨折继发移位的可能。任何对位对线不良均可导致功能受限、载荷分布变化、腕骨不稳，以及桡腕关节骨性关节炎的风险。采取手法复位，杉树皮小夹板固定，轻便、体位相对较舒适。但必须注意，夹板上端必须达前臂中、上1/3，背侧和桡侧夹板应超过腕关节，以限制手腕的桡偏和背侧活动；掌侧和尺侧夹板不超过腕关节。骨折初期，由于筋骨脉络损伤，血离经脉，瘀积不散，气血凝滞，经络受阻，故宜活血化瘀、消肿止痛，用上肢伤Ⅰ号方。应注意的是，由于外伤骨折后，血脉受损，卫阳虚弱，外邪易于侵袭，即所谓"伤后易感寒（邪）"而出现畏寒怕冷，故治疗亦应"治伤先发散"，由于风为百病之长，故宜先当祛风。中期以接骨续筋为主，促进骨痂形成。后期以壮骨为主，促进骨痂形成与改造。《辨证录》指出："内治之法，必须以活血去瘀为先，血不活则瘀不能去，瘀不去则骨不能接也。"因此，骨折早期以瘀血为主要病理表现，故当以攻利法为主。方中以强劲的破血之品桃仁、红花为君，功主活血化瘀；以甘温之熟地黄、当归滋阴补肝、养血调经；芍药养血和营，以增补血之功；川芎活血行气、调畅气血，以助活血之功；桑枝通经活络，且善通上肢经络；白茅根、泽兰利水消肿，促进伤肢肿胀消退；防风祛风通络。全方配伍得当，使瘀血祛、水肿退、新血生、气机畅，化瘀生新是该方的显著特点。后期以活血通络、舒筋止痛的中药外洗，以利于腕关节功能恢复。

（十六）左桡骨远端陈旧性骨折，延迟愈合（孙广生医案）

1. 病历摘要：刘某，男，20岁，工人。患者于20日前在挑担时摔倒，左手掌撑地，即感左腕部疼痛、肿胀，不能活动。伤后在当地诊所行手法复位、小夹板外固定后病情好转，但至今左腕关节活动受限，于今日来我院就诊。现左腕部疼痛、肿胀，活动受限，无其他不适。查见左腕部轻度肿胀，局部压痛，于桡骨远端未扪及骨擦感及异常活动，腕关节及前臂活动受限，左手各指屈伸活动稍受限，远端皮感及血运正常。舌质淡红、舌苔薄白，脉和缓。X线片示：左桡骨远端骨折，远折端向背侧及桡侧稍移位，骨折端可见少量骨痂形成，腕关节间隙毛糙，腕部诸骨呈失用性脱钙改变。诊断：左桡骨远端陈旧性骨折（延迟愈合）。治宜夹板固定，中药按骨伤三期辨证用药。先采用前臂四合一小夹板固定，在骨折远端背侧和近端掌侧分别放一平垫，背侧垫长6～7 cm，以包绕前臂远端的背、桡两侧面。压垫放置妥当后上小夹板，夹板上端达前臂中、上1/3，背侧夹板和桡侧夹板下端至腕关节，限制腕关节过伸、过屈、桡偏活动。中药以活血通络、接骨续断为法，内治方用活血续骨汤加减：生黄芪20 g，红花7 g，赤芍、当归、川芎、乳香、没药、煅自然铜各10 g，羌活、骨碎补、桑枝、续断各15 g，土鳖虫6 g，甘草3 g。水煎，每日1剂，分早、晚服。外治用外洗Ⅰ号方加减：伸筋草、透骨草各30 g，红花10 g，荆芥、防风、千年健、桂枝、苏木、川芎、威灵仙、刘寄奴各20 g。水煎，每日1剂，分3～4次熏洗，注意防止烫伤。行伤肢肩关节抬举、肘关节屈伸、前臂旋转、手指抓空握拳、腕关节保护下屈伸活动。服14剂后，左腕部肿胀消退，疼痛消失，前臂、腕关节及左手诸指活动可。舌质淡红、舌苔薄白，脉和缓。X线片示：左桡骨两断端对位对线可，远端骨折，远折端向背侧及桡侧稍移位，骨折端可见大量骨痂形成，腕关节间隙可，腕部诸骨密度可，脱钙现象明显纠正。解除固定，中药以益肝肾、强筋壮骨为法，服壮骨胶囊（本院制剂），加强伤肢各关节功能锻炼。4周后复查。左腕部无肿胀、无疼痛，前臂、腕关节及左手诸指活动良好，舌脉正常。X线片示：左桡骨两断端对位对线可，骨折线消失，腕关节间隙正常，腕部诸骨密度正常。（《孙广生医案精华》，人民卫生出版社，2014）

2. 妙法解析：患者陈旧性骨折，因较长时间固定腕关节及手指未行功能锻炼，伤肢肿痛未完全消除，瘀血未尽，气机不畅，筋膜粘连，筋络挛缩、强直，关节屈伸不利，X线片示：腕关节间隙毛糙且腕部诸骨呈失用性脱钙改变。现代医学认为关节内滑膜在其抵止部反折形成皱褶，容易彼此粘连，关节活动时，由于滑液的不断循环，可以防止粘连。关节囊挛缩是造成关节僵硬的主要原因。关节附近的血肿机化，在各层组织之间形成瘢痕组织，也能影响关节活动。只要关节在治疗中能正常活动，关节囊就不易挛缩，在关节活动中形成的瘢痕也较松软，不影响关节活动。治疗当以活血通络、接骨续断为法，辅以正确的功能锻炼方法，改善其伤肢功能，促进骨痂形成。肝主筋，肾主骨，肝肾同源。骨折后期，筋骨虽续，肝肾已虚，肢体功能尚未恢复，患者伤肢伤久失用，骨质疏松，治疗以补益肝肾、强筋壮骨为法，以壮骨胶囊（本院制剂）促进骨痂形成与改造，防治骨质疏松。辨证施治是中医学治疗疾病的理论核心。《素问·至真要大论》明确指出："谨守病机，各司其属，有者求之，无者求之，盛者责之，虚者责之，必先五胜，疏其血气，令其调达，而致和平。"精辟地阐明了药物的宗旨。骨折的治疗亦然，骨与软组织并重、局部与整体兼顾，是骨折药物治疗的原则。方中以红花、赤芍、当归、川芎活血化瘀，消肿止痛；羌活、桑枝通经活络，且尤善通上肢经络；乳香、没药逐瘀通络、消肿止痛；骨碎补、自然铜、土鳖虫接骨续筋；生黄芪补气生血，促血运行；甘草调和诸药。全方具有益气活血通络、接骨续筋之功，从而祛瘀生新，激活成骨细胞，促进骨愈合。外伤洗方中伸筋草、荆芥、防风能祛风通络，除湿止痛；千年健、刘寄奴能补益肝肾，强筋健骨；透骨草、威灵仙、苏木能活血化瘀、利气通络、舒筋止痛；桂枝温中散寒，除湿止痛；红花、川芎活血化瘀，通络止痛。诸药合用使瘀血得化，经络疏通，关节透达，使局部的皮下毛细血管扩张，血液循环加速，局部微循环障碍得到改善，同时又可以刺激皮肤的末梢感受器，通过神经系统形成反射，从而改善原有的病理反射联系，达到了治愈疾病的目的。

（十七）巴顿骨折（孙广生医案）

1. 病历摘要：刘某，男，47 岁。患者于 4 小时前，不慎摔倒，右手掌撑地，即感右腕部疼痛、肿胀、畸形，活动受限。伤后未做特殊处理，伤处疼痛、肿胀、活动受限等症状渐加剧。于今日来本院就诊。现右腕部疼痛、肿胀、畸形，活动受限，无恶寒发热，无胸腹疼痛，无头痛、头晕，精神、食纳欠佳。查见患者表情痛苦，右腕部及右手肿胀、畸形，局部压痛，桡骨远端可扪及骨擦感及异常活动，腕关节及前臂活动受限，右手各指屈伸活动稍受限，远端皮感及血运正常，舌红、苔薄白，脉弦。X 线片示：右桡骨远端骨折，骨折块向背侧移位明显，骨折线波及关节面，桡腕关节半脱位改变。诊断：巴顿骨折。治疗：整复固定，中药按骨伤三期辨证用药。患者平卧位，患肢外展，肘部屈曲 90°，前臂中立位。助手握住患肢前臂上段；术者两手紧握手掌，两拇指并列置于骨折远端背侧，其余四指置于其腕掌部，扣紧大小鱼际肌，先顺势拔伸 2～3 分钟；重叠移位完全矫正后，将前臂远端旋前，并利用牵引力，顺纵轴方向骤然猛抖，同时迅速尺偏背伸腕关节。当即局部畸形消失，骨折复位。复位后前臂四合一夹板固定。在骨折远端掌侧和近端背侧分别放一平垫，掌侧垫长 6～7 cm，包绕前臂远端的掌、桡两侧面。压垫放置妥当后上小夹板，夹板上端达前臂中、上 1/3，掌侧夹板和桡侧夹板下端超过腕关节，限制腕关节的桡偏和背伸活动。掌侧夹板和尺侧夹板不超过腕关节。中药以活血化瘀为法，方药用上肢伤 I 号方加减：生地黄 15 g，红花 7 g，桑枝 20 g，白茅根 30 g，赤芍、当归、川芎、桃仁、泽兰、延胡索、防风各 10 g，甘草 3 g。水煎，每日 1 剂，分早、晚服，患腕禁止活动，伤肢禁下垂。肩、肘关节随意活动，手指握拳及伸直功能锻炼。服 14 剂后获愈。（《孙广生医案精华》，人民卫生出版社，2014）

2. 妙法解析：巴顿骨折（Barton fracture）是桡骨远端骨折的一种特殊类型，因其骨折线通过桡骨远端骨折面，且与桡骨纵轴平行，残余暴力和腕部掌侧屈肌群的牵拉，造成腕关节的脱位和半脱位。诊断时注意与桡骨远端粉碎性骨折及其他类型的骨折相鉴别，特别与屈曲型桡骨远端骨折相区别，主要依据良好的侧位 X 线片。由于骨折线与桡骨纵轴平行及腕关节不同程度的移位，在正骨手法和固定时需配合腕部特殊体位才能成功和维持。由于巴顿骨折存在掌侧型和背侧型两种完全相反的类型，不同类型的正骨手法和外固定位置上也完全不同，诊断时需先明确，以指导治疗。现代医学针对该病多主张手术治疗，其适应证为：①桡骨远端骨折块涉及关节面小于 1/2 且复位失败（关节面台阶大于 2 mm）或大于 1/2 者。②腕关节完全脱位（须是掌侧或背侧桡腕韧带完全断裂）。③骨折块为粉碎性合并腕骨骨折者。本病例为急性损伤，骨折块完整且腕关节呈半脱位，通过逆损伤机制的正骨手法而获得良好的复位，结合稳妥的外固定而维持；同时结合中医中药的辨证施治，骨折早期中药内服，当归、白芍养血活血，桃仁、红花、赤芍活血祛瘀，舒筋活络。中期服本院自制续断接骨胶囊，以接骨续筋、和营止痛。

（十八）桡骨干远端骨折（孙永强医案）

1. 病历摘要：患者，女。跌伤左前臂47日，当时左手环指、小指麻木，在当地诊断为科利斯骨折，手法整复后效果不佳并逐渐出现无名指及小指畸形。检查左手环指和小指掌指关节背伸，指间关节屈曲，呈"爪状"畸形，小鱼际肌萎缩，掌心变平，拇指内收作用丧失。尺神经除背侧皮支区外，感觉也丧失。手指分开和并拢的抗阻力试验及夹纸试验均阳性。X线片示：桡骨干远端骨折，远折端向桡背侧移位约0.7 cm，腕掌角消失，并向背侧倾斜。治疗：行桡骨远端陈旧骨折切开复位、尺神经探查术。术中切断腕掌侧韧带后发现，腕尺管上3 cm之内，尺神经呈苍白色，未见有营养血管，外膜无增厚，周围无瘢痕环绕，神经内部无硬结病变，深浅支分开处无纤维粘连，但神经干稍有皱缩，尺动脉搏动正常。手术纠正了桡骨远端的桡侧移位和背侧倾斜。术后15日，尺神经感觉区已基本恢复。45日后复查，左手"爪状"畸形消失，环指、小指屈伸功能正常，骨间肌稍有萎缩。（《特殊型骨与关节损伤医案》，中国医药科技出版社，1993）

2. 妙法解析：桡骨下端骨折在临床中常见合并伸指肌腱断裂，正中神经损伤而合并尺神经损伤则较少见。本例是由于单纯的牵拉所造成。因尺神经在桡腕关节上5 cm处，分出尺神经背侧支，而后下行，紧贴腕关节豌豆骨外侧，经过腕横韧带的表面及掌短肌的深面，在钩骨钩的内侧进入手掌，在豌豆骨和钩骨之间，分为深浅两支。由于暴力作用，骨折远端向桡背侧错位，尺神经也随着桡骨下端的变位方向移动，但由于"腕尺管"的约束，尺神经移动性很小。故在牵拉下局部张力增大，滋养血管受压呈苍白色，神经纤维失用，传导功能出现障碍。由于神经受伤的部位是在背侧支以下，所以手背部的感觉仍然存在。远折端整复后，解除了对尺神经的牵拉，其运动及感觉功能得以较快恢复。

三、文献选录

桡骨远端骨折，是指桡骨远端3 cm内的骨折，在临床上比较常见。对桡骨远端骨折的治疗，应根据患者年龄、骨折脱位的情况做出恰当的选择。无移位的骨折不需要整复，仅用掌、背两侧夹板固定2~3周即可，有移位的骨折，必须整复。对绝大多数关节外骨折无严重移位的，或稳定性骨折，经手法复位、夹板或石膏外固定能获得良好效果。但固定时应注意再次移位、压疮等问题的发生。复位固定后应观察手部血液循环，随时调整夹板松紧度，注意将患肢保持在旋后15°或中立位，纠正骨折再移位倾向。固定期和解除固定后应积极功能锻炼，防关节僵硬等并发症的发生。

（一）桡骨远端骨折类型

1. 伸直型骨折（科利斯骨折，Colles fracture）：最常见，多为间接暴力致伤。1814年由A. Colles详加描述。跌倒时腕关节处于背伸及前臂旋前位、手掌着地，暴力集中于桡骨远端松质骨处而引起骨折。骨折远端向背侧及桡侧移位。儿童可为骨骺分离；老年人由于骨质疏松，轻微外力即可造成骨折且常为粉碎性骨折，骨折端因嵌压而短缩。粉碎性骨折可累及关节面或合并尺骨茎突撕脱骨折及下尺桡关节脱位。

2. 屈曲型骨折（史密斯骨折，Smith fracture）：较少见，由R. W. Smith在1874年首次描述。骨折发生原因与伸直型骨折相反，故又称反科利斯骨折。跌倒时手背着地，骨折远端向掌侧及尺侧移位。

3. 巴顿骨折（Barton fracture）：系指桡骨远端关节面纵斜型骨折，伴有腕关节脱位者。由 J. R. Barton 在 1838 年首次描述。跌倒时手掌或手背着地，暴力向上传递，通过近排腕骨的撞击引起桡骨关节面骨折，在桡骨下端掌侧或背侧形成一带关节面软骨的骨折块，骨折块常向近侧移位，并腕关节脱位或半脱位。

（二）桡骨远端骨折临床表现

1. 腕部肿胀、压痛明显，手和腕部活动受限。伸直型骨折有典型的"餐叉状"和"枪刺样"畸形，尺桡骨茎突在同一平面，直尺试验阳性。屈曲型骨折畸形与伸直型相反。注意正中神经有无损伤。

2. 可行以下检查以明确诊断：X 线片可清楚显示骨折及其类型。伸直型者桡骨骨折远端向背桡侧移位，关节面掌侧及尺侧倾斜角度变小、消失，甚至反向倾斜。桡骨远折端与近端相嵌插，有的合并尺骨茎突骨折及下尺桡关节分离。屈曲型骨折桡骨远端向掌侧移位。对轻微外力致伤的老年患者应做骨密度检查，以了解骨质疏松情况。

（三）桡骨远端骨折鉴别诊断与并发症

1. 桡骨颈骨折：并不多见，常与桡骨头骨折伴发，亦可单发。

2. 桡骨头骨折：是常见的肘部损伤，占全身骨折的 0.8%，约有 1/3 患者合并关节其他部位损伤。桡骨小头骨折是关节内骨折，如果有移位，应切开复位内固定，恢复解剖位置，早期活动，以恢复肘关节伸屈和前臂旋转功能。

3. 桡骨干骨折：单独桡骨干骨折，仅占前臂骨折总数的 12%，以青壮年人居多。

4. 正中神经损伤：迟发性伸拇肌腱断裂；骨折不愈合等。

5. 感染：主要见于开放性骨折。与受伤后创口暴露时间长、清创不彻底及软组织损伤严重有关。

（四）桡骨远端骨折的常规治疗

1. 无移位的骨折：用石膏四头带或小夹板固定腕关节于功能位 3～4 周。

2. 有移位的伸直型骨折或屈曲型骨折：可手法复位成功。伸直型骨折，非粉碎性未累及关节面者，常采用牵抖复位法；老年患者、粉碎性骨折、累及关节面者，常采用提按复位法。复位后，保持腕关节掌屈及尺偏位，石膏或外固定架固定 4 周。屈曲型骨折纵向牵引后复位方向相反，复位后，腕关节背屈和旋前位固定 4 周。固定后即拍 X 线片检查对位情况，1 周左右消肿后需拍片复查，如发生再移位应及时处理。

3. 粉碎性骨折：复位困难或复位后不易维持者（如巴顿骨折），常需手术复位，克氏针、螺丝钉或 T 形钢板内固定。

4. 合并症处理：骨折畸形连接导致功能障碍者，应手术纠正畸形及内固定。下尺桡关节脱位影响前臂旋转者，可切除尺骨小头。合并正中神经损伤，观察 3 个月不恢复者，应探查松解神经，并修平突出的骨端。迟发性伸拇肌腱断裂者，应去除骨赘、修复肌腱。骨质疏松者应给予相应治疗，以防止其他严重骨折（如股骨颈骨折）合并症的发生。

5. 功能锻炼：骨折固定期间要注意肩、肘及手指的活动锻炼。尤其老年人，要防止肩关节僵硬。

6. 桡骨远端骨折预后：一般病例预后较好，少数损伤较重且治疗不当而引起骨骺早期闭合者，数年后可出现尺骨长、桡骨短，手腕桡偏的曼德隆样畸形。此种畸形给患者带来不便和痛苦，可行尺骨茎突切除术矫正。

（五）临床报道选录

1. 手法复位，硬纸板固定，治疗桡骨远端伸值型骨折 200 例：分 5 型，Ⅰ型骨折无明显移位。Ⅱ型骨折远端向背侧移位，或向桡背侧移位合并尺骨茎突骨折，但骨折线未进入关节面。Ⅲ型为粉碎或纵形骨折，骨折线已进入关节面，但关节面尚完整。Ⅳ型为粉碎性骨折，骨折线贯通关节面致关节面不完整。Ⅴ型为粉碎性骨折合并下尺桡关节分离及桡腕关节变形轻度移位。Ⅰ型无需整复，只外敷接骨膏并以绷带固定即可。其余各型以不同手法整复，并经 X 线片证实骨折复位后，各以不同类型硬纸板固定于不同部位。注意术后处理及功能锻炼，同时辨证服药。结果：全部治愈，治愈时间 12～49 日，平均 25.12 日。（《山东中医杂志》，1986 年第 3 期）

2. 手法复位，硬纸板固定治疗桡骨远端骨折 115 例：备夹板 4 块，桡、背侧板与前臂等宽，背侧板较掌侧板长；桡侧板较尺侧板长；（4～5）cm×（2～3）cm 之压力垫 2 个；布带 3 根；消肿止痛膏 1 块。患者取坐位或仰卧位，肘关节屈曲 90°，前臂旋前位，助手握住前臂上部，术者双手拇指并列于骨折端背侧，其余四指重叠置于骨折远端掌侧。先行对抗牵引 2～3 分钟以纠正重叠，助手端提骨折近端，术者按压骨折远端并轻巧旋后（对不稳定性骨折应稳中放后）即可复位。然后在维持牵引的同时敷以消肿止痛膏，缠绕绷带，将压力垫置于桡骨远端背侧与掌侧近端之间，夹扳闪合固定，用布带先捆中间，后捆两端。本组单纯性骨折 71 例，复杂性骨折 44 例。结果：痊愈 106 例，好转 9 例。（《中医杂志》，1987 年第 10 期）

3. 手法整复，采用报纸折盏固定，治疗桡骨远端骨折 157 例：将报纸折叠成 30～40 层的两叠，长取前臂中部至掌 1/2，宽按伸屈两侧报纸合拢固定后两侧各留间隙约 1.0 cm 为宜，具体应根据患肢周径大小折叠。在局部麻醉或臂丛神经阻滞下常规复位，用已备好的折叠报纸（其外加用绷带）将腕关节固定在掌屈尺侧倾斜位置。患肢用三角巾或绷带悬吊，固定后 3 日透视，7～10 日拍片检查。嘱患者患肢不持重，腕不背伸，手掌勿按压负重，手指应做伸屈活动。3～4周解除固定（年龄＞50 岁者，5～6 周解除固定），渐行功能锻炼，避免腕部负重 1 个月。结果：本组病例 2～3 个月后拍片复查均获骨折愈合，随访 3～6 个月全部恢复正常。以本法固定，患者感觉舒适，可随时调整，在肢体消肿的同时，用绷带加固紧缩，使报纸始终紧贴肢体。本组无 1例因固定不可靠而畸形愈合者。（《中西医结合杂志》，1991 年第 6 期）

4. 推抹、触摸、牵引、推按复位，石膏托外固定治疗小儿桡骨小头骨折 8 例：以右侧为例。臂丛神经阻滞下，患儿平卧，医者右手握腕部，左手拇指轻按桡骨小头，并向上推抹皮下组织，触摸台阶样畸形，余四指握肘内侧；助手握上臂，医者牵引固定前臂，并使肘关节内翻，左拇指向上向尺侧推按桡骨小头。未完全复位，医者右手将其前臂置稍旋前位，左拇指置桡骨头后方，向上、内、前推按桡骨头，同时右手迅速使前臂旋后，复位。防止桡骨头前移：前臂稍旋后位，左拇指置桡骨头前外侧，向上、内、后按桡骨头，同时右手将前臂迅速旋前。自腋下至掌指关节，前臂旋后位，屈肘 90°石膏托外固定，颈腕带悬吊，用 3～4 周。并用云南白药、血塞通、接骨七厘片等口服。随访 45 日至 1 年，结果：治愈 7 例，好转 1 例。（《中国骨伤》，2003 年第 6 期）

5. 牵引、推挤、提拉，加钢针撬拨治疗儿童桡骨远端骨折背向移位合并尺骨远端骨折 23例：以右侧为例。患者坐位，肩关节外展前屈，肘关节伸直（或半屈），掌心向下。两助手分别握肘、手，牵引，医者施回旋手法：右手向尺背侧提拉近折端，左手将远折端向桡侧推挤至近折端的桡侧、再向尺掌侧推挤，右手将近折端向桡背侧提拉，复位骨折。效差，交替用折顶手法：医者拇指抵住远折端背侧皮质，下压加大成角，感觉两断端皮质接触时，四指立即回提近折端掌侧皮质。对位不满意 17 例，用钢针撬拨法：臂丛神经阻滞，维持牵引，X 线下，将克氏针 1 枚插入骨折处，以近侧皮质边缘为支点，调整针尖的位置、方向及深度，推挤按压远折端复位。结

果：解剖复位 10 例，接近解剖复位 13 例。(《中医正骨》，2004 年第 12 期)

6. 手法整复，硬纸托板固定。伤后 5 日内就诊之闭合性骨折患者，采用硬纸托板固定法（用普通马粪纸折叠 4～5 层，长度为远端至指尖，近端至鹰嘴，宽度视前臂粗细而定），即于骨折复位后，用绷带缠绕硬纸托板于前臂背侧，使患肢屈肘 90°，腕掌屈 20°，尺侧屈 30°，并悬吊于胸前。与对照组 100 例，用小夹板固定者进行比较。均经复位 1 次成功，并坚持服用中药。治疗科利斯骨折 220 例。结果：本组患者的疼痛时间为（4±0.26）日，肿胀时间为（10.3±0.45）日，功能恢复时间为（45±1.59）日，对照组则分别为（7.3±142）日、（15±0.87）日和（60±1.81）日，两组有显著性差异，$P<0.01$。认为硬纸托板固定科利斯骨折不失为一种较好的方法，但要求骨折复位必须 1 次成功。(《江苏中医杂志》，1987 年第 8 期)

第十九节　腕舟骨骨折

一、病证概述

腕舟骨骨折多因跌倒时手掌撑地，使腕关节骤然背伸于桡偏，腕舟骨受桡骨茎冲击造成骨折。骨折后腕部肿胀，鼻烟窝部压痛，腕运动功能受限。早期 X 线片常看不到骨折线易造成漏诊，患者常于伤后 10～14 日才能发现骨折线，所以对高度疑诊者，一般应早期采用短臂无衬垫管形石膏固定。除非在伤后 10～14 日排除骨折外，固定要坚持 3～6 个月。未经固定的舟骨骨折，多难愈合。腕骨分 2 排，舟骨靠近排桡侧，其状如舟，故得名。但不规则，背面狭长，粗糙不平，与桡骨形成关节。跌倒受伤时，掌心着地，舟骨首当其冲，受压于桡骨与头状骨之间，形成骨折。由于舟骨所处位置剪力大，血运不良，故难于愈合。舟骨骨折多见于青壮年。有腕部外伤史及上述症状体征，应拍摄 X 线正侧斜位片。有时早期骨折线显示不清可在 2 周后再摄片以便确诊。

二、妙法解析

（一）双腕舟骨陈旧性骨折并近端缺血性坏死（孙达武医案）

1. 病历摘要：徐某，男，18 岁。一次进行 86 kg 级举重时，致双侧腕关节受伤，虽出现局部轻度肿胀和经常性疼痛，但误认为是扭伤而未加注意，并继续从事日常工作与体育活动，近日腕部疼痛加重。就诊时两侧腕背部略肿胀，运动轻度受限，鼻烟窝处有压痛，腕关节背伸桡偏时疼痛加重，X 线片示：双侧手舟骨腰部骨折，折端较锐且略显硬化，近侧折块骨质密度较高。诊断：双腕舟骨陈旧性骨折并近端缺血性坏死。治疗：给以夹板固定，内服补肝肾、强筋骨、活血祛瘀之剂。治疗 4 个月，症状消失，功能恢复，X 线片示：骨折愈合。(《孙达武骨伤科学术经验集》，人民军医出版社，2014)

2. 妙法解析：本例病因比较明确，上举杠铃时腕关节处于极度桡偏背伸位，重力完全落于第 1 掌骨部，并通过大多角骨传至舟骨。由于此时桡骨茎突正顶于舟骨腰部，在剪力作用下导致舟骨骨折。因两侧受力方式一致，故骨折的类型相同，故此，孙氏认为腕舟骨骨折临床诊断时常须加拍摄 X 线 45°斜位片以诊断精确，治疗上要求解剖复位，避免加重损伤，造成舟骨缺血性坏死。固定时应将腕关节及第 1 掌骨保持尺偏位。

（二）左豌豆骨骨折（孙达武医案）

1. 病历摘要：罗某，女，38 岁。患者于平地跌倒，左手背伸尺偏位触地致伤，即感左手腕疼痛，尤以用力握拳旋转时明显。次日来诊。诊见：左腕关节轻度肿胀，尺骨小头上方背侧触痛，尺偏旋转或用力握拳和提端重物时疼痛加重，握力减退。X线片示：左豌豆骨正中纵形骨折，骨折端仅有分离，无其他移位。诊断：左豌豆骨骨折。治疗：前臂管形石膏中立位固定8周，骨折临床愈合。解除石膏行功能锻炼，配合中药外洗及理疗。3周后关节活动自如，疼痛消失。随访2年3个月，关节功能及腕部力量恢复正常。(《孙达武骨伤科学术经验集》，人民军医出版社，2014)

2. 妙法解析：豌豆骨是处在豆掌韧带、豆钩韧带、腕尺侧副韧带及尺侧屈腕肌的共同作用下，而保持平衡位置的。受伤时外力的作用和各韧带的牵拉失衡所产生的切线力是造成豌豆骨骨折的直接原因。因此，治疗主张早期制动，以利于骨折愈合及恢复韧带的平衡牵拉和尺侧腕肌的正常张力。孙氏认为，豌豆骨骨折固定困难，采用管形石膏固定较纸夹板固定更为可靠。

（三）右豌豆骨并三角骨骨折（孙达武医案）

1. 病历摘要：李某，男，34岁。患者于4日前骑自行车急刹车时，右腕部撞在自行车车把上，即感局部疼痛、肿胀。随即来我院求诊。诊见：右腕关节及小鱼际瘀肿，右小鱼际近腕横纹处压痛，被动背伸腕关节疼痛加重。X线正侧位片示：未见明显骨折。诊断：右豌豆骨并三角骨骨折。治疗：右腕关节旋夹板超关节固定。5周骨折达临床愈合，3个月后随访右腕关节功能完全恢复正常。(《孙达武骨伤科学术经验集》，人民军医出版社，2014)

2. 妙法解析：豌豆骨、三角骨同时骨折较少见，本例患者系直接暴力所致，外力撞击豌豆骨致骨折后，继续传导致三角骨骨折。因三角骨-豌豆骨之关节腔与桡腕关节相通，故骨折后可致腕关节肿胀，两骨有桡腕尺侧韧带、尺侧屈腕肌、小指屈肌、豆掌韧带、豆钩韧带等附着，背伸腕关节至上述韧带紧张，牵拉骨折部位可致疼痛加重。X线检查因腕关节正侧位片诸腕骨相互重叠不易获得客观影像，故应加摄腕关节旋后30°位片，可以清晰显示豌豆骨、三角骨及其相互关系。治疗上无移位骨折腕关节轻度掌屈位固定4～6周即可，有明显移位时，应用手法或手术复位。

（四）右腕手舟骨骨折（施维智医案）

1. 病历摘要：应某，男，44岁。4个月前从6m高处跌下，致右腕手舟骨骨折，经石膏固定及多方治疗，腕部肿胀疼痛依然，活动受限，握物无力。X线片示：骨折处未连接。就诊时右腕部鼻烟窝处肿胀压痛，腕关节伸屈旋转等活动受限。舌淡苔薄白，脉濡数。证属骨折后期，肝肾亏损，气血不足，筋骨失养。治疗：温补脾肾，益气养血。药用党参、黄芪、当归、白术、白芍、杜仲、熟地黄、川续断、枸杞子、补骨脂、鸡血藤、松节各10g，陈皮、川芎各6g。外敷接骨膏2张，并用夹板包扎固定腕关节于功能位。前方加减服65剂药后，右腕疼痛已平，肿胀消失，腕、指间关节的握力和功能也在渐渐恢复中。经腕关节正斜位X线片示：骨折线已模糊，对位理想。再拟益气养血、滋补肝肾之剂以善后。并嘱其继续加强功能锻炼，以巩固疗效。(《古今名医骨伤科案赏析》，人民军医出版社，2006)

2. 妙法解析：手舟骨骨折是较常见的腕骨骨折，多发生于青壮年，多为间接暴力所致，跌倒时手掌先着地，腕关节强度桡偏背伸，暴力向上传达，手舟骨被锐利的桡骨关节面的背侧缘或茎突缘切断而发生骨折。按骨折部位可分为3种类型：腰部骨折、近端骨折和结节骨折。伤后腕背侧疼痛、肿胀，尤以阳溪穴部位为明显，局部有明显压痛，腕关节活动功能障碍。将腕关节桡倾、屈曲拇指和示指叩击其掌指关节时可引起腕部疼痛加剧。X线检查，腕部正位和尺斜位照片可协助诊断，手舟骨的血液供应，来自附着于手舟骨结节与腰部韧带的尺桡动脉分支。所以，手舟骨腰部骨折，由于血液供应可能部分或大部分断绝，使折骨愈合缓慢，甚至近侧骨片发生无菌性坏死。正如《疡医大全》所说"气血罕到之处，最难调治"。施氏认为，手舟骨骨折不连接，是因缺血所致。所以折骨的愈合快慢，同肝肾气血的盛衰有关。《灵枢》曰："血和则筋脉流行，营复阴阳，筋骨劲强，关节清利。"由此可见，受损伤筋骨的修复，主要依赖于脾肾精气的滋养和气血的充盈。本例患者已拖延日久，虽然局部仍有肿胀，但还属虚证。《正体类要》曰："肿不消，青不退，气血虚也。"再则，右腕关节长期固定在寒凉的石膏模板中，兼感风冷，故以党参、黄芪、白术补中益气；以当归、白芍、熟地黄、川续断滋肾养阴、补精血；以补骨脂、杜仲补肾阳、温运脾土；以川芎辛香走散，使诸药补而通达；以鸡血藤、松节舒筋活络、通利关节；以陈皮和胃行中。连投药65剂后，右腕肿势退尽，疼痛消失，唯腕关节伸屈受限，握物乏力。故在继服原方药的基础上，再加温补肾阳的鹿角片和壮筋健骨的虎潜丸，并拆除夹板，鼓励患者进行积极的腕关节功能锻炼。再摄X片检查，骨折线已模糊，对位理想。患腕握物有力，关节功能渐复，故再投温补脾肾、益气养血之剂，以巩固疗效。

（五）右第2、第3掌骨骨折（孙广生医案）

1. 病历摘要：刘某，男，50岁。患者于2日前，被木棍打伤，即感右手掌疼痛，活动受限，逐渐肿胀。在当地医院拍X线片后诊断为右手第2、第3掌骨骨折，予以石膏托临时固定，伤肢仍肿痛。于今日来我院治疗。现右手部肿痛、活动受限，无恶寒发热，无胸腹疼痛，无呕吐、恶心，无头痛、头晕，食纳可，二便调。体格检查见右手部肿胀、功能障碍，第2、第3掌骨中段处明显压痛，叩击其掌骨头则疼痛加剧。第2、第3掌骨头凹陷，握拳时尤为明显。可扪及骨擦感及异常活动，掌指关节屈伸功能障碍。舌淡红、苔薄白，脉弦。X线片示：右手第2、第3掌骨骨质断裂，远端向外、掌侧移位，向背侧成角。诊断：右第2、第3掌骨骨折。治疗：整复固定，中药按骨伤三期用药。患者取坐位，助手握持前臂；术者一手牵引患指，另一手实行手法。在拔伸牵引下，先按压骨折端矫正向背侧突起的成角；然后用食指和拇指在骨折两旁自掌侧与背侧行分骨挤压，矫正侧方移位。复位成功后，先在骨折部背侧两骨间各放一个分骨垫，用胶布固定之。然后在掌侧与背侧各放一块厚2～3 cm的杉树皮夹板，以胶布固定，外用绷带包扎。复查X线片示：骨折端对位对线可，向背侧成角已纠正，外见夹板固定影。中药以活血化瘀为法，方药用上肢伤I号方加减：当归、桃仁、红花、生地黄、赤芍、泽兰、姜黄、延胡索、香附、桑枝、防风各10 g，白茅根15 g，甘草5 g。水煎，每日1剂，分早、晚服。避免患指活动，可做肩、肘关节活动。服15剂后，疼痛较前好转，右掌指关节活动仍受限，余无明显不适。舌淡红、苔薄白，脉缓。患者小夹板外固定松紧适宜，手肿胀基本消退。X线片示：骨折对位对线可，余同前。继续固定，嘱患者不能做用力的伸指、握拳活动，可做肩、肘、腕关节活动。中药以接骨续筋、和营止痛为法，改上肢伤II号方加减：红花7 g，桃仁、当归、川芎、牡丹皮、续断、赤芍、桑枝、白芍、黄芪各10 g，骨碎补、茯苓各15 g，甘草5 g。水煎，每日1剂，分早、晚服，15剂。然后继服续断接骨胶囊（本院制剂），服2周。疼痛症状消失，舌淡红、苔薄白，脉和缓。X线片示：骨折对位对线好，大量骨痂形成并通过骨折线。解除夹板外固定，中药改服壮骨胶囊（本院制剂）4周。外以上肢洗方熏洗：伸筋草、透骨草各30 g，红花10 g，荆芥、防风、千年健、姜黄、苏木、川芎、威灵仙、艾叶各20 g。逐步加强手指和腕关节的功能锻炼，以主动活动为主。2周后复查，活动正常，舌脉正常。X线片示：骨折愈合。（《孙广生医案精华》，人民卫生出版社，2014）

2. 妙法解析：外伤引起的掌骨骨折临床上较为多见，骨折有横形、斜形、螺旋形，多为重物挤压伤、打伤及扭伤所致。由于手部需要完成多种精细动作，手部骨折后的功能恢复极为重要，治疗上应求达到解剖复位，严禁有旋转、侧方成角和大于10°的掌骨向成角移位。治疗掌骨骨折，骨折端向掌侧成角，则在掌侧放一小平垫并以胶布固定，然后再上夹板；及时调整夹板的松紧度，背侧的分骨垫不宜过厚过硬，以免引起压迫溃疡。中药辨证施治，三期辨证用药，骨折早期因经脉受损而气滞血瘀，故以活血化瘀为法，方用上肢伤Ⅰ号方加减。中期以接骨续筋为主，促进骨痂形成，方用上肢伤Ⅱ号方加减。后期以壮骨为主，促进骨痂形成与改造，药用本院制剂续断接骨胶囊。

（六）右第5掌骨骨折（孙广生医案）

1. 病历摘要：安某，男，42岁。患者于3日前，与人争执时被人击打后致右手部疼痛、肿胀、活动受限。伤后在外院以"右第5掌骨骨折"住院，行"闭合复位克氏针内固定术"治疗。现伤处疼痛、肿胀等症状渐加剧，活动受限，而于今来我院就诊。入院时右腕部疼痛、肿胀、活动受限，无其他不适。体格检查见患者表情痛苦，右手部中度肿胀，尺背侧压痛明显，未扪及骨擦感及异常活动，右第5掌指关节呈屈曲30°位，不能主被动伸直，小指指间关节屈伸活动受限，远端皮感及血运正常。舌质淡红、舌苔薄白，脉弦。X线片示：右第5掌骨骨折端对位对线好，内见克氏针1枚固定骨折端，克氏针远端止于小指近节背侧。第5掌指关节间隙稍增宽，小指近节稍向掌侧移出。诊断：右第5掌骨骨折。治疗：固定，中药按骨伤三期用药。根据查体结果及X线片情况，现骨折端对位对线好，但因克氏针过长迫使小指近节向掌侧移位并影响伸指肌腱的滑动，拆除原克氏针固定后以石膏固定腕关节功能位及第5掌指关节屈曲30°位。中药以活血化瘀、消肿止痛为主，方选上肢伤Ⅰ号方加减。药用生地黄12 g，白茅根20 g，红花7 g，桑枝15 g，赤芍、当归、川芎、桃仁、延胡索、泽兰、防风各10 g，甘草3 g。水煎，每日1剂，分早、晚服。伤肢避免下垂，肩、肘关节及前臂随意活动，小指中远节屈伸活动锻炼。服12剂后，右手部肿胀消退，无压痛，未扪及骨擦感及异常活动，右第5掌指关节可被动伸直，主动屈伸活动少许受限，小指指间关节活动可。舌质淡红、舌苔薄白，脉缓。X线片示：右第5掌骨骨折端对位对线好，断端见少量骨痂生长，各掌指关节间隙正常。维持石膏外固定，行肩、肘关节及前臂随意活动，小指中远节屈伸活动锻炼。中药以接骨续断为法，改上肢伤Ⅱ号方加减内服：红花7 g，当归、赤芍、牡丹皮、川芎、桃仁、桑枝、白芍、续断各10 g，黄芪20 g，骨碎补、茯苓15 g，甘草3 g。服1周后右手部无肿胀，无压痛，未扪及骨擦感及异常活动，右第5掌指关节可被动伸直，主动屈伸活动少许受限，小指指间关节活动可。舌质淡红、舌苔薄白，脉和缓。X线片示：右第5掌骨骨折端对位对线好，断端可见中量骨痂形成，骨折线模糊。解除石膏外固定，行伤肢肩、肘、腕关节随意活动及诸手指抓空握拳活动锻炼。中药以补益肝肾、强筋壮骨为法，服壮骨胶囊（本院制剂）3周。加强伤肢各关节功能锻炼，辅以中药外洗治疗，方药用伸筋草、透骨草各15 g，千年健、桂枝各12 g，荆芥、防风、红花、苏木、川芎、威灵仙、刘寄奴各9 g。水煎，每日1剂，分3～4次熏洗，注意防止烫伤。2周后复查，右手部无肿胀，无压痛，伤肢各关节活动正常，舌脉正常。X线片示：右第5掌骨骨折端对位对线好，骨折线消失，诸掌指关节间隙正常。（《孙广生医案精华》，人民卫生出版社，2014）

2. 妙法解析：掌骨骨折的手术治疗当尽量不损伤关节囊韧带及影响肌腱滑动为前提，避免医源性损伤，造成功能障碍。第5掌骨骨折常为间接暴力或直接暴力所致，但以握拳时掌骨头受到冲击的传达暴力所致者较为多见。骨折后因骨间肌牵引，掌骨头掌侧屈曲，骨折向背侧成角，掌骨头向掌侧旋转。又因手背伸肌腱牵拉，以致近节指骨向背侧脱位，掌指关节过伸，手指越伸直，畸形越明显。掌骨头突向手掌，握物时疼痛。传统的保守治疗和手术治疗通过不同的治疗途径达到共同的目的，但各有其不足之处，保守治疗的外固定易松动，过紧可引起局部皮肤压疮，手术治疗有一定创伤，费用高，有发生感染、肌腱粘连的风险。闭合克氏针内固定疗法保留了手术治疗固定较好、保守治疗对关节影响小的特点，术后疗效确切，尤其适用于不稳定的骨折，但针不宜过长。该患者在外院治疗时，克氏针过长，影响掌指关节活动，故予以拔除。中药熏洗疗法价格低廉，操作简便、安全、可靠，非常适合老年人使用。中药熏蒸疗法以其"内病外治、由表透里、舒筋通络、汗而不伤营卫"的特点在中医外治法中占有重要的位置。本法是通过蒸汽的渗透作用使药物直接作用于病变组织，发挥药物及物理温热作用而共同起效的，可缓解关节炎患者的关节疼痛、压痛、肿胀等临床症状，改善关节功能状态及整体功能指数。

（七）右手第 1 掌骨基底部骨折并腕掌关节半脱位（孙广生医案）

1. 病历摘要：刘某，男，37 岁。患者自诉于 1 日前中午 12 时左右，不慎从约 1 m 高处摔下，右拇指先撑地。当即感右拇指腕掌关节处疼痛，进而出现肿胀、青紫，活动受限。在附近诊所行简单处理未见好转，遂今日来我院就诊。现右拇指腕掌关节处肿痛，活动受限，无恶寒、发热，无头痛头晕，食纳可，二便调。体格检查见右拇指根部肿胀，第 1 掌骨基底部明显压痛，可触及骨擦音，并可见异常凸起，压之即消失，牵拉拇指远端亦消失，松手即突起，并且疼痛加剧，拇指外展伸伸，对指功能受限，皮感无下降。舌淡红、苔薄白，脉弦。X 线片示：右手第 1 掌骨基底部粉碎性骨折并半脱位，远折端向桡背侧脱出。诊断：右手第 1 掌骨基底部骨折并腕掌关节半脱位。治疗：手法整复，中药按三期骨伤用药。由助手双手握患者前臂下段，术者左手握住患者拇指近端，做对抗牵引；术者右手拇指挤压第 1 掌骨基底桡背侧向掌、尺侧使之复位，把塑形铝板固定在腕及拇指桡背侧，第 1 掌骨基底部置一压垫，以胶布固定。然后把两根橡皮条固定在塑形铝板远端行皮牵引。采用塑形铝板加皮牵引固定法固定（塑形铝板宽约 4 cm、长约 30 cm），先按拇指桡背侧和腕关节桡侧的功能位，塑形铝板远端超出拇指尖约 10 cm，按常规用胶布做成皮牵引装置，两根橡皮筋套在指尖备用。复位后复查 X 线片示：右手第 1 掌骨基底部两断端对位对线良好，掌腕关节脱位已纠正。中药以活血化瘀、消肿止痛为法，方用上肢伤 I 号方加减：红花 7 g，桑枝、延胡索、白茅根各 15 g，三七 5 g，当归尾、赤芍、川芎、生地黄、桃仁、泽兰、木通各 10 g，甘草 3 g。水煎，每日 1 剂，分早、晚服。拇指避免活动，其余手指可以正常活动，同时肩、肘活动正常进行。服 7 剂后，局部疼痛明显好转，腕及手背部稍肿胀，余无明显不适。舌淡红、苔薄白，脉缓。外固定及牵引有效，稍松动，予以加固。胶布瘙痒处以皮炎平涂擦。复查 X 线片示：右手第 1 掌骨基底部骨折端对位对线良好，脱位处已纠正。中药仍以原方内服，加强功能锻炼，5 日后或夹板松动即来复诊。局部疼痛、肿胀较前进一步好转，轻压痛，余手指活动可，无明显其他不适。舌淡红、苔薄白，脉和缓。皮牵引稍有松动，铝板固定牢固，继续维持牵引和固定。复查 X 线片示：骨折端对位对线良好，脱位已纠正。中药以活血通络、接骨续筋为法，方药用上肢伤 II 号方加减：当归、赤芍、续断、骨碎补、地龙、茯苓、陈皮、丹参、乳香、没药各 10 g，甘草 5 g。15 剂，水煎，每日 1 剂，分早、晚服。然后服续断接骨胶囊（本院制剂），2 周后来院复查。局部疼痛症状消失，无肿胀，无压痛，舌淡红、苔薄白，脉和缓。X 线片示：骨折端对位对线良好，关节间隙正常，骨折线不明显。解除牵引和铝板固定，开始功能锻炼。中药以益气补血、强筋壮骨为法，改用上肢伤 III 号方加减：黄芪 30 g，伸筋草 20 g，当归、白芍、骨碎补、杜仲、自然铜、补骨脂各 10 g，续断、熟地黄各 15 g，甘草 3 g。水煎，每日 1 剂，分早、晚服。同时服壮骨胶囊（本院制剂）4 周。外以骨科外洗 I 号方加减熏洗患指，药用红花 10 g，透骨草、伸筋草、赤芍、威灵仙、乳香、没药、羌活、荆芥、姜黄、防风、苏木各 20 g；上药加水 2000 mL，水煮沸后倒入盆内，手和腕置于盆上，盖以毛巾，熏洗，温度降低无蒸汽后，以药液浸洗患处，每次 20～30 分钟，每日 2 次。同时，辅以手指和腕关节的主动功能锻炼。2 周后复查活动正常，舌脉无异常。X 线片示：骨折愈合，关节间隙正常。

（《孙广生医案精华》，人民卫生出版社，2014）

2. 妙法解析：第1掌骨基底部骨折并脱位又称 Bennett 骨折，多因第1掌骨受轴向暴力所致。第1掌骨基底部发生骨折后，远折端因受拇长展肌、拇长屈肌、拇收肌牵引形成向外和掌侧移位，近折端因关节囊的束缚而留在关节内无移位。此类骨折整复容易，但维持良好对位困难，常常因固定不当而发生骨折脱位再移位，而移位不纠正，后期极易引发创伤性关节炎和拇指功能障碍。依损伤因病机和解剖特点，应用塑形铝板加皮牵引的方法，固定骨折及脱位两端，可以获得良好的固定作用。骨折早期气血受损，血离经为瘀，血瘀气滞，经络受阻，故宜活血化瘀、消肿止痛；骨折中期肿胀消退，筋肉渐复，但瘀血未尽，故治以祛瘀生新、活络舒筋；骨折后期断端稳定，但早中期攻下，气血难免受损，筋骨痿弱，故宜补气养血、强健筋骨。另骨折"外治之理，即内治之理"，中药外治在各期一般都能取得良好治疗效果，尤其是早期药物（如消肿止痛膏）外敷效果尤为明显，但此例骨折运用塑形铝板加皮牵引固定法固定，早、中期药物外用势必影响固定效果；后期骨折稳定，外固定装置已除，但关节强直拘挛，拇指功能待复，故以熏洗之法舒松关节、疏通气血。经治疗后伤肢功能恢复满意。

（八）右手腕舟骨骨折（肖运生医案）

1. 病历摘要：方某，男，34岁，教师。患者打篮球时不慎跌倒。右手腕部着地，当时肿胀疼痛，屈曲功能丧失。在外医院检查，为腕关节扭伤，照片无明显骨折，遂来我院就诊。经检查，右手腕挤按鼻咽窝有针刺痛，冲击有刺痛，诊断为腕舟骨骨折。经 X 线片示：腕舟骨骨折。体格检查：右手腕部明显肿胀，局部灼热，舌苔黄，脉细，证为瘀血积聚，络脉受阻，肿胀疼痛，以消瘀凉血行气治之，拟服牡丹皮汤。诊前 X 线片示：右手腕舟骨远端可见横行骨折，断端稍有重叠，周围未见明显骨痂生长，右腕部肿胀消退，疼痛减轻，行手法复位，夹板固定，拟服夺命丹。右手腕舟骨骨折肿胀消失，稍痛，手指能屈曲，可握拳，有些麻木，拟服滋阴养肾丸。右腕稍痛，有点浮肿，手指握拳稍麻木，脉细，舌苔薄白，拟用五痹汤。X 线片示：右侧舟骨骨折，骨折断端对位尚可，骨折线模糊，骨痂形成，局部有压痛感。拆除夹板，腕关节屈曲活动受限，手指屈伸一般。脉细，舌苔薄白。拟用右归饮。腕关节掌背屈伸功能尚可，疼痛已止。能端2 kg 重物，伤肢肌肉消瘦，拟服虎潜丸。经住院74日治疗，肿胀消失，腕关节背掌屈曲功能正常，X 线片复查：右腕舟骨横断骨折对位良好，大量骨痂形成；6个月后随访，体育锻炼如常，气候转变亦无不良反应。（《肖运生骨伤科临床经验集》，河南科学技术出版社，2017）

2. 妙法解析：腕舟骨骨折在临床上较为常见。腕舟骨处于腕关节的活动中心，最容易受冲击式伤力和旋转伤力的影响，加上血供应较差，使骨折的愈合更为困难，是人体最不容易愈合的骨折之一。特别是陈旧性的腕舟骨骨折，出现骨质吸收空洞，骨折长期不连接，有可能发生缺血性坏死。骨折后通常并不发生移位，如何掌握合适的固定以达到骨折愈合至关重要。这种骨折目前以石膏固定的较多，但这个固定方法存在时间长、超关节，容易产生腕关节僵硬，骨质疏松，骨折迟缓愈合，甚至不愈合等问题。

（九）左豌豆骨脱位并三角骨、舟骨骨折（李金松等医案）

1. 病历摘要：患者，男，24岁。因腕部摔伤1小时来诊。患者从5 m 高处坠落，腕背伸桡偏手掌撑地致伤，当即腕部疼痛、活动受限。查体左手腕掌屈位固定，掌根部可见表皮挫伤，鼻烟窝及腕掌尺侧肿胀，舟骨、三角骨及豌豆骨平面压痛，被动伸腕引起豌豆骨区剧痛，按压豌豆骨有悬浮感，腕桡偏试验阳性，诸指活动可，桡动脉搏动及皮肤感觉正常。X 线正位片示：豌豆骨向三角骨近侧旋转移位，有 1/6 的部分尚与三角骨重叠。三角骨桡侧有一 0.3 cm×0.5 cm 骨密度减低区。舟骨腰部可见骨折线。侧位 X 线片示：三角骨掌侧可见局限小缺损，邻近有小骨片，豌豆骨向掌侧完全脱位，与三角骨间隔1cm。诊断：左豌豆骨脱位，并三角骨、舟骨骨折。治疗：在腕掌屈尺偏位，用拇指向远、背侧推按豌豆骨，手下悬浮感消失，患者疼痛减轻，无第4、第5指麻木，即用小方形压垫按压，小夹板固定于腕掌屈尺偏位。经拍X线片证实豌豆骨已复位，三角骨撕脱骨片消失，舟骨腰部裂纹骨折。伤后4周复查，疼痛消失，诸指活动正常，皮肤感觉正常，舟骨已愈合，豌豆骨位置正常。（《特殊型骨与关节损伤医案》，中国医药科技出版社，1993）

2. 妙法解析：

（1）本例自高处坠落，腕背伸桡偏位手掌撑地，豌豆骨作为一个受力点，除接受身体重力与地面反作用力，又承受尺侧腕屈肌强力牵拉，致使豌豆骨与三角骨关节囊韧带断裂、豆钩与豆掌韧带断裂，豌豆骨在尺侧腕屈肌残余力量作用下向近、掌侧脱位，同时造成三角骨撕脱骨折。在腕背伸位，桡偏时近排腕骨在桡骨与远排腕骨间做向尺、掌侧的旋转运动；在中度腕偏位，舟骨受桡骨茎突撞击及地面反作用力的机会依然存在，故舟骨裂纹骨折也不难理解。

（2）诊断与治疗：对从高处坠落，腕背伸手掌撑地伤，临床表现为豌豆骨区肿胀、压痛，腕桡偏试验阳性，按压豌豆骨有悬浮感者，应经X线片检查，及时明确诊断。值得提出，患手腕掌屈尺偏，及保护性体位，并非畸形。同理，早期复位也应在此有助于尺侧腕屈肌松弛之体位下进行，闭合手法按压，推按豌豆骨向远、背侧，至手下悬浮感消失，局部放小方形加垫，外以小夹板固定于腕掌屈尺偏位4周。考虑到尺神经深支容易受损这一特点，复位过程中禁止施加任何扭暴手法。在伤后1个月内要定期了解手指运动与感觉情况，若出现小鱼际肌、拇收肌、拇短屈肌、所有骨间肌及第3、第4蚓状肌麻痹，应想到尺神经卡压的存在。一般这种损伤可自行恢复，如果伤后6～8周尚未恢复，将需进一步手术探查。本例采用轻柔推按手法复位，无尺神经损伤发生，后期随访也无迟发性或进行性尺神经麻痹出现。

（十）左腕掌关节脱位并掌骨及小多角骨骨折（王新卫等医案）

1. 病历摘要：刘某，男，35岁，农民。车祸致左腕部肿痛，功能受限，次日来诊。全身情况尚可，左腕掌部严重肿胀，皮下瘀血明显，第4掌指关节背侧有一2cm×3cm皮肤擦伤，手向桡侧倾斜成角40°畸形。X线片示：左第2、第3、第4、第5腕掌关节向掌桡侧脱位，第2、第3掌骨基底部骨折，小多角骨骨折。诊断：左腕掌关节脱位并掌骨及小多角骨骨折。治疗：在臂丛神经阻滞下行手法整复术。患者坐位，屈肘，掌心向下。一助手握持患肢前臂中段，另一助手握持患指，先顺势牵引。术者左手握患腕，做局部固定；右手姆指在上，以虎口对患者虎口，紧握患掌；在拔伸牵引的同时，猛推患掌近端向尺背侧，使腕掌关节前屈桡倾，骨折及脱位一并复位。术后，前臂托板作患指皮肤牵引固定。X线片示：腕掌关节脱位及第2、第3掌骨与小多角骨骨折均达解剖复位。（《特殊型骨与关节损伤医案》，中国医药科技出版社，1993）

2. 妙法解析：患者被汽车撞倒后，掌心着地，腕掌尺偏横于车轮下，车轮制动时向前滑行，从掌部近端尺侧向桡侧挤轧。同时患者出于本能的保护性动作将患手向后上方抽拉，致第5、第4、第3、第2掌骨向桡掌侧脱位。第4、第5掌骨近端重叠于第2、第3掌骨之掌侧，同时致第2、第3掌骨基底部挤压性骨折。由于关节脱位，关节囊的牵拉致小多角骨撕裂性骨折。临床上根据上述畸形，借助X线平片即可确诊。应早期手法复位，保护局部血液供应，避免发生无菌性骨坏死。

（十一）右月骨周围脱位合并前臂两极骨折脱位（白彦锁医案）

1. 病历摘要：患者，男，24岁。从3楼跳下摔伤右上肢，3小时后就诊。检查右腕上部肿胀，触痛，呈"餐叉样"畸形，腕前后径增大；桡骨茎突有异常活动；右肘关节呈半伸内翻状，肿胀，触痛，左右径增宽，肘三角关系失常，被动活动时可内外摆动；手指血运正常，无神经症状。X线正位片示：腕关节长度变短，远近两排腕骨相互重叠；侧位X线片示：月骨稍向掌侧倾斜但和桡骨远端关系正常，其他腕骨向月骨背侧脱位，桡骨茎突骨折；肘关节见尺桡骨向内侧移位伴上尺桡关节轻度分离。诊断：右月骨周围脱位合并前臂两极骨折脱位。先整复腕骨脱位。在顺畸形背伸对抗牵引下，术者示指顶住月骨，拇指推头状骨向掌侧远端的同时，嘱助手屈曲患掌。畸形消失后，将桡骨茎突骨折块向远端尺侧推挤复位。肘关节脱位整复时，先伸直对抗牵引，使肘部外翻，术者双手环抱肘部，两拇指推肱骨外上髁向内，余指拉尺骨近端向外，脱位整复后屈肘。桡骨茎突骨折在透视下用克氏针撬拨复位内固定。术后肘关节屈曲90°超肘夹板固定，半个月后开始活动；腕关节掌屈30°位夹板固定，2周后改为中立位再固定2周开始功能练习。2年后随访肘关节屈伸功能正常，腕关节掌屈背伸为40°—0°—50°，生活能力无影响。(《特殊型骨与关节损伤医案》，中国医药科技出版社，1993)

2.妙法解析：月骨周围腕骨脱位并前臂两极骨折脱位临床少见。从本例看其损伤机制是：患者从高处跌下，右上肢外展手掌着地，前臂处于冲击力与反冲击力对向挤压的应力中。暴力首先作用于掌骨和远排腕骨经舟状骨作用于桡骨下端，导致腕骨韧带及关节囊破裂，使其向背侧脱位并桡骨茎突骨折。暴力继续沿尺骨向上传递，肩部的重力则沿肱骨向下，共同作用于肱骨外髁，因而使肘外侧副韧带及关节囊撕裂，发生肘关节内侧脱位。在固定时，要考虑到肘关节系侧方脱位，一侧的副韧带及关节囊破裂，而另侧相对稳定，整复后有再脱位之可能。因而应采用超肘夹板固定，肱骨内上髁下方加垫。

三、文献选录

本骨折多发于青壮年，老年人则少见。因舟骨之骨化中心7～8岁开始出现，故儿童不发生舟骨骨折。骨折多为间接外力引起。跌倒后，臂垂直，手触地，腕处于极度背伸位，舟骨受桡骨下端背侧缘及头状骨的撞挤而发生断裂。骨折线多在舟骨腰部，骨折块虽无较大之移位，但两折端间往往有间隙。有时骨折发生在结节部，骨块可向外侧移位较少见。舟骨骨折按骨折发生的部位分为舟骨中段骨折、近段骨折和结节部骨折。舟骨骨折的骨折线如错位不明显时，须留意下列可提示诊断的征象：①舟骨结节的骨皮质断裂。②舟骨结节部或头舟关节间隙内的小游离骨折片。③舟骨一侧或双侧关节面骨皮质出现中断或有垂直于关节面的细小裂隙、皱折、台阶样改变。

(一)解剖特点及损伤机制分析

豌豆骨附着于三角骨掌侧，实际上是尺侧腕屈肌的种子骨。在8块腕骨中，它作为一个韧带与肌腱的附着点，基本上不参与腕骨间运动。豌豆骨与三角骨之间具有独立的小滑膜腔，属微小摩动关节。以它为中心向周围发出多米短小韧带，主要是尺侧副韧带、豆钩韧带与豆掌韧带，这些短小韧带保持腕尺侧之稳定，同时将肌肉的动力传达至腕关节。Guyin管是掌根尺侧豌豆骨与钩状骨钩突间和周围韧带、腱膜构成的骨纤维管，尺神经及其分支以及尺动、静脉通过此管。该管尺侧壁为豌豆骨，桡侧壁为钩状骨钩突，底部为豆钩韧带，被腕屈肌腱扩张部、小鱼际肌腱膜、掌侧腕横韧带组成的腱弓。此腱弓与豆钩韧带构成一狭而斜的出口，即豆钩裂隙，尺神经深支与尺动脉由此离开Guyin管进入掌间隙深部。尺神经深支常在此处受卡压。在闭合性豌豆骨、钩状骨、三角骨以及第5掌骨基底部骨折中，由于骨片、血肿和纤维结缔组织的粘连，可引起尺神经深支损伤，表现为迟发性或进行性手内在肌麻痹。豌豆骨脱位引起尺神经卡压的报道很少，国内吴仲华曾报告1例开放性豌豆骨脱位，豆钩韧带与豆掌韧带紧张，豆钩裂隙变窄引起的

Guyin管综合征并腕管综合征。豌豆骨的解剖特征决定着它很容易损伤，最常见的是直接暴力造成骨折，或由于过伸造成撕脱骨折，可以是单纯损伤，也可伴有其他腕部损伤。腕部挤压伤可造成豌豆骨脱位，当挤压暴力斜向豌豆骨与三角骨关节面时，不是豌豆骨向尺侧移位，就是三角骨纵行骨折，这种不同类型损伤与受伤瞬间腕关节所处位置有关。若暴力平行作用于豌豆骨与三角骨关节，可能造成豌豆骨向桡侧脱位。若暴力垂直作用于豌豆骨、三角骨，则可造成三角骨骨折。高处坠落致豌豆骨脱位者少见。

（二）腕舟骨骨折的治疗原则

1. 可疑舟骨骨折而X线片未见骨折线者，应先按骨折进行固定。2周后摄片复查，若无骨折，不再固定，如有骨折，则应继续不间断固定，直至骨折愈合。无移位骨折，可用无衬垫短臂管形石膏固定前臂旋前，腕背伸30°桡偏，及拇指对掌位6～8周或更长时间。有移位骨折或陈旧性骨折可行桡骨茎突切除、内固定或植骨术，石膏固定至愈合。骨折不愈合或缺血性坏死，可行血管种植，或舟骨切除，或行腕关节融合术。

2. 舟骨骨折酷似腕部扭伤，临床易被忽视。早期骨折线隐匿不易发现，后期又因处理不及时常造成骨不愈合或缺血性坏死，故舟骨骨折必须引起重视，需到有条件的医院及有经验的医师处进行骨科检查以防漏诊。

3. 腕舟骨骨折比较常见，多发生于青壮年，常由间接暴力致伤。跌倒手掌触地，手腕强度背屈，轻微桡偏，桡骨背侧缘切断舟骨。按骨折位置分3型：①腰部骨折。②近端骨折。③结节骨折。舟骨营养血管主要从结节部和外侧中部进入。

4. 舟骨周围大部为软骨面，无骨膜附着，骨折后靠内生骨痂才能连接，骨折后损伤营养血管，近侧断端由于缺血易发生无菌坏死。临床遇到这种情况缺乏满意处理方法。伤后局部肿胀，疼痛，腕关节活动受限并疼痛加重。鼻烟窝处及舟骨结节处有压痛。第2、第3掌骨头纵向叩击痛。有时轻微骨折症状不明显，与腕扭伤症状相似，易误诊忽略，腕关节正位、侧位、斜位（舟状位）3种方位X线片可确诊骨折部位及方向。若骨折不清楚，临床症状怀疑骨折时，应暂按骨折处理，待2周后，复查X线片。由于骨折处骨质吸收，骨折线能明显认出。

5. 腕舟骨骨折很少移位，一般不需整复。若有移位时，可在用手牵引下使腕关节尺偏，以拇指向内按压骨块，即可复位。新鲜舟骨骨折，或者超过1个月以上骨折，治疗原则是严格固定。

6. 固定方法可采用塑形夹板或纸壳夹板固定腕关节伸直略向尺偏、拇指于对掌位；或用短臂石膏管型固定腕关节于背伸30°、尺偏10°、拇指对掌和前臂中立位。固定期间应进行手拇指及肘、肩关节的功能活动，解除外固定后应加强腕关节的活动。

7. 结节部骨折一般约6周可愈合，其余部位的骨折愈合时间为3～6个月，甚至更长时间，应定期做X线片检查，如骨折仍未愈合则须继续固定，X线片证实骨折线消失，才能解除外固定。

8. 陈旧性骨折、骨不愈合者可考虑手术治疗。陈旧性骨折无症状或轻微疼痛者，暂不治疗，适当减少腕关节活动，随访观察症状明显但无缺血性坏死的，可继续石膏固定，往往需6～12个月才能愈合。已发生骨不连接或缺血性坏死者，根据情况采用钻孔植骨术，桡骨茎突切除术或近端骨块切除术。

9. 伤后腕部桡侧肿胀疼痛，腕关节活动时疼痛加剧并受限。鼻烟窝及舟骨结节处有明显压痛。腕关节桡偏，沿第1、第2掌骨长轴叩击或挤压时均引起骨折处疼痛。X线片需摄腕关节正、侧位及舟骨位3个方向，多能显示骨折线。有时没有移位的骨折，早期X线片为阴性。对可疑病例，应在 2 周后再照片复查，因伤后骨折处骨质吸收，骨折线增宽而显出。陈旧性骨折，可见骨折线明显增宽，骨折端硬化或囊性变，这是骨不连接的表现，若近段骨块密度增加、变形等则为缺血性坏死。

10. 新鲜骨折：用前臂石膏管型固定于功能位，石膏范围应从肘下到远侧掌横纹，拇指包括近侧指节。固定期间，应坚持手指功能锻炼，以免关节强直。结节部骨折，固定 4～6 周，腰部或近端骨折固定 3～4 个月，有时甚至半年或一年。每 2～3 个月定期照片检查，固定至骨愈合为止。临床上怀疑骨折而 X 线片阴性的患者，应先用石膏固定，2 周后拆除石膏复查照片，证实骨折后继续固定。

11. 陈旧性骨折：无症状或症状轻微者可不治疗，仅减轻腕关节活动量，继续随访观察。症状明显者，如未发现缺血性坏死或骨不连接，也可试用石膏固定，常需 6～12 个月才能达到骨愈合的目的。已发生骨不连接或缺血性坏死者，可根据具体情况采用桡骨筋膜骨瓣转移植骨术、钻孔植骨术、近端骨块切除术或桡骨茎突切除术等。腕关节有严重创伤性关节炎者可做腕关节融合术。

（三）腕舟骨骨折的预后

舟骨骨折一般都可在 3 个月内获得连接。骨折之愈合与骨折的类型、部位有明显的关系。腕舟骨近端骨折愈合差，而腰部与结节部较好。如果骨端出现囊性疏松现象，则为迟延愈合征象；如分离明显，硬化带出现，则为不愈合征象。由于血运差，延迟愈合及不愈合者并非少见。若为迟缓愈合，可在良好固定下，用坎离砂疗法，每日 1 次，一般可在 3 个月内愈合。在治疗过程中，不得随意解除固定。也不应轻易失去治愈信心而放弃闭合治疗方法。少数骨折不愈合者，或产生创伤性关节炎严重影响功能者，骨块产生缺血性坏死者，可考虑手术治疗。

（四）临床报道选录

骨折无移位，不需整复。有移位者，远断端多向桡背侧移位，固定前先行整复：术者牵引患者拇指，使手腕向掌尺侧屈曲的同时拇指按压鼻烟窝部，骨折即可复位。用胶布将棉压垫 1 个固定在鼻咽窝部，外包棉衬垫，硬纸壳 1 块（其长度上至前臂中段，下至掌骨颈部，最宽能包绕手腕部），中线正对准手腕部桡侧，然后包绕手腕部掌背侧，连巾带捆扎 3 道，绷带缠绕包扎，使手腕部固定在适当掌屈尺偏位。固定后，前臂中立位悬吊胸前。治疗腕舟状骨骨折 83 例。用本法固定者 75 例，用手腕部极度掌屈尺偏位固定者 8 例。未坚持固定者 5 例，其余 78 例，骨折愈合者 74 例，不愈合者 4 例。固定时间一般 3 个月左右。（《山东中医学院学报》，1986 年第 2 期）

第二十节　第 1 掌骨基底部骨折

一、病证概述

第 1 掌骨基底部骨折多为间接暴力传递至第 1 掌骨基底部所致。第 1 掌骨基底部向背侧突出，局部肿痛，拇指活动受限。本型骨折的 X 线特点是第 1 掌骨近端基底部凹形关节面的一半骨折，一半脱位。骨折线从凹形关节面的中心斜行向掌侧约 1 cm 处，骨折块留在掌、尺侧多无移位，而第 1 掌骨基底部的其余部分受外展拇长肌的牵拉和拇屈肌的收缩向背、外侧半脱位，第 1 掌骨向掌侧屈曲。

二、妙法解析

（一）左手第 3、第 4 掌骨骨折（林如高医案）

1. 病历摘要：苏某，男，40 岁。患者于 4 小时前，左手掌被铁锤击伤，局部出现疼痛、肿胀、活动障碍。就诊时患者痛苦面容，左手掌部明显肿胀、压痛，有轻度向背侧成角畸形，可闻及骨擦音，纵向叩击第 3、第 4 掌骨头则疼痛加剧。X 线片示：左手第 3、第 4 掌骨骨折，骨折端向背侧成角，远折端向尺侧移位。诊断：左手第 3、第 4 掌骨骨折。治疗：即按掌骨干骨折复位手法整复。在牵引下，先矫正向背侧成角，然后用分骨挤压手法矫正侧移位，用 3 个分骨垫放于骨折处的骨间隙，在背侧成角处放置一平垫，置夹板于掌背侧，并以胶布固定。复位固定后，外敷活血散，服消炎退肿汤，做指、肘、肩部活动。2 周后，手掌部仍有轻度肿痛，继续以活血散外敷。3 周后，局部肿痛消失，解除外固定，以化瘀通络洗剂熏洗，并加强掌指关节和腕关节的活动。5 周后患手活动正常。（《中国百年百名中医临床家丛书·林如高》，中国中医药出版社，2001）

2. 妙法解析：掌骨骨折是常见的手部骨折之一，直接暴力和间接暴力均可造成掌骨骨折，第 1 掌骨短而粗，活动性较大，骨折多发生于基底部，还可合并腕掌关节脱位。临床上较常见，第 2、第 3 掌骨长而细，握拳击物时重力点多落在第 2、第 3 掌骨，故易发生骨折，第 4、第 5 掌骨既短又细，且第 5 掌骨遭受打击而发生掌骨颈骨折。林氏对掌骨干骨折整复手法：在牵引下先矫正向背侧突起成角，以后用示指与拇指在骨折的两侧自掌侧与背侧行分骨挤压，并放置两个分骨垫以胶布固定。如骨折端向掌侧成角则在掌侧放一小毡垫以胶布固定，最后在掌侧与背侧各放一块夹板，以胶布固定，外加绷带包扎。

（二）第 4 掌骨干骨折（段胜如医案）

1. 病历摘要：张某，男，21 岁。2 日前右手被击，撞于床沿上，闻一响声，右手感疼痛，未予注意，第 2 日右手背肿起，疼痛，不能握拳。X 线片示：第 4 掌骨干骨折，远断端向手背翘起，并向尺侧偏移。即用手法整复，乃搓一圆筒形压垫，中心较坚实而不空虚，搓好后用胶布固定，以免回松，再用纸板剪一 4 层方形小纸垫，为压翘起的骨突之用。再剪 U 字形纸板一块，用以包裹手掌和手背。准备好以后，在第 3、第 4 与第 4、第 5 掌骨间的伤处近端，各注入利多卡因 4 mL，术者左手握患腕，右手牵第 4 指，在对抗牵引的同时，右拇指将骨折远端向掌侧和桡侧推挤，如此坚持约 1 分钟，闻一弹响声，术者仍维持此姿势不动，嘱助手将短圆筒形纸压垫放于第 4、第 5 掌骨间用胶布固定，再放一方形纸压垫于手背原骨突起处，也用胶布固定，然后将口形纸板的中央放于小指侧，两边分别包裹手掌和手背，腕及掌指关节不固定，将 4 列绷带用力从小指侧经手背从手掌绕回，把腕与掌指关节之间的手背牢牢固定，须用 2 个 4 列绷带才够牢靠，再拍摄 X 线片，达到解剖对位，嘱轻轻握拳锻炼。半个月后，X 线片示：骨断端已有骨痂生长，骨断端已愈合。去除绷带固定，嘱握拳锻炼，可做轻工作。（《段胜如临床经验》，华文出版社，2000）

2. 妙法解析：由直接暴力引起的掌骨干骨折，多为横断，骨折远端向手背侧突起。由传达暴力引起的掌骨颈骨折，骨折远端向手掌侧突起。局部肿胀疼痛，不能握拳，一握疼痛加重。局部压痛，能摸手背或手掌，看有无高起的硬块，活动与之相关的指关节，疼痛加重，拍摄 X 线片以了解骨折的移位及成角情况，这对手法复位是有指导意义的。

（三）右第 4、第 5 掌骨基底部骨折（石幼山医案）

1. 病历摘要：张某，女，27 岁。昨天机器轧伤右手第 4、第 5 掌骨基底部折碎、移位，手背、掌心肌肉筋腱大片破碎断裂，经手术清创，克氏针内固定、缝合。瘀血凝结，肿痛颇剧，引及前臂、手指，兼有身热，胸闷，纳呆，舌苔腻，脉弦细数。治拟化瘀清营、退热消肿、止痛。

药用鲜生地黄 30 g，鲜藿香、佩兰、金银花、赤芍、紫荆皮、茯神各 12 g，连翘壳、牡丹皮、全当归、丹参、荆芥、防风、焦栀子各 9 g，炒广皮 6 g，川黄连、血竭、生甘草各 3 g。服 8 剂后，破伤处肌肉色泽好转，肿痛逐减，创面周围作痒，筋络有时掣痛，身热已退，胃纳尚可，略有泛恶，治以活血清营和胃，再拟原方加川续断 12 g，骨碎补 9 g。服 7 剂后，破伤基本愈合，摄 X 线片复查：第 4、第 5 掌骨基底部有骨痂形成。拆除内固定，以成药促使功能恢复。健筋壮骨丹 120 g，鸡血藤片 2 瓶，分 20 日服。外用洗方：川乌、草乌、桂枝、当归、独活、川续断、紫草、甘松、山柰、红花、伸筋草、土鳖虫各 10 g，加陈酒 60 g，连根葱 5 根，浓煎蒸洗患处，每日 2 次，每剂可连续熏洗 3 日。(《老中医临床经验选编》，上海中医学院出版社，2006)

2. 妙法解析：掌骨骨折初期瘀肿较甚，治宜活血祛瘀、消肿止痛，内服四物汤或七厘散，外敷跌打万花油。中期和营生新、接骨续损，内服续骨活血汤或驳骨丹。后期宜培补肝肾、强壮筋骨，内服虎潜丸、六味地黄丸等。解除夹板后，外用伤肢洗方或海桐皮汤熏洗。本例受伤较重，兼以暑湿互阻，并见身热、纳呆、泛恶等。经中西医结合治疗，先以疏化祛瘀及清营解毒之品，继以活血清营托毒、生肌续骨为主，病情得以改善。骨折早期接续后采用活血舒筋外敷，内服则以活血益气、壮骨通络，外用热敷熏洗，功能锻炼后，得到比较满意的效果。

三、文献选录

(一) 临床报道选录

1. 对抗牵引，推挤复位，掌、背侧石膏夹（或管形石膏）固定治疗第 1 掌骨基底部骨折（Barton 骨折）28 例：背侧缘骨折用坐位，患肢前臂旋前，掌心向下。两助手分握前臂上段、大小鱼际肌，对抗牵引。医者双手握前臂下端，双拇指近及远推挤背侧骨块向前复位，并远端助手将患腕关节轻度掌屈、背伸、尺偏及桡偏活动数次，维持牵引下轻度掌屈位。掌侧缘用卧位，前臂旋后，方法同上，复位后置腕背伸位。用掌、背侧石膏夹（或管形石膏）固定，近端达前臂中端，远端达掌指关节。即日行患指屈伸活动，抬高患肢。并口服活血化瘀、消肿止痛中药。4 周后解除外固定，行患腕功能锻炼。结果：优 20 例，良 5 例，可 2 例，差 1 例。(《中医正骨》，2001 年第 5 期)

2. 拔伸牵引，拇指按压复位，夹板固定治疗桡骨下端牵及桡骨关节面骨折，同时伴腕关节脱位（Barton 骨折）12 例：患者坐位，背、掌侧型分别前臂旋前、旋后；助手握其前臂上段，医者两手紧握患腕，与助手持续拔伸牵引后，用双拇指按压背（背侧型）、掌（掌侧型）侧骨折片及近排腕骨，复位。继持续牵引，于骨折远端的掌、背侧各置一压力垫，用 4 块杉树皮夹板，上述两型分别掌-桡侧、背-桡侧夹板固定，将腕关节固定于轻度背伸、掌屈位。扎绷带，两型分别置前臂旋前、旋后位，均屈肘 90°悬挂；每周调整夹板 1 次，用 4 周。功能锻炼结果：治愈 8 例，好转 4 例。(《中国中医骨伤科杂志》，2001 年第 3 期)

3. 拇指牵引弓形板固定治疗第 1 掌骨基底部关节内骨折（Bennett 骨折）16 例：局部麻醉，X 线下。医者将患手拇指做外展轴向拔伸牵引，纠正重叠移位，医者拇指顶压骨折远端，纠正脱位及骨折错位。复位后，用黏膏做拇指皮肤外展牵引。助手将石膏托置腕掌侧，内置一压舌板，弯钩向上，并长出拇指 3 cm。再将拇指皮肤牵引黏膏固定在弯钩上粘牢。用棉垫顶压骨折远端。再将弓形木板放在第 1 掌骨桡背侧压在棉垫上，宽黏膏固定。牵引制动 6 周。随访 0.5～2 年，结果：优 9 例，良 5 例，尚可 2 例。(《中国骨伤》，2001 年第 4 期)

4. 背伸牵引复位，石膏夹板绷带卷固定治疗第 1 掌骨基底部关节内骨折（Bennett 骨折）48 例：腕关节桡偏、背伸 30°，尺侧石膏夹板固定，硬化后，医者一手握住第 1 掌骨头顺势外展、背伸牵引，另一手握腕，拇指顶按骨折突起处，复位。在其桡背侧加一平垫，保持第1掌骨外展、背伸，行桡侧石膏夹板固定，其桡侧半至拇指近节处，尺侧半包绕大鱼际、第1掌骨头后经虎口重叠于桡侧，使拇掌指关节屈曲。拇指、示指间及掌心握一绷带卷。绷带缠绕两侧石膏夹板，4～6周后解除固定。中药熏洗，功能锻炼。随访1～3年，结果：优42例，良6例。（《中国骨伤》，2001年第11期）

5. 拇指外展牵引固定器固定治疗第1掌骨基底部骨折18例：常规消毒，用1％利多卡因2 mL，局部麻醉。助手握患肢前臂下段，医者一手握拇指与助手对抗，另一手拇指向尺掌侧推按远断端，使骨折复位。维持牵引，依次用硬纸片、胶布、橡皮筋、绵纸、绷带包绕拇指近节，外置固定器，持续牵引拇指。1周复查1次，4周后拆除固定器。随访3～12个月，结果：治愈13例，好转5例。生物力学研究显示本法优于石膏固定，与克氏针内固定比较无显著性差异，$P > 0.001$。（《中医正骨》，2002年第12期）

第二十一节　指骨骨折

一、病证概述

指骨骨折多为开放性骨折，且多为直接暴力所致。由于部位不同，受到来自不同方向的肌腱的牵拉作用，产生不同方向的移位，如近节指骨中段骨折，受骨间肌和蚓状肌的牵拉，而致向掌侧成角；中节指骨在指浅屈肌腱止点远侧骨折，由于其牵拉亦产生向掌侧成角；如在指浅屈肌腱止点近端骨折，则受伸肌腱牵拉造成向背侧成角。近节指骨基底部关节内骨折可分为副韧带撕裂、压缩骨折及纵形劈裂骨折3类。远节指骨骨折多为粉碎性骨折，常无明显移位；而远节指骨基底部背侧的撕脱骨折，通常形成锤状指畸形。多为直接暴力所致。其临床表现为指骨位置表浅，伤后除明显疼痛、肿胀、压痛和活动功能受限外，有明显畸形可见。对于可疑骨折者，拍摄X线片即可确诊。指骨骨折的治疗常未能引起高度重视，常因对位不佳或固定不牢固而产生畸形愈合或不愈合，也常因固定不当或固定时间过长而致关节囊及侧副韧带挛缩，导致关节僵硬；特别是关节附近或经关节的骨折，常导致关节强直，严重影响手指的功能。

二、妙法解析

（一）右手中指近节指骨骨折（孙达武医案）

1. 病历摘要：邓某，女，42岁。患者于3日前搬运货物时不慎右手中指被压伤，当时患指畸形、肿胀、疼痛，就诊于乡医，经包扎固定，症状未见改善，今转我院。就诊时患者痛苦表情。右手中指近节向掌侧成角畸形，局部肿胀、压痛明显，有骨擦音和异常活动，患指活动障碍。X线片示：右手中指近节指骨骨折，向掌侧成角，远折端尺侧移位。诊断：右手中指近节指骨骨折。治疗：在拔伸牵引下，以挤压手法矫正侧移位，然后将远折端掌屈，将近折端自掌侧向背侧顶，以矫正向掌侧成角畸形。复位后将一小绷带卷置患指掌侧，将患指屈曲后以胶布固定。局部外敷消炎散。3周后，患指无肿痛，解除外固定，练患指屈伸活动。4周后，患指活动自如出院。（《孙达武骨伤科学术经验集》，人民军医出版社，2014）

2. 妙法解析：骨折必须正确整复对位，尽量做到解剖复位，不能有成角、旋转、重叠移位畸形，以免妨碍肌腱的正常滑动，造成手指不同程度的功能障碍。骨折初期宜活血祛瘀、消肿止痛，内服肢伤Ⅰ号方或七厘散，中期宜接肌续筋，内服肢伤Ⅱ号方或接骨丹、八厘散，后期若无兼证，可免服药物，解除固定后，可用上肢洗方或八仙逍遥汤煎水熏洗患手。

（二）左中指开放性骨折（孙达武医案）

1. 病历摘要：孙某，男，29岁。患者于1周前，左中指被冲床压伤，外院骨伤科诊断为左中指开放性骨折，伴伸指肌腱断裂，做清创缝合术，克氏针内固定。换药时发现伤口感染，经抗生素及伤口多次换药仍不见好转，遂建议截指，因患者不愿接受，故来我院门诊治疗。就诊时，左中指中节掌、背侧伤口腐脓板滞，指骨暴露，脓水淋漓，色黄带红，腥秽不堪，肿延及肘，手背尤甚。X线片示：左中指近、中、末节骨折，中节远端骨节缺损，克氏针内固定。脓液培养：金黄色葡萄球菌（凝固酶阳性）。舌质红，苔黄腻，脉细数。诊断：左中指开放性骨折。中医辨证：湿热阻滞，毒火炽盛。治疗：①内治。治以清热化湿，解毒消肿。生地黄、连翘、金银花、天花粉、蒲公英、茯苓各15 g，赤芍、当归、荆芥、浙贝母各9 g，陈皮、甘草各6 g。水煎，每日1剂，分早、晚2次服。②外治。伤口以九华膏换药1次。肿胀处用消炎散，蜜水调敷，每日换药1次。上方药连服5日后，左中指伤口腐肉已脱，脓水亦少，创面红活，肘臂肿势退净，手背肿胀亦减，但按之有脓液从创口流出。脉弦细、苔薄白、质红。湿热已化，气血两亏，阴液耗伤。再拟养阴清热、益气养血，佐以解毒。内服药：党参、黄芪、当归、赤芍、生地黄、天花粉、蒲公英、浙贝母、连翘、金银花、赤茯苓各12 g，白芷、陈皮、甘草各6 g。外治继续用九华膏换药。经内外兼治，新肉虽生，未能结痂，手背因引流不畅，红肿高凸，遂切开排脓，药线引流，治疗2周，手背伤口愈合，手指创口范围缩小，暴露之指骨色黑，死骨已成，断端无法连接。复查X线片示：左中指无骨痂生长。遂拔去克氏针，摘除死骨，继续换药，内服十全大补汤加减。创口愈合。随访，左中指缩短，掌指关节活动正常，左中指之间关节强直，对指尚可，能持物。（《孙达武骨伤科学术经验集》，人民军医出版社，2014）

2. 妙法解析：指骨骨折是手部最常见骨折，多见于成人，指骨骨折发病率很高，占四肢骨折之首位。直接暴力和间接暴力均可造成指骨骨折，但多由直接暴力所致，且多为开放性骨折，骨折有横断、斜形、螺旋、粉碎或波及关节面等。其中开放性骨折以粉碎骨折较多见。手指开放性骨折感染后，湿热蒸酿，肉腐为脓。由于阴血耗散、毒火炽盛、正不胜邪故投以养阴清热之剂，5日后即腐脱肿退，继以益气养阴调理，理应及早结痂，但由于死骨在内，加之手背脓腔引流不畅，故月余未能结痂。经摘除死骨，切开手背排脓引流后，很快疮口愈合，保存了手指，虽然指间关节僵直，但指活动功能存在，不无小利。本案中采用的消炎散、九华膏等皆为孙老经验方制药。前者消肿化瘀止痛，后者生肌去腐除脓，再配合内服辨证用药，故顽疾自除。

（三）左环指横形骨折（孙广生医案）

1. 病历摘要：杨某，男，40岁。患者于2日前不慎被机器打伤，致左环指疼痛、活动受限，当时未做任何处理，遂来我院诊治，门诊以"左环指骨折"收住手外科住院。入院时见：左手环指处肿胀、压痛，活动受限，无恶寒发热，无胸腹疼痛，无呕吐、恶心，无头痛、头晕，食纳可，二便调。体格检查见患者痛苦面容，左手环指处肿胀、压痛，活动受限，左环指中节可扪及骨擦感及异常活动，远端血运及皮感可。舌淡红、苔薄白，脉弦。X线片示：左环指中节骨质呈横形断裂，骨折端向背尺侧成角。诊断：左环指横形骨折。治疗：整复固定，中药按骨伤三期用药。常规清创缝合后予以整复固定。患者取坐位，助手握持前臂腕部；术者一手牵引患指，另一手实行手法。在拔伸牵引下，先按压骨折端矫正向背尺侧突起的成角，然后用示指和拇指在骨折两旁自掌背侧及尺桡侧挤压，矫正侧方移位。复位成功后在左环指骨折部背尺侧成角处放一小平垫和掌桡侧处骨折两端放两小平垫，并以两小块塑形（屈曲15°）夹板，用胶布固定之，外加绷带包扎。复查X线片示：骨折端对位对线可，其成角移位已基本纠正，外见夹板固定影。中药以活血化瘀为主，方选上肢伤Ⅰ号方加减。药用白茅根 15 g，当归、桃仁、红花、生地黄、赤芍、泽兰、姜黄、香附、桑枝、防风、延胡索各 10 g，甘草 5 g。水煎，每日 1 剂，分早、晚服。避免患指活动，可做肩、肘、腕及余指关节活动。服 7 剂后，疼痛较前好转，左环指关节活动仍受限，余无明显不适。舌淡红、苔薄白，脉缓。患者小夹板外固定松紧适宜，手肿胀基本消退，小夹板外固定松紧稍偏松。X 线片示：骨折对位对线可，余同前。予以调整夹板，继续外固定，嘱患者不能做用力的伸指、握拳活动，可做肩、肘、腕及余指关节活动。中药以接骨续筋、和营止痛为法，改用上肢伤Ⅱ号方加减：红花 7 g，骨碎补、茯苓各 15 g，桃仁、当归、川芎、牡丹皮、续断、赤芍、桑枝、白芍、黄芪各 10 g，甘草 5 g。服 15 剂后，疼痛症状消失，舌淡红、苔薄白，脉和缓。X 线片示：骨折对位对线好，大量骨痂形成并通过骨折线。解除夹板外固定，中药改服壮骨胶囊（本院制剂）4 周，外以上肢洗方熏洗，逐步加强伤指和腕关节的功能锻炼，以主动活动为主。2 周后复查，活动正常，舌脉正常。X 线片示：骨折愈合。（《孙广生医案精华》，人民卫生出版社，2014）

2. 妙法解析：直接暴力和间接暴力均可造成指骨骨折，但多由直接暴力所致，且多为开放性骨折。由于骨折部位的不同，可发生不同的畸形。骨折部位在指浅屈肌腱止点的近侧，则远侧骨折端被指浅屈肌腱牵拉，形成向背侧成角畸形。如骨折部位在指浅屈肌腱止点的远侧，由于指浅屈肌腱的牵拉，使近侧骨折端向掌侧移位，形成掌侧成角畸形。因此，小夹板固定治疗指骨骨折除骨折部在指浅屈肌腱止点近侧的中节指骨骨折外，患指应固定在功能位，不能将手指完全伸直固定，以免引起关节囊和侧副韧带牵缩而造成关节僵硬。无移位骨折，可用塑形夹板固定于功能位 3~4 周。有移位的近节指骨干或指骨颈骨折，复位后根据成角情况放置小平垫，在掌、背侧各放一小夹板。如有侧方移位则在内、外侧亦放一小夹板，其长度相当于指骨，不超过指间关节，然后胶布固定。应及时调整夹板的松紧度，以免引起压迫溃疡。固定后，要抬高患肢，以利肿胀消退。除患指外，其余未固定手指应经常活动，防止其余手指发生功能障碍。

三、文献选录

临床报道选录

1. 钢丝环圈复位，管形石膏固定治疗中远节指骨开放性骨折 75 例 83 个指关节：指神经阻滞麻醉下行急诊清创术。术后常规在手指远节指骨末端侧中央，用 7~8 号注射针头做平行指甲的软组织贯穿，在距皮肤 3~5 mm 处分别剪断针头和针尾，用软细钢丝从注射针孔中穿出并做成钢丝环圈，拴橡皮筋备用。于患肢前臂包管形石膏，稍干后用 6 号铁丝预制成外固定架固定到管形石膏背侧，用橡皮筋固定，调整牵引方向和力度。持续牵引至初步愈合（或骨痂形成）。随访 3~12 个月，结果：优 59 指，良 21 指，差 3 指，优良率 96.4%。（《中国骨伤》，2005 年第 2 期）

2. 牵引架牵引复位，微型石膏托固定治疗指骨不稳定性骨折 65 例：用绷带将中间放有牵引架（用 7 号铁丝约 50 cm 制成长 12 cm "U" 字形，臂长 18 cm，钩长 2 cm）的石膏托（用 10 cm 宽石膏绷带制成 10 层厚，长度为前臂中上 1/3 处至手掌指关节）固定在手掌和前臂掌侧，腕关节背伸约 30°，牵引架的臂对应伤指指端，长度超过指端 6 cm。用 "U" 形胶布粘贴患指尺、桡两侧（与指端间距 1 cm），连接乳胶皮筋。再用宽 0.5 cm 的胶布螺旋形加固。将皮筋远端挂在牵引钩上，皮筋牵引重量 0.5 kg。X 线下整复满意。并用愈伤灵胶囊口服。牵引 2~3 周。后改用 4 块微型铝夹板（不超关节）固定 2 周后拆除。中药外洗。功能锻炼。随访 3~6 个月，结果：优 52 例，良 11 例，可 2 例，优良率 96.9%。（《中国中医骨伤科杂志》，2005 年第 1 期）

3. 石膏铁丝夹板固定治疗掌指骨骨折 43 例 46 处骨折：骨折复位后，用石膏绷带从前臂中上 1/3 至掌指关节行管形石膏固定 3～4 层。贴敷铁丝于患指掌侧，铁丝闭口端超出指尖 1 cm；塑型时伸直患指，腕关节背伸 30°。继用石膏绷带完成前臂管型石膏塑形。用胶布自远而近螺旋缠绕患指与铁丝夹板外露部，向掌侧弧形折弯铁丝末端以牵引患指掌指骨，以 X 线示骨折对位无分离为度。末节手指变白（或青紫）放松胶布。固定 3～4 周。主动功能锻炼。随访 2～18 个月，结果：优 38 处，良 6 处，可、差各 1 处。(《中国骨伤》，2005 年第 6 期)

第二章　下肢骨折

第一节　股骨颈骨折

一、病证概述

股骨颈骨折，又称髀杵骨折。多因传达暴力作用于股骨颈所致。是以髋部疼痛，负重功能丧失，患肢畸形为主要表现的骨折类疾病。其临床表现，有髋部疼痛，多无明显肿胀，关节活动受限，负重功能立即丧失，股骨粗隆部向外、后上方移位，跛行，患肢有短缩、内收、外旋畸形。凡伤后髋关节内疼痛，活动障碍，跛行，腹股沟内压痛明显，旋转下肢时，骨折处疼痛加剧，有骨擦音。X线片示：可见股骨颈有骨折线即可确定诊断。

二、妙法解析

（一）左股骨颈骨折（孙达武医案）

1. 病历摘要：王某，男，70岁。前日骑自行车而倾跌损伤左髋关节部，当时疼痛难忍，不能活动，髋膝屈伸不利，大便二日未行，左股骨颈部有明显压痛，转动不能自主，稍动患处疼痛增剧，两下肢不对称，左腿稍有外旋，但无短缩，舌质淡红，苔薄白，脉弦。X线片示：左股骨颈骨折，外展嵌顿。诊断：左股骨颈骨折。治疗：方拟化瘀续骨，息痛润肠。鸡血藤 20 g，火麻仁、延胡索各 15 g，当归尾、丹参、续断、骨碎补各 12 g，川牛膝、赤芍各 9 g，陈皮、川芎、三七粉、甘草各 6 g。水煎，每日 1 剂，分早、晚 2 次服。连服 7 剂。外敷消炎散，方巾软固定包扎，左下外展位"丁"字鞋外固定。2 周后大便已畅。疼痛减轻，履地不能着力，再服 1 周后，疼痛更减，腿力渐增，已能扶杖锻炼活动，再拟健筋壮骨，舒筋息痛。上方加千年健 12 g，党参 9 g。股骨颈骨折处已无明显压痛，腿膝能自行抬举，唯行走不耐持久。再拟补益气血，健筋壮骨。十全大补丸、健筋壮骨丹各 60 g，分 2 周服完以善后。（《孙达武骨伤科学术经验集》，人民军医出版社，2014）

2. 妙法解析：股骨颈骨折是老年人的常见骨折。头下外展嵌顿型和基底部的骨折，只要处理得当，一般预后良好。头下或经颈的内收型骨折多有移位，即使有完善的早期治疗，仍易发生骨不连接和股骨头缺血性坏死。现代随着人们生活水平的提高，生活质量要求的提高，条件好的可以行人工髋关节置换术。

（二）左股骨颈骨折（孙达武医案）

1. 病历摘要：田某，66岁。前日骑自行车而倾跌损伤左髋关节部，当时疼痛难忍，不能活动，腿膝屈伸不利，大便二日未行。体格检查：左股骨颈部有明显压痛。转动不能自主，稍动患处疼痛增剧，两腿膝不对称，左腿稍有外旋，且呈短缩。诊断：左股骨颈骨折。治疗：化瘀续骨，息痛润肠。川续断、煅自然铜各 12 g，丹参、川牛膝、赤芍、当归尾润肠丸（包）各 9 g，炙地鳖、青皮、陈皮各 6 g。水煎服，每日 1 剂。服 5 剂。外敷三色三黄膏，方巾软固定包扎。复诊，左髋股骨颈骨折，疼痛较瘥，腑行得畅。治拟化瘀续骨息痛。药改川续断、狗脊、牛膝、煅自然铜各 15 g，茯苓 12 g，全当归、泽兰、桃仁各 9 g，炙没药、陈皮各 6 g。连服 10 剂。再复诊，股骨颈骨折，疼痛逐渐减轻，履地不能着力。再以前方加减，连服 20 剂而愈。股骨颈骨折处已无明显压痛，腿膝能自行抬举，唯行走不耐持久。再拟补益气血、健筋骨。十全大补丸、健筋壮骨丹各 90 g。分 2 周服完以善后。(《孙达武骨伤科学术经验集》，人民军医出版社，2014)

2. 妙法解析：股骨颈骨折多为传导暴力所致。老人肝肾不足、筋骨衰弱、骨质疏松，有时仅轻微的外力就可引起骨折；青壮年、儿童等则由强大暴力，如车祸、高处坠下等引起。本例患者年高，已逾花甲，齿发已脱，齿为骨之余，发为血之余，此为肾气衰退、气血虚弱之象。故在治疗中破和补两种治法相互参用，首先用活血化瘀润肠之剂，疼痛渐减，以后以川续断、狗脊、骨碎补健筋壮骨，加用活血壮骨之剂促进愈合。

（三）左股骨颈骨折（孙达武医案）

1. 病历摘要：潘某，女，83 岁。患者 3 日前不慎跌倒，左侧臀部着地，即感左髋部疼痛，纳可，二便可，夜寐欠安。体格检查：左腹股沟中点压痛明显，患肢呈内收、外旋畸形，左下肢短缩约 2 cm，纵轴叩击痛（＋）。舌质淡，苔白腻，脉弦涩。X 线片示：左股骨颈骨折。患者因跌倒时，间接暴力作用于左髋部致股骨颈骨断，筋损，肉伤，血溢脉外，血瘀气阻，不通则痛。治疗：手术治疗（人工股骨头置换术）配合中药内服，前期活血祛瘀、行气止痛。药用牛膝 12 g，当归、川续断、茯苓、延胡索、丹参各 15 g，桃仁、红花、三七、甘草各 6 g，香附 10 g。水煎服，每日 1 剂。后期补益气血、壮骨强筋。药用骨碎补 20 g，牛膝 12 g，香附 10 g，杜仲、狗脊、川续断、丹参、当归、白芍、鸡血藤各 15 g，川芎、甘草各 6 g。水煎服，每日 1 剂。患者有股骨颈骨折手术适应证，无明显手术禁忌证。施连续硬膜外阻滞生效后取侧卧位，后外侧入路，截除股骨头，扩髓，打入假体，调整股骨颈长度，安装合适的人工股骨头，活动髋关节，冲洗上引流管，依次缝合。术后监测，丁字鞋外固定，抗感染及给活血止痛药，定期无菌换药。术后患者病情稳定，恢复良好，30 日后痊愈。(《孙达武骨伤科学术经验集》，人民军医出版社，2014)

2. 妙法解析：65 岁以上患者的股骨颈骨折，有明显上下移位或旋转移位者，发生股骨头缺血性坏死的机会较多，容易引起骨折不愈合，也不能耐受长期的卧床治疗，在全身情况许可的前提下，可作人工股骨头或全髋关节置换。术后用丁字鞋固定可防止患肢外旋。伤科在治疗药物的选择上，注重分期论治，该患者伤后 3 日就诊，属损伤初期，药用活血祛瘀、行气止痛。损伤后期，患者术后正气已虚，故药用补益气血、壮骨强筋。二方用后，患者痊愈，可弃杖行走。

（四）右股骨颈疲劳骨折（孙达武医案）

1. 病历摘要：方某，女，48 岁。患者无诱因自觉行走时右髋部痛，在外院行 X 线照片，报告未见异常（后复习 X 线片，见股骨颈近基底上部骨小梁劈裂，而对应的下部骨密度稍增高），仍坚持原工作，但行走疼痛逐渐加重。半个月后于行走中跌倒，左髋部着地，致右髋部痛加重，不能行走。为求进一步治疗，故来我院求诊。诊见：体重 78 kg，右股三角有压痛，大粗隆部有叩击痛。右髋关节屈曲、旋转活动受限。X 线片示：右股骨颈不全骨折。化验检查红细胞沉降率、碱性磷酸酶均正常。诊断：右股骨颈疲劳骨折。治疗：回单位医院行小腿皮牵引 6 周，而后患肢逐渐负重活动。2 个月后 X 线片示：骨折线消失。4 年后随访右髋关节功能正常。(《孙达武骨伤科学术经验集》，人民军医出版社，2014)

2. 妙法解析：股骨颈疲劳骨折少见。多数作者认为疲劳骨折主要因重复多次极限应力作用于骨结构造成了骨小梁细微骨折，骨皮质劈裂或完全断裂。患者青壮年多见，有强度运动史。有学者把股骨颈疲劳骨折 X 线分成 4 种：①仅单纯显示骨折线。②骨折处局部硬化，骨小梁致密。③骨膜增生及骨痂形成。④上述两种混合表现。究其原因为患者多年从事单调重复的运动或重体力劳动，股骨颈上方张力性骨小梁不断断裂、吸收。作为代偿，股骨颈下方压力性骨小梁不断增生致密。当超过一定极限时，股骨颈完全断裂，但仍有骨痂骨膜相连于股骨颈下方，造成了髋内翻畸形。当患者剧烈运动时，作为髋关节剪力会合点的股骨颈，在外旋肌群张力牵引下完全断裂，形成股骨颈疲劳骨折，并发生明显移位。

（五）双股骨颈疲劳骨折（孙达武医案）

1. 病历摘要：陶某，男，19 岁。患者在 3 个月前由蹲位突然站立时，即感双股部剧烈疼痛，轻度肿明显上移。骨折两端上部有明显骨吸收，内呈云雾状。骨折端下部骨致密，有骨痂形成。复习 3 个月前 X 线片，可见双髋内翻，但股骨颈下方无三角形骨碎片存在。股骨颈骨折端嵌插重叠，其下方骨痂形成，上方骨疏松，有点状骨吸收。诊断：双股骨颈疲劳骨折。治疗：1 个月后，行双股骨颈转子间楔形切除远端外展内移截骨术。术后 1 年复查，双股骨颈已愈合，能行走，生活可自理。（《孙达武骨伤科学术经验集》，人民军医出版社，2014）

2. 妙法解析：孙氏认为，此类骨折治疗并不困难，关键在于早期发现。凡有强度单调运动、劳动史，局部持续疼痛，活动加重休息缓解等临床症状者，应及时拍摄股骨颈正、轴位片，以早期确立诊断。仅有上述第 1 种表现者，采用制动休息或皮牵引，加中药外敷，即可痊愈。后期发现，移位明显出现髋内翻畸形者，可行股骨转子间楔形截骨远端内移植骨术，以减少股骨颈上部的张力，加速骨折愈合。但此类骨折往往属于疲劳性骨折，一旦发生移位，则愈合困难，甚至行人工关节点控手术治疗。

（六）左股骨颈疲劳骨折（孙达武医案）

1. 病历摘要：杨某，男，62 岁。患者因参加农忙劳动每日 6 小时以上，挑担负重行走，每担重约 40 kg。半个月后自觉左髋部痛而改做一般农活。2 个月后因左髋部痛加重而来我院就诊。诊见：左髋部不肿，大粗隆有叩击痛，左髋关节屈曲及旋转活动受限，左下肢短缩 2 cm。X 线片示：左股骨颈头下型骨折，在骨折线的上部骨质吸收出现间隙，而在骨折线的下部有密度增高的骨痂连接两断端。化验检查红细胞沉降率及碱性磷酸酶均在正常范围。诊断：左股骨颈疲劳骨折。治疗：因不同意手术治疗，只行小腿皮牵引 6 周，并服化瘀续骨息痛之品。煅自然铜、川续断、狗脊、茯苓各 12 g，牛膝、当归、泽兰、桃仁各 9 g，陈皮、炙没药各 6 g。水煎，每日 1 剂。服上方 10 剂后，疼痛逐渐轻减，履地不能着力。再服 10 剂后，疼痛渐减，劲力较增，已能扶杖锻炼活动。4 个月后信访，除行走稍跛行外，无其他不适。（《孙达武骨伤科学术经验集》，人民军医出版社，2014）

2. 妙法解析：股骨颈疲劳骨折，多由负重行走过久所致。老人肝肾不足、筋骨衰，骨质疏松，有时仅轻微的外力就可引起骨折；青壮年、儿童等则由暴力，如车祸、高处坠下等引起。本例患者年高，已逾花甲，肾气衰退，气血虚弱。故治疗中破和补两种治法相互参用，首先用活血化瘀润肠之剂，疼渐减，后以川续断、狗脊、骨碎补健筋壮骨，加用活血壮骨之剂促进愈合。

（七）右股骨颈骨折，外展型（林如高医案）

1. 病历摘要：余某，女，64 岁。患者于 7 日前因走路不慎滑倒，以右臀部先着地，当时感右髋部疼痛，不能站立，曾就诊于福州市某医院，X 线片示：右股骨颈骨折。经采用牵引治疗，疼痛未见减轻，就诊时见患者形体消瘦，面色较苍白，痛楚呻吟，舌淡，脉沉细数。右下肢呈缩短、外旋、稍屈曲畸形，右髋部无明显肿胀，右腹股沟中点部位压痛明显，活动髋部时疼痛加剧，伤肢有纵向叩击痛。测量：右下肢比左下肢短缩 3 cm。X 线片示：右股骨颈中部骨折，远断端向后上方移位约 2.5 cm，骨折线与股骨干纵轴的垂直线所成的倾斜角约 40°。诊断：右股骨颈骨折（外展型）。入院后按拔伸推挤法整复，复位后局部畸形消失，双下肢等长。做皮肤牵引，重量 4 kg，维持足外展 20°中立位，局部外敷活血散，内服定痛和营汤，练踝背伸及股四头肌收缩活动。2 周后局部疼痛消失，改敷接骨散，内服跌打养营汤，继按上法练功。5 周后拍片复查：骨折处已有骨痂生长。解除皮肤牵引，敷接骨散，内服跌打养营汤。6 周后，练扶杆站立。2 个月后，下地做扶拐练走活动。3 个月后患者行走如常。随访 5 年，未发现股骨头坏死现象。（《中国百年百名中医临床家丛书·林如高》，中国中医药出版社，2001）

2. 妙法解析：股骨颈骨折多发于老人，平均年龄在 60 岁以上。由于老人肾气虚弱，股骨颈骨质疏松、脆弱，不需太大外力即可造成骨折。多为间接暴力引起，偶有因负重行走过久而引起的疲劳性骨折。林氏整复股骨颈骨折采用拔伸推挤法，其具体步骤如下：患者仰卧，第一助手用宽布带置于伤肢腹股沟处，用力向上拔伸。第二助手一手环握患肢膝部，另一手环握小腿下部用大力相对拔伸。医者站在患肢外侧，用一手掌心按住大粗隆外侧，并向内、下挤压，另一手掌心按压腹股沟处向外推挤，同时嘱第二助手将患肢外展、内旋，矫正畸形，使双下肢等长，则断骨整复。固定后，应进行股四头肌锻炼、足踝关节锻炼和全身锻炼。鼓励患者每日做养身功、深呼吸或按胸咳嗽，以利排痰。早期瘀肿、疼痛较剧，应活血祛瘀、消肿止痛；中期痛减肿消，宜养气血、舒筋络；后期宜补肝肾、壮筋骨。对老年患者要细心观察，防治并发症，切忌麻痹大意。

（八）双股骨颈骨折（常文助医案）

1. 病历摘要：张某，女，76 岁，农民。2 日前因大便时下蹲太猛，臀部卡入用砖垒的便池内致伤。双下肢呈内收、外旋位，两腿等长，按压股三角区、大转子处压痛，双侧大转子向上移位，髋关节功能丧失。X 线片示：双侧股骨颈头下型骨折，远折端上移，股骨外旋。诊断：双股骨颈骨折。即采取硬膜外阻滞下，先行手法复位，髋关节复位固定器固定。常规消毒、铺巾，于股骨大转子下缘 2 cm 处做皮肤小切口，X 线直视下采用双头加压螺纹钉内固定。术后 X 线片示复位尚可，遂行双下肢外展中立位皮牵引 4 周，同时在床上做髋关节功能锻炼。1 个月后复查，骨折愈合，功能恢复。（《特殊型骨与关节损伤医案》，中国医药科技出版社，1993）

2. 妙法解析：股骨颈骨折是老年人的常见多发病，随着机械化程度的不断提高，双侧同时骨折的发病率也在不断增高。该损伤在诊治上与单侧股骨颈骨折无差别，应注意的是此类患者卧床时间长，要防止压疮和重视床上功能锻炼，并尽可能采用可携带下床的固定方法，以缩短卧床时间，提前负重锻炼，促进骨折愈合，防止股骨头坏死。

（九）股骨颈疲劳骨折（郝迎春等医案）

1. 病历摘要：

［例1］男，27 岁，搬运工人。因右髋疼痛功能障碍 7～8 年来诊。查体：脊柱活动正常，左髋及双膝关节功能可，右髋内收 15°、外展 20°屈曲 90°、后伸 0°，不能下蹲。X 线片示：右股骨头不圆，内外侧明显增生，股骨头颈内有斑片状密度增高及减低阴影，股骨颈有骨愈合后带状密度增高痕迹，股骨颈内侧及粗隆间密度增高。患者述有负重步行史，20 岁参加工作时，每日均上夜班，在厂内叠堆石棉瓦连续工作 4～5 小时，白天业余时间则外出拉货，每次连续 4～5 小时，每日 1000 kg。追溯到 15 岁时即辅助其父拉货，16 岁弃学单独拉货，每日 1000 kg，连续 4～5 小时。19 岁时即感右髋前方疼痛，局部压痛，下蹲不全。20～21 岁时晨起右髋僵，经活动后才能缓解，逐渐不能下蹲。初曾照片 2 次均称双髋无异常，同年后半年某次拉货时，突然感右髋剧痛，才被迫卧床数月。后只要髋不剧痛，业余时间照常拉货。结合 X 线片所见，诊断为右侧股骨颈疲劳骨折、股骨头无菌坏死、继发创伤性关节炎。

[例2] 男，20岁，因参加水利建设，每日拉土车9小时以上，每车重约200 kg，来往于50 m之间，并有30°坡。15日后自觉左膝内侧痛，劳动后加重。但仍坚持劳动，改为抬土，每筐重约100 kg，来往于100 m之间。10日之后感觉左髋部剧痛，不能再坚持劳动。在工地医院按风湿痛治疗2个月无效。检查见跛行，左股三角处压痛，大粗隆上移，有叩击痛。左下肢比健侧短缩3 cm。X线片示：左股骨颈中部骨折，股骨头明显内旋，骨折远端上移、外旋。断端间上部有2.5 cm×1.5 cm间隙，下部有0.8 cm宽的增生骨痂连接。诊断：左股骨颈疲劳骨折，行股骨粗隆下外展截骨术，用自制钩形钢板内固定。术后5个月X线片示：骨折已达骨性愈合，左髋关节功能正常，两下肢等长，已恢复一般农业劳动。（《特殊型骨与关节损伤医案》，中国医药科技出版社，1993）

2. 妙法解析：股骨颈疲劳骨折少见。多数作者认为疲劳骨折主要因重复多次极限应力作用于骨结构造成了骨小梁细微骨折，骨皮质劈裂或完全断裂。患者青壮年多见，有强度运动史。李景学把股骨颈疲劳骨折X线分成4种：①仅单纯显示骨折线。②骨折处局部硬化，骨小梁致密。③骨膜增生及骨痂形成。④上述两种混合表现。究其原因为患者多年从事单调重复的运动或重体力劳动，股骨颈上方张力性骨小梁不断断裂、吸收。作为代偿，股骨颈下方压力性骨小梁不断增生致密。当超过一定极限时，股骨颈完全断裂，但仍有骨痂骨膜相连于股骨颈下方，造成了髋内翻畸形。当患者剧烈运动时，作为髋关节剪力会合点的股骨颈，在外旋肌群张力牵引下完全断裂，形成股骨颈疲劳骨折，并发生明显移位。此类骨折治疗并不困难，关键在于早期发现。凡有强度单调运动、劳动史，局部持续疼痛，运动加重休息缓解等临床症状者，应及时拍摄股骨颈正、轴位片，以早期确立诊断。仅有上述第1种表现者，采用制动休息或皮牵引，加中药外敷，即可痊愈。后期发现，移位明显出现髋内翻畸形者，可行股骨转子间楔形截骨远端内移植骨术，以减少股骨颈上部的张力，加速骨折愈合。

（十）左股骨颈骨折（士濂医案）

1. 病历摘要：患者，男，19岁，工人。因摔伤左髋部致疼痛、不能站立2日入院。2日前患者在5 m高处因作业架板断裂摔下，左臀部恰好落在木制的方泥灰斗上，造成身体向健侧倾斜，此时又有一倒塌的木棍砸在伤者的左大腿上。伤后患者髋部疼痛，不能抬腿及站立，即送当地医院诊治，未摄片仅给对症处理，次日转我院。体格检查时一般情况好，左下肢呈外旋缩短畸形，活动丧失。伤髋及大粗隆部叩击痛明显，托马氏征阳性，患侧大粗隆越过 Nelaton 线3 cm，Bryant 三角之 BC 线比健侧缩短1.7 cm，Kaplan 交点在健侧脐下，患肢缩短1 cm。X线片示：左股骨颈骨折、股骨头纵形骨折、骨块向后下旋转移位。在硬膜外阻滞下行开放复位内固定、带肌蒂骨瓣植骨术。术中见关节囊较完整，T形切开关节囊，发现股骨头自圆韧带处呈半球纵形劈裂；一半向后向下旋转移位90°。直视下使劈裂之股骨头复位，用螺丝钉横穿固定，然后用多根克氏针由大粗隆部钉入以固定股骨颈及头部，最后取股方肌蒂骨瓣移植于股骨颈骨处。术后施行下肢皮牵引3周后出院休养。（《特殊型骨与关节损伤医案》，中国医药科技出版社，1993）

2. 妙法解析：股骨颈骨折并股骨头纵形半球劈裂旋转移位临床极少见，其发生机制复杂。分析认为无论哪侧半球劈裂旋转，都必然是外力作用于患肢，首先使股骨头半脱位。在股骨头一侧紧顶髋臼沿的情况下，因上身倾斜应力改变致头劈裂，同时发生股骨颈骨折；或头劈裂后缓纳入臼，使应力交叉于股骨颈致折。手法复位有一定的困难，临床上往往采用手术治疗。为避免造成股骨头囊性变及颈部部分被吸收，术后应严格限制患者活动，积极采取相应处理措施。

（十一）左股骨内髁翻转骨折（姜民医案）

1. 病历摘要：患者，男，30岁。被倒塌的楼板砸伤下腰部、左膝关节及小腿下段。当即局部肿胀、疼痛、活动受限，无昏迷，当地医院诊断为左胫腓骨下段粉碎性骨折、左膝关节向内上方全脱位。手法整复，管型石膏固定。1个月后拆除石膏时患者再次诉说下腰部及左膝关节疼痛。拍片见左股骨内髁翻转骨折及L_5椎体粉碎性骨折，做一般性处理后来我院就诊。体格检查时腰部无明显畸形、压痛，活动尚可。左膝关节无明显肿胀，稍有压痛，膝关节处于伸直僵硬位，左小腿下段前方稍有压痛，可触及骨折端，但无异常活动，踝关节除背伸活动约10°外，其他活动及足趾活动可，无明显神经、血管症状。正位片示L_5椎体粉碎性骨折，折块稍移位，有明显骨痂形成。左胫腓骨下段粉碎性骨折，对位尚可，约向后、向内成角各16°，有明显骨痂生成。左股骨内髁翻转骨折，折块旋转180°即骨折块折面朝向胫骨关节面，折块关节面朝向近折端骨折面。侧位片见折块像帽状戴在胫骨上，骨折端硬化，髁间隆突及胫骨内髁撕脱骨折。（《特殊型骨与关节损伤医案》，中国医药科技出版社，1993）

2. 妙法解析：股骨内髁翻转骨折临床少见，其病机较为复杂。根据上述病例分析认为有两种可能性：一种为外来暴力致使左胫、腓骨向内上方移位，造成膝关节脱位，在脱位过程中胫骨平台撞击股骨内髁，致使内髁翻转骨折，在整复脱位时，翻转的骨折块随着复位后的关节进入关节腔，造成股骨内髁翻转骨折；另一种可能性是胫骨平台向上脱出时撞击股骨内髁，致内髁骨折且折块向上移位，在关节复位过程中，骨块由于韧带和关节囊的牵拉而被翻转，随着复位的关节而进入关节腔，造成股骨内髁翻转骨折。对此，难单纯用手法复位，即使是新鲜骨折也是较困难。

（十二）右股骨远端骨折（鲍礼文医案）

1. 病历摘要：陈某，女，19岁，工人。患者半个月前驾驶摩托车高速行驶时右膝部不慎撞树上，致局部畸形、肿痛、功能障碍。在当地医院拍X线片示：右股骨远端及髁部粉碎性骨折，右髌骨粉碎性骨折，骨位不良。对症治疗后转来本院就诊。拍X线片检查结果同前，入院后即予右胫骨结节骨牵引，多次手法整复，杉片夹板外固定，内服中药等治疗。1个半月后拍片复查骨位尚可，骨痂初步形成，去骨牵引，继以夹板外固定，内服中药，同时加强功能锻炼。又半年后随访功能基本恢复正常，唯膝关节屈曲约90°。又半年后行走时不慎跌倒，右大腿远端再次受伤，局部青紫肿胀，剧烈疼痛，行走困难。触诊时骨擦感不明显，拍X线片示：右股骨远端及髁部、右髌骨陈旧性骨折均已愈合，局部骨密度减低，皮质变薄，并有区域性骨小梁减少，中度骨质疏松，右股骨远端裂折，位置尚好。予杉皮夹板超关节固定，内服中药等治疗3个月后，功能逐渐恢复。3个月后，骑自行车时不慎跌倒，又伤及右大腿。拍X线片示：右股骨远端斜形骨折，骨位不良。局部骨质疏松与二诊时相似。予以右胫骨结节骨牵引，小夹板外固定，内服中药等治疗1个半月后回家休养。10个月后随访见患者行走尚可，但右膝关节屈曲仅45°左右，影响功能。（《特殊型骨与关节损伤医案》，中国医药科技出版社，1993）

2. 妙法解析：股骨远端原位连续3次发生骨折临床上甚为罕见。发生原因，除外伤等因素外，可能与以下两方面有密切联系：①本病例由于强大暴力的破坏作用使股四头肌等软组织严重损伤，肌肉收缩力减弱，肌肉储存能量减少，骨骼则承担了抵消应力的作用，而骨内应力分布的改变对骨产生特别高的负荷，虽然远远低于正常骨折的阈值，但可使骨质产生细微裂隙而发生纤维骨折。同时由于外伤后遗膝关节僵硬，使膝关节所受应力集中于股骨远端，而此处恰好是股骨干组织结构上从松质骨向密质骨转化处，是股骨干最薄弱的部位，轻微外力亦易致骨折发生。②由于外伤严重破坏了股骨远端的血液供应，以及长期卧床缺乏功能锻炼导致了骨骼营养缺乏性骨质疏松症和失用性骨质疏松症的产生，单位体积内骨量减少以致失去了正常机械力的支持功能，从而导致骨质结构的破坏，极易发生骨折。

（十三）股骨远端骨骺分离（张世华医案）

1. 病历摘要：

［例1］男，12岁。在作单杠回旋训练中，失手跌下，右足着地致伤。即感膝部肿痛畸形，不能站立。检查见右膝前缘骨性隆起，活动功能障碍，足背动脉搏动存在。X线正位片示：股骨远端骨骺无明显侧方移位、重叠；侧位片示股骨远端骨骺向前移位。行手法整复，在充分对抗牵引下，将膝关节屈曲90°对骨骺和股骨干的骨端施加与错位方向相反的压力，将分离的骨骺复位。X线片示复位成功后，屈膝90°位石膏托固定3周，拆石膏后行功能锻炼。伤后1年复查，双下肢等长，右膝屈伸活动无异常。X线片示：无骨骺早期闭合征。

［例2］女，12岁，在三轮车上玩耍时，左下肢被卡入车架空隙中致伤。剧烈疼痛，膝关节畸形，肿胀，功能丧失。X线片示：股骨远端骨骺完全向前移位，即给以手法复位，屈膝110°绷带胶布固定。4周后解除固定，在活血止痛药外洗治疗下，开始功能锻炼。伤后2个月功能完全恢复。随访4年功能良好。（《特殊型骨与关节损伤医案》，中国医药科技出版社，1993）

2. 妙法解析：股骨远端骨骺分离均有明显外伤史，结合典型的体征，诊断并不困难，所应指出的是伤后或在治疗过程中应随时检查血管神经功能。因骨骺向前移位，往往易压边血管神经，引起小腿、足发生缺血性挛缩。中医整骨手法中拔伸牵引、端提挤按法是复位此类损伤的有效方法。即上助手握住股骨中下段，下助手握小腿下段及踝部，伸直位对抗牵引，术者双拇指抵于股骨远端骨骺处，四指提近端向前的同时，下助手逐渐屈曲膝关节即可复位。在复位过程中禁止强行折顶手法，以免损伤神经血管。其固定方法是将膝关节屈曲（屈曲角度可根据肢体肿胀程度而定。一般保持在90°～110°，若过度屈曲会引起肢体供血障碍），用绷带在踝部与股骨上端"8"字环绕后，外加宽般布或石膏托加强固定。此方法简单易行，轻便可靠，易于观察血液循环。股骨远端骨骺分离很少会阻碍生长，其原因为损伤线是在干骺端，而生发层软骨细胞或血管未受直接的挤压损伤。所以一般不会发生骨骺早期融合、肢体不等长、膝内外翻畸形等。

（十四）股骨髁上疲劳骨折（刘树清医案）

1. 病历摘要：某男，45岁。患者平时喜运动，但无长跑训练。被强拉参加北京市春节环城赛跑（全程20 km），跑至10 km时，自觉右膝及股部烧灼样疼痛，跛行，但在同伴簇拥下，坚持跑完全程。赛后右大腿及膝刺痛，不能行走，休息后好转。同年2月10日、11日又曾试跑2次，因膝上剧痛而停止。此后局部疼痛，呈持续性，甚至夜不能眠。曾诊为膝关节紊乱症，仍坚持上班。3月27日在下三轮车时，只听膝部"咔"的一声，膝上剧痛摔倒在地不能行走，经拍X线片，诊断为右股骨下1/3病理骨折。体格检查时见右下肢外旋畸形，大腿下1/3及膝部肿胀，膝上为重。局部皮温稍高，膝上有异常活动。X线片示：右股骨髁上横形骨折，远折端后移位，折线模糊，呈锯齿状，折端后方有碎折片及梭形斑点状密度增高的骨痂影。近折端外侧有平行的骨膜反应。碱性磷酸酶14.5 U/L，钙11 mg，磷3.7 mg。行针吸活检。病理所见为较破碎退变的骨小梁，其中有大量红细胞，间有少量炎细胞，未见肿瘤组织。诊断：右股骨髁上疲劳骨折。入院后即行股骨髁上骨牵引，伤后2周X线片示：骨折端后外侧已有大量骨痂。6周去牵引，小夹板外固定，扶拐下地。伤后12周X线片见骨折线周围已有良好骨痂形成，临床愈合。伤后4个月膝屈伸正常，恢复工作。（《特殊型骨与关节损伤医案》，中国医药科技出版社，1993）

2. 妙法解析：股骨髁上疲劳骨折较少见，此类骨折治疗并不困难，关键在于早期发现。凡有强度单调运动、劳动，局部持续疼痛甚至出现畸形者，应及时借助X线平片确立诊断，以便对症处理。

（十五）髋关节前脱位合并股骨颈骨折（邱广义医案）

1. 病历摘要：

［例1］女，52岁。因骑自行车不慎跌入5m深沟内，伤后12小时入院，检查见右下肢呈内收外旋畸形，患髋肿胀，活动障碍，被动活动疼痛加剧，患肢相对短缩3cm。X线片示：股骨颈基底部骨折、股骨头劈裂骨折部分留在髋臼内，其余大部分同股骨颈一同脱位于髋臼后上方。入院第6日行人工股骨头置换术，术后1年随访，功能恢复良好。

［例2］男，45岁，煤矿工人。在矿井下站立工作时，4m高处塌方，先砸于左臀部，随后土方将胸部以下全部包埋，约10分钟后被救出。患者觉左髋疼痛，髋关节伸屈受限，24日后转来我院。检查见左下肢呈外展、外旋位，髋关节伸屈受限，Thomas征阳性。X线片示：左股骨颈头下骨折，股骨头移向髋臼下缘，接近闭孔处，远骨折端向上移位达髋臼上缘。急诊入院后行患侧胫骨结节牵引，于伤后36日行全髋关节置换术。术后牵引3周，逐渐起床活动。1年后随访，患者可弃拐行走。

［例3］男，33岁，煤矿工人。入院前1日在井下采煤时被塌下的煤块击伤左髋，受伤时左髋处于屈曲、外展位跌倒，左膝先着地，继而全身着地，伤后无昏迷，无恶心呕吐，无胸腹部疼；左下肢缩短2cm，外旋伸直位；左髋关节主动运动完全丧失，被动运动剧疼，局部明显肿胀；左踝可自主背伸、跖屈，各足趾屈伸无碍；左下肢痛觉、温度觉、触觉及位置觉均正常存在；以布雷安及内拉通氏线法测量，均显示左大粗隆上移2cm。X线片示：左髋前脱位合并股骨颈骨折。入院后即行胫骨结节牵引，1周后两下肢等长，在硬膜外神经阻滞下行左髋关节复位及内固定术。左髋Smith-Peterson切口，长15cm，髂前上棘的缝匠肌止点未切断，连同一块2cm×1.5cm的骨块凿下，翻开，准备行肌骨瓣骨折断端间移植。关节切开时有积血溢出，清吸后见股骨头已将髋关节囊前内侧部冲破撕裂，突入到闭孔下方股内侧部，髋臼完整未见骨折。将关节囊裂口扩大，取出股骨头，直视下行三刃钉内固定，在骨折断端间植入带缝匠肌的髂前上棘骨瓣。术后胫骨结节牵引4周，伤口浅层感染，经换药3次愈合。术后50日，髋关节达屈曲60°、外展25°、外旋50°，出院休养。术后2年随访，患者仍留有左髋疼，下蹲困难，X线片示：左股骨头缺血性坏死，碎解。准备行人工股骨头置换术。（《特殊型骨与关节损伤医案》，中国医药科技出版社，1993）

2. 妙法解析：髋关节前脱位合并股骨颈骨折是一种罕见的严重损伤。其发生机制可能是髋关节处于外展、外旋或屈曲位时，遭到强大的外展暴力，或髋关节过度外展时，大粗隆受到向前的暴力，关节囊的前方被撕破，股骨头从破裂口穿出，移向闭孔的前方，造成髋关节前脱位。脱出之股骨头在闭孔处嵌牢，如外展暴力继续起作用，或者在脱位后又一个新的暴力作用于股骨颈上，便导致股骨颈骨折。对新鲜骨折脱位，可行开放复位，将股骨头复位后，股骨颈用加压螺丝钉固定；陈旧者行全髋关节置换术。脱位合并股骨颈骨折，使股骨头的血供完全丧失，预后一般较差。

（十六）左股骨颈骨折内收型（孙广生医案）

1. 病历摘要：申某，男，62岁。患者2小时前被摩托车撞倒受伤，当即左髋部疼痛难忍，不能站立行走，急送我院治疗。体格检查见左髋肿胀，腹股沟压痛，伤肢呈外展外旋短缩畸形，较健肢短缩约2cm，跟掌试验阳性，纵轴叩击痛明显，功能活动受限。X线片示：左股骨颈头下内收型骨折，股骨头后倾，大转子上移2cm。诊断：左股骨颈骨折（内收型）。治疗：整复固定，中药按骨伤三期辨证施治。长收肌与闭孔神经切断、闭合穿针固定。硬膜外阻滞，患者仰卧，术野区常规消毒，铺无菌巾，患肢外展，腹股沟部位扪及长收肌做长约3cm纵行切口，分离显露长收肌腱，予以切断，术者伸示指钝性分离探及闭孔，并分离出闭孔神经，予以切断，冲洗切口，逐层缝合关闭切口。然后，在Ｃ型臂Ｘ射线机透视下，予骨折手法复位并闭合穿针，一助手固定骨盆髂嵴处，另一助手双手握踝部对抗牵引，待重叠移位矫正后，将患肢外展内旋，Ｃ型臂Ｘ射线机显示股骨头颈吻合，股骨头后倾矫正，透视下由大转子下方约２ｃｍ进针，顺股骨颈纵轴方向穿入２枚长度合适的折断式加压螺纹钉并加压，两针进入股骨头内，以针尖不穿出骨皮质为度，钉尾折断，无菌敷料包扎。术后调理及练功：术后卧床１个月，床上练习股四头肌收缩及直腿抬高。１个月后，拄双拐下床锻炼。患肢３个月内禁止负重、侧卧及盘腿。３个月后视骨折愈合情况，患肢逐步练习负重。中药以活血化瘀、行气止痛为主，方选下肢伤Ⅰ号方加减：红花６ｇ，白茅根３０ｇ，桃仁、川芎、生地黄、当归、赤芍、泽兰、香附、牛膝、木通各１０ｇ，甘草３ｇ。水煎，每日１剂，分早、晚服。同时，跌打胶囊每次２粒，每日２次，口服。切口一期愈合，拆线。中药治疗以和营生新、接骨续断为法，方用和营止痛汤加减：延胡索１５ｇ，续断１２ｇ，桃仁、川芎、当归、赤芍、乳香、威灵仙、乌药、没药各１０ｇ，红花、陈皮各６ｇ，甘草３ｇ。水煎服，每日１剂。同时，外敷接骨续断膏（本院制剂）；接骨胶囊每次３粒，每日３次，口服。服１周后，患肢肿胀消退，疼痛缓解，嘱患者拄双拐下地，患肢不负重。中药治疗以补肝肾、壮筋骨为主，方选壮骨汤加减。药用熟地黄、骨碎补各１５ｇ，续断１２ｇ，黄芪３０ｇ，当归、赤芍、川芎、牛膝、自然铜各１０ｇ，土鳖虫７ｇ，甘草３ｇ。同时，予以中药熏洗，以舒筋活络、通利关节，药用苍术、赤芍、三棱、莪术、威灵仙、透骨草、石菖蒲、艾叶各２０ｇ。煎水，每日１剂，分３次外洗。同时服壮骨胶囊，外敷接骨续断膏。３周后复查，饮食、二便调，拄双拐不负重行走，患肢无明显疼痛。Ｘ线片示：骨折对位可，连续骨小梁通过骨折线。中药守前方。患者无特殊不适。Ｘ线片示：骨折对位可，骨折线模糊。嘱患者拄双拐行走，患肢开始少部分负重，继续服用壮骨胶囊，外敷接骨续断膏以善后。（《孙广生医案精华》，人民卫生出版社，２０１４）

2. 妙法解析：股骨有一个向前弯的弧度，可以看作一个坚强的弓弦，平时受内收肌、股后肌群强力牵拉固定。股骨颈骨折后，几乎无肌肉附着的股骨头游离，远折端因受内收肌群的强力牵引而向上移位且外旋、内收，从而导致骨折端重叠或成角畸形。内收肌群作用导致骨折断端所产生的剪切应力和内收移位趋势是影响骨折愈合的主要因素之一，临床上常见内收型股骨颈骨折愈合后遗留髋内翻畸形，而畸形愈合、不愈合或股骨头坏死者其内收肌挛缩严重，尤以长收肌表现最为明显。亦有文献报道，长收肌痉挛在长期内收畸形的患者中表现最为突出，仅做神经或肌腱松解手术不能充分矫正，必须切断长收肌。切断长收肌和闭孔神经主干，消除了内收肌群在骨折端产生的强大剪切应力辅以经皮加压螺纹钉内固定，可有效达到坚强固定，维持复位后稳定，维持颈干角，促进骨折的愈合，减少髋内翻畸形的发生。闭孔神经切断后，因大收肌的一部分由坐骨神经的小分支支配，内收肌力不致完全消失，而且通过功能锻炼后肌力可进一步增强，加之耻骨肌的肌力仍然是完整的，对髋关节的功能无明显影响。另外，临床上常见股骨颈骨折后期部分患者合并有髋膝关节疼痛，尤其是股骨头坏死的患者多为顽固性疼痛，一般治疗很难收效，由于切断了闭孔神经主干，则可减轻髋关节的疼痛。

（十七）右股骨颈骨折内收型（孙广生医案）

1. 病历摘要：李某，男，４２岁。患者昨日乘坐公交车下车时摔倒，当即右髋部疼痛难忍，不能站立行走，今日来我院治疗。体格检查：右髋肿胀，腹股沟压痛，伤肢呈外展外旋短缩畸形，较健肢短缩２.０ｃｍ，跟掌试验阳性，纵轴叩击痛明显，功能活动受限。Ｘ线片示：右股骨颈中内收型骨折。诊断：右股骨颈骨折（内收型）。治疗：整复固定，中药按骨伤三期辨证施治。先用阶梯形截骨带缝匠肌骨块植骨内固定：硬膜外阻滞，患者仰卧，术野区常规消毒，铺无菌巾，取髋关节前外侧入路（SP 切口），游离出股外侧皮神经，牵出术野加以保护，分离出缝匠肌及其髂前上棘附着点，切取带缝匠肌的髂前上棘髂骨块，然后进一步分离显露前侧关节囊，十字切开，显露股骨颈骨折断端，充分清理骨折端，将远端内侧修整成 V 形，直视下予以骨折复位，近端内侧嵌插入远端修整形成的 V 形颈内，并将带缝匠肌髂骨瓣修整后植入骨折端，C 臂 X 线机透视下，以两枚折断式加压螺纹钉内固定，钉头至股骨头软骨下骨板，钉尾折断，冲洗伤口，分层缝合，无菌包扎。术后调理及练功：术后卧床 1 个月，床上练习股四头肌收缩及直腿抬高。1 个月后，拄双拐下床锻炼。患肢 3 个月内禁止负重、侧卧及盘腿，3 个月后视骨折愈合情况，患肢逐步练习负重。中药以活血化瘀、行气止痛为法，方药用下肢伤 I 号方加减：红花 6 g，白茅根 30 g，桃仁、川芎、生地黄、当归、赤芍、泽兰、香附、牛膝、木通各 10 g，甘草 3 g。水煎，每日 1 剂，分早、晚服。同时，跌打胶囊每次 2 粒，口服每日 2 次。切口一期愈合，予以拆线。患髋轻度疼痛，日轻夜重。中药治疗以和营止痛、接骨续断为法，方用和营止痛汤加减：延胡索 15 g，续断 12 g，桃仁、川芎、当归、赤芍、乳香、威灵仙、乌药、没药各 10 g，红花、陈皮各 6 g，甘草 3 g。水煎服，每日 1 剂。同时，外敷接骨续断膏（本院制剂）；接骨胶囊每次 3 粒，口服，每日 3 次。服 1 周后，患肢肿胀消退，疼痛缓解，嘱患者拄双拐下地，患肢不负重。中药治疗以补肝肾、壮筋骨为法，方用壮骨汤加减：熟地黄、骨碎补各 15 g，续断 12 g，黄芪 30 g，当归、赤芍、川芎、牛膝、自然铜各 10 g，土鳖虫 7 g，甘草 3 g。水煎服，每日 1 剂。同时，予以中药熏洗，以舒筋活络、通利关节，药用苍术、赤芍、三棱、莪术、威灵仙、透骨草、石菖蒲、艾叶各 20 g；煎水，每日 1 剂，分 3 次外洗。同时服壮骨胶囊，外敷接骨续断膏。2 周后复查拄双拐不负重行走，患肢无明显疼痛。X 线片示：骨折对位可，连续骨小梁通过骨折线。继续服用壮骨胶囊，外敷接骨续断膏。2 周后复查患者拄双拐行走，无特殊不适。X 线片示：骨折对位可，骨折线模糊。继续服用壮骨胶囊。患肢逐步加大负重后渐有力，无疼痛不适。嘱患者拄单拐行走，患肢负重，继续服壮骨胶囊。经治 6 个月，双下肢等长，弃拐活动，无跛行，髋关节功能恢复。X 线片示：骨折对位对线良好，骨性愈合。6 年后随访，股骨头无坏死。（《孙广生医案精华》，人民卫生出版社，2014）

2. 妙法解析：股骨颈骨折最好能达到解剖复位，使断端相互嵌入并做坚强的内固定。研究表明，完美复位固定后的强度比对位不良固定后的强度要强，阶梯形切骨、两断端相互嵌插，配合适应股骨上端生物力学特征的折断式加压螺纹钉固定，可将不稳定的内收型股骨颈骨折转化为稳定的嵌插型骨折，保证骨折的良好对位和复位后稳定，减少骨折断端有碍骨折愈合的剪切、扭转应力，有利于头颈部血液循环的建立与恢复，促进骨折愈合。单纯多根斯氏针或加压螺纹钉固定，具有抗扭转性能，后者具有加压作用，能使骨折断端紧密接触，但二者的固定都是被动固定。由于复位后自身不稳定因素的存在，在体重的作用和髋部强大肌肉的牵引下，难以有效克服骨折部位的巨大剪切应力和扭转应力。这可能是传统多根斯氏针或加压螺纹钉固定后再移位发生率高和骨折愈合率相对较低的原因之一。研究了骨折线的几何形态、骨密度、复位质量在股骨颈骨折多根松质骨螺钉固定后的相对重要性，发现内翻成角是固定后再移位的最大影响因素。阶梯形切骨嵌插在一定程度上模拟髋内翻的矫形手术，外展肌力力臂延长，外展肌力减少，骨折断面的剪切应力随之减少，可减少髋内翻畸形发生，有利于复位后的稳定。阶梯形切骨，头颈嵌插后股骨中轴线内移，负荷力臂缩短，力矩减小，站立时股骨头的负荷相对减小，有利于预防股骨头塌陷型骨折，尤其是股骨颈后侧有碎片的骨折及陈旧性骨折，骨折端几乎吸收，间隙增宽，即使可复位，因骨折端咬合不良，一般内固定不满意，骨折不愈合率高。阶梯形切骨嵌插将此类严重移位、不稳定的骨折转化为外展嵌插骨折，可增加其稳定性，疗效明显提高。因而，GardenID、

Ⅳ型骨折及陈旧性股骨颈骨折是阶梯形切骨、折断式加压螺纹钉固定的最佳适应证。但阶梯形切骨、加压螺纹钉固定要对两断端进行修整，使之咬合，加压螺纹钉固定要沿股骨距上方进入。股骨距是第一根螺纹钉的主要支撑点，如果完全粉碎性骨折及股骨距骨折分离，将严重影响该方法的稳定性，不适合该方法。另外，如果患者患有严重的骨质疏松和糖尿病等严重影响骨折愈合的因素，也不是阶梯形切骨、加压螺纹钉固定的理想适应证，可以首先考虑置换术。

三、文献选录

股骨颈骨折是指股骨头下至股骨颈基底部的骨折，是一种常见于老年人的损伤，以髋部疼痛、肿胀，患肢不敢站立和行走，偶有疼痛沿大腿内侧向膝部放射为其临床表现。造成老年人发生骨折有两个基本因素，骨质疏松骨强度下降，加之股骨颈上区滋养血管孔密布，均可使股骨颈生物力学结构削弱，使股骨颈脆弱。另外，因老年人髋周肌群退变，反应迟钝，不能有效地抵消髋部有害应力，加之髋部受到应力较大（体重2～6倍），局部应力复杂多变，因此不需要多大的暴力，如平地滑倒、由床上跌下或下肢突然扭转，甚至在无明显外伤的情况下都可以发生骨折。而青壮年股骨颈骨折，往往由于严重损伤如车祸或高处跌落致伤。因过度过久负重劳动或行走，逐渐发生骨折者，称为疲劳骨折。

（一）股骨颈骨折的体征

1. 畸形：患肢多有轻度屈髋屈膝及外旋畸形。

2. 疼痛：髋部除有自发疼痛外，移动患肢时疼痛更为明显。在患肢足跟部或大粗隆部叩打时，髋部也感疼痛，在腹股沟韧带中点下方常有压痛。

3. 肿胀：股骨颈骨折多系囊内骨折，骨折后出血不多，又有关节外丰厚肌群的包围，因此，外观上局部不易看到肿胀。

4. 功能障碍：移位骨折患者在伤后不能坐起或站立，但也有一些无移位的线状骨折或嵌插骨折病例，在伤后仍能走路或骑自行车。对这些患者要特别注意，不要因遗漏诊断使无移位稳定骨折变成移位的不稳定骨折。在移位骨折，远端受肌群牵引而向上移位，因而患肢变短。

5. 患侧大粗隆升高：表现在大粗隆在髂－坐骨结节连线之上；大粗隆与髂前上棘间的水平距离缩短，短于健侧。

（二）股骨颈骨折检查和诊断

1. X线检查作为骨折的分类和治疗上的参考。有些无移位的骨折在伤后立即拍摄的X线片上可以看不见骨折线，可行CT、磁共振检查，或者等2～3周后，因骨折处部分骨质发生吸收现象，骨折线才清楚地显示出来。因此，凡在临床上怀疑股骨颈骨折的，虽X线片上暂时未见骨折线，仍应按嵌插骨折处理，2～3周后再拍片复查。另一种易漏诊的情况是多发损伤，常发生于青年人，由于股骨干骨折等一些明显损伤掩盖了股骨颈骨折，因此对于这种患者一定要注意髋部检查。

2. 最后确诊需要髋关节正侧位X线检查，尤其对线状骨折或嵌插骨折更为重要。临床常见类型有外展、内收两型，前者患腿外旋畸形、跛行；后者患腿短缩、内收，外旋畸形，功能完全丧失。这种骨折多由于严重的外伤引起，出血量可达1000～1500 mL。如系开放性或粉碎性骨折，出血量可能更大，患者可伴有血压下降、面色苍白等出血性休克的表现；如合并其他部位脏器的损伤，休克的表现可能更明显。因此，对于此类情况，应首先测量血压并严密动态观察，并注意末梢血液循环。局部表现可具有骨折的共性症状，包括疼痛、局部肿胀、成角畸形、异常活动、肢体功能受限及纵向叩击痛或骨擦音。除此之外，应根据肢体的外部畸形情况初步判断骨折的部位，特别是下肢远端外旋位时，注意勿与粗隆间骨折等髋部损伤的表现相混淆，有时可能是两种损伤同时存在。如合并神经、血管损伤，足背动脉可无搏动或搏动轻微，伤肢有循环异常的表现，可有浅感觉异常或远端被支配肌肉肌力异常。其治疗首先要整复：屈髋屈膝90°再伸髋内旋外展整复手法使其复位，复位后即可固定牵引。整复后将髋关节外展20°～30°踝关节中立位，用海绵长袜套持续牵引；外展型骨折无移位的可穿丁字鞋不需牵引固定。中药治疗：早期破瘀生新，用活络效灵丹；中期壮骨续筋，用健步虎潜丸。伴脘腹胀闷、食少者用柴芍六君汤。配合功能锻炼，早期做双上臂及患肢股四头肌、膝关节功能锻炼。3个月后可逐渐扶拐下床活动。可发生延迟愈合或不愈合及股骨头缺血性坏死，导致患肢功能障碍。

（三）临床常见类型与并发症

1. 有外展、内收两型，前者患腿外旋畸形、跛行；后者患腿短缩、内收，外旋畸形，功能完全丧失。这种骨折多由于严重的外伤引起，出血量可达1000～1500 mL。如系开放性或粉碎性骨折，出血量可能更大，患者可伴有血压下降、面色苍白等出血性休克的表现；如合并其他部位脏器的损伤，休克的表现可能更明显。因此，对于此类情况，应首先测量血压并严密动态观察，并注意末梢血液循环。局部表现可具有骨折的共性症状，包括疼痛、局部肿胀、成角畸形、异常活动、肢体功能受限及纵向叩击痛或骨擦音。除此之外，应根据肢体的外部畸形情况初步判断骨折的部位，特别是下肢远端外旋位时，注意勿与粗隆间骨折等髋部损伤的表现相混淆，有时可能是两种损伤同时存在。如合并神经、血管损伤，足背动脉可无搏动或搏动轻微，伤肢有循环异常的表现，可有浅感觉异常或远端被支配肌肉肌力异常。其治疗首先要整复：屈髋屈膝90°再伸髋内旋外展整复手法使其复位，复位后即可固定牵引。整复后将髋关节外展20°～30°踝关节中立位，用海绵长袜套持续牵引；外展型骨折无移位的可穿丁字鞋不需牵引固定。中药治疗：早期破瘀生新，用活络效灵丹；中期壮骨续筋，用健步虎潜丸。伴脘腹胀闷、食少者用柴芍六君汤。配合功能锻炼，早期做双上臂及患肢股四头肌、膝关节功能锻炼。3个月后可逐渐扶拐下床活动。可发生延迟愈合或不愈合及股骨头缺血性坏死，导致患肢功能障碍。

2. 股骨颈骨折并发症：①股骨颈骨折不愈合。股骨颈骨折发生不愈合比较常见，文献报道其不愈合率为7%～15%，在四肢骨折中发生率最高。②股骨头缺血坏死。股骨头缺血坏死是股骨颈骨折常见的并发症，近年来随着治疗的进展，骨折愈合率可达90%以上。但股骨头缺血坏死率迄今仍无明显下降。

（四）股骨颈骨折的常规治疗

1. 最佳治疗方法是手法复位内固定，只要有满意复位，大多数内固定方法均可获得80%～90%的愈合率，不愈合病例日后需手术处理亦仅5%～10%，即使发生股骨头坏死，亦仅1/3病例需手术治疗。因此股骨颈骨折的治疗原则应是早期无创伤复位，合理多枚钉固定，早期康复。人工关节置换术只适应于65岁以上，GardenⅢ、Ⅳ型骨折且能耐受手术麻醉及创伤的伤者。

2. 复位内固定方法的结果，除与骨折损伤程度，如移位程度、粉碎程度和血运破坏与否有关外，主要与复位正确与否、固定正确与否、术后康复情况有关。

3. 人工假体置换术。

（五）临床报道选录

1. 极中空加压螺钉固定，治疗股骨颈骨折33例：均<1周行手术，达解剖复位后，Ⅱ型予闭合置入双极中空加压螺钉；Ⅲ、Ⅳ型于粗隆下1 cm处置导针2根，平、侧位片分别示两针平行、呈扇形，再置入双极中空加压螺钉。卧平板床8～12周。并用怀牛膝、续断、狗脊、当归、

川芎、炒白芍、丹参、络石藤、桑枝各 10 g，炙黄芪 20 g，鹿角胶 6 g，青皮、陈皮各 5 g，甘草 3 g。水煎服，每日 1 剂。本组 33 例，用 4 周，随访 6～18 个月。结果：优 30 例，良 3 例。(《中国骨伤》，2002 年第 5 期)

2. 股骨髁上骨牵引复位，带旋髂深血管蒂骨膜瓣转位，克氏针固定，治疗青壮年股骨颈骨折 21 例：股骨髁上骨牵引 1 周，X 线示骨折复位良好，在髂肌表面解剖旋髂深血管腹股沟段，在髂前上棘后 2～3 cm，切取 4 cm×2.5 cm×1.5 cm 髂骨瓣，盐水纱布包扎。用 Smith-Prison 切口，X 线下，从大转子下方 3～3.5 cm 处斜形打进一枚双头加压螺纹钉（或呈品字形打入 3 枚空心螺钉），螺钉头距软骨面下 1.5 cm，横跨骨折端开一与髂骨瓣相适应的骨槽。在髂腰肌深面钝性分离一隧道，将上述带旋髂深血管的骨膜瓣转位于股骨颈骨槽，骨膜瓣围绕骨折端，用 1～2 枚克氏针固定，缝合关节囊，置负压引流管，缝合。骨折三期用中药。随访 1～4 年，结果：愈合 20 例，股骨头缺血性坏死 1 例。(《中医正骨》，2002 年第 10 期)

3. 骨牵引复位，鳞纹钉固定治疗同侧股骨颈合并股骨干骨折 5 例：X 线下，撬拨牵引复位股骨颈，用鳞纹钉 3 枚内固定；再行同侧股骨髁上（或胫骨结节）骨牵引，手法复位股骨，用股骨夹板固定；未达功能复位，用双向骨牵引法。术后，用桃仁、赤芍、当归、川芎各 12 g，红花、泽泻、甘草各 6 g，丹参 30 g，生地黄、延胡索各 20 g。水煎服，每日 1 剂。肿胀消失后，用接骨丸，每日 6 g，分 2 次口服。愈合后，用外洗Ⅰ号方（均为河南省辉县市中医院研制），外洗患处，每日 2 次；7 日为 1 个疗程。功能锻炼。随访 1～6 年，结果：优 3 例，良 2 例。(《中医正骨》，2003 年第 4 期)

4. 先牵引复位，螺纹钉内固定。并服中药治疗股骨颈头下和头颈型骨折 20 例：有移位者先牵引复位，与无移位者均用螺纹钉内固定，在骨折处戳一骨槽植入肌骨瓣，植骨块不稳定用小克氏针固定。术后次日用下肢伤Ⅰ号方（含丹参 20 g，红花 5 g，桃仁、穿山甲、三七、泽兰、土鳖虫、牛膝、当归尾、乳香、没药各 10 g，落得打 15 g，川芎 6 g）。10 日后，用下肢伤Ⅱ号方（含丹参、续断、土鳖虫、牛膝、补骨脂、骨碎补、木瓜、山茱萸各 10 g，枸杞子 15 g，熟地黄 30 g）。再 10 日后，用下肢伤Ⅲ号（含丹参、炒杜仲各 15 g，当归、茯苓各 20 g，补骨脂、山茱萸、牛膝、熟地黄、炒白术各 10 g，鸡血藤 30 g）。水煎服，每日 1 剂。功能锻炼。随访 2 年，结果：均愈合。未见股骨头缺血性坏死。(《中医正骨》，2006 年第 4 期)

5. 胫骨结节（或皮）牵引复位，克氏针及加压空心针固定。并服中药，治疗青壮年股骨颈骨折 23 例：患肢胫骨结节（或皮）牵引；硬膜外阻滞或全身麻醉，患者侧卧位，髋关节后外侧切口，游离股方肌至股骨粗隆后侧的止点，在肌止点切开骨膜约 2 cm×7 cm，骨凿切取 1.2 cm×2 cm×5 cm 梯形骨瓣，沿股骨颈方向切开关节囊外壁，复位骨折，沿股骨颈方向凿约 1.3 cm×2 cm×5.2 cm 与骨瓣成反梯形骨槽，骨槽向内延伸 1 cm；在大粗隆下，用克氏针及加压空心针固定；将肌骨瓣嵌入骨槽内，可吸收线固定；关闭关节囊。常规引流 2～3 日。抗感染。术后 <1 周，用炮穿山甲、桃仁、红花、川牛膝、三七、枳壳、泽兰、生薏苡仁、忍冬藤、紫草、落得打、青皮、陈皮等；7～14 日用当归、白芍、骨碎补、土鳖虫、红花、广木香、枳壳、怀牛膝、青皮、陈皮、续断等；10～14 日气虚血瘀型用生黄芪、党参、桃仁、地龙、全当归、路路通、炒白术、续断、骨碎补、炒枳壳、怀牛膝、补骨脂等，气血两虚型用八珍汤加味，肾阳亏虚型用附桂八味丸加味，肾阴亏虚型用六味地黄汤加味；水煎服。随访 12～31 个月，结果：优良 20 例，一般 2 例，差 1 例。(《中国中医骨伤科杂志》，2007 年第 6 期)

6. 拔伸、旋转复位，勃郎氏架上中立位固定，并服中药，治疗老年股骨颈骨折 48 例：用拔伸、旋转等手法纠正骨折重叠旋转移位（Garden 分型Ⅰ、Ⅱ型除外）。Ⅰ型患肢制动不牵引；Ⅱ

型用胶布牵引，重量3～5 kg；Ⅲ、Ⅳ型用股骨髁上骨牵引，重量6～8 kg，3日后X线确认骨折端对位良好后，维持牵引量3～5 kg。均30日为1个疗程。并用补肾复活汤：淫羊藿、骨碎补、丹参、煅狗骨各15 g，续断、三七、枸杞子、当归、土鳖虫、川芎、牛膝各10 g，北黄芪30 g。伤后＜1周去煅狗骨，加酒大黄、枳实、厚朴。水煎服，每日1剂。对照组48例，用伤科接骨片4～6片，每日分3次口服。结果：两组分别愈合31例、18例，不愈合13例、21例，股骨头缺血性坏死4例、7例，死亡0例、2例。(《中医药学报》，2005年第2期)

7. 采用平衡牵引，骨折局部擦表面麻酊剂，治疗股骨颈骨折102例：表面麻酊剂组成为川乌、草乌各20 g，红花、透骨草、生半夏、细辛、曼陀罗、冰片各10 g。置95%乙醇内浸泡3周，过滤取液，涂擦患处表面10～20分钟即有凉麻感。再行整复术：第一助手用牵引带从健肢腹海围绕向健侧肩部方向牵拉，第二助手另取牵引带从患肢踝关节部扎缚向下向外牵拉，均逐渐加大拉力；术者立患侧，一手按压髋关节部，另一手握患肢股骨中段，以端、提、挤、压手法复位。如患足不外旋，多可复位成功。然后牵拉患肢长于健肢1 cm，夹板固定。适当加垫；皮牵引5～10 kg，下肢托架固定中立位。再服接骨散（当归、续断、制何首乌各40 g，牛膝、土鳖虫、茯苓各30 g，广太香15 g，熟大黄、血竭、儿茶、牡丹皮、白花蛇、苏木、自然铜、骨碎补各20 g，研末），每次5 g，口服，每日2次。3～5周后去除皮牵引，用平衡托架固定中立位，患肢做适量伸展活动；6～8周可扶双拐行走，至X线片证实骨折已坚固愈合时可弃拐行走。结果：痊愈50例占49%，显效38例占37%，有效10例占10%，无效4例占4%。(《新中医》，1992年第1期)

8. 内服中药，多根折断式加压螺纹钉内固定治疗老年性股骨颈骨折42例：黄芪、熟地黄、续断、白芷各20 g，土鳖虫、制乳香、制没药、三七、血竭、丹参各10 g，大黄6 g。两组均用多根折断式加压螺纹钉内固定术，治疗组加服中药（初期用桃红四物汤，中期用愈骨胶：研末装胶囊，每粒0.5 g，每次4粒，每日3次；后期服左归丸或右归丸，合用愈骨胶囊、八珍冲剂）。对照组24例。结果：优28例、8例，良12例、8例，可2例、5例，差0例、3例。治疗组疗效明显优于对照组。(《浙江中医杂志》，1999年第2期)

9. 内服中药，行股骨髁上大重量牵引，打入3枚鳞纹钉固定，治疗老年性股骨颈骨折96例：黄芪、鸡血藤、骨碎补、何首乌、龙骨、仙茅各15 g，当归、川芎各12 g，血竭3 g，制穿山甲9 g，水蛭、牛膝各10 g，续断18 g，黄柏6 g。水煎服，每日1剂。先将患肢置于托马斯架上，外展约30°行股骨髁上大重量牵引3～7日，视骨折复位后做手术准备。硬膜外阻滞后，手法复位，透视达解剖对位或近解剖对位后行穿针固定。常规消毒，依次打入3枚鳞纹钉，使其在股骨颈内正轴均形成交叉。固定完毕后屈伸髋关节透视检查固定钉的位置，若有穿出软骨面或股骨颈者，应退钉并调整进钉方向后重新击入，直到三钉固定合理。术后2周用加味解毒饮口服，2周后用健骨汤口服。结果：愈合87例，不愈合9例，总有效率90.6%。(《中医正骨》，1999年第10期)

10. 内服中药，行整骨复位术，治疗股骨颈骨折254例（中有骨质疏松者159例）：当归、丹参、生乳香、生没药各20 g，红花10 g，穿山甲15 g，鹿角胶18 g。共研细末，口服，每日2次，每次3 g，黄酒为引。患者仰卧，用两条长30～40 cm、宽7～10 cm胶布贴患肢小腿内外侧，在内外踝下方将胶布折叠成锥形，捆扎成一环做牵引用。药用川乌、草乌、冰片各20 g，红花、透骨草、生半夏、细辛、曼陀罗各10 g，乙醇浸泡3周，过滤，涂擦骨折部10～20分钟，有凉麻感后，行整骨复位术。皮牵引8～10 kg。用接骨散（川断、骨碎补、桑寄生、何首乌各30 g，自然铜、当归、杜仲、苏木各20 g，藏红花15 g，白花蛇2条，加工成散剂）每日1包

（3 g），分 2 次服。结果：痊愈 141 例占 55.5%，显效 83 例占 32.6%，尚可 18 例占 7.1%，无效 12 例占 4.8%。（《中国骨伤》，1992 年第 6 期）

11. 手法闭合复位，克氏针内固定治疗儿童股骨颈骨折 36 例：1 组 15 例（轻度移位、不稳定性骨折），麻醉，X 线透视下手法闭合复位，经皮 3 枚克氏针内固定，术后与 2 组 13 例（早期骨折），均用皮牵引（或股骨髁上牵引）3～5 日，复位后继续牵引 4～6 周，纤维骨痂通过后，单侧髋人字石膏固定 3 个月，若骨折线模糊，有连续性骨痂通过，去除石膏，活动关节，半年后渐负重行走。3 组 8 例（骨折明显移位、成角分离或闭合复位失败），用小切口开放复位，克氏针（＞12 岁用空心加压螺钉）固定。随访 1～5 年，结果：三组分别优 10 例、8 例、3 例，良 4 例、3 例、2 例，差 1 例、2 例、3 例。（《中国骨伤》，2006 年第 3 期）

12. 采用巨刺疗法治疗股骨颈骨折延迟愈合 32 例：在查明和排除影响骨折愈合不良因素的基础上，取健侧太冲、太溪、足三里、绝骨，用补法；急脉、环跳，用平补平泻法；阳陵泉、箕门，用泻法。每日 1 次，10 次为 1 个疗程，定期 X 线观察。对照组 20 例，查明和排除影响骨折愈合的不良因素，正确合理的整复、对位、固定或牵引。治疗 7～8 个疗程，结果：痊愈 21 例，9～10 个疗程痊愈 9 例，无效 2 例，对照组 100 日后，痊愈 14 例，无效 6 例。（《中国中医骨伤科杂志》，1991 年第 3 期）

第二节　股骨粗隆间骨折

股骨粗隆间骨折系指股骨颈基底至小转子水平以上部位所发生的骨折。亦为老年人常见的损伤。由于转子部血液循环丰富，骨折后极少不愈合。其病因可因间接暴力或直接暴力作用引起，在跌倒时，身体发出旋转，在过度外展或内收位着地，或跌倒时侧方倒地，大转子直接撞击，均可发生转子间骨折。此处是骨囊性病变的好发部位之一，因此也可发生病理性骨折。受伤后，转子区出现疼痛、肿胀、瘀血斑、下肢活动受限，检查发现转子间压痛，下肢外旋畸形明显，可达 90°，有轴向叩击痛，测量可发现下肢短缩。X 线片可明确骨折的类型和移位情况。根据临床表现及相关检查做出诊断。

本病常见于老年人。由于粗隆部血运丰富，骨折后极少不愈合，但甚易发生髋内翻。高龄患者长期卧床引起的并发症较多。骨折多为间接外力引起。下肢突然扭转、跌倒时强力内收或外展，或受直接外力撞击均可发生，骨折多为粉碎性。老年人骨质疏松，当下肢突然扭转、跌倒易造成骨折。其临床表现为外伤后局部疼痛、肿胀、压痛和功能障碍均较明显，有时髋外侧可见皮下瘀血斑，伤后患肢活动受限，不能站立、行走。大粗隆部肿胀、压痛，伤肢有短缩，远侧骨折段处于极度外旋位，严重者可达 90°外旋。还可伴有内收畸形。

一、妙法解析

（一）左股骨粗隆间骨折（林如高医案）

1. 病历摘要：王某，男，65 岁。患者于 5 小时前被自行车撞倒，当时左髋部剧痛、肿胀、不能站立，未经任何处理即由他人送入医院。体格检查：患者面色红润，痛苦表情，呻吟不止，舌淡，脉弦紧。左下肢呈短缩、内收、外旋畸形，左髋部肿胀，髋外侧部皮下青紫瘀斑，范围约 12 cm×10 cm，左股骨大粗隆处压痛明显，被动活动左下肢时，髋部疼痛加剧。测量：左下肢比右下肢短 5 cm。X 线片示：左股骨粗隆间骨折，顺粗隆间型，远端向上移位约 5 cm。诊断：左股骨粗隆间骨折。治疗：入院后按屈髋屈膝法整复，由助手固定骨盆，医者握其膝部和小腿，先屈髋屈膝 90°向上牵引，然后伸髋、内旋、外展即达复位。复位后查双下肢等长，置左下肢于外展 30°中立位，做皮肤牵引，重量 5 kg，局部外敷消肿散，内服消炎退肿汤，练踝背伸、股四头肌收缩活动。2 周后左髋部肿痛减轻，改敷消毒散，内服壮骨强筋汤，继续按上法练功。4 周后左髋部无肿胀与压痛，解除皮肤牵引，以舒筋活血洗剂熏洗左髋，下地练扶杆站立、脚踩跷板、双拐行走等活动。6 周后患者可不扶拐行走。(《中国百年百名中医临床家丛书·林如高》，中国中医药出版社，2001)

2. 妙法解析：股骨粗隆间骨折，是老年常见的损伤，患者平均年龄较股骨颈骨折患者高 5~6 岁。由于粗隆部血运丰富，骨折后极少不愈合，但甚易发生髋内翻，高龄患者长期卧床引起并发症较多。林氏整复股骨粗隆间骨折用屈髋屈膝法，其具体步骤如下：患者仰卧，助手固定骨盆。医者握其膝部与小腿，使膝、髋均屈曲 90°，向上牵引，纠正缩短畸形，然后伸髋内旋外展以纠正角畸形，并使折面紧密接触。本案属顺转子间骨折，治疗用药得当，再加上适度的功能锻炼，预后较好。

(二) 左股骨粗隆间骨折 (石幼山医案)

1. 病历摘要：丁某，女，66 岁。患者因行走不慎滑跌损伤，左髀骺肿痛不能动弹，伤后 X 线片示：左股骨粗隆间骨折。有明显错位，局部肿痛拒按，略有身热，纳呆。治拟疏散祛瘀、续骨息痛。生地黄 12 g，桃仁、建曲、牛膝、防风、紫苏梗、土鳖虫、蒺藜、当归、泽兰、青皮、陈皮、骨碎补各 9 g，血竭 3 g。4 剂。伤处外敷、固定，卧床休息。二诊：药后身热已退，纳呆，夜寐不宁。上方去防风、紫苏梗、蒺藜，加谷芽、首乌藤各 12 g。12 剂。三诊：左股骨粗隆间骨折已近 3 周，局部肿痛轻减，胃脘不舒，口干不欲饮，夜寐欠安，素有风湿，右肩活动不利，不能高举。治拟活血续骨、和胃养阴。生地黄、川石斛、川续断、狗脊、首乌藤各 12 g，天冬、麦冬、当归、独活、牛膝、佛手、骨碎补、建曲各 9 g。13 剂。服药后伤情好转，胃脘不舒，纳谷不馨。上方加婆罗子 9 g。12 剂。四诊：左股骨粗隆间骨折五旬余，骨折处基本接续，唯髋关节尚觉酸麻作胀，腰背亦痛，口干，神疲乏力，年高气阴不足。治当活血益气、壮骨养阴。生地黄、石斛、川续断、谷芽各 12 g，当归、白术、白芍、太子参、骨碎补、川牛膝、婆罗子各 9 g，佛手 6 g，陈皮、青皮各 4.5 g。药后伤痛好转，又因夜寐欠安来诊。原方加首乌藤 30 g。再服 12 剂。五诊：左股骨粗隆间骨折 4 个月余，局部伤痛已不显，X 线片示：无骨痂生长而对位良好。患者肝肾不足，气血不充，难以濡养筋骨。再拟补肾壮骨。壮骨丹、十全大补丸各 90 g，每次服 4.5 g，每日 2 次。药后又觉好转，再服补力膏，壮骨丹调治 1 个月。(《老中医临床经验选编》上海中医学院出版社，2006)

2. 妙法解析：股骨粗隆间骨折，多为老年人，气血不足，肝肾亏虚，该处骨质疏松，且老年人骨质疏松，故骨折受伤后多为粉碎性，愈合亦较缓。本案左股骨粗隆间骨折，并有明显错位，应采取手法复位。方法用骨牵引逐步复位。具体方法如下：在外展中立位行骨牵引，重量 4~8 kg，牵引 2~3 日后，将患肢由中立位改为微内旋位，以便纠正骨折的向前成角，使复位的骨折端紧紧扣住，并在床边拍髋关节正侧位 X 线片，如尚未复位，则调整内收或外展角度或适当调整重量。此时移位应有较大改善，若仍有残余移位，则采用手法整复纠正。复位、固定后，即应积极锻炼股四头肌及踝关节。并积极做全身锻炼，以预防长期卧床并发症。该案经外敷、固定及内服中药，再加上功能锻炼，治疗效果尚好。

(三) 右股骨粗隆间骨折 (郭绪才医案)

1. 病历摘要：黄某，女，65 岁。右髋关节跌伤肿胀疼痛 5 日。患者被小孩撞倒跌伤右腿，当时不能活动，功能障碍，体格检查：臀部触痛，纵向叩击痛，右腿外展外旋，外踝关节接触床面，经 X 线片示：右股骨粗隆间骨折。舌质淡红，苔白厚，脉弦细。辨证：经脉受损，血溢脉外，留于肌肤。诊断：右股骨粗隆间骨折。按骨折 3 期用药，经初、中期治疗，后期症见腰膝酸软，形寒肢冷，又有耳鸣耳聋。此为肾阴肾阳两虚之证。予肾阴肾阳并补法治疗。药用熟地黄30 g，枸杞子、杜仲、续断、牛膝各 20 g，泽泻、鹿角胶、龟胶各 15 g，牡丹皮、茯苓、酸枣皮各 10 g。水煎服，每日 1 剂。连服 10 剂，临床症状消失，能下床行走，活动自如，无纵向叩击痛，35 日痊愈出院。(《中国骨伤》，1989 年第 4 期)

2. 妙法解析：本方以六味地黄汤为基本方，配龟胶、鹿胶血肉有情之品，填精益髓，杜仲、枸杞子补肾阴肾阳，补而不腻，为补肝肾、强筋骨要药，配以补中有行的续断、牛膝补肾，强筋骨，通利血脉，载药下行直达病所。本方既有补肾阴功效，又有补肾阳作用，阴平阳秘，从而使骨折早日康复。

(四) 左股骨粗隆间骨折 (姜其为医案)

1. 病历摘要：患者，男，62 岁。因行走不慎跌倒致左髋疼痛、肿胀不能活动 1 日，经 X 线片确诊为左侧股骨粗隆间骨折伴移位，于 1989 年 10 月 11 日入院。1 周后在硬膜外阻滞下施行股骨粗隆间骨折复位及鹅头钉钢板内固定术。手术顺利，术后无并发症。术后 5 个月，患者因骑自行车不慎跌倒又致左髋关节疼痛和畸形，3 日后来院就诊。X 线片诊断为同侧股骨颈头下型骨折伴移位。入院后立即施行股骨髁上骨牵引术，24 小时后患者感有骨折端弹响声，同时发现下肢原有屈髋、外旋畸形及疼痛消失。X 线片复查股骨颈折端复位良好。1 周后在硬膜外阻滞下取出鹅头钉钢板，换股骨颈直压式加压螺纹钉内固定。手术顺利，术后无并发症。4 个月后随访，左髋无痛，持拐行走良好。(《特殊型骨与关节损伤医案》，中国医药科技出版社，1993)

2. 妙法解析：按股骨粗隆间骨折内固定术后同侧再发生股骨颈头下型骨折非常罕见。其发生原因认识不一。Tronzo 认为股骨粗隆间骨折施行 Jewett 钉内固定时，由于技术上的错误，例如，选钉太短，未能将钉端固定到股骨头软骨下，因而产生应力性骨折。Ross 认为股骨头缺血性坏死，是引起再发生骨折的原因。但我们认为这仅仅引起此类型骨折可能原因之一。在文献中所报道的 12 例中均有骨质疏松症。Cameron 认为再次发生骨折不是真正应力性骨折，而是跌跤时外力通过坚硬的钉端呈应力性竖板 (stressriser) 作用一样，造成股骨头下骨折。本例也有明显的跌跤外伤史，支持 Cameron 的观点。在治疗上文献记载多数作者主张人工假体置换，但有一定缺点，例如，人工股骨头可能会发生各种并发症 (感染，假体松动、下沉、断裂及骨水泥反应)，如有骨质疏松明显者就更不适合假体手术。此外股骨头切除成形术也有术后关节不稳、下肢短缩、跛行及无力等缺点。因此，我们主张此类骨折可先按单纯新鲜股骨颈骨折处理，此时大多数患者粗隆间骨折端已经愈合。经皮固定后，行髂动脉骨瓣移植或股方肌肌蒂骨瓣移植，以改善局部血供，促进骨折愈合。

(五) 左股骨转子间骨折 (孙广生医案)

1. 病历摘要：戴某，女，58 岁。患者于 2 日前不慎平地滑倒，左髋部先着地，当时即感左髋部疼痛，不能站立，在当地医院治疗未见明显好转。今日改来我院就诊。现左髋部肿胀、疼痛，活动受限，不能站立，伴纳差、口苦，二便正常。查见患者痛苦表情，时有呻吟，舌质淡、苔薄黄，脉弦。左髋部肿胀，皮下青紫瘀斑，大转子处明显压痛，被动活动时疼痛加剧。左下肢纵轴叩击试验阳性，主动活动受限，呈短缩、外旋、内收畸形，左下肢较健侧短缩。X 线片示：左股骨转子间骨折，顺转子间型。诊断：左股骨转子间骨折。治疗：整复固定，中药按骨折三期辨证论治。入院后即完善各项入院检查、术前准备，同时予以左股骨髁上牵引 1 日，牵引重量10 kg。10 月 30 日在连硬膜外阻滞下和 C 型臂 X 射线机透视下手法复位后，用带钩外固定器固定：经股骨颈轴打入2枚松质骨螺纹针，以及于股骨中段与轴线垂直打入2枚皮质骨螺纹针，安装外固定支架；经皮将弓形钩尖置入梨状窝内，旋转螺帽调整弓形钩松紧度，适当加压。术后平卧，将患肢置于持续被动运动（CPM）机上进行持续被动运动。骨折早期气滞血瘀，中药治宜活血化瘀、行气止痛，方用下肢伤 I 号方加减：红花6 g，桃仁、川芎、生地黄、当归、赤芍、泽兰、香附、牛膝、木通、延胡索各10 g，白茅根、茯苓、山楂各15 g，甘草5 g。水煎，每日1剂，分早、晚服。同时予以跌打胶囊口服：每次3粒，每日3次。服14剂后，肿胀、疼痛基本消失，纳好转，无口苦，二便正常。舌淡红、苔薄白、脉弦。复查X线片示：骨折对位对线好，颈干角正常。骨折中期，中药治疗宜和营生新、接骨续筋，予以接骨胶囊口服：每次3粒，每日3次。疼痛、肿胀消失，活动好转，纳可。局部无压痛，舌淡红、苔薄白、脉弦。复查X线片示：骨折端中量骨痂生长。解除外固定，扶拐行走，加强功能锻炼。骨折后期，中药治疗宜以强壮筋骨为主，予以壮骨胶囊口服：每次3粒，每日3次。患者拄拐杖行走，余无特殊不适。舌淡红、苔薄白、脉弦。患部无肿胀、压痛，患肢无畸形，活动明显好转。复查X线片示：骨折端大量骨痂生长，骨折线模糊。解除固定支架，加强功能锻炼。（《孙广生医案精华》，人民卫生出版社，2014）

2. 妙法解析：股骨转子间骨折多发生于老年人，且多为高龄，治疗上宜选择创伤小、操作简单、复位良好、稳妥固定的方法，使患者早期活动，减少卧床时间，降低髋内翻等并发症及死亡率。传统治疗采用持续骨牵引，但卧床时间长、并发症多。目前，手术切开复位内固定多采用 Gamma 钉、Jewett 钉、Ao -角钢板、动力髋螺钉（DHS）等，但这些方法创伤大，并发症较多，且需二次手术，特别是对高龄及合并多种内科疾病患者风险大，患者难以接受。外固定支架治疗股骨转子间骨折，特别是对老年股骨转子间骨折，由于其创伤小、固定牢、操作简单，疗效满意。股骨上段是一个特殊的悬臂梁结构，转子区是受力较大的部分，且该部位的弯曲力矩最大。骨折后由于肌肉收缩力使断端失稳，剪力增加，造成髋内翻与肢体短缩。带钩外固定器在单侧多功能外固定支架的基础上设计弓形钩，不仅具有原支架的优点，能够灵活多方向调节矫正各种移位和固定断端，创伤小、操作简单，而且弓形钩尖着力于梨状窝，弓体弹性形变将内翻剪力传达至支架体，拮抗股内肌群的收缩力，将髋内翻剪力转化为断端压应力。弓形钩、支架体、固定针及骨折远近两端形成的框架式结构符合生物力学原理，使断端既能获得静态的坚强固定，又能从髋外侧持续加压获得动态的固定。故该固定器具有良好的抗扭转能力和较高的承载力，能够有效防止髋内翻畸形。尤其对于伴有大转子骨折者，该装置解决了其他外固定器无法对大转子骨折块固定的问题，通过钩尖置于较大骨折块顶点，弹性持续加压，从而使骨折块嵌插，促进骨折愈合。

（六）右股骨转子骨折（孙广生医案）

1. 病历摘要：赵某，男，66岁。患者于昨天平地跌倒，当即右髋部疼痛、肿胀，不能站立行走，送我院就诊。体格检查见右髋肿胀、压痛，伤肢呈外旋短缩畸形，较健肢短缩约2.0 cm，大转子叩击痛，纵轴叩击痛明显，功能活动受限。X线片示：右股骨转子骨折，顺转子间型，远端向外上方移位。诊断：右股骨转子骨折。治疗：整复固定，中药按骨伤三期辨证施治。硬膜外阻滞，患者仰卧，术野区常规消毒，铺无菌巾，患肢屈膝30°，股骨外侧髁做一2 cm小切口，显露外侧髁，用骨锥斜向股骨干上方髓腔开口，C型臂X射线机透视下，选长度合适的弓形钉2枚由外侧髁进钉至转子部，然后对抗牵引，予手法复位骨折端，透视见骨折对位良好，颈干角恢复，将2枚弓形钉顺股骨颈打入股骨头内，2枚弓形钉弹性固定，钉尾折弯埋入股骨外侧髁，以不损伤外侧副韧带。冲洗切口，分层缝合，无菌包扎。术后调护与功能锻炼：早期练习股四头肌及膝关节屈曲，术后1周拄双拐离床活动，5周后X线片示：骨折端骨痂形成，8周后改用单拐，12周后弃拐自由活动。术后西药抗炎对症治疗；中药以活血化瘀、行气止痛为法，用下肢伤Ⅰ号方加减：红花6g，白茅根30g，桃仁、川芎、生地黄、当归、赤芍、泽兰、香附、牛膝、木通各10g，甘草3g。水煎，每日1剂，分早、晚服。同时，跌打胶囊，口服，每次2粒，每日2次。服1周后，切口一期愈合，予以拆线。患髋轻度疼痛。中药治疗以和营止痛、接骨续断为法，方用和营止痛汤加减：延胡索15g，续断12g，桃仁、川芎、当归、赤芍、乳香、威灵仙、乌药、没药各10g，红花、陈皮各6g，甘草3g。水煎服，每日1剂。同时，外敷接骨续断膏（本院制剂），内服接骨胶囊，每次3粒，每日3次，口服。服2周后，患肢肿胀消退，疼痛缓解，嘱患者拄双拐下地，患肢不负重。中药以补肝肾、壮筋骨为主，方选壮骨汤加减。药用熟地黄、骨碎补各15g，续断12g，黄芪30g，当归、赤芍、川芎、牛膝、自然铜各10g，鳖甲7g，甘草3g。水煎服，每日1剂。同时，予以中药熏洗，以舒筋活络、通利关节为主，药用苍术、赤芍、三棱、莪术、威灵仙、透骨草、石菖蒲、艾叶各20g。水煎，每日1剂，分3次外洗。服壮骨胶囊，外敷接骨续断膏。服2周后，拄双拐行走，X线片示：骨折对位可，中量骨痂形成，继服壮骨胶囊。经治骨折对位对线良好，大量骨痂形成，临床愈合，双下肢等长，屈膝功能良好，走路无疼痛，6个月后复查，骨折解剖对位，骨性愈合，患肢无后遗症。（《孙广生医案精华》，人民卫生出版社，2014）

2. 妙法解析：股骨转子间骨折多发于老年人，治疗的原则与目的是恢复或保持正常颈干角及前倾角，防止髋内翻畸形。手术治疗方法多成为首选，常采用多根空心钉和动力髋螺钉（DHS）、近端髓内钉（0～3钉）固定。20世纪90年代出现的股骨近端髓内钉PFN以及PFNA，是针对Gamma钉的某些不足而作了相应改造。最近有学者对转子间骨折患者进行髋关节置换，部分患者也取得了良好的疗效，但至今不提倡关节置换为转子间骨折的手术首选。但开放复位内固定创伤大，影响预后，故常用微创手术，经皮固定。

（七）右股骨转子骨折（孙广生医案）

1. 病历摘要：汤某，男，80岁。患者2小时前平地跌倒，当即右髋部疼痛、肿胀，不能站立行走，送我院就诊。查见右髋肿胀、压痛，伤肢呈外旋短缩畸形，较健肢短缩约2cm，大转子区叩击痛，纵轴叩击痛明显，功能活动受限。X线片示：右股骨转子骨折，顺转子间型，远端向外上方移位。诊断：右股骨转子骨折。治疗：整复固定，中药按骨伤三期辨证施治。硬膜外阻滞，患者仰卧，术野区常规消毒，铺无菌巾。患肢外展中立位，两助手对抗牵引，予孙氏正骨传统手法整复骨折。C型臂X射线机透视见骨折对位良好，颈干角恢复；用小尖刀片在大转子下方3cm处做点状切口，血管钳分离至大转子下，透视下顺股骨颈纵轴方向钻孔、攻丝，安放2枚螺纹钉，试装单侧外固定支架，定位支架远端2枚螺纹钉位置，同样小点状切口，垂直于股骨干钻孔、攻丝，安放远端2枚螺纹钉；再次安放单侧外固定支架，调紧固定装置，无菌包扎各钉柱。早期练习股四头肌及膝关节屈曲。术后1周，拄双拐离床活动。4周后锻炼屈髋屈膝功能。10周后改用单拐，15周后弃拐自由活动。中药以活血化瘀、行气止痛为法，方药用下肢伤Ⅰ号方加减：红花6g，白茅根30g，桃仁、川芎、生地黄、当归、赤芍、泽兰、香附、牛膝、木通各10g，甘草3g。水煎，每日1剂，分早、晚服。同时，跌打胶囊，口服，每次2粒，每日2次。服1周后，患肢肿胀明显消退，仍轻度疼痛，各钉柱干燥、无渗出，患者已拄双拐下床活动。中药治疗以和营止痛、接骨续断为法，方用和营止痛汤加减：延胡索15g，续断12g，川芎、当归、赤芍、乳香、威灵仙、乌药、桃仁、没药各10g，红花、陈皮各6g，甘草3g。水煎服，每日1剂。同时，外敷接骨续断膏（本院制剂）；接骨胶囊，口服，每次3粒，每日3次。

服 2 周后，患者拄双拐行走，患肢肿胀消退，疼痛缓解。X 线片示：骨折对位对线可，少量骨痂形成，骨折端较稳定。予拆除单侧外固定支架，嘱循序渐进锻炼屈髋屈膝功能。中药以补肝肾、壮筋骨为法，方用壮骨汤加减：黄芪 30 g，熟地黄、骨碎补各 15 g，续断 12 g，当归、赤芍、川芎、牛膝、自然铜各 10 g，土鳖虫 7 g，甘草 3 g。继续服壮骨胶囊，外敷接骨续断膏。经治 3 个月余，骨折对位对线良好，较多量骨痂形成。临床愈合，双下肢等长，屈膝功能良好，走路无疼痛。6 个月后复查，骨折解剖对位，骨性愈合，患肢无后遗症。(《孙广生医案精华》，人民卫生出版社，2014)

2. 妙法解析：股骨转子骨折多见于老年人，由于骨质疏松，轻微暴力即致骨折，多属病理性骨折（骨质疏松症）。此类骨折处理不当，易发生髋内翻，给患者留下后遗症。又因患者多属高龄，多数患者伤前即合有高血压、冠心病、慢性支气管炎等疾病，伤后长期卧床易并发内科疾病而危及生命。因此，我们采用传统的孙氏正骨手法复位后，结合微创弓形钉内固定及单侧外固定支架固定治疗，患者可早期下床活动，有利于功能锻炼，避免了合并症的发生。

（八）右大转子骨折（王清河医案）

1. 病历摘要：患者，女，64 岁，因车肇事被撞，右髋着地，伤后局部剧痛，皮肤瘀血肿胀，右下肢活动受限，于 1982 年 8 月 14 日急诊入院。有冠心病史。体格检查：体温 36.5 ℃，心率 130 次/min，心搏 13.3/9.3 kPa。神志清楚，心尖搏动弱，各瓣膜区无震颤，心浊音界于右锁骨中线内第 5 肋间，心率 130 次/min，心音强弱不等，心尖部第 2 音有时消失。右下肢外旋畸形，大转子部皮肤瘀血，压痛明显，足背动脉搏动正常。X 线片示右大转子骨折。心电图检查示快速心房颤动，心房率 400 次/min，心室率 130 次/min，伴有 ST - T 改变。诊断：大转子骨折，冠心病，心房纤颤。治疗用心得安等纠正心房纤颤。行骨牵引。第 4 日右下肢突然剧痛，并因疼痛晕厥两次，用哌替啶 80 mg 肌内注射无效。心搏 20/12.8 kPa，心率 80 次/min，右股动脉、腘动脉及足背动脉搏动消失，右下肢皮温低，考虑髂总动脉栓塞。即在全身麻醉、心脏监护下行髂总动脉探查术。术中见右髂外动脉无搏动，髂内动脉搏动弱。将动脉远端用橡皮筋暂时适度结扎，近端用血管夹双重阻断血流，切开髂总动脉，见髂总动脉骑跨栓。从髂外动脉取出 5 枚栓子，髂内动脉取出 2 枚栓子。栓子呈卵圆形，豌豆大，表面光滑，质软，暗红色；动脉内壁光滑。冲洗缝合髂总动脉壁，放松远端橡皮筋及近端止血夹，观察腘动脉、足背动脉搏动恢复。病理证实为心脏附壁血栓。右股骨牵引 2 个月后，摄片已见骨性愈合，出院。随访 4 年。患者伤肢恢复正常。(《特殊型骨与关节损伤医案》，中国医药科技出版社，1993)

2. 妙法解析：按骨折后伴心房纤颤的患者，突然发生难以忍受的肢体疼痛时，要警惕心脏附壁血栓的脱落栓塞大血管。一旦发现远端动脉搏动减弱或消失，即行手术探查，防止肢体缺血性坏死。

三、文献选录

（一）股骨转子间骨折的常规治疗

1. 治疗方案：牵引复位后绝对卧床休息并通过石膏、支具进行有力的外固定，固定时间大约 8 周。或者手术切开复位内固定治疗，效果更佳，并可以减少并发症发生。

2. 治疗原则：

（1）合并症的治疗：对老年人进行全面、系统的检查，发现合并症并予以相应治疗，这是减少手术并发症、提高手术成功率的关键。老年人内科合并症如涉及多个系统，治疗较为复杂，最好与有关科室合作，迅速、有效地控制合并症，以便有效地预防并发症的发生。

（2）手术时机：虽有些患者发生股骨转子间骨折，还具有自理能力，但如骨折后长期卧床，将减少患者的活动锻炼机会，使原有的慢性病进一步恶化，手术的危险性增加，甚至失去手术机会。因此，对老年股骨转子间骨折应尽早手术，缩短术前准备时间。

（3）麻醉方法的选择：首选对呼吸、循环系统影响小，作用短暂，可控制性强的麻醉方法。连续硬膜外阻滞较适合老年患者，亦可选择局部麻醉。

（二）股骨粗隆间骨折的检查

本病的辅助检查方法主要是影像学检查，包括 X 线检查、CT 检查及 MRI。

1. X 线检查：常规 X 线检查可以发现骨折，但在一些特殊的骨折类型中，如不完全性骨折、疲劳性骨折，由于骨折无移位，仅有不规则裂隙，X 线片上不能显示，另外 X 线片上股骨大、小转子，转子间线、嵴及软组织影重叠，骨折极易漏诊。

2. CT 检查：CT 明显降低了股骨颈基底或转子及粗隆间裂隙骨折的漏诊率，能显示骨皮质连续性及骨断层层面内部结构，但由于股骨颈基底或转子及粗隆间骨不规则，滋养血管影干扰，漏扫层面等因素，也给诊断造成一定的困难。

3. 磁共振（MRI）检查：MRI 扫描敏感性高，明显优于 X 线及 CT。股骨颈基底或转子及粗隆间裂隙骨折中不完全性骨折、疲劳性骨折等无法为 X 线显示的骨折类型，MRI 检查具有明显优越性。X 线不能显示的轻微骨折，MRI 显示的是骨髓变化。但要注意轻微损伤，局部渗出导致类似骨折信号影。

（三）股骨粗隆间骨折的常规治疗

1. 保守治疗：保守治疗根据患者治疗后有无可能下地行走可以归为 2 类方法。对于根本无法行走的患者穿"丁"字鞋或短期皮牵引，行止痛对症治疗，鼓励尽早坐起。对于有希望下地行走的患者，一般可采取股骨髁上或胫骨结节牵引，定期拍 X 线片，对复位和牵引重量酌情进行调整。如 X 线检查显示骨痂形成，改行皮牵引或穿"丁"字鞋固定 4～8 周。粗隆间骨折行骨牵引的适应证为：①有严重伴随疾病或早期并发症，经系统治疗 2 周无效，不能耐受手术。②系统治疗后病情好转，骨折时间超过 3 周，患者不愿手术。③3 个月内有急性心肌梗死、脑梗死和脑出血者，手术治疗有诱发再次发病可能。④6 个月内有急性心肌梗死、脑梗死和脑出血者，手术风险较大，为相对适应证。

2. 手术治疗：粗隆间骨折的手术治疗方法有以下几类。

（1）外固定支架：单臂外固定支架是一种介于手术和非手术的半侵入式穿针外固定方法，适用于合并多种疾病，不能耐受手术的高龄患者。

（2）多枚钉：多枚斯氏针固定最符合髋部生物力学要求，但由于其结构上的缺陷，有松动、脱针、对骨折断端无加压作用等缺点。为了克服以上弊端，现多用多枚空心螺钉替代。

（3）侧方钉板类。

（4）髓内钉系统：Gamma 钉；股骨近端髓内钉（PFN）；PFN-A。

（5）人工假体置换术：对高龄股骨粗隆间骨折预计其寿命在 10 年以内的病例，只要其身体情况可以耐受时，可以将骨水泥型人工假体置换手术作为一种治疗方式进行选择。本病的重点是患者的护理，包括术前术后的护理，注意合理的营养，早期进行功能锻炼。功能锻炼是治疗骨折的重要组成部分，可使患肢迅速恢复正常功能。功能锻炼必须按一定的方法循序渐进，否则会引起不良后果。

（四）临床报道选录

1. 中西医结合治疗股骨骨折 87 例：根据骨折类型和错位情况，采取牵引、外敷中草药黄油驳骨纱布，再用杉树皮四夹板及纸压垫外固定。早期内服以活血化瘀、消肿止痛为主，选用桃仁承气汤、复元活血汤、膈下逐瘀汤等加减；中期宜和营生新、接骨续筋为主，选用桃红四物汤、接骨丹等加减；后期以壮筋骨、养气血、补肝肾为主，选用八珍汤、健步虎潜丸加减。外用药后期骨科外洗一方、下肢损伤洗。共治疗股骨骨折 87 例。结果：全部治愈。治疗时间最长 107 日，最短 38 日，平均 58 日。骨折达解剖对位 14 例，近解剖对位 58 例，功能对位 15 例。（《新中医》，1989 年第 12 期）

2. 外用熏洗药治疗股骨骨折后膝关节功能障碍 64 例：药用山苍树（豆豉姜）、薜荔（巴山虎）、宽筋藤、鸡血藤、龙船花、半枫荷各 20 g，益母草、艾叶各 15 g，食醋 250 mL。上药加水适量，煮沸 30 分钟，趁热先熏，稍冷却再敷洗患膝关节 30 分钟以上，每日 1～2 次，每剂煎洗 2日。外用敷熨药：取当归尾、苏木、刘寄奴、威灵仙、土茯苓、三棱、透骨草、乌梅各 20 g，红花、桂枝、花椒、姜黄、羌活、防风、艾叶、益母草各 15 g。按此用量比例切碎混匀，分装布袋，每袋约 250 g，用时取 1 袋，加水适量，白酒少许，煮沸 30 分钟后捞起略挤至不滴水，再用干布包裹，趁热滚熨患膝关节，冷后更换，每次 30 分钟，每日 1～2 次。内服药：取当归、川芎、昆布、海藻、穿山甲、威灵仙、牛膝各 10 g，土鳖虫 6 g，细辛 3 g。随症加减，水煎服，每日 1 剂。配合局部按摩及功能锻炼。治疗股骨骨折后膝关节功能障碍 64 例。2～8 个月后，膝关节活动范围由治前的 10°～45°恢复到 45°～130°（平均 104°），其中达 90°～110°者 52 例占 81%。（《中医正骨》，1991 年第 1 期）

3. 中西医结合治疗股骨骨折术后膝关节僵直 25 例：选行 AO 加压钢板内固定、95°钢板固定及经髁间交锁髓内钉固定术，并服中药。切口尽量偏于两侧中线。缝合切口后，伸直膝关节，于髌骨中点，自外向内水平横穿克氏针（直径 2.5～3 cm）1 枚。再将患肢置于 CPM 装置，牵引，屈膝 60°体位时，牵引方向与股骨生理轴线一致，重量 3～4 kg；股骨干骨折短缩移位术前未行骨牵引者于术后 1 周牵引负重 2～3 kg，第 2 周改 3～4 kg；用 2～3 周。夜间屈膝 45°休息，配合CPM 周期位相，交替行膝伸屈动力肌主动收缩锻炼，理疗及按摩。牵引结束后，用当归、红花、艾叶、透骨草、伸筋草、苍术、防风各 15 g，水煎取液，熏洗患膝。治疗股骨骨折术后膝关节僵直 25 例，随访 0.5～2 年，结果：优 11 例，良 12 例，可 2 例。均骨折愈合。（《中国中医骨伤科杂志》，2001 年第 1 期）

4. 三红接骨散治疗股骨转子间骨折 84 例：药用三七、红花、乳香、没药、苏木、血竭、土鳖虫、自然铜、续断、当归、牛膝、骨碎补、木瓜、桂枝、海马等研末备用。每次 6 g，每日 3次，水调服。对照组 84 例，均行股骨髁上持续牵引，重量为 1/10 体重；＜48 小时，手法复位。复位后，均用红药膏（含红花、冰片、麝香、铅丹等），外敷患处。第 4 日，均用接骨七厘片，每次 1.5 g，每日 2 次，均口服。30 日为 1 个疗程。结果：两组分别治愈 77 例、55 例，有效 6例、18 例，无效 1 例、11 例，有效率 98.8%、86.9%。（《中医正骨》，2005 年第 7 期）

第三节　股骨干骨折

一、病证概述

股骨是人体中最长的管状骨。股骨干包括粗隆下 2～5 cm 至股骨髁上 2～5 cm 的骨干。股骨干为三组肌肉所包围。由于大腿的肌肉发达，骨折后多有错位及重叠。骨折远端常有向内收移位的倾向，已对位的骨折，常有向外凸倾向，这种移位和成角倾向，在骨折治疗中应注意纠正和防止。股骨下 1/3 骨折时，由于血管位于股骨折的后方，而且骨折远断端常向后成角，故易刺伤该处的腘动、静脉。多为强大的直接暴力所致，亦有少量间接暴力所致者。其临床表现，股骨干骨折多因暴力所致，因此应注意全身情况及相邻部位的损伤。其全身表现，这种骨折多由于严重的外伤引起，出血量可达 1000～1500 mL。如系开放性或粉碎性骨折，出血量可能更大，患者可伴有血压下降、面色苍白等出血性休克的表现；如合并其他部位脏器的损伤，休克的表现可能更明显。因此，对于此类情况，应首先测量血压并严密动态观察，并注意末梢血液循环。局部表现可具有骨折的共性症状，包括疼痛、局部肿胀、成角畸形、异常活动、肢体功能受限及纵向叩击痛或骨擦音。除此之外，应根据肢体的外部畸形情况初步判断骨折的部位，特别是下肢远端外旋位时，注意勿与粗隆间骨折等髋部损伤的表现相混淆，有时可能是两种损伤同时存在。如合并有神经、血管损伤，足背动脉可无搏动或搏动轻微，伤肢有循环异常的表现，可有浅感觉异常或远端被支配肌肉肌力异常。

二、妙法解析

（一）右股骨干骨折（孙达武医案）

1. 病历摘要：唐某，男，42 岁。患者于 5 日前被车撞伤右大腿处，当即感右大腿疼痛剧烈、活动受限，由家人扶送外院求治，经 X 线片示：右股骨干中 1/3 骨折，两骨折端向外成角，给予石膏外固定，要求其手术治疗，患者考虑经济情况，拒绝手术，并来我院诊治。诊见：右大腿肿胀，可见少许张力性水疱，右下肢纵轴叩击痛（＋）、骨擦音（＋）、纵向挤压痛（＋），右下肢石膏固定在位，肢体远端血运及感觉可。舌红，苔黄，脉弦数。诊断：右股骨干骨折。治疗：①予手法复位及夹板固定。患者仰卧位，一助手固定骨盆，另一助手用双手握右小腿上段顺势拔伸，术者将患肢外展，同时用手自断端外侧向内推挤，再以双手在断端前后、内外夹挤，矫正成角畸形。复位后予四块夹板固定：将平垫放在断端的外侧和前方，然后放置夹板。固定后 X 线片示：骨折对位对线可。②中药以行气活血、祛瘀止痛为法，予以肢伤 I 号方加减：当归、赤芍各 12 g，桃仁、红花、黄柏、防风、木通各 10 g，乳香、没药、甘草各 6 g。水煎，每日 1 剂，分早、晚 2 次服。连服 7 剂，并配合消炎散外敷。X 线片复查骨折端无移位，予以出院，嘱继续夹板固定，可逐渐进行扶床练习站立。并可行走，但是气少，乏力。舌淡红，少苔，脉细。患者伤后近 3 个月，以补益气血为法，予以肢伤 III 号方加减：骨碎补 20 g，续断、黄芪、熟地黄、鸡血藤各 15 g，当归、白芍、威灵仙、木瓜、天花粉各 12 g，石菖蒲 6 g。再服 7 剂，患者来院复查，X 线片示：骨折已愈合，予去除夹板固定，配合海桐皮汤煎水外洗。（《孙达武骨伤科学术经验集》，人民军医出版社，2014）

2. 妙法解析：股骨干骨折多见于青壮年及 10 岁以下的儿童，常发生于摩托车或汽车的交通伤，火器伤或从高处坠落伤等高能量的损伤，可引起 1000 mL 血量丢失。由于股骨干骨折可威胁患者的生命和肢体的功能，因此中医的手法复位和夹板固定得到了很好的应用。

（二）左股骨干骨折（孙达武医案）

1. 病历摘要：张某，男，34 岁。患者于 2 日前被车撞，伤及左大腿，当即出现左大腿肿胀、疼痛、畸形、行走受限。神清，无昏迷，无恶心呕吐。随即被"120"送来我院急诊科就诊。诊见：左大腿肿胀、瘀斑，无开放性伤口，左下肢叩击痛（＋），骨擦音（＋），患肢远端皮温、血运及感觉可。X 线片示：左股骨干骨折中 1/3 粉碎性骨折。舌红，苔薄白，脉弦。诊断：左股骨干骨折。治疗：①予手术治疗。采用髓内钉内固定术。术后复查 X 线片示：对位对线良好。②中药以活血化瘀，行气止痛为法。予桃红四物汤加减：骨碎补 20 g，续断 15 g，桃仁、红花、当归、生地黄、赤芍、茯苓各 10 g，甘草、川芎、乳香、没药各 6 g。水煎，每日 1 剂，分早、晚 2 次服。连服 7 剂。术后 3 个月加强功能锻炼，先扶杬行走，然后逐渐恢复正常行走。后期中药治疗予健步虎潜丸。术后 1 年，患者来院取出内固定物，患肢功能恢复正常。(《孙达武骨伤科学术经验集》，人民军医出版社，2014)

2. 妙法解析：成人股骨干骨折的治疗，目前理想的治疗是从粗隆下至远侧股骨关节软骨面的 6～8 cm 内均可采用闭合内锁髓内钉技术。本例采用的正是髓内钉技术，并根据中医的辨证论治，给予中药内服治疗，可谓是中西医结合治疗的典型病案。

（三）左股骨中段斜形骨折（林如高医案）

1. 病历摘要：林某，女，20 岁。患者于 7 日前从 3 m 多高楼上跌下，当时左侧大腿肿胀、剧烈疼痛。就诊时患者急性痛苦面容，较烦躁，面色苍白，脉细弱。左侧大腿中部明显肿胀，皮下可见散在瘀斑，局部压痛，有异常活动，骨折处向外侧成角畸形，左下肢比右下肢短缩 5 cm。X 线片示：左股骨中段斜形骨折，骨折端重叠 5 cm。诊断：左股骨中段斜形骨折。入院后在血肿内麻醉下施行拔伸法、反折法整复，并用提按、推挤手法矫正侧移位和成角畸形。复位后，患肢畸形矫正，双下肢等长，按畸形方向置 2 个压垫，再以夹板固定，外加长直角托板，外敷消肿散，内服退癀消肿汤，练踝背伸、股四头肌收缩活动。2 个月后拍片复查：骨折端仍有轻度移位，当即再以拔伸、推挤手法矫正侧移位，夹板固定，并加用下肢皮肤牵引，重量 7 kg，局部外敷活血散，内服退癀消肿汤，2 周后查局部肿痛明显消退，改服壮骨续筋汤，外敷接骨散。3 周后，拍 X 线片示：骨折处已有中等量骨痂生长，去除皮肤牵引，内服跌打补骨丸，练床上抬腿、蹬空踢球活动。5 周后患者可扶双拐下地练走。解除夹板而出院。(《中国百年百名中医临床家丛书·林如高》，中国中医药出版社，2001)

2. 妙法解析：股骨干骨折约占全身骨折的 6%，患者以 10 岁以下儿童多见。近年，由于交通事故增多，成人发病比率有增多趋势，男多于女。以股骨干中部居多，可分为横断、斜形、螺旋、粉碎及青枝五型。多由高处坠下、交通事故或受重物打击、夹挤等直接或间接暴力引起。此案属斜形骨折，为不稳定性骨折，应实施适当的整复方法。林氏整复骨干骨折常用拔伸法、反折法及捏按推挤法，其具体步骤如下：①拔伸法。患者仰卧位，一助手站在患肢外侧，双手环抱（或用布带绕过）大腿根部，另一助手双手环握住膝部，用大力相对拔伸牵引，以矫正患肢骨折端的重叠畸形，如有侧移位，再用手按捏平正。②反折法。对于拔伸难于矫正重叠畸形者，采用反折手法进行矫正。③捏按推挤法。根据上、中、下部各段骨折的移位情况，在拔伸牵引下采用上捏下按、内外推挤手法。以上手法后还须配合皮肤牵引或骨牵引。

（四）右股骨干骨折（石幼山医案）

1. 病历摘要：杨老太太。因车辆震撞倾压，右腿大骨折断端损裂，筋络瘀血凝结，肿胀疼痛不能动弹，年事略高，气血较衰，恢复不易。先拟化瘀止痛，正骨舒筋宁神为治。煅磁石 24 g，当归尾、朱茯神、嫩桑枝各 12 g，炙地鳖、单桃仁各 9 g，泽兰叶、苏木屑各 6 g，制草乌、川芎、炙乳香、炙没药各 3 g，制南星、延胡索各 5 g，二诊：右腿骨折断端损裂已为捺正，伤瘀未化，筋络肿胀酸楚阵阵，寐不能安，肌肤青紫外达，大腑欲行不下，伤后气化不和，血脉不能畅行。再拟化瘀止痛，舒筋续骨，宁神和胃。制草乌 3 g，当归尾 13 g，青皮、陈皮、延胡索各 5 g，灵磁石 24 g，朱茯神、嫩桑枝各 15 g，大丹参、炙地鳖、苏木屑、采云曲、桃仁泥各 9 g。三诊：骨骼渐见平复，伤瘀凝结渐化，肿势较减，酸楚未止，夜寐略安，大腑得行，胃纳尚可。再拟化瘀生新，舒筋续骨宁神继治。制草乌 3 g，苏木屑、泽兰叶各 6 g，青皮、陈皮、延胡索各 5 g，当归尾、朱茯神、酒炒桑枝各 12 g，怀牛膝、炙地鳖、采云曲、大丹参各 9 g。四诊：骨骼已见凝结，伤瘀四散外达，因之酸楚阵阵，夜寐不久大脑通畅，胃纳亦可，腿膝青紫肿势渐消。年高体质尚称强健，病势减退亦速。再拟和血生新，舒筋续骨安神继治。制草乌 3 g，制南星、青皮、陈皮各 5 g，苏木屑、泽兰叶各 6 g，怀牛膝、炙地鳖、采云曲各 9 g，煅磁石 24 g，当归尾、朱茯神、首乌藤、嫩桑枝各 12 g。五诊：骨骼日见凝结，伤瘀外达青紫未消，酸痛较减，扁体骨楚，寐不甚酣。伤后气化不和，肝胃失调，因之口苦纳呆。再拟活血生新，健筋壮骨而和气化。料豆衣、川石斛、全当归、炙地鳖、大丹参各 9 g，青皮、陈皮各 5 g，煅磁石 24 g，小生地黄、炒建曲、朱茯神、首乌藤、嫩桑枝各 12 g。六诊：骨骼接续渐坚，伤瘀肿势亦退，肌肤青紫已消，动弹尚觉酸楚，胃纳不馨，夜寐不宁。年高之体，气血不足，骨骼接续尚见迅速。拟和血生新，健筋养骨悦胃调治。炒白芍、全当归、泽兰叶各 6 g，大丹参 4 g，青皮、陈皮各 5 g，六神曲、合欢皮各 9 g，川石斛、小生地黄、抱木茯神、首乌藤各 12 g，煅磁石、嫩桑枝各 24 g。七诊：骨骼续渐坚强，筋络伤瘀已化，气血未和，劲力未生，屈伸不能自主，尚觉酸楚，再拟养血舒筋而滋劲力。炙乳香、没药各 3 g，青皮、陈皮各 5 g，当归尾、桑寄生、抱木茯神、首乌藤各 12 g，炙地鳖、大丹参、制狗脊、合欢皮、千年健、香谷芽各 9 g。(《申江医萃·石筱山石幼山治疗经验及验方》，上海中医药大学出版社，1993)

2. 妙法解析：股骨干骨折可分为横断、斜形、螺旋、粉碎及青枝五型。多由高处坠下、交通事故或受重物打击、夹挤等直接或间接暴力引起。前者引起的多为横断或粉碎，后者引起的多为斜形或横断。除青枝骨折外，均为不稳定骨折。药物治疗为初期可用肢伤一方或新伤续断汤；中期可服肢伤Ⅱ号方或接骨丹；后期可服肢伤Ⅲ号方或健步虎潜丸。外敷药，早期可用双柏水蜜膏外敷。后期可用海桐皮汤煎水外洗。石氏治疗股骨干骨折的方法是拔伸按正以复位。固定为双重夹板，内用四块夹板（多为二夹板），包扎妥帖后外用长木板固定在内、外侧，内自大腿根部至踝下，外自腋下至踝下。这样能很好地维持对线，避免成角和旋转。

（五）左股骨干二次骨折（朱惠芳医案）

1. 病历摘要：王某，男，15 岁。患者于 1 年前因车祸致使左股骨干骨折，于当地医院行"切开复位钢板内固定术"，术后恢复良好，于 3 周前行"钢板取出术"，术后刀口愈合良好，10 小时前走路时不慎扭伤左大腿，当即肿痛畸形，活动受限，于当地医院诊断为骨折，未行特殊处理来诊，急诊拍片以"左股骨干二次骨折"收入院。患者伤后无寒热，纳眠可，二便调。初诊时见左下肢外旋畸形，左大腿中段肿胀，前外侧见长约 20 cm 纵行手术瘢痕，已愈合，中段压痛，扪及明显骨擦感，有异常活动，足背动脉搏动好，趾动血运好。X 线片示：左股骨干中段骨折内固定物取出后再骨折，断端全错，近端向前移位，骨折近远端各有多个钉孔。诊断：左股骨干二次骨折。证属气滞血瘀。治疗：活血化瘀，消肿止痛。方药：口服消肿止痛胶囊（本院制剂），每次 6 粒，每日 3 次。并配合手法（手术）治疗。术前查血尿常规、凝血试验、肝功能、心电图等，排除手术禁忌，术后拍片、换药，酌情使用抗生素，出院前拍片，带接骨药，口服，每次 6 g，每日 1 次。采用股神经加坐骨神经阻滞麻醉；患者取仰卧位，无菌操作。用弓形针（3.5 mm×360 mm）自股骨外髁距关节面约 4 cm 处避开骺线，进入骨质，并调整方向，使弓形针进入髓腔内并沿髓腔滑行至骨折断端，两助手牵引复位，术者矫正断端移位，对位准确后，将弓形针击入骨折近端髓腔内，断端稳定，X 线片示：断端仍有 1/3 移位，同法自股骨内髁进入另一枚弓形针，骨折位置好，针尾折弯，剪短，埋于皮下，包扎，石膏超髋关节固定。术毕。1 个月后复诊。局部无肿胀，无压痛，无纵向叩击痛，无异常活动。X 线片示骨折对位好，骨中量，内有钢针固定。口服接骨药，每次 4 g，每日 1 次。1 个月后复诊。局部无肿胀，无压痛，无纵向叩击痛，无异常活动。X 线片示骨折对位好，大量，内有钢针固定。(《当代名老中医典型医案

集·外伤科分册》，人民卫生出版社，2009）

2. 妙法解析：儿童骨折的特点是愈合快，塑形能力强，故以保守治疗为主，治疗原则是以简单的方法并维持骨的正常排列。儿童股骨干骨折治疗方法众多，其中目前使用较为普遍的方法是早期牵引治疗，后期骨折相对稳定后去牵引应用夹板外固定，但存在着患儿卧床时间长，较难护理，且易出现皮肤并发症、维持体位难的弊病，骨折也难以达到解剖复位。单纯夹板外固定术能有效地维持复位，易致骨折再移位。而切开复位创伤大，费用高，儿童不宜采用。本例患者初始骨折采用切开复位钢板内固定，钢板取出术后3周即因走路扭伤而致再次骨折，说明切开复位创伤大，骨折愈合不良。近年来，普遍采用弓形钉内固定结合外固定治疗儿童股骨干骨折，本法符合"动静结合"的骨折治疗原则，方法简便，痛苦小，复位好，固定可靠，临床上管理容易，能早期进行功能锻炼而不易发生再移位，住院时间缩短，对骨骺的影响小。运用此法在操作时需注意以下几个方面：①严格执行无菌操作原则，以免发生感染。②手术时麻醉要满意，否则大腿肌肉丰满复位困难。③骨折复位要满意，如不满意则弓形针不能通过骨折端骨髓腔或打到骨质外，达不到固定目的。④弓形针的长度必须自股骨两髁向上通过骨折线10 cm以上，短于股骨干全长。⑤穿针方向要尽量与髓腔平行，否则易致穿针后骨折对位不良或无法进入远端位腔。⑥手术时弓形针不能损伤股骨下端膝关节面，以免造成膝关节活动受限。⑦本方法最适用于股骨中、上段横形骨折，对于股骨下段以及斜形、粉碎性等骨折不宜采用。

（六）左股骨上1/3骨折（刘柏龄医案）

1. 病历摘要：包某，男，18岁，学生。左大腿肿痛，不敢活动近3小时。当日上午左大腿被汽车撞伤，急诊入院。诊查：患者痛苦病容，面色苍白，时发小声呻吟，懒言；营养中等，身体较强壮。左大腿肿胀，上1/3异常活动，骨擦音（＋），摄X线片示：左股骨上1/3斜形骨折重叠移位（照片）。脉象沉弦，舌苔薄白根腻。辨证：本病由强大暴力所造成，骨折后断端移位明显，软组织损伤常较重。骨折移位的方向，除受外力和肢体重力的影响外，主要是受肌肉牵拉所致。诊断：左股骨上1/3骨折。即对患者左大腿行股骨髁上骨牵引，重量为10 kg，24小时后，经X线透视下见骨折重叠移位已牵出，仅有侧方移位。遂即采用端、提、挤、按手法整复，X线透视下见复位满意，并于骨折近断端之前、外侧各置一棉纱平垫，远段断端后、内侧亦置一棉纱平垫，以股骨干夹板固定，于夹板外面近段断端的前、外方放一小型沙袋，左下肢置于托马架上，外展约30°，屈髋约60°，牵引重量用4 kg维持。术后嘱其进行股四头肌收缩及踝关节背伸跖屈活动。口服散瘀活血汤，每日3次，1周后改服接骨丹，每日3次。经2周治疗，左大腿肿胀基本消退，X线透视下见骨折对位对线良好，牵引重量改为3 kg维持。嘱其除继续加强股四头肌收缩锻炼外，可端坐床上，用健足蹬床，双手撑床练习抬臀，使身体离开床面，头向后仰，胸、腹、患肢成一水平线，每日操练不少于3次。继续口服接骨丹，每日3次。3周后伤肢无肿，无按痛。X线片示：骨折部已有大量骨痂形成。治疗24日去掉牵引，患者出院嘱床上进行功能锻炼。嘱服壮筋续骨丹，每日3次。4周后随诊骨折局部无压痛、无纵向叩击痛和异常活动，肢体无短缩、无成角，髋、膝关节可屈曲90°，嘱患者离床扶拐行走，加强功能练习。32日后骨折临床愈合。嘱继服壮筋续骨丹1个月，以巩固疗效。（《当代名老中医典型医案集·外伤分册》，人民卫生出版社，2009）

2. 妙法解析：股骨上1/3骨折，临床上较常见，由于其损伤机制和骨折部肌肉的牵拉而造成典型移位，给手法复位和固定带来一定困难。近年来运用手法复位与牵引复位相结合、小夹板及棉纱垫等局部外固定，治疗本病收到良好的效果。过去单纯采用手法复位给患者带来一定痛苦，软组织损伤面大，骨折端出血多，均不利于骨折的愈合。自从采用了早期大重量快速牵引复位和手法复位相结合的方法，从而纠正了单纯手法复位的不足。除 5 周岁以内患儿用手法复位、夹板固定配合皮牵引外，对于 6 岁以上的患儿及成年人均采用骨牵引，牵引重量根据患者的年龄、体质、肌力情况和骨折重叠移位程度而定。一般成人为 10～15 kg，儿童 4～8 kg。牵引后，在 12～48 小时内 X 线透视或摄片复查，若重叠已牵出而仅有侧移畸形者，及时用端、提、挤、按手法；如旋转或背向移位者，则用回旋手法使之矫正。复位后仍有轻度侧方移位或成角者，于外面加用棉纱垫二点或三点加压，再以小夹板做局部外固定；若固定力弱，近段断端复位不够满意时，可于骨折近段断端前、外方加沙袋持续复位，待各方移位均获得矫正后，牵引重量可逐渐减轻，一般用维持量 3～5 kg 即可。

（七）右股骨中段骨折（孙广生医案）

1. 病历摘要：刘某，男，6 岁。患儿母亲诉患儿今日上午 4 小时前，因不慎从约 2 m 高处摔下，致伤右大腿。当即感右大腿疼痛、肿胀畸形，不能站立活动，未经任何处理急送我院就诊。查见右下肢外旋、短缩畸形。右大腿中下段明显肿胀畸形，环周压痛，并可扪及明显骨擦感及异常活动。右下肢抬举功能障碍，肢端血运、皮感正常。舌淡红、苔薄白、脉弦。X 线片示：右股骨中段骨质横断型断裂，远折端向内侧、后侧及上方移位。诊断：右股骨中段骨折。治疗：整复固定，中药按骨伤三期辨证施治。患者行胫骨结节牵引 2 天后，在全麻下及 C 型臂 X 射线机透视下操作。经皮闭合穿针：解除右胫骨结节牵引，C 型臂 X 射线机透视下，两助手对抗牵引患肢，纠正骨折端向上重叠移位。术者两手环抱骨折部位，利用挤按及端提等手法纠正骨折远端向内向后侧移位。常规消毒，铺巾。预弯 0.2 cm 克氏针尖端呈弧状备用，自右股骨内、外侧髁部做约 1 cm 皮肤切口，自右股骨内、外侧髁部近端距股骨远端骺板约 1.5 cm，用电钻将 0.2 cm 克氏针 1 枚与远折端骨皮质成 10°～20°钻入股骨干髓腔，退出克氏针，经原孔穿入预弯克氏针经骨折端直至股骨干上段达转子下，折弯并剪断克氏针，针尾埋于筋膜下，冲洗伤口后缝合皮肤。外用大腿四合一夹板外固定。骨折早期气滞血瘀，治以活血化瘀为主，方选下肢伤 I 号方加减：红花 4 g，桃仁、当归、生地黄、川芎、赤芍、延胡索各 8 g，泽兰、防风各 5 g，牛膝、木瓜各 9 g，白茅根、薏苡仁各 10 g，甘草 3 g。水煎，每日 1 剂，分早、晚服。服 10 剂后，疼痛、肿胀基本消失，切口愈合，无特殊不适。予以切口拆线，出院。继续右大腿四合一夹板外固定。中药以接骨续筋为主，予以本院制剂续断接骨胶囊口服，每次 2 粒，每日 2 次。1 周后复查，患肢无疼痛，肿胀消除。舌淡红，苔薄白，脉缓。检查 X 线片示：骨折对位对线好，断端见骨痂形成。继续四合一夹板外固定，指导患者扶双拐循序下地行走锻炼，但患肢暂禁止负重。中药继续服用本院制剂续断接骨胶囊。又 1 周后复查，患肢无疼痛，肿胀消除。患肢活动自如。双下肢等长。舌淡红，苔薄白，脉缓。X 线片示：骨折对位对线好，断端见大量骨痂形成。解除右大腿四合一夹板外固定，患肢逐步负重功能锻炼。中药继续服用本院制剂续断接骨胶囊。服 2 周后，患者下地行走、活动自如，患肢无疼痛，无畸形。舌淡红，苔薄白，脉缓。检查：双侧下肢等长，右膝关节无畸形。髋、膝各关节活动正常。X 线片示：骨折对位对线好，骨折线模糊不清。股骨远端骨骺未见损伤闭合征象，表明该手术对股骨远端发育无明显影响。住院行内固定取出，2 日后出院。（《孙广生医案精华》，人民卫生出版社，2014）

2. 妙法解析：小儿股骨干骨折经皮克氏针髓内交叉弹性固定，根据 Ender 钉原理，预弯克氏针呈弧状，利用克氏针良好的弹性恢复力作用于进针点、髓腔壁、针尖与股骨上段接触点，具有两个三点支撑固定力，有效地控制了骨折端的旋转、成角、短缩移位。弹性固定应力遮挡小，可早期功能锻炼。骨折愈合后内固定物取出简单，故经皮穿针、克氏针髓内交叉弹性固定技术是一种微创、操作简便、安全、实用的治疗方法。

（八）左股骨上段骨折（孙广生医案）

1. 病历摘要：李某，男，5岁。患儿母亲代诉于10小时前，因不慎从约3 m高楼上摔下，致伤左大腿。当即感左大腿疼痛、肿胀畸形，不能站立活动。经当地医院摄X线片并简易夹板固定后于今日送我院治疗。查见左下肢外旋、短缩畸形。左大腿中上段明显肿胀畸形，环周压痛，并可扪及明显骨擦感及异常活动。左下肢抬举功能障碍。肢端血运、皮感正常。舌淡红、苔薄白，脉弦。X线片示：左股骨上段骨质横断型断裂，远折端向内侧、后侧及上方移位。诊断：左股骨上段骨折。治疗：整复固定，中药辨证施治。患侧予以胫骨结节牵引2日后，入手术室在全麻下及C型臂X射线机透视下经皮闭合穿针，解除左胫骨结节牵引，常规消毒，铺巾。自左臀部做2 cm皮肤切口，经梨状窝进针，用电钻经股骨干髓腔各穿入0.4 cm克氏针1枚直至骨折端。C型臂X射线机透视下，两助手对抗牵引患肢，纠正骨折端向上重叠移位。术者两手环抱骨折部位，利用挤按及端提等手法纠正骨折远端向内向后侧移位，继续推进克氏针直至股骨干下段，达到固定骨折目的。折弯并剪断克氏针，针尾埋于筋膜下，冲洗伤口后缝合皮肤，外用大腿四合一夹板外固定。中药以活血化瘀、消肿止痛为主，予以活血止痛胶囊口服，每次2粒，每日3次。服2周后，伤口拆线，出院，局部改外敷接骨膏，继续左大腿四合一夹板外固定。中药改服本院制剂续断接骨胶囊，每次2粒，每日3次。又1周后复查，患肢无疼痛，肿胀消除。舌淡红、苔薄白，脉缓。X线片示：骨折对位对线好，断端见部分骨痂形成。继续左大腿四合一夹板外固定。指导患者扶双拐循序下地行走锻炼，但患肢暂禁止负重。中药继续服用本院制剂续断接骨胶囊。继续外敷本院制剂接骨膏。又1周后复查，患肢无疼痛，肿胀消除。患肢抬举活动自如。双下肢等长。舌淡红、苔薄白，脉缓。X线片示：骨折对位对线好，断端见大量骨痂形成。解除左大腿四合一夹板外固定。指导患者逐步弃拐，患肢逐步负重功能锻炼。中药继续服用本院制剂续断接骨胶囊2周。患者下地行走、活动自如，患肢无疼痛，无畸形。检查：双下肢等长，髋、膝各关节活动功能均正常。X线片示：骨折对位对线好，骨折线模糊不清。住院行内固定取出，2日后出院。（《孙广生医案精华》，人民卫生出版社，2014）

2. 妙法解析：小儿股骨干中上段骨折，采用经皮克氏针髓内固定，避免了开放复位手术创伤大等不利因素，具有操作简便、安全，对患儿损伤小，能降低术后感染率和骨折不愈合率。术中不剥离骨膜，有利于骨折愈合。骨折愈合后双下肢等长，X线片示：股骨大转子骨骺未见损伤闭合征象，表明该手术对股骨近端发育无明显影响，并具有术后便于护理等优点，值得推广应用。

（九）左股骨干骨折（孙广生医案）

1. 病历摘要：杨某，男，8岁。陪人代诉患者于8小时前，在家里从2 m高处摔倒，左下肢先着地，即感左大腿疼痛，活动时疼痛加重，继之出现肿胀。当时未做特殊处理，即送来我院就诊。现左大腿肿痛、活动受限，无其他不适。查见急性痛苦面容。左大腿中下段中度肿胀，呈短缩向前成角畸形，局部环形压痛，可扪及明显骨擦感及异常活动，左大腿功能受限，远端皮感血运正常。舌淡红、苔薄白，脉弦。X线片示：左股骨中下1/3斜形骨折，骨折线自前上至后下，断端短缩达2 cm，向前成角，远折端向前侧移位。诊断：左股骨干骨折。治疗：整复、牵引、固定，中药按骨伤三期用药。患者取卧位，伤肢处于伸直中立位，两人分别双手持患肢小腿上段和股骨上段持续牵引，纠正骨折短缩成角畸形，当即畸形消失，骨折复位。复位后以胫骨结节下10 cm为术区，术区聚维酮碘常规消毒，铺巾，自胫骨结节下两横指、旁开一横指为进针点，平行于关节面为出针点，以2%利多卡因与0.9%氯化钠注射液1∶1稀释，局部浸润麻醉满意后，自外向内徐徐打入1枚直径大小2.0 mm克氏针，上好牵引弓，水平牵引。牵引重量为患体重的 1/10，牵引时间为 4 周左右。外用四合一夹板固定大腿。骨折属气滞血瘀，治以活血化瘀、消肿止痛为主，口服本院制剂跌打胶囊，每次 2 粒，每日 2 次。功能锻炼：牵引期间患肢禁止旋转活动，行股四头肌舒缩功能锻炼及踝关节背伸活动，多坐位活动髋关节；辅以髌骨按摩防止膝关节僵硬。拆除牵引后开始行膝关节屈伸功能锻炼，直腿抬高训练。伤肢禁负重。服药 4 周后复查，疼痛、肿胀消失，舌淡红、苔薄白，脉缓。X 线片示：骨折对位对线可，有中量骨痂形成。予以解除牵引，出院。继续夹板固定，加强功能锻炼。中药以补肝肾、壮筋骨为主，予以口服本院制剂壮骨胶囊，每次 2 粒，每日 2 次，服 2 周后复查，疼痛、肿胀消失，无特殊不适。舌淡红、苔薄白，脉平。X 线片示：骨折对位对线可，有大量骨痂生长。拆除夹板固定，加强髋关节及膝关节功能锻炼，可适当负重。中药以壮骨为主，口服龙牡壮骨颗粒。服 2 周后复查，疼痛、肿胀消失，舌质淡红，苔薄白，脉平。复查 X 线片示：骨折对位对线好，大量骨痂形成并通过骨折线，骨折线模糊。可自由行走。（《孙广生医案精华》，人民卫生出版社，2014）

2. 妙法解析：3 周岁以上儿童股骨上 1/3 骨折、远折端向前移位的下 1/3 骨折、折线自前上至后下的长斜形骨折，均可采取胫骨结节牵引，但牵引穿针部位应在胫骨结节下 2～3 cm，牵引重量最重不大于 4 kg，牵引力线均采取水平牵引。骨折早期因经脉受损而气滞血瘀，故以活血化瘀为法；中期以接筋续骨为法，促进骨痂形成后期以壮骨为法，促进骨痂形成与改造。

（十）左股骨干骨折（孙广生医案）

1. 病历摘要：刘某，女，63 岁。患者昨日下坡时摔倒，当即左大腿剧烈疼痛、肿胀，不能站立行走，今日送我院就诊。查见左大腿肿胀，中下段环形压痛、畸形，可扪及骨擦感及异常活动，患肢缩短 2 cm。X 线片示：左股骨干下 1/3 短斜形骨折，远折端向后上方移位，断端重叠。诊断：左股骨干骨折。治疗：整复固定，中药按骨伤三期辨证施治。硬膜外阻滞，患者仰卧，术野区常规消毒，铺无菌巾。患肢屈膝 30°，股骨内外侧髁各做一 2 cm 小切口，显露内外侧髁，用骨锥分别斜向股骨干上方髓腔开口，选长度合适的弓形钉分别由内外侧髁进钉至骨折端，C 型臂 X 射线机透视下，予孙氏正骨传统手法整复骨折，透视见骨折对位良好，将 2 枚弓形钉分别打入近端髓腔直至小转子水平，2 枚弓形钉钉尖分别抵触两侧髓腔壁，呈交叉弹性固定，钉尾折弯埋入股骨内外侧髁皮下，冲洗切口，分层缝合，无菌包扎。早期练习股四头肌及膝关节屈曲。术后 1 周，加用常规股骨干夹板外固定，拄双拐离床活动。8 周后改用单拐，12 周后弃拐自由活动。中药以活血化瘀、行气止痛为主，选下肢伤 I 号方加减：红花 6 g，白茅根 30 g，桃仁、川芎、生地黄、当归、赤芍、泽兰、香附、牛膝、木通各 10 g，甘草 3 g。水煎，每日 1 剂，分早、晚服。同时，跌打胶囊，每次 3 粒，每日 3 次，口服。服 1 周后，患肢肿胀明显消退，仍轻度疼痛，各钉柱干燥、无渗出，患者已拄双拐下床活动。中药治疗以和营止痛、接骨续断为法，方用和营止痛汤加减：红花 6 g，延胡索 15 g，续断 12 g，桃仁、川芎、当归、赤芍、乳香、威灵仙、乌药、没药各 10 g，陈皮 6 g，甘草 3 g。水煎服，每日 1 剂。同时，外敷接骨续断膏（本院制剂）；接骨胶囊，每次 3 粒，每日 3 次，口服。服 10 日后，患肢肿胀消退，疼痛缓解。X 线片示：骨折对位对线可，少量骨痂形成。中药以补肝肾、壮筋骨为法，方用壮骨汤加减：熟地黄、骨碎补各 15 g，续断 12 g，黄芪 30 g，当归、赤芍、川芎、牛膝、自然铜各 10 g，土鳖虫 7 g，甘草 3 g。服壮骨胶囊，外敷接骨续断膏。服 1 周后，患者拄双拐部分负重行走，患肢明显能用力。X 线片示：骨折对位可，中量骨痂形成。嘱患者逐步加大负重。中药以补肝肾、壮筋骨为法，方用壮骨汤加减：黄芪 30 g，熟地黄、骨碎补各 15 g，续断 12 g，当归、赤芍、川芎、牛膝、自然铜各 10 g，土鳖虫 7 g，甘草 3 g。同时，予以中药熏洗，以舒筋活络、通利关节，药用苍术、赤芍、三棱、莪术、威灵仙、透骨草、石菖蒲、艾叶各 20 g。水煎，每日 1 剂，分 2 次外洗。继续服壮骨胶囊，外敷接骨续断膏 2 周。经治骨折对位对线良好，较多量骨痂形成，临床愈合，双下肢等长，屈膝功能良好，走路无疼痛，6 个月后复查，骨折解剖对位，骨性愈合，患肢无后遗症。(《孙广生医案精华》，人民卫生出版社，2014)

2. 妙法解析：成人股骨干下 1/3 骨折临床常见，治疗难度较大，常因骨折端的稳定与早期屈膝锻炼的矛盾，致屈膝功能障碍及骨折迟缓愈合，遗留膝关节僵硬等后遗症。手法整复结合微创内固定方式治疗，既不破坏骨折端的血运，又较好地解决了固定问题，使膝关节能得到早期锻炼，故取得了良好的治疗效果。

(十一) 左股骨干骨折 (孙广生医案)

1. 病历摘要：王某，女，56 岁。该患者 3 小时前乘坐摩托车摔倒，当即左大腿剧烈疼痛、肿胀，不能站立行走，急送我院就诊。查见左大腿肿胀，中段环形压痛、畸形，可扪及骨擦感及异常活动，患肢缩短 2 cm。X 线片示：左股骨干中段横形骨折，远折端向后上方移位，断端重叠。诊断：左股骨干骨折。治疗：整复固定，中药按骨折三期辨证施治。交锁钉内固定：硬膜外阻滞，患者仰卧，术野区常规消毒，铺无菌巾。患肢屈髋内收，患侧臀部大转子上方做长约 4 cm 小切口，分离显露梨状窝，用骨锥向股骨干髓腔开口，并用髓腔扩大器扩大开口，将导针由此插入近端髓腔；C 型臂 X 射线机透视下，予手法复位，透视见骨折对位良好；透视下选择合适的交锁钉顺导针插入髓腔，并通过骨折端将交锁钉打入股骨远折端直至髁上水平，然后安放两端锁钉及钉尾帽。冲洗切口，分层缝合，无菌包扎。早期练习股四头肌及膝关节屈曲，术后 1 周，挂双拐离床活动。8 周后改用单拐，12 周后弃拐自由活动。术后西药抗炎对症治疗。中药以活血化瘀、行气止痛为法，用下肢伤 I 号方加减：红花 6 g，白茅根 30 g，桃仁、川芎、生地黄、当归、赤芍、泽兰、香附、牛膝、木通各 10 g，甘草 3 g。水煎，每日 1 剂，分早、晚服。同时，跌打胶囊，每次 3 粒，每日 3 次，口服。服 2 周后，患者已挂双拐下床活动，轻度疼痛，患肢部分负重。切口一期愈合，予以拆线。中药治疗以和营止痛、接骨续断为法，方用和营止痛汤加减：延胡索 15 g，续断 12 g，桃仁、川芎、当归、赤芍、乳香、威灵仙、乌药、没药各 10 g，红花、陈皮各 6 g，甘草 3 g。水煎服，每日 1 剂。同时，外敷接骨续断膏（本院制剂）；接骨胶囊，每次 3 粒，每日 3 次，口服。2 周后复查，患肢肿胀消退，疼痛缓解。X 线片示：骨折对位对线可，少量骨痂形成。中药以补肝肾、壮筋骨为主，方用壮骨汤加减：黄芪 30 g，熟地黄、骨碎补各 15 g，续断 12 g，当归、赤芍、川芎、牛膝、自然铜各 10 g，土鳖虫 7 g，甘草 3 g。并服壮骨胶囊，外敷接骨续断膏。2 周后复查，患者挂双拐部分负重行走，患肢明显能用力。X 线片示：骨折对位可，中量骨痂形成。嘱患者逐步加大负重。中药以补肝肾、壮筋骨为主，方用壮骨汤加减：熟地黄、骨碎补各 15 g，续断 12 g，黄芪 30 g，当归、赤芍、川芎、牛膝、自然铜各 10 g，土鳖虫 7 g，甘草 3 g。水煎服，每日 1 剂。同时，予以中药熏洗，以舒筋活络、通利关节，药用苍术、赤芍、三棱、莪术、威灵仙、透骨草、石菖蒲、艾叶各 20 g。水煎，每日 1 剂，分 3 次外洗。继续服壮骨胶囊，外敷接骨续断膏 2 周。无特殊不适，X 线片示：骨折对位可，骨折线模糊。嘱患者可弃拐行走，慎勿跌扑，继续服壮骨胶囊。(《孙广生医案精华》，人民卫生出版社，2014)

2. 妙法解析：交锁钉能较好地控制骨折端的旋转，固定稳定性大大加强，能较好地处理骨折端的稳定与早期功能锻炼的矛盾，治疗效果良好。

(十二) 右股骨干中下段斜形骨折 (孙显滋医案)

1. 病历摘要：郑某，男，38 岁。被汽车撞伤，以右大腿肿痛，功能障碍 5 小时入院。体格检查见右大腿中段肿胀，中下段有骨异常活动及骨擦音，足背动脉搏动好，足趾活动好。X 线片示：右股骨干中下段斜形骨折，重叠 3 cm。诊断：右股骨干骨折。次日在局部麻醉下行股骨髁上牵引，骨折牵开后行闭合复位夹板固定。7周后因大腿肿胀较重，骨折复位又差且找不到肿胀原因，故疑有假性动脉瘤形成的可能，局部穿刺抽出鲜红血液，决定手术探查。术中见折端前内侧有数个大小不等类似蜂房样的空腔，内壁光滑，诸腔连为一体，探查发现股动脉外侧相当于折端处有一约 0.2 mm 大小纵形裂孔，将其修补，骨折复位后钢板固定。12 周骨折临床愈合，随诊 2 年，下肢功能正常。（《特殊型骨与关节损伤医案》，中国医药科技出版社，1993）

2. 妙法解析：按本病早期诊断较困难，除肢体肿胀较重外，其他阳性体征较少，易漏诊。本例伤后 50 日才被发现，因其不影响骨折远肢体血运，足背及胫后动脉均触及，故开始并未被重视。但折端周围长期肿胀较重，又无法用其他原因解释时才考虑到，后经手术探查证实。提示遇到类似情况要考虑到本病，必要时可做局部穿刺，动脉造影及其他影像学检查，以期及时获得正确诊断和治疗。

（十三）股骨中下段骨折（肖运生医案）

1. 病历摘要：

［例1］雷某，男，39 岁，干部。跌伤右脚大腿，X 线片示：右股骨中段短斜形螺旋形骨折，远端向后稍向内错位，重叠 4 cm。因本人不同意在当地行髓内钉固定治疗，入院后行股骨髁上骨牵引，采用第一种托马斯架安放方法，内服中药活血祛瘀，消肿止痛，1 个月后去牵引砝码，带牵引弓照片，骨折断端对位 4/5，对线良好，并有中等量骨痂形成，36 日除去骨牵引，2 个月 X 线片示：片见骨折断端对位对线良好，有大量骨痂形成，功能恢复，达到临床愈合。

［例2］梁某，男，23 岁，工人，下午被水泥电杆打伤，左股骨下 1/3 骨折经当地治疗 1 个月余，X 线片示：左股骨下 1/3 斜形骨折，远端向后向内错位，重叠 3 cm，断端内侧有一块 5 cm×1 cm 碎骨片分离，并有大量骨痂形成。入院检查，骨折断端愈合，膝关节僵硬强直，在腰麻下行闭合性手法折骨，股骨髁上牵引，小夹板固定治疗，1 周后带牵引弓照片，断端正位 X 线片见对位 3/5，侧位片见对位 3/4，对线良好。除去骨牵引，扶棍杖下床锻炼，1 个多月后 X 线片示：骨折断端对位对线良好，大量骨痂形成，骨折线模糊。膝关节屈伸功能恢复正常，达到临床愈合。（《肖运生骨伤科临床经验集》，河南科学技术出版社，2017）

2. 妙法解析：一般文献认为股骨髁上牵引只适用于股骨中 1/3 骨折及远侧骨折端向后移位的下 1/3 骨折。而本组成人股骨干骨折均采用股骨髁上牵引，只是根据其骨折断端的所在部位和移位不同，调整了托马斯架的安放方法就可以达到牵引目的。根据临床观察，一是直接牵引股骨髁上可以缩短牵引时间，减少牵引重量，一般 3～5 日即可将重叠移位牵引开而牵引重量同时要比胫骨结节牵引减少 2～3 kg。二是膝关节的功能恢复时间要快，骨折愈合后无不良反应。而胫骨结节牵引由于膝关节肌腱挛缩形成膝关节硬化较多。

三、文献选录

股骨是人体中最长的管状骨。股骨干包括粗隆下 2～5 cm 至股骨髁上 2～5 cm 的骨干。股骨干为三组肌肉所包围。由于大腿的肌肉发达，骨折后多有错位及重叠。骨折远端常有向内收移位的倾向，已对位的骨折，常有向外凸倾向，这种移位和成角倾向，在骨折治疗中应注意纠正和防止。股骨下 1/3 骨折时，由于血管位于股骨折的后方，而且骨折远断端常向后成角，故易刺伤该处的腘动、静脉。多为强大的直接暴力所致，亦有少量间接暴力所致者。其临床表现为股骨干骨折多因暴力所致，因此应注意全身情况及相邻部位的损伤，应根据肢体的外部畸形情况初步判断骨折的部位，特别是下肢远端外旋位时，注意勿与粗隆间骨折等髋部损伤的表现相混淆，有时可能是两种损伤同时存在。如合并有神经、血管损伤，足背动脉可无搏动或搏动轻微，伤肢有循环异常的表现，可有浅感觉异常或远端被支配肌肉肌力异常。股骨干骨折是指小转子下 2～5 cm 起至股骨髁 2～5 cm 之间的股骨骨折，伤后局部剧烈疼痛，肿胀、缩短、畸形和肢体异常弯曲，髋膝不能活动，患肢负重、行走功能丧失为其主要临床表现。

（一）名医论述选录

刘柏龄认为，本病患者体位与牵引方向很重要，为缓解髂腰肌、臀肌等对近段断端的牵拉，患者最好采用半卧位，屈髋 50°～70°，外展 30°，这样的体位易于矫正近段断端之向前、向外移位。在治疗过程中除髋关节高度屈曲、外展外，牵引方向要始终保持与肢体屈曲角度一致，即牵引角度要高，则有利于骨折远段断端去对合骨折近段断端，即所谓"子骨找母骨也"。再根据 X 线片所见，若骨折仍有移位或成角者，则应随时调整牵引方向及着力点，直至取得正确的复位。

小夹板、固定垫及沙袋的应用，要根据骨折移位的情况，采用形状不同的棉纱固定垫固定。若骨折近段断端向前向外移位，远段断端向内后移位，即将棉纱垫放置在近段断端的前、外侧，远段断端之后、内侧，然后捆好股骨干四块小夹板，做不超关节的外固定。再于夹板外面即骨折近段断端之前、外侧放一小沙袋（沙袋分大、小 2 种，大者长 20 cm，宽 10 cm，重约 1000 g，小者长 15 cm，宽 7.5 cm，重约 500 g），对于矫正骨折近段断端向前、向外成角有较好的效果。而且棉纱垫柔软、吸潮，较纸压垫优越，可避免压迫性溃疡的发生。为保持其固定后的位置，再于伤肢外侧加一 30°外展板，以加强外固定作用，并有利于骨折的愈合准确无损伤地复位和合理地外固定为骨折愈合创造了有利条件。但骨折能否迅速愈合，关键在于功能锻炼，只有及时合理地进行功能锻炼，才能增强骨代谢，提高组织修复能力，促进骨折的迅速愈合和功能恢复。因此，在骨折复位固定后，即应早期积极进行合理地功能锻炼。牵引后就开始做股四头肌收缩及踝关节背伸跖屈活动，第 2 周即应端坐床上用健足蹬床，并用双手撑床练习抬臀，使身体离开床面，头向后仰，胸、腹、患肢成一水平线，反复进行锻炼，直至去掉牵引。

骨折在治疗期间，内服中药，对纠正因损伤而引起的脏腑、经络、气血功能失调，促进骨折的愈合有良好作用。骨折局部出血形成血肿（瘀血），是损伤后的必然症状，但如果血肿过大（瘀血过多），则会阻碍全身气血的运行而影响骨折愈合。所以，根据中国传统医学"血不活则病不去，瘀不去则新不生，新不生则骨不能续"和"瘀去、新生、骨合"的原理，在治疗过程中始终贯彻活血化瘀的治疗原则。早期以散病、活血汤（当归尾、骨碎补、土鳖虫、赤芍、红花、桃仁、泽兰、薏苡仁、苏木、川牛膝、炙乳香、炙没药、广陈皮，水煎服）或活血丸内服，肿胀渐消（骨折中期）可服接骨丹，待骨痂形成或形成缓慢则服壮筋续骨丹等固本培元、补益肝肾的药物。

（二）临床报道选录

1. 桑枝红花甘草汤配合治疗股骨干骨折 64 例：桑枝 20 g，当归尾 15 g，牡丹皮、赤芍、泽兰、桃仁各 10 g，红花、乳香、甘草各 5 g。气虚加黄芪 15 g，血瘀重加三棱、莪术各 10 g。每上药加水 1000 mL，浸泡半小时，取武火煎沸，文火煎至 400 mL，再复煎取药液 200 mL，将 2 次药液混合，分 2 次温服，每日 1 剂。结果：优良率为 92.2%。（《新中医》，1984 年第 1 期）

2. 接骨续筋汤配合治疗股骨干骨折 64 例：当归、川续断各 10 g，土鳖虫、乳香各 5 g，花粉、骨碎补各 15 g，桑寄生、五爪龙各 30 g，防风 20 g。湿重加苍术 10 g，热重加金银花 12 g。水煎，每日 1 剂，分 2 次服。优良率达 92.2%。（《新中医》，1984 年第 1 期）

3. 向下按压，矫正畸形，单髋人字石膏、前后石膏托（或管形石膏）固定，治疗股骨干骨折髓内针术后畸形愈合 27 例：麻醉（身体壮不用）。患者侧卧，患肢与床边垂直，畸形成角处对准床边，中间垫布垫。X 线下，助手握患肢近端固定于床面，医者握远端向下按压，矫正畸形。

股骨干上、中1/3骨折分别用单髋人字石膏、前后石膏托（或管形石膏），均固定患肢于外展中立位，至临床愈合，再用大腿夹板固定。并用伸筋草、透骨草各50 g，五加皮、鸡血藤、艾叶、丹参、苏木各30 g，红花20 g，牛膝、木瓜、乳香、没药各15 g。装纱布袋，2～3日1剂，水煎取液，洗患肢后，功能锻炼；每日2次。结果：均整复成功。随访1年，优24例，良3例。（《中医正骨》，2003年第10期）

4. 对抗牵引复位，小夹板固定，治疗成人股骨干骨折164例：两助手持续对抗牵引，螺旋形骨折，远端处助手作旋转回绕，医者内外推挤复位；骨折重叠>3 cm，肿胀甚，先行胫骨结节骨牵引，小夹板制动，4～5日后，行回旋（或折顶）法复位。继行胫骨结节中立位骨牵引，屈髋呈30°，中下段骨折屈膝呈30°～45°，小夹板固定；1周后，手法按摩，4日1次；配合功能锻炼，并用三色散（含当归、五加皮、木瓜、丹参、赤芍、川芎、天花粉、黄药子、紫荆皮、姜黄、川牛膝、防风、防己等。浙江省舟山市骨伤医院研制）外敷患处。早期用赤芍、当归、川芎、红花、桃仁、三七、延胡索、茜草、香附、陈皮、甘草等；中期用当归、白芍、川芎、土鳖虫、骨碎补、丹参、炮穿山甲、陈皮、炒杜仲、川断、自然铜等；晚期用当归、白芍、川芎、川断、补骨脂、自然铜、龟甲、巴戟肉、黄芪、党参、白术等。水煎服。解除固定后，用红花、五加皮、木瓜、丹参、羌活、赤芍、白芍、姜黄、独活、怀牛膝、防风、防己、威灵仙、川芎、秦艽、黄药子等。水煎取液，熏洗患处。随访4个月至5年，结果：优138例，良26例。（《中国骨伤》，2002年第9期）

5. 股骨髁上、胫骨结节骨牵引，酌加固定垫并行小夹板外固定，治疗新鲜股骨干骨折107例：根据患者年龄、骨折部位和骨折移位程度分别采用股骨髁上、胫骨结节骨牵引，轻度移位和无移位者用皮肤牵引法。将患肢置于软枕上，外展20°～30°，膝关节屈曲150°～165°，髋关节自然位。牵引重量成人6～8 kg，儿童2～4 kg，床尾抬高约20 cm。轻度移位骨折在牵引时即行手法复位，重叠移位骨折于牵引24小时后再行手法闭合复位，复位满意后，酌加固定垫并行小夹板外固定，并适当减少牵引重量，患肢复位固定后即开始作股四头肌的锻炼和踝关节的屈伸活动。结果：解剖或近解剖对位87例，功能对位20例，平均62日，全部病例临床愈合。随访92例，结果：功能优82例，良10例。（《广西中医药》，1990年第5期）

6. 采用持续骨牵引加小夹板固定，治疗股骨干骨折25例：常规髁上牵引至重叠移位牵开后，行手法整骨（常用触摸、推按、板提、扣挤等法），而后用4块夹板固定，辅以中药辨证用药治疗。牵引期间进行床头蹬拉活动，健肢足蹬对抗物木砖，伤肢在床上拉动；去除牵引后进行"蹬空增势""坠举千斤势"练功，伤后4个月做"白鹤摇膝势"功术操练。结果：疗效优20例，良5例。平均治疗时间50日。（《福建中医药》，1991年第5期）

7. 双下肢悬吊、水平皮牵引，小夹板外固定，治疗小儿股骨干骨折96例：≤3岁、>3岁分别用双下肢悬吊、水平皮（或胫骨中下段交界处水平骨）牵引，重量分别以臀部离开床面为度、2～4 kg；患肢外展位，复位。根据复位情况及双下肢长度调整牵引重量。用2～3周，X线片示：骨痂形成，改行单髋人字石膏固定6～9周，骨折愈合后解除，功能锻炼。随访1～3年，结果：均一期连接。（《中国中医骨伤科杂志》，2001年第5期）

8. 局部麻醉下行股骨髁上骨牵引，夹板（或石膏）固定，治疗小儿股骨干骨折162例：局部麻醉下行股骨髁上骨（<3岁用双下肢悬吊皮）牵引术，股骨上、中、下骨折分别外展屈髋位、中立位、屈膝位。牵引重量1次给足。愈合后去除牵引，夹板（或石膏）固定。5～8周后，功能锻炼及负重行走。平均随访4.5年，结果：优63例，良99例。（《中国骨伤》，2005年第1期）

9. 拔伸牵引，纠正重叠移位；折顶、反折、回旋触顶使断端吻合，杉树皮外固定，治疗小儿股骨干骨折 102 例：均以左侧为例。患儿仰卧，两助手分别按住两侧髂嵴、患侧窝膝外侧及内后踝，医者两手分别由内、外侧握住骨折远、近端，与助手配合屈膝外展（骨折在上、中段屈髋角度大屈膝角度小，在下段反之）、拔伸牵引，纠正重叠移位；折顶、反折、回旋触顶使断端吻合，下肢中立位维持牵引，复位。＜3 日功能对位。本组皮牵引，重量 2～3 kg，有中等量骨痂生长时拆除皮牵引，用杉树皮夹板固定，下装 2～3 kg 牵引锤。对照组 51 例，单髋人字石膏固定，膝关节屈曲 15°～30°。结果：临床愈合、骨性愈合时间本组均短于对照组（P＜0.01）。（《中医正骨》，2005 年第 4 期）

第四节　股骨髁间骨折

一、病证概述

　　股骨髁间骨折易发生骨块分离而不产生塌陷，易发生在股骨髁附近，即皮质骨移行成为松质骨薄弱部。不易复位也不易维持复位。股骨髁间骨折可并发腘动脉、神经及其周围软组织的广泛损伤。在伴有相邻结构如侧副韧带、交叉韧带损伤时，可造成膝关节不稳定，也因股四头肌、髌上囊损伤而造成伸膝装置粘连，损害膝关节功能。骨折可造成股骨髁与胫骨平台、髌股关节破坏，改变了正常膝正常的解剖轴与机械轴，破坏了膝关节正常负荷与传导。常见发病部位为股骨髁附近，常为直接、间接暴力所致。常见症状为膝关节积血、肿胀、局部疼痛及功能障碍。可出现各种畸形。有异常活动。常合并半月板或韧带损伤。

二、妙法解析

　　（一）右股骨髁间骨折（孙达武医案）

　　1. 病历摘要：许某，男，35 岁。患者于 1 日前因建筑房屋时不慎从 3 m 多高处跌下，以足部先着地，当时无昏迷，右膝上部畸形、肿胀、疼痛明显，不能站立行走，由他人送当地医院，X 线片示：右股骨髁间骨折，给石膏托固定后送我院求诊。诊见：患者面色苍白，痛苦呻吟，舌暗紫，脉洪大。右膝部畸形、明显肿胀，膝内侧部皮下有大片瘀斑，股骨内外髁处均有压痛，有骨擦音，浮髌试验（＋）。X 线片示：右股骨髁间骨折，呈 T 形。内外骨折块分离约 2 cm。诊断：右股骨髁间骨折。治疗：先在严格无菌下抽出右膝关节内积血，约 50 mL。采用扣挤法整复，在两助手牵引下，医者以两手掌对扣后即复位。复位后用超膝关节夹板固定，并做小腿皮肤牵引，重量 3 kg，局部外敷消肿散，内服消炎退肿汤，练踝背伸、股四头肌收缩活动。1 周后右膝部肿痛明显减轻。2 周后右膝部只有轻度肿胀、压痛，改敷温通散，内服跌打养营汤，并由医者每日做膝关节屈曲活动 5～6 次。4 周后解除牵引，以舒筋活血洗剂熏洗患膝，并练关节屈伸。6 周后扶双拐不负重步行、扶杆站立、扶椅练走等活动。8 周后患者能不扶拐下地行走，右膝关节活动基本正常。（《孙达武骨伤科学术经验集》，人民军医出版社，2014）

　　2. 妙法解析：股骨髁间骨折，又称股骨双髁骨折，属关节内骨折，是膝部较严重的损伤。其发病机制和临床表现与髁上骨折相似。当暴力造成髁上骨折后，骨折近端在暴力作用下，嵌插于股骨髁之间，并向下继续作用将股骨髁劈开成内、外两块，成为 T 形或 Y 形。因本病涉及关节面，复位要求较高，且预后一般较髁上骨折差。髁间骨折多由较严重的间接暴力所致，直接暴力（如打击、挤压等）作用于膝部亦偶有发生。根据受伤机制和骨折端移位方向，分为伸直及屈曲两型，以后者多见。药物治疗，初期可服肢伤Ⅰ号方或新伤续断汤；中期可服肢伤Ⅱ号方或接骨丹；后期可服肢伤Ⅲ号方或健步虎潜丸。外敷药，早期可用双柏水蜜膏外敷。后期可用海桐皮汤煎水外洗。整复法采用扣挤法，疗效好。具体的整复步骤如下：患者仰卧，一助手握大腿上段，另一助手握小腿下段，相对拔伸牵引。医者站在患侧，双手掌分别置于内、外髁部，手指相交叉，随着助手的牵引，两手掌用力将髁部向中线扣挤，听到骨擦音，说明骨折已对位。在施行扣挤法的同时，助手可在用力牵引下将膝关节做几次轻度屈伸动作，使骨折块准确对位，并趋于稳定。夹板固定后配合皮肤牵引或骨牵引。复杂骨折，简单处理，往往取得理想效果。

（二）髋关节外伤性脱位合并股骨髁上骨折（刘成文医案）

1. 病历摘要：患者，男，40岁。骑摩托车与小汽车相撞，被甩出4 m多远。神志清，颜面皮肤多处擦伤、裂伤；左大腿下端和膝关节高度肿胀，浮髌试验阳性，股骨髁上骨擦音阳性，皮肤有3处3 cm长伤口，足背动脉搏动正常；左前臂轻度肿胀，触痛阳性。X线片示：左股骨髁上粉碎性嵌插骨折，髌骨骨折，左尺骨中1/3斜形骨折。缝合皮肤伤口，左前臂小夹板固定，左股骨髁部骨牵引。1个半月后患者坐起时自觉左髋部疼痛，并较右侧为高。此时才注意到髋脱位的问题。摄X线片发现左髋关节后脱位合并髋臼骨折。麻醉下试行手法复位，未获成功。改行切开复位，术中见关节内充满肉芽瘢痕组织，股骨头被纤维组织包绕。彻底清理后将髋臼的一大骨片用克氏针固定在原位，摘除其余的小片骨块，切断臀中小肌部分健部，将股骨头复位。术后2周开始髋、膝关节活动。1年后随访，左髋关节伸屈0～75°、外旋15°、内收20°、外展5°、内旋10°；左膝关节伸屈0～40°。（《特殊型骨与关节损伤医案》，中国医药科技出版社，1993）

2. 妙法解析：髋关节外伤性脱位合并股骨髁上骨折较少见。依发病机制应是先脱位而后继发骨折，但也可能瞬间同时发生。本例骑摩托车时髋关节处在屈曲近90°位，巨大的暴力撞击髋臼后缘使之骨折，继而造成后脱位，外力继续作用造成股骨髁上骨折。这类损伤早期延迟诊断和漏诊率高，主要原因是严重的股骨干骨折使髋脱位的症状和畸形不突出，加之医师未认真进行全面检查所致。临床诊查应予以注意，一旦确诊，应尽早手法复位。不成功时可考虑切开复位。

三、文献选录

（一）股骨髁间骨折损伤机制和类型

1. 直接外力：多见于高速撞击，外力经髌骨将应力变为造成单髁或双髁骨折的楔形力。当外力水平方向作用于髁上区时，常造成髁上骨折。

2. 间接外力：由高处坠落，在膝关节伸直位或屈曲位，不同方向的应力，可造成股骨下端不同部位的骨折。其临床表现有明确的外伤史。膝关节积血、肿胀、局部疼痛及功能障碍。可出现各种畸形。有异常活动。常合并半月板或韧带损伤。应注意是否合并血管神经损伤。X线片有助于明确诊断及分型。

（二）股骨髁间骨折应进行以下检查

1. 检查足、趾活动情况，足背感觉、足背动脉搏动情况。排除神经、血管损伤的可能。

2. 如果患者情况允许，应同时检查膝部侧副韧带及交叉韧带有否损伤。

3. X线检查，拍摄膝关节正侧位片。

4. 血常规、血型及出凝血时间检查。老年患者查心电图及尿糖。对于本病的诊断，结合病史及辅助检查即能明确诊断。但临床上也有报道将髌骨纵行骨折误诊为本病的案例，提示两者有一定的相似性或易混淆的地方，应进行鉴别。

5. 对患者进行X线检查时，膝关节正位片髌骨与股骨髁部重叠，髌骨纵行骨折易误诊为股骨髁间骨折，侧位片髌骨内外侧重叠，若骨折无明显分离错位，或X线片质量不高，均易造成误诊漏诊。

6. 膝关节受伤，尤其是膝前受伤时，必须考虑到髌骨纵行骨折的可能，正侧位片上未见骨折而膝关节有积血者，正位片见有纵行骨折者，必要时行 CT 检查。

（三）股骨髁间骨折的常规治疗

根据骨折类型、移位程度、可否复位等选择治疗方法。

1. 对位满意者包括无移位的骨折及虽有移位但通过手法复位已还纳原位、基本上达解剖对位者，可采取非手术疗法。患肢以下肢石膏固定，但应注意避免内外翻及旋转移位。

2. 对位不佳者应及早行开放复位＋内固定术，其内固定方式视骨折类型不同而具体掌握。常用的方式如下。①拉力螺钉固定：用于单髁骨折。②单纯骨栓固定：适用于单髁骨折。③骨栓＋钢板螺钉固定：多用于 T 形、Y 形、V 形及粉碎性骨折。④L 形（Moore 式）钢板：使用范围同前，但固定牢固程度不如前者，可加用拉力螺钉。⑤其他内固定：根据骨折的类型、移位情况、手术条件的不同酌情选用长螺钉、钢丝及其他内固定物，以求恢复关节面的完整，有利于下肢功能的康复。⑥合并有其他损伤：应酌情加以处理。血管损伤者：多因骨折端刺激腘动脉引起血管痉挛所致，破裂者较少见，应及时进行超声检查，必要时进行血管造影。破裂者应紧急行血管探查术，可与开放复位及内固定同时进行。神经损伤者：神经探查与上述操作同时进行。合并膝关节韧带伤者：原则上早期处理，尤其是侧副韧带及交叉韧带完全断裂者。对半月板破裂者，不宜过多切除，仅将破裂的边缘或前角、后角部分切除即可。

第五节 髌骨骨折

一、病证概述

髌骨骨折，又称膝盖骨骨折。多因跌倒时损伤髌骨所致。是以膝部肿痛、伸膝功能丧失或髌骨部出现凹陷畸形为主要表现的骨折类疾病。其临床表现，常见膝部肿胀疼痛，按之有波动感，压痛明显，伸膝功能丧失。上下分离移位者，髌骨部出现凹陷畸形。如伤后膝部肿痛，不能自主伸膝与抬腿，膝盖处压痛明显，可触到凹陷的骨折间隙或听到骨碎片之间的骨擦音。X 线片示：髌骨有骨折线及移位。临床常见的类型有横断骨折、粉碎性骨折两类。其中横断骨折又分为上、下两块，多有明显分离移位，可触及凹陷的骨间隙；粉碎性骨折，骨折块较多，常无明显移位，按之有骨擦感。其治疗：先抽出关节腔内血液，根据骨折不同类型予以捏挤、推按等手法复位。用抱膝环、弹性抱膝兜等固定。中药治疗，早期宜活血化瘀，方选效灵丹；中期宜和营止痛、接骨续筋，方选和营止痛汤；后期宜补益肝肾，方选健步虎潜丸。中后期可外用海桐皮煎汤熏洗。整复固定 2 周后，开始做膝关节活动，活动范围不超过 15°，3 周后可不负重扶拐下地步行，4～5 周后改单拐，加强膝关节功能锻炼。如复位不良，可并发创伤性关节炎；早期功能锻炼不够，常影响患腿功能恢复。髌骨骨折为直接暴力或间接暴力所致。直接暴力多因外力直接打击在髌骨上造成髌骨骨折，如撞伤、踢伤等，骨折多为粉碎性。间接暴力，多由于股四头肌猛烈收缩、牵拉所致，如突然滑倒时，膝关节半屈曲位，股四头肌骤然收缩，牵髌骨向上，髌韧带固定髌骨下部，而造成髌骨骨折，多为横断骨折。是以髌骨局部肿胀、疼痛、膝关节不能自主伸直，常有皮下瘀斑以及膝部皮肤擦伤为主要表现。X 线片可确定骨折部位及移位情况。

二、妙法解析

（一）右髌骨骨折（孙达武医案）

1. 病历摘要：孙某，男，38 岁。患者于 2 日前，骑摩托车时不慎摔倒，右膝着地受伤，当即肿痛，活动受限，由"120"送至当地医院，诊断为髌骨骨折，当地医院要求住院手术治疗，患者因个人原因不愿意手术，来院求诊于孙氏。诊见：右膝关节明显肿胀，压痛，屈伸活动受限。X 线片示：右髌骨骨折，两骨块分离移位明显。诊断：右髌骨骨折。治疗：①手法整复。患者仰卧位，患肢膝关节伸直位，无菌操作下抽出膝关节腔内积血，然后，术者一手拇指、示指、中指握骨折远端向上推挤固定，另一手同手法握骨折近端向下推挤，使骨折远、近端相互接触，同时嘱助手将患肢膝关节过伸，使骨折端相互靠拢。②抱膝圈固定。用脱脂棉绕成一个直径约 8 cm 的环形，外缠绷带，并扎上 4 条扎带，固定于髌骨四周，后侧以杉木皮来托板固定。将膝关节固定于微屈位，抱膝圈中间用消炎散外敷。③中药辨证论治。髌骨骨折早期瘀肿非常明显，应重用活血祛瘀、消肿止痛的药物。中期应用接骨续筋，通利关节之品。后期予以补肝肾壮筋骨的药物。解除固定后应用中药熏洗。④早期锻炼。固定 1 周后即嘱患者行股四头肌收缩锻炼，定期复诊，患者 2 周后下床拄拐行走，4 周后拆除固定，逐步行膝关节屈伸锻炼。2 个月后即可弃拐负重行走。（《孙达武骨伤科学术经验集》，人民军医出版社，2014）

2. 妙法解析：髌骨系人体最大的籽骨，呈倒三角形，有保护膝关节、增强股四头肌力量的作用。髌骨骨折多由直接暴力或间接暴力所造成，直接暴力所致者，多呈粉碎性骨折。间接暴力所致者，骨折线多呈横行，两骨块分离移位，伸膝装置受到破坏。对髌骨骨折的治疗，要求恢复伸膝装置的功能，并保持关节面的完整光滑，防止创伤性关节炎的发生。传统的治疗方法主要是采用手法复位，抱膝圈固定法等。有明显分离移位（达 2 cm 以上）者，目前均采用手术切开复位，张力带固定或髌骨爪固定来进行治疗。髌骨骨折无分离移位而未经治疗者，很少不愈合，即使是纤维连接，伸膝功能亦基本保存。因此，曾有过"髌骨骨折无碍以后行走能力"的观点。但此类关节内骨折同样存在于晚期出现创伤性关节炎的可能，故早期治疗应做到骨折有良好的对位和尽量使关节面平整，对移位较大的骨折主张积极的手术治疗。有移位的髌骨骨折，多由于股四头肌强力收缩所致，这类骨折整复固定较为棘手，孙氏逆"子求母"的常规整复原理，采用"以母求子"的方法取得了较为满意的疗效。

（二）左髌骨骨折（孙达武医案）

1. 病历摘要：武某，男，69 岁。患者于 3 日前晚上楼时跌伤，左膝着地，立即出现左膝肿胀疼痛，急诊拍片亦左膝髌骨下端粉碎性骨折，石膏托固定收入病房，并决定做手术治疗。后因患者曾做过肾结石手术，对手术有顾虑，要求中医治疗。诊见：局部肿胀明显，睡眠不佳，血压偏高。X 线片示：髌骨下端粉碎性骨折，下关节面不平整。患者坚持不愿手术，而用中医药治疗。舌质红，苔腻，脉弦。诊断：左髌骨骨折。治疗：①手法复位固定。用长形木板一块，上衬棉垫置于膝后，防止膝部屈曲。另用四根扎带，先将髌骨由两侧向中间挤拼复位。而后用扎带作"＃"字式包扎固定。②外敷消炎散，内服宜活血化瘀、健脾化湿。生地黄、川牛膝、骨碎补各 12 g，续断、赤芍、桃仁、红花、丹参、白术、茯苓、陈皮、神曲各 9 g，三七粉、川芎、甘草各 6 g。水煎，每日 1 剂，分早、晚 2 次服。连服 7 剂后复诊，不断调整扎带，收缩"＃"口。2 周后服续骨活血汤并随症加减。连服 1 周，患者下地行走无明显疼痛与不适，拍片复查骨已愈合，髌骨稍有增长，下关节面尚平整。出院后外用洗方。4 个月后随访，患者外出活动，上下楼梯正常，两股四头肌对称，膝关节活动佳，无创伤性关节炎发生。（《孙达武骨伤科学术经验集》，人

民军医出版社，2014)

2. **妙法解析：** 本例经手法整复后，用抱膝法固定，其固定效果往往不够稳定。在固定期间，尤其是开始屈伸锻炼后，由于撕裂的关节囊未经修补缝合，整复后的骨折块仍可分离或旋转移位，导致骨折不愈合或两骨折块向前成角畸形愈合。因此，用此法固定时，应及时检查纠正，如发现固定失败，及早改用其他有效的固定方法，此外抱膝固定要注意避免布带压迫腓总神经，造成腓总神经麻痹，影响锻炼和治疗结果。在治疗髌骨骨折中，除中部骨折移位严重须作手术外，如移位不超过1 cm者，可考虑用"♯"字式包扎法，可取得满意效果。"♯"字包扎法开始时要注意"♯"口要松，防止扎伤皮肉。待塑形后，再逐步拼凑收紧"♯"口。其间每2周可做X线片复查。

（三）右髌骨下1/3骨折（董万鑫医案）

1. **病历摘要：** 黄某，女，72岁。患者不慎滑倒跪到地面摔伤右膝，立即在当地医院就诊。症状与检查：膝部肿胀、疼痛不能走路，不能屈曲，有明显骨擦音，局部有积血，可摸到明显的凹陷骨折线，X线片示：右髌骨下1/3处骨折，两断端显著分离移位。治疗方法：首先疏散气血，然后采用上下归挤手法使折骨复位，外敷正骨散，用月牙夹板固定。每周复查1次，5周后拆除固定物开始舒筋活络，3个月患膝功能恢复正常。（《中国现代名中医医案精华》，北京出版社，1990)

2. **妙法解析：** 治疗髌骨骨折时，首先要疏散或抽出膝内的积血，否则会妨碍后期膝关节功能的恢复。复位时对于移位较严重的折骨，不能要求一次就获得满意的效果，一次不成功时，可敷好外用药，将折骨做暂时固定，待局部消肿后再行整复，必要时可以做第3次整复，但时间不要拖得太久，最迟不应超过10日，应尽可能早些复位。用四点归挤法棉垫固定比传统的抱膝器更为牢固，且不易移动。每个小棉垫之间有空隙，这样对局部血运影响较小，因而消肿较快，折骨愈合也就快，后期膝关节功能恢复也好。固定时，前面最好使用两块半圆缺口的纸板，使用这种纸板较挖洞的整块纸板更为灵活，中间的空洞范围可注意选择，只须将两块板的距离稍加变动即可。后期做膝关节功能练习时，要缓慢进行，逐渐加大活动范围，禁止使用暴力强屈，以防再次发生骨折。关于药物治疗，早期瘀肿非常明显，应重用疏散气血药以消肿胀，中期应接骨续筋，通利关节之品，后期服补肝肾、壮筋骨药，解除外固定后应用中药熏洗。髌骨骨折固定时间不宜过长，要尽早进行膝关节的舒筋按摩和主动功能练习。

（四）左髌骨上极横断骨折（沈荣胜医案）

1. **病历摘要：** 患者，男，8岁。7日前跌倒致左膝关节疼痛，活动轻度受限。体格检查时见患侧膝关节轻度肿胀，髌骨处有压疼，膝关节活动受限，浮髌试验阳性。X线片示：左髌骨上极横断骨折，无移位。嘱其卧床并保持患膝关节伸直位休息。3周后复查，膝关节肿胀消失，髌骨处无压痛，浮髌试验阴性，膝关节活动基本正常。X线片示：原骨折已愈合。（《特殊型骨与关节损伤医案》，中国医药科技出版社，1993)

2. **妙法解析：** 小儿髌骨骨折极少见，临床诊治时应注意与骨化点区别。髌骨有数个骨化点，一般4～5岁出现，6～7岁融合，其X线片像呈圆形或椭圆形，边缘整齐。髌骨骨折除骨折线边缘不整齐可资鉴别外，尚需结合患儿年龄。另外，髌骨上极骨折还应与先天性双髌骨相鉴别。先天性双髌骨的副髌骨位于外上极，两侧对称是鉴别点。治疗上对移位不明显、股四头肌延续部尚有部分存者，应在环槽抱圈式固定下尽早下床扶拐锻炼，以免造成关节功能障碍。固定时间一般不超过3周，儿童要比成人短。

（五）左髌骨下极骨折（唐志宁医案）

1. **病历摘要：** 患者，男，12岁。跳高起步时跌伤左膝部，致关节肿痛，不能行走，在当地诊为左髌骨骨折，行手法整复夹板固定。伤后 5 日来诊。体格检查时见左膝关节肿胀明显、疼痛，呈半屈曲位，主动活动范围 60°，被动活动时疼痛加剧。抽屉试验、侧方挤压试验阴性，浮髌试验阳性。可触及骨折间隙，压痛明显。X 线片示：左髌骨下极骨折，两折端分离移位大约 1.5 cm，远折端骨折块呈 "V" 字形，约 0.5 cm×1 cm。诊断：左髌骨下极骨折。在局部麻醉下行左髌骨骨折切开整复钢丝内固定术。术中见骨性髌骨主体下端基本完整，远折端呈 "V" 字形骨软骨块，约 1.5 cm×2.5 cm 大小，凹陷呈囊袋状，基底部连同一层薄的松质骨，形状完全与髌骨主体缺损面相符，确诊为髌骨袖套状骨折。以细钢丝通过软骨下软组织做贯穿环形缝合固定。随访 5 个月，膝关节功能恢复正常。(《特殊型骨与关节损伤医案》，中国医药科技出版社，1993)

2. 妙法解析：髌骨软骨袖套状骨折为儿童独特的髌骨损伤类型，多为急剧伸膝和股四头肌强烈收缩所产生的对抗阻力导致髌骨下极软骨连同下极的骨片从骨性髌骨主体上撕脱下来，撕脱的髌骨碎片总是包括重要的软骨而成 "袖套" 状治疗以恢复髌骨的作用和伸膝装置的连接为原则，必须予以准确复位和可靠的固定。

（六）右膝前十字韧带撕脱骨折（黄国忠医案）

1. 病历摘要：患者，男，18 岁。1 个月前抬举 20 kg 石锁，当膝关节半屈曲位起身上举时，上身摇闪，随感右膝弹响扭伤。过后伤膝疼痛、肿胀、不能行走。对症治疗 1 个月不见缓解。体格检查时见右膝浮髌试验阳性，关节内缘压痛，髌骨表面光滑平整无骨折征象，关节活动障碍，X 线片示：右膝关节内有游离骨片，位于胫骨髁间隆突处。诊断：右膝前十字韧带撕脱骨折。即行膝关节探查术。术中见胫骨髁间隆突前方有 1.2 cm×0.3 cm 软骨片，与髌下脂肪垫粘连，探查关节内股骨、胫骨面完整，韧带无损伤，翻转髌骨见软骨面内下 1/4 处有一如骨折片大小之纵形骨质缺损，已被机化组织充填。取出游离骨片，切口一期愈合，8 周后复查，右膝关节功能恢复正常。(《特殊型骨与关节损伤医案》，中国医药科技出版社，1993)

2. 妙法解析：髌骨软骨面撕脱性骨折较罕见，只有当屈膝位，同时有内翻动作，髌骨被推向外侧嵌在股骨外髁上时，股四头肌强力收缩，髌骨回位遭受股骨外髁的剥挫方可造成这种骨折。本例伤后骨折片未移位，继续活动骨折片移位游离入关节腔，时间较长粘连停留在髁间隆突前方，临床易与胫骨髁间隆突骨折混淆。摄膝关节髌骨轴位 X 线片检查可明确诊断。早期采用关节镜修补损伤的软骨面，或切开复位无损伤缝合，术后采用屈膝 5°～10° 后侧石膏托固定等措施，并注重股四头肌锻炼的情况下，一般不会造成后遗症。

（七）左髌骨骨折（王强医案）

1. 病历摘要：患者，男，20 岁，工人。入院前 1 日，患者在稍息位（左下肢直立）站立时，被他人猛踢左腘区，突然摔倒，伤及左膝部。膝部剧痛，髌骨向外侧移位，自主伸屈膝关节受限，并有关节交锁感。左膝明显肿胀、压痛，主动伸屈活动受限，尚可做被动伸屈活动达功能位，髌骨位置尚正常（已手法复位），髌骨触压痛较明显，浮髌征阳性，侧副韧带紧张试验及抽屉征均为阴性。X 线侧位片示：左髌骨后下缘有一楔形骨片，约 2 cm×0.7 cm 大小。诊断：左髌骨骨折。在硬膜外阻滞下行切开复位内固定术。术中抽出膝关节腔内血性积液约 150 mL；髌骨关节面有一约 3 cm×2.5 cm×0.8 cm 软骨缺损区，位于髌骨内关节面，表面有凝血块附着，骨折面内侧缘（也为软骨面边缘）有两个粟粒大小与骨关节面缺损相应的骨软骨片，探查交叉韧带、半月板均无异常，但发现股骨外侧髁近关节缘滑膜下明显瘀血，面积约 1.5 cm×1.5 cm，局部骨质肉眼观察无破坏。遂将骨折碎片复位，用细银丝做 U 形固定，左膝长腿石膏固定 4 周。3 个月复查，左膝关节疼痛消失，活动基本恢复正常。(《特殊型骨与关节损伤医案》，中国医药科技出版社，1993)

2. 妙法解析：创伤性髌骨脱位合并髌骨软骨骨折，临床较少见。其损伤机制，既有间接暴力导致髌骨外侧脱位，又有直接暴力引起髌骨软骨骨折，这是一个连续的暴力作用转换过程。在患者毫无思想准备的情况下，突如其来的暴力使左膝关节屈曲，股四头肌骤然强力收缩，同时胫骨强力外翻、外旋，外力加于髌骨内缘，首先发生髌骨外侧脱位。继之左髌骨着地，身体重心移至髌骨着力点，髌骨在已经脱位的位置上，同时接受来自地面和股骨外侧髁的合力撞击，使髌骨软骨发生骨折。如果没有先发生的髌骨脱位，将不可能造成髌骨软骨下骨折。髌骨脱位多可自行复位，髌骨软骨下骨折一般采用保守疗法，尽量抽出关节内积血，伸直位后托板或石膏托固定4～6周，配合中药局部熏洗或包敷，早期锻炼股四头肌，多可获得满意疗效。

（八）左髌骨骨折（孙广生医案）

1. 病历摘要：尹某，男，41岁。患者昨日平地摔伤，左膝跪地，伤后左膝疼痛、青紫、肿胀，不敢活动。检查：左膝明显肿胀、青紫瘀斑，局部压痛，可扪及骨擦感，浮髌试验阳性，异常活动明显，关节功能受限。X线片示：左髌骨腰部斜行断裂，两断端分离2 cm。诊断：左髌骨骨折。治疗：整复固定，中药按骨折三期辨证施治。局部麻醉，患肢仰卧，抽出关节腔内积液60 mL。患肢取伸直位，术者以推按挤压手法整复骨折。一手推骨折近端，另一手固定远端，使其轻轻平整合拢复位。整复满意后，以抱膝圈固定膝部，即按髌骨轮廓大小，用纱布和棉花做成棉圈，圈上系4～6根布带，各长0.67 m；托板1块，将托板固定于下肢后侧，再将抱膝圈套在髌骨周围，用圈上的布带分别结扎固定。随着肿胀的消退，逐渐把布带扎紧，以便保证抱膝圈对骨折的固定作用。术后调护及功能锻炼：术后卧床2周，以利骨折端稳定。患肢抬高并辅助按摩以利于静脉回流，患肢肿胀消退。中药以活血化瘀、行气止痛为法，方药用下肢伤Ⅰ号方加减：红花6 g，白茅根30 g，桃仁、川芎、生地黄、当归、赤芍、泽兰、香附、牛膝各10 g，甘草3 g，薏苡仁20 g。水煎，每日1剂，分早、晚服。同时，跌打胶囊，每次3粒，每日3次，口服。服1周后，患肢肿胀明显消退，疼痛缓解。嘱患者拄双拐练习行走，指导股四头肌舒缩锻炼。中药治疗以和营止痛、接骨续筋为主，方用和营止痛汤加减：红花6 g，延胡索15 g，续断12 g，桃仁、川芎、当归、赤芍、乳香、威灵仙、乌药、没药各10 g，陈皮6 g，甘草3 g。水煎服，每日1剂。同时，外敷接骨续断膏（本院制剂）；接骨胶囊，每次3粒，每日3次，口服。服1周后，患肢肿胀消退，疼痛缓解。X线片示：骨折对位良好，关节面平整，少量骨痂形成，骨折达到纤维愈合。拆除外固定，缓慢练习膝关节屈伸功能。中药以补肝肾、壮筋骨为法，方用壮骨汤加减：黄芪30 g，熟地黄、骨碎补各15 g，续断12 g，当归、赤芍、川芎、牛膝、自然铜各10 g，土鳖虫7 g，甘草3 g。水煎服，每日1剂。同时，予以中药熏洗，以舒筋活络、通利关节为主，药用苍术、赤芍、三棱、莪术、姜黄、威灵仙、透骨草、石菖蒲、艾叶各20 g。煎水，每日1剂，分3次外洗。服壮骨胶囊，外敷接骨续断膏。3个月后随访复查，骨折对位对线好，骨折线模糊。临床愈合，膝关节功能良好，无后遗症。（《孙广生医案精华》，人民卫生出版社，2014）

2. 妙法解析：髌骨骨折为直接暴力或间接暴力所致。直接暴力多因外力直接打击在髌骨上造成髌骨骨折，如撞伤、踢伤等，骨折多为粉碎性。间接暴力多由于股四头肌猛烈收缩、牵拉所致，如突然滑倒时，膝关节半屈曲位，股四头肌骤然收缩，牵髌骨向上，髌韧带固定髌骨下部，而造成髌骨骨折，多为横断骨折。治疗的原则与目的是恢复髌骨和膝关节的结构，患者断端分离，故常用推按挤压手法整复。抱膝圈固定是中医传统固定方法，可以在髌骨周围形成向心性挤压力，维持有效固定。托板固定于后侧，可以使下肢处于伸直位，保持有效张力，防止膝关节屈曲活动，控制断端移位。

（九）右髌骨骨折（孙广生医案）

1. 病历摘要：唐某，女，35 岁。患者昨日下坡时摔倒，右膝关节着地受伤，伤后疼痛难忍，随即肿胀、青紫，不能活动。查见右膝关节明显肿胀、青紫瘀斑，局部压痛，浮髌试验阳性，触诊有骨擦音、异常活动，关节功能受限。X 线片示：右髌骨腰部粉碎性骨折，骨折线呈 Y 形，并分离移位。诊断：右髌骨骨折。治疗：整复固定，中药按骨折三期辨证施治。硬膜外阻滞，患肢仰卧，抽出关节腔内积液 65 mL。术者一手固定远端，另一手拇指、示指分开，分别推近端两碎骨片，使其轻轻平整合拢复位。整复满意后，以髌骨爪固定，即髌骨爪四个爪分开，分别抓住髌骨四角，然后，拧紧上端旋钮。X 线透视骨折整复固定对位良好，将各爪无菌包扎。术后调护及功能锻炼：麻醉清醒后，即可予股四头肌舒缩练习。术后第二日即可逐渐练习膝关节伸屈活动，4 周后拆除外固定，逐步加强膝关节屈伸功能。中药以活血化瘀、行气止痛为法，方药用下肢伤 I 号加减：红花 6 g，白茅根 30 g，桃仁、川芎、生地黄、当归、赤芍、泽兰、香附、牛膝、木通各 10 g，薏苡仁 20 g，甘草 3 g。水煎，每日 1 剂，分早、晚服。同时，跌打胶囊，每次 3 粒，每日 3 次，口服。服 1 周后，患肢肿胀明显消退，疼痛缓解。中药治疗以和营止痛、接骨续断为法，方用和营止痛汤加减：延胡索 15 g，续断 12 g，桃仁、川芎、当归、赤芍、乳香、威灵仙、乌药、没药各 10 g，红花、陈皮各 6 g，甘草 3 g。水煎服，每日 1 剂。同时，外敷接骨续断膏（本院制剂）；接骨胶囊，每次 3 粒，每日 3 次，口服。服 1 周后，患肢肿胀消退，疼痛缓解。X 线片示：骨折对位良好，关节面平整，少量骨痂形成。拆除髌骨爪，加强练习膝关节屈伸功能。中药治疗以补肝肾、壮筋骨为法，方用壮骨汤加减：熟地黄、骨碎补各 15 g，续断 12 g，黄芪 30 g，当归、赤芍、川芎、牛膝、自然铜各 10 g，土鳖虫 7 g，甘草 3 g。水煎服，每日 1 剂。同时，中药熏洗，以舒筋活络、通利关节为主，药用苍术、赤芍、三棱、莪术、威灵仙、透骨草、石菖蒲、艾叶各 20 g。水煎，每日 1 剂，分 3 次外洗。服壮骨胶囊，外敷接骨续断膏。3 个月后随访复查，骨折对位对线好，骨折线模糊，临床愈合，膝关节功能良好，无后遗症。（《孙广生医案精华》，人民卫生出版社，2014）

2. 妙法解析：髌骨骨折的治疗原则与目的是恢复髌骨和膝关节的结构，患者断端分离，故常用推按挤压手法整复。髌骨爪可以在髌骨周围形成向心性挤压力，维持有效固定，控制断端移位。

（十）左髌骨骨折（孙广生医案）

1. 病历摘要：陈某，男，53 岁。患者 1 小时前平地摔伤，左膝着地，伤后疼痛、青紫、肿胀，左膝不能活动。查见左膝明显肿胀、青紫瘀斑，局部压痛，可扪及骨擦感，浮髌试验阳性，异常活动明显，关节功能受限。X 线片示：左髌骨腰部斜行断裂，两断端分离 3.0 cm。诊断：左髌骨骨折。治疗：整复固定，中药按骨折三期辨证用药。连硬膜外阻滞，患者仰卧，术野区常规消毒，铺无菌巾。以髌骨骨折裂隙为中心，在膝前做一略呈弧形的约 10 cm 的横行切口，切开皮肤、皮下组织，清除骨折端和关节内的血凝块，用刮匙刮骨折面，使之成为新鲜的粗糙面，以 2 mm 规格克氏针与导针分别在两断端钻入 4 孔，以钢丝穿入，然后用两把巾钳夹持骨折块复位，将钢丝拉紧结扎，髌骨复位，再将髌腱膜紧密缝合，X 线透视见骨折整复固定对位良好。冲洗切口，逐层缝合切口，无菌包扎。术后调护及功能锻炼：术后卧床 2 周，以利骨折端稳定，患肢抬高并辅助按摩以利于静脉回流、患肢肿胀消退。中药以活血化瘀、行气止痛为法，方选下肢伤 I 号方加减。药用红花 6 g，桃仁、生地黄、当归、川芎、泽兰、香附、牛膝、木通各 10 g，白茅根、薏苡仁各 30 g，甘草 3 g。水煎，每日 1 剂，分早、晚服。同时，跌打胶囊，每次 3 粒，每日 3 次，口服。服 1 周后，患肢肿胀明显消退，疼痛缓解，切口一期愈合。予以拆线，嘱患者拄双拐练习行走，指导股四头肌舒缩锻炼。中药治疗以和营止痛、接骨续断为法，方用和营止痛汤加减：延胡索15g，续断12g，桃仁、川芎、当归、赤芍、乳香、威灵仙、乌药、没药各10g，红花、陈皮各6g，甘草3g。水煎服，每日1剂。同时，外敷接骨续断膏（本院制剂）；接骨胶囊，每次2粒，每日3次，口服。服1周后，患肢肿胀消退，疼痛缓解。X线片示：骨折对位良好，关节面平整，少量骨痂形成。嘱缓慢练习膝关节屈伸功能。中药以补肝肾、壮筋骨为法，方用壮骨汤加减：黄芪30g，熟地黄、骨碎补各15g，续断12g，当归、赤芍、川芎、牛膝、自然铜各10g，土鳖虫7g，甘草3g。水煎服，每日1剂。同时，予以中药熏洗，以舒筋活络、通利关节为主，药用苍术、赤芍、三棱、莪术、威灵仙、透骨草、石菖蒲、艾叶各20g。煎水，每日1剂，分3次外洗。同时服壮骨胶囊，外敷接骨续断膏，每次3粒，每日3次，口服。服1周后，患肢肿胀消退，屈膝活动可，弃拐行走，无跛行，X线片示：骨折对位可，中量骨痂形成。继服用壮骨胶囊。3个月后随访复查，骨折对位对线好，骨折线模糊，临床愈合，膝关节功能良好，无后遗症。（《孙广生医案精华》，人民卫生出版社，2014）

2. 妙法解析：该患者断端分离较大，达3cm，故常用开放复位，可以更有效地使骨折断端恢复解剖结构。钢丝坚强、韧性好，以其结扎髌骨，固定牢固，可以有效防止断端再次移位。

（十一）左髌骨骨折（孙广生医案）

1. 病历摘要：刘某，男，45岁。患者1日前从约1m高处摔下，左膝部触地，当即疼痛难忍，随即肿胀、青紫，不能活动。查见左膝关节明显肿胀、青紫瘀斑，局部压痛，浮髌试验阳性，触诊有骨擦音、异常活动，关节功能受限。X线片示：左髌骨腰部横形骨折，两断端分离2cm。诊断：左髌骨骨折。治疗：整复固定，中药按骨折三期辨证用药。连续硬膜外阻滞，患者仰卧，术野区常规消毒，铺无菌巾。在膝关节前侧做一略呈弧形的约10cm的横行切口，切口的两端相当于髌骨的腰部水平，切开皮肤、皮下组织，清除骨折端和关节内的血凝块，用刮匙刮骨折面，使之成为新鲜的粗糙面，然后用两把巾钳夹持骨折块复位，使分离的髌骨完全复位，并保持髌骨关节面平整，纵向予2枚直径2mm克氏针固定，克氏针两端用中粗钢丝做张力带固定，针尾折弯埋入皮下。冲洗切口，逐层缝合切口，无菌包扎。麻醉清醒后，即可予股四头肌舒缩练习，术后第二天即可逐渐练习膝关节伸屈活动。中药以活血化瘀、行气止痛为主，选下肢伤Ⅰ号方加减：红花6g，桃仁、川芎、生地黄、当归、赤芍、泽兰、香附、牛膝、木通各10g，白茅根、薏苡仁各30g，甘草3g。水煎，每日1剂，分早、晚服。并用跌打胶囊，每次3粒，每日3次，口服。服1周后，患肢肿胀明显消退，疼痛缓解，已拄拐下地行走。切口一期愈合，予以拆线。中药治疗以和营止痛、接骨续断为法，方用和营止痛汤加减：延胡索15g，续断12g，桃仁、川芎、当归、赤芍、乳香、威灵仙、乌药、没药各10g，红花、陈皮各6g，甘草3g。水煎服，每日1剂。同时，外敷接骨续断膏（本院制剂）；接骨胶囊，每次3粒，每日3次，口服。患肢肿胀消退，疼痛缓解，已弃拐行走，无跛行，屈膝90°。X线片示：骨折对位良好，关节面平整，少量骨痂形成。嘱加强练习膝关节屈伸功能。中药以补肝肾、壮筋骨为法，用壮骨汤加减：熟地黄、骨碎补各15g，续断12g，黄芪30g，当归、赤芍、川芎、牛膝、自然铜各10g，土鳖7g，甘草3g。水煎服，每日1剂。同时，予以中药熏洗，以舒筋活络、通利关节为主，药用苍术、赤芍、三棱、莪术、威灵仙、透骨草、石菖蒲、艾叶各20g。水煎，每日1剂，分3次外洗。同时服壮骨胶囊，外敷接骨续断膏。患肢肿胀消退，屈膝活动可，弃拐行走，无跛行，食纳、二便调。X线片示：骨折对位可，中量骨痂形成。继续服壮骨胶囊。3个月后随访复查，骨折对位对线好，骨折线模糊，临床愈合，膝关节功能良好，无后遗症。（《孙广生医案精华》，人民卫生出版社，2014）

2. 妙法解析：髌骨骨折为临床常见损伤，多见于 30～50 岁的患者，日常生活及劳动中，由于间接暴力或直接暴力作用于髌骨易发生骨折。若处理不当常留有后遗症而影响膝关节活动，治疗的目的在于恢复膝关节功能，保证髌骨关节面的平整。对有移位的严重粉碎性髌骨骨折在治疗上目前主要存在 3 个问题：复位困难，固定困难，后遗症多。该骨折以前大多采用髌骨部分切除或全部切除，现在还有不少医师采用此种方法治疗。但髌骨全切后股四头肌肌力弱，伸膝受限，膝关节不稳定，并且肌腱及股骨关节面长期摩擦，容易形成创伤性关节炎，因而应保留髌骨。目前，在治疗上多采用单一的固定方法治疗复杂的严重粉碎性髌骨骨折，难以达到有效的固定目的，在骨折复位前切开髌旁腱膜，既便于边复位边触摸髌骨关节面，检查关节面是否平整。同时，靠近髌骨关节面处穿克氏针，可防止伸膝时关节面处张开。细钢丝通过髌韧带或股直肌肌腱或髌旁腱膜，捆扎在克氏针尾上，不但起张力带作用，而且可在骨折早期膝关节活动或股四头肌收缩时，承担由股四头肌、股间肌传向髌韧带的主要力量，从而防止膝关节活动时发生骨折再移位。

三、文献选录

（一）名医论述选录

孙达武认为，髌骨系人体最大的籽骨，呈倒三角形，有保护膝关节，增强股四头肌力量的作用。髌骨骨折多由直接暴力或间接暴力所造成，直接暴力所致者，多呈粉碎性骨折；间接暴力所致者，骨折线多呈横行，两骨块分离移位，伸膝装置受到破坏。对髌骨骨折的治疗要求为恢复伸膝装置的功能，并保持关节面的完整光滑，防止创伤性关节炎的发生。传统的治疗方法主要是采用手法复位，抱膝圈固定法等。有明显分离移位（达 5 cm 以上）者，均采用手术切开复位，张力带固定或髌骨爪固定来进行治疗。

曾赛华认为髌骨骨折除非严重分离移位而未经治疗者，很少不愈合，即使是纤维连接，伸膝功能亦基本保存。因此，曾有过"髌骨骨折无碍以后行走能力"的观点。但此类关节内骨折同样存在晚期出现创伤性关节炎的可能，故早期治疗应做到骨折有良好的对位和尽量使关节面平整，对移位较大的骨折主张积极的手术治疗。有移位的髌骨骨折，经手法整复后，用抱膝法固定，其固定效果不够稳定。在固定期间，尤其是开始屈伸锻炼后，由于撕裂的关节囊未经修补缝合，整复后的骨折块仍可分离或旋转移位，导致骨折不愈合或两骨折块向前成角畸形愈合。因此，用此法固定时，应及时检查纠正，如发现固定失败，及早改用其他有效的固定方法，此外抱膝固定要注意避免布带压迫腓总神经，造成腓总神经麻痹，影响锻炼和治疗结果。

（二）临床报道选录

1. 雪上一枝蒿膏治疗髌骨骨折 50 例：雪上一枝蒿粉 5～10 g，冬青叶粉 10～20 g，凡士林 10 g，白酒适量。上药调和，加开水适量调成糊状，摊纱布上贴敷在髌骨骨折局部。1～2 日换药 1 次。总有效率 96%。（《云南中医杂志》，1988 年第 4 期）

2. 通经活血合剂治疗髌骨骨折 40 例：当归活血汤。当归、赤芍、红花、川芎、羌活、独活、木通、泽兰、茯苓各 10 g，生黄芪 60 g，三七粉（冲服）6 g。和营生新汤。当归、黄芪、川芎、红花、补骨脂、骨碎补、独活各 10 g，丹参、桑寄生各 30 g，煅自然铜、炒杜仲、续断各 15 g。温经汤。药用花椒、桂枝、艾叶、紫苏叶、姜黄各 10 g，伸筋草、木通、独活各 15 g。先用手术固定，术后早期用当归活血汤加减，水煎服，每日 1 剂，连用 10 日。10 日后用和营生新汤加减，水煎服，每日 1 剂，用 3 周。中药外治：术后 10 日左右，切口 1 期愈合，用自制活血祛瘀、利水消肿、舒筋活络的中药膏外敷患处。1 个月后改用温经汤加减外洗，水煎，每日 1

剂，分 2～3 次先熏后洗。术后切口均 1 期愈合，骨折复位良好，平均愈合时间 2 个月。(《中医正骨》，1999 年第 5 期)

3. 桃仁透骨汤治疗髌骨骨折 26 例：早期用生地黄、薏苡仁各 20 g，金银花 15 g，桃仁 12 g，赤芍、三七、川牛膝、枳壳、黄柏各 10 g，红花、甘草各 6 g。中后期用北黄芪 30 g，续断、骨碎补、党参、熟地黄、自然铜各 15 g，当归、木瓜、赤芍、川芎各 10 g，甘草 6 g。石膏拆除后，用通络洗剂熏洗膝关节，伸筋草、透骨草、三棱、莪术、海桐皮、桂枝、木瓜、独活、薏苡仁、细辛、黄柏。外科手术，采用钢丝环扎加 8 字交叉张力带内固定。术后石膏托固定，于屈膝 30°位，2～3 周后拆除石膏，进行屈膝功能锻炼。并配合上述中药内服外洗。随访 6 个月至 2 年，优 20 例，良 5 例，无效 1 例，优良率 96.1%。愈合时间 8～10 周。(《河北中医》，1999 年第 4 期)

4. 透草寄奴散治疗髌骨骨折 162 例：透骨草、伸筋草、赤芍、刘寄奴、落得打、寻骨风、红花、桑枝、花椒。用透骨散，纱布包扎，煮沸 5 分钟，先熏后洗，每次 30 分钟至 1 小时，每日 1～2 次，7～10 日为 1 个疗程。熏洗热敷的同时，主动伸屈膝关节活动，对严重的膝关节僵硬者，用强有力的被动运动。用 1～4 个疗程，结果：优 133 例，良 25 例，可 4 例。优良率 97.5%。(《江苏中医》，2000 年第 4 期)

5. 牵引复位，石膏夹板外固定治疗髌骨骨折(Barton 骨折)21 例：麻醉后，医者握腕骨以上部位，助手握前臂远端，使患肢处于屈腕、旋前位，牵引，将腕关节向尺侧偏，旋转脱位远端，使腕关节复位。若骨折块向掌侧移位，将腕关节前屈、内旋尺偏，两拇指压住骨折块，在牵引下向背侧复位，保持前臂中立位腕关节掌屈尺偏；若骨折块向背侧移位，将腕关节背伸、外旋尺偏，两拇指压骨折块，在牵引下向掌侧复位，保持前臂中立位，腕关节位于背伸位，远端内旋尺偏。2 周后，腕关节置休息位。均用石膏夹板固定。功能锻炼，定期 X 线复查。结果：均复位。随访 0.5～2 年，优 16 例，良 5 例。(《中国骨伤》，2008 年第 9 期)

6. 定骨舒筋复位，夹板外固定，治疗髌骨骨折 30 例：去除夹板，按摩患处 15 分钟；用定骨法(1～4 指扣住髌骨边缘上下左右四点)，先被动后主动屈伸膝关节各 15 次，活动度以 5°左右递增；行夹板外固定。与对照组均于伤后半个月，在夹板固定下，行股四头肌等长收缩活动 100～200 次，每日 5 次；3 周后，带夹板下地。X 线片示骨折愈合后，拆除夹板，行床上主动屈伸活动；床边垂膝主动屈伸；扶床弓步屈伸各 50～100 次；每日 3 次。均用复方三七液，去伤片，口服；伤科黄水纱布，外敷。用 3 个月，结果：两组分别优 23 例、15 例，良 6 例、13 例，中 1 例、2 例。(《北京中医药大学学报》，2008 年第 10 期)

7. 修整骨折端并复位，双十号丝线荷包缝合，并服中药，治疗髌骨骨折 126 例：硬膜外阻滞，膝关节前内侧 S 形切口，暴露髌骨，沿骨折线切开骨膜，清除异物，修整骨折端并复位。在髌骨内侧缘切开深筋膜及关节囊全层组织长约 2 cm，用双 10 号丝线 2 根，从外侧向上、下内荷包缝合，伸直膝关节，助手将丝线在两侧各打 1 个结，医者用手指从内侧关节囊切口处深入关节腔内触摸骨折面，调整髌骨复位，助手渐扎紧丝线，打第 2、第 3 个结，缝合。术后用三七接骨丸，每日 3 粒，分 3 次口服。长腿石膏固定于屈曲 10°～15°位 4 周。功能锻炼。用路路通、海风藤、宽筋藤、刘寄奴、透骨草、桑枝、伸筋草、寻骨风、胖皮枝各 15 g，桂枝、威灵仙、五加皮、红花、独活、木瓜、海桐皮、川牛膝各 5 g。随症加减，水煎取液，加陈醋 250 mL，熏洗患处，每次 30 分钟，每日 3 次。随访 13 个月至 3 年，结果：优 86 例，良 24 例，可 16 例，优良率 87.3%。(《中医正骨》，2002 年第 7 期)

8. 手法复位，多头带固定圈固定，或改良式张力带钢丝固定，并服中药，治疗髌骨骨折 20

例：横断性、纵形骨折，肿胀不甚用手法复位，多头带固定圈固定4～5周；肿甚（或横断、纵形分离＞1.5 cm，或复位失败，或粉碎性）手术，用细克氏针2枚平行穿过远、近折端，改良式张力带钢丝固定。去除外固定后，早期用桃仁9 g，红花、三七各6 g，生地黄、当归、赤芍、乳香、没药各10 g，土鳖虫、泽泻、木通各5 g。中期用党参、当归、黄芪、枸杞子、桑寄生、白芍、牛膝、白及各10 g，杜仲、川断、骨碎补各15 g，自然铜、龙骨各5 g。晚期用刘寄奴、苏木、秦艽、杜仲、狗脊各15 g，赤芍12 g，独活、防风、木瓜、穿山甲珠各10 g。水煎服，每日1剂。第3煎熏洗患处。结果：均治愈。(《湖南中医杂志》，2002年第4期)

9. 用带尖复位钳多把，复位并固定。治疗严重粉碎性髌骨骨折30例：硬膜外阻滞下，取髌前横弧（或纵S）形切口，暴露骨折端，清除血肿及小骨块，用带尖复位钳多把，复位并固定，自髌旁腱膜的裂口伸入手指，平整关节面后，沿髌骨周缘做上、下半环形缝合，收紧结扎固定，缝合髌前及髌旁腱膜。术后屈膝10°～15°长腿石膏托外固定。次日开始股四头肌舒缩锻炼。2周拆线。6周拆除石膏托；并用海桐皮、三棱各9 g，透骨草、威灵仙、路路通各12 g，水蛭3 g，马钱子1 g，花椒15 g。水煎，熏洗热敷患处，每次半小时，同时运动关节，至关节功能基本复常。随访1～9年，结果：优13例，良16例，可1例，优良率80％。(《中国骨伤》，2002年第10期)

10. 记忆合金髌骨爪内固定，配合中药治疗髌骨骨折56例：用三七3 g，制大黄、薏苡仁、丹参、泽兰、泽泻各15 g，桃仁、牡丹皮、制川柏、三棱、莪术、土鳖虫、川牛膝各10 g，生甘草5 g。皮肤无擦伤用金黄膏外敷，擦伤用呋喃西林纱布湿敷，覆棉花，加压包扎。肿胀消失后，行记忆合金髌骨爪内固定术。用紫苏梗、藿香梗、薏苡仁、玄参、大红藤各15 g，桃仁、全当归、丹参、土鳖虫、三棱、莪术、生大黄、川牛膝各10 g，半边莲30 g，生甘草6 g。2周后拆线，用党参、牡丹参各15 g，全当归、制续断、骨碎补、制大黄、怀牛膝、土鳖虫各10 g，煅自然铜、焦山楂、神曲各30 g，炙甘草6 g。第3煎加醋，熏洗患处。汤剂均每日1剂，分3次服。功能锻炼。随访0.5～2年，结果：优50例，良5例，可1例。(《中医正骨》，2005年第4期)

第六节　胫骨髁骨折

一、病证概述

胫骨髁骨折，又称臁骨骨折。多因传达暴力作用于胫骨髁部所致。是以膝部单侧或双侧肿痛，出现内、外翻畸形，活动受限为主要表现的骨折类疾病。其临床表现：可见膝部肿胀疼痛，活动受限，负重功能丧失，髁部压痛明显，重者常伴膝内、外翻畸形。伤后膝部肿痛，膝关节活动受限，胫骨髁部压痛明显，常有内、外翻畸形。X线片示：胫骨髁有骨折线及移位。临床常见类型有外髁骨折、内髁骨折、双髁骨折3种。其中外髁骨折多伴有膝外翻畸形及异常侧向活动。内髁骨折多伴膝内翻畸形及异常侧向活动。双髁骨折，可见胫骨内、外髁较健侧明显增宽，患肢短缩畸形。其治疗首先要整复与固定：骨折无移位可用小夹板固定膝关节于伸直位；有移位可用抱髁挤按、推送等手法整复牵引，力求胫骨平台与股骨髁间关节面平整，并用小夹板固定。如骨折片突入膝关节腔，则应行手术切开整复内固定。中药治疗可按早、中、后三期辨证用药，方药同髌骨骨折，后期可加用海桐皮汤煎水熏洗，加速膝关节功能恢复。配合功能锻炼：尽早做股四头肌和膝关节主动伸屈活动锻炼，后期可配合按摩。一般预后良好；治疗失当，可遗留膝内、外翻畸形或并发创伤性关节炎。

二、妙法解析

（一）右胫骨外髁骨折（孙达武医案）

1. 病历摘要：毛某，女，35岁。患者于2日前在汽车上搬运货物时不慎跌下，以右足先踩地，当时感右侧膝部外侧明显肿胀、畸形、疼痛，不能站立，曾就诊本市某医院，X线片示：右胫骨外髁骨折，给复位和石膏托固定，但肿痛未见减轻。诊见：面色苍白，痛苦表情，舌暗，苔薄白，脉弦滑。右膝稍呈外展畸形。膝部明显肿胀，尤以膝外侧为甚，皮下有小片青紫瘀血斑。右膝外侧部压痛明显，有骨擦音。右膝活动障碍，被动活动时局部痛剧。右膝浮髌试验（＋），膝关节侧向试验（－）。X线片示：右胫骨外髁骨折，外髁骨折块向下方移位。诊断：右胫骨外髁骨折。治疗：在严格无菌消毒下抽吸关节内血肿，约40 mL，继而手法复位，两助手上下拔伸后，医者双手四指环抱住膝内侧，使其内翻，以加大外侧关节间隙，同时以双手拇指用力向内上方推挤外髁骨折块，并轻轻屈伸膝部数次，即达复位。复位后拍片复查：骨折对位好。在骨折处置压骨垫，以夹板固定右膝部于内翻位，外敷消炎膏，内服消炎退肿汤，练踝屈伸和股四头肌收缩活动。2周后局部疼痛好转，以接骨散外敷，内服跌打养营汤，继续按上法练功。4周后局部无肿，仅有轻压痛，患肢可上抬，解除外固定，以舒筋活血洗剂熏洗患肢部，并练膝部屈伸。6周后关节活动接近正常，嘱下地扶双拐走。7周后，患者弃拐能自行走路。（《孙达武骨伤科学术经验集》，人民军医出版社，2014）

2. 妙法解析：胫骨髁骨折多发生于青壮年。多为间接外力引起，如由高处坠下一侧足先着地，则身躯多向着地侧倾斜而致膝关节强力外翻，则身体重力沿股骨外侧向下传递，胫骨外髁受股骨外髁的冲击挤压发生骨折，膝关节处于伸直位下肢负重状态时，其外侧遭受暴力打击或碰撞使膝关节强力外翻时，也可引起胫骨外髁骨折，且其平台后部常压缩较重。依骨折部位可分为内髁、外髁及双髁骨折，其中以外髁骨折较为常见。孙氏治疗胫骨髁骨折整复手法：外髁骨折，整复时患者仰卧，抽尽积血，一助手握住大腿，另一助手握踝上部拔伸牵引。医者两手四指抱住膝内侧，使膝内翻，加大外侧关节间隙，同时以两手拇指用力向内上方推按移位之外髁骨块。触摸移位已纠正后，即用两手相扣胫骨髁部，用力对挤，并令助手轻轻屈伸患膝数次，使骨折块趋于稳定。若为内髁骨折，用相反方向的手法整复。双髁骨折者，两助手在中立位强力相对拔伸牵引，继而医者以两手掌根部分别置于胫骨髁内外侧相对扣挤而复位。

（二）左胫骨内髁骨折（孙达武医案）

1. 病历摘要：邢某，女，36岁。患者被汽车撞伤左腿，摔倒后膝部及小腿部疼痛，不能站立而到附近医院就诊，2周后膝关节仍肿胀，内侧较明显，伸屈受限，内侧压痛明显，可扪及骨擦感。膝内翻活动范围加大。诊断：左胫骨内髁骨折。治疗：先在局部疏散气血，一名助手固定股骨下端，嘱患者伸直膝关节，并将小腿置于小凳上，医者一手由腓侧向里推，另一手按住内髁的边缘（即股胫关节缝处）向下推，促使骨折块向下移动，并用一手于胫骨内髁处向腓骨侧挤压，使骨折块复位，和健侧腿相比较后长度一致，即实行固定。在骨折局部和膝关节腓侧各压一棉垫，然后用胫腓侧纸夹板固定。每周复查1次，共固定6周，解除固定物后练习膝关节伸屈功能，2周后增加伤肢负重练习，至2个半月时功能恢复正常。（《孙达武骨伤科学术经验集》，人民军医出版社，2014）

2. 妙法解析：胫骨髁泛指胫骨内、外侧髁，其边缘上覆有半月软骨，中间为髁间嵴，为非关节部位，有前后十字韧带附着，两侧有内外侧副韧带。因两髁的关节面比较平坦，且其形虽倒锥状，故称平台。多由高处跌伤所致。此患者系汽车撞伤左腿。经复位固定后，再加后期功能锻练，恢复较好。一旦完成复位固定，即应进行股四头肌功能锻炼及踝趾关节屈伸锻炼，经8周左右，骨折已临床愈合，可拆除夹板，做膝关节主动功能锻炼，膝关节活动范围由小到大，循序渐进。但负重下地活动，最少在伤后半年内进行。练功期间，夜间须再包后托夹板，防止膝外翻畸形。

（三）左胫骨双髁骨折（孙广生医案）

1.病历摘要：陈某，男，39岁。患者于1日前下午5时不慎从2 m高处摔下，左下肢先着地，膝部受伤，当即感左膝部疼痛、畸形，逐渐肿胀，活动受限，即送入某医院，行拍片诊断为左胫骨双髁骨折。经临时固定，口服止痛药。现左膝部肿胀疼痛，畸形，活动受限，其他无不适。查见生命体征正常，表情痛苦。左膝部小腿严重肿胀，膝关节呈外翻畸形，横径增宽，局部压痛，胫骨上端可扪及异常活动及骨擦感。膝关节内外翻试验阳性。浮髌试验阳性。膝关节支撑负重功能丧失，屈伸功能障碍。肢端皮感血运正常。X线片示：左胫骨平台双髁劈裂，内外髁向两侧分离移位，骨折线波及平台关节面，平面中部塌陷。诊断：左胫骨双髁骨折。治疗：整复固定，中药按骨折三期辨证施治，适时功能锻炼。患者蛛网膜下腔阻滞后仰卧手术台上，一助手握住大腿并固定骨盆，另一助手握持足踝部，两助手行对抗牵引，纠正骨折端重叠。术者立于伤肢左侧以左手掌根部推挤腓骨小头部位，右手掌根部挤压胫骨内侧髁，令远端助手牵引于徐徐内外旋转胫骨远端，纠正内外髁侧方移位。在C型臂X射线机透视下，以1枚0.4 cm骨圆针从胫骨外髁平行于平台关节面穿入，再用1枚0.4 cm骨圆针从内髁平行于关节面穿入，两针向远端牵拉，使内外两髁关节面在同一平面对合，将其中1根钢针穿过对侧，再分别于内外两髁经皮各斜行穿入1枚0.3 cm克氏针，以稳定两髁。然后，抽出平行于关节面的骨圆针，内外侧钢针孔处各切0.5 cm小口，置骨栓，拧紧骨栓两端螺帽，并折弯剪断克氏针，针尾端埋于皮下、缝合、冲洗切口，无菌包扎。超膝关节石膏固定。骨折初期，证属血瘀气滞，治宜活血化瘀、消肿止痛，方选下肢伤I号方加减：红花6 g，白茅根30 g，桃仁、生地黄、当归、赤芍、川芎、泽兰、牛膝、木通各10 g，延胡索15 g，甘草3 g。水煎，每日1剂，分早、中、晚3次服。骨折固定后即做股四头肌收缩及踝、趾关节活动。服14剂后疼痛减轻，左膝关节活动仍受限，其他无不适。查见左膝部肿胀消退，无畸形，局部无压疮，肢端皮感血运正常。舌淡红、苔薄白，脉缓。X线片示：骨折对位对线良好，断端可见少量骨痂形成。每日解开石膏练习膝关节屈伸活动1～2次，活动范围由小到大，开始10°～30°，逐渐加到30°～50°，切忌暴力屈伸。伤肢不宜负重，离床活动时仍用石膏保护性固定。骨折进入中期，证属瘀血凝滞，治宜和营生新、接骨续筋，用活血续骨汤加减：红花4 g，续断、骨碎补各15 g，土鳖虫7 g，当归、赤芍、生地黄、乳香、没药、木瓜、牛膝各10 g，甘草3 g。水煎，每日1剂，分3次服，15剂。然后服接骨胶囊（本院制剂），每次3粒，每日3次，共服4周。疼痛肿胀消退，舌淡红，苔薄白，脉缓。X线片示：骨折位置好，断端可见中量骨痂形成。解除石膏固定，加强练习膝关节主动活动，活动范围由小到大，3～4个月内伤肢不用力负重，防止膝内外翻，5～6个月后才能伤肢负重。骨折进入中后期，证属肝肾不足，治宜补益肝肾、强壮筋骨，用生血补髓汤加减：黄芪30 g，红花4 g，当归、生地黄、白芍、赤芍、五加皮、牛膝各10 g，续断、杜仲、伸筋草各15 g。水煎，每日1剂，分3次服，15剂。同时，服壮骨胶囊（本院制剂），每次3粒，每日3次，共服6周。伤肢无畸形，膝关节活动正常，舌脉正常。X线片示：骨折愈合。（《孙广生医案精华》，人民卫生出版社，2014）

2.妙法解析：胫骨双髁劈裂型骨折，牵引后采用手法纠正侧方移位，撬拨纠正关节面的平整，微创小切口骨栓固定使内外两髁紧密结合，然后从内外两髁各斜行穿入1枚克氏针到对侧骨皮质，两克氏针在胫骨上端髓内交叉，并与骨栓形成三角形架构，从而使胫骨平台两髁稳妥有效固定。

三、文献选录

(一)临床报道选录

1. **三七山甲汤治疗胫骨髁骨折 28 例**：三七、穿山甲、木通、泽泻、威灵仙各 30 g，海风藤、土鳖虫、续断、三棱各 15 g。Ⅰ型骨折抽出关节内积血或积液，外敷自制药膏（由煅石膏、凡士林油等组成，同时加热溶化，涂布于蜡纸上），加压力包扎，并做跟骨牵引，用桃红四物汤加三七、穿山甲、木通、泽泻等水煎服。4 周后去除牵引，不负重下行膝关节屈伸锻炼，用蠲痹汤加威灵仙、海风藤、络石藤、土鳖虫、续断等水煎服，并用舒筋洗剂熏洗膝部，8 周后扶拐负重活动。Ⅱ、Ⅲ型骨折用切开复位内固定，前外侧或内侧切口，暴露胫骨髁关节面，将塌陷的骨折碎片撬起，恢复关节面的平整，若撬起骨折片后留下空腔较大时，取髂骨填充，用骨栓或钢板固定骨折端。有侧副韧带损伤者，同时作韧带修补，术毕跟骨牵引，丁字托固定。术后第 2 日进行股四头肌舒缩活动，并用桃红四物汤加金银花、三七、三棱等水煎服。6 周后去除牵引，加大膝关节屈伸活动范围，用舒筋洗剂外洗，外敷白药膏。结果：治疗 10 周至 8 个月，优 20 例，良 8 例，优良率 100%。(《中医正骨》，1999 年第 8 期)

2. **三七血竭散治疗胫骨中下段斜形骨折 38 例**：人参、三七、血竭、香附、乳香、没药、龙骨、牡蛎各 50 g，儿茶、自然铜各 15 g，马钱子 10 g。切至骨膜后牵引患肢使骨折复位，在最佳位置上用 1～2 枚螺丝钉固定，螺丝钉要垂直胫骨轴线。术后用小夹板外固定。口服三七血竭散（共研细末，制成胶囊，每次 5 g，每日 3 次。结果：半年后随访均全部愈合。(《长春中医学院学报》，1998 年第 3 期)

3. **愈骨胶囊治疗胫骨中下段骨折 36 例**：愈骨胶囊Ⅰ号，当归、丹参、鸡血藤、川芎、制乳香、没药、延胡索、红花各 10 g。愈骨胶囊Ⅱ号，当归、黄芪、骨碎补、续断、制何首乌、龟甲、三七、土鳖虫、制乳香、没药、川牛膝各 10 g。愈骨胶囊Ⅲ号，黄芪、党参、当归、何首乌、熟地黄、肉苁蓉、鹿角胶、龟甲、炒杜仲、巴戟天、狗脊、肉桂各 10 g。水煎服，每日 1 剂。对照组用骨折挫伤散，均用 3 粒（每粒 0.4 g），每日 3 次；餐后服；1 个月为 1 个疗程。结果：两组分别治愈 14 例、10 例，显效 11 例、9 例，有效 9 例、7 例，无效 2 例、10 例，总有效率 94.4%、72.2%；两组骨折提前愈合率分别为 21.3%、6.0%（$P<0.05$）。随访半年，膝、踝关节功能恢复情况本组优于对照组（$P<0.05$）。(《中国中医骨伤科杂志》，2009 年第 6 期)

4. **骨伤灵治疗胫骨骨折 60 例**：乳香 70 g，制没药 54 g，当归 176 g，骨碎补 85 g，红花 52 g，地骨皮 60.5 g，三七 40 g，黄瓜籽 75 g，川续断 82 g，川芎 42.5 g，大黄、桂枝各 50 g，地龙 25 g，煅自然铜 25.5 g，牛膝 100 g，甘草 49 g，土鳖虫 20 g，制川乌、制草乌各 12.5 g 等 25 味。粉碎成细粉。每 100 g 粉末加炼蜜 110 g，制大蜜丸为 1 丸；对照组 30 例，用骨折挫伤散 5 粒；均每日 3 次，口服。两组均用双针双夹板外固定患侧小腿。用 8 周，结果：两组分别治愈 15 例、11 例，显效 11 例、8 例，好转 3 例、8 例，无效 1 例、3 例，总有效率 96.7%、90.0%（$P<0.05$）。(《中医药信息》，2008 年第 1 期)

5. **分期辨治方治疗单纯性后交叉韧带胫骨止点撕脱骨折 16 例**：早期用桃红四物汤加味，当归、白芍、桃仁、防己、泽兰各 9 g，川芎、红花、通草、川牛膝、木瓜各 6 g，生地黄 12 g；中期用续骨活血汤加减，当归、生地黄、红花、骨碎补、怀牛膝各 9 g，赤芍、土鳖虫、自然铜、续断、乳香、没药各 6 g；后期用六味地黄丸加味，熟地黄 24 g，山药、山茱萸、骨碎补各 12 g，茯苓、泽泻、牡丹皮、补骨脂各 9 g，续断、鸡血藤各 6 g。水煎服，每日 1 剂。拆线 1 周后，用中药膝部洗剂（含伸筋草、川芎各 20 g，透骨草、苏木、续断、艾叶各 15 g，泽兰、红花各 10 g，骨碎补、海桐皮各 30 g 等。福建省福州市第二医院研制）熏洗患处，每次 15～20 分钟，每日 2 次。对照组 10 例，均常规手术，功能锻炼。随访 12 周，结果：Lysholm 膝关节评分 100～95、94～84、<84 分两组分别为 13 例、5 例，2 例、3 例，1 例、2 例。（《福建中医学院学报》，2008 年第 5 期）

6. 局部钻孔加电针治疗胫骨骨折延迟愈合 38 例：局部麻醉后，用 1 mm 克氏针，在骨折远、近端 1～2 cm 处，自前内侧方水平钻孔各 3 个，钻孔穿过骨干，用丹参注射液 8 mL，自骨折远端，依次经孔注入髓腔，小创口加压包扎 1 周；每周 1 次。取穴：阳陵泉、三阴交（均双，平补平泻法。并患侧接韩氏电针仪，频率 100 Hz，电流强度以患者能耐受为度；健侧留针 30 分钟），肾俞、脾俞、肝俞（均补法，留针 20 分钟），阿是穴（刺至骨膜）。穴位交替使用。于钻孔 1 周后开始，每日 1 次；用 4 周，间隔 1 周。对照组 36 例，用补髓生血汤加减：炙黄芪 30 g，杜仲、牛膝、当归、川断、川芎各 10 g，生地黄、白芍各 20 g。水煎服，每日 1 剂；并用复方丹参片、钙片、维生素 AD 片各 2 片，每日 3 次，口服。均 10 周为 1 个疗程。结果：两组分别痊愈 30 例、5 例，好转 7 例、15 例，无效 1 例、16 例，总有效率 97.4%、55.6%（$P<0.001$）。（《中国骨伤》，2002 年第 8 期）

7. 切开关节囊，直视下复位，三叶草钢板（或克氏针及单臂支架）固定，并服中药，治疗胫骨远端粉碎性骨折 47 例：患者仰卧位，硬膜外阻滞，于小腿下段前内侧，三叶草钢板（或克氏针及单臂支架）固定；合并腓骨骨折复位后钢板（或踝螺钉）固定；骨缺损（或干骺端压缩）用自体髂骨植骨。关节面移动、损伤甚用石膏托外固定。早期用牛膝、木瓜、桃仁、当归、延胡索各 10 g，红花、乳香、没药各 6 g，赤芍 9 g，三七粉 3 g；中、后期用络石藤 15 g，白芍、伸筋草、地龙、当归各 9 g，狗脊、防己、黄芪、白术、何首乌、枸杞子、熟地黄各 10 g，骨碎补、炒杜仲各 12 g，僵蚕 6 g。水煎服，每日 1 剂。去除固定后，用草乌、川乌各 60 g，红花、丹参、伸筋草、虎杖根、牛膝各 120 g，透骨草 300 g，防风、羌活、独活各 50 g，苏木 100 g。水煎，取液 2L，熏洗；再用艾条灸。功能锻炼。结果：优 33 例，良 9 例，中 3 例，差 2 例。（《中医正骨》，2005 年第 12 期）

8. 手法复位小夹板固定治疗儿童闭合性胫骨中下 1/3 段骨折 20 例：患儿仰卧位，患膝关节屈曲 20°～30°。两助手分别环握膝部、前足及足跟，沿胫骨长轴对抗牵引 3～5 分钟，矫正重叠及成角畸形。横断骨折，近、远端分别向前内、外后移位者，医者两拇指放于近端前内侧向外后，余四指环抱远端外后侧端向前内，使复位。近、远端分别向外后、前内者，手法方向相反。斜形、螺旋形及粉碎性骨折，医者两拇指置于骨折处的胫腓骨间隙前外方，向内侧推挤，余四指置于远端内后侧，向外提拉，令助手稍内旋足端，即复位。用 5 块小夹板内、外、后板超踝关节固定。横断骨折远端向外后者，分骨垫、固定垫分别置远端前外侧、近端内侧；远端向前内者，分骨垫、固定垫分别置近端前外侧、远端内侧；斜形、螺旋形骨折，分骨垫、固定垫分别置骨折远端前外侧、内侧；粉碎性骨折分骨垫、固定垫分别置骨折远端前外侧、近端内侧。绷带捆扎。功能锻炼。结果：解剖复位 14 例，近解剖复位 6 例。（《中医正骨》，2007 年第 5 期）

第七节　胫腓骨干骨折

一、病证概述

胫腓骨干双骨折，多因直接或间接暴力作用于胫腓骨干所致。是以小腿肿痛、畸形、不能负重为主要表现的骨折类疾病。其临床表现：常见小腿肿胀疼痛，压痛明显，有骨擦音、负重功能丧失，患腿常有短缩、成角与外旋畸形，有时可见创口很小而渗血不止的断端由内而外，形成开放性骨折。伤后小腿肿痛，骨折处压痛明显，有异常活动及骨擦音，负重功能丧失，常有短缩、成角与外旋畸形。X线片示：可见骨折线及移位。临床常见类型有直接暴力型骨折、间接暴力型骨折两类。其中直接暴力型骨折，骨折部位多在同一平面，多为横断、斜形或粉碎性骨折；间接暴力型骨折，多为长斜形或长螺旋形骨折，腓骨骨折部位高于胫骨。其治疗首先要整复与固定。无移位骨折用夹板固定；有移位骨折，选用子骨找母骨、端提挤按、按压挤捺等手法，整复后夹板固定。不稳定者配合跟骨牵引。中药治疗，开放性骨折早期宜活血祛瘀，方选活血止痛汤；中期接骨续筋，方选生血补髓汤；后期补养肝肾、强筋壮骨，方选健步虎潜丸。整复固定后，即可作踝、足部关节屈伸活动。稳定性骨折第2周进行抬腿及膝关节活动，第4周扶双拐不负重步行锻炼；不移位性骨折解除固定牵引后仍需在床上锻炼5～7日，才可扶拐不负重步行。如开放后感染，易并发骨髓炎；胫骨中下段骨折愈合迟缓、复位对线不良，可遗留患腿负重功能障碍。胫腓骨干骨折是发生在腔骨处的骨折，在长管状骨折中最常见，各类年龄段均可发病。伤后患肢疼痛肿块和功能丧失，可有骨擦音和异常活动为其主要临床表现。

二、妙法解析

（一）右胫腓骨骨折（孙达武医案）

1. 病历摘要：郭某，女，45岁。患者于3日前车祸致伤右小腿，当即出现右小腿肿胀、疼痛、畸形、活动受限，随即被肇事车主送往我院急诊科就诊。诊见：右小腿肿胀、瘀斑，无开放性伤口，右下肢叩击痛（＋），可闻及骨擦音，可扪及右足背动脉搏动，右下肢远端皮温、血运及感觉可。X线片示：右胫腓骨中1/3骨折，胫腓两骨骨折线在同一水平，胫骨断端成角畸形，腓骨为横断骨折。舌质紫红，苔薄白，脉数弦。诊断：右胫腓骨骨折。治疗：①手法复位及夹板固定：患者仰卧，右膝关节屈曲30°，一助手站于右下肢外上方，用肘关节套住右膝腘窝部，另一助手站在右下肢足部远侧，一手握前足，另一手握足跟部，沿胫骨长轴作对抗牵引5分钟，矫正成角畸形。复位后予五块夹板固定：外侧板下平外踝，上达胫骨外髁上缘；内侧板下平内踝，上达胫骨内髁上缘；后侧板下端抵于跟骨结节上缘，上达腘窝下2 cm，两侧板下达踝关节上，上平胫骨结节。固定后摄X线片示：骨折对位对线可。整复固定后，嘱患者做踝、足部关节屈伸及股四头肌舒缩活动。②同时服中药以活血化瘀、行气止痛为法，予桃红四物汤加减：骨碎补20 g，丹参、续断、生地黄、延胡索各15 g，川牛膝12 g，桃仁、红花、当归、赤芍、三七粉各10 g，川芎、甘草各6 g。水煎，每日1剂，分早、晚2次服。连服7剂，患者诉疼痛较前减轻，口干，胃纳差。舌红，苔黄，脉数。指导患者进行抬腿及屈膝活动。调整内服中药，予原方去当归、红花，加茯苓12 g，神曲、麦芽各10 g。连服14剂，X线片复查骨折端无移位，予以出院，嘱继续夹板固定，可逐渐扶拐负重锻炼。半个月后患者来院复查，诉疼痛不明显，行走可。舌淡红，少苔，脉沉细。患者伤后近2个月，以补益肝肾、强筋壮骨为法，予补肾壮筋汤：熟地黄、当归、川牛膝、茯苓、续断、杜仲、五加皮各15 g，山茱萸12 g，白药10 g，青皮5 g。连服14剂。X线片示：骨折已愈合，予去除夹板固定，嘱其加强右下肢功能锻炼。（《孙达武骨伤科学术经验集》，人民军医出版社，2014）

2. 妙法解析：胫腓骨干骨折，在长管状骨骨折中最常见，可发生于各种年龄，其骨折类型有多种，《伤科汇纂》曰："其断各有不同，或截断，或斜断，或碎断，或单断，或两根俱断。"成人以胫腓骨干双骨折多见，儿童则多为青枝或无移位骨折。本案例中是成人胫腓骨干中1/3骨折，移位不严重，采用的是手法复位和夹板固定。中药治疗，按骨折三期辨证治疗，初期以活血化瘀之桃红四物汤加减，中期根据患者情况，在桃红四物汤的基础上再进行加减，后期以补肝肾，壮筋骨之补肾壮筋汤加减。3个月后患者骨折愈合良好，去除夹板固定。本案例采用的是非手术治疗，虽然固定时间长，但没有发生皮肤压疮，也没有导致膝关节僵直，比起石膏固定有优势，而相对手术治疗来说，能为患者减轻经济负担，发挥了中医治疗的优势。

（二）右胫腓骨中段横形骨折（孙达武医案）

1. 病历摘要：马某，男，21岁。患者于3日前因拉板车不慎从6m多高山坡上跌落，当时右小腿肿痛，畸形，不能站立。即由他人送当地医院，拍X线片诊断为右胫腓骨中段横形骨折。给予手法复位，石膏固定，因肿胀未减，而转院医治。患者痛苦面容，烦躁不安，面色苍白，脉细涩，右小腿中下部明显肿胀，并向内侧成角畸形，局部皮肤潮红，灼热，压痛甚，有骨擦音，右下肢活动受限。诊断：右胫腓骨中段横形骨折。治疗：入院后即给予手法复位，由两助手拔伸后，医者以捏分手法分骨，继而以提托、按压手法矫正侧移位。用分骨垫一个，置骨折部骨间隙，按移位方向放置2个压骨垫，用小块夹板固定，最后将患肢置于短直角托板上。整复后内服消炎退肿汤，外敷消炎膏，练踝背伸及股四头肌收缩活动。1周后，小腿肿痛减轻，改敷活血散。2周后，局部肿痛明显消退，给内服跌打养营汤，外敷接骨散。3周后患者局部无压痛，服续骨丸，练床上抬腿，蹬空踢球动作，以活动下肢各关节。5周后患者下地练扶椅行走。4周后去夹板外固定，以舒筋活血洗剂熏洗踝关节，患者行走接近正常出院。（《孙达武骨伤科学术经验集》，人民军医出版社，2014）

2. 妙法解析：胫腓骨干骨折在长管状骨骨折中最常见，成人以胫腓骨干双骨折多见，儿童的骨折以胫骨干骨折最多，胫腓骨干骨折次之，腓骨干骨折少见。儿童多于成人。直接暴力或间接暴力均可造成胫腓骨干骨折。如高处坠下，足部先着地，小腿旋转或受重物直接打击，挤压等引起。可分成上1/3折，中1/3骨折，下1/3骨折。本案属于中段骨折，且为横形骨折。孙氏整复胫腓骨横形骨折手法：患者平卧，膝微曲，一助手站在患肢外侧，双手环握小腿上部，另一助手握住踝部，用力拔伸牵引，矫正重叠畸形。然后医者采用分骨挤或捏按推挤手法将骨折复位。一般骨折近端多向前内侧移位，医者两手拇指按压骨折近端前内面，余指环握骨折远端后外面向前内提托，即可复位。药物治疗，早期活血化瘀、消肿止痛，可用肢伤Ⅰ号方或新伤续断汤。中期宜接骨续损，内服肢伤Ⅱ号方或接骨丹。后期宜补益肝肾、强壮筋骨，用肢伤Ⅲ号方或健步虎潜丸，配合海桐皮煎水外洗。整复固定后，即可做踝足部关节屈伸活动及股四头肌舒缩活动。

（三）左胫腓骨干骨折（石幼山医案）

1. 病历摘要：郭某，63岁。昨日左小腿中下段，骨骼折碎移位，瘀凝肿痛引及踝背，不能动弹履地。治以拔伸捋正，夹缚固定。方拟化瘀消肿，续骨息痛。青防风4g，川独活5g，小生地黄、煅自然铜各12g，炒荆芥、苏木屑、西赤芍、煨桃仁各6g，焦栀子、泽兰叶、王不留行、落得打各9g。二诊：左小腿中下段折碎，瘀凝肿痛略减，不能履地。再拟化瘀消肿，续骨息痛。当归尾、炙土鳖虫、川牛膝、炒荆芥、苏木屑、西赤芍各6g，泽兰叶、王不留行、煨桃仁各9g，小生地黄、煅自然铜、嫩桑枝各12g。三诊：左小腿中下段折碎，瘀阻肿痛仍剧，不能动弹，胃纳不馨过剧，恐难复正常。当归尾、川牛膝、炒荆芥、煨桃仁各6g，焦栀子、西赤芍、泽兰叶、王不留行、炒车前子（包）各9g，忍冬藤、小生地黄、煅自然铜、炒建曲各12g。四诊：左小腿中下段折碎，已较平整，瘀凝肿痛亦减，不能动弹，再以活血舒筋续骨。青防风、制南星各5g，大丹参、西赤芍、泽兰叶、王不留行、骨碎补各9g，小生地黄、煅自然铜各12g，川牛膝、苏木屑、燀桃仁各 6 g，上血竭 3 g。五诊：左小腿胫腓骨折碎，已渐凝固，气血呆滞，肿胀疼痛，酸楚牵制。再以活血舒筋，退肿续骨。全当归 6 g，制南星、青陈皮各 5 g，川椒目 3 g，大丹参、川续断、西赤芍、木防己、茯苓皮、五加皮各 9 g，新红花 2 g，制狗脊、嫩桑枝各 12 g。（《申江医萃·石筱山、石幼山治伤经验及验方》，上海中医药大学出版社，1993）

2. 妙法解析：胫腓骨干骨折约占全身骨折的 6.78%，为四肢骨折好发部位之一。由于小腿解剖、病理生理复杂，所以开放性骨折发生率高。合并伤多，严重损伤治疗困难。胫腓骨干骨折后往往伤及附近的韧带、肌肉与肌腱，经脉受损，气滞凝滞，瘀血内停，阻塞经络，不通则痛，故伤后患处疼痛；局部经络损伤，营血离经，溢于脉外，而出现肿胀；患肢骨折后失去杠杆和支柱作用，疼痛剧烈，组织破坏，则活动功能丧失。因损伤后筋肉牵拉，或筋肉痉挛则可有肢体缩短、成角及足外旋畸形；或出现异常活动。触摸骨折处，骨折断端互相碰撞或摩擦，则有骨擦音。损伤严重者，在小腿前、外、后侧间隔区单独或同时出现极度肿胀，扪及硬突，肌肉紧张而无力，有压痛和被动牵拉痛，胫后或腓总神经分布的皮肤感觉丧失，属筋膜间隔区综合征的表现。胫腓骨干骨折是临床最常见的骨折。在石氏留存资料中，1964 年 3 月、4 月、5 月治疗胫腓骨干骨折有 55 例之多，石氏治疗这一骨折用手法拔伸捺正，敷药棉垫包裹后四块夹板（一夹板或二夹板）固定，绷带扎札，并覆以软纸板加强固定。骨折治疗的早期隔两三日复诊 1 次，换敷药时如发现有残余移位可及时纠正。同时内服中药。结果复位是满意的。有些短斜面或短螺旋形骨折，虽不能达到解剖复位，但往往仅相差一个皮质，无论外观还是功能都能很好地恢复愈合和恢复功能时间比较短，如骨折后 4 周余已临床愈合，6 周已"勉能履地"。郭某案中下段骨折，6 周也已临床愈合。石氏治疗中的最大特点是夹板与肢体匀贴，固定作用确实，能很好地维持骨折断端在复位后的位置。再加上全身用药，更为骨折及时愈合创造了良好的条件。胫腓骨干骨折的一个主要并发症是延迟愈合或者不愈合，据跟随两位先生的有关医师追忆，尚未发现类似病例。近代研究也认为尽管胫骨中下交界处血供不佳，存在着不利于愈合的条件，但只要治疗得当，发生延迟愈合或不愈合者毕竟是极少数。只有伴有软组织损伤或严重损伤者处理不当，对位极差，才会延迟愈合或不愈合。

（四）左胫腓骨螺旋形骨折（胡黎生医案）

1. 病历摘要：范某，女，15 岁。摔伤后左小腿肿痛，功能障碍 3 日来诊。解除石膏托，见左小腿中下段显著肿胀，足旋后 20°有反常活动。X 线片示：左胫骨中段，腓骨下段螺旋形骨折，远折端旋后。诊断：左胫腓骨螺旋形骨折。治疗：患者仰卧，膝关节屈曲 130°～150°，两助手对抗牵引 3～5 分钟，术者立于伤侧，右手握持胫骨近端，左手握其远端，令近位助手固定膝关节，远位助手徐徐旋前至足中立位。取胶合板两块，半寸宽弹性竹片两块，一寸宽竹片一块，以棉花、纱布按小腿形状塑形。先置内、外侧夹板，绷带缠绕超踝固定，继置前、后竹片超踝包绕整个小腿，用一条胶布通过跟骨加固内外侧夹板，再用 4 条寸带固定。术后摄 X 线片示：旋转畸形转正，对位对线佳。治疗 30 日复查：骨折线模糊，临床治愈，解除固定物，外用熏洗药，进行功能锻炼。第 51 日复查：断端骨痂丰富，症状消退，踝关节正常。（《中国现代名中医医案精华》，北京出版社，1990）

2. 妙法解析：胫腓骨骨折是下肢常见的骨折，多发于青壮年和 10 岁以下儿童，其中以胫腓双骨折多见，其次为胫骨干骨折，单纯的腓骨骨折较少见。胫腓骨骨折直接外力损伤者居多，其次为间接外力损伤，间或有长途跋涉而引起者。胫腓骨双骨折，因失去相互支撑，多移位明显，且复位固定后，容易再错位；斜形、螺旋形骨折，复位固定后，受肌肉收缩影响，也容易再错位，处理上要慎重。①胫腓骨螺旋形骨折整复要点：术者双手分别握持胫骨上、下折端的同时，助手反移位方向旋转，手法必须稳、准、轻、柔。持续对抗牵引则为整复良好的前提条件。②螺旋形骨折的固定：胡氏按小腿外形生理曲线临时塑制的小腿夹板，加之绷带平均加压，着力稳妥，超踝关节固定，保持伤足中立位置等均能增加骨折稳定性，几年来收诊此型骨折者百余例，均获较好疗效。③对于小腿横断、重叠、粉碎等骨折，应酌情选用适当手法，只要术前设计合理，人力组织得当，均可免于手术。④小腿骨折整复固定后，护理极为重要，保持屈膝、小腿外展中立位、小腿后方垫以软枕，都是必要的方法。按骨折移位方向，悬空或垫高足跟（警惕压疮）。骨折局部软组织过度损伤，局部压力增高，易致胫前肌综合征等。药物治疗按骨折三期辨证施治。开放性骨折早期在活血化瘀方药中加用清热凉血、祛风解夺之品，如牡丹皮、金银花、连翘、蒲公英、地丁、防风等。早期局部肿甚，宜酌加利水消肿之药，如木通、薏苡仁等。胫骨中下 1/3 骨折局部血供较差，容易发生骨折迟缓愈合或不愈合，故后期重补气血、养肝肾、壮筋骨。陈旧性骨折施行手法折骨或切开复位，植骨术后，亦应及早使用补法。

（五）左胫骨平台骨折（朱惠芳医案）

1. 病历摘要：姜某，男，58 岁。患者于 1 小时前砸伤左膝部，当即肿痛，活动受限，未行任何处理来诊。患者伤后无昏迷呕吐，无寒热，纳眠可，二便调。初诊时一般情况可，左膝部肿胀，压痛（＋），异常活动，足背动脉搏动好，足趾活动及血运好，余可。X 线片示：左胫骨平台骨折，关节面向下有倾斜。诊断：左胫骨平台骨折。证属气滞血瘀。治疗：活血化瘀，消肿止痛。药用消肿止痛胶囊（本院制剂），每次 6 粒，每日 3 次，口服。并配合手法（手术）治疗。术前查血尿常规、凝血试验、肝功能、心电图等，排除手术禁忌，术后拍片、换药，酌情使用抗生素，出院前拍片，带接骨药，口服，每次 6 g，每日 1 次。行股神经＋坐骨神经阻滞。麻醉成功后，患者仰卧位，常规消毒铺巾，无菌操作。透视下定位，于左胫骨内髁下约 3 cm 处骨折线部位取横切口，长约 3 cm，依次切开，分离达骨折处，显露骨折线，用 2 cm 宽骨刀沿骨折线插入骨质中，深约达局部胫骨密质骨约 3/5，将膝外翻的同时向上撬动内髁，撬起约 0.8 cm，透视下骨折复位好，维持对位，用钛质空心钉经皮行内髁骨块压力固定（型号 5.5 mm×70 mm），并用直径 3 mm 的克氏针紧贴骨节面下缘支撑固定，骨块位置好，稳定性好，冲洗，于撬拨复位形成的缺损处用同种异体骨充填，缝合各层组织，包扎，石膏夹固定，左膝处于轻度外翻位，查足背动脉搏动有力。术毕。1 个月后复诊，局部无肿胀，无压痛，无纵向叩击痛，无异常活动。X线片示：骨折对位好，骨折线模糊，内有钢针及螺丝钉固定。（《当代名老中医典型医案集·外伤分册》，人民卫生出版社，2009）

2. 妙法解析：胫骨平台骨折属关节内骨折，占全身骨折的 0.38%，主要表现为胫骨平台关节面因暴力方向及性质不同而见劈裂、塌陷、粉碎或合并损伤，临床以外翻伤多见，占 70%，内翻伤占 18.2%，垂直伤占 11.8%，合并关节韧带伤较少，约占 10%。治疗目的：尽量恢复平台关节面平整，达到解剖对位或最大限度达到解剖对位，早期活动，降低或避免发生晚期并发症。理想结果应是患者膝关节坚强有力、稳定、活动正常或近于正常、无疼痛、无畸形、无关节松弛。在该病治疗方法的演变中，一直存在保守治疗与手术治疗的争论，近年来手术治疗似乎已为大家公认，但手术治疗又缺乏强有力的临床与理论支持，对于粉碎较严重的骨折又无法实施手术，并且内固定技术要求高、创伤大，且有发生手术并发症的危险及术后外固定限制了早期活动等缺点，因而远期效果不甚理想。郭子恒等认为，保守治疗后的优良率达 77%，而手术治疗后的优良率为 45%，因此，手术治疗无明显的优越性。基于多年应用手法复位闭合穿针内固定治疗骨折的经验，结合对胫骨平台骨折的受伤机制、移位规律分析，创造性地采用经皮撬拨复位钢针螺钉内固定，复位简便，创伤小，固定可靠。塌陷骨块撬起后遗留的骨缺损空腔，采用小切口植骨充填，骨折愈合快，避免了内固定取出后骨块再度塌陷。

（六）右胫腓骨骨折（朱惠芳医案）

1. 病历摘要：金某，女，23岁。患者1日前因车祸撞伤右小腿，当即肿痛、活动受限，于当地医院拍片示骨折，为求进一步治疗来诊。患者伤后无昏迷呕吐，无寒热，纳眠可，二便调。初诊时见右小腿肿胀，右小腿前侧有瘀斑15 cm×5 cm，畸形，压痛（＋），可触及骨异常活动，胫后动脉搏动好，足趾活动及血运好。X线片示：胫骨螺旋形骨折，腓骨上段裂纹骨折。诊断：右胫腓骨骨折。证属气滞血瘀。治疗：活血化瘀，消肿止痛。药选消肿止痛胶囊（本院制剂），每次6粒，每日3次，口服。并配合手法（手术）治疗。术前查血尿常规、凝血试验、肝功能、心电图等，排除手术禁忌，术后拍片、换药，酌情使用抗生素，出院前拍片，带接骨药，口服，每次6 g，每日1次。行股神经加坐骨神经阻滞。患者仰卧位，常规消毒铺巾，无菌操作，气压止血带控制出血。X线透视下定位，于胫骨远端骨骺线近端约1 cm处由内向外穿入一枚直径2.5 mm克氏针，并于针孔处纵行切开皮肤约0.8 cm，用直径5.0 mm固定螺钉顺针孔以自攻方式拧入并从外侧骨皮质突破，固定稳定；同法拧入另一枚固定钉。同法于胫骨上1/3前内侧拧入2枚固定钉，安装外固定支架，拔伸牵引、端提挤按手法整复胫骨骨折，调整外固定支架，校正残余移位，拧紧各固定螺丝。查骨折稳定，透视骨折端对位好，缝合针孔，无菌包扎。查足背动脉搏动有力。术毕。1个月后复诊，局部无肿胀，无压痛，无纵向叩击痛，无异常活动。X线片示：骨折对位好，骨痂少量，外固定支架固定。指导功能锻炼。口服接骨药，每次6 g，每日1次。再1个月后复诊，局部无肿胀，无压痛，无纵向叩击痛，无异常活动。X线片示：骨折对位好，骨痂大量，外固定支架固定。指导功能锻炼。（《当代名老中医典型医案集·外伤分册》，人民卫生出版社，2009）

2. 妙法解析：胫腓骨骨折传统的治疗方法常用跟骨结节骨牵引及抗炎、脱水、对症处理等，待伤口愈合、肿胀消退后，结合手法复位小腿夹板外固定。这种治疗方法明显存在不适应现代医疗市场需求，住院时间长，患者痛苦相对较多，需反复多次手法复位，且多只能达到功能复位标准，有时甚或再次切开复位内固定或采用其他治疗手段。对年老体弱患者，并可能带来一些骨折并发症如褥疮、肺炎、泌尿系结石、关节僵硬等，而且这种治疗方法有时也难以满足患者心理需求。AO技术推广后，采用加压钢板或髓内钉内固定术者增多。尽管AO技术主张早期准确复位，坚强内固定，有效的功能锻炼，但仍有骨折不愈合或延迟愈合，有时还会因患者局部条件所限加上手术操作者技术等原因，出现伤口感染、骨筋膜室综合征及骨髓炎等严重并发症，不得不再次手术补救。更重要的是，这些患者大多需二次住院手术取出内固定物。应用外固定支架复位好、固定牢，可早期功能锻炼。外固定符合生物学固定原则，对骨折处血运影响小，有利于骨折愈合。

本法优点：①手术中创伤小，能最大限度地保护骨膜，有利于骨折愈合，缩短骨折愈合时间。②术后不需石膏外固定，可早期进行下肢各关节功能锻炼，减少各种失用性病症，避免关节功能障碍。③便于创口观察和敷料更换。④无内固定物，有利于创口的缝合，特别是受损皮肤的伤口一期愈合。本法能使胫腓骨骨折尽量达到解剖复位并有效地控制骨折移动和维持小腿的力线。

（七）左胫腓骨骨折（朱惠芳医案）

1. 病历摘要：兰某，女，19岁。患者1日前不慎摔伤左小腿，当即肿痛，活动受限，无昏迷，无胸腹痛，未处理来诊。患者伤后无寒热，纳眠可，二便调。初诊时见左小腿肿胀，畸形，压痛（＋），可触及骨擦感及异常活动，左足背动脉搏动好，趾动血运好。X线片示：左胫腓骨干骨折，胫骨向后方移位 0.3 cm。诊断：左胫腓骨骨折。证属气滞血瘀。治疗：活血化瘀，消肿止痛。药用消肿止痛胶囊（本院制剂），每次 6 粒，每日 3 次，口服。并配合手法（手术）治疗。术前查血尿常规、凝血试验、肝功能、心电图等，排除手术禁忌，术后拍片、换药、酌情使用抗生素，出院前拍片，带接骨药，口服，每次 6 g，每日 1 次。行股神经加坐骨神经阻滞；患者仰卧位，常规消毒铺巾，无菌操作。取左髌韧带前方做直切口长约 4 cm，逐层切开皮肤、皮下组织、腱周膜，自胫骨上缘用三棱锥向胫骨髓腔内钻孔，取一枚 315 mm×10 mm 自锁钉打入近折断髓腔，拔伸牵引、端提挤按手法整复骨折，将自锁钉进一步打入远折端髓腔，透视胫骨骨折复位满意，逐层缝合切口。自外踝尖用一枚直径 5 mm 的钢针穿入外踝尖髓腔内，采用推挤提按手法复位腓骨骨折，将钢针进一步钻入近折端髓腔；另选一枚直径 2.5 mm 的钢针固定下胫腓关节。术中透视骨折对位对线好，石膏托外固定。术毕。（《当代名老中医典型医案集·外伤分册》，人民卫生出版社，2009）

2. 妙法解析：胫骨干骨折在全身长管状骨骨折中发生率较高，由于胫骨的解剖特点，多易发生在中下段；而胫骨中下段的血液供应较差，骨折后骨不愈合发生率较高。传统的手法复位单纯夹板外固定难以有效维持骨折对位，现在多采用切开复位内固定的方法，内固定器材从普通钢板、加压钢板到简易髓内针，直至近 10 年普遍应用的带锁髓内针，固定方式经历了从髓外到髓内的过程，普通钢板强度不够，术后易发生钢板弯曲、折断致骨折变形，加压钢板手术切口大，骨膜剥离范围广，骨折不愈合率高，易出现内固定钢板外露，另外，内固定的钢板也可成为导致感染的异物，需要二次手术取出，延长治疗周期，增加患者的经济负担。普通髓内固定强度不够，无防旋转作用，选择入路方式的限制，术后易引起骨折成角，针尾部疼痛等并发症。带锁髓内针有较强的力学性能，但手术操作复杂、费用高等缺点，不利于基层医院推广。髓内扩张自锁钉的优点：①胫骨下段周围软组织覆盖少，骨折发生后软组织损伤明显，自锁钉通过中轴固定，不增加小腿局部容积，减少感染的机会。②自锁钉符合髓腔生理特点，在胫骨结节、胫骨干和胫骨远端松质骨内形成三点固定，加之自身角度的存在，增加了自锁钉与髓腔壁嵌合长度与紧密程度，内钉侧刃及张开翼与胫骨髓腔壁紧密嵌合，可有效地防止骨折远端旋转移位及成角，达到了骨折坚强内固定。③闭合穿钉，对骨折端软组织、骨膜以及血循环干扰破坏小，为骨折愈合提供了良好的生物学环境。④自锁钉通过胫骨干中轴固定，所受应力最小，是一种弹性固定，具有一定强度，又能保持骨折愈合所需的生理应力刺激，维持了骨折愈合所需要的力学环境。⑤自锁钉的作用相当于内夹板，符合生物力学原理，是治疗胫骨骨折的最佳固定方式。⑥操作简便，手术时间短，术中出血较少，术后功能恢复完全，并发症少。

（八）右胫腓骨骨折（朱惠芳医案）

1. 病历摘要：孔某，男，24 岁。患者 2 小时前骑车摔伤右小腿，当即肿痛，活动受限，无昏迷，无胸腹痛，未处理来诊。患者伤后无寒热，纳眠可，二便调。初诊时见右小腿中段肿胀，畸形，压痛（＋），可触及骨擦感及异常活动，右足背动脉搏动好，趾动血运好。X 线片示：右胫腓骨干中段骨折，远折端向外后方移位 1/2，并成角 35°。诊断：右胫腓骨骨折。证属气滞血瘀。治疗：活血化瘀，消肿止痛。药用消肿止痛胶囊（本院制剂），每次 6 粒，每日 3 次，口服。并配合手法（手术）治疗。术前查血尿常规、凝血试验、肝功能、心电图等，排除手术禁忌，术后拍片、换药、酌情使用抗生素，出院前拍片，带接骨药，口服，每次 6 g，每日 1 次。行股神经加坐骨神经阻滞。患者仰卧位，常规消毒铺巾，无菌操作。选用一枚直径 3 mm，长 350 mm 的克氏针，自内踝进针，边进针边调节方向，直至克氏针进入远折段髓腔内并沿髓腔滑至断端，手法复位远端第一断端，对位达 2/3 以上，克氏针进入达第二骨折段髓腔内，按此法逐步将其余各段初步复位并使克氏针进入髓腔内，此时，各段仍存在不同程度移位。取右膝前髌骨下极与胫骨结节间沿韧带走行方向做纵切口，长约 4 cm，逐层切开皮肤、皮下组织、腱周膜，自髌韧带中部纵向切开、显露，自胫骨结节上缘，用三棱锥钻孔，用扩髓器扩髓，选用一枚胫骨自锁髓内钉（型号：345 mm×10 mm），自骨孔中进入腔骨近折段髓腔内，边进入克氏针边随之后退，在克氏针引导下胫骨自锁钉逐段进入并矫正残余移位，直至髓内钉进入达最远段髓腔内，同时自远端进入的克氏针已退出，透视下复位好，将侧翼分开，骨折端稳定。以一枚直径 2.5 mm 钢针于近折端骨折线处局部固定。另用一枚直径 2.5 mm 的克氏针自外踝尖处进针，进入腓骨远折段髓腔内，采用按压提按手法使腓骨逐段复位后髓腔内固定，位置好，针尾折弯剪短留皮下。冲洗切口，逐层缝合，石膏夹外固定。1 个月后复查，骨折愈合，功能恢复。（《当代名老中医典型医案集·外伤分册》，人民卫生出版社，2009）

2. 妙法解析：

（1）胫骨多段骨折的特点：骨折多数为高能损伤，如汽车撞伤，车轮碾压伤，重物压伤，机器绞伤等，胫骨前内位置表浅，骨折端易刺破皮肤，故以开放性骨折多见。骨折呈 3 段或 3 段以上，不规则，常伴有腓骨骨折，极不稳定。胫骨的血供较其他有丰富肌肉包裹的骨骼差，常发生延迟愈合、不愈合或感染。由于踝部和膝部为铰链关节，骨折后旋转畸形不易调理，故亟待寻找一种创伤小，固定牢，血液供应破坏小，促进骨折愈合的治疗方法。

（2）骨折固定方法：骨折牢固固定是保证骨折愈合的基础，而固定又与受伤肢体功能恢复相矛盾。胫骨多段骨折治疗方法较多，各有利弊，常用方法有以下几种。①跟骨牵引加小夹板外固定：此方法卧床时间长，特别是老年人长期卧床易产生较多并发症。②管形石膏固定：本法塑形欠佳，尤其是肿胀消退后需反复更换石膏，且下地负重晚，愈合慢，并发症多。③钢板内固定：所需钢板较长，骨膜剥离较广泛，易致骨折不愈合、延迟愈合或感染。

（九）左胫腓骨骨折（郭维淮医案）

1. 病历摘要：吴某，男，65 岁。早上 7 时许下台阶时不慎摔伤左小腿，当时左小腿疼痛，畸形，肿胀，不能活动，急来诊。查左小腿外旋畸形，小腿下段及上段外侧肿胀。左小腿下段及上段外侧压痛明显，纵轴叩击痛明显，可触及异常活动及骨擦音，功能活动严重障碍。舌质淡红，苔薄白，脉弦。X 线片示：左胫骨下段螺旋形骨折，折端重叠约 2 cm，远折端向外侧全错，腓骨上段骨折，折端稍许重叠，远折端外侧错位约 1/2。诊断：左胫腓骨骨折。证属气滞血瘀。此证摔伤左小腿，致骨断筋伤，血瘀气滞。"气伤痛，形伤肿"，气血俱伤则肿痛并见。骨断筋伤，血瘀脉外，故有肿胀；血瘀则气滞不通，不通则痛，骨断而失常态，筋伤不能束骨，故有活动不利；脉弦主筋。辨证：骨断筋伤，血瘀气滞。治疗：行气破瘀，消肿止痛，活血生新。方用加味活血舒肝汤加减。药用车前子 30 g，赤芍、猪苓各 12 g，当归、柴胡、枳壳、槟榔、大黄各 10 g，黄芩、红花、桃仁各 6 g，甘草 3 g。水煎服，每日 1 剂。并配合手法整复骨折脱位：麻醉生效后，患者仰卧于操作台上，常规消毒、铺巾，牵引下纠正重叠，手法纠正骨折错位，钳夹分别夹持在胫骨远端外后侧，近端前内侧，合紧钳夹，再用 2 枚 2.0 mm 钢针交叉固定骨折端，剪去针尾，消毒，包扎，前后石膏托超膝、踝功能位固定。透视见骨折复位固定好。并嘱：进行腿部肌肉锻炼，忌下床活动，7 日后复查，注意观察足趾血运感觉运动情况。1 个月后复查，石膏松紧适度，钳夹无松动，骨折处疼痛减轻，足趾血运、感觉、运动好。X 线片示：左胫腓骨骨折，对位对线良好。伤后 1 周，骨折已复位，局部消肿，应用接骨续筋药物。三七接骨丸、养血止痛丸（本院制剂），每次 6 g，每日 2 次。并嘱加强腿部肌肉锻炼，1 个月后复查，石膏松紧适度，钳夹无松动，局部消肿好，足趾血运、感觉、运动好。X 线片示：左胫腓骨骨折，对位对线好，骨折线消失。去除石膏，钳夹，钢针。并嘱：逐步扶拐不负重行走，半个月后逐步负重，1个月左右去拐行走。(《当代名老中医典型医案集·外伤分册》，人民卫生出版社，2009)

2. 妙法解析：平乐郭氏治伤专从血论，破、和、补三期用药各异，即骨伤早期气血瘀滞，用药以破为主，柱病生新，亡血者补而兼行；中期气血不和、经络不通，用药以和为主，活血接骨；后期久病体虚，用药以补为主，益气养血，滋补肝肾，壮筋骨，利关节。而郭氏师古创新，用药精巧严谨，不泥一方一药，而是辨证论治将家传经验加以深化发展。他强调：初期用药瘀则当破，亡血补而兼行，因气血互根，血药中必须加气药才能加速病愈。肝主血，败血必归于肝，肝受损，轻则连及脾胃传化之道，重则连及心肺，干扰上焦清静之腑，在活血祛瘀的同时加上疏肝理气之品，必然收到事半功倍之效。中期气血不和，经络不通，患者经初期活血止疼治疗，但气血尚有残余，气血未完全恢复，伤肢肿痛，减而未尽，若继用功破之药则恐伤及正气，故药当以和解为主，兼消肿止痛，治宜调和气血、接骨续筋、消肿止痛；后期因损伤日久，长期卧床，加之不同的固定限制肢体活动，故正气亏虚，营卫不和，气血运行不利，血络之中再生瘀滞，虚中有滞易感受内外因而并病。治宜和营卫，补气血，健脾固肾，通利关节为主。"若只活解气血，通利关节，关节虽通，但气血不足而必复滞。"或只重补气血则愈补愈滞，故应通中兼补辨证而治，方能取得好的疗效。总之，郭氏强调用药要辨证施治，灵活运用不可死搬硬套，应视患者体质、伤势不同而用药亦异。"少壮新病宜攻，老弱久病宜补；体壮伤新宜大补猛治，体质一般伤缓宜宽猛相济，体弱伤陈宜缓治之。分虚实阴阳，辨寒热之属性，气血脏腑之所属。"滋肝肾阴血，生髓壮骨，补脾胃阳气，运化气血，使营卫调和，气血旺盛，经络通畅，骨愈筋续，病自愈。本病为外力致小腿骨折，治以骨折复位固定，活血化瘀，接骨续筋。同时配合手法整复固定，终获良效。方中当归为君入肝，养血活血；大黄、赤芍荡涤凝瘀败血，红花、桃仁祛瘀生新，消肿止瘀为臣；佐以柴胡，透达少阳半表之邪，黄芩清泻少阳半里之热，枳壳理气，散结逐滞，大黄泄气利水，调中健脾；甘草为使调和诸药。若瘀血严重，大便梗塞不通，加芒硝软坚通下；若瘀血流注，筋血青紫硬结，加羌活通经活络；若胸肋受伤，气逆咳痰，加姜半夏降逆祛瘀。根据大黄的药性若大便不通，则首煎者后放大黄轻煎攻下通利，复煎则健胃止泻，二者相得益彰；若用其逐瘀通利则武火轻煎，大黄后下；若用其消肿止疼，则武火重煎，大黄同下。

(十)　右胫骨上段骨折 (萧国麟医案)

1. 病历摘要：徐某，男，95岁。因数日前被马车轧伤右小腿，疼痛微肿，经外院检查 X 线片示：胫骨上段有骨折痕迹。患者体健，患处无异形，舌质暗红，脉象弦涩，局部触之疼痛更甚，拟通化理伤汤加牛膝、乳香、没药为散，每次 6 g，每日 3 次，白开水送服，连服 10 日，患处无疼痛，半个月后复查痊愈。(《中国骨伤》，1989年第6期)

2. 妙法解析：本方以大黄、枳壳泻积通腑；桃仁、苏木、当归活血化瘀；骨碎补、续断、自然铜理伤接骨。全方以通利化瘀理伤为主，调气止痛为辅，共治骨伤，既可活血化瘀，又可通便。

(十一)　右胫腓骨下端骨折 (孙广生医案)

1. 病历摘要：黄某，男，10岁。患者自诉于 15 小时前，不慎摔伤，当即感右小腿下端剧痛，不能站立，活动受限，无昏迷、呕吐。伤后在当地医院治疗 (具体不详)，无明显好转，为求进一步治疗转入我院，经门诊摄片及体格检查后以"右胫腓骨下端骨折"收住院。现右小腿疼痛，活动受限，精神一般，纳食可，小便解，大便调，无头痛、头晕，无恶心、呕吐，无畏寒、发热，无胸腹部疼痛等症。查见右小腿下段肿胀明显，局部皮肤青紫瘀斑、压痛明显，可扪及骨摩擦感及异常活动，足背动脉搏动可扪及，趾端皮感血运正常。舌淡红、苔薄白，脉弦。X 线片示：右胫腓骨下端骨质断裂，远折端向外侧及前侧移位。诊断：右胫腓骨下端骨折。治疗：整复固定，中药按骨伤三期辨证施治。患者仰卧，膝关节屈曲20°。一助手站于患肢外上方，用肘关节套住患膝腘窝部；另一助手站于患肢足部远侧，一手握足跟部，沿胫骨纵轴做对抗牵引。术者以示指、中指、环指、小指环抱近端，两手拇指推挤远端向内后侧整复，当即局部畸形消失，骨擦音消失，骨折复位成功。用胫腓骨托跟式五合一塑形夹板固定，将患肢踝关节固定于内翻位。骨伤早期证属气滞血瘀，治以活血化瘀为法，方药用下肢伤Ⅰ号方加减：红花4 g，桃仁、当归、川芎、生地黄、赤芍、延胡索各8 g，泽兰、防风各5 g，川牛膝、木瓜各9 g，白茅根、薏苡仁各10 g，甘草3 g。水煎，每日1剂，分早、晚服。功能锻炼：患肢禁止负重，积极行踝关节屈伸功能锻炼，行各足趾关节功能锻炼。服10剂后，疼痛症状明显减轻，踝关节活动受限，余无不适。舌淡红、苔薄白，脉缓。患肢肿胀消失，无畸形，余可。X线片示：骨折对位对线好，有少量骨痂形成。调整并继续维持夹板中立位固定，中药以接骨续筋为法，予以本院制剂接骨胶囊口服，每次2粒，每日2次，服2周后，疼痛、肿胀症状消失，舌质淡红、苔薄白，脉缓。X线片示：骨折对位对线好，有中量骨痂形成并通过骨折线。解除夹板外固定，继续服接骨胶囊，加强踝关节功能锻炼。2周后，右小腿及踝关节外观正常，无明显的内外翻畸形，下地行走自如，舌脉正常。X线片示：骨折愈合。（《孙广生医案精华》，人民卫生出版社，2014）

2. 妙法解析：患儿胫腓骨下段骨骺骨折，须结合X线片及受伤机制，明确骨折类型，逆创伤机制，行复位固定。该病例为外翻骨折，复位后应予内翻位塑形夹板固定，保持胫骨下段外侧的骨膜张力，防止外翻畸形。托跟式塑形夹板是对小腿五合一夹板的改进，改进的后侧夹板以粗铁丝塑形成托跟式，固定时使足跟部置于圈内，托住后跟部，将跟腱处悬空，既加强了固定的稳定性，又避免了夹板对跟腱的直接压迫，防止了后跟压疮的发生，同时固定时将小腿、踝关节和足跟部连成一体，消除了骨折远端向前移位的应力。

（十二）右胫腓骨干骨折（孙广生医案）

1. 病历摘要：肖某，女，45岁。患者于1日前下午4时，在山上砍树，不慎从2 m高处摔下，右足先着地，小腿旋转倒地。当即感右小腿受伤疼痛，逐渐肿胀，不能站立行走。由人救起，抬送当地医院，经拍X线片检查诊断为"右胫腓骨骨折"，予以临时夹板固定，口服止痛药。现右小腿肿痛，不能站立行走，其他正常。查见痛苦面容，生命体征正常。右小腿肿胀较甚，皮下青紫瘀斑，短缩畸形，中段向前内凸突，环形压痛，扣之有异常活动及骨擦感，骨干支撑功能丧失，远端皮感血运正常。舌淡红、苔薄，脉弦。X线片示：右胫腓骨中下段呈短斜形断裂，腓骨骨折线高于胫骨骨折线，远折端向外后上方移位，两断端重叠2 cm。诊断：右胫腓骨干骨折。治疗：整复固定，中药按三期辨证施治。先行跟骨牵引，伤肢抬高，局部外敷消肿止痛膏。肿胀减轻后即行手法复位：患者平卧，在维持跟骨牵引下，膝关节屈20°～30°，一助手立于伤肢近侧，用肘关节套住患者腘窝部；另一助手立于伤肢远侧，一手握住前足，另一手抓住足跟，两助手沿胫骨纵轴做对抗拔伸牵引，纠正骨折重叠。术者立于伤肢外侧，先用两手环抱小腿远端向前端提，近端助手将胫骨近端向后按压，纠正向前成角移位。术者用拇指置于近段内侧外提拉，并嘱远端助手内外旋动，以纠正骨折侧方移位。术者两手握住骨折处，嘱助手徐徐摇摆骨折远端，使骨折端紧密接触。术者以拇指和示指沿胫骨嵴及内侧面来回触摸骨折部，检查确认骨折复位。然后分别在骨折远端前侧、远端后侧、内侧骨折部位和外侧腓骨小头及踝上部各放置适当厚度的棉压垫，用五合一托跟式夹板固定，四度扎带捆扎固定。固定后置于托马斯架上，行床头悬吊牵引，重3.5 kg。骨折初期证属血瘀气滞，中药以活血化瘀、消肿止痛为主，选下肢伤Ⅰ号方加减。药用红花6 g，延胡索15 g，当归、赤芍、川芎、生地黄、桃仁、泽兰、木通、牛膝、防风各 10 g，白茅根 30 g，甘草 3 g。水煎，每日 1 剂，早、中、晚 3 次服，固定后即做踝关节、趾关节、小股四头肌舒缩活动。服 14 剂后，患者诉伤腿疼痛减轻，食纳二便正常。伤肢肿胀消退，无畸形，牵引力线好，局部无压疮，远端皮感血运正常，舌淡红、苔薄白、脉缓。X线片示：骨折位置好。调整压垫夹板，继续固定，减轻牵引重量至 2.5 kg，适当练习抬腿小屈膝活动。骨折进入中期，证属瘀血凝滞，治以和营生新、接骨续筋为法，用活血续骨汤加减：续断 15 g，红花 5 g，土鳖虫 7 g，当归、生地黄、赤芍、骨碎补、乳香、没药、自然铜各 10 g，甘草 3 g。15 剂，水煎，每日 1 剂，分 3 次服。然后服接骨胶囊（本院制剂），每次 3 粒，每日 3 次，服 4 周后，疼痛消失，右膝关节活动部位受限，余无不适。舌淡红，苔薄白，脉缓。X线片示：骨折位置好，骨折端有明显骨痂形成。解除牵引，加强膝关节及踝关节屈伸活动，嘱不能下地负重过早。骨折进入晚期，证属肝肾不足，治疗宜补气血、养肝肾、壮筋骨，用生血补髓汤加减：黄芪 30 g，红花 3 g，木瓜 12 g，当归、白芍、赤芍、五加皮、牛膝各 10 g，土鳖虫 7 g，熟地黄、黄精、续断、杜仲、伸筋草各 15 g。水煎，每日 1 剂，分早、中、晚 3 次服，20 剂。然后服壮骨胶囊，每次 3 粒，每日 3 次，共服 3 个月。膝、踝关节活动正常，舌脉正常。X线片示：骨折愈合。（《孙广生医案精华》，人民卫生出版社，2014）

2. 妙法解析：胫骨中下段骨折因局部血液供应不佳，骨折愈合迟缓，采用手法复位夹板外固定，有利于骨折愈合。又因小腿后侧肌肉丰富，而前侧软组织薄弱，易致骨折断端向前成角。骨牵引可以纠正重叠移位和维持力线。托跟式夹板由于夹板的下 1/3 段符合踝跟部后方的解剖形态，跟骨后突和跟腱恰好稳妥地固定在铁丝圈的空隙中，起到了强有力的固定作用，夹板既不会向两侧滑动，又不会压迫跟骨后突和跟腱，解决了传统后侧夹板不可避免的弊端，能有效地将小腿和踝跟部连成一体，恢复其内在平衡，控制了骨折远段向前、向内和旋转移位的应力。同时，由于踝关节保持在中立位，更有利于患者的踝关节屈伸活动练习，防止跟腱和跖筋膜的挛缩，从而更有利于骨折愈合和关节功能恢复。胫骨下端穿针结合托跟式五合一夹板固定法，适应于各种类型的胫腓骨闭合性骨折。应用中医正骨手法，整复骨折断端，闭合穿钉，既不需扩大髓腔，减轻了对髓腔内壁的血液循环的破坏，又不需剥离骨外膜，减轻了骨膜的损伤，有利于骨愈合。

五合一塑形夹板、托跟式夹板制作方法如下：内、外、后侧夹板上平胫骨内外侧髁平面，下至足跟底部；前内、前外侧夹板下达踝上，上齐胫骨结节。宽度：后侧夹板两端宽度各约为周径的 1/5，内外侧夹板为 1/6，前内、外侧夹板为 1/10，均呈上宽下窄状。后侧夹板的上 2/3 用杉树皮做成平形板，下 1/3 用 8 号铁丝弯曲塑形成与后跟形态大小相等的半椭圆形，铁丝两侧长度比后侧杉树皮夹板短 1 cm，用胶布条固定在夹板后侧，杉树皮用薄棉覆盖后以绷带捆扎，铁丝部分先用较厚棉花缠绕，再用绷带包扎。夹板上端捶软 1 cm，下端与铁丝交界处需捶平，消除阶梯形。内外侧夹板下 1/3 用 8 号铁丝弯曲塑形呈弧状，用胶布条固定在夹板外侧，杉树板用薄棉覆盖后以绷带捆扎。先放置后侧托跟式夹板，足后跟置入夹板远端半椭圆形圈内，压垫及内、外、前侧夹板和捆扎方法同传统方法。

（十三）右胫腓骨下段骨折（孙广生医案）

1. 病历摘要：王某，男，41 岁。患者于 1 日前下午 3 时不慎跌倒，右足先着地。当即感右小腿受伤疼痛，逐渐肿胀，不能站立行走。由人抬送当地医院，经拍 X线片诊断为右胫腓骨下段骨折，经用石膏固定，输液对症治疗。现有小腿肿痛，不能站立行走，其他正常。查见痛苦面容，生命体征正常。右小腿肿胀较甚，皮下青紫瘀斑，短缩畸形，下段向前内成角畸形，环形压痛，扪之有异常活动及骨擦感，远端皮感血运正常。舌淡红、苔薄、脉弦。X线片示：右胫腓骨下段呈短斜形断裂，远折端向外上方移位，两断端重叠 1 cm 左右。诊断：右胫腓骨下段骨折。

治疗：整复固定，中药按三期辨证施治，适时功能锻炼。蛛网膜下腔阻滞，常规消毒铺巾。在 C型臂 X 射线机监视下进行操作：于内踝尖中点部位用骨锥经皮钻一约 0.3 cm 的骨孔，将一枚预备的弓形钉穿入骨孔，并徐徐打入胫骨髓内，再在胫骨外侧外踝尖上 3 cm 处（相当于胫骨关节面上外 0.5 cm 处）紧贴腓骨前缘钻孔，将另一枚弓形钉打入胫骨髓内；两助手对抗牵引纠正骨折端重叠，术者以捺正、回旋、折顶等中医正骨手法，将骨折复位；视骨折断面的走向，先打入一枚弓形钉过骨折断端进入近端髓内 1～2 cm，然后反向成角，将另一枚弓形钉打入近端髓腔，双侧弓形钉进入胫骨平台扩张部后，将钉尾折弯 60°，骨窗外置 0.5 cm 埋于皮下，缝合一针，无菌包扎。腓骨复位后，从外踝尖中点，经皮穿一枚 0.25 cm 的克氏针，进入腓骨髓腔，过断端，直达腓骨近端髓内，针尾折弯剪断，埋于皮下。外加托跟式夹板或石膏外固定。做踝关节趾关节小股四头肌舒缩活动，膝关节伸活动。骨折初期证属血瘀气滞，治宜活血化瘀、消肿止痛，方药用下肢伤Ⅰ号方加减：红花 6 g，延胡索 15 g，白茅根 30 g，当归、赤芍、生地黄、川芎、桃仁、泽兰、木通、牛膝、防风各 10 g，甘草 3 g。水煎，每日 1 剂，分早、中、晚 3 次服，服 14剂后，患者诉伤腿疼痛减轻，食纳、二便正常。伤肢肿胀消退，无畸形，牵引力线好，局部无压疮，远端皮感血运正常，舌淡红、苔薄白，脉缓。X 线片示：骨折位置好。调整压垫夹板，继续固定，适当加大膝关节、踝关节屈伸活动，但不能过早下地负重。骨折进入中期，证属瘀血凝滞，治宜和营生新、接骨续筋，方药用活血续骨汤加减：续断 15 g，黄芪 30 g，红花 5 g，土鳖虫 7 g，当归、生地黄、赤芍、骨碎补、乳香、没药、自然铜各 10 g，甘草 3 g。水煎，每日 1剂，分早、中、晚 3 次服，然后服接骨胶囊（本院制剂），每次 3 粒，每日 3 次。服 15 剂后，疼痛消失，右膝关节活动部位受限，余无不适。舌淡红、苔薄白，脉缓。X 线片示：骨折位置好，骨折端有明显骨痂形成。解除外固定，加强膝关节及踝关节屈伸活动，嘱患者扶双拐下地活动，伤肢不用力负重。骨折进入晚期，治宜补气血、养肝肾、壮筋骨，方药用生血补髓汤加减：黄芪 30 g，红花 3 g，当归、生地黄、白芍、赤芍、五加皮、牛膝各 10 g，续断、杜仲、伸筋草各 15 g。20 剂。然后口服壮骨胶囊，每次 3 粒，每日 3 次，共服 3 个月。膝、踝关节活动正常，舌脉正常。X 线片示：骨折愈合。（《孙广生医案精华》，人民卫生出版社，2014）

2. 妙法解析：胫腓骨干骨折的治疗方法有多种，传统的内固定方法中的钢板、螺丝钉内固定术需广泛剥离骨膜，对血液供应损伤大，且不适合大型开放性骨折及钢板内固定失败需再次手术的患者。传统的经皮髓内固定（经皮穿针术和小切口复位、髓内针固定术）都是从胫骨上端顺行进针，对胫骨中上段骨折效果较好，但对下 1/3 及接近踝部的骨折，由于胫骨下端膨大，髓腔较中段宽，髓内针的远端只能进入踝关节面的上缘，针小髓腔大，起不到坚强的固定作用；特别是胫骨上段呈三角形，髓腔前窄后宽，弓形针从胫骨结节两侧打入，弓背容易向后旋转，造成断端向后成角，针尖在胫骨远端也不能向两侧充分张开撑在髓腔内壁上，起不到 2 个三点支撑固定作用。胫骨下端穿针，是因胫骨下端膨大，略呈圆形，为松、密质骨交界处，前后径与横径几乎相等，外侧面较平，由腓骨切迹与腓骨下端构成下胫腓联合，侧位上腓骨下端与胫骨下端后1/2 重叠，胫骨下端的前外有胫前肌、趾长伸肌通过，胫前动脉和深神经在胫前肌与长伸肌之间下行，选择外踝尖上 3～4 cm 处，紧贴腓骨前缘打入外侧 Ender 针，此处相当于踝关节面上0.5～1 cm 处，Ender 针从胫前血管和腓深神经的后方通过，又恰好穿在胫骨下端前后径的中心，安全、可靠，符合解剖关系。其次，胫骨下端的横径只有胫骨上端横径的 1/2，胫骨下端的膨大与胫骨干构成的角度小于胫骨上端平台扩张与胫骨干所形成的角度。弓形钉从内踝尖和胫骨下端外侧进入髓腔，比从胫骨上端胫骨结节两侧进入髓腔的角度要小得多，因此，从胫骨下端进钉，钉尖一般不会顶卡在髓腔内壁上或穿透骨皮质，容易将弓形钉打入。尤其是内踝尖骨性标志明显，容易定位，便于进针和今后取出弓形钉。进钉点位于胫骨下端前后的中点处，胫骨下段又略呈圆形，钉的弓背自然弹向对侧髓腔壁而不会向后，可防止断端向后成角。Ender 钉的着力点主要位于胫骨下端内、外两侧进针处以及骨折断端内壁的两侧，对称分布于髓腔内。由于胫骨上端宽大，呈漏斗状，针的尖端可充分张开，支撑在平台下缘内、外侧髓腔壁上，具有 2 个三点支撑力，充分发挥了钉的弓形弹性应力，能有效地控制骨折端的旋转、成角、短缩畸形。胫骨下端穿钉特别适用于下 1/3 及踝上部位的骨折，弥补了各种髓内针从胫骨上端穿入对下 1/3 及踝上部位骨折固定不牢的不足。内、外踝与跟腱在水平面上，以及与跟骨后突在冠状面分别形成了 2 个三角状形态，狭长的跟腱连接着半圆形的跟骨后突，又类似一个杵状形态。侧面上小腿下段和踝跟部后方类似一个弓状形态，即内、外踝为弓顶，跟骨后突和三头肌腱腹交界处为弓的两侧臂，跟腱为弓弦。在这种三角形的顶部和狭长的弓弦上，以及半圆形的跟骨后突上用较宽的平板形夹板做超踝关节固定，是不稳定的，夹板一定会向两侧滑动，不能控制远折段的旋转，不能保持踝关节处于中立位，势必导致远折段向前、向内和旋转移位，从而畸形愈合。后侧托跟式夹板将小腿、踝、跟部连成一体，起到强有力的固定作用，夹板的下端能控制足的旋转活动，保持踝关节处于中立位，跟骨后突和跟腱恰好稳妥地固定在铁丝圈的空隙中，不会压迫跟骨后突和跟腱，可以防止压迫性疼痛和溃疡。同时，由于踝关节保持在中立位，更有利于患者的踝关节屈伸活动练习，防止跟腱和跖筋膜的挛缩，从而更有利于骨折愈合和关节功能恢复。

（十四）左胫腓骨远端骨折（孙广生医案）

1. 病历摘要：朱某，女，57 岁。患者于 1 日前下午 6 时，不慎从 1 m 高处摔下，左足先着地，当即感左小腿受伤疼痛，逐渐肿胀，不能站立行走。经当地卫生院拍 X 线片诊断为左胫腓骨远端骨折，予以临时石膏固定，今日转送我院。现左小腿下段肿痛，不能站立行走。查见痛苦面容，生命体征正常。左小腿肿胀以踝上部皮下瘀斑，小腿远端凸突畸形、压痛明显，扪之有异常活动及骨擦感，远端皮感血运正常。舌淡红、苔薄，脉弦。X 线片示：左胫腓骨远端呈横形断裂，骨折线波及胫骨远端关节面，远端稍向外上方移位，两断端重叠 1 cm，构成向内前成角。诊断：左胫腓骨远端骨折。治疗：整复固定，中药按三期辨证施治，适时功能锻炼。患者麻醉后仰卧于手术台上，常规消毒铺巾，先在牵引下行中医正骨手法将胫腓骨远端复位。在 C 型臂 X 射线机透视下采用钢针撬拨法恢复胫骨远端关节面平整，以 1 枚拉力螺钉固定将关节面骨块连成一体。再以 2 枚 0.25 cm 克氏针从内踝尖经皮穿入胫骨远端髓内，克氏针斜过骨折远端，直达对侧（外侧）骨皮质外 0.1 cm 许。再用 1 枚 0.25 cm 克氏针从外踝上方相当于胫骨远端外侧角部位经皮穿入胫骨，克氏针斜过骨折断端，亦达对侧（内侧）骨皮质外 0.1 cm 许。胫骨复位后，以 1 枚 0.25 cm 克氏针从外踝尖经皮穿入腓骨髓内，过骨折断端，直达腓骨近段髓腔内。克氏针尾端折弯，剪断埋于皮下，针孔以乙醇纱片加无菌敷料覆盖包扎，小腿外加托跟式夹板固定。固定后做趾关节活动和股四头肌收缩活动，适当抬腿活动，早期严禁下地。骨折初期证属血瘀气滞，中药治宜活血化瘀、消肿止痛，用下肢伤 I 号方加减：红花 6 g，延胡索 15 g，白茅根 30 g，当归、赤芍、生地黄、川芎、桃仁、泽兰、木通、牛膝、防风各 10 g，甘草 3 g。水煎，每日 1 剂，分早、中、晚 3 次服。服 14 剂后，患者诉伤腿疼痛减轻，食纳、二便正常。伤肢肿胀消退，无畸形，牵引力线好，局部无压疮，远端皮感血运正常，舌淡红、苔淡白，脉缓。X 线片示：骨折位置好。调整压垫夹板，继续固定，练习股四头肌和趾关节活动，并可练习膝关节、踝关节屈伸活动，可扶双拐下地，但伤肢不准负重。骨折进入中期，治宜和营生新、接骨续筋，方用活血续汤加减：续断 15 g，红花 5 g，土鳖虫 7 g，当归、生地黄、赤芍、骨碎补、乳香、没药、自然铜各 10 g，甘草 3 g。水煎，每日 1 剂，分早、中、晚 3 次服。然后服接骨胶囊（本院制剂），每次 3 粒，每日 3 次，服 15 剂后，疼痛消失，左膝关节活动部位受限，余无不适。舌淡红、苔薄白，脉缓。X 线片示：骨折位置好，骨折端有明显骨痂形成。加强膝关节及踝关节屈伸活动，嘱患者可下地活动，但伤肢不要用力负重。骨折进入晚期，治宜补气血、养肝肾、壮筋骨，方用生血补髓汤加减：黄芪 30 g，红花 3 g，当归、生地黄、白芍、赤芍、五加皮、牛膝各 10 g，续断、杜仲、伸筋草各 15 g。20 剂。然后服壮骨胶囊，每次 3 粒，每日 3 次，共服 3 个月。伤肢膝关节和踝关节活动正常，舌脉正常。X 线片示：骨折愈合。（《孙广生医案精华》，人民卫生出版社，2014）

2. 妙法解析：胫骨远端的解剖特点是髓腔呈 "A" 形漏斗状，骨皮质薄，胫骨远端关节面破裂移位，复位困难，复位后稳定性差。采用中医正骨手法将骨折复位，以克氏针撬拨复位恢复关节面的平整，克氏针、螺钉固定形成的 "△" 形框架结构能稳固地保持骨折的位置和关节面平整，从而能早期练习踝关节活动以促进关节面功能恢复。

（十五）右胫腓骨中下 1/3 骨折（孙绍裘医案）

1. 病历摘要：患者，男，40 岁。因外伤，右小腿肿痛，经 X 线摄片诊断为右胫腓骨中下 1/3 骨折，给予右跟骨牵引，同时小夹板固定。本系列方由三方组成。方一：当归、川续断各 120 g，土龙骨（生煅各半）、儿茶各 45 g，川芎、乳香、没药、川牛膝、川木瓜各 60 g，三七、自然铜各 15 g，象皮（土炒）、煅象牙、虎骨各 30 g。共为细末，火炒以平其性。以蛋清拌成糊状敷患处，或入膏药中贴患部，每次 4.5 g。内服用量，重者每日服 3 g，轻者每日服 1.5 g，小儿及老年人酌减。方二：三七 9 g，川续断 15 g，黑杜仲 1.5 g，麝香 0.9 g，川牛膝、象皮（土炒）各 6 g，没药、乳香各 4.5 g，土鳖虫 18 个，地龙 10 条。共为细末，取 4.5 g，用蛋清拌糊状敷患部。内服用量，每次 4.5 g，口服，开水送下，每日 2 次。方三：蛋清拌之，敷患部或入膏药中贴患部。方四：象皮（土炒）、象牙（土炒）各 30 g，自然铜（醋煅）12 g，麝香 0.9 g，三七 3 g，木鳖（去油）、儿茶、地龙各 15 g，乳香、没药、川木瓜、天冬、煅龙骨、无名异、川续断各 9 g，梅片 1.5 g，共为细末（此方仅外用，不可内服）。以上三方用蛋清拌药，药量不宜过多，约 1 个鸡蛋之蛋清即可，应用时三方仅用 1 方。外用后当日患部疼痛减轻，肿胀见消，第 5 日完全消失，每 3 日更换 "接骨丹" 1 次。2 个月后局部无压痛，无纵向叩击痛，无异常活动，X 线片示骨折线模糊，有连续性骨痂通过骨折线，去夹板后不扶拐，在平地上连续行走 5 分钟以上，步行 60 步。连续观察 2 周，骨折不变形，证明右胫腓骨中下 1/3 骨折达临床愈合。

2. 妙法解析：方中木瓜有化湿之功，入肝经，可祛筋脉之湿，又能舒筋活络，含有苹果酸、酒石酸、柠檬酸及丙种维生素，可解除四肢痉挛，尤其对腓肠肌痉挛有明显的治疗作用；川芎通行气血，祛风止痛，含有油状生物碱、有机酸、挥发油等，能麻痹中枢神经，故有镇痛、镇静、镇痉的作用；土鳖虫行血软坚，能破癥结、消瘀血、通经续伤；自然铜续筋接骨、散瘀止痛；牛膝善下行，通而能补，为补益肝肾、通利关节之要药；川牛膝偏于通经导瘀；龙骨平肝潜阳、镇惊安神；当归可补血、活血、止痛；续断补肝肾、续筋骨；象皮、象牙均有生肌、收敛之效；虎骨追风定痛，健骨镇惊。诸药合用，有促进骨折愈合之效。

三、文献选录

（一）名医论述选录

孙达武认为，胫腓骨干骨折在长管状骨骨折中最常见，且在各种年龄段均可发生，约占全身骨折的 6.7%，成人以胫腓骨干双骨折多见，儿童的骨折以胫腓骨干骨折最多，胫腓骨干双骨折次之，腓骨干骨折少见。胫腓骨是长管骨，上端与股骨干组成膝关节，下端与距骨组成负载全身体重的踝关节。正常人的踝关节与膝关节是在同一平行轴上活动，故在治疗胫腓骨干骨折时，亦应和治疗股骨干骨折一样，必须防止成角和旋转移位，保持膝、踝关节轴的平行一致，以保持其长度和关节面的平整，防止创伤性关节炎的发生。

胫腓骨骨折，不论选择哪种治疗方法，都是为了消除旋转、短缩、成角等畸形，恢复其对位对线，保持胫骨的稳定性，使患肢得到最大程度的功能恢复。此外，选择治疗方法还必须考虑到软组织损伤情况和治疗对软组织的进一步影响。一般认为＞10°的成角及旋转是必须纠正的，与关节运动方向一致的成角不能＞5°，避免影响膝、踝关节的负重功能和发生关节劳损。除儿童病例患肢与对侧健肢等长可稍放宽外，成人应注意恢复患肢与对侧健肢的长度和生理弧度。对于低能量造成的小的简单胫腓骨骨折，非手术闭合复位使用石膏或小夹板固定能很好地治愈骨折并有创伤小、费用低的优点。由于无需二次手术，患者的痛苦亦大为减轻。固定期间应注意积极进行膝、踝、跗跖关节及趾间关节功能活动。对高能量的严重开放骨折则可行外固定等方法治疗。此外，应注意防止血管神经损伤，骨折延迟愈合、不愈合，创伤性关节炎等并发症的发生。

（二）临床报道选录

1. 加味桃红四物汤治疗胫腓骨干骨折 50 例：药用桃仁、红花、生地黄、当归、赤芍各 10 g，川芎、苏木、鸡血藤各 6 g。肿胀显著者加车前子 15 g，泽兰 10 g；伴大便秘结者加大黄、枳实各 10 g，疼痛甚者加乳香、没药、延胡索各 10 g。水煎，每日 1 剂，分 2 次服。全部愈合，有效率 100%，且提前了愈合时间。（《中医杂志》，1984 年第 3 期）

2. 十味地黄丸治疗胫腓骨干骨折 50 例：药用生地黄、熟地黄、山药、芡实各 500 g，狗脊、丹参各 400 g，五味子、枸杞子、菟丝子各 150 g，泽泻 250 g。上药共为细末，炼蜜为丸，每丸重 6 g，每次 1 丸，每日 2 次。全部愈合，有效率 100%，且提前了愈合时间。配合患肢适度功能锻炼。（《中医杂志》，1984 年第 3 期）

3. 清下解毒汤治疗开放性胫腓骨骨折 35 例：药用蒲公英、忍冬藤、生薏苡仁各 30 g，大黄、桃红、牡丹皮、赤芍、生地黄、穿山甲、苍术、黄柏各 10 g，牛膝 15 g，甘草 6 g。均输液抗休克、止痛镇静、常规应用抗生素，彻底清创，并用外固定器固定。并用中药分期配合治疗，早期用清下解毒汤。中期用接骨续筋、益气养血药，并配合钙剂服用。后期用补益肝肾、强筋壮骨之品内服，配合下肢损伤洗方熏洗。卧床 3～5 日，肿胀减退后可扶杖下地行走；4 周可弃杖行走；8～12 周拆除外固定器。伤口Ⅰ期愈合 33 例，Ⅱ期愈合 2 例；优 32 例，良 3 例。（《浙江中医杂志》，1998 年第 9 期）

4. 银翘地丁汤治疗胫腓骨骨折 36 例：药用金银花、连翘、蒲公英、紫花地丁、当归、川芎、桃仁、红花。硬膜外阻滞后，患侧大腿扎止血带。常规消毒，彻底清创，对游离碎骨块清理干净后生理盐水浸泡备用。沿原伤口顺肌肉间隙分离小腿外侧肌群，暴露腓骨骨折端，取出腓骨骨折片，自骨折近端截取腓骨 10～12 cm，暴露胫骨骨折端，分别置入骨折远端之骨髓腔，直视下复位。若为粉碎性骨折，将碎骨片按原位复位，骨块大者可用丝线或钢丝捆扎。生理盐水及甲硝唑冲洗，常规在小腿外侧及后内侧做减张切口，皮肤缝合后石膏固定。术后给用抗生素及脱水剂，中药口服。早期常更换敷料，若有表皮坏死，清创后外涂生肌玉红膏。随访 6～24 个月，骨折全部愈合，骨折愈合时间为 8～20 周。（《中医正骨》，1999 年第 10 期）

5. 贞芪扶正颗粒治疗胫腓骨骨折 50 例：药用女贞子、黄芪。每袋 15 g。每次 15 g，每日 3 次，冲服。并用伸筋活血消肿合剂：独活 15 g，伸筋草、土鳖虫、乳香、没药、穿山甲、桂枝各 10 g，威灵仙 30 g，甘草 5 g。每日 4 剂，分别放入 ST-Ⅰ型肢体治疗仪（大连金辉康疗器械厂生产）的 4 个熏洗箱内，熏箱、洗箱温度分别以 55 ℃～60 ℃、35 ℃～40 ℃为宜，四肢进入熏洗槽，熏、洗分别为 50 秒、30 秒，交替进行。每次 30 分钟，每日 1 次。与对照组 48 例，均用复方骨肽注射液（含骨多肽、全蝎多肽。南京新百药业有限公司提供），每次 150 mg，丹参注射液 30 mL，静脉滴注，每日 1 次。钙尔奇 D 片 600 mg，每日 2 次；维生素 C、维生素 E 胶丸各 100 mg，维生素 AD 胶丸 1 粒，每日 3 次；口服。均 15 日为 1 个疗程。用 3～4 个疗程，结果：两组分别治愈 34 例、9 例，显效 8 例、12 例，有效 5 例、15 例，无效 3 例、12 例，总有效率 94％、75％（P＜0.01）。(《中华中医药学刊》，2009 年第 5 期)

6. 手术及传统手法整复，内服中药治疗胫腓骨中下 1/3 骨折 86 例：新鲜狗骨、龟甲各等份。每粒胶囊 0.5 g（广州中医药大学研制）；对照组 58 例，用骨折挫伤胶囊（每粒 0.2 g）；均每次 4 粒，每日 3 次，口服。开放性骨折及手术复位者均常规用抗生素；功能锻炼。结果：两组分别优 23 例、13 例，良 49 例、28 例，可 14 例、16 例，差 0 例、1 例，优良率分别为 83.7％、70.7％（P＜0.05）。(《中医正骨》，2002 年第 1 例)

7. 闭合复位及内固定，分期服中药，治疗成人胫腓骨骨折 34 例：先行闭合复位及内固定。骨折初期（＜2 周）用柴胡、瓜蒌根、当归、白芍、酒大黄、桃仁各 15 g，红花、甘草、穿山甲各 10 g，丹参 30 g。中后期（＞15 日）用当归、赤芍、土鳖虫各 12 g，黄芪 30 g，熟地黄、山药、丹参、骨碎补、川续断、煅自然铜各 15 g，西洋参、牛膝各 10 g，甘草 8 g。水煎服，每日 1 剂。皮牵引，牵引重量 5～6 kg；2～5 日后，行闭合复位及内固定；术后常规用抗生素 5～7 日。功能锻炼。随访平均 10 个月，结果：优 26 例，良 7 例，可 1 例。(《中医正骨》，2007 年第 10 期)

8. 小切口复位，克氏针多方位交叉固定。治疗胫腓骨远端粉碎性骨折 36 例：患者平卧，硬膜外阻滞，依据骨折类型、粉碎程度，按后、外、内踝顺序开小切口 2～3 个，复位骨折块，用克氏针多方位交叉固定，无菌敷料包扎，石膏托固定；肿甚患肢置于布朗架上。次日行踝关节及足趾背伸运动。6～14 日去除石膏托。3 周后，用舒筋洗方：当归、川芎、透骨草各 20 g，伸筋草、威灵仙、鸡血藤各 30 g，苏木、千年健各 15 g。水煎取液，熏洗患处，每日 1 剂。8 周扶拐活动，禁负重，12 周拔除克氏针。结果：优 27 例，良 6 例，可 3 例。(《中国骨伤》，2002 年第 12 期)

9. 带锁髓内钉固定配合中药外敷治疗中重度胫腓骨开放骨折 43 例：清创后，用髓内钉顺向打入，直视下复位，锁上锁钉。骨折端分离，锁上远端锁钉后，将髓内钉适当外拔；腓骨不固定。较大游离骨块，清洁，并用 0.5％聚维酮碘浸泡消毒后，钢丝固定；骨缺损取髂骨植骨；较大面积软组织缺损、骨外露，用邻近皮瓣覆盖；皮损无骨外露，缩小创面后，Ⅱ期缝合（或植皮）；胫前动脉断裂行显微吻合。术后均用复方黄连液：黄连 80 g，黄柏 60 g，栀子 30 g，冰片 5 g。水煎，取浓缩液 500 mL，取上清液，灭菌后，敷患肢。术后抬高患肢。功能锻炼。随访≤2 年，结果：均治愈。(《中国骨伤》，2004 年第 12 期)

10. 切开复位，钢板螺丝钉内固定，并服中药，治疗成人胫腓骨骨折 86 例：酌情切开复位、局部转移皮瓣（或桥式皮瓣修复）游离植皮、血管吻合修复、血肿清除术等，钢板螺丝钉内固定。术后常规用抗生素 3～5 日，用骨愈颗粒冲剂（含人参、杜仲、熟地黄、续断、骨碎补、补骨脂、牡蛎、煅自然铜、三七、土鳖虫、大枣、北沙参等）。每袋 10 g），每次 1～2 袋，每日 2 次，冲服；15～45 日为 1 个疗程。术后第 2 日开始用 DicosModel - 812 型骨折治疗仪治疗，每次 30 分钟，每日 1～2 次；10～30 日为 1 个疗程。功能锻炼。随访 0.5～2 年，结果：骨性愈合 80 例。(《中医正骨》，2001 年第 7 期)

11. 小切口复位，克氏针多方位交叉固定，并服中药治疗胫腓骨远端粉碎性骨折 36 例：患者平卧，硬膜外阻滞，依据骨折类型、粉碎程度，按后、外、内踝顺序开小切口 2～3 个，复位骨折块，用克氏针多方位交叉固定，无菌敷料包扎，石膏托固定；肿甚患肢置于布朗架上。次日行踝关节及足趾背伸运动。6～14 日去除石膏托。3 周后，用舒筋洗方：当归、川芎、透骨草各 20 g，伸筋草、威灵仙、鸡血藤各 30 g，苏木、千年健各 15 g。水煎取液，熏洗患处，每日 1 剂。8 周扶拐活动，禁负重。12 周拔除克氏针。结果：优 27 例，良 6 例，可 3 例。《中国骨伤》，2002 年第 12 期）

12. 正确复位及牢固内固定，加服中药。治疗胫骨骨折不愈合 23 例：手术植骨，切断除骨断端间的纤维瘢痕组织，切除骨端硬化骨质，打通髓腔，相应斜行缩短腓骨，重新正确复位及牢固内固定。术后服忍冬藤、红藤、鸡血藤、蒲公英、川牛膝、泽兰、桃仁、赤芍、地骨皮、甘草各 10～15 g。服 2 周后，待肿胀消退，切口愈合，小腿夹板外固定，功能锻炼，同时内服八珍汤加川续断、狗脊、杜仲、牛膝、补骨脂、自然铜、土鳖虫。结果：临床愈合 22 例，死亡 1 例（糖尿病肺感染）。《山东中医学院学报》，1993 年第 1 期）

第八节　胫骨疲劳骨折

一、病证概述

胫骨疲劳骨折，易发生在骨骼应力集中的部位，是常见的训练伤之一，在部队训练中发病率较高，国外报道为 31%，国内报道为 16.9%。与超强度训练或姿势不当有关，多发生于频繁的长跑、越野训练或单一课目的超负荷训练中。此外，也常见于足部承重较多的运动员，如篮球、足球、网球、田径、体操运动员和芭蕾舞演员，亦可见于经常坚持大运动量锻炼的中老年人。局部长期受反复集中的轻微损伤后，首先发生骨小梁骨折并随即修复，如在修复过程中继续受外力作用，可使修复障碍，骨吸收增加，反复这一过程，终因骨吸收大于骨修复而导致完全性骨折。田径运动员和芭蕾舞演员的腓骨下 1/3 或胫骨上 1/3 易发生疲劳骨折，这与小腿肌反复、猛烈收缩有关，又与足掌跳跃下着地的间接暴力有关。

二、妙法解析

（一）胫骨疲劳骨折（孙达武医案）

1. 病历摘要：

[例 1] 陶某，男，17 岁。患者诉 6 周前参加 5000 m 长跑后，出现右小腿胀痛，休息 6 周仍隐痛不适，故来我院就诊。诊见：右小腿略肿胀，胫骨中上 1/3 内侧可触到表面光滑的骨性包块，轻度压痛。X 线片示：距关节面 12 cm 处有一横形致密带，内有一隐约可见骨折线，两侧葱皮样骨膜反应，后侧有一 4 cm×2 cm 丘状骨痂。诊断：右胫骨疲劳骨折。治疗：嘱其注意休息，避免剧烈活动。半年后复查，自觉症状消失。X 线片示：两侧反应骨膜与皮质骨融合。后侧骨痂扁平。随访 3 年，患肢功能正常。

[例 2] 陈某，男，18 岁。主诉：左小腿肿胀疼痛 2 个月。病史：患者诉 2 个月前，参加万米越野赛后，左小腿肿胀疼痛，活动加重。为求进一步治疗，来我院诊治。就诊时左小腿肿胀光亮，皮温高，胫骨中上 1/3 内侧隆起，可触到骨性包块，压痛明显。X 线片示：胫骨上端距关节面 9 cm 处髓腔有轻微骨质破坏，两侧葱皮样骨膜反应，后侧有约 4 cm×2 cm 丘状骨痂。疑为皮质旁骨肉瘤。病理报告为皮质骨增生，未见瘤细胞。诊断：左胫骨疲劳骨折。治疗：嘱其注意休息，避免剧烈活动。随访 2 年半，患者剧烈运动后仍感患肢酸痛。X 线片示：两侧增生骨膜消

失，后侧丘状骨痂变扁平，与皮质骨融合。(《孙达武骨伤科学术经验集》，人民军医出版社，2014)

2. 妙法解析：胫骨上段疲劳骨折主要是强力肌肉群的牵引，对胫骨上段产生不平常的应力所致。因为胫骨上段是下肢最大负重力点，此段的内侧及后侧大部为屈小腿内旋肌群的附着点，所以当躯体前倾疾步快跑，或旋转后蹬时，膝关节经常处于半屈外旋、内旋姿势，膝关节伸屈运动频繁，重力便集中在胫骨上段，经常受到内旋肌群强烈应力的影响，就可造成局部骨小梁的积累性断裂而出现骨折。

（二）双侧胫骨干疲劳骨折并右腓骨疲劳骨折（孙达武医案）

1. 病历摘要：王某，男，19 岁。患者于 3 个月前起，感双小腿中、上 1/3 处在训练时胀痛，约行走 1 km 后疼痛加剧，上台阶困难，轻度跛行，休息后可缓解。在当地医院对症治疗不见好转，故来我院求诊。诊见：双小腿中、上 1/3 处局部微隆起，无红、肿、热，局部压痛明显。X线片示：双侧胫骨中、上 1/3 处有纵行骨膜反应及骨痂生长，该处骨质各有 1 条横形裂隙，右侧腓骨上段同时见到类似骨膜反应。诊断：双侧胫骨干疲劳骨折并右腓骨疲劳骨折。治疗：嘱其注意休息，避免剧烈活动。休息 2 周后症状完全消失，随访 2 个月余无任何自觉症状，能参加连队各项训练。X线片示：见双侧胫骨中上 1/3 处呈丘状大量骨痂形成。(《孙达武骨伤科学术经验集》，人民军医出版社，2014)

2. 妙法解析：胫骨疲劳骨折的 X 线征象如下。①病变早期（发病后 4 周之内）可见到胫骨中上 1/3 处细小而不整齐的近似横形的透光线，一般不通过整个骨干，有时这种改变并不明显，需仔细辨认，必要时摄断层片则显示更清晰。由于患者就诊较晚，此改变并不多见，4 周后该线逐渐被一横行致密带所代替，其宽度不定，密度不均，横形致密带多占据胫骨直径的 1/3～2/3。②横形致密带后缘有一片状堆积样骨痂形成，外形光滑，随着时间推移，逐渐变扁平，形成后侧增厚的皮质骨。③胫骨两侧形成连续的骨膜反应，有时呈葱皮样改变，逐渐吸收，并与两侧骨质融合。④未完全断裂的胫骨上 1/3 疲劳骨折，骨痂和骨膜反应不发生在胫骨前侧。根据病史、临床症状和 X 线特点诊断并不困难。有时需与慢性骨髓炎、骨肉瘤、尤文瘤等鉴别。一般认为，停止运动，注意休息即可，症状严重者，石膏固定 3～4 周会明显好转。疲劳骨折发生后如得不到充分休息，断端即得不到修复。作用力的持续存在，骨小梁的继续断裂，将导致完全性骨折，甚至发生骨不连，使治疗复杂化。故孙氏认为，此类骨折的早期诊断，及时处理对于骨折愈合非常重要。

（三）左胫骨平台骨折（孙广生医案）

1. 病历摘要：杨某，男，28 岁。患者于 1 日前下午 4 时，坐摩托车不慎摔下，左下肢先着地，膝部受伤，当即感左膝部疼痛、畸形，逐渐肿胀，活动受限，即送入某医院，行拍 X 线片诊断为左胫骨平台骨折。经临时固定，口服止痛药。现左膝部肿胀疼痛、畸形、活动受限，其他无不适。查见生命体征正常，表情痛苦。左膝部及小腿严重肿胀、青紫，膝前可见 2 cm×3 cm 的皮肤擦伤。膝关节呈内翻畸形，局部压痛，胫骨上端可扪及异常活动及骨擦感，浮髌试验阳性，膝关节支撑负重功能丧失，屈伸功能障碍。肢端皮感血运正常。X线片示：左胫骨平台骨质呈不规则断裂，远端向外及后方移位，骨折线波及平台关节面。诊断：左胫骨平台骨折。治疗：整复固定，中药按骨折三期辨证施治，适时功能锻炼。伤肢抬高，行胫骨下端牵引，伤部外敷消肿止痛膏。肿胀减轻后实施手法整复：患者仰卧，一助手握住大腿并固定骨盆，另一助手握持足踝部，两助手行对抗牵引，纠正骨折端重叠。术者立于伤肢左侧以左手掌根部推挤腓骨小头部位，右手掌根部挤压股骨及胫骨内侧髁，令远端助手牵引下徐徐内外旋转胫骨远端，术者手感到骨块复位，外观畸形纠正。复位成功后予以超膝关节塑形夹板固定：于胫骨内髁与腓骨小头部位各置一平垫，然后放置预先制作好的塑形夹板，内、外、后三块板均超膝关节上10 cm，前内、前外两块小夹板上齐内外髁部，五块夹板下端齐踝关节上方，四度扎带捆扎固定。固定后行胫骨远端牵引，将伤肢置于托马斯架上，调整牵引力线，通过床头挂钩行悬吊牵引，牵引重量4 kg。骨折初期属血瘀气滞，治以活血化瘀、消肿止痛为主，选下肢伤Ⅰ号方加减。药用红花6 g，白茅根30 g，当归、赤芍、生地黄、川芎、桃仁、泽兰、牛膝、木通各10 g，延胡索15 g，甘草3 g。水煎，每日1剂，分早、中、晚服。骨折固定后即做股四头肌收缩及踝、趾关节活动。14剂后，疼痛减轻，左膝关节活动仍受限，其他无不适。查见左膝部肿胀消退，无畸形，局部无压疮，肢端皮感血运正常。舌淡红、苔薄白，脉缓。X线片示：骨折对位对线良好，断端可见少量骨痂形成。骨折进入中期，证属瘀血凝滞，治宜和营生新、接骨续筋，用活血续骨汤加减：红花4 g，续断、骨碎补各15 g，当归、赤芍、生地黄、乳香、没药、木瓜、牛膝各10 g，土鳖虫7 g，甘草3 g。水煎，每日1剂，分3次服，然后服接骨胶囊（本院制剂），每次3粒，每日3次，共服4周。嘱继续固定2周后开始左膝关节被动屈伸活动，活动范围由小到大，开始20°～30°，逐渐加到30°～40°，切忌暴力屈伸。服15剂后，疼痛肿胀消退，舌淡红、苔薄白，脉缓。X线片示：骨折位置好，断端可见中量骨痂形成。骨折进入中后期，证属肝肾不足，治宜补益肝肾、强壮筋骨，用生血补髓汤加减：黄芪30 g，红花4 g，当归、赤芍、生地黄、白芍、五加皮、牛膝各10 g，续断、杜仲、伸筋草各15 g。水煎，每日1剂，分3次服。服15剂。同时服壮骨胶囊（本院制剂），每次3粒，每日3次，共服6周。然后解除骨牵引，4周后每日定时拆开夹板练习膝关节主动活动，活动范围由小到大，循序渐进。3～4个月内夜间和下床活动时保持夹板固定，防止膝内外翻，5～6个月后才能伤肢负重。3个月复查，伤肢无畸形，膝关节活动正常，舌脉正常。X线片示：骨折愈合。（《孙广生医案精华》，人民卫生出版社，2014）

2. 妙法解析：胫骨平台骨折是膝关节创伤中最常见的骨折之一。膝关节遭受内/外翻暴力的撞击或坠落造成的压缩暴力等均可导致胫骨髁骨折。由于胫骨平台骨折是典型的关节内骨折，其处理与预后将对膝关节功能产生很大的影响。同时胫骨平台骨折常常伴有关节软骨、膝关节韧带或半月板的损伤，常造成膝关节畸形、力线不稳定问题，导致关节功能的障碍。因而，胫骨平台骨折的治疗目的包括恢复关节的外形轮廓、轴向对线、关节的稳定性及关节功能活动等。牵引可以纠正远端的后上移位，夹板外固定可以维持骨折断端的对位，并可以控制再次移位。

（四）左小腿骨筋膜室综合征（许明熙医案）

1. 病历摘要：患者，男，9岁。因车祸致颅骨、骨盆、双下肢多处骨折（右股骨多段、双侧胫骨中段青枝骨折）。入院后为纠正休克立即在左、右上肢各建立一条静脉输液途径，半小时后左上肢静脉输液阻塞，多次穿刺未成功，改左踝部大隐静脉输液成功。4小时后患者诉左小腿疼剧，检查左小腿较前明显肿胀，踝关节不能背伸，足背动脉扪不清。诊断：左小腿骨筋膜室综合征。即停止此处输液（已输入5%糖盐水600 mL），切开胫前筋膜减压，见室内肌组织水肿，伤口不缝合予以包扎。10日后创面行二期缝合，40日后出院时左踝、趾均不能背伸，5个月后胫前肌力Ⅰ级，1年后肌力恢复正常。（《特殊型骨与关节损伤医案》，中国医药科技出版社，1993）

2. 妙法解析：骨筋膜室综合征是骨与筋膜封闭的区域内，因组织压升高使循环和功能受损的综合病征。闭合性青枝骨折同时伴有周围组织损伤，其静脉、淋巴回流障碍，造成肌间隙压力剧增而发生。本例发生在急救过程中，提示胫骨青枝骨折，仍有发生骨筋膜室综合征的可能，应严密观察、及时处理。

（五）胫前肌腱嵌入胫骨骨折（王世英医案）

1. 病历摘要：

[例1] 患者，男，20岁。因车祸所致左胫骨下1/3骨折，整复3次，超关节夹板及管形石膏固定9个月不连接，左小腿下1/3段有压痛，每当足背屈胫前肌收缩时，可见胫骨近折端有明显的异常活动。X线片示：左胫骨下1/3斜行骨折，骨折线占胫骨长度近1/3并与胫前肌走行一致，断端硬化分离较远，腓骨上端骨折畸形愈合。行切开复位内固定，发现胫前肌腱嵌入胫骨骨折间并与胫骨粘连。将肌腱复位钢板固定。3个月复查，骨折愈合，随访2年2个月，愈合良好。

[例2] 患者，男，32岁。被转动皮带绞伤致右胫腓骨下1/3骨折，情况如例1。考虑有肌腱嵌入之可能，故行切开复位内固定手术。术中证实胫前肌腱嵌入胫骨骨折间。6周骨折愈合，3个月复查，踝关节功能正常。（《特殊型骨与关节损伤医案》，中国医药科技出版社，1993）

2. 妙法解析：软组织嵌入骨折线以破裂之肌肉片及筋膜嵌入较多，整块肌肉或肌腱嵌入则罕见。本例发生肌腱嵌入，可能是在移位过程中或在手法复位过程中，胫骨之大斜面骨折断端嵌住肌腱，使其进入骨折间隙所致。临床可根据以下几点确定诊断：①与胫前肌走行一致的斜形骨折。②胫前肌收缩时近折端有异常活动或扣镇感。③嵌入部位皮状轻度凹陷。④关节活动受限有牵扯痛。⑤整复困难，骨擦音不明显，固定不稳等。确诊，及时处理，防止骨不连接的发生。

三、文献选录

（一）名医论述选录

孙达武认为，胫骨下端骨骺三面骨折是一种罕见、特殊的损伤。从本组资料看，该损伤绝大多数发生在青少年，13～14岁多见。X线诊断有时较困难。Marmor（1970）首次阐明了这种损伤和形态结构：①胫骨远端前外侧骨骺块。②后内侧干骺端锥形骨块。③余下的干垢端。其实质是Salter-Harris Ⅳ型的特殊类型，具有Salter-Harris Ⅱ、Ⅲ型联合损伤的特点。Denton指出，Salter-Harris Ⅳ型骨折是按一个平面延伸，而三面骨折是按矢状面、横断面和冠状面三个平面延伸。正位X线片示骨骺骨折成矢状面，侧位片干骺端骨折成冠状面。正侧位可见骺板骨折水平通过骨骺外侧半，到达骺板后侧，使骨骺后移。其受伤机制主要是外旋、外翻应力或轴性外旋力使足跖屈引起。三面骨折损伤重，范围大，极不稳定。移位不多者可以闭合复位，使足踝内旋、内外展、背伸矫正，超踝夹板背伸位固定；骨折移位大或闭合复位失败者应及时切开复位，螺丝钉内固定。这种损伤预后较差，容易复发、生长障碍和畸形。本组6例闭合复位，2例切开复位。复查时3例功能和X线完全正常，其他5例均有程度不等的生长障碍和畸形。因此，无论是手术或非手术治疗，既要求达到良好、可靠的复位，又要保护骨骺，避免不当的手法和手术创伤而加重骨骺损伤。

（二）胫骨疲劳骨折分级

1. 临床分级：分级如下。0级（正常重建）：有细小的骨膜新生骨形成，X线片无异常改变，无临床症状，但骨扫描可见细小的线性吸收增加。1级（轻度应力反应）：亦表现为皮质骨的重建，患者可出现运动后局部疼痛，无压痛，X线片阴性，但骨扫描为阳性。2级（中度应力反应）：皮质骨吸收稍强于骨膜反应，可出现疼痛和压痛，X线片骨外形完整，可见模糊的征象，骨扫描阳性。3级（严重应力反应）：骨膜反应及皮质骨吸收范围均扩大，疼痛持续存在，休息时也出现，X线片可见皮质骨增厚，骨扫描阳性。4级（疲劳性骨折）：骨活检可见有骨坏死、骨小梁微骨折及肉芽组织形成，由于疼痛，负重几乎不可能，X线片可见骨折及早期骨痂形成，骨扫描阳性。

2. 根据MRI（磁共振）表现对疲劳骨折提出的分级：分级如下。0级：T1，T2及STIR像均正常。1级：T2及STIR像可见中度骨膜水肿。2级：T2及STIR像可见明显的骨膜及骨髓水肿。3级：T1像为骨髓水肿，T2及STIR像表现为骨膜与骨髓严重水肿。4级：T1像可见骨髓水肿，伴有低密度信号影（骨折线），T2及STIR像有严重的骨髓水肿。

（三）胫骨疲劳骨折的鉴别诊断

1. 胫骨疲劳骨折：其症状临床特点是局部疼痛，活动后加重，休息后好转，无夜间痛。局部可有轻度肿胀和压痛，应力试验阳性。

2. 跖骨疲劳骨折：这种骨折常发生在新兵训练或长途行军之后，故又称行军骨折。

3. 肋骨疲劳骨折：老人多有骨质疏松，如因慢性支气管炎而长期咳嗽，肋间肌反复猛烈收缩，则可产生肋骨疲劳骨折。

（四）胫（腓）骨疲劳骨折的检查

1. X线片检查，开始2周至4个月大多为阴性，随后可表现为骨膜增生、骨折线、骨痂或新骨形成。

2. CT扫描可见骨髓腔密度增高及局部软组织增厚，为早期诊断提供重要的依据。

3. 疲劳骨折时骨发生细微骨折（显微镜下可见），早期拍X线片时经常看不出明显的骨折，但活动疼痛剧烈。由于没有明显外伤史，症状表现不典型，临床上容易误诊，应注意与骨膜炎、骨髓炎、骨瘤相鉴别。

（五）胫骨疲劳骨折治疗

1. 治疗方法与暴力骨折基本相同。骨折没移位或轻度移位，采用手法复位、固定、制动等方法治疗，后期再进行康复功能锻炼。症状较重，断端出现骨化现象或发生骨不连，骨折愈合较为困难，需手术切开复位或石膏外固定治疗。

2. 胫骨疲劳骨折发生后，如得不到及时休息，作用力持续存在，骨小梁断裂将导致完全性骨折，故患者应及时休息，纠正错误动作、姿势，避免应力反复作用于伤处造成再伤。本病早期发现、早期治疗和预防，一般预后良好。

3. 胫骨疲劳骨折后期的康复治疗：①尽早进行系统合理的功能锻炼，不仅能维持机体正常的生理功能水平、加快骨折愈合、防止毗邻未受伤关节的功能障碍，更重要的是可以防止因肌肉粘连、关节僵硬及肌肉萎缩所引起的受伤关节的永久的功能障碍，最大限度地恢复患者的肢体功能，预防肢体失用性萎缩及关节挛缩。②胫骨疲劳骨折日常康复方法。四肢应力性骨折，尤其是关节及关节周围骨折术后的康复，最重要的是关节活动度和肌力的训练。早期关节活动度训练要以被动活动为主，应掌握循序渐进的原则，有条件可使用持续被动活动机进行功能锻炼。术后3日可开始逐步加强主动的关节活动。康复训练要逐步加大并维持关节的最大活动度，切忌小范围快节奏活动，这样不仅无助关节活动度的改善，而且对骨折局部也有影响。

4. 肌力训练：人体上下肢的功能各有侧重，上肢侧重于精细动作，这些功能的恢复是功能锻炼的重点。锻炼时要注意手指屈伸都要达到最大限度，以防止手部关节僵硬粘连。下肢的主要功能是负重，但在下肢骨折愈合前如果过度负重会造成固定物松动、折断，所以下肢骨折的康复一定要遵循"早活动、晚负重"的原则。股四头肌是大腿前侧的一块重要肌肉，伤后和术后如果长时间不活动很容易萎缩，而且一旦萎缩很难恢复，直接影响功能康复结果。不适当的肌力训练和关节活动训练可以加重痉挛，适当的康复训练可以使这种痉挛得到缓解，从而使肢体运动趋于协调。据美国国立卫生中心统计，临床上有将近20%的四肢应力性骨折患者，因为错误的肢体康复训练而不同程度地留下了肢体失用性萎缩及关节挛缩，从而对日后的生活造成了很大的影响。因为一旦使用了错误的训练方法，使得负责关节屈曲的肌肉痉挛加重使得功能恢复更加困难。

5. 肢体运动障碍不仅仅是肌肉无力的问题，肌肉收缩的不协调也是导致运动功能障碍的重要原因。因此，不能误以为康复训练就是力量训练。在对骨折后肢体肌力、肢体功能恢复的康复治疗中，传统的理念和方法只是偏重于恢复患者的肌力，忽视了对患者的关节活动度、肌张力及拮抗之间协调性的康复治疗，即使患者肌力恢复正常，也可能遗留下异常运动模式，从而妨碍其日常生活和活动能力的提高。

6. 实验及临床研究表明，目前国内国际上一般建议在肢体骨折后的日常的家庭护理康复治疗中，使用家用型的多功能肢体运动康复仪来对受损的肌肉萎缩肢体运动恢复。它本身以神经促通技术为核心，使肢体肌肉群受到低频脉冲电刺激后按一定顺序模拟正常运动，除直接锻炼肢体肌力外，通过模拟运动的被动拮抗作用，协调和支配肢体的功能状态，使其恢复动态平衡；同时多次重复的运动可以向大脑反馈促通信息，使其尽快地最大限度地实现功能重建，打破痉挛模式，恢复自主的运动控制，尤其是家用的时候操作简便。这种方法可使得骨折患者的肢体肌力训练和关节活动度尽快彻底的恢复，避免留下因肌肉粘连、关节僵硬及肌肉萎缩所引起的受伤关节的长久的肢体失用性萎缩及关节挛缩。

7. 疲劳骨折预防：疲劳骨折发生发展是一种由量变到质变的累积性损伤过程，避免骨骼疲劳损伤是预防疲劳骨折的关键。运动要循序渐进，根据自身情况制订科学的训练计划，掌握好运动量，避免超负荷运动而导致骨骼损伤。运动量较大者，每日要摄入充足的营养，补充体力消耗的热量和水分，并且适当增加钙和维生素 D 的摄入，美国克雷顿大学的一项最新研究显示，即使短期性地补充钙和维生素 D 都能够显著降低运动员的应力性骨折发生率。

第九节　踝部骨折脱位

一、病证概述

踝部骨折又称核骨、合骨骨折。多因扭转暴力作用于踝部所致。是以踝部肿痛，功能障碍，翻转畸形为主要表现的骨折类疾病。其临床表现为可见踝部肿胀疼痛，功能障碍或丧失，骨折处压痛明显，有骨擦音，常伴内、外翻畸形。X 线片示：胫腓骨下端有骨折线及移位。临床常见类型有外翻型骨折、内翻型骨折两类，其中外翻型骨折，外踝多为斜形骨折，呈外翻畸形；内翻型骨折，内踝多为斜形骨折，呈内翻畸形。其治疗首先要整复，根据骨折不同类型采用"错对捺正""拔伸牵引""对抗挤压"等手法复位。用小夹板超关节固定。中药治疗，早期活血化瘀，方选内服七厘散，外敷金黄散；中期接骨续筋，方选用接骨紫金丹；后期宜补益气血，方选内服人参养荣汤，外用八仙逍遥汤煎汤熏洗。配合功能锻炼：伤后 2～3 周做小腿肌肉收缩活动、足趾伸屈活动及踝关节轻度伸屈活动，3 周后适当做踝关节旋转活动。如治疗不当，常并发创伤性关节炎；复位或固定不良，可遗留翻转畸形，影响踝关节的活动及负重功能。

踝部骨折包括内踝、外踝、后踝。内踝是胫骨远端的，外踝为腓骨远端。后踝又称后唇，是胫骨和距骨关节面的后缘。对踝关节非开放伤有明显胫距关节脱位者，术前必须尽早行手法复位；开放伤者予彻底清创。先取内踝后内侧弧形切口，暴露内后踝骨折处，注意显露后踝时切开胫后肌鞘向后推开，勿损伤胫后血管及胫神经。将内后踝复位，克氏针临时固定，然后用拉力螺钉固定。如胫骨关节面出现塌陷，必须恢复关节面平整，必要时并行松质骨植骨。外踝取外侧切口，显露腓骨及下胫腓联合处，腓骨复位后行钢板螺丝钉内固定，合并下胫腓分离则必须恢复下胫腓联合解剖关系，在踝关节面上方2~3 cm处用4.5 mm拉力螺钉平行踝关节面贯穿胫腓骨固定。检查折端稳定性，冲洗切口及踝穴，两切口分层缝合。内踝放置胶片引流，36小时后拔除。术后常规用抗生素5~7日，术后2~3日开始主动进行踝关节屈伸锻炼，至X线复查骨折线模糊始渐行负重行走。术后维持小腿功能位石膏托外固定2周。

二、妙法解析

（一）左双踝骨折（石幼山医案）

1. 病历摘要：周某，男，11岁，学生。车辆撞跌，因左双踝骨折，关节移位、明显畸形（经摄片证实），肿痛颇剧。方拟化瘀消肿，续骨止痛。生地黄、当归尾、自然铜各12 g，燀桃仁、炙地鳖、怀牛膝、赤芍、泽兰叶、王不留行各9 g，荆芥、防风各6 g，青皮、陈皮各4.5 g，炙乳香、炙没药各3 g，3剂。外治手法整复，外敷三色、红玉膏，夹板固定。二诊：左踝胫腓骨骨折，移位，已经整复，瘀血未化，青紫肿痛四散。再拟化瘀退肿、舒筋续骨。当归、紫荆皮、生地黄、忍冬藤、自然铜各12 g，桃仁、炙地鳖、怀牛膝、防风、赤芍、泽兰叶、王不留行各9 g，制乳香3 g。4剂。外敷：同初诊。三诊：7月6日。肿痛逐减。再拟原方出入。上方去紫荆皮、王不留行，加川续断、狗脊各12 g。5剂。外敷：同初诊。四诊：肿痛已减，平时活动不当，断端骨骼略形高突。再以活血舒筋续骨。川续断、制狗脊、煅自然铜、嫩桑枝12 g，全当归、怀牛膝、大丹参、泽兰叶、桃仁各9 g，川独活、制南星各4.5 g。10剂。外敷：同初诊。五诊：左踝胫腓骨骨折移位基本接续，肿痛已除，酸楚少力，骨骼略形高突。改以成药调治。健筋壮骨丹50 g，疗伤片30片，分6日服。六诊：骨折基本接续，行动少力。再拟成药调治。健筋壮骨丹100 g，分10日服。七诊：劲力渐增，不耐多行，肌肤作痒。再拟成药续治。壮骨丹、三妙丸（各）50 g，分10日服。外敷：红玉膏。本例骨折移位明显，及时整复，调治匝月，即下地行动。（《老中医临床经验选编》，上海中医学院出版社，2006）

2. 妙法解析：踝部骨折是最常见的关节内骨折。损伤的原因复杂，类型很多，根据受伤姿势可有内翻、外翻、外旋、纵向挤压、侧方挤压、跖屈、背伸等多种暴力。其中内翻、外翻、外旋又按其损伤程度分为3度，以内翻暴力多见，外翻暴力次之，外旋又次之。踝关节是屈戌关节，其关节面比髋、膝小，但负重要求却比较高。因此踝关节脱位必须正确复位，复位后按三期辨证用药。施行复位手法时，应记住这样一个原则：按暴力作用相反的方向进行复位和固定。整复固定后，应鼓励患者积极主动做背伸踝部和足趾。双踝骨折，在保持有效夹板固定的情况下，加大踝关节的主动活动范围，并辅以被动活动。

（二）右双踝骨折（段胜如医案）

1. 病历摘要：张某，男，32岁。1年前被运煤的电瓶车撞伤右踝，到北京某医院急诊，摄片确诊为右双踝骨折，未经整复，石膏管形固定，1周后去复诊，由于肿胀严重，未加处理。32日后拆除石膏，内踝皮肤感染，在一中医院换药而愈。但踝部肿胀一直不消退，行走疼痛，尤以站立较久或走路太多，跛与痛就更严重，再去此医院，建议做踝关节固定术，患者不同意。曾进行按摩与推拿，因更感疼痛而停止，来我院门诊。检查患侧踝关节活动尚可，照双踝关节正侧位对比X线片，患侧双踝骨折已愈合，距骨明显外移，踝关节间隙尚可，创伤性关节炎不明显，建议住院手术，凿断内、外踝，将距骨复位，会改善跛行及行走疼痛，患者同意，即在硬膜外阻滞下，如上述手术方法进行。X线片示：外移的距骨已解剖复位，伤口一期愈合，11年后随访，诉每日行走累计约达10 km，患侧踝关节不痛，阴雨变天无任何不适。双踝关节运动对比，背伸跖屈相同，只是不能穿拖鞋或平底鞋，穿高跟鞋舒服。照足双侧踝关节正、侧位对比X线片，患侧未见踝创伤性关节炎现象，距骨解剖复位。术后 27 年复查，右踝行动一切正常。（《段胜如临床经验》，华文出版社，2000）

2. 妙法解析：本案有双踝或三踝骨折的病史，X 线片示：距骨外移，踝关节呈现肿胀，以外侧为甚，行走跛，疼痛，尤以站立较久或行走太多时，则跛行更显，疼痛更重，甚至难以举步，残废程度很重，病史长者出现踝创伤性关节炎。病例中由于双踝或三踝骨折已畸形愈合，传统的非手术疗法已不能将外移的距骨复还原位，唯一的办法是手术将距骨完全复位。具体手术方法如下：腰椎硬膜外阻滞，常规消毒，铺单，上充气止血带，在内踝前方切开皮肤，显露踝关节，用一根探针插入，标示出内踝最高点，经此处用骨凿凿断内踝，再在外踝切开皮肤，由上向下斜形断断腓骨远端，将腓骨下翻，至此，距骨与踝关节均暴露在直视之下，用手将距骨向内踝推挤，在 X 线电视屏幕透视下，见距骨处于解剖复位状态（若无 X 线电视机，可摄一踝关节正位片，以观察距骨是否完全复位）。乃用一枚 4 cm 长螺丝钉斜形向上钻入固定外踝。再钻入一枚螺丝钉固定内踝。然后，被动活动踝关节，试试其伸屈功能如何，若背伸动作只能达 90°左右，与健侧对比俱受限，可将外踝的螺丝钉拧松一点，在极度背伸情况下，将外踝螺丝钉拧紧，再试试踝关节伸屈运动情况。为稳妥起见，再在 X 线电视屏幕上透视一次或再照一次踝关节正位 X 线片。若止血带超过 1 小时，此时可放松 15 分钟再上止血带，直至距骨完全复位为止，然后冲洗伤口，分层缝合，外包；以石膏托加强固定，手术即告结束。内服药：初期肿胀严重者，宜用大剂利水祛瘀类药，方用活血疏肝汤或加猪苓、车前子，肿胀消减后，可服理气活血消肿类药，方用橘术四物汤加香附、川牛膝，也可服三七接骨丸。后期下床活动后出现肿、疼痛者，宜用益气健脾利湿，强壮筋骨类药，方用补中益气汤加川续断、骨碎补、茯苓。

（三）左三踝骨折（孙达武医案）

1. 病历摘要：颜某，男，50 岁。8 日前患者不慎摔倒，将左足扭转致伤，伤后踝部肿痛，不能行走，护送到某医院就诊，经检查后告知要予手术治疗，患者不同意，转来我院治疗。诊见：左踝关节肿痛严重，左踝关节正侧位 X 线片示：内、外踝全骨折，内、外踝偏离距骨，致胫距关节全脱位，内踝骨折块向外移位。诊断：左三踝骨折。治疗：立即施行手法整复加小夹板外固定。手法整复步骤：患者仰卧治疗床上。一助手双手扣拿伤肢膝关节处作固定位。医师坐伤肢足下位，用纱布覆盖足部。医师左手托拿足跟部，右手握拿足背部，四指在上，拇指在足底，按胫骨干中轴线的平行方向牵拉，稍加晃动，在牵拉的同时，医师以距骨为中心向内下旋转伤踝，用拇指、示指边捏内外踝关节并将关节背伸，然后将踝关节内翻，复位后用超踝关节塑形夹板固定。手法复位的名称为踝关节内收内旋复位法。手法完毕，摄 X 线片：对位对线良好，达到解剖复位。（《孙达武骨伤科学术经验集》，人民军医出版社，2014）

2. 妙法解析：双踝及三踝骨折，西医多是手术治疗。因为单纯的手法复位达到解剖复位有些困难，维持位置更困难。一般整复时要运用拔伸牵引、内旋或外旋、背伸或跖屈、内翻或外翻等多种手法，孙氏对于此类骨折的复位总结为"万变不离其宗，无论采用哪种手法，都必须以距骨为中心，都必须考虑距骨在踝穴中的位置，围绕距骨进行整复"。由于涉及手法繁杂，孙氏将其归纳，分步操作，分为牵引、折顶、对扣捏合、屈伸旋转 4 步，并命名为四步复位法。如果使用普通夹板则塑形较差，难以维持踝穴内外翻位置。复位后踝关节的周围包硬纸壳加棉花绷带固定，在牵引状态下，使用塑形夹板，塑形完美，超踝关节固定，垫片位置合理是关键。内翻损伤外翻固定，外翻损伤内翻固定。从复查的 X 线片可见塑形夹板固定后踝穴很正，复位与固定较完美，也可作为一个治疗选择。双踝骨折保守治疗也可达到良好效果，成功与否与定期复查密切相关。有时用 U 形石膏可保持踝穴中立位。施行复位手法时，应记住一个原则：按暴力作用相反的方向进行复位和固定。摆好角度，用子找母的手法复位，然后夹板超踝关节固定。X线片检查一度不差，解剖复位，才算是复位良好。初期治疗要达到理想复位，患者方能恢复快，少受痛苦不留残疾。整复固定后，在保持有效夹板固定的情况下，应鼓励患者积极主动做背伸踝部和足趾活动，辅以被动活动。被动活动时，术者一手握紧内、外侧夹板，另一手推前足，只做背伸和跖屈，不做旋转或翻转活动，3周或4周后将外固定打开，改为中立位（即功能位）固定，至骨折临床愈合。对踝关节周围的软组织进行按摩，理顺筋络。

（四）左外踝骨折（孙达武医案）

1. 病历摘要：患者，男，40岁。患者于7日前不慎扭伤致左踝部肿痛、活动受限。当时自以为是伤筋，未予以重视，在家喷了些药物，症状缓解不明显，故来我院求诊。就诊时，瘀血肿胀渐退，骨折处压痛仍然显著。纳呆神倦，胃肠运化少能。舌红，苔薄腻，脉濡滑。诊断：左外踝骨折。治疗：敷缚固定，并拟活血生新、健脾益胃之剂。延胡索15 g，茯苓、丹参、忍冬藤、谷芽各12 g，川续断、川牛膝、神曲各9 g，川芎、三七粉、泽兰叶、苍术、陈皮、甘草各6 g。水煎，每日1剂，分早、晚2次服。连服7剂后，左外踝下端骨折与筋膜损裂，已经一旬，瘀化未消，折断处尚觉疼痛，略有青紫，胃纳滞呆，脉微弦滑，肝旺脾弱，血凝气滞。再予健中化湿，去瘀生新。薏苡仁20 g，丹参、赤芍、川牛膝、鸡血藤、茯苓、厚朴各10 g，藿香、黄芩、法半夏、三七粉、陈皮、苍术、甘草各6 g。连服7剂后，压痛已减，青紫肿胀渐退，步履尚觉牵掣，二便正常，寐不甚宁，消化力弱，脉转濡弦。再拟活血生新健中为治。鸡血藤12 g，丹参、赤芍、川牛膝、续断、骨碎补、神曲、茯苓、千年健各9 g，三七粉、红花、苍术、陈皮、甘草各6 g。连服7剂后，骨折已呈接续，唯周围筋膜尚感酸楚，时觉心悸，脉来迟缓，气血不足，无以煦濡筋骨，今拟调益扶正为主。黄芪、党参、生地黄、狗脊、桑枝、千年健各12 g，羌活、川牛膝、白术、茯苓各9 g，当归、三七粉、红花、甘草各6 g。服7剂以善后。（《孙达武骨伤科学术经验集》，人民军医出版社，2014）

2. 妙法解析：踝部骨折也是一种较常见的骨折。骨折仅是外踝的无移位骨折，也可能是三踝骨折伴距骨脱位。有的骨折严重，而韧带（内、外侧副韧带及下胫腓韧带）无明显损伤，有的则骨折并不严重，却见韧带严重损伤，损伤程度有很大差异。现代研究认为治疗应以闭合复位为主，尽量达到解剖复位，同时处理韧带损伤，采用适当的固定，适时功能锻炼，尽量缩短外固定时间。孙氏采用的治疗是闭合复位，固定用自制塑形夹板，夹板下有棉花垫衬垫，使夹板固定适宜而牢靠，又不限制踝部的适当活动，中药外敷并内服，换药时舒理筋络活动关节。从本案看，临床最常见的外踝骨折，伤后两旬已能步履，这是由于：①比较良好的固定，又能适时活动关节以模造塑形。②药物内服外敷有利于包括韧带在内的组织修复。③损伤组织修复快，便于适时功能锻炼，缩短了固定的时间。

（五）左内踝骨折（孙达武医案）

1. 病历摘要：章某，男，35岁。左踝扭伤疼痛2日，外地医院治疗，肿痛不减。诊见：左足内踝肿胀明显，局部压痛关节活动限制。脉弦数，舌红，苔薄。X线片示：左内踝骨折，有分离移位。诊断：左内踝骨折。治疗：手法复位及固定。助手一人握住患者小腿中下段。医者一手托住足跟，另一手握住足背，先将足踝从不正的位置上向正常位置矫正，然后再将足踝上屈，当屈至极度位时，同时用力内翻将内踝骨折并拢。外敷消炎散，用软夹板两块，置于两侧。内侧较短，外侧较长，外踝及足背处多衬棉垫，使踝关节内翻位包扎固定。拍片复查对位良好。内服四物止痛汤。服7剂后复诊，拍片复查，骨已愈合。局部仍有轻度肿胀，关节活动受限，去除固定，外用洗方，功能锻炼。（《孙达武骨伤科学术经验集》，人民军医出版社，2014）

2. 妙法解析：本案踝部单踝骨折相对肿痛较轻。在复位与固定时，应逆创伤机制，先整复距骨，再控制再移位趋势，在固定期间，患足应抬高，有助于血瘀消散。骨折愈合后，关节粘连，除自我导引锻炼外，必要时须作手法松解，可及早恢复功能。

（六）左踝关节粉碎性骨折（孙达武医案）

1. 病历摘要：徐某，男，27 岁。患者不慎由 4 m 高平房上跌下，足着地。当即感左踝关节疼痛剧烈，不能行走，遂被送来我院诊治。就诊时左踝关节肿胀，压痛明显，骨擦音（＋），X 线片示：左胫骨下端粉碎性骨折，距骨后突骨折。诊断：左踝关节粉碎性骨折。治疗：采用保守治疗，行跟骨牵引，塑形夹板膏托外固定。8 个月后随访，左下肢短缩、跛行，踝关节运动障碍（背伸 10°，跖屈 20°）并伴有疼痛。（《孙达武骨伤科学术经验集》，人民军医出版社，2014）

2. 妙法解析：塔门型骨折是关节内骨折，胫骨下关节面塌陷，胫骨缩短，属不稳定性骨折。其治疗原则为恢复胫骨原来的长度，恢复胫骨下关节面平整。Mainwaring 等指出，在恢复胫骨长度的同时，应设法修复胫腓平台，此平台由胫腓韧带连接的腓骨和胫骨远端外侧组成，为胫骨碎片直接或间接附着的部位。

（七）右踝关节粉碎性骨折，L3 压缩性骨折（孙达武医案）

1. 病历摘要：谢某，男，30 岁。患者诉今日 8 小时前不幸坠入深约 10 m 的井下。X 线片示：L3 楔形压缩骨折；右胫骨下端粉碎性骨折；距骨骨折。诊断：①L3 压缩性骨折。②右踝关节粉碎性骨折。治疗：在麻醉下行腰椎哈氏棒支撑，胫骨下端钢针内固定。4 年后随访，踝关节有创伤性关节炎。（《孙达武骨伤科学术经验集》，人民军医出版社，2014）

2. 妙法解析：塔门型踝关节骨折是一类由踝关节轴型压缩引起的压缩性骨折。此种骨折有其独特的临床和放射学表现，临床诊断上有 5 个主要特征：①足中立位纵向受伤史。②胫骨远端粉碎性骨折，贯穿整个胫骨下端。③骨折线通过胫骨下关节面的穹窿部。④多数情况下伴距骨骨折。⑤胫腓骨下端无明显分离。Mainwaring 认为塔门型骨折患者的距腓韧带联合完整，即在踝关节水平确定外踝与距骨的解剖关系，但这种关系常需 CT 来评价。在我国尚未常规应用 CT 检查以前，粗略分析胫腓骨下端有无明显分离也是可行的。塔门型骨折常被误诊为三踝骨折、踝关节粉碎性骨折等，本组 4 例便是如此。但塔门型骨折和三踝骨折的治疗和预后各不相同，临床上应注意鉴别。

（八）右三踝骨折（朱惠芳医案）

1. 病历摘要：张某，男，37 岁。患者于 7 小时前摔倒在地，伤及右踝部，当即肿痛，活动受限，在当地医院拍 X 线片示：骨折，未予特殊处理，今来诊。患者受伤以来，无寒热，纳眠可，二便调。就诊时一般情况可，右踝部肿胀明显，可见畸形，内踝处有 1 cm×2 cm 的擦皮伤，压痛（＋），可触及明显的异常活动，右足背动脉搏动好，右足趾活动及血运好。其余肢体正常。X 线片示：右三踝骨折，内踝骨块前外移 0.3 cm，外踝骨折块外移 1/3，后踝无明显移位。诊断：右三踝骨折。证属气滞血瘀。治宜活血化瘀，消肿止痛。方药用消肿止痛胶囊（本院制剂），每次 6 粒，每日 3 次，口服。并配合手法（手术）治疗。术前查血尿常规、凝血试验、肝功能、心电图等，排除手术禁忌，术后拍片、换药，酌情使用抗生素，出院前拍片，带接骨药，口服，每次 6 g，每日 1 次。行股神经加坐骨神经阻滞：患者仰卧位，常规消毒铺巾，无菌操作：远近端两助手行对抗拔伸牵引。术者自外踝后外方向内前侧推挤复位，复位成功后，取直径 2.5 mm 克氏针自外踝尖端打入腓骨髓腔内固定，另取一 4.5 mm×4.5 mm 钛制空心钉，自外踝骨块后外侧向前上方通过下胫腓联合拧入胫骨内，固定外踝骨块，取一枚直径 2.5 mm 克氏针自内踝尖处钻入内踝骨块，骨块复位后，克氏针进入胫骨远端固定；另取一 3.5 mm×4.0 mm 钛制空心钉自内踝尖处拧入加压固定。X线透视下复位固定满意，针尾折弯剪短埋入皮下。针孔用无菌纱布包扎，石膏外固定。术毕。1个月后复诊，局部无肿胀，无压痛，无纵向叩击痛，无异常活动。拍片示骨折对位好，骨痂近中量，内有钢针固定。去除外固定，指导功能锻炼。(《当代名老中医典型医案集·外伤分册》，人民卫生出版社，2009)

2. 妙法解析：踝关节骨折属关节内骨折，治疗中应使骨折解剖复位，可靠固定，如关节面对位不良，踝穴增宽或变窄都会引起负重疼痛，关节不稳、松动或运动受限，日久发生创伤性关节炎。对于踝关节骨折脱位的治疗以往诸多学者皆以内踝为中心，忽视外踝的重要性，在治疗中把内踝的复位固定视为重点，强调恢复内踝与距骨的解剖关系，恢复距骨与胫骨远端关节面的关系，而忽视了外踝与距骨的关系。朱氏经过长期临床观察认为，外踝骨折的治疗是踝关节骨折损伤的关键。因此在整复及固定时遵循以下原则：先整复外踝骨折并以一枚钢针髓内固定，再以一枚空心钉固定下胫腓联合，奠定踝穴稳定的基础。外踝复位后，向内侧推挤距骨复位，再复位内踝骨折，以空心钉和钢针联合固定，恢复踝穴和距骨的解剖关系。三踝骨折使踝穴破坏、距骨脱位及相关韧带损伤。恢复踝穴的稳定性，是保证距骨复位的稳定性及损伤韧带修复的基础。本例后踝骨块较小，对踝穴的稳定性无明显影响，不予处理，如骨块较大，超过了胫骨下端关节面的1/3，则以钢针经皮固定。

本法除具备闭合穿针的一般优点，如损伤性小、感染率低等外，又通过空心钉经皮加压固定，较一般穿针方法的固定力量增强，使踝关节抗旋转、侧方移位能力提高，便于早日下床行康复锻炼；本法对踝部小骨折块可减少克氏针的固定数量，并易与石膏外固定相配合，增强疗效。通过早期功能锻炼，可有效促进三踝骨折的愈合，踝关节功能的恢复，远期效果满意，适宜推广。

(九) 右内踝骨折 (郭维淮医案)

1. 病历摘要：郭某，男，44岁。砸伤右足踝部肿痛，活动受限1小时。现右踝部疼痛、肿胀，未作处理，来诊。查右踝部轻度肿胀，踝关节内侧肿胀明显。右内踝处压痛明显，未可扪及骨异常活动及骨擦音，踝关节活动明显受限。舌质淡红，苔薄白，脉弦。X线片示右内踝骨折，折线平踝关节平面，远折端向远端稍许移位，骨折线间隙稍宽，踝关节结构无明显异常。诊断：右内踝骨折。证属气滞血瘀。此证摔伤右踝部，致骨断筋伤，血瘀气滞。"气伤痛，形伤肿"，气血俱伤则肿痛并见。治疗：行气破瘀，消肿止痛，活血生新。方选加味活血舒肝汤加减。药用猪苓、赤芍各12 g，当归、柴胡、枳壳、槟榔、大黄各10 g，黄芩、红花、桃仁各6 g，甘草3 g。水煎服，每日1剂。手法整复骨折脱位：麻醉生效后，患者仰卧于操作台，常规消毒、铺巾，X线片示：内踝骨折块稍许向远端移位，术者用手按压使骨折块复位，用2枚2.0 mm钢针交叉固定内踝，剪去针尾，消毒包扎前后石膏托固定，X线片示：内踝骨折复位好，踝关节对应关系正常。并嘱：进行腿部肌肉锻炼，忌下床活动，注意足趾血运感觉运动情况，7日后复查。右踝部消肿好，针眼干燥，局部压痛消失，踝关节活动基本正常。X线片示：右内踝骨折复位好，骨折线模糊，踝关节关系正常，有钢针固定。诊断明确，治则准确，对症下药，疗效佳。去除石膏，拔出钢针。并嘱：逐步扶拐负重行走，半个月左右去拐行走。(《当代名老中医典型医案集·外伤分册》，人民卫生出版社，2009)

2. 妙法解析：此为平乐郭氏专从血治伤的经验。采用破、和、补三期用药，自拟活血舒肝汤加减，治疗创伤早期气滞血瘀证，每获良效，成为郭氏伤科的传家宝。

(十) 右胫骨下端前缘骨折，右外踝骨折 (陈青医案)

1. 病历摘要：患者，男，25岁，右下肢被土方砸伤4小时入院。体格检查见右踝关节明显肿胀、畸形、活动障碍。X线片示：胫骨下关节面前缘骨折，骨块向前上移位超过关节面1/3；外踝骨折线位于胫腓关节联合以远，骨折向内成角。行手法复位未成功，于入院12日在硬膜外阻滞下行切开复位内固定，术中见前踝骨折分离，骨折面未累及内踝，给予复位后，用1枚螺丝钉固定。外踝骨折面位于下胫腓关节韧带以远，复位后用1枚螺丝钉固定。术后石膏夹板固定踝关节于功能位，6周开始功能锻炼，X线片示：已有骨痂生长。(《特殊型骨与关节损伤医案》，中国医药科技出版社，1993)

2. 妙法解析：距骨体上部有3个关节面，内侧深关节面平滑垂直，外侧踝关节面向外突出，偏后有一凹状窝，背伸时外踝紧贴凹状窝，形成了背伸外翻。在此位置，如果由上向下的暴力，可使胫骨前缘犹如一把凿子，易形成距骨颈骨折。本例是重物作用在膝部及小腿，使足处于被迫的背伸外翻位，此时胫骨下端前缘与距骨颈接触，重力通过胫骨传导至距骨，但未发生距骨颈骨折，反导致胫骨下端前缘骨折，确属罕见。由于重力较大又是持续进行，使骨折块向前上移位，使足进一步处于背伸外翻位，结果距骨体推挤外踝的内侧面，导致外踝骨折，而形成一种特殊的双踝骨折。在治疗上，由于前踝骨块已超过关节面1/3，骨折非常不稳定，手法复位难以成功，可采用金针撬拨复位内固定术或手术切开复位内固定术，一般可获得较满意的效果。但关键是术后要尽早地进行功能锻炼，以促进骨折愈合，减少损伤性关节炎的发生。另外，此种损伤要注意是否存在下胫腓关节韧带的损伤，如有损伤要给予重建。

(十一) 双足踝部骨折 (张剑英医案)

1. 病历摘要：陈某，男，31岁。从4m高处坠落，左足外翻右足内翻位着地致伤。以两足踝部肿痛，不能站立行走1日来诊。两足踝部肿胀，左踝外翻、右踝内翻畸形。X线片示：左踝骨折，骨片向外下移位；腓骨远端粉碎性骨折，远端向外移位，并向内成角；距骨向外移位；右跟距、距舟关节解剖关系失常，距骨向前脱出；骰骨骨折。即行手法整复，杉树皮外固定左踝于内翻背伸位、右踝背伸90°中立位。术后配合中药内服外洗，加强功能锻炼。6周去外固定，随访1年，双踝关节功能均恢复正常。(《特殊型骨与关节损伤医案》，中国医药科技出版社，1993)

2. 妙法解析：双足踝部同时骨折脱位，较为少见。本例为高处坠落时，患者的重心偏向右侧，使右足跖屈、内翻位着地，造成距骨周围脱位；而左足处于旋前位，受到强大外展应力及三角韧带牵拉致内踝横形骨折，同时距骨向外撞击致内踝粉碎性骨折。治疗上根据损伤不同而采用不同的整复手法，术后逆损伤体位固定4～6周，预后一般良好。

(十二) 左内踝骨折 (马光明医案)

1. 病历摘要：随某，男，23岁。从约2m高处跳下扭伤左踝部，即来诊。体格检查全身情况好，左踝部肿胀、压痛、呈轻度外翻畸形、活动受限、无明显骨异常活动，足趾活动及血运好，足背动脉搏动好。X线片示：左内踝尖部骨折，骨折块约0.5cm，向内翻转约60°。诊断：左内踝骨折。治疗：闭合复位失败改手术复位，术中所见与X线片相同。胫后肌腱及腱鞘在骨折同一水平处断裂。骨折处以10号线缝合、固定，胫后肌腱行对端吻合，术后内翻位石膏夹固定。6周后复诊，X线片示：骨折愈合。解除外固定，练习踝关节活动。10周后踝关节功能恢复正常。(《特殊型骨与关节损伤医案》，中国医药科技出版社，1993)

2. 妙法解析：胫后肌腱紧贴骨膜，走行于内踝后下缘，其远端止于足舟骨结节处，有使足跖屈、内翻的作用。当踝关节外翻、背伸，前足外展位致伤时，由于该肌腱紧张度增加故易被锐利的骨折端割断。提示内踝横断骨折骨折块较小时，要注意检查有无胫后肌腱损伤。临床可以置患足于跖屈内翻位下能否在后踝后触摸到轻微隆起的胫后肌为诊断依据。一旦确诊，应立即修补，尽量恢复其功能。

三、文献选录

（一）名医论述选录

1. 孙达武认为，踝关节是人体与地面接触的枢纽，行走、跑步和登高都需要踝关节参与，即使骑自行车或驾驶汽车亦离不开踝关节的协调动作，可以说日常生活中的每一个动作都有踝关节的参与。而踝关节自身却存在着一定的结构不完整的生理特点，使得踝部在外力作用下极易导致损伤。损伤时多具有两个特点：①均为关节内骨折。②损伤机制复杂且多合并韧带损伤。治疗上方法繁多，但是每一种治疗方法均有其各自的适应证。目前手法复位、小夹板外固定仍是治疗踝部骨折的有效方法。如手法复位不能达到满意效果时，可行手法复位或撬拨复位闭意穿针内固定。以筋骨并重为原则，根据骨折病因病机不同而采用不同的方法治疗，争取解剖复位，可靠的固定也是踝部骨折功能恢复的关键。踝部骨折是最常见的关节内骨折之一，约占全身骨折的3.92%，青壮年最易发生。踝关节由胫腓骨下端和距骨组成，胫骨下端内侧向下的骨突称为内踝，其后缘向下突出者称为后踝，腓骨下端骨突构成外踝，内、外、后三踝构成踝穴，距骨居于其中，呈屈戌关节，当关节失稳时，容易扭伤而致骨折。踝部损伤原因复杂，类型很多，根据受伤姿势可分为内翻、外翻、外旋、纵向挤压、侧方挤压、跖屈和背伸等多种。

2. 李中伟等在2008年《世界中医骨科杂志》报道运用推拿提按、翻转回旋手法治疗踝部骨折168例，根据李中伟等从2001年1月至2007年12月的统计，结果显示优良者占76%，骨折达到解剖复位；近乎解剖复位者占19%；复位不良者占5%，并认为推拿提按、翻转回旋手法治疗踝部骨折有效，值得推广。并认为在治疗踝关节骨折时，关节软组织的治疗同样重要，当筋骨并重。

3. 徐文星在2006年《中医中药》杂志报道用中医治疗踝部骨折102例，其中外旋性27例，外翻性45例，内翻性30例。采用手法复位、夹板固定和中药等治疗，结果显示良好复位、中医药物内外治、按摩和适度功能锻炼配合，能有效减轻痛苦、减少骨折并发症、加快良好的功能恢复。

4. 董克芳等在2004年《中国中医骨伤科杂志》报道四步复位法加双塑形夹板固定治疗Ⅲ度踝部骨折脱位60例（湖南省卫生厅科研基金课题），根据董克芳等从1998年3月至2002年12月的病例统计，治疗组采用四步复位法（拔伸牵引、折顶回旋、屈伸收展、对扣捏合）加双塑形夹板固定治疗，对照组采用手术切开内固定术，结果认为对于Ⅲ度踝部骨折脱位的治疗，手法复位夹板固定亦能取得满意效果，四步复位加双塑形夹板固定治疗踝部骨折脱位值得推广。在踝部骨折的治疗上，多数学者基于踝关节的主要功能是负重，且踝部骨折又均属关节内骨折，故良好的整复极为重要，复位的优劣，关系到踝关节的正常功能和生活质量，而坚持踝部骨折治疗必须达到解剖复位，何时村等认为三踝骨折是复合性的踝关节骨折，应尽早手术，解剖复位内固定，才能保证踝关节功能恢复，防止创伤性关节炎发生。但Bauer（1985年）对手法复位治疗的143例踝部骨折患者平均29年的随访则表明，并不是所有的踝部骨折均需解剖复位，在其治疗的病例中，82%在X线片上无骨性关节炎征象，83%也无骨性关节炎的临床症状。

（二）临床报道选录

1. 拔伸牵引，端提复位，内翻、内旋位U形石膏固定，治疗旋后外旋型踝部骨折106例：开放性先清创缝合。患者仰卧（以左侧为例），助手双手抱患肢小腿上1/3处，医者两手分别握患肢足背、后跟，行拔伸牵引，并做踝关节外翻、外旋、跖屈抖动，再快速行踝关节内翻、端提、背伸及内旋；重复手法1～2次，至复位满意。医者左手置内踝上5cm处，右手置外踝处，在不对称合抱下行踝关节背伸 90°。3 周后，改小夹板固定 3～4 周。功能锻炼。随访 1～4 年，结果：优 94 例，可 9 例，差 3 例，优良率 88.68%。关节功能、X 线示优良率分别为 90.57%、86.79%。(《中医正骨》，2001 年第 1 期)

2. 挤压复位，闭合整复外固定，治疗踝关节骨折 131 例：足背伸呈直角，内、外翻分别取外、内翻位，双手挤压复位。后踝骨折合并距骨后脱位，再背屈足，向前推挤足跟，纠正距骨、后踝移位；胫骨前唇骨折合并距骨前脱位，反之。再对抗挤压复位下胫腓联合。逆足、踝关节损伤方向用石膏固定 2～3 周后，改生理位固定。垂直压缩型行跟骨结节骨牵引。用 2～3 次无效转手术。手术内固定组 55 例，按后、外、内踝顺序固定。结果：两组分别优 48 例、37 例，良 21 例、14 例，差 7 例、4 例，优良率 90.79%、92.73%。(《中国骨伤》，2001 年第 6 期)

3. 内外分别固定复位，石膏托固定，治疗踝部骨折 41 例：外踝、内踝弧形（或踝关节后侧）切口，依次用螺钉内固定后踝，用克氏针（或螺钉）、粉碎性（或斜形）用钢板内固定外踝，用螺钉距踝关节上 0.5 cm，从外踝向胫骨斜上 20°固定下胫腓联合，螺钉内固定内踝；均用石膏托固定 3～4 周。三期分别用生四物汤、六味地黄汤、八珍汤，水煎服；跌打洗剂熏洗患处。功能锻炼。随访 0.5～2 年，结果：优 21 例，良 15 例，差 5 例，优良率 87.8%。(《中医正骨》，2002 年第 7 期)

4. 夹板固定内翻位锻炼治疗踝部旋前外旋型Ⅲ度骨折 26 例：患者平卧屈膝，助手抱住大腿，医者握足跟和足背顺势拔伸，两手在踝关节上下对抗挤压，外侧手掌在踝上，内侧手掌由外推送内踝，按 Lang-Hansen 骨折分类的暴力相反方向整复，使踝部内翻。下胫腓联合不全分离，挤压内外踝；外踝骨折在踝关节上，先将腓骨断端复位。用小夹板固定，在外踝下方用梯形垫加厚，使足轻度内翻，绷带缠绕足部固定于轻度内翻内旋微跖屈位。患足行内翻锻炼，以略痛为度，每次 10～15 分钟，每日＞10 次；用 4 周。随访 0.5～1 年，结果：治愈 22 例，显效 3 例，好转 1 例。(《中国骨伤》，2001 年第 10 期)

5. 中立背伸位固定治疗三踝骨折 35 例：患者仰卧。助手握患肢小腿上 1/3 处固定，医者一手握患足尖，另一手握足跟顺势牵引，慢慢再与原骨折类型相反方向牵引，做足背伸跖屈活动。将足置中立位，使胫骨下端的踝穴与脱位的距骨关节面对合顶住。医者握足跟手的拇指向前上推挤整复骨折分离（或有旋转移动的内踝），并逐渐加大背伸力量，一助手抱住胫骨下端向下对抗按压；也可用拇指、示指在跟骨结节上方跟腱的两侧和前下挤推整复有较大骨折块的后踝骨折，另一助手双手对挤，使双踝和下胫腓韧带靠拢复位。复位满意后，用 U 形石膏外固定，近端至腓骨小头下，远端至第 1～5 跖骨的中部，维持踝关节中立背伸位，纱布绷带包扎。7～10 周去除外固定。配合按摩、中药熏洗。随访 1～5 年，结果：治愈 21 例，好转 12 例。(《中医正骨》，2001 年第 1 期)

6. 拔伸牵引、内外推端及提按升降复位，小夹板固定治疗三踝骨折 80 例：用捉摸辨认法明确骨折部位及移位方向，酌情用拔伸牵引、内外推端及提按升降等手法整复，使内、外踝对位良好。20 例软组织嵌入内踝先行内踝微切口术：内踝前上方做 1～2 cm 切口，清除骨折间隙嵌入物，不做骨膜剥离，直视下复位，用直径 1.5 mm、长 2～3 cm 克氏针 2 枚，交叉固定约 8 周；至切口愈合。均用背伸位袜套包扎，小夹板固定 4～6 周；其间做悬足滑动牵引，重量 1～3 kg，嘱患者持续屈膝关节运动，伸膝时尽力背伸踝关节，纠正残余移位。结果：治愈 71 例，好转 9 例。(《中国骨伤》，2002 年第 1 期)

7. 对抗牵引，上提、下拉前后复位。"U"形石膏包绕，绷带固定。治疗三踝骨折脱位 68 例：处理早期的肿胀、皮肤水疱（或糜烂）。1 周后，患者平卧，屈膝 90°，分别于膝部及足部纵向对抗牵引约 3 分钟，加用 1 组内外（或前后）横带牵引，远、近端分别置于距骨移位侧相反侧、骨折近端的距骨移位相反侧，矫正侧方移位；同时在足跟处、胫骨下端置横带，分别上提、下拉矫正前后移位。外翻外旋型施以极度的内翻内旋，前提足跟，轻度背伸，保持足内翻内旋背伸位；内翻内旋型施以极度的外翻外旋，前提足跟，轻度背伸，保持足外翻外旋背伸位；粉碎型、纵向挤压型依具体移位方式反向施法。小腿两侧呈"U"形石膏包绕，绷带固定，维持横带牵引及复位后体位。固定 2 周后，功能锻炼；6 周后，去除石膏。随访 1 年，结果：治愈 60 例，好转 8 例。（《中国中医骨伤科杂志》，2007 年第 2 期）

8. 牵引、横推复位，U 形石膏固定，治疗旋后外旋型三踝骨折 52 例：患者仰卧，助手握踝上，术者右手托跟骨后侧，向上提拉，左手向后推移胫骨远端，矫正距骨向后移位；再右手握足背外侧，顺势略外翻牵引后，向内横推距骨，内收踝关节，内翻前足，持续保持踝关节于极度背伸内翻位；左手拇指摸法触及内踝台阶感，推挤至轮廓平滑；继用右手拇指自前外侧，余四指自后侧，推挤外踝至轮廓平滑。棉纸保护，U 形石膏固定约 1 周，更换石膏；4 周后，改夹板中立位固定 2 周。结果：优 38 例，良 12 例，可 2 例，优良率 96％。（《中国骨伤》，2003 年第 10 期）

9. 超关节铅丝夹板外固定治疗双、三踝骨折 46 例：患者仰卧位，以外翻型为例。助手两手分别握患足跟、保持 90°背伸位，握患足、保持外翻拔伸，并用力逐步内翻踝关节。医者一手按住骨下 1/3 处，另一手用掌根（或拇指）对准外踝及足跟外侧向内推挤至复位。内翻型则相反。三踝骨折，依次复位内、外、后踝，足先稍向背屈，后将足跟向前推至复位。用三色敷药外敷，绷带包扎，放置压垫，夹板固定。5～7 日换药 1 次。4 周后去除。用和伤散熏洗，按摩，每周 2～3 次。功能锻炼。同时用骨金丹，每次 2 粒，每日 2 次，口服。结果：良 39 例，可 7 例。（《中国中医骨伤科杂志》，2005 年第 2 期）

10. 中西医结合治疗踝关节骨折术后功能障碍 30 例：药用生黄芪、川芎、鸡血藤、忍冬藤、桑枝各 30 g，土鳖虫、地龙各 9 g，三棱、莪术、桂枝各 15 g。以上中药置中药汽疗仪雾化器中，加水，关舱盖，加热至 100 ℃，雾化；温度 40 ℃～45 ℃，患者进入治疗舱后，熏蒸汽疗，并活动踝关节，每次 20～30 分钟，每日 1 次；10 日为 1 个疗程，疗程间隔 2 日。活动患踝关节。结果：优 9 例，良 15 例，中 4 例。（《中国骨伤》，2003 年第 7 期）

第十节　距骨骨折

一、病证概述

距骨骨折是以局部肿胀、疼痛、皮下瘀斑、不能站立行走等为主要表现的距骨部骨折。距骨骨折较少见，多由直接暴力压伤或由高处坠落间接挤压所伤，后者常合并跟骨骨折。距骨骨折预后并不十分理想，易引起不愈合或缺血性坏死，应及早诊治。距骨体骨折多为高处跌下，暴力直接冲击所致。距骨体可在横的平面发生骨折，也可形成纵的劈裂骨折。骨折可呈线状、星状或粉碎性。距骨体骨折往往波及踝关节及距下关节，虽然移位很轻，但可导致上述关节的阶梯状畸形，最终产生创伤性关节炎，因此距骨体骨折预后比距骨颈骨折更差。

二、妙法解析

右距骨骨折（林如高医案）

1. 病历摘要：朱某，女，25 岁。患者 3 日前在家上楼时不慎从 3 m 高处楼梯上坠落，以足先着地，当时无昏迷，右踝部畸形、肿胀、疼痛，不能行走，曾送郊区乡村医师治疗未见效，今转我院。检查：神清，面色暗，痛苦表情，舌淡，苔薄白，脉细涩。右踝部畸形，肿胀，踝前可触及高低不平骨折块，局部压痛明显，右踝活动障碍。X线片示：右距骨颈体间骨折，远骨折块向前移位，踝关节轻度向后脱位。诊断：右距骨骨折。治疗：按距骨骨折复位手法整复，医者与助手对抗牵引后，一手握前足强力跖屈，另一手握小腿下端向前提托，即达复位。复位后置踝关节稍跖屈外翻位，在内踝下方和距骨头部背侧各置一平垫，然后以夹板固定，外敷活血散，内服活血镇痛汤，练趾、踝部屈伸活动。2周后局部肿痛明显减轻，改敷接骨散，服跌打补骨丸，继续练踝部活动。5周后，复查X线片示：骨折处已有少量骨痂生长。患部无肿痛，解除夹板固定，以舒筋活血洗剂熏洗，内服续骨丸，练踝关节屈伸活动。6周后可扶拐练走。8周后踝部活动基本正常，可自行走路。(《中国百年百名中医临床家丛书·林如高》，中国中医药出版社，2001)

2. 妙法解析：距骨骨折较少见，属足骨骨折。多由足部突然强力跖屈或由高处跌下时，踝关节强力背伸外翻或汽车驾驶员刹车时用力过度所致。前者多为距骨后突被跟骨冲击而折断，骨折多为小块骨折，骨折片向后、向上，一般移位不多。后者较常见，按骨折线分颈部、体部或颈体间骨折。林氏整复距骨骨折手法如下：患者仰卧，患肢屈膝90°，助手环握小腿上部，医者一手握住前足，轻度外翻，强力跖屈，向后推压，另一手握住小腿下端后侧向前提托，使距骨头与距骨体两骨块对合。合并体部后脱位时，请另一助手将踝关节极度背伸，稍向外翻，并向下牵引。医者用两拇指将距骨体部向前上方推压，使其复入踝穴，然后用拇指向前顶住体部，将踝关节稍跖屈，使两骨折块对合。药物治疗，距骨颈骨折后，距骨体易发生缺血性坏死，故中、后期应重用补气血、养肝肾、壮筋骨药物，以促进骨折愈合。解除外固定后，应加强中药熏洗，促进踝关节功能恢复。

三、文献选录

（一）距骨骨折的临床表现

1. 距骨骨折后踝关节下部肿胀、疼痛，不能站立和负重行走。功能障碍都十分显著，易与单纯踝关节扭伤混淆。

2. 距骨颈Ⅱ度骨折，踝关节前下部有压痛和足的纵轴冲挤痛。距骨体脱出踝穴者，踝关节内后部肿胀严重，局部有明显突起，拇趾多有屈曲挛缩，足外翻、外展。可在内踝后部触到骨性突起，局部皮色可出现苍白缺血或发绀。

3. 距骨后突骨折，除踝关节后部压痛外，足呈跖屈状，踝关节背伸跖屈均可使疼痛加重；若为纵形劈裂骨折，踝关节肿胀严重或有大片瘀斑，呈内翻状畸形；可在踝关节内侧或外下侧触到移位的骨块突起。由于跟骨及踝部骨折可与距骨骨折同时发生，有时临床鉴别是困难的，多需X线检查确诊。

4. 本病容易与距骨后大小相似的副骨相混淆，后者是一边缘光滑的子骨，同时距骨后缘也无缺损现象，而距骨后突骨折则相反，应注意鉴别。

（二）距骨骨折的类型

1. 距骨颈部及体部骨折：多由高处坠地，足跟着地，暴力沿胫骨向下，反作用力从足跟向上，足前部强力背屈，使胫骨下端前缘插入距骨的颈、体之间，造成距骨体或距骨颈骨折，后者较多。如足强力内翻或外翻，可使距骨发生骨折脱位。距骨颈骨折后，距骨体因循环障碍，可发生缺血性坏死。

2. 距骨后突骨折：足强力跖屈被胫骨后缘或跟骨结节上缘冲击所致。

3. 距骨的血液供应：①胫后动脉可分为三支，胫后动脉的跟骨支分出一支供应距骨后结节。跗骨管动脉供应距骨体的中、外 1/3，与胫前动脉的分支跗骨窦动脉吻合。距跗骨管动脉约 5 mm 处发生三角支，供应距骨体内侧 1/3。②胫前动脉可分为三支，向内分出两支，在内踝下方与三角支相吻合。向外发生跗骨窦动脉供应距骨头的下半部及距骨体的一部分。由足背动脉的背侧动脉直接供应距骨颈及头的内上部。③腓动脉有两支，一支与胫后动脉的跟骨支相吻合；另一支与跗骨窦动脉相吻合。距骨骨折影像综合以上，可见距骨头的内上半部是由足背动脉的背侧动脉供应，跗骨窦动脉供应外下半部，距骨体的中、外 1/3 由跗骨管动脉供应，内 1/3 由三角支供应。跗骨窦动脉亦供应外下一小部分，距骨后结节由胫后动脉的跟骨支供应。距骨的血液供应虽然较为丰富，但距骨表面大部为关节软骨面覆盖，无肌肉附着；血管进入距骨的部位较为集中，容易损伤；距骨为松质骨，外伤时骨会被压缩而伤及血管，故骨折或脱位容易发生缺血性坏死。

（三）距骨骨折的常规治疗

距骨除颈部有较多的韧带附着，血循环稍好，上、下、前几个方向都是与邻骨相接的关节面，缺乏充分的血循供给，故应注意准确复位和严格固定，否则骨无菌性坏死和不连接发生率较高。根据骨折的类型及具体情况不同，采取相应的治疗措施。

1. 无移位的骨折：应以石膏靴固定 6～8 周，在骨折未坚实愈合前，尽量不要强迫支持体重。

2. 有移位的骨折：距骨头骨折多向背侧移位，可用手法复位，注意固定姿式于足跖屈位使远断端对近断端，石膏靴固定 6～8 周。待骨折基本连接后再逐渐矫正至踝关节 90°功能位，再固定 4～6 周，可能达到更坚实的愈合。尽量不要强迫过早负重。距骨体的骨折如有较大的分离，手法复位虽能成功，但要求严格固定 10～12 周。如手法复位失败，可以采用跟骨牵引 3～4 周，再手法复位。然后改用石膏靴严格固定 10～12 周。但因距骨体粉碎或劈裂骨折时，上下关节软骨面多在损伤，愈合后发生创伤性关节炎的比例较高，恢复常不十分满意。距骨后突骨折如移位，骨折片不大者可以切除，骨折片较大影响关节面较多时，可用克氏针固定，石膏靴固定 8 周。

3. 闭合复位失败多需手术切开整复和用螺丝钉内固定：距骨颈骨折约占距骨骨折的 30%。自高处坠落时，足与踝同时背屈，距骨颈撞在胫骨远端的前缘，发生垂直方向的骨折。可分为三型：①Ⅰ型距骨颈垂直骨折，很少或无移位。②Ⅱ型距骨颈骨折合并距下关节脱位。距骨颈发生骨折后足继续背屈，距骨体被固定在踝穴内，足的其余部分过度背屈导致距下关节脱位。③Ⅲ型距骨颈骨折合并距骨体脱位。距骨颈骨折后，背屈外力继续作用，距骨体向内后方旋转而脱位，并交锁于载距突的后方，常同时合并内踝骨折。常为开放性损伤。

（四）临床报道选录

极度背伸端提复位，塑形夹板固定治疗 Hawkins Ⅲ 型距骨颈骨折 23 例：患者仰卧位，硬膜外阻滞，屈膝呈 90°，两助手分别握住患者小腿近端、前足及足跟，对抗纵向牵引。医者拇指置距舟关节处，下压距骨头，使其复位。助手极度背伸踝关节，与骨折方向相反，稍向外（或内）翻，医者两拇指向下向后推压前足，余四指于胫骨下端后侧行端提手法，使距骨体复位。继对扣挤压内外踝，纠正侧向移位。用杉树皮塑形夹板矫形固定，4 周后改功能固定，2 周后去除夹板；可非负重活动，10～12 周 X 线示愈合可负重。随访 0.5～3 年，结果：优 11 例，良 6 例，一般 4 例，差 2 例。（《中国骨伤》，2005 年第 5 期）

第十一节　跟骨骨折

一、病证概述

跟骨骨折，多因直接或间接暴力作用于跟骨所致。是以患侧足跟肿痛，不能负重为主要表现的骨折类疾病。其临床表现，可见足跟部肿胀疼痛剧烈，负重功能丧失，足跟内侧外侧压痛明显，常有广泛的皮下青紫瘀斑，重者跟骨横径增宽，纵弓变浅。伤后足跟肿痛，跟骨两侧压痛明显，负重功能丧失。X线片可见跟骨有骨折线或塌陷。临床常见类型有无损伤性骨折、损伤性骨折两类。其中无损伤性骨折，足跟尚能保持部分翻转活动功能；损伤性骨折，跟内外翻转活动功能明显受损。

二、妙法解析

（一）左跟骨骨折（孙达武医案）

1. 病历摘要：伍某，男，37岁。3个月前堕跌损伤右足跟部，当时肿胀颇甚，疼痛不能履地，经外院摄片为跟骨体横断骨折，即以石膏固定。3个月后X线片复查示骨折线尚清晰。疼痛不止，仍然不能履地着力，称有形成无菌性坏死可能，需做手术内固定。因患者不愿手术，而来就诊。诊断：左跟骨骨折。治疗：先投以活血舒筋、续骨止痛之剂，药用当归、川牛膝、三棱、莪术、丹参、三七、续断、鸡血藤、五加皮、骨碎补、没药、红花各9～15 g。每日1剂，水煎，分早、晚2次服。连服7剂后，续以益气血、壮筋骨、补肝肾之品：党参、黄芪、当归、熟地黄、牛膝、白术、白芍、川续断、狗脊、陈皮、红花各9～15 g。又服7剂。最后服健步虎潜丸以资巩固。经治3个月基本恢复。（《孙达武骨伤科学术经验集》，人民军医出版社，2014）

2. 妙法解析：跟骨骨折为跗骨骨折中最常见者，其中的2/3涉及跟距关节面。孙氏治疗这一骨折，采用稍予牵拽及挤按以复位，中药外敷内服，局部用2块夹板或硬纸板固定的方法。治疗的结果如伍某一个半月左右稍可履地，4个月左右基本恢复功能。一般说来，跟骨稍有增宽，较长时间步行后有酸痛感觉。跟骨骨折（涉及跟距关节面）的治疗，西医学有截然不同的观点，有的主张不做任何复位和固定的早期活动，有的推荐闭合复位及石膏固定。近年有些学者认为以切开复位或早期融合的方法为佳，但多数仍认为，切开复位的结果可能不符合期望，早期融合则并非必要。尽管如此，治疗的要求渐趋一致，即治疗的主要目的是减少骨折后的后遗症。后遗症的发生与否则与足部关节功能活动开始的早晚，足部韧带、筋膜生理功能的恢复情况，以及损伤后跟骨横径及跟距关节面与结节关节角的恢复情况有关。

（二）右跟骨骨折（孙达武医案）

1. 病历摘要：谢某，男，46岁。患者2日前搬重物时不慎从楼梯上跌下，右足疼痛不能行走，以后足跟肿痛加剧。诊见：跟部肿胀畸形，有瘀斑出现，压痛明显，踝关节亦有肿胀。X线片示：右跟骨体部斜形骨折。诊断：右跟骨骨折。治疗：手法复位与固定：患者仰卧，医者一手握住足部，手心对准患者足底，用力上屈。另一手拇指、示指捏住患者跟骨底部用力拔伸，持续5分钟左右。然后捏跟骨之手放开转而捏按跟骨两侧，将凹凸不平畸形向当中一一按平。外敷消炎散。长形硬夹板2块，垂直夹于两侧，在跟部、踝上部两侧须衬棉垫或纸垫，以防夹伤踝骨。内服活血化瘀止痛。生地黄、川牛膝各12 g，延胡索、当归、赤芍、丹参各9 g，川芎、红花、桃仁、三七粉、甘草各6 g。每日1剂，水煎服，分早、晚2次服。连服14剂后，疼痛不明显，口干，胃纳差，脉数，舌红，苔黄腻。原方去当归、红花，加茯苓、神曲、陈皮、麦芽各 9 g。连服 7 剂后 X 线片复查示：骨折已愈合，跟骨外侧无隆起，去除固定，外用下肢洗方。(《孙达武骨伤科学术经验集》，人民军医出版社，2014)

2. 妙法解析：跟骨骨折在复位时必须注意跟骨外侧正常凹陷轮廓，除上述手法力量不够应在麻醉下外，患者侧卧，医者从跟骨侧面手掌挤压，才能复位。严重粉碎性骨折影响关节面者，可考虑撬拨复位或手术治疗。

(三) 左跟骨骨折 (林如高医案)

1. 病历摘要：许某，男，46 岁。患者于 5 小时前因盖房屋在高空作业时不慎自 4 m 多高处跌下，以左足先着地，当时左足跟部肿胀、疼痛，不能站立，由人抬至医院。检查：患者神志清楚，面色苍白，疼痛难忍，舌淡红，脉弦紧。左足跟部明显肿胀，足弓变平，足跟增宽，足跟两侧皮下见大片青紫瘀斑，压痛甚。左踝活动障碍。X 线片示：左足跟骨骨折。轴位片见骨折远端向侧方移位，侧位片见近折端向后上方移位。诊断：左跟骨骨折。治疗：按跟骨骨折复位法给予整复，当即足跟部畸形消失，在双踝下方各置一马蹄垫，外盖跟骨夹板，以宽胶布固定，外敷活血散，内服瘀血镇痛汤，练踝背伸及股四头肌收缩活动。1 周后患处肿痛明显减轻，继续使用上药，加练床上抬腿动作。2 周后患处肿退，但仍有轻度疼痛，改敷接骨散，服壮骨强筋汤，继续按上法练功。4 周后 X 线片复查：跟骨关节结节角正常，骨折处可见连续性骨痂生长。5 周后解除外固定，以舒筋活血洗剂熏洗左足，练扶拐行走、脚踩跷板等活动。7 周后患者左足行走如常。(《中国百年百名中医临床家丛书·林如高》，中国中医药出版社，2001)

2. 妙法解析：跟骨骨折多由高处坠下，足部着地，足跟遭受垂直冲击而损伤。跟骨骨折种类不一，手法各异，但总的原则是：恢复跟骨结节角，尽量恢复跟距关节平整，矫正跟骨体增宽。无移位骨折或移位不多又未影响跟骨结节角、未波及跟距关节面的及跟骨体增宽不明显者，早期采用活血祛瘀、凉血活血的中药外敷，局部制动，扶拐不负重行走 3～4 周即可。有移位骨折须考虑整复。林氏整复跟骨骨折的手法：患者仰卧，患肢垫高伸出床外，助手环握患肢小腿。医者一手托握住足跟后部，另一手握住足背，两手同时用力向下拔伸牵引，以矫正骨折块向上移位。继而医者以两手指交叉于手足底，两手掌根部用力扣紧跟骨两侧，以矫正侧方移位。马蹄垫系林氏固定跟骨骨折的特色，双侧马蹄垫凹侧顶在双踝部下方，既不压迫踝骨，又相当稳定地垫在跟骨两侧，加上半月形小夹板外固定，其固定牢靠，疗效好。骨折整复固定后，即应开始前足和趾的伸屈活动，特别是跖屈的练习，对恢复和维持足的纵弓有重要意义。

(四) 双足跟骨粉碎性骨折 (董万鑫医案)

1. 病历摘要：李某，男，25 岁。患者在高空 (距地 7 m 左右) 作业时不慎摔下，造成双侧跟骨骨折，已在某医院做石膏固定，因患者想改用中医治疗，所以又来我院骨科就医。症状与检查：双足踝关节及跟部肿胀，跟骨变宽，足弓消失呈扁平状，疼痛、皮下出血、不能站立，有明显擦音，跟腱松弛。当即拍摄 X 线片确诊为双足跟骨粉碎性骨折。向上移位，骨折线通过关节面。治疗：重压、归挤、下搬。患者仰卧，足心向外，在内外踝下各垫一纱布垫。医师首先使用归挤法，促使碎骨片复位。然后患者俯卧，医师一手握其前足部，使足踝部跖屈，另一手向下搬跟骨，使跟骨向下转动，恢复足弓。整复后折骨基本恢复对位对线。应用上法固定后 3 日复查 1 次，3 次后改为每周复查 1 次，7 周解除固定物，开始按摩和功能练习，3 个月后恢复行走和负重功能。(《中国现代名中医医案精华》，北京出版社，1990)

2. 妙法解析：本病多由传达暴力造成，从高处坠下或跳下时，足跟部先着地，身体重力从距骨下传至跟骨，地面的反作用力从跟骨负重点上传至跟骨体，使跟骨被压缩或劈开，亦有少数因跟腱牵拉而致撕脱骨折。本案患者从高空坠下，造成双足粉碎性骨折，并向上移位，骨折线通过关节面。有移位，手法复位后应实施外固定治疗。药物治疗按骨折早、中、后期辨证用药。复位固定解除后即可做膝足趾屈伸活动，待肿胀稍消减后，可扶双拐下地行走。3个月后恢复了行走和负重功能。

（五）左跟骨粉碎性骨折（孙广生医案）

1. 病历摘要：杨某，男，46岁。患者于1日前从2m高处摔下，左跟部先着地。当即左跟疼痛，逐渐肿胀，不能下地行走。经当地草医敷草药治疗无好转，现左跟部肿痛，不能站立，其他无不适。查见患者表情痛苦。左跟部肿胀，皮肤青紫，跟部横径增宽，足底扁平，跟骨两侧压痛明显，可扪及骨性凸突及异常活动、骨擦感。舌淡红、苔白，脉弦。X线片示：左跟骨呈粉碎性骨折，骨块不规则移位，跟骨及上关节面塌陷，跟骨横径增宽，贝累氏角变小。诊断：左跟骨粉碎性骨折。治疗：整复固定，中药按骨折三期辨证施治，适时功能锻炼。患者仰卧于复位床上，伤肢伸出床外。一助手双手握住小腿上端，另一助手握住前足和跟部，踝关节跖屈位，持续牵引5分钟，以矫正骨折断端插移位。术者面对患者，两手交叉于足跟后部，两手大鱼际扣住跟骨两侧，用合骨手法纠正跟骨体的增宽，同时尽量用力向足底方向牵拉跟骨后结节，以恢复贝累氏角。在夹挤牵拉的同时左右摇摆，内外翻转以松解骨块的卡压交锁，直至骨擦音消失，术者再以双手拇指抵住足心部向足背方向顶推，同时令远端助手将前足用力跖屈，以恢复跟骨高度。认定骨折复位后，予以塑形夹板固定。前侧放置一块塑形的夹板将踝关节固定于跖屈位，在跟骨两侧各放置一适当厚度的棉压垫，两块杉树皮夹板上达小腿上部，下端与足底齐平，后侧放置一块塑形夹板，各夹板以扎带固定。固定后，伤足垫高，跟部避免受压，练习足趾关节与膝关节活动，踝关节限制背伸活动，每日用手掌适当挤压跟骨两侧。骨折初期证属血瘀气滞，治宜活血化瘀、消肿止痛，方药用下肢伤Ⅰ号方加减：红花6g，延胡索15g，白茅根、当归、赤芍、生地黄、川芎、桃仁、泽兰、木通、牛膝、防风各10g，甘草3g。每日1剂，水煎，分早、中、晚3次服，14剂。同时，活血止痛胶囊口服，每次3粒，每日3次。疼痛减轻，食纳、二便正常。左足跟部肿胀明显消退，无畸形，局部无压疮，趾端皮感血运正常。舌淡红、苔薄白，脉缓。X线片示：骨折位置好，关节面平整，贝累氏角正常，有少量骨痂形成。调整压垫，继续固定。局部肿胀消退后，扶双拐下地不负重活动。4周后每日定时解外固定，练习踝关节活动，注意伤足不负重。骨折进入中期，治宜和营生新、接骨续筋，方用橘术四物汤加减：红花5g，土鳖虫7g，续断、茯苓各15g，陈皮、炒白术、白芍、当归、生地黄、赤芍、骨碎补、乳香、没药、自然铜各10g，甘草3g。每日1剂，水煎，分3次服，服15剂。然后服本院接骨胶囊（本院制剂），每次3粒，每日3次，共服4周。肿胀、疼痛消失，舌淡红、苔薄白，脉缓。X线片示：骨折位置好，有明显骨痂形成。解除外固定，加强踝关节活动，2～3个月逐渐练习下地负重行走。骨折到中后期，治宜补益肝肾、强壮筋骨，方用六味地黄汤加减：茯苓、续断、熟地黄、狗脊各15g，山茱萸、泽泻、白术、骨碎补、杜仲、木瓜、牛膝各10g。每日1剂，水煎。每日服3次，服15剂。然后服接骨胶囊（本院制剂），每次3粒，每日3次，共服4周。左足跟部无畸形，踝关节活动正常，舌脉正常。X线片示：骨折愈合。（《孙广生医案精华》，人民卫生出版社，2014）

2. 妙法解析：跟骨骨折需解决的问题有上关节面的平整，贝累氏角恢复，跟骨的宽度，跟骨与足弓的高度。采用手法复位，夹板压垫固定，早期功能锻炼，大部分患者能得到满意的疗效。

（六）右跟骨粉碎性骨折（孙广生医案）

1. 病历摘要：黄某，男，31岁。患者于1日前从3m高处摔下，右跟部先着地。当即右跟疼痛，逐渐肿胀，不能下地行走。经当地诊断敷草药治疗无好转，而于今天来本院。现右跟部肿痛，不能站立，其他无不适。查见表情痛苦。右跟部肿胀，跟部横径增宽，足底扁平，跟骨两侧压痛明显，可扪及骨性凸突及异常活动、骨擦感。舌淡红、苔白，脉弦。X线片示：右跟骨体部及颈部呈粉碎性骨折，跟骨上关节面严重塌陷，跟骨体部增宽，贝累氏角缩小。诊断：右跟骨粉碎性骨折。治疗：整复固定，中药按骨折三期辨证施治，适时功能锻炼。常规消毒铺巾，先用备好的 4 mm 的斯氏针，从跟骨后结节略偏外或内进入皮下，在 C 型臂 X 射线机监视下沿跟骨长轴向前下穿入跟骨体内，直达塌陷的跟骨关节面骨块下方，然后向足底方向用力牵拉斯氏针尾部及跟骨结节，利用斯氏针的杠杆作用，用力将塌陷移位的骨块撬起，将其复位，使跟骨关节面得以恢复平整，使贝累氏角恢复正常。其他碎骨块用 1 枚 4 mm 的斯氏针从相应部位穿入，直接顶压骨块使之复位。复位后从跟骨后结节上方跟腱侧方平行于跟骨关节面向前下穿入 1 枚 0.3 cm 的斯氏针，再从跟骨后结节下方平行于跟骨后向前上穿入 1 枚 0.3 cm 克氏针以保持贝累氏角的稳定；再水平位平行于跟骨底面穿入 1 枚 0.25 cm 的克氏针，使之在跟骨内部形成一个"△"形框架结构，剪断克氏针，尾端留于皮外，以乙醇纱片加无菌敷料覆盖包扎。前侧用石膏托将踝关节固定于跖屈位。固定后，伤足垫高，跟部避免受压，练习足趾关节与膝关节活动，踝关节限制背伸活动，嘱患者每日用手掌适当挤压跟骨两侧。骨折初期证属血瘀气滞，治宜活血化瘀、消肿止痛，方选下肢伤 I 号方加减：白茅根 30 g，红花 6 g，延胡索 15 g，当归、赤芍、生地黄、川芎、桃仁、泽兰、木通、牛膝、防风各 10 g，甘草 3 g。每日 1 剂，水煎，分早、中、晚 3 次服，同时，活血止痛胶囊口服，每次 3 粒，每日 3 次。服 14 剂后，疼痛消失，食纳、二便正常。右足跟部肿胀明显消退，无畸形，局部无压疮，趾端皮感血运正常。舌淡红、苔薄白，脉缓。X线片示：骨折位置好，关节面平整，贝累氏角正常，有少量骨痂形成。调整石膏托外固定，肿胀消退后，扶双拐下地，伤足不负重。4 周后解除石膏，练习踝关节活动，注意伤足不负重。骨折进入中期，治宜和营生新、接骨续筋。方药用橘术四物汤加减：红花 5 g，续断 15 g，茯苓 15 g，土鳖虫 7 g，陈皮、炒白术、白芍、当归、生地黄、赤芍、骨碎补、川芎、杜仲、自然铜各 10 g，甘草 3 g。每日 1 剂，水煎，分 3 次服，服 15 剂。然后服本院接骨胶囊（本院制剂），每次 3 粒，每日 3 次，共服 4 周。肿胀、疼痛消失，舌淡红、苔薄白，脉缓。X线片示：骨折位置好，有明显骨痂形成。嘱加强踝关节活动，3 个月逐渐练习下地负重行走。骨折到中后期，治宜补益肝肾、强壮筋骨，方药用六味地黄汤加减：续断、熟地黄、狗脊、茯苓各 15 g，山茱萸、泽泻、白术、骨碎补、杜仲、木瓜、牛膝各 10 g。每日 1 剂，服 15 剂，药渣热敷患部。然后服壮骨胶囊（本院制剂），每次 3 粒，每日 3 次，共服 4 周。足跟部无畸形，踝关节活动正常，舌脉正常。X线片示：骨折愈合。（《孙广生医案精华》，人民卫生出版社，2014）

2. 妙法解析：跟骨骨折复位，要解决的问题有 4 个方面。①恢复结节关节角。②恢复跟距关节面的平整。③恢复跟骨的正常宽度。④恢复足弓的正常高度。单凭手法难以将所有的粉碎性跟骨骨折理想复位，因为有些碎骨块位于手法所不能达到的部位。采用正骨手法，牵引解除压缩嵌插，挤压纠正跟骨的增宽，牵拉跟骨后结节和顶压足底，跖屈前足，以恢复足弓高度，摇摆翻转使骨折块得以复位，配合钢针撬拨或顶压，利用其杠杆作用或直接压力作用以解决手法所不能达到的骨折移位部位，从而使骨块复位、关节面平整、结节关节角恢复正常。牵引摇摆翻转手法造成距下关节和骨折部位有一定的间隙和内翻或外翻倾向，当附着在骨块上的关节囊韧带完整时，由于韧带的支持，使塌陷或移位的骨块能从咬合的位置分开、拉出，在夹挤、扣压等手法的作用下，将骨块推向原位，达到关节面平整。若附着在骨块上的韧带被撕裂，上述方法达不到复位目的，则采用钢针撬拨或顶压使塌陷或移位的骨块复位。

跟骨骨折的固定必须满足如下条件：①能够保持复位平整的关节面不再移位、塌陷。②能够对抗跟腱的牵拉而保持结节关节角正常。③能够保持跟骨横径不再向两侧增宽。④能够保持跟骨高度从而维持足弓高度。临床证明，任何一种外固定方法都无法全部满足以上条件要求。开放复位、螺钉固定并不牢靠，其原因是跟骨松质多而皮质薄，常规螺钉固定好像钉子插在泥土里一样。我们从跟骨内部构造中发现，自跟骨后上向前下方分布的骨小梁和自跟骨后关节面向后下分布的骨小梁以及沿跟骨下面分布的骨小梁，它们之间在跟骨体内形成一个髓质多而皮质少的"A"形区域，根据骨小梁与力的传递方向一致的原理，此"A"的边对跟骨的形态起着框架支撑作用，故采用经皮穿针"A"形交叉固定。此法无需剥离，连皮肤带骨皮质一并固定，其固定部位的结构是稳定的。斯氏针固定骨折块时，针尖透过对侧骨块皮质，在某些情况下，为了稳定跟骨骨折，斯氏针可穿过关节面，甚至进入相邻的骨内。这样，固定针的两端都固定在骨密质内，有一定稳定性。从跟骨后结节上方向前下方进针，贯穿跟骨体、颈达跟骨前端，可恢复跟骨自后上向前下方分布的骨小梁的压应力支撑，有利于骨折愈合。

　　（七）左跟骨粉碎性骨折（孙广生医案）

　　1.病历摘要：李某，男，37岁。患者于2日前，从3 m高处摔下，左跟部先着地。当即左跟疼痛，逐渐肿胀，不能下地行走。经当地医院石膏固定治疗2日无好转，而于今天来本院。现左跟部肿痛，不能站立，其他无不适。查见患者表情痛苦。左跟部严重肿胀，可见多个张力性水疱，足弓变平，跟骨两侧压痛明显，可扪及碎骨块活动及骨擦感。舌红、苔白、脉弦。X线片示：左跟骨严重粉碎性骨折，骨块不规则移位，跟骨及关节面严重塌陷，跟骨严重变形，贝累氏角反向。诊断：左跟骨粉碎性骨折。治宜整复固定，中药按骨折三期辨证施治，适时功能锻炼。常规消毒铺巾，局部麻醉。在C型臂X射线机监视下，以1枚0.4 cm的斯氏针，从跟骨后结节上方，经皮穿入跟骨体内，向前下直达塌陷的骨块和关节下方，行撬拨法将塌陷的骨块复位，使关节恢复平整，贝累氏角正常，并辅以手法纠正跟骨的宽度。如发现骨块复位后极不稳定者，即采用跟骨结节牵引法固定，即将斯氏针尾段露出皮外约6 cm，以乙醇纱片敷盖包扎，套上牵引弓，将伤肢置于布朗架上，足跟远侧保持空悬，行跟骨结节床头牵引、压垫固定，牵引下，踝关节不必固定于跖屈位。骨折复位后，伤腿置于布朗架上，保持跟部远侧空悬，不妨碍牵引力。踝关节中立位，不受限制，每日用手掌适当挤压跟骨两侧，练习足趾关节及股四头肌活动。骨折初期证属血瘀气滞，中药治宜活血化瘀、消肿止痛，方药用下肢伤Ⅰ号方加减：红花6 g，延胡索15 g，白茅根30 g，当归、赤芍、生地黄、川芎、桃仁、泽兰、木通、牛膝、防风各10 g，甘草3 g。每日1剂，水煎，分早、中、晚3次服，同时，活血止痛胶囊口服，每次3粒，每日3次。服14剂后，疼痛减轻，食纳、二便正常。左足跟部肿胀明显消退，无畸形，局部无压疮，趾端皮感血运正常。舌淡红、苔薄白、脉缓。X线片示：骨折位置好，关节面基本平整，贝累氏角正常，有少量骨痂形成。调整牵引重量和夹板、压垫，继续固定，嘱牵引下练习踝关节和膝关节活动。骨折进入中期，治宜和营生新、接骨续筋，方用橘术四物汤加减：红花5 g，茯苓、续断各15 g，土鳖7 g，陈皮、炒白术、白芍、当归、生地黄、赤芍、骨碎补、川芎、当归、自然铜各10 g，甘草3 g。每日1剂，水煎，分3次服，服15剂。然后服本院接骨胶囊（本院制剂），每次3粒，每日3次，共服4周。肿胀、疼痛消失，舌淡红、苔薄白、脉缓。X线片显示：骨折位置好，有明显骨痂形成。解除牵引和夹板外固定，嘱加强踝关节活动，逐渐练习下地活动，3个月后逐渐负重行走。骨折到中后期，治宜补益肝肾、强壮筋骨，方用六味地黄汤加减：茯苓、续断、熟地黄、狗脊各15 g，山茱萸、泽泻、白术、骨碎补、杜仲、木瓜、牛膝各10 g。服15剂，药渣热敷患部。然后服壮骨胶囊（本院制剂），每次3粒，每日3次，共服4周。左足跟部无畸

形，踝关节活动正常，舌脉正常。X线片显示：骨折愈合。（《孙广生医案精华》，人民卫生出版社，2014）

2. 妙法解析：跟骨严重粉碎性骨折，单纯外固定无法恢复关节面平整和贝累氏角。手术切开因骨块一盘散沙，也难以复位，螺钉固定无力。我们采用手法加撬拨尽量恢复跟骨形态，可以恢复其关节面的平整和贝累氏角正常，采用跟骨后结节持续牵引，一方面可对抗跟腱的牵拉力，以保持贝累氏角的正常和稳定，另一方面斯氏针的骨内端能持续保持塌陷的骨块和关节面的平整稳定。并且，牵引下踝关节的不需要固定，有利于踝关节活动功能的恢复。

（八）右胫骨下端骨折，右跟骨骨折（孙达武医案）

1. 病历摘要：陈某，男，60岁。患者诉4小时前，因交通事故致右足受伤。随即被送来我院求诊。诊见：右足肿胀，可见张力性水疱，压痛明显，骨擦音（＋）。X线示：右胫骨下端压缩性骨折；跟骨骨折。诊断：①右胫骨下端骨折。②右跟骨骨折。治疗：保守治疗，塑形夹板外固定配合跟骨牵引。1年后，可正常步行，但留有创伤性关节炎症状。（《孙达武骨伤科学术经验集》，人民军医出版社，2014）

2. 妙法解析：踝关节骨折的分类有许多种。根据伤力作用的大小和X线表现，可将踝关节的塔门型骨折粗分为3度。Ⅰ度：胫骨下端压缩骨折。Ⅱ度：胫骨下端粉碎性骨折，距骨骨折。Ⅲ度：Ⅱ度伴内踝和（或）外踝骨折。本组资料中，Ⅰ度1例，Ⅱ度2例，Ⅲ度1例。如果手术无法修复胫腓平台，可考虑行踝关节融合术。对Ⅱ度、Ⅲ度和有严重压缩的Ⅰ度塔门型骨折必须采取手术治疗，术中尽量恢复胫骨下端关节面的完整。关节面塌陷用骨凿撬起，遗下的空隙用松质骨充填，小块碎骨无法复位可切除之。如无可能修复关节面，应早期施行踝关节融合。孙氏采用自制弹性塑形夹板外固定治疗，此类拉伤，既达到了固定的目的，也方便早期功能锻炼，通过治疗观察，最大限度地降低了创伤性关节炎的发生。

三、文献选录

跟骨骨折较为常见，约占全部跗骨骨折的60%，易发生于中年男性。病因多为高能量损伤，例如高处坠落，足部着地后足跟遭受撞击或者车祸所致。常伴有脊椎骨折、骨盆骨折，头、胸、腹伤，初诊时切勿贻误。跟骨的解剖非常复杂，它具有多个关节面和骨性突起结构。跟骨骨折患者，多有明显足部外伤史，多为高处坠落或车祸等高能量损伤所致。伤后出现足部的疼痛，足跟着地站立和行走困难，检查一般可发现足部的肿胀、瘀斑和压痛、足跟部畸形，或者触及骨擦感（音）。

（一）跟骨骨折的常规治疗

1. 手法治疗：可根据不同类型骨折予以不同手法，如跟腱撕脱骨折外固定患肢于跖屈位4周即可。骨折移位较大者用推挤手法复位，外固定患肢于屈膝、足跖屈30°位4～6周。

2. 中药治疗：早期宜活血化瘀，方选复元活血汤；中后期宜强筋壮骨，方选健步虎潜丸；后期关节僵硬，酸胀疼痛不适，方选海桐皮汤煎汤熏洗。

3. 功能锻炼：整复固定后未被固定的各关节应做功能锻炼；拆除固定后做背伸力适当活动，45日后穿矫形鞋下床练习步行。如跟距关节面受损者，常并发创伤性关节炎；跟骨压缩严重者，可产生轻度外翻畸形，使患足负重点改变而影响负重及行走。因此，跟骨骨折的治疗较为困难，而因治疗不当或延误治疗的患者出现创伤性关节炎以及跟骨负重时出现疼痛的患者也很常见。合理选择治疗方案和正确的功能康复训练是获得满意疗效的保障。

（二）临床报道选录

1. 切开复位，全螺纹松质骨螺钉固定，并用中药外敷内服，治疗跟骨骨折 25 例 31 只跟骨：先用金黄膏敷患处，继用三七、制大黄、桃仁、薏苡仁、牡丹皮、丹参、制黄柏、三棱、莪术、土鳖虫、川牛膝、泽兰、泽泻、生甘草各 6～15 g，每日 1 剂，水煎服。跟部肿消后，侧卧位，硬膜外阻滞，跟骨外侧 L 形切口，显露距下、跟骰关节，掀开跟骨外侧壁骨片，显露后关节面和载距突关节面，用斯氏针横向穿入跟骨结节部，行跟骨牵引，内翻跟骨结节，向下牵引，再外翻，纠正跟骨短缩及跟骨结节内翻，使跟骨内侧壁复位；用小型骨膜起子穿至后关节面及载距突关节面塌陷骨折片外下方，松解、撬起塌陷骨折片，使关节面平整，外侧壁骨片放回原处，克氏针临时固定。骨折压缩甚、空腔较大，用自体骨（或同种异体骨）行骨移植填充。用跟骨钢板，紧贴跟骨外侧壁。伤口置引流皮片，石膏托跖屈位固定 3 周。术后辨证用中药。随访 9～24 个月，结果：优 24 只，良 6 只，可 1 只，优良率 96.8%。（《中医正骨》，2004 年第 11 期）

2. 挤压复位，石膏托固定，治疗跟骨关节内骨折 14 例 16 足：局部肿消后，患者俯卧位，蛛网膜下腔阻滞（或局部麻醉），患膝屈曲 20°，用骨钻沿跟骨腱内外侧、跟骨后上缘，自后向前下平行穿入 2 枚直径 3 mm 的骨圆针。X 线下，针尖插至塌陷跟骨后关节面骨块下，助手跖屈前足，医者双手四指交叉紧握足跟，用大鱼际推动针尾向跖侧，撬起塌陷的骨块；双手掌紧握足跟外侧，用力向中心挤压，至听到清晰的骨嵌插声，即复位；助手跖屈前足，医者继续挤压足跟两侧，向跖侧牵拉，并用双拇指向足背压跟骨前缘，以恢复跟骨高度及 Bohler 角；骨钻将针钻入骰骨体内；针尾留皮外，无菌纱布包扎，跖屈位跟骨石膏托固定。功能锻炼。12～15 周后去除内外固定。并初期用柴胡、白芍、酒大黄各 15 g，瓜蒌根、当归、红花、甘草、穿山甲、桃仁各 10 g，丹参 30 g；15 日后，用当归、赤芍、续断、煅自然铜、川芎、牛膝、土鳖虫、骨碎补各 15 g，黄芪、丹参各 30 g，熟地黄、山药各 20 g，西洋参 10 g。每日 1 剂，水煎服。结果：优 10 足，良 4 足，可 2 足。优良率 80%。（《中医正骨》，2005 年第 9 期）

第十二节　跖骨骨折

一、病证概述

跖骨骨折多因重物打击足背、辗压及足内翻扭伤引起。跖骨干骨折因相邻跖骨的支持，一般移位不大。第 2、第 3 跖骨颈部易发生应力骨折（疲劳骨折）。第 5 跖骨基部骨折是由于足突然内翻，腓骨短肌猛烈收缩撕脱造成，很少移位，需与该部未闭合的骨骺相鉴别。直接暴力、撞击、扭伤及传导而导致的间接暴力均可致伤。外伤导致的跖骨骨折常表现为局部肿胀、瘀斑，骨折处压痛，行走受限。跖骨应力骨折的临床表现主要为局部痛、压痛、疲劳无力感、继续行走受限等症状。X 线可显示骨折，但应力骨折在 2 周后方能显示骨折，且有骨膜增生反应。跖骨骨折的诊断一般均较容易，其外伤史多较明确，且该骨骼表浅，易于检查，加之 X 线片显示一般较清晰。但跖骨基底部裂缝骨折，可因 X 线投照角度不当而难以辨认，此时应以临床诊断为主。

二、妙法解析

（一）右足第 2、第 3、第 4 跖骨骨折（林如高医案）

1. 病历摘要：姚某，女，30 岁。患者于 4 小时前搬钢筋不慎压伤右足，患足畸形、肿胀、疼痛，前足不能着地，由他人送至医院。检查：患者痛楚表情，舌质暗，脉弦滑。右足部畸形、肿胀，皮下可见瘀斑，局部明显压痛，有骨擦音。X线片示：右足第2、第3、第4跖骨骨折，骨折远端向外侧移位。诊断：右足第2、第3、第4跖骨骨折。治疗：按跖骨骨折复位手法给予整复，当即右足畸形消失，在第2～3、第3～4跖骨间隙各置一分骨垫，外盖夹板，以胶布粘贴固定，外敷消肿散，内服退瘀消肿汤，练床上抬腿。2周后足部肿消，外敷消毒散，内服跌打补骨丸。3周后（4月2日）X线片复查：骨折处骨痂生长良好。解除外固定，以舒筋活血洗剂熏洗，练扶椅走路，脚踩跷板等动作。5周后患者右足行走正常。（《中国百年百名中医临床家丛书·林如高》，中国中医药出版社，2001）

2.**妙法解析**：跖骨骨折是足部最常见的骨折。跖骨骨折的原因有直接暴力、间接暴力和长途行走引起的疲劳骨折。直接暴力如重物压伤，可以造成任何部位骨折或多发性骨折；间接暴力多为足趾固定，足部扭曲外力造成的跖骨干骨折；尤易造成中间3条骨螺旋形骨折和第5跖骨基底部骨折；累积暴力多见于长途行军的士兵，好发于第2、第3跖骨颈部，其中尤以第2跖骨多见。林氏整复跖骨骨折手法：患者仰卧位，医者站于患足内侧，双手拇指、示指分别捏住骨折远近断端，用力相对拔伸，以矫正重叠移位或成角移位。继而医者用拇指将近断端向下按压，示指将远断端向上提托，以矫正跖背侧移位。如合并侧移位，则医者用双手拇、示指分别从足背和足底捏住跖骨两侧进行分骨，迫使其复位。然后取分骨垫置于足背侧跖骨间隙，外盖夹板固定。药物治疗，按骨折三期辨证用药。疲劳骨折可加强补肝肾、强筋骨药物。解除固定后配伍舒筋活络之方，如海桐皮汤熏洗。固定期间应做踝部屈伸活动，4周后试行扶拐不负重行走锻炼。

（二）左足第3、第4、第5跖骨中段骨折（石幼山医案）

1.**病历摘要**：李某，男，21岁，军人。铁器重压左足背第3、第4、第5跖骨中段骨折，第5跖骨较甚，有小骨片分离已经半月，经当地医院摄片及石膏固定。瘀血未化，青紫肿胀，疼痛酸楚引及小腿脚趾，局部发热。方拟清营化瘀，续骨退肿。药用生地黄、紫荆皮各12g，赤芍、泽兰叶、全当归、炙地鳖、怀牛膝、桃仁、王不留行、骨碎补各9g，防风6g，制南星、青皮、陈皮、血竭各4.5g。3剂。外敷：三色、红玉膏，夹板固定扎缚。二诊：左足背跖骨骨折，瘀血未化，青紫肿痛略减，周身湿疹作痒。再拟祛瘀续骨、清营化湿。生地黄、紫荆皮、白鲜皮各12g，骨碎补、地肤子、金银花、赤芍、粉牡丹皮、全当归、怀牛膝、桃仁各9g，炒荆芥、炙地鳖各6g，青皮、陈皮、血竭各4.5g。4剂。外敷：同初诊。三诊：瘀血新化，青紫肿痛较减，小腿脚趾酸楚作胀，周身皮肤仍然作痒，小溲短赤。再拟活血舒筋，续骨利湿。白鲜皮、赤茯苓各12g，炒荆芥、炒黄芩、金银花、赤芍、粉牡丹皮、全当归、怀牛膝、地肤子、骨碎补各9g，制苍术、青皮、陈皮、通草各4.5g。4剂。外敷：同初诊。四诊：足背骨折瘀血已化，青紫肿胀亦退，脚趾尚觉酸痛作胀，湿气作痒渐瘥。再拟活血续骨，舒筋化湿。川续断、生地黄、薏苡仁各12g，全当归、怀牛膝、金银花、忍冬藤、赤芍、骨碎补、赤茯苓各9g，粉牡丹皮6g，制苍术、青皮、陈皮各4.5g，生甘草3g。5剂。外敷：同初诊。五诊：骨折逐渐凝固，肿痛已除，履地酸楚不能着力，湿热未清，皮肤作痒虽瘥，而颈项及左面颊又起疖毒肿痛。再拟清营化湿解毒、活血续骨。紫花地丁、川续断、赤茯苓、车前子（包）、生薏苡仁各12g，丹参、全当归、连翘壳、野菊花、金银花、赤芍各9g，粉牡丹皮、炒荆芥各6g，炒陈皮、生甘草各3g。5剂。外敷：夹缚同上，疖毒处敷三黄膏。六诊：左足背骨折四旬余，X线片示：第3、第4跖骨基本连续，第5跖骨骨痂形成。步履酸楚，颈项、面颊疖毒胀肿消，皮肤有时作痒。再拟活血续骨化湿。川续断、赤芍、生薏苡仁各12g，全当归、怀牛膝、金银花、粉牡丹皮、骨碎补、赤茯苓、茯苓各9g，青皮、陈皮、苍术、白术、通草各4.5g，生甘草3g。5剂。外敷：

软固定。七诊：左足背骨折接续渐坚，步履尚觉酸楚少力，湿气作痒已瘥。再拟活血益气、健筋壮骨。川续断、制狗脊各 12 g，全当归、怀牛膝、炒党参、赤芍、白芍、焦白术、赤茯苓、骨碎补各 9 g，粉牡丹皮、川独活各 6 g，青皮、陈皮各 4.5 g，生甘草 3 g。7 剂。(《老中医临床经验选编》，上海中医学院出版社，2006)

2. 妙法解析：跖骨骨折因直接暴力、间接暴力或长途行走引起的疲劳骨折。骨折部位有基底部、干部和颈部。骨折线呈横断、斜形或粉碎。因跖骨间互相支持，骨折移位多不明显，有时可有向跖侧成角或远、近端重叠移位。复位方法：局部夹板固定或夹板造成鞋底形，垫于足底，固定时间 4～6 周，待症状消失后即可行走。第 5 跖骨基底部骨折 X 线示骨折线消失时间较长，不必待 X 线显示骨折线完全消失才行走。有移位骨，行手法复位。开放骨折，在清创同时，行钢针内固定。固定期间应做踝部屈伸活动，4 周后试行扶拐不负重行走锻炼。本例患者在西北多年，伤后来沪，因江南湿甚又值阴雨连绵，以致湿热蕴阻，湿疹、疮毒并发，故以疗伤及清热化湿兼顾。经随访，回原地工作，迄今数年，并无酸痛等后遗症。

(三) 左足第 1、第 2、第 3 跖骨骨折 (孙广生医案)

1. 病历摘要：赵某，男，49 岁。患者于 4 日前，不慎因翻车被压伤，致左足肿痛、功能障碍，不能站立行走。在当地医院服跌打丸、云南白药，效果欠佳，故来我院就诊。现左足肿痛，不能站立行走，无其他不适。查见表情痛苦。左足肿胀、青紫，第 1、第 2、第 3 跖骨处压痛明显，扣及骨擦感。舌质黯红、苔薄黄，脉弦。X 线片示：左足第 1、第 2、第 3 跖骨远 1/3 呈横形断裂，远折端向外下移位。诊断：左足第 1、第 2、第 3 跖骨骨折。治疗：整复固定，中药按骨折三期辨证施治。患者仰卧，一助手握伤肢踝部，另一助手握住第 1、第 2、第 3 趾趾端，两助手拔伸牵引。术者两手掌分置第 1、第 2、第 3 跖骨近端背侧和远端掌侧对向挤压，同时远端助手向背侧牵引。术者掌下觉骨折已复位，用石膏后托 (上至小腿中段，下超趾端) 将踝趾固定于背伸位。患肢抬高，禁下地行走，床上行主动抬腿锻炼。骨折初期中药以活血化瘀、消肿止痛为法，方用下肢伤 I 号方加减：红花 7 g，川芎 7 g，丹参 12 g，白茅根、薏苡仁 30 g，桃仁、当归、赤芍、牡丹皮、生地黄、川牛膝、延胡索、黄柏、通草各 10 g，甘草 3 g。每日 1 剂，水煎，分早、晚服。服 1 周后，左足稍有肿痛，食纳差，二便调。查体：左足石膏托已松动，左足稍肿，皮肤仍有青紫，舌质淡红、苔薄白，脉缓。X 线片示：左足第 1、第 2、第 3 跖骨对位对线良好。改用瓦形夹板固定，夹板用布胶布粘绕，以便塑形，掌侧远端超趾端。用续增包扎法将左足固定于趾中立位，便于踝关节活动。骨折中期，治以祛瘀生新、接骨续断为主，用下肢伤 II 号方加减：薏苡仁 30 g，丹参 12 g，红花、土鳖各 7 g，黄芪 15 g，桃仁、当归、续断、赤芍、生地黄、骨碎补、川牛膝、白术各 10 g，甘草 3 g。服 14 剂。另服接骨胶囊 5 周。嘱拄双拐下地，患足禁负重，多行主动抬腿锻炼和踝关节背伸锻炼。1 个月后复查，不适时随诊。左足肿痛消除，舌质淡红、苔薄白，脉缓。X 线片示左足第 1、第 2、第 3 跖骨对位对线好，断端已有明显骨痂形成。拆除石膏托，服壮骨胶囊、接骨胶囊 (本院制剂) 1 个月，以补肾壮骨、接骨续断，促进骨折愈合。拄单拐保护，患足以足跟着地。1 个月后复查，左足已无明显疼痛，患者自行弃拐行走，食纳、二便正常。X 线片示左足第 1、第 2、第 3 跖骨对位对线好，骨折线模糊。嘱休息 1 个月，暂不体力劳动。不适时随诊。患者未再来就诊。(《孙广生医案精华》，人民卫生出版社，2014)

2. 妙法解析：足部骨折早期肿胀严重，整复后先以石膏托固定，抬高患肢，内服活血消肿中药，促进消肿。肿消后改用小瓦形夹板固定，有利于踝关节活动，防止关节退变。

（四）左足第 3、第 4、第 5 跖骨骨折（孙广生医案）

1. 病历摘要：朱某，男，45 岁。患者于 1 日前，不慎从约 2 m 高处摔下，左足先着地，致左足肿痛、功能障碍，未做处理，来我院就诊。现左足疼痛，不能站立行走，纳可，二便调，无发热头痛及胸腹、腰背疼痛等症。查见表情痛苦。左足肿胀、青紫，第 3、第 4、第 5 跖骨处压痛明显，扪及骨擦感。舌质黯红、苔薄黄，脉弦。X 线片示：左足第 3、第 4、第 5 跖骨中段呈斜形断裂，远折端向内下移位。诊断：左足第 3、第 4、第 5 跖骨骨折。治疗：整复固定，中医药三期辨证施治。患者行蛛网膜下腔阻滞，仰卧位，消毒，铺无菌巾。一助手握伤肢踝部，另一助手握住前足，两助手拔伸牵引。术者两手掌分置第 3、第 4、第 5 跖骨近端背侧和远端掌侧对向挤压，纠正前后移位，同时远端助手向背侧牵引，纠正侧方移位。C 型臂 X 射线机透视下见骨折已复位，用 2 mm 克氏针于第 5 跖骨骨折线远端 0.5 cm 处外侧向内水平钻入，依次穿过第 5、第 4、第 3、第 2 跖骨，同法于第 5 跖骨骨折线近端 0.5 cm 处外侧向内水平钻入另一根克氏针固定，将两根克氏针尾端折弯、剪断，留置于皮外，无菌敷料包扎针孔。用石膏后托（上至小腿中段，下超趾端）将踝趾固定于背伸位。患肢抬高，禁下地行走，床上行主动抬腿锻炼。骨折初期，中药以活血化瘀、消肿止痛为法，方用下肢伤Ⅰ号方加减：红花、川芎 7 g，丹参 12 g，白茅根、薏苡仁各 30 g，桃仁、当归、赤芍、牡丹皮、生地黄、川牛膝、延胡索、黄柏、通草各 10 g，甘草 3 g。每日 1 剂，水煎，分早、晚服。服 1 周后，左足稍有肿痛，食纳、二便调。左足石膏托已松动，左足稍肿，皮肤仍有青紫，舌质淡红、苔薄白，脉和缓有力。X 线片示：左足第 3、第 4、第 5 跖骨对位对线好，两克氏针位置好。解除石膏固定，拄双拐下地，患足禁负重，多行主动抬腿锻炼和踝关节背伸锻炼。骨折中期，治以祛瘀生新、接骨续断为主，用下肢伤Ⅱ号方加减：红花 7 g，薏苡仁 30 g，丹参 12 g，土鳖 7 g，黄芪 15 g，桃仁、当归、续断、赤芍、生地黄、骨碎补、川牛膝、白术各 10 g，甘草 3 g。每日 1 剂，水煎，分早、晚服，14 剂。另服接骨胶囊 5 周。左足肿痛消除，舌质淡红、苔薄白，脉缓。X 线片示：左足第 3、第 4、第 5 跖骨对位对线好，断端已有明显骨痂形成。拔出克氏针，服壮骨胶囊、接骨胶囊（本院制剂）1 个月，以补肾壮骨、接骨续断，促进骨折愈合。拄单拐保护，患足以足跟着地，休息 1 个月。（《孙广生医案精华》，人民卫生出版社，2014）

2. 妙法解析：足部多根跖骨骨折，通过手法整复，透视下穿针固定，使骨折得到早期复位和有效固定，有利于患足早期功能活动，促进血液循环，利于消肿和骨折愈合，防止关节僵硬。

三、文献选录

（一）跖骨骨折的治疗措施

1. 根据骨折有无移位及复位情况，而酌情选择相应的治疗措施。无移位的骨折可获得满意复位者，伤后或复位后患肢以小腿石膏或短靴石膏固定 4～6 周。有移位的骨折跖骨头跖屈移位可行开放复位，如局部嵌插稳定时，仅辅以石膏外固定。对合后仍不稳定者，则需用克氏针交叉固定，7～10 日后拔除，再换小腿石膏制动。跖骨干骨折一般移位勿需手术，严重错位，尤其是影响足弓者则需切开复位，而后视骨折线形态选用钢丝、克氏针或螺钉固定之。第 5 跖骨基底部骨折仅极个别患者需行切开复位加内固定术（小螺钉或克氏针等），术后仍需辅以石膏制动。应力骨折症状较轻者可行弹性绷带固定及适当休息 3～4 周，骨折线明显者则需石膏固定。跖骨骨折因直接暴力、间接暴力或长途行走引起的疲劳骨折。骨折部位有基底部、干部和颈部。骨折线呈横断、斜形或粉碎。因跖骨间互相支持，骨折移位多不明显，有时可有向跖侧成角或远、近端重叠移位。

2.复位方法：局部夹板固定或夹板造成鞋底形，垫于足底，固定时间 4～6 周，待症状消失后即可行走。第 5 跖骨基底部骨折 X 线示骨折线消失时间较长，不必待 X 线显示骨折线完全消失才行走。有移位骨折，行手法复位。开放性骨折，在清创同时，行钢针内固定。固定期间应做踝部屈伸活动，4 周后试行扶拐不负重行走锻炼。

（二）临床报道

中西医结合治疗距骨颈骨折 58 例：Ⅱ及Ⅲ型＜1 周，连续硬膜外阻滞（或氯胺酮全身麻醉），于踝关节前外侧切口，锐性分离皮下脂肪层，显露外踝及深筋膜，在小腿横韧带与交叉韧带之间横行切取筋膜蒂腓骨瓣，蒂在外踝尖前下 1.5～2 cm，基底部宽度＞2.5 cm，修剪横断面呈梯形，盐水纱布保护。显露骨折处，清除断端，缺损甚取自体髂骨植骨；复位后，用松质骨加压螺丝钉 1～2 枚，向后下方固定。在距骨前上外侧面且跨越骨折线凿一个底大口小的梯形凹槽，将骨瓣滑行锤入。与Ⅰ型均石膏外固定 4～6 周。均早、中、晚期分别用活血疏肝汤加减、通络舒筋汤加减、右归丸及特制接骨丸等。并用寻骨风、闹羊花、川椒、海桐皮、当归、续断各 10 g，伸筋草、透骨草各 15 g。水煎取液，外洗。功能锻炼。治疗距骨颈骨折 58 例，其中 54 例随访 1 年至 1 年 5 个月，结果：优 16 例，良 12 例，一般 8 例，差 18 例，总优良率 53.7%。（《中医正骨》，2003 年第 10 期）

第十三节　趾骨骨折

一、病证概述

趾骨骨折是指趾骨的完整性或连续性被中断或破坏。由外伤引起者为外伤性骨折；发生在原有骨病（肿瘤、炎症等）部位者为病理性骨折。骨折端与外界相通为开放性骨折，如与外界不通则为闭合性骨折。此外，还可根据骨折的程度、稳定性和骨折后的时间做出其他分类。骨折发生后常在局部出现疼痛、压痛、肿胀、瘀血、畸形、活动受限及纵向叩击痛、异常活动等。一般多可据此做出诊断。当然，如果骨折损伤了血管、神经等，则会出现相应的表现，故应注意是否有其他器官同时损伤。

二、妙法解析

（一）左足第 2 趾骨骨折（孙达武医案）

1.病历摘要：王某，男，15 岁。患者 2 日前因踢足球不慎踢在硬物上，造成左足第 2 趾受伤，当即来我院治疗。诊见：左足第 2 趾肿胀、青紫、疼痛，影响行走，有骨擦音，折骨远端向上方移位。诊断：左足第 2 趾骨骨折。治疗：采用牵引、捏挤方法使折骨复位。复位后用小纸板固定 3 周，5 周以后患趾功能逐渐恢复正常。（《孙达武骨伤科学术经验集》，人民军医出版社，2014）

2.妙法解析：趾骨具有足的附着功能，可防止人在行走中滑倒，并对足的推动和弹跳有辅助作用。趾骨骨折发生率占足部骨折的第 2 位，多因重物砸伤或踢碰硬物所致。前者多为粉碎或纵裂骨折，后者多为横断或斜形骨折，且常合并有皮肤或甲床损伤。第 2、第 5 趾骨由于踢碰外伤的机会多，因此骨折较常见，第 3、第 4 趾骨骨折较少发生，第 1 趾骨较粗大，其功能也较为重要，第 1 趾骨近端骨折亦较常见，远端多为粉碎性骨折。孙氏认为手法主要使用牵引、捏挤两种，一助手固定患者足部，医师一手牵引患趾，另一手以两手指对向挤压骨折局部，可在背侧与跖侧、大趾与小趾侧分别捏挤，以矫正骨折移位，固定时在原移位处放置一小棉垫后，于骨折远端移位的两侧相对放置小纸夹板固定，纸板的长度和宽度均与患趾相同。每周复查1次，3～4周可解除固定物进行功能练习，直至完全恢复功能。

（二）左足全部趾骨骨折（石幼山医案）

1. 病历摘要：严某，男，25岁。8日前因铁器重压左足背，全部脚趾多发性开放性骨折、移位。虽经复位缝合，由于软组织受伤过剧，脚趾已经坏死，脚背腐烂，身热胸闷，纳呆乏力。川黄连、炒陈皮、上血竭6g。另玉枢丹粉（冲服）30g。服2剂后身热较退，胸闷泛恶略差，大便已趋正常，脚趾紫黑坏死，足踝、脚背有疼痛感，须防坏死部扩展。再拟原方加减，全当归、大丹参、生地黄各18g，忍冬藤、西赤芍、怀牛膝、朱赤苓各15g，粉牡丹皮12g，新会皮、黄芩、炒荆芥各9g，上血竭6g，川黄连、生甘草各4.5g，玉枢丹粉（冲服）1.5g。服3剂。昨天已将第2～5趾趾切除，并清除碎骨片及腐肉，大趾肤色渐见好转，余恙轻减，泛恶已除。再拟原方出入。原方去川黄连、玉枢丹，加生黄芪15g，六神曲（包）12g。3剂。四诊：左足大趾气血已渐恢复，肤色基本好转。余趾截除后继续清除碎骨及坏死部分，踝跗肿胀渐消，筋络有时疼痛抽掣，胃纳略增。再拟活血益气、去腐生新托毒。小生地黄18g，全当归、怀牛膝、大丹参、金银花、金银花藤、西赤芍各15g，炒党参、六神曲（包）、生黄芪各12g，粉牡丹皮、焦白术草各9g，炒广皮、上血竭、生甘草各6g。4剂。五诊：气血渐和，踝跗肿痛逐减，筋络抽掣亦瘥，尚有腐肉残留，脓水较多。再拟原方增减。原方去六神曲，加赤茯苓12g，新红花3g。4剂。六诊：左足踝跗及大趾肿痛已除，腐肉基本化净，新肌渐生，脓水亦减。再拟活血益气、生新续骨。川续断、生地黄各12g，赤茯苓、骨碎补、焦白术各9g，炒广皮4.5g，新红花、生甘草各3g。7剂。七诊：左足背跗、脚趾伤势已瘥，创面新肉增生、逐渐收敛，筋络有时酸楚，再拟活血益气生肌、舒筋壮骨。原方去新红花、赤茯苓，加淮山药、生薏苡仁各12g。服10剂以善后。（《老中医临床经验选编》，上海中医学院出版社，2006）

2. 妙法解析：趾骨骨折占足部骨折第2位，多因重物砸伤或踢伤所致，前者多为粉碎或纵裂骨折，后者多为横断或斜形骨折，常合并皮肤或趾甲损伤。伤后容易引起感染，故应注意保持清洁。甲下积瘀严重，先行放血或拔甲，如有严重跖侧成角，再予以纠正。手法复位后，采用邻趾固定法固定3～4周。开放性骨折，骨折发生在末节而骨折块较小者，对游离骨块切除，切除时要把末节趾骨骨折端用骨钳咬齐。治疗时主要保持清洁，防止感染。中药早期以清热解毒、活血散瘀为主。本例经采用中西医结合治疗，虽截除大部分脚趾，而创伤愈合尚快，功能恢复好。经随访，在愈合创面后不久即能下地行动，已参加正常工作，迄今数年亦无后患。

（三）左足第3、第4跖骨陈旧性骨折（朱惠芳医案）

1. 病历摘要：于某，女，37岁。患者于1个月前不慎砸伤左足部，当即流血肿痛，活动受限，在当地医院就诊，拍片显示骨折，行外伤清创缝合后石膏外固定，为求进一步治疗来诊。患者伤后无昏迷呕吐，无寒热，纳眠可，二便调。X线片：左足第3趾节中段骨折，远折端外移约1/3，无成角；第4趾节近端骨折，远端外移3/4。诊断：左足第3、第4趾骨陈旧性骨折。证属肝肾亏虚。治疗：补益肝肾，活血舒筋，通络止痛。药用整骨伸筋胶囊（本院制剂），每次3粒，每日3次，口服。并配合手法（手术）治疗。术前查血尿常规、凝血试验、肝功能、心电图等，排除手术禁忌，术后拍片、换药，酌情使用抗生素，出院前拍片，带接骨药，口服，每次6g，每日1次。行股神经加坐骨神经阻滞麻醉，患者卧位，常规消毒铺巾，无菌操作：手法行闭合折骨，增大断端活动范围，取针刀自左第3、第4趾近节折端外背侧进入骨断端，行折端针剥，剥离断端组织，试行拔伸牵引、纳正手法，复位良好。分别取直径1.5mm克氏针2枚自左第3、第4趾骨近节远端处进针，至趾骨髓腔，分别复位骨折，复位良好后，克氏针进入近端，穿入跖趾关节至跖骨头内固定。透视复位满意后，针尾折弯剪短留于皮外。针孔用无菌纱布包扎。石膏外固定。1个月后复诊，局部无肿胀、无压痛，无纵向叩击痛，无异常活动。拍片示骨折对位对线好，骨折线模糊，内有钢针固定。去除内固定。指导功能锻炼。（《当代名老中医典型医案集·外伤科分册》，人民卫生出版社，2009）

2. 妙法解析：趾骨骨折占足部骨折第2位，多为重物砸伤或踢伤所致，易合并软组织损伤。经常因为是"小骨折"而被患者及医师忽视，导致治疗延误。因其特殊的发病部位，单纯外固定困难，极易引起骨折再度移位，导致后期负重行走疼痛。本例患者伤后石膏外固定1个月，来就诊时，畸形明显，X线片示骨折移位显著。如果行切开复位内固定，创伤重，感染机会多，骨不连可能性大，切口皮肤愈合后瘢痕易引起摩擦疼痛。朱氏采用针拨扩新手法折骨使陈旧骨折变为新鲜骨折，拔伸牵引捺正手法复位，经皮穿针内固定。术后2个月复查，骨折愈合好，拔除内固定，行功能锻炼。整个疗程患者痛苦小，费用低。

（四）右足第1趾近节及远节趾骨骨折（孙广生医案）

1. 病历摘要：王某，男，35岁。患者于1小时前不慎被铁锤砸伤右前足，肿痛，不能站立行走。未做处理，门诊摄片后以"右足第1趾骨粉碎性骨折"收住院治疗。现右足第1趾疼痛难忍，无其他不适。查：右足第1趾肿胀、青紫，变宽变扁，压痛明显，扪及骨擦感。舌质淡红、苔薄白，脉弦。X线片示：右足第1趾近节趾骨头部呈"T"形断裂，远折端向内移位，远节趾骨横形断裂，无明显移位。诊断：右足第1趾近节及远节趾骨骨折。治疗：整复固定，中医药三期辨证施治。患者仰卧，屈髋屈膝。右足掌平放于手术台上，消毒，铺无菌巾，用利多卡因做趾间神经阻滞麻醉。一助手双手握踝部牵引；术者一手用拇指、示指捏第1趾骨远趾拔伸牵引，另一手拇指置第1趾近节趾骨远端内侧，示指置近端外侧，侧向挤压。C臂X线机透视下见骨折对合良好，从近节趾骨远端内侧和外侧分别钻入1根0.2 cm克氏针交叉固定。将针尾剪断，露于皮肤外，无菌纱布包扎，用后侧石膏托超足趾固定。骨折早期气滞血瘀，中药治疗以活血化瘀、消肿止痛为法，方药用下肢伤Ⅰ号方加减：红花、川芎各7 g，白茅根30 g，丹参12 g，桃仁、当归、生地黄、赤芍、牡丹皮、川牛膝、延胡索各10 g，甘草3 g。每日1剂，水煎，分早、晚服，服7剂后，患趾肿胀明显减轻，疼痛渐除。X线片示：右足第1趾骨骨折，对位对线良好。继续石膏托固定，拄双拐下地行走，患肢不负重。患者要求出院。中药治以祛瘀生新、接骨续断为主，方药用下肢伤Ⅱ号方加减：薏苡仁30 g，丹参12 g，红花、土鳖各7 g，黄芪15 g，桃仁、当归、续断、赤芍、生地黄、骨碎补、川牛膝、白术各10 g，甘草3 g。每日1剂，水煎，分早、晚服，服14剂后肿痛消除，舌质淡红、苔薄白，脉缓。X线片示：右足第1趾骨骨折对位对线好，已有明显骨痂形成。拆除石膏托，取出内固定克氏针。服接骨胶囊1个月，以接骨续断，促进骨痂形成。拄单拐保护，患足以足跟着地，1个月后复查。右足无明显疼痛，已自行弃拐行走，食纳、二便正常。X线片显示：右足第1趾骨对位对线好，骨折线模糊。嘱休息1个月，不适时随诊。（《孙广生医案精华》，人民卫生出版社，2014）

2. 妙法解析：第1趾担负足部重要负重行走功能，早期有效复位和固定，更有利于其功能恢复。经皮穿针创伤小，固定可靠。

三、文献选录

（一）趾骨的生理、病理特点

趾骨分为近节、中节（瞬趾无中节）及远节趾骨。趾骨之间为关节囊及韧带连接，是除踝关节以外活动度最大的部位，又由于位于足的前端，因此也是最容易受伤的部位。多因重物打伤或误踢硬物引起，前者多为粉碎性骨折，后者多为横断或斜形骨折。常有皮肤及趾甲损伤。如有伤口，应清洁伤口，防止感染。如无移位，局部包扎固定。如有移位应手法复位，固定患趾于趾屈位。足骨包括跗骨(7)、跖骨(5)和趾骨三部分：跗骨（tarsus）属于短骨，位于足骨的近侧部，相当于手的腕骨，共 7 块。可分为三列，即近侧列相叠的距骨和跟骨，中间列的舟骨，远侧列的第1～3 楔骨和骰骨。跖骨（metatarsus）为小型小骨，位于足骨的中间部，共 5 块，其形状大致与掌骨相当，但比掌骨长而粗壮。其序数自拇趾侧数起。每一跖骨都分为底、体和小头三部，第1、第2、第3 跖骨底分别与第1、第2、第3 楔骨相关节，第4、第5 跖骨底与骰骨相关节。小头与第 1 节（近节）趾骨底相关节。第 5 跖骨底向后外伸出的骨突，称第 5 跖骨粗隆。趾骨（pha-langes of toes）共 14 块，形状和排列与指骨相似，但都较短小。

（二）趾骨骨折的诊断依据

1. 为了确诊和进一步了解骨折部位、类型及指导治疗，X 光检查是必要的。通常，骨折经过适宜的治疗，如复位和固定，在骨折段有良好血液供应的条件下，经过一段时间多可自行愈合。骨折的正确的现场急救和安全转运是减少患者痛苦、防止再损伤或污染的重要措施，其中最要紧的是妥善固定。有外伤史，足部肿胀，皮肤瘀血斑明显，不能行走，局部压痛或伴有足部的畸形。X 线片可显示骨折部位与移位程度。

2. 本病主要表现为脚部疼痛、肿胀、畸形。但不同部位的跖骨骨折表现也略有不同：第 5 跖骨基部撕脱骨折腓骨短肌附着于第 5 跖骨基部结节处。足严重内翻扭伤可造成裂纹骨折或完全的撕脱骨折，X 线照片检查时应注意与儿童的正常骨骺相区别。行军骨折较少见，发生于长途走路，在第 2、第 3 跖骨颈或干骨折，也可发生在胫骨。一般无移位，又称疲劳骨折。骨折多在不自觉中发生，无外伤史，症状不重，仅早期患足稍痛，局部轻度肿胀，感觉足部疲劳不适，有时有较多骨痂发生才发现。

3. 本病依据其临床表现和 X 线检查，可以明确诊断，无需鉴别。但临床上需注意骨折的发生是属于单纯性骨折还是由于患者本身原有疾患所导致的病理性骨折，在患者原有疾病而导致骨骼异常的情况下，轻微的力量便可造成骨折，在这种情况下发生较为频繁，需严格地观察和诊断。在 X 线照片检查时，还应注意与儿童的正常骨骺相区别。

第十四节　下肢其他骨折

一、病证概述

本节内容包括下肢、Hawkins Ⅲ型距骨颈骨折、Pilon 骨折、足舟状骨骨折、跖跗关节骨折脱位、膝部骨折、距骨颈骨折、小腿内侧骨折外露 8 种病症，其各自的病证概述从略。

二、妙法解析

（一）左跗舟骨粉碎性骨折并距舟楔关节脱位（吴克医案）

1. 病历摘要：邓某，男，39 岁。在行走时为躲避从对面急驶而来的自行车，跑动中被路基台阶绊倒致伤。当即左足肿胀，疼痛，功能障碍，急送我院。门诊以左跗舟骨粉碎性骨折并距舟楔关节脱位收住入院。神志清楚，表情痛苦，左足明显肿胀，皮色紫暗瘀斑，左跗舟向背侧隆起，呈现高弓足畸形，左跗舟部压痛阳性，骨擦音阳性，足背动脉搏动良好，足部感觉运动正常。X 线片示：左跗舟骨粉碎性骨折，远折端向背侧呈分离移位，距舟楔关节间隙明显变窄，距舟、舟楔关节脱位。诊断：左跗舟骨粉碎性骨折并距舟楔关节脱位。硬膜外阻滞下行切开复位内固定及植骨与舟楔关节融合术。术中见跗舟骨粉碎性骨折，骨折端向背、内侧呈分离移位，间夹碎骨块，距舟楔关节间隙变窄，关节面失去正常关系。清除凝血块及碎骨片，将跗舟骨及距舟楔关节解剖复位，恢复正常足弓。切除舟楔关节软骨面，用 2 枚细克氏针交叉固定大骨折块，骨折端缺损部及舟楔关节间隙取髂骨松质骨植骨，患足跖屈位膝下前后石膏托外固定。2 周后拆线，踝中立位石膏靴外固定，口服接骨丹活血通络、接骨续筋、促进骨折愈合。3 个月后去石膏，X线片示跗舟骨解剖复位，骨折线消失，舟楔关节骨性融合，足弓正常。配合舒筋活络中药洗剂熏洗及功能锻炼而痊愈。（《特殊型骨与关节损伤医案》，中国医药科技出版社，1993）

2. 妙法解析：人体行走时，步态是由后向前，由外而内的动作。首先足跟着地，然后外侧纵弓着地，内侧纵弓最后着地承受载荷。人体跑跳时，足跟完全不着地，由前足及足弓承受吸收大部分载荷。患者慌忙跑动中突然被绊向前摔倒，前足在跖屈内旋位着地。因此，足内侧纵弓顶部跗舟骨将承受身体腾空落地时距骨、楔骨与距骨前后撞击挤压载荷，弹性韧带紧张和胫后肌强力收缩牵伸载荷等几种复合的挤压、牵伸、担转载荷。在高载荷作用下，使跗舟骨储存的能量增大，超载能量集中作用而不能按应力规律扩散。瞬间的、过快的高能量冲击，引起位于足内侧纵弓顶部之跗舟骨发生"爆炸"。导致跗舟骨粉碎性骨折并距舟楔关节脱位。本病应采取手术治疗，保证骨折及关节脱位获得解剖复位，恢复正常足弓桁架结构，辅以活血接骨、舒筋止痛中药内服外用，对防止发生足弓塌陷、负重疼痛等后遗症是非常必要的。

（二）右踝关节内翻Ⅱ度骨折（孙广生医案）

1. 病历摘要：唐某，男，46 岁。患者于昨天下午 2 时许，在走路时，右踝关节内翻位折伤。当即踝部疼痛，逐渐肿胀，不能站立活动。当地卫生院拍 X 线片发现右踝部骨折，以石膏固定，输液及止痛治疗，于今转来我院。现右踝部肿痛，不能站立活动，其他无不适。查见生命体征正常，痛苦面容。右踝部肿胀，足踝内翻畸形，内踝与外踝可见青紫，压痛明显，可扪及异常活动及骨擦感，踝关节活动功能障碍。舌淡红、苔淡黄，脉弦。X线片示：右内踝骨质斜形断裂，骨折线与胫距关节面略垂直，外踝腓骨平胫腓关节面横形断裂，断端向外成角。诊断：右踝关节内翻Ⅱ度骨折。治疗：整复固定，中药按骨折三期辨证施治，适时功能锻炼。患者蛛网膜下腔阻滞后仰卧于手术台上，常规消毒铺巾。一助手立于伤肢外侧，双手握住小腿上段；另一助手立于足端，一手握住前足，另一手抓住足跟，两助手对抗牵引，纠正重叠与成角。术者立于伤踝内侧，双手四指环抱小腿下段向内侧托，双手拇指抵住内踝尖部用力向外侧挤压，使踝关节外翻，以纠正踝关节内翻；然后一手固定足踝于外翻状态，用另一手拇指推挤内踝，使内踝骨折断端紧密接触。C型臂X射线机透视见骨折复位后再经皮穿针固定：于外踝尖经皮穿入 1 枚 0.25 cm 克氏针，通过外踝断端进入腓骨髓腔将外踝固定，然后于内踝上方平行于胫骨下端关节面，经皮穿入 1 枚拉力螺钉。再从内踝尖部经皮斜行穿入 1 枚 0.25 cm 克氏针，固定满意后，克氏针尾端折弯埋于皮下，敷盖针孔，前后石膏托将踝关节固定于中立位。伤后做抬高、足趾活动。骨折初期证属血瘀气滞，中药治宜活血化瘀、消肿止痛，方药用下肢伤Ⅰ号方加减：红花 6 g，延胡索 15 g，白茅根 30 g，当归、赤芍、生地黄、川芎、桃仁、泽兰、木通、牛膝、防风各 10 g，甘草 3 g。每日 1 剂，水煎，分早、中、晚 3 次服，同时，活血止痛胶囊口服，每次 3 粒，每日 2 次。服 14剂后，患者诉疼痛消退，踝关节活动尚未恢复，食纳、二便正常。查见右足踝肿胀明显减轻，局部无压疮，趾端皮感血运正常，舌淡红、苔薄白，脉缓。X线片示：骨折位置良好，有少量骨痂生长。每日解开外固定练习踝关节活动 1～2 次，注意只做患关节屈伸活动，不做旋转活动，离床活动继续以石膏保护性固定。骨折进入中期，治宜和营生新、接骨续筋，方用活血续骨汤加减：红花 5 g，续断 15 g，土鳖虫 7 g，当归、生地黄、赤芍、骨碎补、乳香、没药、自然铜各 10 g，甘草 3 g。每日 1 剂，水煎，分 3 次服，15 剂。然后服接骨胶囊（本院制剂），每次 3 粒，每日 3 次，共服 4 周。瘀痛、肿胀消失，食纳、二便正常，舌苔薄白，脉缓。X 线片显示：骨折部位好，断端有明显骨痂形成。解除外固定，做按摩、理筋，加大踝关节屈伸活动，但伤足不负重。6 周拟用中药熏洗 10 周，适当逐渐练习下地负重活动。骨折进入后期，治宜补益肝肾、强筋壮骨，方用活血舒筋汤加减：黄芪 30 g，伸筋草 15 g，当归、生地黄、川芎、续断、白芍、骨碎补、牛膝、木瓜、杜仲、地龙各 10 g。每日 1 剂，水煎，日服 3 次，然后服壮骨胶囊（本院制剂），每次 3 粒，每日 3 次。伤肢肿痛消失，外观无畸形，踝关节活动正常。X 线片示：骨折愈合。（《孙广生医案精华》，人民卫生出版社，2014）

2. 妙法解析：踝关节内翻骨折由于内踝骨折线与胫骨下端关节面几乎垂直，内踝骨块最容易向上方移位，故手法复位后，平行于胫骨下端关节面横行栓 1 枚松质质拉力螺钉，再从内踝尖斜形穿克氏针，螺钉与克氏针形成交叉固定，以确保骨折块固定稳妥，不致发生向上再移位。

（三）踝关节外翻骨折（孙广生医案）

1. 病历摘要：黄某，男，30 岁。患者于昨日上午 12 时许被三轮车砸压在左外踝上方，当即左踝部疼痛，逐渐肿胀，不能站立活动。当地草医牵拉后上绑，内服外敷中草药治疗，效果不佳，于今天送来我院。现左踝部肿痛，不能站立活动，其他无不适。生命体征正常，痛苦面容。左踝部肿胀，足踝外翻畸形，外踝上方与内踝下方青紫，压痛明显，可扪及异常活动及骨擦感，踝关节活动功能障碍。舌淡红、苔淡黄，脉弦。X 线片示：左内踝骨质横形断裂，骨折线与胫距关节面平行，外踝上方腓骨断裂，断端向内成角。诊断：左踝关节外翻Ⅱ度骨折。治疗：整复固定，中药按骨折三期辨证施治，适时功能锻炼。患者仰卧于床上，一助手立于伤肢外侧，双手握住小腿上段；另一助手立于足端，一手握住前足，另一手抓住足跟，两助手对抗牵引，以纠正重叠与成角。术者立于伤踝外侧，双手四指环抱小腿下段，双手拇指抵住外踝尖部用力端提挤压，使踝关节内翻，以纠正踝关节外翻。然后，一手固定足踝于内翻状态，用另一手拇指推挤内踝尖向上，使内踝骨折断端紧密接触，认定骨折复位后再行塑形夹板（本院特制）固定：在外踝尖下方，小腿外侧上方，以及小腿内踝上方各放置适当厚度的棉平垫，以内外侧塑形的五合一夹板、四度扎带将踝关节固定于内翻位。固定后，伤足做抬高、足趾活动，踝关节背伸活动。骨折初期证属气滞血瘀，治宜活血化瘀、消肿止痛，方药用下肢伤Ⅰ号方加减：红花 6 g，延胡索 15 g，白茅根 30 g，当归、赤芍、生地黄、川芎、桃仁、泽兰、木通、牛膝、防风各 10 g，甘草 3 g。每日 1 剂，水煎，分早、中、晚 3 次服。同时，活血止痛胶囊口服，每次 3 粒，每日 2 次。服 14 剂后，疼痛消退，踝关节活动尚未恢复，食纳、二便正常。左足踝肿胀明显减轻，局部无压疮，趾端皮感血运正常，舌淡红、苔薄白，脉缓。X 线片示：骨折位置良好，有少量骨痂生长。嘱在夹板固定下加大左踝关节活动，适当辅助被动活动。被动活动时，一手握紧内外侧夹板，另一手握前足，只做踝关节背伸和跖屈活动，不做旋转和翻转活动。骨折进入中期，治宜和营生新、接骨续筋，方用活血续骨汤加减：红花 5 g，续断 15 g，土鳖虫 7 g，当归、生地黄、赤芍、骨碎补、乳香、没药、自然铜各 10 g，甘草 3 g。每日 1 剂，水煎，日服 3 次，服 15 剂。然后服接骨胶囊（本院制剂），每次 3 粒，每日 3 次，共服 4 周。疼痛、肿胀消失，食纳、二便正常，舌苔薄白，脉缓。X 线片示：骨折部位好，断端有明显骨痂形成。解除外固定夹板，予以按摩理筋。嘱加大踝关节屈伸活动，但伤足不负重，适当逐渐练习下地负重活动。骨折进入后期，治宜补益肝肾、强壮筋骨为主，方药用活血舒筋汤加减：黄芪 30 g，伸筋草 15 g，当归、生地黄、川芎、续断、白芍、骨碎补、牛膝、木瓜、杜仲、地龙各 10 g。每日 1 剂，水煎，日服 3 次，服 15 剂。

然后服壮骨胶囊（本院制剂），每次3粒，每日3次。同时，予以中药熏洗，药用姜黄、苏木、桂枝、艾叶各10 g，三棱、莪术、威灵仙、透骨草各15 g；每日1剂，水煎，熏洗患部，每日2次，30剂。伤肢肿痛消失，外观无畸形，踝关节活动正常。X线片示：骨折愈合。(《孙广生医案精华》，人民卫生出版社，2014)

2. 妙法解析：踝关节外翻骨折，手法整复后，由于断端不稳定，早期需将其固定在内翻位。2～3周后断端基本稳定，再将踝关节固定于中立位，练习踝关节屈伸活动，踝关节骨折中后期功能锻炼至关重要。

（四）先天性马蹄内翻畸形（孙广生医案）

1. 病历摘要：袁某，男，48日。患儿出生时即发现右足畸形，未经任何治疗，因畸形加重于48日来院检诊。现患儿右足畸形，活动受限。查见患儿营养中等，右小腿内旋，右足内侧及后侧可见皮肤皱褶，前足内收、内翻，后足内翻、跖屈畸形，右跟腱及跖腱膜挛缩明显，不能自主背伸及外翻活动，亦不能被动背伸及外翻活动，肢端血运、皮感正常。诊断：先天性马蹄内翻畸形。治疗：手术矫形。在局部麻醉下行跟腱切断，胶布外固定术：患儿仰卧于手术台上，常规消毒，铺巾。待麻醉生效后，于右跟腱附着点内上方做一长约1 cm纵行切口。切开皮肤、皮下组织、筋膜，游离跟腱，纵行切开腱鞘，横行切断跟腱，保留侧腱束，背伸踝关节可达90°，然后冲洗伤口，缝合，包扎。行胶布外固定，将右足固定于外翻、背伸位。伤口换药，1周后伤口愈合，予以拆线，更换胶布外固定。辅以手法按摩，逐渐加强右踝关节及足趾背伸活动以及前足的外展活动。2周后复查，拆除胶布见右小腿内旋，右足内侧及后侧皮肤皱褶变浅，前足轻度内收、内翻，后足轻度内翻、跖屈，踝关节可被动背伸10°，予以石膏固定，1～2周更换1次。2个月后，拆除石膏见右小腿无内旋，右足内侧及后侧无皮肤皱褶，右足前足内收、内翻及后足内翻、跖屈畸形基本矫正，踝关节可被动背伸20°，外翻10°。予以矫形鞋固定，继续加强踝关节背伸活动及小腿肌肉手法按摩。又2个月后，右小腿无内旋，肌肉无明显萎缩，右足马蹄内翻畸形基本矫正，踝关节活动正常，无跛行。继续维持矫形鞋固定。(《孙广生医案精华》，人民卫生出版社，2014)

2. 妙法解析：此类疾患属先天性疾病，治疗时间长、畸形易复发为特点。关节的被动活动及手法按摩需贯穿治疗始终并辅以矫形鞋固定，维持固定至3周岁左右，以有效地防止畸形复发。

三、文献选录

临床报道选录

1. 加减阳和汤治疗下肢骨折263例：药用熟地黄30 g，丹参、生黄芪各20～30 g，党参、茯苓各12～15 g，鹿角胶9 g，肉桂、炙麻黄、白芥子、炮姜炭、生甘草各3 g，木瓜、地龙各6～9 g。每日1剂，水煎服。并用伸筋草30 g，蒲公英15 g，当归、红花、乳香、没药、苏木、荆芥、防风、羌活、独活、三棱、莪术各10 g。每日1剂，水煎取液，局部温热熏洗3～4次。用1～6周，结果：均显效（浮肿消退，关节功能复常）。(《浙江中医杂志》，2004年第12期)

2. 中西医结合治疗复杂Pilon骨折20例：合并腓骨骨折取后外侧切开复位，用AO 1/3管型钢板（或重建钢板）螺钉内固定，保持伤肢轴线；骨折为闭合性选择前内侧切口，开放性结合伤口和钢板位定切口，在C型臂X射线机监视下，复位胫骨下关节面，沿骨折线切开骨膜、前关节囊并保留其在骨块上的附着，翻开胫骨前方关节块，撬起下塌关节面，必要时植入带皮质骨髂骨支撑，临时用克氏（或螺纹）钉固定，恢复胫骨对线和对位；干骺端与关节面有骨缺损行一期自体髂骨植骨；在胫骨内侧（或前侧）用苜蓿叶形钢板及松质骨螺钉固定。切口愈合后，用伸筋草、透骨草、海桐皮各 30 g，桃仁、川芎、当归、骨碎补、续断各 20 g，红花、川牛膝、威灵仙、络石藤各 15 g，枳壳 10 g。水煎取液，先熏（可用布巾覆盖）、后擦洗（或浸泡）患肢，每次 30 分钟，每日 2 次。踝关节功能锻炼。随访 6～23 个月，结果：优 13 例，良 7 例。（《中医正骨》，2006 年第 3 期）

3. 中西医结合治疗 Pilon 骨折 62 例。早期用桃红四物汤加泽兰、汉防己、金银花等；中后期用续筋接骨汤：当归、牛膝、桃仁、陈皮、乳香、没药、苏木、三七、甘草、砂仁各 10 g，续断、红花、鸡血藤各 20 g，土鳖虫、地龙、煅自然铜各 15 g。每日 1 剂。水煎服。术后 2 个月，用苏木煎（含苏木 20 g，伸筋草、透骨草、海桐皮、威灵仙、陈艾叶各 15 g，川芎、红花各 10 g），熏洗患侧踝关节，每日 2 次。Ⅰ 型用石膏托，外固定 6～8 周；Ⅱ、Ⅲ 型用切开复位解剖钢板内固定等。对症处理。结果：优 46 例，良 11 例，差 5 例。并发症（创面不愈合，术后感染，局部皮肤坏死，创伤性关节炎）10 例。（《福建中医药》，2008 年第 2 期）

4. 中西医结合治疗足舟状骨骨折 7 例：手术复位，∩ 形钉跨足舟状骨表面击入，石膏外固定。足背前内侧纵行切口，暴露距骨、舟楔关节，保留骨表面的软组织。助手牵引下，骨折复位，用克氏针在距骨、楔骨上钻孔；另用直径 1.8 mm、长 5 cm 的克氏针，折成 ∩ 形；两孔间距与钉脚宽度均为 2 cm，将 ∩ 形钉跨足舟状骨表面击入。尽量压住大骨折块（或用多枚克氏针固定骨折块）。石膏外固定。治疗足舟状骨骨折 7 例。随访 2～9 个月，结果：均临床愈合。（《中医正骨》，2003 年第 6 期）

5. 中西医结合治疗膝部骨折 25 例：在骨折术后麻醉作用未消失，即用 CPM 机连续被动活动功能练习，从 30°角开始，逐渐增加，每次 1 小时，每日 3 次；用 3～4 周。术后 1～2 周，做股四头肌等长收缩主动练习；2 周后，可做膝关节主动屈伸练习。术后 2 周拆线。伤口愈合后，用乳香、没药、当归、川芎、红花、海桐皮、伸筋草、透骨草、牛膝、续断各 20 g。水煎取液，熏洗患膝。每次 20 分钟，每日 2 次。熏洗后行 CPM 治疗及主动屈伸膝关节活动。治疗膝部骨折 25 例。结果：优 18 例，良 4 例，可 1 例，差 2 例。（《中医正骨》，2004 年第 9 期）

6. 中西医结合治疗小腿内侧骨折外露 9 例：中药内服药用金银花、连翘、白芷、栀子、天花粉、芙蓉叶、蒲公英各 10 g，黄柏、紫草各 20 g，大黄、穿山甲各 6 g，甘草 3 g。每日 1 剂，水煎服。外用生肌散，取乳香、没药、儿茶、血竭各 10 g。在彻底清创的基础上，行骨折内固定，上、中段的创面用腓肠肌内侧头肌皮瓣覆盖创面，下 1/3 胫骨外露，用以胫后动脉皮支为蒂的小腿内侧皮瓣转移覆盖。有感染者用温水肥皂泡洗创面，每日 2～3 次，每次 15 分钟，然后用新圣汤外洗，腐尽生肌散外敷。创面长出新鲜肉芽时，按新鲜创面的治疗方法进行肌皮瓣或皮瓣转移。随访 10 个月至 4 年 2 个月，均全部愈合。（《中国骨伤》，1998 年第 6 期）

第三章 躯干骨折

第一节 颅骨骨折

一、病证概述

颅骨骨折是指头部骨骼中的一块或多块发生部分或完全断裂的疾病，多由于钝性冲击引起。颅骨结构改变大多不需要特殊处理，但如果伴有受力点附近的颅骨内的组织结构损伤，如血管破裂、脑或颅神经损伤，脑膜撕裂等，则需要及时处理，否则可引起颅内血肿、神经功能受损、颅内感染及脑脊液漏等严重并发症，影响预后。颅骨骨折按骨折部位分为颅盖与颅底骨折；按骨折形态分为线形骨折、凹陷性骨折、粉碎性骨折、洞形骨折及穿透性骨折；按骨折与外界是否相通，分为开放性与闭合性骨折。开放性骨折包括颅底骨折伴有硬脑膜破裂而伴发外伤性气颅或脑脊液漏。颅骨骨折的发生是因为暴力作用于头颅所产生的反作用力的结果，如果透露随暴力作用的方向移动，没有形成反作用力，则不致引起骨折。由于颅骨抗牵拉强度恒小于抗压缩强度，故当暴力作用时，总是承受牵张力的部分先破裂。如果打击面积小，多以颅骨局部形变为主；如果着力面积大，可引起颅骨整体变形，常伴发广泛脑损伤。颅盖受打击后，着力部分先发生凹陷。若暴力速度快，作用面积小，未超过颅骨弹性范围，则颅骨随即回弹；如果超过弹性范围，则着力中心区向颅腔锥形陷入，引起先内后外的骨质破裂。若破裂止于内板，则为单纯内板骨折，后期可有慢性头痛；若外板也折裂，则形成局部凹陷及外周环状及线形骨折。若致伤暴力作用仍未耗尽，可使骨折片陷入颅腔，形成粉碎凹陷性或洞形骨折。

二、妙法解析

头部多发性骨折，颅底骨折（石幼山医案）

1. 病历摘要：陈某，男，22岁。4个月前，从8楼高处跌下，当时昏厥颇久，在医院抢救7日方苏，住院诊断为头部多发性骨折，颅底骨折，脑挫伤，第1腰椎压缩性骨折。现头脑仍然眩晕胀痛，右目复视，嗅觉消失，夜寐梦多欠安，腰背酸痛，起坐不能持久，脉弦细苔腻。方拟活血安脑宁神、健腰壮骨。珍珠母30 g，川续断、北秫米各12 g，全当归、白术、白芍、苍耳子、白蒺藜、延胡索、骨碎补各9 g，防风、杭菊花各6 g，西川芎、青皮、陈皮、炙远志各4.5 g，北细辛3 g。加减服40剂后，诸恙俱减，精神较振，视力、嗅觉接近恢复，尚不耐劳。再拟益气血、补肝肾、健腰、安脑巩固之。煅龙骨、煅牡蛎各15 g，熟地黄、菟丝子、山药、制黄精、二至丸各12 g，炒党参、炙黄芪、全当归、白术、白芍、枸杞子、菊花、炒杜仲、茯苓各9 g，炙远志6 g。连服20剂以善后。(《老中医临床经验选编》，上海中医学院出版社，2006)

2. 妙法解析：颅底骨折多为颅顶线形骨折的延续，按骨折部位分为颅前窝骨折、颅中窝骨折、颅后窝骨折。因该患者表现为嗅觉缺失，为颅前窝骨折。"头为诸阳之会"，"脑为元神之府"。颅脑受伤，病情多变，治疗棘手。较轻者常有不同程度的后遗症，贻害终生，严重者危及生命，病死率很高。其发病机制，乃是瘀血为患，头被震击，脑府脉络受损，髓海气血耗伤，神明失其奉养，复加离经之血瘀滞颅腔，出血瘀血互为因果，压迫脑髓，阻塞清窍，从而变生诸症，同时更由于恶血留内，使肝血失藏，肝木失养，出现肝风内动的证候。因此对脑损伤的中医治疗，当以活血祛瘀、清心开窍除风、安脑健腰宁神为主。经中药以益气血、补肝肾、安脑、健腰为主调治 4 个月余，诸恙基本消失。

三、文献选录

颅骨可简化为半球模型，颅盖为半球面，颅底为底面。受到压力后，可使颅骨整体变形。暴力方向横向作用时，骨折常垂直于矢状线，折向颞部和颅底；暴力是前后方向，骨折线常平行于矢状线，向前至颅前窝，向后可达枕骨，严重可引起矢状缝分离性骨折。此外，当暴力垂直作用于身体中轴时，可沿脊柱传至颅底，轻者造成颅底线形骨折，重者可致危及生命的颅基底环形骨折，陷入颅内。

（一）颅骨骨折的规律性

暴力作用的方向、速度和着力面积等致伤因素对颅骨骨折影响较大。暴力作用的力轴及其主要分力方向多与骨折线延伸方向一致，但遇到增厚的颅骨拱梁结构时，常折向骨质薄弱的部分。暴力作用面积小而速度快时，常形成洞形骨折，骨片陷入颅腔。若打击面积大而速度快时，多引起局部粉碎凹陷骨折；若作用点面积较小而速度较缓时，则常引起通过着力点的线状骨折；若作用点面积大而速度较缓时，可致粉碎性骨折或多发线形骨折。垂直于颅盖的打击易引起局部凹陷或粉碎性骨折；斜行打击多致线形骨折，并向作用力轴的方向延伸，往往折向颅底；枕部着力的损伤常致枕骨骨折或伸延至颞部及颅中窝的骨折。

（二）颅骨骨折的生理病理

1. 颅盖骨折：即穹窿部骨折，其发生率以顶骨及额骨为多，枕骨和颞骨次之。颅盖骨折有 3 种主要形态，即线形骨折、粉碎性骨折和凹陷性骨折。骨折的形态、部位和走向与暴力作用方向、速度和着力点有密切关系。线形骨折的骨折线常通过上矢状窦、横窦及脑膜血管沟，可导致颅内出血。凹陷性骨折常为接触面较小的钝器打击或头颅碰撞在凸出的物体上所致，着力点附近颅骨多全层陷入颅内，可有脑受压的症状和体征。

2. 颅底骨折：以线形为主，可仅限于某一颅窝，亦可横行穿过两侧颅底或纵行贯穿颅前、中、后窝。由于骨折线常累及鼻旁窦、岩骨或乳突气房，使颅腔和窦腔交通而形成隐形开放性骨折，故可引起颅内继发感染。

3. 颅前窝骨折：多由额部前方受击所致，骨折线常经鞍旁而达枕骨；额前外侧受击，骨折线可横过中线经筛板或向蝶鞍而至对侧颅前窝或颅中窝；顶前区受击，骨折线延至颅前窝或颅中窝；顶间区受击，可引起经颅中窝至对侧颅前窝的骨折线；顶后区受力，骨折线指向颅中窝底部，并向内横过蝶鞍或鞍背达对侧；枕部受力，骨折线可经枕骨向岩骨延伸，或通过枕骨大孔而折向岩尖至颅中窝或经鞍旁至颅前窝。

（三）颅骨骨折的临床表现

1. 单纯的线形骨折本身并不需处理，但其重要性在于因骨折而引起的脑损伤或颅内出血，尤其是硬膜外血肿，常因骨折线穿越脑膜中动脉而致出血，尤以儿童较多。当骨折线穿过颞肌或枕肌在颞骨或枕骨上的附着区时，可出现颞肌或枕肌肿胀而隆起，这一体征亦提示该处有骨折发生。

2. 颅骨凹陷骨折：凹陷骨折多见于额、顶部，一般单纯性凹陷骨折，头皮完整，不伴有脑损伤，多为闭合性损伤，但粉碎凹陷骨折则常伴有硬脑膜和脑组织损伤，甚至引起颅内出血。

3. 颅骨闭合性凹陷骨折：儿童较多，尤其是婴幼儿颅骨弹性较好，钝性的致伤物，可引起颅骨凹陷，但头皮完整无损，类似乒乓球样凹陷，亦无明显的骨折线可见。患儿多无神经功能障碍，但当凹陷区较大较深，可有脑受压症状和体征。颅骨骨折开放性凹陷骨折常系强大打击或高处坠落在有突出棱角的物体上所致，往往头皮、颅骨、硬脑膜与脑均同时受累，而引起的开放性颅脑损伤。临床所见开放性凹陷性骨折有洞形骨折及粉碎凹陷性骨折两种类型。

（1）洞形凹陷性骨折多为接触面小的重物打击所致，多为凶器直接穿透头皮及颅骨进入颅腔。骨折的形态往往与致伤物形状相同，是法医学认定凶器的重要依据。骨碎片常被陷入脑组织深部，造成严重的局部脑损伤、出血和异物存留。但由于颅骨整体变形较小，一般都没有广泛的颅骨骨折和脑弥散性损伤，因此，洞形骨折的临床表现常以局部神经缺损为主。

（2）粉碎凹陷性骨折伴有着力部骨片凹陷，常为接触区较大的重物致伤，不仅局部颅骨凹曲变形明显，引起陷入，同时，颅骨整体变形亦较大，造成多数以着力点为中心的放射状骨折。硬脑膜常为骨碎片所刺破，脑损伤均较严重，除局部有冲击伤之外，常有对冲性脑挫裂伤或颅内血肿。

4. 颅骨颅底骨折：颅底骨折绝大多数是线形骨折，多为颅盖骨折延伸到颅底，个别为凹陷骨折，也可由间接暴力所致。按其发生部位分为颅前窝、颅中窝、颅后窝骨折。

（1）颅前窝骨折：累及眶顶和筛骨，可有鼻出血、眶周广泛瘀血斑（熊猫眼）以及广泛球结膜下出血等表现。其中"熊猫眼"对诊断有重要意义。若脑膜、骨膜均破裂，则合并脑脊液鼻漏和/或气颅，使颅腔与外界交通，故有感染可能，应视为开放性损伤。脑脊液鼻漏早期多呈血性，须与鼻衄区别。此外，前窝骨折还常有单侧或双侧嗅觉障碍，眶内出血可致眼球突出，若视神经受波及或视神经管骨折，尚可出现不同程度的视力障碍。

（2）颅中窝骨折：颅中窝骨折往往累及岩骨或蝶骨，可有鼻出血或合并脑脊液鼻漏，脑脊液经蝶窦由鼻孔流出。若累及颞骨岩部，可损伤内耳结构或中耳腔，患者常有第Ⅶ、Ⅷ脑神经损伤，表现为听力障碍和面神经周围性瘫痪，脑膜、骨膜及鼓膜均破裂时，则合并脑脊液耳漏，脑脊液经中耳由外耳道流出；若鼓膜完整，脑脊液则经咽鼓管流往鼻咽部，可误认为鼻漏。若累及蝶骨和颞骨的内侧部，可能损伤垂体或Ⅱ、Ⅲ、Ⅳ、Ⅴ、Ⅵ脑神经。若骨折伤及颈动脉海绵窦段，可因动静脉瘘的形成而出现搏动性突眼及颅内杂音；破裂孔或颈内动脉管处的破裂，可发生致命性的鼻出血或耳出血。

（3）颅后窝骨折：累及颞骨岩部后外侧时，多在伤后1~2日出现乳突部皮下瘀血斑。若累及枕骨基底部，可在伤后数小时出现枕下部肿胀及皮下瘀血斑；枕骨大孔或岩尖后缘附近的骨折，可合并后组脑神经（第Ⅸ~Ⅻ脑神经）损伤。

（四）颅骨骨折的诊断

1. 颅盖骨折：对闭合性颅盖骨折，若无明显凹陷仅为线形骨折时，单靠临床征象难以确诊，常须行X线平片检查始得明确。即使对开放性骨折，如欲了解骨折的具体情况，特别是骨折碎片进入颅内的位置和数目，仍有赖于X线摄片检查。

2. 颅底骨折：颅底骨折绝大多数都是由颅盖部骨折线延伸至颅底而致，少数可因头颅挤压伤所造成。颅底骨折的诊断主要依靠临床表现，X线平片不易显示颅底骨折，对诊断无所益。CT扫描可利用窗宽和窗距的调节清楚显示骨折的部位，不但对眼眶及视神经管骨折的诊断有帮助，还可了解有无脑损伤，故有重要价值。对脑脊液漏有疑问时，可收集流出液做葡萄糖定量检测来确定。有脑脊液漏存在时，实际属于开放性脑损伤。

（五）颅骨骨折鉴别诊断

1. 头皮血肿：皮下血肿一般体积小，有时因血肿周围组织肿胀隆起，中央反而凹陷，易误认为凹陷性颅骨骨折，需用颅骨 X 线摄片作鉴别。

2. 眼眶损伤：眼眶损伤可以引起眶周瘀斑，也可表现为"熊猫眼"，应注意与颅骨骨折相鉴别。有眼部外伤史，眶内、结膜下出血及眼球内陷或眼球运动障碍等均提示眶周，如上颌骨、颧骨等骨折。可行 CT 予以鉴别。

3. 中耳炎及鼻炎：中耳炎尤其是慢性中耳炎可有耳流脓的表现，鼻炎常有流清水涕的表现，这些都应与颅骨骨折引起的脑脊液耳漏和鼻漏鉴别。鉴别的要点包括：外伤史、是否发热、流出液体的性状等。

（六）颅骨骨折急救

1. 颅骨骨折本身并不危及生命，需要紧急处理的是致命的并发症。颅中窝骨折有时可引起严重大量鼻衄，可因休克或窒息致死，需要紧急处理。应立即气管内插管，清除气道内血液保证呼吸，随即填塞鼻腔，有时需经咽部堵塞鼻后孔；快速补充失血量；于患侧颈部压迫颈总动脉，必要时施行手术结扎，以挽救生命。

2. 颅后窝骨折急性期若有呼吸功能紊乱或颈髓受压时，应及早进行气管切开，颅骨牵引，必要时做辅助呼吸或人工呼吸，甚至施行颅后窝及颈椎椎板减压术。若有休克应首先加以纠正。火器开放性颅脑损伤是颅脑损伤的特殊类型，常发生在战场。急救程序为：

（1）保持呼吸道通畅：简单的方法是把下颌向前推拉，侧卧，吸除呼吸道分泌物和呕吐物，也可插管过度换气。

（2）抢救休克：强调早期足量的输血和控制气路是战争与和平时期枪伤治疗的两大原则。火器性穿通伤可急症输低滴度"O"型全血，但最好还是输同型血。

（3）严重脑受压的急救：伤员在较短时间内出现单侧瞳孔散大或很快双瞳变化，呼吸转慢，估计不能转送至手术医院时，则应迅速扩大穿通伤入口，创道浅层血肿常可涌出而使部分伤员获救，然后再考虑转送。

（4）创伤包扎：现场抢救只做伤口简单包扎，以减少出血，有脑膨出时，用敷料绕其周围，保护脑组织以免污染和增加损伤。强调直接送专科处理，但已出现休克或已有中枢衰竭征象者，应就地急救，不宜转送。尽早开始大剂量抗生素治疗。

（七）颅骨骨折治疗

颅骨骨折约占颅脑损伤的 15％～20％，可发生于颅骨任何部位，以顶骨最多，额骨次之，颞骨和枕骨又次之。凹陷性骨折或粉碎性骨折的骨折片，既可损伤脑膜及脑，又可损伤脑血管和颅神经。一般骨折线不跨过颅缝，如暴力过大，亦可波及邻骨。由于骨折位置和形态不同，其治疗及预后亦各不相同。骨折所造成的继发性损伤比骨折本身严重得多。要警惕颅内血肿，48 小时内应注意观察病情。若病情加重，应及早行头颅 CT 检查，及时发现颅内血肿。若骨折片插入脑内或压迫功能区，引起癫痫发作，应及早手术。

1. 颅盖骨折的治疗：颅盖骨折的治疗原则是手术复位。手术指征：

（1）骨折片陷入颅腔的深度在 1 cm 以上。

（2）大面积的骨折片陷入颅腔，因骨性压迫或并发出血等引起颅内压增高者。

（3）因骨折片压迫脑组织，引起神经系统体征或癫痫者。位于大静脉窦部的凹陷骨折如引起神经系统体征或颅内压增高者也应手术整复或摘除陷入之骨折。若缺损过大，则应留待日后择期修补。术前必须做好充分的输血准备，以防止骨折整复时大出血。术后应密切观察以防出血。

2. 颅底骨折多数无需特殊治疗，而要着重处理合并的脑损伤和其他并发损伤。耳鼻出血和脑脊液漏，不可堵塞或冲洗，以免引起颅内感染。多数脑脊液漏能在两周左右自行停止。持续4周以上或伴颅内积气经久不消时，应及时手术，进行脑脊液瘘修补，封闭瘘口。对碎骨片压迫引起的视神经或面神经损伤，应尽早手术去除骨片。伴脑脊液漏的颅底骨折属于开放伤，需给予抗生素治疗。

3. 颅骨骨折预后：颅骨骨折的预后主要取决于骨折的部位、并发症存在与否及处理是否及时。如果颅骨骨折没有造成血管破裂、脑膜损伤及脑脑损害等其他并发症，保守治疗后大部分愈合较好。如果存在并发症，未及时处理，则可能导致预后不良。

（八）颅骨骨折预防

颅骨是容纳和保护脑组织的器官，骨质较厚，一般小的暴力不会造成颅骨骨折，较大的暴力或作用点在颅骨薄弱区才会导致颅骨的骨折。

1. 矿业、建筑业等行业的从业人员，应佩戴安全头盔，严格遵守从业规范；在遭遇暴力时，应注意保护头部，特别是颞部。因颞部骨骼较薄，且有脑膜中动脉走行，这里骨折容易导致脑膜中动脉破裂，引起急性的硬膜外血肿，出血量大，有出现脑疝的风险。

2. 生长性颅骨骨折是颅骨骨折中较特殊的类型，常继发于婴幼儿急性分离性颅骨骨折后，发生率占婴幼儿颅脑损伤的 0.05%～1%。以头部囊性肿块、局部颅骨缺损、神经功能障碍和癫痫为主要临床表现，因此，早期预防非常重要。

3. 对于急性颅脑外伤的患者，应在早期判断是否会进展为生长性颅骨骨折，如果有进展为生长性颅骨骨折的风险，应进行手术治疗。有文献报道，急性期婴幼儿分离性颅骨骨折的患儿，若骨折线宽度大于 3 mm，同时在局部头皮中抽出血性脑脊液或破碎的脑组织，或 MRI 明确提示疝出物为脑组织者，说明硬脑膜已经破裂，是日后形成生长性颅骨骨折的病理基础，原则上应在生命体征平稳后，于伤后第 3～5 日行手术治疗，以预防生长性颅骨骨折的发生。

（九）颅骨骨折护理

1. 颅底骨折住院患者，按医嘱密切观察生命体征的改变，早期发现脑疝，及时进行手术治疗。

2. 颅底骨折合并脑脊液漏者，要卧床休息。颅底骨折有脑脊液漏者，枕下应垫无菌小巾，一切操作应按无菌伤口处理，防止感染。

3. 颅底骨折患者的卧位，向患侧卧，便于引流。

4. 颅底骨折鼻漏者禁用手掏、堵塞，不能用力咳嗽、打喷嚏，防止脑脊液逆流入颅内，造成颅内感染积气。

5. 颅底骨折患者禁止做腰椎穿刺，已有颅内感染者例外。颅底骨折患者要保持耳、鼻的局部清洁，每日用过氧化氢溶液、盐水棉球清洁局部。

6. 颅底骨折累及颞骨岩部而损伤了听神经，患者听力丧失，护理人员要关心、体贴患者，加强生活护理。重症脑挫伤合并鼻漏，禁止从鼻腔吸痰，鼻漏未停止，不能从鼻腔插各种管道。

7. 颅中窝底骨折损伤下丘脑而产生尿崩症时，除给予药物控制，还要供给充足的饮水。

第二节 下颌骨骨折

一、病证概述

下颌骨位居面下 1/3，位置突出，易受到打击致伤，下颌骨骨质坚实，但存在几个解剖薄弱区域，在直接或间接暴力的打击下，容易在这些部位发生骨折。由于下颌骨是颌面部唯一能动的大骨，且参与颞下颌关节的构成，因此伤后对咀嚼功能影响较大。下颌骨呈马蹄形，由弯曲的下颌体和双侧的下颌升支构成，在升支内外侧有强有力的咀嚼肌附着。下颌骨骨皮质坚厚，但下颌骨正中联合、颏孔区、下颌角和髁颈部是下颌骨的结构薄弱区，是骨折的好发部位，下颌骨骨折后，骨折段在咀嚼肌的牵拉下发生移位，从而出现咬合错乱、咀嚼功能障碍。机动车交通事故是主要致伤原因。

二、妙法解析

（一）下颌骨骨折（孙广生医案）

1. 病历摘要：石某，男，13 岁。患者于 1 日前，不慎摔伤，下颌部着地，即感到下颌部疼痛，活动受限。在当地医院经拍 X 线片检查诊断为下颌骨骨折，予以临时简单处理：纱布绷带悬吊下颌部，口服云南白药、跌打丸，今日改来本院治疗。现下颌部疼痛，活动受限，无其他不适。患者表情痛苦，张口受限，张口度约 1.0 cm。上下牙咬合错乱，双侧后牙早接触，前牙呈开合状。双颌下区青紫肿胀。颏负荷试验（＋）。舌淡红，苔薄白，脉缓。X 线片示：双侧下颌骨髁状突颈部骨折。诊断：下颌骨骨折。治疗：整复固定，中药按骨伤三期用药。先用铝丝弯制牙弓夹板 2 块，分别用小结扎丝将牙弓夹板固定于上下牙每个牙齿上。因双侧后牙呈早接触，在双侧下颌磨牙咀嚼面上，放置约 1.5 mm 厚橡皮垫且固定在下牙上，再在上下牙弓夹板上，用橡皮圈将上下牙牵引在一起，调整橡皮圈牵引方向一直到上下牙咬合正常。术后随即复查 X 线片示：双侧下颌骨髁状突颈部骨折块对线对位好。继用中药治疗：骨折早期气滞血瘀，治以活血化瘀为主，双颌下区外敷本院特制消肿止痛散。汤剂用桃红四物汤加减：红花 6 g，桃仁、当归、川芎、牡丹皮、赤芍各 10 g，生地黄 15 g，甘草 3 g。每日 1 剂，水煎，分早、晚服。服 5 剂后，双下颌肿胀消退，疼痛基本消失。X 线片示：断端间已有少量骨痂连接。治以和营续骨为主，用活血续骨汤加减：续断、川芎、当归、熟地黄、赤芍、骨碎补、自然铜、白芍各 10 g，土鳖虫 7 g，红花 5 g。每日 1 剂，水煎，分早、晚服，服 15 剂后疼痛、肿胀消失。舌淡红，苔薄白，脉缓。X 线片示：骨折对位对线好，大量骨痂成形并通过骨折线。解除固定。治疗以补气血、强壮筋骨为主，予以壮骨胶囊内服：每次 3 粒，每日 3 次，服 5 日。下颌活动正常，舌脉正常。X 线片示：骨折愈合。（《孙广生医案精华》，人民卫生出版社，2014）

2. 妙法解析：下颌骨骨折，以上颌骨上的牙齿为标准，通过上下牙齿咬合达到正常来牵引固定下颌骨。由于牙的存在，对下颌骨骨折的复位起了良好的向导作用，因此，下颌骨骨折复位的正确，必须表现在咬合关系的正常恢复。而正常咬合关系的恢复，一般又提示下颌骨骨折正确复位。

（二）下颌骨骨折（孙广生医案）

1. 病历摘要：张某，男，73 岁。患者于 1 日前不慎摔伤，下颌部着地，即感到下颌部疼痛，活动受限。在当地医院经拍 X 线片检查诊断为下颌骨骨折，予以临时简单处理：纱布绷带悬吊下颌部，口服云南白药、跌打丸。今日改来本院治疗。现下颌部疼痛，活动受限，无其他不适。查见患者表情痛苦，张口受限，张口度约1.5 cm。上颌牙完整，下颌牙全缺失，下颌存一活动半口义齿，下颌肿胀，下颌体异常活动，下牙槽嵴正中黏膜见撕裂约1.0 cm。舌淡红，苔薄白，脉缓。X线片示：下颌骨正中骨折。血、大小便等正常。诊断：下颌骨骨折。治疗：整复固定，中药按骨伤三期用药。先选用0.3～0.5 mm粗、长约12 cm金属丝，对折后扭成一个小环，将钢丝两端自颊侧牙间隙穿到舌侧，然后将两根金属丝分开，分别绕经相邻两牙的牙颈部，从舌侧穿出颊侧，将远中一端金属丝穿过小环，与近中端金属丝结扎扭紧。分别将上颌的正中两个前牙、左右各两磨牙固定。下颌则用0.5 mm粗、长约30 cm金属丝，先穿入长2.0 cm大号T形引流管，与上颌固定金属丝相对应的地方，从下颌体下缘，分别从下颌体的颊侧和舌侧穿入口内；2.0 cm大号T形引流管固定于下颌骨下缘的皮肤上，再在下颌活动义齿上相应部位打孔，穿相应的下颌钢丝，将义齿置于口内，上颌牙上相对应的金属丝结扎固定，使下颌异常活动消失。骨折早期属气滞血瘀，治疗以活血化瘀为主，方药用桃红四物汤加减：红花6 g，桃仁、当归、川芎、牡丹皮、赤芍各10 g，生地黄15 g，甘草3 g。每日1剂，水煎，分早、晚服。服5剂后下颌肿胀消退，疼痛基本消失。X线片示：断端间已有骨痂连接。应以和营续骨为主，用活血续骨汤加减：土鳖虫7 g，红花5 g，续断、川芎、当归、熟地黄、白芍、骨碎补、赤芍、自然铜各10 g。服15剂后，疼痛、肿胀消失。舌淡红，苔薄白，脉缓。X线片示：骨折对位对线好，大量骨痂成形并通过骨折线。解除固定。治疗以补气血、强壮筋骨为主，方药用八珍汤加减：白术、茯苓12 g，炙甘草5 g，黄芪20 g，党参、当归、川芎各9 g，熟地黄、续断、杜仲、补骨脂各10 g。水煎，每日1剂，分2次服，14剂。然后服壮骨胶囊，每次3粒，每日3次，连续服4周后复查，下颌活动正常，舌脉正常。X线片示：骨折愈合。(《孙广生医案精华》，人民卫生出版社，2014)

2.**妙法解析：**下颌骨骨折多见于老年人，常见于下颌骨牙齿缺失以及牙槽突的吸收，下颌骨往往变得纤细，加之老年人骨质硬化且常常伴有骨质疏松，更容易发生骨折，也不容易愈合。因此，对于闭合性及移位不大的骨折，可采取保守治疗方法，采用颌周金属丝结扎将义齿固定在下颌骨并恢复上下颌骨的咬合关系。

三、文献选录

(一) 下颌骨骨折的分类

1. 按骨折性质分类：

(1) 青枝骨折：骨裂或皮质骨折裂，但骨连续性完好。

(2) 闭合性骨折：骨折表面软组织完好，骨折呈封闭状态。

(3) 开放性骨折：骨折表面软组织损伤，与骨折部位相通。

(4) 简单骨折：骨折单发，无移位或轻度移位。

(5) 复杂骨折：骨折多发，有明显移位。

(6) 粉碎性骨折：骨折部位骨碎裂，常伴有移位。

(7) 骨折骨缺损：骨折伴骨缺损及移位。

2. 按骨折部位分类：分为髁突骨折、喙突骨折、升支骨折、下颌角骨折、下颌体骨折、颏/颏旁骨折、牙槽突骨折。

3. 按骨折线方向分类：分为有利型骨折和不利型骨折。前者指骨折线方向与肌肉牵拉方向垂直；后者指骨折线方向与肌肉牵拉方向平行。

（二）下颌骨骨折的诊断

详细询问病史，了解受伤原因，进行全面细致的口腔颌面部检查，结合影像学检查可进行明确诊断。

1. 病史：首先要准确采集病史，如果患者不能配合，询问其家属。要明确致伤原因、打击物体的尺寸、数量以及打击力的大小等。

2. 临床表现：

（1）急性症状和体征：下颌骨骨折后，骨折部位出现疼痛、肿胀、皮下瘀斑。

（2）牙龈撕裂和牙齿损伤：口内骨折线周围的牙龈撕裂和出血，还可伴有牙齿松动、折断、移位等。

（3）骨折段移位以及动度异常：下颌骨骨折后多种因素可以导致骨折段发生移位，而咀嚼肌的牵拉是造成骨折段移位的主要因素。当骨折发生移位时，骨折部位两端的骨折段动度异常，检查时，骨折部位可出现骨擦音。

（4）咬合紊乱：下颌骨骨折后，牙齿随着骨折段的移位而移位，出现咬合紊乱。

（5）功能障碍：主要表现为张口受限，影响正常的进食和语言功能，张口受限程度取决于骨折部位及损伤严重度。

（6）面部畸形：骨折发生移位后，可造成面部畸形，其中以下颌偏斜畸形较为常见。

（7）感觉异常：骨折损伤下牙槽神经时，可引起下唇和颏部麻木。

3. 影像学检查：无论选择何种检查方法，至少要从两个不同的方向来对骨折进行检查，以避免发生漏诊。

（1）平片：一般选择下颌曲面体层片和下颌骨正位片，怀疑有髁突骨折时，选择下颌开口后前位片。另外，下颌横断咬合片可以很好地显示下颌正中骨折，该片位还可以协助评价颏部舌侧骨板骨折的情况，特别是对于斜形骨折。

（2）CT：轴位、冠状位结合三维重建CT影像可以更为准确地显示下颌骨骨折，尤其是下颌骨髁突骨折。

（三）下颌骨骨折的常规治疗

下颌骨骨折的治疗目标是解剖复位下颌骨骨折，恢复并保持正常的咬合。治疗原则是正确的复位和可靠的固定。

1. 下颌骨骨折闭合式复位和固定：

（1）复位的方法有手法复位与牵引复位两种：对于早期简单的线形骨折，骨折段比较松动，局麻下手法即可复位。牵引复位是在上下颌牙列上结扎牙弓夹板，然后用橡皮圈进行牵引，以咬合为依据，使移位的骨折段回复至正常位置。如髁突骨折伴有下颌后缩前牙开合的患者，可用此方法进行复位。

（2）固定的方法有单颌固定与颌间固定两种：单颌固定即在发生骨折的下颌骨上进行牙间或骨间固定，适用于无明显移位的线形骨折。目前最常用的固定的方法为单颌牙弓夹板固定。颌间固定是在上下颌牙弓上结扎牙弓夹板，然后用橡皮圈将上下颌骨固定在一起，利用上颌完好的牙弓为依据，以恢复咬合关系，从而恢复下颌骨的连续性。

2. 下颌骨骨折切开复位和内固定：

（1）下颌小型板系统固定下颌骨颏部、下颌体以及下颌角单发骨折：小型板固定为单层皮质骨固定，不会损伤下齿槽管，而且板易弯制成形，并按张应力轨迹放置。

（2）下颌骨骨折拉力螺钉固定：拉力螺钉固定是以最小的植入体获得最大的稳定性。临床主要用于下颌体斜断面骨折、颏部骨折、下颌角垂直断面骨折、髁颈下骨折和游离骨折块固定。

（3）发生于颏/颏旁及下颌体的广泛的粉碎性骨折：重建接骨板主要用于连接骨折区两侧的骨段，骨折区内的小骨片可以用小型或微型接骨板连接，也可以直接用螺钉做穿接固定。

3. 下颌骨骨折线上牙的处理：保留骨折线上的牙齿除了可以有效地帮助骨折的复位和固定，防止骨折段的错位，还有利于牙弓外形的正确恢复。拔出骨折线上可以保留的牙齿会造成骨组织的损伤、干扰正确的复位和固定。除影响复位的下颌智齿、有明显感染的牙齿以及牙颈部以下折断的牙齿，应尽量保留骨折线上的牙齿，以利于骨折的复位固定和后期的咬合重建。

4. 无牙下颌骨骨折的处理：无牙下颌骨骨折的处理较为困难，首先无牙可供作简便的颌间固定；同时由于长期缺牙可致牙槽骨萎缩，下颌体部变得细小，骨折时受肌肉的牵拉，骨折段更易于移位。对于年龄较大有全身系统性疾病的患者，可以利用原有的上下颌全口托牙或塑料牙托夹板作颌间拴丝结扎固定，但稳定制动不可靠，甚至可以引起软组织的压迫性坏死。移位明显的无牙下颌骨骨折，在全身情况容许的情况下，一般均应做开放复位内固定，应选择固位力较强的板钉系统进行固定。

5. 儿童下颌骨骨折的处理：在儿童下颌骨骨折处理中，必须考虑以下问题：①儿童下颌骨的皮质骨较薄，常见为不完全骨折或青枝骨折，最好采用手法复位和简便的制动方法。②儿童的牙列及咬合关系尚未稳定，因此对咬合关系恢复的要求不像成人那样严格，咬合关系在后期的建合过程中自行调节而恢复。③儿童的下颌骨正处于生长发育过程中，对骨折进行的任何形式的手术干预都可能影响颌骨的发育。上述原因决定儿童的下颌骨骨折首先应考虑保守治疗。但是，对于移位明显的下颌骨骨折还应考虑手术，切开复位内固定，可考虑选择使用可吸收板钉进行固定。

6. 陈旧性下颌骨骨折的处理：适用于简单的、复位后不会形成骨与软组织缺损的陈旧性骨折"再骨折"复位。手术尽量沿原骨折线凿开，以便骨折正确对位。骨折后骨缺损还应考虑植骨。

（四）下颌骨骨折术后注意事项

1. 术后根据手术情况建议应用抗生素1～3日。抗生素可选择青霉素类、头孢菌素类抗生素等。术后咬合关系不佳，可考虑进行上下颌弹性牵引1～2周。如果术后存在由于肌肉损伤原因导致的张口受限，建议及早进行张口训练，以改善张口度。

2. 术后建议3个月复查，并进行影像学检查，观察骨折愈合情况。要提醒患者合理饮食，循序渐进地恢复咬合功能。

（五）临床报道选录

1. 当归补血汤治疗复杂颌骨骨折早期10例：药用黄芪50 g，钩藤25 g，赤芍、连翘、木香各15 g，当归、川芎、独活各10 g，甘草、白芷各6 g。痛甚加延胡索10 g，肿甚加茯苓、泽泻各10 g。每日1剂，水煎，分2次服。有效率达100％。（《广东医学》，1981年第11期）

2. 八珍汤治疗复杂颌骨骨折10例：药用当归10 g，川芎8 g，白术、茯苓、白芍、何首乌各15 g，党参、地龙各20 g，骨碎补25 g。活动不利者加细辛3 g，桂枝10 g，羌活10 g。每日1剂，水煎，分2次服。有效率达100％。（《广东医学》，1981年第11期）

第三节　颈椎骨折

一、病证概述

颈椎骨折表现为颈部疼痛，活动障碍，颈肌痉挛，颈部广泛压痛，并且发麻发胀，局部症状严重。除少数幸运者之外，一般均有程度不同的瘫痪体征，而且脊髓完全性损伤的比例较高。因伤情严重，当瘫痪平面高，颈4平面的骨折脱位有可能由于呼吸肌麻痹引起呼吸困难，并继发坠积性肺炎；腹胀、压疮及尿路感染亦相当常见。骨折及脱位的判定主要依据X线平片及CT扫描；但对软组织损伤情况及脊髓状态的判定，仍以MRI图像最为清晰，应设法及早进行检查。

二、妙法解析

（一）颈椎骨折伴高位不全截瘫（孙达武医案）

1. 病历摘要：刘某，男，53岁。颈项部疼痛，伴四肢麻木、活动障碍8日。患者8日前从高处摔下，头面先着地，当时昏迷约45分钟，醒后颈痛，活动困难，四肢麻木，双手无力，双下肢不能活动。诊见：神清，上唇破裂，出血，颈后肿胀压痛，C3处压痛明显，活动明显障碍，颈以下皮感减弱，双上肢肌力Ⅰ～Ⅱ级，双下肢肌力为0级。CT显示：C3椎体与椎弓根交界处骨质断裂。舌淡红，苔白，脉弦紧。诊断：颈椎骨折伴高位不全截瘫。入院后即行持续颅骨牵引，重量4 kg，以整复稳定颈椎。同时予以甘露醇、地塞米松、脱水和维生素B_1、维生素B_{12}、胞磷胆碱、弥可保等药物治疗，中医以活血化瘀、理气止痛、利水消肿为主。鱼腥草30 g，川牛膝12 g，泽泻、当归、赤芍、大黄、桂枝、川芎、桃仁、三七粉各10 g，红花、石菖蒲、甘草各6 g。每日1剂，水煎，分早、晚2次服。连服7剂后，以益气活血、通经活络、补益肝肾为主，补阳还五汤加减：黄芪30 g，党参、骨碎补各20 g，牛膝12 g，当归、赤芍、地龙、三七粉、石菖蒲、茯苓各10 g，川芎、桃仁、红花、甘草各6 g。又服7剂。同时行高压氧、针灸、理疗、按摩及功能锻炼，针灸取手足阳明经督脉穴和华佗夹脊穴，每日1次，治3个月，康复出院。（《孙达武骨伤科学术经验集》，人民军医出版社，2014）

2. 妙法解析：颈椎骨折，多因外力直接或间接作用于颈部而发生骨折，导致局部气血滞，经络不通，气血运行不畅，气血不能濡养筋脉，致使头颈部为痛，筋脉拘挛，活动不利；舌暗红，舌苔薄白，脉弦紧，为瘀滞疼痛象。治法为接骨续筋，活血止痛，通络宁神。早期内服复元活血汤或大成汤、七厘散等。中期内服接骨丹或补筋丸，外贴伸筋膏。后期可用舒筋活血汤、舒筋汤等。外贴狗皮膏、锁口膏等。常在三期用药的基础上，辅以活血安脑通络之剂，效果尚佳。

（二）颈椎骨折、半脱位（石幼山医案）

1. 病历摘要：李某，男，54岁，干部。于5个月前跌伤，当时昏厥，经当地医院急救住院治疗，摄片诊断为第2、第3颈椎骨折、半脱位伴有轻度脑震伤。牵引复位，现仍疼痛不止，起坐不能持久，左半身筋络酸麻，有时刺痛，回旋举动不利，头晕胀痛，夜寐欠安，体弱，素患神经衰弱，苔薄腻，脉弦细。最近摄片复查第2、第3颈椎向前脱位相差2 mm。治拟活血通络，安脑宁神。龙齿、首乌藤各15 g，川续断12 g，白蒺藜、钩藤、当归、防风、骨碎补各9 g，羌活、独活、川芎、青皮、陈皮各6 g，血竭、远志、细辛各3 g。每日1剂，水煎服。外敷三色、三黄膏。服7剂后，症状有所好转，颈项疼痛已缓，头晕亦减，左肩举提后仍疼痛牵掣，神疲乏力。再拟原方出入。服7剂后，渐见好转。因急返原地，将前方连服1个月，疼痛亦瘥，两肩臂有时尚感麻木作胀，头晕阵作，耳鸣心悸，夜寐欠安。再拟活血益气、安脑宁神。首乌藤15 g，当归、党参、黄芪、白术、白芍、苍耳子、白蒺藜各9 g，杭菊花、羌活、独活各6 g，桂枝、细辛、远志各3 g。服10剂以善后。(《老中医临床经验选编》，上海中医学院出版社，2006)

2. 妙法解析：颈椎骨折脱位，多是较严重的暴力所致。因不同暴力方向，可造成不同类型损伤。此种损伤多合并脊髓和神经损伤。半脱位是当外来暴力较轻，后关节面尚有一部分接触，上一椎体下关节突向前轻度移位，受累的关节突关节面与正常者比较失去正常的平行关系。颈椎半脱位因"挥鞭"样损伤引起。较少伴神经损伤症状，有的话，亦较轻。此类骨折半脱位多为屈曲型。因外力直接或间接作用于颈部而发生骨折，而致局部气血瘀滞，经络不通，气血运行不畅，气血不能濡养筋脉，致使头颈部为肿为痛，筋脉拘挛，活动不利；舌暗红，苔薄白，脉弦紧，为瘀滞疼痛之象。治法为接骨续筋，活血止痛，通络宁神。早期内服复元活血汤或大成汤、七厘散等。中期内服接骨丹或补筋丸，外贴伸筋膏。后期可用舒筋活血汤、舒筋汤等。外贴狗皮膏、锁口膏等。本例伴有脑震伤，在三期用药的基础上辅以活血安脑通络之剂，效果尚佳。病情虽重，但后期治疗数次，断续服药数月，病情逐步好转。在原地续服月余，休息半年后参加工作。

（三）C5 粉碎性骨折，C4 以下一致性向后脱位并不全瘫（范正伟医案）

1. 病历摘要：程某，男，25岁，农民。不慎从3 m高处坠下，颈部屈曲，头先着地。伤后颈部疼痛，四肢不能活动而急诊入院。检查C4～C5压痛，颈部活动受限。四肢运动丧失，感觉迟钝。腹壁反射、提睾反射、膝腱反射、跟腱反射、肱二头肌反射、肱三头肌反射消失，大小便失禁。X线片示：C5粉碎性骨折，C4以下一致性向后脱位0.2 cm。诊断：C5粉碎性骨折，C4以下一致性向后脱位并不全瘫（截瘫指数5）。入院后立即用枕颌带牵引（重量3 kg），给脱水剂甘露醇、高渗糖每日各1000 mL，每6小时1次，静脉注射。同时辨证给予中药赤芍、花粉、红花、桃仁、柴胡各12 g，当归、茯苓15 g，陈皮、甘草各10 g。水煎服，每日1剂。10日后四肢运动有所恢复，感觉存在。停用脱水药，维持牵引，中药加地龙、僵蚕、川续断、伸筋草各12 g，连服用40剂后，四肢自主伸屈活动基本恢复正常，大小便能自控出院。出院3个月复查，患者已能行走，半年后恢复正常活动。(《特殊型骨与关节损伤医案》，中国医药科技出版社，1993)

2. 妙法解析：颈椎骨折脱位最严重的并发症是脊髓损伤、完全性高位截瘫，预后多不良。其次是神经根损伤或压边症状，多表现在上肢相应部位的麻木、疼痛及肌力改变，治疗要求及时稳妥，本例经中西医结合治疗，获得满意效果，方法可借鉴。

（四）颈2椎体骨折（孙广生医案）

1. 病历摘要：刘某，男，65岁。患者于7日前挑担子时从高处摔下，头部先着地。伤后颈部疼痛，活动受限，无昏迷呕吐史。在当地医院口服跌打药无明显好转，改来我院就诊。门诊以"第2颈椎骨折"收住院。现患者颈后疼痛，活动困难，双上肢偶有阵发性麻木，食纳可，二便调，无头晕、头痛、发热等症。查见颈项强直，颈部无明显肿胀，颈后肌肉紧张，有压痛，叩顶试验阳性。双上肢阵发性麻木，肌力、腱反射无异常。舌质淡红、苔薄白，脉弦。颈椎CT示：颈2椎体及双侧横突骨折。血、大便、小便等正常。诊断：颈2椎体骨折。治疗：按骨伤三期辨证施治。中药以消肿止痛膏（本院制剂）外敷，予以颈托外固定。骨折早期气滞血瘀，中药治疗以活血化瘀、消肿止痛为法，内服以脊柱伤Ⅰ号方加减：红花7 g，生地黄、生大黄各15 g，白茅根30 g，厚朴20 g，桃仁、当归、川芎、赤芍、降香、延胡索、地龙、枳壳、川牛膝各10 g，甘草3 g；每日1剂，水煎，分早、晚服，服7剂后，颈部疼痛减轻，活动受限，双上肢无麻木。舌质淡红、苔薄白，脉弦。维持原治疗方案。再服7剂后，颈部疼痛明显减轻，稍活动受限，双上肢无麻木。舌质淡红、苔薄白，脉弦。治以接骨续筋、舒筋活络为法，外用接骨膏外敷患部，汤药用活血续骨汤加减：土鳖虫 7 g，红花 5 g，续断、川芎、当归、熟地黄、白芍、赤芍、骨碎补、自然铜各 10 g；每日 1 剂，水煎，分早、晚服。服 15 剂后，颈部疼痛轻微，活动可，双上肢无麻木。舌质淡红、苔薄白，脉弦。治以补益肝肾、强筋壮骨为法，方药用补肾壮骨汤加减：熟地黄 20 g，桑寄生 30 g，山茱萸、山药、牡丹皮、续断、杜仲、菟丝子、骨碎补、补骨脂、泽泻、茯苓、狗脊各 10 g；每日 1 剂，水煎，分早、晚服，再服 15 剂以善后。（《孙广生医案精华》，人民卫生出版社，2014）

2. 妙法解析：患者从高处摔下，头部着地，传达暴力致 C2 椎体及双侧横突骨折，同时气血经脉受损，气血运行不畅，经络阻滞，气滞血瘀，不通则痛，故早期宜活血化瘀、消肿止痛，辅以外敷药治疗。中期瘀血未尽，气血不和，宜和为主。晚期筋骨虽续，肢体功能尚未恢复，或年老体弱，骨质疏松，宜补。颈椎是人体脊柱日常活动最频繁的部位，经常活动，骨折难以愈合，因此，外用颈托固定制动、促进骨折的愈合。

（五）颈椎骨折伴高位不完全性瘫痪（孙广生医案）

1. 病历摘要：袁某，男，49 岁。患者于今晨从高处摔下，头面先着地。当时昏迷约 30 分钟，醒后颈痛、活动困难、四肢麻木、双手无力、双下肢不能活动，上唇破裂、出血。在当地卫生院清创处理后来我院治疗。现颈胀疼痛、活动困难，四肢麻木，双手无力，双下肢不能活动。查见神清，上唇为敷料覆盖，去敷料后见缝合 2 针。颈后 C3 处压痛明显，活动明显障碍，颈以下皮感下降。双上肢肌力Ⅰ～Ⅱ级、双下肢肌力 0 级。舌淡红、苔薄黄，脉弦细。CT 示：C3 椎体与椎弓根交界处骨质断裂。诊断：颈椎骨折伴高位不完全性瘫痪。治疗：牵引复位，中药按骨伤三期辨证施治。行持续颅骨牵引，重量 4 kg，牵引 3 周。骨伤早期气滞血瘀中药治以活血化瘀、理气止痛、利水消肿为主，方选脊柱伤Ⅰ号方加减：桃仁、红花、川芎、通草各 8 g，白茅根 30 g，当归、延胡索、赤芍、泽泻、大黄、枳壳、桂枝各 10 g。每日 1 剂，水煎，分早、晚服，服 10 剂。西药用地塞米松 10 mg，加入 20%甘露醇液中静脉滴注，每日 1 次，连续使用 5 日；维生素 B₁ 100 mg，肌内注射，每日 1 次，连续使用 30；维生素 B₁₂ 100 mg，肌内注射，每日 1 次，连续使用 30 日；胞磷胆碱 1 g，加入 10%葡萄糖注射液稀释后缓缓滴注，每日 1 次，连续使用 10 日；弥可保口服，每次 500 μg，每周 3 次，连续使用 4 周。针灸取手足阳明经、督脉穴和华佗夹脊穴：足三里、环跳、昆仑、承山、阳陵泉、手三里、曲池、合谷等，毫针刺入，得气后予以电刺激，留针 30 分钟，每日 1 次。循经络走向按摩四肢。2 周后复查，疼痛减轻，四肢麻木好转，颈以下感觉有所恢复。舌淡红、苔薄白，脉弦细。上唇创口已愈合，予以拆线，继续牵引、针刺、按摩治疗。中药治疗以益气血、通经络、补肝肾为主，方用补阳还五汤加减：黄芪 30 g，川芎、桃仁、红花各 8 g，全蝎 5 g，川续断、党参、当归、赤芍、山茱萸、地龙、骨碎补、茯苓各 10 g。每日 1 剂，水煎，分早、晚服，服 10 剂后，颈部疼痛消失，活动好转，四肢麻木减轻，感觉、活动好转。舌淡红、苔薄白，脉弦细。继续牵引、针刺、按摩治疗，中药治疗以原方加鸡血藤 15 g、水蛭 5 g，服 7 剂后，疼痛减轻，四肢麻木好转，颈以下感觉有所恢复。舌淡红、苔薄白，脉弦细。解除牵引，每日增加高压氧治疗 1 次，练习颈部的俯仰、转动、侧屈功能活动。中药以原方加减：黄芪 30 g，木瓜 15 g，鸡血藤 20 g，川芎、桃仁、红花各 8 g，水蛭、全蝎各 5 g，党参、当归、牛膝、川续断、山茱萸、地龙、骨碎补、茯苓各 10 g。每日 1 剂，水煎，分早、晚服。患者后以补阳还五汤加减，配合针灸、按摩、高压氧等治疗 3 个月，恢复正常。（《孙广生医案精华》，人民卫生出版社，2014）

2. 妙法解析：患者从高处摔下，头部着地，传达暴力致 C3 椎体与椎弓根交界处骨质断裂，骨折后局部血肿和水肿及骨折导致的生理曲度改变，均导致神经受压，引起不完全性瘫痪。故治疗首当解除机械性压迫，采用牵引治疗，牵引可以恢复颈部生理曲度，解除神经压迫。同时，配合神经营养剂、高压氧治疗，以改善神经营养。中医认为颈部是督脉经过之所，督脉与运动相关。故颈部受伤，督脉损伤，气血运行不畅，经络阻滞，气滞血瘀，不通则痛；血不利则为水，故早期宜活血化瘀、理气止痛、利水消肿。中期瘀血未尽，气血不和，宜和为主；晚期筋骨虽续，肢体功能尚未恢复，宜补。辅针灸、按摩治疗，可以疏通经络气血。

（六）第 5 颈椎骨折（孙广生医案）

1. 病历摘要：孙某，女，48 岁。患者于 3 日前，不慎从约 2 m 高处摔下，颈部先着地。当时无昏迷、呕吐。伤后感颈部疼痛，活动受限。在当地治疗（内服中药不详）未明显好转，今日来我院治疗。现患者颈部疼痛，活动受限。纳可，二便调。查见患者表情痛苦，颈项部肿胀、压痛，以 C5 棘突左侧压痛明显。颈椎生理曲度存在，活动受限。双上肢牵拉试验阳性，双上肢肱二头肌、肱三头肌腱反射正常，皮感、肌力、肌张力正常。舌质淡红、苔薄白，脉弦。X 线片示：C5 椎体骨折。血、小便、大便常规正常。诊断：第 5 颈椎骨折。治疗：整复固定，中药按骨伤三期辨证施治。于床头行枕颌带牵引复位，颈围固定保护。骨折早期气滞血瘀，中药治以活血化瘀为法，口服止痛胶囊（本院制剂），每次 3 粒，每日 3 次。汤剂用脊柱伤 I 号方加减：红花 7 g，生地黄、生大黄各 15 g，白茅根 30 g，厚朴 20 g，桃仁、当归、川芎、赤芍、降香、延胡索、地龙、枳壳、川牛膝各 10 g，甘草 3 g。每日 1 剂，水煎，分早、晚服，服 14 剂后，颈部疼痛减轻，左上肢麻木消失。舌质淡红、舌苔薄白，脉弦。X 线片示：C5 椎体骨折。继续予以颈围外固定。治以接骨续筋为法，口服接骨胶囊（本院制剂）：每次 3 粒，每日 3 次。汤剂用活血续骨汤加减：土鳖虫 7 g，红花 5 g，续断、川芎、当归、熟地黄、白芍、赤芍、骨碎补、自然铜各 10 g。每日 1 剂，水煎，分早、晚服，服 14 剂后，患者颈部疼痛，左上肢麻木消失。舌质淡红、舌苔薄白，脉缓。予以出院，继续予以颈围外固定，下床活动。药用壮骨胶囊（本院制剂）内服：每次 3 粒，每日 3 次，服 4 周以善后。《孙广生医案精华》，人民卫生出版社，2014）

2. 妙法解析：患者从高处摔下，颈部着地，对冲暴力致 C5 椎体骨折，失去颈椎的连续性及完整性，同时经脉受损，颈部支撑力下降，因此首先必须平卧硬板床，床头牵引制动，方可促进骨折愈合和气血通畅。颈椎活动度大，活动十分频繁，经常活动，骨折难以愈合。因此起床必须颈围外固定制动，骨折方能愈合。早期因经脉受损而气滞血瘀，故以活血化瘀为法。中期以接骨续筋为法，后期以壮骨为主。

三、文献选录

（一）颈椎骨折的常规治疗

除一般非手术疗法及脱水疗法外，尚应注意以下几点：

1. 保持呼吸道通畅：呼吸道的通畅具有重要意义，尤其是对颈 5 椎节以上的完全性脊髓损伤者更应注意，宜及早行气管切开。

2. 恢复椎管形态及椎节稳定：通过非手术或手术方法首先恢复椎管的列线，如此方可消除对脊髓的压迫，与此同时还应设法保证受损椎节的稳定以防引起或加重脊髓损伤。除用牵引疗法使颈椎制动外，还可酌情采取前路或后路手术疗法。

3. 切除椎管内致压物：凡经 CT 或 MRI 等检查已明确位于椎管内有致压物时，均应设法及早切除，并同时行内固定术。一般多选择颈前路手术。对个别病情严重者，也需同时予以颈后路固定术。对全仰头抬颈法身体情况不佳者则可暂缓施术。

4. 促进脊髓功能的恢复：在减压的基础上，尽快地消除脊髓水肿及创伤反应，给予神经营养剂及改善血循环的药物。对脊髓完全性损伤者，应着眼于手部功能的恢复与重建，包括根性减压（伤者必须有腕部功能保存）及肌腱转移性手术等。

5. 对不完全性瘫痪者，主要是切除妨碍脊髓功能进一步恢复的致压物及功能重建；而对完全性脊髓损伤者则以椎节稳定预防并发症及康复为主。治疗常用药物有：解热镇痛药，疼痛严重者可口服阿司匹林、吲哚美辛（消炎痛）、苄达明（炎痛静）、苯丙胺酯（强筋松）、氯芬那酸（抗炎灵）等。扩张血管药物，如烟酸、地巴唑等，可以扩张血管，改善脊髓的血液供给。

（二）颈椎骨折并发症的防治

1. 防治压疮。

2. 防治泌尿道感染和结石。

3. 便秘的处理：做腹部按摩，可用单味大黄 9～12 g 煎服，或服麻仁丸，也可灌肠。

4. 防治呼吸道感染：经常注意翻身，鼓励患者做深呼吸运动，按腹咳嗽，辅助排出分泌物或用吸引器吸出。

5. 体温失调的处理：颈脊髓损伤时，伤员常产生高热或低温，主要是自主神经系统功能紊乱，对周围环境温度的变化，丧失了调节和适应的能力所致。体温异常是病情危险的征兆。死亡率很高。治疗主要针对高热，采取物理降温，如冰敷、醇浴、冰水灌肠等。当药物降温无效时应调节室温，治疗并发症，使用抗生素，输液等措施，也可应用激素或氯丙嗪一类药品进行降温。

（三）颈椎骨折的预防保健

1. 颈椎病的主要诱因是工作学习的姿势不正确，良好的姿势能减少劳累，避免损伤。低头时间过长，使肌肉疲劳，颈椎间盘出现老化，并出现慢性劳损，会继发一系列症状。最佳的伏案工作姿势是颈部保持正直，微微地前倾，不要扭转、倾斜；工作时间超过 1 小时，应该休息几分钟，做些颈部运动或按摩；不宜头靠在床头或沙发扶手上看书、看电视，更不能长时间以单手撑住头部一侧侧卧在床上或者沙发上，这样将会为颈椎带来更大的负担和压迫，更容易导致颈椎受损。

2. 颈椎骨折颈部保暖：颈部受寒冷刺激会使肌肉血管痉挛，加重颈部板滞疼痛。在秋冬季节，最好穿高领衣服；天气稍热，夜间睡眠时应注意防止颈肩部受凉；炎热季节，空调温度不能太低。

3. 颈椎骨折避免再损伤：除了注意姿势以外，乘坐快速的交通工具，遇到急刹车，头部向前冲去，会发生"挥鞭样"损伤，因此，要注意保护自己，不要在车上打瞌睡，坐座位时可适当地扭转身体，侧面向前；体育比赛时更要避免颈椎损伤；颈椎病急性发作时，颈椎要减少活动，尤其要避免快速地转头，必要时用颈托保护。

4. 颈椎骨折用枕要适当：人生的三分之一是在床上度过的，枕头的高低软硬对颈椎有直接影响，最佳的枕头应该是能支撑颈椎的生理曲线，并保持颈椎的平直。枕头要有弹性，枕芯以木棉、中空高弹棉或谷物皮壳为宜。喜欢仰卧的，枕头的高度为 5 cm 左右（受压以后的高度）；喜欢侧卧的，高度为 10 cm 左右。仰卧位时，枕头的下缘最好垫在肩胛骨的上缘，不能使颈部脱空。

5. 颈椎骨折锻炼要正确：正确指导患者的头颈功能锻炼，坚持颈部的活动锻炼，方法为前、后、左、右活动及左、右旋转活动，指导患者两手做捏橡皮球或毛巾的训练，以及手指的各种动作。正确有效牵引，解除机械性压迫。

第四节　肋骨骨折

一、病证概述

肋骨骨折在胸部损伤中发生率为 $40\%\sim60\%$。常发生于中、老年人，很少见于儿童。这与骨质脆性增加有关。直接或间接暴力均可引起骨折。直接暴力骨折多发生在肋骨直接受打击部位，尖锐的骨折端向内移位，可刺破肋间血管、胸膜、肺组织或上腹部脏器，产生血胸、气胸或血气胸、皮下气肿、咯血等。间接暴力（胸部前后受挤压）骨折发生在暴力作用点以外的部位，多见于肋骨角或肋骨体部，骨折端向外移位，可损伤胸壁软组织，产生胸壁血肿。肋骨骨折以第4～7肋最常见，因其较长且固定，容易折断。第1～3肋骨较短，且有锁骨、肩胛骨和肌肉的保护，很少发生骨折。第8～10肋骨虽较长，但不与胸骨直接连接，而连接于肋弓上，有弹性缓冲，较不易折断。第11～12肋骨为浮肋，前端游离不固定，活动度较大，骨折更为少见。但外来强大暴力亦可引起这些肋骨骨折。肋骨骨折可发生在单根或多根肋骨，同一肋骨可在一处或多处折断，甚至多根多处骨折（多于3根肋骨）而产生"浮动胸壁"，出现反常呼吸运动和较大面积之"浮动胸壁"，严重影响呼吸回流功能，可出现气短、发绀或呼吸困难。如并发肺裂伤，可有咯血、气胸、血胸或皮下气肿。年老、体弱者，肋骨骨折同时可并发肺炎、肺不张。肋骨骨折一般不需整复及固定，错位愈合基本不影响生理功能。肋骨骨折之处理关键在于止痛和防治并发症。其临床表现为受伤处疼痛，深呼吸、咳嗽或变动体位时加重。伤后数日有痰中带血，提示有肺损伤。骨折处有压痛及挤压痛，可触及骨折断端或骨擦感。合并气胸、血胸或血气胸时有相应症状和体征。如反常呼吸运动，为多根多处肋骨骨折。

二、妙法解析

（一）左胸第3肋骨骨折（石幼山医案）

1. **病历摘要**：沈某，女，40岁。体质素弱，肺肾两虚，咳呛日久，逐步引起左胸肋作痛已月余。目前剧咳后疼痛更甚，局部略显高突，有骨擦音，痰黏气促，呼吸牵制，不能转侧，有肋骨骨折之象（已经医院摄片证实左上胸第3肋骨骨折）。脉细弦苔腻。方拟活血、顺气、肃肺、化痰、续骨止痛。浮海石18 g，煅自然铜10 g，川郁金、光杏仁、制香附、紫苏子（包）、丹参各9 g，前胡、延胡索、全当归、旋覆花（包）、半夏各6 g，青皮、陈皮各4.5 g，三七（吞服）、血竭各3 g。每日1剂，水煎服。外敷三色、三黄膏，软固定。服10剂后，疼痛略减，骨擦音已除，咳呛、转侧较利，骨骼略显高突。再拟活血理气肃肺、续骨和络。以前方略为加减，服14剂后，骨折基本接续，疼痛亦微，咳呛已瘥，神疲少力，不能耐劳。再投益气活血、壮骨和络。川续断12 g，炒党参、炙黄芪、延胡索、全当归、白术、白芍、制香附、骨碎补各9 g，旋覆花（包）6 g，制半夏、青皮、陈皮各4.5 g，血竭、降香片各3 g。服10剂以善后。（《老中医临床经验选编》，上海中医学院出版社，2006）

2. **妙法解析**：肋骨骨折较常见，单纯肋骨骨折，因有肋间肌固定和其余肋骨支持，所以多无明显移位，且较稳定，一般不需整复。即使是畸形愈合，亦不妨碍呼吸运动。如有肋骨骨折合并其他并发症时，必须及时处理，否则会造成严重后果。有移位的骨折尽量争取复位。患者仰卧位或坐位，一助手双手平按患者上腹部，令患者用力吸气，至最大限度再用力咳嗽，同时助手用力按压上腹部，术后以拇指下压突起之肋骨端，即可复位。若为凹陷骨折，在咳嗽的同时，术后双手对挤患部的两侧，使下陷者复起。常用宽绷带固定。骨折复位后，局部肿不甚者，可外贴伸筋膏，肿甚者外敷某祛瘀消肿膏，然后覆以硬纸壳，胶布贴于胸壁，再用宽绷带或多头带包扎固定。敷药者3～5日更换，后贴伸筋膏，继续固定3～4周。一般肋骨骨折都因受外来暴力造成，局部瘀凝气阻肿痛明显，治疗以化瘀调气续骨为主。本例则由于久咳受震导致骨折，局部虽亦有高突疼痛，但并无瘀滞肿胀，故内服仅用少量活血和络续骨，而以肃肺顺气、化痰止咳为主。后期因体质素弱，肺肾两虚伤及气阴，故以补益气血、润肺养阴、滋补肝肾之剂调治，故获全功。

（二）胸部挫伤（段胜如医案）

1. 病历摘要：郭某，女，42岁。参加砌墙劳动，不慎摔倒，左胸部搁于砖堆上，疼痛剧烈，呼吸不畅，急送某大医院，X线片诊为胸部挫伤，给止痛药，回家休息。不能平卧，不敢深呼吸，左胸部疼痛难忍，半躺于床上，不能起床，痛苦面容，就患者位置，在左第8、第9肋骨腋前线查出最痛点，尤以第8肋骨下缘疼痛最甚，给予该处600下按摩，第9肋200下按摩，然后扶患者坐于床沿，健侧上肢手扶头顶，术者双手顺肋骨走向分放于第8、第9肋的背部和胸前，术者前胸紧贴患者健侧胸壁腋中线，以加强患者胸廓的稳定，姿势摆好后，叫患者从肺内咳出的同时，双手用力在患侧胸壁骨断端对向挤压，感到骨擦音，如此咳嗽挤压共5遍，结束治疗，令患者下床行走，患者立即感疼痛减轻，胸部舒畅，在地上行走并不觉疼痛加重。隔日1次手法按摩，共治疗20次而愈。（《段胜如临床经验》，华文出版社，2000）

2. 妙法解析：肋骨骨折是临床常见的一种骨折。胸部受伤后，局部疼痛剧烈，不敢深呼吸，更不敢咳嗽，重者只能倚躺，不能平卧，十分痛苦，若咳痰带血，这是骨断端刺伤肺组织的表现。在治疗上首先用手掌从背部施压到胸前，就粗略地知道了哪一根肋骨疼痛，再用拇指触按最痛点是在肋骨上缘、下缘还是在肋间，于该处重点按摩400～600下，次要的痛点也要按摩100～200下，然后令患者健侧上肢手扶头顶，术者立于该侧，双手掌平放于肋骨骨折的上下端，令患者从肺内咳出（不是从喉头咳出，当患者正咳嗽之际，术者双手配合沿肋骨两断端对向用力挤压，使骨断端嵌插。由于咳嗽转移了注意力，又加大了胸内压，让患者接受此挤压胸廓的手法时，并不会感到剧烈疼痛。如此咳嗽配合挤压3～5遍，手法结束。治后立即感觉疼痛减轻，胸部舒畅，精神愉快，有立竿见影之效。患者经整复固定后，一般均应下地活动，可以抬高床头取坐卧位，并做腹式呼吸。

（三）右侧第8～11肋骨骨折（胡黎生医案）

1. 病历摘要：张某，男，45岁。右肋部被木头砸伤后疼痛，呼吸困难，但未咯血，伤后3日来诊。诊查：患者全身状态尚好，未发现实质脏器损伤。局部腋前线右第8～11肋骨触及明显压痛及骨擦感。诊断：右侧第8～11肋骨骨折。治疗：令患者端坐，双手抱头，做深吸气运动，同时，术者两手拇指、示指分别握持骨断端反移位方向牵拉。轻轻按压断端，骨折复位。整复满意后行胸围式绷带硬纸壳加压固定，即于骨折断端，将内衬15层厚平纱布垫之硬纸壳，用两条20 cm宽胶布横向固定在胸壁，继通过锁骨上横置吊带1条，再用三列绷带自骨折处开始沿胸廓横径做围胸式缠绕20层左右，拉起吊带绕于对侧锁骨上。按骨折初期给药，嘱患者半坐位。2周复查症状基本消失。X线显示少量骨痂。4周后复查骨痂丰富，治愈。解除固定物，进行功能锻炼。（《中国现代名中医医案精华》，北京出版社，1990）

2. 妙法解析：胸廓为心肺之屏障，胸胁为肝经之道路，胸腔为肺之分野，清阳之所在。肋骨骨折必伤气血，轻则离经之血瘀滞经络，瘀于胸壁则引起肿胀疼痛，重则瘀积胸腔，侵占阳位，逼迫心肺，险象环生。临床根据气血瘀滞的部位和症状表现，进行辨证立法，选方用药。如气血瘀滞胸壁，宜活血理气，通经止痛。气血瘀积胸腔，宜活血顺气止痛。中后期病情稳定，治宜通经活络，接骨续筋。本法取材方便，操作简便，且固定稳妥可靠，固定后多数患者反映疼痛显著减轻，随时可调整松紧，痛苦少，易于接受。因而本法最适于在基层推广，即使对单发性肋骨折，本法同样能收到较好疗效，优于其他固定方法。

（四）第3～7肋骨骨折（董万鑫医案）

1. 病历摘要：潘某，男，59岁。患者于2日前，不慎摔进堆有铁管2 m深的沟内，造成肋骨骨折及胸肋关节脱位。就诊时患者自觉胸闷，憋气，内里发热，胸部疼痛，不敢咳嗽，呼吸困难。身体向右侧倾斜，前胸部右侧第2～7肋处有隆起，约3 cm高，是由胸肋关节脱位造成。X线片示：第3～7肋骨骨折。令患者仰卧床上，医者用深呼吸起伏复位法。由上往下逐根复位，摸准脱臼的肋软骨头，患者吸气时不按，呼气时往下按，十几分钟后6个脱位的胸肋关节均已复位。然后整复折骨，将患者改为坐位，医者站在患者后面，双手插入腋下，把两肩前屈端平，一名助手固定双腿，医者做抱身旋转复位，最后医者一手按背部，一手按伤处，让患者做深呼吸3次，然后外敷正骨散进行固定。用肾形大纸板，前面从胸骨开始至后背脊柱的棘突，内垫棉花，脱位处放长条形棉垫，骨折处放大块片棉垫，最后用三列绷带将脱位及折骨固定牢。每周检查1次，4周后咳嗽时疼痛消失，但脱位和骨折部位仍有压痛，6周后拆除固定物，症状基本消失，2个月后恢复正常工作。治疗期间内服接骨药。（《中国现代名中医医案精华》，北京出版社，1990）

2. 妙法解析：肋骨骨折多为直接外力造成，如拳、棒的打击及物体的撞击，都能造成。挤压物也可造成此病。剧烈的咳嗽有时也可造成肋骨骨折，但较少见。肋骨骨折以第4～10肋多见，可以是单一的，也可是多发的，成年人较儿童期较易发生。此患者系肋骨骨折伴胸肋关节脱位，经手法复位和外固定后，服中药调理，恢复较好，2个月后恢复了正常工作。

（五）左胸第6肋骨骨折（孙达武医案）

1. 病历摘要：马某，女，35岁。左胸被硬物挫伤4小时。患者于4小时前因车祸致左胸被硬物挫伤，当即失去知觉，2分钟后苏醒，即感左胸部疼痛，就诊时见左胸肋部疼痛，活动时有牵引，痛明显，局部有肿胀，无青紫瘀斑。胸廓前后挤压痛（＋），未闻及骨擦音，呼吸困难。X线片示：左胸第6肋骨骨折。诊断：左胸第6肋骨骨折。治疗：活血祛瘀，宽胸行气。方以血府逐瘀汤加减。赤芍、生地黄各15 g，当归尾、枳壳、香附各12 g，桃仁、延胡索、乳香、没药、牛膝各10 g，川芎、红花、桔梗、甘草各6 g。每日1剂，水煎，分早、晚2次服，连服7剂。并用肋骨固定带外固定。患者诉服药后疼痛明显减轻，活动受限有所好转，续服15剂后痛感即除。（《孙达武骨伤科学术经验集》，人民军医出版社，2014）

2. 妙法解析：方中桃红四物汤活血化瘀而兼养血，乳香、没药、延胡索、柴胡、香附疏肝理气；桔梗开宣肺气；枳壳行气宽胸，合则升降并用上达胸中，又畅胸中气机，使气行则血行；更伍牛膝通利血脉，引血下行，则祛瘀之功效著；甘草调和诸药。

（六）左胸第5～9肋骨骨折（孙达武医案）

1. 病历摘要：陈某，女，56岁。患者1个月前跌伤致左胸胁部疼痛肿胀，呼吸受限，伴有咳嗽转侧不能，在医院就诊，X线片示：左胸第5～9肋骨骨折伴有血胸，经治疗左胸胁部疼痛减轻，X线片复查示：骨折对位满意，但血胸不减。诊断：左胸第5～9肋骨骨折。治疗：活血破瘀，泻肺行气。血府逐瘀汤合葶苈大枣泻肺汤加味：当归尾、川牛膝各15 g，桃仁、赤芍、枳壳、柴胡、桔梗、三棱、莪术、葶苈子、香附、三七粉、甘草各10 g，川芎、红花各6 g，大枣5枚。每日1剂，水煎，分早、晚2次服，连服7剂后，诉左胸胁部疼痛消失，活动翻身明显改善，呼吸顺畅。X线片复查示：骨折对位满意，有明显骨痂生长，肋膈角锐利，血胸已吸收。继续以血府逐瘀汤加味5剂以收全功。（《孙达武骨伤科学术经验集》，人民军医出版社，2014）

2. 妙法解析：肋骨骨折合并血胸是临床上的常见损伤，骨折往往不需特殊处理，但血胸难以吸收。清代医家王清任著《医林改错》，该书主张用血府逐瘀汤治疗胸部血瘀证，血府逐瘀汤是由桃红四物汤合四逆散加牛膝、桔梗组成，具有行气活血的功效，开血胸治疗的先河，为后世医家所传颂。孙氏也主张本病从血论治，在血府逐瘀汤的基础上加张仲景治疗悬饮的葶苈大枣泻肺汤，瘀久血凝则加三棱、莪术以破瘀行气，取得了满意的疗效。

（七）右胸第4～6肋骨骨折（孙达武医案）

1. 病历摘要：贾某，男，30岁。2日前因骑摩托车时跌伤右胸，右胸胁疼痛，呼吸不利8小时而就医。经拍X线片提示"右第4～6肋多肋骨折伴少量积液"。给予低流量吸氧及静脉输血针剂和抗生素，停止吸氧，仍感轻度胸闷，胸胁疼痛，腹胀便闭，不思饮食，夜寐不安，心烦口苦，小便赤短，舌质偏红，苔薄黄，脉弦。无发绀，右肺呼吸音弱。X线片示：右第4～6肋骨骨折，肋膈角消失，少许积液。诊断：右胸第4～6肋骨骨折。治疗：通腑泻肺，开闭止痛。方选小承气汤加味。生大黄（后下）20 g，白茅根15 g，厚朴、枳实、槟榔各12 g，甘草6 g。每日1剂，水煎，早晚两次分服，连服7剂后，腹中气转，大便通泻，腹胀缓解，胸闷胁痛明显减轻，腹中频频矢气，胸闷豁解，精神清畅，舌偏红，苔薄黄，脉弦。方改血府逐瘀汤加减。当归、生地黄各15 g，川芎、赤芍、川牛膝各12 g，桔梗、莪术、柴胡、枳壳、红花、瓜蒌各10 g，甘草6 g。服7剂后，大便通畅，胸闷消除，偶有右胸胁疼痛，咳嗽剧，但较前明显减轻，舌淡红，苔薄黄，脉弦。X线片示：积液消失，后肋膈角清晰。治已得法，守前方加减。当归、生地黄各15 g，川芎、赤芍、川牛膝各12 g，桔梗、柴胡、枳壳、红花、制乳香、制没药、煅自然铜、瓜蒌各10 g，甘草6 g。服7剂后，诉左胸胁部疼痛消失，活动翻身明显改善，呼吸顺畅。X线片复查示：骨折对位满意，有明显骨痂生长，肋膈角锐利，血胸积血已吸收。继续以血府逐瘀汤加味5剂以收全功。（《孙达武骨伤科学术经验集》，人民军医出版社，2014）

2. 妙法解析：肋骨骨折刺伤肺络，导致血胸，伤后2日，出血已静止，在但离经之血，闭阻肺络，肺气不降，肠腑失通，故有胸闷腹胀、大便不通诸症。若腑通则肺气顺，诸症皆可悉除，此乃"实则泻之"之法。肺与大肠相表里，肺中血水瘀积，闭阻肺气，欲泻其肺必通其腑，腑通气利，血水并行，肺中瘀血则易行散，现气机通利，则可活血逐瘀。X线片示血胸积血已吸收，提示肺中瘀血已散，现治疗以骨折为主。

（八）左胸第1～11肋骨骨折，左肩胛骨粉碎性骨折（刘柏龄医案）

1. 病历摘要：李某，男，52岁。患者在秋收劳动中，不慎从车上坠落地面，被载重胶轮车从左肩及胁部擦压过去，当时患者痛苦难忍，时而神昏气促，伤势非常严重、危急，即至当地医院诊察抢救，注射镇痛剂后，建议转上级医院施行手术抢救。因患者本人及其家属不同意手术治疗，遂于晨来院就医。患者发育正常，营养中等，面黄无华色，两目无神，嗜睡，呼吸不畅，气促烦闷，时以手抚摸左上胸，语声低微，懒言，表情痛苦，常有小声呻吟，口唇干裂，色淡，舌质红，苔黄而糙，脉弦细而数。呼吸28次/min，血压110/80 mmHg，血红蛋白75 g/L，红细胞2.75×10^{12}/L，白细胞7.5×10^{9}/L。头颈部无伤，两上肢肤色苍黄，左侧皮温稍高，右侧正常，右臂活动自如，左臂因伤痛不敢抬举，两下肢活动正常，脊柱无损伤，少腹部稍膨隆、拒按。自述：小便困难，大便未解，口苦不欲饮食，咳嗽，咳时引伤处作痛，胸闷气短，心烦不适，左胁肋及背部均胀痛。检查：损伤部渗血，压痛面积较广泛，左胸第2～5肋骨折端有明显凸起畸形，且有明显骨擦音，第6～11肋压痛明显，但无畸形，按之有骨擦感，左上胸部血肿，并有捻发音。X线片示：①左侧肩胛骨粉碎性骨折。②左侧第1～11肋骨完全骨折。③左侧血胸。④左侧胸壁软组织内积气。本病系一严重的肩背胸胁部创伤，肩胛骨粉碎，11条肋骨完全骨折合并血气胸。遵古法"瘀在上部者，当清上瘀血"之意，以防败血蕴肺、凌心，而致危笃难医，治宜清上瘀血，理气化痰为治。药用当归尾 25 g，瓜蒌、白茯苓、广陈皮各 20 g，五灵脂、蒲黄、刘寄奴、赤芍、牡丹皮、北柴胡、苦黄芩、南红花、光桃仁、细生地各 15 g，甘草梢 5 g。另用血竭 3 g，三七 5 g，共研细面，分 2 次冲服。水煎 300 mL，分 2 次早、晚温服。1 周后复诊，患处疼痛减轻，咳嗽、胸闷气短仍然，睡眠不实、多梦，少腹膨胀稍减，小便时阴茎作痛，排尿不畅，尿色黄赤量少，大便未解，食纳不香，口渴不喜饮。检查：神志清醒，语言合作，表情苦闷，时出小声呻吟，面色仍萎黄、无华色，口唇干裂，舌质红，苔黄仍糙，脉弦细而数。呼吸 24 次/min。局部所见：骨折处无不良变化，擦伤部无感染现象，左胸及腋下肿胀仍然，捻发音（＋），触按少腹部疼痛稍减。药改当归尾、瓜蒌各 25 g，明没药 10 g，北柴胡 10 g，牡丹皮、京赤芍、川厚朴、川贝母、广陈皮、五灵脂、生蒲黄、苏赤木、锦纹大黄（后下）、车前子（包）各 15 g，淡竹叶 10 g，甘草梢 7.5 g。另用血竭 3 g，三七 5 g。共研，分 2 次冲服。水煎 300 mL，分早、晚 2 次温服。1 周后患者自述伤处已不痛，咳嗽、胸闷稍减，气短仍然，睡眠不实。少腹胀满大减，小便时阴茎已不痛，尿仍赤、量略增，大便未解，饮食稍增，口干不喜饮。检查：神清语明，表情稍苦闷，面色萎黄，口唇干裂色淡，舌质淡红，苔黄腻，脉仍弦细而数。呼吸 21 次/min。外伤情况良好，骨折处无不良变化，擦伤皮肤良好，左胸及腋下肿胀渐消，捻发音（＋）。继用上方治疗（略微加减），除稍感心跳、气短和胁部板硬不适外，余无不良反应。经复查 X 线片示：骨折愈合良好。共住院治疗 57 日，痊愈出院。（《当代名老中医典型医案集·外伤科分册》，人民卫生出版社，2009）

2. 妙法解析：11 条肋骨完全骨折，同时发生肩胛骨粉碎性骨折合并严重血气胸的危重患者，过去不仅没有治过，而且文献上也少有此类报道。为了救死扶伤，积极抢救这位扛过 20 多年农活的农民，遵照祖国传统医学"瘀在上部者，当清上瘀血"之意，以防败血蕴肺、凌心，而致危笃难医，遂立"清上瘀血，理气化痰法"，以当归之补血、活血、和血、养血，血分之要药为君。辅以瓜蒌、茯苓、陈皮之宽胸利膈，理气化痰；五灵脂、生蒲黄（失笑散）善活血行瘀，除瘀血内阻、散结止痛为臣药。配桃仁、红花、赤芍、牡丹皮、刘寄奴等寓于活血化瘀药中之力益著，尤以刘寄奴善解胸腹胀闷、破血逐瘀，柴胡、黄芩、生地黄、血竭、三七之凉血止血，且理胸胁之郁滞不舒，为佐使药。于此，诸药相伍，则清上瘀血、理气化痰、和血止血之功收矣。在治疗过程中，二便不通，腑气郁滞，腋下瘀肿难消，捻发音明显存在，少腹拒按，故而加重理气化痰、疏通腑气，遂投厚朴、贝母、车前子、锦纹大黄等药而取效。3 日后，诸症渐趋好转，继治当补而行之，壮气血、益津精，在缓补的前提下，不致补而留邪，攻而伤正之虞。故以参、芪为君药；归、芎、芍、地为臣药；益以茯神、远志、菖蒲之安心神开心窍，醒脑镇静；配瓜蒌、枳壳以宽胸利膈，苏木、桃仁活血化瘀，竹叶淡渗利尿，锦纹大黄通腑利便，均为佐使药。同时给接骨丹以利断骨之愈合。

（九）右胸第 4～7 肋骨骨折（陈世同医案）

1. 病历摘要：金某，男，66 岁。患者不慎从 2 m 高处跌下，右胸触及硬物，当即胸痛，在当地卫生所治疗未效，胸痛加重，难以忍受，遂来诊治。X 线片示：右第 4～7 肋骨骨折伴血气胸。外敷挫伤接骨膏。药用落得打、土鳖虫各 2000 g，自然铜 2500 g，没药、骨碎补各 1000 g，蒲公英、大黄各 1500 g，生石膏、玄明粉各 2500 g，续断、姜黄、川乌、草乌各 1000 g，冰片 250 g。上药共研成粉，和匀备用。用时取药粉 300 g、凡士林 300 g，加蜂蜜适量调成软膏。外敷于伤处肿胀部位，厚 2～3 mm，外裹棉纸，松紧适度，宁松勿紧。肋骨固定带外固定，间日换药 1 次，同时内服三七片、延胡止痛片，配合抗生素预防感染等治疗措施，3 日后病情明显好转，7日后局部肿胀消除，胸痛明显减轻。第24日经X线胸透证实血气胸病灶吸收，骨折愈合，恢复正常。随访3个月无任何不适。(《江苏中医》，1990年第9期)

2. 妙法解析：本方以土鳖虫、姜黄、没药、自然铜、落得打、骨碎补、续断活血化瘀，舒筋接骨，促进骨痂生长；生石膏、蒲公英、大黄、玄明粉清热消炎，软坚消肿，预防瘀血化热成脓；川草乌具有温经通络镇痛之功，加少许冰片通络透窍，引药深入，加强祛瘀消肿、止痛续骨之效。组方符合中医治疗骨折的"瘀去、新生、骨合"这一指导思想，方中接骨药并不多，重在活血化瘀，且消炎镇痛与通络透窍之药并用，经通血旺则筋舒，瘀去新生则骨续，筋得血濡骨得血养，自可肿痛消散，骨痂形成。

（十）右胸第9、第11肋骨骨折（吴谋驺医案）

1. 病历摘要：陈某，女，36岁。4日前不慎滑跌，右胸肋撞于凳边，当即疼痛难忍，某院X线片示：右胸肋骨骨折。予对症处理。21日晚上开始发热，肋痛加剧。诊断：右胸第9、第11肋骨骨折。症见胁痛、咳喘、大便干燥、身热畏寒，治拟疏肝理气、活血止痛、宣肺豁痰，方用柴胡、炒枳壳、青皮、陈皮、制香附、延胡索、赤芍、川芎各4.5 g，郁金8 g，当归尾、牡丹皮、杏仁、瓜蒌各9 g。外敷祛伤膏，多头带固定。9剂后，前症悉减，再拟和营续骨，方用当归、落得打、土鳖虫、骨碎补各9 g，赤芍、川芎、延胡索、青皮、陈皮、桔梗各4.5 g，煅自然铜12 g。外治同上。服5剂后，复因脘痛，佐以和胃之品，续服5剂，肿胀消失，按之无骨擦感，仅轻度压痛，系骨折已愈合而未坚，出院后，原方略作加减续服数剂，以资巩固。(《浙江中医杂志》，1984年第4期)

2. 妙法解析：肋骨骨折，责在肝肺，辨证论治，关键在肺。在治疗上，用促使局部血液循环加快，来驱除痰液和组织碎片的堵塞，改善肺泡的气体交换和血液灌注比例，减少并发症，有利于损伤早日恢复。

（十一）左胸第6～9肋骨骨折并发血气胸（孙广生医案）

1. 病历摘要：张某，男，45岁。该患者于1日前，因车祸致伤，伤后左侧胸肋刺痛，以深呼吸、咳嗽为甚，无气促及呼吸困难，当地医院治疗不见好转而转入我院治疗。查：表情痛苦，面色苍白，呼吸短促。左侧背第6～9肋局部软组织瘀血肿胀、压痛，明显畸形、异常活动，触诊有骨擦感及皮下气肿。深呼吸疼痛，咳嗽运动受限，坐位略好，吸气时骨折部内陷，呼气时膨出，呈典型的反常呼吸，胸廓挤压试验阳性。舌质淡、苔白，脉弦细。X线片示：左侧腋中线第6～9肋骨骨小梁连续性中断，断端错位0.5～1.0 cm。左上肺外带一致性透明度增加，肺纹理消失。左下胸第5肋间可见反抛物状密度一致增高性阴影。诊断：左胸第6～9肋骨骨折并发血气胸，皮下气肿。治疗：整复固定，中药按骨伤三期辨证施治。患者半卧位，患侧皮肤常规消毒，局部麻醉。用本院自制之"巾钳夹"将第6～9肋骨骨折凹陷处拉起对位，用巾钳夹夹持固定每条肋骨，并连接滑动牵引，牵引重量为1 kg，时间为2周。术后半卧位，保持平静均匀呼吸。卧床期间进行四肢屈伸，肌肉收缩活动，以促进新陈代谢，调整气机。骨伤期气滞血瘀，中药以活血化瘀、理气止痛为主，方选胸伤Ⅰ号方加减。药用红花6 g，三七（磨、兑服）5 g，茯苓15 g，白茅根20 g，桃仁、当归、川芎、牡丹皮、赤芍、柴胡、枳壳、桔梗、生地黄各10 g，甘草3 g。每日1剂，水煎，分早、晚服。酚磺乙胺（止血敏）3.0 g加入5%葡萄糖氯化钠溶液250 mL中静脉滴注，每日1次，连续使用3日；青霉素320万U加入0.9%氯化钠注射液中静脉滴注，每日2次，连续使用5日。给氧、吸痰，以解决气体交换不良。1周后复查，胸痛减轻，呼吸正常，饮食、二便正常。舌淡红、苔白，脉弦。维持原牵引与中药治疗。1周后复查，胸痛减轻，呼吸正常，饮食、二便正常。舌淡红、苔白，脉弦。X线片示：骨折对位好，少量骨痂形成，血胸积血已吸收。骨伤中期，治疗以接骨续筋为主，予以接骨胶囊内服，每次3粒，每日3次，连服4周。胸痛消失，呼吸、饮食、二便正常。舌淡红、苔白，脉弦。X线片示：骨折对位好，中量骨痂形成，血液已吸收。解除牵引固定，带药出院，中药以益气血、壮筋骨为主，方用胸伤Ⅱ号方加减：黄芪30 g，熟地黄、茯苓各15 g，枳壳8 g，当归、川芎、补骨脂、丹参、白术、怀牛膝各10 g，续断、狗脊、白芍各12 g，甘草3 g。每日1剂，水煎，分早、晚服，服14剂。然后口服壮骨胶囊，每次3粒，每日3次，连服4周。3个月后随访复查，骨折解剖对位，大量骨痂形成。(《孙广生医案精华》，人民卫生出版社，2014)

2. 妙法解析：多根肋骨骨折并发血胸，整复固定、治疗都比较困难，常规采用胸壁胶布固定疗法也难以奏效。故孙氏根据肋骨解剖特征，自行设计了肋骨"巾钳夹"，以较好地固定肋骨。同时，配合中药治疗，取得了良好效果。

（十二）左胸第7、第8肋骨骨折（孙广生医案）

1. 病历摘要：何某，男，61岁。患者于4小时前，平地摔倒，左胸部撞在木凳上，致左胸部损伤，以呼吸、咳嗽、活动时为甚，未行特殊处理，就诊于本院。查见胸廓对称，左胸部压痛，以左第7、第8肋腋前线明显，可扪及肋骨骨擦感，胸部挤压试验阳性，双肺叩诊清音，呼吸音清晰无啰音；余（一）。X线片示：左第7、第8肋骨骨折。诊断：左胸第7、第8肋骨骨折。治疗：内外合治。先使用抱身旋转复位法：患者坐位，一助手固定患者双腿，医师站在患者背后，双手由腋下抱住患者，把患者双肩架平，右侧肋骨向左旋转，左侧肋骨向右旋转，旋转的幅度基本达到90°，折骨就很有可能对位。检查是否对位，可使用分肋引线法，即顺着肋骨去摸，如无挡手与凹陷，则可证明已经复位。复位后，以消肿止痛散外敷患部，并用胶布叠瓦状固定，再以胸围外固定。骨伤早期气滞血瘀，中药以行气散滞、活血止痛为主，予以止痛胶囊内服：每次3粒，每日3次。汤剂用胸伤Ⅰ号方加减：红花6 g，桃仁、当归、川芎、牡丹皮、赤芍、柴胡、枳壳、桔梗各10 g，茯苓15 g，三七（磨，兑服）5 g，甘草3 g。每日1剂，水煎，分早、晚服。服1周后，疼痛减轻，纳食可，二便正常。维持原治疗方案。再服1周后，疼痛明显减轻，活动时疼痛。纳食、二便正常。舌淡红、苔白，脉弦。患者要求出院，同意带药出院。骨伤中期治以接骨续筋为主，予以接骨胶囊内服善后。2周后复查，疼痛消失，深呼吸和急剧活动时稍疼痛，舌淡红、苔白，脉弦。X线片示：骨折对位好，骨痂形成。(《孙广生医案精华》，人民卫生出版社，2014)

2. 妙法解析：抱身旋转复位后，如有挡手与凹陷，则证明没有复位，再使用旋转手法时幅度可加大，旋转后仍用分肋引线法细摸，以检查折骨是否复位，这种方法一般均有效。肋骨骨折多影响肺的宣肃功能，导致宣肃不利，故治疗时要注意宣肺理气，用桔梗、枳壳之类。

三、文献选录

（一）肋骨骨折并发症的处理

1. 并发血胸：在胸部创伤中最为常见，国外有人统计15000例外伤患者中70%为胸壁伤，其中40%的胸壁伤为骨折。骨折片刺破肺、胸壁后大血管，血液流入胸膜腔即造成血胸。40%～45%的肋骨骨折的患者合并有血、气胸，应严加预防。胸部损伤时，无论是闭合性损伤或开放性损伤，肋骨骨折均属常见。其中第4～7肋最高发。局部疼痛是肋骨骨折最明显的症状，且随咳嗽、深呼吸或身体转动等运动而加重，有时伴有胸闷、气急、呼吸困难；伤处可有骨音、骨擦感。常见的肋骨骨折并发的血胸能迅速被吸收而不残留后遗症，无需特殊处理。中等量以上血胸（1000 mL以下），如出血已自行停止，病情稳定者，可做胸膜腔穿刺术，尽可能抽净积血，或做肋间引流，促使肺扩张，改善呼吸功能，并可预防并发脓胸。每次穿刺抽血后可于胸膜腔注入抗生素，必要时适量输血或补液，纠正低血容量。

2. 当胸腔内积血少于 200 mL 时，应早期进行胸腔穿刺，尽量抽净积血，促使肺膨胀，改善呼吸功能。对于 500 mL 以上的血胸，应早期安置胸腔闭式引流，可以尽快排出积血和积气，使肺及时复张，也是预防胸内感染的有力措施，同时有监测漏气及活动出血的作用，使患者处于安全境地。尚可考虑自体血回输。

3. 对于非进行性血胸者，可在腋后线第 6~7 肋间抽吸积血，如积血较多者可分次吸出，每日 1 次，量不超过 1000 mL，每次抽吸后可注入抗生素，预防感染。对于进行性血胸，在抗休克、给予静脉或动脉内输血后予以剖胸探查，妥善止血，术后插入引流管做水瓶式引流即闭式引流。

（二）临床辨治规律

1. 初期治法：活血祛瘀，理气止痛。

（1）主方胸伤 I 号方（广东中医学院《外伤科学》）处方：柴胡、枳壳、北杏仁、延胡索各 9 g，赤芍、当归、郁金各 12 g，丹参、瓜蒌皮各 15 g，甘草 6 g。水煎服，每日 1 剂。痛甚者，加三七（冲）3 g，佛手 12 g。气逆喘咳者，加沉香 1.5 g、紫苏子 12 g。咯血者，加仙鹤草 12 g、白及 12 g、藕节 15 g。

（2）外用方外敷接骨散（上海中医学院《中医伤科学讲义》）：骨碎补、血竭、硼砂、当归、乳香、没药、续断、自然铜、大黄、土鳖虫各等份。共研细末，饴糖或蜂蜜调敷患处。

（3）中成药：①云南白药，口服，每次 0.5 g，每日 2 次。②丹七片，口服，每次 3~5 片，每日 3 次。

2. 中期治法：补气养血，接骨续损。主方胸伤 II 号方（广东中医学院《外伤科学》）处方：党参、当归各 12 g，桔梗、白术、香附、白芍、郁金各 9 g，茯苓 15 g，炙甘草 6 g。水煎服，每日 1 剂。

3. 后期治法：补益气血，强壮筋骨。

（1）主方逍遥散（陈师文等《太平惠民和剂局方》）加减处方：柴胡、当归、白芍各 12 g，白术 10 g，茯苓 15 g，甘草 3 g，杜仲、续断各 12 g。水煎服，每日 1 剂。胸肋隐隐作痛者，加三棱、莪术各 9 g、乳香 5 g。

（2）中成药：补中益气丸，口服，每次 6 g，每日 2 次。狗皮膏，外用，烘热外敷患处。

（三）临床报道选录

1. 接骨膏糖浆治疗肋骨骨折 30 例：续断、地黄、丹参、五加皮、地龙、牛膝、牡蛎、龙骨、木瓜、骨碎补、代赭石、自然铜、甘草等（湖北省武汉市第一医院研制）。每日 3 次，每次 20 mL，口服（或胃管注入）。与对照组均吸氧，胸壁固定；用抗生素，激素等；积极处理合并症；纠正休克；镇痛，超声雾化，机械辅助通气；支持疗法。结果：两组分别有效 28 例、22 例。C 反应蛋白水平本组明显低于对照组（$P < 0.05$）。（《湖北中医学院学报》，2008 年第 4 期）

2. 宽胸利膈汤治疗肋骨骨折 56 例：郁金、泽兰、枇杷叶、薤白各 10 g，藕节 20 g，瓜蒌 12 g。咯血（或痰中带血）加牡丹皮、侧柏叶；气胸加杏仁、桔梗、枳实；气胸（或气血胸）伴呼吸困难，胸腔穿刺，甚者闭式引流，相对稳定后加桔梗、枳实、制半夏、猪苓、泽泻。每日 1 剂，水煎，分 3 次服，每次送服竭七胶囊（含朱血竭、三七各 1 份。研末。每粒 0.5 g）2 g；5 日为 1 个疗程。用多头带（或肋骨固定带）外固定。随访 2~8 个月，结果：均治愈。（《中医正骨》，2001 年第 8 期）

3. 瓜蒌枳壳二陈汤加味治疗肋骨骨折并血胸 34 例：瓜蒌 12 g，枳壳、茯苓、半夏各 10 g，陈皮、青皮、桔梗各 6 g，甘草 3 g。痰多咳甚加蜜款冬花、蜜枇杷叶各 10 g；咳痰带血加白及藕节炭 10 g；疼痛较甚加延胡索 6 g，郁金 10 g；合并血胸加桃仁、葶苈子各 10 g，红花、丹参各 15 g。呼吸困难者除吸氧外，气胸严重给 1～3 次抽气（4 例），大量血胸配合胸穿（1 例）。每日 1 剂，水煎，分 3 次服。全部治愈，气胸消失平均 9 日，血胸消失平均 32 日，平均住院 23 日。（《北京中医》，1986 年第 2 期）

4. 断骨丹治疗肋骨骨折复合伤 93 例：红茜草 15 g，参三七 15 g，上肉桂 15 g，土鳖虫 60 g，干蒲公英 60 g，乳香、没药各 375 g，荆芥穗、五加皮、自然铜（醋煅后）、羌活各 125 g，落得打 15 g，川续断、香橼皮、皂角子各 250 g，川大黄 30 g。上药各自晒干，共研成粉末，以甘油调和成膏状待用，用时均匀摊在纱布上，外敷患处，每 5 日更换 1 次。有效率 96％，且缩短了住院时间。（《上海中医药杂志》，1980 年第 6 期）

5. 跌打酒治疗肋骨多发性骨折并气血胸 28 例：三七 125 g，白芷 100 g，血竭、白鸡肉、芦荟各 150 g，当归、生地黄、赤芍、栀子、桑寄生、骨碎补、乌药各 500 g，黄芩、红花、乳香、没药、莪术、延胡索各 250 g。三七、血竭、栀子、芦荟打碎，白鸡肉煮熟，与其他药混匀放入缸内，加入米酒 100 kg，密闭浸泡 30 日后，压榨残液、静置澄清、滤过、装瓶备用。每日 3 次，每次取适量外搽患处。总有效率 96％。（《广西中医药》，1989 年第 5 期）

第五节　肩胛骨粉碎性骨折

一、病证概述

肩胛骨粉碎性骨折是指肩胛骨处骨质的连续性，因受到外力的挤压遭到破坏而断裂，如果不及时采取积极有效的治疗，后果将非常严重，很大概率上会导致上肢残疾。这种病在各个年龄段都有可能发生，老年人群发病率相对比较高一些，因为老年人的骨质稍微要疏松一些，更容易出现骨折。

二、妙法解析

（一）右肩胛骨粉碎性骨折（孙广生医案）

1. 病历摘要：谭某，女，39 岁。患者于前日下午 3 时自 3 m 高处摔下，右侧身肩部着地使右肩臂肿痛，不能抬肩活动。伤后在当地医院拍片检查诊断为"右肩胛骨骨折"，予以外敷草药与悬吊制动处理无好转而转来本院。现右肩部肿痛，不能抬举肩臂活动，无其他不适。查见患者表情痛苦，右上肢不能抬举，以左手托扶右肘部，右肩背腋窝处瘀肿、压痛，触及骨擦感，舌淡红、苔薄白，脉弦。X 线片示：右肩胛骨不规则破裂，骨折线累及肩胛体内侧，远折端向内上移位，肩关节间隙正常。血、大小便等检查无异常。诊断：右肩胛骨粉碎性骨折。治疗：整复固定，中药按骨伤分期处方用药。先令患者端坐位，患肩外展 70°，术者立于患者后侧，一助手握其腕部，另一助手用宽布带从腋下绕过胸部，两助手拔伸牵引。然后，术者一手由肩上偏后方向下、向外侧按住肩部内侧，固定骨折近端；另一手置于腋窝前下方，将骨折远端向上、向后推顶，矫正骨折远端向下、向前的移位，再将肩关节放在外展 70°位置，屈肘 90°，用拳或掌叩击患肢肘部，使两断端产生纵向嵌压。复位后用颈腕带悬吊右上肢于胸前位 3 周。中药治疗：骨折早期主要是气滞血瘀，治以活血化瘀为主，用上肢伤 I 号方加减：当归尾、赤芍、川芎、生地黄、桃仁、香附、延胡索各 10 g，乳香、没药各 7 g，桑枝 15 g，红花、甘草各 5 g。每日 1 剂，水煎，分早、晚服用。配合功能锻炼：强调早期练功活动，如端肘耸肩，2 周后逐渐行肩臂抬举活动，这样才能防止肩胛胸壁粘连，有助于肩关节功能恢复。服 10 剂后，右肩背瘀肿明显消退，疼痛减轻，X 线片示：骨折端对位满意。余无不适，舌脉正常。中药以接骨续筋为主，用上肢伤Ⅱ号方加减：当归、赤芍、川芎、桃仁、骨碎补、煅自然铜、白术各 10 g，党参、茯苓各 15 g，陈皮 6 g，黄芪 20 g，红花、炙甘草各 5 g。并辅以接骨胶囊（本院制剂）内服 3 周，嘱加强饮食调养，进低脂、高蛋白、含钙丰富的饮食，如牛奶、鱼虾，3 周后来院复查。服 10 剂后，右肩背肿胀疼痛消退，饮食起居活动正常，X 线片示：骨折端对位可，断端可见明显骨痂生长。因此中药改服壮骨胶囊（本院制剂）。加强右肩臂抬举活动，辅以局部热敷按摩，注意保暖，防寒凝冻肩。2 周后复查，右肩背无瘀肿畸形，右肩臂抬举活动基本正常，扩胸运动可。X 线片示：骨折端对位满意，断端大量骨痂形成，骨折线模糊不清。《孙广生医案精华》，人民卫生出版社，2014）

2. 妙法解析：肩胛骨骨折为邻近关节骨折或关节内骨折，不强调骨折的解剖对位，而应重视早期练功活动。因肩胛骨与肩臂之间虽无关节结构，但是活动范围较广，与肩关节协同作用而增加肩部活动，所以早期进行练功活动，可避免肩关节功能障碍的发生。即使严重移位的骨折，通过肩胛胸壁的协同活动也能达到促筋束骨，使移位的骨块自行复位愈合的目的。

（二）肩胛骨骨折（孙广生医案）

1. 病历摘要：朱某，男，45 岁。患者于 2 日前，不慎从约 1.5 m 高处摔下，右侧肩背部先着地，当即感伤处疼痛难忍，右上肢活动受限，右肩背部渐起肿胀。在当地医院经拍 X 线片检查诊断为"右肩胛骨骨折"，予以输液治疗（具体用药不详），未见明显好转。于今日来我院就诊。右侧肩背部疼痛、肿胀，右上肢活动受限。精神欠佳，食纳可，二便调。查见患者表情痛苦，左手托右肘部，右上肢不能抬高，活动时疼痛加剧，腋部肿胀青紫，右肩胛部疼痛、肿胀、瘀斑，关节盂下处压痛明显，肩关节内外旋转时疼痛加剧。舌淡红，苔薄白，脉弦。X 线片示：右肩胛骨关节盂下可见骨质断裂，远折端向外侧移位。血常规、大便常规、小便常规等正常。诊断：肩胛骨骨折。治疗：整复固定，中药按骨伤三期用药。患者坐位，助手双手按住患者双肩，固定患者不使动摇。术者握患侧上臂将肩关节外展至 70°～90°，借肌肉韧带的牵拉，即可使骨折复位，整复时应注意不可强力牵引和扭转。复位后在患者腋窝内垫以圆柱形棉花垫或布卷、竹管，使患肢抬起，用斜"8"字绷带进行固定，再用三角巾将患肢悬吊于胸前，亦可用铁丝外展架将上肢肩关节固定于外展 80°～90°、前屈 80°的位置上，固定 3～4 周。中药以活血化瘀为法，方药用上肢伤Ⅰ号方加减：红花 8 g，白茅根 15 g，桃仁、当归、川芎、牡丹皮、延胡索、赤芍、生地黄各 10 g，三七（磨，兑）、甘草各 5 g。每日 1 剂，水煎，分早、晚服。肩胛骨骨折为邻近关节骨折，应强调早期进行练功活动，可以避免发生肩关节功能障碍。固定后即可进行手指、腕、肘等关节屈伸活动和前臂旋转的功能锻炼。服 14 剂后，患者精神、食纳一般，二便调，右肩胛部疼痛消失，无畸形，右肩关节活动部分受限，右上肢抬高时稍感疼痛，腋部无肿胀瘀紫，余无不适。舌淡红，苔薄白，脉缓。X 线片示：骨折对位对线良好，有少量骨痂生长，解除外固定。用健手扶持患者前臂做肩关节轻度活动，渐加大活动幅度。中药以接骨续断为法，方药用上肢伤Ⅱ号方加减：红花 8 g，茯苓 15 g，桃仁、当归、川芎、牡丹皮、续断、赤芍、桑枝、白芍、黄芪各 10 g，骨碎补、甘草各 5 g。14 剂。然后服接骨胶囊及壮骨胶囊半个月。疼痛、肿胀均消失，肩关节活动正常。X 线片示：骨折对位对线好，大量骨痂形成并通过骨折线，骨折基本消失。舌脉正常。《孙广生医案精华》，人民卫生出版社，2014）

2. 妙法解析：患者骨折先当整复固定，骨折端稳定后拆除外固定，骨折早期因经脉受损而气滞血瘀，故以活血化瘀为法，中期以接骨续筋为法，促进骨痂形成。后期以壮骨为主，促使骨痂的形成与改造。

三、文献选录

肩胛骨粉碎性骨折是一种比较严重的骨折现象，一旦发生之后应该第一时间送到医院治疗，否则，容易导致肩胛骨功能异常，如果不积极治疗，破碎的骨质还容易进入其他器官，就会造成极其严重的伤害。在治疗肩胛骨粉碎性骨折的时候，有很多问题都要注意。

（一）肩胛骨粉碎性骨折的常规治疗

在常规治疗方案中，医师会选用石膏固定法将断裂的骨头连接起来，可能这种治疗法在治疗初期可以减缓患者的痛苦，但是石膏是软体的，只是在原有的基础上将正骨固定而已，石膏上久了，会使关节僵硬，无法弯曲，可能会给以后的生活带来诸多不便。相对来讲用夹板体外固定复位，辅以中草药外敷的方式接骨比较好，不是太严重的情况下，一般3日就可以接上，骨头接上时疼痛明显减轻，再用药物调理15～20日就可痊愈。如果严重的话，可能会稍微久一些，但不会留下后遗症。

（二）肩胛骨粉碎性骨折的注意事项

1. 肩胛骨粉碎性骨折患者在康复期间一定要做好身体调养，其中家庭护理就非常重要。患者可能因为这种骨折现象需要长时间卧床休息，原来的生活规律会被打破，这个时候患者胃口很不好，食欲也会下降，所以家人给患者制作的饮食一定要注意色香味俱全，要注意能够勾起患者的食欲。

2. 进行系统合理的功能锻炼，加快骨折愈合、最大限度地恢复肢体功能，预防肢体失用性萎缩及关节挛缩。多喝水，多吃易消化的食物，骨头汤虽然可以补钙，但不宜多喝，否则会影响骨折的愈合。

第六节　胸椎压缩性骨折

一、病证概述

胸椎压缩性骨折，一般是指前屈伤力造成椎体前半部（前柱）压缩，脊椎后部的椎弓（后柱）正常，少数有牵拉伤力损伤。椎体通常楔形变，是脊柱骨折中较多见的损伤类型。胸腰椎压缩性骨折多为创伤所致，老年骨质疏松骨折也多为压缩性骨折。后者遭遇伤力一般较轻，也可表现为应力性骨折，即反复轻型伤力积累所致。病理性骨折通常指骨结核、骨肿瘤侵犯椎骨以致轻微伤力，或无外伤造成的骨折。骨质疏松骨折也可以看作病理性骨折。

二、妙法解析

（一）胸12椎体压缩性骨折（孙达武医案）

1. 病历摘要：徐某，女，58岁。患者于3周前滑跌致骶尾部挫伤，曾经外院诊治，外院X线片（一）。诊见：两腰肌及骶部板滞疼痛，不能起坐俯仰，伴胸脘少腹胀痛，便秘，T11～L3压痛，并且以T12为甚。舌苔腻，微黄，脉弦。X线示：T12压缩性骨折。诊断：胸12椎体压缩性骨折。治疗：脊柱骨折后，瘀血内积，大便不通，先以通下攻破为治。外敷消炎散。骨碎补12 g，枳实、厚朴、玄明粉（冲）、生大黄、当归、川芎、桃仁、三七粉各9 g，柴胡、石菖蒲、红花、甘草6g。每日1剂，水煎，分早晚两次服。服5剂后，大便已通，胸脘胀痛渐平，少腹腰脊及骶部仍然酸痛板滞，舌苔薄白，脉细弦，继予活血固腰，续骨定痛。外敷消炎散。生地黄、赤芍、续断、狗脊各12g，当归、丹参、川芎、延胡索、地龙、骨碎补各9g，桃仁、红花、枳壳、石菖蒲、三七粉、甘草各6g。每日1剂，水煎，分早、晚2次服。服7剂后，T12压缩性骨折近5周，腰脊及骶部仍酸痛板滞，引及少腹部，舌苔薄白，脉细，再拟上法。外敷消炎散。桃仁4.5g，续断、狗脊、杜仲各12g，当归、丹参、川芎、白芍、延胡索、地龙、骨碎补各9g，陈皮、石菖蒲、三七粉、甘草各6g。又服7剂后，腰脊酸痛较前减轻，骶尾部酸痛板滞已轻。少腹部偶有胀痛，舌苔薄白，脉细，再拟活血固腰、续骨息痛。外敷消炎散。续断、鸡血藤、生地黄、狗脊、杜仲各12g，当归、川芎、白芍、骨碎补、延胡索各9g，桃仁、红花、陈皮、三七粉、石菖蒲、甘草各6g。服7剂后，腰脊酸痛隐隐，少腹偶有胀滞作痛，舌苔薄白，脉细。治拟益气和营，调补肝肾。外敷消炎散。黄芪、续断、党参、丹参、狗脊、杜仲各12g，延胡索、白术、白芍、骨碎补、当归、川芎、桃仁各9g，石菖蒲、桂枝、甘草、陈皮、三七粉各6g。服7剂后腰脊酸痛隐隐，少腹胀滞作痛减轻，舌苔薄白，脉细，再拟益气和营，调补肝肾。外敷消炎散。黄芪、续断、党参、狗脊、杜仲、丹参各12g，当归、川芎、延胡索、白芍、骨碎补各9g，红花、桃仁、桂枝、石菖蒲、陈皮、三七粉、甘草各6g。服7剂以善后。(《孙达武骨伤科学术经验集》，人民军医出版社，2014)

2. 妙法解析：患者因外伤致椎体压缩性骨折，在此类病例中便秘、腹胀是最常见的临床表现。孙氏在治疗此类患者时，首先采用活血化瘀，通下导滞之法。孙氏认为腑气一行，诸症皆瘥，然后根据三期分治原则，辨证论治。由于该患者素有腰椎退行性病变，时觉酸痛隐隐。故孙氏在方中加用地龙，以达祛风通络、解痉缓急之功。同时，孙氏根据疾病发展的不同阶段，按照体质变化以及气血的相互关系，采用攻、和、补的不同法则而随症变通，均取得满意的疗效。

(二) 胸12椎体压缩性骨折 (孙达武医案)

1. 病历摘要：解某，男，22岁。某日上午8时工作时，约2吨重锅炉滑下，压于左肩部，弯腰未倒地，当即昏迷，5分钟后方清醒，送某医院急诊，无床位转来我院。转诊时神志清楚，呈痛苦面容，血压平稳，双下肢自腹股沟以下触觉、痛觉消失，肌力Ⅱ级，跟腱反射未引出，膝反射正常，给予卧床休息并予以葡萄糖液静脉滴注治疗，凌晨2时，患者腰痛及下肢麻木加重，须行椎管减压术，检查并未发现必须马上手术的指征，X线片示胸12椎体压缩性骨折。诊断：胸12椎体压缩性骨折。治疗：先用牵引手法复位。将患者如搓面条似的平直推俯卧，折叠成8寸宽的床单自背部经两腋窝至头前缚于床架铁柱上，一助手持之做对抗牵引，两助手各牵一小腿的踝关节上方，站于方凳上，术者双掌叠起，压于高耸的第12胸椎棘突上，由主持者喊"1，2，3"，在第三声时4人配合用力，正当牵抬下肢使腹部稍离床板时，术者用力下压棘突，一下一下的进行，待患者诉两胸肋或腰痛难忍，方停下休息片刻。如此4遍，直至第12胸椎棘突已平复为止，结束手法，将患者平直推转到仰卧，一助手屈髋膝使足板踩床上，并维持此姿势，让患者双肘屈曲压于床板上，术者双手托腰部，使腰挺起，如此3遍，腰下放一软枕。嘱医师护士每日3次如上法将患者腰部抬起，治疗后患者立即感腰痛减轻，背部舒适。次日复诊，患者诉腹胀并一直未大便，用大黄、芒硝、枳实、厚朴各9g，水煎服，1剂大便即通。3日后能自己在床上做四点支撑，练习挺腰。以后运动及反射均有明显改善，嘱回家卧硬板床锻炼、休养。X线片复查示，第12胸椎椎体已恢复至正常高度的90°，与治疗前的X线片对比，有明显改善。(《孙达武骨伤科学术经验集》，人民军医出版社，2014)

2. 妙法解析：单纯的椎体压缩性骨折是脊柱损伤中最常见的一种稳定型骨折。多因患者由高处坠地时，身体呈屈曲位，臀部或足部先着地。由于身体向下的冲力，地面对身体的反冲力使脊柱骤然过度屈曲，所发生的挤压力量可产生椎体压缩性骨折。或当患者弯腰工作时，突然有重物由高处下落，击于患者肩背部，暴力传到的部位，产生压缩性骨折。此案患者高处跌下，足或臀部着地；或弯腰工作，重物击于肩背部，脊柱骤然前屈，使胸腰段椎体受到很大冲击，诉腰背部剧痛，不敢活动，应考虑有脊柱骨折的可能。手法牵引整复，既恢复了压缩的椎体，又理顺了伤处的关节与软组织，也消散了局部的血肿。卧床 2 周后，戴一个既围住了腰又能挺胸的支具，下床活动，每日 2 次（无支具者须卧床 3 个月，方可起床）；3 个月后，去除支具，避免弯腰，6个月后可做弯腰动作。由于长期处于挺胸姿势，突然可以弯腰，会有弯不下腰及低头不便之感，可进行轻度腰部手法按摩。若伤后十天半个月才来治疗，经过卧床休息，腰痛会有所减轻，此时采用上述手法，疼痛会加重，但数天即可过去，须向患者说明，以增强对此种治疗的信心，对于预防遗留顽固的腰痛而言，进行此次手法整复，还是有益的。若遇未用手法复位，只卧床、锻炼、挺腰而遗留有坐约半小时即感腰痛难忍的病例，虽已是多年的陈旧老伤，也可应用上述手法，每周 2 次，亦有疗效，至于药物治疗早期瘀滞肿痛，内服七厘散、复元活血汤等，中期内服正骨紫金丹、接骨丹等。后期可用调补肝肾、活血通络、补气活血等法治疗。

（三）胸 11 椎体压缩性骨折（孙广生医案）

1. 病历摘要：黄某，男，42 岁。患者不慎从约 3 m 高处摔下，臀部着地致伤，即感腰背部疼痛，不能起坐站立活动。未予特殊处理，急来本院求治。现腰背部疼痛、活动受限，否认双下肢麻木、疼痛等异常，无其他不适。查见患者表情痛苦，腰背肌紧张，胸 11 棘突处稍显肿胀，压痛及叩击痛明显，腰背部活动明显受限，骨盆双下肢未见异常。舌淡暗、苔薄白，脉弦。X 线片示：第 11 胸椎呈楔形改变，该椎体压缩约 1/4，椎间隙前宽后窄，余椎体未见异常。腹部 B超、血、大便、小便等未见明显异常。诊断：胸 11 椎体压缩性骨折。治疗：先予以整复，中药按骨折三期辨证施治。在连续硬膜外阻滞下行手法复位。麻醉生效后，患者俯卧于手术台。术者将手术台摇成"V"形，腰椎过伸位，术者以双手掌于 T11 棘突两旁垂直按压，纠正 T11 椎体"楔形"，在 C 臂 X 线机透视下，T11 椎体"楔形"基本纠正，继续维持过伸位约 10 分钟。复位后继续卧硬板床，T11 棘突处加垫，医师指导下逐步以五点支撑法、飞燕点水法、搭桥法加强腰背肌功能锻炼。中药治疗以活血化瘀、行气止痛为法，方用脊柱伤 I 号方加减：红花 7 g，生地黄、生大黄各 15 g，白茅根 30 g，瓜蒌 20 g，桃仁、当归、川芎、赤芍、降香、延胡索、地龙、枳壳、川牛膝各 10 g，甘草 3 g。每日 1 剂，水煎，分早、晚服。服 14 剂后，背部疼痛减轻，舌淡红、苔白腻，脉弦。治以去瘀生新、续断接骨为法，用脊柱伤 II 号方加减：红花 7 g，当归、赤芍、川芎、生地黄、骨碎补、续断、枳壳、土鳖虫、自然铜、瓜蒌、川牛膝各 10 g，党参、薏苡仁各 15 g，甘草 5 g。每日 1 剂，水煎，分早、晚服。再服 14 剂后，背部疼痛已止，活动明显好转，佩戴腰围下床活动无明显不适，饮食、二便可。舌淡红、苔白腻，脉弦。继续进行五点支撑、三点支撑及飞燕点水等功能锻炼。治以补益肝肾、强筋壮骨为法，方用补肾壮骨汤加减：熟地黄 20 g，桑寄生 30 g，山茱萸、山药、木瓜、续断、菟丝子、骨碎补、杜仲、独活、茯苓、狗脊各 10 g。每日 1 剂，水煎，分早、晚服。服 15 剂后，患者活动基本正常，舌质淡红、舌苔薄白，脉缓。继续予以腰围外固定和功能锻炼。药用壮骨胶囊（本院制剂）内服 4 周以善后。（《孙广生医案精华》，人民卫生出版社，2014）

2. 妙法解析：单纯屈曲型胸腰椎压缩性骨折受伤机制是由于脊柱前屈受伤，椎体前缘压缩，后柱牵拉，可引起棘上、棘间韧带断裂，局部后凸，造成脊柱节段不稳。如不能及早恢复并维持椎体正常形态，一旦畸形愈合，前纵韧带挛缩，后柱韧带不能愈合，失去张力，筋不束骨，负重受力则使后凸畸形加重。长期畸形将使脊柱关节韧带产生慢性劳损，后关节紊乱及退行性关节炎发生，遗留顽固性的腰背疼痛。因此，早期良好的形态整复，严格规范的治疗有助于减少后遗症，提高疗效。V形牵引是过伸牵引，可以使压缩椎体得以复张，后柱撕裂韧带靠拢，小关节复位，从而恢复椎体曲度。

（四）胸第5、第6椎体压缩性骨折（李佛保医案）

1. 病历摘要：患者，女，47岁。被突然下降的升降机载物架压倒在地下。左侧卧位，头颈在架外，躯干在架下，地面有一突起的角铁顶住胸部左侧，与下降的载物架形成相反方向的挤压力作用于胸部。伤后觉呼吸急促，胸椎中段剧痛，胸部乳头线以下皮肤感觉消失，双下肢不能主动活动。2小时后送到医院。检查神志清楚，血压、脉搏正常，呼吸36次/min。头部五官无特殊。颈软，气管居中。挤压胸部，后肋有疼痛，右侧呼吸音减弱。腹平软，无压痛。T5、T6棘突外有皮下瘀血，压痛明显，棘上韧带断裂凹陷感。双下肢肌力Ⅰ级。X线片示右侧胸腔积液，右4、左6肋骨后段骨折，T5、T6椎体轻度楔形压缩后成角，T6椎体向左侧移位，右下角缺失，T5椎体向右侧移位，T5、T6椎体上下重叠1/2。CT示T5、T6椎全横向重叠，T5右侧椎弓根，T6左侧椎弓根骨折移位，椎管扩大，脊髓无明显移位受压。治疗：经卧床休息、抽胸积液及消炎止痛处理，病情明显好转。伤后第4日能自解大小便，1周后下肢肌力恢复Ⅲ级，乳头线以下皮肤感觉基本正常。3周后下肢肌力、感觉恢复正常。伤后16周行改良Hibbs椎板植骨术。术后3个月患者步行出院。追踪观察1年，除局部骨折处有少许酸软外，无其他不适。X线片示骨折愈合，T5、T6畸形无变化。（《特殊型骨与关节损伤医案》，中国医药科技出版社，1993）

2. 妙法解析：严重中段胸椎骨折旋转移位不伴脊髓损伤后遗症者实属罕见。本例椎体为侧方移位重叠，且伴有椎弓根骨折使椎管腔相对增宽，是脊神经幸免损伤的原因。对此，可行自身悬吊牵引复位，仰卧硬板床，腰部垫枕练功法治疗。但应注意下肢神经症状的变化，一有加重应中止上法，改用手术治疗。

三、文献选录

（一）胸椎压缩性骨折的病因病理

1. 胸椎压缩性骨折多发于下胸段和上腰段，应仔细了解损伤史，患者主诉背痛，不敢活动，可妨碍站立行走。如果压缩程度较重，后柱的棘突或韧带有损伤，产生局部后凸畸形，或出现肿胀瘀斑。压痛叩击痛常见，胸腰椎活动受限。胸腰椎压缩性骨折大部分为稳定骨折，少有脊髓损伤瘫痪者。X线拍片是最常用的检查手段，但发现椎体压缩，楔形变形不一定说明就是骨折或新鲜骨折，脊椎发育畸形可以有椎体楔形改变，陈旧性骨折依然。需注意椎骨轮廓和骨小梁结构，CT对观察骨小梁骨折、骨皮质断裂有帮助。MRI对于新鲜压缩性骨折在T1WI上显示为弥漫性低信号，T2WI呈等信号或高信号，而加权相上呈高信号，尚可显示椎弓损伤、软组织损伤。对骨肿瘤，特别是恶性肿瘤引起的病理性骨折，MRI诊断价值较高，需注意椎体后缘肿瘤骨常呈球状隆起，椎弓根多受侵犯，椎管内硬膜外及椎旁软组织肿块形成。

2. 单纯腰椎压缩性骨折多是稳定性骨折，无神经损伤症状，少数椎体楔形严重，位于脊椎后方的附件，即椎弓可有张力性损伤，则表现为不稳定性骨折。在急性期需平卧硬板床，平衡翻身，即看护者手持患者肩部和髋部同时用力滚动式翻身，避免躯干扭曲，患者配合绷紧躯干的肌肉。

3. 骨折后常因腹膜后血肿刺激内脏神经，引起肠蠕动障碍，出现腹胀和腹痛。伤后常需禁食、禁水，补液支持，视肠鸣音恢复情况逐步饮水进食。疼痛减缓，腹胀消退后，可在医师指导下，根据骨折压缩的程度进行体位复位，例如在伤椎背部逐步垫枕，以此做支点利用躯干重力脊柱保持背伸，以牵张楔形压缩的椎体，改善纠正畸形。

4. 站立行走需佩戴胸背支具。定时翻身，拍击按摩背部，鼓励患者咳嗽咳痰，保持皮肤清洁，干燥，预防肺部感染和压疮发生。对于少数不稳定性骨折可采取切开复位内固定手术。针对老年骨质疏松新鲜骨折，可在 X 线 CT 引导下配合体位复位，并在损伤椎体骨折间隙注入骨水泥，或先注入气囊，扩张成形后再注入骨水泥，使被压缩的椎体膨胀成形，加固伤椎、避免椎体进一步塌陷，随着伤椎稳定，患者疼痛会缓解消除。

（二）临床报道选录

1. 大承气汤加味治疗胸椎骨折后神经源性便秘 59 例：大黄（后下）、厚朴各 15 g，桃仁、芒硝、当归尾、赤芍、枳实、延胡索、牡丹皮各 10 g。年老体弱加川续断、肉苁蓉。每日 1 剂，水煎，餐后服。大便通畅后，改用桃红四物汤加减。对照组 54 例，用便塞停片 10 mg/d 顿服；3 日为 1 个疗程。结果：两组分别显效（用 1～2 日，便秘、腹胀痛消失，体温复常）43 例、18 例，有效 16 例、27 例，无效 0 例、9 例，总有效率 100％、83.3％（$P<0.01$）。（《中国中医骨伤科杂志》，2001 年第 5 期）

2. 黄芪克痹汤治疗胸椎骨折畸形愈合 13 例：黄芪 30 g，熟地黄、续断、鸡血藤各 18 g，狗脊、桑寄生、川芎、牛膝、制川乌、赤芍各 12 g，乳香、甘草各 10 g，大枣 10 枚。气虚加党参 15 g，阴虚加当归、阿胶（烊化）各 10 g，风湿加防风、苍术、秦艽各 10 g。上药共加水 1000 mL，浸泡半小时，取武火煮沸，文火煎至 400 mL，再复煎取药汁 200 mL，将 2 次药液混合，分 2 次顿服，每日 1 个剂，5 日为 1 个疗程。优良率达 85％。（《中国骨伤》，1992 年第 6 期）

3. 桃核承气汤治疗胸椎压缩性骨折 33 例：大黄、芒硝各 12 g，桃仁、桂枝各 10 g，甘草 6 g，骨折处肿痛甚者加当归尾、苏木、地龙；腹满胀痛明显者加厚朴、枳壳或广木香；小便短赤者加生地黄、小蓟；口苦咽干、恶心欲吐者加黄芩、竹茹。一般服 3～4 剂即奏效。每日 1 剂，水煎，餐后服。结果：显效（二便通利，腹胀满消失，骨折处肿痛逐渐减轻）27 例，好转 5 例，无效 1 例，总有效率为 97％。服药收效后，继按骨折分期辨证施治，结合卧硬板床、腰背肌功能锻炼等，骨折均可达到临床愈合标准。（《湖南中医杂志》，1989 年第 5 期）

4. 复元活血汤加味治疗胸腰椎压缩性骨折 30 例：柴胡、当归尾、桃仁、红花、炮穿山甲、天花粉各 10 g，酒大黄（后下）、生甘草各 6 g。局部肿胀、剧痛，舌苔薄白，脉弦数者，加生地黄、延胡索、制乳香、制没药、三七粉；局部持续性疼痛，两胁胀满，便秘，舌苔黄腻，脉弦数、洪大，加芒硝、厚朴、延胡索、枳壳、香附；下腹胀满，小便不利，舌苔黄，脉沉弦细，加茯苓、泽泻、猪苓；年迈体弱，气虚血亏，加炙黄芪、熟地黄、炒白术、西洋参、丹参等。每日 1 剂，水煎，餐后服。结果：治愈 12 例，显效 14 例，好转 4 例。（《中国骨伤》，1994 年第 6 期）

第七节　腰椎压缩性骨折

一、病证概述

腰椎压缩性骨折，古称"腰骨损断"，是指以椎体纵向高度被"压扁"为主要表现的一种脊柱骨折，也是脊柱骨折中最多见的一种类型。临床多以第 11、第 12 胸椎和第 1、第 2 腰椎最为多见，老年人由于骨质疏松的缘故，发生率更高。多见从高处跌落，臀部或双足着地后，力向上传导致腰部；或者是重物从高处掉下冲击头、肩、背部，力向下传导到腰部导致骨折；有些老年人由于骨质疏松严重，某些轻微损伤，如乘车颠簸、平地坐倒等，也会造成椎体的骨折。当腰骶部的肌肉突然强烈收缩时，可产生相当大的拉应力，常见的会造成椎体附件，如横突、棘突等的骨折。严重的如破伤风或其他神经系统的疾病所引起的肌肉强烈收缩，可导致胸腰椎体的压缩性骨折。亦可见于交通事故、火器伤，或是腰部被直接打击等，这类损伤往往造成脊髓损伤而有不同程度的瘫痪等严重后果。

二、妙法解析

（一）T12、L1 椎体压缩性粉碎性骨折（孙达武医案）

1. 病历摘要：叶某，女，19 岁。患者于 12 日前，从 3 m 多高处坠下，臀部先着地，即感腰部伤痛，不能活动，于下午 8 时急诊入院。就诊时，见被动体位，表情痛苦。脊椎胸腰段有明显后突畸形，并向左侧弯曲，局部稍肿，未见青紫瘀斑，T11～L2 棘突有明显叩击痛，以 T12 至 L1 为甚。双侧腰肌紧张，压痛，腰部不能活动。双下肢感觉存在，活动尚可。舌淡红，苔薄白，脉弦紧。X 线片示：胸 12 腰 1 椎体成楔形改变，两椎体前上角骨折片略向前移位。诊断：T12、L1 椎体压缩性粉碎性骨折（屈曲型）。治疗：按常规仰卧硬板床，腰部垫枕。口服中药活血化瘀，消肿止痛。方用桃江四物汤加味：鸡血藤、生地黄各 15 g，当归、赤芍各 12 g，川芎、大黄、厚朴、泽兰各 10 g，桃仁、红花、三七粉、甘草各 6 g。每日 1 剂，水煎，分早、晚 2 次服。服药 2 剂后，大便通利，腰痛明显减轻。腰部垫枕稍加高，并开始床上练功。去大黄继服上方 7 剂后，腰痛缓解。住院 38 日，腰部畸形消失，疼痛压痛消除，痊愈出院。嘱坚持腰部功能锻炼。半年后复查，椎体压缩部分已恢复，无腰背痛后遗症。（《孙达武骨伤科学术经验集》，人民军医出版社，2014）

2. 妙法解析：脊柱压缩性骨折多由高处坠下暴力传达所致，伤后除发生脊柱压缩性外，同时损伤血脉，离经之血随经脉下注脏腑，形成瘀血蓄结，从而气机不畅，发生壅滞。跌必震，震必壅、壅必塞与塞必结是其病理变化。正如《素问·缪刺论》所说："有所堕坠，恶血留内，腹中满胀，不得前后，先饮利药。"因瘀血内蓄，气机壅塞，故不仅有瘀血蓄结之证；还有因腑气不通、气机上逆、瘀血上乘所出现的呕吐、呃逆、喘息、胸闷心烦、咳嗽与不思饮食等临床表现。本例以活血化瘀的桃红四物汤为主方治疗而愈。

（二）第 1 腰椎压缩性骨折（孙达武医案）

1. 病历摘要：龚某，男，26 岁。2 日前患者不慎从 7 m 高的房架上跌下，当时昏迷 10 分钟，无呕吐，即送我院诊治。诊见：患者第 1 腰椎棘突处压痛明显，轻度后凸畸形，纵向叩击阳性。X 线片示：第 1 腰椎呈楔形，前缘压缩 1/2。患者自诉伤处疼痛，腹满剧痛，胸闷，咳嗽气喘，大便 4 日未解，小便红赤、量少。体温 38.7 ℃，白细胞 6.4×10⁹/L。诊断：第 1 腰椎压缩性骨折。治疗：首先按骨科常规处理，针对患者胸腹胀痛，大便秘结、胸闷欲吐等症，治以攻下逐瘀，调和脏腑。方拟小承气汤加味：当归 12 g，枳实、厚朴、生大黄（另包，后下）、桃仁、莱菔子、杏仁、红花、三七粉各 10 g。每日 1 剂，水煎，分早、晚 2 次服。服 2 剂后，泻下瘀结，腰痛明显缓解，体温 37 ℃，腹满腹痛诸症消除。（《孙达武骨伤科学术经验集》，人民军医出版社，2014）

2. 妙法解析：对胸腰段脊柱压缩骨折治疗，目前多采用卧平板床，配以功能锻炼，以争取恢复脊柱损伤部位的正常形态与解剖结构。但因损伤后瘀血内蓄、气机逆乱、脏腑功能失和而腹满胀痛者，不能很好地卧床治疗，易出现兼症，严重地影响骨折的修复。当前脊椎三柱法，以中柱是否受损及损伤程度，制定手法或手术治疗方法。内治法治疗本病宜用攻下逐瘀法，以祛除损伤所致的瘀血，通畅气机，调和脏腑，方能使受损脊柱得以修复。此案方中以桃仁、当归活血祛瘀，以莱菔子、大黄、枳实、厚朴降气通便，清热逐瘀，使瘀随便出，气机得畅，而诸症皆平。

（三）腰 2 椎体压缩性骨折（孙达武医案）

1. 病历摘要：唐某，女，30 岁。患者于 2 日前，从 2 m 多高的楼梯上摔下，双脚及臀部着地，即感腰部疼痛，活动困难，在家休息 2 日后不见好转，遂前来我院就诊。诊见：腰部疼痛，活动困难，大便结，小便清，晚不眠，双下肢无麻木。检查：腰背肌紧张，广泛压痛，L2 棘突一处压痛，叩击痛明显，翻身困难，下肢感觉活动正常。舌质暗，有瘀点，苔薄白，脉弦。X 线片示：L2 椎体压缩性骨折。诊断：L2 椎体压缩性骨折。治疗：①治以行气活血，散瘀止痛，方拟血府逐瘀汤加减：生地黄 15 g，赤芍、当归各 12 g，三七粉、川牛膝、桔梗、枳壳、香附、柴胡、地龙各 10 g，桃仁、红花、川芎、甘草各 6 g。每日 1 剂，水煎，分早、晚 2 次服，7 剂，并嘱予卧硬板床，禁端坐站立。②手法复位：在用硬膜外阻滞下行手法复位，麻醉生效后，患者俯卧于手术台，术者将手术台摇至成"V"形，腰椎过伸位，术者的双手掌 L2 棘突两旁垂直按压，纠正 L2 椎体"楔形"，在 C 型臂 X 射线机透视下，L2 椎体"楔形"基本纠正，继续锻炼过伸位约 10 分钟，复位后继续卧硬板床，腰部加垫，在医师指导下逐步以五点支撑法、飞燕点水法、搭桥法加强腰背肌功能锻炼，经治 3 个月痊愈。（《孙达武骨伤科学术经验集》，人民军医出版社，2014）

2. 妙法解析：脊柱构成人体的中轴，由多数椎骨偕椎间盘、上下关节突前后纵韧带、横韧带、棘间韧带紧密连接而成，具有保护脊髓、支持体重、吸收震荡的作用。这些解剖结构使中医骨伤的手法复位能达到已压缩的椎体再部分恢复其高度的目的。若中柱受损，此法只能牵引，不宜过伸，更不能用重手法按压。

（四）腰 1 椎体压缩性骨折（孙达武医案）

1. 病历摘要：余某，女，65 岁。患者于 1 日前因弯腰拾取地上物件时重心未稳，不慎摔倒，臀部着地，立即出现腰背部剧烈疼痛，活动受限，故立即入我院求治。诊见：腰背部脊柱两旁压痛，L1 椎体棘突压痛、叩击痛，卧则痛减，直立后伸时疼痛加剧，咳嗽和大便用力时疼痛亦加重。X 线片示：L1 椎体呈轻微楔形改变。腰椎 MRI 示：腰椎退行性变，L1 椎体骨髓水肿反应。舌质暗，苔薄白，脉弦涩。诊断：L1 椎体压缩性骨折。治疗：治以活血化瘀、补益肝肾、祛风散寒，方拟补肾活血方加减：黄芪、骨碎补各 20 g，丹参、杜仲、续断、狗脊、延胡索各 15 g，川牛膝、独活各 12 g，莪术、乳香、没药各 10 g，桂枝、三棱、三七粉、甘草各 6 g。每日 1 剂，水煎，分早、晚 2 次服。同时嘱患者绝对卧床休息 2 周，且将中药煎药后的残渣热敷腰臀部疼痛处。服 7 剂后，患者诉腰背部疼痛有较大缓解，可自行行走，舌质淡，苔薄白，脉细弱。拟在原方基础上去三棱、莪术，加入桑寄生、白术各 10 g，桂枝改 10 g 后再服用 10 剂以收全功。另嘱附患者进行腰部肌肉功能锻炼，半年内避免弯腰运动，避免额外负重。同时多食用含钙食品，主要是奶制品及豆制品。（《孙达武骨伤科学术经验集》，人民军医出版社，2014）

2. 妙法解析：此案辨证攻中有补，标本兼顾。《素问·生气通天论》所谓"骨正筋柔，气血以流，腠理以密"，进而引出"伤后易感寒，新伤先发散"的理论。患者不慎跌倒，致腰背部剧烈疼痛，活动受限，乃气血瘀滞之象，且患者年过六旬，肝肾之精气日渐亏虚，方中川牛膝、乳香、没药、三七、莪术、延胡索行活血行气化瘀之功，杜仲、狗脊、骨碎补、续断等温补腰脊，独活祛风除痹，更重用黄芪以其益气生肌、固摄之功，进一步加强了固腰行气血治瘀的作用，合全方之用，以促使损伤的修复，且据"创后易感寒"理论，在二诊方药中加重祛风散寒，温补肾阳之药物以促进疗效。

（五）第 2 腰椎纵裂骨折（杨旭东医案）

1. 病历摘要：张某，男，10 岁。腰部疼痛 20 日。患者入院前 1 年参加体操训练，半年后能完成前空翻、后空翻动作，未有不适。入院前 20 日在训练中，教练用手托背帮助伸腰后翻，当即感腰部轻微疼痛，但仍能继续完成体操动作。此后感腰痛，但不剧烈，双下肢无任何不适。入院前 10 多日还参加了体操表演。因腰痛不减而入院求治。诊见：腰椎生理前凸消失，上腰椎明显后凸畸形，突出的 L1、L2 棘突有明显压痛、叩击痛，双下肢感觉、肌力正常，无病理反射。X 线片示：L2 椎体纵裂骨折，下关节突分离，下段腰椎向前移位，椎旁有骨化影，斜位片椎弓根无异常。诊断：第 2 腰椎纵裂骨折。治疗：先行头带、骨盆带牵引，3 周后 X 线片示脱位情况无改变。为稳定脊柱拟用前路植骨融合术。术中发现椎体与椎间隙很难辨认，扪不到向前突出的椎体，只能由 12 肋与腰椎横突确认 L1～L3 的椎体，椎体前纵韧带增厚，纤维组织增生；并有异常增生的血管网。要行前方植骨实感困难，改行 L1～L3 横突间植骨融合术，术后卧石膏床。3 个月后复查，患儿能下地正常玩耍、跑、跳，背部疼痛消失。X 线片示椎体纵裂骨折已愈合。嘱不再参加体操训练。（《特殊型骨与关节损伤医案》，中国医药科技出版社，1993）

2. 妙法解析：儿童在体操训练中，腰部过伸运动所致 L2 椎体纵裂骨折极为罕见。本例诊治经过有以下特点：

（1）患儿无急性损伤史。出现背痛后仍能完成体操动作，X 线片示骨折椎体周围有骨质增生，术中见椎体前有纤维组织与异常血管增生。其发病机制可能由于脊柱重复过伸运动使受应力最大的 L2 椎体造成疲劳性骨折。再加上托背后翻时已有骨折的椎体再承受一次强大的外力，从而发生 L2 纵裂骨折向前脱位。

（2）牵引与手术稳定脊柱的方法对脊柱疲劳性骨折没有必要，应遵循休息制动的原则。

（六）腰 1、腰 2 椎屈曲型压缩性骨折（刘柏龄医案）

1. 病历摘要：郑某，男，46 岁，工人。患者在劳动工地高架上坠落地面，致腰痛不敢活动。当日入院。查体：胸腰段触痛明显，但无神经损伤症状。患者精神状态良好，面色略显苍白，唇干，舌苔薄白，根腻，脉弦滑，血压 120/80 mmHg。二便未解，小腹略膨隆，无包块和触痛。X 线片示：L1、L2 脊柱屈曲型压缩骨折，椎体压缩 Ⅱ 度，无附件骨折。诊断：L1、L2 脊椎屈曲型压缩性骨折（椎体压缩 Ⅱ 度）。患者素体健壮，偶遇意外伤，精神状态尚好，但仍显痛苦病容。脉弦滑为伤后剧痛、血实气壅象。治疗：活血化瘀，疏通脏腑，理气祛痛，方用复元活血汤加减。药用当归尾 20 g，砂仁 7.5 g，川芎、丹参、赤芍、白芍、桃仁、红花、柴胡、炮穿山甲、厚朴、陈皮、车前子（包煎）、川大黄（后下）各 15 g，杜仲 20 g。水煎 300 mL，分 2 次早晚温服。8 月 28 日上午，患者解大便 1 次，头硬色黑，小溲深黄。腰痛减轻，小腹部膨隆亦减，饮食正常。治按前方，大黄减半，服法同前。即日于伤椎后凸处垫一薄枕（逐日加垫增高），促其缓慢复位，第 3 日开始腰背肌功能练习。续服前药，第 5 日于前方中减去大黄，加火麻仁 15 g，神曲 15 g，以保持润肠通便，疏通腑气，理脾和胃，固护中州，促进机体恢复。于是日始冲服接骨丹每次 5 g，每日 3 次，并增强功能锻炼。住院 56 日痊愈出院。1968 年 12 月 20 日来院复查，脊椎无后凸畸形，活动自如，无腰背痛，已恢复正常工作。（《中国骨伤名家临证精华丛书·刘柏龄治疗脊柱病经验摘要》，北京科学技术出版社，2003）

2. 妙法解析：由于筋骨脉络的损伤，血离经脉，瘀积不散，气血凝滞，经络受阻。加之患者卧床活动受限，影响气机，因而气血瘀阻较为突出，且多伴有腑气不通，故治宜活血化瘀。

（七）胸 12、腰 1 椎体压缩性骨折（刘柏龄医案）

1. 病历摘要：孙某，男，32 岁，农民。因车祸致 T12、L1 脊椎压缩性骨折，右关节突关节脱位，左第3、第4肋腋前线处骨折，受伤当日住院。查体见：入院截瘫指数4级（运动1，括约肌1，感觉2）。入院当日投复元活血汤（加减）以活血化瘀，理气止痛。第2日于胸腰椎骨折高凸处垫枕，并嘱练功活动。肋骨骨折1期处理。由于患者能配合治疗，刻苦练功，14日摄X线片检查，关节突关节复位，椎体膨胀复位达90%，停服复元活血汤，改用补阳还五汤加味，冲服接骨丹。截瘫平面第30日基本消失，住院60日基本治愈出院。1969年4月20日复查，患者感觉运动功能恢复，大小便自控，生活完全能自理。（《中国骨伤名家临证精华丛书·刘柏龄治疗脊柱病经验摘要》，北京科学技术出版社，2003）

2. 妙法解析：患者外伤致气滞血瘀，采用复元活血汤活血化瘀，但同时伴有截瘫且大小便不能自控，故有气虚之证，后采用补阳还五汤补气活血通络。

（八）腰3、腰4椎体压缩性骨折（俞克让医案）

1. 病历摘要：患儿，男，3岁。患儿钻入四角被砖支起的400 kg重的农机下玩耍，机身倾斜，腰部被压致伤。伤后4小时来诊。检查神智清，腰部畸形，下腰部上方明显凹陷，左下肢不能活动，右踇趾稍能活动，感觉功能未详测，双膝及双跟腱反射未引出。膀胱充盈，不能自动排尿。当即导尿，留置导尿管，未见肉眼血尿，尿镜检正常。腰椎X线正位片示L4压缩到原椎体的2/3，L3以上稍向右移；侧位片示L4压缩到原椎体的3/4，L3前移约2/3椎体，椎体向后成角，椎管未见骨质块。以0.5%普鲁卡因20 mL，于L3～L4椎后方浸润麻醉。患儿俯卧位，提起双脚，使双膝关节屈曲，双髋关节过伸，畸形部位与床沿平齐，畸形远离床面，以手掌加压L4部，畸形随之消失。立即制石膏床，加速烘干，使患儿仰卧于石膏床内。3日后能自动排尿，80日后下肢活动逐渐恢复，4个月后双下肢活动功能全部恢复。共躺石膏床7个月，未出现压疮，X线片示压缩的椎体部分有所恢复。9年后随访无腰背痛，脊柱外形与功能正常。X线片示脊柱序列正常，生理弯曲存在，侧位椎体压缩部恢复正常；正位L4上缘有一弧形压迹，中部最深处约占1/3椎体。（《特殊型骨与关节损伤医案》，中国医药科技出版社，1993）

2. 妙法解析：L4之椎间关节呈矢状位，损伤以前后移位为主。由于腰椎椎管容积大于胸腰段，且椎管内所含为马尾神经。所以即使有移位，亦有缓冲余地。另外，马尾神经的抗外力程度大于脊髓，虽暂被牵压，恢复亦易。加之幼儿椎间盘、骨质等富于弹性及韧性，虽有较严重的压缩性骨折及脱位，也未引起截瘫及神经损伤。因幼儿不能很好配合治疗，采用石膏床是一种恰当的选择。过伸复位法运用必须排除椎弓根骨折及椎管内占位性骨块，在使用能使肌肉充分松弛的麻醉下，一般不超过10日的新鲜压缩性骨折，可通过椎间纤维环的牵拉作用，使压缩的椎体达到近解剖复位。为日后脊柱的稳定和神经功能的恢复创造有利条件。

（九）腰2～腰3脊椎骨折脱位（季德明医案）

1. 病历摘要：患者，男，25岁。被拖拉机撞伤致腰部肿痛。检查一般情况好，L2～L3后凸，向右侧弯畸形，局部肿胀、压痛，左下肢肌力Ⅳ级，右下肢肌力Ⅲ级，右侧L3平面痛觉消失，其他部位痛觉减退。X线片示：L2～L3骨折脱位，左右脱位Ⅳ度，前后脱位Ⅰ度，上下重叠2/3椎体。伤后第5日行开放复位内固定术。术中见L2右半椎弓粉碎性骨折，向后外游离移位；L3左半椎弓骨折，脱离L3椎体，但仍与L2左侧小关节保持原位；一段脊髓经骨折裂口向后游出脱离L3椎管，但仍保持其连续性，仅有轻度向右移位。肉眼见硬脊膜无损伤，在牵引下，用骨膜剥离器撬拨L3椎体，使之解剖复位；轻柔操作使脱出的脊髓纳入椎管，观察硬膜囊搏动良好，然后钢丝捆扎固定L2～L3小关节及棘突。术后检查患者双下肢肌力Ⅳ级，除右L3平面外，其他部位痛觉恢复。伤口拆线后即在石膏背心保护下下床活动。1年后复查骨折愈合，L2～L3椎体融合，手术取出内固定钢丝。随访8年，患者一直从事农业劳动，无明显后遗症。

（《特殊型骨与关节损伤医案》，中国医药科技出版社，1993）

2. 妙法解析：本例腰椎骨折椎体侧方重叠移位而脊髓神经幸免损伤的原因，是在椎体侧方移位之前，先发生椎弓根骨折，当椎体移位时破裂的一部分椎弓也随之移位，因而椎管容积未受到相应影响。对此，一般多采用手术治疗。但对于诊断确切的骨折新鲜损伤，亦可采用自身悬吊法牵引复位，配合垫枕、练功等康复治疗。

（十）腰 1 椎体压缩性骨折（孙广生医案）

1. 病历摘要：贺某，男，21 岁。患者诉于 5 日前，从 6 m 高处摔下，左臀部先着地，致腰背部受伤。当即伤处疼痛，不能站立，在当地医院治疗无明显疗效，疼痛进行性加重，故于今日来本院就诊。现患者腰背部疼痛，不能坐立，双下肢无麻木疼痛，无恶寒，稍发热，口稍渴，无头及胸腹部疼痛等症。食纳欠佳，小便色黄，大便未解，腹部稍胀感。查见腰背部肿胀，第 1 腰椎棘突轻度后凸，压痛明显，椎旁肌紧张，不能竖立。双下肢膝、踝反射正常，皮感、肌力正常，巴氏征（一）。舌质淡黯、苔薄白，脉弦。X 线片示：第 1 腰椎呈楔形改变，椎体压缩约1/3，椎间隙前宽后窄，生理曲度后凸。诊断：腰 1 椎体压缩性骨折。治疗：整复固定，中药按骨伤三期辨证施治。采取在麻醉下行手法复位。两助手在床上对患者进行对抗拔伸牵引，使患者腰背过伸。术者双手按压腰 1 棘突及两旁纠正腰 1 后凸畸形，恢复腰 1 椎体部分高度。复位后，腰部加垫，进行三点支撑法、五点支撑法、四点支撑法及飞燕点水法等功能锻炼。卧床 6～8 周后，戴腰围保护，下床活动。骨伤早期气滞血瘀，中药以活血化瘀、消肿止痛为主，患部外敷消肿止痛膏，汤剂用脊柱伤Ⅰ号方加减：红花 7 g，生地黄、生大黄各 15 g，白茅根 30 g，桃仁、当归、川芎、赤芍、降香、延胡索、地龙、枳壳各 10 g，木通 20 g，川牛膝 10 g，甘草 3 g。每日 1 剂，水煎，分早、晚服。服 14 剂后，疼痛明显减轻，腰部活动改善，纳食一般，寐稍欠安，二便调。舌质淡红、苔薄白，脉弦。腰背肌稍紧张，仍轻压痛，腰 1 棘突处压痛、稍叩击则痛明显，余（一）。X 线片示：第 1 腰椎压缩之楔形较前稍复张，椎间隙稍前宽后窄，生理曲度稍后凸，余（一）。继续卧硬板床休息，加强腰背部及四肢功能锻炼，以促进康复。治以接骨续筋、舒筋活络为法，内服接骨胶囊（本院制剂），每次 3 粒，每日 3 次。汤剂用活血续骨汤加减：伸筋草 15 g，土鳖虫 7 g，红花 5 g，续断、川芎、当归、白芍、杜仲、骨碎补、木瓜各 10 g。水煎服，每日 1 剂，分早、晚服。服 14 剂后，疼痛消失，腰部活动稍受限，舌质淡红、苔薄白，脉弦。X 线片示：第 1 腰椎压缩之楔形较前复张，有骨痂形成，椎间隙稍前宽后窄，生理曲度稍后凸，余（一）。治以补养气血、强筋壮骨为法，予以壮骨胶囊（本院制剂）内服，每次 3 粒，每日 3 次。汤剂用八珍汤加减：黄芪 30 g，党参、熟地黄、茯苓、白术、赤芍、当归、川芎、牛膝、续断各 10 g，杜仲 20 g，甘草 3 g。水煎服，每日 1 剂，分早、晚服。再服 10 剂，患者腰背部疼痛消失，活动正常，舌脉正常。X 线片示：骨折愈合。（《孙广生医案精华》，人民卫生出版社，2014）

2. 妙法解析：患者高处摔下，臀部着地，对冲暴力致 L1 椎体压缩性骨折，同时气血经脉受损，气血运行不畅，气滞血瘀，经络阻滞，故腰背部疼痛。L1 骨折，脊柱的连续性和完整性被破坏，故活动困难，不能坐立。此为屈曲型骨折，稳定性可，但 L1 后凸畸形，因此，早期利用对抗过伸牵引、按压等手法，纠正后凸畸形，恢复 L1 椎体高度。对于腰椎单纯性稳定型骨折，目前治疗多采用在手法复位基础上卧硬板床休息，配以功能锻炼，以争取恢复脊柱损伤部位的正常形态及解剖结构。骨折早期因气血经脉受损而气滞血瘀，故以活血化瘀为法；中期筋骨未续、瘀血未尽，治以接骨续筋、活血通络为法，促进骨痂形成；后期气血不足，治以补益气血，促进骨痂形成与改造。

（十一）腰2椎体压缩性骨折（孙广生医案）

1. 病历摘要：唐某，女，50岁。患者因坐车颠簸致腰部疼痛、活动困难。在当地医院予以牵引、带腰围及中药治疗，无明显好转，故改来我院治疗。现腰部疼痛，活动困难，伴大便结，小便清，夜不眠。查见腰背肌紧张，广泛压痛，L2棘突处压痛、叩击痛明显，翻身困难，下肢感觉活动正常。舌质黯、有瘀点，苔薄白，脉弦。X线片示：L2椎体呈楔形改变，椎体压缩1/3，椎间隙变窄，生理曲度尚可。诊断：L2椎体压缩性骨折。治疗：整复固定，中药按骨伤三期辨证施治。在C臂X线机透视下，采用"V"形牵引下手法复位。患者俯卧于手术床上，两手攀住床头，两腿用布带或骨盆兜牵引并固定于床的另一头；先由一助手握患者两踝平行牵引20分钟，然后将手术床摇成"V"形，使脊柱呈过伸位，得到充分牵拉和后伸，肌肉松弛，关节间隙增大。术者用两手重叠按压在脊柱骨折后凸部位，用力向下反复按压前推，借前纵韧带的张力向后挤压，使后凸得以平复，使压缩得以复位。复位后以枕垫之，维持骨的位置。用3cm厚的纱布平垫放在凸起部位，用胶布粘牢，勿使移动，再慢慢将患者放回仰卧位。下床时以腰背支具固定保护。骨伤早期气滞血瘀，中药以活血祛瘀、理气止痛为主，方选脊柱伤Ⅰ号方加减：红花7g，白茅根20g，桃仁、当归、川芎、赤芍、延胡索、枳壳、厚朴、牛膝、降香、地龙各10g，生地黄、大黄各15g，甘草3g。每日1剂，水煎，分早、晚服。进行五点支撑法、飞燕点水法、搭桥法等功能锻炼。服14剂后疼痛明显减轻，活动好转，大便正常，睡眠正常。舌淡红、苔薄白，脉弦。继续加强功能锻炼。中药治疗以接骨续筋为主，用脊柱伤Ⅱ号方加减：红花7g，当归、赤芍、川芎、生地黄、骨碎补、续断、土鳖虫、自然铜、枳壳、瓜蒌、川牛膝各10g，茯苓、薏苡仁各15g，甘草5g。每日1剂，水煎，分早、晚服。再服14剂后，仅下床活动时稍感疼痛，活动基本正常，纳食可，二便正常。舌淡红、苔薄白，脉弦。X线片复查示：腰椎生理曲度基本恢复。继续加强功能锻炼，下床活动时继续腰背固定支架保护。中药治疗以强壮筋骨为主服1周以善后。（《孙广生医案精华》，人民卫生出版社，2014）

2. 妙法解析：单纯腰椎屈曲型压缩性骨折受伤机制是由于脊柱前屈受伤，椎体前缘压缩，后柱牵拉，可引起棘上、棘间韧带断裂，局部后凸，造成脊柱节段不稳。如不能及早恢复并维持椎体正常形态，一旦畸形愈合，前纵韧带挛缩，后柱韧带不能愈合，失去张力，筋不束骨，负重受力则使后凸畸形加重。长期畸形将使脊柱关节韧带产生慢性劳损，后关节紊乱及退行性关节炎发生，遗留顽固性的腰背疼痛。因此，早期良好的形态整复有助于减少后遗症。由于胸腰椎周围附着有坚强的韧带、肌肉及椎间盘组织，且位置深，传统手法复位很难对抗其牵拉力，难以很好地达到恢复椎体形态的目的。自13世纪元代危亦林创造悬吊整复法以来，医者在此基础上发展了各种复位方法，虽然方法各异，但原理相同，而每种方法都受到时代技术的制约。我们借助现代牵引技术，来提高手法复位效果，也是根据传统方法的改进。牵引能很好地松弛椎体周围组织，消除疼痛，从而更好地传导复位力量。通过过伸牵拉，前纵韧带、椎间盘组织得以充分伸展，使压缩椎体得以复张、后柱撕裂韧带靠拢、小关节复位，从而椎体曲度自然恢复。

（十二）腰2椎体压缩性骨折（孙广生医案）

1. 病历摘要：梁某，男，56岁。患者诉于1小时前从2m高处摔下，致腰背部受伤。当即伤处疼痛、不能站立，未经特殊治疗，疼痛进行性加重，于今日来本院就诊。现患者腰背部疼痛，不能坐立，双下肢无麻木疼痛，无恶寒发热，口稍渴，无头及胸腹部疼痛等症。食纳欠佳，大小便未解，腹部稍胀感。查见腰背部肿胀，第2腰椎棘突轻度后凸，压痛明显，椎旁肌紧张，不能竖立，双下肢膝、踝反射正常，皮感、肌力正常，巴氏征（－）。舌质淡黯、苔薄白，脉弦。X线片示：第2腰椎呈楔形改变，该椎体压缩约1/3，椎间隙前宽后窄，生理曲度后凸。

诊断：腰 2 椎体压缩性骨折。治疗：整复固定，中药按骨伤三期辨证施治。两助手在床上对患者进行对抗拔伸牵引，使患者腰背过伸。术者双手按压腰 2 棘突及两旁纠正腰 2 后凸畸形，恢复腰 2 椎体部分高度。复位后，腰部加垫，戴腰围保护。在床上积极进行三点支撑法、五点支撑法、拱桥法、四点支撑法及飞燕点水法等功能锻炼。6～8 周后，在戴腰围保护下开始下床活动。骨伤早期气滞血瘀，中药以活血化瘀、消肿止痛为主，外治用消肿止痛膏外敷伤部。内治用脊柱伤 I 号方加减：红花 7 g，厚朴 20 g，生地黄、生大黄各 15 g，白茅根 30 g，桃仁、当归、川芎、赤芍、降香、延胡索、地龙、枳壳、川牛膝各 10 g，甘草 3 g。每日 1 剂，水煎，分早、晚服。服 7 剂后患者疼痛明显减轻，腰部活动改善，纳食一般，寐稍欠安，二便调。舌质黯淡、苔薄白，脉弦。腰背肌稍紧张，轻压痛，腰 2 棘突处压痛，稍叩击则痛明显，余（—）。X 线片示：第 2 腰椎压缩约 1/4，椎间隙正常，生理曲度可，余（—）。继续卧硬板床休息，加强腰背部及四肢功能锻炼，以促进康复。中药内治以接骨续筋、舒筋活络为法，予以接骨胶囊（本院制剂）内服，每次 3 粒，每日 3 次。汤剂用活血舒筋汤加减：土鳖虫 7 g，红花 5 g，当归、赤芍、续断、生地黄、白芍、乳香、骨碎补、自然铜各 10 g。每日 1 剂，水煎，分早、晚服。服 14 剂后患者疼痛消失，腰部活动稍受限，舌质淡红、苔薄白，脉弦。X 线片示：第 2 腰椎压缩约 1/4，有骨痂形成，椎间隙正常，生理曲度可，余（—）。舌淡红、苔薄白，脉缓。治疗以补养气血、强筋壮骨为法，口服壮骨胶囊（本院制剂），每次 3 粒，每日 3 次。汤剂用八珍汤加减：黄芪 30 g，党参、熟地黄、茯苓、白术、赤芍、当归、川芎、牛膝、续断各 10 g，杜仲 20 g，甘草 3 g。每日 1 剂，水煎，分早、晚服。服 20 剂后腰背部轻微疼痛，可戴腰围或支具适当下床活动，舌脉正常。X 线片示：腰 2 椎体压缩性骨折约 1/4。予以出院，继续内服壮骨胶囊以善后。《孙广生医案精华》，人民卫生出版社，2014）

2. 妙法解析：目前胸腰椎单纯性骨折治疗多采用在手法复位基础上卧硬板床休息，配以功能锻炼，以争取恢复脊柱损伤部位的正常形态及解剖结构，以利于骨折愈合。依据中医骨伤学内治法三期辨证施治，骨折早期因经脉受损而气滞血瘀，经脉受阻，故以活血化瘀、消肿止痛为法，服用本院脊柱伤 I 号方及止痛胶囊；中期瘀血未尽，气血不和，治疗以调和为主，以接骨续筋、舒筋活络为法，予活血舒筋汤、接骨胶囊内服，促进骨痂形成；后期主要为气血亏虚、肝肾亏虚为主，治疗以补气养血或补益壮骨为法，予八珍汤或补肾壮骨汤及壮骨胶囊内服，方药重用黄芪补气促进骨痂生长。

（十三）腰 1、腰 2 椎体压缩性骨折，腰 2 椎粉碎性骨折（黄先令医案）

1. 病历摘要：患者，男，23 岁。入院前 3 小时被车撞伤腰部。检查腰左侧软组织肿胀瘀血，胸腰段脊柱后凸畸形。左下肢感觉消失，运动障碍，仅足趾可活动，右下肢感觉和运动正常。下腹部膨隆，尿潴留。伤后 24 小时左下肢感觉和运动功能恢复正常，大小便可自行控制，深、浅反射均存在，病理反射未引出。伤后 3 小时 X 线片示 L2 椎板粉碎性断裂，L1 椎体向左侧完全性脱位并下移至 L2 水平。侧面见 L1、L2 椎体重叠，但前后移位不明显，L1 椎体轻度楔形变。治疗：入院后 1 周以 L1 完全性侧方移位转外地治疗，未做特殊处理。2 个月后又转回当地医院保守治疗，卧硬板床半年。出院时可自由行走，腰部可前屈 90°、后伸 30°、左右侧弯各 30°。伤后 2 年见 L1 未复位，L1～L3 脊椎周围有大量钙化阴影及骨桥形成。伤后 7 年见脱位局部更加牢固稳定。随访 11 年始终未并发截瘫。（《特殊型骨与关节损伤医案》，中国医药科技出版社，1993）

2. 妙法解析：本例腰椎骨折并椎体完全性移位而始终未发生截瘫，可能与下述因素有关。①行驶的汽车以强大的水平暴力撞击腰部，引起椎板断裂，形成椎管内自然减压；随椎体侧方移位而脊髓和马尾神经恰在椎间孔上下切迹处被牵拉弯曲。因为椎间孔上下切迹处较圆钝，所以脊髓和神经仅受牵拉而无器质性损伤；椎体无前后移位，脊髓和马尾神经的损伤也轻微。②通常认为成人的脊髓末端在 U 平面。但有资料表明，中国人脊髓圆锥下极的水平有上、下 3 个椎体、2 个椎间盘（约 10 cm）的变动范围，最高位于 T12 上 1/3，最低位于 L2 下 1/3。本例患者脊髓圆锥下极水平可能较高，故幸免脊髓损伤。③伤后在抢救、运送及摄片过程中，严格注意防护，没有折曲腰椎，避免了新的损伤。伤后左下肢感觉消失，运动障碍，24 小时即恢复正常，说明仅有脊髓休克，并无真正的神经纤维和神经细胞破坏；椎体侧方全移位且重叠，但无马尾神经受压征象。伤后 2 年已见移位椎体周围大量钙化阴影，伤后 7 年更牢固稳定，观察 11 年始终未发生截瘫。在这种情况下应用恰当的保守疗法是可行的。

三、文献选录

腰椎压缩性骨折，是临床上最常见的脊柱损伤。根据压缩暴力的作用方向，可分为屈曲型压缩性骨折和侧向压缩性骨折，前者椎体前柱压缩，中柱无变化或轻微压缩，椎弓根间距正常，棘突无分离，属稳定型骨折，可用非手术方法治疗；后者造成椎体一侧压缩性骨折，多伴有明显脊柱侧弯，临床比较少见。对于稳定的无神经功能异常症状的骨折行保守治疗，大多数患者能接受，如手法治疗、中药治疗等，中药早期主要在于调理内伤，中期治宜续筋接骨，后期则舒筋活络。对不同的类型施以不同的方法，如攻下逐瘀、调和脏腑法，温补肝肾、和营通络法，稳定骨折、早期锻炼法，手法复位、早期运动法，牵拉手捏、八字复位法，等等。临床上对不同的骨折进行辨证施治，能收到良好的疗效。

（一）腰椎压缩性骨折的诊断依据

1. 多有明确的外伤史：如胸腰局部肿痛，外观可有后突畸形，局部有压痛及叩击痛，腰部活动不利；伴有骨髓损伤者可有不同程度的功能障碍；X 线片可明确骨折的类型和程度，CT 和 MRI 检查可明确脊髓受压的程度。

2. 椎体骨折的临床分类：根据不同的标准有稳定性骨折与不稳定性骨折两类。

（1）稳定性骨折：为单纯椎体压缩性骨折（椎体前方压缩不超过椎体厚度的 1/2，不合并附件骨折或韧带撕裂）；或单纯附件（横突、棘突或单侧椎板、椎弓根）骨折均属稳定性骨折。这类骨折对脊柱稳定性影响不大，一般无韧带损伤，无明显移位倾向，在治疗上也较为简单，多采用保守治疗，预后较好。

（2）不稳定性骨折：为椎体压缩超过椎体厚度的 1/2，粉碎性，或骨折伴有脱位、附件骨折，或韧带撕裂的均属不稳定性骨折。这类骨折多系强烈暴力造成，脊柱的稳定性遭到破坏，多合并韧带撕裂及脊髓或脊神经根损伤，在治疗上较困难，大多需要手术，预后也较差。

（二）临床辨治规律

1. 基本治法：汇集众多名中医治疗本病的经验，其基本治法可归纳为 8 类。

（1）手法整复法：《医宗金鉴》曰"腰骨即脊骨十四椎、十五椎、十六椎间骨也。若跌打损伤，瘀聚凝结，身必俯卧，若欲仰卧侧卧，借不能也，疼痛难忍，腰筋僵硬。宜用手法，将两旁脊筋向内归附膂骨，治者立于高处，将患者两手高举，则脊筋全舒，再令患者仰面昂身，则膂骨正而患病除矣。内服补筋丸，外贴万灵膏，灸熨止痛散"。陈氏云：夫腰脊脊骨断者，令患人覆卧登上，再用物置于腹，布带缚其肩胛于凳脑上，又缚其两足两腿于凳脚横木，如此则鞠曲其腰，折骨自起，而易于窠臼也。又用扁担一根，从背脊趁起，直压其断骨处，徐徐相接归原，然后圣神散敷之，五香膏贴之更妙，外用杉木皮，以纸包裹一片盖膏上，以绷带紧紧缚之，日服加减活血住痛散取效。（《中医临床必读丛书·伤科汇纂》，人民卫生出版社，2006）

(2) 背晃整复法：适用于稳定性单纯胸腰段椎体压缩性骨折，且必须是无原发性疾患的青壮年患者。术者与患者背对背地手挽手，使患者的臀部略低，把患者背起摇晃。术者弯腰的角度，在患者能够耐受的情况下，可逐渐弯到90°。术者膝关节作轻微伸屈活动，同时以臀部着力振动，以起到牵拉脊柱的作用。然后，术者左膝微屈，右膝伸直，左肩略前降，右肩背略后抬，借使患者的身体左右摇摆二三次，一般即可复位。然后固定与卧硬板床，以保持脊柱的伸位。一般卧床3～4周，严重者可延长1～2周。起床时，用钢背架固定。可用内服外敷药及功能练习，五点支撑和三点支撑。（《伤科诊疗》，人民体育出版社，1962）

　　(3) 慢性复位法：适用于椎体粉碎性骨折且是稳定性骨折，或椎体后部构造同时有损伤的病例，其法是卧硬板床，骨折部的垫枕适当加高。在按摩手法中着重于推压骨折部。积极进行功能锻炼，促使骨折逐渐复位。但下床日期较第一种治疗法要迟些。

　　(4) 双踝悬吊法：适用于稳定性腰椎压缩性骨折，复位前可给止痛药（哌替啶 100 mg 肌内注射）或局部麻醉（1％普鲁卡因 40～60 mL 注入椎板附近）。患者俯卧，两踝部衬上棉垫后用绳缚扎，将两足徐徐吊起，使身体与床面约呈45°。术者用手掌在患处适当按压，矫正后凸畸形。复位后患者仰卧于硬板床，骨折部垫软枕。

　　(5) 垫枕法：患者仰卧于硬板床上，骨折部垫软枕，垫枕可逐渐加高，使脊柱过伸。此法配合练功疗法效果更好，适用于屈曲型单纯性腰椎压缩性骨折，以及过伸复位后维持整复效果。

　　2. 药物治疗：

　　(1) 攻下逐瘀法：适用于损伤初期常用的内治法。在治疗脊柱压缩性骨折中，针对其初期多有瘀血内结的病变特点，曹继尚采用攻下逐瘀法，收到了较满意的疗效。方以桃仁承气汤为主方加减。处方：桃仁、当归、大黄、芒硝、莱菔子、桂枝。

　　(2) 行气和血，接骨续筋法：适用于损伤中期，此期瘀血渐消，气机通而未畅，筋骨续而未坚，仍需进一步调理气血，并注意长期卧床所引起的并发症。需注意顾护正气。方用和营通气散加减。

　　(3) 补益肝肾，健脾益气法：《黄帝内经》曰"骨伤内动于肾""筋伤内动于肝"。筋骨损伤可累及所属脏腑，而出现肝肾不足。"久卧伤气"，患者长期卧床，肢体活动量减少，影响脾胃气机，脾胃功能减退，导致气血化源不足，出现气血亏虚。因此适用于肝肾不足、脾胃虚弱。方用补肾壮筋汤合四君子汤加减。

　　(三) 名医论述选录

　　刘柏龄认为，垫枕复位练功法治疗脊椎压缩性骨折，是根据我国传统医学"脊柱屈曲型压缩性骨折过伸复位法"，亦即危亦林在《世医得效方》（1341）中首次记载的脊椎骨折的复位法："背脊骨折法：凡剉脊骨不可用手整顿，须用软绳从脚吊起，坠下身，其骨自归巢，未直则未归巢，须要坠下，待其骨直归巢。"然后用"大桑皮、杉树皮"做夹板固定。危氏还强调"莫令屈，药治之"，是世界医学史上的最早创举。后世明清时代，不仅沿用，更有发展。实践证明"垫枕复位法"完全可靠，适应证广，是首选疗法。对稳定性与不稳定性胸腰段骨折及其并发症，取得了成功经验，对后学者启发很大；同时近代董福慧、肖冠军、高瑞亭、顾云武等专家均做了实验性研究，对垫枕的高度及练功要求和作用，都做了有力地阐述。

　　对脊椎胸腰段屈曲型压缩性骨折及其并发症，以气血脏腑经络学说为指导，采取筋骨并重，内外兼顾和"动静结合"的原则，运用中药、手法以及器械等辨证施治，能促进瘀血的消散，脊髓肿胀的小腿，神经功能的恢复，预防并发症和促进骨折愈合，防止后遗症。比之单纯垫枕练功有明显疗效，缩短了疗程，促进了患者的早日康复。

对于损伤早期腰背部肿胀，剧烈疼痛，胃纳欠佳，腹部胀满疼痛，大便秘结。舌苔黄厚腻，脉弦采用攻下逐瘀、行气止痛法，用大成汤加减。罗有明对于腰椎压缩性骨折，伴后凸畸形者，采用经压、侧扳两法治疗。李国衡对于腰椎压缩性骨折初期采用手法复位，外敷断骨丹，内服活血化瘀、止痛安神汤药，伤后10日左右腰痛减轻，转侧时疼痛不利，大便干燥者宜和血生新、和胃润肠。（《中国骨伤名家临证精华丛书·刘柏龄治疗脊柱病经验摘要》，北京科学技术出版社，2003）

（四）巧治腰椎压缩性骨折并发病症

腰椎压缩性骨折多伴有骨质疏松，且需要卧床休息，新陈代谢减慢，常易导致咳嗽、呃逆欲呕、小便不利、大便不通等并发症。

1. 腰椎压缩性骨折并咳嗽：久病卧床导致肺气不畅，而致咳嗽，加紫苏子、杏仁。

2. 腰椎压缩性骨折并呃逆欲吐：因瘀血内蓄，气机壅塞，腑气不通，气机上逆，而致呃逆，加藿香、半夏。

3. 腰椎压缩性骨折并喘急胸闷：因瘀血蓄积，气机不畅，加枳实、厚朴。

4. 腰椎压缩性骨折并小便不利：可加行气利水药，如泽泻、猪苓、桂枝、泽兰、夏枯草、车前子等。

5. 腰椎压缩性骨折并大便不通：因卧床休息，肠蠕动减慢，且血肿压迫神经，导致胃肠蠕动减慢，故大便不通，可加大黄、芒硝等。

（五）临床报道选录

1. 中西药内服、制动、垫枕、功能锻炼，治疗老年人胸腰椎压缩性骨折25例：淫羊藿、牡蛎、莪术、川续断等9味制成胶囊备用。每次2粒，每日3次。与对照组用糖钙片3片，维生素AD胶丸1粒，均每日3次，口服。均硬板床制动，早期复位，背部垫枕，1周后开始腰背肌功能锻炼。用0.5年。结果：平均卧床及胸腰背痛持续时间本组均短于对照组（$P<0.001$）；骨密度本组无明显下降（$P>0.05$），对照组下降明显（$P<0.001$）。随访1年，Cobb角丢失两组分别平均为4°、10°。（《中国骨伤》，2007年第9期）

2. 中药内服、外敷，制动、垫枕、功能锻炼，治疗老年骨质疏松性胸腰椎压缩性骨折40例：淫羊藿、川续断、补骨脂等。每次3粒，每日3次，口服，3个月为1个疗程。对照组48例，用鲑降钙素注射液50 IU（1支），每日1次，肌内注射；第2周改隔日1次；第3周每周1次。共用1050 IU，为1个疗程。均用钙片，维生素D、维生素C、维生素B_1等，口服。早期用跌打膏外敷；腰背肌功能锻炼。平卧硬板床，腰垫枕。随访4周，结果：止痛效果两组分别显效26例、35例，有效12例、11例，无效各2例。随访3个月，骨密度检测差异无统计学意义。（《中国中医骨伤科杂志》，2008年第3期）

3. 放置软垫，脊柱过伸，背肌锻炼，中药内服，治疗胸腰椎骨折16例：在骨折的胸腰部位放置宽、长、厚分别为15~20 cm、35~50 cm、5 cm的软垫，每2~3日加垫1个，至3~4个，使脊柱过伸。伤后第2日，行腰背肌功能锻炼。第1周用头、两肘、双足跟抵床；第2周，双臂抱于胸前。均伸颈挺胸，腰背部悬空后伸。第3周双手及双足撑于床上，全身悬空呈拱桥状；第4周俯卧位，腹部着床，上肢、头背部及下肢均后伸，全身翘起。并用仙灵骨葆胶囊，每次3粒，每日2次，口服；5周为1个疗程，用2~4个疗程。对照组用复位椎弓根螺钉固定术，并行椎板间植骨术。术后预防感染及下肢静脉栓塞。术后2周带腰围离床活动。结果：椎体高度压缩率、节段后凸角COBB及JOA评分两组治疗前后自身比较差异均有统计学意义（$P<0.01$或0.05）。（《中国中医骨伤科杂志》，2008年第8期）

（六）经验良方优选

1. 草薢、白及各 12 g，羌活、合欢皮、儿茶、远志各 9 g，续断、自然铜各 3 g，龙骨、牛角炭、紫荆皮、广土鳖虫各 15 g，骨碎补 18 g。共研细末，用蜂蜜和开水调敷，根据患处大小适量调和，摊于油纸或纱布上，贴患处。药干燥后可重新再加蜜和水，再敷。一次药可敷 2 日。主治腰椎压缩性骨折后韧带松弛，不能支撑，发软，酸痛等。

2. 川芎、枳壳、砂仁、木香、郁金、柴胡各 10 g，丹参、续断各 30 g，桃仁、牛膝各 15 g，当归、延胡索、黄芪、骨碎补各 20 g，甘草 10 g。水煎服，每日 1 剂。主治腰椎压缩性骨折中期局部肿胀轻或消失，仍有疼痛及压痛，食欲欠佳，或有胸闷乏力。舌暗红，苔薄白，脉弦缓。

3. 陈皮、生地黄各 15 g，芒硝（冲）、当归、木通、厚朴、桃仁、红花、木香、甘草各 10 g，枳壳、苏木、大黄、牛膝各 20 g。水煎服，每日 1 剂。若大便已通，腹胀痛已减，则去芒硝，继续服用 6～10 日。主治腰椎压缩性骨折早期。

4. 云苓 25 g，续断 20 g，五加皮、黄芪、熟地黄、当归、山茱萸、红花各 15 g，党参、白术、杜仲、牛膝、砂仁、青皮、炙甘草各 10 g，骨碎补 20 g。水煎服，每日 1 剂。主治腰椎压缩性骨折后期肝肾不足、脾胃虚弱。

5. 当归尾 12 g，乳香、没药、自然铜、骨碎补、桃仁、大黄、雄黄、白及各 30 g，血竭、土鳖虫、三七、红花、儿茶、麝香各 15 g，朱砂、冰片各 6 g。上药共为细末，每次 2～3 g，每日 2 次。主治腰椎压缩性骨折。

6. 松节、白芍、白术各 6 g，伸筋草 15 g，木香 3 g，川芎、秦艽、陈皮各 4.5 g，党参、黄芪、当归、熟地黄、桑枝、川断、补骨脂各 9 g。每日 1 剂，水煎 2 次，取汁约 200 mL。每次 100 mL，每日 2 次。主治腰椎压缩性骨折。

7. 川芎、制乳香、制没药、三七各 4.5 g，桃仁、防风各 6 g，茯神 12 g，炙甘草 3 g，当归、白芍、生地黄、连翘、骨碎补、续断、枸杞子各 9 g。每日 1 剂，水煎 2 次，取汁约 200 mL。每次 100 mL，每日 2 次。主治腰椎压缩性骨折。

8. 全当归 15 g，赤芍 12 g，延胡索、枳壳各 8 g，川芎、红花、自然铜、骨碎补、陈皮、五加皮、川牛膝各 10 g。每日 1 剂，水煎，分 2 次服。主治腰椎压缩性骨折。

第八节　脊柱骨折

一、病证概述

脊柱骨折，又称脊梁骨骨折，多因直接或传达暴力作用于胸腰椎骨所致。是以胸腰椎局部肿痛，后突畸形或下肢瘫痪为主要表现的骨折类疾病。其主要临床表现为腰部肿胀疼痛，功能障碍或消失，伤椎棘突常有明显后突畸形，叩击则疼痛更甚，重者有下肢运动及感觉障碍。伤后腰部肿胀疼痛，负重、活动、扭转均受限，伤椎棘突有叩击痛。X 线正侧、斜位片可见胸腰椎椎体压缩扁平或关节突有骨折线及移位。

二、妙法解析

（一）腰椎骨折并腹膜后血肿（许鸿照医案）

1. 病历摘要：崔某，男，42 岁。昨日傍晚因从货车上跳下，伤及腰部，即感腰痛剧烈，大便不解，X 线检查后确诊为"腰 1 压缩性骨折"。面色微赤，心烦发热，口干微苦，形体壮实，舌红，苔黄少津，脉弦。体温 38.2 ℃，血压 128/75 mmHg。X 线片示：腰 1 椎体楔形改变。诊断：腰椎骨折并腹膜后血肿。本病病因为瘀血，病位于阳明胃腑，病机为败血积腹，腑气失通，病势急。治疗：通腑导滞。方选大承气汤。药用大黄（后下）、厚朴、枳实各 12 g，芒硝（后下）9 g。每日 1 剂，水煎顿服。药后 2 小时许，大便通泻，腹胀顿减，心烦转安，腰痛减轻，腹膨潮热消失，但按之仍欠柔软。舌偏红，苔薄黄而干，脉弦。腹胀及腹部膨隆消除，但仍有腰痛不能转侧。病因为瘀血，病位于腰及阳明。证属为瘀血积滞。方选攻下逐瘀汤合失笑散加减。药用生大黄 12 g，桃仁、土鳖虫、五灵脂、蒲黄、枳壳、川牛膝各 10 g，甘草 6 g。每日 1 剂，水煎服。服 5 剂后，大便通畅，腹胀完全消失，按之腹软，腰痛明显减轻，但时有酸胀隐痛，舌偏红，苔薄黄，脉弦。偶有腰痛隐隐。证属骨断筋伤，气血亏损。方选六味地黄汤加味。药用山茱萸、怀山药、熟地黄各 15 g，续断、怀牛膝、杜仲各 12 g，枸杞子、牡丹皮、泽泻、云茯苓、土鳖虫各 10 g，甘草 3 g。服 7 剂后，诸症消失，已能卧床转身自如，余无不适。（《当代名老中医典型医案集·外伤科分册》，人民卫生出版社，2009）

2. 妙法解析：凡跌打损伤之疾，多有败血积留，积于脏腑。气机不通，留滞经络则血行不畅，正如《素问》中论述"人有坠堕，恶血留内，腹中胀满，不得前后，先饮利药"。发汗、利尿、通便是快速泻除体内实邪的三大方法，该患者主病机为败血结于腹中，阳明腑气不通，故治选通腑导滞为先。腑通则败血兼下，气机得畅。骨折为其本，腑气不通为标，急则治其标。腑气已通，气机顺畅，标证已缓，治宜本，祛瘀血为先，不宜大苦大寒以防败胃。败血已除，治宜接骨续损为主。患者逐渐恢复，应加强腰背肌锻炼，以期早日康复。

（二）腰椎左侧横突骨折（李国衡医案）

1. 病历摘要：丁某，男，59 岁。患者于 3 日前跌伤，左侧腰部疼痛，活动受限。曾在他院门诊，诊断为腰部挫伤。检查：腰部行动受限，左腰部腰椎第三横突处有明显压痛，局部稍有肿胀，曾做小便常规化验正常。追问病史，患者在跌伤时左侧腰部撞在硬物上，立即做腰椎正侧位 X 线片检查，提示：左侧腰椎第三横突骨折。舌苔薄腻，脉沉数。诊断：腰椎左侧横突骨折。外伤跌挫，骨断筋伤，局部瘀血停积而肿痛。小便化验正常，肾脏无挫伤。治疗：外用断骨丹敷贴，硬纸板护托，周围做环腰包扎固定。拟活血化瘀止痛，方选四物止痛汤加味。药用生地黄 12 g，乳香、没药、土鳖虫各 6 g，川红花、苏木各 4.5 g，全当归、白芍、延胡索、川牛膝各 9 g，生甘草 3 g，大枣 6 枚。服 7 剂后患者肿痛明显减轻，舌苔薄，脉平。继续外敷中药，内服活血长骨止痛汤剂。处方：生地黄 12 g，紫丹参、全当归、骨碎补、生白术、南川芎、川断炭、怀山药、杭白芍、落得打各 9 g，生甘草 3 g，自然铜、炙乳香、制没药各 6 g，川牛膝、延胡索各 9 g。每日 1 剂，水煎服。服 7 剂后，患者局部软组织肿胀已退，腰部两侧对称，骨折处仍有压痛，向患侧卧有疼痛，转侧不利。脘腹作胀，胃纳不香。舌苔薄，脉沉。再拟和血生新，健脾和胃。处方：广陈皮 6 g，大腹皮 4.5 g，枳壳、佛手片各 4.5 g，全当归、紫丹参、生白术、杭白芍、落得打、川芎、骨碎补、焦楂曲、云茯苓、谷芽、麦芽、川牛膝各 9 g。继服 14 剂后，患者局部压痛不明显，行动亦灵活，久坐后仍感轻微疼痛，其他无明显不适，摄片复查：骨折线模糊。症状消失。（《当代名老中医典型医案集·外伤科分册》，人民卫生出版社，2009）

2. 妙法解析：凡在跌伤时腰部撞在硬物处，腰椎旁侧有局限性压痛者，必须做腰椎正位摄片，以防漏诊。同时，需做小便常规检查，排除肾挫伤。在治疗期间，适当注意休息。临床上腰椎横突骨折很容易忽略，常做挫伤治疗。虽治法上相差不太大，但易引起医患纠纷。临床有的横突骨折不只是 1 节，而是有 2～3 节，及时诊断和正确处理，有利于早日恢复。本病用药既宗常法，以三期分治，又临证灵活而用，不拘常法。二诊伤后 10 日，肿痛得减，舌脉无明显异常，既用药活血止痛，同时又配合长骨续骨之品。三诊因脘腹作胀，纳差，腰部转侧疼痛，故除和血生新外，以健脾和胃应用。

（三）脊柱过伸型胸骨骨折（夏永璜医案）

1. 病历摘要：

[例1]患者，男，20岁。在风浪中行驶的船上，双手握吊环两足悬离甲板，面向船身侧方，随船左右剧烈颠簸作摆荡玩耍。在向前摆荡时，不慎双手失控坠落，下胸壁撞于船桄外侧，双手前扑于船桄上。经人拉至船上后，即感胸痛、胸闷、气急，伤后24小时来诊。检查一般情况可，过分挺胸姿态，下胸壁两侧有挫伤痕迹，胸骨体中上段肿胀前突，可触及台阶状畸形，压痛明显，胸椎正常后突消失。X线侧位片示胸骨体中上段横形骨折，上端移位于下端前侧，并向前成角。诊断：脊柱过伸型胸骨骨折。治疗：闭合复位失败后，行切开复位克氏针内固定术。6周后复查，骨折已临床愈合，对位对线佳。

[例2]患者，女，62岁，家庭妇女。站在1.5m高处干活时不慎后仰坠落，枕部先着地致伤，即感剧烈胸痛，经当地医院治疗10日无明显缓解来诊。检查一般情况可，胸骨体上段肿胀、压痛明显，X线侧位片示胸骨体中上段短斜形骨折，骨折线自前下斜向后上，上端前移0.3cm。诊断：脊柱过伸型胸骨骨折。半卧位休息，内服血府逐瘀汤加减。治疗3周，症状基本消失。（《特殊型骨与关节损伤医案》，中国医药科技出版社，1993）

2. 妙法解析：胸骨骨折多见于直接暴力或脊柱过屈型损伤，前者一般骨折多无移位，后者多见于上端后移位。以上2例均因脊柱急骤过伸所致，其移位方向与脊柱过屈型损伤恰恰相反。所以应在脊柱屈曲位下整复，复位后宜半卧位、两肩内收内旋位固定。胸骨血供丰富，一般4~6周可愈合。

（四）脊柱"十"字形劈裂骨折（洪明飞医案）

1. 病历摘要：林某，男，34岁。右肩扛船板时，突然一300cm×15cm×5cm的方木从5m高处掉下，将船板砸断，患者在弯腰屈曲姿态下被折断的船板撞伤腰背部。当即跌扑在地，不能站立，于当晚7时急诊入院。体查时见腰部剧痛，活动受限，腰部及右背部有木板压伤的痕迹，T12~L1棘间隙增宽，L1后突明显，周围肿胀，右胸剧痛，右胸壁明显塌陷，挤压试验阳性；右下肢肌力Ⅰ级，感觉迟钝。X线正位片示，两椎弓根有横形裂隙贯穿，椎体左上缘有一骨碎片连同横突折断移位，右侧横突折断分离，中间有纵形裂隙，上下骨折线左右移位0.8cm，L2~L3两侧横突骨折分离；侧位片示，T12~L1棘间隙明显增宽，自上关节突根部至椎体前缘有一水平裂隙，椎体前缘压缩1/2，向后脱出1/2，L2轻度压缩。诊断："十"字形劈裂骨折伴Ⅰ度脱位、不完全性瘫痪，右第4~8肋骨骨折伴气血胸，创伤性休克，L2~L3骨折，肾挫伤。经抗休克、止血、抗炎等治疗后休克纠正。对腰椎做保守治疗，卧硬板床休息，腰部垫枕，同时嘱患者进行腰背肌锻炼。其他损伤做相应的处理。3周后左下肢肌力恢复至Ⅳ级，7周后肌力恢复至Ⅴ级，2个月后能下床行走。复查X线片示：L2压缩程度减轻。（《特殊型骨与关节损伤医案》，中国医药科技出版社，1993）

2. 妙法解析：脊柱水平劈裂骨折（Chance骨折）和纵形劈裂骨折发生于同一椎体较为罕见，其损伤机制分析认为：当船板击中患者脊柱时，其外力分解为两个分力，即垂直于脊柱纵轴的垂直分力 F_1（称脱位分力或剪切力）和平行于脊柱纵轴的平行分力 F_2（又称挤压分力或压缩分力）。设外力为 F，F 与脊柱纵轴的夹角为 α，则 $F_1 = F \cdot \sin\alpha$，$F_2 = F \cdot \cos\alpha$，在90°范围内，当 $\alpha > 45°$ 时，则 $F_1 \times F_2$；（$\alpha < 45°$ 时，则 $F_1 \times F_2$）。本例从X线片上分析，因矢状面骨折线不在同一条直线上，出现了左右侧方移位，而水平面骨折线却在同一条直线上。因此我们认为腰椎

受到外力撞击后先发生矢状面纵形劈裂骨折，造成纵形骨折的主要应力是平行分力 F_2，而不是垂直分力 F_1，此时因受伤的脊柱处于弯腰屈曲位，暴力继续传达，垂直分力也发生了作用，故导致 Chance 骨折（Ⅰ型）；以及椎体前缘严重压缩性骨折并向后脱位而造成神经损伤。这同跳板易从根部折断及垂直剪切力产生切变的道理一样。因船板撞击腰背时偏于右侧而导致右侧肋骨多发骨折，所以脊柱损伤时有旋转因素的存在，因此上下骨折块发生左右侧方移位。对于本病的治疗，应视具体情况而定，在全身情况允许的情况下应早期手术治疗。本例除并发右第 4～8 肋骨骨折伴气血胸外，尚有休克指征，不允许手术，故采取卧硬板床、腰部垫枕结合腰背肌练功疗法，其他损伤对症处理。若日后出现腰背疼痛，还需做后期融合术。

（五）胸第 7～11 椎体椎弓纵形劈裂骨折并不全截瘫（曹寿元医案）

1. 病历摘要：患者，女，36 岁。伐树时树倒下，患者被一枝干猛击背部倒地，当即感双下肢不能活动，被送医院急救。X线片示 T7～T11 椎体椎弓纵形劈裂骨折，脊柱远段 T7～T9 劈裂椎体向左上方移位约半个椎体高度。查体脊柱无明显后突畸形，双下肢感觉障碍，弛缓性瘫。肌力 0 级，会阴部感觉存在。诊断：T7～T11 椎体椎弓纵形劈裂骨折并不全截瘫。给予卧床及双侧胫骨结节骨牵引，其他对症处理。2 周后双下肢感觉恢复，6 周后左下肢肌力Ⅰ级，右下肢肌力Ⅰ级，出院。伤后 4 年随访，二便正常，双下肢感觉正常，左下肢肌力正常，右下肢肌力Ⅱ级，脊柱无畸形无压痛，能从事一般工作劳动。（《特殊型骨与关节损伤医案》，中国医药科技出版社，1993）

2. 妙法解析：分析本例骨折机制，患者当时奔跑状，同向倒下的树枝端猛击其后背。推测树干与人体脊柱大致平行，而其致伤力却与椎体横向垂直，这种直接冲击力循椎板向前传导，于椎弓根及椎体处散开，因此使受力的椎体、椎弓纵形劈裂骨折，断端向两侧散开，而且没有屈曲压缩现象。另一方面，因椎弓连同部分椎体裂开，使椎管内径变大，伤椎段的脊髓有退让空间，所以脊髓损伤不完全。经过治疗，患者基本康复。患者为多个胸椎劈裂骨折。因考虑到如行开放复位创口大，5 个椎体骨折的整复中可能会加重损伤脊髓，同时内固定亦不易，因此做双胫骨结节牵引。治疗后患者基本恢复正常，效果满意。

（六）腰 4 椎体上缘骨折，腰第 2～4 椎左侧横突骨折（郭开生医案）

1. 病历摘要：姚某，男，60 岁。赶车拉土，马惊，车辕挤住患者腹部，下腰部抵撞墙上。当即腹痛、腰痛难忍，伴恶心、呕吐，对症治疗无效。检查：体温 37.6 ℃，脉搏 84 次/min，血压 140/80 mmHg，心肺无异常。腹部平坦，未见肠型及蠕动波，腹肌紧张、压痛，无反跳痛，叩击鼓音，无移动性浊音，肠鸣音活跃，骨盆分离挤压试验阴性，脊柱变直，L4 棘突压痛，左侧腰大肌紧张、压痛、活动受限。化验：血红蛋白 110 g/L，红细胞 3.84×10^{12}/L，白细胞 14.2 $\times 10^9$/L，中性粒细胞 83%。腹部透视小肠有较多气体，无液平面，膈下无游离气体。X线片示：正位 L4 椎体上缘有 1.0 cm×5.5 cm 骨块影，与椎体上缘相距 0.2～0.3 cm，L2～L4 左侧横突断裂；侧位 L4 椎体前上 1/3 分离。拟诊：闭合性腹部损伤，内脏损伤待除外；L4 椎体上缘骨折，L2～L4 左侧横突骨折。入院后禁饮食，补液，抗感染。观察 20 小时，腹胀加重，仍呕吐，无排气、排便。胃肠减压有咖啡样液体，腹穿抽出 3 mL 血液，放置 10 分钟不凝。考虑有腹腔脏器出血，行剖腹探查术。术中见腹腔有少量鲜血，探查肝、脾、胰、胆囊、肾、胃均正常，肠系膜根部腹膜后有血肿，肠管、肠系膜有挫伤及小血肿，脊柱右侧 L4 椎平面后腹膜有 6 cm×4 cm 撕裂缺损，距回盲部 17 cm 处小肠疝入腹膜后间隙，不能拉出，肠管上段明显扩张，下段正常。小肠穿刺减压后发现 L4 椎前纵韧带断裂，椎体上缘骨折，肠管嵌入椎体骨折缝内，嵌夹较紧。撬开骨折块，拉出嵌入肠管，被嵌夹的肠管断裂坏死约 10 cm。切除坏死肠段，行端端吻合。缝合后腹膜裂孔，橡皮管引流后腹膜间隙，逐层关闭。术后继续补液，胃肠减压，抗感染，卧硬板床等。术后 5 日排气、排便，体温逐渐恢复正常，住院 50 日痊愈出院。(《特殊型骨与关节损伤医案》，中国医药科技出版社，1993)

2. 妙法解析：伸直型脊柱骨折，由于前纵韧带断裂，椎体分离而嵌夹肠管造成机械性肠梗阻十分罕见。本例提示，在强大过伸位暴力导致的伸直型脊柱骨折患者，出现明显急腹症状时，应考虑到是否有肠管突出、嵌夹。必要时行手术探查，复位骨折，修补撕裂的前纵韧带、后腹膜等。腹部症状消除后，鼓励患者做腹肌锻炼。

三、文献选录

(一) 脊柱骨折的类型和常规处理

临床常见屈曲、伸直两个类型。其中屈曲型骨折，可见伤椎棘突明显后突，脊椎微向前屈则疼痛加剧。伸直型骨折可见伤椎棘突无后突畸形，脊椎微后伸即疼痛加剧。可根据骨折不同类型及移位情况采用"双踝悬吊""攀索叠砖""垫枕""枕颌布托牵引"等手法整复。骨折复位后用 3 cm 厚的纱布垫放在凸起部位以胶布粘牢后，将患者放回仰卧位；不稳定性骨折还需做内固定。早中期活血化瘀、消肿止痛，用复元活血汤；后期强筋壮骨，用六味地黄汤加骨碎补、续断。鼓励患者做腰背肌及四肢肌肉锻炼，挺胸练习深呼吸，稳定性骨折 3 周离床活动，不稳定性骨折 6～8 周离床活动。复位不良或腰背肌锻炼不够，患椎多遗留后凸畸形。

(二) 临床报道选录

1. 通脉壮腰丸配合治疗脊柱骨折 37 例：紫河车、黄芪各 30 g，川芎、红花、桂枝各 10 g，当归、地龙各 15 g，桃仁、壁虎各 5 g，制马钱子 6 g，大黄 (酒炙) 12 g。上药共研成细末，炼蜜为丸，每丸重 10 g。成人每早、午、晚各服 1 丸，温米汤送服。儿童用量酌减，姜汤送服。总有效率 95%。(《广西中医药》，1990 年第 3 期)

2. 枕颌牵引复位，WDFC 纯钛钢板内固定，或骨盆牵引复位，ALPF 钢板 (或单钉沟槽柱翼钢板) 内固定，治疗老年脊柱骨折 156 例：颈椎骨折，无脱位及神经症状行枕颌牵引，绝对卧床 3～4 周后，戴领围下地活动，2 个月后若复常，拆下领围。有脱位及神经症状行手术，用 WDFC 纯钛钢板内固定，术后 4～6 周戴领围下地活动，半年后复常。胸腰椎骨折：无移位及神经症状行骨盆牵引 3～4 周，绝对卧床 4 周后，戴皮革腰围下地活动，3 个月复常。有移位 (或神经症状) 行手术，用 ALPF 钢板 (或单钉沟槽柱翼钢板) 内固定，术后 2 周戴充气式腰围下地活动，3 个月复常，1 年后取出内固定。随访 0.5～2.5 年，结果：优 69 例，良 47 例，差 2 例，失访 38 例。(《中国骨伤》，2005 年第 4 期)

3. 施行相对拔伸加内服中药，治疗脊柱骨折 37 例：患者俯卧于硬板床并屈膝 60°，第一助手站在患者足侧，双手分别紧握患者小腿上、下部；第二助手站在患者头侧，双手拉住患者腋部，施行相对拔伸；术者拇指沿腰背沟上下按揉，然后叠手掌心由轻至重按压突出部位，以达复平。骨折整复后，仰卧于硬板床上，患处垫软枕头，保持过伸体位。一般成人卧床 4～5 周，小儿卧床 2～3 周。加内服中药：紫河车、黄芪各 30 g，川芎、红花、桂枝各 10 g，当归、桃仁、地龙、壁虎各 15 g，制马钱子 6 g，酒制大黄 12 g。共研末，炼蜜为丸，每丸重 10 g。成人以温米酒送服，每次 1 丸，每日 3 次。儿童以姜汤送服，用量酌减。再加功能锻炼：初期做深呼吸及上、下关节功能活动；中期练仰卧、俯卧挺腰；后期练弯腰仰背、左右侧屈、扶膝转腰等。结果：痊愈 30 例，显效 (椎体结构形态大致正常，无明显畸形及后遗症) 3 例；好转、无效各 2 例。(《广西中医药》，1990 年第 3 期)

4. 伤椎处垫枕，中药分型辨治，配合磁疗、蜡疗、理疗、外敷，治疗老年性脊椎骨质疏松压缩性骨折53例：患者卧床2～5周，并于背部伤椎处垫枕。气滞血瘀型用桃红四物汤或血府逐瘀汤，加三七、土鳖虫、丹参、乳香、没药；肾阴亏损型用六味地黄汤加龟甲、鳖甲，或用左归丸；肾阳亏虚型用桂附八味丸加鹿角胶、淫羊藿、肉苁蓉，或用右归丸；肝肾气血俱虚用八珍汤加龟甲、鹿角胶，或独活寄生汤加减。多食富于蛋白、钙、磷的食物，或选用黄精、党参、熟地黄、黄芪、何首乌、巴戟天、枸杞子、龟甲、鳖甲、肉苁蓉、鹿茸、大枣等煎骨汤、肉汤服用。配合磁疗、蜡疗、理疗，外敷驳骨散或中药熏洗。治疗3～5个月。结果：优29例，良15例，尚可6例，差3例，优良率达83%。随访3～5年，均未再发生骨折，骨质疏松症消失28例。（《中医正骨》，1992年第3期）

第九节　骶尾骨骨折

一、病证概述

　　发生在骶椎的骨折称为骶尾骨骨折，包括骶骨骨折和尾骨骨折、脱位。以骶部疼痛，局部肿胀、瘀斑，坐位时疼痛加重为其临床特征。可单独发生，亦可与骨盆损伤同时出现；前者较少见，而后者在骨盆骨折中占30%～40%，因此，其绝对发生率远较单发者高，且以男性多见。治疗亦较复杂，需与骨盆骨折同时治疗。

二、妙法解析

　　尾骨挫伤（孙树椿医案）

　　1. 病历摘要：张某，女，23岁。患者2天前不慎跌倒，臀部着地，伤后感尾部疼痛，坐凳时更甚。症见：患者尾骨部疼痛，不能坐蹲。查：局部无明显肿胀，尾骨部压痛明显。X线片示：骨质未见异常。诊断：尾骨挫伤。予手法治疗。患者俯卧位，术者站于患者一侧。术者双手拇指在骶尾部轻揉轻顺，以患者能忍受为度，反复多次。一助手握患者踝部牵引，术者一手抱起患者双下肢，一手以大鱼际置于骶尾部，摇晃下肢数次。助手拉直下肢上抬，使腰部过伸，同时术者以大鱼际在骶尾部揉捻戳按，重复2～3次。然后患者仰卧位，助手握住患者双踝，术者在一旁一手按在膝前，一手按于骶尾部，两手相对用力按之。助手拉下肢伸直，并使患者骶尾部在术者大鱼际上滚过，手法完毕。半个月后复诊：患者疼痛明显减轻，继续手法治疗。嘱其可局部热敷，坐位用软垫。半个月后复诊，骨折愈合，症状消失。（《当代名老中医典型医案集·外伤科分册》，人民卫生出版社，2009）

　　2. 妙法解析：清代吴谦《医宗金鉴·正骨心法要旨》曰"尾骶骨，即尻骨也……若蹲垫臃肿，必迷腰胯"。临床所见，多因外伤使尾骨受损，组织出血，水肿形成纤维组织合瘢痕，尾骨周围的神经末梢受压，以及局部循环障碍，影响组织的代谢而产生疼痛，使局部组织痉挛，牵拉尾骨，使疼痛增加。长期坐位也会导致尾骨疼痛。本手法对外伤引起的尾骨挫伤、久坐引起的尾骨痛以及尾骨骨折都有很好的疗效。尤其对于尾骨骨折，一般骨折禁用手法，唯独尾骨骨折，使用本手法常常有出人意料的良好效果。

三、文献选录

（一）骶尾骨骨折病因分析

骶尾骨骨折多由直接暴力或间接暴力导致。直接暴力以从高处跌下、滑落或滚下时骶部着地为多见；其次为被重物击中，或是因车辆等直接撞击局部所致。间接暴力以从下方（骶尾椎远端）向上传导的暴力较多见，而暴力从上向下传导的机会则甚少；亦可因韧带牵拉引起撕脱骨折。合并损伤多系骨盆骨折所致，大多属直接暴力引起；而骶骨骨折的并发伤主要涉及直肠、肛门和骶神经。

（二）骶尾骨骨折的临床表现

临床表现视受损程度不同，骶骨骨折的临床症状差别较大，检查时应注意以下几点：

1. 疼痛：对外伤后主诉骶骨处持续性疼痛者应详细检查。清晰的条状压痛大多因骨折所致，并可沿压痛的走向来判定骨折线。传导叩痛较腰椎骨折轻，尤其是在站立位检查时。

2. 惧坐：坐位时重力直接作用于骶尾处而引起疼痛，因此患者喜取站位，或是一侧臀部就座。

3. 皮下瘀血：因骶骨浅在，深部损伤易显露于皮下，因此在体检时可发现骨折处的血肿、皮下瘀血或皮肤擦伤等。

4. 肛门指诊：肛门指诊时可根据压痛部位、骨折处移位及有无出血，推测骨折线走行、有无明显错位及是否为开放性骨折等。

5. 马鞍区感觉障碍：波及骶孔的骨折可刺激骶神经支而出现马鞍区感觉过敏、刺痛、麻木及感觉减退等各种异常现象。

（三）骶骨骨折分型

1. 横形骨折：横形骨折可见于骶骨的各个平面，但以中、下段为多见。

2. 纵形骨折：纵形骨折较横形骨折少见，均为强烈暴力所致，多与骨盆骨折同时发生，或是出现一侧性骶髂关节分离。一般情况下，骨折线好发于侧方骶孔处。严重者伤侧半个骨盆及同侧下肢向上移位，并可能出现膀胱、直肠症状和腹膜后血肿。

3. 粉碎性骨折：多系直接暴力作用于局部而引起的星状或不规则状的粉碎性骨折，移位多不明显，临床上如不注意检查，易漏诊，并应注意观察X线片。

4. 撕脱骨折：由于骶结节韧带所致的骶骨侧下缘附着点处撕脱，骨折易漏诊，应注意。

（四）骶骨骨折的检查与诊断

1. 骶骨骨折的检查：X线平片拍摄正位及侧位，疑及骶髂关节受累者应加拍斜位片。除观察骨折线外，还需以此进行分型及决定治疗。因该处肠内容物较多，拍片前应常规清洁灌肠。

2. CT及MRI检查：CT检查较X线平片更为清晰，尤其对判定骨折线及其移位方向较为理想；而对周围软组织的观察，则以MRI检查为清晰。

3. 骶骨骨折诊断：

（1）外伤史注意外伤时骶部所处的位置及暴力方向，绝大多数患者在外伤后立即出现明显的局部症状，常主诉臀部着地跌倒后即不敢坐下的特殊病史。

（2）对此种损伤只要认真按常规进行触诊，大多可获得及时诊断；同时应予以肛门指诊以判断有无直肠损伤。

（五）骶骨骨折的治疗

1. 治疗原则：

（1）无移位者卧木板床休息 3～4 周后上石膏短裤起床活动；坐位时，应垫以气垫或海绵等，以保护局部、缓解压力。

（2）轻度移位者局部麻醉后通过肛门指诊将其逐渐复位，2～3 日后再重复 1 次，以维持对位。

（3）重度移位：局部麻醉后通过肛门指诊先施以手法复位，若无法还纳，或不能维持对位，可酌情行开放复位及内固定术。

（4）合并骨盆骨折者：应以骨盆骨折为主进行治疗，包括卧床（蛙式卧位）、双下肢胫骨结节牵引疗法、开放复位及内固定术等。

（5）骶神经受压者：可先行局部封闭疗法，无效时则需行手术减压。

2. 特殊类型的骨折及其处理

（1）伴有骶髂关节分离的骶骨纵形骨折：除少数病例可行开放复位及内固定外，大多数病例按以下顺序行非手术治疗：①牵引复位；②骨盆兜带悬吊牵引；③石膏短裤固定。

（2）骶骨上段横形骨折：对伴发骶神经根损伤者多需行手术治疗，术中切除骶骨椎板以求获得神经减压。对移位明显的骶椎骨折可考虑通过撬拨复位。非手术疗法适用于无移位或是可以手法复位的轻度移位病例。

（3）骶骨下段横形骨折：①无移位的骨折，只需取蛙式位卧床休息 2～3 周，必要时可采用封闭疗法止痛或服用长效止痛剂。②有移位骨折，一般在局部麻醉下按肛门指检的方法，用示指将骨折块轻轻向后推压而使骨折端复位。对手法复位失败者，可考虑行切开复位和克氏针内固定术。

（4）合并腰骶关节脱位的骶骨横形骨折：治疗较困难，大多需开放复位及内固定术；可酌情选择椎弓根钉技术＋钢丝固定结扎术。

（5）单纯性腰骶关节脱位：治疗宜按"脊柱滑脱"施以手术疗法，大多选用后路椎弓根螺钉固定＋椎节间 Cage 内固定术。

（6）合并骶骨骨折的双侧骶髂关节脱位：轻者仅需卧床休息数日后（蛙式位）以石膏短裤固定即可，但对移位明显且手法复位失败者则需行开放复位及双侧骶髂关节融合术。

第十节　骨盆骨折

一、病证概述

骨盆骨折是一种严重外伤，多由直接暴力撞击、骨盆挤压所致。多见于交通事故或塌方。战时则为火器伤。骨盆骨折创伤在半数以上伴有合并症或多发症。最严重的是创伤性失血性休克，及盆腔脏器合并伤，救治不当有很高的死亡率。本骨折多为直接暴力撞击、挤压骨盆或从高处坠落冲撞所致。运动时突然用力过猛，起于骨盆的肌肉突然猛烈收缩，亦可造成其起点处的骨盆撕脱骨折。低能量损伤所致的骨折大多不破坏骨盆环的稳定，但是，中、高能量损伤，特别是机动车交通伤多不仅限于骨盆，在骨盆环受到破坏的同时常合并广泛的软组织伤、盆内脏器伤或其他骨骼及内脏伤。其临床表现可分为局部与全身情况两类，其局部表现，受伤部位疼痛，翻身及下肢活动困难。检查可见耻骨联合处肿胀、压痛，耻骨联合增宽，髂前上棘因骨折移位而左右不对称，髋关节活动受限，骨盆挤压、分离试验阳性，即两手置双侧髂前上棘处，用力向两侧分离，或向中间挤压，引起剧痛；亦可于侧卧位挤压。有腹膜后出血者，腹痛、腹胀，肠鸣音减弱或消失。膀胱或尿道损伤可出现尿痛、血尿或排尿困难。直肠损伤时，肛门出血，肛门指诊有血迹。神经损伤时，下肢相应部位神经麻痹。全身情况表现为神志淡漠、皮肤苍白、四肢厥冷、尿少、脉快、血压下降等失血性休克征象，多为伴有血管损伤内出血所致。

二、妙法解析

（一）左腰 5 横突骨折，左耻骨上支骨折，右耻骨下支骨折，骶髂关节脱位（孙达武医案）

1. 病历摘要：刘某，女，32 岁。患者 3 日前骑自行车时被一送菜卡车撞倒，当即送某医院转另一医院，在急诊室住了 3 日，为求进一步治疗，故来我院求诊。就诊时见牙齿钢丝固定及下唇缝合。无盆腔脏器破裂现象。X 线片示：左腰 5 横突骨折，左耻骨上支、右耻骨下支骨折，左侧骶髂关节脱位。诊断：①左腰 5 横突骨折；②左耻骨上支骨折；③右耻骨下支骨折；④骶髂关节脱位。治疗：在硬膜外阻滞下，上身两腋窝固定，人力牵引左下肢，在可移动 X 线机透视下，左骶髂关节脱位牵引即复位，将患者右侧半斜卧位，并固定此体位，常规消毒盖布，手摇钻进克氏针前，再透视复位正常，继续维持牵引，术者从髂后上棘斜向内下方进针，一手感针前进在骨质硬度上，直至克氏针进 5～6 cm 后，针进在空虚无抵抗处，乃停止针前进，再从髂后下棘斜向内上与第一根针交叉钻入，钻毕再透视，见两根克氏针均未穿入盆腔，被动伸屈髋关节，骶髂关节不再脱位，将克氏针剪断，尾部卷曲留于皮外，用乙醇纱布包好针孔，送回病房，臀部垫一气圈，患侧下肢膏布皮牵引。3 日后去除下肢膏布皮牵引，练习患侧下肢活动。5 日后拔除克氏针，患侧下肢不负重在床边练习站立。10 日后，已扶双拐患肢不负重步行，X 线片显示耻骨支骨折处已有骨痂生长，左骶髂关节复位正常，丢拐缓步行走，可以出院。出院 3 个月来复查，走 200 多米即感左腰及臀部酸痛，步行无力，须休息。压腰 5 左侧及骶髂关节边缘酸痛明显，给予按摩后立即轻松舒适，嘱暂不宜走太长的路。之后某日去百货大楼购物，走 1 小时后，感腰臀部酸痛，即不敢多走，其他无何不适。已恢复学校工作，干家务，曾去泰山旅游 10 日，均无任何不适。随访 15 年，预后良好。（《孙达武骨伤科学术经验集》，人民军医出版社，2014）

2. 妙法解析：骨盆骨折脱位，常由较大直接冲击力引起，是一种严重损伤，骨盆部位疼痛明显，髋关节一动即痛，不敢翻身，要注意骨盆内的脏器有无损伤，如血管、肠管、膀胱、尿道等破裂出现的症状。治疗上对于一侧耻骨单支或上、下支骨折或两侧耻骨单支或上、下支骨折或耻骨联合分离，中医正骨的治疗，是不卧床休息，伤处的疼痛点要手法按摩，以散瘀、活血、止痛。手法的轻重，要根据患者的耐受力，以按摩当时及其后均感舒适为度。内服生骨壮筋之品，一般 4～6 周疼痛明显减轻，可以恢复轻工作。对于耻骨支骨折合并骶髂关节脱位的患者，由于骨盆环的完整被破坏，一般的治法是复位、卧床、牵引，但复位多不理想，因骶髂的耳状面关节很不稳定，大小便时易移动，曾遇见数例复位后，卧床牵引 3～6 周，X 线片示骶髂关节脱位如前。乃采用在 X 线透视下，用人力牵引复位正常后，患者健侧半斜卧位，常规消毒盖布后，人力继续维持牵引，用手摇钻将克氏针从髂后上棘斜行经骶髂关节钻入骶骨，手感体会到克氏针是钻在骨质的硬度上进针，若手感钻在空无抵抗处，则停止前进，平行或从下向上交叉钻入另一根克氏针即可。有电视荧光屏的设备，可在直视下钻入，无此设备，须钻好后再照 X 线片一次，以便认可或将针做部分调整，最后把克氏针尾部卷曲，留在皮外，用乙醇纱布缠好针孔，回病房后臀部垫气圈，患侧下肢行膏布皮肤牵引 8～10 周，然后拔除克氏针，在床上活动 1 周，扶双拐，患侧下肢不负重行走，待 X 线照片骨折已愈合，方可丢拐步行，有患侧腰腿部疼痛不适者，可行按摩治疗。药物治疗上，早期治宜活血消肿、理气止痛，内服活血灵汤，中后期，患者基本情况好转，骨位稳定，疼痛减轻，肿胀消退，治宜舒筋活络、益气养血、壮骨补骨，先后内服三七接骨丸、养血止痛丸、加味益气丸、壮腰健肾丸或十全大补丸。

（二）骨盆骨折（孙达武医案）

1. 病历摘要：孙某，女，50岁。患者3周前从楼梯上跌下，骶骨末节骨折，尾骨移位，气瘀凝阻，疼痛颇剧，行动转侧不利，不耐久坐，头晕胀痛，耳鸣，目糊，心悸，脉细数，舌苔薄腻。曾患末梢神经炎。诊断：骨盆骨折（骶骨末节骨折，尾骨移位）。腿膝畏冷乏力，腰部疼痛较甚。治疗：活血续骨、健腰、宁神。药用龙齿15 g，川续断12 g，骨碎补、牛膝、白蒺藜、当归、丹参、香附、苍耳子各9 g，前胡、青皮、陈皮、远志、没药各6 g。每日1剂，水煎，分早、晚2次服。服5剂后，疼痛较减，余恙较瘥。原方去苍耳子加首乌藤12 g，桃仁9 g，又服5剂后，疼痛较减，酸楚不耐俯仰，久坐头晕，夜寐梦多欠安。记忆减退，腿膝乏力，腑行不畅。再拟活血续骨、平肝宁神。药改石决明、首乌藤各15 g，川续断、北秫米、瓜蒌各12 g，当归、香附、牛膝、延胡索、白蒺藜、苍耳子、骨碎补、枸杞子、菊花各9 g，青皮、陈皮、远志各6 g。继服25剂，上述症状基本消失。（《孙达武骨伤科学术经验集》，人民军医出版社，2014）

2. 妙法解析：患者从高处跌下，骶骨末节骨折，尾骨移位。初诊方拟活血续骨、健腰、宁神。用药后疼痛较减，余恙较瘥。患处因筋骨脉络损伤，气血受损，血离经脉，瘀积不散，气滞血瘀。通则不痛，方拟活血续骨、平肝安神之剂，以渐化瘀血，减轻疼痛。后期筋骨虽续，肝肾已虚，方拟补肾壮腰之品。继续治疗3个月余，上述症状消失。

（三）左侧耻骨骨折（许春华医案）

1. 病历摘要：张某，男，16岁。因劳动时泥土倒塌，将身体埋于土中，被救出后，即感左侧中腹部及会阴部疼痛，左下肢不能站立。在某医院X线片示左侧耻骨骨折，坐骨骨折端向内下方移位，闭孔被遮盖。体格检查：患者疼痛剧烈，小腹部及会阴部近肛门处可触及骨折的断端。局部及阴囊大片青黑紫斑，不能翻身活动，左下肢较健侧长约1.5 cm。入院后，患者仰卧位，屈曲患肢，髋关节呈130°（前屈50°），助手以两手握其膝部固定患肢，并使大腿外展外旋，术者面向患者会阴部，右手托患者左大腿根部，向外上方托，左手压向会阴部正中，掌向左侧紧贴骨折处，于压入同时用力将骨折端向左外方推压，使骨折复位。术后X线片示骨折已复位。复位后，仍置患侧下肢于屈曲外展外旋位，于大腿环套一宽约12 cm布带，向外上方持续牵引，重量为2.5 kg，每隔2～3小时局部涂活血液（药用乳香、没药、当归、红花，上药各60 g研末浸于2 kg乙醇中，于24小时后取滤过液复加窜透力较强的樟脑精90 g、薄荷精6 g），每日4～6次。术后第2日疼痛大减，青黑紫斑明显减退，阴囊变软，肿胀减轻。于5月15日（术后7日）青紫斑完全消退，疼痛已不显。术后17日局部疼痛消失，牵引解除，左下肢伸屈自如，并能坐起。术后27日下地行走，患者无不适感，恢复如常。（《江苏中医》，1966年第2期）

2. 妙法解析：治疗骨盆骨折局部敷药多有不便，而改用液体药物活血液，可使疗程缩短，使用也方便，对消散瘀血止痛消肿有良好效果。

（四）骨盆骨折并腹膜后血肿（孙广生医案）

1. 病历摘要：何某，女，36岁。患者于3小时前在马路上行走，被汽车撞伤髋部。伤后疼痛，不能站立，未行特殊处理，急送就诊。查见表情痛苦，面色苍白，出汗。骨盆挤压试验阳性，触诊有骨擦感。舌淡、苔白，脉细弱。X线片示：骨盆骨折，腹膜后血肿。诊断：骨盆骨折并腹膜后血肿。治疗：急则治标。快速输3 U红细胞；酚磺乙胺3.0 g加入5%葡萄糖氯化钠注射液500 mL中静脉滴注，连续使用3日；庆大霉素16万U加入0.9%氯化钠注射液500 mL中静脉滴注，连续使用3日。整复固定：生命体征平稳后予以整复固定。患者仰卧位，术者先纵向牵引，纠正半侧骨盆向上移位，后用多头带加压包扎，然后行股骨髁上及骨盆帆布兜悬吊牵引6

周。卧床治疗，练习下肢肌肉收缩及膝、踝、趾关节活动。骨折早期气滞血瘀，中药以化瘀止血为主，用少腹逐瘀汤加减：桃仁、延胡索、当归、赤芍、蒲黄、五灵脂各 10 g，白茅根 30 g，小茴香、干姜、川芎、肉桂、甘草各 5 g。每日 1 剂，水煎，分早、晚服。患者服药 20 剂，疼痛基本消失，饮食、二便正常。舌淡红、苔白，脉弦。X 线片示：骨折对位，少量骨痂，血肿吸收。中药以接骨为主，口服接骨胶囊，每次 3 粒，每日 3 次。汤剂用活血续骨汤加减：伸筋草 15 g，红花 5 g，续断、川芎、当归、补骨脂、白芍各 10 g，杜仲、骨碎补、木瓜各 10 g。每日 1 剂，水煎，分早、晚服，服 14 剂后，疼痛消失，饮食、二便正常。舌淡红、苔白，脉弦。X 线片示：骨折对位，大量骨痂。予以解除牵引，扶双拐下床活动。中药以益气血、补肝肾、壮筋骨为主，内服壮骨胶囊，每次 3 粒，每日 3 次；带药出院。6 个月后随访复查，骨折解剖对位，骨折愈合。（《孙广生医案精华》，人民卫生出版社，2014）

2. 妙法解析：骨盆骨折并发症多，如有内脏损伤及并发腹膜后广泛出血引起休克，此类严重损伤死亡率高，对于此类严重损伤患者，首要应止血，输血补液抗休克。经抢救血压逐渐上升，并较稳定，可免于手术，维持输血补液，继续观察治疗。

（五）骨盆骨折，阴道破裂，出血性休克（马仁伦医案）

1. 病历摘要：患者，女，25 岁。被汽车轧伤，经当地卫生院检查，诊为骨盆骨折、阴道破裂并出血性休克（血压 50/0 mmHg）。给予输血、输液、阴道纱布填塞、留置导尿管等治疗措施，血压平稳后送至我院。检查：脉弱，面色苍白，心肺正常，腹肌轻度紧张，下腹部压痛、反跳痛阳性，肠鸣音弱；腰背部肿胀，有波动感，于 T10 至骶尾部及左臀部皮肤广泛挫伤、瘀血；骨盆挤压、分离试验阳性，右髂后上棘处可触及活动性骨块。X 线片示：双侧耻骨上、下支及双侧坐骨支骨折移位。左骶髂关节脱位，右骶孔直线骨折，骶骨侧块连同骶髂关节及髂骨上移；L5 双侧横突骨折。入院后继续输血、补液、抗感染治疗，于腰背部抽出积血 350 mL，加压包扎。伤后 48 小时取出阴道填塞纱布，妇科检查未见阴道破裂，宫腔无穿孔，诊为子宫内膜挫伤出血。治疗 1 周后出血停止，行双侧股骨髁上牵引。2 周后复查，X 线片示：左骶髂关节脱位已复位，右骶骨侧块仅部分下移。左臀部及骶尾部有 20 cm×25 cm 皮肤坏死，需植皮消灭创面。伤后 4 周去骨牵引，植皮。创面愈合后 X 线片示左骶髂关节及右骶孔直线骨折块均上移，并有骨痂生长，无法再牵引复位。伤后 3 个月扶拐下地，半年后做一般家务劳动。1 年后复查除腰部前屈活动轻度受限外，无其他功能障碍。（《特殊型骨与关节损伤医案》，中国医药科技出版社，1993）

2. 妙法解析：骨盆是盆腔脏器的外围，其严重骨折移位可造成内膜及盆腔脏器的损伤而导致大出血。因此骨盆骨折患者出现血肿时要引起重视。一面采取积极止血措施，一面密切观察血肿大小变化。只有确认无继续出血时，为了使血肿尽快吸收，才能抽出积血。本例因左臀部及骶尾部大面积皮肤坏死而影响牵引治疗，类似病例可采用骨盆复位固定架，以早复位、早固定，给创伤修复创造有利条件。

（六）右坐骨、耻骨、髋臼骨折（陈传弟医案）

1. 病历摘要：患者，男，55 岁。因拖拉机和树相撞，挤伤右髋部 13 小时入院。当时无昏迷，右下腹轻微疼痛，小便能自解。右髂股部肿胀，青紫，皮下瘀血约 10 cm×15 cm，局部压疼，骨盆挤压分离征阳性，双下肢感觉、温度正常，足背动脉搏动良好，右髋关节呈屈曲 30°畸形，能被动伸直。X 线片示右坐骨、耻骨、髋臼骨折。住院后给止血药、抗生素等常规治疗，右髋部肿胀明显消退。伤后次日起患者体温一直波动在 38 ℃上下，考虑为吸收热所致，未做特殊处理。伤后 6 日右髋关节仍呈 30°屈曲畸形，考虑为疼痛肌肉痉挛所致，故行患肢牵引，牵引重量 1 kg。伤后 13 日仍低热，瘀血区渐渐缩小，但自述右下肢疼痛。检查见患侧小腿皮肤温度明显较对侧低，足背动脉搏动较健侧弱，故加用血管舒缓素、654-2、地巴唑、阿司匹林等。伤后14日患肢膝关节处皮肤灰暗，腘动脉、足背动脉搏动均不能扪及。股动脉搏动变弱。伤后17日右趾已干瘪，膝关节以下坏死界限明显，故在硬膜外阻滞下行截肢术，术中发现大腿中、下直至上段皮下无出血，肌肉等软组织呈灰白色，遂行右髋关节离断术，见股动脉沿途分支有广泛血栓形成，术前股动脉搏动的假象是髂外动脉搏动传导所致。（《特殊型骨与关节损伤医案》，中国医药科技出版社，1993）

2. 妙法解析：本例肢体坏死的原因可能有以下几个方面。①股部血管内膜的损伤，广泛血栓形成。②股上部挤压伤，造成该部位的骨筋膜室高压。③患者已55岁，卧床牵引，血流速度变慢；加上止血药应用等均是促成血栓的因素。因此，对于肢体严重挫伤时，不仅要及时判断有无大血管横断裂伤，对血管内膜的损伤也要有充分估计。另外，要密切注意肢端血运的变化，合并有持续低热和伤肢疼痛无法用外伤骨折或其他原因解释时，更应仔细观察，及时处理。

（七）骨盆多处骨折并失血性休克（康发医案）

1. 病历摘要：患者，女，34岁。因拖拉机轧伤下腹部2小时于1986年4月12日入院。检查患者面色苍白。BP 40/20 mmHg，P 120次/min；左下腹及腹股沟处肿胀，皮下瘀血，耻骨联合左侧凹陷，左闭孔处可触及骨折；腹部膨隆，有压痛及反跳痛，肠鸣音弱。立即纠正休克，快速输706代血浆500 mL，全血600 mL。病情平稳后摄骨盆正位X线片示，左侧耻骨、坐骨多处骨折，耻骨联合分离错位，右侧耻骨、坐骨单处骨折无错位。诊断：骨盆多处骨折并失血性休克，膀胱破裂腹膜炎，左腹股沟皮下血肿。伤后6小时，BP 120/80 mmHg，P 80次/min，但排尿仅100 mL，腹胀加重，左腹股沟会阴部肿胀明显。疑膀胱破裂尿外漏，尿液性腹膜炎。即行导尿，排出肉眼血尿1500 mL。泌尿科会诊为膀胱挫伤尿外渗，麻痹性肠梗阻。行留置尿管，胃肠减压治疗，左腹股沟会阴部肿胀消退。1周后拔除尿管能自行排尿，但体温仍在38 ℃～39 ℃，尿蛋白（＋＋），红细胞（＋＋＋），并发现左股根部内侧有14 cm×10 cm囊性包块，每次排尿时挤压包块才能顺利排出，穿刺包块为尿液，诊断为左股部膀胱尿瘘漏。治疗取下腹正中切口，发现在膀胱左壁腹膜外有8 cm破裂口，破裂的膀胱壁被错位的耻骨拉向闭孔处，在内收肌间隙形成一个10 cm×10 cm尿囊，膀胱壁与周围组织粘连，在膀胱顶部有1 cm裂口已被网膜堵塞。把破裂膀胱壁复回原位。网膜经处理送回腹腔后做膀胱修补。错位耻骨做整复，耻骨联合用克氏针做成骑跨钉加钢丝交叉固定。术后1周拔除尿管，排尿正常，尿常规正常。X线片示耻骨骨折对位良好。（《特殊型骨与关节损伤医案》，中国医药科技出版社，1993）

2. 妙法解析：按本例引起膀胱撕裂是因为耻骨膀胱韧带一端在耻骨，一端和膀胱尿道近端融合，耻骨骨折撕裂膀胱拉向错位处所致。临床上对于导尿管能顺利插入排出肉眼血尿者，要考虑到膀胱破裂，并及时探查修补。

（八）双侧耻骨上骨折（黄景忠医案）

1. 病历摘要：患者，男，35岁，农民。因驾驶拖拉机运土翻车致伤1小时来院求治。入院时一般情况可，骨盆挤压分离试验阳性，X线片示双侧耻骨上骨折，腹部无重要异常发现。经门诊观察，对症治疗2日，因腹胀逐渐加重收入院。检查腹部胀满明显，有压痛但无反跳痛，肠蠕动音较弱。认为系骨盆骨折和腹膜后血肿刺激内脏神经致肠麻痹所致。治疗：给予补液、抗生素、骨盆牵引等治疗。次日上午8时腹胀难忍，在决定予以胃肠减压尚未实行之前，患者突然剧烈腹痛，面色苍白出冷汗，全腹部压痛反跳痛明显。急行剖腹探查，发现回肠下段有一处穿孔，其周围肠管充血水肿及部分肠壁浆肌层挫伤。予以修补缝合，手术顺利。术后诊断为骨盆骨折、回肠挫伤后迟发性穿孔。（《特殊型骨与关节损伤医案》，中国医药科技出版社，1993）

2. 妙法解析：骨盆骨折患者常有腹胀，一般认为是腹膜后血肿刺激性肠麻痹所致。本例提示遇到骨盆骨折患者的腹胀对症治疗未见好转反而加重时，应该考虑到有肠管浆肌层挫裂伤的可能。要及时地予以胃肠减压等治疗，以预防肠穿孔的发生。

三、文献选录

（一）骨盆骨折的诊断依据

1. 患者有严重外伤史，尤其是骨盆受挤压的外伤史。疼痛广泛，活动下肢或坐位时加重。局部肿胀，在会阴部、耻骨联合处可见皮下瘀斑，压痛明显。从两侧髂嵴部位向内挤压或向外分离骨盆环，骨折处均因受到牵扯或挤压而产生疼痛（骨盆挤压分离试验）。患侧肢体缩短，从脐至内踝长度患侧缩短。但从髂前上棘至内踝长度患侧常不缩短（股骨头中心脱位的例外）。在骶髂关节有脱位时，患侧髂后上棘较健侧明显凸起，与棘突间距离也较健侧缩短。表示髂后上棘向后、向上、向中线移位。

2. 骨盆骨折多由强大的外力所致，主要为压砸、挤压或高处坠落等损伤所致，多为闭合性损伤，亦可因为肌肉强烈的收缩发生撕脱骨折。火器伤所致者为开放性，常合并腹腔脏器的损伤。骨盆骨折的严重性，取决于骨盆环的破坏程度及是否伴有盆腔内脏、血管、神经的损伤。

（二）骨盆骨折的古代文献选录

古代文献认为，必须严格遵循"急则治标，缓则治本"的原则，严格把握病变的本质及其发展规律，依靠具体的治疗方法，针对性用药，才能达到预期的治疗目的。正如《医宗金鉴·正骨心法要旨·内治杂症法》所述："今之正骨科，即古跌打损伤之证也，专从血论。需先辨或有瘀血停积，或为亡血过多，然后施于内治之法，庶不有误也。夫皮不破内损者，多有瘀血破肉伤稠，每致亡血过多。二者治法不同，有瘀血者宜攻利之；亡血者宜补而行之。但出血不多，亦无瘀血者，以外治之法治之，更察其所伤上下轻重深浅之异，经络气血多少之殊，必先逐去瘀血，和荣止痛，然后调养气血，自无不效。"

（三）临床辨治规律

1. 基本治法：

（1）攻下逐瘀法：适用于骨盆损伤早期少腹蓄瘀症或伴有腑实者。方以桃仁承气汤，可加赤芍、当归尾、红花、苏木以活血祛瘀止痛，或可辅于行气止痛之品，如香附、乌药、木香、青皮等。

（2）行气消瘀法：适用于骨盆损伤早期气机郁滞、或气滞血瘀、气血并结的病证。可选用血府逐瘀汤、顺气活血汤等，以行气为主，配伍活血化瘀的药物，以达到行气消瘀之功。

（3）益气固脱法：适用于骨盆损伤早期大量出血致气虚血脱之证。可选用独参汤、当归补血汤、四逆汤、参附汤等。损伤失血严重者，应当结合输液、输血等疗法。

（4）和营止痛法：适用于损伤中期，虽用祛瘀法治疗，但疼痛仍未消尽者。方用和营止痛汤加减。

（5）接骨续筋法：适用于骨盆骨折中期骨位已正，筋也理顺、瘀肿消散者。可选用续骨活血汤，年老者可加用补肝益肾之品。

（6）补气养血法：适用于骨盆损伤后期因失血及久卧致筋骨萎弱、气血亏虚者。可按气血损伤的情况选用四君子汤、四物汤、八珍汤等。

（7）补肝益肾法：适用于骨折后期，肝肾已虚，肢体功能尚未恢复，或年老体弱，骨折迟缓愈合，骨质疏松者。代表方有壮筋养血汤、六味地黄丸、金匮肾气丸等。

2. 巧治骨盆骨折并发症：骨盆骨折是骨科严重多发性创伤中的一个常见疾病，多由强大暴力造成，常并发休克、多发伤、多发性骨折、腹膜后血肿、泌尿系统伤和腹腔脏器损伤等严重的并发症，而且其后果常较骨折本身更为严重，应高度重视。

（1）骨盆骨折并发失血性休克：是最严重的并发症，也是最主要的致死原因。应抢救生命为先，积极处理。可在西药抗休克的同时，予中医益气固脱、回阳救逆治法。常用方剂有独参汤、参附汤、参脉散等。

（2）骨盆骨折并发腹膜后血肿：可用赤芍、当归尾、红花、苏木以活血祛瘀止痛，痛甚者辅以香附、乌药、木香、青皮等行气止痛之品。

（3）骨盆骨折并发尿道损伤：出血者加小蓟、藕节、血余炭、炒蒲黄等；排尿困难者可加附子、泽泻、茯苓、猪苓等，或配合针灸取关元、中极、三阴交、行间，用补法。

（4）骨盆骨折并发肠麻痹：大便不通者加桃仁、芒硝、当归、神曲、大黄等；腹胀痛者加川芎、青皮、苏木、香附、厚朴等。

（5）骨盆骨折并发深静脉栓塞：重在预防，严格把握治血药（包括止血和活血药物）的运用。一旦发生，可用西药积极抗凝，配合中药活血剂的运用，必要时手术治疗。

（四）临床报道选录

1. 益气活血汤治疗骨盆骨折后肠麻痹35例：党参、茯苓、神曲、芒硝各30 g，桃仁、陈皮各15 g，川芎、厚朴各6 g，当归9 g。每日1剂，水煎频服。对照组持续胃肠减压（或用番泻叶10 g，代茶饮；或液状石蜡50～100 mL，口服）。两组均西医支持疗法，3日为1个疗程。用1个疗程，结果：两组分别显效（症状、体征消失）23例、8例，有效10例、17例，无效2例、10例，总有效率94.29%、71.43%（$P<0.05$）。《中医正骨》，2004年第2期）

2. 重量牵引复位治疗不稳定性骨盆骨折27例：生命体征平稳后，行伤侧下肢股骨髁上牵引。患者平卧，伤侧下肢外展30°，中位，重量7～15 kg，开始用大重量；定期复查X线片，调整方向及重量；复位满意后，减至维持重量维持4～6周，至骨折临床愈合。随访6～60个月，结果：均临床愈合；下肢等长，功能基本恢复。《中国中医骨伤科杂志》，2003年第5期）

3. 双向牵引复位治疗不稳定性骨盆骨折60例：先处理危及生命的并发伤，生命指征平稳后，用本法。患者平卧，伤侧下肢外展30°，中立位。B型（旋转不稳定）以骨盆悬吊牵引为主，伤侧下肢骨牵引为辅；翻书样损伤行骨盆悬吊牵引后，再行下肢骨牵引；对侧方挤压损伤，骨折呈闭卷状，行大重量伤侧下肢骨牵引后，再行骨盆兜悬吊牵引。C型（垂直伴旋转不稳定）以骨盆兜吊和伤侧下肢牵引并重。骨盆悬吊牵引重量以臀部抬高床面为度；伤侧下肢骨牵引包括股骨髁上（或胫骨上端）牵引，牵引重量6～16 kg。定期调整牵引重量。牵引时间6～8周，持续牵引下行早期间歇性下肢屈伸活动，10周开始床上无痛性端坐，14天下地负重活动。随访6～60个月，结果：骨折均愈合；功能复常55例，轻度跛行2例，腰骶部不适感3例。《中医正骨》，2000年第9期）

4. 欧伦配合中药治疗骨盆骨折138例：按骨折三期辨证施治。早期予活血祛瘀、消肿止痛。方用桃红四物汤或复元活血汤加减，运用时可酌加郁金、乳香、没药、土鳖虫等行气活血之品，使气行血行；尚可加入三七末3 g冲服以增强疗效。中、后期则用八珍汤、六味地黄汤、健步虎潜丸等加减以调养气血、补益肝肾、强壮筋骨。同时外敷自制五方散（由当归尾、桃仁、红花、乳香、没药、大黄、土鳖虫、自然铜、马钱子、川续断、骨碎补等中药制成）。每日换药1次，共敷30日，可收到消肿止痛，续筋接骨之效果。《广西中医药》，1996年第8期）

5. 李素君运用朴硝外敷治疗胸腰椎及骨盆骨折后腹胀31例：朴硝苦咸性寒，具有软坚润燥、荡积滞的功能，用其外敷脐部，借松节油芳香挥发透达肌肤之力，使朴硝的功效经神阙穴直达肠道，从而实现通腑化瘀作用。湿热敷穿透力强，腹部湿热敷可刺激肠蠕动，也可刺激小肠平滑肌收缩，解除肠胀气引起的疼痛，此外，通过长时间热敷使本法均匀、持续发挥疗效。结果显效 19 例，占 61.30%；有效 10 例，占 33.20%；无效 2 例，占 6.50%。(《中医正骨》，2003 年第 5 期)

6. 潘哲强运用手法复位配合骨病宁膏治疗显著移位骨盆骨折 36 例：骨病宁膏是由山豆根、苦参、木槿皮、木芙蓉、栀子、大黄、金雀根、续断、桑寄生、皂角刺、当归、川芎、丹参、乳香、没药、血竭、珍珠等 20 多味中药组成的外用药膏，具有扶正祛邪以抗感染，活血化瘀改善微循环，止痛止血消肿，促进骨折愈合之功效，使用该膏后 4～6 小时即显止痛效果，局部肿胀迅速消退，5 日后肿胀疼痛全消，骨折愈合平均提前 15 日。(《陕西中医》，1999 年第 3 期)

7. 社宽平运用外固定结合中药治疗骨盆骨折 25 例：基础方为当归、高丽参、鹿茸、桃仁各 10 g，川续断、补骨脂、土鳖虫、海马、甜瓜子、枸杞子、自然铜、血竭各 20 g，三七粉 6 g，乳香、没药各 25 g，牛膝 30 g，地龙、红花、路路通各 15 g 等。水煎，每日 1 剂，早、晚 2 次温服，连服 2 周。诸药合用，共奏补肝肾、强筋骨、益气活血、祛瘀生新之功效。使瘀去新生，结合外固定架治疗可促使骨折的愈合，促进机体康复，减少并发症的发生。(《现代中医药》，2009 年第 5 期)

8. 李景晟运用温阳化气法治疗骨盆骨折并发排尿困难 56 例：附子、桂枝、泽泻、茯苓、猪苓各 10～15 g，甘草 5～10 g。上药入汤煎约 30 分钟，取 200～250 mL，一次服下，隔 3～5 小时更服 1 剂。且入院后便予汤药，不必等出现症状后再服，即体现了中医所倡导的"未病先防，不治已病治未病"之意。配合针灸取关元、中极、三阴交、行间，用补法，在服药后患者有尿意时刺之。服 3 剂，针刺 3 次者 24 例；服 2 剂针刺 2 次者 20 例；服 1 剂，针刺 1 次者 12 例。治疗后均可消除排尿困难，其中作用最快者 15 分钟。(《中医药学报》，2000 年第 3 期)

9. 岳公泽运用益气活血通下法治疗骨盆骨折后肠麻痹 35 例：对照组采用持续胃肠减压或应用缓泻剂。治疗组应用自拟方 (药用党参、茯苓、神曲、桃仁、芒硝各 30 g，当归 9 g，陈皮 15 g，川芎、厚朴各 6 g，水煎 2 次，取汁 500 mL，频服，3 日为 1 个疗程)。同时给予输液等支持治疗。1 个疗程后，两组疗效经 Ridit 分析，说明治疗组治疗骨盆骨折后肠麻痹显著优于对照组 ($P < 0.05$)；在肠蠕动恢复时间上两组差别有特别显著意义 ($P < 0.01$)；在胃肠功能恢复时间上两组差别有显著意义 ($P < 0.05$)。说明益气活血通下法能缩短肠蠕动恢复时间，促进胃肠功能恢复。(《中医正骨》，2004 年第 2 期)

10. 李玉生运用中医治疗腰椎、骨盆骨折继发腹膜后血肿 63 例 (其中骨盆骨折继发腹膜后血肿 23 例)：采用自拟的逐瘀承气汤治疗，药用丹参、红花、三七各 12 g (研末冲)，桃仁、延胡索、大黄各 15 g，枳实、厚朴各 10 g。治疗结果：根据服药后排气排便的时间、腹部胀痛的程度及精神状态的改变评定疗效。本组病例服药后 48 小时内排气排便，腹部胀痛消失或明显减轻，精神状态随之明显好转，评为显效者 27 例，占 42.9%；排气排便在 48 小时以后或排气未排便，腹部胀痛减轻，精神状态有改善，评为有效者共 36 例，占 57.1%。本组无无效病例。服药剂数最少 3 剂，最多 14 剂，平均服药 6 剂。服药后排气排便时间 4～9 小时，平均 5.2 小时。(《中国社区医师》，2004 年第 6 期)

11. 王延君运用中医中药治疗骨盆创伤 106 例：针对不同程度的休克患者，给予中药辅助治疗：

(1) 神志不清，失神口噤，昏迷僵仆：取苏合香丸，首次服 2 丸 (6 g)，而后每次服 1 丸，每日 1～2 丸，温开水送下。

（2）出血过多，脉浮洪大无力，血虚身热者：黄芪 30 g、当归 20 g、麦冬、五味子各 10 g，水煎服，每日 1 剂。

（3）胁下瘀血积聚，大便不通，不思饮食，腹胀者：柴胡 15 g、五灵脂、蒲黄各 20 g、红花、穿山甲、甘草、玄明粉（后下）各 5 g，炒桃仁、当归、天花粉、大黄（酒浸）、木香、青皮各 10 g。水煎服，每日 1 剂。

（4）小便赤黄，尿道刺痛，口舌生疮，发热者：白茅根 15 g、淡竹叶、黄连、大黄各 5 g，生地黄、木通、甘草梢、血余炭、阿胶各 10 g。水煎服，每日 1 剂。

根据骶髂部有无疼痛，伤肢有无缩短畸形，跛行，骨盆是否扭转变形 4 项评估，分为优、良、可、差 4 级。结果：优 62 例（58.5%），良 29 例（27.4%），可 12 例（11.3%），差 3 例（2.8%）。（《中国矫形外科杂志》，2002 年第 9 期）

（五）经验良方选录

1. 川牛膝 30 g，高丽参、鹿茸、当归、桃仁各 10 g，川续断、土鳖虫、海马、甜瓜子、补骨脂、枸杞子、自然铜、血竭各 20 g，三七粉 6 g，地龙、红花、路路通各 15 g。主治骨盆骨折中后期肝肾气血不足。

2. 全当归 6 g，瓜蒌 12 g，小胡麻、小青皮各 5 g，小茴香 3 g，制香附、五灵脂、桑椹、大丹参、炙鸡内金、女贞子、保和丸（包）各 9 g。水煎服，每日 1 剂。主治骨盆骨折后期气机失调，肝脾不和。

3. 续断 12 g，赤芍、当归尾、乌药各 9 g，乳香、川芎、苏木、陈皮、桃仁、没药、木通、甘草各 6 g。水煎服，每日 1 剂。主治骨盆骨折中期营卫不和，瘀血未尽。

4. 川芎 6 g，炙甘草 5 g，白术、茯苓、熟地黄、白芍各 12 g，党参、当归、黄芪各 10 g，肉桂（冲服）0.6 g。水煎服，每日 1 剂。主治骨盆骨折后期气血衰弱。

5. 丁香 1 份，木香 1 份，血竭 1 份，儿茶 1 份，熟大黄 1 份，红花 1 份，牡丹皮 0.5 份，甘草 0.33 份。共研细末，炼蜜为丸。每服 10 g，黄酒送服。主治骨盆骨折瘀血凝聚。

6. 小茴香 7 粒，当归 9 g，干姜、没药、川芎各 3 g，肉桂 1 g，蒲黄 10 g，延胡索、赤芍、五灵脂各 6 g。水煎服，每日 1 剂。主治骨盆骨折气滞血瘀，少腹肿痛。

7. 丹参 20 g，红花、三七（研末冲）各 12 g，桃仁、延胡索、大黄各 15 g，枳实、厚朴各 10 g。水煎服，每日 1 剂。主治骨盆骨折早期少腹蓄瘀或伴有腑实。

第四章　特殊骨折与并发症及愈合不良

第一节　多发性骨折

一、病证概述

四肢骨骨干骨折包括肱骨骨干骨折、尺桡骨干双骨折、Colles骨折、股骨干骨折、胫腓骨干骨折等。其中肱骨干骨折系指肱骨外科颈以下1~2 cm至肱骨髁上2 cm多发于骨干的中部，其次为下部，上部最少。中下1/3骨折易合并桡神经损伤，下1/3骨折易发生骨不连。尺桡骨干双骨折，青少年占多数。因致伤暴力不同，使两骨骨折线平面和畸形程度有所差异。表现特点：以旋转活动障碍明显，有畸形、骨擦音及反常活动；可合并前臂骨筋膜室综合征。Colles骨折是指发生在桡骨下端3 cm以内的伸直型骨折，见于中老年有骨质疏松者。由于跌倒时前臂旋前，腕关节背伸，手掌着地，暴力向上传导引起。表现特点：典型的Colles骨折，骨折远端向背侧、桡侧移位，侧面观呈"餐叉"样畸形，正面观呈"枪刺刀"畸形。股骨干骨折多见于青壮年。多由强大的直接或间接暴力引起。上1/3骨折，近折端屈曲、外旋、外展，远折端向上、向后、向内移位；中1/3骨折，骨折端移位视暴力方向而异；下1/3骨折，远折端向后移位，近折端内收向前移位，可合并腘动脉或坐骨神经损伤。出血量可达500~1000 mL，容易发生休克。胫腓骨干骨折以青壮年和儿童居多。多由直接暴力引起，以胫骨前内侧紧贴皮肤，易形成开放性骨折。表现特点：有反常活动和畸形。并发症：胫骨上1/3骨折，下骨折端向上移位，可压迫腘动脉，可造成小腿缺血或坏疽；中1/3骨折，可致骨筋膜室综合征；下1/3骨折，血运差，可发生骨折延迟愈合，甚至不愈合。腓骨颈骨折，可合并腓总神经损伤。

二、妙法解析

（一）多发性骨折损伤（魏春生医案）

1. 病历摘要：张某，男，37岁。开车时与他车相撞，当时昏迷。在某市医院行脾破裂切除术后9日转入我院。检查神清，胸廓挤压试验阳性，双大腿肿胀畸形，有骨软。右膝内外侧各有一3 cm×5 cm，3 cm×3 cm陈旧皮肤擦伤，已痂下感染，左踝前、后各有一4 cm×5 cm、3 cm×2 cm皮肤缺损区，胫前肌腱与跟腱外露，伤口内有大量黄绿色浓液，恶臭。无血管、神经症状。X线片示：左第7肋骨骨折；右股骨中上方与中下方处均骨折，近折段屈曲、外展、外旋，中折段游离外移，远折段向上内后方移位；右胫腓骨中上段粉碎性骨折，位线尚好；左股骨中下段横形骨折，折端重叠约5 cm；左胫腓骨上段无移位骨折。创面脓性分泌物培养为铜绿假单胞菌。诊断：多发性骨折损伤。首先输全血、补液，抗生素（氨苄西林8 g，庆大霉素32万U）静脉滴注，纠正电解质紊乱和酸中毒。中药解毒饮、活血灵每日各1剂，水煎服，换药。3日后患者全身情况明显改善，在透视、局部麻醉下行左小腿单边固定器、右小腿双边固定器闭合穿针外固定术。双股骨行髁上骨牵引，右侧置于板式架上，左侧水平位牵引。数日后局部切口感染，时有发热，推迟手术。1个月后各伤口仍有较多脓液，但全身情况好，右股骨做切开复位髓内针固定术，切口一期愈合。原拟定左股骨加压钢板内固定，因牵引后复位良好，已有骨痂形成，改为夹板外固定。3个月后拍片，各骨折愈合良好，祛除外固定器及骨牵引，床上锻炼活动，各关节功能已部分恢复。（《特殊型骨与关节损伤医案》，中国医药科技出版社，1993）

2. 妙法解析：多发性骨折治疗的关键在于尽早恢复骨的连续性和支撑作用，给患者的护理、预防各种并发症和早日康复创造有利条件。小腿单、双边固定器固定效果较好，有利于关节早期活动，且又避免用夹板固定压迫皮肤之弊，对小腿皮肤有损伤之胫腓骨骨折尤为之宜。右股骨多段骨折，移位大，用牵引治疗恐难复位，故采用切开复位髓内针固定，左股骨拟定加压钢板固定，旨在恢复骨的杠杆作用，便于提前功能活动。

（二）两侧多发肋骨骨折，气血胸（肖运生医案）

1. 病历摘要：李某，男28岁。被他人击伤胸腹部，当时昏迷不醒，气息奄奄。由于伤者出事的地点偏僻、行人少，当时未被人发现。只好就地卧躺，至第二日清晨，伤者逐渐苏醒，往外爬行，在当地村民出来劳动时，听见有人呻吟，就往发出声音的地方走，才找到被击者。当时伤者神志已清醒。请求当地村民帮助送他去医院治疗。经当地医院治疗后立即转送某县人民医院住院治疗。诊断为两侧多发肋骨骨折、明显气血胸。腹部膨胀而满腹壁僵硬。对症治疗后胸部气血胸消失，腹部膨胀而满腹壁坚硬医治无效。住院3个月之久，建议转当地继续医治3个月，服药、输液等方法无效。特来我院住院治疗，查为陈旧性肋骨骨折畸形愈合。腹部膨胀如瓜，腹壁坚硬疼痛，两肋肋胀痛、面黄肌瘦、四肢软弱。口不渴，小便短，大便紧，饮食尚可，舌苔淡黄，脉弦紧。以消瘀软坚理气散结。药用沉香、厚朴各6g，党参、乌药、三棱、莪术、枳壳、木香、大黄、延胡索各10g，甘草3g。服5剂后，腹部胀满感消退痛减，腹壁坚硬减轻大半，胀痛减轻，大便黑色已去，小便稍偏黄，舌苔淡黄，脉弦。以疏肝解郁理气清热。药用木香6g，漂白术、柴胡、茯苓、白芍、当归、青皮、牡丹皮、延胡索、栀子各10g，甘草3g。服10剂后，胸部稍胀，两肋肋骨稍胀痛，体重增加，腹隐痛不适，舌苔薄白。以补益气血健脾胃。药用黄芪30g，红参、当归15g，漂白术、茯苓、熟地黄、白芍、大腹皮各10g，甘草3g，川芎、肉桂各6g。胸部两侧陈旧性第4、第5、第6肋骨骨折，上述症状均消失，发育体重恢复正常，健康出院。2个月后患者来院反映，胸腹正常，精神舒畅，无后遗症。（《肖运生骨伤科临床经验集》，河南科学技术出版社，2017）

2. 妙法解析：本病腹膜损伤瘀血蓄积腹腔，郁气凝滞形成瘢痕状况，肝脾二经受损，故能生风，肝风旺盛，肝木侮脾土，脾不能运化，腹胀满，四肢乏力，气郁血凝成癥瘕，故乃重用三棱、莪术、沉香等药，荡涤肠胃，攻散硬块、气瘀之效。癥瘕消退脾胃更为衰弱，继续补益脾胃、调和气血，自然恢复健康。

三、文献选录

从临床骨科角度，将人体分为24部分：头面、胸、骨盆、脊柱各为一个部分，其他如肩括锁骨及肩胛骨在内、肱骨干、肘、尺桡骨、腕手部、髋、股骨干、膝、胫腓骨及踝足部等皆为双侧，每一侧为一个独立的部分。凡两个或两个以上部位发生骨折者，均称多发性骨折。同一部位内多处骨折如多根肋骨骨折、耻骨骨折、坐骨骨折等，或由同一外力机制造成损伤如距小腿关节骨折合并腓骨近端骨折、孟氏骨折、盖氏骨折等，均按单一损伤计算。对脑、肺、腹腔脏器、神经、血管等其他系统损伤，均列为合并伤。

（一）多发性骨折的分类和原因

1. 多发性骨折的分类：按骨折的部位，可将多发性骨折分为 3 类，即躯干骨折加肢体骨折、同一肢体的多发性骨折和不同肢体的多发性骨折。

2. 多发性骨折发生的原因：

（1）交通事故伤：是由于各种车辆撞击或急刹车等原因致伤，见于所有年龄。随着现代交通事业的发展，致伤率明显增加，成为首要病因。其损伤机制复杂，直接暴力作用于局部可造成局部挤压伤，损伤部位以下肢最多，多为股骨干或胫腓骨干骨折；其次由于患者跌倒或撞击于另一物体上，可发生头颅、上肢、胸部及骨盆等多处损伤。其临床特点为该类患者多数伤情严重，休克发生率及死亡率高，最常见的合并伤为胸及颅脑损伤。

（2）压砸损伤：多因劳动中不慎或意外塌方等外力致伤。伤员多为青壮年劳动者。致伤部位多见于下肢，以足踝部、胫腓和股骨干骨折为主；其次为脊柱骨折、肋骨骨折和骨盆骨折。其临床特点为截瘫发生率高，最常见的合并伤为胸部及脊髓损伤。

（3）高处坠落伤：多因高空作业失足坠落或安全措施不当所造成。当由高处坠落时，多数为足踝部先着地，地面的反作用力向上传导，造成典型的足踝—下肢脊柱—颅脑传导性连锁损伤。坠落点越高，坠落时速度越大，所引起的损伤部位也越多，伤势也越严重；若坠落时用双手支撑着地，则导致双上肢骨折和颌面部损伤；若头颅或胸腹部直接着地，则多当场死亡。最常见的损伤部位依次为足踝、脊柱和股骨，最常见的合并伤为颅脑和脊髓伤。

（4）机器损伤：主要致伤原因为肢体被卷入运转机器的滚轴、齿轮和传送带中，多为青年工人或农民，最容易造成多发性骨关节损伤。损伤部位主要为上肢，当手、手套或衣袖被机器绞入后，随即将前臂、上臂绞入，造成典型的同一肢体多发性骨折，其中以尺桡骨和肱骨骨折最常见，偶可伤及胸部。一般软组织损伤非常严重，最常见的合并伤为周围神经和血管损伤，而且都合并有较为严重的皮肤撕脱伤。

（5）生活伤：多发生于老年人，由于行动不慎跌伤致伤。常引起典型的桡骨远端骨折（Colle 骨折）及同侧股骨粗隆间骨折或股骨颈骨折，一般无合并伤。

（二）多发性骨折的治疗方案

1. 加压钢板内固定：适用于股骨上、中下 1/3 横形骨折，短斜形骨折。AO 方法自 20 世纪 60 年代起逐渐普及，可分为加压器钢板和自身加压钢板两种。手术在侧卧位进行，大腿外侧切口，在外侧肌间隔前显露股骨干外侧面，推开骨膜后，钢板置于股骨干外侧。

2. 带锁髓内针内固定：1978 年 Grosse 和 Kempt，用交锁髓内针治疗所有股骨干骨折。交锁髓内针上有斜形或横形孔道，于骨折远端、近端分别用 1～2 枚螺丝钉穿过孔道。应力通过完整骨、螺丝钉、髓内针、螺丝钉、完整骨的途径传导，骨折的压应力，弯曲、扭转应力得以控制，达到控制旋转、重叠等移位。Grosse-kempt 针通过螺钉锁住近端及远端骨皮质，远端通过针分叉将骨松质锁住。

（三）临床报道选录

1. 祛瘀止痛汤治疗四肢骨干骨折 132 例：药用川红花、全当归各 12 g，降香、生香附各 8 g，京赤芍、正川芎、泽兰叶、土鳖虫、制乳香、制没药、青皮、秦艽各 10 g。上肢加桑枝、桂枝各 10 g，下肢加牛膝 15 g。每日 1 剂，水煎。分早、晚服。总有效率达 97%。（《中医杂志》，1985 年第 11 期）

2. 舒筋活血汤治疗四肢骨折 132 例：药用五加皮、木瓜各 9 g，独活、伸筋草、全当归各 12 g，桂枝、川续断、骨碎补、川牛膝、炒延胡索各 10 g。气虚加黄芪 12 g，阴虚加何首乌

12 g。每日 1 剂，水煎，分 2 次服。总有效率达 97％。(《中医杂志》，1985 年第 11 期)

3. 补肾壮筋汤治疗四肢骨干骨折 132 例：药用川牛膝 12 g，当归、川芎、白芍、川续断各 9 g，炒杜仲 8 g，熟地黄、制何首乌、白茯苓、白蔻仁各 10 g。关节活动不利者加羌活、独活各 12 g，桂枝 10 g，细辛 3 g。每日 1 剂，水煎，分 2 次服。总有效率达 97％。(《中医杂志》，1985 年第 11 期)

4. 补骨益精散治疗四肢骨干骨折 82 例：药用炒凤凰衣、地龙、麻黄根炭、煅自然铜、公鸡腿骨、续断各 90 g，血余炭、麻黄各 45 g，乳香、没药、陈皮、砂仁、血竭各 30 g，炒甜瓜子、补骨脂各 60 g，木香 20 g。研细末备用。于内固定术后第 7 日开始，每次 3 g，每日 3 次，冲服。对照组 40 例，用接骨七厘片，每次 5 片，每日 2 次，口服。均对症处理，不用他药。治疗四肢骨干骨折 82 例。结果：两组分别治愈 33 例、11 例，显效 25 例、7 例，有效 22 例、9 例，无效 2 例、13 例，总有效率 97.56％、67.5％ ($P<0.05$)。(《浙江中医杂志》，2004 年第 11 期)

5. 损伤散胶囊治疗四肢骨折 180 例：药用三七粉、制乳香、制没药、土鳖虫、煅自然铜、煅龙骨、续断、补骨脂、骨碎补、无名异等 (甘肃省兰州市城关区中医骨伤科医院研制)。每粒 0.5 g，每次 1.5 g，每日 2 次。口服。对照组 180 例，用伤科跌打片，每次 4 片，每日 2 次，口服。两组均骨折复位固定。结果：两组分别临床愈合 169 例、136 例。(《中医正骨》，2006 年第 6 期)

6. 接骨散治疗四肢长管状骨骨折 201 例：药用象皮 30 g (现代用鸡子壳代替)，乳香、没药、龙骨、续断各 10 g，自然铜 15 g，三七 5 g，冰片 3 g。共为细粉备用。均骨折复位 (或手术内固定拆线) 后。每次取适量，加蜂蜜，调敷患处，棉花绷带包扎；3～5 日换药 1 次。对照组 200 例，不用药。治疗四肢长管状骨骨折 201 例，结果：两组分别治愈 160 例、80 例，好转 39 例、81 例，未愈 2 例、39 例。(《中华中医药杂志》，2008 年第 9 期)

7. 中西医结合治疗四肢骨干骨折 96 例：用接骨软垫复位，常规外固定，加服中药。骨折复位、内固定拆线 3 日后，用本品 (用肉桂、乳香、没药、自然铜各 15 g，血竭 12 g。研末，过 60 目筛。用骨碎补、续断、紫荆皮、五加皮、当归、川芎、防风、羌活、独活各 30 g，生天南星、木鳖子、红花、土鳖虫、川乌、草乌、生大黄各 20 g。水煎取液，加上述药末，羟甲基纤维酸钠 30 g，甘油 100 mL，羟苯乙酯适量；调糊，敷布上，厚 1.5 mm，上覆茶叶滤纸，制成 20 cm× 10 cm 药垫) 1 片，垫患处，常规外固定。7～10 日换药 1 次。结果：临床愈合 94 例，转手术 2 例。(《中医正骨》，2002 年第 9 期)

第二节　开放性骨折

一、病证概述

开放性骨折是指骨折时合并有覆盖骨折部位的皮肤及皮下软组织损伤破裂，使骨折断端和外界相通。开放性骨折是创伤骨科的常见病、多发病，随着社会的发展，现代化高速工具的使用，所造成的开放性骨折日趋严重，病情越发复杂、治疗更加困难。其分类方法，国内外学者都十分重视，它关系着治疗方法的选择和评估预后。

Anderson 依据软组织损伤的程度，将开放性骨折分为 3 型。其中 I 型，伤口不超过 1 cm，伤缘清洁；Ⅱ型，撕裂伤长度超过 1 cm，但无广泛软组织损伤或皮扶撕脱；Ⅲ型，有广泛软组织损伤，包括皮肤或皮瓣的撕裂伤，多段骨折，创伤性截肢以及任何需要修复血管的损伤。

根据创伤机制分类，按开放伤口形成的原因将开放性骨折分为 3 种：①自内而外的开放骨折；②自外而内的开放性骨折；③潜在性开放性骨折。

作者根据多年临床实践，将新鲜开放性骨折按骨折局部伤情特点进行 3 级分类，以 3 级分类制定了四肢开放性骨折的程序疗法。①级开放性骨折，骨折处伤口＜3 cm，伤口污染轻。②级开放性骨折，骨折处伤口＞3 cm，伤口污染重，或有骨折端外露，或有皮肤撕脱、皮肤缺损。③级开放性骨折，骨折合并有血管、神经损伤。

总之，不论如何分类，都是为了更好地指导临床治疗；因此只有准确地掌握开放性骨折临床上不同特点，才能做出合理的治疗方法选择。

二、妙法解析

（一）骨盆多发性骨折，休克，并皮下气肿（赵文质医案）

1. 病历摘要：陈某，男，23 岁。因被水泥板碰伤髂部及左股部，伤后半小时急诊入院。体检面色苍白，脉搏细弱。血压 80/60 mmHg，心率 100 次/min，呼吸 25 次/min。骨盆及左大腿上 1/3 明显畸形。X 线片示：骨盆多发性骨折，骶髂关节脱位，左股骨上 1/3 闭合骨折。经抗休克处理，导尿不成功，疑有尿道断裂，腹腔穿刺有血，考虑膀胱及内脏破裂。做急症剖腹探查见腹膜外肌层下积血，未见腹腔脏器伤，膀胱无破裂，盆腔腹膜后血肿不大。经膀胱切口，用金属导尿管插入尿道内口，因有阻力，未能与外尿道口橡皮导尿管汇合。再于会阴处切口寻找尿道，发现尿道球部处断裂、破碎，并与直肠相通。探查在肛门上约 3 cm 处直肠左侧至后前壁处呈"V"形撕裂，可触及骨折断端。将外尿道口插入的橡皮导尿管经断裂的尿道插入膀胱并留置，行耻骨上膀胱造瘘术。直肠伤处位置较低，损伤不严重，予以缝合，未行高位结肠造瘘。术后继续抗休克、抗感染治疗，病情稳定。术后 3 日，患者有腹胀，第 4 日，腹胀有消退，给以清流质全量饮食。第 5 日，患者体温 38.8 ℃～39 ℃，血常规检查白细胞 16.2×10⁹/L、中性粒细胞 0.82、淋巴细胞 0.18。肛门处有陈旧血性物及脓液流出，左侧阴囊出现气肿。第 6 日上午整个阴囊内明显气肿，并扩散至左下腹。下午，皮下气肿迅速向上扩散至左胸壁、锁骨上、颈部。胸部 X 线照片发现纵隔内亦有气体阴影。气肿向下扩散至左大腿上部，但患者无败血症症状。继续加强抗感染措施，横结肠造瘘、肛管引流排气、胸骨切迹上切口引流。4 日后皮下气肿逐步消失。（《特殊型骨与关节损伤医案》，中国医药科技出版社，1993）

2. 妙法解析：骨折引起皮下气肿多见于胸外科，其他部位骨折引起皮下气肿则属罕见。骨盆骨折尤其是开放性的并发症多，但皮下广泛气肿则为罕见。本例伤后第 5 日发生皮下气肿，先见于左侧阴囊，渐扩散至整个阴囊、左下腹部、左胸壁、颈部、纵隔内以至左大腿上部。由于直肠伤后感染，肛门括约肌因炎症刺激痉挛，肠道气体不能由肛门排出体外，而由直肠、尿道球部破损处经会阴、直肠周围，沿皮下疏松组织、肌肉间隙侵入阴囊及左下腹部，并逐步向上发展。最后经颈部气管周围疏松组织进入纵隔。本病在急症处理中做耻骨上膀胱造瘘、尿道插管、留置导尿管的同时行结肠造瘘，可望避免发生广泛皮下气肿和感染。

（二）右胫腓骨下 1/3 段开放性骨折（向开兴医案）

1. 病历摘要：胡某，女，8 岁。因被单车撞伤右小腿，破皮流血半小时入院。检查：右小腿前内侧下 1/3 段可见一约 2 cm×2 cm 大小之裂口，胫骨断端近折端暴露于皮肤外，伤口流血，局部畸形，可扪及骨擦感，内踝部有一约 2 cm×4 cm 大小皮肤擦伤痕；舌质稍红，苔薄微黄，脉细弦。即予清创缝合，手法复位，小夹板外固定。X 线片示：右胫腓骨下 1/3 段开放性双骨折，折端对位尚可，无成角畸形。证属筋骨受损，累及肌肤，气血离经，溢于脉外。治宜活血化瘀，接骨续损，凉血解毒，遂投理伤凉血汤加减，药用：当归 8 g，金银花 10 g，红花 2 g，生地黄、栀子、骨碎补各 5 g，桃仁、土鳖虫各 4 g，续断、白芍、蒲公英各 6 g，甘草 3 g，水煎服，每日 1 剂，连服 8 剂。随症加减：初期，用当归尾、赤芍，酌加桃仁、红花、三棱、莪术；中后期，酌加党参、黄芪、薏苡仁、木瓜、枸杞子；伤在头部，去生地黄、延胡索，加防风、白芷、佛手；伤在上肢，去牡丹皮，加桑枝；伤在胸胁部，去黄芩，酌加苏木、枳壳、香附子、川楝子、乌药；伤在腹部，去黄芩，加小茴香、乌药；伤在脊柱，去牡丹皮、延胡索，加狗脊、杜仲、威灵仙；伤在下肢，去黄芩，加牛膝、独活、薏苡仁；骨折早期加红花、骨碎补；中期加土鳖虫、自然铜，后期去牡丹皮、延胡索、黄芩、知母；肿胀较甚，加刘寄奴、防己；疼痛剧烈，重用白芍，或加乳香、没药、郁金；继发感染，加土茯苓、蒲公英、黄连；伤处热痛，重用金银花、知母、白芍或加黄柏；伤处冷痛，去知母、黄芩、栀子、牡丹皮，加乌附片、桂枝；关节僵硬、肌肉萎缩，加大伸筋、松节、橘络、炙龟甲，辅以按摩；脑震荡，去黄芩、知母，加柿蒂、佛手、川芎。孕妇慎用，小儿剂量酌减。药后右下肢疼痛消失，伤口已基本愈合，右足背稍肿胀，拟原方去蒲公英加玉竹 10 g，服 3 剂后于 10 月 15 日复查 X 线片示：折端少许骨痂形成。继以理伤凉血汤加减调理，于 12 月 25 日痊愈出院。(《湖南中医杂志》，1990 年第 1 期)

2. **妙法解析**：本方清热泻火解毒药与活血化瘀凉血药同用，具有消肿止痛快、骨痂形成快、临床愈合快及变证少的作用。

（三）陈旧性四肢骨折（肖运生医案）

1. **病历摘要**：

[例1] 彭某，女，22 岁。因车祸发生左股骨开放形斜形骨折，次日送来我院。伤口感染，骨折远端明显向后向内错位，重叠 3 cm。先后 3 次闭合性手法整复都不能正确对位。1976 年 1 月 25 日在腰麻下进行左股骨手术复位，发现有一肌腱夹入两骨折断端之间，软组织中有大量脓血。经排脓去瘀，剥离肌腱，仍做胫骨结节骨牵引，未做内固定。1 个月后骨折断端有大量骨痂形成，对位对线良好，松除牵引，开始下床活动，3 个月能弃棍行走，痊愈出院。

[例2] 张某，女，14 岁。汽车撞倒发生骨折，经当地医院复位，夹板固定。2 周后来院检查：左股骨中段横断骨折，远端明显向后向外，重叠 3 cm，成角 20°，骨折断端畸形愈合，体外触及有大量骨痂形成。次日在蛛网膜下腔阻滞下行手法折骨，对抗牵引复位，矫正成角畸形，用小夹板固定，透视证实骨折断端对位对线良好。17 日后，能扶棍下床活动，28 日拆除夹板，1 个半月达到临床愈合，3 个月痊愈出院。

[例3] 吴某，男，39 岁。被矿石击伤骨折，经当地治疗未愈合。检查断端仍可活动，无明显骨痂形成。诊断：陈旧性右肱骨开放性粉碎性骨折，迟缓愈合，断端分离 0.5 cm，有假关节形成。行手法整复，在屈肘 90°位行小夹板超肩肘两关节固定，夹板两端用胶布贴紧，防止远端向下分离，另内服温补肾阳中药。1 个月后骨折断端有骨痂生长，患肢稍有上举臂力。透视有大量骨痂形成，照片复查，骨折线模糊，住院 109 日，患肢功能恢复，痊愈出院。(《肖运生骨伤科临床经验集》，河南科学技术出版社，2017)

2. **妙法解析**：对中西医结合要有全面的认识，该做手术的还是应该做手术。如病例 1，开放性股骨骨折，几次闭合性复位不成功，过去不做手术只有转院。经详细分析病情，找出了有些骨折不能愈合的原因，是有肌腱夹入骨折间，决定手术剥离骨折断端夹入的肌腱，小夹板固定加牵引，内服中药等方法，终使患者得到了治愈，效果满意。陈旧性四肢骨折，虽然时间长，问题多，但也要看到许多有利因素。如病例 2，陈旧性股骨骨折畸形愈合，手法折骨可以使其变为新鲜骨折，加上年龄小，重新折骨后愈合也是快的。同时采用蛛网膜下腔阻滞，免除了患者痛苦，结果短时间内骨折愈合。陈旧性四肢骨折存在的问题错综复杂，引起的原因也多种多样，要具体分析，才能取得满意疗效。如病例 3，患者骨折已经 1 年，经多次治疗不能愈合。可能因骨折是开放性的，流血过多，对骨痂形成不利；患者体质素差，中医辨证有肾阳虚症状，使骨痂形成缓慢；加上骨折断端又没有确实固定，对骨痂形成带来不良影响。我们对这些问题做出了适当处理，确实地固定折骨，内服温壮肾阳的中药，调整机体，促进骨痂形成。通过 2 个月的治疗，骨折断端愈合，而且功能得到恢复。

三、文献选录

1. 行气活血汤治疗开放性骨折 18 例：药用桃仁 15 g，防风 9 g，黄连 6 g，当归尾、黄柏、金银花各 12 g，赤芍、红花、木通、生地黄、乳香、连翘各 10 g。上肢伤加桑枝 9 g，下肢伤加牛膝 10 g。每日 1 剂，水煎服。总有效率 89%。(《湖南中医学院学报》，1988 年第 3 期)

2. 健脾益气汤治疗开放性骨折 18 例：药用党参 15 g，白术、茯苓、薏苡仁各 12 g，甘草、桑寄生、续断、当归、白芍各 10 g。上肢伤加桑枝 10 g，下肢伤加牛膝 10 g。每日 1 剂，水煎，分 2 次服。总有效率达 89%。(《湖南中医学院学报》，1988 年第 3 期)

3. 续断桑枝汤治疗开放性骨折 193 例：药用续断、桑枝各 12 g；当归尾、苏木、延胡索、骨碎补、丹参、自然铜各 10 g，桃仁 6 g，土鳖虫 5 g，乳香、没药各 3 g。每日 1 剂，水煎服。骨折 3～5 周，肿消、骨折断端基本连接，用当归、桑寄生各 12 g，骨碎补、党参各 15 g，自然铜、续断各 10 g，土鳖虫、乳香各 8 g，没药 4 g，桃仁 6 g；后期骨折基本愈合并已解除固定，服八珍汤加续断、桑寄生、骨碎补、自然铜等。局部处理：伤口<3 cm，污染较轻，软组织损伤不重者，行清创缝合、手法整复、小夹板外固定；伤口>3 cm，污染严重者，经清创整复后用克氏针作髓内针固定或交叉内固定。对下肢开放性骨折，除做克氏针内固定外，还须做骨牵引。对伤口大、污染重、皮肤缺损多者则以凡士林纱布覆盖，7 日后用中药外洗或湿敷，分泌物减少后改用生肌膏外敷直至愈合。结果：伤口 1 期愈合 120 例，2 期愈合 41 例，感染 32 例；骨折临床愈合时间 21～68 日。(《中医正骨》，1991 年第 2 期)

4. 黄芪金银花汤治疗开放性骨折感染 70 例：药用生黄芪 45 g，金银花 30 g，天花粉、当归、土茯苓各 15 g，生地黄、牡丹皮、炒栀子、泽泻各 12 g，柴胡 10 g，川芎、生甘草各 6 g。湿热内蕴加薏苡仁、黄柏；瘀血阻滞加皂角、桃仁；气虚加党参、白术；血虚加白芍、阿胶（烊化）；脾肾阳虚加附子、煨姜；胃呆、纳差加焦三仙、陈皮；失眠多梦加首乌藤、合欢皮；疼痛剧加乳香、没药、白芷；便秘加生大黄；发于上肢加桑枝、姜黄；发于下肢加牛膝；骨折位置稳定加续断、骨碎补。每日 1 剂，水煎服。或用复方接骨片（山东省潍坊市中医院经验方）3～5 片，每日 3 次，口服。高热有中毒症状加抗生素、输液。创面有感染用军术柏冲剂（生大黄 30 g，苍术、黄柏各 12 g，生甘草 10 g）冲洗，外敷神效千捶膏（土鳖虫 5 个，白嫩松香 120 g，铜绿、杏仁各 3 g，乳香、没药各 6 g，蓖麻子 21 g，巴豆肉 5 粒）和生肌玉红膏（当归、白蜡各 60 g，白芷 15 g，轻粉、瓜儿血竭各 12 g，甘草 3 g，紫草 6 g，芝麻油 500 g）。骨外固定；组织缺损修复。随访 6 个月至 5 年。治疗开放性骨折感染 70 例。结果：全部治愈。(《中国骨伤》，1995 年第 1 期)

5. 生地三七嚼敷膏治疗开放性骨折 26 例：药用生地黄 30 g，三七 10 g 捣碎。二药混合，捣碎备用。用时先以生理盐水将伤口及周围尽量清洗干净，清除坏死组织，再将备好的药物敷于伤口及周围，覆盖纱布，然后行正骨整复手法，隔 3 日换药 1 次。治疗开放性骨折 26 例（胫腓骨骨折 19 例，前臂骨折 5 例，上臂骨折 2 例）。结果：伤口全部愈合，时间 5～12 日，平均 8 日。(《湖南中医杂志》，1988 年第 6 期)

6. 清热解毒汤外洗治疗开放性骨折后骨髓炎 47 例：药用黄柏、野菊花、苦参各 20 g，草河车 12 g，花椒 9 g，地肤子 15 g。脓多加枯矾；肉芽不新鲜加白芷。每日 1 剂，水煎取液，外洗创面，每次约 20 分钟，每日 1 次；脓性分泌物减少后，改 2（或 3～4）日 1 次。不用抗生素。结果：显效（创面干燥不肿、无压痛，骨折按期愈合。随访半年，无复发）44 例，无效 3 例，总有效率 93％。（《中国骨伤》，2003 年第 12 期）

7. 芪芷地丁膏治疗开放性骨折合并皮肤坏死缺损 8 例：药用黄芪 200 g，白芷、紫花地丁、防风各 100 g，桔梗 50 g，轻粉、血竭各 20 g。共为细末，用蜂蜜调成糊状。先剪去不易脱落的坏死组织，用苯扎溴铵棉球洗净创面，将药敷在创面上，每日换 1 次，直到愈合。同时静脉滴注抗生素。治疗开放性骨折合并皮肤坏死缺损 8 例。结果：均获愈。创面愈合时间最短 13 日，最长 45 日。骨折愈合时间：股骨干骨折 2 例，平均为 55 日；胫腓骨骨折 3 例，平均 60 日；跖骨骨折 3 例，平均 40 日。（《中西医结合杂志》，1988 年第 2 期）

第三节 骨质疏松性骨折

一、病证概述

　　骨质疏松性骨折，是由骨质疏松引起的一组骨病。其临床特点为单位体积内骨组织量减少，骨皮质变薄，海绵骨骨大小数目及大小均减少，髓腔增宽，骨荷载功能减弱，从而产生腰背疼痛，脊柱畸形甚至骨折。随着骨质疏松的不断加重，骨骼局部可出现压痛，甚者在轻微外力的作用下，即出现不同程度的骨折。骨折的好发部位主要在脊椎（第 11、第 12 胸椎和第 3 腰椎），股骨颈和桡骨远端、脊柱出现楔形压缩性骨折，而使脊柱变形、缩短，这是老年人身体变矮的主要原因，胸椎的缩短可伴有胸部不适和肺功能障碍，出现腹胀和便秘等症状。脊柱（胸、腰部）、髋部（股骨颈）和腕部（桡骨）的骨折通称为骨质疏松三大骨折。一般女性从 40 岁开始，男性从 50 岁以后，骨丢失的速度逐渐加快，骨形成的速度逐渐减慢，骨质的矿物盐和基质均有减少，导致骨密度下降，尤其是绝经期妇女，都伴有不同程度的骨质疏松，故容易发生骨质疏松性骨折。

二、妙法解析

（一）骨质疏松症，腰椎压缩性骨折（沈卫东医案）

1. 病历摘要：徐某，女，72 岁。患者以往长期有腰背部酸痛史。2 日前坐长途汽车，因车辆颠簸后出现腰背部疼痛加重，转侧不利，腹胀，大便 2 日未解，口干。体格检查：腰背部压痛，L5 棘突处有压痛及叩痛，腰部活动不利。X 线片示骨质疏松，L5 压缩性骨折，压缩约 1/3。舌质淡红，边尖偏暗，舌苔薄白腻，脉细弦。证属肝肾不足，气血瘀滞，督脉受损，腑气不和，治拟活血理气，接筋续骨，佐以通腑。柴胡、枳实各 6 g，生白术 30 g，黄芪、川芎、白芍各 12 g，骨碎补、狗脊、杜仲各 15 g，红花 5 g，当归、生大黄、延胡索、续断、桃仁、何首乌、地龙、炙甘草各 9 g。每日 1 剂，水煎，分 2 次服。另予以中药膏药（膜中膏）外敷。服药 7 剂后，见少腹部胀痛渐平，大便正常，腰背部仍有酸痛，活动不利。舌质淡红，舌苔薄白腻，脉细弦。继以原法加减治之。黄芪、川芎、白术、白芍各 12 g，骨碎补、狗脊、杜仲各 15 g，红花 5 g，当归、丹参、桃仁、延胡索、何首乌、地龙、续断、青皮、陈皮、炙甘草各 9 g。每日 1 剂，水煎，分 2 次服。仍以中药膏药（膜中膏）外敷。又服药 14 剂后，腰背部酸痛大减，腰部活动好转，但不耐久坐久站，伴口干。舌质淡，舌苔薄白，脉细。治拟补益肝肾，活血通络。炙黄芪18 g，川牛膝、骨碎补、茯苓各15 g，续断、狗脊、杜仲、黄精、石斛、枸杞子各12 g，菊花3 g，当归、川芎、熟地黄、何首乌、鹿角、黄柏、炙甘草各9 g。每日1剂，水煎，分2次服。再进14剂，2周后腰背酸痛诸症皆平。嘱继续服用密骨胶囊，以资巩固。随访半年诸症未作。(《中西医结合学报》，2005年第6期)

2. 妙法解析：患者女性，年逾七旬，肝肾已亏，无以生化气血，无以充养骨髓，精亏髓空而百骸萎废，形成骨质疏松，为其根本。因此，患者受到轻微的外力作用即出现骨折表现。"人有所坠，恶血留内，腹中满胀"，临床上腰椎压缩性骨折的患者往往会出现腹胀便秘，故治疗初期，在运用活血化瘀、通络止痛的同时，加入生大黄、桃仁等药物，通利泻瘀。由于患者年事已高，肝肾精气亦亏，因而在骨折治疗的早期即加入补益肝肾的药物，并随着病程的发展，加重补肾药物的用量。至骨折基本愈合后，患者骨质疏松的表现成为主要矛盾。所以在以后的治疗中偏重对骨质疏松的中医中药治疗。而该患者"阳不足，阴亦亏"，因此在补益肾精的药物中除了运用鹿角、骨碎补、杜仲等温补肾阳的药物外，还加用何首乌、石斛、枸杞子、黄精、黄柏、菊花等养阴为主的药物。平补阴阳，共获奇功。

(二) 腰1椎压缩性骨折，退行性脊柱炎（孙绍裘医案）

1. 病历摘要：杨某，女，69岁。因腰背疼痛，活动受限5年加重2周入院。查体：生命体征稳定，腰椎轻度侧凸畸形，T1～L5棘突压痛，脊柱活动受限，右下肢直腿抬高、加强试验均阴性，双下肢感觉肌力、反射正常，其余均正常，X线片见腰椎体骨密度明显降低，椎体上、下缘骨质增生，并呈桥状连接，L1椎体呈楔形改变，椎体压缩约1/3。诊断：L1压缩性骨折，退行性脊柱炎。辨证：肝肾不足，气血亏虚。治疗：滋补肝肾，强壮筋骨。方药：加味六味地黄汤。熟地黄、山药、牡丹皮、山茱萸、泽泻、茯苓、枸杞子、菊花、杜仲、川续断各10 g。每日1剂，水煎，分2次服，并予中药外敷，3日后症状开始缓解，1个月后症状完全缓解，8周后能下地行走，痊愈出院。

2. 妙法解析：骨折日久不愈或久病肢节疼痛，伴腰膝酸软、头晕目眩、盗汗、失眠、舌嫩少苔，脉弦细，此肝肾不足，虚热内生之候。治宜滋补肝肾，强壮筋骨。六味地黄丸（汤）是滋补肾阴之代表方，该方除有镇静、降压、去脂、利尿、降血脂以及改善肾功能的功效之外，还有滋养强壮、调整机体内分泌之功能，加用栀子、菊花、杜仲、川续断后，其方还有抗炎、镇痛、促进成骨细胞成长及促进骨钙化的作用。对老年退行性关节病具有良好的镇痛及根治作用。

三、文献选录

1. 活血化瘀汤治疗骨质疏松性骨折68例：早期用当归、生地黄、红花、柴胡、桔梗、川芎、牛膝各10 g，桃仁12 g，枳壳、赤芍各15 g，炙甘草6 g。中期用生地黄、赤芍各12 g，川芎、北黄芪、杜仲、牛膝、当归、五加皮、桑寄生、骨碎补各10 g，续断15 g，炙甘草6 g。后期用熟地黄、续断、狗脊、骨碎补、桑寄生、菟丝子、鹿角胶、自然铜各15 g，当归、淫羊藿各10 g，炙甘草6 g。每日1剂，水煎服。并行胫骨结节牵引，重量4～5 kg，持续牵引8～12周，至患肢不力恢复，骨折线模糊或有连续骨小梁通过折端为止。手术治疗：在牵引5～7日后，用拉力螺钉内固定。西药加钙尔奇D，每次1片，每日2次；盖福润每次2粒，每日1次；降钙素50 U加生理盐水250 mL静脉滴注，2日1次，连用10～15次；羟乙磷酸钠片200 mg，7日2次，连服2周，停1周为1个疗程。并充分补钙。连用8～12周。优良率91.6%。(《辽宁中医杂志》，1999年第5期)

2. 加味二仙汤治疗胸腰段骨质疏松性骨折 238 例：药用仙茅、淫羊藿、巴戟天、肉苁蓉、生地黄、熟地黄、炒白术、茯苓各 15 g，炙黄芪、党参、鸡血藤各 30 g，杜仲、生白芍、当归、川芎、炒黄柏、木瓜、怀牛膝各 10 g，炙甘草 5 g。肾阴虚加麦冬、龟甲、鳖甲；肾阳虚加肉桂粉、鹿角胶、炮附子。每日 1 剂，水煎服。并用自制胸腰围支撑固定；压缩性骨折先常规处理。结果：治愈 86 例，好转 127 例，未愈 25 例，优良率 89.5%。（《中医正骨》，2005 年第 5 期）

3. 强骨活血汤治疗原发性骨质疏松症并发桡骨远端骨折 31 例：药用海螵蛸 30 g，蚕蛹、黄芪各 20 g，丹参、淫羊藿、天花粉各 15 g，红花、女贞子各 10 g。每日 1 剂，水煎服。并用强骨活血丸（将上方蜜制成丸）3 g，每日 3 次，口服。3 个月为 1 个疗程。与对照组 30 例，均用钙尔奇 D 600 mg，每日顿服；分别用 3 个月、12 个月。均中医手法复位，小夹板（或石膏）外固定，后期功能锻炼。治疗原发性骨质疏松症并发桡骨远端骨折 31 例。结果：两组分别治愈 26 例、16 例，好转 5 例、13 例，未愈 0 例、1 例，总有效率 100%、96.67%。（《中医正骨》，2008 年第 7 期）

4. 补肾强骨汤治疗骨质疏松性骨折 44 例：药用熟地黄 15 g，山茱萸、菟丝子、枸杞子、杜仲、当归、川牛膝各 10 g，清甘草 5 g。早期痛甚加红花、桃仁、川芎、枳壳；中后期疼痛缓解加鹿角胶、龟甲胶。每日 1 剂，水煎服。对照组 21 例，早期用活血止痛胶囊 3 粒，每日 3 次；中后期用接骨七厘胶囊 5 粒，每日 2 次；口服。均 45 日为 1 个疗程。功能锻炼（五点支撑法、三点支撑法或飞燕点水法）。45 日后下地扶拐行走。治疗骨质疏松性骨折 44 例。用 1 个疗程，结果：两组分别治愈 27 例、8 例（P<0.05），有效 14 例、8 例，无效 3 例、5 例。（《浙江中医杂志》，2007 年第 9 期）

5. 手法诊复治疗老年骨质疏松性腰椎压缩性骨折 45 例：患者俯卧位，4 个助手分别握两侧踝关节、肩关节，用力牵引，使患者身体过伸位悬空 5～8 分钟。医者双手用力牵引，使患者身体过伸位悬空 5～8 分钟；双手重叠置于骨折椎体在皮肤的投影处，向前按压，力度以椎体压缩程度、患者全身情况及耐受程度而定。复位后，将患者放床上，拍打、揉按腰背肌肉。1 周后，患者用头部、双肘、双足为支撑点，屈髋屈膝，使背部、腰部、臀部及下肢呈弓形；2 周后，伤情允许可改用三点支撑。骨折早、中、晚期分别用桃核承气汤、独活寄生汤、补肾活血汤加减。补钙。用四黄水蜜中药外敷；中、后期用舒筋活络中药外洗，配合理疗（或手法）。治疗老年骨质疏松性腰椎压缩性骨折 45 例。用 0.5 年，结果：治愈 30 例，好转 11 例，未愈 4 例，总有效率 91.1%。（《中国中医骨伤科杂志》，2007 年第 2 期）

第四节　骨折并发症

一、病证概述

骨折的并发症一般分为早期和晚期两种。早期并发症有休克、脂肪栓塞综合征、重要内脏器官损伤、重要周围组织损伤、骨筋膜室综合征等。其中休克由严重损伤、骨折引起大出血或重要器官损伤所致；脂肪栓塞综合征，发生于成人，因骨折处髓腔内血肿张力过大，骨髓被破坏，脂肪滴进入破裂的静膜窦内，进入血液循环所致。引起肺部、脑部脂肪栓塞。肺栓塞表现为：呼吸困难、发绀、心率加快和血压下降等。脑栓塞表现为：意识障碍，如烦躁、昏迷、抽搐等。重要内脏器官损伤，有肝脾破裂、肺损伤、膀胱尿道损伤、直肠损伤等；重要周围组织损伤有重要血管损伤、周围神经损伤、脊髓损伤；骨筋膜室综合征，多见于前臂内侧和小腿，常由创伤骨折或外包扎过紧等，迫使骨筋膜室容积减小，骨筋膜室内压力增高。

二、文献选录

（一）骨折晚期并发症

常见的有坠积性肺炎、压疮、下肢静脉血栓、感染、损伤性骨化、创伤性关节炎、关节僵硬、急性骨萎缩、缺血性骨坏死、缺血性肌痉挛等。其中坠积性肺炎多发生于骨折长期卧床的患者，特别是老年、体弱和患有慢性病的人；压疮为严重骨折后患者长期卧床不起，身体骨突起处受压，局部血液循环障碍所致；下肢静脉血栓多见于骨盆骨折或下肢骨折患者，长期缺乏运动使血液处于高凝状态；感染多见于开放性骨折，特别是污染较重或伴有较严重的软组织损伤者，若清创不彻底，可导致化脓性骨髓炎；损伤性骨化多因关节扭伤、脱位或关节附近骨折，骨膜剥离形成骨膜下血肿，处理不当使关节附近软组织内广泛骨化；创伤性关节炎，多为骨折未能准确复位，关节面不平整，长期磨损所引起；关节僵硬是骨折和关节损伤最为常见的并发症；急性骨萎缩为损伤所致关节附近的痛性骨质疏松，又称反射性交感神经性骨营养不良；缺血性骨坏死为骨折段的血液供应被破坏所致；缺血性肌痉挛，为较严重的并发症之一，是骨筋膜室综合征处理不当的结果。

（二）临床报道选录

1. 防己苏叶散治疗骨折后下肢水肿 20 例：药用防己 10 g，茯苓皮 15 g，吴茱萸、紫苏叶、桔梗各 9 g，生姜 3 g，槟榔、陈皮、木瓜、海桐皮各 6 g。下肢皮温高者加忍冬藤、牡丹皮。上药经加水煎煮，趁温热熏洗患处，每日 2 次，每剂药可用 2～3 日，亦可内服。总有效率 100%。（《浙江中医学院学报》，1989 年第 5 期）

2. 玄黄药膏治疗四肢骨折后肿胀 97 处：药用酒大黄 15 g，栀子、蒲公英各 9 g，木瓜、川木通各 6 g，地龙 1.5 g，炒乳香、炒没药各 8 g，盐水煎土鳖虫 3 g。研细末备用。每次取适量，加凡士林调糊，涂棉垫，敷患处，纱布（或棉垫）包裹，固定。1～2 日换药 1 次，用 3～5 日。结果：痊愈 21 处，显效 58 处，好转 15 处，无效 3 处（行切开减压术），总有效率 96.81%。（《中国中医骨伤科杂志》，2005 年第 5 期）

3. 活血消肿汤治疗四肢骨折术后肿胀 94 例：药用当归、丹参、茯苓各 15 g，黄芪、鸡血藤各 20 g，川芎、桂枝、土鳖虫、地龙、泽泻、猪苓、泽兰、川牛膝、路路通各 10 g。每日 1 剂，水煎服。对照组 93 例，用七叶皂苷钠 20 mg，加 10% 葡萄糖液 500 mL，静脉滴注，每日 1 次。均 7 日为 1 个疗程。治疗四肢骨折术后肿胀 94 例，用 1 个疗程，结果：两组分别显效（用 3 日，肿胀明显减轻，皮纹出现）50 例、40 例（$P<0.01$），有效 39 例、47 例，无效 5 例、6 例，总有效率 94.68%、93.55%。（《中医正骨》，2006 年第 10 期）

4. 五苓散加减治疗下肢骨折术后肿胀 48 例：药用茯苓、赤芍各 12 g，泽泻、白术、牛膝各 15 g，猪苓、柴胡、当归、枳壳各 10 g，桂枝 6 g，甘草 3 g。每日 1 剂，水煎餐后服。对照组 46 例，用 20% 甘露醇 250 mL，静脉滴注，每日 2 次。均用抗生素，静脉滴注。用 10 日。治疗下肢骨折术后肿胀 48 例。结果：两组分别显效（肿胀消退，与健肢周径相同，或大腿，或小腿周径缩小>3 cm，足周径缩小>0.6 cm；或皮纹出现，无张力性水疱）34 例、15 例，有效 14 例、19 例，总有效率 100%、73.91%。（《中医正骨》，2008 年第 4 期）

5. 血府逐瘀汤加减治疗下肢骨折术后肿胀 48 例：药用当归、赤芍各 12 g，柴胡、川芎、枳壳各 10 g，红花、生大黄各 5 g，桃仁 7 g，牛膝 15 g，生甘草 3 g。每日 1 剂，水煎餐后服。对照组 46 例，用 20% 甘露醇 250 mL，静脉滴注，每日 2 次。两组均用抗生素，24 小时静脉滴注。

均 10 日为 1 个疗程。治疗下肢骨折术后肿胀 48 例，结果：两组分别显效（肿胀减轻时间＜3 日）18 例、2 例，有效 28 例、8 例，无效 2 例、36 例，总有效率 95.8％、21.7％。（《国医论坛》，2008 年第 6 期）

6. 补阳还五汤治疗四肢损伤后期肿胀 248 例：药用黄芪 50 g（下肢肿胀甚加至 120 g），当归尾 12 g，赤芍、地龙、川芎、桃仁、红花、姜半夏、炮穿山甲各 10 g，生地黄 30 g，象贝母 15 g。上肢肿甚加五加皮、桑枝，皮温高加金银花、天花粉、秦艽，皮温低加桂枝、茯苓、炙麻黄；下肢肿甚加怀牛膝、木瓜，皮温高选加金银花、秦艽、知母、生川柏、苍术，皮色紫暗、冷肿、冷痛、麻木加制川乌、制草乌、桂枝、茯苓、炙麻黄。每日 1 剂，水煎服；第 3 煎加鸡血藤、生半夏、生天南星、制乳香、制没药；肱骨髁上骨折并发骨化性肌炎早期加威灵仙。每日 1 剂，水煎，熏洗患处，每日 2～3 次。功能锻炼。禁被动锻炼。治疗四肢损伤后期肿胀 248 例，结果：均肿胀消退，功能恢复。（《中国中医骨伤科杂志》，2007 年第 10 期）

7. 化痰祛瘀汤治疗外伤性顽固性肢体肿胀 216 例：药用胆南星、地龙、枳壳、薏苡仁各 12 g，丹参、陈皮各 15 g，桃仁、红花、甘草各 6 g，蜈蚣、乳香、没药各 9 g。寒加附子、半夏；热加桂枝、生地黄、牡丹皮；虚热加熟地黄、地骨皮；上肢加桂枝，下肢加牛膝。每日 1 剂，水煎服。禁辛辣之品。治疗外伤性顽固性肢体肿胀 216 例。结果：临床治愈 91 例，显效 119 例，无效 6 例。（《山东中医杂志》，2003 年第 7 期）

8. 活血止痛散治疗骨折术后肿胀 90 例：药用当归、桃仁、红花、水蛭、延胡索、炒杜仲各 15 g，赤芍 20 g，厚朴、枳壳、木香各 10 g，香附 12 g，乳香、没药、血竭各 5 g，三七粉、琥珀各 3 g，甘草 6 g。研末备用。每次 3 g，每日 3 次，冲服。与对照组 36 例，均不用脱水、消肿药。均抬高患肢。治疗骨折术后肿胀 90 例。结果：两组分别显效（＜3 日肿胀减轻）28 例、1 例，有效 60 例、9 例，无效 2 例、26 例，总有效率 97.78％、27.78％（P＜0.05）。（《时珍国医国药》，2006 年第 1 期）

9. 补阳还五汤加味治疗骨折后低张性水肿 72 例：药用黄芪 30 g，川芎、当归、白术、泽兰、泽泻、淫羊藿各 15 g，赤芍、益母草各 12 g，地龙、桃仁各 10 g，红花 8 g。骨折在上肢加桂枝、续断；下肢加牛膝、五加皮。每日 1 剂，水煎服，15 日为 1 个疗程。并用伸筋草、丝瓜络、路路通、赤芍、透骨草、木瓜各 20 g。加水 4 L，水煎 10 分钟后，熏蒸、热敷患处；每次半小时，每日 2 次，每剂用 5 日，10 日为 1 个疗程。抬高患肢。治疗骨折后低张性水肿 72 例。结果：痊愈 64 例，好转 6 例，无效 2 例，总有效率 97.2％。（《实用中医药杂志》，2002 年第 1 期）

10. 伸筋鸡血藤海桐皮汤治疗骨折后期踝关节功能障碍 83 例：药用伸筋草、鸡血藤、海桐皮、红花、当归、苏木、花椒、威灵仙各 50 g。骨痂形成缓慢加杜仲、川断、骨碎补、土鳖虫；疼痛麻木甚加肉桂、延胡索、防风、生半夏；肿胀甚加泽兰、大黄、路路通；关节屈伸不利加宽筋藤、海风藤、牛膝、木瓜；遇寒加重加生川乌、生草乌、天南星。每日 1 剂，水煎取液，药温＜50 ℃，熏洗患足，每次 30 分钟；每日 1～2 次；10 日为 1 个疗程。主动功能锻炼。取穴：商丘、太溪、昆仑、解溪、丘墟等。点按穴位，每次 30 分钟。关节僵硬甚禁暴力被动屈伸。治疗骨折后期踝关节功能障碍 83 例，用 3～57 周，结果：优 45 例，良 28 例，中 8 例，差 2 例。（《中国骨伤》，2005 年第 6 期）

11. 血藤二草汤治疗四肢骨折后期关节功能障碍 132 例：药用鸡血藤、透骨草、伸筋草、海桐皮、桑寄生、续断各 15 g，苏木、当归、三棱、花椒各 10 g，上肢加姜黄 12 g，桑枝 15 g；下肢加牛膝、木瓜各 20 g。加水 1500 mL 左右，煮沸 20～40 分钟过滤取液。先用蒸气熏蒸患处，药液稍凉，用毛巾蘸药液反复擦洗或热敷强直关节，洗后自行按摩、活动关节数分钟。每日

3～4 次，每剂熏洗 2 日。治疗四肢骨折后期关节功能障碍 132 例。结果：痊愈 108 例，占 80.8%；显效 19 例，占 14.4%；有效 5 例，占 4.8%。(《北京中医学院学报》，1990 年第 6 期)

12. 补阳还五汤加减治疗创伤骨折后高凝状态 20 例：药用黄芪、生地黄各 30 g，桃仁、红花、川芎、当归尾各 10 g，赤芍 15 g，地龙 20 g，土鳖虫 12 g。每日 1 剂，水煎服。并用香丹注射液(含丹参、降香) 20 mL，加生理盐水 200 mL，静脉滴注，每日 1 次。并用诺氯昔康(奈科明奥地利有限公司提供)，每次 8 mg，每日 2 次，肌内注射。对照 1 组用上述中药及注射液。对照 2 组不用抗凝药。治疗创伤骨折后高凝状态 20 例。结果：血小板聚集率、α 角、D-二聚体治疗后本组与对照 2 组比较均有显著性差异 ($P < 0.05$)。(《中国骨伤》，2005 年第 5 期)

13. 健脾汤治疗下肢骨折肿痛 40 例：药用党参、黄芪、茯苓、骨碎补、薏苡仁各 20 g，白术、当归、鸡血藤各 15 g，川芎、牛膝各 10 g。痛剧加三七、乳香；纳呆加山楂、陈皮。伤后第 4 日开始，每日 1 剂，水煎服。用伤科接骨片等，口服。治疗下肢骨折肿痛 40 例，用 14 日。结果：显效(肿胀消退>70%) 33 例，好转 6 例，无效 1 例。(《中国临床康复》，2003 年第 8 期)

14. 坚骨壮筋膏治疗骨折晚期并发症 58 例：第 1 组药物用骨碎补、续断各 90 g，羌活、五加皮、泽兰叶各 30 g，马钱子、透骨草、硼砂、生草乌、生川乌各 60 g，当归 40 g。研细去渣，加香油 5 kg，黄丹 2.5 kg，熬炼收膏，温烊摊贴；第 2 组药物用肉桂、甘草、细辛各 60 g，血竭 70 g，冰片 15 g，丁香、白芷、没药、乳香各 30 g，麝香 1.5 g，研细去渣，制成膏药，外贴患处，每日取下 1 次，加热后复贴，每周换药 1 次；4 次为 1 个疗程。运动员、妊娠、接触性皮炎及局部红肿热痛禁用。禁食寒凉之品。治疗骨折晚期并发症 58 例。结果：优 41 例，良 11 例，差 6 例，优良率 89.6%。(《中医正骨》，2004 年第 3 期)

15. 电脑熏蒸床治疗髌骨骨折术后并发膝关节僵硬 34 例。药用当归、牛膝、木瓜、乳香、没药、五加皮、芙蓉叶、金果榄各 100 g。研末，纱布装，置 MD-200F 型电脑熏蒸治疗床蒸盆内，熏蒸患处，每次 30 分钟，每日 1 次；7 日为 1 个疗程，疗程间隔 7 日。与对照组 34 例，均行膝关节主、被动屈伸功能锻炼，以关节轻度酸痛、患者能耐受为度。均于术后 6 周开始。治疗髌骨骨折术后并发膝关节僵硬 34 例，用 5 周，结果：两组分别优 25 例、10 例，良 8 例、16 例，中 1 例、7 例，差 0 例、1 例，优良率 97.06%、77.47%。(《中医正骨》，2006 年第 7 期)

16. 中西医结合治疗膝关节内骨折术后关节僵硬 104 例：术前行患肢股四头肌等长收缩和踝屈伸训练；行膝关节内固定术，尽早复位，关节腔内留置硅胶负压引流管，2～14 后拔管。2 周后，用伸筋草、透骨草、延胡索、海桐皮、络石藤、花椒、姜黄、川牛膝、羌活、白芷、苏木、茯苓、木香、五加皮等。水煎，熏蒸患肢，每次 20～30 分钟，每日 2 次。患者俯卧位，医者用拇指、中指按压环跳、承扶、殷门、委中、承山、三阴交等穴；弹拨腘绳肌、腓肠肌；每膝 10～15 分钟，每周 2 次。并用施沛特 2 mL，每周 1 次关节腔内注射；5 周为 1 个疗程。功能锻炼。治疗膝关节内骨折术后关节僵硬 104 例。随访 4～16 周，结果：优 10 例，良 86 例，一般 5 例，差 3 例。(《中国中医骨伤科杂志》，2007 年第 6 期)

17. 关节外洗方治疗骨折并发关节僵硬 30 例：上肢关节外洗方药用羌活、桑枝、猪牙皂、白芥子、麻黄、苍术、海桐皮各 20 g。下肢关节外洗方药用牛膝、苏木、独活、猪牙皂、白芥子、麻黄、威灵仙、海桐皮各 20 g。将上药置于锅或盆内，加水 1500 mL，食盐 10 g，煮沸 10 分钟后加食醋 15 mL。将患处置锅(盆)上熏热，同时在局部施按摩手法，待药水温热不烫伤皮肤时，将患处置药水中浸泡，再施以推拿松筋手法，逐步屈伸关节。每次 20 分钟，每日 2 次，1 剂连用 3 日。治疗骨折后并发关节僵硬 30 例。治疗 10～20 日后关节基本上恢复正常功能活动范围。经半年至 3 年随访，关节功能均恢复正常。(《湖南中医杂志》，1992 年第 2 期)

18. 伤科熏洗方治疗儿童创伤性肘关节僵硬 183 例：药用伸筋草、透骨草各 30 g，桂枝、羌活、防风、威灵仙、续断各 20 g，五加皮 25 g，三棱、莪术各 15 g。每日 1 剂，水煎，去药渣，加白醋 200 mL，先熏患肢 5～10 分钟；药温 30 ℃～50 ℃，浸洗患肢，同时功能锻炼。每日 2 次；10 日为 1 个疗程。治疗儿童创伤性肘关节僵硬 183 例，用 1～2 个疗程。结果：治愈 164 例，显效 13 例，好转 4 例，无效 2 例，总有效率 99.91%。（《中医正骨》，2007 年第 4 期）

第五节　骨折延迟愈合

一、病证概述

骨折在正常愈合所需的时间（一般为 4 个月内）仍未达到骨折完全愈合的标准，称为骨折延迟愈合。X 线片示骨折端骨痂少，轻度脱钙，骨折线明显，但无骨硬化表现。骨不连与延迟连接的原因虽多，但大致相同。大多数因素的程度不同，其后果各异，有的只产生延迟连接，愈合时间虽长，但还可连接；有的形成骨不连，如成骨因子缺乏、先天性胫骨骨不连等。其原因可分为三类：技术性因素、生物学因素和联合因素。如内固定术后骨折延迟愈合指骨折内固定术后在预期的时间内没有完全愈合。延迟愈合的患者局部有压痛和间接叩击痛，伴不同程度肿胀，局部皮温可升高。不愈合患者局部可呈现异常活动，可伴有成角或短缩畸形。延迟愈合的 X 线特征是骨痂出现少而晚，骨折端呈"绒毛状"表现。部分因固定不佳所致的延迟愈合，局部反见骨痂增多。骨具有较强的自身修复能力，骨折后通过炎症反应、修复和塑形等连续的愈合过程，再生骨可完全恢复骨折部原有的结构和功能。但也有许多因素可单独或综合的导致骨折的延迟愈合、不愈合或畸形愈合。如后继治疗恰当，骨折仍可能愈合。

二、医案选录

（一）骨不连（曹贻训医案）

病历摘要：张某，女，23 岁。被搅拌机轧伤左上臂，当时皮肤裂伤，出血疼痛，功能障碍，急去某医院检查：左上臂中下 1/3 处屈侧有 6 cm 横形裂口，深达骨骼，肱骨中下段斜形骨折，骨折端已暴露，肱二头肌大部断裂，桡神经、正中神经、外侧皮神经均外露，伤口内有大量泥土、砂子和小碎石，远端血运尚好，感觉正常。急行清创缝合术，切除坏死组织，对合骨折端。予以四孔钢板内固定，缝合断裂的肌肉和软组织。术后患肢石膏固定，按期拆线，伤口一期愈合出院。3 个月后门诊复查，骨折端仍有异常活动，X 线片示无骨痂形成，继用石膏固定。2 个月后来本院门诊治疗。检查：左上臂肌肉萎缩，骨折端仍有异常活动，不能抬臂，X 线片示：骨折端有部分吸收和轻度硬化，约有 0.3 cm 间隙，背侧有少量骨痂，但没有跨越骨折线。诊断：骨不连。予外用接骨膏治疗。外用接骨膏由煅自然铜 45 g，乳香 30 g，没药 30 g，五倍子 60 g，人中白 45 g，血竭 9 g 组成。按上方比例共为细末，根据伤处范围大小取药适量，用好醋调药如浆糊状，煮沸，摊于布上，将患处洗净后，再把药敷上（注意不要烫伤皮肤，敷药的范围必须绕过肢体的周径，上下范围以接近关节部位为好，在膏药外面再以合适的小夹板固定。配合肩、肘、手指功能锻炼。经 2 个月连续治疗，间隙缩小，骨折端有较多的骨痂形成，异常活动不明显。又治疗 2 个月，于 8 月 24 日摄片见有大量骨痂形成，无异常活动，患肢功能基本恢复。（《山东中医学院学报》，1980 年第 2 期）

（二）骨折延迟愈合（江从舟医案）

病历摘要：章某，男，50岁。左胫骨下 1/3 处骨折，石膏固定 2 个月，解除固定后患足肿胀，肢末不温，不能着地。X 线片复查示：骨折线清晰，骨痂生长不明显。即用姜氏熏洗剂熏洗患足，骨伤科熏洗剂由西红花（或杜红花）、冰片（或樟脑）各 1 份，蕲艾叶、伽南番（或山奈）、生川乌、生草乌各 2 份，乳香 4 份。制成酊剂（原方未注明药量）。取酊剂 20 mL，加冲开水约 2000 mL，趁热熏洗或温热敷患处。每日 2 次，并嘱患者做适当活动锻炼。连用 2 个月，肿胀消退，X 线片复查，骨痂明显生长，并能缓慢行走，和扶栏上下楼。（《浙江中医杂志》，1988 年第 7 期）

（三）骨折迟缓连接（郭孝坤医案）

病历摘要：刘某，女，22岁。因车祸致左股骨干骨折，先后经 3 所医院治疗 350 日未愈而转入我院。入院时，面色少华、气微息短、神倦纳差。月经量少质稀，2 个月 1 至。舌质淡红，苔薄白，脉缓弱。结合局部体征和摄片结果，诊断为骨折迟缓连接（气血虚弱型）。药用熟地黄、黄芪各 30 g，续断 14 g，骨碎补 13 g，黄精、怀牛膝、当归各 15 g，党参 12 g，白芍、自然铜、白术各 10 g。加水 800 mL，浓煎取汁 400 mL，每日 1 剂，每日 3 次。历时 179 日，诸症皆愈出院。（《湖北中医杂志》，1990 年第 5 期）

三、文献选录

影响骨折愈合的临床因素是多方面的，如骨折部位、类型、软组织损伤的程度等，这些因素都是在受伤瞬间形成的，不是人的主观因素能决定或改变的。而骨折后复位的时间、程度、治疗方法等，则是能通过医师的主观努力来实现骨折的早日愈合，尤其是治疗方法是否得当直接影响着骨折能否到期愈合。在对骨折进行正确、及时、恰当的整复及固定后，应用具有活血祛瘀、接骨续损作用的中药加速骨折愈合是必不可少的。根据中医学"肾主藏精""肾主骨""脾为百骸之母""瘀去，新生，骨合""治病必求于本"的理论，在治疗骨折病时，根据患者的体质、发病时间、临床症状灵活选用补肾壮骨、健脾益气、活血化瘀、续筋接骨、祛寒化湿、清热解毒等法施治。骨折损伤而致瘀，久不愈合必耗其气，气血亏虚，故予补气活血、祛瘀生新之法贯穿各型治疗之中，以消肿止痛、舒筋活络，从而改善血液循环，达到消除症状，恢复功能的目的。

（一）临床辨治规律

1. 基本治法：中医治疗骨折延迟愈合，方法简便，疗效确实。辨证施治，调整人体的气血与营卫功能，以加速骨折的愈合过程，临床疗效可以肯定。其基本治法可归纳为 5 类。

（1）祛寒化湿，活血化瘀法：适用于寒湿侵袭型，此类患者常在冬春季节发生骨折。表现为骨折到期不愈合，局部肿胀，有寒冷感，皮温低，疼痛夜间尤甚，遇冷加剧，手部关节伸直挛缩，能伸不能屈，并见四肢沉重，麻木，倦怠乏力，舌苔白厚腻，脉濡。治宜祛寒化湿，活血化瘀。方用阳和汤加味。处方：鹿角胶、炙麻黄、白芥子、炮姜、三七各 6 g，桂枝、土鳖虫各 8 g，木瓜、桑枝、牛膝、白术、骨碎补各 15 g，熟地黄、自然铜各 30 g。

（2）清热解毒，活血化瘀法：适用于热毒壅结型，此类患者常多见于开放性骨折。表现为骨折到期不愈，局部红肿，溃烂，皮温高，白细胞分类增高，口干，舌红，脉弦数。治宜清热解毒，活血化瘀。方用五味消毒饮加味。处方：牡丹皮 10 g，自然铜 30 g，皂刺 5 g，土鳖虫、三七、制乳香、制没药各 6 g，金银花、野菊花、蒲公英、紫花地丁、连翘、穿山甲、骨碎补各 15 g。

（3）健脾化湿，活血化瘀法：适用于脾虚湿盛型，此类患者常表现为骨折到期不愈，手足关节酸痛沉重，乏力，屈伸不利，局部肿胀较为严重，面色不华，口唇淡白，胃纳呆滞，大便溏泄，舌胖大，苔厚腻，脉濡或沉细。治宜健脾化湿，活血化瘀。方用六君子汤加味。处方：党参20 g，茯苓、白术各15 g，半夏8 g，砂仁8 g，陈皮、川芎各5 g，三七4 g，土鳖虫、地龙各6 g，黄芪、自然铜各30 g。

（4）补肾益精，活血行气法：适用于肾精亏虚型，此类患者常多见于老年人及绝经期妇女。表现为骨折后长期不愈，关节隐痛，活动受限，并见腰膝酸痛无力，头晕眼花，或畏寒肢冷，舌淡红，苔少或无苔，脉沉细。X线片示局部骨质疏松。治宜补肾益精，活血行气。方用右归丸加味。处方：山茱萸12 g，桂枝5 g，当归、鹿角胶各10 g，龙骨18 g，山药、枸杞子、川续断、菟丝子、牡蛎、骨碎补、益母草各15 g，三七、土鳖虫各6 g，熟地黄、自然铜、补骨脂各30 g。

（5）益气补血，活血通络法：适用于气血两虚型，多见于体虚羸弱之人。表现为骨折后长期不愈，局部肿胀痛，手足关节活动受限，头晕眼花，肢体麻木，倦怠乏力，面色苍白，口唇淡白，舌淡，苔薄白，脉沉细涩。治宜益气补血，活血通络。方用跌打养营汤加减。处方：西洋参、黄芪各15 g，当归、川芎各10 g，熟地黄30 g，白芍、枸杞子、川断、山药各15 g，砂仁5 g，木瓜、土鳖虫各6 g，红花5 g，自然铜30 g。在内服中药时，尚须调整局部固定，如清除内固定，用夹板或石膏外固定等，并加强功能锻炼。

（二）内服中药报道选录

1. 王炳南等运用接骨方治疗四肢骨折延迟愈合21例：时间为4～12周，根据骨折临床愈合指数进行治疗效果评估，结果愈合指数，10分者4例，9分者2例，8分者3例，7.5分者1例，7分者1例，6分者1例，5.5分者2例，4分者3例，3分者1例，2分者2例，1分者1例。无效者4例，有效者5例。显效者12例，有效率80.9%，表明接骨方可以有效促进骨折愈合。（《中医正骨》，2005年第7期）

2. 杜洪刚等运用六味地黄汤合八珍汤加味治疗骨折延期愈合：药物为熟地黄20 g，山茱萸、山药各12 g，党参30 g，牡丹皮、白术、当归各15 g，白芍30 g，茯苓、泽泻、川芎、甘草各10 g。肢体发凉者加桂枝15 g，上肢伤者加防风15 g，下肢伤者加牛膝15 g，血瘀者加红花15 g，肾阳虚者加杜仲15 g，狗脊15 g。每日1剂，分早、晚2次饭后服，药渣再煎洗患处。10日为1个疗程。治疗最长时间4个疗程，一般治疗2个疗程后，患者感自觉症状减轻，肢体肿胀消退，肢体负重有力，3个疗程后，能基本负重行走，但有疼痛跛行。50例患者中，治愈48例，无效2例。（《贵阳中医学院学报》，2001年第12期）

3. 庞仲南等运用补阳还五汤合接骨散治疗骨折延迟愈合12例：中药内服以补阳还五汤加减，药用生黄芪50 g，红花5 g，赤芍、地龙、桃仁、海马各10 g，当归、牛膝各20 g。水煎服，早、晚各400 mL，每个月为1个疗程。中药外敷用自拟接骨散，药：生黄芪、鹿角霜、骨碎补各1000 g，没药、血竭、乳香、白芥子、水蛭各500 g，三七100 g，生南星、当归各200 g，全蝎、蜈蚣各50 g，将上药研细末，过45目筛备用，用时取蜂蜜适量加热至70 ℃搅拌溶化后，待温度30 ℃左右时加入研成细末的药粉150～200 g，混在一起制成膏状敷于骨折部位，隔日换药1次，连敷4～6个月，直到骨折愈合。结果：用药时间最长8个月，最短4个月，拆除小夹板时间为4个月，骨性愈合时间6个月，平均6.8个月，随访者12例，随访1年，平均8个月。骨性愈合10例，显效2例。（《世界中医骨伤科杂志》，2000年第3期）

5. 付鹏军等治疗骨折延迟愈合16例：中药应用根据骨延迟愈合的不同临床表现，主要辨证为气滞血瘀及肝肾不足两型。气滞血瘀型主要临床表现为患处刺痛或胀痛，痛有定处，烦躁不安，舌暗有瘀斑、苔黄，脉弦紧。X线片示骨折断端骨痂较多，但间隙较大。选用活血化瘀、行气通络之方药，组方如下：赤芍9g，当归尾、乳香、没药、柴胡、苏木各12g，地龙、丹参、续断各30g。如瘀血重者可加血竭3g，以增活血化瘀之力；疼痛重者加延胡索12g；气滞重者加香附12g。肝肾不足型主要临床表现为腰膝酸软、四肢无力，甚则头晕目眩，自汗盗汗，舌红少苔，脉细数，X线示骨折断端骨痂少、间隙较宽，宜选用滋补肝肾、活血续骨之方药，组方如下：三七12g，杜仲30g，熟地黄30g，五加皮12g，续断30g，枸杞子9g，当归12g，狗骨（煅）12g，血竭6g，川芎9g。阴虚重者酌加麦冬30g，鳖甲30g；脉络不通者酌加地龙30g，伸筋草30g。结果：治疗42～60日临床愈合，9例；良：治疗61～90日临床愈合，5例；可：治疗91～120日临床愈合，2例。(《山东中医杂志》，2000年第5期)

6. 壮筋补骨丸治疗骨折延迟愈合38例：川芎、当归、白及、熟地黄、土鳖虫、木瓜、杜仲、续断、骨碎补、五加皮、桂枝、菟丝子、三七、龙骨、自然铜、黄芪、党参、补骨脂、萆薢、淫羊藿等。每次6g，每日3次，口服。对照1组43例，用伤科接骨片4片；均口服，用21日。空白对照2组42例。用30日，治疗骨折延迟愈合38例。结果：愈合程度本组均优于两对照组（$P<0.01$）。(《广州中医药大学学报》，2004年第5期)

7. 补肾接骨口服液治疗骨折延迟愈合60例：骨碎补、川续断、杜仲、海龙、龟甲、何首乌、熟地黄、鹿筋、茯苓、北黄芪、党参、桑寄生、土鳖虫（广州中医药大学附属医院研制）。每次20mL，每日3次，安慰剂4片；对照组60例，用伤科接骨片4片，安慰剂20mL；每日3次，口服。用4周。治疗骨折延迟愈合60例。结果：两组分别治愈15例、6例，显效28例、20例，有效15例、30例，无效2例、4例。骨性愈合23例、6例。(《中国中医骨伤科杂志》，2005年第3期)

8. 归桃接骨汤治疗四肢骨折延迟愈合21例：当归、桃仁、土鳖虫各10g，生地黄、自然铜各20g，接骨木30g，续断、杜仲、骨碎补各15g，血竭5g。每日1剂，水煎服。骨折未手术，在桡、胫骨用石膏固定8～12周；在肱骨，骨折端稳定，用夹板固定，弹性松紧带加压；在指骨，用指夹板固定。功能锻炼。治疗四肢骨折延迟愈合21例。用4～12周，结果：显效12例，有效5例，无效4例。X线片示骨痂明显增加17例。(《中医正骨》，2005年第7期)

9. 正骨丹治疗骨折延迟愈合100例：骨碎补、土鳖虫、当归、黄芪、鹿茸、没药、红花、党参等。制成水蜜丸（大连中医骨伤科研究所研制）。每次10g，每日3次，口服，温黄酒送服。禁白酒及绿豆粥；妊娠禁用。对照组80例，用强力钙片2片，维生素AD胶丸1粒，每日2次；骨折挫伤散6丸，每日3次；口服。两组均有移位的闭合性骨折，手法整复，夹板（或石膏）固定；手法不及（或开放性骨折）手术复位。治疗骨折延迟愈合100例。用2～6周，结果：两组分别痊愈96例、43例，显效4例、18例，有效0例、8例，无效0例、11例。临床愈合时间本组短于对照组（$P<0.01$）。(《中国中医骨伤科杂志》，2003年第1期)

10. 消炎健骨汤治疗骨折延迟愈合64例：胡颓子根、黑豆子、忍冬藤各50g，黄芪30g，党参、当归各15g，山药、白术各12g，茯苓、陈皮、砂仁各10g。每日1剂，水煎服。30日为1个疗程。均小夹板外固定。用空心拳（或小橡皮锤）沿骨折纵轴叩击（或用足跟轻叩地）15分钟，每日4次。治疗骨折延迟愈合64例。结果：临床愈合59例，无效5例。(《中医正骨》，2003年第2期)

11. 三石散Ⅰ号方治疗骨折延迟愈合64例：骨折后1～14日用三石散Ⅰ号方（含三七、木香、桃仁、红花、大黄、桂枝等10味），15～35日用三石散Ⅱ号方（含血竭、丹参、骨碎补、自然铜等10味），36～60日用三石散Ⅲ号方（含土鳖虫、黄芪、当归等10味。均每粒含生药1.5g。黑龙江中医药大学附属医院研制）；对照组37例，用骨折挫伤散；均每次3粒，每日3

次，口服。治疗骨折延迟愈合 64 例。结果：两组分别有效率 94.8%、70.4%。(《中医正骨》, 2005 年第 9 期)

12. 接骨续筋颗粒治疗骨折延迟愈合 200 例：当归 12 g，血竭、土鳖虫、地龙、制马钱子各 9 g，自然铜 6 g，甜瓜子 18 g。制成颗粒剂 6 袋，每袋 10 g (陕西中医学院研制)。每次 1 袋，每日 3 次，口服。对照组 200 例，用三七伤药片，每次 4 片，每日 3 次；均常规传统复位，固定，功能锻炼。均 3 周为 1 个疗程。治疗骨折延迟愈合 200 例。临用 1 个疗程，结果：两组分别治愈 105 例、64 例，显效 45 例、50 例，有效 34 例、63 例，无效 16 例、23 例，总有效率 92%、88.5% (P<0.05)。(《中国中西医结合杂志》, 2006 年第 2 期)

13. 接骨续筋丸治疗骨折延迟愈合 35 例：续断、自然铜、鹿角霜、血竭、补骨脂、杜仲、当归、枸杞子、狗脊。每丸含生药 1 g (湖南中医药大学附属医院研制)。每次 5 丸，每日 2 次。对照组 33 例，用依普黄酮 (商品名力拉) 1 片，隆力奇钙片 2 片，每日 3 次。均于伤后第 30 日开始口服。治疗骨折延迟愈合 35 例。结果：两组分别显效 (骨折愈合时间缩短≥1/3) 16 例、11 例，有效 18 例、17 例，无效 1 例、5 例，总有效率 97.14%、84.85%。(《中国骨伤》, 2007 年第 6 期)

14. 整骨接骨药丸治疗骨折延迟愈合 30 例：丹参、乳香、没药、续断、骨碎补、当归、鸡骨、土鳖虫、黄芪、厚朴、白术等。每袋 2 g (山东省文登整骨医院研制)。每次 1 袋，每日 3 次。口服。麝香接骨胶囊安慰剂 5 粒；对照组用麝香接骨胶囊 (含赤芍、麻黄、牛膝、麝香等。每粒 0.4 g) 5 粒，安慰剂 1 袋；均每日 3 次口服。治疗骨折延迟愈合 30 例。结果：两组有效率 96.67%、70.0%。骨折愈合时间 (25±1.74) 日、(28±1.36) 日。(《中医正骨》, 2008 年第 7 期)

15. 金锁固精丸治疗骨折迟缓愈合 22 例：沙苑、蒺藜、芡实、鹿角片、莲子各 30 g，龙骨、牡蛎各 20 g，莲须、骨碎补、煅自然铜各 10 g。偏气虚加黄芪 60 g，党参 30 g，偏血虚加熟地黄 30 g，菟丝子、当归各 15 g；偏阳虚加炙附片 15 g，肉桂 30 g，偏阴虚加黄精 30 g，龟板胶 (溶化) 15 g。每日 1 剂，水煎服。治疗骨折迟缓愈合 22 例。结果：经 30～120 日治疗均获愈。(《中国中医骨伤科杂志》, 1991 年第 2 期)

16. 续断骨碎补丸治疗创伤骨折迟延愈合和不愈合 42 例：川续断、骨碎补、白术、茯苓、山药、枸杞子、黄芪各 60 g，杜仲、党参、自然铜各 40 g，土鳖虫、三七各 30 g，鹿茸 10 g。上药共为细末，炼蜜为丸，每次 9 g，每日 3 次，2 个月为 1 个疗程。治疗创伤骨折迟延愈合和不愈合 42 例。结果：38 例愈合，4 例失败 (均为股骨干骨折，愈合时间 2～8 个月。(《中医杂志》, 1981 年第 9 期)

17. 参芪四物汤加减治疗骨折迟缓愈合 10 例：熟地黄、当归、白芍、党参、黄芪、甜苁蓉、枸杞子、千年健各 9 g，白术、补骨脂、陈皮各 5 g，鹿角片 (先煎) 12 g。上肢伤者加桑枝、松节；下肢伤者加牛膝；阴虚者去鹿角片，加何首乌。每日 1 剂，水煎服。治疗骨折迟缓愈合 (肱骨干骨折 2 例，尺骨上 1/3 骨折 1 例，腕舟状骨骨折 1 例，左股骨颈陈旧性骨折 1 例，股骨干骨折 3 例，胫腓骨下 1/3 骨折 2 例) 10 例。结果：治疗骨折迟缓愈合 9 例，无效 1 例。(《中国骨伤》, 1994 年第 1 期)

18. 石菖土鳖散治疗骨折不愈合 36 例：石菖蒲、土鳖虫、血竭、骨碎补、乳粉各 15～30 g。共研细末备用。每次 3～4.5 g，每日 3 次，饭后 2 小时黄酒送服；外用急性子、红花、骨碎补、三棱、莪术、透骨草、川断、川草乌、伸筋草等熏洗患部，每次 40～60 分钟，每日 1 次，温度为 42 ℃左右。治疗骨折不愈合 36 例，结果：痊愈 20 例，好转 2 例，无效 14 例，总有效率 61.1%。平均治疗 10 个月。(《北京中医》, 1993 年第 5 期)

19. 芪地续断鸡血藤汤治疗胸腰椎骨折畸形愈合 13 例：黄芪 30 g，熟地黄、续断、鸡血藤各 18 g，桑寄生、狗脊、川芎、赤芍、牛膝、制川乌各 12 g，乳香、甘草各 10 g，大枣 10 枚。每日 1 剂，水煎服。用克痹膏（杜仲、当归、白芷、防风、乳香、没药、肉桂等，共研细末，用松节油调膏）贴患椎棘突处及其周围部位和双侧肾俞、大肠俞、膀胱俞、委中等，24 小时换药 1 次。治疗胸腰椎骨折畸形愈合 13 例。结果：优 7 例，良 4 例，可 2 例。（《中国骨伤》，1992 年第 6 期）

（三）中西医结合选录

1. 中西医结合治疗四肢骨干骨折不愈合 48 例：切开复位，钢板（或交锁钉）内固定。加服中药。去除硬化骨及骨折端嵌夹的软组织，打通髓腔，取同体新鲜髂骨移植，钢板（或交锁钉）内固定，石膏托外固定于功能位。本组术后 1～2 周，用活血化瘀汤：当归、赤芍、川芎、郁金各 10 g，乳香、没药各 6 g，红花 5 g，丹参 15 g，生地黄 12 g，三七 3 g。3～8 周用愈伤接骨汤：当归、赤芍、续断、自然铜、煅狗骨、刘寄奴、骨碎补、茯苓、丹参各 10 g，土鳖虫 6 g。9～12 周用营筋壮骨汤：人参、白术、当归、杜仲、枸杞子、伸筋草、独活、桑寄生、补骨脂、白芍各 10 g，鹿茸 5 g，熟地黄 12 g，黄芪 15 g。每日 1 剂，水煎服；中、后期并用药渣布包，热敷患处半小时。两组均抗感染，止血，支持疗法及对症处理。治疗四肢骨干骨折不愈合 48 例。结果：两组分别优 35 例、8 例，良各 11 例，差 2 例、3 例，优良率 95.8%、86.4%（$P<0.05$）。（《湖南中医药导报》，2002 年第 1 期）

2. 中西医结合治疗骨折不愈合 40 例：当归、鸡血藤、炙黄芪、续断、骨碎补各 30 g，赤芍、党参、龙骨、牡蛎各 15 g，牛膝、地龙各 10 g，炙甘草 6 g。每日 1 剂，水煎服；康复期内服健步虎潜丸等，并用中药洗剂熏洗患肢，每日 3 次。平均治疗 95 日。并在麻醉下，去除断端之间的纤维及瘢痕组织，切除硬化骨端，凿通骨髓腔，修正骨折断端。在骨折远近端凿上骨槽（宽约 1.5 cm，长 6～10 cm），植入患者自身髂骨全层骨板块，用石膏夹（或管形）外固定，5～6 周改用小夹板固定，并加强功能锻炼。治疗骨折不愈合 40 例。结果：愈合 38 例，未愈 2 例，随访 1～2 年，遗有轻度跛行 5 例。（《山东中医杂志》，1995 年第 1 期）

3. 中西医结合治疗骨折延迟愈合 84 例：川续断、骨碎补、白术、茯苓、山药、生黄芪、枸杞子各 60 g，杜仲、煅自然铜、党参各 40 g，土鳖虫、三七各 30 g，鹿茸 10 g。研细末，炼蜜为丸。每丸 9 g。每次 1 丸，每日 3 次，口服。2 个月为 1 个疗程。骨折端有异常活动：普通钢板、髓内钉、克氏针及夹板固定但骨折端位线差者切开复位，加压钢板内固定；夹板固定但骨折端位线好者改石膏固定。功能锻炼，避免剪力及扭曲。治疗骨折延迟愈合 84 例，随访 3～10 个月。结果：痊愈 78 例，失败 6 例。（《中医正骨》，2006 年第 3 期）

4. 崔兵等运用中药内服外涂治疗骨折延迟愈合 16 例：内服方药用熟地黄 30 g，鹿角胶、白芥子、姜炭各 10 g，麻黄、肉桂、甘草各 5 g，丹参、骨碎补各 10 g。水煎，取汁 100 mL，每日分 2 次口服。20 剂为 1 个疗程。外涂药用：红花、乳香、当归、没药、丹参、紫草各 30 g，冰片 5 g，加入 2 kg 乙醇中，24 小时后取滤过液，外涂骨折部位。同时配合骨折治疗仪刺激骨折端，每次 20 分钟，每日 2 次，另每日 3 次用拳沿骨折纵轴叩击 5 分钟。治疗骨折延迟愈合 16 例。结果：治疗 1 个疗程，骨折端有骨痂形成 4 例。治疗 2～3 个疗程，骨痂形成良好。总有效率 100%。（《辽宁中医杂志》，2001 年第 7 期）

（四）经验良方优选

1. 酒土鳖虫、醋煅龙骨、醋炒猴骨、醋煅虎骨、血竭各 60 g，制乳香、制没药各 18 g，煅自然铜 90 g，研末。每剂取八仙散 6 g，以上、中、下部汤剂冲服（上部：续断、骨碎补、秦艽、归尾、赤芍、紫荆皮各 9 g，甘草、木香各 3 g，乌药、桂枝各 6 g，羌独 4.5 g。中部：续断、骨碎补、秦艽、制香附、赤芍各 9 g，青皮、陈皮、红花、柴胡各 4.5 g，甘草 3 g，乌药、桃仁、醋延胡索各 6 g。下部：续断、骨碎补、威灵仙、五加皮、木瓜、怀牛膝各 9 g，甘草 3 g，乌药 6 g，羌活、独活各 4.5 g，杜仲 45 g）。主治骨折断端久不愈合，患肢痛楚无力者。

2. 石决明 30 g，西红花 5 g，麝香 1 g，珊瑚、银珠、三七各 10 g，降香、乳香、赭石、炉甘石、没药、寒水石、杜仲、黄瓜子、自然铜、石膏各 20 g。以上十六味除麝香外另研。其余粉碎成细粉，过筛，混匀；再兑入麝香细粉，混匀，制成黄豆大小丸。银珠挂衣，晾干，备用，每次 9～13 g，每日 2 次，白开水送服。主治各种类型的新旧骨折，脱位，骨痂不易形成，失用性脱钙等。

3. 大黄 120 g，红花、羌活、独活、防风、苏木、续断、牡丹皮、生川乌、生草乌、自然铜、血竭、磁石、泽兰、升麻各 60 g，五加皮、白芷各 90 g，木香 45 g，楠香 240 g。上药共研细末，用酒水各半，调拌成糊状，每日 1 次，外敷。主治骨折久时不愈，疲软无力者。

4. 黄芪、党参、龙眼肉、土鳖虫、熟地黄、地龙、水蛭、枸杞子、大枣、自然铜各 15 g，甘草 3 g，巴戟、杜仲、炮穿山甲、淫羊藿、炮鹿筋、锁阳各 9 g。水煎服，每日 1 剂。主治骨折延迟愈合，肌肤清冷，关节僵硬者。

5. 淫羊藿、土鳖虫、骨碎补、川续断各等份。以上诸药共研细粉，蜂蜜为丸，每丸重 9 g。每次 1 丸，每日 3 次，温盐开水吞服，儿童用量酌减。功能：补肾接骨，活血散瘀，促进骨痂的生长。适用于各种各型陈旧性骨折对位对线良好者。

6. 炒蛋皮 100 g，自然铜 40 g，当归、丹参、补骨脂、牛膝、黄瓜子、续断、香橼各 50 g。上药共研细末，每日 10～20 g，分 2 次服，白开水送下。功能：和营通络，接骨续筋。主治骨折延迟愈合。

第五章　关节脱位

第一节　颞下颌关节脱位

一、病证概述

颞下颌关节脱位（TMJ）是指大张口时，髁突与关节窝、关节结节或关节盘之间完全分离，不能自行回复到正常的位置。根据脱位的方向可分为前方脱位、后方脱位、上方脱位、内侧脱位与外侧脱位。根据脱位的性质分为急性前脱位、复发性和陈旧性脱位。前脱位关节盘-髁突复合体越过关节结节并固定于关节结节前上方，后脱位髁突可突出到外耳道鼓室以及茎突外侧，上方脱位髁突进入颅中窝，内侧脱位髁突达关节窝的内侧，外侧脱位髁突移至关节窝的外侧。后脱位、上方脱位以及内侧脱位主要为外力损伤所致，同时可伴有关节窝、关节结节、髁突或下颌骨骨折以及颅脑损伤，临床上少见。好发于女性，常见病因为打呵欠、唱歌、大笑、大张口进食、长时间大张口、外力损伤等；常见症状为不能闭口，前牙开𬌗，下颌中线偏向健侧，后牙早接触。检查可见下颌运动异常，呈开口状态而不能闭合，下颌前伸，颏部下移，面形相应变长，触诊时耳屏前可扪到凹陷区，单侧前脱位时，下颌微向前伸，颏部中线偏向健侧。必要时做X线检查。急性前脱位很容易诊断，多出现在大张口运动或下颌在张口时受到外伤，关节囊明显松弛以及肌肉运动不协调也可出现。X线片示髁突位于关节结节前上方。复发性脱位有反复发作的病史，老年人、重病患者更易发生。关节造影可见关节囊松弛，关节盘附着撕脱。关节X线片除表现为关节前脱位外，髁突、关节结节变平。陈旧性脱位病程长，无牙颌患者、婴幼儿、重病患者易发生。关节X线片可见髁突位于关节结节前上方。

二、妙法解析

（一）下颌关节双脱位（孙达武医案）

1. 病历摘要：严某，男，45岁。患者诉昨晚打呵欠时，突然听到下颌部"咯嗒"一声，嘴不能闭合，局部疼痛，说话模糊不清。诊见：两侧下颌关节处压痛，有空虚感，在其前方可摸到不正常的骨性突起，下颌骨前突，上下齿不能对齐。诊断：下颌关节双脱位。治疗：患者正坐，一助手固定头部并稍后仰，即按双脱复位法复位，局部外贴小号伤膏，四头带固定下颌骨。术后1周痊愈。

手法复位：

（1）复位前准备：患者正坐在低凳上；助手一人站于患者背后，其双手十指交叉，取"泰山压顶"之势以双手掌压着巅顶，固定头部，并略向后倾，使其在复位时不至于前后左右动摇；医者用数层纱布或胶布裹住拇指，以保护拇指不被患者咬伤（操作熟练者可不必裹缠拇指）；医者站在患者前面，用掌心在双侧面颊部揉擦按摩数次，以缓和筋络肌肉的紧张，同时嘱患者将口张大，并大口呼气吸气，使其肌肉放松。

（2）复位步骤：双手拇指以倒人字形姿势伸入患者口腔，按在最后的一个白齿上，余四指在面颊部同时挟住下颌骨体，将挟住下颌骨体的四指用力向前并稍向下方拔伸，然后用拇指将下颌骨体向后向下推压，此时指下可感觉到关节的活动，即把拇指滑向齿外，余四指托着下颌骨体，随即可听到"喀嗒"的响声，复位即告成功。（《孙达武骨伤科学术经验集》，人民军医出版社，2014）

2. 妙法解析：复位后即检查局部外形是否已恢复正常，上、下齿是否对齐。取 8 cm 宽，60 cm 长布带一条，对折用剪刀将布带剪开 20 cm，将下颌骨托起固定。可在两下颌关节处贴小号膏药（单脱贴于患侧）。注意局部肌肉、筋络紧张痉挛，以致关节过于挛急者，可用药物热敷，医者并用两手掌按摩局部，以舒筋解挛，然后再行复位。复位后不宜大声说话，3 日内不宜进食硬物。

（二）颞下颌关节双侧脱位（孙达武医案）

1. 病历摘要：朱某，女，59 岁。患者诉上午打呵欠后双侧面部疼痛，下巴不能活动，无法吃饭与讲话。随即来我院诊治。诊见：两下颌骨下垂，口张开不能闭合，流涎不止，酸痛难受。舌质红，苔薄白，脉细。诊断：颞下颌关节双侧脱位。治疗：助手一人捧住头部，医者双手拇指插入口腔内，置于两侧下颌白齿上，其余手指控制下颌骨外侧，复位时两拇指用力向后下方按捺，当骨头有下陷声音时，拇指取出，其余手指托下颌骨复位。复位后用宽绷带兜住下颌，上扎头顶固定，在一周内避免嚼食硬物，张口不能过大。外用洗方，内服补肾壮筋汤。（《孙达武骨伤科学术经验集》，人民军医出版社，2014）

2. 妙法解析：下颌关节脱位很易形成习惯性脱位，多与老年人肝肾不足、筋骨失养有关，故复位仅治其标，辨证用药可治其本。

（三）双侧下颌关节脱位（孙广生医案）

1. 病历摘要：何某，男，22 岁。患者于 1 日前不慎被人击伤下颌部，即感下颌运动失常，呈开口状，不能闭口。在当地未做任何处理，来本院治疗。现感下颌运动失常，无其他不适。查见患者表情痛苦，下颌运动失常，呈开口状，不能闭口，唾液外流，语言不清，下颌前伸，两颊变平，脸形变长，双耳屏前方触诊有凹陷。舌淡红、苔薄白，脉缓。X 线片示：双侧下颌关节脱位。血、大小便等正常。诊断：双侧下颌关节脱位。治疗：整复固定，中药按骨伤三期辨证施治。复位前，术者让患者做好思想准备，精神不宜紧张，肌肉放松，才能使复位顺利进行。患者坐位，术者立于患者之前，先用消毒纱布包裹术者两拇指，然后将拇指放置在患者下颌两白齿的咀嚼面上，其他各指放置在下颌角下缘。此时嘱患者不要紧张，不要用力，谨防下颌骨滑回时咬伤术者手指。然后术者用两拇指用力下压，外部各指逐渐地向上抬下颌骨的前部，在听到一声弹响时，下颌骨髁状突部滑回到下颌凹内。复位后，托住颏部，维持于闭合位，然后将四头带兜住下颏部，四头分别在头顶打结，固定时间 2～3 周。固定期间嘱患者不要用力张口，不要吃硬食。脱位初期中药宜舒筋活血，方选活血舒筋汤加减：青皮 15 g、独活、当归、续断、牛膝各 12 g、羌活、防风、荆芥、五加皮、杜仲各 10 g、红花、枳壳各 6 g。每日 1 剂，水煎，分早、晚服。服 1 周后下颌活动正常，舌脉正常。X 线片示，双侧髁状突回到下颌凹内。治以补肝肾、壮筋骨、养气血为主，方选养血壮筋汤加减：红花 5 g、川续断、生地黄各 12 g、白芍、当归、牛膝、牡丹皮各 9 g、川芎、杜仲各 6 g。每日 1 剂，水煎，分早、晚服。服 1 周以善后。（《孙广生医案精华》，人民卫生出版社，2014）

2. 妙法解析：在正常情况下，大开口末髁突和关节盘从关节窝向前滑动，止于关节结节之下方或稍前方。如果有咀嚼肌紊乱或关节结构紊乱的患者，当大开口末，例如打哈欠、唱歌、咬大块食物、呕吐等时，翼外肌继续收缩，把髁突过度地向前拉过关节结节；同时闭口肌群发生反射性挛缩，就使髁突脱出于关节结节之前上方，而不能自行回原位，即造成下颌关节脱位。临床上，有时由于脱位时间较长，咀嚼肌发生严重痉挛，关节局部水肿、疼痛，或由于患者不能很好地配合，手法复位常较困难。此时，宜先行局部热敷或行关节周围和咀嚼肌神经封闭后再用上述方法，才能得到复位。个别情况脱位时间长达数日，一般复位常常无效，此时可使用麻醉，配合肌肉松弛剂进行复位。下颌复位后，为了使被牵拉过度受损的韧带、关节盘诸附着和关节囊得到修复，必须在复位后固定2～3周，限制下颌运动；开口不宜超过1 cm。

三、文献选录

（一）颞下颌关节脱位病因和主要类型

1. 急性前脱位：主要有内源性与外源性两种因素。内源性因素包括打呵欠、唱歌、大笑、大张口进食、长时间大张口进行牙科治疗等。外源性因素是指在开口状态下，下颌受到外力的打击；经口腔气管内插管、进行喉镜和食管内镜检查、使用开口器、新生儿使用产钳等，用力不当使下颌开口过大，髁突越过关节结节不能自行回位；关节囊和关节韧带松弛、习惯性下颌运动过度、下颌快速运动可增加前脱位的危险。好发于女性。患者表现为不能闭口，前牙开𬌗，下颌中线偏向健侧，后牙早接触。双侧脱位患者语言不清，唾液外流，面下1/3变长。检查可见双侧髁突突出于关节结节前下方，喙突突出于颧骨之下。关节区与咀嚼肌疼痛，特别在复位时明显。

2. 复发性脱位：急性前脱位若治疗不当，可出现反复性或习惯性脱位。其病理特征是关节囊、关节韧带以及关节盘附着明显松弛，因髁突反复撞击关节结节，使髁突与关节结节变平，关节窝变浅，咀嚼肌功能失调。反复出现急性前脱位的症状，患者不敢张大口。复位较容易，患者可自行手法复位。

3. 陈旧性脱位：急性前脱位未及时治疗，长期处于颞下颌关节脱位状态。由于脱位的髁突及关节盘周围纤维结缔组织增生，关节窝内也可出现纤维结缔组织增生，使关节复位更加困难。临床表现与急性前脱位相似，但颞下颌关节和咀嚼肌无明显疼痛，下颌有一定的活动度，可进行开闭口运动。

（二）颞下颌关节脱位治疗

1. 手法复位不用麻醉时，应向患者解释手法复位的过程，配合治疗。复位后立即用头颌绷带固定，限制张口活动2周左右。复位前应注意消除患者紧张情绪。有时可按摩颞肌及咬肌，或用1%～2%普鲁卡因做颞下三叉神经或关节周围封闭，以助复位。陈旧性脱位，必要时需在全身麻醉下复位，甚至手术切开复位。

2. 复发性脱位手法复位效果不好者，可进行关节囊内硬化剂治疗，或在关节内镜下行关节囊壁以及关节盘后组织的硬化剂注射治疗。以上效果不好可行手术治疗，如关节囊及韧带加固术、关节结节切除术以及关节结节增高术等。

3. 陈旧性脱位手法复位效果不佳者，可在关节内镜下行关节复位，或手术将髁突、关节结节之间的纤维结缔组织剥离，关节窝修整后撬动关节复位，同时可行髁突高位切除术、关节结节切除术以及关节结节增高术等。

第二节 寰枢关节半脱位

一、病证概述

寰枢关节脱位，又称寰、枢椎脱位，是指颈椎的第一节（寰椎）、第二节（枢椎）之间的关节失去正常的对合关系。这是一种少见但严重的疾病，其可以引起延髓、高位颈脊髓受压，严重者致四肢瘫痪，甚至呼吸衰竭而死亡。由于其致残、致死率高，必须及时进行诊断和处理。多数患者呈慢性起病，症状呈间歇性，反复发作并逐渐加重；部分患者在轻微的外伤后明显加重。典型的临床症状包括颈神经根病、延脊髓交界区受压造成高位颈脊髓病、呼吸功能障碍等。其中颈神经根病的症状有颈部疼痛，颈部活动受限、僵直，尤其头颈部的旋转活动受限，头枕部疼痛等；延脊髓交界区受压造成高位颈脊髓病症状：如四肢无力，走路不稳，手不灵活，二便异常等；还包括躯干、四肢的麻木、针刺感甚至烧灼感等。

二、妙法解析

（一）寰枢椎脱位（孙达武医案）

1. 病历摘要：洪某，男，10岁。患者于2日前因上体育课翻筋斗，头部歪偏着地，当即感颈部疼痛，活动不利，自用药效果不佳，遂来就诊治疗。症见：颈部右侧疼痛活动不利。专科检查：右侧颈部压痛明显，活动障碍，右上肢肌力4级，霍夫曼征（＋）。X线片示：寰枢椎半脱位。本病由于在运动时直接暴力致寰枢椎半脱位，病位在骨，病性属实。诊断：寰枢椎脱位（气滞血瘀）。治疗：颈牵加正骨手法，配合内服药，活血化瘀、行气止痛。方用桂枝葛根汤加减。处方：葛根20 g，茯苓、当归、桑枝各10 g，红花3 g，泽兰、桂枝、桃仁、乳香、没药、赤芍、延胡索、甘草各6 g。水煎服，每日1剂。嘱患者卧硬板床。半个月后复诊：患者X线片复查寰枢椎已复位，诉服药后疼痛明显减轻，活动稍受限，但无大碍。效不更方，继续服原方加减7剂。（《孙达武骨伤科学术经验集》，人民军医出版社，2014）

2. 妙法解析：桂枝葛根汤有解肌舒筋的功效，葛根、桑枝可作为君药与颈部、上肢引经药；当归、桃仁、红花、延胡索、泽兰、乳香、没药、赤芍活血化瘀止痛；茯苓健脾祛湿；桂枝温中助阳又通筋活络；葛根、延胡索舒筋解痉；甘草调和诸药。

（二）齿状突先天性不连，C1后脱位并脊髓压迫症（庞立医案）

1. 病历摘要：患者，男，40岁。起床后忽感颈左侧、左胸及左上肢麻木、乏力，既往无外伤史。检查颈部外观正常，无压痛，颈前屈30°、后伸35°，左、右侧屈各30°，左右旋转各45°，无肌萎缩，上肢肌力5级，双侧肱二头、肱三头肌腱反射亢进，双膝、踝反射活跃，左侧霍夫曼征阳性，右踝阵挛阳性，颈左侧及左前臂皮肤触觉、痛觉减退。X线颈椎正、侧、斜位加断层片示：C2齿状突根部不连，断端骨质光滑，C1向后脱位。诊断：齿状突先天性不连，C1后脱位并脊髓压迫症。行颅骨牵引，重量6 kg，牵引1周后拍片复查颈部脱位已基本纠正。行颈部后弓切除，自体髂骨植骨枕颈融合术，并用一根斯氏针弯成矩形框架，用钢丝固定于枕后粗隆及C4棘突上。术后1周拆线，头颈胸石膏固定，出院时检查原感觉减退区已基本消失，左霍夫曼征及右踝阵挛转阴，X线片示C1复位，固定满意。（《特殊型骨与关节损伤医案》，中国医药科技出版社，1993）

2. 妙法解析：齿状突先天性不连，属罕见颈椎发育畸形。由于寰枢关节不稳而易出现C1脱位，引起脊髓压迫症状，严重者危及生命。诊断主要依据病史及 X 线片，尤其是断层片更能清楚显示齿状突情况。治疗需牵引复位及手术固定，以恢复颈椎关节的稳定性，解除脊髓压迫，防止复发。其中采用钢框固定较为有效易行。

（三）寰椎前脱位伴齿状突骨折，寰椎后弓骨折（陶有略等医案）

1. 病历摘要：

［例 1］患者，女，21 岁。2 年前因骑自行车与汽车相撞致伤，摔倒后立即昏迷，被送当地医院抢救。因脾破裂手术，术后 15 日出现颈部活动受限，右示指麻木，持物困难。进一步检查发现齿状突骨折，遂行颅骨牵引，围颈石膏固定。治疗 3 个月，右示指麻木好转，其他症状无明显改善，转我院治疗。检查枕骨下陷凹消失，并有压痛，颈部向右倾斜，右手大鱼际轻度萎缩，示指痛觉减退，未引出病理反射。颈椎侧位及张口位断层 X 线片示，颈椎生理弧度变直，寰椎向前移位，齿状突骨折。诊断：寰椎前脱位伴齿状突骨折。中药麻醉下行枕颈融合术：患者侧卧，自其枕外粗隆下 2 cm 处向下沿后正中线作纵行切口，显露枕骨至第 4 颈椎棘突及椎板上软组织，将枕骨外板骨膜下缘寰枢椎板凿成粗糙面，取自体髂骨植入，以双股 20♯ 钢丝穿入植骨板及 C2～C3 棘突环形作结，牢固固定，植入骨周围填塞松质骨，逐层缝合后，头颈胸石膏固定 4 个月。10 年后随访已恢复体力劳动。

［例 2］患者，男，35 岁。1 周前患者行船在海外作业时，被从船桅上落下的粗麻绳团砸伤，即感头昏，颈肩部剧痛。船医静脉给予 50% 葡萄糖 60 mL，每日 2 次，症状无改善。颈部呈僵直状态，自主活动受限，寰椎棘突处压痛明显，四肢运动及感觉均正常，未引出病理反射。颈椎侧位 X 线片显示，寰椎后弓骨折，分离移位不明显。诊断：寰椎后弓骨折。中药内服，每日 1 剂，颌枕带牵引 28 日后，头颈胸石膏固定 3 个月。1 年后复查，X 线片示骨折达骨性愈合，颈部活动正常，已恢复原工作。（《特殊型骨与关节损伤医案》，中国医药科技出版社，1993）

2. 妙法解析：寰枢椎骨折脱位多由坠落、车祸及头颈部遭受打击引起。其致伤机制较为复杂，不同体位，不同暴力作用下，发病机制也不同。当暴力使头部猛烈过度屈曲时，齿状突首先受到冲击，发生齿状突骨折，或作用于寰椎横韧带造成韧带断裂，使寰齿关节失去稳定性，发生寰椎前脱位。当头部过伸位坠落或受到打击时，产生上颈椎的伸展牵张力和压缩力作用于椎弓，则可使椎弓两侧最薄弱处发生崩裂性骨折。由于解剖关系的改变，尤其是寰椎的脱位，使椎管内径变小，脊髓受压，因而产生相应的神经症状。临床上结合典型症状、X 线片，一般可确立诊断。凡寰齿前间距超过 5 mm 者，应考虑寰椎前脱位；若伴有侧块移位，则提示寰枢椎失稳。张口位断层片可清晰显示齿状突腰部骨折时骨的连续性中断像。寰椎椎弓骨折则需加照侧位片。因为本病的主要病理变化是寰枢椎稳定性的破坏和由此引起的脊髓损伤或压迫，所以应尽可能早的进行治疗。在治疗的方法上，齿状突骨折并寰椎前方脱位者，以颅骨牵引法为主，重量不超过 3 kg，维持到骨折初步愈合后。单纯性齿状突腰部骨折，以枕颌带牵引为主，但应防止过牵，以免影响骨折愈合。对关节失稳严重者，行寰枢椎融合术效果肯定。单纯寰椎椎弓骨折无脊髓损伤者，以头颈胸石膏固定即可获愈。

（四）枢椎齿状突骨折，寰椎椎体完全性脱位（乔春华医案）

1. 病历摘要：叶某，男，45 岁。不慎从 2.5 m 高处摔下，头颈部屈曲着地致伤。即感颈部剧烈疼痛，活动受限，但无昏迷及呕吐。伤后第 2 日，经他医按摩治疗，疼痛不减，继而出现双手麻木、下肢无力、小便失禁，于伤后 6 日来诊。检查一般情况好，心率 80 次/min，呼吸 20 次/min，血压 128/98 mmHg，颈部屈曲畸形，C2、C3 棘突压痛，颈以下皮肤感觉迟钝。右上肢肌力约 4 级，握力差；左上肢正常。右前臂皮肤感觉减弱，霍夫曼征阳性；左侧正常。肱

二、肱三头肌腱反射、桡骨膜反射正常。双下肢肌力无明显变化，双膝、跟腱反射增强，髌阵挛阴性，踝阵挛阳性。右侧巴彬征阳性，左侧正常。X 线片示枢椎齿状突骨折，寰椎椎体向前完全性脱位。入院后给予 8 kg 重量颅骨牵引。24 小时拍片复查，显示寰椎已达解剖复位。复位后给予 3 kg 重量维持牵引 6 周，症状消失，感觉、运动均恢复正常。去牵引以石膏围领固定出院。（《特殊型骨与关节损伤医案》，中国医药科技出版社，1993）

2. 妙法解析：寰椎和齿状突屈曲型骨折脱位，特别是完全性脱位较罕见。此损伤往往波及生命中枢或合并脊髓损伤致呼吸肌、膈肌完全麻痹而迅速死亡。但从解剖上来看，寰椎椎孔较大，其前 1/3 为齿状突所占据，后 2/3 部分脊髓只占一半空间，故齿状突骨折和寰椎脱位后，脊髓尚有回旋余地。所以本例患者伤后只感到颈部剧痛，不敢活动，不能平卧而无神经症状。但伤后 6 日因未做出正确诊断而盲目按摩，对脊髓逐渐形成压迫而出现双上肢麻木无力、小便失禁等不全截瘫的一些症状和体征。治疗上我们认为以颅骨牵引为好，可用持续复位的方法，开始头部水平牵引，逐渐改为过伸牵引，复位后改用维持量牵引，6 周后更换石膏围领固定 3 个月。晚期遗有疼痛或不稳时可考虑用后融合术。

（五）寰枢椎前脱位并枢椎椎弓根骨折（栾玉新医案）

1. 病历摘要：患者，女，3 岁。由其父骑自行车携带，被横于前方的铁丝挂住颈部，将其向后抛出 2 m 多远，枕部触地致伤。伤后 1 个月，以颈部活动受限为主诉入院。检查患儿头颈向右侧倾斜 15°轻度屈曲，下颌向左侧，颈部不能自主旋转与伸屈活动，颈前部皮下仍见 0.2 cm×15 cm 弧形铁丝瘀斑痕，颈后发际下有骨性突起，上下肢活动无力。X 线侧位片示寰枢椎同时向前滑脱，枢椎椎弓根部有骨折线。诊断：寰枢椎前脱位并枢椎椎弓根骨折。患儿俯卧位横置于床上，术者坐于床侧，面向患儿，双脚蹬住患儿两肩，双手对握头部，拇指扣扳后枕部，余指扣扳下颌，顺势拔伸牵引。持续 1 分钟左右后嘱助手拇指按伤椎下突出的棘突，术者将患儿头部略背伸，并向左侧旋转，可听到"咯噔"的复位声。然后嘱患儿改仰卧，颈部垫小枕，轻度背伸位，用四头带进行滑动牵引 3 周（牵引重量 3.5 kg）。同时口服三七片，每次 1 片，每日 2 次。3 周后，查颈后骨性突起畸形消失，双上下肢活动自如，颈部左右旋转、前屈、侧屈、后伸均恢复正常，充气性胶圈围领支持固定。复查 X 线片示寰枢椎恢复正常位置，枢椎椎弓根部可见有骨痂形成，5 周后出院。（《特殊型骨与关节损伤医案》，中国医药科技出版社，1993）

2. 妙法解析：寰枢椎同时向前脱位并枢椎椎弓根骨折临床少见，多由坠落、车祸、颈部打击伤引起。损伤后，患者出现上下肢无力，是颈椎突然过伸，然后又强度屈曲，即所谓挥鞭力造成部分神经根及脊髓过度牵拉压迫所致。由于颈部过度向后运动，致使枢椎棘突突然撞击 C3 棘突，而产生枢椎椎弓根骨折；触地后颈部突然快速向前下运动，使寰枢椎椎体同时向前过度移动而造成脱位，致使颈部不能自主旋转、伸屈及斜倾。有学者认为上呼吸道感染可发生寰枢关节炎症而致脱位，也有的学者注意到寰枢关节脱位与外伤有关，可造成齿状突骨折、寰枢关节旋转脱位等，本例即为外伤所致寰枢椎同时向前脱位并枢椎椎弓根骨折。本病根据 X 线平片即可做出诊断，采用手法复位，颈椎牵引固定，一般效果满意。因该损伤位置较高，易引起脊髓压迫或损伤，导致严重后果，所以治疗时应轻柔操作，谨慎从事。

（六）齿状骨骨折合并寰枢关节脱位（谢流通医案）

1. 病历摘要：患者，男，30 岁。患者 50 多日前头部被汽车撞伤，当时昏迷，数小时后清醒，即送当地医院救治，急诊处理后出院，现仍感颈部活动不灵活，双上肢轻度麻木和酸胀感。张口位 X 线片示枢椎上缘中部有一 0.5 cm×1.0 cm 的丘状骨性突起，齿状突轮廓不清楚。侧位片示寰椎向前移位约 0.8 cm，致棘连线失常，寰椎后结节与枢椎棘突间隙明显增宽，于寰椎前结节后方隐约可见齿状突阴影。正侧位体层片均清楚显示齿状突尖部长 1.2 cm、宽 1.0 cm；基底部长 0.5 cm、宽 1.0 cm 齿状突尖部与基底部间有一拱行线样透亮裂隙，齿状突尖部伴随寰椎前结节向前方倾斜移位约 0.8 cm，呈分离状态，两断端硬化、光整。诊断：齿状骨骨折合并寰枢关节脱位。（《特殊型骨与关节损伤医案》，中国医药科技出版社，1993）

2. 妙法解析：齿状突为罕见的颈椎发育畸形。其解剖特点为齿状突底部有两个一次化骨中心形成，左右各一，一般在胚胎 6 个月时出现，出生后联合，至 12 岁时，基底部与尖部的化骨中心联合，形成齿状突。若齿状突不与枢椎体联合而呈分离状态则称齿状突。患者可无任何症状，但外伤后易出现颈痛、上肢无力、感觉异常等症状，有时因寰枢椎的稳定性发生障碍而压迫脊髓，可引起严重的神经症状，甚而死亡。齿状突损伤在一般情况下，X 线正位张口位及侧位即可明确诊断，此例 X 线片有侧向移位，齿状突与寰椎轴线分离。由于骨折块倾斜移位，各解剖关系重叠不易分辨清楚。因此，加摄体层片。该损伤治疗上目前尚无理想的方法，可尽早试行颅骨牵引。一般先顺势牵引，然后视症状改善情况逐渐改为颈过伸位牵引。维持 6~8 周后去牵引，做头颈左右旋转和仰俯锻炼。因此损伤位置较高，易造成脊髓神经损伤而致生命危险，应引起足够的重视。

（七）颈椎脱位（孙广生医案）

1. 病历摘要：曾某，女，51 岁。患者于 5 日前不慎从约 2 m 高处摔下，头、颈部先着地。当时无昏迷、呕吐。伤后感颈部疼痛，活动受限，左上肢麻木。在当地治疗（具体治疗不详）无明显好转，今日来我院治疗。现患者颈部疼痛，活动受限，左上肢麻木，纳可，二便调。查见患者表情痛苦，颈项部肿胀、压痛，以 C6 棘突左侧压痛明显。颈椎生理曲度存在，活动受限。双上肢牵拉试验阳性，双上肢肱二、肱三头肌腱反射正常。左手拇指、示指、中指背侧皮感减退，肌力、肌张力正常。舌质淡红、舌苔薄白，脉弦。X 线片示：C6 椎体轻度滑脱。诊断：颈椎脱位。治疗：整复固定，中药辨证施治。于床头行枕颌带牵引复位，予以颈围固定保护。中药以活血化瘀为法，予以止痛胶囊（本院制剂）内服，每次 3 粒，每日 3 次。汤剂用脊柱伤Ⅰ号方加减：红花 7 g，生地黄、生大黄各 15 g，葛根 20 g，桃仁、当归、川芎、赤芍、降香、地龙、枳壳、延胡索、白芍、牛膝各 10 g，白茅根 30 g，甘草 3 g。每日 1 剂，水煎，分早、晚服。服 14 剂后颈部疼痛减轻，左上肢麻木消失。舌质淡红、舌苔薄白，脉弦。X 线片示：C6 椎体滑脱基本纠正。继续予以颈围外固定。内服接骨胶囊，每次 3 粒，每日 3 次。汤剂用活血续骨汤加减：红花 5 g，土鳖虫 7 g，续断、川芎、当归、熟地黄、白芍、葛根、杜仲、木瓜、地龙、骨碎补各 10 g。每日 1 剂，水煎，分早、晚服，服 14 剂后患者颈部疼痛，左上肢麻木消失。舌质淡红、舌苔薄白，脉缓。继续予以颈围外固定，下床活动。药用壮骨胶囊（本院制剂）内服，每次 3 粒，每日 3 次，服 4 周以善后。（《孙广生医案精华》，人民卫生出版社，2014）

2. 妙法解析：患者从高处摔下，颈部着地，对冲暴力致 C6 椎体轻度滑脱，失去颈椎的连续性及完整性，同时经脉受损，颈部支撑力下降，因此，首先必须平卧硬板床，床头牵引制动，纠正颈椎脱位。颈椎活动度大，活动十分频繁，经常活动，脱位难以稳定。因此，牵引后必须以颈托外固定制动。患者从高处摔下，气血经脉受损，早期因气血运行不畅而气滞血瘀，故以活血化瘀为法。中期以接骨续筋为法，后期以壮骨为主。

（八）胸骨柄体错位（孙广生医案）

1. 病历摘要：王某，男，31 岁。患者两天前不慎从 8 m 高处坠下，落地时胸部被硬物垫及。伤后胸痛，呼吸、咳嗽时加重，当地医院治疗无良效，转运我院。查见胸骨软组织中度肿胀，胸骨柄凹陷畸形，局部明显压痛，胸廓呼吸运动受限。X 线片示：胸骨侧位片可见胸骨体前移

1.5 cm 与胸骨柄重叠 0.2 cm，心、肺、膈无异常改变。诊断：胸骨柄体错位。治疗：整复固定，中药辨证施治。患者取坐位，双手叉腰，挺胸，头后仰。助手站于患者后侧用两手扶其双肩，右腿屈膝顶于 4～5 胸椎处。令患者屏气鼓胸剧咳，助手向后拉其肩与单膝向前顶其胸椎做对抗牵引，使其胸椎正常的生理弧度改变成反张角。术者立于患者前方，右手掌根抵于其突出的胸骨体上，待助手将胸骨柄体重叠拉开时，术者用力向后推迫，瞬间柄体平正，复位满意。整复后，用硬纸板垫软敷料加压包扎，肩部"8"字绷带保持两肩后背位，患者取半坐位。早期做四肢各关节屈伸活动，逐渐进行深呼吸运动，3 日后离床自由活动。中药以活血止痛为主，予以接骨胶囊每次 3 粒，口服，每日 3 次。经治 10 日，胸骨柄体对位好，胸部无疼痛，呼吸咳嗽自如。后经随访无后遗症。(《孙广生医案精华》，人民卫生出版社，2014)

2. 妙法解析：本病临床少见，尚无成功整复方法，可谓难症之一。胸骨后有气管、食管、大血管和神经通过，解剖部位十分复杂，若错位或骨折，易产生压迫症状，严重者可引起胸腔内出血而危及生命。此例胸骨柄体错位，由直接暴力挤压所致。通过辨证施治，设计了"拉肩顶胸椎推迫法"，获一次性复位成功。复位机制是：①拉肩，即拔伸牵引之意，可使胸骨柄体之间隔拉开以分离因错位造成的重叠。②顶椎。患者屏气鼓胸咳嗽，迫使胸腔气体相对向前撞击，以助凹陷处膨出。③推迫，乃本法关键一环，术者必须与助手密切协作，以使突出的胸骨体与凹陷的胸骨柄瞬间抵合。本法设计合理，应用了生物力学原理，故收到了事半功倍之效，为临床手法整复胸骨柄体错位提供了成功的经验手法。

三、文献选录

发生在寰枢关节的脱位称为寰枢关节脱位。本病临床特点是特发性斜颈、头颈僵直与旋转受限，久病者可发生两侧面部不对称。

临床报道选录

1. 卧位旋转颈椎复位治疗寰枢关节错位 43 例：患者取俯卧位，医者施点、揉、按、拿等理筋手法于上颈部肌肉。仰卧位，颈部充分后仰，医者立患者左侧，右手从右侧托起患者颈部，左手拇指压住第二颈椎病变节段棘突部位，余四指张开顶于患者左侧下颌部，双手一上一下形成环抱球状动作，顺势旋转颈椎至颈部紧张感，左手掌根发瞬劲，可闻及"咔嗒"声。同法整复右侧。每周 2 次；4 周为 1 个疗程。结果：治愈 29 例，好转 11 例，无效 3 例。(《中国中医骨伤科杂志》，2007 年第 9 期)

2. 牵引、整脊、提拉、推顶复位治疗寰枢关节错位 234 例：患者仰卧位，头部前倾 10°，回复至 0°，牵引重量 3～6 kg，每次 30 分钟，每日 3 次。15 日后，患者坐位，头稍后仰，以第 2 颈椎棘突向左偏为例，医者左手拇指轻按患椎棘突的右侧缘，患者低头至棘突稍向上将皮肤顶起，将患者头向左摆、面旋向右，医者弯腰，用胸部轻压患者头部，屈右前臂，向上提拉患者头部，使其向右旋转至最大限度时，双手配合，右手带动头向右稍作超限度旋转，左手拇指将患椎棘突向左侧推顶，可闻及"嗒"声，将头复中立位。结果：治愈 156 例，显效 46 例，好转 32 例。(《按摩与导引》，2008 年第 7 期)

3. 手法分理揉按，转推，持续牵引复位治疗寰枢关节半脱位 30 例：分理揉按颈肩部肌肉后，用旋转、侧旋转推法分别整复水平旋转型、侧偏旋转并侧向移位，每周 3 次；对照组仰卧，用枕颌带中立位持续牵引，重量 3～5 kg；均揉按枕下三角区 2～3 分钟。3 周为 1 个疗程。治疗寰枢关节半脱位 30 例。结果：寰枢关节分离复位、症状改善两组分别优 6 例、2 例，12 例、5 例；良 9 例、5 例，8 例、7 例；可 7 例、9 例，9 例、7 例；差 8 例、14 例，1 例、11 例；总有效率 73.33％、53.33％（$P<0.01$），96.7％、63.3％（$P<0.01$）。（《中医正骨》，2002 年第 8 期）

4. 揉、滚及弹拨，推拉复位治疗儿童外伤性寰枢椎半脱位 13 例：揉、滚及弹拨法放松颈肩部肌肉，重点是斜方肌及胸锁乳突肌；施仰卧位颈椎旋转定位扳法：患者仰卧，医者将患者颈椎屈曲 10°～15°，两手分别顶住患椎同侧、勾住下颌部，旋转颈椎同时使头部后仰，感到有阻力时发力，可闻及"喀嗒"声；施俯卧位颈肩推拉扳法：患者俯卧，胸下垫枕，颈椎前屈 10°～15°，以头部左旋为例，医者右手勾住下颌，前臂沿颊与头顶连线压头部，左手缓慢推肩峰，感到有阻力时发力，可闻及"喀嗒"声；轻柔手法放松。Ⅲ型、Ⅳ型禁用。用 3～7 日。结果：优 9 例，良 4 例。（《按摩与导引》，2005 年第 10 期）

5. 耳穴贴压加针刺治疗小儿寰枢椎半脱位 25 例：耳穴取颈、颈椎、枕小神经点。配穴：神门、皮质下、肾、肝、脑。用王不留行，穴位贴压，每次每穴按压 3～5 分钟，每日 3～6 次；2日换药 1 次。双耳穴位交替使用。对照组 25 例，取穴：颈部夹脊穴、风池、翳风、完骨、新设。针刺，10 分钟行针 1 次，留针 20 分钟；每日 1 次。均 10 日为 1 个疗程。用 1 个疗程。两组分别治愈 14 例、4 例，显效 6 例、5 例，有效 3 例、7 例，无效 2 例、9 例。（《中国针灸》，2006 年第 10 期）

6. 中西医结合治疗寰枢关节半脱位 15 例：用平卧位枕颌带间断牵引，重量 3～5 kg，角度以患者舒适为度。每次 30 分钟，每日 2 次。病程短、头颈部旋转障碍有固定角度、关节突压痛甚酌情用颈椎旋转扳法。用 KD-Ⅲ电脑辨证治疗机理疗颈项肩背部，每次 40 分钟，每日 2 次。早期卧床制动。中药取葛根、威灵仙、白芍、木瓜、薏苡仁、桂枝、川芎、当归、延胡索、莪术。随症加减，每日 1 剂，水煎服。用透骨草、伸筋草、海桐皮、路路通、苏木、艾叶、鸡血藤、当归。随症加减，水煎取液，用恒温熏蒸床，熏蒸颈项部。用氯唑沙宗等口服。取压痛及筋结明显的横突（或关节突）1～3 点。用 2％利多卡因 2 mL，地塞米松 5 mg，生理盐水 1 mL，封闭；次间隔 1 周，用 1～3 次。结果：痊愈 13 例，基本治愈、改善各 1 例。（《中国中医骨伤科杂志》，2002 年第 5 期）

第三节　胸锁关节脱位

一、病证概述

胸锁关节脱位包括锁骨内端向上、向前突出的前脱位和锁骨内端向下、向后突出或锁骨头向胸骨柄后内方滑动的后脱位。胸锁关节是人体最稳定的关节之一，脱位并不常见，仅占肩关节脱位总数的 3％，与肩关节后脱位的发病率相仿。常见症状胸锁关节部位疼痛、肿胀，颈部向前和患侧屈曲。胸锁关节脱位的常见原因不外直接暴力或间接暴力，而以间接暴力为主。暴力一般从肩部侧方或外展的上臂沿锁骨向内传至胸锁关节，而将锁骨内端推向上方、前方或后方。胸锁关节脱位的方向取决于暴力的大小和受伤的姿势。

二、妙法解析

（一）左胸锁关节前上方脱位（唐志宁医案）

1. 病历摘要：何某，男，40 岁。行走时被人撞击左肩部致伤。引起右胸部肿痛，活动受限。伤后 2 小时就诊。检查发现：左上胸肿胀、疼痛，活动受限、局部隆突，皮下可触及向前上脱位的锁骨近端，左胸锁关节处凹陷，压痛明显。X 线片示：左胸锁关节前上方脱位。即行手法整复，随着复位响声锁骨近端隆突畸形消失，后"8"字绷带及锁骨外固定，嘱抬头，双手叉腰。X线片示：左胸锁关节脱位已复位，嘱卧床配合治疗。术后3日复查，左胸锁关节再次向前上方脱位。再行手法整复，脱位复位后仍不稳定，拒入院手术治疗，未做随访。（《关节脱位及邻近骨折手法复位图解》，广东科技出版社，1999）

2. 妙法解析：胸锁关节是上肢和躯干的唯一关节，由锁骨胸骨端与胸骨柄相应的切迹及第1肋软骨的上面共同构成。关节囊坚韧，周围有韧带加强。关节内有由纤维软骨构成的关节盘，将关节腔分隔为内下和外上两部分。该关节盘可在垂直轴上做前后运动，在矢状轴上做上下运动，在冠状轴上做旋转运动，还可做环转运动。运动时，肩部随锁骨同时活动。胸锁关节前上方脱位多由摔倒时，肩部处于下垂及伸展位。冲击力作用于肩部前外方，外力沿着锁骨向内侧传递以及沿着肩胛骨向后侧传递。这些外力作用于胸锁关节部位，导致胸锁关节前上方脱位。如果外力作用继续，锁骨会碰到第1肋，第1肋作为杠杆的支点将锁骨撬向前侧及外侧，使锁骨向前上方脱位。

（二）右胸锁关节脱位并锁骨内侧端骨折（孙达武医案）

1. 病历摘要：患者，男，20岁。患者于2小时前酒后开车，翻入沟中，伤后在肇事附近卫生院治疗，一般情况稳定后转我院诊治。诊见：头倾向右侧，右胸锁关节处肿胀、压痛，锁骨内端高突，胸骨柄右侧有骨擦感，患侧上肢运动功能障碍。X线片示：右胸锁关节前脱位合并锁骨内侧端骨折，骨折对位尚好。诊断：右胸锁关节脱位并锁骨内侧端骨折。治疗：局部麻醉下患者挺胸端坐，助手把持两肩，用膝顶住腰背部，使肩关节高度后伸外旋及轻度外展，术者按压胸锁关节高突处使之向后内复位，检查高突消失、疼痛减轻、无畸形，局部用厚度适中的纸板外缠胶布制成压垫，外用绷带加强固定，维持其姿势用后8字石膏绷带固定4周。去固定后嘱其做扩胸运动、双肩关节外展后伸动作锻炼。半年后随访，局部无畸形、疼痛和功能障碍。（《孙达武骨伤科学术经验集》，人民军医出版社，2014）

2. 妙法解析：此类损伤较少见。本例损伤机制是因车翻后暴力作用肩部，使肩部急骤地向后和向下用力，在锁骨内端与第1肋上缘为支点的杠杆作用下，使锁骨内端向前向上脱位。脱位后内端锁骨受方向盘撞击，因而导致锁骨内端骨折。本病复位容易，但保持良好固定困难，故用石膏8字绷带固定为妥。

（三）左肩关节外伤性前脱位（禹进声医案）

1. 病历摘要：患者，男，22岁。2日前当患者在坑道下以左下肢微屈、右下肢外展后伸姿势劳动时，突然一堆碎石自顶部坠下，击于患者背及腰、臀部，遂跌扑呈斜坡状的乱石堆上。伤后即送当地医院将脱臼之左肩关节予以复位，双侧髋脱位未处理，次日转我院。检查背及腰、臀部皮肤有硬物击痕。左肩部肿胀，触痛，肩峰饱满，Dugas征阴性。右下肢极度外旋，并稍有外展及屈曲，足外侧与床面接触。牵展扭动右侧下肢时髋部疼痛并伴有明显弹性固定，腹股沟饱满，其上方可触及股骨头、股动脉，股内前侧皮肤麻木。左侧大腿明显外展、轻度屈曲及外旋，牵拉旋摆左下肢时除有明显弹性固定外，于坐骨结节后方可触到股骨头，疼痛。两侧髋部肿胀不显。右大腿较左大腿相对短2 cm左右。左肩关节X线片可见肱骨头已脱至肩前缘突下。骨盆正位X线片示两侧髋关节Shenton's线均示破裂。右侧髋关节股骨头与髋臼相对应，颈部假性变短，头似呈圆形（示大腿极度外旋）。左侧髋关节股骨头位于后下方闭孔水平，股骨呈明显外展并微屈位。诊断：左肩关节外伤性前脱位（已复位）、右侧髋关节外伤性前上脱位（盆腔型）并发股神经受累、左侧髋关节外伤性后下脱位（坐骨型）。治疗：全身麻醉下分别以AUis法及Bigelow法予以复位。（《特殊型骨与关节损伤医案》，中国医药科技出版社，1993）

2. 妙法解析：此类多发性关节脱位均属一次性直接暴力所致，在肩关节少见。近躯体之三大关节同时发生不同类型之脱位，说明诸肢体受伤时所呈现的体位不同，这与其病史相吻合。髋关节以内收、内旋、屈曲为典型体征的后上脱位较常见，本例左侧为少见的后下脱位（坐骨型），以大腿外展为明显体征，从骨盆正位 X 线片看酷似前脱位。右侧为少见之前上脱位（盆腔型），考虑髂股韧带已断裂，股神经已受累，从骨盆正位 X 线片看极似后上脱位，而大腿极度外旋是其临床特征。诊治时应依据其典型的受伤史及其特有的临床特征，并仔细触诊判定股骨头所脱之方位，再结合 X 线片所见，不难作出正确诊断及给予合理的整复治疗。

（四）胸骨体上端骨折（丁良驹医案）

1. 病历摘要：患者，男，11 岁。在双杠上做挺身后滚翻动作时，不慎动作失调，致使身体急骤下坠，双肘悬吊杠上，即觉得胸前有"搭"的一声伴钻刺样剧痛。下杠后不能抬头、挺胸，呼吸时胸前区疼痛，即来诊。双手扪胸，低头拱肩，不能伸展上肢。被动伸举上肢时，胸骨处剧痛，虽经多次努力，不能仰面平卧。局部可见胸骨柄隆起，其下凹陷，有明显压痛。胸骨外观略显缩短，下胸廓凹陷，两侧第 2、第 3 肋骨似靠拢。X 线片示：胸骨体上端重叠于胸骨柄后下缘。治疗：即日上午 10 时半先行闭合复位失败，乃于局部麻醉下行胸骨体后移位（脱位）切开复位术。平卧，以胸骨柄下凹陷为中心，做胸骨前正中偏左切口，长约 5 cm。皮肤及皮下组织切开后，于胸骨右缘切开骨膜，发现胸骨体后陷，上端被软骨覆盖。胸骨柄下端软骨长 0.7 cm，厚 1 cm，远端中部微凹，呈月牙形，软骨已明显破裂。用骨膜剥离器将胸骨背面之软组织剥离并推开，同时使患者颈部过伸、挺胸。再用圆头骨膜剥离器自第 3、第 4 肋间插入，顶紧胸骨体背面向前撬出。待其外观复原后，用丝线缝合各层组织。术后双肩"8"字形胶布固定，胸廓用腹带绑扎。平卧 2 周后起床。X 线复查见胸骨已复位。（《特殊型骨与关节损伤医案》，中国医药科技出版社，1993）

2. 妙法解析：胸骨骨折或移位大都由直接暴力所引起，如交通事故，直接撞击等。大部分骨折发生在胸骨体部，移位以远折端向前重叠为多见。Cibson 统计了 11 年内 18000 例骨折，胸骨骨折为 80 例，大部分发生在胸骨体部，有移位或重叠者 25 例，也以远端向前移为多见。到目前为止，尚未见有非直接暴力引起胸骨体后移位的报道。造成本例胸骨后移位的原因是由错误的动作，产生急剧的重力牵引，拉开柄体间软骨联合所造成的。本病根据临床典型体征，结合 X 线片不难确立诊断。治疗上手法复位较困难，一般采用手术复位。

（五）左锁骨两极半脱位（陈晓明医案）

1. 病历摘要：

［例 1］患者，男，30 岁。由马车上跌落，左肩部前方撞于石头上摔伤。检查见左胸锁及肩锁关节两处均肿胀、隆起，局部明显压痛，按之略有浮动感，肩关节外展活动受限。X 线片示：肩锁关节间隙加宽，锁骨内端稍上移 0.3 cm。诊断：左锁骨两极半脱位，行肩横"8"字绷带固定 4 周后痊愈。

［例 2］患者，男，37 岁，跌倒时左肩部前方撞于机台角处致伤，症状及检查结果同例 1。诊断：左锁骨两极半脱位，行肩部"8"字绷带固定 4 周治愈。（《特殊型骨与关节损伤医案》，中国医药科技出版社，1993）

2. 妙法解析：锁骨有 4 条韧带（胸锁韧带、肋锁韧带、喙锁韧带及肩锁韧带）固定并横越第 1 肋骨受其支撑，胸锁及肩锁韧带延续包绕两关节形成薄弱的关节囊，胸锁及肩锁关节为面状关节，无杵臼关系，其间有纤维软骨板。胸锁及肩锁韧带主要控制关节水平方向的活动，而肋锁及喙锁韧带控制垂直方向的活动，为悬吊韧带。只有肋锁及喙锁韧带损伤后，锁骨两端才会有明显的向上移位，表现为全脱位。本文所述的 2 例锁骨两极脱位属半脱位。其损伤机制是患者向前跌倒时患肩直接受外力作用在锁骨外端，使锁骨在以第 1 肋骨形成支点的杠杆作用下向前产生应力，两端突破胸锁与肩锁韧带关节囊的束缚而出现两脱位。但又因肋锁及喙锁韧带并不紧张，只出现扭曲现象而无损伤，仍是悬吊作用，故锁骨向上移位不大，锁骨两极仅呈半脱位表现而不出现完全脱位现象。锁骨两极半脱位临床上并非罕见，但因为锁骨两端仅向前脱位，不表现向上的移位，X 线正位片显示正常，临床上往往只注意肩部着力部位损伤而忽略了胸锁关节处的检查，因此易于造成漏诊，必须引起注意。本症的治疗，以"8"字绷带固定，强压在锁骨中段，两极即可达到复位及固定的目的。

（六）右肩锁与胸锁关节脱位并肩峰横断骨折（李福庭医案）

1. 病历摘要：刘某，53 岁。车祸致伤右肩部，伤后 2 小时急诊入院。右肩部呈台阶状畸形，局部肿胀疼痛，皮下瘀血明显，胸骨右侧上部明显隆起，肩关节内收、外展及上举功能障碍。X线片示：肩峰呈横断型骨折，锁骨外端向后上移位，内端向前下移位。诊断：右肩锁与胸锁关节脱位并肩峰横断骨折。治疗：神经阻滞麻醉。患者取坐位。术者右前臂插入患侧腋窝下，向外、后上搬拉；左手拇指向前下按压锁骨外端，余四指置于锁骨内端前侧，向内上勾拉，使肩锁、胸锁关节复位后，将肩峰骨折块由后向前推按复位。术后片示关节脱位及骨折已复位，骨折片稳定，在患侧腋下置一棉垫，用 20 cm 长麝香止痛膏于右肩上"十"字形粘贴固定，外以纱布绷带患侧佩带式固定，屈肘 90°悬吊于胸前。每周 X 线复查 1 次，同时更换止痛膏。6 周后，X 线检查示已有骨痂形成。解除外固定，做肩关节小范围的内收、外展、前屈、后伸、内外旋活动。11周复查，右肩外观正常，肿胀痛疼消失，肩关节各范围活动正常。（《特殊型骨与关节损伤医案》，中国医药科技出版社，1993）

2. 妙法解析：肩锁、胸锁关节同时脱位并肩峰骨折临床少见。本例患者在发生车祸时，肩关节处于外展内旋位跌倒，肩部撞击在车前铁板上，惯性的作用使身体重力快速由后向前传导而致肩锁关节脱位。由于肩部的突然向后下方过度移动，形成了以第 1 肋骨为支点的杠杆作用，所以又导致胸锁关节脱位和肩峰骨折。对于新鲜损伤，可采用手法复位。术后除对脱位的两端加强固定外，应着重对抗胸锁乳突肌的牵拉，防止再脱位。对于喙锁韧带完全断裂者，应考虑手术修补。因该两关节活动范围不大，复位后预后一般良好。

（七）双肩喙突下脱位伴肱骨大结节骨折（刘永谦医案）

1. 病历摘要：患者，男，74 岁。因骑车从 4 m 高斜坡跌滚摔伤，双肩疼痛畸形 23 小时来院就诊。检查右前额部纵行皮肤挫伤 4 cm×2 cm；双侧方肩畸形，肩峰下空虚，喙突前下方可触及脱位的肱骨头；双上臂呈 30°外展位，双肩活动受限，双侧 Dugas 征阳性；左、右膝前有皮肤挫伤。X 线片示双肩喙突下脱位伴肱骨大结节骨折。先用 Hippocrates 法整复左肩，顺利复位。后在 2% 普鲁卡因 20 mL 关节腔浸润麻醉下同法整复右肩。复位后，双上肢靠胸，双手对肩固定。X 线片示脱位和骨折解剖复位。1 个月后随访，双肩运动良好。（《特殊型骨与关节损伤医案》，中国医药科技出版社，1993）

2. 妙法解析：双肩关节前脱位并肱骨大结节骨折临床少见，其损伤机制复杂。从本例看患者骑车下坡向右转弯时，从 4 m 高处滚落在 45°坡的河渠内，分析为右前额和右上肢先着地，并呈外展位支撑，冲力使上肢过伸致使右肩先脱位。冲力继续作用，使患者向左滚动（患者诉说有滚动），左上肢保护性外展撑地，冲力使其过伸，继而致使左肩脱位。因此本例双肩前脱位和单发性肩关节前脱位的发生机制相同，只是双肩脱位在跌伤的一刹间有先后而已。双肩脱位同时合并肱骨大结节骨折的原因可能有四：①老年人骨质疏松。②止于肱骨大结节的冈上肌、冈下肌等的暴力撕脱。③上肢极度外展使肱骨大结节与肩峰撞击。④肱骨头前脱位时肱二头肌长头肌腱的阻挡。该损伤诊断并不困难，一旦确诊后应尽早治疗。一般脱位在麻醉下可手法复位，合并骨折及血管损伤者，手法复位难以成功时，可考虑手术切开复位。

三、文献选录

（一）胸锁关节脱位的病因与类型

胸锁关节脱位的常见原因不外直接暴力或间接暴力，而以间接暴力为主。暴力一般从肩部侧方或外展的上臂沿锁骨向内传至胸锁关节，而将锁骨内端推向上方、前方或后方。胸锁关节脱位的方向取决于暴力的大小和受伤的姿势，按脱位方向可分为前脱位和后脱位两种。

（二）胸锁关节脱位临床表现

1. 胸锁关节部位疼痛、肿胀，颈部向前和患侧屈曲，任何抬头和肩部活动可诱发疼痛，深呼吸、打喷嚏可使疼痛加剧，关节畸形，锁骨内侧端松弛，压痛（＋），前脱位时可见锁骨内侧端向前突出，并有异常活动。当锁骨头压迫气管和食管时，可产生窒息感和吞咽困难。若刺破肺尖可产生皮下气肿，触诊时胸锁关节部空虚。

2. 胸锁关节脱位检查：X线摄片检查，最好拍摄斜位或侧位X线片，结合外伤史诊断。胸部正位X线片常漏诊。如遇此种情况应常规做CT平扫，同时可了解有无并发症。

3. 胸锁关节脱位诊断：一般有明显外伤史。伤后局部肿痛，肩部运动受限，两侧胸锁关节不对称；前脱位者可见锁骨内侧端向前突出移位，常伴有异常活动；后脱位者，局部疼痛，肿胀不明显，但触诊时胸锁关节部空虚。由于锁骨内侧端移位于胸后侧，可能压迫气管引起呼吸困难，或压迫食管及纵隔血管出现吞咽困难及血液循环受阻的症状。胸锁关节脱位常见于车祸和重物直接打击。凡锁骨内端前方或肩部外伤而出现胸锁关节部位疼痛、肿胀、压痛者，应首先考虑胸锁关节脱位，拍摄X线片可确诊。

（三）胸锁关节脱位的常规治疗

1. 非手术治疗法：

（1）轻度损伤：主要是对症处理。上肢作三角巾悬吊，最初24～36小时内局部用冰袋冷敷，以后热敷，4～5日后逐渐进行功能锻炼，一般10～14日可完全恢复。

（2）半脱位和前脱位：均可采用闭合复位，外展牵引以手压迫锁骨近端，复位后用前"8"字石膏固定。

（3）后脱位：大部分后脱位都可采用闭合复位。局部麻醉后患者仰卧，将沙袋垫于两肩胛骨之间，患者上臂悬于床外，由助手向下牵拉，术者双手捏住锁骨，将锁骨的内侧端向上、前、外牵拉，关节复位时可听到响声，而且立即能触及锁骨内侧。复位后肩部作"8"字石膏绷带固定，6周后拆除。如手法复位不成功，可用毛巾钳夹住锁骨近端向前牵引复位。

2. 手术疗法：

（1）切开复位，克氏针内固定术：适用于不能闭合复位及有气管和食管压迫症状的后脱位者。

（2）关节盘切除或锁骨内侧段切除：陈旧性脱位需治疗者，可采用锁骨内端切除术。任何内固定法均可影响关节活动，不宜应用。慢性外伤性胸锁关节逐步前脱位，仅有局部隆起不需特殊治疗。

第四节 肩锁关节脱位

一、病证概述

肩锁关节脱位并非少见，可有局部疼痛、肿胀及压痛，伤肢外展或上举均较困难，前屈和后伸运动亦受限，局部疼痛加剧，检查时肩锁关节处可摸到一个凹陷，可摸到肩锁关节松动。手法复位后制动较为困难，因而手术率较高。此脱位均有外伤史。其临床表现肩锁关节是上肢运动的支点，在肩胛带功能和动力学上占有重要位置，是上肢外展、上举不可缺少的关节之一，同时参与肩关节的前屈和后伸运动。由于肩锁关节位于皮下，易被看出局部高起，双侧对比较明显，可有局部疼痛、肿胀及压痛；伤肢外展或上举均较困难，前屈和后伸运动亦受限，局部疼痛加剧，检查时肩锁关节处可摸到一个凹陷，可摸到肩锁关节松动。根据伤力及韧带断裂程度、Zlotsky等将其分为三级或三型。Ⅰ型：肩锁关节处有少许韧带、关节囊纤维撕裂，关节稳定，疼痛轻微，X线片示正常，但后期可能在锁骨外侧端有骨膜钙化阴影。Ⅱ型：肩锁关节囊、肩锁韧带有撕裂，喙锁韧带无损伤，锁骨外端翘起，呈半脱位状态，按压有浮动感，可有前后移动。X线片示锁骨外端高于肩峰。Ⅲ型：肩锁韧带、喙锁韧带同时撕裂，引起肩锁关节明显脱位。X线片示锁骨外端向上移位，肩锁关节半脱位，其向上移位轻及肿胀不明显，诊断较困难，有时需同时向下牵引两上肢摄两侧肩锁关节X线片，或使患者站位两手提重物拍摄两肩锁关节正位X线片对比检查，方可明确诊断。

二、妙法解析

（一）左肩锁关节脱位（朱惠芳医案）

1. **病历摘要**：刘某，男，45岁。患者于2日前骑摩托车摔伤左肩部，当即肿痛，活动受限，于当地医院就诊，诊为"脱位"，为求进一步治疗来诊。患者伤后无寒热，纳眠可，二便调。左肩部肿胀并可触及异常突起，压痛（＋），并触及异常活动，左桡动脉搏动好，指动血运好。X线片示：左肩锁关节脱位。诊断：左肩锁关节脱位，证属气滞血瘀。治疗：活血化瘀，消肿止痛。药用消肿止痛胶囊（本院制剂），每次6粒，每日3次，口服。并配合手法（手术）治疗。术前查血尿常规、凝血功能、肝功能、心电图等，排除手术禁忌，术后拍片、换药，酌情使用抗生素，出院前拍片，带伸筋丹，口服，每次3粒，每日1次。行臂丛神经阻滞：麻醉成功后，患者取端坐位，无菌操作，用针刀自关节间隙刺入，挑拨嵌夹于其间的软组织，一助手于屈肘90°、肩关节屈曲30°收展中立位将肘关节顺上臂轴线方向向后上方推顶，另一助手双手拇指将翘起的锁骨外端向前下方推按复位，术者用直径2.0 mm克氏针经皮自肩峰外缘进入，通过肩锁关节面进入锁骨远端，共用2枚，在水平面上交叉约10°，透视见位置好，用弯针经皮下"8"字缝合撕裂的关节囊韧带，线结留于皮下，无菌包扎，腕颈带悬吊前臂。1个月后复诊，脱位及功能恢复。（《当代名老中医典型医案集·外伤科分册》，人民卫生出版社，2009）

2. **妙法解析**：对于新鲜肩锁关节脱位，传统中医保守疗法和西医手术疗法均有一定不足。

（1）保守疗法缺点：①外固定压迫皮肤造成皮肤发炎溃破。②外固定易松动，残留肩锁关节半脱位。③固定时间久易产生肩锁关节僵直，影响肩关节的活动。④肩锁关节退化性关节炎、肩锁关节疼痛症。

（2）手术疗法缺点：①有发生感染机会。②创伤大，患者不易接受，经济负担较大。③关节干扰大，易产生肩锁关节僵硬，肩锁关节疼痛。

根据两种治疗方法的特点，取手术固定可靠和保守对关节干扰小的优点，采用手法复位闭合穿针内固定治疗取得了满意效果，减少了并发症。本疗法具有以下优点：①穿针固定可靠，局部不需任何外固定，能早期活动关节，避免了因长期固定引起肩部肌肉萎缩和活动无力。对老年人尤可防止发生"冻结肩"。②对关节的创伤及干扰小，术后发生肩锁关节僵硬或疼痛少。③治愈率高、疗效满意。④局部平坦，不留瘢痕，满足了美学要求。⑤安全可靠，创伤小，感染机会少，操作简便，操作时间短，患者痛苦小，易接受，适宜在基层医院推广。

本疗法在具体应用时应注意以下几点：①复位要彻底，穿针部位要准确。肩峰进针前，针尖在肩峰端上下滑动找到中点，钢针与肩峰外缘垂直方向进针，待针尖部分进入皮质骨时改为锁骨水平方向沿锁骨外端中点进入松质骨内，进针时有阻力感，深度 3～4 cm 为宜。过浅固定不牢靠，易脱出，过深易穿出锁骨可能损伤锁骨下血管。②钢针直径以 2 mm 为宜，过细则强度差，对抗不了肌肉的牵拉力，易造成钢针弯曲或断裂，关节再脱位；过粗关节面损伤大，易发生创伤性改变，引起关节痛。③钢针固定时间以 6 周为宜。固定过久影响肩关节外展活动；过早去除钢针，组织修复不全，会发生再脱位。④适当行功能锻炼。术后 1 周即可做肩关节前屈后伸运动，前臂不限；2 周后逐渐做肩关节的外展活动；3 周内严禁肩关节过度活动，以防钢针向外滑脱。

（二）右肩锁关节全脱位（胡黎生医案）

1. 病历摘要：潘某，女，35 岁。因车祸右锁骨外端疼痛，经石膏固定症状不减，转笔者医院治疗。诊查：解除石膏检查，右肩关节活动受限，锁骨外端显著隆起，弹拨征（＋＋＋），X线片示：右肩锁关节间隙显著增宽，锁骨外端上移位。诊断：右肩锁关节全脱位。治疗：用"∞"字绷带加屈肘绷带上肢悬垂法固定之。术者按压脱位之锁骨，将内衬厚纱布的长方形硬纸壳置于锁骨肩峰端。助手用一条宽胶布固定硬纸壳，胶布两端达胸背部乳头水平线；继用后"∞"字绷带固定，将两条长 30 cm 胶布自压垫开始交叉贴至"∞"字绷带外缘，后余者留置于上臂。肘屈 90°、前臂中立位，经臂上压垫至肘，经绷带数周，以胶布固定肩肘绷带前后侧，最后反折留置胶布贴于"∞"字绷带上。治疗 57 日复查 X 线片示：右肩锁关节近解剖复位，临床治愈。4 个月后复查，伤肢活动正常。（《中国现代名中医医案精华》，北京出版社，1990）

2. 妙法解析：此例是由外伤引起的右肩锁关节全脱位，故用"∞"字绷带加屈肘绷带上肢悬垂法固定之。此法主要原理在于"∞"字绷带加硬纸壳固定保持复位相对稳定，肩肘绷带对脱位局部可产生上下方向相反的平衡拉力，即上肢重力拉脱位近端向下，绷带通过肘下又可产生向上的拉力，托牵脱位远端向上，会使脱位关节面、肩锁韧带、喙锁韧带断端紧密接触、保持准确良好的复位，有效地控制再脱位。肩部反折胶布及屈肘绷带前后固定胶布对防止"∞"字绷带和肩肘绷带滑脱，对维持复位和固定有主要作用。对合并肩胛骨颈骨折者，务必先拔伸整复，待肩胛骨颈嵌顿解除后，本法才能发挥作用。胡氏对肩锁关节脱位患者多采用此法治疗，疗效可靠。4 年来治愈 30 余例，可见此法有相当的疗效。在治疗时可辅以中药，初期用活血祛瘀药，后期用补益气血药。

（三）右肩锁关节脱位（段胜如医案）

1. 病历摘要：刘某，男，40 岁。骑自行车被后面的跑车撞倒，右肩着地，肩部疼痛，立即肿胀，送附近医院，X 线片示右肩锁关节脱位，需手术治疗，患者不同意，转来笔者医院。检查：双侧肩锁关节对比右侧明显高起，压之浮动感显著，局部肿胀有瘀斑，X 线片示锁骨远端与肩峰明显分离，喙锁之间的距离显著增宽。用装胶片的纸盒剪成银圆大小的纸片 4 块，浸湿叠起，外用一层棉花包裹，放于高凸的肩锁关节上用胶布条固定，然后将宽 8 cm 胶布撕下 2 m 长备用，腋下放一拳大棉球，助手一手压肩锁关节，另一手托肘部，两手配合用力，使肩锁关节完全复位。术者将 8 cm 宽的长胶布（一端由护士牵好）从乳头上方贴起（已用乙醇去除皮肤油脂）经肩锁关节由背部绕肘关节回到胶布的起端，如此绕缚两圈。当正在用胶布缠绑时，术者与助手均是在用力使肩锁关节完全复位的情况下进行固定的。然后患肢上臂用 3 列绷带环绕绑缚于胸廓上，前臂颈腕吊带。固定结束后，照双肩前后 X 线片显示复位良好。1983 年 2 月 17 日复诊，照 X 线片示复位良好如前，为保险起见，在原有胶布固定基础上，再如前在肩肘部用胶布条加固一圈。1983 年 2 月 24 日复诊：X 线片示复位良好如前，在原有二次胶布固定基础上，再用胶布条加固一次。1983 年 3 月 3 日复诊：未照片，就在原有三次胶布固定基础上再加固一次胶布固定。1983 年 4 月 7 日复诊：X 线片示肩锁关节复位良好，乃去除多层胶布固定，照双肩前后 X 线片，两肩锁关节相似，达到解剖复位。嘱锻炼肩关节（肩关节锻炼的力量与运动范围由小到大，以不发生患肩疼痛为度）。1983 年 4 月 14 日复诊：患肩运动较前有进步，给予肩部轻柔的手法按摩及缓慢的肩关节活动。嘱锻炼如前。1983 年 4 月 21 日复诊：患肩运动继续有进步，轻柔的按摩及缓缓被动活动肩关节，嘱如前锻炼。1983 年 6 月 21 日复诊：因出差在外 2 个月，返京后即来复诊。检查：患侧肩锁关节无压痛，肩关节前屈上举 140°，外展 90°，内收正常，后伸摸背达胸 6 棘突，已完全恢复了患肩的运动功能。X 线片示两侧肩锁关节等平，可以停诊，嘱半年内不参加重体力劳动。（《段胜如临床经验》，华文出版社，2000）

2. 妙法解析：肩锁关节脱位有明显外伤史，诉肩锁关节部疼痛，暴露两侧肩膀对比，可见伤侧凸起，肿胀，肩关节活动受限。检查时可见凸起处压之疼痛，锁骨外端高凸处压按有浮动感，探触喙突也有压痛，照双肩前后 X 线片显示锁骨远端高出肩峰，且锁骨与喙突距离增宽。这是由于肩锁关节由肩胛骨肩峰关节面与锁骨肩峰关节面构成。喙锁韧带有固定关节的作用，一旦断裂，肩锁关节即完全脱位，若只有肩锁韧带断裂，锁骨远端向上移位，但不高出很多，谓之半脱位。无论半脱位或全脱位，只要断裂的韧带面新鲜，均可用手法复位，继续维持复位后的稳定，则撕裂后参差不齐的断裂纤维即可长合，因而能获得复位优良的效果。治疗时嘱患者坐位，上身脱光，不用麻醉，将剪好的银圆大小的纸片 4～6 层，浸湿后可塑形包衬棉花，用胶布粘贴在锁骨远端的高凸处，令助手一手压下肩锁关节，另一手托患肢肘部，向上推挤，双手配合用力，术者将已做好，安有尼龙扣条的布带，自肩向肘部用力缠绕两圈，缠绑时助手正上下加压使脱臼复位。

（四）左肩锁关节半脱位（唐志宁医案）

1. 病历摘要：患者，女，29 岁。骑自行车跌倒致伤，引起左肩部肿痛，活动受限。伤后 2 小时就诊。检查发现左肩锁关节肿胀、疼痛，功能障碍，锁骨远端向上隆突，压痛明显，按压有弹跳征。X 线片示：左肩锁关节半脱位。锁骨远端向上移位，肩峰与锁骨不在同一水平面上。即行手法整复，将一弧形小夹板置左肩锁关节上，宽胶布固定，屈肘 90°颈腕带悬吊。X 线片示：左肩锁关节半脱位已复位。术后 5 周拆除外固定，按技术后常规处理，45 日后复查，左肩锁关节已复位，肩关节功能恢复正常。（《关节脱位及邻近骨折手法复位图解》，广东科技出版社 1999）

2. 妙法解析：肩锁关节脱位时有肩锁韧带破裂，但喙锁韧带完整，肩锁关节呈半脱位。肩锁和喙锁韧带同时破裂者，肩关节呈全脱位。肩锁关节全脱位可见锁骨外端上撬顶起皮肤隆凸。肩部肿胀、疼痛明显。从后方望诊畸形更加明显，肩部外形呈"阶梯形"畸形。检查时术者一托住患侧肘关节，另一手轻柔地把锁骨推向下方，如果这样可以改变锁骨远端外形，则证实肩锁关节半脱位或全脱位。

（五）左肩关节前脱位合并同侧胸锁关节脱位（李高文医案）

1. 病历摘要：患者，男，32岁。因推手扶拖拉机时，车滑坡，左肩压于轮下致肩部疼痛，功能丧失，7小时后入院。左肩呈方形，关节囊空虚，在锁骨下可触及肱骨头，肩关节弹性固定，杜加氏征阳性。检查肩部过程中，发现锁骨近端向前上翘起，触疼阳性，有弹性。X线片示左肱骨头位于锁骨下，锁骨近端向前上翘起。诊断：左肩关节前脱位合并同侧胸锁关节脱位。在关节腔浸润麻醉下采用手牵足蹬法整复肩关节脱位，再用手法整复胸锁关节脱位。术后在胸锁关节部放塔形压垫、前"8"字绷带固定，左前臂三角巾悬吊于胸前。4周后解除外固定锻炼肩关节活动功能，随访3个月肩关节活动功能正常，胸锁关节处无压疼及弹性活动。（《特殊型骨与关节损伤医案》，中国医药科技出版社，1993）

2. 妙法解析：肩关节前脱位合并同侧胸锁关节脱位罕见，本例患者用手推车时，车滑坡外力作用于手掌传达到肱骨头，加之上肢用力向前，反作用力造成上肢向外后伸，肱骨颈受到肩峰冲击，成为杠杆的支点，使肱骨头冲破肩关节囊的前壁向前滑出。由于车后滑之力继续推进，患者摔倒平卧于地，肩部位于车轮与地面之间，肩部急骤地受车轮向后压力引起锁骨内端向上向前突出，形成肩关节脱位及胸锁关节脱位。复位时麻醉要完全，使肌肉松弛，避免反复多次暴力整复，先整复肩关节脱位，后整复胸锁关节脱位。反之，则整复难。术后固定好胸锁关节，以防再脱位。

（六）左肩锁关节脱位（孙广生医案）

1. 病历摘要：蒋某，男，42岁。于2日前上午自高处跌倒，左肩外侧着地。当即感左肩锁处剧痛，局部突凸畸形，不能抬肩活动。伤后未曾检查与处理，延至今日步行来我院就诊。现左肩锁处肿痛、凸突，不能抬肩与左侧卧活动，无其他不适。查见患者痛苦面容，左肩内收下垂，以健侧手托左肘，左锁骨外端上翘，压痛，弹性固定。其他检查无异常。X线片示：左锁骨外端向上方脱出，肩锁关节间隙消失。诊断：左肩锁关节脱位。治疗：整复固定，中药按伤分期辨证用药。采用麻醉下闭合复位，经皮穿针固定。患者左臂丛麻醉生效后，取坐位，常规消毒左肩锁区域皮肤，铺无菌巾。在C型臂X射线机直视下，一助手立于患者背后，双手把握患者双肩保持充分扩胸位，另一助手双手托住左肘沿上臂纵向耸肩，术者立于患侧用力按住锁骨外端向前下方推挤。整复成功后，自肩峰骨质垂直肩锁关节横行穿入1枚2.5 mm骨圆针，自锁骨中外1/3后方引出，外端针尾折弯包埋于皮下，针孔以无菌敷料包扎，以锁骨带维持扩胸位固定。固定后，1周内保持扩胸固定，其间练习双手握拳，前臂旋转与伸屈肘关节活动。中药活血化瘀、行气止痛为主，方选上肢伤I号方加减：桑枝15 g，乳香7 g，桃仁、当归尾、赤芍、川芎、延胡索、生地黄、没药、香附各10 g，红花、甘草各5 g。水煎服，每日1剂，分早、晚服。服7剂后，左肩部肿胀消退，凸起畸形消失，穿针孔闭合无红肿。X线片示：左肩锁关节间隙正常。治以养血和营、活络续筋为主，方药用和营止痛汤加减：香附15 g，续断6 g，当归、赤芍、白芍、川芎、延胡索、桑枝、木瓜、姜黄各10 g，红花、甘草各5 g。每日1剂，水煎，分早、晚服。服7剂后，左肩臂肿痛消除，左上肢抬肩活动基本恢复，局部无异常，纳食、二便正常。X线片示：左肩锁关节间隙正常，内固定位置未见松动。嘱避免左肩臂过度负重，可恢复日常生活工作。禁止肩挑负重与左侧卧2个月。2个月后复查，患者双肩扩胸及抬举活动正常。依据整复固定3个多月，肩锁关节囊及韧带损伤已修复，而予以局部麻醉下拔除骨针，嘱适当休息2周。（《孙广生医案精华》，人民卫生出版社，2014）

2. 妙法解析：肩锁关节脱位后，关节囊、肩锁韧带、喙锁韧带均有不同程度的损伤，如单纯外固定，很难恢复肩锁关节的正常关系，锁骨外端的上翘脱出，外固定压力无法纠正与消除，从而导致肩锁关节囊及周围韧带损伤得不到及时修复愈合，形成陈旧性脱位，导致肩臂抬举与负重（挑担）障碍，难逃开放复位内固定与韧带重建手术的痛苦。我们采用的闭合复位经皮穿针内固定的微创治疗，既能及时纠正锁骨外端的脱出上翘，又能为关节囊及周围韧带损伤修复愈合提供一个恒定的静态环境。不失为操作简单、固定可靠、疗效确切、经济实用的治疗方法。

三、文献选录

肩锁关节脱位的常规治疗

1. 保守疗法：Ⅰ型肩锁关节脱位者，休息并用三角巾悬吊1～2周即可；Ⅱ型脱位者，可采用背带固定。方法为患者立位，两上肢高举，先上石膏围腰，上缘齐乳头平面，下缘至髂前上棘稍下部，围腰前后各装一铁扣，待石膏干透后，用厚毡一块置锁骨外端隆起部（勿放肩峰上），另用宽3～5 cm皮带式帆布带，越过患肩放置的厚毡，将帆布带的两端系于石膏围腰前后的铁扣上，适当用力拴紧，使分离的锁骨外侧端压迫复位。X线片证实复位，用三角巾兜起伤肢，固定4～6周。亦可在局部麻醉下复位，从锁骨远端经肩锁关节与肩峰做克氏针交叉固定。术后悬吊患肢，6周后拔出钢针，行肩关节功能锻炼。

2. 手术疗法：肩锁关节全脱位，即Ⅲ型损伤的患者，因其关节囊及肩锁韧带、喙锁韧带均已断裂，使肩锁关节完全失去稳定，上述外固定效果不满意，对年龄小于45岁者，应手术修复。常用的手术方法有肩锁关节切开复位内固定术、喙锁韧带重建或固定术、锁骨外端切除术、肌肉动力重建术等。

（1）肩锁关节切开复位克氏针固定术：此法适用于Ⅱ型脱位患者。

（2）锁骨外端切除、喙锁韧带移位术。

（3）陈旧性肩锁关节脱位肩锁关节半脱位，一般无临床症状，不需要手术治疗。

全脱位如有疼痛等症状，可做以下手术：①切除锁骨外1/3，其外形和功能均能达到满意。②喙肩韧带移位代喙锁韧带：切断喙肩韧带肩胛端，将此端缝入已切除末端的锁骨髓腔内，拉紧结扎。③肌肉动力移位：肩锁关节切开复位克氏针内固定后，将喙突从其底部切断，连同其上的肌腱向上内移植于锁骨，用螺丝钉固定。利用附着于喙突肌肉的拉力保持锁骨整复后的位置。其预后视类型、就诊时间而治疗方法选择不同，疗效差别较大。Ⅰ型、Ⅱ型患者大多疗效佳，Ⅲ型中部分患者留有局部后遗症，以疼痛及活动受限为多见。

第五节　肩关节脱位

一、病证概述

肩关节脱位在年轻、运动员人群中最常见。患者第一次发生肩关节脱位时越年轻越活跃，就越可能发展为习惯性肩关节脱位，或称复发性肩关节脱位，或更准确地称为创伤性肩关节不稳定。例如，十几岁时第一次发生肩关节脱位的患者，有90%以上的机会发展为复发性肩关节不稳。40岁以上时发生第一次肩关节脱位的患者发展为慢性肩关节不稳的可能性低于10%。其临床表现非常明显。受伤后肩关节剧烈疼痛，肩关节活动严重受限，肩关节向下、向前下垂，肩峰下有一个大的凹陷，肱骨头在肩前或腋窝可以看见，像一个肿块一样。将脱臼的肩关节复位通常要去医院的急诊科寻找医师帮助，而有一些复发性肩关节脱位的患者很有经验，可以自己复位。

肩关节是活动范围最大、最灵活的关节，因关节盂浅、关节囊韧带松弛，在所有关节中是发生脱位机会最多的关节。如果处理不当，容易造成习惯性脱位。患者多表现为肩部肿胀、疼痛，正常膨隆、丰满之外形消失，呈方肩畸形。肩关节功能丧失，患肩倾斜、下垂，为了减轻疼痛，患者常以健侧手托扶患肘或前臂，当患肘贴胸时，患侧手不能达到对侧肩部，或先以患侧手搭对侧肩部，则肘不能贴胸。触诊时肩部空虚，并可在肩关节前下方或腋下触及脱位之肱骨头。有时肩关节脱位可合并肱骨大结节撕脱骨折，腋神经损伤等。根据肱骨头所处位置的不同，临床可以分为前脱位和后脱位两类。前脱位最为常见，即脱位后肱骨头移向关节盂前内侧。前脱位又有3种类型：①喙突下脱位，即脱位后肱骨头位于肩胛骨喙突下，是较常见的类型。②盂下脱位，即肱骨头脱向肩胛盂下，常合并有肱骨大结节撕脱骨折。③锁骨下脱位，即肱骨头脱向锁骨下（较少见）。后脱位在临床上很少见。

二、妙法解析

（一）右肩盂下脱臼（成业田医案）

1. 病历摘要：侯某，女，58岁。右肩着地摔倒，当即来医院治疗。右肩肿胀，呈方形肩，杜加征阳性，X线片示右肩盂下脱臼，合并大结节撕脱骨折，采取手法复位，一次成功，绷带固定。将患肢肘关节屈伸90°用三角巾吊于胸前，然后嘱其练习功能运动，在此期间，可做握掌和耸肩等活动，但让患者3～4周内要禁止做上肢外展，外旋动作。后痊愈，功能正常。（《北京市老中医医案选编》，北京出版社，1980）

2. 妙法解析：肩关节脱位在骨科来说，是一种常见的损伤。因为肩关节不但活动范围较大，而且加上关节盂浅小，关节囊松弛等结构上的弱点，所以在日常生活工作中，遭受直接或间接暴力打击，发生脱位的机会也相对增多。根据肩关节脱位后肱骨头所停留的部位不同，又分为3种：①下脱位，肱骨头位于关节盂下方。②前脱位，肱骨头位于关节盂前，喙突或锁骨下部。③后脱位，肱骨头位于关节盂的后侧，前脱位较常见，其中以喙突下脱位最多，后脱位极少见。且肩关节脱位好发于20～50岁的男性。根据脱位的时间与复发次数，分为新鲜、陈旧和习惯性3种。

（二）右肩关节前脱位（唐志宁医案）

1. 病历摘要：患者，男，27岁。打球时跌倒，躯干向一侧倾斜，手掌撑地致伤。引起右肩部肿痛，畸形，活动受限。伤后3小时就诊。检查发现右肩关节肿胀、疼痛，呈"方肩"畸形，功能障碍，患臂弹性固定于20°～30°肩外展位，杜加征阳性，肩峰下部空虚，旋转肱骨干时，可在喙突下扪及脱位的肱骨头，无血管神经损伤体征。X线片示：右肩关节前脱位（喙突下脱位）。即行手法整复，屈曲90°，将上臂保持在内收内旋位，前臂依附胸前，用绷带固定于胸臂，三角巾悬吊。X线片示：右肩关节前脱位已复位。术后1周除去绷带，仅保留三角巾继续悬吊2周，拆除外固定后，技术后常规处理，30日复查，肩关节活动功能恢复正常。（《关节脱位及邻近骨折手法复位图解》，广东科技出版社，1999）

2. 妙法解析：肩关节脱位的病因不外直接和间接暴力两种。直接暴力，多因打击或冲击等外力直接作用于肩关节而引起，但极少见。临床常见的是向后跌倒时，以肩部着地或因后方的冲击力，使肱骨头向前脱位。间接暴力，可分为传达暴力与杠杆作用力两种，临床最多见。

（1）传达暴力：患者侧向跌倒，上肢外展外旋，手掌向下撑地，暴力由掌面沿肱骨轴向上传达致肱骨头。肱骨头可能冲破较薄弱的关节囊前壁，向前滑出至喙突下间隙形成喙突下脱位，较为多见。若暴力继续向上传达，肱骨头可能被挤至锁骨下部成为锁骨下前脱位，较为少见。

（2）杠杆作用力：当上肢上举、外旋、外展向下跌倒，肱骨颈受到肩峰冲击，成为杠杆支点，使肱骨头向前下部滑脱，先呈盂下脱位，后可滑至肩前成喙突下脱位。

（三）右肩关节陈旧性脱位（林如高医案）

1. 病历摘要：宋某，男，31岁。患者于40日前从3 m高水库堤坝上摔下，当时右肩部畸形，肿痛，活动障碍，曾就诊于当地个体医师，给予复位、固定，局部肿痛减轻。但于上周解除固定时，发现右肩部仍畸形，右上肢不能上举，遂在县医院拍X线片示右肩关节脱位，今转笔者医院。检查：患者面色稍苍白，舌暗红，脉沉细。左肩部呈"方肩"畸形，肩部肌肉萎缩，局部轻压痛，在锁骨下可触及肱骨头。右肩活动受限，以外展及上举受限为明显。右手搭肩试验阳性。诊断：右肩关节陈旧性脱位。治疗：入院后右肩部先以旧伤洗剂熏洗，每日3次，连续3日。在每次熏洗后，采用拔伸、摇转及局部按摩等手法，以松解粘连和挛缩，使右肩活动度逐渐增大。3日后进行复位，先在肩关节囊内注射1%普鲁卡因15 mL，然后以立位杠杆整复法进行复位，听到响声，当即畸形消失，右手搭肩试验阴性。在右腋下置腋管，再以绷带单肩"8"字固定，局部外敷活血散，内服壮骨舒筋汤。1983年6月18日X线片复查示右肩关节对位良好，解除外固定，逐渐练右肩各方向活动。5周后患者右肩活动基本正常。出院带回舒筋止痛水外擦。（《中国百年百名中医临床家丛书·林如高》，中国中医药出版社，2001）

2. 妙法解析：立位杠杆整复法是林如高先生用以整复陈旧性肩关节脱位的手法。在臂丛或局部麻醉下，患者取坐位，第一、第二助手分别站在患者前、后侧，用肘部同抬一条圆木棍（硬木制成，直径3～4 cm，中段均匀包扎棉花约20 cm长度），置于患侧腋下，嘱两助手用力将棍子向上抬高，使患肩处于抬肩位为度。医者站在患肢前外侧，双手分别握住上臂中部及下部，肩部外展45°，向下用大力拔伸，同时逐渐摇转，肱骨头已松动后，第二助手将棍子拿开，第一助手从健侧双手指交叉扣紧，抱住患侧胸廓腋下部，不使其身体向患侧倾斜。医者一手继续握住患肢上臂中部进行持续牵引，另一手拇指置于患侧肱骨，余指插入患侧腋下，提托肱骨头，同时外旋，逐渐内收上臂，听到响声，即已复位。肩关节脱位常有明显的外伤史或既往有习惯性肩关节脱位史，稍受外力作用又复发。肩部疼痛、肿胀、功能障碍，若合并肱骨大结节撕脱者，局部肿胀明显，可有瘀斑或骨擦音，患者常用健手扶托患肢前臂。患肢失去圆形膨隆外形，肩峰显著突出，肩峰下部空虚，形成"方肩"畸形，并弹性固定于肩外展20°～30°位置，在喙突下、腋窝内或锁骨下可触及肱骨头，搭肩试验阳性，盂下脱位时患肢较健侧长。此外还要注意患肢有无神经、血管损伤的表现。

（四）左肩关节脱臼合并肱骨外科颈骨折（石幼山医案）

1. 病历摘要：张某，女，70岁。患者3日前跌伤，左肩部瘀肿剧痛，经医院摄片发现"左肩关节脱臼合并肱骨外科颈骨折"。经复位不够理想，瘀血凝结，青紫肿痛四散，早年素患高血压及心脏病，时常昏厥。方拟化瘀消肿续骨、平肝化痰。石决明18 g，伸筋草、鸡血藤各12 g。钩藤、赤芍、泽兰、骨碎补各9 g，片姜黄、防风、当归、陈胆星、石菖蒲各6 g，川芎、炒陈皮4.5 g，新红花3 g，10剂。外敷：去固定，嘱功能锻炼。六诊：骨折接续后，关节筋络气血尚未通畅，举提酸楚牵掣，畏冷少力。再拟活血益气温筋壮肌。上方去川芎、泽兰、姜黄，加黄芪9 g，川桂枝3 g，10剂。停外敷，加强功能锻炼。七诊：左肩肱骨外科颈骨折碎移位接续后，气血尚未通畅，高举、后挽牵掣不利，畏冷少力。改以丸剂调治以资巩固。佐以热敷熏洗、舒筋通络。健筋壮骨丹、十全大补丸各120 g，分12日服。外用洗方：伸筋草、抒抒活、透骨草、油松节各12 g，川桂枝、全当归、川独活各9 g，新红花6 g。每日早、晚熏洗，加强功能锻炼。（《老中医临床经验选编》，上海中医学院出版社，2006）

2. 妙法解析：肩关节脱位亦称肩胛骨脱出，髃骨骱失或肩骨脱臼。本例骨折移位明显，且近关节，当时瘀阻青紫，肿痛亦剧，经外敷、小夹板固定并服中药 3 个月，功能基本恢复正常。在 1961 年曾患左股骨颈骨折，亦由笔者医院治疗，卧床休息 2 个月逐步锻炼，去年已恢复正常。该患者虽年逾古稀而平素好活动，二次骨折均影响关节，然骨折接续较快，功能恢复满意。迄今仍每日清晨打太极拳、舞剑等，故体育活动对增强体质、促进骨折愈合有很好的作用。肩关节的解剖特点是：肱骨头大，呈半球形，关节盂小而浅，关节囊和韧带薄弱松弛，其结构不稳定，活动度大，因此肩关节脱位是临床上常见的关节脱位之一。

（五）右肩关节脱位（孙达武医案）

1. 病历摘要：周某，女，68 岁。今上午乘车因急刹车右肩拉伤痛，活动受限。就诊时见右肩呈"方肩"畸形，压痛、搭肩试验阳性，X 线片示：右肩关节脱位。舌红，苔薄白，脉细弦。诊断：右肩关节脱位。治疗：予以手法整复，外敷消炎散，内服以活血化瘀为法。生地黄、积雪草各 12 g，当归、川芎、丹参、土鳖虫、赤芍、桃仁、延胡索、防风各 9 g，苏木、甘草各 6 g。每日 1 剂，水煎，分早、晚 2 次服。复查 X 线片示：脱位已整复。连服 7 剂后，右肩关节疼痛较前减轻，局部略有青肿，外形已饱满，胃纳如常，夜寐较安，舌苔薄黄，脉细。筋脉受损，瘀凝未除，继续外敷消炎散。内服以活血化瘀，舒筋息痛为法。生地黄、续断、积雪草各 12 g，当归、川芎、丹参、土鳖虫、赤芍、泽兰、桃仁、延胡索各 9 g，苏木、甘草各 6 g。服 7 剂后，右肩关节肿痛均瘥，青紫泛黄，外形饱满，局部略压痛，胃纳如常，舌苔薄白，脉细。治拟益气和营，舒筋息痛。黄芪、生地黄、熟地黄、鸡血藤、续断各 12 g，当归、川芎、党参、丹参、白术、白芍、泽兰、桃仁、延胡索、威灵仙、桑枝各 9 g。服 7 剂以善后。（《孙达武骨伤科学术经验集》，人民军医出版社，2014）

2. 妙法解析：肩关节脱位分为新鲜性脱位、习惯性脱位两种，治疗各异。由于肩关节活动度大，不管肱骨头脱出于前方、下方，其复位之关键在于充分牵引，之后内旋，大都可以成功。新鲜脱位辨证属气滞血瘀之实证，而习惯性脱位多为肝肾不足之虚证，实证亦可由于失治转为虚证，此用药之关键。

（六）右复发性肩关节后脱位（孙达武医案）

1. 病历摘要：陶某，男，22 岁。患者于 5 小时前，搬重物时突然感右肩疼痛，不敢活动，此后右肩活动时常有响声及疼痛。诊见：右肩在内收、外展、中立位前屈 15°时，肱骨头即向后脱位，单纯内收至 15°～20°亦脱位。而以内旋前屈时最易脱位。外旋时前屈及内收或单纯外展均不脱位。脱位后如采取外旋后伸即可自动复位，但伴弹跳和疼痛。脱位时在喙突下出现一凹陷。如用手在肩后侧压迫肱骨头，则各方向活动均不发生脱位。右肩正位 X 线片示：盂肱关节不协调，肩腋位片示：肱骨头向后脱位。诊断：右复发性肩关节后脱位。治疗：右肩后侧 Kocher 切口暴露，术中见关节囊松弛且后侧薄弱，肩胛盂后缘及肱骨头未见缺损。将上臂内旋时肱骨头向后脱位。将关节囊重叠紧缩缝合，同时取左髂骨外板 3.5 cm×2 cm，用 2 枚螺丝钉固定于肩胛颈背侧作骨阻挡。骨块较肩胛盂骨性盂唇突出 0.6 cm，其与肱骨头间衬已重叠的关节囊。最后将冈下肌内侧端移至原止点外侧缝紧。术后患肩固定于外展、外旋各 45°位，4 周后功能锻炼。术后肩活动较差，且关节盂后下方出现骨化性肌炎。故术后 7 个月时二次手术切除新生骨块，术中见在小圆肌腱止点处有凹凸不平的新生骨，其后方与原骨阻挡有骨性连接，前方与肱骨头外后有骨样纤维连接。切除此 3.5 cm×1.5 cm×0.6 cm 骨块。肩胛盂下方有 1 cm×1 cm 新生骨亦切除。骨块切除后肩关节活动明显增强，肱骨头无脱位，取出固定骨阻挡之螺丝钉。术后 3 周练习肩关节活动。10 个月后复查，右肩活动外展 90°、内收 20°、后伸 25°、上举 130°、内旋 100°、外旋 25°（均包括肩胛骨活动），无脱位。自觉活动时稍酸痛，患者满意。1979 年 5 月随访，可参

加农业劳动，右肩活动范围没有再增加。(《孙达武骨伤科学术经验集》，人民军医出版社，2014)

2. 妙法解析：肩关节后脱位少见，复发性肩关节后脱位更少见。其发生原因或认为由于肩关节先天发育不良所致；或认为初次脱位后治疗不当所致。因反复类似发作，故诊断并不困难。手法复位虽较易，但难免复发。孙老认为根治的办法是手术修整松弛的关节囊和限制肱骨头过分外旋、内收活动。

（七）右肩关节后上脱位（汪万全医案）

1. 病历摘要：患者，女，3 岁。因被拖拉机撞伤 1 小时，昏迷约 30 分钟，呕吐血性食物残渣 4～5 次，以脑外伤、颅内血肿收住入院。右前臂稍肿胀。右上肢活动受限，上臂呈前屈、外展、内旋位弹性固定。肩前部扁平空虚，喙突明显突起，肩部前后径较健肩增宽，后上方明显肿胀隆起，肩胛冈上外部可触及一圆形骨性隆起。右上臂短缩 1.2 cm，Dugas 征阳性，被动内收、外旋上臂时患儿哭闹不止。双肩前后位 X 线片示：右肱骨头骺与肩峰相重叠，骨骺线被遮挡。诊断：右肩关节后上脱位。在氯胺酮麻醉下，小夹板固定右前臂，然后整复右肩关节。仰卧位，一助手以一布带绕过腋下向左上方牵引，另一助手握住上臂远端，外展 30°对抗牵引。术者双拇指顶于肩后上方之隆突向前下推顶。即刻患处外形恢复正常，弹性固定消除，拍片证实已复位，未见骨骺及骺板损伤。患肢外展、外旋位"十"字绷带悬吊固定 2 周，去固定后行功能锻炼。半年后复查，右肩及右前臂功能良好。(《特殊型骨与关节损伤医案》，中国医药科技出版社，1993)

2. 妙法解析：本例患儿由于被拖拉机撞击向前跌扑，上肢向前外伸展触地，先致前骨折。暴力向上传导至肩部，向后上方冲击肱骨头，后上方关节囊破裂，而致肱骨头后上脱位。由于暴力较猛，上肢骨折脱位后，支撑作用丧失，头部触地，造成头面部损伤，出现颅脑损伤症状。肩关节后上脱位既有从后撞击的直接暴力，使肩胛盂向前下移位；又有由前背传导的间接外力，使肱骨头向后上移位的两种暴力所致。肩关节后脱位临床体征不如前脱位明显，故常易误诊。本例幼儿由于肩部肌肉不发达，后脱位体征则较典型，X 线前后位片显示肱骨头明显后上脱位。治疗上采用布带固定腋下，上肢垂直对抗牵引的方法，可获得满意复位。在推顶后上方脱位的肱骨头时，手法应轻柔，切勿粗暴，以免造成骨骺损伤。

（八）左肩关节后脱位（朱正发医案）

1. 病历摘要：薛某，女，67 岁。劳动时不慎跌倒致左肩部疼痛，左上肢活动障碍，当日来诊。患者肩前部空虚，喙突明显凸起，肩前后径较健侧增宽，后上方有一明显肿胀凸起，左上肢活动受限，呈内旋位弹性固定，直尺试验阳性。X 线正位片示左肱骨头与肩峰相重叠，侧位片示左肱骨头位于关节盂后上方。诊断：左肩关节后脱位。治疗：患者取侧卧位，患肢在上。一助手用一宽带绕过患者腋下固定，一助手握住腕部作对抗牵引，并逐渐外旋患肢。术者从肩后向前推挤肱骨头使之复位。术后将患肢屈曲 90°悬吊于胸前。给以活血化瘀、消肿止痛的中药外敷内服。(《特殊型骨与关节损伤医案》，中国医药科技出版社，1993)

2. 妙法解析：肩关节后脱位临床少见，多为肩关节前面受到冲击时，肱骨头强力过度的内旋所造成。其临床表现不如前脱位明显，往往易造成误诊，摄腋位片可以协助诊断。可用手法闭合整复，逆损伤机制顺势牵引下，轻轻前屈外旋上臂即可复位。复位后肩人字石膏固定上臂于外展、后伸、外旋位，较颈腕带屈曲悬吊为好。

（九）左肩关节陈旧性上脱位（熊林生医案）

1. 病历摘要：杨某，男，16 岁。与同学相抱玩耍时，左肘着地跌倒致伤。经当地乡村医师诊断为肩关节脱位，手法复位失败。左肩关节畸形明显，肌肉萎缩，功能丧失，左肩峰外前上方可触及一圆形骨性突起。X 线片示左肱骨头移位于肩峰外前上方，肩峰向外前上方翘起，骨骺线清晰。诊断：左肩关节陈旧性上脱位。臂丛神经阻滞下，行手法复位。X线示肩关节解剖关系恢复正常后，置患肢上臂于轻度外展内旋位屈肘固定1周。解除固定后，进行肩关节功能锻炼。随访9个月，肩关节外形正常，功能前屈45°、后伸25°、内收40°、外展50°、内旋40°、外旋15°、上举90°（均包括肩胛骨活动），生活基本自理。（《特殊型骨与关节损伤医案》，中国医药科技出版社，1993）

2. 妙法解析：陈旧性肩关节上脱位较少见，时间较短者治疗仍应以手法复位为首选，但必须严格选择病例。凡体质较好，无并发骨折及血管、神经损伤，无明显骨质疏松和关节周围组织骨化，关节仍有一定活动度者，均可试行手法复位。否则，应考虑手术治疗。

（十）左肩关节前脱位（时森林医案）

1. 病历摘要：李某，男，30岁。侧卧位睡眠，醒后发觉左侧肩关节疼痛，不能活动1天来诊。患者左肩疼痛、肿胀，呈典型方肩畸形，腋前皱襞下降，上臂外展约30°；触诊肩峰下关节盂空虚，喙突下可扪及肱骨头，弹性固定；搭肩试验、直尺试验阳性。X线片示，肱骨头移位于喙突下，与肩胛颈重叠并外旋，大结节向外，肱骨干轻度外展，无骨折情况。诊断：左肩关节前脱位。患者取坐位。一助手立于健侧，两手交叉环抱患者腋，固定躯干及肩胛部；另一助手立于患侧，两手握患侧腕部向下、前、外方向做持续拔伸牵引，同时轻轻旋转，当肱骨头离开喙突移至盂下时，牵引下缓缓将患肢上举过头。术者伺机用两手从腋下向外上方勾托肱骨头，复位时可闻及入臼声。术后将患肢固定于胸前，服活血化瘀类中药以消肿止痛。（《特殊型骨与关节损伤医案》，中国医药科技出版社，1993）

2. 妙法解析：肩关节属于杵臼关节，结构不稳定，关节盂小而浅，仅能容纳肱骨头面的1/4～1/3，且关节囊和韧带单薄而松弛，所以在外力的作用下极易脱位。本例无外伤史，在睡眠中致肩关节脱位，考虑为人体睡眠时肌肉松弛，兼患者左臂压于体下，造成腋神经一时性麻痹，使三角肌更加松弛，肩关节悬吊功能失常而导致脱位。

（十一）右肱骨外科颈骨折伴肩关节后脱位（王守军医案）

1. 病历摘要：患者，男，64岁。被别人扭右上肢强行内旋后伸，当即感到肩部有响声，疼痛剧烈，不能活动，来院急诊。摄片诊断为右侧肱骨外科颈短斜形骨折，怀疑有肩关节后脱位的可能，再摄右肩腋位片，证实为右肱骨外科颈骨折伴肩关节后脱位。于11月25日在臂丛神经阻滞下经前路行切开复位术，术中见肱骨脱向肩盂后方，肱骨外科颈骨折。先将肱骨外科颈骨折复位，螺丝钉内固定。再将肱骨头纳入关节盂，修补肌腱袖。半年后复查，愈合良好，外展90°，内旋5°。（《特殊型骨与关节损伤医案》，中国医药科技出版社，1993）

2. 妙法解析：肩关节后脱位并肱骨外科颈骨折多为旋转暴力所致。如本例患肢被强力内旋后伸时，肩关节后方被撕裂，肱骨头滑向后方，挤于肩胛盂与关节囊、韧带等软组织之间，被约束而制动。但此时旋转暴力并没有终止，继续作用造成外科颈骨折。该损伤有典型的临床表现：肩峰鹰嘴间距缩短、肩峰突出、肩后膨隆、上肢轻度外展内旋、周围软组织明显肿胀等，但常规前后位X线片往往不能明确显示而需要加拍腋位片。据此，结合上述特殊的受伤姿势即可确立诊断。该损伤严重而复杂，手法复位有一定困难，故一般采用手术切开复位。术中应尽量减少避免不必要的创伤，以防止发生缺血性坏死。

（十二）肩关节后脱位合并肱骨解剖颈骨折（孙广生医案）

1. 病历摘要：患者，女，20岁。因车祸右肩前侧撞于石块上，致右肩肿痛，不能活动，经当地医院摄片诊断为肱骨上端粉碎性骨折，外敷、内服中药治疗2周，因肩部活动障碍无改善来诊。检查右肩稍肿，活动明显受限，无方肩畸形和弹性固定，肩后可触及一圆形骨性隆起，表面凹凸不平。X线正位片显示肱骨解剖颈粉碎性骨折，肩胛盂和肱骨头重叠；腋位片显示肱骨头脱向肩胛冈的后方，关节面朝前，断面朝后。诊断：肩关节后脱位合并肱骨解剖颈骨折。住院后在局部麻醉下沿肩胛冈作浅弧形切口，切除游离的肱骨头。术后5日练习肩关节活动，半年后基本恢复原体力劳动。3年半后复查，无肿胀不适，外观无畸形，肩部各向活动基本正常。（《孙广生医案精华》，人民卫生出版社，2014）

2. 妙法解析：肩关节后脱位很少见，仅占肩关节脱位的4.3%，而合并肱骨解剖颈骨折更为罕见。对此，必须拍摄肩正、腋位片方能明确诊断。据文献记载，肱骨解剖颈骨折移位明显者，肱骨头易发生缺血坏死，主张切除肱骨头，术后肩关节尚能保持一定的活动范围。也有主张切开复位，螺丝钉固定。本例既有骨折又有脱位，断端严重移位，受伤时间长，肱骨头血供受破坏，缺血坏死很难避免。因此我们认为以切除肱骨头为宜，有利于早期活动和功能恢复。

（十三）右肩关节前脱位（孙广生医案）

1. 病历摘要：罗某，男，46岁。患者于1小时前，从高处跌下，右肩外展后伸手掌撑地，即感右肩剧痛、畸形、活动丧失，伤后即送本院。门诊经X线拍片诊断为"右肩关节脱位"，收入住院。查见痛苦面容。头部向右侧倾斜，右手臂呈外旋外展改变，不能贴胸。"方肩"畸形，"搭肩试验"阳性。舌淡红、苔薄白，脉紧。X线片示：右肱骨头向内脱出于喙突下，肩关节间隙消失。血、大小便等正常。诊断：右肩关节前脱位。治疗：整复固定，中药按骨伤三期辨证施治。患者取坐位，第一助手立于患者健侧肩后，两手斜形环抱固定患者做反牵引，第二助手一手握肘部，另一手握腕上，向外下方牵引，用力由轻而重，持续3分钟。术者立于患肩外侧，两手拇指压其肩峰，其余手指插入腋窝内，在助手对抗牵引下，术者将肱骨头向外上方钩托，同时第二助手逐渐将患肢向内收、内旋位牵拉，直至肱骨头有回纳感觉，复位即告完成。复位后以绷带悬吊，将右肩臂屈肘贴胸位固定。嘱禁止肩外展后伸，指导右手搭肩端，肘抬举肩臂活动及手的握拳伸屈腕与前臂的旋转活动等。脱位早期气滞血瘀，中药以活血化瘀、理气止痛为主，选上肢伤Ⅰ号方加减。药用当归尾、赤芍、川芎、生地黄、桃仁、延胡索、香附各10 g，桑枝、白茅根各15 g，红花、甘草各5 g。水煎，每日1剂，分早、晚服。服10剂后，右肩瘀肿消退，外观丰满，无畸形，自主端肘搭肩活动可。X线片示：脱位已纠正，右肩关节间隙正常。舌淡红、苔薄白，脉弦。解除悬吊固定，中药以养血和营、舒筋活络为主，用上肢伤Ⅰ号方加减：白芍12 g，续断、桑枝各15 g，当归、赤芍、川芎、生地黄、姜黄、延胡索各10 g，红花、甘草各5 g。每日1剂，水煎，分早、晚服。服5剂后，右肩臂前屈上举及内收搭肩活动正常，肩外展90°、后伸20°，其他无异常。指导练习肩臂的抬举活动，避免过度外展后伸，行大云手、小云手与爬墙吊双杆活动。中药以强壮筋骨、舒筋络为主，内服壮骨胶囊，每次3粒，每日3次。外以外洗方加减：桑枝20 g，苏木、红花、艾叶各10 g，三棱、莪术、姜黄、五加皮、威灵仙、大血藤、赤芍各15 g。每日1剂，水煎外洗右肩，每次30分钟，每日2次。7剂后，右肩关节诸方向活动正常，X线片示：右肩关节间隙正常。（《孙广生医案精华》，人民卫生出版社，2014）

2. 妙法解析：肩关节脱位，手法整复方法繁多，其整复后固定制动的方式结合早期功能锻炼是防止并发肩周炎的关键。中药治疗以活血化瘀、壮筋骨、舒筋络为主。

（十四）右肩关节习惯性脱位（肖运生医案）

1. 病历摘要：王某，男，56岁。3年前因抬重物滑倒跌伤而造成右肩关节脱位，尔后经闭合性手法复位和服中药治疗，功能恢复。1年后又因提重物使右肩关节脱位，随后复位。继后每隔半年脱位1次，近年来更为常见，随时可造成右肩关节脱位，但经自己或他人帮助即可复位。患者因再次脱位来我院复位后要求服中药，以此防止右肩关节出现习惯性脱位。故笔者以补中益气汤加续断、片姜黄、伸筋草共同煎服，并配合补中益气丸常服。两年后患者自诉近两年来右肩关节未再发生脱位，且肩部肌肉亦较前丰满，关节活动自如。（《肖运生骨伤科临床经验集》，河南科学技术出版社，2017）

2. 妙法解析：患者素来食欲不振，身体瘦弱，体质不强，其右肩部肌肉萎缩，此属脾气虚而四肢不用。脾胃不健，气虚血少，筋膜无气血滋养，故痿而不用所致。《素问·太阴阳明论》曰："脾病而四肢不用何也？……今脾病不能为胃行其津液，四肢不得禀水谷气，气日以衰脉道不利，筋骨肌肉皆无气以生，故不用焉。"故笔者以补中益气汤健脾补中，为胃行其津液充养筋骨肌肉；加续断以补肝肾、续筋骨；加片姜黄、伸筋草行气活血引药上行，并嘱患者常服补中益气丸以巩固疗效。

三、文献选录

肩关节脱位临床常见，且多见于青壮年，常因间接暴力引起。从解剖上看，肩关节结构不稳，由肱骨与肩胛骨关节盂构成运动广泛的球凹关节，肱骨头大，关节盂小而浅，它们之间只有1/4～1/3的接触面。肩关节囊薄弱而松弛，囊内有肱二头肌长头腱通过，经结节间沟出于关节囊外，囊的上部有喙肱韧带与冈上肌腱交织融入关节囊纤维层，囊的后壁也有数条肌腱纤维加入，以增加关节稳定性，囊的下壁最为薄弱，因此肱骨头容易从此滑出。当患者跌倒时，上臂呈外旋、外展姿势，暴力沿上肢经肱骨传导，使肱骨头冲破关节囊前下方的薄弱部分脱出而形成肩关节前脱位。或者当患者上臂过度外展外旋后伸时，肱骨颈或肱骨大结节抵触肩峰作为支点，使肱骨头移向盂下滑脱，形成肩胛盂下脱位，若继续滑至肩胛前部，则为喙突下脱位。对于新鲜脱位，只要手法得当，一般都能成功，陈旧性脱位在1个月左右者，关节内若无钙化影，亦可采用手法复位。若手法复位失败可考虑手术治疗。复位后采用胸壁绷带固定，将患侧上臂保持在内旋位，肘关节屈曲60°～90°位，一般年龄越小，制动时间越久。肩关节脱位多合并严重的软组织损伤，甚至伤及神经、血管，或合并骨折，临证时应予鉴别。肩关节脱位常合并肱骨大结节撕脱骨折，一般当脱位复位后，骨折即可随之复位，无需特殊手法。肩关节脱位，由于软组织损伤瘀血，复位以后常因为疼痛、少动而造成肩关节的粘连，继发肩关节的功能障碍。因此，固定不宜过久，并应鼓励患者早期练习活动，特别是老年人，更应引起注意。合并神经损伤（以腋神经损伤为多见），一般于3个月左右可自行恢复，可服养血荣筋或活血通络类中药，以及神经营养类西药，以促进神经、肌肉的恢复。

（一）名医经验选录

1. 黄乐山手法复位治疗肩关节前脱位：

（1）第一法：患者坐位，一助手从健侧抱住患者腋下，同时用自身腋部压在患者健侧肩上固定；术者半蹲，或立于患者前外侧，一手托住患侧腋下，另一手握住患肢前臂远端，两手对抗牵引，使肩外展外旋，同时轻轻旋转肱骨头，逐渐将患肢上举过头。在保持牵引下，术者用腋下之手拇指推挤肱骨头，此时内收上臂，听有"咔喳"响声，肩部畸形消失，患肘贴胸前时，手可搭健侧肩上，即复位。

（2）第二法：患者坐位，由一助手用双手从健侧抱住患侧肩腋下，用自身腋部压在患者健侧肩上，不使其身向患侧倾斜；另一助手一手握住患肢前臂远端，另一手握住上臂下段，在肩外旋外展位徐徐牵引，同时使伤肢轻轻外旋内旋，使肱骨头向关节盂移动。术者双手拇指压住患侧肩峰，余指插入腋下，提肱骨头，此时助手逐渐内收上臂，听到"咯嗒"样响声，即已复位。

（3）第三法：患者站立位，两助手分别站立于患者前后侧，将一根直径约 4.5 cm、长 1.5 m

的圆木棍（中段绕以棉垫绷带）置于患肩腋下，两人将木棍徐徐向上抬高，使患肩略高于健侧。术者站在患肢外侧，一手握上臂，另一手握前臂远端，在肩外展外旋位牵引，同时轻轻旋转肱骨头；此时术者可以一手触摸肩部，感到肱骨头已近关节盂边缘时，将棍移开，内收上臂，听到入臼声，即已复位。复位后，用三角巾或颈腕吊带将患肢固定于内收、内旋位，局部捣药热敷，待肿痛减轻后即可开始小范围练习活动（以不影响关节囊修复为准）。3周后解除固定，练习活动。内服当归活血丸等消肿止痛药。对于老年患者，为预防肩关节周围炎的发生，应尽早进行功能锻炼，配合局部捣药热敷，以促进关节功能恢复。

2. 刘寿山手法治疗肩关节盂下脱位：患者正坐凳上。助手用布巾兜在伤腋下向健侧水平牵引；医者一手托拿住伤臂腕部，另一手拇指在肩后，四指在肩前拿住伤骱。拿腕之手向斜下方拔伸，同时使伤臂先旋前，再旋后；拿伤骱之手感觉关节活动时，再轻轻摇晃伤肢6～7次，随即使伤臂高举过头。医者下蹲呈骑马蹲裆势，拿关节之手倒换在腋下，并用拇指顶住肱骨头，向上挺托，同时将伤臂下垂，关节"咯噔"作响声，则骨已归窠。嘱助手托住伤臂腕部，医者用揉、捻法按摩舒筋。敷药后捆绑。

（二）临床报道选录

1. 零度位牵引复位，固定于胸前，治疗肩关节前脱位38例：患者仰卧，医者两手分握患肢肘上方、前臂，外展、上举肩关节各135°（即零度位）牵引3～5分钟。一手继续牵引，另一手将肱骨头向外上后方按压，感到其入臼的弹跳感后，屈曲内收肩关节，搭肩试验（患肢贴于胸部，患手搭在对侧肩）阴性，即复位成功。置患肢上臂于内收内旋、肘关节屈曲呈90°，固定于胸前。治疗肩关节前脱位38例，结果：均复位成功。（《中国骨伤》，2001年第3期）

2. 改良俯卧手牵足蹬复位，治疗肩关节前脱位25例：患者俯卧，伤肢牵拉后伸位，医者一脚置患侧腋窝肩胛骨外侧缘，双手环握患肢前臂远端，向肩关节中立位、外展15°方向牵引约1分钟，听到入臼声，即复位；翻身，肩关节内收，做搭肩动作。X线示复位后，颈腕吊带固定患肢于搭肩位2周。对照组患者仰卧，整复、固定方法同本组。结果：1次整复成功。（《中医正骨》，2005年第6期）

3. 改良手牵足蹬复位治疗肩关节前脱位62例：患者仰卧位，医者立患侧，双手握患肢手腕，使上臂前伸与躯干呈90°。医者一足蹬在患肩前方，先做外展外旋牵引，渐用力拔伸牵引3～5分钟，再内收内旋牵引。闻及弹响声即复位。用1次，结果：均复位成功。（《中国骨伤》，2005年第7期）

4. 弹力肩锁关节固定带复位治疗肩锁关节脱位及锁骨外侧骨折14例：患者坐位，一助手过患侧腋下向上抬高肩锁关节，医者双手分别按压锁骨，抬高患侧肩关节，使肩锁关节对位。X线示已复位，在锁骨上置一2 cm×5 cm×3 cm平垫，上覆一中等硬度纸板。继将肩锁关节固定带穿入靴形肘托的耳状孔，再交叉过锁骨平垫呈"∞"字固定，扣上尼龙搭扣。固定时对侧腋下可衬腋下垫。随访0.5～3年，结果：优11例，良2例，差1例。（《中国骨伤》，2005年第8期）

5. 按摩、牵拉、外展、外推复位，超肩关节夹板固定，治疗盂下型肩关节脱位合并肱骨大结节骨折36例：以右侧为例。患者坐位，固定上身，医者左、右手分别握脱位之肱骨头、尺桡骨下段，左手轻轻按摩使患者放松，右手突然牵拉患肢经左腹、左胸部前面举过头并外展，左手外推肱骨头至复位，肱骨大结节骨折片随之复位。患肢置内收、内旋、屈肘90°，外敷中药，绷带包扎，肩关节前外侧骨折处置一压垫，外用超肩关节夹板固定，三角巾悬吊右前臂于胸前。3周后去除压垫及夹板。配合骨折三期用中药。功能锻炼。用1次，结果均复位。随访0.5～2年，治愈20例，好转16例。（《中国骨伤》，2005年第9期）

6. 刘仍军运用挟臂抵腹旋肘法治疗肩关节脱位 47 例：均一次性成功。方法：以右肩关节脱位为例，患者端坐于有靠背的椅子上，用拳头大的棉垫置于患侧，以保护软组织。术者站于患者右侧，用左手握住患者的右手，将患者右肘部屈曲 90°，并使其上臂稍向外旋，术者左前臂放于患者腋下，如患者左肩关节脱位，则与前者体位相反。将患者上臂外旋 30°，医者右手握患者肘部向下外侧顺势持续牵引，在肩外旋，稍外展，缓慢有力地向下牵引患肢，然后内收内旋，充分利用术者左前臂为支点的杠杆作用，同时术者用腹部抵住患者肘部向内向上侧方用力，将肱骨头回纳到关节盂内，可听到"咯嗒"声，方肩畸形消失，搭肩试验阴性说明整复成功。伴大结节撕脱骨折者，可自然复位。复位后，患肩关节外敷消肿膏。一般采用胸壁绷带固定，将患侧上臂保持在内收、内旋位，肘关节屈曲 60°～90°，前臂贴胸前，用绷带将上臂固定在胸壁，前臂用三角巾悬吊于胸前，固定时间为 2～3 周。于胸臂与上臂接触处放置纱布棉垫，以防因长期接触而发生皮炎、糜烂。（《中医正骨》，2009 年第 4 期）

7. 黄健林等运用俯卧位悬吊牵引治疗肩关节难复性前脱位 47 例：均复位成功。方法：以右侧为例，患者俯卧，右肩关节置于床沿，右肢下垂于床边，于床沿处垫数层毛巾以保护右肩部软组织。将一布单折叠成长条状后轻轻缠绕右上臂数圈，再在布单处挂上临床骨牵引时使用的铁块，共重约 2 kg。医者左手置于患者右腋下，将肱骨近端稍用力向外顶，右手将患者右上肢屈肘 90°后，轻轻托住患者右腕部并以患者上臂为轴将右腕前后摆动，使患者右肱骨产生内、外旋运动。此时医者可详细询问患者受伤过程，使患者注意力转移，患肢肌肉放松，一般数分钟即可使肩关节复位。术后常规患肢屈肘 90°以三角巾悬吊于胸前，无合并大结节骨折者悬吊 3 周，合并大结节骨折者悬吊 5 周。（《中国骨伤》，2009 年第 9 期）

8. 俞国旭等运用内收上托法治疗肩关节脱位 32 例：均一次复位成功。方法：以右侧为例，患者坐位或仰卧位，术者立于健侧，令患者放松，左手握持患肢前臂尺骨鹰嘴远侧，右手握持肘部，先屈肘 90°，继使上臂边外旋边内收、贴紧胸壁缓缓加力，当肘部内收接近胸部中线、上臂极度外旋时，左手继续握持保持上肢体位，用右手拇指抵于肱骨头内侧、向外稍施力，同时用左手掌根顺肱骨向上轻叩尺骨鹰嘴，听到复位声后令上臂内旋，回复中立位，屈肘于胸前。视方肩消失，Dugas 征阴性，复位成功。摄 X 线片证实复位满意后，置上臂于内收、内旋、肘关节于屈曲 90°位，三角巾悬吊前臂于胸前固定 2～3 周。（《现代中西医结合杂志》，2009 年第 9 期）

9. 李景银运用屈肘足蹬椅背法治疗肩关节前脱位 56 例：以右肩为例，患者暴露右肩侧坐于高直背木椅上，患肩紧靠椅背，右侧腋窝置于椅背上，身体与椅背紧密贴合，使腋窝恰好卡住椅背，腋窝下垫厚棉垫，上体右倾，使右上肢自然下垂，术者站于患肩外侧，助手站于患者健侧，双臂绕过患者扶住椅背，术者右手握住患者右腕，使患肢于屈肘 90°外旋位，以左手扶住患肩，用事先制备好的长度为患肘距地面 15 cm、宽约 10 cm 的环形双层布带，放置于患者靠近肘关节处，左手扶患肩，用右足踩于环形布带上，持续向下用足蹬踩，牵引患者前臂近端，持续 30 秒左右，即可闻及到"咯嗒"声，即示复位成功；未复位者，足缓慢增加力量，并用右手使患臂缓慢内、外旋，直至复位。后用自制棉垫吊带悬吊前臂，再用绷带将上肢内收内旋屈肘 90°固定于胸前。结果：均获成功，且无 1 例出现继发损伤，疗效满意。（《中医正骨》，2008 年第 11 期）

10. 焦志成运用甩肩旋转法治疗肩关节脱位 20 例：一般需麻醉，如脱位时间较长，局部肿胀严重或肌肉发达者均可采用关节内局部麻醉。患者坐位或立位，行上肢皮肤牵引，但是不能用手提重物，根据患者体重及肌肉发达程度，悬挂重量 6～10 kg 的重物，使其自然下垂，持续牵引 10 分钟，同时上肢向各个方向自然摆动，摆动范围由小到大，频率由慢到快。肩部肌肉由于在持续甩肩旋转牵引下而逐渐松弛，肱骨头自然复位；若为时间不太长的陈旧性肩关节脱位，时间可延长；若不能自动复位，在甩肩牵引下，术者立于患侧，一手扳肩峰向下，另一手握脱位的肱骨头向上复位，肱骨头可复位。复位时可闻及弹响声，复位后伤痕变丰满，方肩畸形消失，搭肩试验阴性。内收内旋位固定 3 周。同时配合活血化瘀类中药内服。结果全部治愈，疗效满意。（《中医外治杂志》，2009 年第 10 期）

11. 余奇等运用"侧平举持续牵引法"治疗肩关节脱位："侧平举持续牵引法"操作方法：患者取坐位，暴露上身，大多数一般不用局部麻醉。手术者面对患者，位于患侧，一手握住患肢腕部，另一手托捏肘部，逐渐使患肢侧平举，与肩高，稍用力牵引，患者健手抓住床凳，与之对抗，计时，维持此牵引状态。可与患者交谈，分散患者注意力，放松肩节肌肉，到一定时间，可听到肱骨头入臼的声音。对一些肩背部肌肉发达、健壮的中青年患者，或者脱位时间较长，局部肿胀明显的患者，托捏肘部的手，可移至肩部及腋下，或者让助手牵引腕部，术者按摩肩部肌肉并向上推顶，托起肱骨头，共同配合复位。术毕，检查活动肩关节，"方肩畸形"消失，搭肩试验阴性，证实复位成功。固定上臂于胸壁，三角巾悬吊前臂，最后经 X 片证实。一般性情况，持续牵引的时间在 10 分钟以内，超过时间视为失败。结果：新鲜脱位 40 例，有效率为 92.5%；陈旧性脱位 3 例，有效率 33.3%；习惯性脱位 5 例，有效率 80%。（《遵义医学院学报》，2008 年第8 期）

第六节　肘关节脱位

一、病证概述

肘关节脱位是肘部常见损伤，多发生于青少年，成人和儿童也时有发生。由于肘关节脱位类型较复杂，常合并肘部其他骨结构或软组织的严重损伤，如肱骨内上髁骨折、尺骨鹰嘴骨折和冠状突骨折，以及关节囊、韧带或血管神经束的损伤。多数为肘关节后脱位或后外侧脱位。多由间接暴力所引起。肘部系前臂和上臂的连接结构，暴力的传导和杠杆作用是引起肘关节脱位的基本外力形式。其临床表现，肘关节肿痛，关节置于半屈曲状，伸屈活动受限。如肘后脱位，则肘后方空虚，鹰嘴部向后明显突出；侧方脱位，肘部呈现肘内翻或外翻畸形。肘窝部充盈饱满。肱骨内、外髁及鹰嘴构成的倒等腰三角形关系改变。肘关节脱位时，应注意血管、神经损伤的有关症状及体征。常规 X 线检查可获得初步的诊断，CT 及三维重建可获得准确的骨折脱位信息。X 线检查可确定诊断，是判断关节脱位类型和合并骨折及移位状况的重要依据。CT 及三维重建对判断病情、确认诊断及手术具有重要的作用。

二、妙法解析

（一）左肘关节脱位（孙达武医案）

1. 病历摘要：敖某，男，50 岁。患者于 2 日前耕田劳动时，不慎跌倒被农具架压于左肘致后脱位，感觉疼痛剧烈，活动受限，即请当地医师复位，仍疼痛不止而来我院。诊见：左肘畸形肿胀，压痛显著。尺骨头在肱骨下端后外侧摸及，肘关节伸屈活动限制，神色紧张，烦躁不安，不断呻吟。舌苔薄腻，脉数。X 线片示：左肘关节内后脱位。诊断：左肘关节脱位。治疗：①手法复位：助手 2 人，一人握住患者上臂，另一人握住尺桡骨下端，患者手心向上，两人做对抗拔伸。医者立于患者外侧，一手推拉前臂，另一手推按肱骨下端，先纠正侧向移位，医者用推、按、提法，将突出骨头向正常位置推平对合，闻有复位入臼声，再将肘部屈曲成 90°位。外敷消炎散，用三角巾悬吊胸前屈曲固定。②内服桃红四物汤加减。服 5 剂后复诊，肿胀已基本消退，压痛不明显，伸屈活动受限。去除固定外用四肢洗方，开始伸屈导引锻炼。(《孙达武骨伤科学术经验集》，人民军医出版社，2014)

2. 妙法解析：肘关节脱位多见于青壮年，当跌倒时，上肢外展，手掌着地，传达暴力可致肘关节后脱位。脱位的桡、尺骨上端可同时发生桡侧或尺侧移位，也可合并骨折或尺神经损伤，其中后脱位最为常见。肘关节脱位有时合并肱骨内上髁骨折，尺神经损伤，喙突及桡骨小头骨折等，如肘关节从后方受到直接暴力，可产生尺骨鹰嘴骨折和肘关节前脱位。诊断时应详尽周全，否则如本案所见，伤后 1 月仍不能活动。脱位（早期）超过 3 周者即定为陈旧性脱位，通常在 1 周后复位即感困难。

（二）左肘关节脱位（孙达武医案）

1. 病历摘要：陈某，男，21 岁。高处坠跌，致左肘关节脱臼，肱骨髁部受损，瘀血凝结，青紫漫肿，疼痛颇剧，不能活动 1 个月。诊断：左肘关节脱位。治疗：手法复位，外敷药并固定，内服化瘀退肿，舒筋续骨。方拟活血舒筋汤：生地黄 15 g，丹参、泽兰、赤芍、桑枝、骨碎补各 12 g，红花、当归、三七粉、川芎、苏木、片姜黄、甘草、桃仁各 6 g。每日 1 剂，水煎，分早、晚 2 次服。服 7 剂后，左肘关节脱臼已复位，肱骨髁部受损，瘀阻青紫肿胀稍减，略能活动。再拟化瘀舒筋，续骨息痛，防其关节强硬。生地黄 15 g，当归、骨碎补、鸡血藤各 12 g，丹参、泽兰叶、赤芍各 9 g，红花、川芎、三七粉、甘草各 6 g。每日 1 剂，水煎，分早、晚 2 次服。服 7 剂后，左肘关节脱臼复位后期，肿痛已减酸楚引及肩部，举提屈伸不利，气血阻滞。再拟活血舒筋，和络息痛。骨碎补 20 g，当归、鸡血藤、伸筋草、桑枝各 12 g，赤芍、丹参、续断、泽兰叶、片姜黄、延胡索各 10 g，红花、桃仁、甘草各 6 g。服 7 剂后，左肘关节脱臼后期复位，医治半个月，肿胀已退，疼痛亦瘥，举提握物已经正常，屈伸尚觉牵强。再以活血舒筋汤。骨碎补 20 g，当归、赤芍、丹参各 12 g，延胡索、续断各 9 g，桂枝、泽兰叶、片姜黄、三七粉、红花各 6 g，再服 7 剂，诸症尽除。(《孙达武骨伤科学术经验集》，人民军医出版社，2014)

2. 妙法解析：肘关节陈旧性脱位的手法复位，一般在臂丛神经阻滞下做肘部轻柔的伸屈活动，使其粘连逐渐松解，将肘部缓慢伸展，在牵引力作用下逐渐屈肘，术者用双手拇指按压鹰嘴并将肱骨下端向后推按，即可使之复位。肘关节脱位当复位后，一般外敷药固定 3 周左右，而后外用洗方，导引锻炼。功能的恢复以自动锻炼为主，不宜强行作被动牵拉，以防引起骨化性肌炎。

（三）右肘关节后脱位合并尺骨喙突骨折（唐志宁医案）

1. 病历摘要：患者，男，15 岁。打球时跌倒，右手掌撑地致伤。引起右肘部肿痛、畸形、活动受限。伤后 1 小时就诊。检查：发现右肘关节疼痛、肿胀，肘尖后突畸形，肘前后径增宽，肘后三角关系改变，弹性固定于半伸肘位，肘屈伸功能障碍。X 线片示：右肘关节后脱位，合并尺骨喙突骨折，骨折片向前上方移位。即行手法整复。屈肘 110°前臂旋后位，单侧夹板做超肘关节固定。X 线片示：右肘关节已复位，尺骨喙突骨折片对位满意，再行捺正手法矫正其残余移位，屈肘 130°。告知患者，脱位经复位固定后，不可放松固定或用力拽屈拽直。此处筋多，吃药后若不屈直，则恐成疾，日后曲直不得。肘关节损伤后极易产生关节僵硬，故脱位整复后，应鼓励患者早期练功活动。固定期间可做肩、腕及掌指等关节活动，去除固定后，逐渐开始肘关节主动活动，以屈肘为主，伸肘功能由前臂下垂的重力及提物而逐步恢复。必须避免肘关节的粗暴被动活动，以防发生损伤性骨化。术后 3 周拆除外固定，技术后常规处理。30 日后复查，右尺骨喙突撕脱骨折对位好，已临床愈合。肘关节屈伸活动范围 145°—10°—0°。(《关节脱位及邻近骨折手

法复位图解》，广东科技出版社，1999）

2. 妙法解析：本病受伤机制多由传递暴力或杠杆作用所致。跌倒时，肘关节呈伸直位，前臂旋后，手掌撑地，使肘关节过度后伸，鹰嘴突尖端急骤地冲击肱骨下端鹰嘴窝，产生一个有力的杠杆作用，使止于喙突下的肱前肌及关节囊的前壁撕裂，在关节前方无任何软组织阻止的情况下，肱骨下端继续前移，尺骨鹰嘴向后移，形成临床上常见的肘关节后脱位。肘关节后脱位合并肱动脉受压及肱动脉断裂，国内外文献均有报道，临床诊治应引起注意。如疑有血管损伤应尽早处理，特别是当肘关节复位后肘部肿痛不减反而加剧，而且患肢血运障碍无改善，不能扪及桡尺动脉搏动时应及早手术探查，否则可造成不可逆的损伤。肘关节后脱位的诊断要点及与前脱位的比较：后脱位时肘关节疼痛、肿胀、活动功能障碍。肘窝前饱满，可摸到肱骨下端，尺骨鹰嘴后突，肘后部空虚，呈靴状畸形。有时可触及喙突或肱骨内上髁的骨折片。肘关节呈弹性固定在45°左右的半屈位，肘后三点骨性标志的关系发生改变，前臂前面明显缩短（与健侧对比、关节前后径增宽，左右径正常。若有侧方移位，还呈现肘内翻或肘外翻畸形。前脱位时肘关节疼痛、肿胀、活动功能障碍。肘关节过伸，屈曲受限，呈弹性固定。肘前隆起，可触到脱出的尺桡骨上端，在肘后可触到肱骨下端及游离的鹰嘴骨折片。前臂前面较健侧显长。

（四）右肘关节后脱位（胡黎生医案）

1. 病历摘要：患者，女，48岁。下电车时被人挤倒，右前臂伸直旋后位手掌触地后，肘关节疼痛，不能活动2小时，于1985年12月7日来诊。诊查：右肘关节变形，肘窝空虚，肘后三角关系异常，肘关节摇摆，并有骨擦感。X线片示：右肘关节后脱位，远端并向桡侧移位，肱骨内上髁撕脱、粉碎，骨折片卡于关节内。治疗：①手法整复。患者仰卧，两助手分别握持其上臂上端、前臂下端，伸直位对抗牵引3分钟，术者双手环抱其肘关节，四指在前，拇指在后，对向推移同时，令远位助手渐屈肘关节至90°，继术者摇摆肘关节，并环抱拢聚肘关节矫正侧移，再反复屈伸肘关节。功能正常，即表示骨折脱位矫正。复查X线片示：骨折、脱位矫正，解剖复位。②夹板固定。复位后行屈肘联合夹板绷带固定，内上髁处置10层纱布垫，以20 cm宽、20 cm长弹性较好的竹片，顺前臂长轴方向用胶布固定之，再以绷带缠绕加固，屈肘90°悬吊胸前。5日调整固定1次。③内治。以"胡氏三七活血丸"内服2周。治疗2周复查，肘关节肿痛消失，屈伸功能完全恢复正常，唯肘内侧韧带略松弛，X线片示：肱骨内上髁骨折线模糊，临床治愈。解除固定物，投"胡氏壮筋续骨丹"，外用熏洗药，并进行功能锻炼。（《中国现代名中医医案精华》，北京出版社，1990）

2. 妙法解析：肘关节后脱位临床多见，系因伸肘旋后位手掌触地时间接暴力致尺骨鹰嘴后移，肱骨内上髁撕脱和侧方移位。此症救治及时，复位容易，并可完全恢复功能，手法整复效果相当满意。如延误治疗造成陈旧性损伤，则即便手法整复，功能也会受限制。故早期诊断、早期治疗十分重要，本案2周痊愈，即是证明。胡氏整复肘关节脱位，无论后脱位或前脱位，均强调要较长时间伸直位对抗牵引，以使肌肉充分松弛。脱位远、近两端平行移位，骨端重叠矫正为复位奠定良好基础。摇摆和双手环抱及反复屈伸肘关节，既可矫正侧方移位，又利于关节内骨片复位。胡氏有时采用牵引旋转前臂以矫正桡骨小头脱位和肱骨内、外髁骨折移位，同时，有舒理筋脉之功效。屈肘联合夹板使前臂有所依托，又便于早期屈伸功能的锻炼。后脱位，须于肘后夹板后加20层纱布垫，目的在于防止肘关节屈伸时再脱位。新鲜肘关节脱位固定时间以2周左右为宜，以利于关节囊和肘关节周围韧带愈合，时间过短愈合不佳，时间长则影响肘关节功能恢复。几年来，胡氏用上述方法治疗肘关节脱位数十例，均获较好疗效。

（五）左肘关节后脱位（萨仁山医案）

1. 病历摘要：王某，女，51岁。曾在某医院诊断为左肘关节脱位，整复两次未成功，检查：左肘瘀血肿胀很重，功能障碍，经X线拍片为左肘关节后脱位。当即手法整复，一次成功，后因以往曾进行多次手法，高度瘀血，后期形成骨化性肌炎，经中药内服外用，治疗骨化性肌炎而获痊愈，疗程1个月。（《北京市老中医医案选编》，北京出版社，1980）

2. 妙法解析：全身所有的脱位中，以肘关节脱位最为多见。其发生原因多由间接暴力所致，当肘关节处于伸直位，手掌着地跌倒时，身体重量的冲力沿上臂下传，而地面的反冲力则沿前臂上传，此两种相对的冲力集中于肘部而致关节脱位。由于当时上肢内收或外展所处的位置不同，根据尺骨鹰嘴在脱位后所处的部位不同，肘关节脱位又分为前脱位、后脱位、内脱位、外脱位四种类型。除前脱位在临床上极罕见以外，以后脱位较多，并且常与内、外脱位合并发生，形成后外脱位或后内脱位，同时不少人还常兼有肱骨内上髁的撕脱骨折。

（六）左肘关节后脱位（林如高医案）

1. 病历摘要：林某，女，38岁。患者于3小时前因骑自行车不慎跌倒，以左手先着地，左肘部即感肿痛剧烈，伴见畸形而送医院。检查：患者痛苦面容，右手托扶左前臂，左肘部固定于130°位，呈轻度肘内翻畸形，左肘窝饱满，可摸到肱骨头，肘后空虚，尺骨鹰嘴在肘后内侧触及。X线片示：左肘关节后脱位，伴尺侧移位。诊断：左肘关节后脱位。治疗经过：先轻度拔伸，矫正侧方移位，然后以拔伸屈肘法整复，当即疼痛减轻。屈肘90°位纱布胸前悬吊固定。局部外敷消肿散，内服安神止痛汤。2周后局部肿痛消失，解除固定，以舒筋止痛水外涂，内服风伤伸筋汤，练左肘屈伸活动。3周后左肘关节活动接近正常，给化瘀通络洗剂熏洗，于4周后查患者肘部活动正常。（《中国百年百名中医临床家丛书·林如高》，中国中医药出版社，2001）

2. 妙法解析：拔伸屈肘法系林氏整复单纯性肘关节后脱位的手法。整复方法：患者正坐靠背椅上。助手站于患肢外侧，双手环握患者上臂中部。医者一手握前臂下部，进行相对拔伸。另一手拇指按尺骨鹰嘴向前，余指推挤肱骨髁上向后，同时逐渐屈曲肘关节，听到响声，即达复位。如合并有侧脱位，应在拔伸下先用双手掌相扣挤手法整复侧脱位，然后再以拔伸屈肘法整复后脱位。在胸前悬吊固定2周后，内服风伤伸筋汤、外涂舒筋止痛水，同时配合肘关节屈伸活动，可加快肘关节恢复正常功能。肘关节移位时，肘窝部和肱三头肌腱常因肱前肌腱被剥离，骨膜、关节囊被撕裂，以致在肘窝形成血肿，该血肿容易发生骨化，成为整复的最大障碍或影响复位后肘关节的活动功能。另外，肘关节脱位可合并肱骨内上髁骨折，有的还夹在关节内而影响复位，若忽视将会造成不良后果。移位严重的肘关节脱位，可能损伤血管与神经，应予以注意。

（七）左肘关节尺侧脱位（郭德荣医案）

1. 病历摘要：患者，女，63岁。因与老伴发生口角，扭打中左前臂屈曲时，强大暴力旋前拉扭致伤，肘关节呈屈曲位畸形，不能活动，且肿胀、疼痛，次日来诊。检查左侧肘关节屈曲80°位畸形，功能丧失，局部压痛，肿胀；肱骨外髁部凸起，下部空虚，Huter三角改变，桡骨小头部有压痛。X线正位片示尺桡骨同向内侧脱位，尺骨鹰嘴脱出冠状窝且向内侧旋转，并与肱骨内髁重叠，桡骨小头移位于滑车下端。侧位片示肘关节呈屈曲位，尺骨鹰嘴与内髁重叠，桡骨头在肱骨内髁下。诊断：左肘关节尺侧脱位。治疗：行闭合手法复位。患者取坐位，麻醉后，一助手握患肢前臂及手腕部，另一助手握上臂远端两手交叉合抱肱骨下端，顺势施行对抗牵引，并使前臂旋前（内旋）。术者一手握患肢上臂远端，另一手握前臂上端，双手拇指按住内突的尺骨鹰嘴处，用力向外下方推按，同时使前臂外旋，维持牵引下使肘关节缓慢屈曲、外旋，即可复位，复位成功时可闻到"咯嗒"响声，肘后Huter三角关系正常，关节形态恢复，关节伸屈滑

利，疼痛消除，手指可触及患肩部。(《特殊型骨与关节损伤医案》，中国医药科技出版社，1993)

2. 妙法解析：肘关节尺侧脱位较少见，多由旋转暴力所致。根据临床表现和X线平片可确立诊断。采用逆损伤机制伸肘顺势牵引下，轻旋前臂同时给予侧方叩击即可复位。术后屈肘位三角巾悬吊前臂固定2～3周，早期练功，一般可获得较好效果。

（八）左肘关节暴裂型脱位（内外型）（龚宝柱医案）

1. 病历摘要：患者，男，11岁。从3 m多高崖上摔下，前臂旋后，左手掌触地。伤后短暂昏迷，醒后见左肘关节畸形，且肿胀疼痛，功能丧失。于伤后3小时来院急诊。全身情况良好。左肘关节显著增宽，呈135°半屈位弹性固定。桡骨头明显突出，肘后部空虚凹陷，可触及紧张的肱三头肌腱，肘三角关系紊乱，上臂与前臂比例失常。左肘关节正侧位X线片示，肱尺、肱桡关节完全脱位，上尺桡关节分离，两骨间隙明显增宽，肱骨下端夹在分离的尺桡骨近端之间。诊断：左肘关节暴裂型脱位（内外型）。治疗：臂丛神经阻滞下手法复位，助手按原畸形角度牵引肘关节。术者略下蹲，双手四指重叠抱拉肘前，左手拇指从后内侧推抵尺骨鹰嘴；右手拇指从外后方按压桡骨头，同时对向挤压尺桡骨上端，在肱尺关节复位的同时肱桡及上尺桡关节亦随之复位。手感清楚，两次弹响明显，伤肘立即恢复正常外形，关节被动活动正常。复位成功后，前臂旋后、肘90°屈曲位石膏固定。复查X线片示左肘关节恢复正常解剖关系。伤后14个月随访，桡神经症状消失，左肘关节及前臂功能正常。(《特殊型骨与关节损伤医案》，中国医药科技出版社，1993)

2. 妙法解析：肘关节暴裂型脱位很少见。按尺、桡骨脱位后的位置分为前后型及内外型，又以内外型更少见。除具有一般肘关节脱位的损伤外，还具有环状韧带断裂，前臂骨间膜部分撕裂，上尺桡关节分离等特点。其损伤机制为跌倒时前臂处于伸直旋前或旋后位，手腕部着地，身体重力与地面的反作用力共同作用所致。因为在上述体位中，尺骨鹰嘴与鹰嘴凹是相互嵌合的，前臂与上臂几乎位于同一轴线上，加上肱二头肌、肱三头肌的拮张力，使肘关节上下互为一体，这是暴力传导的有利因素。而暴力作用的部位常为肘关节非骨性连接部。前臂处于旋前位时，骨间膜松弛，对桡骨头固定作用减弱。此种情况下暴力首先致使关节囊、环状韧带撕裂或断裂，继而造成桡骨小头向前脱位。暴力继续作用，使肘关节过度后伸，鹰嘴突尖端冲击肱骨下端的尺骨鹰嘴窝，产生杠杆力学作用，使止于喙突上的肱前肌和肘关节撕裂，在关节前方无任何阻挡的情况下，肱骨下端继续向前移位，且移向后方，而产生肘关节后脱位，即前后型。当前臂旋后位受暴力时，先使关节囊及环状韧带和骨间膜撕裂，暴力继续作用而使尺桡骨分别向肱骨内、外侧脱出，即内外型。本病为典型的关节内损伤，而且损伤初期肿胀较单一损伤为重，但并非闭合复位的禁忌证。采用适宜的手法整复，不但有利于肿胀的消退，而且损伤小，功能恢复好。但处理时应仔细了解分析受伤机制，按不同损伤类型采用不同的复位方法。复位后应反复旋转屈伸前臂数次，将残留于上尺桡关节的部分环状韧带充分旋出，以免影响桡骨小头良好复位。对桡骨头不能完全复位者，应早期施行切开复位及环状韧带修补术。整复后，应予以3～4周稳妥的固定，这对关节囊、侧副韧带、环状韧带等软组织修复是十分必要的。否则，易发生习惯性肘关节脱位。解除固定后，应积极鼓励患者做自主的功能练习，配合体疗及理疗，以减少组织粘连，加速关节功能的早期恢复。

（九）肘关节前脱位（徐苹香医案）

1. 病历摘要：

［例1］男，23岁。毛纺工人。因右上肢伸展位被卷入梳毛机致伤，伤后2小时入院。右上肢肿胀，肘关节呈伸展位弹性固定，屈曲活动受限前后径加大。肱骨下端鹰嘴窝空虚，前方可触

到尺桡骨上端。内侧有明显瘀血斑，压痛明显。X线片示单纯性肘关节前方脱位。当即在臂丛神经阻滞下行手法复位。开始采用牵引下推压尺桡骨上端向后并屈肘的手法复位未成功。改用牵引下推尺桡骨上端向内，使绕过肱骨内髁至肘关节后方，随后再加大牵引下屈曲肘关节的方法，使脱位完全整复。以"U"形石膏托固定1周后即开始逐渐活动。伤后10个月有上肢功能完全恢复，并恢复原工作。伤后10年8个月复查，关节功能正常，自觉无任何不适。

[例2] 患者，男，44岁。患者于入院前2年从2m多高处摔下，右肘屈曲位着地。伤后局部肿痛，活动受限。在当地医院诊断为软组织损伤，未经特殊治疗，后因肘关节活动困难而来诊。右肘处于屈曲约90°位，前臂稍长，触尺骨鹰嘴窝空虚，尺桡骨上端向前移位，与肱骨下端连结处呈阶梯状，肘后正常外形改变。肘关节屈伸100°—75°—0°。侧位X线片显示为陈旧性肘关节前脱位，未见骨折。在臂丛神经阻滞麻醉下行肘关节成形术，肱骨下端凿成叉形，保留内、外髁，尺骨鹰嘴做成形切除，桡骨于桡骨结节水平切除。石膏托固定3周。术后1年半复查，肘关节屈伸150°—20°—0°。恢复中等度劳动。X线片示关节成形良好，关节周围有数处软组织钙化影。术后12年10个月复查功能同前，自觉良好。

[例3] 患者，男，59岁。被锄杠打伤，当时患者用右手托举左前臂，肘关节呈伸展位。伤后即感左肘关节剧痛，肿胀，不敢活动。在当地未明确诊断，治疗2月余，肘关节仍不能活动，于4月28日来院。肘部稍肿，尺骨鹰嘴窝及肱骨内上髁空虚，肘关节屈伸55°—25°—0°。X线片示肘关节前脱位，肱骨内上髁部发育不良。在臂丛神经阻滞下行切开复位，半年后复查，功能恢复良好，但出现尺神经粘连。又行尺神经松解前移术。第2次术后2年半复查，尺神经麻痹完全恢复，肘关节屈伸135°—10°—0°，恢复农业劳动。X线片示左肘关节修复良好。

[例4] 患者，男，18岁。左手掌着地，随后屈肘摔伤。伤后左肘部肿胀、疼痛、不敢活动。第2日来院。左肘明显肿胀，有水疱。肱骨下端向内侧旋前移位，鹰嘴窝空虚，肱骨外髁向前移位，前臂稍长。肘关节弹性固定于90°位，伸屈活动明显受限。X线片示尺桡骨向前脱位，肱骨内上髁位于尺骨鹰嘴半月切迹内侧。臂丛神经阻滞下行手法复位，开始试用伸肘位回旋手法，推拉尺桡骨上端向内、向后，肱骨下端向外、向前，反复几次未成功。改屈肘位推压尺桡骨上端向后，仍未奏效。再次改变手法，适当牵引前臂，推压肱骨下端向前折顶，扩大成角，当尺骨鹰嘴滑过肱骨下端关节面向后时，听到一清脆的"咯嗒"声，关节脱位复位。屈肘90°位固定2周，肿胀和水疱消退。术后逐步活动肘关节。伤后4个月屈伸140°—0°—0°，恢复各种日常生活和学习活动。5年3个月后复查，关节修复良好。

[例5] 患者，女，24岁。骑自行车摔倒，右肘伸展位被车架压砸，局部肿痛，不敢活动，6小时来院。检查肘部肿胀，肱骨外髁及尺骨鹰嘴关节正常，可触及尺骨鹰嘴骨折，远折端与桡骨上端向前移位。X线片证实为尺骨鹰嘴骨折，肘关节不全前脱位。当即在前臂旋后位牵引，推压尺桡骨上端向后，逐渐屈肘，提拉前臂向背侧，骨折脱位完全整复。于屈肘位包扎前臂，小夹板固定28日，2个半月后肘关节功能完全恢复并恢复原工作。伤后3年2个月复查，自觉无任何不适，X线片示骨折修复良好。（《特殊型骨与关节损伤医案》，中国医药科技出版社，1993）

2. 妙法解析：

（1）发生机制与分型：根据受伤机制，肘关节前脱位可分为伸展型和屈曲型。了解受伤机制和分型对确定新鲜脱位的复位手法有重要参考价值。本组例1是前臂伸展外旋位受扭转暴力引起的肘关节后侧关节囊撕裂，致使肘关节前脱位，随后出现肱骨干螺旋粉碎性骨折。例3为陈旧性未愈合的肱骨内上髁骨折。因此，当前臂在半伸展位受锄杠打击时，尺桡骨上端绕肱骨内髁，连同游离的内上髁骨折片脱位到前方。例5则因尺骨鹰嘴紧靠近肱骨髁部前方受直接暴力作用所致骨折及肘关节半脱位。例 2 为屈曲型损伤，先是屈曲暴力造成肘关节囊撕裂，随后尺骨鹰嘴受一向前的冲击暴力作用而发生前脱位。例 4 的损伤和机制比较复杂，开始根据患者的叙述及内上髁骨折情况分析，考虑有可能为伸展型，试用回旋手法未成功，经进一步询问受伤史及分析 X 线片，按屈曲型处理，采用折顶手法，向前扩大成角，达到复位目的。因此，在处理新鲜肘关节前脱位时，仔细了解分析受伤机制，按损伤类型，采用不同手法整复是很重要的。

（2）诊断：本组 2 例陈旧性脱位早期被误诊，主要是由于基层医院医师缺乏经验。根据临床表现，下述特点可作为诊断依据：①受伤机制。②肘关节弹性固定，伸展型多固定于伸展位，而屈曲型全脱位时为屈肘位，并可见前臂有延长征象。③全脱位时触诊可见肱骨内、外髁及尺骨鹰嘴三点关系发生改变，肱骨下端后方鹰嘴窝空虚。④X 线片可确定脱位及骨折的诊断。

（3）治疗：手法复位损伤小，功能恢复好。多数新鲜肘关节前脱位可采用手法复位达到治疗目的，应该是首先选择的治疗方法。复位手法可根据不同类型的受伤机制确定，屈曲型采用伸展位牵引，向前折顶，推压成角，较易达到复位；而伸展型多由于旋转暴力所致，宜采用回旋手法和屈肘手法。例 5 为伸展型尺骨鹰嘴骨折合并肘关节前方半脱位。这与屈肘位损伤，肱三头肌收缩引起的尺骨鹰嘴骨折不同，近位骨折片周围软组织明显损伤，较稳定，故可采用屈肘位复位固定达到治疗目的。时间较短的陈旧性脱位以切开复位有困难时可考虑行肘关节成形术。脱位和骨折整复后，无论采用小夹板或石膏托固定，固定时间均不宜太长，2～3 周后即应鼓励患者进行关节练功活动。由于软骨损伤后可以修复，即使骨折复位不完全，有 1～2 mm 的移位，通过早期练功活动，关节面的修复和功能的恢复往往是满意的。

（十）肘关节后脱位（宋基学医案）

1. 病历摘要：

［例 1］患者，女，6 岁。骑自行车时不慎摔倒，手掌部着地将右肘部挫伤，当即肘部变形、肿痛、不能活动。右肘关节肿胀，呈屈曲位，关节活动障碍。肘后部饱满，鹰嘴向后突出，三角关系失常。后外侧可触及桡骨小头，前内侧可触及滑车，肘关节被动活动受限。手指活动正常，桡动脉可触及搏动。X 线片示右肘关节完全性后脱位，未见骨折。诊断：右肘关节后脱位。经手法牵引顺利复位，复位后肘关节活动及旋转良好，屈肘 90°位固定 3 周，经摄片证实已复位，伤后 5 周复查肘关节屈伸活动正常。1 年后随访肘关节功能完全正常。

［例 2］患者，男，7 岁。从高处不慎摔下，当时以右手掌着地。伤后肘部变形、疼痛、不能活动，5 小时来诊。右肘关节明显肿胀，呈伸直位，活动受限，后方可触及脱位的鹰嘴，三角关系失常。被动活动肘关节障碍，手指可活动，桡动脉搏动存在。X 线片示右肘关节完全性后脱位，无骨折。诊断：右肘关节后脱位。手法复位，屈肘 90°位石膏托固定，经摄片复查脱位已完全复位。固定 3 周后开始关节功能活动。6 周复查关节屈伸正常。1 年后随访肘关节功能正常。

（《特殊型骨与关节损伤医案》，中国医药科技出版社，1993）

2. 妙法解析：因儿童时期的骨骺板较肌腱、韧带和关节囊脆弱，当肘关节遭受暴力后极少引起成人常见的肘关节脱位，而多表现为骨折或骨骺损伤。本组报告 2 例均为单纯的肘关节后脱位，受伤时肘关节在伸直位。因为小儿的肘关节囊较松弛，尺骨半月切迹较浅，喙突发育也较小，当在伸直位受伤时往往产生肘关节过伸，这样前臂以鹰嘴为支点，外力自下向后上屑嘴突的尖端冲击鹰嘴窝，产生一个有力的杠杆作用，使止于冠状突上的肱前肌及关节囊撕裂，肱骨下端前移，冠状突滑向肘后而脱位。如果受伤时肘关节不是在伸直位，则可能方生骨折或骨骺损伤，而不会发生单纯的肘关节后脱位。本病治疗同成人，但手法要轻柔，切忌暴力。因为小儿的肌肉拉力小，较易整复。复位后屈肘 90°位固定 3 周便可进行功能活动。

（十一）肘关节旋转脱位，上肢多发性骨折（纪效民医案）

1. 病历摘要：患者，男，14岁。在劳动中，不慎左腕部卷入铡草机轮带中，随轮带逆时针旋转1周后摔倒在地，当即造成左上肢畸形，运动障碍。2周后来诊。检查肘部明显畸形，被动活动功能完全丧失，肘窝隆起并在外前方可触及骨性突起（为移位的内上髁）。左上臂中段及前臂中段异常活动，无神经损伤体征，无末梢血运障碍。X线片显示肱骨中段横折，尺桡骨中下1/3螺旋性骨折，肱骨远端旋转180°，内上髁撕脱骨折并脱位。治疗在臂丛神经阻滞麻醉下手术。做肘后切口，术中证实肱骨远端外旋180°内上髁撕脱，外上髁伸肌起点撕脱，关节囊已辨认不清，周围的重要肌肉无明显变化。经松解周围机化粘连组织后获得了复位。肱骨干骨折采用钢板固定。前臂骨折复位满意未做内固定。术后肩人字石膏外固定。（《特殊型骨与关节损伤医案》，中国医药科技出版社，1993）

2. 妙法解析：此病比较罕见。分析认为其损伤机制主要是由一个强大的旋转外力所致。在旋转外力作用的同时在肱骨中段产生了一个杠杆力而造成肱骨干横折。继而在肱骨远端旋转的过程中，造成了内上髁撕脱骨折、外上髁伸肌止点撕脱及关节囊撕裂。由于前货有一定的旋转功能，再加之尺桡骨中下1/3出现了骨折，因此尺桡骨近端不能旋转，而肱骨远端旋转到180°位即停止。因未查到类似报告，暂名为肘关节旋转脱位、上肢多发性骨折。临床上根据肘部畸形和X线片可确立诊断。新鲜脱位骨折，可采用手法复位。因局部损伤严重，操作应轻柔，避免加重损伤。手法复位失败者可采用手术切开复位。术后加强功能锻炼，最大限度地恢复伤肢功能。

（十二）肘关节前脱位（李建萍医案）

1. 病历摘要：朱某，男，17岁。骑自行车时不慎摔伤左肘部，伤后3日来诊。检查左肘明显肿胀，呈伸展位弹性固定，功能丧失；肘前后径增宽，鹰嘴窝空虚；肘前方可触及尺桡骨上端；肘内侧见大片瘀血斑，压痛明显；第4、第5指麻木，痛觉减退；Forment征阳性；X线片示肘关节前脱位并肱骨内上髁骨折，骨片向前下移位。全身麻醉，前臂内旋位牵引。术者一手推挤尺桡骨上端向内向后，一手推肱骨远端向前，使肘关节复位。然后，屈肘90°，前臂内旋，顺势将肱骨内上髁折块向后上方推送复位。X线复查对位满意后，以塑形小夹板超肘关节固定于屈肘90°前臂旋前位。4周后X线片示骨折线模糊，拆除固定，作肘关节伸屈锻炼。3个月后复查，左肘功能恢复正常。（《特殊型骨与关节损伤医案》，中国医药科技出版社，1993）

2. 妙法解析：肘关节前脱位临床少见，多为旋转暴力所致。本例逆损伤机制手法整复，一次性顺利完成骨折脱位的复位，方法是可取的。该损伤易造成血管、神经损伤，诊查时应注意。治疗时亦应轻柔操作，以防造成新损伤。

（十三）肘关节桡侧脱位（宋明智医案）

1. 病历摘要：贺某，男，30岁。从4m高房架上坠下，左手掌及前臂着地致伤，伤后1小时以肘部剧烈疼痛、肿胀为主诉来诊。左肘部高度肿胀，皮下广泛瘀血，明显成角畸形；前臂极度旋前微屈（约130°），肱骨内髁突出，肘部内外径变宽，鹰嘴位于外髁外方，桡骨头突向外前方皮下；左腕背侧肿胀，鼻烟窝处压痛明显，腕活动受限。X线正位片示肘关节桡侧脱位，尺骨半月切迹与外髁相接触，桡骨头转向肱骨头的外侧，桡骨纵轴线移向前方，尺骨鹰嘴与桡骨头重叠上移约3cm。侧位片示尺骨鹰嘴与肱骨外髁重叠，上尺桡关节分离，腕舟骨月牙形裂纹骨折。即行手法复位，小夹板外固定。3周后解除固定，进行功能锻炼配合中药熏洗。7周复查，腕活动自如，前臂旋转功能正常，肘关节伸屈活动良好。（《特殊型骨与关节损伤医案》，中国医药科技出版社，1993）

2. 妙法解析：肘关节桡侧脱位较少见，本例合并腕舟骨骨折，机制更为复杂。临床根据伤肢多关节畸形，借助 X 线平片一般可确诊。后用手法逆损伤机制复位肘关节后，肘、腕关节同时固定。早期进行练功活动，配合中药内服外用，均有利于功能康复。

（十四）左肘关节暴裂旋转型脱位并前臂双骨折（孙永强医案）

1. 病历摘要：范某，男，8 岁。不慎从 10 m 高处跌下，致伤左上肢，伤后 9 小时急诊入院，全身情况一般，左肘关节肿胀，伸屈功能障碍，肘后三点关系紊乱，肘前外侧可触及脱位的桡骨头，前臂中下段背侧有 1.5 cm×1.5 cm 和 3 cm×3 cm 两处污染伤口，骨质外露，渗血不止。骨异常活动存在，桡动脉搏动正常，拇指及其余 4 指不能背伸。X 线正位片示尺骨半月切迹的侧位影像与肱骨小头重叠，桡骨小头脱向外侧，内上髁撕脱骨折；侧位片示尺骨半月切迹脱于肱骨髁后，桡骨头脱向前方，关节中有撕脱的内上髁骨折块，尺桡骨中下段骨折，远近折端交叉移位重叠约 1.5 cm。诊断：左肘关节暴裂旋转型脱位并前臂双骨折。臂丛神经阻滞，常规冲洗伤口，消毒铺巾。首先整复脱位，一助手固定患肢上臂，另一助手握其前臂上段旋后牵引。术者双手握肘部，先使肘关节外翻，加大肘关节内侧间隙。而后左手按在桡骨小头处，右手拇指顶住尺骨鹰嘴，同时向内下方用力，并逐渐屈曲肘关节，即可听到弹响复位声。用 2 根克氏针分别从尺骨鹰嘴至肱骨下段、肱骨小头至桡骨小头固定。前臂背侧伤口清创后，行尺骨髓内针、桡骨钢板内固定。术后石膏托屈肘 90°前后固定。X 线片检查示肱尺、肱桡关系正常，尺桡骨内固定良好。经抗感染治疗，伤口一期愈合。3 周后拇指及其余 4 指已能背伸，拔出克氏针，锻炼肘关节功能。术后 3 个月，患者来院取钢板时，肘关节功能已基本正常。（《特殊型骨与关节损伤医案》，中国医药科技出版社，1993）

2. 妙法解析：肘关节暴裂旋转型脱位临床少见，其损伤机制较复杂。本例患儿自高处跌下，左掌着地固定，肘关节伸直，身体前倾，前臂极度内旋，在肘部产生了一个旋转暴力，造成内上髁撕脱骨折的同时桡骨头挣脱环状韧带向前脱出。暴力持续作用使肱骨远端发生了旋转变位，并突破薄弱的关节向下插入尺桡骨中间，造成尺桡骨双骨折。整复脱位时，首先需纠正旋转变位，利用前臂旋后牵引可加大内侧间隙，使屈肌群紧张而将撕脱的内上髁从关节腔中拉出；肱骨下端外旋，前臂内旋，使尺骨下端的旋转变位得以纠正，变为单纯的暴裂型脱位。压桡骨头和推尺骨鹰嘴同时向下，并屈曲肘关节，可使肱桡、尺桡、肱尺脱位同时复位。为防止变位，可分别用 2 根克氏针将肱桡和肱尺关节进行固定。

（十五）右肘关节后脱位（全允辉医案）

1. 病历摘要：患者，男，11 岁。4 小时前自 7 m 高树上摔下，双手掌着地，左大腿撞击树干致伤，以双肘、双前臂及左大腿肿疼来诊。患儿神志清，痛苦面容，双肘关节均呈半屈曲位，肘三角关系失常，左肘横径增宽，并可在内侧扪及骨擦音，双腕部呈餐叉样畸形，左大腿中段前侧有一 2 cm×1 cm 伤口，与骨折端相通。X 线片示右肘关节后脱位并右桡骨远端骨骺分离；左肘关节后脱位，桡偏并内上髁撕脱骨折；左尺桡骨下段骨折；左股骨中上段骨折。全身麻醉下，两助手分别握右前臂和上臂，对抗牵引约 1 分钟。术者一手推上臂下端向后，另一手提前臂向前，在牵引下屈曲肘关节，听到复位响声后，右肘关节屈曲 90°，一助手固定前臂中下段，术者两拇指并排置于前臂远折端背侧，双示指在掌侧，牵引下猛力牵抖，并迅速尺偏掌屈，完成右上肢整复。以前臂超腕关节夹板固定，屈肘 100°位。颈腕带悬吊。左上肢整复基本同前，仅在整复肘关节时加用纠正肘关节侧方移位的手法。整复完成后，清创缝合左大腿伤口，行股骨髁上骨牵引。住院 34 日，骨折脱位均达临床愈合，双肘、双腕伸屈及两前臂旋转活动基本恢复正常。（《特殊型骨与关节损伤医案》，中国医药科技出版社，1993）

2. 妙法解析：此类复合损伤的机制至今尚不清楚，且很少人谈及。尽管 Papavasiliou V 提出肘关节和前臂同侧骨折多系坠落引起肘关节过伸位受额外暴力所致。但根据本病例双手掌向前着地及骨折脱位情况，我们认为此种损伤系坠落时肘关节背伸，前臂旋前，肘关节伸直位手掌着地，间接外力集于前臂远端，使之发生横断骨折。同时额外暴力使肘关节过伸，以尺骨鹰嘴为支点，外力自下而上，猛烈冲击，使止于喙突的肱前肌、前关节囊和双侧副韧带发生广泛撕裂，尺桡骨向后脱位。此病例自7 m高处摔下，双上肢着地，受力较均，若为单侧上肢着地，极大可能发生开放性骨折，脱位。治疗方面，由于此类损伤暴力猛烈，系多发骨折脱位，创伤严重。我们赞同Sranki和Micheli的意见，先对肘关节复位，再对前臂骨折进行整复，整复后肘关节屈至100°，颈腕带悬吊不少于3周，前臂夹板固定至临床愈合，治疗期间进行肩及手指主动活动，切忌做按摩和强制活动。

（十六）右肘关节向内侧脱位（刘红旗医案）

1. 病历摘要：患者，女，20岁，在与朋友玩闹时，右上肢被猛力拧向背后，当时听到右肘部"喀"的响了一声，立即感到右肘部剧烈疼痛，患肢活动受限。9小时后来院检查发现右肘部内翻畸形，肘关节周围肿胀、压痛，以外侧明显，肘关节弹性固定于屈曲70°位，前臂旋转功能受限，肘后三角消失。X线片示右肘关节向内侧脱位，肱骨外髁骨折向前方移位并向外旋转。立即行手法复位，复位后透视观察，肘关节脱位复位满意，但肱骨外髁骨折仍向前外旋转移位。次日在臂丛神经阻滞下行右肱骨外髁骨折切开复位克氏钢针内固定术。术中见肱骨外髁骨折，内侧在肱骨小头滑车间沟，外侧在关节Ⅱ的附着处，骨折块向前外旋转移位。解剖复位后以2根克氏钢针交叉固定。术后4周拆除右上肢石膏托做肘关节功能锻炼。6周后复查，X线片示骨折愈合。3个月复查患肘伸屈活动接近正常。《特殊型骨与关节损伤医案》，中国医药科技出版社，1993）

2. 妙法解析：拧胳膊致肱骨外髁骨折合并肘关节脱位可能是肘关节在半屈曲位，前臂急速被动旋前，肘关节内翻，外侧关节紧张牵拉，同时桡骨小头对肱骨小头产生剪切应力，造成肱骨小头和干骺端外侧关节囊附着处的小骨片骨折，继而肘内翻应力继续增强而造成肘关节脱位。本例提示在玩闹时应避免强力拧胳膊这类对肘关节有害的动作。

（十七）右肘关节后脱位（张效良医案）

1. 病历摘要：患者，男，19岁。患者不慎从3 m高树上坠下，右手掌着地，致肘部受伤。查体右肘关节肿胀畸形，肘窝部饱满，肘后三角关系改变，肘关节伸屈障碍，弹性固定于135°位；右腕部肿胀，鼻烟窝部压痛，桡动脉搏动未扪及，皮温较健侧低。X线片示：右肘关节后脱位；右腕舟状骨骨折。治疗：血肿麻醉下手法整复关节脱位，复位后仍未能触及桡动脉搏动。严密观察2小时，血管搏动无改善，肢体缺血征更明显，手指发绀，皮温降低，自主运动丧失，疼痛加重，即决定手术探查。肘前"S"切口入路，手术发现关节周围肌肉明显挫伤、撕脱。肱骨远1/2段已无肌肉附着，呈游离状；肘关节囊严重破裂，唯肱二头肌及其腱膜尚完好。肱动脉、肱静脉于肱二头肌腱膜上缘平面断裂，其断端回缩并为血栓栓塞。探查尺神经、桡神经和正中神经均完好无损。血管断端经适当清理后，当即取大隐静脉3 cm移植吻合肱动脉，直接吻合肱静脉，关闭伤口后前臂行减压切开，石膏固定于功能位。半年后随访，骨折愈合，上肢功能良好。《特殊型骨与关节损伤医案》，中国医药科技出版社，1993）

2. 妙法解析：肘关节后脱位常见肘前血管、神经症状，但多数为血管、神经受压或受牵拉所致，发生断裂者极少见。该损伤临床表现为肢体肿胀、肤温降低、手指发绀、桡动脉搏动不能触及。有疑似症状时要求立即探查，即便未发生断裂，对挫伤的血管也要处理，以防栓塞形成而继发肢体坏死。

（十八）左肘关节后脱位（孙广生医案）

1. 病历摘要：蒋某，男，42岁。患者于3小时前，从高处跌下，左手撑地，即感左肘部剧痛、肿胀、活动障碍。伤后未曾检查处理，即送来本院。现左肘部剧痛，不能动弹。无其他特殊不适。查见患者痛苦面容。左肘呈半屈曲位，以右手托左手前臂，不能抬举肩臂，左肘瘀肿，呈靴形改变，弹性固定于约135°半屈曲位。肢端血运、皮感正常。舌淡红、苔薄白、脉弦紧。X线片示：左肘关节间隙增宽，肱骨下端向前脱出，尺骨鹰嘴向后上方移位。诊断：左肘关节后脱位。治疗：整复固定，中药按骨伤三期辨证施治。患者取坐位，助手立于患者背后，以双手握其上臂。术者站在患者前面，以双手握住腕部，置前臂于旋后位，与助手相对拔伸。然后术者以一手握腕部继续维持牵引，另一手的拇指抵住肱骨下端向后推按，其余四指抵住鹰嘴向前端提，同时慢慢将肘关节屈曲，当闻入臼声，即证实脱位已整复。复位后，检查肘后三角关系恢复正常，X线片检查证实肘关节间隙正常，用上肢屈曲型杉树皮塑形托板或石膏托固定于屈曲90°位2周，颈腕带悬吊患肢于胸前位。固定后，鼓励患者早期进行功能锻炼，固定期间做肩腕及掌指关节的功能活动。解除固定后加强肘关节的屈伸和前臂的旋转活动。肘关节的练功活动，应以积极主动为主，切忌对肘关节进行粗暴地被动扳拉屈伸。中药以活血化瘀、消肿止痛为主。患部外敷活血止痛膏（本院制剂），每日1次，连续7日。内治用上肢伤Ⅰ号方加减：赤芍12g，桑枝、白茅根、生藕节各15g，乳香、没药各7g，当归尾、川芎、桃仁、泽兰、延胡索各10g，红花、甘草各5g。每日1剂，水煎，分早、晚服。服5剂后，左肘外固定稳妥，局部瘀肿明显消退，肩臂抬举及手握拳活动正常。解开外固定，见局部皮肤青瘀基本消退，无压疮发生。继续固定，中药以养血和营、舒筋通络为法，方药用和营止痛汤加减：桑枝15g，当归、赤芍、白芍、川芎、桃仁、地龙、延胡索、姜黄、苍术各10g，三棱、土鳖虫各7g，红花、甘草各5g。每日1剂，水煎，分早、晚服。服5剂后，疼痛消失，左肘屈伸活动在80°～135°之间，前臂旋转活动部分受限，肩臂抬举及手握拳活动正常，舌脉正常。解除外固定，嘱加强左肘及前臂的主动练习活动，禁止持重物托举。中药以强壮筋骨、舒筋活络为主，内服壮骨胶囊，每次3粒，每日3次。外治以外洗方加减：桑枝20g，红花、苏木各10g，三棱、莪术、姜黄、五加皮、威灵仙、大血藤、透骨草、艾叶各15g。每日1剂，水煎外洗左肘关节，每日2次，每剂洗2日，2周后复查，左肘及前臂活动正常。X线片示：左肘关节间隙正常。（《孙广生医案精华》，人民卫生出版社，2014）

2. 妙法解析：不同类型的肘关节脱位，整复并不困难，而损伤程度及固定时间的判断把握、功能锻炼和中药的内外治疗，是防止和减轻肘关节僵硬及骨化性肌炎的关键。经过对多例肘关节脱位的治疗，体会是：早期固定制动时间不得超过3周，固定期间内指导积极有效的功能锻炼，是防止和减轻肘关节僵硬的有效措施。解除外固定后配合中药熏洗与循序渐进的主被动功能锻炼，能有效减轻肘关节僵硬和抑制骨化性肌炎的形成。

三、文献选录

肘关节脱位占全身四大关节脱位总数的一半。新鲜脱位经早期正确诊断及适当处理后，不会遗有明显的功能障碍。如早期未能得到及时正确的处理，则可能导致晚期严重的功能障碍。此时无论何种精心治疗，都难以恢复正常功能，而仅仅是得到不同程度的功能改善而已。单纯肘关节脱位，手法复位后，用三角巾胸前悬吊2～3周即可。但肘关节脱位往往容易合并其他损伤，如不注意易造成漏诊和误诊。导致治疗上只进行了肘关节复位，没有处理合并的损伤，从而影响肘关节的功能恢复。肘关节脱位，好发于青壮年，多由于跌倒或坠落时上肢伸展位或肘关节半屈曲位手撑地，暴力作用于肘关节而造成，临床以后脱位最为多见。表现为肘部肿胀、疼痛、皮下瘀血，功能丧失，肘关节呈半屈曲位，肘后方凸起，患肢前臂短缩畸形，肘后正常三点关系改变，可在肘后摸到凸出的鹰嘴。

（一）基本类型

1. 肘关节后脱位：这是最多见的一种脱位类型，以青少年为主要发生对象。当跌倒时手掌着地，肘关节完全伸展，前臂旋后位，由于人体重力和地面反作用力引起肘关节过伸，尺骨鹰嘴的顶端猛烈冲击肱骨下端的鹰嘴窝，即形成力的支点。外力继续加强，引起附着于喙突的肱前肌和肘关节囊的前侧部分撕裂，则造成尺骨鹰嘴向后移位，而肱骨下端向前移位的肘关节后脱位。由于构成肘关节的肱骨下端内外髁部宽而厚，前后又扁薄，侧方有副韧带加强其稳定，但如发生侧后方脱位，很容易发生内、外髁撕脱骨折。

2. 肘关节前脱位：前脱位者少见，又常合并尺骨鹰嘴骨折。其损伤原因多系直接暴力，如肘后直接遭受外力打击或肘部在屈曲位撞击地面等，导致尺骨鹰嘴骨折和尺骨近端向前脱位。这种损伤肘部软组织损伤较严重，特别是血管、神经损伤常见。

3. 肘关节侧方脱位：以青少年为多见。当肘部遭受到传导暴力时，肘关节处于内翻或外翻位，致肘关节的侧副韧带和关节囊撕裂，肱骨的下端可向桡侧或尺侧（即关节囊破裂处）移位。因在强烈内、外翻作用下，由于前臂伸或屈肌群猛烈收缩引起肱骨内、外髁撕脱骨折，尤其是肱骨内上髁更易发生骨折。有时骨折片可嵌夹在关节间隙内。

4. 肘关节分裂脱位：这种类型脱位极少见。由于上、下传导暴力集中于肘关节时，前臂呈过度旋前位，环状韧带和尺桡骨近侧骨间膜被劈裂，引起桡骨小头向前方脱位，而尺骨近端向后脱位，肱骨下端便嵌插在两骨端之间。

（二）肘关节脱位的手法复位

1. 新鲜肘关节脱位或合并骨折的脱位主要治疗方法为手法复位，对某些陈旧性骨折，为期较短者亦可先试行手法复位。取坐位，局部或臂丛神经阻滞，如损伤时间短（30 分钟内）亦可不施麻醉。令助手双手紧握患肢上臂，术者双手紧握腕部，着力牵引将肘关节屈曲 $60°\sim90°$，并可稍加旋前，常可听到复位响声或复位的振动感。复位后用上肢石膏将肘关节固定在功能位。3 周后拆除石膏，做主动的功能锻炼，必要时辅以理疗，但不宜做强烈的被动活动。

2. 合并肱骨内上髁撕脱骨折的肘关节脱位：复位方法基本同单纯肘关节脱位，肘关节复位之时，肱骨内上髁通常可得以复位。如果骨折片嵌夹在关节腔内，则在上臂牵引时，将肘关节外展（外翻），使肘关节内侧间隙增大，内上髁撕脱骨片借助于前臂屈肌的牵拉作用而脱出关节并得以复位。若骨折片虽脱出关节，但仍有移位时加用手法复位，及在石膏固定时加压塑形。也有如纽扣样嵌顿无法复位者，要考虑手术切开。

3. 陈旧性肘关节脱位（早期）：超过 3 周者即定为陈旧性脱位。通常在 1 周后复位即感困难。关节内血肿机化及肉芽组织形成，关节囊粘连等。对肘关节陈旧性脱位的手法复位，在臂丛神经阻滞下，做肘部轻柔的伸屈活动，使其粘连逐渐松解。将肘部缓慢伸展，在牵引力作用下逐渐屈肘，术者用双手拇指按压鹰嘴，并将肱骨下端向后推按，即可使之复位。经 X 线拍片证实已经复位后，用上肢石膏将肘关节固定略＜90°位，于 3 周左右拆除石膏做功能锻炼。

（三）肘关节脱位的手术治疗

1. 手术适应证：①闭合复位失败者，或不适于闭合复位者，这种情况少见，多合并肘部严重损伤，如尺骨鹰嘴骨折并有分离移位的。②肘关节脱位合并肱骨内上髁撕脱骨折，当肘关节脱位复位，而肱骨内上髁仍未复位时，应施行手术将内上髁加以复位或内固定。③陈旧性肘关节脱位，不宜试行闭合复位者。④某些习惯性肘关节脱位。

2. 开放复位：臂丛神经阻滞。取肘后纵向切口，肱骨内上髁后侧暴露并保护尺神经。肱三头肌腱做舌状切开。暴露肘关节后，将周围软组织和瘢痕组织剥离，清除关节腔内的血肿、肉芽和瘢痕。辨别关节骨端关系加以复位。缝合关节周围组织。为防止再脱位可采用一枚克氏针自鹰嘴至肱骨下端固定，1～2 周后拔除。

3. 关节成形术：多用于肘关节陈旧脱位、软骨面已经破坏者，或肘部损伤后关节僵直者。臂丛神经阻滞。取肘后侧切口，切开肱三头肌腱。暴露肘关节各骨端。将肱骨下端切除，保留肱骨内、外髁一部分。切除尺骨鹰嘴突的顶端及部分背侧骨质，喙突尖端亦切小一些，保留关节软骨面，桡骨头若不影响关节活动可不切除，否则切除桡骨头。根据新组成的关节间隙，如狭窄可适当将肱骨下端中央部分切除 0.5 cm，呈分叉状。理想的间隙距离应在 1～1.5 cm。关节间衬以阔筋膜的关节成形术，对于骨性强直的肘关节有良好作用。注意衬缝阔筋膜作关节面及关节囊时，要使阔筋膜的深面向关节腔一侧，将阔筋膜衬于关节面缝合后检查伤口，将肘关节对合，观察关节成形的情况，逐层缝合伤口。术后用上肢石膏托将肘关节固定于 90°，前臂固定于旋前旋后中间位。抬高伤肢，手指活动。几天后带上肢石膏托进行功能锻炼，3 周左右拆除固定，加强伤肢功能锻炼，并辅以理疗。

（四）名医经验选录

1. 黄乐山经验：患者坐位或仰卧位，助手双手握住患肢上臂中部。术者一手握住前臂远端，顺畸形方向与助手作充分对抗牵引，另一手以拇指顶住肱骨下端，向后推按，其余四指握住尺骨鹰嘴，向前拉。同时，术者在保持牵引下徐徐屈肘，听到响声即复位。如同时伴有侧方移位，应在牵引下先纠正侧方移位，再矫正前后移位。如果脱位时间较短，肿胀及肌紧张尚不太甚，则可不必用助手，术者自行整复即可。即以一手握前臂远端，顺畸形方向牵引，一手用虎口部向后推按肱骨下端，闻入臼声即复位。复位后局部涂敷万应膏，将肘关节屈曲至小于 90°位，用三角巾悬吊固定。2～3 周后解除固定，练习伸屈活动。在固定期间患者应勤做练习握拳活动，以减少肌肉萎缩。内服当归活血丸等消肿止痛药，解除固定后，局部以正骨洗药热敷。

2. 刘寿山经验：患者正坐，助手站在伤肘外侧，双手固定伤肢上臂下端不动。医者站在伤侧，面对患者，用一手拿住伤臂示指、中指，用另一手拇指按在肘关节外侧，示指、中指扣在向后凸出的尺骨鹰嘴上，拿住肘关节，进行拔伸。使伤肢掌心朝上，改拿前臂下端，继续用力拔伸，同时拿肘之手的拇指戳按肱骨下端，示指、中指向下推尺骨鹰嘴。使伤肘关节屈曲，患者手指触及肩部，关节"咯嗒"作响，则骨已复位。将伤肘放直，用捋、顺法按摩肘部。

（五）临床报道选录

1. 王庄平等运用肩背手法治疗肘关节脱位 19 例：患者站于术者身后，如患者身体矮小则站于床上或方凳上，以便调整到合适的高度利于复位，患者左手置于术者左腋下，以防影响牵引。以右肘关节为例，患者右前臂伸过术者右肩部，脱位的肘部置于术者肩部。术者双手握患者右手腕部，略弯腰，术者双手前臂牵引力与患者自身重力对抗形成持续轻柔牵引。维持患肘于弹性固定，随着牵引力的增大听到入臼声或感到入臼感，即已复位。相反复位左侧肘关节脱位。如合并侧方移位，则同时合理利用旋转前臂，改变力线，先变为单纯后脱位再按上述方法整复。对于肘关节后脱位伴有肱骨内髁骨折、肱骨小头骨折、桡骨头骨折、肱骨外髁骨折伴移位者，可根据损伤机制加大前臂外展、内收角度或旋转前臂，骨折移位可随肘关节复位而自行复位。肘关节复位后，一般用石膏绷带固定肘关节于屈曲位 60°～80°，并用三角巾悬吊于胸前 23 周。如合并肱骨内外上髁骨折，则用传统小夹板，加垫，固定。结果：17 例均一次性复位，另外 2 例因患者体质强壮，复位困难，经臂丛神经阻滞后用肩背法手法复位成功。（《中国骨伤》，2008 年第 12 期）

2.张立强等运用单人手法治疗肘关节后脱位18例：术者站患侧位，患者坐位，患侧肩关节尽量外展至70°～80°位，前臂自然下垂，肘后部向上，肘窝向下。术者双手拇指抵住尺骨鹰嘴尖部，双手其余4指向上托住肱骨下端，保持外展位。嘱患者放松，利用前臂的下垂重力，双手拇指向下一撬，即可听见肘关节入臼声，靴样畸形消失，肘三角关系正常。X线片示肘关节已恢复正常解剖位置。肘关节屈曲90°位，用90°弯曲硬纸夹板固定，颈臂吊带置胸前2～3周。固定期间可做耸肩及握拳活动。结果：疗效均为优，均1次复位成功，随访半年，均达到满意疗效。《中国骨伤》，2008年第2期）

3.崔树平运用扣压端提手法治疗肘关节后脱位22例：前臂自然下垂，肘关节呈反向半屈曲位，肘后部向上，肘窝向下。助手握住上臂近端，术者双手拇指抵住鹰嘴部，其余4指顶住肱骨下端相对拔伸，此时双拇指及手部利用牵引力同时用力向前向下扣压，余指端提肱骨下端入臼，肘关节随手部扣压慢慢屈曲，若闻入臼声即告复位成功。合并侧方移位者，先矫正肘内翻或肘外翻畸形，再用以上手法复位。X线片检查见复位满意后，将患肘关节屈曲90°位，外用石膏托固定，用悬臂带置胸前2～3周。固定期间加强功能锻炼。同时内服舒筋活血中药，配合理筋按摩等康复治疗。结果：22例均1次复位成功，X线片示2例脱位合并冠突骨折保持良好对位，3例脱位合并肱骨内移位骨折达解剖对位。4周后功能恢复正常10例，6周后功能恢复正常8例，其余4例8周后功能完全恢复。随访半年至1年，均达到理想治疗效果。均未发生神经、血管损伤、骨化性肌炎和创伤性关节炎等并发症。《中医正骨》，2005年第3期）

4.黄永君运用手法治疗陈旧性肘关节脱位57例：取仰卧位，采用臂丛神经阻滞，一助手站于患侧以双手握住患肢上臂下端作固定，术者双手环抱固定肘部，另一助手握住前臂的下端与握上臂下端的助手做对抗持续牵引，然后协同术者做前后屈伸，摇摆转动患肘部，摇摆转动的方向由内向外或由外向内，反复交替，活动范围由小到大，用力由轻到重，使肘关节周围的纤维粘连及瘢痕组织逐渐松解。①后脱位及后侧脱位：术者的两拇指置于伤肘后方，顶住尺骨鹰嘴，余指环抱肘前方，用力将肱骨下端压向后方。这时加强拔伸牵引，当鹰嘴有明显移动时，远端在持续拔伸下徐徐屈肘，屈肘时可闻及粘连组织撕裂声，术者进一步用力将鹰嘴向前推进，肘关节逐渐屈曲90°，当鹰嘴后突畸形消失，肘后三点骨性标志恢复，即成功。②前脱位：术者改两拇指置于肘前方，分别按压尺骨鹰嘴和桡骨小头，余指环抱肘后肱骨下，在上臂及前臂助手的持续拔伸牵引、摇旋摆动、肘关节得以松解后，术者两拇指用力按压尺骨鹰嘴及桡骨小头向肘后方向推，余指用力端提肱骨下端作肘关节过伸位，如此整法反复数次，即可复位。经手法复位后以我院伤科红油纱外敷。后脱位及后侧脱位深屈肘120°，用绷带将肘部做"8"字缚扎，"8"字交叉点在肘前方以控制肘伸运动，用三角巾悬吊前臂于胸前。前脱位将肘关节于半伸屈135°位小夹板固定。固定时间根据X线片及临床情况，一般固定2～3周，在固定期间指导患者做肘关节轻伸屈、旋转功能锻炼。去除固定后，配合中草药浸洗患部。结果：治愈49例，好转7例，未愈1例。《中国骨伤》，2008年第5期）

5.刘保朋运用手法整复治疗肘关节侧方脱位16例：一助手握住患者的上臂，另一助手握腕关节，顺势适当牵引（牵引力不可过大），术者双手环抱脱位的桡尺骨近端，向肱骨远端捺正，在捺正的同时向后下方稍加牵引力，双指顶推肱骨远端，这样有利于鹰嘴滑过肱骨下端进入滑车，此时可听到一声低沉的入臼声。即复位成功。有合并神经、血管卡压或牵拉伤者复位后一般都会慢慢好转，如无明显改善迹象，则应立即手术探查，进行相应处理。复位成功后，术者双手固定肘关节，嘱助手将前臂旋后徐徐屈肘90°，夹板（前、后、内、外四块）或石膏固定，悬吊胸前。3～4周解除固定，如功能障碍者可用中草药熏洗和加强功能锻炼。合并骨折者，脱位纠正后，骨折块一般亦随着对位，如仍有错位者，可行相应手法整复或手术切复固定。结果：本组16 例肘关节侧方脱位病例，均为一次整复成功，仅 1 例合并内外上髁骨折者，复位后内髁仍向下移位作了相应手法整复。夹板和石膏固定时间最长 35 日，最短 21 日，功能恢复一般在松除固定后 15～30 日，最长 60 日基本恢复。1 例尺神经损伤者肘关节活动功能及尺神经支配区皮肤感觉亦在 3 个月内恢复。(《河南中医》，2004 年第 12 期)

6. 对抗持续牵引，屈伸、摇摆，松解复位，治疗陈旧性肘关节脱位 57 例：臂丛神经阻滞后，两助手分别握患肢上臂下端固定、前臂下端，对抗持续牵引，医者双手环抱肘部，与两助手协同使肘部屈伸、摇摆，范围逐渐加大，松解肘关节周围的纤维粘连及瘢痕组织。①后脱位及后侧脱位：双手抱肘，在加强拔伸牵引下，两拇指在肘后顶住尺骨鹰嘴，逐渐屈肘呈 90°，肘后三点骨性标志恢复，即成功。②前脱位：两拇指在肘前方分别按压尺骨鹰嘴及桡骨小头，余指端提肱骨下端，做肘关节过伸，反复数次，可复位。复位后，用伤科红油纱（主要成分为当归、紫草、路路通、冰片、伸筋草、两面针、千斤拔、凡士林等），外敷患处，"8" 字绷带固定。配合功能锻炼。固定 2～3 周后，根据 X 线片及临床情况去除固定，再用洗剂（主要成分为泽兰、刘寄奴、海藻、昆布、丹参、三棱、莪术、苏木、麻黄、薄荷、当归、宽筋藤、海风藤等）浸洗患处。随访 3～12 个月，结果：治愈 49 例，好转 7 例，未愈 1 例。(《中国骨伤》，2008 年第 5 期)

7. 肩背重力对抗，持续牵引，石膏绷带固定肘关节于屈曲位，治疗肘关节脱位 19 例：以右肘关节为例，患者站于医者身后，左手置于腋下，右前臂伸过医者右肩，患肘置于医者肩部。医者双手握患者右手腕，略弯腰，医者双手牵引力与患者自身重力对抗，形成持续牵引。维持患肘于弹性固定，随牵引力增大可听到入臼声（或感到入臼感），即复位。如合并侧方移位，旋转前臂，先变为单纯后脱位再按上述方法整复。如伴肱骨内髁骨折、肱骨小头骨折、桡骨头骨折、肱骨外髁骨折伴移位者，根据损伤机制整复肘关节后，骨折可自行复位。复位后，用石膏绷带固定肘关节于屈曲位 60°～80°，三角巾悬吊胸前 2～3 周。如关节腔积血可穿刺抽出，加压包扎；合并骨折用小夹板固定。结果：均复位成功。(《中国骨伤》，2008 年第 12 期)

8. 屈伸，牵拉复位，并内服外敷中药，治疗肘关节错缝 86 例：患者坐位，以左侧为例。助手立后方，握上臂；医者立前方，左、右手分别握患者腕、肘部，在无痛范围内屈伸，左手突然用力牵拉肘关节致过伸位 0°～10°，闻及弹响声，停留 5 秒，屈曲肘关节至最大限度后，反复屈伸至自觉肘关节活动自如，示复位成功。肘部仍肿痛、压痛用止痛消炎软膏，外敷患处。屈肘90°，悬前臂于胸前。次日肘关节锻炼。用加味桃红四物汤，口服。用 2 周，结果：治愈 83 例，好转 3 例。(《中国骨伤》，2007 年第 2 期)

9. 舒筋拔伸屈肘复位，石膏托固定，治疗陈旧性肘关节脱位 12 例：术前 2 日用伸筋草、透骨草、当归、丹参、桑枝各 20 g，桂枝、红花、乳香、没药各 15 g。水煎，加陈醋 50 g，熏洗患处，每次 30 分钟，每日 2 次。并按摩，用拇指弹拨分离患处周围肌肉、肌腱。臂丛神经阻滞，对抗牵引后，医者两手分握腕、肘，做肘部屈伸、内收外展、内外回旋，听到撕裂声后，用力牵引，纠正重叠移位；上下推拉，纠正侧方移位。助手拔伸牵引，医者用大拇指向前推挤鹰嘴，余四指向后拉肱骨下端，助手屈曲肘关节，听到入臼声。复位后，石膏托固定呈 90°，7～10 日解除；再用伸筋草、海桐皮、透骨草各 30 g，当归、桑枝、威灵仙、防风、花椒、木瓜各 15 g。2日 1 剂，水煎，熏洗患处，每次 30 分钟，每日 2 次。熏洗后，三角巾悬吊 2 周，在 90°范围内做肘关节屈伸活动。结果：均一次复位成功。(《中国中医骨伤科杂志》，2001 年第 2 期)

第七节　小儿桡骨头半脱位

一、病证概述

桡骨头半脱位，中医俗称"肘吊环"。多发生于 5 岁以下幼儿，1～3 岁发病率最高，是临床上常见的肘部损伤，左侧比右侧多见。由于幼儿桡骨头发育尚不完全，桡骨头、颈周径等粗，环状韧带松弛、关节囊比较薄弱等是造成小儿高发的原因。桡骨头上面凹陷与肱骨小头相接，周围为环状软骨关节面与尺骨的桡骨切迹相关节，桡骨小头完全位于肘关节囊之内，儿童特别是不满 5 岁的小儿，其桡骨头尚未发育完全，桡骨颈部的环状韧带只是一片薄弱的纤维膜。一旦小儿的前臂被提起，桡骨头即向远端滑移；恢复原位时，环状韧带的上半部来不及退缩，卡压在肱桡关节内，即造成桡骨头半脱位。本病手法复位较容易，一般经手法复位后患肢即可上举，症状消失。如果脱位较久，或几经整复，局部充血，虽然已经复位，但是由于疼痛不能立即上举，经过休息或热敷后，1～2 日即可痊愈，在整复时有入臼感，说明已经复位。复位后一般不需要制动，可用三角巾悬吊前臂 2～3 日即可。

二、妙法解析

（一）右桡骨头前脱位（唐志宁医案）

1. 病历摘要：患者，男，10 岁。跑步时跌倒，右手掌撑地致伤。引起右肘部肿痛，活动受限。伤后 3 小时就诊。检查发现右肘部肿痛，肘窝前上方隆突，压痛明显，肘屈伸及前臂旋转功能障碍。X 线片示：右桡骨头向前上方脱位。即行手法整复，屈肘 110°前臂前旋后位，前、后侧夹板做超肘关节固定。复查 X 线片示：右桡骨头已复位。术后 3 周，拆除外固定，按术后常规处理。30 日后复查，肘关节屈伸及前臂旋转功能恢复正常。（《关节脱位及邻近骨折手法复位图解》，广东科技出版社，1999）

2. 妙法解析：治疗脱位时，要特别注意和预防脱位并发症的发生。脱位并发症是因构成关节的骨端移位而引起的其他损伤。并发症分为两种，一种是与脱位同时发生的损伤，称为早期并发症；一种是脱位当时并未发生，而脱位整复以后逐步出现的病症，称为晚期并发症。早期并发症若能早期发现并妥善处理，则预后多佳；晚期并发症的疗效，很难达到满意程度。故对早期并发症应以早期积极治疗为主，而对晚期并发症则应以预防为主。

（二）小儿右桡骨头半脱位（林如高医案）

1. 病历摘要：林某，3 岁。2 小时前患儿母亲手牵其右前臂走路时，孩子不慎跌倒，其母以手提起，患儿即哭吵不安，右手不愿上举。检查：患儿面色青，哭吵不安，右肘呈半屈曲，前臂旋前位，右肘部未见明显肿痛，但右肘外侧桡骨头处压痛，不肯触摸，右手上举障碍。诊断：小儿右桡骨头半脱位。治疗：以小儿桡骨头半脱位复位手法整复，听到响声，当即患儿不哭，右手能上举取物。复位后以绷带悬吊屈肘 90°位 2 日，嘱家长避免牵拉患肢。（《中国百年百名中医临床家丛书·林如高》，中国中医药出版社，2001）

2. 妙法解析：小儿桡骨头半脱位复位手法如下。成人正坐椅上，抱住患儿。医者一手握住前臂下部，另一手拇指按压在桡骨头，余指握住肘部，将前臂旋前并屈曲肘部，即见小儿患肢能屈肘、上举，活动自如。若不能复位，则一手稍加牵引，然后屈曲肘关节，常可听到或感到轻微的入臼声。也可屈肘 90°，向旋后方向来回旋转前臂，至闻及入臼声，则已复位。复位后可用颈腕吊带或三角巾固定屈肘 90°位 2～3 日，并嘱家长避免牵拉患肢，以免屡次发生而形成习惯性半脱位。小儿桡骨头半脱位又称"牵拉肘"，俗称"肘错环"。多发生于 5 岁以下的幼儿，是临床中常见的肘部损伤。幼儿桡骨头发育尚不完全，头颈直径几乎相等，环状韧带松弛，故在外力作用下容易发生半脱位。

三、文献选录

（一）名医经验选录

1. 黄乐山经验：术者一手提肘部，另一手握前臂远端，两手对抗牵引，将肘关节伸直，旋转前臂，由旋前位变为旋后位，拇指按压桡骨头前方，在牵引下屈曲肘关节，在屈肘过程中使前臂旋前。如为前脱，在上述手法过程中即可感到弹跳样入臼声，示已复位，如无入臼感，可能为外脱或后脱，在肘关节屈曲至最小限度时，用拇指向内或向前按压桡骨头，即可有入臼感，示复位成功。

2. 刘寿山经验：嘱家长抱住患儿，伤肘在外侧，以便施术，助手以单手拿住上臂下端，固定不动。医者一手托住伤肘，拇指按在桡骨头外侧，示指、中指二指置于伤肘内侧，另一手拿住伤臂的示指、中指二指，相对拔伸。使伤臂的掌心向上，同时拿示指、中指二指的手改拿前臂下端，将伤肘关节拔直，用拇指戳按桡骨头，同时拿前臂之手顺势将伤肘关节屈曲，患者手指触及肩部，关节有响声者，即已复位。

（二）临床报道选录

1. 邹旦等采用"极度旋后屈肘法"治疗小儿桡骨小头半脱位 50 例：均采用极度旋后屈肘法复位。令患儿父母抱住患儿，去除妨碍过度屈肘的衣物，并令家长一手握住患儿上臂，医者一手握住患儿肘部，拇指用适当力量按压在桡骨小头处，另一手握住患肢腕部稍加牵引，然后将前臂极度旋后并屈曲肘关节，此时医者通常可以感到拇指下明显的"入臼"感或可听到清脆的"咯嘣"复位响声，肘部及前臂疼痛立即消失，活动自如，可主动抬高患肢到 90°以上取物，提示复位成功。对于复位失败时，应检查是否衣物阻挡肘关节屈曲，确认后重复上述手法。复位后用颈腕吊带悬吊 3～5 日，如活动时疼痛或再次脱位，宜用石膏固定于屈肘 90°位 2 周，并叮嘱患儿家长注意避免提拉患儿手臂，防止形成习惯性脱位。结果：50 例患儿随访 2 周至 3 个月，平均 4 周，复发脱位 4 例，再次手法复位后，功能良好。（《中医药导报》，2008 年第 10 期）

2. 刘锋等采用拔腕屈肘法一次治愈桡骨小头半脱位 45 例：家长抱患儿取坐位，医师与患儿相对。以右侧为例，医师右手握住患儿肘部，左手拇指按放在桡骨小头外侧，右手缓慢用力拉伸前臂，再将前臂旋后，在左手拇指向内上按压桡骨小头的同时，做肘关节的屈曲动作，此时拇指下感到或闻及桡骨小头复位的入臼滑动声。术后一般不需住院处理，可嘱其家长于近期内避免过度牵拉患侧上肢，以免再次脱位；若经常滑脱者，术后可将前臂吊于胸前 2～3 日为宜。一般操作 1 次即可复位。结果：45 例患儿均经一次治愈。其中有 3 例患儿于 1 个月内再次脱位，又按上法治疗 1 次痊愈，治愈率为 100%。（《中国现代儿科杂志》，2005 年第 8 期）

3. 刘树伟采用手法复位治疗桡骨小头半脱位 50 例：家长抱住患儿坐于膝上，医者一手握住患儿腕部，另一手握住肘部，拇指置于桡骨头处，然后徐徐纵向牵引，片刻后行前臂外旋挤压屈肘，这 3 个连续手法完成后，术者拇指处有"咯嗒"感，小儿疼痛症状立即消失，伤肢可以自由活动。结果：全组病例均采用此法复位，成功率 100%，无任何副损伤。（《中国现代中医学杂志》，2008 年第 2 期）

4. 陈伯平采用手法复位治疗桡骨小头半脱位 32 例：家长抱住患儿面朝外坐于膝上，术者一手握住患儿腕部，另一手握住肘部使患肢呈半屈肘位，拇指置于桡骨头外侧向内按压，同时一手持前臂旋前、旋后或小幅度旋转及屈肘时，术者拇指可感到有一清脆响声，这时疼痛消失，患儿停止啼哭，患儿能上抬患肢及取物，说明复位成功。复位后可用三角巾悬吊前臂2～3日，指导家长3周内避免牵拉患肢，穿衣服先穿患肢，脱衣服先脱健肢，避免导致习惯性半脱位。结果：本组32例复位成功后随访3～6个月，全部治愈。(《西南军医》，2010年第5期)

5. 牵引、按压复位，治疗非牵拉力致桡骨小头半脱位22例：年龄6个月至8岁。以左侧为例。医者面对患者，左手握其腕关节提起患肢，牵引前臂旋后并屈肘，右手托住肘关节，拇指按于桡骨小头前外侧，顺势按压桡骨小头，可闻及（或感觉到）清脆声响，示复位成功。复位后，三角巾悬吊前臂2～3日；<1周避免牵拉患肘。结果：均1次复位成功。随访3～6个月，均治愈。(《中国骨伤》，2007年第9期)

6. 手法复位治疗桡骨头半脱位50例：均为儿童。用与患肢同侧的手，握住患肢腕部，稍屈肘（或屈肘至90°），旋前前臂，闻及轻微弹响，屈伸肘关节无哭闹（或有抵抗），患手可握物上举，示复位成功。复位后，屈肘90°固定3日，避免用力牵拉（或前臂过度扭转），防止习惯性脱位。结果：1次复位成功49例，再次整复成功1例。(《中国骨伤》，2007年第3期)

7. 手法复位治疗桡骨头半脱位93例：年龄1～11岁。医者一手握患儿腕部，另一手扶持肘部，拇指置肘外侧桡骨小头处，肘关节置半屈曲位，顺肘关节纵轴方向快速抖动，上、下幅度≤30°，拇指顺势推挤桡骨小头，闻及弹响声即复位。结果：均治愈。(《中国骨伤》，2008年第10期)

8. 牵引折顶手法复位，夹板固定治疗桡骨远端骨骺分离66例：均9～16岁。患者坐位，用牵引折顶手法复位。背桡侧分离型：抬肩屈肘90°，前臂中立位。助手持前臂下段，医者持患腕，牵引3～5分钟；医者双手拇指顶住桡骨远端背侧，余指环绕腕部掌侧，持续牵引下稍向掌侧折顶再掌屈尺侧，复位。掌桡侧分离型：患侧腕关节及前臂同时旋后，牵引、医者双手拇指位置同上，持续牵引下稍向背侧折顶再背屈尺偏，复位。均合并下尺桡关节分离用拇指向桡侧推挤尺骨头，合并尺骨远端骨折用分骨折顶法复位。早、中期分别用黄药膏、红药膏，外敷患处，5日换药1次。小夹板固定4～6周。后期去除固定后，用伸肢洗剂，熏洗患肢，每次10分钟，每日2次。早、中、后期分别用骨伤三七片、接। 1号胶囊，均2粒，每日3次，口服。结果：均手法复位1次成功；X线片示解剖复位63例，近解剖复位3例。随访1～3年，腕关节功能均复常，无畸形。(《中国中医骨伤科杂志》，2008年第4期)

第八节　下尺桡关节脱位

一、病证概述

下尺桡关节的功能是稳定桡骨在尺骨远端的旋转。其稳定性由下尺桡掌侧韧带、下尺桡背侧韧带及三角纤维软骨盘维持。当有直接或间接暴力所致下尺桡掌、背侧韧带断裂或伴有三角纤维软骨断裂，从而使尺骨透向背侧或掌侧脱位。下尺桡关节脱位除可与Colles骨折、Smith骨折及Galazzi骨折伴发外，亦有不少病例为单发者。下尺桡关节脱位对临床经验不足的医师常易漏诊。腕部的扭伤，或提起重物，使腕关节桡偏，背屈或旋转的应力均可造成此种损伤。以下尺桡关节背侧脱位最为多见，可见前臂旋前时尺骨小头向背侧突出，旋后时自动复位，局部肿胀并有压痛。被动活动下尺桡关节，可感知较正常侧松弛，并伴疼痛，有时出现弹响。X线检查应双侧对比，便于观察及判定：①腕痛局限于下尺桡关节及尺骨茎突处，旋转及尺偏时加剧。②弹性隆起与健侧对比，可见尺骨小头向背侧或掌侧隆起，压之复位，抬手即弹回原处。③活动受限，因疼痛患侧前臂旋转及尺偏明显受限，伴有三角软骨损伤时尤甚。④肿胀一般较轻。

二、妙法解析

（一）右下尺桡关节掌侧旋转脱位（孙达武医案）

1. 病历摘要：赵某，男，30岁。患者诉修车时，右前臂不慎被带入旋转的皮带轮中致伤，伤后半小时来我院求诊。诊见：一般情况可，右前臂呈被动旋后位；右腕部失去正常形态，横径缩短，矢状径增大；尺骨头部位空虚，腕部掌侧隆起，可扪及尺骨头。X线片示：右尺骨头脱于桡骨前侧，桡骨正常。诊断：右下尺桡关节掌侧旋转脱位。治疗：局部麻醉下行手法复位，夹板固定。复查X线片示右下尺桡关节脱位纠正。1个月后去除外固定，中药熏洗、按摩等治疗2个月后复查，前臂旋转及腕部屈伸功能完全恢复。（《孙达武骨伤科学术经验集》，人民军医出版社，2014）

2. 妙法解析：下尺桡关节脱位常为科利斯骨折或盖氏骨折的合并症，单纯尺骨头掌侧脱位较少见。本例由于强大的旋转外力作用于前臂下段，使腕部强力旋后先造成尺骨茎突斜形骨折；外力继续作用使尺骨头冲破下尺桡关节周围韧带及关节囊，旋向掌侧而出现上述畸形。临床上根据症状和X线正侧位片即可确诊，闭合手法复位、小夹板固定配合早期功能锻炼，一般可获满意效果。

（二）舟骨旋转性半脱位（王宝琪医案）

1. 病历摘要：患者，男，39岁。赛球中跌跤，伸腕位手掌撑地致伤，当即腕部疼痛，仍继续参赛。事后发现腕背隆起活动受限。检查X线片未见骨折脱位。3周后腕背依然隆起。经复阅X线片，发现舟骨与月骨的关节间隙明显增宽，舟骨缩短，且有"环状征"。诊断：舟骨旋转性半脱位。切开复位，见舟骨近端脱向背侧，且沿冠状轴向远端旋转90°。复位后不稳，以钢针穿过舟、头骨加以固定。石膏固定4周开始锻炼，功能恢复良好。（《特殊型骨与关节损伤医案》，中国医药科技出版社，1993）

2. 妙法解析：跌跤时手掌撑地，腕部处于背伸尺偏位，来自小鱼际肌的传达暴力，撕裂桡腕韧带后经舟状骨冲向舟月间隙，因与桡骨的合力挤压，迫使背窄、掌窄呈三角形的舟骨近端脱向背侧。诊断仍需借助X线。表现为：①舟、月骨关节间隙明显增宽（正常不超过2 mm）。②舟骨近端的旋转脱位，使舟骨的长轴缩短。③投照时因舟骨腰部的皮质重叠而呈"环状征"。④蝶式斜位片舟骨的纵轴由斜行变为平行或接近平行。⑤侧平片舟骨的长轴与桡骨长轴的夹角即桡舟角，如>60°应考虑本病。⑥Taleisnik's征：侧位片舟骨与桡骨的掌侧缘画一连线，正常呈"C"形，半脱位后呈"V"形。本症一经确诊即应手法复位，如失败则取背侧切口切开复位。复位困难者可在舟骨近端插一段钢针做把柄以纠正旋转。复位后如易弹出，可用克氏针横行穿过舟骨与月骨或头状骨加以固定。继发创伤性关节炎的病例需行舟骨与大、小多角骨融合术。

（三）桡骨小头半脱位（韦礼贵等医案）

1. 病历摘要：

［例1］农某，女，21岁。无意间被人用力牵拉左上肢，致左肘关节突然疼痛，活动受限1小时来诊。患者有肺结核病史，未愈。检查：患者体瘦，精神差，营养欠佳。左前臂处于旋前微屈位，肘关节无肿胀，无隆凸畸形，肘外侧桡骨小头处有轻度压痛，前臂旋后、上举和屈肘、握拳时均致疼痛加剧。诊断：左桡骨小头半脱位。患者端坐，患肘屈曲90°。医者左手握患侧腕部（四指在前，拇指在后），做前臂旋后动作。右手托住肘部，拇指按压桡骨小头。两手同时用力，

并迅速将肘关节尽量屈曲，遂闻清脆响声，拇指下亦有复位之滑动感时证明已复位。术后肘关节疼痛消失，功能活动恢复正常。

[例2]　钟某，男，19岁。30分钟前与人手牵手（右手）上楼梯，转弯时不慎右脚踩空失重跌倒，被拉起后即感右肘疼痛，不能伸屈，经被动活动疼痛不减来诊。检查患者体瘦，营养欠佳。右前臂下垂，不能抬举持物，肩、肘、腕等关节无肿胀，桡骨小头处压痛明显。诊断：右桡骨小头半脱位。复位手法同例1，术后疼痛消失，功能恢复。

[例3]　朱某，女，20岁。与人手拉手拔河时，突感右肘疼痛。伤后11小时来诊。检查右桡骨小头处轻度肿胀，触痛敏感，右肘屈伸受限。X线检查局部解剖无明显异常。诊断：右桡骨小头半脱位，治疗复位手法同例1，术后症状消失，功能恢复。嘱屈肘悬吊于胸前休息2日。

[例4]　刘某，男，65岁。因站于高凳上取物时，不慎向右侧倾倒，以右臂外展旋前掌部触地，将右臂压于身后。当即感右肘部疼痛，活动困难，立即来诊。检查一般情况好，除右肘部外无其他部位损伤。患肘呈半屈状，以内收内旋位置于胸前。前背被动伸肘功能略受限，旋转功能障碍，并有弹性固定感，右肘部桡侧略有肿胀，局部压痛明显，可触及桡骨头，无并发神经损伤症状。正侧位X线片见桡骨头向前外方脱出，上桡尺关节间隙变宽，桡骨头及尺骨近端无骨折迹象。诊断：右侧单纯伸展型桡骨头脱位。患者仰卧，右背外展90°平放于床上，曲肘90°。一助手固定患者右上臂，术者右手按住患肢肘部，并以示指关节的突起处抵住桡骨头，左手持患肢腕部，在持续拔伸牵引的同时先使前臂外旋伸展，然后内旋并极度屈肘，同时术者右手食指掌指关节突起处用力抵压桡骨头使之复位，随着明显的入臼声，即告整复成功。X线片示脱出的桡骨头已复位。（《特殊型骨与关节损伤医案》，中国医药科技出版社，1993）

2. 妙法解析：桡骨小头半脱位好发于4岁以下儿童，成人则比较罕见。其受伤机制可能是在肢体无对抗外力准备的情况下（环状韧带和关节囊相对松弛），突然受到外力的牵拉，使肱桡关节松动，形成负压将滑膜吸入关节腔内，阻碍关节自行复位，而出现半脱位症状。另外，本组患者身体均瘦弱，考虑损伤可能与体质有关。本病临床表现和小儿相同，闭合手法整复，可获立竿见影之效。

（四）先天性单侧桡骨头前脱位（肖朝城医案）

1. 病历摘要：俞某，男，16岁。1日前劳动时不慎扭伤左肘，局部疼痛，在当地医院诊断为桡骨头外伤性脱位，行手法复位不成功前来就诊。仍以外伤性桡骨头脱位收治，手法复位2次均失败。查体全身一般情况均好，左肘部轻度肿胀和压痛，肘伸屈及旋转功能有障碍，但被动活动肘关节时疼痛并不剧烈，追问幼年时并无肘部受伤史。X线片显示，左侧桡骨头呈蘑菇头状，移位于肱骨小头前方，桡骨小头顶端盘状凹陷消失，关节面轻度隆起，尺骨无骨折。诊断：先天性单侧桡骨头前脱位。治疗未做任何处理，仅屈肘绷带悬吊腕部。2周后肘关节功能恢复。（《特殊型骨与关节损伤医案》，中国医药科技出版社，1993）

2. 妙法解析：先天性桡骨头脱位国内文献报道很少，根据受伤时作用力不大、伤后局部肿痛及功能障碍等体征不明显，且急性期过后患肘功能恢复可确立诊断。由于桡骨头生长过长，X线片显示桡骨头呈蘑菇头状，关节凹面消失，桡骨头近端超过喙突平面，手法不能复位。先天性桡骨头脱位常为双侧，且多为后脱位，有时伴有其他部位畸形。

（五）下尺桡关节脱位（刘淑坤医案）

1. 病历摘要：

[例1]　患者，男，27岁。为阻止因路面倾斜而向高墙滑行的汽车，用双手奋力推挡，由于臂力不支，双臂由前伸位渐变为肘极度屈曲及肩后伸位，此时右肘部抵住高墙，前臂遭受两个对

向挤压暴力，听到"卡"的一声，患者本能地跳出险境，幸而汽车被路面的台阶挡住，但患者右前臂活动受限。X线片示右前臂上、下桡尺关节完全脱位，桡骨头移位于肱骨小头外后侧，其外缘有3mm宽的骨质缺损，尺骨桡切迹处遗有骨折碎片，桡尺骨干完整。诊断：右前臂上、下桡尺关节脱位合并桡骨头外缘骨折。臂丛神经阻滞下行闭合复位术。根据临床检查结合X线片分析，判断桡骨头边缘骨折的部位在外侧，故先将前臂旋前，使桡骨头骨折面朝前，以利于骨折片的归位。然后稍加牵引，术者用拇指向前内推挤桡骨头，使之复位。术后X线片证实上、下桡尺关节和桡骨头边缘骨折均完全复位。长臂石膏托功能位固定3周，后改用前臂小夹板固定2周，开始功能锻炼。3个月复查功能恢复正常。

　　[例2]患者，女，7岁。不慎从3m多高的树上跌下，右手掌先着地，前臂近腕部开放性骨折脱位，右上肢不能活动，流血不止，立刻送来我院。X线片示右肱骨髁上骨折，右尺骨上1/3骨折向内成角，桡骨小头向外脱位，桡骨远端骨骺分离，尺骨远端骨折伴下尺桡关节脱位，桡骨下端露出皮外。当即在氯胺酮全麻下清创缝合，尺桡骨分别用克氏针内固定，手法整复上、下尺桡关节脱位，然后用全臂石膏托屈肘90°中立位固定。10日后拆线，伤口一期愈合，4周后拔出克氏针，2个月复查，右上肢功能恢复正常。（《特殊型骨与关节损伤医案》，中国医药科技出版社，1993）

　　2.妙法解析：前嘴一次性创伤造成两极性骨折脱位临床少见。其发病机制多系跌下时手掌着地，首先造成桡、尺骨下端骨折脱位，桡骨穿破皮肤触地，使暴力持续向上传达，造成尺骨近端骨折及桡骨头脱位。多表现为桡骨远段骨折、尺骨近段骨折并上下尺桡关节分离。治疗上可采用手法复位，先整复桡骨骨折和下尺桡关节分离，而后整复尺骨骨折和上桡尺关节分离。术后用改良科利斯骨折夹板超肘关节固定，除严重粉碎性骨折和涉及关节面的损伤外，一般预后良好。

　　三、文献选录

　　下尺桡关节脱位的常规治疗

　　1.保守治疗：

　　（1）手法整复：新鲜的下尺桡关节脱位治疗相对简单且疗效好，早期主张保守治疗。患者仰卧位或坐位，在麻醉下肩外展90°行对抗牵引。

　　（2）外固定方法：采用超肘长臂"U"形石膏托固定。

　　2.手术治疗：对骨折移位和腕部韧带撕裂较重、保守治疗和陈旧性脱位者则应考虑行手术治疗，以恢复下尺桡关节对应的解剖关系。

第九节　腕部脱位

　　一、病证概述

　　手腕在背屈时腕部受重压、从高处跌落或摔倒时手掌支撑着地，暴力集中于头状骨、月骨关节，致使头状骨、月骨周围的掌背侧韧带发生断裂，使之产生脱位。患侧桡骨远端隆起并有明显压痛，正中神经分布区有麻木感，手指呈半屈位，腕关节活动功能丧失。腕间关节脱位多伴有严重的软组织撕裂伤。

二、妙法解析

（一）掌腕关节脱位（胡黎生医案）

1. 病历摘要：焦某，男，35 岁。左手指被机件砸伤，肿痛 1 日。局部肿痛，拇指功能障碍，X 线片显示：右手第 1 掌骨基底部粉碎性骨折，并向桡侧成角畸形掌腕关节脱位。治疗：行手法整复，拇指外展竹片固定。①固定器材制备：取宽 2～2.5 cm，厚 1.5～2.5 cm，长 20～25 cm 之弹性较好之竹片一块，修剪四角，在距一端 7 cm 处以酒精灯烤成 30°弯形，以绷带包缠，准备 2 cm 宽，15～20 cm 长黏膏条 3 条，与竹片等宽之 10 层方形棉纱压垫一块，5 列绷带 1 卷。②整复固定：患者坐位，伤肢放松，助手以双手握住患者患侧腕部，术者一手握患侧拇指，持续牵引，在逐渐外展拇指的同时，术者另一手向掌侧轻轻按压向桡背侧移位之骨折部，听到"咔嚓"声，即见成角畸形矫正。继在第 1 掌骨基底部向桡背侧挤压，矫正侧方移位及掌腕关节脱位。复位后术者用手按骨折及脱位部，令患者屈伸拇指，活动良好即复位成功。以 5 列绷带包绕拇指、手掌手背及前臂下段，置棉纱压垫于骨折端，胶布固定之，放置预定之外展竹片，务使其凸角抵住鼻烟窝，以 3 条胶布分别固定第 1 掌骨头部、腕部及竹片之前臂端。再以 5 列绷带缠绕加固。固定后拍 X 线片，示骨折、脱位已全部复位。令其行掌指关节功能锻炼。③内治：按三期辨治用药。治疗 3 周，X 线片示中等量骨痂，解除固定物，加强功能锻炼并外用熏洗药 1 周，功能完全恢复正常。（《中国现代名中医医案精华》，北京出版社，1990）

2. 妙法解析：此类患者常有明显手掌着地、腕背外伤史，腕部掌侧肿胀、隆起、疼痛、压痛明显。而本例患者是由直接暴力所致。临床上，第 1 掌骨骨折或腕掌关节脱位屡见不鲜。多年来，用胡氏传统手法及用外展竹片固定法治疗第 1 掌骨骨折合并腕掌关节脱位，收到满意疗效。①胡氏外展竹片固定法：突角为 30°～45°，最适合拇指生理要求之角度，因而固定可靠，再移位的可能性较小。②紧贴皮肤之包衬绷带有平均加压作用，又能防止胶布直接贴于皮肤而致接触性皮炎。③外展竹片远端不超越掌指关节，以利于掌指及指间关节功能锻炼。固定目的要求制动第 1 掌骨。④腕部及前臂远端固定胶布不可过紧，以防阻碍血运，以固定掌骨头最为合适。固定后应留诊观察 1 小时左右，待局部无剧痛、麻木、青紫等，患肢悬吊胸前做功能锻炼方能令其回家，嘱其每隔 4～5 日复诊调整固定物一次。愈后解除固定物，外用熏洗药可选用五加皮汤、海桐皮汤、上肢损伤洗方、骨科外洗一方。要十分重视练功活动，强调动静结合的原则。对伤指功能的完全恢复具有特殊作用，不可忽视。胡氏对各种骨折都强调活动疗法，这是以最大限度恢复患肢功能为治疗目的的积极治疗思想。此法操作简便，合乎生理要求，固定可靠，便于随时调整，又便于制动关节，功能锻炼，有利于动静结合和功能恢复，能缩短疗程，且易于推广。

（二）小儿牵拉腕（孙达武医案）

1. 病历摘要：

［例1］刘某，男，2 岁。家长代诉于日前，患儿在牵扯左手行走时，因突然下蹲致左上肢不能主动活动及持物，并哭叫左腕部疼痛。曾在外院诊为桡骨小头半脱位，行手法复位，因症状无明显改善来我院诊治。诊见：患儿左肩、肘关节活动良好，但左腕不能自主活动，按压腕背侧时患儿哭闹剧烈，并述疼痛。诊断：小儿牵拉腕。治疗：以左手拇指按压腕背侧痛点，右手握患手行腕关节背伸及掌屈活动，在背伸位时闻及腕部有轻度弹响，左手拇指下有轻微弹动感，患儿哭闹减轻，被动活动患腕时无明显疼痛，并能主动抓持物品。第 2 日复诊症状消失，伤腕活动正常。（《孙达武骨伤科学术经验集》，人民军医出版社，2014）

［例2］温某，男，1 岁。家长代诉于 3 小时前因牵拉患儿右手教其学走路时，患儿突然向后

仰倒，家长向上猛提其右上肢后出现哭闹不止，被动活动右肘及腕部时加剧，不敢持拿物品，急来我院求诊。诊为桡骨小头半脱位给予手法复位，触到肘部弹动后右肘关节屈伸活动恢复正常。但右腕部仍不能主动活动及持物，被动活动时哭闹加剧。诊断：小儿牵拉腕。治疗：同例 1。术后患儿哭闹减轻，被动活动伤腕时无明显疼痛，并能主动抓持物品。第 2 日复诊患腕无疼痛，活动自如。（《孙达武骨伤科学术经验集》，人民军医出版社，2014）

2. **妙法解析：** 本病文献中尚未见记载，故暂以"牵拉腕"命名。孙氏分析其病机认为系幼儿关节及韧带发育不成熟，关节囊松弛，暴力牵拉并伴随腕部旋转时，关节间隙增大，关节内负压骤然上升，使关节囊或韧带出现腕骨间嵌顿或腕骨间解剖关系的轻微改变所致。属中医"筋出槽""骨错缝"范畴。本例伤后主要体征为患儿腕部疼痛，不能主动活动及抓持物品，被动活动患腕时患儿哭闹加剧。因该病牵拉暴力一般不大，临床上很少考虑骨折及骨骺滑脱，但应排除桡骨小头半脱位（牵拉肘）及肩关节半脱位（牵拉肩）。有时桡骨小头半脱位，因上桡尺关节"骨错缝"，影响下桡尺关节而产生腕部疼痛。另外，应重视术后复诊，因此时可根据症状及体征排除腕关节脱位及桡骨远端骨骺滑脱等症。

（三）左腕掌骨崩裂性脱位（孙达武医案）

1. **病历摘要：** 张某，男，34 岁。患者骑摩托车受伤致左腕关节肿痛，不能活动 4 小时来诊。诊见：右腕部明显肿胀，不能活动腕关节。X 线片示：腕舟骨体部向外上方移位，月骨、三角骨、豆状骨向内侧移位，头状骨与第三掌骨向下移位，头、钩关节间隙增宽；侧位片示：舟骨呈垂直状，月骨向前稍移位。诊断：左腕掌骨崩裂性脱位。治疗：在臂丛神经阻滞下行手法闭合复位，管形石膏固定。术后 X 线片显示，诸腕骨复位满意。石膏固定 2 周，改为小夹板固定，4 周后拆除固定，进行腕关节功能锻炼。随访 6 个月，无任何不适。（《孙达武骨伤科学术经验集》，人民军医出版社，2014）

2. **妙法解析：** 腕掌骨崩裂性脱位临床少见，尤其多骨脱位而无一骨发生骨折者更为少见。此种损伤，多因腕关节受传达暴力，使其极度尺偏或桡偏同时极度背伸所致，暴力强大，首先发生尺侧或桡侧的腕骨脱出，外力继续作用，致使多个腕骨移位脱出而发生本病。结合 X 线片，诊断并不困难。其复位手法，孙氏认为，麻醉应满意，让肌肉充分放松；掌曲应充分，以便腕骨回纳；手法应轻巧，防止腕骨骨折；固定应充分，防止再次移位。故本案先行管形石膏固定 2 周，再改为夹板固定，进行功能锻炼，防止腕骨坏死，配合活血舒筋药内服、外敷。

（四）右腕掌骨崩裂性脱位（林新印医案）

1. **病历摘要：** 张某，男，35 岁。骑摩托车与拖拉机相撞摔倒致伤。当时昏迷不醒，经当地医院治疗 4 日，神志清醒后始发现右腕部肿痛不适，经 X 线片诊断为右腕多骨脱位，未做处理于伤后 18 日来诊。检查右腕部明显肿胀疼痛，功能受限。X 线片示：腕部诸小骨以头状骨为中心向两侧呈崩裂状分离，舟骨向外前旋转性脱出。大小多角骨伴第 1、第 2 掌骨向外侧及前臂方向轻度移位。钩骨、月骨、三角骨伴第 4、第 5 掌骨向尺侧分离脱位。头、钩间隙明显增宽，头骨近端呈空虚状。腕骨高度为 30 mm，腕掌比值为 0.47 mm。诊断：右腕掌骨崩裂性脱位。在臂丛神经阻滞下行手法闭合性整复，石膏外固定。术后 X 线片显示，诸腕掌骨均达解剖复位。（《特殊型骨与关节损伤医案》，中国医药科技出版社，1993）

2. **妙法解析：** 腕掌崩裂性脱位临床少见，尤其多骨脱位而无一骨发生骨折者。该种损伤，多因腕部受间接暴力传达至腕部后，使腕部处于极度尺偏或桡偏位，首先发生尺侧或桡侧的某块腕骨脱出。暴力继续作用，且有过度的摇动，致使多块腕骨向两侧呈崩裂状分离脱位。因 X 线平片能清楚显示，故诊断并不困难。麻醉下手法闭合复位，一般可获得成功。要求解剖对位，术后石膏固定 2～3 周制动，解除固定后积极进行伸指搓拳活动。

（五）左手掌腕关节全脱位（刘忠医案）

1. 病历摘要：曾某，男，19 岁。1 日前患者工作时从约 10 m 高处摔下，受伤体位不清。伤后即感左手、腕部剧烈疼痛，前臂下端及整个手部明显肿胀，腕部呈"餐叉样"畸形，腕关节及掌指关节不能屈伸活动。X 线摄片示左手掌腕关节向背侧完全脱位。即在臂丛神经阻滞下，于前臂纵轴位牵引手部，行手法整复。复位后，疼痛明显减轻，X 线摄片复查示脱位已纠正。腕关节于轻度掌屈尺偏位，小夹板外固定。3 周后去除小夹板，行功能锻炼，1 个月后检查左手、腕活动正常，手指肌力正常。（《特殊型骨与关节损伤医案》，中国医药科技出版社，1993）

2. 妙法解析：掌腕关节背侧脱位，临床上确属罕见。其临床表现与 Colles 骨折有些相似，但后者腕关节可有一定程度的活动，尤其是被动活动。而掌腕关节背侧脱位后，关节及掌指各关节不能背伸及掌屈活动。本病损伤机制不详，可能与腕关节过度背伸，同时掌部受强大暴力撞击所致。因此，当腕部外伤出现餐叉样畸形时，由于局部肿胀，易掩盖真相，误认为单纯 Colles 骨折。故必须排除掌腕关节背侧脱位的可能性，以免误诊、误治。

（六）右腕关节全脱位（李相平医案）

1. 病历摘要：刘某，男，37 岁。患者在施工中不慎从 4 m 高处坠下，右手腕着地致伤。检查：神志清，一般情况尚好，右腕部肿胀，压痛，呈餐叉样畸形，功能障碍，远端血循环好。X 线片示：右腕关节全脱位，未见骨折。治疗：闭合手法复位石膏外固定。2 年半后复查，腕关节功能良好，无明显肌萎缩及感觉障碍。X 线片复查腕骨未见无菌性坏死。（《特殊型骨与关节损伤医案》，中国医药科技出版社，1993）

2. 妙法解析：腕关节全脱位临床较少见，多系暴力致伤。临床上根据典型体征，结合 X 线正侧位片，一般可确立诊断。新鲜骨折采用手法闭合复位，即可获得满意效果，又能减少腕骨无菌性坏死的发生。配合早期功能锻炼，多可获得良好的功能恢复。

（七）右腕关节多发性脱位（万富安医案）

1. 病历摘要：权某，男，29 岁。机械牵拉致伤右腕 11 日，检查右腕部高度肿胀、疼痛、功能障碍，腕背侧有一 5 cm×1 cm 挤伤区，已结痂；腕掌侧舟、豆状处高突畸形，可触及骨性隆起，小指麻木无知觉，腕管处加压诸指麻木加重。X 线片示右腕舟状骨近端向掌侧全脱位，并向近心端移位，与桡骨远端重叠大约 0.5 cm，舟桡角消失；头状骨、钩骨与 3～5 掌骨间关节脱位。诊断：右腕关节多发性脱位。伤后 14 日手术切开复位，术中所见与 X 线片基本一致。先将脱位的 3～5 掌骨复位。用 1 枚克氏针将第 3 掌骨与头状骨贯穿固定；再牵引拇、示指使腕背伸桡偏，术者用拇指将脱位的舟状骨近端向背侧及远心端推挤，助手在牵引的同时使腕关节掌屈，使舟状骨复位。检查复位满意，两排腕骨向后弧度正常，再用 1 枚克氏针在腕关节掌屈 30°位下贯穿固定桡骨茎突与舟状骨，外用石膏托固定。术后第 3 日神经症状消失。伤口一期愈合。4 周后去内、外固定进行功能锻炼。拍片复查舟状骨复位良好，诸腕骨关节正常，关节间隙清晰。（《特殊型骨与关节损伤医案》，中国医药科技出版社，1993）

2. 妙法解析：腕关节受伤姿势主要有背伸与掌屈两类。若腕强力背伸超过韧带极限，则必然造成舟月间韧带破裂，发生舟骨近端前脱位或月骨周围性腕骨脱位。本例腕关节多发性脱位，即系腕强力背伸所致。造成 3～5 腕掌脱位后，因机器转动牵拉，应力持续作用，舟桡角就成负角，舟月间韧带破裂，则舟骨近端向掌侧及近心端脱位，导致腕关节关系失常。因 X 线平片可清楚显示，结合损伤史和体征不难确立诊断。治疗上，损伤早期可试行手法复位，失败后或陈旧性者采用手术复位、穿针固定。对于此种损伤，功能锻炼非常重要，应引起足够的重视。

（八）**右手第 2~4 腕掌关节掌侧脱位（魏春生医案）**

1. 病历摘要：田某，女，28 岁。从自行车上摔下，右手掌尺侧缘着地被重载的马车轮碾伤，伤后即来诊。右手掌高度肿胀，皮肤青紫；掌背侧已有张力性水疱形成；掌心部凸起，第 2~4 指向尺侧严重倾斜；大鱼际桡侧赤白肉间有一 3 cm×2 cm 伤口，肌肉外露，渗血；除拇指外余四指均麻木，指端血运尚可。X 线正位片示第 2~4 腕掌关节向桡侧脱位，第 2、第 3 和第 4、第 5 掌骨间关节脱位，第 2 掌骨底移位于第 1 掌骨底的远端；侧位片示第 2~4 掌骨向掌侧脱位，第 2 掌骨底抵于掌心部皮下。诊断：右手第 2~4 腕掌关节掌侧脱位。治疗：透视下手法整复，伤口予以清创、减张缝合。在手掌掌、背侧各切数个小口，于皮下放置橡皮引流条。术后石膏夹固定于掌屈位，同时给予补液抗感染治疗，24 小时后拔除引流条。3 日后肿胀减轻，透视下见复位欠佳，又行整复，换石膏夹。仍掌屈位拇指皮牵引固定。4 周后拆除石膏，进行锻炼。（《特殊型骨与关节损伤医案》，中国医药科技出版社，1993）

2. 妙法解析：腕掌关节有坚强的腕掌、掌背侧韧带和腕掌骨间韧带相连。相比较而言，拇指腕掌关节活动度较大，第 5 指腕掌关节次之。而第 2、第 3 掌骨可视为手的中央支柱，与关节面不规则的腕骨相连，比较稳定。因此，除非掌立位时受到强大暴力，腕掌关节一般不会脱位。由于腕掌横弓的存在，掌侧立位受伤时腕掌关节易向背侧脱位，而掌关节掌侧脱位实属罕见。该损伤手法复位较易成功，且较手术复位更有利于功能恢复，故临床应首选。整复后应掌屈位固定，有利于腕掌关节的稳定。

（九）**右手中腕关节掌侧脱位（闻善乐医案）**

1. 病历摘要：患者，男，52 岁。由 9 m 高处掉下，右手腕背着地致伤，当即患腕肿胀、疼痛，于当地医院行按摩治疗无效，3 日后转诊我院。检查一般情况好，唯右手腕部仍肿胀，局部压痛明显，活动受限，背侧皮肤有擦伤，手指呈屈曲状，桡侧 3 个半指有麻木感，腕前有骨性突起，致腕关节前后径明显增厚。X 线片正位示：桡腕与掌腕关节结构正常，无任何骨折征象；远近两排腕骨相互重叠，腕关节的长度明显变短。侧位片可见到以头状骨为主的远排腕骨移向近排腕骨之前，月骨的杯状面空虚，桡月轴线不能通过头状骨。诊断：右手中腕关节掌侧脱位。治疗：在臂丛神经阻滞麻醉下，较容易地进行了闭合复位。术后患腕固定于略掌屈位，2 周后改为腕关节功能位，4 周后去除外固定，进行功能锻炼而愈。（《特殊型骨与关节损伤医案》，中国医药科技出版社，1993）

2. 妙法解析：中腕关节脱位临床少见，而掌侧脱位则更属罕见。其受伤机制多系腕关节位于掌屈位下暴力从背侧作用于远排腕骨所致。由于中腕关节轴线并非平直，所以当中腕关节向掌侧脱位时，舟骨的腰部或三角骨易遭受剪力而骨折。在诊断上，虽然腕骨的任何类型脱位均容易误诊和漏诊，但只要熟悉正常腕关节 X 线解剖特征，对显而易见的中腕关节掌侧脱位，是不难做出正确诊断的。在治疗上，本病的新鲜病例复位较易，所以 Wagnen（1956）评价这种脱位可以在照 X 光片以前部分地或完全地自发整复，或经患者自己活动时复位，从而漏诊。因本病只要诊断及时，复位又多无问题，所以预后均佳。但对合并有舟骨骨折者，在治疗上应予以足够的重视，避免舟骨发生缺血坏死的不良后果。而三角骨骨折预后一般常佳。

（十）**腕掌关节脱位（苏尚庆医案）**

1. 病历摘要：患者，男，33 岁。1 小时前患者两手紧握铁管被碎钢片击中两侧手背及全身多处，即被送医院就诊。检查：血压 60/40 mmHg，呈休克状态。左 5~10 肋部压痛，有骨擦音，局部抽出气体约 100 mL。两侧手背肿胀，呈餐叉样畸形，压痛明显，左手背创口 7 cm×2 cm，右手背创口 3 cm×1 cm，手指伸屈功能障碍。X 线片示：左 5~10 肋骨骨折；左右侧掌骨基底部向背侧移位，并和远排腕骨相重叠。治疗：患者经胸外科抢救及胸部清创缝合后2日转入骨科，两侧腕掌关节脱位闭合复位失败。因创口感染，分别在伤后2个月及6个月做腕掌关节脱位切开复位克氏针固定术。术后情况良好，4周后拔针，配合中药熏洗及功能锻炼。术后25个月随诊，左手指伸屈功能较差，右手功能良好。（《特殊型骨与关节损伤医案》，中国医药科技出版社，1993）

2. **妙法解析：**腕掌关节脱位临床少见。这是因为掌骨基底间、腕骨间以及掌骨和腕骨间均有坚强的韧带相连，而且腕掌关节的活动范围极小，坚定稳固，因此很难脱位。本例两手紧握铁管充气，轮胎爆炸后碎钢片猛击两侧手背及前臂，使骨折后的桡尺骨远端连同腕骨向掌侧移动，而掌骨基底部承受相反的冲击力，使腕掌关节背侧薄弱的韧带及关节囊被撕裂，而发生腕掌关节背侧脱位。新鲜脱位者以手法复位为主。如手法复位失败，或陈旧性脱位明显妨碍手部功能及疼痛者，可以切开复位及克氏针固定，或将掌骨基底部骨突切除，或做腕掌关节融合术。

（十一）陈旧性左豌豆骨脱位（孙保国等医案）

1. **病历摘要：**患者，女，47岁。因左腕部肿胀、疼痛、活动受限70日于1984年12月7日入院。患者在70日前提起重物时，强力屈腕尺倾过程中，突然听到一响声，随即感到左腕疼痛，重物落地。当天X线片检查，未发现骨折脱位，给予对症处理。2个多月后，因左腕肿痛仍不好转来诊。检查左腕尺侧肿胀，掌面尺骨茎突内上方可触及一骨块，约0.5 cm×0.5 cm，可向桡侧推动并有摩擦感，松手后骨块又弹回原处。双侧腕关节正位X线片对比发现，左豌豆骨在三角骨近端向尺侧移位约0.6 cm。诊断：陈旧性左豌豆骨脱位。先手法复位，因无法维持固定，而改行手术治疗。术中发现豆钩韧带从豌豆骨附着处撕脱，无法重建，乃切除豌豆骨，用剥下的骨膜重建豆钩韧带。术后随访2年多，腕部肿痛消失，腕关节活动正常。（《特殊型骨与关节损伤医案》，中国医药科技出版社，1993）

2. **妙法解析：**豌豆骨周围有3个韧带，即豆掌、豆钩和腕尺侧副韧带，正常情况下豌豆骨被上述3个韧带保持于一个平衡位置，位于三角骨的掌侧，内缘稍向内向近端越过三角骨。3个韧带任何一个断裂都会打破这种平衡，使豌豆骨移位。尺侧副韧带与尺侧腕屈肌生物力学方向基本一致，不易断裂；豆掌韧带与尺侧副韧带相延续，在豌豆骨的附着处有较强的抗拉力；而豆钩韧带直接与豌豆骨的骨膜相连，在强力屈腕尺倾时，豆钩韧带在豌豆骨的附着处受到一个由远端向近端的切线力而撕脱，豌豆骨失去了豆钩韧带的牵拉作用，发生向内侧及近端的移位。我们在新鲜尸体上进行了研究。切断豆钩韧带摄片，见豌豆骨向内侧向近端移位，大部突出于三角骨的内侧。再切断豆掌韧带，豌豆骨向近端移位，最后缝合豆钩韧带，豌豆骨向外向近端移位。上述结果与此患者豆钩韧带断裂、豌豆骨移位的方向大致相同，只是程度不同而已。查体在腕掌部尺侧可触及一骨块，能推动，松手后又弹回，有摩擦感。摄片可以发现豌豆骨移位。由于豌豆骨脱位行手法复位后无法维持固定。断裂的豆钩韧带是从豌豆骨外侧的骨膜上撕脱的，手术难以修复重建。故切除豌豆骨后利用剥下的骨膜与豆钩韧带的断端缝合，重建豆钩韧带，恢复豆掌韧带与尺侧腕屈肌的正常位置，即恢复尺侧腕屈肌的正常肌力很必要。

（十二）左腕诸骨全脱位（杨建全医案）

1. **病历摘要：**患者，男，22岁。左手掌被转动的压砖机轴从尺侧冲撞致伤。伤后2小时就诊。检查左手腕部肿胀、桡偏，左腕向尺侧成角约90°畸形，不能活动，左尺骨远端关节面空虚，左桡动脉搏动微弱，左手指感觉存在。X线片见左腕诸骨向桡、背侧全脱位。在臂丛神经阻滞下手法整复。两助手于前臂及手掌处做拔伸对抗牵引。术者一手固定于尺、桡骨远端，另一手将向桡侧脱位的腕骨向尺侧推压，同时令助手屈曲腕关节。复位成功后用背、掌侧石膏托做腕关节功能位固定。3 周后去石膏，用舒筋活络的中药煎水外洗，练习腕关节活动。6 个月后复查，左腕关节伸屈功能正常，偶有酸胀感。（《特殊型骨与关节损伤医案》，中国医药科技出版社，1993）

2. 妙法解析：腕关节由前臂尺桡骨远端及 8 块腕骨组成，掌侧有腕横韧带及尺桡侧屈腕肌腱附着，背侧有腕背韧带及尺桡侧伸腕肌腱附着，故关节稳定，不易产生脱位。本例是直接暴力作用于手掌尺侧造成，根据病状、体征、X 线片可确诊。本病新鲜脱位手法复位易成功，不应轻易行手术复位，以免加重损伤致腕骨无菌性坏死。正常桡骨远端关节面向尺侧成 20°～25°，向掌侧成 10°～15°，复位时应力求恢复此正常解剖关系。

三、文献选录

手腕在背屈时腕部受重压、高处跌落或摔倒时手掌支撑着地，暴力集中于头月关节，致使头月骨周围的掌背侧韧带发生断裂，使之产生脱位。患侧桡骨远端隆起并有明显压痛，正中神经分布区有麻木感，手指呈半屈位，腕关节活动功能丧失。腕间关节脱位多伴有严重的软组织撕裂伤。

腕部脱位的类型：

1. 月骨脱位：表现为正位片上月骨发生旋转，由正常时的类四方形变为三角形，并与头骨重叠。头月关节和桡月关节间隙均可消失。侧位片可见特征性表现，即月骨向掌侧脱位，月骨凹形关节面向前。而舟骨、头骨和桡骨之间的关系不变。

2. 月骨周围脱位：实际上是头月关节脱位，月骨原位不动，与桡骨保持正常的对位关系。而其他腕骨都伴随头骨同时脱位。头骨脱位以向背侧脱位为最多见。

3. 腕间关节前脱位，较少见。实际上是以头月关节为中心的近排和远排腕骨脱位。近排的舟骨、月骨、三角骨仍位于桡骨远端的关节窝内。正位片可见腕关节缩短，侧位片可见远排腕骨向前脱位。

第十节　月骨脱位

一、病证概述

月骨脱位是指月骨脱离与桡骨和其他腕骨的正常毗邻关系而移位；而月骨周围脱位则是指月骨和桡骨的关系正常，周围其他腕骨离位；舟骨、月骨周围脱位，是指舟骨骨折，其骨折近端和月骨与桡骨之间的关系正常，其远端及其他腕骨发生脱位。其脱位多由间接外力引起，手掌着地摔伤，腕部处于极度背伸位，外力自上而下之重力与自下而上的反作用力，使桡骨远端诸骨与头状骨相挤压，桡骨与头状骨之间的掌侧间隙增宽，头状骨与月骨间的掌侧韧带与关节囊破裂，月骨向掌侧脱位。其临床表现，腕部掌侧隆起，腕部肿胀。使患者双手握拳，由于脱位的月骨压迫屈指肌腱，使腕关节呈屈曲位。握拳时第 3 掌骨头有明显塌陷，以叩击该掌骨头有明显疼痛。有时合并正中神经压迫症状。当月骨脱位时，该侧第 3 掌骨头有明显的短缩。腕部活动受限，手指屈曲困难，腕关节不能背伸，掌横纹处有压痛，并可触到脱出的月骨。腕部向尺偏，叩击第 4 掌骨头时，有明显的疼痛。正中神经亦可受压而致手掌桡侧麻木。

二、妙法解析

（一）右腕月骨脱位（林如高医案）

1. 病历摘要：马某，男，37岁。患者于3日前骑自行车时不慎跌倒，以右手掌先着地，当即出现腕部肿胀、疼痛，手掌不能握物。曾就诊于市某医院，经拍片诊为：右腕月骨脱位。给手法复位未成功。后又就诊于省某医院骨伤科，重新复位仍未成功，今转笔者医院。检查：患者情绪正常，无痛苦表情，舌淡红，脉弦滑。右手腕关节呈屈曲位，中指不能完全伸直，右手腕掌侧部隆起，畸形，肿胀，压痛明显。令患者握拳则第3掌骨头明显塌陷，叩击此掌骨头有明显疼痛。患者拇、示、中指屈曲活动障碍。X线片示：右腕月骨脱位。诊断：右腕月骨脱位。治疗：按腕部月骨脱位整复手法进行复位，当即手腕掌侧畸形消失，疼痛减轻，以夹板将右腕关节固定于掌屈30°位，外敷活血散，练手指关节屈伸活动。1周后腕关节改用中立位固定，外敷跌打祛伤散，6周后，腕部疼痛消失，解除固定，以化瘀通络洗剂熏洗腕部，开始做腕关节屈伸活动。4周后，患者腕关节活动正常。（《中国百年百名中医临床家丛书·林如高》，中国中医药出版社，2001）

2. 妙法解析：林氏整复月骨脱位是采用单人复位法，具体步骤如下：医者一手握住患手四指；另一手拇指按住脱位月骨的前端，余指握住腕背。先用力拔伸牵引，并逐渐使腕部背伸，以加大腕骨间隙。继而拇指用力将月骨远端压向背侧，以后逐渐将腕关节屈曲，即可复位。月骨脱位古称"手腕骨脱""手腕出臼"，腕关节的腕骨中以月骨脱位最常见。月骨居近腓腕骨中线，正面观为四方形，侧面观为半月形，掌侧较宽，背侧较窄。月骨近端与桡骨下端、远端与头状骨、内侧与三角骨、外侧与手舟骨互相构成关节面。月骨四周均为嵌骨面，与桡骨下端之间仅有桡月背侧、掌侧韧带相连，细小的营养血管经过韧带进入月骨，以维持其正常的血液供应。月骨的前面相当于腕管，为屈指肌腱和正中神经的通道。临床上月骨向掌侧脱位为多，向背侧脱位很少。

（二）左腕经舟骨月骨周围脱位（唐志宁医案）

1. 病历摘要：患者，男，36岁。3日前骑摩托车意外受伤，引起左腕部肿痛，活动受限。外院初诊为左腕经舟骨月骨周围脱位，经手法整复失败。后转诊笔者医院。检查发现左腕关节肿胀，疼痛，腕指关节功能障碍，桡侧3个半手指麻木，鼻烟窝部压痛明显，X线片示：左腕经舟骨月骨周围脱位，舟骨骨折，头状骨与月骨关系失常，桡骨与月骨关系正常，头状骨及其他腕骨向背侧脱位，合并尺骨茎突骨折。使患肢前臂充分旋后位，两助手做对抗牵引，加大腕骨之间间隙。在维持牵引下，稍背伸腕关节，术者两拇指置腕背侧，用力向尺侧推压脱位之腕骨，助手徐徐屈腕，配合复位，将腕关节尺偏掌屈，即可使之复位，掌屈曲30°，小夹板做超腕关节固定。X线片示：月骨已复位，舟骨骨折对位好。术后7周拆除外固定，按术后常规处理，90日后复查，舟骨已愈合，无疼痛，腕关节功能背伸60°，掌屈55°，桡倾25°，尺倾25°。（《关节脱位及邻近骨折手法复位图解》，广东科技出版社，1999）

2. 妙法解析：月骨脱位有明显手掌着地，腕背伸外伤史。腕部掌侧肿胀，隆起，疼痛，压痛明显。由于月骨脱位压迫屈指肌腱使之张力加大，腕关节呈屈曲位，中指不能完全伸直，握拳时第3掌骨明显塌陷，叩击该掌骨头有明显疼痛。脱位的月骨压迫正中神经，使拇指、示指、中指三指感觉异常与屈曲障碍。X线片正位片示月骨由正常的四方形变成三角形，侧位片可见月骨凹形关节面与头状骨分离而转向掌侧。在脱位的早期应活血化瘀、消肿止痛，内服可选用舒筋活血汤、肢伤一方或活血止痛汤。解除固定后，可内服壮筋养血汤或补肾壮筋汤，外用海桐皮汤或上肢损伤洗方熏洗。

（三）左月骨脱位（孙广生医案）

1. 病历摘要：肖某，男，24 岁。患者于 3 小时前，从 2 m 高处摔下，致左腕部疼痛、畸形、活动受限、渐起肿胀，未予特殊处理。查见患者表情痛苦。左腕部肿胀，局部隆起，压痛明显。腕关节各方向活动均受限，腕关节呈屈曲位，中指不能完全伸直，握拳时第 3 掌骨头明显塌陷，叩击第 3 掌骨头有月骨部疼痛反应，各指皮感正常。X 线片示：正位片示月骨成三角形，月骨凸面转向头骨。侧位片月骨移位于腕关节掌侧，其凹形关节面与头骨分离而转向掌侧，头骨向近侧移位，位于月骨的背侧。诊断：左月骨脱位、全身多处软组织挫伤。治疗：整复固定，中药按骨伤三期辨证施治。患者取仰卧位，肩关节外展 80°，前臂旋后位。一助手两手握持患肢前臂固定；另一助手一手握持患掌大鱼际处，另一手握其余四指和小鱼际肌处，做对抗牵引。术者两手握持患腕，两拇指抵住月骨，嘱牵远端的助手屈腕，术者同时用力推挤月骨向背侧，使之复位。该病例脱位的月骨向近端明显移位和向前侧翻转，术者先向远端推挤月骨，并予以固定，再极度掌屈腕关节，以纠正脱位。复位后先用石膏外固定腕关节于掌屈 20°位 2 周。手指可做屈伸活动，肩肘活动不受影响。骨伤早期气血瘀滞，中药以活血化瘀、行气止痛为主，选桃红四物汤加减。药用桃仁、当归、川芎、牡丹皮、赤芍、生地黄各 10 g，红花、三七（磨，兑）各 6 g。每日 1 剂，水煎，分早、晚服。服 14 剂后，疼痛、肿胀减轻。X 线片示：腕关节诸骨结构正常，关节间隙正常。改中立位石膏继续固定 2 周，加大手指掌指关节活动范围。中药以续筋舒络为主，用上肢伤 Ⅱ 号方加减：白芍 12 g，续断、桑枝各 15 g，当归、赤芍、川芎、熟地黄、杜仲、鸡血藤各 10 g，红花、甘草各 5 g。每日 1 剂，水煎，分早、晚服。1 周后复查，疼痛、肿胀消失。解除固定，开始腕关节的活动。中药以强壮筋骨、舒筋活络为主，内服壮骨胶囊，每次 3 粒，每日 3 次。外以外洗方加减：桑枝 20 g，红花、苏木、艾叶各 10 g，三棱、莪术、姜黄、五加皮、威灵仙、大血藤、透骨草各 15 g。每日 1 剂，水煎外洗左肘关节，每日 2 次，每剂洗 2 日，用 10 剂以善后。（《孙广生医案精华》，人民卫生出版社，2014）

2. 妙法解析：月骨脱位在腕部损伤中较常见，临床中较易误诊、漏诊。月骨外形呈楔形，其宽阔的基底向前，腕关节正位片上呈四边形，而尖端指向背侧，侧位片似月亮，故得名。它位于桡骨与头状骨之间的袋状空隙内，袋状空隙防止月骨向背侧移位，因此，月骨脱位主要向掌侧脱出。损伤的机制为摔倒手掌着地时，暴力使腕关节极度背伸，头状骨与月骨间的掌侧韧带及关节囊先行破裂，暴力继续作用，在头状骨与桡骨远端背侧的双重夹挤下，舟月间韧带和桡月背侧韧带相继断裂，月骨被挤向前方，形成月骨掌侧脱位。在此损伤过程中，相对受力较小，而其有较坚韧的桡月掌侧韧带，因而大多保持完整，当外力消失后，由于受牵张的屈指肌群的回缩和桡月掌侧韧带的牵拉，致使月骨向近侧移位，凹面向前旋转的翻转移位。月骨脱位若不及时复位极易出现月骨坏死。故治疗当早期完全复位，牢靠固定。

（四）右月骨周围脱位（孙广生医案）

1. 病历摘要：卢某，男，20 岁。患者于 1 日前，不慎被拖拉机斗箱砸伤右腕部，即感右腕部疼痛、肿胀、活动受限。伤后自行涂擦"红花油"，上述症状渐加剧。于今日来本院就诊。现右腕部疼痛、肿胀、活动受限，无其他不适。查见患者表情痛苦。右腕部肿胀，局部隆起，压痛明显。腕关节各方向活动均受限，叩击第 2～4 掌骨头时，腕部发生疼痛，各指皮感正常。X 线片示：月骨与桡骨远端保持正常解剖关系，其他腕骨向月骨后上方移位；尺骨茎突骨质断裂，位置尚可。诊断：右月骨周围脱位、右尺骨茎突骨折。治疗：整复固定，中药按骨伤三期用药。患者取坐位，患肢前臂充分旋后，一助手握肘部，另一助手握远端各指，对抗牵引 3～5 分钟。术者两拇指抵住月骨，其余四指端压头状骨等其他腕骨，行挤压、端提复位。复位成功后用石膏外固定，将腕关节屈曲 45°，石膏置于背侧，上端达前臂中、上 1/3，下端达掌指关节。固定后 X 线片复查示：脱位纠正。患腕禁止活动，伤肢ृ下垂。肩、肘关节随意活动，鼓励患者行掌指关节及指间关节屈伸功能锻炼。中药以活血化瘀为主，方选上肢伤Ⅰ号方加减。药用生地黄 15 g，红花 7 g，白茅根 30 g，桑枝 20 g，赤芍、当归、川芎、桃仁、延胡索、泽兰、防风各 10 g，甘草 3 g。每日 1 剂，水煎，分早、晚服。服 1 周后，疼痛、肿胀消失，腕关节活动受限，手指屈伸活动正常，舌淡红，苔薄白，脉平。拆除石膏，嘱继续加强腕关节屈伸等功能锻炼。中药内服接骨胶囊，每次 3 粒，每日 3 次。同时予以外治，方药用外洗方加减：伸筋草、透骨草各 15 g，千年健、桂枝各 12 g，荆芥、防风、红花、刘寄奴、苏木、川芎、威灵仙各 9 g。每日 1 剂，水煎，熏洗患肢。1 周后复查，疼痛消失，活动正常，舌脉正常。X 线片示：骨折对位好，大量骨痂形成。(《孙广生医案精华》，人民卫生出版社，2014)

2. 妙法解析：月骨脱位多由传达暴力引起，手掌着地摔伤，腕部处于极度背伸位，外受自上而下之重力与自下而上的反作用力，使桡骨远端诸骨与头状骨相挤压，桡骨与头状骨之间的掌侧间隙增宽，头状骨与月骨间的掌侧韧带与关节囊破裂，月骨向掌侧脱位。如月骨留于原位，而其他腕骨完全脱位时，即称为月骨周围脱位。

(1) 月骨正常的 X 线表现：①腕骨的正位 X 线片示桡骨和头状骨位于同一纵轴线，舟状骨呈船形横跨在两排腕骨间，月骨呈四方形，与周围腕骨间间隙等宽，无重叠影。②侧位像示桡骨、月骨、头状骨及第 3 掌骨纵轴相连成一条直线。

(2) 月骨周围脱位：①背侧月骨周围脱位，较常见，侧位 X 线像易发现，头状骨在月骨背侧，月骨位置无变化，舟状骨旋转移位。正位 X 线像近远排腕骨有重叠，舟、月骨之间可有间隙 (称为 Terrythomas 征阳性)，舟状骨变短，骨皮质呈环影像。②掌侧月骨周围脱位，此种病例极少，侧位 X 线像头状骨在月骨掌侧，月骨位置无变化。③经舟骨、月骨周围背侧脱位，舟状骨腰部骨折，远折端随头状骨向背侧移位，近折端和月骨相连与桡骨关系正常。而月骨脱位时，X 线正位像：月骨四边形变成三角形；侧位像：月骨脱向掌侧，半月形凹面也转向掌侧，头状骨已不在月骨凹形面上，而位于月骨的背侧，但头状骨和桡骨的轴线关系正常，其余腕骨位置未变。

三、文献选录

月骨脱位在腕骨脱位中最常见。月骨镶于桡骨与头骨之间，上窄下宽，形似锥状。脱位的发生，多半是跌倒时手撑地，腕部过度背伸，月骨受到头骨与桡骨的挤压而向掌侧脱出。月骨脱位古称"手腕骨脱""手腕出臼"。月骨是腕骨中唯一掌侧宽而背侧窄的腕骨，故当腕关节极度背伸着地或绞伤时，由于月骨位于腕部的中心，体形又是掌宽背窄，加之桡骨远端关节面具有掌倾的特点，因而在暴力作用下，月骨容易受到头状骨和桡骨的挤压，沿腕的额状轴急剧向掌侧旋转、脱位。月骨脱位应尽早在充分的麻醉下复位，早期运用手法整复。对受伤 1 周以内确诊的患者，均适用闭合复位。手法复位时要准确轻柔，将腕关节极度背伸，使桡骨与头状骨之间的间隙充分扩大是手法复位成功的关键。如复位不成功，多因关节内嵌夹有软组织而出现绞锁所致，可予伸屈摇摆腕关节，松解软组织，理顺月骨序列后，再行复位。复位后用石膏托将腕关节置于掌屈尺偏位，可使掌前方撕裂的软组织迅速修复。

(一) 月骨脱位的常规治疗

1. 主要是恢复腕关节的正常解剖结构，予以适当的固定，使损伤的韧带及关节囊得以修复，避免腕骨缺血性坏死。早期的正确复位及合理的固定特别重要，应按急症处理，使脱位及早复位，这是防止出现血液供应受阻的关键。

2. 新鲜的月骨周围脱位，手法复位较容易，但由于医师缺乏对腕骨解剖特点的了解，对受伤机制缺乏分析，见到骨折就按骨折处理，无骨折就按软组织损伤处理，忽视月骨及月骨周围脱位可单独存在，或与骨折并存，造成漏诊。将背侧月骨周围脱位误诊为月骨半脱位或月骨脱位。

3. 手法复位后遗留月骨复位不全、舟骨旋转性半脱位、舟头综合征等。同时，X 线片质量差或投照角度的偏差亦给诊断带来困难。应强调要求高质量、标准投照角度之腕部正侧位 X 线片，尤其认真检查正位腕骨之排列与形态，侧位之桡骨、月骨、头状骨之轴线是否改变，对本病正确诊断，减少误、漏诊率极为重要，对有怀疑者可行双侧腕关节 X 线片做对比或 CT 三维重建。尽量避免临床上对月骨脱位的误诊及漏诊。

（二）名医经验选录

1. 黄乐山经验：患者坐位，将腕部放于桌的边缘，掌心朝上，腕部背侧垫以绷带卷或其他软垫。术者一手握前臂远端固定，另一手握手部，行对抗牵引。在牵引下，使腕关节极度背伸，握前臂之手用拇指向背侧按压月骨，同时掌屈腕关节即可复位。整复后，将腕关节固定于掌屈位，2 周后解除固定，局部正骨洗药热敷，练习腕关节活动。

2. 刘寿山经验：助手握持患者手指及前臂，并使腕关节背伸向相反方向牵引，术者用双手握其腕部，以拇指用力挤压脱位月骨凹面的远侧，使其复位。

（三）临床报道选录

1. 妙华运用手法整复治疗腕月骨脱位 12 例：患者平卧位，伤肢外展屈肘 90°，前臂旋后位。采用两人复位法：助手擒拿固定前臂中段，术者双手握持患者腕掌部与助手做对抗牵引，在牵引过程中术者屈伸患者腕关节并施以提按摇摆手法，为复位前做准备。复位时术者极度背伸患腕关节，在拔伸牵引下，充分扩大桡骨与头状骨之间的间隙，以屈伸之示指间关节处顶抬头状骨近端向腕掌侧，并以双拇指尖置于腕掌侧脱位月骨凹面的远端处推压月骨向腕背侧，顺势将月骨向腕背侧推送复位。若感觉有明显的滑动感，掌侧隆突消失，提示复位成功，然后将腕关节被动屈伸活动，以调整月骨及相邻腕骨的排列位置。用石膏托置患腕中立位，尺偏 10°～15° 位置外固定，术后即指导患者进行伸指握拳动作锻炼。2 周后更换石膏托继续中立位固定。4 周后解除外固定，开始做腕关节的主动功能锻炼，并采用活血化瘀、消肿通络之剂熏洗患部。结果：本组病例均一次性复位成功。根据 Cooney 腕关节评分：优 8 例，良 3 例，可 1 例，差无。优良率为91.7%，随访中无 1 例发生月骨缺血性坏死。（《浙江创伤外科》，2007 年第 6 期）

2. 王史潮等以手法为主治疗月骨脱位合并腕管综合征 35 例：对于新鲜的月骨脱位在臂丛神经阻滞麻醉下，经 X 线定位后，采用手法复位：一助手双手握住患肢手部及四指，医者以双手四指交叉置于腕部背侧，以双手拇指重叠将月骨远端压向背侧，然后逐渐将腕关节掌屈而复位。对于难复位的病例采用针拨整复法。陈旧性月骨脱位，因桡骨与头骨间隙为肉芽组织或纤维组织填充，手法复位不易成功，先行骨牵引，即在尺骨鹰嘴及第 4 掌骨顶各穿一钢针，对抗牵引2～3 日后，再按上述手法整复。复位后，用塑形夹板将腕关节固定于掌屈 30°～40°，1 周后改为中立位，再固定 2 周。固定期间鼓励患者做掌指关节及指间关节伸屈活动，解除固定后，开始做腕关节主动伸屈活动，密切观察肢端血运、皮肤感觉及疼痛变化、手指活动情况，及时调整布带松紧度。并配合中药内服、外洗。（《中医药临床杂志》，2006 年第 10 期）

3. 王希田用折顶回旋法整复月骨前脱位 36 例：全部采用局部麻醉，常规消毒，用 1% 利多卡因 10～15 mL，从腕背侧进针，达关节腔后推药，注意勿伤对侧神经血管，10～15 分钟后，术者先摸清月骨所在位置，一拇指按压住月骨远端顶点凹面，另一拇指按压月骨近端顶点凸面，而后令一助手固定前臂，另一助手牵引患侧手指，并徐徐背伸，待背伸到极限时，令助手突然腕屈，此时术者同时双拇指用力，使月骨产生一个转力，而瞬间复位，此时有一明显弹响声，维持此位置，纸夹板固定或石膏固定即可。结果：31 例一次整复成功，5 例因软组织肿胀严重，常规用甘露醇脱水后隔日整复成功，大部分随访 1～2 年未见明显后遗症出现。（《中国骨伤》，2002 年第 5 期）

4. 张庆文等运用手法复位配合中药治疗月骨脱位 12 例：据患者的体质选用局部麻醉和臂丛神经阻滞，患者平卧或坐位，患肢外展 30°，掌心向下，两助手分别握持患侧前臂中段及手掌做对抗牵引，牵引时注意令腕关节高度背伸，充分扩大桡骨与头状骨之间的间隙，牵引数分钟后，术者双手握住患者腕部，两拇指顶压月骨，双手四指向下压腕关节，在远端的助手同时屈腕，术者顺势将月骨向腕背侧推送复位，若感觉有明显的滑动感，掌侧隆突消失，提示复位成功。复位后被动屈伸腕关节，调整腕骨序列。如有绞锁，复位受阻可先行松解手法，然后再行复位。复位成功后腕部外敷伤科灵药水或跌打万花油，予石膏前托将患腕固定于掌屈 40°、尺偏 15°，1 周后改为中立位固定，4 周后拆除固定。中药治疗按 3 期辨证用药。结果：本组病例经 1～2 次手法复位成功。治愈 11 例，好转 1 例。（《新中医》，2006 年第 7 期）

5. 牵引、抵压、环抱、推压复位，石膏托固定，治疗舟月骨周围性腕骨脱位 18 例：受伤<2 周，患者平卧，局部（或臂丛神经阻滞）麻醉，肩关节外展 90°，前臂旋前位，两助手分握患侧手掌、患肘，持续牵引 3～5 分钟；术者双手拇指抵压腕关节背侧，余四指环抱掌侧，牵引下背伸再逐渐掌屈腕关节，拇指向掌侧推压，复位向背侧脱位的腕骨；掌屈位石膏托固定，2 周后，改功能位管形固定约 10 周。受伤>2 周，桡骨远端及头状骨的关节面完整 2 例，行近排腕骨切除术，术后功能位石膏托固定 2 周。未手术 1 例，石膏托固定 4 周。功能锻炼。结果：复位15 例。随访约 2 年，舟骨骨折愈合 13 例，不愈合 2 例，术后正中神经症状消失、关节活动灵活2 例，创伤性退变、症状加重 1 例。（《中国骨伤》，2002 年第 12 期）

6. 拔伸牵引，端提挤按复位，前后石膏托固定，治疗舟骨月骨周围腕骨脱位 30 例：以向背侧脱位为例。臂丛神经阻滞，医者双拇指顶按突向背侧的头状骨头部，余四指握掌侧月骨处。两助手分握患侧前臂及示、中指拔伸牵引 3～5 分钟后，医者用端提挤按手法复位，听到弹响时，助手协助掌屈腕关节。根据骨折部位及骨折线方向，患腕尺（或桡）偏，使舟骨骨折至解剖复位。掌侧脱位者，手法与上述相反。整复后，腕关节不稳，透视下经皮穿克氏针固定腕骨。前后石膏托固定；3 周后，用石膏管形功能位固定，3 个月后，更换 1 次。随访 6～24 个月，结果：优 20 例，良 6 例，差 4 例，优良率 86.6%。（《中医正骨》，2001 年第 8 期）

7. 摇顶推旋复位，塑形托板固定治疗舟骨月骨脱位 13 例：臂丛神经阻滞。第一、第二助手分别握患者手指和前臂，使前臂旋后掌心向上对抗牵引 2～3 分钟，医者握桡骨远端关节面轻摇患腕，松弛腕周筋软组织，牵开关节内及骨折断端间的软组织；四指握腕侧，医者拇指顶住月骨掌侧端向腕背侧推按，同时第一助手使腕关节由背伸牵至掌屈位，闻弹响声。医者另一手握患手做腕小角度旋转。复位后，在腕掌侧放置平垫，用塑形钢丝托板固定患腕掌屈 20°～39°位 2～3周，改中立（或腕背伸）位 4～5 周。并用加减桃红四物汤等内服。抬高患肢。解除固定后，推拿，中药熏洗。功能锻炼。用 1～3 次，结果：优 7 例，良 4 例，可 2 例。（《中医正骨》，2002 年第 6 期）

8. 对抗牵引，推压端提复位，超腕关节小夹板固定，治疗舟骨月骨周围脱位 56 例：患者仰卧位，损伤<7 日不需麻醉，>7 日臂丛神经阻滞。患肢外展旋前位，两助手分别握持患者手指、肘部，在对抗牵引下屈曲腕关节；医者两手握持患者腕部，拇指置于远排腕骨处，推压远排腕骨，余指向背侧端提月骨。受伤时间长可重复手法 2～3 次。受伤＞2 周需用手法使腕关节充分松解后，再行上法。复位成功后，用背侧超腕关节小夹板固定腕关节于掌屈 30°～40°位；1 周后，改中立位固定 1～2 周；合并舟骨骨折再固定 2～5 个月。结果：复位成功 40 例，用 Cooney 评价标准，优 22 例，良 6 例，可 5 例，差 7 例，优良率 70％。随访 4～36 个月，疗效满意。（《中国中医骨伤科杂志》，2009 年第 1 期）

第十一节　手舟骨旋转性半脱位

一、病证概述

拇指掌指关节由掌板、籽骨和关节囊形成一个整体，紧密地附着在近节指骨底的掌面，在掌指关节屈曲时，它随指骨滑动，屈指时，掌板向近端滑动，伸指时其向远端滑动，脱位后整复一般比较简单。但当掌指关节于过伸位遭受暴力产生脱位时，掌板在薄弱的近端附着处被撕脱，并嵌在脱位关节之间，则影响手法复位。古人云"欲合先离，离而后合"，故先于过伸位牵引，使掌骨头摆脱掌板、关节囊等软组织缠绕，再在牵引下屈曲，使脱位的近节拇指指骨复纳，致复位成功。对儿童患者，术前还要注意有无骨骺损伤而影响指骨及掌骨发育。指间关节属屈戌关节，故脱位后复位相对较易。但有些患者局部遗留有梭形粗肿，可对症消肿治疗。

二、妙法解析

（一）右舟骨旋转性半脱位（孙达武医案）

1. 病历摘要：孙某，男，39 岁。踢球中跌倒，伸腕位手掌撑地致伤，当即右腕部疼痛，仍继续参赛。事后发现右腕背隆起活动受限。就诊时，摄 X 线片未见骨折脱位。3 周后右腕背依然隆起。经复阅 X 线片，发现右舟骨与月骨的关节间隙明显增宽，舟骨缩短，且有"环状征"。诊断：右舟骨旋转性半脱位。治疗：切开复位，见舟骨近端脱向背侧，且沿冠状轴向远端旋转 90°。复位后不稳，以钢针穿过舟、头骨加以固定。石膏固定 4 周开始锻炼，功能恢复良好。（《孙达武骨伤科学术经验集》，人民军医出版社，2014）

2. 妙法解析：跌倒时手掌撑地，腕部处于背伸尺偏位，来自小鱼际肌的传达暴力，撕裂桡腕韧带后经头状骨冲向舟月间隙，因与桡骨的合力挤压，迫使宽、掌窄呈三角形的舟骨近端脱向背侧。诊断仍需借助 X 线。表现为：①舟、月骨关节间隙明显增宽（正常不超过 2 mm）。②舟骨近端的旋转脱位，使舟骨的长轴缩短。③投照时因舟骨腰部的皮质重叠而呈"环状征"。④蝶式斜位片舟骨的纵轴由斜行变为平行或接近平行。⑤侧位片舟骨的长轴与桡骨长轴的夹角即桡舟角，如＞60°应考虑本病。⑥Taleisnik's 征：侧位片舟骨与桡骨的掌侧缘画一连线，正常呈"C"形，半脱位后呈"V"形。本病一经确诊即应手法复位，如失败则取背侧切口切开复位。复位困难者可在舟骨近端插一段钢针做把柄以纠正旋转。复位后如易弹出，可以克氏针横行穿过舟骨与月骨或头状骨加以固定。继发创伤性关节炎的病例需行舟骨与大、小多角骨融合术。对于此类拉伤，由于复位与固定均比较困难，孙达武教授多主张手术治疗，但手术方式易简单化，多采用撬拨复位克氏针固定等有限伤手术。

（二）左舟骨全脱位并正中神经压迫（聂邦寿医案）

1. 病历摘要：患者，男，25 岁。左腕部被制瓦机打伤。伤后 3 小时入院。检查全身情况良好，左腕部肿痛，腕关节尺偏畸形，各方运动缺如；手指半伸位，不能伸屈，拇指、示指、中指

3指麻木，感觉减退；手掌手指血供良好。X线正位片见左腕舟骨脱位，与头状骨、月骨重叠；侧位X片示舟骨轴线垂直于桡骨轴线。诊断：左舟骨全脱位并正中神经压迫。伤后12小时手术。探查见腕舟骨侧韧带完全断裂，而屈侧关节囊、韧带相连，横卧于腕管内。探查正中神经，见神经局部受挤压。术中使舟骨正确复位，先仔细缝合关节囊，再修补舟月韧带和桡舟韧带，解除了神经受压状态，正中神经症状消失。术后石膏托腕关节功能位固定，复查X线片示：腕关节诸骨间关系正常。2周拆线，切口一期愈合。3周后去石膏托，配合理疗、功能锻炼。随诊3年，关节功能正常；X线片示腕骨间关系正常，舟状骨无缺血性坏死征象。（《特殊型骨与关节损伤医案》，中国医药科技出版社，1993）

2. 妙法解析：腕舟骨脱位是三维力联合损伤。腕关节处于轻度背伸、尺偏、旋后的三分力及合力作用，在力逐渐增加时，舟骨、月骨、三角骨依次自月骨脱位。因此月舟不稳损伤中，先造成舟月韧带和桡舟韧带完全断裂使舟骨脱位。本症损伤后，及时手术复位，能使正中神经减压；仔细修补关节囊及周围韧带，对恢复舟骨血供，减少坏死发生率有一定作用。

（三）右桡腕关节脱位（李凤春医案）

1. 病历摘要：患者，男，38岁。从汽车上摔下右腕着地致伤。伤后2小时来诊。检查右腕掌侧腕横纹上2.5 cm处有一5 cm长横行伤口，桡骨近折端及部分屈肌腱外露，手指血循环可，桡动脉可触及，尺动脉未触及，小指麻木，示指末节不能屈曲，中指末节屈曲无力，余手指伸屈活动好。X线片示右桡腕关节脱位，桡骨茎突、尺骨茎突和桡骨掌侧缘骨折，下尺桡关节分离。急诊行清创内固定术。术中发现桡骨茎突、桡骨掌侧缘及尺骨茎突均有骨折，且连同腕骨、尺动脉、静脉和尺神经、环指指深屈肌腱一起从下尺桡关节间隙脱向背侧。示指指深屈肌腱在腕横纹上2.5 cm处断裂，中指指深屈肌腱不完全断裂。术中向腕部延长切口，将尺动脉、静脉、尺神经及环指指深屈肌腱从下尺桡间隙托出。将尺骨茎突连同三角纤维软骨盘切除。桡腕关节复位后，见桡骨茎突和桡骨掌侧缘亦随之复位。用细克氏针经皮固定骨块，修补示、中指指深屈肌腱。清洗伤口，逐层关闭，无菌包扎，前臂石膏托固定腕关节于掌屈30°位。术后触及尺动脉搏动良好，小指仍感麻木，给服神经营养剂1周后症状消失。（《特殊型骨与关节损伤医案》，中国医药科技出版社，1993）

2. 妙法解析：本例由背伸暴力作用于腕部致伤，由于来势急剧，在腕骨尚未撞击桡骨背侧缘时，桡腕关节已向背侧脱位。与此同时坚韧的桡腕掌侧韧带、桡侧副韧带、尺侧副韧带将桡骨茎突、桡骨掌侧缘、尺骨茎突连同三角纤维软骨一并撕脱。因桡腕背侧韧带远不如掌侧韧带坚韧，故被拉断。下尺桡关节主要靠下尺桡掌、背侧韧带和三角纤维软骨盘维持稳定。下尺桡掌、背侧韧带断裂，在前臂旋前或旋后过程中常常发生尺骨小头向掌侧或背侧的半脱位，只有三角软骨盘的撕裂或尺骨茎突撕脱才会发生下尺桡关节分离。本例系尺骨茎突撕脱，故发生下尺桡关节分离。尺血管和尺神经在前臂旋前位时恰处在下尺桡间隙，且远端被尺管所固定。这样，在腕关节急剧背伸的情况下，腕骨向背侧脱位而将尺血管、尺神经及环指指深屈肌腱从下尺桡间隙拉向背侧。因血管壁有一定的弹性，故未有损伤，而尺神经有一过性损伤。为加速其修复，可采用中药内服合针灸、理疗等措施。

（四）急性创伤性伸指肌腱脱位（宋进臣医案）

1. 病历摘要：患者，男，27岁。在一次搬运重物时，右手中指伸直过度尺偏位损伤。当即觉局部痛，伸直困难。受伤1日后就诊。检查右中指下垂畸形，掌指关节背侧肿胀、压痛，掌指关节屈曲时肌腱滑向掌骨尺侧而疼痛。诊断：急性创伤性伸指肌腱脱位。治疗：在局部麻醉下行修补术，术中见伸肌腱桡侧筋膜有一长约2 cm纵行裂口，缝合该裂口，肌腱即复位。术后伸直

位固定 3 周。3 个月后随诊，患指伸屈正常。(《特殊型骨与关节损伤医案》，中国医药科技出版社，1993)

2. 妙法解析：掌指关节处伸肌腱脱位常在类风湿关节炎患者中见到，且以中指最多，而大部为尺侧脱位。完全脱位者，均有腱间筋膜的撕裂。治疗上 Araki 等认为：凡脱位是由于创伤造成者，伤后 10 日内可行伸直位夹板固定；超过 10 日者，应行手术修补。本例在急性创伤期行手术修补，也获得了预期效果。

三、文献选录

(一) 名医经验选录

1. 黄乐山经验：术者一手握拇指，另一手握第一掌骨基底，顺畸形牵引，在牵引下相对推按指骨基底及掌骨头，使之就位，再将拇指屈曲，即可复位。复位后，将拇指固定于对掌位，2～3 周后解除固定，练习活动，洗药热敷。

2. 刘寿山经验：

(1) 掌拇关节脱位：患者正坐，伤肢掌心向内，拇指在上，医者站在伤臂外侧，一手握住第一掌骨，另一手拿住拇指，先向上用力拔提，再向远端推其指节（摘法），待关节活动后，将伤肢在保持拔伸力量下屈曲，关节有响声即告复位。

(2) 指间关节脱位：患者正坐，伤臂伸出，掌心向下，医者站在伤臂外侧（若中指、环指、小指指间关节脱位时，医者应站在伤臂内侧），用一手拇指、示指两指由伤指上下侧拿住关节的上端，另一手拇指、示指两指由两侧拿伤关节的下端，先用大力拔伸，待关节作响即告复位。复位后伤指即与健指等长，恢复屈伸运动。敷药后绷带自腕部开始缠绕，绕向伤指，关节的两侧或上下附有小纸牌夹缚缠妥。伤指固定于半屈曲位。1 周后撤掉小纸牌，开始练习关节屈伸活动；一般 2～3 周可愈。

(二) 临床报道选录

1. 李念虎等运用绕推手法治疗复杂性掌指关节脱位 17 例：一般不需麻醉，如患者对疼痛耐受差或不能配合可施行臂丛神经阻滞。患者取坐位或仰卧位，前臂旋前，保持患侧指间关节、腕关节屈曲位，以使屈指肌肌腱松弛。术者用一手拇指抵于近侧指间关节，示指抵近节指骨基底部背侧，另一手拇指固定掌骨头，使其逐渐向掌背侧过伸，加大向掌侧的成角，将脱位的近节指骨基底逐渐向桡或尺侧环绕，并将其抵住掌骨颈慢慢屈曲，同时以一手拇指推脱位的掌骨头向背侧，当感觉手下有一弹跳感时，此为脱向掌骨头背侧的掌板复位。然后将脱位的指骨基底向掌侧屈曲即可顺利复位。在推挤时若有明显阻挡感，可重复上述手法，牵引患指向尺侧或桡侧加大环绕的幅度，以调整嵌顿的掌骨头与周围肌腱的位置关系，切忌粗暴手法。复位后，应用掌侧石膏托将手固定于休息位，保持患指屈曲，固定 2～3 周后去除石膏，行主动功能锻炼，并结合活血止痛散熏洗，每日早晚各 1 次，共 1～2 周。结果：17 例均复位成功，经随访，其中 16 例功能正常，1 例拇指稳定性差。(《山东中医杂志》，2008 年第 6 期)

2. 李健等采用回旋手法整复掌指关节脱位 14 例：疗效满意，功能均恢复正常。方法：以右侧拇指掌指关节脱位为例，患者取坐位，患肢前臂旋前位，手背向上。术者立于患侧，右手握患手拇指，左手握持手掌大鱼际及第 1 掌骨背侧，先在不牵引下加大脱位向掌侧成角畸形，然后用力将患手拇指基底向桡侧后向掌侧作圆弧轨迹运动，同时左手做与其相反方向的协调运动，用力要大，可闻及复位弹响声，患指可做屈伸运动，畸形消失，表明复位成功。复位后用手掌环抱绷带卷方法固定掌指关节屈曲位 10 日，10 日后去外固定逐渐功能训练。(《中医正骨》，2002 年第 6 期)

3. 张玉峰等用回旋推顶手法整复掌指关节背侧脱位 18 例：以左侧脱位为例，患者取坐位，患肢前臂旋前，手背向上屈腕关节及近节指关节。术者立于患侧，左手握持患者伤手腕掌部，拇指贴放于掌骨头掌侧，右手握其伤指缓慢持续施以适当牵引力（禁止强力牵引），将指骨逐渐做向桡或尺掌侧圆弧轨迹运动，此时贴放于掌骨头掌侧的左手拇指向背侧推顶掌骨头，右手持指骨屈曲掌指关节，此时可闻及到复位声，患指畸形消失，可做屈伸运动，复位即告成功。采用背侧石膏托或掌侧支具控制。将掌指关节固定于 50°～70° 屈曲位。术后示指、小指掌指关节背侧脱位固定 2 周；拇指掌指关节背侧脱位固定 3 周，去除石膏托或支具，开始活动锻炼，并用中药熏洗。结果：手法整复成功 15 例，3 例复杂性背侧脱位因早期手法不当，导致闭合复位失败，后改行手术切开复位。(《中医正骨》，2004 年第 3 期)

4. 金庆平运用摘法整复拇指掌指关节脱位 32 例：患者正坐，伤肢掌心向内，拇指在上，医者站在伤臂外侧，一手握住第一掌骨，另一手拿住拇指，先向上用力提拔，再向远端推其指节，待关节活动后，将伤肢在保持拔伸力量下屈曲，关节有响声即告复位成功。结果：32 例患者除 2 例惧怕疼痛而行腕关节麻醉下复位外，余 30 例在无麻醉状态下复位成功，无一例切开复位。(《中国骨伤》，2003 年第 2 期)

5. 罗兴良运用折顶手法治疗掌指关节复杂性脱位 9 例，其中 8 例取得成功：在臂丛神经阻滞或局部麻醉下进行，或不用麻醉，术者一手拇指和示指（或加另外手指）分别捏住近节指骨基底背侧和掌侧，另一手拇指和示指（或加另外手指）分别捏住掌骨背侧和掌侧，先加大成角畸形，然后将近节指骨基底由背侧向远侧、掌侧推挤，触摸近节指骨基底背侧与掌骨头背侧无台阶，畸形消失，表明复位成功，复查 X 线片予证实，用背侧石膏托将掌指关节固定在 50°～70° 屈曲位，3 周后开始活动锻炼。(《浙江实用医学》，2001 年第 12 期)

第十二节 掌指关节及指间关节脱位

一、病证概述

掌指关节脱位是指近节指骨基底部脱离掌指关节向背侧移位，或掌骨头向掌侧移位。掌指关节由各掌骨头与相应近节指骨基底构成。拇掌指关节为屈戌关节，可做伸屈运动。其他四指的掌指关节为球窝关节，能做屈、伸、内收、外展及环绕活动，但不能做回旋运动。掌指关节的两侧、背侧及掌侧均有韧带附着，加强关节稳定性。掌指关节脱位以拇指掌指关节脱位最多见，其次为示指掌指关节脱位，第 3～5 掌指关节脱位少见。指间关节由近节指骨滑车与远节指骨基底部构成。该关节为屈戌关节，仅能做屈、伸运动，关节囊的两侧有副韧带加强。脱位的方向多为远节指骨向背侧移位，或内、外侧移位，前方脱位极为罕见。

二、妙法解析

（一）右手拇指掌指关节脱位（林如高医案）

1. 病历摘要：于某，女，31 岁。患者 2 日前因走路不慎滑跌，以右拇指触地，当时右拇指根部畸形、肿胀、剧痛，经当地医院诊为：右拇指掌指关节脱位。给予复位数次未成功，遂转笔者医院。检查：患者痛苦面容，舌红，脉沉细。以左手扶托右手腕部，右手拇指掌指关节弹性固定于过伸位，手指关节呈屈曲位。右手拇指掌指关节畸形，局部肿胀，皮肤有擦伤。在远侧掌横纹处可摸到第 1 掌骨头。右拇指活动障碍。X 线片示：右手拇指掌指关节脱位。诊断：右手拇指掌指关节脱位。治疗：按掌指关节脱位整复法进行整复，复位后以 2 块烤成弧形的夹板置于掌背侧，并固定掌指关节于轻度屈曲对掌位，外敷活血散，其他未固定各指保持活动。2 周后局部肿痛基本消失，解除固定，以化瘀通络洗剂熏洗患指，并逐渐练习掌指关节的屈伸活动。3 周后右拇指掌指关节活动基本正常。（《中国百年百名中医临床家丛书·林如高》，中国中医药出版社，2001）

2. 妙法解析：林氏整复掌指关节手法如下：患者正坐，前臂中立位，拇指朝上。医者以一手拇、示指握住第 1 掌骨，另一手拇、示指握患手拇指，先在背伸位进行拔伸，并逐渐摇转患指，继而将拇指基底插入掌侧，使与掌骨头相对，然后逐渐掌屈，即可复位。掌指关节由各掌骨头与近节指骨基底构成。《医宗金鉴·正骨心法要旨》谓："宁享与背，其外体虽混一不分，而其骨在内，乃各指之本节相连而成者也。"掌指关节的活动主要是屈伸，屈力比伸力大，伸直时有 $20°\sim30°$ 的侧方活动，屈曲肘侧方活动微小，故掌指关节伸直时因外力作用而发生脱位。临床中多见向掌侧脱位，尤以第 1 掌指关节脱位为多。当脱位时，患处疼痛，肿胀，功能丧失，指间关节屈曲，掌指关节过伸畸形，并弹性固定。掌侧面隆起，在远侧掌横纹皮下可摸到脱位的掌骨头，手指缩短。X 线片可清楚地显示移位的掌骨头及近节指基底部。

（二）左第 5 指近侧指间关节脱位（唐志宁医案）

1. 病历摘要：患者，男，14 岁。打篮球时指端触球致伤。引起左掌第 5 指肿痛，活动受限。伤后 2 小时就诊。检查发现左掌第 5 指近侧指间关节肿胀、疼痛、畸形，弹性固定于过伸位，压痛明显，伸屈功能障碍。X 线片示：左掌第 5 指近侧指间关节背侧脱位。即行手法整复。患者固定于轻度对掌位。复查 X 线片示：左第 5 指近侧指间关节脱位已复位。整复后 3 周拆除外固定，按术后常规处理。45 日后复查，指间关节屈伸功能恢复正常。（《关节脱位及邻近骨折手法复位图解》，广东科技出版社，1999）

2. 妙法解析：指间关节脱位通常是手指一侧受到撞击所引起的。侧副韧带有撕裂。伤后都能自行复位。损伤史和局部压痛应引起怀疑，如果侧副韧带在应力作用下表现出不稳定，诊断可确立。指间关节侧方半脱位，X 线片可以显示一个能提示某种损伤的撕脱骨折，且骨折片有旋转移位，应予复位。骨折位复位后，用小绷带与邻指一起固定于指间关节半屈曲位 3～4 周。

（三）左手中指中节指间关节脱位（孙达武医案）

1. 病历摘要：杨某，女，50 岁。患者于 2 日前不慎左手中指扭伤疼痛，不能弯曲，曾经外敷药后未见好转而来门诊。诊见：左手中指中节肿胀，并有畸形，手指缩短，伸屈功能丧失。X 线片示：左手中指中节指间关节脱位。诊断：左手中指中节指间关节脱位。治疗：手法复位固定：先将患指拔直，而后屈曲，一次得到复位。外敷消炎散，屈曲功能位固定。5 日后复诊，肿胀已退，活动程度受限。外用洗方，并做伸屈活动。（《孙达武骨伤科学术经验集》，人民军医出版社，2014）

2. 妙法解析：指间关节脱位，应注意有无侧副韧带损伤，如有损伤，应做邻指固定，或用铝皮条屈曲固定。待肿痛全部消退后去除。有的病例是因斗殴时被扭伤而脱位，此种脱位，软组织关节囊等损伤严重，应重视固定及药物治疗。

（四）右下尺桡关节掌侧旋转脱位（孙达武医案）

1. 病历摘要：赵某，男，30 岁。患者诉今日修车时，右前臂不慎被带入旋转的皮带轮中致伤，伤后半小时来我院求诊。诊见：一般情况可，右前臂呈被动旋后位；右腕部失去正常形态，横径缩短，矢状径增大；尺骨头部位空虚，腕部掌侧隆起，可扪及尺骨头。X 线片示：右尺骨头脱于桡骨前侧，桡骨正常。诊断：右下尺桡关节掌侧旋转脱位。治疗：局部麻醉下行手法复位，夹板固定。复查 X 线片示右下尺桡关节脱位纠正。1 个月后去除外固定，中药熏洗、按摩等治

疗，2个月后复查，前臂旋转及腕部屈伸功能完全恢复。（《孙达武骨伤科学术经验集》，人民军医出版社，2014）

2. 妙法解析：下尺桡关节脱位常为科利斯骨折或盖氏骨折的合并症，单纯尺骨头掌侧脱位较少见。本例由于强大的旋转外力作用于前臂下段，使腕部强力旋后先造成尺骨茎突斜形骨折；外力继续作用使尺骨头冲破下尺桡关节周围韧带及关节囊，旋向掌侧而出现上述畸形。临床上根据症状和X线正侧位片即可确诊，闭合手法复位、小夹板固定配合早期功能锻炼，一般可获满意效果。

三、文献选录

（一）掌指关节脱位的病因病机

1. 掌指关节脱位，是在指间关节极度过伸，扭转或侧方挤压外力作用时造成指间关节脱位。有时伴有侧副韧带损伤，严重者侧副韧带断裂。关节脱位后，关节呈梭形肿胀、疼痛、局部压痛，自动伸屈活动障碍。指骨间解剖关系异常。根据手部的外伤史、伤后症状、体征结合手指X线正侧位片，诊断不难。应与指骨骨折相鉴别。指骨骨折，疼痛、肿胀、压痛部位在指骨，而不在关节，骨折端多向掌侧成角；而指间关节脱位，病变部位在关节部。拍指骨正侧位X线片，可以鉴别。

2. 指关节是由近节指骨基底、掌骨头、掌板、侧副韧带、副侧副韧带及关节囊所组成的双轴关节，具有屈、伸、内收、外展和一定量的环绕回旋运动。其中，屈、伸运动幅度最大。掌指关节脱位在临床上较多见。掌指关节由掌骨头及近节指骨基底组成，还常有两个籽骨，除关节囊外其两侧分别有桡侧副韧带及尺侧副韧带加强。掌指关节主要是屈伸运动，少数人可以过伸，而且屈曲角度差别也很大，掌指关节常由过伸暴力而产生脱位。对本病的检查方法主要是X线检查。

（二）掌指关节脱位的治疗

掌指关节背侧脱位可分简单和复杂两种类型脱位，简单背侧脱位又称半脱位或可复杂性脱位；复杂性背侧脱位又称完全脱位、嵌顿性脱位或不可复位性脱位。简单背侧脱位通常可以闭合手法复位，但手法复位时不应盲目使用暴力手法，且切忌反复多次复位，否则会加重损伤，造成完全脱位。对于复杂性掌指关节背侧脱位的病例也可尝试行手法复位，但闭合手法复位后存在掌指关节不稳定。Hocker等报道非手术治疗残留关节不稳者占40%，手术治疗仅占10%。目前学者普遍认为复杂性掌指关节脱位不应强求手法复位，一旦手法复位失败应尽快切开复位。掌侧切口损伤小，暴露清楚，可以对破裂关节囊和掌板给予很好的修复，修复后的掌指关节稳定，关节活动功能良好，可达到正常关节功能，效果可靠。但由于手部的主要神经、血管、肌腱均在掌侧走行，采用掌侧切口容易损伤神经血管，这要求手术必须由对局部解剖熟悉且经过训练的专科医师来完成，这样才能确保手术的效果及避免负损伤。术后掌指关节中度屈曲位背侧石膏托保护下可以即刻功能锻炼，石膏托固定的目的主要是限制掌指关节过度背伸，但掌侧切口对侧副韧带的损伤很难修复。背侧切口的解剖层次比掌侧切口单纯，神经、血管、肌腱等重要组织相对较少，局部显露比较充分，修复侧副韧带也比较容易，手术安全性强，对伴有掌骨头部撕脱骨折病例更为实用。

1. 手法复位：比较容易成功。复位时一手捏持患侧拇指，在过伸位牵引，另一手握患侧腕部，用拇指向远端推挤指骨基底部，并且逐渐屈曲掌指关节。复位成功后用夹板、铝条或者石膏条固定拇指掌指关节于轻度屈曲位。3周后行功能锻炼。

2. 手术治疗：陈旧性拇指单指关节脱位。手法复位失败者可以行手术治疗，切开复位内固定术。

（三）掌指关节脱位的预防

本病主要是由于间接外力所造成，故对本病的预防最主要是要防止手指扭伤、戳伤等。对于已受伤的患者，应及时就医，以便在早期得到及时的治疗，以免造成更严重的损害。同时还应注意在医师的指导下进行功能锻炼，以使手部功能尽快恢复。

1. 固定后需重视患指以外手指的功能锻炼：去固定后可做患指的掌指关节和指间关节的主动屈伸活动，活动范围由小到大，逐渐进行，并可配合轻手法按摩，以理顺筋络，切忌采用粗暴手法推拿。指间关节脱位，手指功能的恢复较缓慢，且常遗留关节增粗、疼痛、强硬，屈伸功能受限等症。

2. 陈旧性脱位，施行切开复位。

第十三节　骶髂关节错位

一、病证概述

骶髂关节是由骶骨与髂骨的耳状关节面构成。关节囊紧张，并有坚强的韧带进一步加强其稳固性，运动范围极小，属于微动关节。主要功能为支持体重和缓冲从下肢或骨盆传来的冲击和震动。骶髂关节错缝是指由于各种原因如孕妇产后内分泌的影响、长期卧床、蛛网膜下腔阻滞或全身麻醉等致骶髂关节松弛，影响骶髂关节的稳定性，在直腰、屈髋、屈膝位，搬、端、抬起重物，长时间乘车颠簸，楼梯踩空，单腿着地跳跃，臀部着地摔倒等，引起骶骨和髂骨扭错，致突起的凹陷部排列紊乱，失去其原有的正常解剖位置关系，出现以下腰部一侧疼痛，甚者向足跟或腹股沟处放射，脊椎侧弯、咳嗽打喷嚏时疼痛加重，为主要临床特征的一种病证。其病变部位在骨、在筋、在督脉和足太阳经循行范围。其病机不外外伤劳损、湿邪滞着、跌扑损伤、动作失度而致气血运行不畅，经络痹阻；或中年以上肝肾精血不充，督脉空虚，而致筋骨失养。治疗宜以通经活络、补益肝肾、活血化瘀为法。本病西医称为骶髂关节错位、骶髂关节扭伤或半脱位等，较少见，但因其症状与腰椎间盘突出症等疾病相似，且症状和所引起的功能障碍较轻，常被误诊、漏诊。

二、妙法解析

左骶髂关节错位（李国衡医案）

1. 病历摘要：章某，女，50 岁。患者 2 日前早锻炼时左腿行踢腿动作后，突感左侧腰骶部疼痛，腰部不能挺直，活动困难，当时即去医院急诊。X 线片示：腰椎、骨盆、骨关节无异常。配内服药结合外贴膏药回家休息。两天来，症状无明显好转，因行走时腰部活动不利而前来复诊。检查示：左侧骶骨后韧带的髂骨附着处压痛明显，左侧"4"字试验阳性，左髋内收活动时左侧骶髂关节疼痛明显，左骶髂关节叩击痛。乃踢腿不慎，骶髂"扭错"。诊断：左骶髂关节错位（骨错缝）。当即行三步手法，手法时患者主诉患侧疼痛加重，当患肢放平后，症状明显改善，腰部能站立挺直下地行走。嘱患者回家卧床休息，外用中药：土鳖虫 4.5 g，羌活、独活、乳香、没药、泽兰叶各 12 g，全当归、伸筋草、落得打、川续断、苏木、紫草各 9 g。共 7 剂。加水煮沸，毛巾蘸取药液热敷患处，每次 30 分钟，每日 2 次。半个月后复诊，上药应用 5 日后，症状

基本好转。(《当代名老中医典型医案集·外伤科分册》，人民卫生出版社，2009)

2. 妙法解析：骶髂关节错位是腰骶部急性损伤致骶髂关节发生扭错而致疼痛的病症，临床上较为少见。骶髂关节面覆盖有软骨，并有滑膜附着，属于微动关节，即该关节有少许的旋转、上下、前后运动。当因损伤致骶髂两骨上述几个方向过度运动，相应关节面失其相互对应位置，可发生骶髂关节错位，并致疼痛。魏氏伤科称本病为"胯线错位"，通常称"骨错缝"。本病诊断：有外伤史，骶髂部疼痛。腰椎可有侧弯，患侧骶髂关节部压痛或叩击痛，疼痛可向臀部及下肢后外侧放射。患侧髋关节外旋，使骶髂关节分离时疼痛明显，伴有外旋受限。患侧下肢直腿抬高时因股后肌紧张而使骶髂关节旋转发生疼痛伴受限。X线片检查无异常。本病治疗首选手法治疗。第一步：患者侧卧位，医者一手按住骶椎，另一手握住患侧踝部，先使膝关节屈曲90°，而后一手向前推，另一手用力使患侧下肢向后过伸，轻轻晃动数下，再突然用重力向后一拉。第二步：此后迅速使患者仰卧，并将患侧髋关节过度屈曲。第三步：在髋关节过度屈曲状态下，迅速将该下肢向下放平，并在放平动作中，稍带拉抖动作。手法主要作用机制为旋转及移动髂骨，作用方向逆损伤方向，故一般可取得较好疗效。

三、文献选录

骶髂关节错缝多由外伤所致，与职业、性别有关，尤其女性与妊娠妇女根据受伤的姿势与外力的作用方向，可造成骶髂关节向前或向后错缝，偶尔出现骶髂的顺（逆）时针错缝，向前或向后的旋转错缝或混合式错缝。其中后上错缝最常见，发生于弯腰屈髋伸膝的位置上，如弯腰搬取重物，跨越壕沟时，股后侧的肌群强力收缩，牵拉髂骨向后运动，躯干、脊柱及骶骨向对侧前方旋转时，导致髂骨向后上错缝。滑膜、韧带、关节囊因扭伤错缝而炎性渗出水肿，淋巴细胞浸润，成纤维细胞增生，透明软骨纤维化，关节囊内微循环障碍，代谢产物积聚，囊内压增高，造成关节囊内粘连、挛缩、瘢痕、堵塞等病理变化以及韧带的粘连、挛缩。错缝则与骶髂关节相关联的韧带、肌肉、胸腰筋膜等可受到影响而导致相关症状。错缝日久骶髂关节复位难度明显增加，患者痛苦大，不能复位或复位不全或即使复位后也常因韧带、关节囊粘连、挛缩、瘢痕之故而再次完全错缝或不完全错缝，或在复位与不完全错缝之间多次反复，临床症状时轻时重，多不能彻底痊愈，常转化为致密性骶髂关节炎，或许也是强直性脊柱炎的一种病因。错缝急性期，1周之内，骨盆挤压与分离试验、"4"字征试验等阳性，手法整复多能复位，配合卧床休息、理疗、药物等多能取得满意疗效；迁延期，1周至3个月，骨盆挤压与分离试验、"4"字征等由阳性转变为可疑或阴性，手法整复虽较困难，也多能复位，配合小针刀也有较好的疗效；陈旧期，超过3个月，骨盆挤压与分离试验、"4"字征等转变为阴性或可疑，手法整复多不能完全复位，近期疗效尚可，远期疗效不佳。故在治疗方面在早期症状较轻者，多用手法复位、中药熏蒸、热敷等疗法治疗；中期或症状较重者，宜采用小针刀结合弹力骨盆兜；病久不能治愈，骶髂关节反复错缝者宜行骶髂关节融合术。

（一）骶髂关节错缝复位手法

1. 仰卧单膝压腹法：患者仰卧，健侧下肢平伸，患侧下肢屈髋屈膝。双手置于腹部（以保护季肋部不被压伤）。医者一手扶住膝盖，另一手握持踝部，令患者深吸气后屏气，医者趁势将膝部压向对侧季肋部方向，连续弹压3次。此时常可闻及腰骶部复位声响，术毕。

2. 手牵足蹬法：操作前先运用㨰法及揉法充分放松患者腰骶部肌肉。①内旋型骶髂关节错缝：要求患者仰卧位，双下肢伸直、分开，医者双手固定患者骨盆，助手一侧足跟抵住患者耻骨联合部位（偏患侧处），双手环握患者健侧下肢踝部作对抗牵引，医者用力向下推患者健侧髂骨，医者与助手同时发力，可感觉到有错动或听到"喀喀"的复位声。②外旋型骶髂关节错缝：要求患者俯卧位，医者操作程序与手法与上述内旋型骶髂关节错缝一致。

3. 仰卧屈髋压膝法（分膝法）：患者仰卧，两膝分开，双足跟并齐，使鼻—脐—足跟保持在一条直线上，双手置于腹部，全身放松。令患者双目微闭，"意守丹田"，然后深吸气后再缓慢呼出，至呼气将尽，医者双手将分开的双膝用有弹性的巧力下压，此时常可闻及骶髂部复位之弹响声，术毕。此手法适用范围很广，主要包括：①骶髂关节半脱位，无论是前脱位还是后脱位，亦无论是单侧或双侧，均可复位。②腰骶关节错缝。③髋关节半脱位。④假性下肢不等长。

4. 脚蹬手拉复位法：患者俯卧床上，术者立于患侧，若右侧骶髂关节错缝，术者用右足足跟蹬在患者坐骨结节上，双手握住患足踝部。然后用力向上蹬坐骨结节，同时牵拉下肢，使其复位。

5. 推送复位法：患者俯卧位，一助手双手重叠压在患者坐骨结节，准备向上推顶，术者立于助手对面，双手重叠压住患侧髂后上棘，准备向下推送，二人同时相对推送，使其复位，亦可在推送的同时，让另一助手握住患侧踝部向下牵引。

6. 过伸压推复位法：患者侧卧位，患侧向上，术者站于患者背侧，一手压住骶骨，另一手握住患者踝部，先使其膝关节屈曲90°，然后一手推骶髂骨向前，另一手拉患肢向后使之呈过伸位，先轻轻推拉数下，再重力向后一拉，使骶骨向后旋转复位。

7. 牵抖法：患者俯卧位，双手抓住床头，术者站于床位，两手分别握住患者两踝，逐渐向下牵引身体，在牵引的同时，抬高下肢，使小腹部略离床面，然后左右摇动下肢数次，在摆动下肢的过程中上下抖动数次，使其复位。

（二）分型辨治选录

本病根据病机、临床症状分为气滞血瘀、气虚血瘀、气血两虚、肝肾亏虚等证型。

1. 气滞血瘀：治宜活血化瘀，行气止痛。方用桃红四物汤加乳香、没药、延胡索等。

2. 气虚血瘀：治宜益气化瘀。方用加味益气丸加丹参、红花等。

3. 气血两虚：治宜补气养血、温经通络。方用八珍汤加牛膝、木瓜、杜仲、续断等。

4. 肝肾亏虚：偏阴虚者，治宜滋补肾阴，方用知柏地黄丸或大补阴丸；偏阳虚者，宜温补肾阳，方用补肾活血汤。

（三）临床报道选录

1. 交叉弹拨，来回滑行，内收外展，过伸提拉，治疗骶髂关节错位196例：

（1）软组织分筋理筋手法：患者俯卧，双手自然置于头的两侧，术者用拇指徐向患侧梨状肌部行手法，与梨状肌纤维方向垂直交叉弹拨的叫分筋，与梨状肌纤维同一方向来回滑行的叫理筋。最后再在梨状肌部行点按重力镇定。臀中肌手法与此相似。

（2）骶髂关节前错位复位法（采用单髋过屈复位法）：以右侧为例。患者仰卧床沿，左下肢伸直，助手按压在膝关节处，医者立于患者右侧，右手握患者右踝或小腿近端，左手扶按右膝，先屈曲，右侧髋膝关节5～7次，再往对侧季肋部过屈右髋膝关节，趁患者不备用力下压，此时常可听见关节复位响声或手下有复位感，手法即告完毕。

（3）骶髂关节后错位复位手法：采用单髋过伸复位法（以左侧为例）。①俯卧单髋过伸复位法之一：患者俯卧床沿，医者立于患者左侧，右手托患膝上部，左掌根按压左骶髂关节，先缓缓旋转患肢5～7次，医者尽可能提大腿过伸患肢，左手同时下压骶髂关节，两手呈相反方向搬按，此时可闻及关节复位响声或手下有关节复位感。此法适用于体弱及肌肉欠发达的患者。②俯卧单髋过伸复位法之二：医者站立于床上，左足立于患者右侧，面向患者下身，右足跟置于患骶髂关节外。然后双手过伸提拉患肢至最大限度（即至患侧骨盆距床板 10～15 cm）并保持这一高度，右足跟猛力下蹬患骶髂关节。此时患者腰椎由过伸位恢复伸直位，可闻及关节复位响声或足下有关节复位感。此法适用于身体强壮，肌肉发达的患者。

（4）如果骶髂关节后错位伴有腰椎前滑脱者，忌用髋关节强过后伸法，应用拉伸复位法。患者俯卧床上，一助手向后上方拉其患肢，术者双手按其患侧骶髂关节，在拉的同时向下按压，可听到"咔"的一声响，即告复位。

（5）复位后可在患者俯卧位上，术者用掌根沿腰臀诸肌用按摩等法，使气血和畅，经络疏通，肌肉松软。每周 1～2 次手法，4～6 次为 1 个疗程，两个疗程之间可间隔 1 周左右。结果：痊愈 159 例占 81.1％，好转 32 例占 16.3％，无效 5 例占 2.6％。（《按摩与导引》，1994 年第 2 期）

2. 掌揉、按揉、按压、拔伸治疗骶髂关节错缝 41 例：①以掌揉法或擦法在背、腰、骶部施法，配合拇指按揉腰背部两侧膀胱经，以放松腰背部肌肉。②按压环跳、委中、承山等穴以舒筋通络。③患者仰卧（或俯卧），令一助手两手置于患者两腋下以固定身体上部，另一助手握患肢踝上，两人同时用力进行拔伸。目的在于松解局部肌肉韧带的痉挛，为手法复位做准备。④前错位患者，令其仰卧，医者一手握住患侧下肢踝上，另一手按住患侧膝部，在患者屈膝屈髋至最大限度时，将膝部略转向健侧，然后突然用力下按，这时常可听到关节复位的响声。⑤后错位患者，令其俯卧，在助手牵引的基础上，医者双手整掌按于患侧髂后上棘处，然后令助手在拔伸牵引的同时，上抬患肢，待至一定高度时，术者按于髂后上棘之手加力下压，往往可听到复白声。⑥用掌揉法于腰骶部与患侧骶髂关节处，操作至局部有温热感，结束治疗。治疗 1～15 次，大多数 1～5 次。结果：痊愈 26 例占 63.4％，显效 10 例占 24.4％，好转 5 例占 12.2％（《中华中医骨伤科杂志》，2006 年第 2 期）

3. 擦揉、捏拿、点压、弹拨、揉滚治疗小儿骶髂关节错缝 110 例（男 67 例，女 43 例）：①俯卧位，术者在其腰骶部、臀部以及股后行滚揉、捏拿手法。治疗 5～8 分钟后，以拇指点压八髎、环跳、委中等穴，以舒通经络、缓解肌肉痉挛。然后根据错缝类型用不同复位手法。②仰卧位双侧髂嵴按压法：患儿仰卧，下肢伸直并拢。术者立于患侧，两手掌根分别按住双侧髂嵴，固定骨盆后迅速用力向下按压患侧，手感弹响，患儿步行正常表示复位成功。本法适合前错型。③俯卧位骶髂关节按压法：患儿俯卧，下肢伸直并拢。术者立于患侧，两手相叠置于髂后上棘处，待骨盆稳定后迅速均匀向下按压，手感弹响，患儿步行正常表示复位成功。本法适合后错型。手法整复后给予弹拨、揉滚等手法，理顺经络，缓解肌肉痉挛。一次复位不成功者，可隔日再行，直至成功。复位 5～7 日内避免剧烈活动，以防复发。年龄最小 14 个月，最大 15 岁，其中 2～8 岁者 92 例，占 83.6％；病程最短 1 小时，最长 4 个月，其中 2 周以内者 89 例，占 80.9％。结果：全部治愈，其中经 1 次手法治愈者 86 例，2 次手法治愈者 21 例。3 次手法治愈者 3 例。（《中医正骨》，1992 年第 3 期）

4. 按摩（推、拿、按、揉、提、弹）治疗骶髂关节错缝 30 例：用以疏通经络，活血止痛。点穴：患者俯卧位，术者立于旁侧，用双手拇指，分别放在两侧下肢的有关穴位上，如承扶、殷门、委中、承山、昆仑依次点压 15 秒，然后再从腰阳关、上髎、下髎各点压 15 秒。按摩：患者与术者体位同前。术者用掌根和拇指、示指分别放在骶棘肌、髂腰肌、臀肌等上面，用力适当，进行推、拿、按、揉、提、弹等法，可使有关肌肉放松，准备手法即告完毕。复位手法：向上后错缝者的复位手法（以后侧为例）。患者俯卧床上，术者立于患侧，以右腋夹持患者踝部，双手环握患膝上方，做向下外牵引状。再用左足跟抵在患者左侧坐骨结节上，做向上蹬的准备。准备完毕后，令患者肌肉放松，然后猛力手拉足蹬即可复位，如单人复位力不足，可配一助手，两人分别相对立于患者两侧，双手重叠，掌根用力，一人把手放在患侧髂骨棘上，做向下推的准备，另一人把手放在健侧坐骨结节上，做向上推的准备，准备完毕，令患者肌肉放松，然后两人同时用力，1～2次即可复位。复位后令患者仰卧，术者立于患侧，屈髋膝两关节至极度停2分钟，做髋关节内收内旋手法，以稳定复位后的关节。以上两种手法是一个机制两种操作方法，随意选用。复位后患者症状立即消除或尚有轻微感觉不适，新伤一次可愈不再复发，而陈伤（超过3周）复位关节不稳，复位后必须严格限制负重活动，休息1～4周，视伤后时间长短而定。向下前错缝者的复位方法：一切与前法相同，只是用力方向相反即可。如果复位后患者肌肉仍很紧张，可在患者俯卧的体位上进行肌肉按摩，术者用掌根沿腰背诸肌用推、拿、按、提等手法，施治3～5分钟，使气血和畅，经络疏通，肌肉松软。结果：23例新伤（1～15日），1次复位成功21例，另2例于复位次日复发，再次复位成功。伤后1～3个月以内者5例，1次复位成功3例，2次复位成功2例。伤后3～6个月以上者2例，1例经3次复位成功，1例复位失败，转手术治疗。（《中国骨伤》，1991年第2期）

　　5. 摆抖、按摩，推压滚揉，拔伸牵引治疗骶髂关节骨错缝172例：分3个步骤，按顺序进行。①患者俯卧床上，术者先在患侧骶髂关节处，按骶髂关节后侧韧带（骶髂后短韧带，骶髂后长韧带）起止行走方向，进行推压滚揉手法按摩，每个手法动作，重复4～5次。②嘱患者双手拉住床头（或嘱助手双手拉患者双侧腋窝部，术者双手分别握住患者左右踝关节部，进行拔伸牵引，持续约1分钟后，在牵引的同时，抬高下肢，使小腹部稍离床面，开始进行左右摆动15～20次，然后进行上下抖动15～20次。③术者移至骶髂部，用手握成空心锤，对骶髂关节处叩击10余次。结果：手法治疗1次，症状立即减轻者168例（占总比例的97.6％）。症状全部消失者最短1日，最长5日。3日内症状完全消失者153例（占总比例的88.9％）。3～5日内症状全部消失者19例（占总比例的11.1％）。（《中医骨伤科杂志》，1986年第3期）

　　6. 屈肢、屈髋复位，斜搬复位治疗骶髂关节错位73例：①前错型，髂后上棘变凹，髂后上棘至骶尾关节连线纹路变浅，患肢伸长1cm用屈肢屈髋复位法：患侧在上，极度屈膝屈髋，推搬膝骨，使髂关节面沿骶骨关节面滑动，将髂骨向后旋转而复位。②后错型，髂后上棘变凸，髂后上棘至骶尾关节连线纹路变深，患肢缩短用斜搬复位法：患者侧卧，患侧在上，屈膝屈髋，医者立于对面，左手扶患者左肩，右肘按住髋部，扭转到一定程度，肘部向前猛用力，使骶髂关节面有滑动而复位。结果：痊愈62例占84.7％，好转9例占12.4％，无效2例占2.7％。平均1次见效，6次痊愈。（《中国骨伤》，1991年第3期）

　　7. 旋转、抬腿，分筋，理筋治疗骶髂关节错位50例：患者取站立位，令患者站立桌前，双手扶住桌子边缘，双足成"人"形站立，术者立于患者背后，用双手扶持患者双侧骨盆，双手拇指按压住骶髂关节部位，令患者尽量放松肌肉，作腰骶部左右弧形旋转数次，开始时活动幅度不宜过大，需慢慢加大幅度以免患者不能忍受，肌肉更加紧张。经旋转活动数次后，（以右侧为例）术者用右手拇指按压骶部，用左手握住患者右脚大腿用力向后上抬高，这时可听到"喀啪"之声，后用右手经骶髂部沿骶髂棘上、下分筋，理筋数次，手法完毕。手法完毕令患者做蹲起及腰部活动，患者即刻感到轻松，说明关节错位已整复。结果：经1～2次手法后全部治愈。（《中国骨伤科杂志》，1987年第3期）

　　8. 屈髋、旋髋、牵伸、髋后伸，采用两种手法交替进行：①屈髋、旋髋、牵伸法，患者仰卧，术者一手握患侧踝上部，另一手扶住膝关节前，使髋关节屈曲，并从外展外旋开始到内收内旋进行旋髋活动，当旋髋至内收内旋位时，突然向下用力牵伸使下肢伸直，即可复位。若未复位可重复上述手法1次；也可于屈髋后，从内收内旋开始至外展外旋再牵伸下肢。②髋后伸法，患者侧卧，患侧向上，术者立于患者背后，一手握患侧足踝上部向后强力牵拉，一手抵住患侧骶髂关节处向前推，使髋关节尽量后伸。治疗骶髂关节半脱位，治后均可立即显效，手法后可配合局部按摩，约1周后疼痛完全消失。（《芦州医学院学报》，1986年第3期）

9. 针刺诊复纠正骶髂关节错位63例。①纠正前错位取正髂1组穴：患者俯卧，患侧殷门穴左右各8分处为正髂前1穴和2穴；殷门穴直下1.5寸左右各8分为正髂前3穴和4穴；并取承扶穴。②纠正后错位取正髂2组穴：沿缝匠肌方向，从患侧髂前上棘至膝关节内侧缘取一连线，并于平箕门穴和血海穴直上1寸处各画一横线，两交叉点为正髂后1穴和2穴；伏兔穴直上1寸处为正髂后3穴；伏兔穴直下1寸处为正髂后4穴。根据所刺肌肉的厚度选用1.5～3寸毫针垂直进针。用较强的捻转手法使产生明显的针感，每5～10分钟捻转1次，3次后出针。复位不完全或复位后又复发，隔日按上法再针1次。为稳定关节，防止复发，复位后，取原穴位隔日针1次，但捻转要轻。两种运针法可视情况交替使用，5次为1个疗程。结果：显效（关节复位良好，两骶髂关节对称，1个疗程内症状、体征消失或显著缓解）42例，有效（针刺2次复位成功，2疗程内症状、体征缓解）14例，无效7例，总有效率为88.9%。（《广西中医药》，1991年第5期）

10. 眼针加手法诊复治疗骶髂关节错位52例。①对骶髂关节向前扭转错位的手法：患者健侧卧位，健侧下肢伸直，患侧屈髋屈膝，医者站于前面，一手按住患者肩前部向右固定其躯体；另一手按住患侧臀部，向前推动至最大限度。然后两手同时对称用力斜扳。对骶髂关节向后扭转错位的方法：患者侧卧位，患侧在上，术者立于患者背侧，左手推住患侧髂骨翼的后部，右手持握患者足踝部，将膝关节放于90°屈曲位。此时，术者左手向前推，右手持握足踝部向后徐徐牵拉至最大限度时，突然向后用力牵拉。在整复前后错位时，常可听到复位关节的弹响声。手法结束后进行眼针治疗。②眼针疗法：取下焦区、肾区、心区，在此基础上配合观眼取穴，即在眼球区血管变化最明显处取穴。用30号5分毫针在眼眶缘外2 mm，勿须提插捻转，深度不可刺到骨膜，严防局部出血，留针5～15分钟，起针时约缓缓拔出，急用棉球压迫针孔片刻，结束。结果：1次治愈17例，显效20例，好转5例，再治疗5次，全部治愈。对全部病例追访6个月后，均未见复发。（《中国骨伤》，1992年第6期）

11. 中西医结合治疗骶髂关节错位253例：

（1）敷药：取一块纱布，叠成15 cm×20 cm大小，用治骨酊（以雷公藤等中草药浸入75%乙醇而成。本品有活血祛瘀、消炎止痛作用）浸透后，平放于骶髂关节部，伴下肢痛者加敷腘窝。然后用红外线灯直接照射20～30分钟，每日1～2次，直至症状消失。

（2）手法整复：经上述治疗疼痛等症明显改善后施用手法。①屈髋屈膝冲击法（用于前错位型）：患者仰卧位，患侧靠近床沿，健侧肢体自然伸直平放，双手置于枕部。术者立于患者患侧，一手握患肢踝部并轻轻内旋；另一手扶按其膝部，在患者缓慢屈膝屈髋的运动中趁其不备用力向患肢对侧胸胁下方过屈髋、膝关节，闻及关节复位响声或术者手下有关节复位感则示复位成功。②支撑直立过伸下肢法（用于后错位型）：患者面床直立，双手支撑床沿。术者立于患者健侧后方，一手握住患肢踝部并轻轻外旋；另一手按于患侧骶髂关节部。在缓慢后伸患肢运动中趁患者不备用力顶推骶髂关节及过伸患肢，闻及关节复位响声或手下有复位感即示复位成功。手法整复毕，用弹、拨手法在骶髂关节周围及沿坐骨神经走向按摩，并协助患者仰卧位患肢蹬空活动10余次。效果不理想时，隔2～3日再行手法治疗。结果：痊愈178例，显效43例，好转27例，无效5例。（《中医正骨》，1991年第3期）

12. 用手牵足蹬法治疗骶髂关节错缝250例：手牵足蹬法组操作前先运用揉法充分放松患者

腰骶部肌肉。内旋型骶髂关节错缝：要求患者仰卧位，双下肢伸直、分开，医者双手固定患者骨盆，助手一侧足跟抵住患者耻骨联合部位（偏患侧处），双手环握患者健侧下肢踝部作对抗牵引，医者用力向下推患者健侧髂骨，医者与助手同时发力，可感觉到有错动或听到"喀喀"的复位声。外旋型骶髂关节错缝：要求患者俯卧位，医者操作程序与手法与上述内旋型骶髂关节错缝一致。对照组用β-七叶皂苷钠粉针剂配入10％葡萄糖注射液 250 mL，静脉滴注，每日 1 次，共用 5 日；川芎嗪 100 mg 配入生理盐水 500 mL，静脉滴注，每日 1 次，共用 5 日。同时采用骨盆牵引。手牵足蹬法组有效率为 96.8％，药物加牵引组有效率为 30.0％，经 X^2 检验，两组差异有统计学意义（$P<0.01$）。（《中医药导报》，2008 年第 6 期）

13. 局部封闭加手法治疗产后骶髂关节错缝 21 例：封闭用 0.75％普鲁卡因 10 mL 加入 20 mL 生理盐水，以 30 mL 空针抽吸备用。另用 2 mL 空针抽取醋酸泼尼松龙 25～50 mg。以 20 号腰穿针将普鲁卡因稀释液注射于骶髂上韧带及骶棘肌附着点范围内，再将醋酸泼尼松龙于压痛点最明显处在触及骨质后作小区域注射。治愈 20 例，好转 1 例，总有效率 100％。（《按摩与导引》，2001 年第 8 期）

14. 手法配合中药外敷治疗骶髂关节错位 96 例：手法复位后以活血祛瘀、舒筋通络之自拟松筋生骨汤，药用透骨草、千年健、泽兰、桂枝、花椒、红花、王不留行、牛膝、独活、海桐皮、荆芥、五加皮、伸筋草、乳香、生大黄、鸡血藤、苏木。每日 1 剂，水煎至 1000 mL，用毛巾湿热敷患处，每次 30 分钟，每日 2 次。连敷 5 日为 1 个疗程。治愈 85 例，好转 10 例，无效 1 例，总有效率 98.9％。（《广西中医药》，2006 年第 12 期）

15. 针刺配合推拿手法治疗骶髂关节错缝 120 例：治疗组选用大肠俞、关元俞、委中、阳陵泉，行平补平泻手法。结合按揉、滚牵、过屈或过伸膝髋关节等推拿手法。对照组仅用针刺治疗。痊愈 101 例，显效 10 例，有效 7 例，总有效率 98.33％。（《陕西中医药》，2002 年第 5 期）

16. 手法为主治疗骶髂关节错缝 62 例：复位后应用滚、揉、按、摩、推等手法对腰臀部肌肉组织进行治疗 10 分钟，理顺组织，疏通气血以增加复位成功率及巩固疗效，并在治疗期间多配合中药内服，以理气活血、舒筋活络为法，用药：当归、川芎、厚朴各 10 g，丹参、延胡索、川牛膝、秦艽各 15 g，红花、伸筋草、独活各 9 g，桑枝、威灵仙各 12 g。治愈 27 例，显效 22 例，有效 13 例，总有效率 100％。（《江西中医药》，2007 年第 12 期）

（四）经验良方选录

患者取俯卧位，压痛明显处做标记。0.75％布比卡因 10 mL 加入醋酸泼尼松龙 25～50 mg，以 20 号腰椎穿刺针将布比卡因稀释液注射于骶髂上韧带及骶棘附着点范围内，再将醋酸泼尼松龙于压痛点最明显区域注射，休息 1 周，残余症状较重者 1 周后再注射 1 次。

第十四节 髋关节脱位

一、病证概述

髋关节是杵臼关节，由髋臼和股骨头组成，髋臼缘附有关节盂缘，使髋关节囊厚而紧张，周围有韧带加强，其中最强大的是前方的髂股韧带，它有限制髋关节过伸的作用。耻骨、坐骨起始的耻骨囊韧带及坐骨囊韧带，都参加关节囊的纤维层，在关节腔内又有圆韧带连接股骨头，故髋关节比较稳定，只有强大暴力作用于髋关节，且在一定姿势下方可引起脱位，因关节囊的后下部较薄弱，临床以后脱位常见。

二、妙法解析

（一）左髋关节脱位（孙达武医案）

1. 病历摘要：曾某，男，46 岁。患者 10 日前被重物压伤左髋关节后脱位，漫肿疼痛，短缩二寸余，黏膝不能动弹，已为其做手法拔伸撩正复位，疼痛顿减。诊断：左髋关节脱位。治疗：外敷、绑缚患腿于外展伸直位 1 个月，内服活血健筋药。杜仲 15 g、当归尾、续断、狗脊、泽兰叶、赤芍、生地黄各 12 g，川牛膝、丹参、红花、桃仁各 9 g，川芎、三七、甘草各 6 g。每日 1 剂，水煎，分早、晚 2 次服。连服 7 剂，左髋关节后脱位，已做手法复位，骨节筋膜受损，瘀凝肿痛渐减，酸楚牵掣，髋膝略可伸屈。更换外敷绑缚，内服活血健筋药。杜仲 15 g，当归尾、赤芍、续断、生地黄、狗脊各 12 g，川牛膝、泽兰叶、鸡血藤、川芎、桃仁各 9 g，乳香、丝瓜络、土鳖虫、甘草各 6 g。连服 7 剂后，左髋关节后脱位复位后，瘀血渐化肿痛较减，酸楚无力，再予活血健筋和络。杜仲、续断各 15 g，赤芍、鸡血藤、当归尾、生地黄各 12 g，川牛膝、丹参、狗脊、桃仁、丝瓜络各 9 g，川芎、三七粉、甘草各 6 g。连服 7 剂后，左髋关节后脱位复位后，气血未和，疼痛牵掣虽减，引及腰骶部，步履无力。再拟活血健筋壮骨。杜仲 15 g，当归尾、川牛膝、丹参、赤芍、鸡血藤、续断、狗脊、伸筋草、延胡索各 12 g，泽兰叶、川芎、桃仁、红花、甘草各 6 g。再服 7 剂，左髋气血较和，疼痛已瘥，唯筋络酸楚，步履少力。再予活血健筋为治。杜仲 15 g，赤芍、鸡血藤、千年健各 12 g，当归、续断、丹参、狗脊、川牛膝、泽兰叶、延胡索各 9 g，红花、桃仁、川芎、甘草各 6 g。服 7 剂以善后。经治 1 个月返乡，不久参加体力劳动。（《孙达武骨伤科学术经验集》，人民军医出版社，2014）

2. 妙法解析：髋关节脱位较为少见，据目前留有的孙老先生诊治的病例中，在 1980—2010 年有髋关节脱位 12 例，其中 8 例后脱位，2 例前脱位，2 例中央型脱位。这 12 例有 3 个不同的原因：一是间接外力所致者如后脱位；二是直接外力所致者如中央型脱位；三是病理性脱位，包括先天性髋关节变浅。孙老先生对后脱位的复位，原来采用屈髋拔伸法，令患者仰卧，第一助手立于患者健侧固定骨盆，第二助手握患腿小腿上，配合医者顺势拔伸，医者将棉垫放置于患髋内前侧和耻骨上，以一脚踩住，二手握患腿膝后向上用力拔伸，在这个过程中掌握时机使患肢由内收内旋位置渐渐外展外旋，此时可有复位感，复位后顺势屈髋、伸髋以理筋，同时医者将踩住患者的脚让开。亦可改用俯卧复位法，患者俯卧于床缘，患腿完全置于床外，屈膝 90°，术者一手握住踝关节上方，利用患腿的重量向下牵引，术者用另一手加压于腘窝，增加牵引力，并轻旋转大腿，促使其复位，切忌使用暴力，以免造成骨折。前脱位复位法，患者向健侧侧卧于手术床上，第一助手固定患者骨盆，第二助手握患肢小腿下端，在外展外旋位配合医者拔伸，医者立于患者前面用手掌推脱出的股骨头至髋臼处即滑入髋臼，同时使患肢内收内旋，并屈髋伸髋以理筋，本院 2 例前脱位即用此法复位，效果是满意的。复位后外敷，用绷带包绕患髋及对侧髂骨，另予中药内服，不作牵引，不绝对限制活动。中央型脱位，则用持续牵引复位法。

（二）左髋关节中心脱位（段胜如医案）

1. 病历摘要：郭某，男，36 岁。半日前被汽车撞伤，当即左髋部及右前臂肿痛，不能站起，送某医院照片诊为左髋关节中心脱位及右桡骨远端反科利斯骨折，无病床转来笔者医院。神志清楚，血压正常。给股骨髁上做骨牵引。周四笔者查房，未借出 X 线片，未提治疗意见。第 2 周周四查房时，见股骨头嵌入髋臼底，头未完全突入盆腔，建议用手法拔出，争取臼底能获得比较好的平整，大家同意。翌日在硬膜外阻滞下，如上述 4 人配合牵引，约 10 分钟，在手术台照 X 线片，股骨头未拔出，再反复牵引 15 分钟，照双侧髋关节正位 X 线片，股骨头拔出，髋关节间隙与健侧等宽，送回病房，挂 8 kg 牵引。第 3 周查房，笔者取下牵引锤，给患髋内收、外展、伸屈及旋转运动，稍有疼痛，以屈曲疼痛最甚，如此每日按摩，推拿 1 次，第 7 周去除骨牵引，扶双拐患肢不承重下地行走，教会髋关节锻炼。伤后 70 日测量患侧髋关节后伸 10°、前屈 120°、外展 30°，内收、内外旋正常，只屈曲稍有疼痛。1988 年 8 月 19 日伤后 100 日丢拐步行，但不走长路，一累即休息。嘱仍坚持髋关节锻炼，照 X 线片复查，髋臼底粉碎骨折已愈合，髋关节间隙仍保持正常，无股骨头缺血性坏死，可以出院。(《段胜如临床经验》，华文出版社，2000)

2. 妙法解析：髋关节由股骨头与髋臼构成，是一个比较稳固的关节，必须有很大的暴力才会使之脱位。依照脱位后股骨头的位置，可分后脱位、前脱位、中心脱位 3 种，以后脱位较多，中心脱位较少见。当受到比髋关节后脱位更大的暴力，使股骨头向髋臼窝冲击而发生臼底的粉碎骨折致中心脱位，严重者股骨头能完全突入盆腔，局部疼痛，患肢不能活动。临床检查，患肢畸形不明显，疼痛，不能活动，股骨头进入盆腔者，有下肢缩短，须照 X 线片方能确诊。《灵枢·经脉篇》称髋关节为"髀枢"。髋关节脱位古称"胯骨出""机枢错努""大腿根出臼""臀骱出"等。《医宗金鉴·正骨心法要旨》说："环跳者，髋骨外向之凹，其形似臼，以纳髀骨之上端如杵者也，名曰机，又名髀枢，即环跳穴处也。"髋关节是典型的杵臼关节，由股骨头与髋臼构成，髋臼周缘附有关节盂缘软骨，以加深关节窝，可容纳股骨头的 2/3，且有坚强的关节囊和与股骨头相连的圆韧带，这构成了髋关节的稳定性。因此髋关节一般不易发生脱位，只有强大暴力作用下才可能发生。髋关节脱位多见于活动力强的青壮年男性。

(三) 左髋关节后脱位 (林如高医案)

1. 病历摘要：王某，男，38 岁。患者 1 日前驾驶拖拉机下坡时，不慎翻车，当时患者人事不省片刻，醒后左髋部畸形、肿胀、疼痛剧烈，不能站立，经当地医院简单处理后今转笔者医院。检查：患者面色苍白，痛苦呻吟不止，舌暗，脉滑。左下肢呈屈髋、屈膝、内收、内旋和缩短畸形，左臀部较膨隆，左侧股骨大粗隆上移突出，臀部可触及股骨头。左下肢活动障碍。X 线片示：左股骨头向后上方移位。诊断：左髋关节后脱位。治疗：按侧卧拔伸推入法进行整复，听到响声即复位，然后将患肢伸直放平，取 2 条长夹板作内外侧固定，以沙袋维持患肢于外展 20°中立位，局部外敷消肿散，内服安神止痛汤，练踝背伸和股四头肌收缩活动。1 周后髋部肿痛明显减轻，继续按上法用药和练功。2 周后髋部只有轻度肿痛，以舒筋散外敷，内服续骨丸。3 周后局部无肿痛，解除固定，以舒筋活血洗剂熏洗，并练扶杆站立、扶椅练走等活动。4 周后患者行走正常。随访 4 年未发现股骨头坏死现象。(《中国百年百名中医临床家丛书·林如高》，中国中医药出版社，2001)

2. 妙法解析：侧卧拔伸推入法是林氏特色手法，其具体步骤如下：患者侧卧位，患肢朝上，第一助手用宽布带环绕患肢大腿根部，用力向上拔伸；第二助手以一手环握患肢小腿中部，另一手环握小腿下部，与第一助手相对拔伸。医者站于患肢外侧，一手用前臂提托患膝腘部，协同拔伸，另一手用掌心按压在患肢臀部，用大力将股骨头向前推，同时嘱第二助手内外摇转大腿，将髋部屈曲，听到入臼响声，即已复位，然后将肢肢慢慢伸直放平。髋关节脱位多因间接暴力引起。髋关节是结构比较稳定的关节，引起脱位常需强大的暴力，如车祸、堕坠、塌方等，亦可发生屈髋位如自高处跳下、骑马跌倒等，足或膝着地而致脱位。当髋关节屈曲 90°时，如果过度内收并内旋股骨干，则使股骨头的大部分不能抵触于髋臼内，而移至较薄弱的关节囊后下方，股骨颈前后缘紧抵髋臼前缘而形成杠杆支点，此时来自腿与膝前方或腰部背侧的暴力，可使股骨头受到杠杆作用而冲破关节囊，脱出髋臼，造成后脱位，有时还合并髋臼后缘骨折，股骨头骨折或坐骨神经受到移位的股骨头压迫，牵拉而被损伤。

（四）双侧先天性髋脱位（朱惠芳医案）

1. 病历摘要：陈某，女，3岁。患儿自学走路时发现步态摇摆，走路不稳，两年来未见好转，故来诊查：走路时呈"鸭步"，臀部明显后突。X线片示：双侧髋臼发育不良，髋关节全脱位，股骨头骨骺在 Perkin 方格的外上象限，Shenton 线消失。诊断：双侧先天性髋脱位（左Ⅱ°，右Ⅲ°）。证属肝肾亏虚。治疗：补益肝肾。药用伸筋丹（本院制剂），每次2粒，每日3次，口服。并配合手法（手术）治疗。术前查血尿常规、凝血功能、肝功能、心电图等，排除手术禁忌，双侧皮肤牵引，术后拍片、换药，酌情使用抗生素，出院前拍片，嘱随时调整支架的松紧度。在氯胺酮麻醉下，患者仰卧位，常规消毒铺巾，无菌操作。切断右侧内收肌，用 Allis 法手法复位双侧髋关节。无菌纱布包扎，用 CDH 支架（本院自制）屈髋100°、外展80°固定。半个月后复诊，改蛙式位固定为外展内旋位固定。X线片示：双髋关节复位良好。嘱按月复查，随时调整支架的松紧度。半个月后复诊，解除支架，嘱逐步功能锻炼。X线片示：双髋关节复位良好。（《当代名老中医典型医案集·外伤科分册》，人民卫生出版社，2009）

2. 妙法解析：可调式有限固定法的固定作用可靠，大家公认髋关节在蛙式位最稳定，其生物力学机制在于外展外旋位能克服内收肌挛缩，相继股四头肌及腘绳肌处于紧张状态，使股骨头对髋臼软骨产生一定的压力，同时该位是股骨干经股骨头向髋臼的垂直方向，从而在髋臼浅的条件下维持髋关节的稳定性。由于腰部不固定，患儿可以自由坐卧，能扶着小凳子等物行走，可减轻髋关节僵硬，既有利于功能康复，又有利于身心发育。可调式有限固定法蛙式位与外展内旋位可以互换，使用方便。其内面为纺织物衬里，生物相容性好，对皮肤无损害，舒适轻便，便于清洁。患儿痛苦小，护理方便。操作方便，节约人力、物力、时间，能增加双髋的稳定性和使复位不全的股骨头趋向同心圆复位。总之，可调式有限固定法具有牵引、复位、固定3种功能，并把三者综合为一体，在一个程序中完成，打破了牵引必须卧床，固定仅是单纯制动的老框框及西医长期以来"广泛固定，完全休息"的传统观念。

（五）先天性左髋关节脱位（刘柏龄医案）

1. 病历摘要：陈某，男，16个月。3个月前发现小儿走路不稳，有时跌跤，无外伤史。诊查：患儿营养中等，活泼，步态不稳，两下肢不等长，艾利斯（Allis）征（＋），蛙式试验（＋）。X线片示：左髋臼发育不良，髋臼指数：左40°、右22°，卡弗line和沈顿线曲折，股骨头向上移位。辨证：本病出生时即已存在，病变累及髋臼、股骨头、关节囊、韧带和附近的肌肉，导致关节松弛，脱位。诊断：先天性左髋关节脱位。在全身麻醉下手法复位、蛙式固定器固定治疗。患儿取仰卧位，将髋关节屈曲至90°，再由一助手把持骨盆，使之固定。术者左手握持小腿上部，并向前拔伸，右手拇指顶住股骨大粗隆，当左手将患肢继续向前拔伸时，右手拇指将大粗隆向前向下推挤，左手趁势将患肢缓缓外旋、外展，使股骨头滑入髋臼，"咯噔"的滑入声，即复位。复位后用蛙式固定器固定在两大腿外展到90°位置。1个月后复诊，复位固定，情况良好，解开外固定，检查局部并施行轻度按摩手法，再固定。X线片示：脱位之股骨头已正确地纳入髋臼内。随诊经治疗9个月，X线片示：左髋臼上缘明显骨质增生，股骨头（骨骺核）发育良好。髋臼指数：左19°、右19°。解除固定器具，嘱逐步做功能练习。经1年后随访，患儿已完全恢复正常功能。（《当代名老中医典型医案集·外伤科分册》，人民卫生出版社，2009）

2. 妙法解析：先天性髋关节脱位，是一种较常见的先天性下肢关节畸形，其发病率约占我国新生儿的0.1%，比国外一般报道的4%低。本病的真正原因，目前尚不甚完全明了，一般认为髋臼发育不良，臼窝变浅，特别是髋臼上缘发育不全，以致股骨头不能很稳定地容纳在髋臼内，是本病最基本的病变因素。若能早期发现，及时合理地进行治疗，可以获得理想的解剖学复位，否则任其发展，不仅畸形严重，而且会影响劳动能力。近年来作者对本病采取手法复位，用自己设计制作的蛙式固定器，治疗先天性髋关节脱位，它代替了多年来沿用的笨重石膏固定，不仅经济简便，而且取得了较满意的效果。共观察治疗患儿 36 例，一般在 1～3 岁儿之间。女性 27 例，占 75%；男性 9 例，占 25%，女与男的比例为 3：1，女性多于男性，较国外一般报道的 6：1 为低。

（六）髋关节后脱位（鄢狄元医案）

1. 病历摘要：

[例 1] 患者，男，9 岁。与同学玩耍时不慎摔伤左髋部，当即不能行走、疼痛。查体见患肢髋部呈明显内收、屈曲、内旋、短缩畸形，患侧臀部膨隆，局部肿胀、压痛、弹性固定，活动受限。X 线片示左股骨头位于髋臼外上方，余未见异常改变。诊断：左髋关节后脱位。手法整复，患者仰卧位，一助手固定骨盆，术者站立于伤侧面向患者，握住小腿屈膝、屈髋 90°，将小腿骑入术者裆部，双手套住腘窝部向上牵引，使股骨头接近关节囊破裂口，同时边牵引、边外旋内收。手法完毕，拍片证实复位确切。行皮肤牵引 2 周，配合中西药物治疗。2 周后解除皮肤牵引，下地行走。见患者生活、活动自如，蹲起跑跳均正常，无跛行，无疼痛感觉，拍片未见骨性异常改变。

[例 2] 患者，女，2 岁 10 个月。因臀部砸伤，于 1990 年 10 月 30 日入院。入院前 2 日被竖立的竹床倒下砸在患儿臀部，当即不能爬起且哭闹不安。查体见右臀部膨隆，右髋关节屈曲、内收、内旋，弹性固定，右下肢短缩，呈典型后脱位畸形。X 线片示右髋关节后脱位。在氯胺酮麻醉下手法复位，术后皮肤牵引 3 周。1 个月后复查，右髋关节活动正常。（《特殊型骨与关节损伤医案》，中国医药科技出版社，1993）

2. 妙法解析：幼儿外伤性髋脱位较少见，其骨骺未损伤更为特殊，复位时避免暴力，以免损伤骨骺。我们认为采用 Allis 法较好，其手法应以温和持续牵引为主，内外旋转动作要轻柔。

（七）陈旧性左髋关节前上脱位（汪万全医案）

1. 病历摘要：患者，男，19 岁。跌伤左髋部 3 个半月，以不能站立行走，左下腹部有一包块隆起来诊。检查一般情况可。左髋部空虚，左下腹部距髂前上棘内侧 2.5 cm 处可见 4 cm×4 cm 圆形肿（即脱位的股骨头）。患髋中立位强直，不能屈髋，左大腿肌肉萎缩，周径较健侧缩小 3.5 cm，左下肢短缩 2 cm。X 线正位片示左股骨头、颈与髋臼重叠，股骨头伸入骨盆内缘 1.8 cm，大、小粗隆分别位于髋臼上、下缘部，小粗隆与坐骨结节重叠。侧位片示股头位于髋臼前上方，与髂前上棘重叠，距下腹部皮肤 0.5 cm。诊断：陈旧性左髋关节前上脱位。入院后行股骨髁上钢针牵引，重量由 5 kg 逐渐增至 10 kg，共牵引 18 日无明显改变。试在硬脊膜外阻滞下手法整复未成功，立即切开复位。取髋部前内侧切口，向切口内侧分离，切开下腹壁浅筋膜，分离腹外斜肌腱膜，见股骨头位于腹外斜肌与腹内斜肌间，与腹肌广泛粘连，认真分离。向切口外侧显露股骨颈部，见颈部嵌在腹股沟韧带下方，形成一哑铃状狭窄口，充分剥离粘连，清除髋臼内部肌化组织后复位。因术中剥离腹壁粘连较多，术后出现下腹肌紧张，第 3 日即恢复正常。（《特殊型骨与关节损伤医案》，中国医药科技出版社，1993）

2. 妙法解析：此种类型的髋关节脱位较少见，其发病机制是在暴力的作用下髋关节首先发生前脱位。脱位后暴力并未终止，加之身体前扑的惯性，脱位的股骨头继续向前，从缝匠肌、股四头肌间、腹股沟韧带下冲入腹肌间，受阻后停留在腹部前方皮下。此种脱位诊断并不困难，但因其多由强大暴力所致，而由外下脱向前上时沿经腹股沟，易损及该处的血管、神经。所以须特别注意有无血管、神经损伤的诊查。对于新鲜损伤，可行手法复位。但应在肌肉充分松弛的情况下，缓缓牵引。遇有阻力时轻轻摇摆或旋转，以解脱羁绊。避免扭伤，以防伤及腹股沟血管、神经。当头回到髋臼前方时，按前脱位手法可顺利复位。对于陈旧性损伤，应手术治疗。因手法活筋极易伤及腹股沟血管、神经。

（八）右髋关节直肠窝脱位（葛宝丰医案）

1. 病历摘要：

［例1］患者，男，32岁。于就诊前天，因从汽车上坠下，右髋及右膝关节均在屈曲位，身体前俯膝部着地倒下，当即患髋疼痛不能站立。检查患者全身情况尚可。唯右髋稍向前屈，疼痛，活动受限，呈弹性固定。患肢中立位，较健肢长约1.5 cm。旋转试验阳性，大粗隆较为低平，股骨头可在肛门旁触及。髋关节正位X线片示股骨头位于闭孔内，髋臼空虚，大小粗隆显示正常。轴位片见髋臼亦呈空虚状，股骨头后移并紧靠坐骨粗隆。诊断：右髋关节直肠窝脱位。在全麻下行手法复位。患者取仰卧位，一助手固定骨盆，另一助手用布带兜于右股骨上端并向外牵拉，术者一手握膝，另一手持足踝部，并尽量向上提牵患肢，而后再按Allis法顺利复位。

［例2］患者，男，25岁，入院前50日在雨天背运100 kg重粮袋时滑倒。先是左腿以外展姿式扑倒，随即右膝着地。此时粮袋仍负在肩，故瞬时全部重量皆落于右膝。滑倒后即感右髋部剧痛，不能起立和行走。检查右髋关节呈45°前屈，无明显内收、外展和旋转畸形。大粗隆较对侧下降约5 cm。肛门右侧可隐约触及脱位的股骨头。治疗在乙醚麻醉下行切开复位术。患者取俯卧位，就患肢的前屈畸形将患侧垫高。作髋关节后切口，分开臀大肌后，即见坐骨神经紧张地自大粗隆上越过。梨状肌完整无损，但上、下籽肌和闭孔内肌等则皆已断裂，且难以在大粗隆上的止点处寻找它们的残迹。由大粗隆沿股骨颈向股骨头剥离，见股骨头的前面紧密与坐骨结节的内面相贴，不易分开。股骨头的后面则与尾骨相距仅约2 cm。在剥离后面时，见骶结节韧带紧紧系于股骨头下。将骶结节韧带的一部分纤维切断后，见股骨头的周围有一些脂肪组织。从各方面辨明股骨头的位置适在坐骨直肠窝内。将股骨头、颈剥离，并将髋臼内容清除后，稍使患者侧卧，一面用持骨钳夹住大粗隆向上提起，一面将股骨向上托，使股骨头脱离了坐骨直肠窝而达于坐骨棘与髋臼后缘之间。然后使患者稍稍斜卧，将患肢伸直，使股骨头复位。术后3周逐渐练习运动和行走，2个月后出院。出院时，坐骨神经因术中牵拉所致的暂时性瘫痪，已大部恢复。

（《特殊型骨与关节损伤医案》，中国医药科技出版社，1993）

2. 妙法解析：髋关节坐骨直肠窝脱位系由后脱位转变而来。髋关节后脱位多为间接暴力所致，即髋关节在屈曲位（或兼有内收）时，暴力沿股骨的纵轴向近端冲击，边使股骨头突破关节囊而由前后"Y"形韧带（髂股韧带）之间脱位，但由于伤时患髋的屈曲度不同，所以就形成了不同类型的后脱位。若髋关节屈曲度小于90°，则股骨头可移位于髋臼的后上方（坐骨切迹处），即所谓髂骨型。若伤时髋关节屈曲度大于90°则股骨头常会移位于髋臼的后下方（坐骨棘处），则称之为坐骨型。如果在坐骨型脱位的基础上，暴力仍在继续作用或附以外展力，则股骨头将继续向内下方移位于坐骨与直肠之间，即形成了髋关节坐骨直肠窝脱位。髋关节坐骨直肠窝脱位，主要需与前脱位和坐骨型后脱位相鉴别。它们的发生机制和临床表现都有所不同，前脱位发生于大腿外展和外旋位；后脱位发生于大腿前屈和内收位；坐骨直肠窝脱位则继发于后脱位，因暴力继续作用，进一步造成极度前屈而发生。在临床表现方面，闭孔型前脱位所造成的畸形是大腿外展、外旋和前屈。耻骨型前脱位是大腿外展、外旋和伸直。二者都能在闭孔前摸到脱位的股骨头。坐骨型后脱位所造成的畸形是大腿内旋和内收。坐骨直肠窝脱位，则是大腿异常前屈而没有明显的内收、外展和旋转等畸形，在肛门旁可摸到脱位的股骨头。在解剖学方面，前脱位的股骨头位于骨盆的前方（闭孔前或耻骨前）。坐骨型后脱位的股骨头位于骨盆的后方，紧贴着坐骨的背面，位置在髋臼的后下方。坐骨直肠窝型脱位则股骨头已进入坐骨和直肠之间，紧贴着坐骨的内面，股骨头的位置更较其他各型为低。对此类新鲜脱位的病例，闭合复位多无困难。为了减少患者的翻动，使患者取仰卧位，并以布带绕过患肢大腿的上端向外牵拉，将股骨头从坐骨直肠窝内移出，使之变为一般的关节后脱位，再用 Allis 法进行复位。陈旧性髋关节坐骨直肠窝脱位，自应考虑切开复位。操作要点为：①采用髋关节后切口。先使患者俯卧，患侧垫高。②暴露股骨大扭隆后，将股骨颈和股骨头自前后方彻底剥离，并需部分切断骶结节韧带。继使患者侧卧，在持骨钳帮助下将大腿向上托，使股骨头移至坐骨背面。③再使患者稍稍斜卧，将股骨头复位。

（九）双髋关节脱位（邓同印等医案）

1. 病历摘要：

[例1] 女，28 岁。在残墙下劳动，突然土墙倒塌，从右侧背部砸下，将人全部埋在土中。被周围的农民发现，刨去墙土，露出上半身，由于救人心切，来不及刨去下半身厚厚的泥土，4 个人抱住患者的上肢和躯干前后、左右摇晃，用猛力将患者拔出，急送我院。检查神志清，头颅五官正常，胸、腹无内出血及内脏合并伤，脊柱、双上肢、神经系统均无异常。双下肢被动外展、外旋位，在两侧腹股沟附近摸到股骨头。X 线片示双侧股骨头在耻骨上支附近。诊断：外伤性双髋关节前脱位。麻醉后，按髋关节前脱位手法复位成功，双下肢皮肤牵引。在治疗过程中，右髋关节复位后，稍内收、内旋，又造成右髋关节后脱位。患者翻身或大小便时，右髋关节反复脱位。增加了治疗难度，又影响疗效。针对右髋关节稳定性差这一特点，按照万能手术台的原理，设计制作了一个简易治疗床。患者翻身或半卧位时既舒服，又不影响固定牵引，护理也方便。皮肤牵引 4 周，下床活动。半年后随访能背 20～25 kg 重物。

[例2] 患者，男，成年。矿井顶板塌陷压于臀部击倒 2 小时后来诊。检查血压 85/38 mmHg，两下肢痛，功能受限。左下肢屈曲内收；右大腿外展短缩、中段畸形肿胀。骨盆试验阳性。余正常。诊断：创伤性休克，左髋关节后脱位、臼底骨折并轻度骶髂关节脱位及髂骨外移；右髋关节前脱位。纠正休克后在腰麻下先行 Allis 法复位左、右髋，复位髂骨。胫骨结节骨牵引 6 周，复位满意。随访功能良好，恢复工作。

[例3] 患者，男，成年。因矿顶板塌陷击于背部扑倒，上身趴在正运行的镏子上，下身被拖 15 m 远。两下肢痛不能活动 3 小时入院。检查双下肢内收，两大粗隆向上后突出，左膝下有 5 cm×12 cm 血肿，两足下垂，小腿屈曲困难，跟腱和跖反射消失，小腿外侧感觉迟钝，余正常。诊断：双髋关节后脱位并两侧坐骨神经麻痹。腰麻下手法复位，畸形消失，摄片证实已复位。术后置双下肢外展外旋位固定。神经麻痹症状右侧消失而左侧仍存在，用针灸、中药等法治疗 2 周痊愈。出院后继续矿井下工作。随访功能、感觉均正常。

[例4] 患者，男，42 岁。墙倒砸伤，双髋及下肢剧痛，不能活动 3 小时入院。检查血压 70/60 mmHg，右臀高隆，下肢屈曲内收；左髋畸形，下肢屈曲外展外旋，活动受限。余正常。诊断：创伤性休克，左髋前脱位；右髋后脱位，臼底、顶及后缘骨折。休克纠正后，氯胺酮麻醉下手法复位，右胫骨结节牵引 6 周。牵引期间行患髋膝屈伸活动。随访功能良好。

[例5] 患者，女，30 岁。在 2 m 高土沿下铲土时突然塌方，患者急转身，逃避不及，被小平车绊倒，右腿架于平车辕盘上，左腿在地上，向前跌倒。塌方土将双股部以下埋住，自觉双髋部疼痛。处于双髋屈曲，双股外展，双小腿交叉体位。当时神志清楚，被救出后未行任何处理，在家休息 1 日不见好转，次日凌晨来诊。神志清楚，双髋屈曲外展，双膝半屈曲，双踝相互交叉，双腹股沟部压痛，双侧闭孔处均可触及骨性肿物。双髋可被动屈曲，但不能伸直。其他未见异常。骨盆正位 X 线片显示双侧髋关节闭孔脱位。氯胺酮麻醉下手法复位。一助手握持踝关节

上方，不加任何牵引，使膝关节屈曲 90°。另一助手双手固定骨盆。术者立于一侧，双手环抱大腿根部，一膝顶住骨盆，然后做持续对抗牵引，1～2 分钟后听到弹响，感到髋关节复位。同样方法使对侧髋关节复位。复位后双髋即伸直，外形恢复常态，髋关节活动正常。再次拍骨盆正位 X 线片证实双侧髋关节均已复位。术后患者在家中施行双下肢皮肤牵引 3 周。然后开始下床活动，6 周复查双侧髋关节功能完全恢复。(《特殊型骨与关节损伤医案》，中国医药科技出版社，1993)

2. 妙法解析：外伤性双髋关节较少见，但其治疗并不困难，一般早期闭合复位能获成功。因往往双侧发病机制、脱位类型一致，故所需整复牵引力也一致，可同时兼顾，不一定手术与内固定。关于髋脱位合并臼底、臼缘骨折者，手法复位后在牵引期间早期行患侧之髋膝屈伸活动，下床后 3 个月内不负重，可获满意功能恢复。

(十) 髋关节侧方脱位（李宴荣等医案）

1. 病历摘要：

[例 1] 患者，男，25 岁。因右下肢被搅拌机绞伤，髋及大腿疼痛不能活动 4 小时于 1988 年 1 月 21 日急诊入院。当患者在机内清理机器时，机器转动，右下肢被陷入机内固定不能活动，上半身随机逆时针方向转动，致右髋疼痛难忍，停机后被救出，即来我院。体格检查见右髋增宽变形，右大腿肿胀并有异常活动。骨盆正位 X 线片示股骨头位于髋臼外侧方之上，适在大粗隆顶端呈球形，头与股骨干成一直线，稍偏外，小粗隆明显增宽，很像髋关节的侧位 X 线像。当日在连续硬膜外阻滞下急诊手术复位，于髋外侧切口，发现股骨头指向前方，脱位于髋臼的侧方。首先牵引股骨干近端及推挤股骨头，同时轻轻地逐渐内旋使之复位，然后行股骨干梅花针内固定。术后拍片复查证实复位。

[例 2] 患者，男，52 岁。自高处坠落致左髋疼痛不能活动 4 小时急诊入院。当时左下肢着地，躯体有无旋转患者记忆不清。体查左髋增宽，腹股沟前方可触及股骨头，下肢无明显缩短及延长畸形，亦无内收外展，但呈现外旋状态，有弹性固定。X 线片示股骨头位于髋臼侧方稍偏内偏上大粗隆顶端，头呈球形，与股骨干成一直线，股骨干无内收及外展，小粗隆阴影明显增大。手法垂直牵引，使内旋脱位的股骨头复位，X 线片证实复位。(《特殊型骨与关节损伤医案》，中国医药科技出版社，1993)

2. 妙法解析：髋关节侧方脱位较少见，本组 2 例从 X 线片看，诊断髋关节脱位是没有疑问的。但它既不像后脱位，又不完全像前脱位，追问病史受伤机制与髋关节强力外旋有关，X 线及手术发现股骨头旋于髋臼侧方，因此诊断为髋关节的侧方脱位（似也可以称髋关节旋转脱位）。虽尚不能肯定这一命名是否恰当，但为一种特殊类型的髋脱位是可以肯定的。髋关节侧脱位既缺乏后脱位时髋关节屈曲内收内旋的机制，也缺乏前脱位时外展及后伸的机制，而主要是由于强力外旋伤力造成。例 1 是站在砖料搅拌机内清理机器时，电源被别人盲目打开，患者右下肢被卡于机内固定不动，而整个身体随机逆时针方向旋转，使髋关节强力外旋，迫使股骨头外旋于髋臼外侧方而脱位，估计例 2 在高处坠落左足着地时，躯体可能有旋转力量。髋关节侧脱位的临床体征主要有髋关节部显著的增宽，下肢无内收、外展等特殊畸形，而处于垂直状态明显外旋（达 90°），具有弹性固定，各种运动均受限制。合并股骨干骨折时具有骨折的一般体征。X 线片可见脱位的股骨头位于髋臼的外侧方，恰巧位于大粗隆的顶端，头与干垂直成一线而稍偏外或稍偏内（此与外旋暴力的程度有关），小粗隆明显增大，与股骨干基本垂直。此类脱位，早期确立诊断后可采用手法复位。硬膜外阻滞使肌肉充分松弛，顺势牵引下肢或骨折近端，推压股骨头使之接近髋臼，然后轻轻内旋、外展下肢使股骨头纳于髋臼。若整复过程中手下有阻碍感时，多系旋转受伤机制造成的肌腱缠绕，不可强行整复，而以切开复位为宜。

（十一）髋关节纽扣状脱位（王秋根医案）

1. 病历摘要：患者，男，32岁。因墙倒塌被压伤右臀部而致髋关节活动障碍。右髋屈曲、内收、内旋畸形，被动体位，右髋部轻度肿胀、压痛，无神经损伤。X线示右股骨头向后上脱位。腰麻下行手法复位，在复位过程中无论用 Bigelow's 法，还是用 Allis 法复位均失败，决定行开放复位。取 Smith-Poterson's 切口，发现关节逢后方向髋关节后缘撕脱约5 cm范围。股骨头于其裂口外侧穿破关节囊向后上方脱出至髋臼后上方。两裂口之间的关节囊及轮匝韧带嵌于股骨头内下方，该韧带粗大约1.2 cm，卡住股骨颈部，无法复位。切断韧带后，顺利复位。术后皮肤牵引4周，卧床休息2个月。13个月后复查，髋关节功能良好，股骨头无坏死迹象。（《特殊型骨与关节损伤医案》，中国医药科技出版社，1993）

2. 妙法解析：髋关节纽扣状脱位是指髋关节脱位后，股骨头被髋关节周围韧带卡住，以致嵌顿而手法复位很难成功者。据统计占髋关节脱位的6.3%。临床上遇髋关节新鲜脱位而麻醉完全，经多次手法复位股骨头位置固定不动者，则可能有以下原因：①软组织如韧带或肌肉或关节囊裂口圈套住股骨颈，阻碍股骨头再进入关节囊和髋臼，即纽扣状脱位。②破裂的关节囊倒卷入髋臼内，妨碍股骨头复位。上述因素只有施行手术方能解决，术后需行下肢皮肤牵引或骨牵引4周，再行髋"人"字形石膏或绝对卧床2个月，以防止日后股骨头块缺血性坏死。

（十二）双髋关节脱位（刘利医案）

1. 病历摘要：患者，男，51岁。在公路上行走时，不慎被前方驶来的汽车撞倒，当时神志清醒，双下肢剧痛、肿胀、畸形，不能站立。神志清楚，痛苦面容，面色苍白，头颅、五官无异常发现，脑、腹无内出血及内脏合并伤，脊柱、神经系统均无异常；左侧锁骨部肿胀，皮肤擦伤，局部压痛，可触及骨擦感；双下肢外展、外旋位，股部成角畸形，在双侧腹股沟附近可触及股骨头。X线片示双侧髋关节脱位，双侧髋臼骨折，双侧股骨中段骨折，右股骨颈骨折，左锁骨骨折，左前臂双骨折。患者住院后呈休克状态，血压60/38 mmHg，故积极抢救休克。病情平稳后，在蛛网膜下腔阻滞及电视X光机监视下，试行双侧髋关节脱位手法复位术，各在双侧股骨中段骨折的近端闭合打一枚骨圆针牵引。左侧髋关节脱位顺利复位，右侧因髋臼骨折块进入髋臼内，加之右侧股骨颈骨折，未能复位而改行手术切开复位。股骨颈骨折三刃钉固定，左侧股骨干切开复位髓内钉内固定，右侧行切开复位"8"孔钢板内固定，术后双髋"人"字形石膏外固定。左侧锁骨骨折及左侧前臂双骨折，常规手法复位，石膏外固定。3个月后去石膏，开始在床上活动，后逐渐下床活动，半年后随访，行走正常，但髋部轻度疼痛，不能参加体力劳动。（《特殊型骨与关节损伤医案》，中国医药科技出版社，1993）

2. 妙法解析：多发性骨折脱位临床少见，其损伤机制复杂而治疗较为困难。本例由车祸致伤，在与汽车相撞的瞬间，应力首先作用于双髋，使股骨头冲破髋臼而形成脱位。因支撑力后倾，应力转移至股骨，造成股骨干骨折后，应力完全失去。跌倒时右侧着地，身体所产生的重力作用致右侧股骨颈骨折。因此类损伤较复杂，临床诊查时要注意，以免漏诊。治疗时先整复骨折，穿针固定。维持骨的连续性后，再复位髋关节脱位。此类损伤易并发创伤性关节炎和股骨头坏死，应给予高度重视。

（十三）髋关节后脱位合并股骨头骨折（陈耀湘医案）

1. 病历摘要：

[例1]患者，男，38岁。被绊倒摔伤左髋，伤后不能站立行走而入院。体检呈典型后脱位体征，X线片示左股骨呈极度内收内旋位，股骨头脱出髋臼无缺损，髋臼内有一环形云絮状密度增高影。诊断：左髋关节后脱位，髋臼内密度增高影待查。入院后在全身麻醉下行 Allis 法闭合

复位，伤肢皮肤牵引。4个月后床边拍片示髋脱位复位满意，提示股骨头矢状面骨折，位置良好，皮肤牵引2个月后出院。随访4年，髋部活动基本正常，无不适感。

[例2] 患者，男，60岁。因跌伤致右髋疼痛、活动障碍55日而入院。体格检查见右下肢缩短、外旋、内收畸形，肌肉萎缩；右腹股沟中点外侧隆起，可触及一直径约5cm包块，质硬边缘欠清，无活动，有深压痛；右下肢缩短2.5cm。X线片示右股骨头粉碎性骨折伴后脱位。诊断：髋关节髂前下棘下脱位伴股骨头粉碎性骨折。入院后行人工股骨头置换术，Moore切口进入，术中见股骨头粉碎性骨折，并向前上脱位至髂前下棘下方，股骨头碎裂为大小不等的5块骨片，均集中在腹股沟部，髋臼关节面未见异常。

[例3] 患者，男，26岁。驾驶汽车与迎面车相撞，致左膝及左臀部剧痛，左下肢活动受限而就诊。查体见左膝前外侧有一长5cm伤口，左下肢呈短缩、屈曲、内收、内旋畸形，大转子较对侧上移4cm。X线片示左髋后脱位。行手法复位，左胫骨结节牵引，5日后复查X线片，见髋关节脱位，髋臼内有一碎骨块。改行切开复位，见股骨头位于髋臼后上方，臼内有一2cm×2.5cm×1.5cm的骨块，凸面有软骨组织，见股骨头后上部有一相应大小的骨缺损，证实为左股骨头部分骨折。股骨纳入髋臼内，复位后关节较稳定。术后左胫骨结节牵引3周。半年后复查，左髋关节功能基本正常。

[例4] 患者，男，73岁。患者骑自行车跌倒，右下肢伸直外展位卡在自行车三角架内，车上30kg重物及自行车压在患者右臀部，伤后右大腿不能伸直及并拢，疼痛，当即抬送到当地医院诊治，诊断为右髋关节脱位，手法复位未成功。3个月后，疼痛减轻，但右髋及右膝均呈屈曲畸形，不能下地行走。体格检查见一般情况可，右髋关节前方轻度肿胀，呈前屈60°、外展30°、外旋20°畸形，无主动及被动活动；右大腿肌肉萎缩，膝上10cm处周径较左侧小4cm，小腿肌肉也较左侧萎缩；右膝及右踝关节活动不受限，双下肢长短无明显差异，右侧耻骨上方可触及圆形骨质隆起。X线片示右股骨头位于闭孔附近，且头部近1/3关节面骨折，周围有不规则的骨性阴影，髋臼骨质密度不均，骨纹理紊乱，股骨颈正常。诊断：陈旧性右髋关节前下脱位并股骨头骨折。入院后皮肤牵引，因对胶布过敏，1周后改骨牵引，股四头肌锻炼。同年8月26日在硬膜外阻滞下行髋前方入路（Smith-Peterson）探查右髋关节，关节面前下方破裂处瘢痕增生及关节周围骨化，活动患肢可见脱位的股骨头位于关节前下方，股骨头顶部近1/3缺损，有较大的骨折片坠入关节之前下内方，髋臼前缘有骨折线并粗糙不平。屈髋、内收、外旋右下肢，显露股骨上端，切断股骨颈椎底，清除髋臼内碎骨片及关节周围的骨化组织，修整髋臼，并自股骨断端向远侧髓腔锉槽，注入骨水泥后置入大小合适的人工股骨头，复位。术后2周拆线，3周扶拐下床活动，4周步行出院。术后2个月复查，患者能直腰行走，无疼痛，并能从事一般家务劳动，双下肢等长，右髋关节活动良好。（《特殊型骨与关节损伤医案》，中国医药科技出版社，1993）

2. 妙法解析：髋关节脱位合并股骨头骨折较少见，一般为旋转暴力所致，临床上易忽略髋关节脱位或股骨头骨折的诊断，而误认为是单纯的脱位或骨折。治疗上应根据损伤情况而采用不同方法，老年患者或陈旧性患者可采用人工股骨头置换术或全髋置换术；股骨头折块较小且不在负重面上者，可予以切除，对功能影响不大。亦可试行闭合复位。

（十四）右髋关节后脱位并股骨头骨骺滑脱（邢士濂医案）

1. 病历摘要：患者，男，16岁。以扭转摔伤右髋部不能站立及行走2个月入院。受伤时右臀部呈内收、内旋位着地，摔伤后患者即不能站立。在当地医院检查并以髋关节后脱位行闭合复位术，术后患者仍不能站立行走而转来我院。一般情况好，右髋部及大转子处有压痛及叩击痛，髋窝部触之有空虚感；右下肢呈内收、屈曲、短缩畸形；大转子向后上方移位，于大转子后上方可触及圆形骨块；患肢比健肢缩短 4 cm，大粗隆越过 Nelaton 线 2.5 cm，Bryant 三角之 BC 线比健侧短 2 cm，Kaplans 交点在健侧脐下。X 线片示右髋关节后脱位，股骨头骨骺滑脱。在硬膜外阻滞下行切开复位及内固定术。术中见后关节囊已破裂，股骨头骨骺呈帽状脱出在髋臼后上方。直视下将滑脱之骨骺复位，用 2 根克氏针交叉固定，周围用 7 号丝线加固，最后将髋关节复位，手术完成。术后行皮肤牵引 3 周后出院休养。术后半年随访，患者可可下床不扶拐行走数里，局部已无压痛及叩击痛，屈髋 60°。术后 1 年随访屈髋、屈膝 90°，下肢纵向叩击及大粗隆部叩击无疼痛，能步行五六千米。X 线片示股骨头部分缺血性坏死，轻度塌陷，可能由于伤后 2 个月才确诊，股骨头血运已受到严重破坏所致。(《特殊型骨与关节损伤医案》，中国医药科技出版社，1993)

2. 妙法解析：髋关节脱位并股骨头骨骺滑脱极少见，一般发生在青少年。该损伤多伴有圆韧带断裂，因此，滑脱的骨骺实质上是一块失去血供的游离体，极易造成缺血性坏死。即使早期发现及时整复，亦易造成骨骺提前闭合，预后较差。

（十五）双髋关节脱位股骨干骨折（邢增修等医案）

1. 病历摘要：

［例 1］ 患者，女，51 岁。翻车致伤入院。检查见双髋关节屈曲、内收、内旋畸形，左足下垂，大腿后侧、足背及小腿外侧皮肤触、痛觉消失。X 线片示双髋关节后脱位，左股骨中下 1/3 粉碎性骨折。行左股骨髁上及右胫骨结节牵引，1 周后双髋关节行 Bigelows 法复位左股骨钢板内固定术。1 年半后随访，左坐骨神经损伤已恢复，步态基本正常，左髋关节隐痛，X 线片示左股骨头早期缺血性坏死。

［例 2］ 患者，男，18 岁。驾驶手扶拖拉机，车行至一陡坡时，不幸翻车，人被砸于车下致伤。当时无昏迷及呕吐，感全身多处剧痛，右大腿上部皮破血流（出血量不详）。急送当地医院抢救，经输血、输液、清创缝合等治疗于伤后 18 小时左右出现短暂昏迷（约 1 分钟），后病情逐渐好转。左大腿呈微屈外展、外旋畸形，较右下肢相对长约 1 cm，大腿中上段肿胀、压痛明显，可触及骨擦感，骨传导音明显减弱，在闭孔处可触及饱满之股骨头，末梢血运可，无神经症状。右侧腹股沟部有一约 4 cm×5 cm 伤口，中心部有 2 cm×2 cm 窦道，直通筋膜下，有少量脓性分泌物；右大腿后外侧皮肤感觉消失，前侧皮肤感觉迟钝，膝以下感觉运动均消失，胫前后动脉搏动良好，骨盆挤压分离试验阳性，右下肢纵向叩击痛明显。X 线片示左股骨上段骨折，近段屈曲、外展、外旋，远段向后上移位并向内全错位，左髋关节前下方脱位，右髂骨翼纵形骨折，右髋关节中心性脱位，左坐骨支骨折，耻骨联合分离。诊断：左股骨上段骨折并同侧髋关节前下脱位（闭孔脱位）；骨盆多发骨折并右髋关节中心性脱位；右坐骨神经、股神经损伤；右腹股沟外伤并感染。首先行左髋关节前脱位复位术。第 1 助手把住骨盆，第 2 助手握住小腿下段，使患肢稍抬高并略加外旋后向下牵引至骨折远段近端与骨折近段骨干相顶为度。然后第 2 助手一手移至骨折远段内侧向外推，术者左手放于骨折近段外侧向内下方按压，右手放在大腿根部向外扳拉而复位。左股骨上段骨折的行股骨髁上牵引和钢针撬拨法进行治疗。右髋关节中心性脱位行股骨髁上牵引（水平位）5 日而复位，后维持牵引 26 日，牵引重量 4 kg。去除牵引，令患肢在床上进行功能锻炼。对坐骨神经和股神经损伤给予谷维素、维生素 B$_1$、维生素 C、中药通经活血化瘀药物治疗。于伤后 1 年半随访，左下肢行走时无任何痛苦，右髋关节劳累后有轻微疼痛，右下肢感觉全部恢复，但踝关节及足趾背伸功能恢复较差，患者仍需扶单拐行走。嘱患者加强功能锻炼并内服上述药物继续治疗。对右腹股沟部外伤自入院之日起即行清洁换药，每日 1 次，盐水冲洗伤口，呋喃西林纱布覆盖创面。于入院第 9 日换药，创面较清洁，无脓性分泌物，窦道已长平，创面肉芽新鲜。即在无菌操作下行点状植皮术，供皮区以呋喃西林纱布覆盖创面，受皮区以

网眼呋喃西林纱布覆盖，供皮区（对侧大腿内侧）及植皮区创面均一期愈合。

[例3] 患者，女，20岁。被火车撞伤右大腿及右足部。伤后2小时入院。检查见右下肢外旋位，大腿部软组织肿胀，股骨中上段有异常活动，右足软组织广泛撕脱伤。X线片示右股骨中上段横形骨折，骨折远端向外侧移位。在行足清创植皮术的同时整复股骨骨折，梅花针内固定。术后右下肢置于伸直稍外展位并胫骨结节牵引，8周后出院。6个月后患者因右髋关节屈曲受限，下肢不能负重来复诊。检查见右下肢较健侧短缩约5 cm，右股骨大粗隆上移，髋关节上方可触到骨性隆起。X线片示右髋关节后脱位伴髋臼上缘骨折，股骨头约2/3呈囊性变。住院后行右髋关节切开复位，同时拔除髓内针。术中见股骨头软骨下空虚，考虑到髋关节的负重功能，改行髋关节融合术，术后髋"人"字形石膏固定。（《特殊型骨与关节损伤医案》，中国医药科技出版社，1993）

2. 妙法解析：双髋关节脱位合并股骨干骨折及坐骨神经损伤是一种较少见的严重损伤。其受伤原因多为车祸、土方塌方、房屋倒塌等巨大暴力所致。本病早期漏诊率高，结合本组病例并复习文献，发现这种损伤有明显特点：①漏诊者均系忽略了髋脱位。②髋关节后脱位占绝大多数，前脱位与中心性脱位较少。③髋关节后脱位合并同侧股骨干骨折时，其骨折断端移位方向与单纯股骨干骨折不同，近端多内收，远端多位于其外侧。据此我们认为，只要对这类损伤有足够认识，依靠临床检查及X线片，做出正确的诊断并不困难。由于此种损伤复杂，治疗较为困难，有的学者强调手法整复不可能成功，最好先用髓内针固定股骨干，然后脱位的股骨头才易整复。有人建议用斯氏针穿过股骨粗隆部进行牵引。也有人建议在股骨颈处拧一个牵引螺丝钉以控制骨折近端。不论采用何种方法，治疗的关键是髋关节前脱位的复位，而股骨远段是否能顶住近段骨干又是复位的关键。

（十六）骨盆骨折合并右髋关节后上脱位（李德周医案）

1. 病历摘要：患者，男，57岁。由拖拉机上摔下，仰位被其后面的拖车由右下方向左上方挤压右髋部，致骨盆及右髋部肿痛，右髋关节屈伸功能丧失，不能站立，10时排出淡黄色尿液2000 mL，于11时急诊收住我科。血压70/40 mmHg，脉搏94次/min，呼吸24次/min，神志清晰，痛苦表情，右髋及骨盆部位肿胀，右下肢呈屈曲内收内旋位畸形，大转子向后上方移位，于臀部可触及突出的股骨头，右下肢较左下肢短缩3 cm，骨盆挤压分离试验阳性，腹部压痛，无反跳痛及肌紧张，无移动性浊音，肛门及会阴部肿胀无破裂，双下肢无血管神经损伤表现。X线片示右股骨头位于髋臼后上方，髋臼后上缘骨折，臼顶骨折，右耻骨坐骨向内上方移位4 cm致髋臼重叠，耻骨联合分离3 cm，左侧耻骨上下支粉碎性骨折移位。诊断：骨盆骨折合并右髋关节后上脱位并创伤性休克。经输血800 mL及输液2000 mL后病情稳定。次日在局部麻醉下行右股骨髁上骨牵引，牵引重量18 kg，右下肢平放，用床头牵引架，抬高足端床腿15 cm。持续牵引2日后行手法整复。患者仰卧位，一助手双手压住髂骨嵴稳定骨盆，术者右手握住小腿，左手前臂托住腘窝部，使患侧髋、膝关节逐渐屈曲至90°，纠正内收、内旋畸形，同时向前提拉，左右摇摆，使髋关节外旋、外展。听到复位声后，床头X线拍片示右髋关节复位，髋臼恢复正常解剖关系，左侧耻骨上下支及耻骨联合对位尚好。右下肢改用5 kg继续维持牵引7周，牵引过程中进行功能锻炼。随访3个月后扶双拐行走，右髋轻微疼痛，局部无压痛及叩击痛，两下肢等长，半年后丢掉双拐，能从事轻体力劳动。1年后恢复原工作，右髋关节活动基本正常，步行4千米后，右髋有酸痛感。（《特殊型骨与关节损伤医案》，中国医药科技出版社，1993）

2. 妙法解析：右髋臼顶部骨折重叠移位合并右髋臼后上缘骨折、股骨头后上脱位以及左耻骨上下支粉碎性骨折移位，是骨盆骨折中极为罕见的严重病例。其损伤机制为患髋在屈曲、内收位遭到重力挤压，暴力首先作用于股骨大粗隆部，使髋关节后脱位并髋臼后上缘骨折。暴力继续作用使臼顶骨折，耻骨坐骨部向内上方移位使髋臼重叠并使耻骨联合分离。对侧受到挤压伤后，加之耻骨联合分离的作用力，使耻骨上下支骨折。病情稳定后，根据其损伤机制及骨折脱位情况，首先应大重量牵引患肢，尽早恢复髋臼的解剖关系，才易复位。复位宜采用屈髋、屈膝90°拔伸摇摆法，用力要均匀，不宜粗暴。复位后动静结合，加强功能锻炼，维持牵引6～8周，不宜过早负重。

（十七）左髋关节前脱位合并同侧胫骨骨折（杨树柱医案）

1. 病历摘要：患者，女，18岁。拖拉机撞伤致左小腿疼痛，功能丧失1小时后入院。左小腿肿胀，中1/3前内侧有3 cm×3 cm瘀血斑，触痛阳性，骨擦音阳性。X线片示左胫骨中段粉碎性骨折，对位对线尚可，腓骨完整。检查小腿过程中，发现同侧髋关节轻度屈曲，呈外展、外旋位，左腹股沟区肿胀，触痛阳性，并可在前方触及股骨头。左髋弹性固定，被动活动疼痛剧烈，左下肢比健侧长1.0 cm。X线片示左 Shenten 氏线中断，股骨头在髋臼窝的前方。诊断：左髋关节前脱位合并同侧胫骨骨折。治疗：在硬膜外阻滞下首先夹板固定保护小腿。再手法整复髋关节脱位。术后行患肢持续皮牵引4周，2个月后痊愈出院。（《特殊型骨与关节损伤医案》，中国医药科技出版社，1993）

2. 妙法解析：髋关节前脱位合并同侧胫骨骨折少见，多系杠杆外力所致。患者腿前内侧受强大暴力撞击，瞬间使髋关节外展、伸直，大转子与髋臼上缘抵触，形成支点。外力继续作用，同时跌倒时身体扭转产生外旋力，使股骨头冲出关节囊前方，形成前脱位。复位时麻醉要完全，使肌肉松弛，避免反复多次暴力整复造成股骨头关节囊及股动静脉、神经的损伤，同时固定好骨折。

（十八）左髋关节中心脱位并多发性骨折（袁成俊医案）

1. 病历摘要：李某，女，38岁。5日前因精神分裂症发作，从7 m高岩石上跳下致伤。当时昏迷，在当地医院抢救治疗4日后，发现不会行走转入我院。神志不清，语无伦次，查体不合作，左下肢短缩，髋关节活动受限，髋部有叩击痛。X线片示左髋臼底骨折；股骨头半脱入盆腔，顺粗隆间一长约5.5 cm的骨折线，移位不明显；左坐骨下支骨折，轻度移位；左桡骨下段骨折向背侧移位。诊断：左髋关节中心脱位并多发性骨折。给予抗精神病药物治疗，手法整复小夹板固定科利斯骨折后，局部麻醉下行左股骨髁上牵引术，另用布带放置大腿根部向外侧牵引，重量为5～7 kg。持续牵引1周，X线复查复位满意。2周后去掉牵引，打单髋"人"字形石膏。10周拆石膏，开始功能锻炼。随访1年，骨折愈合，功能恢复良好，无后遗症。（《特殊型骨与关节损伤医案》，中国医药科技出版社，1993）

2. 妙法解析：髋关节中心性脱位合并顺粗隆间骨折整复较为困难，牵引量过大时易造成骨折错位，导致不良后果。本例在采用轻量股骨髁上牵引的同时，配合斜向外下的皮牵引。利用二者的合力，使髋关节逐渐复位而不至于加大粗隆间骨折的错位。随访结果满意，认为该法不失为治疗多发性骨折脱位的借鉴。因髋关节中心性脱位是股骨头直接撞击髋臼底所造成的，除臼底破裂外，股骨头软骨面也严重创伤，所以易继发创伤性关节炎和股骨头缺血性坏死。术后早期不负重和后期较长时间避免负重对此有一定的意义并要长期随访，定期复查X线片观察髋关节及股骨头的变化。

（十九）右髋关节后脱位（孙广生医案）

1. 病历摘要：刘某，男，50岁。患者自述于8小时前，从3 m高处摔下，致右髋部疼痛、活动受限，未做任何处理，来我院求治。经门诊询问病史，体格检查及摄片后，以"右髋关节后脱位"平车送入院。伤后意识清楚，无恶心、呕吐等现象，食纳欠佳，二便可。现感右髋部疼痛，活动受限，精神欠佳，无恶寒发热及头胸腹痛等症。查见右下肢呈屈髋屈膝内旋内收短缩畸形，较左下肢短缩约 2 cm，右髋部肿胀，髋关节弹性固定，局部压痛，未扪及骨擦感，纵轴叩击痛（一），黏膝征（＋）。右踝关节背伸、跖屈功能正常，右下肢皮肤触、痛觉及血运可。X 线片示：右髋关节后脱位。诊断：右髋关节后脱位。治疗：整复固定，中药辨证施治。患者于蛛网膜下腔阻滞生效后取仰卧位。助手位于健侧，双手固定骨盆，术者位于患侧，双手固定左小腿，屈膝屈髋，两手用稳定持续的力量牵引，牵引中同时旋转髋关节，主要是外旋，复位时可听到响声，髋关节屈曲活动无限制，说明髋关节脱位已纠正。固定患肢于中立位，常规消毒、铺巾，以直径为 0.4 cm 的克氏针自胫骨结节向后一横指处，由外向内进针，牵引针与关节面平行，穿过对侧骨皮质皮肤，以乙醇纱片包扎，术毕，患者安返病房，上牵引弓，系牵引绳，通过滑轮吊 6 kg 牵引砣。骨伤气血瘀滞，中药以活血化瘀为主，患部外敷消肿止痛膏，内治用桃红四物汤加减。药用当归、赤芍各 12 g，桃仁、红花各 7 g，牡丹皮、生地黄、乳香、没药、木通、牛膝各 10 g，甘草 3 g；每日 1 剂，水煎，分早、晚服。服 14 剂后，右髋部无肿胀，肢端血运可，右膝、踝关节活动可。维持牵引装置，积极行膝、髋关节及股四头肌功能锻炼。中药以接骨续筋、舒筋活络为法，辅以理气活血，汤药用活血续骨汤加减：土鳖虫 7 g，红花 5 g，续断、川芎、当归、熟地黄、白芍、赤芍、骨碎补、煅自然铜、桂枝、地龙各 10 g。每日 1 剂，水煎，分早、晚服。服 15 剂后，右髋部无肿胀，肢端血运可，右膝、踝关节活动可。予以拆除牵引，嘱做屈髋、屈膝及内收外展、内外旋锻炼。中药治以补益肝肾、益气血、壮筋骨为法，方药用六味地黄汤合四君子汤加减：熟地黄 20 g，桑寄生 30 g，山茱萸、党参、山药、牡丹皮、续断、杜仲、菟丝子、骨碎补、泽泻、茯苓、白术、狗脊各 10 g，炙甘草 6 g。每日 1 剂，水煎，分早、晚服。服 15 剂。3 个月后 X 线片示：股骨头供血良好。髋关节活动可，可下地做下蹲、行走等负重活动。（《孙广生医案精华》，人民卫生出版社，2014）

2. 妙法解析：患者髋关节脱位先当复位固定，防止再次脱位。早期因气血受损而气滞血瘀，故以活血化瘀为主。中期以接骨胶囊接骨续筋，促进骨痂形成；后期以强壮筋骨、补益肝肾治疗，促进骨痂形成与改造。髋关节脱位，手法整复方法繁多，其整复后牵引制动的方式结合早期功能锻炼是防止并发髋关节创伤性关节炎的关键，负重锻炼是预防股骨头缺血性坏死的关键。

三、文献选录

髋关节是全身最深、完善的杵臼关节。它的主要功能是负重及维持相当大范围的运动。因此，髋关节的特点是稳定、有力而灵活，非强大暴力不能造成脱位。治疗目的在于恢复其负重和运动功能。新鲜脱位，一般以手法闭合复位为主；陈旧性脱位，力争手法复位，若有困难，可考虑手术切开复位；脱位合并臼缘骨折，一般随着脱位的整复，骨折亦随之复位。复位时间越早越好，最佳复位时间为受伤 6 小时以内，最好不超过 24 小时，否则并发症明显增多。复位时应持续牵引，不可用力过猛或突然旋转，以免造成股骨颈骨折、坐骨神经等损伤等并发症。复位成功后，应再拍骨盆正位 X 线片，观察髋关节间隙与健侧是否一致，如患侧关节间隙增宽，提示关节内残留有软组织或骨块，必要时骨盆 CT 进一步确诊。复位以后不仅要将髋关节维持于外展、中立、伸直位，而且还运用皮肤牵引，以与髋部肌腱挛缩相抗衡。但需注意牵引重量不可太过，而且必须逐渐减轻，太过则易引起肌肉疲劳而进一步萎缩，以致影响以后关节功能。复位后 3 个月以内，患肢不能负重，以免外伤后引起缺血的股骨头受压而塌陷，以后 2～3 个月还应拍 X 片复查，确证无股骨头缺血性坏死时，方可弃拐逐渐负重行走。对复位时间较迟者，2～3 年内避免负重过多，以防股骨头发生坏死。

（一）手法复位点评

1. 本病多用蛙式或贝式石膏固定。从临床的实践中观察到，超过 3 周岁的患儿经上述治疗，失败者不为鲜见，不是复位欠佳，就是股骨头缺血性坏死。所以近年来，作者对 3 周岁以上的患儿，一般不作手法复位和石膏固定，而 3 周岁以下的患儿，经手法复位和蛙式固定器治疗，效果均获 100％的满意。牵引、手法复位和妥善的固定，是目前治疗本病（指 3 周岁以下的）较理想的方法。但在治疗过程中，有几个问题值得注意：①要认真选择病例，尤其在年龄的界限上要严格一些。超过 3 周岁者，则不宜勉强用手法复位，因为患儿年龄越大，复位越困难，即或经过一段时间的牵引，终因肌肉过于紧张，往往因股骨头受压，而致缺血性坏死。②牵引的方法亦很重要，因为凡是需要牵引的患儿，年龄都较大，或移位较大，所以一开始则应沿身体长轴牵，而不是外展位牵（1 周后可逐渐外展牵），否则不仅不能牵伸髋关节屈肌，反而可使骨头紧压髂骨或关节盂唇，则预后不良。③实施手法复位时，必须在全身麻醉下进行，使肌肉放松。手法要温和、轻巧，做到"即知其病情，复善用夫手法"，且忌使用暴力，否则会造成骨折或股骨头缺血性坏死。④固定要准确，固定后要详细检查是否吻合肢体和固定位置是否合乎要求。⑤及时 X 线片检查，甚为重要。用自制的蛙式固定器治疗先天性髋关节脱位之所以获得成功，而有良效，在于它固定确实、可靠，其优点较多：本器具容易制作，经济、简单、使用方便、质轻，代替了笨重的石膏，不仅减轻了患儿机体负担，而且也减轻了患儿家长的经济负担。更由于其固定方法灵活，术者可以随时矫正复位中的不足，在固定期间，患儿还可以洗澡更衣，在每次更换固定器具时，术者便于在患儿髋部进行按摩，以促进血液循环，促进髋关节的发育及髋臼窝的形成。用蛙式固定器治疗的病例，虽然不算多，但可以确认本法比用石膏固定优越得多，并且造价低、方便、适用、效果好，认为有推广应用的价值。

2. 先天性髋关节脱位的治疗方法，认识颇不一致，过去对 5 周岁左右的患儿采用皮肤牵引。方法单一，效果不佳；现普遍认为应及早发现、及早治疗，针对不同年龄段的患儿应采取相对应的治疗方法。

（1）出生到 6 月龄：屈髋外展下肢用手指压大粗隆部使之复位。复位后用外展支架或石膏固定 4～6 个月。同时家长可对患儿患髋进行手法按摩，适当叩击大转子部或下肢，使股骨头对髋臼有适当的应力刺激，以刺激髋臼发育。

（2）6 月龄至 1.5 岁：先采用下肢皮牵引 2 周，而后实施手法复位，髋"人"字形石膏固定。最稳定的位置是屈髋 90°，外展 60°～70°自然外旋位。需避免过度外展髋关节或强迫复位，以免发生股骨头骺软骨缺血性坏死。石膏固定总时间为 6～9 个月。

（3）1.5～3 岁：先做牵引，肌肉挛缩比较明显者，复位前作松解，如内收肌切断，髂腰肌延长等，股骨头牵引到髋臼水平时，在全身麻醉下行手法复位，石膏固定。若保守治疗效果不佳，当建议手术治疗。

（二）名医经验选录

1. 黄乐山经验：以后脱位为例，患者仰卧位，第一助手站在患者健侧，用双手固定骨盆，第二助手立于患侧，一手握小腿远端，另一侧前臂屈肘托架腘窝部使膝屈曲，顺畸形用力提拉牵引，并轻轻转动股骨头，术者一手握股骨近端内侧向外拉，另一手向前下髋臼部位推按股骨头，同时令第二助手徐徐屈髋，待超过 90°时，逐渐外展，外旋（在继续牵引下），将患肢伸直，此时可闻及入臼声，畸形消失，下肢等长，复位成功。

2. 刘寿山经验：

（1）前脱位：患者仰卧床边，第一助手按住患者两肩；第二助手用布巾兜住伤侧腹股沟部，贴肋向头侧牵引；第三助手按住健侧下肢，医者一手握住伤侧踝部，另一手扶住伤髋，将伤肢缓缓拔直，在用力拔伸下轻轻摇晃（做环转动作）6～7 次，扶髋之手可感到伤髋活动，医者将伤侧小腿夹在腋下，扶髋之手掌心向上以大鱼际顶住腹股沟部。在持续拔伸下，扶髋之手掌心翻转向下（此动作可使大腿内收、内旋），用前臂支住大腿，夹伤肢小腿之肩向下按压（由于杠杆作用可使股骨头由肌肉的包绕中脱出），同时用大力拔伸伤肢。待腹股沟部突起渐平，将伤腿屈曲，使膝靠近胸部，足跟至臀部，同时扶髋之手掌心按住突起处用大力向下戳按，伤髋"咯嗒"作响，则股骨头已复位，然后将伤肢拔直，用揉、捻法按摩舒筋。

（2）后脱位：患者坐在床边，第一助手跪在患者身后床上，按住患者双肩；第二助手用布巾兜住伤侧腹股沟部向后方牵引；第三助手按住健侧下肢，医者用一手虎口用力向下按住腹股沟，另一手握住踝部，轻轻摇晃（使下肢做环转动作）6～7 次，此时可感觉股骨头活动。将伤肢小腿挟在腋下，用大力向前上方拔伸。屈膝屈髋，使膝靠近胸部，足跟至臀部。此时第一助手使患者向前弯腰，伤髋"咯噔"作响，即已复位，再将伤肢拔直，用揉、捻法按摩舒筋。

（三）临床报道选录

1. 罗志辉等运用改良复位法治疗髋关节脱位 16 例：复位均在硬膜外或静脉阻滞下进行。麻醉生效后，患者仰卧于手术床上。用一宽布带沿患侧大腿根从前向后绕至大腿后侧，交叉后旋扭 180°，固定于手术台下。松紧适宜，过松或过紧都不能起到复位固定及支点作用。术者站立于患侧，一手握住患肢踝部，另一前臂屈肘套住腘窝，升降手术床的高度，以术者能发力为准，徐徐将患髋和膝屈曲至 90°，以松弛髂股韧带和髋部肌肉，然后用套在腘窝部的前臂沿股骨干长轴用力向上牵引，同时用握踝部的手下压小腿，并向内外旋转股骨，此时多可感到或听到股骨头纳入髋臼时的弹响，畸形消失，复位成功。如是 Thompson Ⅱ 型或 Ⅲ 型脱位，均行股骨髁上骨牵引；Ⅰ 型行皮牵引。所有病例均牵引 4～6 周后下床扶拐活动，3～4 个月后正常行走。结果：本组 16 例，全部随访，时间 2～5 年，平均 3 年，治愈 14 例，好转 2 例（其中 1 例为 Thompson Ⅲ 型脱位，复位后发现关节腔内有碎骨块，行手术治疗，另 1 例为 Thompson Ⅱ 型）。（《中国骨伤》，2010 年第 3 期）

2. 崔长权在曲马朵辅助下行手法复位治疗 Ⅰ 型髋关节后脱位 24 例：确诊为 Ⅰ 型髋关节后脱位后给患者肌内注射盐酸曲马朵 0.1 mg，5～10 分钟后将患者平放于硬板床或地上，采用 Allis 法，一助手或患者家属双手压于患者双侧髂棘以固定骨盆，术者将患肢髋、膝关节均屈曲 90°，两腿站于患肢两侧，夹住患肢小腿中段，双手抓住患肢腘窝，持续上提，待患肢肌肉松弛后将患肢稍外旋，即可复位，听到弹响声，提示复位成功，成功后将患肢伸直，并与健肢用绷带捆绑于踝部 2～3 周，有条件亦可行患肢皮牵引，卧床休息 4 周，卧床期间做股四头肌舒缩活动。卧床 2～3 周后拆除绷带开始活动关节，4 周后扶双拐下地活动，3～4 个月后可完全承重。2 例曲马朵效果欠满意，分别追加哌替啶 75 mg 肌内注射后复位成功。结果：本组 24 例复位后拍骨盆 X 线片均示复位成功，24 例均获随访 6～12 个月，无一例股骨头坏死及创伤性关节炎发生。合并坐骨神经损伤 4 例均在 3～6 个月自行恢复。（《中国实用医药》，2010 年第 8 期）

3. 丁中华用两种手法治疗髋关节后脱位 113 例：单纯脱位者均给予手法复位，无切开复位者，合并骨折者先给予手法复位再急诊或择期行骨折手术治疗。手法选择：一般情况下选择手法复位方法的原则是对体瘦弱小者首先采用 Allis 法，若未成功再改用 Stimson 法，对体重高大者直接采用 Stimson 法。手法介绍：两者的主要区别是体位及牵引方向不同。具体操作要点：①Allis 法。患者置于地面，仰卧位，助手按压固定骨盆，术者一手握持踝部，另一前臂近端置于腘窝部将患肢慢慢屈髋屈膝至各90°，然后持续向上提拉牵引同时可内外旋转股骨直至复位成功。②Stimson法。患者俯卧于手术台上，利用手术台的可活动结构将患肢胯以下部位悬空，扶持患肢使慢慢自然下垂至屈髋屈膝各90°。然后术者一手扶持踝部，另一手向下按压腘窝部，可利用术者身体重量持续向下按压牵引达5分钟左右，可轻柔旋转或晃动髋关节以免有卡压，直至复位成功。麻醉方法：所有病例均入手术室在麻醉监护状态下进行，主要采用硬膜外阻滞。结果：所有病例均手法复位成功。其中首先采用Allis法有不成功者（特别是易发生于体重强壮者），改用Stimson法后也获得成功，直接采用Stimson法的病例均一次性获得成功。复位过程顺利，未出现严重情况，大部分病例得到0.5～6年的随访，均无明显并发症出现。（《实用骨科杂志》，2007年第12期）

4. 李志沧等运用中医整复手法治疗陈旧性髋关节后脱位：突出运用手法松解机化粘连而后复位的治疗方法，收效显著。方法：分松解手法和复位手法。松解手法：患者平地取仰卧位，现以左侧为例，待麻醉后，助手甲、乙、丙分别稳压住头部及双侧髂前上棘和健侧下肢勿使动摇。术者用舒活酒（成都体育医院郑怀贤教授方，现有成药出售）在髋关节部做大面积的反复摩擦、揉捏、舒筋、理筋、按摩推拿等手法，再双手提握左膝关节部，使患肢呈屈髋屈膝各90°，缓缓用力由轻到重持续向上拔拉的同时，再反复将患肢做旋内、旋外、摇晃，内外旋转的松解手法，使粘连在异常位置的股骨头得以解脱。此时即可听到和触感到粘连不断撕脱的声响，松解手法告以成功。复位手法：在粘连基本松解的前提下，患者及助手甲、乙、丙仍保持原体位固定，助手丁位于患肢前下方，左手握住小腿下端，右手握膝部缓缓用力将患肢做屈髋屈膝，直至大腿接触腹壁为度，随即将屈曲的患腿由内向外极度的外展外旋，小腿亦随之配合移动，当大腿外展、外旋到接触地面时，连续连贯用力由外向下拔拉伸直患腿，与健肢对比长短度。在整个复位过程中，术者自始至终用双手掌指作拉、推、挤、送的复位手法和保护好髋关节。复位后，因髋臼内填塞的病理变化产物之故，无明显的入臼声响，要认真做好对比检查和X线摄片证实方可确认复位手法成功。术后将患肢做3～5kg重维持量，外展30°中立位皮牵引1周固定。术后1周内，每日在股骨粗隆部位上，术者用拳头做横向叩击手法，轻轻叩击1～2次，每次3～5分钟。使残留在髋臼内的病理变化产物尽快得以挤压排除，迫使股骨头完全入髋关节。此外内服逐瘀生新汤。（《世界中医骨科杂志》，2006年第2期）

5. 郑永茂用手法复位治疗创伤性髋关节前脱位8例：生命体征平稳，静脉注射丙泊酚全身麻醉下手法复位。患者仰卧于木板床上。助手固定骨盆，术者面向患者，一手握住患肢踝前向下按压，另一前臂握于患侧腘窝处，保持屈肘90°向上提拉。双上肢协同用力形成杠杆作用，屈髋屈膝90°向上牵引，同时内外摆动小腿使股骨头稍加旋转，另一助手由闭孔向外上方推挤股骨头，即可协助复位。结果：本组8例，均1次复位成功。单纯髋关节脱位复位后卧床患肢皮肤牵引，维持外展中立位3～4周后扶双拐下地，住院时间3～6周。经随访1.5～6.5年，平均4年。髋关节功能良好。7例无髋痛，1例仅在长途行走或剧烈活动时出现髋痛。无1例出现股骨头缺血性坏死。（《中医正骨》，2008年第5期）

6. 悬吊皮肤牵引，石膏固定治疗幼儿先天性髋关节脱位97例134个髋关节：Ⅰ度脱位行双下肢悬吊皮肤牵引1周，余患儿用2～3周，牵引重量2～3kg，X线示股骨头下降至髋臼平面后行手法复位及石膏固定。64例内收肌紧张先行内收肌皮下切断松解，继手法复位。复位后，股三角饱满。1期：患儿穿开裆棉质长裤，屈髋、屈膝90°，髋外展60°，蛙式位石膏固定双侧髋关节，继延伸至踝关节以上，用木棍自踝关节上撑住石膏，确保其蛙式位置。2期：3个月后，拆除石膏，改为改良贝氏石膏（即双侧长腿石膏，膝关节屈曲30°），2根木棍分别置膝上、下方固定，保持髋外展 30°、内旋 30°～45°，不固定髋关节。3 期：3 个月后，拆除石膏，改中立位石膏，即双侧长腿石膏，髋关节无内外旋转。2 根木棍分别置膝上、下方固定，保持髋外展 30°。3 个月后，股骨头骨化中心发育增大，髋臼窝变深，髋臼指数<25°，拆除石膏，否则行第 4 期，用改良贝氏石膏，髋内旋 15°，固定 3 个月。结果：Mckay 标准、Severin 标准分别优 88、80 髋，良 35、40 髋，可 7、9 髋，差 4、5 髋。见不良反应 6 例。(《中国骨伤》，2007 年第 1 期)

第十五节 膝关节脱位

一、病证概述

膝关节脱位比较少见，好发于青壮年。膝关节是人体最大、结构最复杂的关节，关节接触面较宽阔，由股骨远端、胫骨近端和髌骨构成，属屈戌关节。其借助关节囊、内外侧韧带、前后交叉韧带、半月板等连接和加固，周围有坚强的韧带和肌肉保护而保持稳定。腘动脉主干位于腘窝深部，紧贴股骨下段、胫骨上段，位于关节囊与腘肌筋膜之后。腓总神经在腘窝上外侧沿股二头肌腱内缘下行，以后越过腓肠肌外侧头后面，走行于股二头肌腱和腓肠肌腱之间，在此处贴近膝关节囊，并向下沿腓骨头后面绕过其下之颈部，向前内穿过腓骨长肌起点，分为深浅两支。膝关节伸直时，无侧方及旋转活动，当屈曲 90°或半屈曲位时，可有轻度侧向及旋转活动。因为膝关节内外有坚强的韧带结构维护其稳定性，故只有在遭受强大暴力而造成脱位时，才会并发韧带、半月板损伤，而且可发生骨折乃至神经、血管的损伤。合并腘动脉损伤时，如诊治不当，则有导致下肢截肢的危险。

二、妙法解析

(一) 左膝关节脱位 (林如高医案)

1. 病历摘要：施某，男，32 岁。患者于 8 小时前因跳渠沟滑跌，左膝部肿胀、剧痛，不能站立，由人送至笔者医院。检查：患者面色青灰，痛苦呻吟，舌暗紫，苔薄白，脉弦紧。左膝呈半屈曲状，明显肿胀，畸形，膝前下部皮下青紫。左胫骨向前方移位约 20 cm。局部压痛。浮髌试验 (＋)。X 线片示：左膝关节脱位，胫骨向前移位 2 cm。诊断：左膝关节脱位。治疗：入院后即行膝关节穿刺，抽去积血，然后按膝关节脱位整复手法给予复位，当即畸形消失，疼痛减轻。复位后取长直角托板一个，腘窝下置一厚棉花垫，以绷带 3 条捆扎固定，使患膝固定在约 150°位置上。给服退癀消肿汤，外敷消肿散，5 日后左膝肿痛明显减轻，改用活血镇痛汤内服，做踝背伸及股四头肌收缩活动。2 周后局部改用活血散外敷。3 周后左膝肿胀基本消退，但仍有轻度疼痛，给内服壮骨舒筋汤，外敷消毒散。4 周后 (11 月 3 日) 解除外固定，选用舒筋活血洗剂熏洗，并做扶杆站立、扶椅练走活动。11 月 14 日患者左膝活动自如出院。(《中国百年百名中医临床家丛书·林如高》，中国中医药出版社，2001)

2. 妙法解析：膝关节脱位多因强大暴力作用于股骨下端或胫骨上端而造成。根据外力的方向不同产生不同方向的脱位；根据外力的大小可产生程度不同的脱位，外力大者可产生完全脱位，外力小者则产生不完全脱位。完全脱位者，不但关节囊破裂，交叉韧带与膝侧副韧带亦撕裂，有时还可合并半月板损伤、撕脱骨折以及神经、血管损伤。因此膝关节脱位应认真仔细检查，完全脱位者应使用手术切开复位为宜。林氏手法步骤如下：患者仰卧，一助手用双手握住患侧大腿下端，另一助手握住伤肢踝部及小腿做对抗牵引，保持膝半屈伸位置。医者用双手按脱位的相反方向推挤或提托大腿下端或小腿上端，如有入臼声，畸形消失，即表明已复位。膝关节由胫骨下端、胫骨上端和髌骨关节面构成。《素问·脉要精微论》曰"广膝者筋之府"，膝关节内及其周围有较坚强的韧带与筋腱保护，构造复杂，负重量大，活动机会多。关节内有前后十字韧带以及衬垫于股骨两髁和胫骨平台之间的内、外侧半月板，关节周围有大而松弛的关节囊，附着于各骨关节软骨的周缘，关节囊的前壁有股四头肌腱、髌骨及髌韧带，囊的两侧有膝内、外侧副韧带加强。关节附近还有肌肉与肌腱包绕，故膝关节结构比较稳定，在受到严重外力时，才会发生脱位。

（二）右膝关节内侧方脱位（唐志宁医案）

1. 病历摘要：患者，女，34岁。下楼梯时跌落致伤。引起左膝部肿胀、畸形、活动受限。伤后2小时就诊。检查发现左膝关节剧烈疼痛、肿胀、功能障碍、明显畸形。膝关节横径增大，皮下瘀斑，膝内侧可触摸到胫骨平台上缘，腓骨小头压痛，侧向异常活动明显，足背动脉搏动微弱，皮肤感觉存在，踇趾背伸功能正常。X线片示：右膝关节内侧方脱位，合并腓骨小头不完全骨折，即行手法整复。术者一手置于大腿下端外侧，另一手置于小腿上端内侧，两手同时用力做对向挤压，使之复位。目测检查可见足尖—髌骨—髂骨上棘在同一直线上。X线片示：左膝关节内侧方脱位已复位。长腿石膏托将膝关节固定于屈曲15°～20°。术后7周拆除外固定，按术后常规处理。90日后复查：膝关节屈伸活动范围135°～0°，足背动脉搏动正常，皮肤感觉存在，足趾活动自如。（《关节脱位及邻近骨折手法复位图解》，广东科技出版社，1999）

2. 妙法解析：膝关节脱位多见于青壮年人，根据脱位的程度，可分为完全性脱位和不完全性脱位两种，不完全性脱位比较常见。根据移位的方向，可分为前后、内外侧及旋转脱位，其中以前脱位和内侧脱位较常见。脱位整复后无血循环障碍者，可采用夹板固定膝关节15°～30°位置6～8周；有血循环障碍征象者，采用轻量（1～2 kg）的皮肤牵引，暴露患肢以便密切观察，直至血运稳定后，再改用夹板固定。伤后6～8小时观察，血循环仍无改善者，应及时探查血管，并做相应的处理。

（三）膝关节脱位（石幼山医案）

1. 病历摘要：张某，45岁。过桥堕河跌伤，右膝肿痛畸形，疼痛难忍，不活动。骨节筋膜撕裂，膝髌脱位，胫骨后移。治以手法拔伸捺正位，外敷夹缚，内服化瘀退肿、舒筋壮骨之剂。土鳖虫、川牛膝、西赤芍各6 g，制狗脊、煅自然铜、川续断各12 g，当归尾、泽兰叶、王不留行、煒桃仁各9 g，青防风、川独活、制南星、血竭各5 g。（《申江医萃·石筱山石幼山治疗经验及验方》，上海中医药大学出版社，1993）

2. 妙法解析：膝关节脱位极少见，北京一组13678例新鲜骨折脱位的分析中仅2例。该例患者远郊清晨受伤后急赴石氏诊所就诊，据先生回忆数十年临床上所遇到的仅此一例。由于当时条件限制，摄片需去他处，而患者疼痛颇剧，故未做X线检查，但诊断是肯定的，事后先生介绍复位并不困难，稍予拔伸即可捺正复位，复位后疼痛大减，膝关节即能被动屈伸，自主动作则幅度不大亦无力，初诊后，该例未再复诊，于当地就近继续治疗，预后情况不详。对膝关节完全脱位者应做紧急处理。复位过程中应注意保护腘窝的神经和血管，禁止暴力牵引。复位完成后，宜行轻度的屈、伸、内收、外展活动，以理正移位的半月板或蜷缩的关节囊，然后用注射器抽尽关节内的积液与积血，以防止血肿机化粘连。

（四）外伤性膝关节侧方脱位并骨折（王克祥医案）

1. 病历摘要：徐某，男，59岁。左膝上外后侧被吉普车保险杠碰撞而跌倒。当时神志清，面部流血，左膝歪向一边，不能活动，当天下午来诊。右面颊部皮肤擦伤肿胀，右膝关节肿胀严重，明显压痛，正面可见小腿向外移位，呈枪刺状，内侧股骨下端与小腿几乎呈 90°台阶样，并可以明显摸到股骨两髁；外侧斜坡样，可以摸到撕裂分离的股骨外髁、胫腓骨上端及髌骨。左膝关节呈弹性固定，足趾活动好，胫后、足背动脉搏动好。X 线正位片示左侧胫、腓、骺骨同时向外侧全脱位，股骨外髁撕脱骨块向髌骨外侧错位，胫骨与股骨相邻端，相互重叠约 2.5 cm，腓骨小头无移位骨折；侧位片示股骨与胫骨相邻端相互重叠约 2.5 cm，髌骨上移，股下段后侧可见 2 cm×1.5 cm 大小的股外髁撕脱骨块。用 0.5%普鲁卡因 20 mL 关节内浸润麻醉。麻醉生效后，两助手顺势做上下拔伸牵引。术者两手虎口分别扶持股骨下端内侧及胫腓骨上端外侧，在持续拔伸牵引下，两手对挤，听到咯噔声，即已复位，抽出关节内瘀血 40 mL，以前后石膏托固定于屈膝 20°位。经拍片见胫腓骨上端有轻度外移，予以更换石膏托，同时术者一手推股下端向外，另一手推胫腓上端向内，至石膏托成形。早期内服活血祛瘀中药，复位后即做足趾屈背伸活动，1 周后开始股四头肌收缩锻炼，3 周去石膏托，膝后垫枕床上做抬小腿活动，5 周扶拐下床锻炼。47 日复查 X 线片示关节已复位，撕脱的外髁及腓骨小头骨折均已愈合。可直腿抬高 70°，膝关节可屈 50°。半年后复查左膝关节可屈 120°（伸直为 0°），可以上坡上台阶并恢复一般农业劳动。（《特殊型骨与关节损伤医案》，中国医药科技出版社，1993）

2. 妙法解析：外伤性膝关节侧方脱位合并骨折临床少见，只要早期诊断，运用传统的中医正骨手法，坚持功能锻炼，内服中药，是可以收到满意效果的。本例外侧脱位，因股骨外髁撕脱骨块，连同胫骨平台一起外移。所以外侧副韧带幸免损伤。但内侧副韧带及前后十字韧带的损伤是无疑的，半年后复查未见关节不稳，其机制尚待进一步探讨。

（五）膝关节完全性前脱位（黄成彬医案）

1. 病历摘要：冯某，男，40 岁。采矿作业时，土方坍塌被砸伤，致左膝部畸形，活动障碍。伤后 4 小时来诊。全身情况可，左膝关节明显畸形，左胫腓骨近端向前内侧移位，膝关节呈弹性固定于屈曲 20°位，足背动脉搏动存在。X 线片示左胫腓骨近端向前完全移位，向内移位 2.5 cm，并向上移位与股骨远端重叠 4 cm，未见骨折征象。入院第 2 日上午手法整复。检查患肢远端感觉、血运良好，X 线片示复位满意，给予长腿石膏前后托固定膝关节于功能位。伤后第 8 周拆去外固定，练习膝关节屈伸活动。第 12 周下地行走。4 个月后能参加正常活动。8 个月后随访，患膝关节无肿痛及畸形，屈伸正常，能参加重体力劳动，步态正常，行走平稳。（《特殊型骨与关节损伤医案》，中国医药科技出版社，1993）

2. 妙法解析：膝关节完全性前脱位很少见。由于胫腓骨近端的前上移位，腘部的神经血管常受压或牵拉，时间过久会使血管神经损伤，造成严重后果。所以一旦确诊就应早期复位。复位后要注意患肢远端血运情况，如无并发症的，可做长腿石膏前后托（或管形）固定。有腘动脉损伤的，应及时探查并采取相应措施。关节内有游离骨片的，应手术摘除。

（六）双膝关节反屈畸形（赵庆安医案）

1. 病历摘要：刘某，男，6 岁。因双膝关节反屈畸形 6 年来诊。其母代述患者为第 1 胎，足月顺产，旧法接生。生后发现双膝关节反屈畸形，随年龄增长而加重，并外翻呈 X 形，能短距离行走，家庭其他成员无遗传性疾病史。检查一般情况尚可，心肺正常，双侧睾丸未能降入阴囊，均在腹股沟皮下环处，双膝关节处于过伸状态，被动屈曲时将弹回到过伸位。在腘窝可摸到股骨髁，膝前有横向皮纹，双足可放肩上、腋下。右、左髌骨发育较同龄儿童小，均向外半脱位。双膝关节抽屉试验及浮髌试验阴性。双髋关节及踝关节正常。X 线正位示左膝关节外翻 32°，右膝关节外翻 28°；侧位片显示：左膝过伸 30°，右膝关节过伸 25°，左、右胫骨在股骨下向前半脱位，双股骨外髁均发育差，尤以外髁为甚。治疗：行俯卧位双下肢持续骨牵引 2 周，在硬膜外阻滞下行双侧股四头肌"Z"字形延长和膝关节切开复位术，术后管形石膏固定于屈膝15°～30°位。手术所见：①股外侧肌间隔挛缩，髂胫束挛缩，股四头肌挛缩并与关节囊粘连。②腘绳肌前移至膝关节的前侧。③前交叉韧带紧张，后交叉韧带松弛。④左、右股骨的内外髁发育差，关节面呈斜坡状。(《特殊型骨与关节损伤医案》，中国医药科技出版社，1993)

2. 妙法解析：该类损伤首先由Chatelaine报道，其发病原因不清。Shattuck认为主要是胎儿在子宫内位置不正，在妊娠时足可能被嵌于颌下或腋下，引起膝关节持久的过伸位。有人观察臀位产发病率较高。Middleton认为股四头肌挛缩是膝关节过伸的一个原因。Kets认为交叉韧带缺如或发育不全是发病因素之一。笔者认为，畸形发生与宫外压力过大有关。如小骨盆，腰椎过度前凸，初产妇绷紧的腹肌等因素使胎儿受压，导致该病。根据其典型畸形和X线平片即可确立诊断，提倡早期手术治疗。

（七）左膝关节前脱位，左距骨开放性脱位（苏培基医案）

1. 病历摘要：患者，女，48岁。因车祸致伤左下肢1小时入院。左膝畸形，活动障碍。左踝内侧有纵形20 cm×7 cm伤口，距骨外露，踝外翻畸形。X线片示：左胫骨近端向前上内侧移位，左胫距、跟距、距舟关节脱位，跟骨横向旋转90°。诊断：左膝关节前脱位，左距骨开放性脱位。左膝关节脱位行手法复位成功。左踝伤口清创，术中见距骨下关节面软骨磨损脱落，踝三角韧带断裂。直视下整复踝部脱位。术后踝关节功能位石膏固定，2周后改为夹板固定，伤口一期愈合。中药外洗，4周解除固定，6周下地活动。随访18个月，行走正常，恢复原工作。左踝偶有微痛，膝关节屈伸正常，踝关节跖屈正常，背伸约15°，无关节不稳。X线片示左踝关节正常，距骨无缺血性坏死。(《特殊型骨与关节损伤医案》，中国医药科技出版社，1993)

2. 妙法解析：膝关节完全性脱位，容易损伤腘部血管神经，重视早期复位，以免腘部血管神经受压或牵拉时间过久，造成严重后果，复位后注意观察肢体远端血运情况。本例踝部的受伤机制是外翻加旋转暴力所致。距骨开放性脱位是足部的严重损伤。复位后注意早期功能锻炼，固定时间不宜过长。

（八）左膝关节旋转脱位（张士波医案）

1. 病历摘要：雷某，男，22岁。爬楼梯竞赛中，左足突然打滑，左膝屈曲，左小腿外旋，左胫骨结节内侧撞在上一级台阶上，致左膝肿痛、畸形、功能障碍，来院急诊。左膝明显肿胀，浮髌试验阳性，左胫骨结节内侧见2 cm×3.5 cm皮擦伤，左膝屈曲、左小腿外旋畸形，膝关节屈伸活动完全受限，伤肢末梢血运及感觉正常。X线片示：左膝关节屈曲45°，股骨髁滑车内旋骑跨于胫骨平台上，关节间隙完全消失；左髌骨下极呈横断骨折，断端分离约6.5 cm，下极骨折片中可见两条斜形骨折线。诊断：左膝关节旋转脱位合并髌骨下极撕脱粉碎性骨折。治疗：门诊行手法整复，膝关节出现弹响后，恢复伸直位再整复髌骨骨折，并用伸直位长腿石膏托及抱膝圈固定。术后左膝部血肿进行性增大，末梢血运不良，经放松抱膝圈后血运改善。复查X线片见左膝关节位置恢复正常，但髌骨骨折仍分离2.5 cm。收入院后行左髌骨下极切除、髌韧带修补术，术中未见其他组织损伤，术后以长腿石膏托固定左膝于伸直位4周。解除固定后行功能锻炼，中药熏洗及手法按摩。3周后膝关节屈伸功能恢复正常。(《特殊型骨与关节损伤医案》，中国医药科技出版社，1993)

2. 妙法解析：膝关节旋转性脱位多为在膝关节屈曲、小腿外展、外旋位时，胫骨结节受到来自侧方的冲击力所致。治疗上多采用闭合手法整复，预后的优劣主要取决于十字韧带等软组织的损伤程度。伤势轻者，预后较好。

（九）膝关节脱位并腓总神经牵拉伤（米仲祥医案）

1. 病历摘要：患者，男，28 岁。患者于入院前 2 小时，身背 125 kg 食盐袋，左膝微屈，小腿外展，身体向右快速旋转起步时突感左膝剧痛无力而摔倒在地，稍后出现左小腿麻木。体查左膝关节呈半屈曲畸形，肿胀压痛明显，活动受限。外展分离试验和前抽屉试验均阳性。左小腿外后侧及足背痛觉减退。X 线片示：左胫骨上端向前完全脱位，并略偏向内侧。诊断：左膝关节完全性脱位并腓总神经牵拉伤。在单侧腰麻下行手法复位成功，以长腿石膏前后托固定膝关节于 20°—30°—0°—0°位。1 周小腿麻木消失，4 周下地活动，6 周拆除石膏，复查外展分离试验和前抽屉试验均阴性，X 线片正常。随访 6 个月，膝关节功能及行走正常。（《特殊型骨与关节损伤医案》，中国医药科技出版社，1993）

2. 妙法解析：膝关节脱位并腓总神经牵拉较为少见。只有当强大的直接或间接暴力使膝关节两组或两组以上的复合韧带受到严重损伤，方可导致胫骨上端向前、向后或向两侧脱位。而大幅度的移位牵拉可致神经损伤。本例的受伤机制是膝关节受屈曲—外展—外旋的间接暴力损伤，致内侧副韧带和前十字韧带断裂，胫骨上端向前内侧脱位，并引起腓总神经牵拉性损伤。鉴于保守治愈后复查中未发现膝关节不稳定体征，考虑本例可能系韧带不全断裂。有严重并发症者立即手术探查做相应处理。

三、文献选录

膝关节周围肌肉韧带保护很好，内、外侧副韧带及前后交叉韧带力量坚强，除非有相当大的暴力，才可能使膝关节脱位。膝关节脱位时，除交叉韧带断裂外，内、外侧副韧带，内、外侧半月板，也常被撕裂，且常合并骨折及腘部的神经血管损伤，故膝关节脱位一旦确诊，即应立即行手法复位。有血管损伤表现的，在复位后未见恢复，应及时进行手术探查，以免贻误时机。神经损伤如为牵拉伤，则多可自动恢复，故可不做处理。若韧带、肌腱或关节囊嵌顿而影响复位，应早期行手术复位。复位后应多留意神经血管的恢复情况，不宜过早做膝关节屈伸活动，如有关节明显不稳，则应继续延长固定时间，预防创伤性关节炎的发生。

膝关节骨性结构虽不稳定，但关节周围和关节内有较坚强的韧带和肌肉保护，故膝关节脱位较为少见。偶有脱位也是在强大的直接暴力撞击胫骨上端或间接暴力使膝关节受旋转或过伸性损伤，致胫骨上端向后、向前两侧脱位。完全脱位时，不仅关节囊破裂，十字韧带、内外侧副韧带、半月板以及周围肌肉的撕裂；甚至合并胫骨棘、胫骨结节撕脱性骨折和股骨髁骨折。内侧脱位严重者可发生腓总神经牵拉性损伤。严重后脱位者，可致腘动、静脉破裂、栓塞、压迫，引起肢体坏死和缺血性挛缩。

（一）膝关节脱位临床表现

按照脱位的程度和是否伴有骨折将膝关节脱位分为以下 3 类。

1. 膝关节（全）脱位：按照脱位时胫骨髁与股骨远端的相对合的位置分为以下 5 种。①膝关节前脱位。②膝关节后脱位。③膝关节外侧脱位。④膝关节内侧脱位。⑤膝关节旋转脱位。

膝关节脱位时关节移位方向的发生频率，一般按下列次序排列：前脱位、后脱位、外侧脱位、旋转脱位和内侧脱位。膝关节前脱位的发生率是后脱位的 2 倍，向内侧脱位的病例约是前脱位的 1/8。

2. 膝关节骨折脱位：通常是在脱位形成过程中，由于股骨髁对胫骨髁的撞击，可以导致胫骨髁的骨折，并随着外力的持续而引起骨折移位；当然，附着处的肌肉收缩亦起重要作用。在临床上，对韧带附着点处的骨块撕脱也可看作是伴有骨折的关节脱位。

3. 膝关节半脱位：通常是膝关节相应的韧带结构断裂导致的胫骨前移、后移或旋转。有些学者不主张将半脱位作为膝关节脱位的分类，建议将其视为膝关节不稳定症一类。膝关节受伤后，疼痛剧烈，小腿可能向前、后、内、外侧面移位或扭曲畸形，失去正常连接关系。局部触痛明显，皮下有波动空虚感，并有大片瘀血斑，前后抽屉试验、内外翻应力试验、过伸应力试验均阳性，应注意有无血管损伤或神经损伤，仔细检查足背、胫后动脉搏动及肢体远端感觉情况。

（二）膝关节脱位检查和诊断

1. 影像学检查：标准的正、侧位 X 线平片，有助于诊断及鉴别诊断，若需进一步明确韧带损伤情况，可借助于 MRI 检查；CT 扫描则有助于对骨折情况的判定。

2. 膝关节脱位诊断：①多有典型的外伤史，应详细询问，以求判定与推测伤情及韧带受累时的损伤情况等。②临床表现主要为膝关节肿胀及疼痛，如有脱位所形成的畸形，则更易诊断。应注意是否合并神经血管损伤。局部麻醉下膝关节内外侧加压试验及前后抽屉试验等均有助于明确诊断、分类及治疗方法选择等。

（三）膝关节脱位的常规治疗

膝关节脱位后常可用手法闭合复位取得满意的整复。对关节内的血肿应以无菌操作给予吸出。然后，用大腿石膏固定于膝关节屈曲 15°～20°，这是一种临时的良好的治疗措施，因可避免膝关节不再受到其他的损伤。大腿石膏临时固定 5～7 日。在这段时间内，可精心挑选一个周到的合适的修复韧带的手术方案。像似手法复位后膝关节不稳定，特别是膝关节向后外侧脱位，若膝关节显示整复后不稳定，则往往可能是有其他组织嵌入在关节中间。

（四）名医经验选录

刘寿山经验：患者仰卧在床边。第一助手站在伤肢外侧，用双手拿住大腿下端；第二助手站在伤肢足侧，一手自足内侧拿住足面，另一手握住小腿下端。医者站在伤肢外侧，将膝关节稍屈，嘱两助手相对大力拔伸，同时医者按脱位的方向施捺正法。①前脱位：一手手掌放在小腿上端向下戳按，另一手手掌放在腘窝上挺托。②后脱位：一手手掌放在腘窝向上挺托，另一手手掌按在大腿下端向下戳按。③外侧脱位：一手手掌放在膝关节内侧迎住，另一手手掌在小腿上端的外侧，向内侧推按。④内侧脱位：一手手掌放在膝关节外侧迎住，另一手手掌放在小腿上端的内侧向外侧推按。在进行上述手法复位时，若关节出现"咯噜"响声，畸形消失者，即为复位成功，然后再施如下手法。两助手徐徐放松拔伸，医者双手握住膝关节两侧，使膝关节屈曲，膝部靠近胸部，足跟至臀部，然后再将膝关节拔直。敷药后，使膝关节稍屈，进行捆绑固定。内层用长 1 尺，宽 4 寸的小底托垫 1 个，垫好棉花，放在腘窝下，膝关节内、外侧用桥形纸垫夹住，上盖 2 个月牙垫，分别放在股骨下端和胫、腓骨上端，绷带缠绕。外层用 13 个小纸牌，股骨下端放 7 个，胫腓骨上端放 6 个，分别码匀如椽子形，上下纸牌交叉 2～3 寸，4 条线带缚住即可。

（五）临床报道选录

1. 苏鹏报道采用手法复位治疗膝关节前外侧脱位 1 例：麻醉起效后轻度牵引，屈曲膝关节，胫骨逐步外旋纠正内旋畸形，随之出现 3 个响声，提示复位成功。（《临床骨科杂志》，2009 年第 12 期）

2. 杨明路用闭合复位非手术治疗外伤性膝关节后外侧脱位 7 例：本组中 2 例未行麻醉，门诊收住入院后，即行闭合复位成功，其余 5 例根据患者全身情况行全身麻醉或硬膜外阻滞。麻醉生效后，患者取仰卧位于手术台上，患肢屈髋屈膝位放置，术者站立于患膝部的外侧，双手拇指按压于髌骨外缘，双手示指置于髌骨的内缘，四指把持住髌骨向内上方推移，使内侧关节囊裂口松弛、张开，然后推髌骨向内侧移动；同时助手站立于患膝部的下方，双手拇指置于小腿部前侧，余四指置于小腿部后侧，把持于患肢小腿中上端，推胫骨近端向前并内收内旋小腿，使股骨内髁从内侧关节囊裂口内脱出，顺势伸直患膝。膝关节脱位复位后，屈伸活动患膝关节数次，使膝关节半月板、韧带等结构关系理顺。术后伤肢行长腿前后位石膏托功能位固定 2 周。结果：随访时间最长 1 年 8 个月，最短 8 个月，平均 14 个月。参照北京医科大学运动医学研究所疗效评定标准评定，优 5 例，良 2 例。(《中国矫形外科杂志》，2006 年第 3 期)

3. 陈纯烨手法治疗膝关节脱位 1 例：两人握紧脚踝，向远端用力牵拉，另两人紧拉大腿根部，反方向用力，施术者面向脚踝，两手置于膝关节两侧，两手拇指腹面抵住胫骨平台，向远端推顶。随一声轻响，膝关节畸形消失，关节活动自如。(《海南医学》，2004 年第 3 期)

第十六节　髌骨脱位

一、病证概述

髌骨是人体最大的籽骨，略呈扁平三角形，底朝上，尖朝下，覆盖于股骨与胫骨两骨端构成的膝关节前面。髌骨上缘与股四头肌腱相连，下缘通过髌韧带止于胫骨结节，两侧为止于胫骨髁的股四头肌扩张部所包绕；其后面的两个斜形关节面，在中央部呈纵嵴隆起，该嵴与股骨下端凹形的滑车关节面相对应，可阻止其向左右滑动。股四头肌中的股直肌、股中间肌及股外侧肌的作用方向是向外上方，与髌韧带不在一条直线上用力，股内侧肌止于髌骨内上缘，其下部肌纤维呈横位。因此，股内收肌下部纤维的走向及附着点，有效地纠正这一倾向而防止向外滑脱。髌骨在正常伸膝及屈膝时，都位于膝关节的顶点，在屈膝时，并不向内、外侧滑动。由于解剖、生理上的不甚稳定，若出现解剖、生理缺陷时，易引起向外侧脱位；向内侧脱位，只是特殊暴力作用下的结果；当股四头肌腱或髌韧带断裂，可向下或向上脱位。

二、妙法解析

(一) 右髌骨脱位 (林如高医案)

1. 病历摘要：陈某，43 岁。患者于 3 小时前与邻居打架，右膝部被对方用木头打伤，即由他人送入医院。检查：患者面色苍白，痛苦呻吟，舌淡、脉涩。右膝部呈微屈位，膝部肿胀，以膝外侧为甚，皮下有青紫瘀斑，膝前有一皮肤裂口约 1 cm×0.5 cm，膝外侧可触及髌骨，触痛明显，右膝活动障碍。X 线片示：右膝髌骨向外侧脱位。诊断：右髌骨脱位。治疗：先对局部进行清创、缝合，然后按髌骨脱位复位手法给予整复，一次成功，膝部畸形消失。复位后，以夹板固定伸直位，外敷消肿散，内服退瘀消肿汤。2 周后膝部肿痛明显减轻，改用舒筋散外敷，内服八仙散。3 周后，右膝部无肿痛，解除外固定，以舒筋活血洗剂熏洗，并练膝部屈伸活动。4 周后逐渐下地扶拐练走，6 周后患者行走如常。(《中国百年百名中医临床家丛书·林如高》，中国中医药出版社，2001)

2. 妙法解析：林氏整复髌骨脱位如下。患者平卧，医者立于患侧，一手握其足踝上方，另一手拇指按于髌骨外上方，余指托于腘窝下，使患肢在微屈状态下轻轻做伸屈活动，由微屈位伸直时，拇指向内前方推按髌骨，使其复位，然后将伤膝伸直。《医宗金鉴·正骨心法要诀》云："膝盖骨即髌，亦名髌骨，形圆而扁，复于楗骱上下两骨之端，内面有筋联属。"髌骨是人体最大的籽骨，略呈扁平三角形，底朝上，尖向下，覆盖于股骨与胫骨两骨端构成膝关节前面。髌骨上缘与股四头肌腱相连，其下缘通过髌韧带止于胫骨结节上，其两侧为股四头肌扩张部包绕，止于胫骨骨髁。股内侧肌止于髌骨的内上缘，髌骨的后面稍隆起与股骨下端内外髁之间的凹陷呈关节面。由于股四头肌中的股直肌、股中间肌、肌外侧肌的作用方向髌韧带不在一条直线上，髌骨有向外脱出的倾向，但因股内侧肌有向内上方牵引的作用力，而使髌骨维持在正常位置。

（二）髌骨习惯性脱位（唐志宁医案）

1. 病历摘要：患者，女，18岁。跑步时致伤，引起右膝部肿痛，活动受限。伤后1小时就诊。检查发现右膝关节肿痛，活动受限，呈近屈膝位，股骨外髁前外侧有明显骨性隆起，局部压痛，伸直功能障碍。X线片示：右髌骨外侧脱位。追问病史，既往曾有髌骨脱位病史。诊断：髌骨习惯性脱位。即行手法整复。①患者仰卧位，术者站立于患侧，一手握患肢踝部，另一手拇指按于髌骨外方，使患膝在半屈曲状态下逐渐伸直。②用拇指将髌骨向内压迫，使其越过股骨外髁而复位。备一压力垫置膝外侧。后侧夹板做超膝关节屈膝20°～30°固定3～4周。③X线轴位片示：患侧股骨外髁扁平，发育不良。单侧后夹板做超膝关节固定于20°近伸直位。术后2周拆除外固定，按术后常规处理。30日后复查，膝关节屈伸活动范围140°～0°。（《关节脱位及邻近骨折手法复位图解》，广东科技出版社，1999）

2. 妙法解析：髌骨脱位根据病因可分为新鲜外伤性与习惯性脱位。新鲜外伤性脱位治疗不当时，可以转变为习惯性脱位，而习惯性脱位亦多有外伤史。根据移位的方向可分为外侧、内侧和向下脱位。临床上以外侧脱位为主，内侧脱位极为罕见。习惯性脱位临床上较常见，多发于女青年，主要为外侧脱位，多为单侧病变，亦有双侧发病者。外伤为致病因素之一，但多有膝关节的结构不正常，如股骨外髁发育不良。髌骨比正常人变小，膝外翻畸形，关节囊松弛，股外侧肌的止点异常，髂胫束收缩或在髌骨外缘有异常附着等，均为造成习惯性脱位的因素。

（三）膝关节后脱位，髌骨外脱位（毛宾尧医案）

1. 病历摘要：患者，男，37岁，不慎将左脚外旋位伸入马车轮内，车轮带人转动大半圈，致左膝部肿胀、疼痛、不能伸屈26日。检查左膝呈半屈曲位，伸屈障碍，小腿内旋20°，内翻15°，膝部肿胀、压痛、有数个张力性水疱，胫骨上段后移，使膝关节下段坍陷，抽屉试验及改良抽屉试验均阳性，髌骨未扪清，但可扪及一骨性缘，麦氏试验不能进行，足背动脉搏动良好。X线片示左膝由于小腿旋转和屈膝畸形，投照不满意，但可见膝关节后脱位2cm。治疗：按膝关节单纯脱位、髌骨外脱位手法整复失败。皮肤水疱感染痊愈后，于1982年2月12日在硬膜外阻滞下手术整复。术中发现髌骨上极与股四头肌腱撕裂，并嵌入股骨髁与胫骨平台中线偏外侧约1.5cm，髌骨关节面向下，部分股四头肌扩张部韧带断裂，部分随髌骨嵌压于关节间难以牵出，膝内可见陈旧血块残迹及机化组织。膝前、后交叉韧带断裂、吸收，外侧髁间嵴有一豆大撕脱骨片悬浮膝内。屈膝40°左右伸膝，向两端牵引，拽出嵌入之髌骨，并发现髌骨前后面受压下陷及坏死，内外侧半月板部分受压坏死，膝外侧副韧带断裂，股骨髁部无骨折痕迹。由于膝内、外广泛陈旧损伤，遂行髌骨切除、膝关节加压融合术。切口一期愈合，术后34日X线片示骨性愈合。随访10个月，行走尚满意。（《特殊型骨与关节损伤医案》，中国医药科技出版社，1993）

2. 妙法解析：髌骨关节内脱位临床少见，其损伤机制主要是旋转暴力所致。本例脚外旋位被卷入旋转的车轮内，旋转暴力首先使膝关节外侧副韧带和关节囊撕裂，继而使髌骨顺髁间向下移位并外旋，最后嵌于股骨髁与胫骨之间而终止。本损伤借助X线正侧位片即可确立诊断。新鲜损伤手法复位也不困难，但因其损伤严重，后期往往出现膝关节不稳，应尽早做股四头肌锻炼。

三、文献选录

髌骨脱位多数是由于骨与软组织缺陷，或暴力致股内侧肌及扩张部撕裂，促使髌骨向外侧脱出，向内脱出者少见。本病治疗的关键在于不仅整复时要防止髌股之间摩擦而造成创伤性髌骨软骨炎的发生，又要促使撕裂的肌群迅速恢复正常。故复位固定后，配合中医药辨证施治至关重要。早期以活血化瘀散肿中药治疗，能迅速消肿散瘀，促进血液循环，消除关节内积液积血，中后期服舒筋活血中药，能加快患膝创伤修复，防止粘连、僵直发生，有利于患膝提早活动锻炼，防止韧带松弛，股四头肌萎缩而致复发性髌骨脱位的发生。此外，尽管已经复位，但对患膝及早进行磁共振或膝关节镜检查还是必要的，对于合并韧带断裂、骨折等情况，宜及时进行手术修复。

（一）名医经验选录

1. 刘寿山经验：患者坐在床边。助手双手拿住大腿下端固定不动。医者一手由外侧用拇指、示指圈住髌骨，并拿住伤膝，另一手由小腿内侧拿住足踝部，轻轻摇晃（做环转动作）小腿6～7次。将小腿挟在医者两腿之间，将伤肢拔直，如髌骨向外方移位，用一手拇指、示指由内侧圈住髌骨，用另一手拇指或大鱼际推住髌骨外缘，随即使膝关节屈曲，足跟至臀部，同时拿伤膝之拇指或大鱼际向内推按，伤膝作响，髌骨即已复位。向内侧移位，方法与上相反。将小腿拔直，用揉、捻、捋、顺法按摩舒筋。

2. 罗有明经验：患者坐或仰卧在治疗床上，一手置于移位髌骨外上方，另一手握住足踝部，先使伤肢稍屈曲，随时拔伸伤腿，推髌骨之手乘机按推髌骨使其复位。向下移位时，可用手上推髌骨，同时屈曲一次膝关节，即可复位。

（二）临床报道选录

1. 黄国洋运用手法治疗外伤性髌骨脱位5例：疗效满意。方法：患者取仰卧位，术者一手握其踝关节，另一手轻轻按摩患膝，待患者放松肌肉的情况下按摩患膝之手改为向下按压脱出的髌骨外缘。以增大髌骨接触面的距离。握踝关节之手将膝关节稍屈曲，使嵌顿解除。然后在迅速伸直膝关节的同时，向下按压髌骨外缘之手改为向上向内推挤髌骨，即可1次复位成功。复位后给予石膏托外固定。并配合中药熏洗，手法理筋。（《中医正骨》，2007年第2期）

2. 景元伟等手法整复，石膏托外固定配合中药治疗创伤性髌骨脱位5例：疗效满意。方法：①伸膝位髌骨脱位：患者仰卧位，患膝平放，术者一手按住患膝，另一手捏住脱位的髌骨，采用先向上提后向内拨捻手法以矫正之，可以听到髌骨复位的响声，然后轻缓地屈伸患膝2～3次，以理顺筋络关节。②交锁于屈膝30°～40°髌骨脱位：患者仰卧位，术者一手按握在膝前脱位髌骨处，采用先向上提后向内拨捻手法，同时另一手握住患肢踝部。缓慢均衡地先伸膝后屈膝，可以听到髌骨复位声，然后轻缓地屈伸患膝2～3次，以理顺筋络关节。患膝复位后均采用石膏托固定于伸膝位4～6周，其间进行股四头肌锻炼，根据损伤修复情况，在患膝积血、积液吸收消失后，下地负重锻炼，4～6周拆除外固定后，加强患膝屈伸功能锻炼。（《中医正骨》，2005年第7期）

3. 金军报道外伤性髌骨脱位10例：把患膝处于尽可能过伸位，在髌骨外侧缘挤向内侧，即可把脱位的髌骨复位，无1例需给予麻醉，复位后行大腿石膏前后托固定4周。结果：随访4个月至2年，患膝外观形态和功能完全正常，复查X线片无异常，未发现1例再脱位现象。（《常州实用医学》，2009年第6期）

4. 陈启忠报道训练引发髌骨脱位5例：均手法复位，疗效满意。方法：在腰麻或局部麻醉下，牵引伸直膝关节，同时将外移髌骨向内后侧推、挤、压，使脱位或半脱位的髌骨复位，使髌骨的内外侧分别与股骨内外髁前面形成的关节面恢复平整。复位后伸膝位石膏托外固定，防止再脱位。配合抗生素，口服中药七厘散治疗。（《东南国防医药》，2008年第8期）

第十七节 踝关节骨折脱位

一、病证概述

踝关节骨折脱位,因距骨体处于踝穴中,周围有坚强的韧带包绕,牢固稳定,故单纯踝关节脱位极为罕见,多合并有骨折。本节讨论的是以脱位为主,合并有较轻微骨折的踝部损伤,简称为踝关节脱位,此种损伤以后脱位最多见,前脱位次之,向上脱位最为少见。当踝关节跖屈位时,小腿突然受到强有力的向前冲击力,可致踝关节后脱位。当踝关节背伸位,自高处坠落、足跟着地,可致踝关节前脱位,当压缩性损伤使下胫腓关节分离时,可致踝关节上脱位。其临床表现:受伤后踝部即出现疼痛、肿胀、畸形和触痛。后脱位者胫腓骨下端在皮下突出明显,并可触及,胫骨前缘至足跟的距离增大,前足变短;前脱位者距骨体位于前踝皮下,踝关节背屈受限;向上脱位者外观可见伤肢局部短缩,肿胀剧烈。局部症状、疼痛、肿胀、畸形和触痛。后脱位者胫腓骨下端在皮下突出明显,并可触及,胫骨前沿至足跟的距离增大,前足变短;前脱位者距骨体位于前踝皮下,踝背屈受限;上脱位者外观肢短缩。常规 X 线片能够确诊。CT 扫描可发现细微骨折。

二、妙法解析

(一)右踝关节骨折脱位(肖启树医案)

1. 病历摘要:王某,男,30 岁。跌伤右踝肿痛活动障碍 1 小时入院。查体:右踝肿胀明显,踝关节畸形,内外踝明显压痛,踝关节屈伸障碍明显,有弹性固定感。足背动脉搏动正常,足趾屈伸正常,趾端血供好。X 线片示:右内外后踝骨折,距骨内移 1.5 cm,内踝骨折向内上移位,外踝骨折内移。诊断:右踝关节骨折脱位。治疗:手法复位石膏外固定。采用腰麻,患者平卧,一助手站于患肢近端,一手肘部套住患肢腘窝,另一手握住患肢膝部前下方向上方牵引,另一助手双手握住患肢足部和跟部行肢体纵向牵引,并使足略跖曲,牵引用力应适度,术者用手推挤内外后踝使之复位,同时助手将患肢足足跟部做相应的旋前/旋后,内收/外展,跖曲/背曲动作以帮助骨折脱位的复位,复位后术者把持住踝关节,助手将患足维持在逆受伤机制体位,此体位即为 U 形石膏塑形后体位。先在内外踝部各放置一空心垫,小腿和足部覆以石膏棉衬垫,将备好的石膏自小腿上段外侧向下至外踝足底缠绕至内踝向上至小腿上段内侧成 U 形石膏,再用绷带缠绕固定,石膏硬化后抬高患肢,观察肢端血运,根据肿胀程度调节松紧度。U 形石膏外固定 4 周后去除外固定,拄拐功能锻炼 2 个月,一般行走微有跛行,3 个月后无任何症状,活动正常。(《医学信息》,2010 年第 6 期)

2. 妙法解析:手法复位的重点在于纠正距骨的脱位,其次是外踝骨折,这对于踝关节的稳定性尤为重要。复位不满意的常是内踝和后踝骨折片,常因韧带骨膜嵌入断端复位困难,后踝骨折大于胫骨下端关节面 1/4,手法复位失败者应手术治疗,U 形石膏外固定的体位对于防止踝关节骨折脱位复位后再移位很重要,旋后-内收型应用外翻位 U 形石膏固定,旋前-外展型应用内翻位固定,旋后-外旋型应将足内旋并将踝关节置于 90°位固定,旋前-外旋型应固定在足内旋内翻位,垂直压缩型移位在 1 mm 以内者踝关节背曲 10°固定。

(二)左踝关节完全性脱位(孙达武医案)

1. 病历摘要:杨某,男,21 岁。行走困难来我院求诊。诊见:左踝、足背部肿胀,外踝及足背外侧皮下见多处瘀斑，腓骨远端向后突出，足背向后内移位，局部压痛，足背动脉搏动减弱，足趾温度正常，活动尚可。X线片示：左腓骨下段骨折，骨折远端向后成角畸形；左踝关节完全性脱位，距骨向后内移位。诊断：左踝关节完全性脱位。治疗：徒手复位加塑形夹板外固定。患者仰卧位，患肢屈膝约160°，一助手固定膝关节，另一助手握患足跟及足背部做拔伸牵引。持续约5秒，听到入臼声，术者将踝关节内翻，并在腓骨骨折端挤压推按使骨折对位。经X线片检查，见左踝关节脱位完全纠正，腓骨骨折对位对线良好。用自制塑形夹板外固定踝关节于内翻位，抬高患肢，内服活血消肿止痛的药物。住院25日，踝关节改为中立位固定，带夹板固定出院。1个月后来院复查，左踝关节功能恢复良好。（《孙达武骨伤科学术经验集》，人民军医出版社，2014）

2. 妙法解析：单纯踝关节完全性脱位临床少见，多合并骨折发生。本例为踝关节跖屈位时直接暴力从前外侧撞击所致。使腓骨下端骨折并向后成角，外力继续作用使距骨向内移位。采用手法使脱位的关节恢复原来的解剖位置，结合自制塑形弹力夹板加强固定的可靠性，疗效满意。因内翻位固定，有利于三角韧带、下胫腓联合韧带修复。治疗骨折，同时重视筋伤是孙氏治疗骨折的特色。

（三）双足踝部多发性骨折脱位（孙达武医案）

1. 病历摘要：陈某，男，31岁。从4 m高处坠落，左足外翻右足内翻位着地致伤。以两足踝部肿痛，不能站立行走1日来诊。诊见：两足踝部肿胀，左踝外翻、右踝内翻畸形。X线片示：左踝骨折，骨片向外下移位；腓骨远端粉碎性骨折，远端向外移位，并向内成角；距骨向外移位；右足跟距、距舟关节解剖关系失常，距骨向前脱出，骰骨骨折。诊断：两足踝部多发性骨折脱位。治疗：行手法整复，用塑形夹板外固定左踝于内翻背伸位、右踝背伸90°中立位。术后配合中药内服外洗，加强功能锻炼。6周去外固定，随访1年，双踝关节功能均恢复正常。（《孙达武骨伤科学术经验集》，人民军医出版社，2014）

2. 妙法解析：双足踝部同时骨折脱位，较为少见。本例为高处坠落时，患者的重心偏向右侧，使右足跖屈、内翻位着地，造成距骨周围脱位；而左足处于旋前位，受到强大外展应力及三角韧带牵拉导致内踝横形骨折。同时距骨向外撞击致外踝粉碎性骨折。治疗上根据损伤不同而采用不同的整复手法，术后逆损伤体位固定4～6周，预后一般良好。

（四）开放性左踝关节后脱位（孙达武医案）

1. 病历摘要：患者，男，24岁。患者于2日前左足不慎滑入正在运行的皮带轮内，踝关节过度跖屈，致使踝部骨骼从踝关节前外侧皮肤裂口脱出。随即被送来我院诊治。就诊时，左内外踝向前外侧脱出于皮外3 cm，有斜形皮肤裂口8 cm，足向后内侧移位，呈悬垂状。X线片示：左踝关节后脱位并腓骨下端骨折。诊断：开放性左踝关节后脱位。治疗：硬膜外阻滞下清创复位，修补关节囊，复位后固定足踝关节于90°位，于中立位将内踝各用2 mm克氏针固定距骨上。前后石膏托固定。伤口一期愈合，4周拔除克氏针，1个月去除石膏，进行功能锻炼。为防止距骨无菌性坏死，2个月下地练习行走。随访2年，除阴雨天偶有酸痛外，踝关节功能及行走均正常。（《孙达武骨伤科学术经验集》，人民军医出版社，2014）

2. 妙法解析：本案为开放性踝关节脱位。此类损伤防止感染为首务，故应注意彻底清创，术中操作应轻柔，尽量保护距骨血供；术后避免早期负重，以防发生距骨无菌性坏死。孙教授处理此类复杂损伤，多采用"简单"处理，如有牵引、夹板固定与内服活血药等，往往取得理想疗效。

（五）左足距舟、跟距、跟骰三关节闭合性脱位（孙达武医案）

1. 病历摘要：管某，男，28岁。患者于1日前在步行上班途中，左小腿后方被突然驰来的摩托车撞击，当即俯卧跌倒，左足部剧痛，不能站起，左足背向上突起不能活动，立即被送到当地某医院住院。X线片示：左足距舟、跟距、跟骰三关节闭合性脱位。在硬膜外阻滞下进行手法复位未成功，拟进行手术治疗，因患者有顾虑转另一医院再次手法复位亦未成功而来我院就诊。就诊时左踝关节以下高度肿胀、变形，足呈外翻位略跖屈，功能活动丧失，足背、内踝部有大面积皮下瘀血，足趾皮肤温度下降，胫后动脉触不清、足背动脉微弱，无明显神经损伤症状。X线正位片示：跟距关节之距骨关节面向内侧突出，跟骨及跗骨向外侧偏移。侧位片示：舟骨凹面在距骨头下方约2 cm，跟骰关节之骰骨向下移位约1 cm，跟距关节角变小，各骨关节间隙增宽。诊断：左足三关节闭合性脱位。治疗：患者取平伸卧位，在硬膜外阻滞下整复。一助手把持固定踝关节上方，另一助手用布带套住足跖部向前下方牵引，持续约5分钟，使其肌肉松弛。术者以左手拇指捏于外踝下，虎口通过足底，其他四指捏内踝下，右手虎口扣住跟腱抵止部，在两助手持续牵引下，向下外方用力挤压。此时可听到入臼声，跟距关节脱位先得到整复。再用双拇指用力挤按距骨头上方，双拇指向下方压，其他四指用力向上提端，可听到还纳声响，距舟、跟骰关节相继复位。这时足部畸形全都消失，被动做踝关节屈、伸及足内、外翻运动均正常。经X线片证实复位成功。（《孙达武骨伤科学术经验集》，人民军医出版社，2014）

2. 妙法解析：足三关节系指距舟关节、跟距关节和跟骰关节，是足部较为稳定的微动关节，在一般外力作用下不易改变它们之间的结构。必须有多种方向之外力同时作用，将距舟、跟距、跟骰关节之间的韧带撕裂，使这些不规则的骨块失去原来的解剖关系而脱位。足三关节脱位，在临床中较为罕见，报道不多。由于涉及3个关节结构，加之这些不规则骨骼块相交锁，所以手法复位较为困难。孙达武教授擅长手法复位，其手法巧妙，多利用手工托回力使其复位。孙教授强调复位之前仔细分析病史及移位机制，对于指导手法大有裨益。

（六）左踝关节完全性脱位（仇湘中等医案）

1. 病历摘要：陈某，女，42岁。车祸致伤，伤后12小时以足背肿胀、疼痛、畸形，不能站立和行走困难为主诉来诊。左踝、足背部肿胀，外踝及足背外侧皮下见多处瘀斑，腓骨远端向后突出，足背向后内移位，局部压痛，足背动脉搏动减弱，足趾温度正常，活动尚可，内踝部无骨折征，三角韧带未完全断裂。X线片示：左腓骨下段骨折，骨折远端向后成角畸形；左踝关节完全性脱位，距骨向后向内移位。徒手复位加石膏外固定。患者仰卧位，患肢屈膝约160°，一助手固定膝关节；另一助手握患足跟及足背部做拔伸牵引。持续约5秒，听到入臼声，术者将踝关节内翻，并在腓骨骨折端挤压推按使骨折对位。经X线检查，见左踝关节脱位完全纠正，腓骨骨折对位对线良好。用U形石膏固定，抬高患肢，内服活血消肿止痛的药物。住院15日，带石膏出院。1个月后来院复查，左踝关节功能恢复良好。（《特殊型骨与关节损伤医案》，中国医药科技出版社，1993）

2. 妙法解析：踝关节完全性脱位临床少见。本例为踝关节跖屈位时直接暴力从前外侧撞击所致。使腓骨下端骨折并向后成角，外力继续作用使距骨向内移位。采用手法使脱位的关节恢复原来的解剖位置，结合石膏固定，疗效满意。

（七）开放性左踝关节后脱位（黄建方医案）

1. 病历摘要：患者，男，24岁。左足不慎滑入正在运行的皮带轮内，踝关节过度跖屈，致使踝部骨骼从踝关节前外侧皮肤裂口脱出。检查左内外踝向前外侧脱出于皮外3 cm，有斜形皮肤裂口8 cm，足向后内侧移位，呈悬垂状。X线片显示踝关节后脱位。硬膜外阻滞下清创复位，修补关节囊，复位后足背屈0°于中立位，内踝各用2 mm克氏针固定距骨上。前后石膏托固定。伤口一期愈合，4周拔除克氏针，1个月去除石膏，进行功能锻炼。为防止距骨无菌性坏死，2个月下地练习行走。随访2年，除阴雨天偶有酸痛外，踝关节功能及行走均正常。（《特殊型骨与关节损伤医案》，中国医药科技出版社，1993）

2. 妙法解析：此类损伤应注意彻底清创，术中操作应轻柔，尽量保护距骨血供；术后避免早期负重，以防发生距骨无菌性坏死。

三、文献选录

踝关节由胫腓骨远端与距骨组成，属于屈戌关节，关节结合紧密，以屈伸为主要活动方向，以负重为主要功能。因距骨体处于踝穴中，周围有坚强的韧带包绕，故临床单纯踝关节脱位极为罕见，一般多合并有骨折，后脱位多见，向上脱位较少见。

踝关节为屈戌关节，站立时全身重量都落在踝关节上，负重最大，故中医称距骨起"柱鼎石"作用。踝关节的背伸、跖屈活动，除依靠关节本身踝穴结构维持稳定外，其关节周围韧带亦较坚强，中医称为踝骨护头筋、包骨筋，这粗略的包括了胫腓骨下端的十字韧带、踝部内、外侧副韧带及关节囊等组织。踝部脱位因外力作用方向、大小和肢体受伤时所处位置的不同，可形成各种不同类型的脱位。在损伤时除部分关节囊、韧带被撕裂外，在严重损伤中常有不同程度的内、外踝或后踝的骨折，故在病理改变上是复杂的联合损伤。手法复位治疗要注意恢复距骨在踝穴内运动的正常解剖结构和稳定性，特别是要复位距骨，恢复踝外侧区的稳定性和腓骨的长度，即使复位和愈合良好，但韧带损伤愈合后很难达到原有的张力水平，故可造成踝外区的不稳定，遗留有疼痛和继发性骨关节炎。

（一）名医经验选录

1. 刘寿山经验：患者平卧，将伤足伸出床边。第一助手用双手拿住小腿下端固定勿使摇晃；第二助手由伤骱内侧拿住足背，另一手由外侧握住足跟，缓缓用力相对拔伸。医者站在伤足外侧。双手拇指在胫腓骨前缘扣住，余双手四指交叉兜住足跟，从而使双手相对拿住伤踝。嘱助手缓缓用力拔直，并使足略作跖屈、背伸活动，拿伤踝的双手用力相对归挤。若距骨向上移位者即可复位。若距骨向内侧脱位者，先将足向内翻牵引，再使足由内翻内旋位转至外翻外旋位，按内踝之手向外戳按；距骨向外侧脱位时，先将足向外翻位牵引，再使足由外翻外旋位转至内翻内旋位，按外踝之手向内戳按。距骨向前脱位者，在持续拔伸下，先使足跖屈而后使足背伸，同时双手拇指向后戳按；若向后脱位者，则先使足背伸而后使足跖屈，同时双手四指向上提挺，关节作响即复位。若伴有内、外踝骨折时，再按踝部骨折整复方法，双手拇指、示指相对归挤，使骨折复位。

2. 罗有明经验：患者坐在治疗床上，助手双手拉住小腿骨，医师一手拿其患肢足跟，另一手拿其足面，一拇指按压住突出之骨，在助手相反方向牵拉的同时，摇踝关节2～3遍，在摇、拉及拇指按压的情况下，即可复位，复位后要求与健侧关节宽窄相等，包扎固定2～3周，配合熏洗，功能锻炼。

（二）临床报道选录

1. 赵洪洲等用手法复位配合跟后石膏托夹板固定治疗踝关节骨折脱位：旋后-外旋型、旋前-外展型、旋前-外旋型均按外踝—内踝—后踝—下胫腓联合的顺序进行手法复位。患者仰卧，屈膝90°以使小腿三头肌放松。两助手分别握持大腿腘部与足部，按骨折畸形方向顺势牵引（牵引力量不能过大，以免加重损伤）。牵引足部的助手将足内旋，矫正外旋畸形。术者双手拇指置于外踝骨折远端，其余四指环抱骨折近端，在推远端向胫侧，拉近端向腓侧的同时，助手内翻背伸踝关节，纠正外踝及距骨的移位。维持内旋-内翻-背伸位。术者以拇指向后下方推挤内踝使其复位，然后以双手拇指顶住后踝骨折远端，四指环抱骨折近端，双拇指向远推挤，同时向下拉骨折近端使后踝复位。最后以双手大鱼际部环抱下胫腓联合部用力扣合，以使下胫腓联合复位。两助手维持足与踝的内旋-内翻-背伸位准备固定。旋后-内收型按内踝-外踝的顺序进行手法复位。旋后-外旋型、旋前-外展型、旋前-外旋型固定于内旋-内翻-背伸位，后侧以宽 7.5 cm 的石膏绷带从膝下 8 cm 至超足趾 1 cm 做石膏托，胫前侧为达踝关节平面两直板，内外侧为具有内翻弧度的内翻夹板，并在下胫腓内外侧各加一大小相等的塔形垫。旋前-内收型固定于外旋-外翻-背伸位。垂直-压缩型固定于中立位。根据骨折愈合情况，固定 5～6 周改中立位夹板，下地锻炼 1～2 周。结果：随访 6～12 月，82 例功能正常无不适感；66 例行走时踝部不适，小腿酸有胀感；5 例行走时踝部疼痛；3 例手法复位失败行切开复位内固定。(《中国中西医结合外科杂志》，2010 年第 4 期)

2. 谢杰伟用手法复位超踝内翻夹板治疗伴距骨半脱位踝关节旋后外旋损伤 19 例：一助手用肘部托住患肢腘窝，在膝关节屈曲 90°状态下向近端牵引，术者握住患肢足跟部及足部中段，两人牵引对抗，使外踝短缩移位恢复，这时术者一手牵引维持，另一手拇指将外移的外踝向内侧推，并将踝关节向内翻，检查外踝的外侧是否平滑。复位后维持踝关节内翻位，局部外敷驳骨油纱（广东省中医院院内制剂），采用杉树皮夹板 5 块，其中内、外、后方夹板长度超越踝关节，前方 2 块夹板远端长度位于踝穴上约 1 cm 处，5 块夹板近端均位于腓骨头下约 3 cm 处，外侧压垫位于外踝下方，内侧压垫位于内踝上方，绷带捆扎使踝关节处于背伸内翻位固定。4 周后改为中立位固定，开始做踝关节背伸跖屈功能锻炼。6～8 周后复查 X 线片，若证实骨折处骨折线模糊，断端有一定稳定性，无发生骨折再移位，便可去除固定。复位后即加强功能锻炼，配合中药治疗。结果：按 AOFAS 评分，优 15 例，良 3 例，差 1 例，优良率达 94.7%。除有 1 例遗留踝关节创伤性关节炎踝关节疼痛外，所有患者均恢复正常生活和原有工作，疗效理想。(《医学信息》，2010 年第 2 期)

3. 谢运华等运用手法复位加中药熏洗治疗踝关节骨折脱位 98 例：患者平卧位，屈膝 90°，以放松小腿三头肌，术者站在患肢外侧，旋后-内收型者，一手固定近折端，另一手握住远折端，按移位的相反方向回旋复位，U 形石膏托固定。旋后-外旋型者，跖屈位顺势牵引 2～3 分钟，解除骨折面嵌插，恢复腓骨长度，再将足牵向前方，纠正距骨及胫骨后唇的向后移位，助手将外踝推向前方，内旋患足，再向内推挤外踝，患足置中立内旋位，U 形石膏固定。旋前-外旋型者，足外翻，跖屈位牵引，再牵患足向前，内旋患足，然后内翻背伸位石膏托固定。为防止小腿旋转，予以膝上石膏托外固定。垂直压缩性骨折用袜套牵引的方法治疗，用长袜套套住整个下肢，胶布固定于大腿上，用绳捆扎，悬吊滑动牵引，重量 3 kg 左右。对外翻骨折先外翻牵引，内翻骨折先内翻牵引。在牵引过程中纠正旋转移位。纠正旋转后，改变牵引方向，向畸形的反方向翻转，由外翻逐渐变为内翻，内翻变为外翻，同时术者用两手掌击打两踝。使胫腓关节分离及距骨内外侧移位完全复位。手法整复后立即摄 X 线片检查，若发现踝穴位置不正，则可至多再行一次闭合复位，在石膏不凝固前于内外踝都外加压，尽量使分离的胫腓下联合靠紧复原。若患者肿胀消退，骨折有再移位，可进一步闭合复位，然后再用短腿石膏靴固定，同样手法复位后复查 X 线片，3 周后更换功能位小腿管形石膏固定，2 个月后拆石膏练习踝关节功能。并配合中药内服、外洗及功能锻炼。结果：随访时间最长 5 年，最短 2 年。治疗后关节功能恢复优者 76 例，占 77.6%；良 14 例，占 14.3%；差 8 例，占 8.1%。(《临床医学工程》，2009 年第 6 期)

4. 陈建静采用手法复位石膏夹板固定治疗踝关节骨折脱位 57 例：助手双手握小腿中段，术者左手持前足，右手掌托足跟，余指环抱内外踝，先顺势徐徐牵引，然后采用逆原损伤方向逐渐改变方向，同时向前提拉跟骨下压胫腓骨并背伸踝关节，内翻或外翻前足，合并下胫腓关节分离者反复挤压内外踝，直至踝穴恢复正常。后踝骨折先行纵向牵引，必要时在跟腱两侧向下推压后踝骨折块，使后踝骨块复位，然后向前提拉跟骨下压胫腓骨并背伸踝关节，内翻（或外翻）内旋（或外旋）复位内、外踝。复位满意后在小腿近端至足底行石膏夹板固定，继续向前提拉跟骨下压胫腓骨保持踝关节背伸位，内翻（或外翻）位固定，直至石膏完全塑形干燥。将下肢屈髋屈膝抬高30°，并注意观察患肢的末梢血液循环、感觉情况。定期复查拍片。4周改为功能位石膏固定，6周开始功能练习，8周拆除石膏，逐步负重行走。结果：本组均一次手法复位成功，解剖复位或近解剖复位53例，功能复位4例，解剖复位或近解剖复位率达93.0%，根据Baird-Jackson评分系统评定，优39例，良13例，可4例，差1例（为79岁患者不配合治疗）。（《中国骨伤》，2009年第12期）

5. 闭合复位，U形石膏固定，治疗踝关节骨折脱位93例：损伤＜Ⅱ度闭合复位，平卧屈膝呈直角。旋后内收型，两手分别握胫骨远端向后推、后侧足跟向前提并外展，踝关节中立位，U形石膏固定。旋后外旋型，跖屈位牵引2～3分钟，助手向前推外踝，医者牵足向前，内旋患足，向内推挤外踝，足中立内旋位，U形石膏固定。旋前外旋型，足外翻、跖屈位牵引，向前、内旋患足，内翻背伸位石膏托固定。防止小腿旋转、后唇骨折块大分别用膝上、管形（或前后）石膏托固定。垂直压缩性骨折用袜套牵引，重量约3 kg。6～8周后，去除外固定。＞Ⅲ度切开复位，外、内踝分别用钢板、克氏针加张力带（或均用螺钉）内固定。下胫腓分离，于其上3 cm、平行于关节面处，用皮质骨螺钉穿过3层皮质固定下胫腓联合，8周后去除。三角韧带修补者外固定6周。均拆线（或去除石膏托）后，用海桐皮、伸筋草、透骨草各15 g，当归、红花、川芎、牛膝各10 g。每日1剂水煎取液，熏洗患处，每日2次。功能锻炼。结果：优67例，良11例，可15例。（《中国骨伤》，2001年第7期）

6. 分型复位，膝上石膏托外固定，加中药内服外敷，治疗踝关节骨折脱位47例：患者平卧位，屈膝90°。旋后内收型：医者一手握骨折近端向后推，另一手握足跟后侧前提、外展，踝关节中立位固定；旋后外旋型：跖屈位牵引2～3分钟，解脱骨折面嵌插，恢复腓骨长度，再将足牵向前，纠正距、胫骨后唇后移位，助手向前推外踝，内旋患足，向内推挤外踝，中立内旋位固定；旋前外展型：跖屈位顺势牵引，向前牵足，内收患足，踝关节中立位固定；均用"U"形石膏托固定。旋前外旋型：足外翻、跖屈位牵引，向前牵患足，内旋，内翻背伸位石膏托固定。均为膝上石膏托外固定。1～2周内用三七、桃仁、红花各12 g，丹参、当归、川芎各10 g，苏木、陈皮各15 g。＞3周用当归、丹参、川芎、红花各10 g，杜仲、五加皮、续断、黄芪各12 g，自然铜、骨碎补、鹿角胶各10 g。每日1剂，水煎服。解除固定后，用川乌、细辛、花椒、红花、透骨草、宽筋藤、艾叶、防风等，布包，水煎30分钟，熏洗、热敷患处，每次20～30分钟，每日1～2次。结果：优33例，良8例，可6例。（《中医正骨》，2006年第7期）

第十八节　距骨脱位

一、病证概述

发生于距骨的脱位称为距骨脱位，临床以踝关节及足部肿胀、功能障碍、局部瘀斑为主要特征。

二、妙法解析

（一）右侧三踝骨折合并胫距关节半脱位（胡黎生医案）

1. 病历摘要：姜某，女，21岁。滑冰摔倒外翻位扭伤后，右踝关节肿痛，不能活动，校医院摄X线片，诊为"三踝骨折"。手法整复，针织夹板固定3日，症状不减。诊查：右踝关节高度肿胀，延至小腿中段及全足，足背有2cm×1.5cm水疱，踝关节伸受限明显，足略下垂，足背动脉搏动尚好。X线片示：右外踝螺旋骨折，远折端外侧旋转移位，内踝撕脱，后踝斜形骨折，移位轻度，胫距关节内侧间隙显著增宽，胫骨下端前缘嵌于距骨顶点。诊断：右侧三踝骨折，合并胫距关节半脱位。治疗：以棉花纱布预制适应踝部生理曲线的胶合板两块，3.3cm竹片1块、外踝夹板下端加1.5cm厚纱布垫。患者仰卧，屈膝130°，两助手分别抱膝、握足背足跟，对抗牵引3～5分钟，远位助手逐渐背屈踝关节至90°，此时术者双手环抱内外踝对向挤压而内翻，远位助手同时协助使足内翻，并屈伸踝关节数次，无障碍则表示骨折、脱位矫正。创面敷0.1%依沙吖啶（雷佛奴尔）湿布，置超双踝夹板，横跨足跟缠绷带4～5层，后踝置一纱布垫，再置后侧竹片，以绷带缠绕固定，最后用一条胶布横跨足跟加固双踝夹板。术后X线片示：解剖复位。内治按三期分治给药，嘱其渐进性练习踝关节屈伸功能。治后30日症状基本消退，X线片示：中量骨痂。50日骨痂丰满，解除固定物，外用熏洗药，继续练功。60日功能基本恢复，半年后复查功能完全恢复正常。（《中国现代名中医医案精华》，北京出版社，1990）

2. 妙法解析：踝关节由胫、腓骨的下端的踝关节面与距骨滑车构成。距骨滑车呈前宽后窄状，当背屈时比较稳固，当跖屈时，踝关节松动而稳定性较差，易受扭伤。胡氏治疗踝关节损伤多例。随访结果，均恢复正常劳动能力。胡氏主张整复前务须明悉病因病机，具体分析，辨证施治，避免千篇一律。如本案猛力摔伤，踝过度外翻，致内踝韧带撕裂，足后移外翻，胫距关节向后外脱位又致外、后踝骨折，故整复当以矫正脱位为先，前后脱位矫正后，稍抱踝同时使足内翻，侧方移位及骨折即基本矫正。应当指出：诸法又以拉（牵引）为主，顺移位方向拉开，为反移位整复之基础，故胡氏认为"拉开后，无须用大力"，此即胡氏手法轻柔、敏快之内涵。最大限度防止骨折断端对神经、血管的损伤和其他并发症的发生。胡氏采用的夹板固定法，方法独特，操作简便，器材易做，容易掌握，顺应肢体生理曲线塑板，符合生理要求。此乃胡氏将中医学辨证论治原则在骨伤科学中的运用和发展；西医学也认为"顺应生理曲线"符合生物力学原理，为维持骨折稳定性之本。动静结合，早期练功，分期用药，医者与患者合作等基本原则均在"胡氏整骨"中巧妙运用。

（二）距跟关节脱位（段胜如医案）

1. 病历摘要：张某，男，52岁。在过人行横道时被疾驶来的摩托车撞出几米外跌倒，急送某医院，诊为颅底骨折、颧骨骨折、左小指骨折、急性颅脑损伤、失血性休克。经抢救7日，生命体征平稳，逐渐身体康复，下地行走，发现足底站立时不能踩平，行走不便且痛，检查：双足对比右跟骨呈轻度内翻，右足前部显内收状态，右踝关节正侧位X线片初看无明显异常，再照双踝关节对比的正侧位X线片，可见两侧的距跟关节间隙及距舟关节间隙不相等，患侧有明显变化，乃在硬膜外阻滞下，将踝及距跟关节反复活动，松解粘连，直至跟骨内翻、足前部内收轻度畸形完全矫正后，用石膏托固定。第5日去除石膏托，给踝关节附近僵硬的肌肉和韧带予以按摩，并做踝及距跟关节被动运动，治后下地行走，右足底踩地能放平，但疼痛，踝关节活动仍受限，教会做踝关节锻炼，每周3次按摩，共治疗3周，踝及距跟关节活动明显进步，疼痛大为减轻，教会家属自己按摩，停诊。（《段胜如临床经验》，华文出版社，2000）

2. 妙法解析：距骨周围脱位是指距骨与跟骨关节、距骨与小腿关节、距骨与舟骨关节因受外伤而脱位。此种脱位在临床不多见，而周围脱位常见的只是距跟关节的跟骨内翻与足前部内旋或跟骨外翻足前部外旋。确切地说，是错位而不是脱位，完全脱位是更少见的。当然距舟与距骨小腿关节的间隙也会有少许变化，但主要是脚跟关节的错位。距骨周围错位常有机动车撞伤或高处摔下的明显外伤史，踝及距跟关节活动受限，尤以内外翻受限明显，站立足底不能踩平，行走痛且不稳。检查时可见踝及距跟关节附近压之疼痛，双足对比能显出病侧足跟有轻度内翻或外翻畸形，摄片可明确诊断。

（三）右足距骨周围跗骨后内侧脱位（唐志宁医案）

1. 病历摘要：患者，男，28 岁。打篮球跳高跌倒，右足着地致伤引起右踝部及前足肿痛、畸形、活动受限。伤后 2 小时就诊。检查发现右足内旋、内翻畸形，足下垂呈弹性固定，局部肿胀、疼痛，功能障碍。X 线片示：右足距骨周围跗骨后内侧脱位，合并跟骨载距突骨折。即行手法整复，畸形随着复位消失。复查 X 线片示：右距骨周围跗骨脱位已复位，跟骨载距突骨折对位好。足稍外翻、背伸位 90°小夹板外固定。术后 6 周拆除外固定，按术后常规处理。60 日后复查，踝关节功能恢复正常。（《关节脱位及邻近骨折手法复位图解》，广东科技出版社，1999）

2. 妙法解析：距骨周围脱位夹板固定方法：①内、外侧上缘达小腿近端，下超踝关节宽度约 5 cm。②后侧 T 字形夹板 1 块，上缘达小腿近端，下超踝关节至跗跖关节，足固定于背屈 90°四周。当脱位时，若距骨头的内侧或舟状的外侧因撞击而骨折，整复后固定不稳定时，应将足固定于外翻位。且手法复位时应注意其禁忌证：①年老（年龄 60 周岁以上体衰，有心血管疾病如高血压、心脏病等患者。②关节脱位时间较长（超过 3～6 个月），X 线片示骨质普遍疏松，已显著脱钙者。③临床检查时，脱位的关节活动度极小且异常僵硬者。④有严重的并发症，如骨折、神经损伤、血管损伤、损伤性骨化、感染等。

（四）左距骨内前方全脱位（闻蕃乐医案）

1. 病历摘要：患者，女，16 岁，左足摔伤 20 小时。检查左足外踝前凹陷，内踝前下方有一骨性突起，局部皮肤苍白，关节活动受限，足背动脉搏动减弱，胫后动脉搏动尚好。X 线片示距骨与其相邻的 3 个关节关系失常，而独自脱向内前方，距骨头与跟骨、舟骨重叠。诊断：左距骨内前方全脱位。在腰麻下行闭合复位成功。4 年后随访，距骨位置正常，未见缺血性坏死及退行性改变，关节活动正常，并能从事农业劳动。（《特殊型骨与关节损伤医案》，中国医药科技出版社，1993）

2. 妙法解析：距骨全脱位是踝关节的一种严重损伤，应早期诊断早期治疗，以免因骨突出过久而发生局部皮肤缺血性坏死。在治疗方法上，对新鲜闭合性脱位，则应以闭合复位为好，既可恢复踝关节的正常解剖关系，同时闭合复位疗法损伤小，又有利于保留脱位距骨尚存的血供。

（五）右足距下关节内侧脱位（朱蕴曾医案）

1. 病历摘要：刘某，女，55 岁。因右足跌伤后肿痛畸形，不能站立行走 3 小时来院急诊。检查右足呈内收 45°、内翻 30°畸形，足背肿胀，其外侧可见一骨性隆起，触痛，足内、外翻活动受限，但足趾活动、血运及感觉正常，X 线片示右足距下关节内侧脱位。治疗：局部麻醉下行手法复位。术者牵引前足及跟部，将前足外展背屈即复位，术后以短腿石膏管型固定。5 周后去石膏复查见右足外形正常，仅足背及踝部微肿，踝关节可伸屈 20°，距下关节有 5°被动活动。伤后 1 年随访，患者诉步行约 1 km 即有酸胀感，右踝及距下关节各有 20°活动。（《特殊型骨与关节损伤医案》，中国医药科技出版社，1993）

2. 妙法解析：距下关节脱位不常见，由于足的脱位通常发生在两个方向，在距下关节向内或外侧脱位时，足常同时向后或向前脱位。故本例应属内后侧脱位，此种脱位一般可行手法复位，但也有因距骨头为肌腱或骨折块所阻挡难以复位而需要切开复位者。固定时间以 3～4 周为宜，且应早期练功，以防发生功能障碍。如本例固定时间较久，故随访时踝及距下关节活动不佳，应引起注意。

（六）第 1 楔骨脱位（姜修羔医案）

1. 病历摘要：患者，男，32 岁。修理载重拖拉机时，左足踩在石块上，因拖拉机突然启动，拖拉机轮胎从左足背轧过，致局部肿痛，功能障碍，4 小时后来诊。检查一般情况良好。左足背肿胀明显，足背近端内侧触及 2 cm×1.5 cm×2.5 cm 骨性突起，压痛，无活动。X 线片示：第 1 楔骨脱位。治疗：两助手在跖屈位对抗牵引，术者用两拇指将第 1 楔骨的近端向下、近侧按压，牵引远端的助手同时背伸踝关节，听到较清脆的入臼音，按压脱位处畸形消失即示手法整复成功。4 个月后复查，患足无肿痛及畸形，已参加重体力劳动。（《特殊型骨与关节损伤医案》，中国医药科技出版社，1993）

2. 妙法解析：第 1 楔骨脱位临床少见，此例患者因载重拖拉机轮胎自外向内轧过足背，同时足底有石块阻挡，形成的跖屈旋转应力和杠杆作用将第 1 楔骨近端抵起而脱出。X 线侧位片对此显示清楚。因此，对疑有脱位者，可摄侧位片。治疗上，手法极易复位且稳定，复位成功后用压力垫及纱布包扎外固定 3～4 周即可。

（七）第 2 楔状骨脱位（彭恒杰医案）

1. 病历摘要：朱某，男，38 岁。赶毛驴拉载重平板车时，因毛驴受惊，离开路面，拉力较大，患者未能稳住脚步，左足背撞在被砍伐的高约 10 cm 的树桩上，以极度跖屈位急骤摔倒，伤后 8 小时入院。检查一般情况良好，除左足外无其他损伤。左足背肿胀，皮肤完好，踝关节被动活动及足背动脉搏动均正常。足背近端中线偏桡侧可触及 1.5 cm×1 cm×2 cm 的骨性突起，压痛，无活动。X 线片示第 2 楔状骨脱位。手法复位失败后，在腰麻下行切开复位。术中见第 2 楔状骨直立于骨凹中间，上、下关节囊完全撕脱，尚保留部分内、外侧关节囊，伸趾短肌部分肢入第 2 楔状骨与舟状骨之间隙内。将足前部跖屈，拔出伸趾短肌，清除积血，将第 2 楔状骨下翻转 90°并向近端推移，卡入骨凹内，稳定后，缝合周围关节囊及皮肤，小腿石膏靴固定。（《特殊型骨与关节损伤医案》，中国医药科技出版社，1993）

2. 妙法解析：第 2 楔状骨位于舟状骨及第 2 跖骨之间，内外与第 1、第 3 楔状骨相邻，形成平面关节，关节囊紧，韧带较强，伸趾短肌紧贴表面，但极薄，关节的活动甚少。此例由于在极度跖屈位时第 2 楔状骨近端受直接而急骤的冲击力，使其与舟状骨及第 2 楔状骨关节囊撕脱，加上足趾阻力，使第 2 跖骨底潜入第 2 楔状骨底面，形成杠杆作用，将第 2 楔状骨远端抵起，伸趾短肌嵌入舟楔关节之间，故手法复位困难。开放复位较易且稳定，故无需内固定。

（八）右足舟骨脱位（马松立医案）

1. 病历摘要：高某，男，40 岁，患者由汽车上跳下，右脚尚未站稳时，被对面行驶而来的拖拉机从右脚的前外侧轧过，患者向右后方倾倒，造成右足极度跖屈、外翻畸形。右足变形、变短，广泛肿胀及皮下稍有瘀血。足内侧隆起饱满。X 线片诊断为右足舟骨脱位。在局部麻醉及蛛网膜下腔阻滞下试行整复均失败，改手术切开复位。术中见舟骨与周围诸骨完全脱离，向内后方移位并旋转 90°，舟骨之内侧缘贴近内踝，近端关节面亦贴近内踝，与原位置成 90°。筋膜及关节面完全损伤，仅胫后肌止点处与舟骨相连。部分软组织嵌插于关节间隙中，致第 2 楔骨与距骨相关节。而前足成半脱位状，将足极度跖屈、外翻，还纳舟骨，能使之复位，但极不稳定。如不按捺即自行脱位，将第 1 楔骨、舟骨、距骨贯穿固定，术后短腿石膏固定。（《特殊型骨与关节损伤医

案》，中国医药科技出版社，1993)

2. 妙法解析：此种脱位少见。一般跗间关节不易完全损伤，此病便由于先极度背伸，足底关节囊及韧带已有损伤，后又在极度跖屈外翻位使背侧受伤，致使舟骨与周围连接松脱。由于在跖屈位胫后肌向内牵拉，使舟骨脱位。脱位后，由于胫骨前肌、伸拇长、拇长屈肌、伸趾长、屈趾长、腓骨长肌及跖筋膜的牵拉，致使前足后缩并稍内移，故复位极困难。而复位后由于第2、第3楔骨的向后内推挤，同时胫后肌的牵引极易再脱位。此类损伤一般不能手法复位，需手术切开及内固定。

(九) 左拇趾趾间关节脱位（张贵福医案）

1. 病历摘要：患者，男，39岁。施工中左拇趾被铁架子砸伤，当即局部肿痛，在某医院摄片发现左拇趾趾间关节背侧脱位，行手法复位未成功。检查一般情况好，左拇趾肿胀明显，局部压痛，拇趾趾间关节背侧凹陷，X线片示左拇趾趾间关节前后错位，远端向背侧脱位。再次行手法复位失败，决定手术治疗。在蛛网膜下腔阻滞下手术，行左拇趾内侧纵切口。切开皮肤、皮下，暴露趾间关节，发现远端向背侧脱位，关节中间有籽骨嵌入。将籽骨推向跖侧后关节自行复位，用克氏针固定，缝合切口。术后恢复良好，足趾活动正常。(《特殊型骨与关节损伤医案》，中国医药科技出版社，1993)

2. 妙法解析：足趾趾间关节背侧脱位是一种罕见损伤，多发生于拇趾趾间关节，其他趾很少见。损伤的机制可能是足负重时，近侧固定，远侧趾关节受到过伸力引起。多数脱位能闭合复位，不能复位的原因是由于跖板嵌入关节或籽骨嵌入关节。本例为籽骨嵌入关节使不能闭合复位，经多次手法整复未成功，不得不手术切开复位。将嵌入关节的籽骨推向跖侧，则自行复位，做短期固定，关节功能恢复良好。

三、文献选录

(一) 距骨脱位的病因与发病机制

距骨脱位的发生率较其骨折多，多由足部跖屈位强力内翻所引起。此外，当足部急剧内翻，踝关节外侧副韧带断裂，内、外踝骨折时，可发生胫距关节暂时性脱位。当足部轻度跖屈位，强力内翻损伤时，距骨下关节的骨间韧带撕裂伤，跗骨向内脱位，而距骨仍保留在踝穴内时，称为距骨下脱位或距-跟-舟状骨脱位。在距骨下骨间韧带断裂的同时，踝关节外侧副韧带亦同时断裂，距骨体可自踝穴脱出，成为距骨全脱位。距骨全脱位时，局部皮肤往往被撕裂，露出距骨关节面或外踝骨折端。皮肤未撕伤者，距骨突出部的皮肤也很紧张，有压迫坏死的可能。

(二) 距骨脱位治疗概述

1. 胫距关节脱位：多并发于踝部骨折或踝部韧带撕裂伤。在整复骨折时，胫距关节脱位常可一并整复。但当胫后肌腱、血管、神经或腓骨长、短肌腱移位，发生交锁，手法不能复位时，应手术切开整复。

2. 距骨下脱位（距-跟-舟状骨脱位）：距骨下脱位时，距骨由于其他跟骨的支持而呈下垂畸形。整复方法为麻醉后，由助手把持小腿，术者一手握住足跟，一手握前足，先将足向跟侧强度屈曲牵引，然后将足外翻、外展即可使之整复。整复后用石膏管型将患足固定于背伸90°中立位。如脱位时，距骨头的内侧或舟状骨的外侧因撞击而骨折，整复后固定不稳时，可将足固定于外翻位。

3. 距骨全脱位：距骨全脱位发生于足部最大内翻位，距骨可以从其垂直轴心上旋转90°，以至距骨头指向内侧，并可沿其长轴再旋转90°，使其下关节指向后侧，因此距骨体处于外踝之前，距骨颈在内侧，与跟骨相接触的关节面指向后侧，与胫骨相接触的关节面位于皮下，手法复位极困难。须在麻醉下，膝部屈曲位，助手行对抗牵引；另一助手一手握足跟，另一手握前足，跖屈位牵引，增大胫跟间隙，在将足强力内翻的同时，术者用两拇指向内，后推挤距骨后部，同时沿其纵轴推挤，矫正旋转移位。如有困难可用跟骨牵引以增宽胫、跟间隙，进行整复，复位后用下肢石膏固定。

4. 距骨脱位后，严重地损伤了距骨血运，为了血管再生和防止缺血性坏死，石膏固定时间一般不应少于 3 个月。对手法复位失败，或开放性损伤的病例，应及时手术复位，以免发生皮肤坏死。一般采用踝部前外侧横切口，术中须注意保护附着于距骨上的软组织，以防发生坏死。术后石膏固定时间与手法整复后相同。陈旧性距骨全脱位，可行距骨切除术或踝关节融合术。

5. 距骨骨折脱位：

(1) 无移位的骨折：一般选用小腿石膏功能位固定 6～10 周。固定期间，如局部肿胀消退致石膏松动可更换石膏。

(2) 可复位的骨折：原则上是在手法复位后以小腿石膏制动，并按以下不同骨折类型处理。①距骨颈骨折牵引下将足跖屈并稍许内翻，再向后推进以使骨折复位，但跖屈位不宜超过 120°，以小腿石膏固定 2～3 周，换功能位小腿石膏继续制动 6～8 周。②伴有距骨体后脱位的距骨颈骨折徒手牵引下（必要时跟骨斯氏钉牵引），使足部仰伸及外翻，以使胫距间隙增宽及松解跟骨距突与距骨之间的交锁，从而有利于距骨体的还纳。与此同时术者用拇指将距骨向前推移，当感到已还纳原位后即逐渐将足跖屈，并在此位置上行小腿或大腿石膏（后者用于移位明显者，膝关节亦维持于微屈位）固定 3～4 周后更换功能位石膏，再持续 6～8 周。③轻度距骨体压缩骨折持续牵引 3～5 分钟，而后以小腿石膏功能位固定之。

(3) 无法闭合复位的骨折：指手法复位失败及粉碎性骨折等多需开放复位，并酌情行内固定术。①单纯开放复位术：对因关节囊等软组织嵌挟所致者，可利用长螺钉、克氏针等予以固定，内固定物尾部应避开关节面，或将其埋于软骨下方。②关节融合术：新鲜骨折亦可选用。

(4) 手术适应证：凡估计骨折损伤严重，局部已失去血供，易引起距骨，尤其距骨体部无菌性坏死者，应考虑及早行融合术。临床上常见的类型有：①距骨体粉碎性骨折，此种类型不仅易引起距骨体的缺血性坏死，且更易造成创伤性关节炎，因此可于早期行融合术。②开放性骨折者，如发现周围韧带及关节囊大部或全部撕裂者，提示无菌性坏死概率高，亦应行融合术。③手法复位失败者，多系错位严重的骨折，此时软组织的损伤亦多较严重，易引起距骨的缺血性坏死。

(5) 常用的术式：①Blair 手术，即将距骨体切除，而后使胫骨下端与残留的距骨颈及前方的骨头部一并融合，并取骨松质（多为髂骨）置于原距骨体处。再用克氏针自足跟部向上插至胫骨内固定。术毕以下肢石膏制动 12 周左右，其骨性融合后开始负重（多在 4 个月左右）。②胫跟融合术即将距骨体取出后，使胫骨下端直接插嵌于跟骨上方。此方法较为传统，视情况而定。③跟距关节融合术即于早期将跟骨与骨折的距骨体融合，以便于通过跟骨向距骨增加血供来源而改善距骨的供血状态，从而降低距骨头的无菌性坏死率。适用于复位满意而血供较差的距骨体及距骨颈骨折者。

第十九节　跖趾关节及趾间关节脱位

一、病证概述

跖趾关节脱位，是指跖骨头与近节趾骨构成的关节发生分离。临床上以第一跖趾关节向背侧脱位多见。近节趾骨与远节趾骨间发生分离者，称趾间关节脱位，好发于拇趾与小趾。

二、妙法解析

（一）右脚跖趾关节脱位（林如高医案）

1. 病历摘要：钟某，女，20 岁，福建农学院学生。患者于 6 小时前跳远时不慎撞伤右脚趾，右脚趾根部畸形、肿胀、疼痛，不能行走，即送笔者医院。检查：面色青，痛苦表情，舌淡，脉濡数。右脚趾根部畸形，跖趾过伸，趾间屈曲，局部明显肿胀，压痛，右脚趾活动障碍。X 线片显示：右脚跖趾关节脱位。诊断：右脚跖趾关节脱位。治疗：按跖趾关节脱位复位法给予整复，当即畸形消失，疼痛明显减轻。复位后以 2 块小夹板固定跖趾掌背侧，外敷消肿散，练踝节屈伸活动。1 周后局部肿胀减轻，下地扶拐以足跟行走。3 周后，局部无肿痛，解除夹板外固定，以舒筋活血洗剂熏洗，并开始练跖趾关节活动。4 周后患者左足行走正常。（《中国百年百名中医临床家丛书·林如高》，中国中医药出版社，2001）

2. 妙法解析：林氏对跖趾关节脱位整复手法如下：患者仰卧，医者一手的拇指、示指捏住患趾，顺近节趾骨的纵轴方向顺势拔伸牵引；另一手拇指顶住趾骨基底部，向足尖方向推按，示指、中指扣住趾骨远端向背侧端提，牵引与推提手法配合运用，逐渐将患趾屈曲，有入臼感，即已复位。跖趾关节脱位有明显的踢碰、压砸等外伤史。局部疼痛、肿胀、活动功能障碍，足趾短缩，跖趾关节过伸，趾间关节屈曲畸形，严重时跖趾骨相垂直。足底可触及脱位的跖骨头，跖趾关节呈弹性固定。X 线片可明确诊断，并观察是否伴有骨折。跖趾关节脱位整复后，用绷带缠绕患部数层，再用瓦形硬纸壳，小铝板或小木板固定，外加绷带包扎。早期可做踝关节屈伸活动，1 周后若肿痛减轻，可扶拐用足跟行走。解除固定后，可开始锻炼跖趾关节的功能活动。4～6 周后可弃拐练习负重行走。

（二）跖跗关节脱位（林如高医案）

1. 病历摘要：吕某，男，46 岁。患者于 4 小时前因搬运货物时，不慎左足被货包压伤，当即左足背畸形、肿胀、青紫、剧痛，不能站立行走，即由他人送医院。检查：患者痛苦表情，舌淡，脉滑。左足呈增宽畸形，足弓塌陷，足背明显肿胀，皮下见青紫瘀斑，范围约在足外侧可触及突出的骨端，局部压痛。左足活动障碍。X 线片示：左足第 2～5 跖跗关节脱位，第 2～5 跖骨基底均向外侧移位。诊断：跖跗关节脱位。治疗：在局部麻醉下按跖跗关节脱位复位法给予整复。复位后在足背放上薄棉垫，外盖两块硬纸壳固定，外敷消肿散，内服退癀消肿汤，练踝部屈伸活动。2 周后左足肿胀消退，改用舒筋散外敷，内服续骨丸。4 周后，左足部无肿痛，解除固定，并练左足活动。6 周后扶双拐练走，但左足有轻度酸痛、肿胀。8 周后左足行走基本正常。（《中国百年百名中医临床家丛书·林如高》，中国中医药出版社，2001）

2. 妙法解析：林氏整复跖跗关节脱位手法如下：一助手握小腿下段，另一助手握足趾向远侧拔伸牵引，医者用对掌挤按法，将脱位的跗跖骨推回原位，并轻轻地摇转前足，使关节对缝，然后按摩理筋。跖跗关节脱位多由直接暴力引起，多数发生多个跗跖关节同时脱位情况，严重破坏跗跖关节甚至跗骨间关节的正常解剖，林氏使用的拔伸、挤按、摇转、理筋等手法，有效地整复跗跖关节之间脱位以及跗骨间的错位，加上复位后配合内服、外敷中草药，一般不留下后遗症。跗跖关节由前部附骨（包括3个楔骨与骰骨）与5个跖骨基底部的关节面所构成，其位置相当于足内缘中点，外缘中点画一线，亦即足背的中部断面。由于外力作用，使跗跖关节间正常位置发生分离，即引起脱位，并可波及诸如跖骨基底部之间所构成的跗骨间关节。诊断要点：前足部有外伤史，尤其是挤压伤史。局部明显疼痛，肿胀，不能下地行走。足弓塌陷，足变宽畸形，在足内侧或外侧可触及突出的骨端。X线片检查可显示跖骨移位方向、程度及类型，并可了解是否伴有骨折。同时应注意检查前足血循环是否障碍。

（三）左足拇趾趾间关节脱位（唐志宁医案）

1. 病历摘要：患者，男，39岁。跑步时左足拇趾踢碰石块致伤。引起左足拇趾肿痛，畸形，活动受限。伤后2小时就诊。检查发现，左足拇趾肿胀，疼痛，前后径增大，短缩畸形，呈弹性固定，功能障碍。X线片示：左足拇趾趾间关节脱位，远节趾骨近端移位于近节趾骨背侧，用一段绷带将患趾套住，术者一手利用绷带套将患趾向足背及足尖方牵引，并将患指过伸，以解脱缠绕之肌腱或关节囊。另一手拇指置于该趾近侧背面，向足尖及足跗方向推送，使之复位。用小夹板外固定。X线片示：左足拇趾趾间关节脱位已复位。术后2周拆除外固定，按术后常规处理。30日后复查，趾间关节功能恢复正常，无疼痛。（《关节脱位及邻近骨折手法复位图解》，广东科技出版社，1999）

2. 妙法解析：《医宗金鉴·正骨心法要旨》谓："趾骨受伤，多与附骨相同，惟奔走急迫，因而受伤者多。"跖趾关节与趾间关节脱位，多因奔走急迫，足趾踢碰硬物或重物砸压而引起。其他使足趾过伸的暴力，如由高处坠下、跳高跳远时足趾先着地，也可发生本病。由于第1跖骨较长，前足踢碰时常先着力，外力直接砸压亦易损及，故第1跖趾关节脱位较常见。脱位的机制多由外力迫使跖趾关节过伸，近节趾骨基底脱向跖骨头的背侧所致。趾间关节的脱位方向亦多见远节趾骨向背侧移位，若侧副韧带撕断，则可向侧方移位。趾间关节脱位有明显的外伤史，临床表现为局部疼痛，肿胀，畸形，弹性固定及功能障碍等，诊断多不困难。X线检查可明确诊断并发现有无撕脱骨折存在。

（四）跗跖关节脱位（唐志宁医案）

1. 病历摘要：患者，女，37岁。行走时，右足背被自行车轮辗压致伤。引起右跗部及足背肿痛，不能行走与站立。伤后2小时就诊。检查发现右跗部及足背肿胀、疼痛、功能障碍。足横径增宽，足背局部隆凸，第2、第3跖骨基底，第1楔骨压痛明显，足背动脉搏动减弱。X线片示：右足第1楔骨骨折，第2跖骨向背侧脱位，第3～5跖骨向外侧脱位，伴第3跖骨基底骨折。即行手法整复，4块夹板做超踝关节固定。X线片示：右足第1楔骨骨折对位好，第2～5跖骨已复位。术后5周拆除外固定，按术后常规处理。60日后复查，踝关节功能恢复正常。（《关节脱位及邻近骨折手法复位图解》，广东科技出版社，1999）

2. 妙法解析：跗跖关节脱位常伴有局部软组织的严重挫裂伤，有时损伤足部动脉，导致前足部分坏死。其发生原因多因直接暴力所致。正如《医宗金鉴·正骨心法要旨》所说"其受伤之因不一，或从陨坠，或被重物击压，或被马车踹压"。堕坠，重物压砸，车轮辗轧等均可引起，尤其是前足受到扭旋外力时，更易发生跗跖关节脱位。由于外力作用方向不同，跖骨基底部可向内、外、背、跖的任何一侧脱位。脱位的跖骨可为1个或数个，临床中可见到第1跖骨向内侧脱位并第1跖骨基底外侧骨折，第2～5跖骨向外侧脱位或两者同时存在。

（五）右拇趾跖趾关节脱位（石幼山医案）

1. 病历摘要：田某，女，16岁。患者于3小时前上体育课，在体育锻炼时，不慎踢到铅球，致右足部局部肿胀，右拇趾肿胀、疼痛，患趾变短，屈伸功能失灵，行走时患处不能着地。即来就诊。检查：患者面青，痛苦面容，舌淡，脉濡数。右拇趾部畸形，缩短，肿胀。X线片示：右拇趾跖趾关节脱位。诊断：右拇趾跖趾关节脱位。治疗：令患者取端坐位，患足放在矮凳上。术者坐在对面，一手拇指、示指捏住患趾远端，施以解法，另一手指腹置于脱位远端的趾骨突起处向下挤按，同时示指、中指置于脱位近端的趾骨下陷处向上端托。复位后患者疼痛减轻。（《老中医临床经验选编》，上海中医药大学出版社，2006）

2. 妙法解析：趾间关节脱位，多因踢撞硬物、扭转所致，以上脱和下脱多见。临床表现为局部肿胀、疼痛，患肢变短，屈伸功能失灵，行走时患处不能着地。复位后须用手法稍加活动关节，整理局部筋腱韧带，使其舒适，外敷金黄膏或止痛膏，一两周可愈。

（六）跖跗关节脱位（陈守来医案）

1. 病历摘要：患者，男，42岁。不慎从2m高处跌下，右足跖屈外翻位致伤。当即右足剧烈疼痛，明显肿胀，不能行走，来我院就诊。检查右足踝关节以下肿胀，足背皮下瘀血，第1、第2跖跗关节触痛明显，足背动脉搏动细弱。X线片示右足第1、第2跖跗关节脱位，第2跖骨基底部骨折。治疗局部麻醉下手法复位未成功，腰麻后再行手法复位，仍感困难。改行手术切开复位。术中见拇伸肌腱嵌于第1跖骨与第2楔骨之间。分离牵出拇短伸肌腱后，脱位之关节弹跳入原位，并无不稳定现象。复位成功后，足背动脉搏动显，术毕以小腿石膏固定，6周拆石膏，活动患肢。3个月后随访，伤足功能恢复正常。（《特殊型骨与关节损伤医案》，中国医药科技出版社，1993）

2. 妙法解析：足跖跗关节脱位并不少见，一般多能手法复位。仅有第1、第2跖跗关节脱位，同时伴有扭伤拇短伸肌腱嵌入者则少见。拇伸肌起于跟骨前端，肌纤维斜向前内方，抵止于第1跖骨基底部背面。当患肢跖屈内翻位致伤时，跖跗关节前侧关节囊撕裂而脱位，拇短伸肌随之滑入张开的关节缝中被嵌顿。新鲜损伤在肌肉充分松弛的情况下，可采用先跖屈患足，使原有畸形加大，再推跖骨头向跖侧，使拇短伸肌受牵拉而弹出，然后牵拉背伸使之复位。手法失败者，可切开复位。

三、文献选录

跖趾关节及趾间关节脱位临床少见，一般多由暴力作用引起。复位不难，牵引作用下折顶即可复位，但手法复位困难时应想到关节囊、肌腱等组织或者籽骨嵌顿可能。

（一）名医经验选录

1. 刘寿山经验：患者正坐。医者坐在伤足外侧，将伤足放在医者的腿上，用一手拿住第一跖骨头部（如趾间关节脱位，拿住近端趾骨），另一手拿住趾骨的上下方，向上方拔提，并将趾骨推向远端（摘法）。然后在保持拔伸力量的同时，将伤趾屈曲，关节作响，畸形消失即已复位。

2. 罗有明经验：患者端坐位，将伤肢放在方凳上，医者坐患者对面，用一手拇指、示指拿伤节之上下，拔伸突出之骨对捏，听到响声及手指下有滑动感，即已复位，复位后检查其能否屈曲，隆起畸形是否消失，伤筋重者，可包扎固定2周。

（二）临床报道选录

1. 杨帆采用闭合复位治疗趾间关节脱位30例：复位手法。用2%利多卡因趾根、趾背联合麻醉，待患者完全无痛时，嘱患者后足置于一方凳上，前足旷置。助手维持患足踝关节于功能位，并做必要的对抗牵引。术者一只手持患趾末节，沿趾体纵轴牵引，另一只手做整复，直至解剖复位。无菌敷料包扎，足背部垫棉纸，用一根长 11～12 cm、宽 12 cm、厚 0.2 cm 的铝板足背侧胶布、绷带外固定，使跖趾关节及趾间关节相对制动。患足禁止负重 4 周，休息并早期口服活血化瘀及止痛药。铝板外固定 4 周后拆除，开始下地行走。结果：本组病例均获得随访，时间为 3 个月；治疗效果优者 20 例，良者 5 例，共治愈 25 例；5 例未能坚持外固定治疗，自行过早拆除小铝板下地行走，趾间关节周围的受损软组织未得到良好的愈合，趾体出现不同程度的畸形，出现骨质畸形愈合，严重的行走痛，疗效差，为未愈；治愈率为 83％。(《宁夏医学院学报》，2005 年第 8 期)

2. 张家富等采用折顶提按法治疗跖趾关节脱位 13 例，疗效满意。方法：患者取卧位，伤后就诊时间长者给予局部麻醉。术者先采用摇晃、按揉手法，以解脱嵌顿，散开瘀血，摸清脱位的两骨端。然后两拇指按在脱位关节的凹陷处，两示指托住跖侧的关节头，余指托住远端的远端使形成三点杠杆，在加大向跖侧成角的同时施以提按手法，听到或指下感"咯噔"声后，跖屈远端跖趾，复位即告成功。石膏托板制动 3 周后去固定，用中药烫洗，加强功能锻炼。(《中医正骨》，1999 年第 11 期)

3. 手术复位，克氏针（或钢丝）内固定，并外敷中药，治疗跖跗关节骨折脱位 58 例：用持续硬膜外阻滞，开放性用局部麻醉。足背纵形切口显露关节，清除关节间组织，用直径 1.5～2 mm 克氏针自第 1 跖骨穿过第 1 楔骨，第 5 跖骨穿入骰骨，再平（或斜）行穿入第 2～4 跖骨。跗骨骨折整复后用克氏针（或钢丝）内固定。陈旧性损伤先松解各脱位关节。术后用足弓塑形石膏托外固定。平均＞8 周拔针，负重行走。术后 2 周，切口（或外伤）痊愈后，用桑枝 15 g，桂枝、伸筋草、牛膝、海桐皮、徐长卿、木瓜、松节、羌活、独活、小茴香各 10 g。每日 1 剂，水煎取液，熏洗患处，每次 20～30 分钟，每日 2 次；用 3～4 周。结果：良 48 例，可 4 例，差 6 例，良好率 89.2％。(《中国骨伤》，2001 年第 12 期)

4. 江永革采用牵引加关节内钢针撬拨法治疗跖趾关节脱位 5 例，均取得满意疗效。治疗方法：患者仰卧于治疗床上，神经阻滞下，从第一趾骨近端上方穿针出下方，作复位时牵引用，钢针大小应适宜，过大易损伤骨骼，过小牵引力不足。跖趾关节脱位大多呈趾骨端向前上方弹性固定，呈前脱位方式，于趾骨向远端牵引的同时，手持一克氏针，透过关节囊进入关节腔内，利用杠杆原理，持钢针由后向前撬拨，直至不平齐的关节面恢复正常。在施术过程中听到"咯嚓"声即告成功，5 例都一次性复位成功。(《中国民康医学》，2006 年第 9 期)

第六章　骨　病

第一节　股骨头坏死

一、病证概述

股骨头坏死，包括股骨头无菌性坏死，股骨头缺血性坏死，或股骨头骨软骨炎等多个病名。此病多见于5～14岁的男性儿童，成人则多见于30～50岁女性。主要病变是股骨头骨骺坏死，死骨吸收后为肉芽组织所代替，最后股骨头失去其原有的密度而塌陷成扁平畸形，韧带中心之血管多呈闭锁不通的病理变化。多由外伤后供血障碍所致。轻度感染致供血障碍或骨骺生长过速引起。过敏反应或缺乏维生素所致。骨折远端因缺血缺氧发生营养障碍。放射线损伤血管壁致管壁增厚狭窄，甚至闭塞，导致骨骼营养障碍而坏死。减压病时因气体或脂肪栓塞，引起局部血管阻塞，血循环降低，导致骨坏死。长期服用肾上腺皮质激素（3～6个月），使成骨细胞活力降低，抑制钙吸收，影响骨组织钙化，致末梢小动脉炎，髓内血流瘀滞影响血供。患者肌肉萎缩，神体疲倦，劳累后加重，兼髋部疼痛，活动受限，间歇性跛行，休息则减轻。本病早期症状为髋部、大腿部或膝部酸痛、跛行；患侧髋关节轻度屈曲内收畸形，伸直下肢时外展和内旋受限，大腿和臀肌萎缩。X线检查可确定病情程度及确定诊断。中医学称本病为"骨蚀"。目前对股骨头坏死的分属存在三种观点：第一种认为属骨痹，其症内寒也。包括外伤，慢性劳损，七情内郁，饮食不节等。寒邪伤及肾阳气滞血瘀形成骨痹。使用大量激素药物者，属火热劫血。第二种观点是属骨痿、筋痿症，为骨蚀范畴，属虚证，为肝肾亏虚、髓海不足所致。第三种观点是痹、痿症同时存在，也有人主张早期为骨痹，后期为骨痿、筋痿等。

二、妙法解析

（一）右股骨头缺血性坏死（孙达武医案）

1.病历摘要：曾某，男，50岁。髋部疼痛，始发时疼痛可缓解，曾服美洛昔康、布洛芬等疗效不显，疼痛进行性加重，放射至膝部，跛行，不能久立，一般情况可。否认肝炎、结核病史，无药物过敏史，无创伤手术史。个人曾长期饮酒，每日500 mL左右白酒，15～20年，现已戒。就诊时，见体偏胖，面色黧黑，跛行，需人搀扶，"4"字征（＋），右下肢稍短缩1～1.5 cm。舌质暗红，瘀斑，苔白腻，脉沉弦。X线片示：右侧股骨头密度改变，伴囊性变，关节间隙狭窄。诊断：右股骨头缺血性坏死。治疗：补肾活血，祛寒除湿。自拟补肾活血汤：骨碎补20 g，杜仲、菟丝子、川牛膝、川续断各15 g，延胡索、苍术各12 g，独活、当归、川芎各10 g，三棱、莪术、肉桂、附片、甘草各6 g。每日1剂，水煎，分早、晚2次服，连服15剂后，右髋部疼痛大减，嘱患者扶拐，减少负重，多卧床休息，饮食禁生冷辛辣之品。再服10剂，症状消失。（《孙达武骨伤科学术经验集》，人民军医出版社，2014）

2. 妙法解析：孙氏认为患者年过五十，肝肾渐亏，长期酗酒，体型偏胖，为脾胃虚弱、湿热阻痹；面色黧黑，舌苔白腻，脉沉弦，为肾阳不足水湿泛滥之象。患者症状遇寒遇劳加重，亦为气虚阳亏之证，同时舌质暗红、瘀斑为气滞血瘀之象。综上所述，患者肝肾亏虚，脾胃运行无力，水湿阻痹，气血不通，故可见疼痛、活动受阻，遇劳遇寒加重。孙氏辨证为中医骨蚀，亦称股骨头缺血性坏死，病程2个月，尚不算久，证属肝肾不足，寒湿阻痹，气血不通，筋骨失荣。补肾活血汤为孙达武教授经验方，其功用为补肾活血，祛寒除湿，治疗骨蚀等病。孙教授认为骨蚀（股骨头坏死）多为肝肾亏损，伴脾胃虚弱，寒湿不运，气血不通，故可见疼痛，活动不利，其治疗当以温阳补阳利湿活血止痛为主，如患者阳气虚亏、恶寒之人当加肉桂、制附子之品以御寒邪，祛邪外出，二诊时可酌减。

（二）双侧股骨头缺血性坏死（孙达武医案）

1. 病历摘要：朱某，男，48岁。患者自诉因长期饮酒，每日3餐，至少饮酒500 mL，3个月前出现双髋关节疼痛，在当地医院就诊，服用布洛芬止痛，现双髋关节疼痛加重，遂来就诊。就诊时见双髋关节疼痛，活动受限，行走困难，需休息一段时间后，才能继续行走，舌红、苔黄腻、脉濡。查：双髋关节前屈70°，后伸10°，外展20°，内收10°。X线片示：双侧股骨头呈弧形硬化带，软骨面下可见骨质稀疏，关节间隙正常。诊断：双侧股骨头缺血性坏死。治疗：清热利湿、活血通络。方用二妙散加味。薏苡仁30 g，车前子12 g，黄柏、苍术、栀子、木瓜、茯苓、川牛膝、赤芍各10 g，甘草6 g。每日1剂，水煎，分早、晚2次服，连服7剂后，双髋部疼痛稍有减轻，舌红、苔黄腻、脉濡。再拟清热利湿、活血通络，加丹参20 g，再服7剂后，双髋疼痛明显减轻，双下肢较前明显有力，行走较前方便，舌红、苔薄黄腻、脉濡，患者湿邪已然明显减轻，原方拟加淫羊藿15 g，三七粉10 g。服10剂后，患者双髋疼痛已明显减轻，嘱勿久步，继续上方治疗，加菟丝子15 g固本。（《孙达武骨伤科学术经验集》，人民军医出版社，2014）

2. 妙法解析：本病属中医骨痹、骨蚀范畴，如《素问·长刺节论》说："病在骨，骨重不可举，骨髓酸痛，寒气至，名骨痹。"即举出了其病位、病因和临床特点。长期大量饮酒，化湿生痰，痰既生成，随气而行，阻于髋部经脉，该处筋骨失养，骨枯髓空而发病，另外，酒乃五谷之精所生，性大热而有毒，长期饮酒之人，湿盛热亦盛，即使无明显热因，也易于化热，痰与热相互搏结，其黏滞之性愈甚，正如《素问·痿论》所称："阴于湿，首如衰，大筋软短，小筋弛长，软短为拘，弛长为痿。"方中二妙散清热燥湿，方中黄柏取其寒以热胜，苦以燥湿，配以苍术、薏苡仁、茯苓燥湿健脾，使邪去而不再生。赤芍活血通络，牛膝引药下行。股骨头坏死因为股骨头供血不足，故在二、三诊中加点活血药物，三诊中加淫羊藿，温阳祛湿，且能温通血脉，配合三七行血活血。四诊中加菟丝子意为固本，以巩固疗效。

（三）右股骨头缺血性坏死（孙达武医案）

1. 病历摘要：王某，男，11岁。1年前感右髋疼痛、并逐渐加重，行走困难。经某医院X线片检查，诊断为"右股骨头缺血性坏死"，并立即施以减压术治疗。术后疼痛略缓解，3个月后，疼痛又逐渐加重。1个月前再度经X线片检查，证实右股骨头仍处于缺血坏死状态。现胃纳不适，便秘，2~3日1次。就诊时，见行走困难，呈跛行。右大腿肌肉萎缩明显。右髋叩击痛，右腹股沟中点压痛，右髋关节旋转试验，内收肌痉挛。舌苔薄白腻，脉细。诊断：右股骨头缺血性坏死。治疗：行气活血，祛风通络，健脾化湿，补益肝肾。中药内服：黄芪30 g，续断、骨碎补各15 g，鸡血藤、五加皮、薏苡仁、肉苁蓉各12 g，当归、赤芍、白芍、法半夏、川红花、牛膝各9 g，陈皮、佛手片、川水蛭、甘草各6 g。每日1剂，水煎，分早、晚2次服，连服28剂后，右髋疼痛减轻，胃舒纳佳，大便通畅，日行一次，舌苔薄脉细，仍拟益气养血调中，补肝益肾养血。黄芪、丹参各 15 g，生地黄、熟地黄、五加皮、骨碎补各 12 g，当归、赤芍、白芍、桂枝、神曲各 9 g，石菖蒲、甘草各 6 g。以该方加减药味调摄 1 年后。复查 X 线片示：右股骨头缺血状态改变。故再以补中益气汤合六味地黄汤，调中益气、补益肝肾。再服 3 个月，复查 X 线片示：骨骺已愈合，仅有局限性低密度阴影，局部无压痛，旋转试验（−），再守上法调摄 2 个月。右髋疼痛缓解，行走正常。再度复片，提示右股骨头缺血性坏死已愈。体格检查：右大腿肌肉较之健侧略细，内收肌痉挛（−），腹股沟中点压痛（−），髋叩击痛（−），髋关节旋转试验（−）。（《孙达武骨伤科学术经验集》，人民军医出版社，2014）

2. 妙法解析：小儿脏腑娇嫩，气血未充，为稚阳之体，易实易虚，若因先天不足，素体虚弱，髋关节受跌扑扭闪或活动过多，虚邪深入筋骨，寒凝于里，经脉受阻，而致气血凝滞，营卫不通，从而引起股骨头部失去正常的气血温煦和濡养。该病属中医"骨蚀"范畴。《灵枢·刺节真邪》中说："虚邪之于身也深，寒与热相搏，久留而内著……内伤骨为骨蚀。"故本案是由虚而致气滞血瘀、痰湿内结，郁久生风化热，耗伤元阴，加重肾亏之象。首诊时，以黄芪、当归气血双补，当归、赤芍、红花、鸡血藤活血养血，陈皮、佛手行气消导，五加皮、薏苡仁、陈皮、法半夏、佛手、白芍、甘草健中化痰利湿，牛膝、骨碎补、肉苁蓉、白芍补益肝肾，水蛭、鸡血藤通络，甘草调和诸药。该案中便秘，非脾实而致，而是肾虚阴亏液枯所为，故用肉苁蓉养阴增液，润肠通便。诸药共奏行气活血、祛风通络、健脾化湿、补益肝肾之功。待"标症"缓解，则以调本为主，用六味地黄汤合补中益气汤，补中益元，缓固功效，2 年后，患儿逐渐康复而未遗留诸残之症。

（四）左股骨头无菌性坏死（孙达武医案）

1. 病历摘要：谭某，男，61 岁。2 年前左股骨颈骨折后并发股骨头缺血性坏死。左髋部疼痛、跛行、活动受限，查左腹股沟压痛明显，髋关节屈曲、外旋功能明显障碍，左髋"4"字征阳性，屈髋屈膝试验阳性，左髋承重功能试验阳性，X 线片示左股骨头外上方有大片透光区与骨质密度增高区。舌苔黄腻，脉沉。诊断：左股骨头无菌性坏死。治疗：补肾活血。补肾活血汤加减。黄芪 30 g，骨碎补 20 g，川续断、当归、丹参各 15 g，菟丝子、淫羊藿、川牛膝各 12 g，香附 10 g，三七、三棱、莪术、川芎、甘草各 6 g。每日 1 剂，水煎，分早、晚 2 次服，连服 30 剂后，患者左髋部疼痛较前减轻，仍有跛行，效不更方，连服 90 剂。症状明显减轻，嘱扶拐行走，忌承重，注意保暖，加强功能锻炼。半年后照片复查，坏死区大部分修复。（《孙达武骨伤科学术经验集》，人民军医出版社，2014）

2. 妙法解析：方中菟丝子、淫羊藿、川牛膝、续断、骨碎补补肝肾、强筋骨；丹参、当归、三七、三棱、莪术、川芎活血通经；黄芪、香附益气行气以助血行；甘草调和诸药。诸药共奏补肾活血之功。

（五）右股骨颈骨折术后缺血性坏死（孙广生医案）

1. 病历摘要：曾某，女，55 岁。患者于 1 年前，因"股骨颈骨折行闭合复位经皮螺钉内固定术"，1 年后经拍片证实骨折基本愈合。于 3 个月前出现右髋部疼痛、活动受限，经 X 线片检查，诊断为股骨头缺血性坏死（2 期）。现右髋部疼痛负重后加重，活动受限，无其他不适。查见右髋部无红肿，轻度压痛，髋关节外展、内收稍受限。X 线片示：右股骨颈骨折对位对线可，骨折线消失，内有两枚螺钉固定，股骨头负重区软骨下骨质密度增高，周围可见点状、斑片状密度减低区阴影及囊性改变。诊断为右股骨颈骨折术后缺血性坏死（2 期）。证属气血亏虚，肝肾不足，脉络瘀滞。治宜益气血，滋肝肾，化瘀血。方选化瘀壮骨汤（验方）加减。药用黄芪 30 g，党参 15 g，当归、川芎、赤芍、牛膝、骨碎补、续断、陈皮、延胡索各 10 g，水蛭、土鳖虫各 7 g，甘草 3 g。每日 1 剂，水煎，分早晚服。嘱持双拐患肢不负重下地行走，禁烟酒。服 10 剂后，诉右髋部疼痛明显好转，上方去延胡索，继续持双拐患肢不负重下地行走，禁烟酒。续服 10 剂后，右髋部活动时轻度不适，嘱患者将上方药物磨粉后加蜂糖制成丸，每次服 6 丸，每日 2 次。3 个月后来院复查，继续持双拐患肢不负重下地行走，禁烟酒。患者未诉不适，右髋关节活动可。X 线片示：股骨头囊性变区域较前减少，硬化区域增多。嘱患者继服原方丸药治疗，持双拐患肢不负重下地行走，禁烟酒。半年后复查，患者未诉不适。X 线片示：股骨头下广泛硬化，囊性变区基本消失。嘱患者丢拐患肢完全负重行走。（《孙广生医案精华》，人民卫生出版社，2014）

2. 妙法解析：现代医学认为股骨头缺血性坏死是由于某种原因导致股骨头的活骨组织坏死的一种病理过程，其病理机制多为骨质的血供障碍所致，但引起股骨头缺血性坏死的原因尚不十分清楚。股骨头缺血性坏死属中医学"痹证"范畴，也有人认为是"骨蚀"，一般因外伤、劳损、外邪毒素等所致。该患者因跌扑损伤，血行失度，积血内瘀不散所致，这类患者大多病变期较长，久病气血瘀滞，易伤气血及肝肾，故治当益气血、补肝肾、化瘀血。川芎、赤芍、水蛭、土鳖虫化瘀血，当归、黄芪、党参补气血，骨碎补、续断滋肝肾，促进股骨头下囊性变区骨质生长及硬化，在骨质硬化前，必须要持双拐患肢不负重行走，否则关节面将塌陷，导致关节面不平整，引起髋关节疼痛。对股骨头下负重区囊性变区域较大者也可结合手术植骨等治疗，使患者恢复更快。此病宜早发现，早治疗，禁烟酒。

（六）左侧股骨头缺血性坏死（孟庆云医案）

1. 病历摘要：患者，男，51 岁。右髋关节疼痛 60 日，加重 14 日。开始自觉左髋关节疼痛，休息后疼痛缓解，曾服布洛芬、泼尼松、吲哚美辛等药物，疗效不显。后疼痛逐渐加重，疼痛放射至膝部，跛行，不能久立，下肢活动受限。诊见：体胖，面色黧黑，跛行，需人搀扶，舌质暗红有瘀斑，苔白腻，脉沉弦。X 线片示：左侧股骨头密度改变，关节间隙变窄。诊断：左侧股骨头缺血性坏死。辨证：肾虚骨萎，寒湿阻络，血行不畅。治疗：益肾养骨，祛寒除湿，活血通脉。方选健骨汤。熟地黄、骨碎补各 30 g，菟丝子、透骨草各 20 g，郁金 13 g，川续断、牛膝各 15 g，延胡索、独活各 12 g，鹿角胶（烊化冲服）、寻骨风各 10 g，自然铜（醋淬先煎）、制乳香、制没药各 9 g，肉桂 6 g。初诊时，健骨汤加制附子、苍术各 15 g。每日 1 剂，水煎 400 mL，分早、晚 2 次服。10 日后复诊：疼痛减轻，舌脉同前，上方加狗脊、香附、威灵仙各 15 g，土鳖虫粉 2 g（胶囊吞服）。10 日后三诊：疼痛明显减轻，能下床自行活动。效不更方，嘱服 30 剂。四诊疼痛基本消失，能步行 500～600 m，上方减制乳香、制没药、土鳖虫、肉桂，改隔日 1 剂，以巩固疗效。30 日后复查，疼痛完全消失，行走如常人，左下肢外展、内旋功能恢复正常。X 线片示：左侧股骨头骨质硬化消失，关节间隙相对变窄。左髋关节骨质正常，随访多年未复发。（《山东中医杂志》，1996 年第 8 期）

2. 妙法解析：股骨头缺血性坏死，现代医学一般采用手术治疗，患者多不易接受。中医学认为本病多因素体虚弱，肾精亏耗，骨失所养，骨骼萎弱为其本；外伤或长途跋涉，关节反复损伤，外邪乘虚侵入骨内，寒凝于里，经脉受阻，气血凝滞致使骨失温煦濡养为其标。也有因服激素引起者。本病初期髋关节疼痛较轻，渐加重，疼痛可放射至膝部，跛行，行久或活动后疼痛明显加重，患肢外展、内旋受限，卧床休息疼痛减轻。因病程长，邪入筋骨，故治宜益肾填精，强筋健骨，祛寒除湿，活血通脉。健骨汤中的熟地黄、菟丝子、鹿角胶补血益精填髓；续断、牛膝、骨碎补、透骨草、寻骨风、自然铜补肝肾，强筋健骨；肉桂、独活祛风寒，胜湿止痛；郁金、延胡索、制乳香、制没药活血祛瘀止痛。诸药共奏益肝肾、填精髓、强筋健骨、祛寒除湿、活血通脉之功效，故用于治疗股骨头缺血性坏死症Ⅰ～Ⅳ期疗效较佳，至于股骨头大部分成死骨或有碎骨及股骨头塌陷严重者，宜采用股骨头置换术。

（七）双侧股骨头缺血性坏死（郭维淮医案）

1. 病历摘要：于某，男，38岁。双侧髋疼活动受限，跛行2年余。2年前感右髋及膝部疼痛，并逐日加重，随之左髋疼痛，在当地诊治无效，现在双髋疼痛，活动量大后加重，阴雨天加重，不能翻身。自述有大量饮酒史。体格检查：跛行，双侧腹股沟压痛，"4"字试验阳性。舌质淡，苔白腻，脉濡滑数。X线片示双侧股骨头囊性变，塌陷，关节间隙变窄。CT：双侧股骨头密度不均匀，骨小梁紊乱，节裂塌陷，关节间隙变窄。诊断：双侧股骨头缺血性坏死。辨证：虚实夹杂证（痰阻证）。乃津凝为痰，顽痰不化，留滞经络，阻碍气血运行。并多滞虚并存，气虚恋邪，不能化湿而成痰，不能运血，血行无力而致瘀，经络阻滞，痰湿聚结不化而发病。治宜豁痰通经，益气活血。给通阳豁痰汤加减。药用黄芪30g，白附子5g，制天南星6g，当归、独活、木瓜、枳壳、白术各10g，茵陈、茯苓各15g，牡丹皮、续断、淫羊藿各12g，甘草3g等。每日1剂，水煎服。服10剂后复诊：右腿痛减轻，左髋痛同前。效不更方，加土鳖虫、白芍各15g，以通经活络，养血柔筋。每日1剂，水煎服。服30剂后，髋痛基本消除，腿较前有力，关节活动度增大。效不更方，继续服用。服30剂后，因为家中有事停药1个月，现在晨起髋部不适，活动后减轻。去川续断、牛膝，加红花、桃仁以加强活血通络之功。服40剂后，髋痛消失，关节活动度尚可，遗留久坐臀部胀困。服用健脾益气、养血通络中成药，筋骨痛消丸、加味益气丸巩固疗效。并嘱：忌饮酒，不负重锻炼，定期拍片复查。后来电告知痊愈，连续随访6个月未复发。（《当代名老中医典型医案集·外伤科分册》人民卫生出版社，2009）

2. 妙法解析：股骨头缺血性坏死，中医学称之为骨蚀，是骨伤科常见的疑难杂症之一。郭氏认为此病之病理变化不论气血瘀阻，或痰湿内阻，或气虚肾亏，均滞中有虚，虚中有滞，互为因果，致经络不通，筋骨失养。治宜审症求因，分型施治。郭氏自拟通阳豁痰汤，方中白附子、制天南星豁痰祛邪；当归、牡丹皮、木瓜、淫羊藿活血通络，温肾助阳；配以黄芪、续断、枳壳、独活、茯苓、茵陈益气健脾，使气机得以通畅，痰湿得以祛除，气旺血活。诸药相伍，共奏豁痰通经之功。其重视脾胃，故在分型治疗的基础上，常兼用益气健脾之法，取得良好效果。

（八）右股骨头缺血性坏死（郭维淮医案）

1. 病历摘要：杜某，男，58岁。右髋关节僵硬疼痛4个月。右髋关节活动初时僵痛，片刻后缓解或消除，劳累后加重，伴有股内侧及膝关节内侧疼痛。自述有大量饮酒史。体格检查：稍跛行，腹股沟压痛，髋关节活动受限，"4"字试验阳性。舌质淡，苔薄白，脉沉细。X线片示：股骨头轻度的囊变，合并髋臼缘上方受力处囊性变。诊断：右股骨头缺血性坏死。证属气虚肾亏，精亏髓乏，筋骨失养——气虚肾亏型。治宜益气强身，补肾壮骨。予益气填髓汤加减。药用黄芪30g，党参、白芍、牛膝各15g，当归、枳壳、独活各10g，续断、淫羊藿、芡实、枸杞子各12g，土鳖虫6g，甘草3g。每日1剂，水煎服。并嘱：避免负重，并扶拐散步锻炼。服7剂后复诊，疼痛基本消失，劳累后稍疼痛。效不更方，每日1剂，水煎服。服30剂后，能扶拐散步锻炼。疼痛基本消失，劳累后疼痛不明显。效不更方，继续服用。又服30剂，来电告知痊愈，连续随访6个月未复发。（《当代名老中医典型医案集·外伤科分册》，人民卫生出版社，2009）

2. 妙法解析：股骨头缺血性坏死中医学称之为骨蚀，是骨伤科常见的疑难杂症之一。郭氏认为此病之病理变化不论气血瘀组，或痰湿内阻，或气虚肾亏，均滞中有虚，虚中有滞，互为因果，致经络不通，筋骨失养。治宜审症求因，分型施治。气虚肾亏型，用益气填髓汤，方中黄芪、党参益气养血；续断、淫羊藿、芡实、枸杞子、白芍益肝补肾；当归、枳壳、独活、牛膝、土鳖虫活血化瘀，通经止痛；甘草补脾益气，调和药性，合而使肝血旺盛，肾精充盈，筋骨得以濡养。郭氏认为股骨头缺血性坏死多为滞虚并存，气虚恋邪，不能化湿而成痰，不能运血，血行无力而致瘀，经络阻滞，痰湿聚结不化而发病。故在分型治疗的基础上，常用益气健脾之法，取得良好效果。

（九）左股骨颈骨折后股骨头坏死（郭维淮医案）

1. 病历摘要：师某，男，57 岁。左股骨颈骨折 2 年，现髋关节疼痛，行走时尤甚。于 2 年前左股骨颈骨折，行手法复位，空心钉内固定，6 个月前取出内固定，最近感髋关节疼痛，行走时尤甚。体格检查：跛行，行走疼痛明显，感觉髋关节僵硬。腹股沟压痛明显，髋关节外展内旋活动受限，"4"字试验阳性。舌质暗红，苔薄白，脉涩。X 线片示：股骨头密度多增高，软骨下骨质不规则囊变。但股骨头形态尚好。诊断：左股骨颈骨折后股骨头坏死。辨证：外伤所致，筋脉损伤，瘀阻经络。治疗：宜活血化瘀，益气通络。给复活汤加减。处方：黄芪 30 g，当归、白芍各 15 g，续断、茜草、生山楂各 12 g，柴胡、枳壳、木瓜、骨碎补、莪术各 10 g，土鳖虫 6 g，甘草 3 g。每日 1 剂，水煎服。并嘱：避免负重。服 10 剂后，左髋关节疼痛明显减轻，但活动后仍同前。效不更方，继续服用。服 20 剂后，髋关节已不疼痛，压痛不明显，活动接近正常。X 线片示：股骨头坏死无进展，密度已有改善。守方继续服用 30 剂，已经基本愈合。服用健脾益气、养血通络中成药，以巩固疗效。筋骨痛消丸、加味益气丸。并嘱：避免过多活动。定期拍片复查。后来电告知痊愈，连续随访 6 个月未复发。（《当代名老中医典型医案集·外伤科分册》，人民卫生出版社，2009）

2. 妙法解析：股骨头缺血性坏死，中医学称之为骨蚀，是骨伤科常见的疑难杂症之一。郭氏认为此病之病理变化不论气血瘀阻，或痰湿内阻，或气虚肾亏，均滞中有虚，虚中有滞，互为因果，致经络不通，筋骨失养。治宜审症求因，分型施治。郭氏自拟复活汤治疗股骨头缺血性坏死瘀滞证，方中当归、土鳖虫、莪术、生山楂、茜草、木瓜活血通络；黄芪、柴胡、枳壳益气除滞；白芍、续断、骨碎补益肝肾，壮筋骨；甘草调和诸药，共奏活血祛瘀、益气通络、强壮筋骨之效。

（十）左股骨头缺血性坏死（丁锷医案）

1. 病历摘要：沙某，女，23 岁。左髋部疼痛活动受限半年，逐渐加重，不能较长时间站立、行走。既往无服用药物及外伤史。多家医院多方治疗无效。症见左下肢跛行，左髋关节内收、外展、屈曲及旋转功能均受限，左腹股沟中点压痛（＋），双下肢基本等长，左臀部轻度肌萎缩。舌体淡红，舌苔薄白，脉沉弦。X 线片及 CT 提示左股骨头外上方密度减低，皮质裂纹，软骨下有数个囊变透光区。诊断：左股骨头缺血性坏死。患者长期站立，股骨头负重劳伤，脉络瘀阻，气血不通，筋骨失养而缺血坏死。治以逐瘀通络，温阳止痛为先。自拟骨蚀宁Ⅰ号方。药用炮穿山甲、川芎、蜈蚣、清全蝎各 20 g，冰片 6 g，土鳖虫 25 g，肉桂 10 g，当归、玄参、广地龙、水蛭、姜黄各 30 g。上药共研末装胶囊，口服，每次服 5 g，每日 2 次。同时予经验方消瘀散蜜水调膏外敷，每日 1 次。避免患肢负重。药后髋部疼痛减轻，余无不适，效不更方，嘱其续服上药 3 个月后复查。休息时左髋无明显疼痛，跛行改善，内收、外展、旋转等功能仍明显障碍。复查 X 线片与初诊对比无显著差异，舌脉同前。坏死瘀浊未除，原方去玄参，加三棱、莪术各 10 g。续进 6 个月。嘱其避免患肢负重，适当做内收外展功能锻炼。治疗 10 个月，髋痛基本消失，跛行不著，患髋功能明显改善，全身情况良好，肝肾功能正常。X 线片示左股骨头局限性骨质疏松及囊变区均较前明显并稍有扩大，但骨小梁隐约可见。此乃瘀去新生，病机转换之际。法予活血通络，补肾壮骨。方予骨蚀宁Ⅱ号方。药用肉桂、丁香各 10 g，冰片 5 g，当归 100 g，炮穿山甲、川芎各 20 g，土鳖虫、地龙、龟甲、淫羊藿、鹿茸、三七、血竭各 30 g。上药共研末装胶囊，每次服 5 g，每日 2 次。6 个月后复查。患肢继续避免负重和适当功能锻炼。药证相符，舌脉如常人，X 线片示病变区骨小梁排列整齐，骨纹理清晰可见，病趋愈合。原方续服半年，可近距离扶拐行走。患髋除长时间站立或行走稍感不适，别无所苦，关节各方向活动基本恢复正常。X 线片示病变区骨密度轻度硬化，囊变区模糊，股骨头边缘欠光整。原方再进 6 个月。患者病情稳定，停药半年，无任何不适，已恢复正常工作。（《当代名老中医典型医案集·外伤科分册》，人民卫生出版社，2009）

2. 妙法解析：股骨头缺血性坏死的病机，主要是经脉阻滞，血瘀不活，故本例治疗先投骨蚀宁Ⅰ号方，旨在逐疼通络，服药 3 个月后症状改善，但影像学检查表现病灶依然如故。此乃疼浊（坏死组织）结聚不散也，故原方中加三棱、莪术，增强破血攻坚散结之力。之后影像学显示病变似为扩大加重，实则瘀结渐化，新生已萌，乃病机转化之际，故更方骨蚀宁Ⅱ号方，活血通络，补肾壮骨，以助生新。谨察病机，攻补择时，功邪而不伤正，补肾而不留疼，两者相辅相成。影像学资料对中医临床诊断与用药颇有裨益。

（十一）右股骨头骨骺坏死（王善超医案）

1. 病历摘要：杨某，男，6 岁。右髋关节疼痛 4 个月。检查：右髋关节轻度屈曲，外展、内收受限，行走时疼痛加重。X 线片示：右股骨头骨骺呈坏死骨样致密影，头骺扁平，有碎裂现象，破坏程度属Ⅲ期。行患肢皮肤牵引，葛根 30 g，当归、红花、赤芍、艾叶、天花粉、续断、姜黄各 15 g，炒玉米、丹参、昆布、海藻各 30 g，土茯苓 45 g，黑豆 500 g，醋 180 mL。除黑豆、醋外，先将诸药入锅，用水煎至约 500 mL 时，再将黑豆 500 g 放入，待黑豆将药液浸完时再放入醋 90 mL，拌匀后装入布袋，放患处热敷，药冷为止，再敷时，将袋内药再倒入锅，放适量水加热，后放入醋 90 mL 拌匀装袋热敷，每日 1 剂，早、晚各敷 1 次。用上方中药热敷。患肢行皮牵引 4 周后解除牵引，于用药热敷期间，鼓励患者不负重功能锻炼下肢，包括抗阻力伸膝屈髋。共用药 11 周。2 个月后患者自述患髋无痛、有力，检查肌肉无明显萎缩。3 个月后摄片复查：髋臼面与股骨头关系良好，骨质密度基本正常，头碎裂情况大部分吸收修复，股骨头骨骺弧度近于正常。2 年随访，股骨头发育与健侧比较略显增大，运动自如。（《中国骨伤》，1988 年第 1 期）

2. 妙法解析：本方以续断、黑豆补肝肾，强筋骨，当归、红花、丹参等活血化瘀，行气止痛为首选，辅以昆布、海藻、醋的软坚散结功能，通过热敷药物直接渗透的物理作用直达病所，促进局部血液循环和关节渗出液的吸收，从而降低髋关节腔内压力以及肌肉神经的兴奋性，以达到镇痛解疼、通络化瘀、滋骨强肾、温煦和濡、改善营卫，促进血管再生和侧支循环重建。

（十二）股骨头无菌性坏死（阎贵旺医案）

1. 病历摘要：李某，男，31 岁。半年前因摔倒，右臀部着地，当时无不适，2 个月后感右大腿发酸，继之感右髋关节处疼痛，每晨起痛重并跛形行走，当地医院按关节炎治疗而无效，后确诊为股骨头无菌性坏死，治疗无效，故到洛阳、北京等大医院治疗，并建议置换不锈钢股骨头，因患者不同意，一意行保守治疗，均无明显疗效，且病情又进一步发展加重。入院时右大腿部及髋关节处酸痛不适，晨起活动时疼痛加剧，稍活动后痛可减轻，跛形行走。X 线片示：右侧股骨头变形，关节间隙增宽，股骨头骨密度增高，边缘不整齐。住院后口服"活络骨化丸"，局部外敷。治疗百余日。临床自觉症状消失，髋关节活动恢复正常。X 线片示：骨密度减低、关节间隙恢复正常。行走无异常，痊愈出院，2 年后复诊无复发。（《辽宁中医杂志》，1990 年第 3 期）

2. 妙法解析：本方由补肾、通络、温经、化瘀止痛、软坚散结的药物组成，使骨骼营养充足，骨髓血液循环改善，促进股骨头修复，并配合局部用药治疗，进一步促进骨髓血循环，取得了更好疗效。

（十三）双侧股骨头坏死（许鸿照医案）

1. 病历摘要：李某，女，46岁。双侧髋关节疼痛10余年。双侧髋关节疼痛10余年，曾以风湿治疗，效果不显。现双髋关节疼痛，痛引双大腿，下肢僵硬，下蹲困难，阴雨天加重，二便平，纳可，口不干苦，舌淡，苔薄，脉沉。双腹股沟压痛（＋），双"4"字试验（＋），左髋关节屈曲功能障碍。X线片示：双股骨头扁平，密度高，不均匀，囊性变，关节间隙变窄，髋臼密度不均匀。患者无跌扑外伤史，日渐感双髋部疼痛，跛行，后出现双股骨头坏死。此为气滞血瘀，瘀阻经络，经脉失养，筋骨无以濡养而为病。病因为瘀血停滞，病位于双髋部，病机为瘀血痹。诊断：双侧股骨头坏死（瘀血阻络，筋骨失养）。治法：活血养血，散瘀通络。方名：活络效灵丹合四物汤加减。处方：当归、丹参、白花蛇舌草、骨碎补各15g，鸡血藤20g，甘草3g，赤白芍、川芎、川牛膝、防己、淫羊藿、知母、制乳香、制没药各10g。水煎，每日1剂，分2次服。服7剂后复诊，双膝以下肿胀，下午加重，时逢行经期，量多而有瘀血块，纳可，二便平，舌黯红，苔薄白，脉沉细。经过用药，瘀血已有消散之象，月经来潮而有瘀血块。辨证得当，方药治法不改，只加益气之品以加强益气养血之功。守方加黄芪20g，薏苡仁30g，土鳖虫10g，云茯苓15g，减知母、防己。每日1剂，水煎，分2次服。服10剂后，行走轻快，不痛，下肢肿胀明显减轻，患者停药已9天，今又稍感双髋部不适，故又来就诊。舌暗红，苔薄白，脉沉细。证属气血不足，瘀血阻络，久病入络，久病多虚。故活血养血为主法不变。守方同前。10剂，水煎，每日1剂，分2次服。患者自感双髋部疼痛大减，行走感轻松，双下肢肿胀已消失，纳可，二便平。体查：双腹股沟压痛明显好转，但双髋关节活动范围同前。舌淡，苔薄白，脉沉细。守方不变。水煎，每日1剂，分2次服。（《当代名老中医典型医案集·外伤科分册》，人民卫生出版社，2009）

2. 妙法解析：许氏认为，股骨头坏死中医辨证多为气滞血瘀，肝肾两虚，气血不足。综其根结仍为瘀与虚夹杂，因病程均较长，久病入络、久病多虚之故。临床上，人们大多只重补气血、益肝肾，而忽略久病入络多瘀之常理。故用活络效灵丹以活血祛瘀、通络止痛为前提；再以四物汤补血而不滞血，行血而不破血，补中有散，散中有收。两方合用活血补血，从而使血脉贯通，血又有生化，故病可治。妇女为病，经带胎产仍为其特殊性，其治法中活血化瘀，常视为禁忌或慎用之品，许氏认为不可只知补法，妇科也应大胆使用消散之法，该病例为久病入络，成瘀日久，故应活血化瘀为主法，只有将宿血排除，新血方能重生，故用之患者感舒坦。股骨头坏死的治疗应当有耐心，不可见好转就停药，而应坚持3个月为1个疗程，起效方显。该病例若按此治疗，临床之痛定大为改观，因其仍属壮年，若能用药控制，可尽量不做或尽量延迟做人工关节置换手术。

（十四）左股骨坏死（许鸿照医案）

1. 病历摘要：付某，男，62岁。左髋疼痛10年，加重1年。左髋疼痛伴左下肢麻木，肌肉萎缩，多处服药不效，近1年来，出现左髋疼痛加重，伴跛行，久行久立则痛甚。纳可，小便夜多2~3次，大便平，口不干苦。舌暗红，苔薄白，脉弦。左髋部无明显肿胀，左腹股沟韧带中点下方压痛，左下肢短缩约1.5cm，左下肢肌肉萎缩2cm，肌力4级。外院X线片示：左股骨头内囊性变明显，外上关节面轻度塌陷约2mm，关节间隙变窄。诊断：痹证（瘀血阻络）。患者虽无跌打损伤史，但因左髋部疼痛10年，长期站立工作，故致气滞血瘀，久病入络，痹络不畅，经脉失养，筋骨痿软而为病。本病据症状、体征、X线片，可辨证为瘀血阻络，病性属实证，病位于左髋部，病因为瘀血，病机为瘀血痹阻，经脉失养，病势缓。治法：活血散瘀，温阳通络。方名：活络效灵丹加减。当归、丹参、骨碎补、白花蛇舌草各 15 g，甘草 3 g，川芎、淫羊藿、牛膝、土鳖虫、汉防己、延胡索、制乳香各 10 g。每日 1 剂，水煎服。服 7 剂后，左大腿麻木感消失，但左臀部痛甚，影响睡眠，追问其因仍为最近行走过多所致，纳可，二便同前。舌暗红，苔黄根腻，脉弦细。经用方药，经脉始贯通，故麻木消失，痛因过劳而加重，仍为证未除之象，加赤芍、白芍合为四物汤以加强养血之功。守前方加赤芍、白芍各 10 g，减延胡索。服 7 剂后，行走较前便利，自感从未有过的轻快感，二便平，纳可，口不干苦，舌质暗，苔薄黄，脉弦细。活血养血之法，已切合病机，病情日渐好转。改活络效灵丹加减。药用丹参、骨碎补、白花蛇舌草、当归各 15 g，甘草 3 g，川芎、淫羊藿、牛膝、土鳖虫、汉防己、赤芍、白芍、制乳香、制没药各 10 g。每日 1 剂，水煎，分 2 次服。服 12 剂后，左髋部疼痛已大减，行走步态有明显改观，小便夜间仅为 1 次，纳可，余无特殊，舌淡，苔黄，脉弦。治已得效，治不更改。药用当归、丹参、骨碎补、白花蛇舌草各 15 g，甘草 3 g，川芎、淫羊藿、牛膝、土鳖虫、汉防己、赤芍、白芍、制乳香、制没药各 10 g。每日 1 剂，水煎，分 2 次服。服 14 剂后，患者左髋部疼痛基本消失，行走步态基本正常，仅步行 2～3 km 时有不适感，为巩固疗效，患者要求再带 1 个月药巩固疗效。舌淡，苔薄，脉弦。X 线片示：左股骨头改变同前，但关节间隙较以前增宽。（《当代名老中医典型医案集·外伤科分册》，人民卫生出版社，2009）

2. 妙法解析：股骨头坏死为骨伤科疑难之顽症，虽有人工关节之取代疗法，但毕竟昂贵与风险太大，不作首选方法。许氏治疗该病，认为瘀与虚夹杂仍为其病机之根结，临证时抓住虚与实的孰重孰轻，合理用之，疗效及症状缓解指日可待。该病例瘀血阻络实证明显，故而用活络效灵丹以活血通络止痛为主方，使血脉畅通，营养故能濡养筋骨，加上四物汤之活血养血之功，故而临床症状消失明显。至于 X 线片上股骨头的缺血改变，许氏认为，不可强力追求其解剖形态的复原，即使手术也很难达到此效果。故而临床应注重其临床症状及步态的改变，为股骨头的血液循环改善创造条件，从而恢复患者的生命质量和正常工作。

（十五）右股骨头无菌性坏死（王永刚医案）

1. 病历摘要：吴某，男，38 岁。因不慎摔伤右髋部，当时局部轻度疼痛，未做检查治疗。1个半月后感觉右大腿及髋部酸楚，继之感觉右髋关节疼痛，每晨起病重并跛行行走。在某医院按软组织损伤及关节炎治疗，口服非甾体抗炎药及糖皮质激素类药物，效果不佳。后确诊为股骨头无菌性坏死，并建议做股骨头置换术，因患者拒绝手术，非手术治疗后无明显疗效而病情有所加重。诊见：右大腿及髋关节酸痛不适，跛行，活动后疼痛加重。X 线片示：右股骨头变形，关节间隙增宽，股骨头密度增高，边缘不整齐。辨证：经络受损，气血瘀滞。治法：活血化瘀通络。方药：荣筋健骨汤。熟地黄、伸筋草各 30 g，桂枝 20 g，木瓜 13 g，威灵仙、白芍各 15 g，牛膝 18 g，续断、川芎、鹿角胶、地龙、杜仲、制川乌、制草乌、红花各 12 g，甘草 6 g。（《天津中医学院学报》，2000 年第 1 期）

2. 妙法解析：股骨头无菌性坏死的病因：①外来暴力作用于髋部致髋部关节周围软组织损伤，髋关节脱位，股骨颈骨折及重力挤压，骨内外血脉损伤，股骨头失去正常濡养，离经之血不能消散，形成瘀血，经脉受阻使局部气滞血瘀而致股骨头缺血坏死。②风寒湿邪乘虚而入，滞留髋部关节致气血凝滞不通，失其温煦，骨失养而成筋骨痹。③因过食肥甘厚味，长期酗酒，损伤脾胃，运化失职，湿热痰饮内生，阻塞经脉，碍血运行，血行不畅，骨失其养而发病。④年老体弱，肝肾亏虚，精血亏少水不涵木，肝肾精血双亏，股骨头得不到濡养而坏死。⑤长期大量服用糖皮质激素或非甾体抗炎药，致血液凝固，黏度增高，微循环障碍，股骨头血流量减少，骨细胞缺氧发生变性坏死。荣筋健骨汤即是根据上述病机而组方。临床可视病情具体情况加减。

（十六）双侧股骨头坏死（李桂文医案）

1. 病历摘要：患者，女，67岁。患者于8个月前见两髋疼痛，行走时疼痛甚，下蹲站立时亦痛。自以为是风湿性关节炎，自服中药及西药止痛片，当时疼痛稍减，但未能痊愈。继后反复作痛，夜间亦疼痛，慢慢出现跛行。曾到市某医院行X线摄片，诊为两股骨头坏死，遂到骨科专家诊室就诊。检查：神清，发育中等，五官端正，体稍胖，脊柱及四肢未见畸形，舌质淡白，苔白脉弦，二便正常。骨科情况：患者跛行，两髋行走时疼痛，下蹲时两髋关节受限，两下肢等长，两下肢肌肉稍萎缩，两髋关节外展内收、内外旋，屈髋及过伸疼痛，4字征两髋呈阳性。X线骨盆平片示：左右股骨头呈骨质疏松，股骨头下呈囊性改变，密度降低。左髋关节间隙稍变窄，左股骨颈稍增粗。诊断：左右股骨头坏死（Ⅱ期）。予四物强骨方（熟地黄、赤芍、川续断、杜仲各12 g，黄芪20 g，当归、秦艽、牛膝各10 g，乳香、没药、血竭各8 g，川芎、甘草各6 g）水煎服，每日1剂。并运用中草药热熨两髋。服上药半个月后行走时两髋疼痛减轻，下蹲时稍轻松。嘱患者坚持每周隔一二日，继续服药。坚持治疗10个月，症状基本消失，行走时两髋不痛，无明显跛行。复查X线片示：左右股骨头密度增高，骨质疏松改善，左右股骨头软骨下囊性变已吸收，密度增高。《广西中医药》，2004年第3期）

2. 妙法解析：川芎、当归、赤芍、熟地黄补血，黄芪补气，续断、杜仲壮筋骨；乳香、没药、血竭活血止痛；秦艽、牛膝通络舒筋，甘草调和诸药。诸药合用，药证相符，故能获愈。

（十七）右股骨头缺血性坏死（孙达武医案）

1. 病历摘要：洪某，女，73岁。右股骨颈骨折发现坏死已5年多。右髋关节疼痛，跛行。既往有高血压心脏病、高脂血症。查右腹股沟压痛明显，髋关节屈曲、外旋功能明显障碍，右髋"4"字征（＋），托马斯征阳性，X线片示：右股骨头无菌性坏死，且头已塌陷，部分碎裂。舌苔黄腻，脉沉细。诊断：右股骨头缺血性坏死（肾虚血瘀）。患者年高体虚，肝肾亏虚，肝主筋，肾主骨，致筋骨失养易折，复感外力致右股骨颈骨折筋伤，气血运行不畅，瘀阻经络，不通则痛，故见右髋部疼痛、跛行等肝肾亏虚，瘀阻经络之证候。治疗：补肾活血。方拟孙达武经验方（补肾活血汤）。药用川牛膝、丹参、淫羊藿、菟丝子各12 g，川芎、三七各6 g，黄芪30 g，续断、当归各15 g，骨碎补、鸡血藤各20 g，甘草9 g。每日1剂，水煎，分2次服。服药15剂后，患者右髋部疼痛缓解，尚跛行，效不更方。方药略有增减，连服30剂，疼痛基本消失，复查X线片示：与前片比较坏死区略有改善。嘱继续服药，以巩固疗效，撑双拐行走，定期复查。如进一步塌陷，建议手术治疗，行人工髋关节置换术。（《孙达武骨伤科学术经验集》，人民军医出版社，2014）

2. 妙法解析：补肾活血汤中，川牛膝、续断、骨碎补、淫羊藿、菟丝子补肾壮骨，丹参、川芎、当归、鸡血藤、三七活血止痛，黄芪配合当归益气养血，甘草调和诸药，共奏补肾活血之功。

（十八）左股骨头缺血性坏死（孙达武医案）

1. 病历摘要：雷某，男，15岁。2年前出现左髋部时痛时愈，近3个月来，疼痛增加，外展、外旋功能受限，先后在某骨科医院以化脓性髋关节炎治疗无效。经某医院照X线片示：左髋臼边缘毛糙不光滑，同时伴有骨质增生及破坏并有半脱位。根据临床症状，按右股骨头骨骺骨软骨炎治疗。1个月后有好转。后在某医科大学附属医院照X线片显示：左髋关节间隙稍增宽，内有多个大小不等的骨片，髋臼有轻度变深……股骨头变扁平，股骨颈变短，股骨头稍向上半脱位……综上所述，为扁平髋表现。诊断：左股骨头缺血性坏死。治疗：活血养骨。内服活血壮骨汤：丹参、骨碎补、续断、杜仲、狗脊、鸡血藤、独活各15 g，延胡索、三七粉各10 g，莪术、三棱、川牛膝、石菖蒲、甘草各6g。每日1剂，水煎，分早、晚2次服，连服15剂。手法加牵引整复半脱位，先后治疗4个月，疼痛消失，肌力恢复，双腿等长，外展、外旋功能恢复，X线片示：已愈合。(《孙达武骨伤科学术经验集》，人民军医出版社，2014)

2. **妙法解析：**本案方中三棱、莪术、三七、丹参、延胡索活血化瘀镇痛；杜仲、鸡血藤、狗脊、续断、骨碎补补益肝肾，强筋壮骨；独活、石菖蒲祛寒除湿，行气止痛。全方补益肝肾、调和气血、祛寒除湿，补益肝肾强筋壮骨。

(十九)股骨头无菌性坏死(孙达武医案)

1. **病历摘要：**杜某，男，50岁。左髋疼痛，左大腿中部麻痛已有5～6年。左髋及大腿疼痛时重时轻，二便均好，素有血压偏高，咳喘，舌质紫，苔黄腻，脉弦滑。就诊时见腰活动(—)，左腹股沟压痛(+)。左髋旋转受限(+)，伸屈受限(—)。左股四头肌轻度萎缩。X线片示：两侧股骨头无菌性坏死Ⅱ度。诊断：股骨头无菌性坏死Ⅱ度。治疗：益气化痰祛瘀，佐以祛风通络。中药内服：黄芪30g，鸡血藤15g，丹参12g，三棱、莪术、石菖蒲、天南星片、红花、桃仁各6g，甘草5g。每日1剂，水煎，分早、晚2次服，连服14剂后，诸恙均缓，舌苔薄腻，脉弦滑。守原法调摄，加以健肾壮骨之品。黄芪30g，川牛膝、丹参、骨碎补、续断、鸡血藤各12g，三棱、莪术、石菖蒲各6g，甘草5g。服28剂后，自觉两髋仅有轻痛，再守原法调摄。(《孙达武骨伤科学术经验集》，人民军医出版社，2014)

2. **妙法解析：**本案为股骨头无菌性坏死案例，在首诊中仍以疏通经脉，破血逐瘀为主，而在诊后开始兼顾涵养肝肾。

三、文献选录

股骨头无菌性坏死患者，生活中要注意少饮酒，最好不饮酒；髋关节部因创伤骨折后，要及时、正确地治疗，避免发生创伤性股骨头坏死，因使用激素治疗，要在医嘱下进行，医务人员也不能滥用激素；接触放射线要注意防护。一旦发生本病，要早诊断、早治疗，不要延误病情。患病后减轻负重，少站、少走，以减轻股骨头受压。早期患者可于患髋处应用活血化瘀中药液湿热敷，并做推拿按摩，以促进局部血液循环，缓解关节周围肌肉挛缩，防止肌肉萎缩。

(一)分型与分期辨治

1. 辨证分5型治疗激素性股骨头坏死1313例：分为5型。①肾虚血瘀型，服马氏1号骨片(主要成分：骨碎补、象皮、血竭、石菖蒲等)3g，每日3次。②肝肾两虚型，服马氏1号骨片加六味地黄丸。③脾肾阳虚型，服马氏3号骨丸(主要成分：生黄芪、白芷、何首乌、穿山甲等)20g，每日3次。④气血两虚型，服马氏1号骨片加3号骨丸。⑤气滞血瘀型，服马氏2号骨片(主要成分：石菖蒲、土鳖虫、百草霜、乳粉等)3g，每日3次。在上述治疗基础上加中药浴。结果：优915例，良258例，可134例，差6例。(《中国骨伤》，1993年第3期)

2. 辨证分3型治疗股骨头无菌性坏死354例：分为3型。①肝肾阴虚型用生地黄、熟地黄、龙骨、牡蛎、龟甲、当归、红花、丹参、巴戟天、枸杞子。②湿热浸淫型用牡丹皮、防己、茯苓、陈皮、薏苡仁、龟甲、鳖甲、黄芩、盐黄柏、盐知母。③络脉瘀阻型用丹参、红花、当归、川芎、陈皮、郁金、延胡索、枸杞子、熟地黄、龟甲。各型均配服再生散(鹿茸、人参、三七、海龙、海马、牛骨、紫河车、龟甲、鳖甲、何首乌、砂仁、黄芪、白蔻、肉苁蓉、淫羊藿等，研末，装胶囊。每次6粒，每日3次。部分患者配服六味地黄丸、复方丹参膏、二仙膏。外敷接骨膏药，五加皮汤外洗。结果：治愈212例，显效104例，好转21例，无效17例，总有效率为95.20%。(《山东中医学院学报》，1993年第2期)

3. 辨证分3型治疗股骨头无菌性坏死510例：分为3型。①气滞血瘀型用马氏2号骨片（石菖蒲、土鳖虫、百草霜、血竭等）3～4.5 g，每日3次，饭后黄酒送服。②气虚血瘀型用马氏3号骨片（生黄芪、白芷、制何首乌、丹参等）。③肝肾亏虚型用马氏4号骨片（骨碎补、杜仲、穿山甲、鸡血藤等），每次20 g，每日3次，饭后服。治疗9个月至3年，结果：优198例，良187例，可104例，差21例，总有效率为95.5%。（《中国医药学报》，1993年第3期）

4. 分3期治疗股骨头无菌性坏死5例：分为3期。①急性期髋部疼痛，筋缩微肿，活动受限，舌苔黏腻，脉滑数者，辨证为瘀湿交结，郁而化热，治宜化瘀浊为主，兼清湿热，加味三妙丸主之：黄柏、川牛膝、汉防己、槟榔、牡丹皮、王不留行、延胡索各9 g，丹参30 g，苍术、生甘草各6 g，水煎服。外敷消肿散。②坏死期骨节变形，筋骨失用，筋萎髓枯，血气阻隔，络脉不通者，必须活血化瘀为先，以林氏理气化瘀汤主之：当归、郁金、泽兰、枳壳、苏木、制大黄、延胡索、槟榔、赤芍、制香附、红花各9 g，青皮、陈皮、生甘草各6 g，水煎服。瘀化之后，局部疼痛减轻，病久正气不足者当和营扶正，大补骨髓，肖氏活血补髓汤主之：当归、生地黄、赤芍、山茱萸、补骨脂、骨碎补、川续断、淫羊藿、仙茅、山药、制附子各9 g，川芎、肉桂各4.5 g，牡丹皮、桃仁、红花各6 g，甘草、生姜、大枣各3 g，熟地黄24 g。每剂煎4次，每日服2次。必要时加服紫河车粉2 g。外治以艾条灸，坎离砂热敷，三益膏、丁桂散外贴，三法交替进行，每法1周。③恢复期骨质渐有生机，治当补肾以壮骨，六味地黄丸、健步虎潜丸各9 g（分吞）。外以四肢洗方、活络药水洗擦，配合按摩以收全功，得随访者3例，经治疗半年至1年，皆基本痊愈。（《上海中医药杂志》，1986年第1期）

5. 分2期4型治疗股骨头无菌性坏死14例：

（1）早期：①外伤劳损型，治用八珍汤加味：党参15 g，黄芪20 g，当归10 g，川芎、砂仁各6 g，茯苓、白术、白芍、熟地黄、枸杞子、川续断、骨碎补、木瓜各12 g，三七、甘草各3 g。水煎服。配劳损片，儿童1～3片，每日3次。成人4～5片，每日3次。②瘀血化热型，治用补肾活血解毒汤（自拟方）：当归、乳香、没药、红花各6 g，川芎10 g，川续断20 g，蒲公英30 g，白芍、生地黄各15 g，枸杞子、丹参、金银花、连翘、骨碎补各12 g，甘草3 g。体温、血常规正常后配劳损片、骨科活络片0.5～1片，每日3次。

（2）中后期：①气虚血瘀型，用补阳还五汤加味。黄芪30 g，桃仁、红花、砂仁各6 g，当归、川芎、地龙各10 g，丹参、白芍、白术、川续断、骨碎补、枸杞子各12 g，熟地黄15 g，甘草3 g。配劳损片、骨科活络片。②肾虚寒凝型，用补肾活血通痹汤（自拟方）。熟地黄15 g，川续断20 g，黄芪30 g，枸杞子、补骨脂、菟丝子、山茱萸、独活、威灵仙、丹参、白术、秦艽、鸡血藤各12 g，当归10 g，没药6 g，红花4 g，甘草3 g。每日1剂，水煎服。配合内服骨科活络片、劳损片。髋部外敷活血散或寻痛酒外擦，TDP照射，每日1次，连续使用2～3个月。局部制动：3岁以下可用坐式外展支架（成都假肢厂制），外展角度可根据病情需要进行调整。3岁以上用间断皮牵引。局部手法按摩，预防肌肉失用性萎缩。半年至1年内不负重，能够避免半脱位，有利于坏死股骨头的修复。近期效果：优8例，良6例；2年后远期随访优9例，良5例。（《中国骨伤》，1992年第1期）

（二）临床报道选录

1. 李毅等报道予内服中药骨复生胶囊（由陕西中医学院附属医院制剂科加工，每粒重0.3 g，每袋100粒，每次4粒，每日3次）治疗SANFH患者30例（男20例，女10例）：治疗2～6个疗程后，显效18例，占60%；有效9例，占30%；无效3例（主要为伴其他部位骨坏死者），占10%。（《山东中医药大学学报》，2004年第1期）

2. 燕春茂等用复骨汤（当归 12 g，生地黄、熟地黄、赤芍、川芎、毛姜、淫羊藿各 9 g，附子、肉桂、补骨脂各 6 g，仙茅 4 g，山药、山茱萸、独活各 12 g。每日 1 剂，水煎服，1 个月为 1 个疗程）治疗 19 例，并与用维生素、钙片等治疗的 18 例进行对照观察，结果本组优良率达 95%。（《中医正骨》，1995 年第 6 期）

3. 羊藿何首乌汤治疗股骨头坏死 78 例：淫羊藿、何首乌各 20 g，巴戟天、川楝子、枸杞子、熟地黄、杜仲、川芎、当归各 15 g，乳香、没药、血竭、鹿角胶、丹参各 10 g。气虚加党参、黄芪各 10 g；风寒湿甚加茯苓、威灵仙、独活、附子各 10 g。每日 1 剂，水煎服。并用活血止痛散（含姜黄、白芷、栀子各 240 g，没药、大黄、三棱、延胡索、莪术各 120 g，细辛 60 g，冰片 30 g。研细末，加稀释乙醇和醋适量，调糊，外敷患处，厚 2 mm，用 TDP 灯照射 30 分钟，每日 2 次。患肢行持续皮（或腿套）牵引，重量 2～4 kg，用 4～12 个月；2 周后，患肢行患髋不负重功能锻炼。1 个月为 1 个疗程。结果：治愈 31 例，好转 44 例，未愈 3 例，总有效率 96.2%。（《辽宁中医杂志》，2002 年第 2 期）

4. 股骨复活汤治疗成人激素性早期股骨头坏死 43 例：熟地黄、鸡血藤、丹参各 30 g，鹿角胶、骨碎补、菖蒲、牛膝、川续断、木瓜、川芎各 15 g，山茱萸、仙茅、淫羊藿各 12 g，土鳖虫、独活、水蛭、全蝎各 10 g。每日 1 剂，水煎服。30 日为 1 个疗程，疗程间隔 5 日。用 3 个疗程，结果：治愈 10 例，显效 17 例，好转 13 例，无效 3 例，总有效率 93%。（《山东中医杂志》，2002 年第 2 期）

5. 灵脂骨活汤治疗股骨头坏死 60 例：炙五灵脂（包）、益母草、茯苓、黄芪、川续断、川牛膝各 15 g，炒乳香、炒没药各 12 g，陈皮 9 g，血竭、琥珀各 6 g，松香（均研末，分冲）3 g。血瘀甚加水蛭、土鳖虫、七厘散；脾肾阳虚加鹿角片、淫羊藿、肉苁蓉；肝肾亏损加杜仲、木瓜、熟地黄；寒湿痹阻加制川乌、细辛；痛甚加全蝎、延胡索。隔日 1 剂，水煎服。3 个月为 1 个疗程。结果：痊愈 48 例，有效 12 例。随访 1 年，无复发。（《中国民间疗法》，2003 年第 5 期）

6. 骨痹舒胶囊治疗股骨头坏死 654 例：熟地黄、骨碎补、血竭、鸡血藤、黄芪、豨莶草各 300 g，刺猬骨、水蛭、川芎、三七各 200 g，自然铜、川续断、百草霜、红花、当归、肉苁蓉、牛膝各 100 g，乳香、没药各 60 g。共研细末，装胶囊。每次 4～6 粒，每日 3 次，黄酒送服，儿童剂量减半；3 个月为 1 个疗程。妊娠（或感冒）禁用。结果：优 434 例，良 109 例，可 90 例，差 21 例。（实用中医药杂志，2004，12）

7. 补肾活血止痛散治疗股骨头坏死 180 例：真蕈、黑木耳各 100 g，菟丝子、骨碎补各 60 g，川续断、牛膝、土鳖虫各 40 g，黄芪、全蝎各 30 g，淫羊藿、山茱萸、当归、丹参、川芎、三七各 20 g。共研细末。每次 10 g，每日 3 次，冲服。或制蜜丸，每次 12 g，每日 3 次，口服。30 日为 1 个疗程。用 6 个疗程，结果：痊愈 102 例，有效 64 例，无效 14 例，总有效率 92%。（《中医药信息》，2006 年第 5 期）

8. 丹参续戟汤治疗激素型股骨头坏死 60 例：丹参 30 g，续断 12 g，巴戟天、杜仲、枸杞子、鹿角胶、淫羊藿、川芎、何首乌各 9 g，没药、乳香、血竭各 6 g。每日 1 剂，水煎服。30 日为 1 个疗程。用 3 个疗程，结果：治愈 15 例，显效 30 例，有效 11 例，无效 4 例，总有效率 93.33%。避免持重，患肢不宜长期牵引（或固定）。每日做不负重髋关节功能锻炼。（《湖北中医学院学报》，2008 年第 1 期）

9. 骨蚀扶正胶囊治疗股骨头坏死 216 例：黄芪、鸡血藤各 30 g，肉苁蓉、地龙各 20 g，淫羊藿、土鳖虫、枸杞子、香附、桃仁、莪术各 15 g，生地黄、独活、血竭、川续断各 12 g，自然铜 9 g。每日 1 剂，水煎 2 次，每次 2 小时，取滤液，浓缩至每毫升含生药 1 g；加 95% 乙醇至含醇量50％，静置半日，取滤液，回收乙醇；浓缩至稠膏状，干燥，研粉。每次3粒，每日3次，口服。1个月为1个疗程。随访0.25～3年，结果：痊愈20例，显效42例，有效115例，无效39例，总有效率81.9％。（《现代中西医结合杂志》，2003年第21期）

10. 三痹汤治疗儿童股骨头骨骺坏死症38例：白芍、当归、川芎、红参、防风、独活、秦艽、续断、桑寄生各6g，生地黄、茯苓、白术、杜仲、牛膝各10g，黄芪15g，甘草、细辛各2g，桂枝3g，大枣5枚，生姜5g。初期白术易苍术，加黄柏、白重楼、土茯苓；中期加全蝎、蜈蚣、乌梢蛇、仙茅、淫羊藿；后期红参、黄芪增量，加紫河车、仙茅、淫羊藿、巴戟天、肉苁蓉。每日1剂，水煎服。3个月为1个疗程。用生半夏、生天南星、生草乌、生川乌、黄柏、生栀子、生蒲黄、生大黄、广木香、乳香、没药、丁香、麝香、猪牙皂、生白附子、细辛、羌活、独活，制成药酒、软膏，外敷髋周。中后期平卧位持续皮肤牵引，重量为1/7体重，每次3～4小时，每日2～4次；用3～4个月。卧床（或固定制动），避免负重。功能锻炼。结果：治愈25例，好转13例。（《中医正骨》，2004年第7期）

11. 活血温肾胶囊治疗儿童肾病综合征合并股骨头坏死16例：丹参、川芎、熟附子、桂枝、白术、茯苓、山茱萸、山药、泽兰各等份，共研细末，装胶囊。每次4粒，口服，每日3次。50日为1个疗程。用活血止疼袋（含大黄、伸筋草、透骨草、苏木、丹参各30g，生麻黄、细辛、独活各20g）热敷髋关节前侧，每次30分钟，每日2次。患肢皮牵引，牵引重量为1/6体重，时间酌情而定，用2～4个月。X线下，在患肢股骨大粗隆下2cm，钻入骨圆针至软骨面下，不通过骺板，出针后流出血液以减压。用阿司匹林0.3～0.5g，双嘧达莫150mg，每日分3次口服；控制（或渐减）激素量。用4～6个疗程。结果：治愈6例，好转8例，未愈、失访各1例。（《中医正骨》，2001年第10期）

12. 活骨胶囊治疗儿童股骨头坏死52髋：药用黄芪、补骨脂、生地黄、川芎等。每粒0.4g（浙江省台州市博爱医院研制）。2～8岁、＞8岁，分别2粒、3粒，每日3次，口服。并用双下肢主动外展塑形法：双下肢外展支架固定，外展40°～45°、内旋10°～15°位置，早期床上行髋关节前屈主动活动及凹头肌收缩锻炼；中、后期戴外展支架负重行走；X线示死骨吸收再骨化后，去除支架；用0.5～2年。被动旋转推压塑形法：去除外展支架，助手固定骨盆，医者右手握患儿小腿，屈膝90°，左手握膝部，使患髋外展30°，推压髋部，旋转患髋，顺、逆时针各100次，每日4次；再支架固定。结果：优47髋，良3髋，中2髋，优良率95.62％。（《中国中医骨伤科杂志》，2005年第6期）

13. 活血通瘀汤治疗股骨头无菌性坏死18例：当归20g，丹参、鸡血藤、牛膝、川续断、骨碎补、补骨脂各15g，全蝎6g，僵蚕10g，蜈蚣4条。脾气虚弱者加黄芪、党参；肝肾亏虚者加生地黄、山药；寒湿凝结者加细辛、海桐皮。每日1剂，水煎服。结果：痊愈8例，基本痊愈5例，有效2例，无效3例。（《甘肃中医》，1994年第3期）

14. 股骨Ⅰ号、Ⅱ号治疗股骨头无菌性坏死22例：气滞血瘀用Ⅰ号（含牛膝、红花各30g，乳香、没药、炮穿山甲、川芎、炙细辛、土鳖虫、三棱各20g，桃仁15g，丹参60g，赤芍、莪术各40g）；肝肾、气血亏虚用Ⅱ号（含黄芪、淫羊藿各30g，人参、山茱萸、阿胶、枸杞子、龟甲、地龙、山药、川续断、杜仲、补骨脂各20g，白术、防己各15g，血竭10g。均制成蜜丸，每次9g，口服，每日3次。35日为1个疗程。结果：显效4例，有效15例，无效3例。（《河北中医》，2001年第11期）

15. 中西医结合治疗股骨头坏死41例59个髋关节：行髓芯减压术，加服股骨复活汤。患肢外展、内收各15°，局部麻醉，于大粗隆顶点下缘处切开皮肤0.5cm，C型臂X射线机监视下，用直径 0.45 cm 长钻，按股骨颈方向钻至股骨头下 0.5 cm 处，退至钻入处，改变方向重复 2~3 次。股骨头下有囊性变钻达囊区。股骨复活汤：熟地黄、山茱萸、仙茅、淫羊藿、鹿角胶、骨碎补、牛膝、续断、丹参、鸡血藤、川芎、土鳖虫、水蛭、独活、全蝎各 6~12 g，每日 1 剂，水煎服。对照组 39 例 56 个髋关节，用仙灵骨葆胶囊，每次 3 粒，口服，每日 3 次。均 30 日为 1 个疗程，疗程间隔 5 日，用 3 个疗程。平卧，卧床 3 个月。随访 1 年，结果：两组分别治愈 20、13 髋，显效 27、20 髋，好转 10、15 髋，无效 2、8 髋，有效率 96.61%、85.71%（$P<0.05$）。（《中国中医基础医学杂志》，2005 年第 1 期）

16. 中西医结合治疗股骨头坏死 39 例 49 个髋：高压氧加服生骨胶囊（骨碎补、续断、鹿茸、黄芪、血竭、穿山甲、鸡内金等）6~8 粒，每日 3 次餐后服；3 个月为 1 个疗程。并用高压氧舱，面罩吸纯氧，压力 0.22 MPa，每次 80 分钟，中间休息 10 分钟，每日 1 次；12 日为 1 个疗程，疗程间隔 3 日，用 5~6 个疗程。结果：痊愈 3 髋，显效 34 髋，有效 10 髋，无效 2 髋，总有效率 91.8%。（《浙江中西医结合杂志》，2006 年第 7 期）

17. 中西医结合治疗股骨头无菌性坏死 45 例 59 髋：先行中心减压术；缝合后，外展 45°和内旋位的 petric 型外展石膏固定 3 个月，局部开窗换药、拆线。术后用山莨菪碱 20 mg，复方丹参注射液 20 mL，脉通 500 mL，静脉滴注，每日 1 次；2 周为 1 个疗程，用 3 个疗程。用抗生素 7 日。气滞血瘀型用当归、姜黄、赤芍各 15 g，穿山甲、桃仁、川芎各 12 g，乳香、没药、桂枝、红花各 10 g，丹参 18 g，葛根 25 g，黄芪 20 g，全蝎 7 g，蜈蚣 2 条。肝肾亏虚型用黄芪 20 g，当归、杜仲、秦艽、川续断、桑寄生、狗脊、穿山甲各 15 g，葛根 30 g，白芍 25 g，熟地黄 18 g，姜黄、骨碎补各 12 g，桂枝 8 g，细辛 6 g，川牛膝 10 g，鸡血藤 20 g。寒湿阻滞型用桂枝、苍术、泽泻各 10 g，麻黄 5 g，制附子、炙甘草、制天南星各 6 g，知母、防风各 12 g，薏苡仁 30 g，白芍、熟地黄、黄芪各 15 g，鸡血藤 20 g。每日 1 剂，水煎服；3 个月为 1 个疗程。随访 1~4 年，结果：优 41 髋，良 12 髋，可 4 髋。（《河北中医》，2002 年第 5 期）

18. 中西医结合治疗股骨头无菌性坏死 45 例 56 髋：植骨支撑术加服中药。行植骨支撑术：股骨头髓心减压加松质骨植骨，自体腓骨移植术，空心加压螺钉内固定。常规骨科术后护理。加用通络生骨胶囊 4 片，每日 3 次餐后服。结果：优 33 髋，良 14 髋，可 5 髋，差 4 髋，有效率 92.8%；影像学评价，总优良 37 髋。（《中国中医骨伤科杂志》，2009 年第 6 期）

（三）经验良方优选

1. 乳香、没药各 24 g，当归、山茱萸、山药、独活各 48 g，生地黄、熟地黄、赤芍、川芎、补骨脂、骨碎补、淫羊藿各 36 g，附子、肉桂各 24 g，仙茅 16 g。将内服中药研极细粉末，过 100 目筛，和蜜为丸，丸重 9 g，早、晚饭后各服 1 丸。主治股骨头无菌性坏死。

2. 熟地黄、阿胶、黄柏、知母、鱼鳔、地龙、壁虎、蛴螬、牛膝各等份，共为细末，炼蜜为丸，每次 1 丸，每日 3 次。主治股骨头无菌性坏死。

3. 石菖蒲、血竭、百草霜、鸡胚、奶粉等炼蜜为丸，每丸 6 g，每次 2 丸。主治外伤引起的股骨头无菌性坏死。

4. 橡皮粉、石菖蒲、血竭、透骨草等炼蜜为丸。主治激素引起的股骨头无菌性坏死。

5. 骨碎补、石菖蒲、急性子、淫羊藿、莪术、三棱外洗。治疗股骨头无菌性坏死。

（四）临床辨治规律

1. 内治 8 法：

（1）清湿化瘀长骨法：适用于瘀湿夹热型，方选清湿化瘀长骨汤。药用黄柏、苍术、牛膝、桃仁、王不留行、延胡索、骨碎补、自然铜、接骨木等。

（2）理气化瘀长骨法：适用于瘀血气滞型，方选理气化瘀长骨汤。药用枳壳、香附、青皮、陈皮、当归、赤芍、乳香、没药、骨碎补、自然铜、土鳖虫等。

（3）温经化瘀长骨法：适用于瘀结寒凝型，方选温经化瘀长骨汤。药用炙麻黄、桂枝、白芷、细辛、桃仁、红花、白茯苓、仙茅、淫羊藿、补骨脂、鹿角片等。

（4）清湿化痰长骨法：适用于痰湿挟热型，方选清湿化痰长骨汤。药用黄柏、苍术、白芥子、莱菔子、车前子、青礞石、生大黄、芒硝、骨碎补、自然铜、薏苡仁等。

（5）理气祛痰长骨法：适用于痰湿气滞型，方选理气祛痰长骨汤。药用仙半夏、橘皮、枳壳、乌药、胆星、茯苓、生大黄、芒硝、自然铜等。

（6）温经祛痰长骨法：适用于痰湿寒凝型，方选温经祛痰湿长骨汤。药用麻黄、桂枝、熟地黄、白芥子、莱菔子、胆南星、炮姜、鹿角片、千年健等。

（7）养元复骨法：适用于肾阳虚型，方选养元复骨汤。药用熟地黄、山茱萸、肉苁蓉、补骨脂、淫羊藿、当归、黄芪、鹿角胶、猴骨等。

（8）滋阴复骨法：适用于肾阴虚型，方选滋阴复骨汤。药用生地黄、玄参、麦冬、知母、黄柏、牡丹皮、丹参、牛膝、龟板胶、猴骨等。

2. 外治8法：

（1）按摩法：在髋周进行按摩、推拿、滚擦等手法。在手法操作过程中，要重视内收肌的揉拨，解除痉挛，减轻疼痛，在股骨粗隆部要加用按摩乳至局部温热舒适为度。

（2）针罐法：在髋周取穴，以5～7枚针刺入，针后加艾温灸，并拔罐。

（3）敷贴法：初期以三色敷药加活血长骨散，中后期以石氏伤膏加活血长骨膏散。

（4）熏洗法：以外用熏洗方（桂枝、麻黄、细辛、川乌、草乌、半夏、三棱、莪术、桃仁、红花、丁香等）加水，以电路自动控温<70 ℃。避免烫伤。

（5）牵引法：以定制的下肢海绵牵引带进行持续牵引3～4小时，悬重5～6 kg，对髋关节间隙狭窄，患肢缩短者有舒筋解痉、通利脉络的功效。

（6）肢体血循促进法：以气压式四肢血液循环促进装置为佳。利用电动气压对患肢末端至干中心反复地压迫和松弛，促进静脉血回流，加速坏死修复。

（7）床上导引法：采用屈髋、旋转、绕圈等动作，在运动过程中动作要缓慢，配合吐纳呼吸，并要意守脐中。脐（神阙穴）为元气之根，生命之源，意守脐中有增补元气的功效。

（8）避重法：扶拐行走，温水游泳，坐着工作，肥胖减肥等。上述疗法，每3个月为1个疗程。

（五）食疗良方选录

1. 牛蹄筋100 g，当归、丹参、香菇、火腿各15 g，生姜、葱白、绍兴酒、味精、盐等各适量。将牛筋温水洗净，把500 mL清水煮沸后，放入碱15 g，把牛筋倒入，盖上锅盖焖2分钟，捞出用热水洗去油污；反复多次，待牛筋发后才能进行加工。发胀后的牛筋切成段状，放入蒸碗中，将当归、丹参入纱布袋放于周边，香菇、火腿摆于其上，生姜、葱白及调料放入后，上笼蒸3小时左右，待牛筋熟烂后即可出笼，挑出药袋、葱、姜即可。佐餐食用。活血补血，舒筋活络。主治股骨头缺血性坏死之劳损型。

2. 蛇肉1000 g，黄芪60 g，熟猪肉30 g，生姜15 g，续断10 g，料酒、胡椒粉、盐、葱白各适量。先将蛇斩去头尾，剥去皮，除去内脏洗净，切成片；生姜切片；黄芪、续断用冷水洗去浮灰杂质，再用净冷水浸泡1小时。铁锅烧热，倒入猪油30 g，油沸后倒入蛇肉翻炒，烹入料酒，然后将蛇肉倒入砂锅内，并将浸泡黄芪、续断的冷水带药一齐倒入砂锅，加入姜片、葱白及盐，用小火炖 1 小时，加入胡椒粉，拣去葱姜即可。佐餐食用。补肝肾，益气血，祛风湿。主治股骨头缺血性坏死之骨节疼痛。

3. 黄鳝 250 g，猪肉 100 g，杜仲 15 g，葱、姜、料酒、醋、胡椒粉各适量。杜仲水煎去渣，取汁备用；将黄鳝宰杀，去肠肚洗净，用开水略烫，刮去外皮上的黏物，切段。将猪肉剁成末，放油锅内煸炒，加水，及杜仲汁，放入鳝鱼段、葱、姜、料酒，烧沸后改文火煮至鱼酥，加醋、胡椒粉，起锅，撒上香菜。配餐食用。补肝肾，益气血，祛风活络。主治股骨头缺血性坏死症见肝肾不足者。

4. 粳米 60 g，薏苡仁 30 g，白糖 15 g，木瓜 10 g。将薏苡仁、木瓜洗净后，倒入小锅内，加粳米及冷水两大碗，先浸泡片刻，再用小火慢炖至薏苡仁酥烂，加白糖，稍炖即可。每日食用，不拘量。祛风利湿，舒筋止痛。主治股骨头缺血性坏死，关节重着，活动不利。

5. 穿山甲 6 g，鸡蛋 3 枚，精盐、素油各适量，芝麻油少许。将鸡蛋磕入碗内，加入洗净切碎的穿山甲。调入精盐、香油，搅拌均匀，锅内放油烧热，将调好的鸡蛋放入烧熟即可。一次食用。健脾化湿，清利关节。主治股骨头缺血性坏死之湿热不重、正气已虚者。

6. 粳米或糯米 100 g，海参 5～10 g。海参以温水浸泡数小时，剖洗切片；粳米或糯米加水如常法煮粥，煮至海参烂、粥稠为度。每日晨起空腹温热食之。补肾益精，壮阳疗痿，补血润燥。主治股骨头缺血性坏死。另对中风的痉挛性麻痹亦有效。

7. 毛冬青 100 g，猪蹄 1 只。将猪蹄去杂毛洗净，和毛冬青一同加水 3000 mL，文火煎煮，取汁 1000 mL。分作 5 次趁热饮用，每日 2 次。猪蹄也可同时食用。活血通络，强筋健骨。主治股骨头缺血性坏死。

第二节 骨髓炎

一、病证概述

骨髓炎为一种骨的感染和破坏，可由需氧或厌氧菌、分枝杆菌及真菌引起。好发于长骨，糖尿病患者的足部或由于外伤或手术引起的穿透性骨损伤部位。儿童最常见部位为血供良好的长骨，如胫骨或股骨的干骺端。多由血源性微生物感染引起（血源性骨髓炎）；从感染组织扩散而来，包括置换关节的感染，污染性骨折及骨手术。最常见的病原体是革兰氏阳性菌。革兰氏阴性菌引起的骨髓炎可见于吸毒者、镰状细胞血症患者和严重的糖尿病或外伤患者。真菌和分枝杆菌感染者病变往往局限于骨，并引起无痛性的慢性感染。危险因素包括消耗性疾病、放射治疗、恶性肿瘤、糖尿病、血液透析及静脉用药。对于儿童，任何引起菌血症的过程都可能诱发骨髓炎。其临床表现，骨髓炎是指化脓性细菌感染骨髓、骨皮质和骨膜而引起的炎症性疾病，多数由血源性引起，也多由外伤或手术感染引起，多由疖痈或其他病灶的化脓菌毒素进入血液而达骨组织。四肢骨两端最易受侵，尤以髋关节为最常见。临床上常见有反复发作，严重影响身心健康和劳动能力。急性骨髓炎起病时高热、局部疼痛，转为慢性骨髓炎时会有溃破、流脓、有死骨或空洞形成。重症患者常危及生命，有时不得不采取截肢的应急办法，致患者终生残疾。

二、妙法解析

（一）右胫骨骨髓炎（蒋秋根医案）

1. 病历摘要：袁某，男，12 岁。爬树跌下，右足不能行走，因外院手术整复、伤口化脓而转来诊治。体格检查：右足肿痛，面色微白，形体较瘦，仰卧则舒，右胫腓骨有挤压和击痛感，按之凹陷，不能步行。右胫前缘伤口 1.5 cm×1.3 cm×2 cm 排出紫红色脓液，且量多，伤口腥臭，日久不愈。古矿灰（地龙骨、千年石灰）50 g，用木炭火煅至极红，用三黄汤（黄芩、黄柏、黄连各 10 g，煎水过滤，去药渣）水飞至 20 g，加黄丹 5 g，冰片 5 g，共研细末，过 100 目筛，放入瓶内，用纱布扎盖，埋入地下拔火毒，取出备用。用引流脓液法，将伤口用 3%过氧化氢溶液洗净，擦干，撒入石灰散在伤口内，直至平伤口面为度，用敷料包裹，每隔 2 日换药 1 次。经数次（半个月）治疗，疮口流出碎小骨头后，局部肿胀消失，在胫腓断端有大量骨痂形成，伤口向愈，患者能独自走行，1 个月后痊愈。经多年随访，至今未复发。（《黑龙江中医药》，1990 年第 3 期）

2. 妙法解析：千年石灰经炮制火毒已出，用三黄汤水飞有清热解毒的功效，主治顽疮脓水淋漓，敛疮口尤妙。

（二）右股骨慢性骨髓炎（蓝世隆医案）

1. 病历摘要：罗某，男，20 岁。右大腿疼痛反复流脓 5 年。经多方就医治疗无效，于 1983 年 6 月 2 日到本院求医，诊断为"右股骨慢性骨髓炎"。检查：体温 38 ℃，身体消瘦，面色㿠白，被迫坐卧位，心肺正常。右大腿肿胀暗红色，于大腿中下 1/3 外侧可见 1 个 1 cm×2 cm 瘘道口，有黄白色腥臭的分泌物从瘘道口流出。X 线片示：右股骨下 1/3 呈虫蛀样密度减退区，并有葱皮样骨膜反应。白细胞 16.2×10^9/L，红细胞 3.08×10^{12}/L，血红蛋白 8 g/L。入院后先用抗生素治疗 10 日，控制感染后，局部切开取出死骨 2 cm×6 cm 1 块，术后用硅胶管进行药物灌注 7 日，并按中医辨证内服中药，住院治疗 42 日，伤口闭合后出院。巴豆、蜂蜡（原方未注明药量），成人每日 3 次，每次 5 粒，饭后吞服，小孩酌减。服药 3～6 个月。继续内服巴豆丸 5 个月。1986 年 7 月 2 日步行来医院复查。血常规及体温正常。X 线片示：右股骨密度均匀，无死骨无效腔存在，亦无骨膜反应，骨髓腔通畅。（《上海中医药杂志》，1988 年第 12 期）

2. 妙法解析：巴豆辛热有毒，能宣通一切病，泄壅滞而健脾胃，消痰破血，排脓消肿痛；蜂蜡微温无毒，能补中益气，生肌生血，两药相辅，能提高慢性骨髓炎治愈率。巴豆煎剂体外实验证明，巴豆对慢性骨髓炎常见致病菌金黄色葡萄球菌有较强抑菌作用，同时对白喉棒状杆菌、铜绿假单胞菌等亦有一定的抑菌作用。

（三）右胫骨骨髓炎（陈英炎医案）

1. 病历摘要：祝某，男，6 岁。患儿因高热住院。经检查证实右胫骨骨髓炎，曾用抗生素和手术治疗，全身、局部症状好转，但摄片证明右胫骨中段骨质仍破坏严重，患肢不能站立。花蜘蛛 3 份，冰片、樟脑、公丁香各 1 份。先将花蜘蛛烤干研粉，再将樟脑、冰片、公丁香同样研粉，与花蜘蛛粉拌匀装瓶备用。按常规清洁创面，将花蜘散塞入窦道内再用伤湿止痛膏封闭。如有死骨先取出再将花蜘散塞入。若无破溃用花蜘散外敷，伤湿止痛膏封闭也可。经用花蜘散外敷治疗 20 次，摄片证明胫骨骨质修复痊愈。患肢已能行动，随访未见复发。（《福建中医药》，1981 年第 3 期）

2. 妙法解析：根据现代医药试管内观察，蜘蛛有抑制金黄色葡萄球菌、大肠埃希菌的作用。

（四）右股骨骨髓炎（陈学连医案）

1. 病历摘要：周某，男，16 岁。患者因外伤觉右股外侧肿痛，同年 9 月患处因感染化脓，经当地医院切开引流，肌内注射青霉素、卡那霉素等后，病情趋向稳定。半年后患处破溃，流出大量脓性分泌物，后渐形成窦道。某院用大量抗生素并施带蒂肌瓣填充术治疗，病情逐渐加重。患者入院时虚羸少气，面色无华，头晕心悸，脉细弱。右股上外有 2.5 cm×4 cm 溃疡一处，流出脓液颇多，窦道深约 10 cm，呈 L 形。查血：白细胞 8.6×10⁹/L，中性粒细胞 0.71，淋巴粒细胞 0.29。脓液细菌培养示有金黄色葡萄球菌生长，药敏试验对庆大霉素中度敏感。X 线片示股骨中上段骨骼变粗，密度增高，轮廓不规则，呈毛刷样改变，腔内骨质破坏，并有数个大小不等的死骨片，远端健骨萎缩。入院后暂用抗生素，在腰麻下行病灶清除术，取出死骨，切除坏死及瘢痕组织，冲洗窦道后植入药条，每日更换 1 次。壁虎 40 份，丹参、牡丹皮、蒲公英、紫花地丁各 20 份，人工牛黄 1 份。共研细末，装入胶囊。每次服 4～6 g，每日 2～3 次。治疗 40 日为 1 个疗程。另以当归身、白芍煎汤送服胶囊。治疗 2 个疗程后肿痛除，溃疡面及窦道愈合。继续服药 5 周以巩固疗效。5 周后 X 线片复查，示右股骨基本恢复。1 年后随访，未见复发，复查X 线片示基本正常。(《中医杂志》，1986 年第 9 期)

2. 妙法解析：壁虎咸寒，以消肿散结、祛腐生肌见长，故在内服基本方与外用药物中均选壁虎为主药。值得注意的是，窦道愈合不是骨髓炎彻底治愈的唯一标志，一般仍需继续内服中药治疗，且不宜少于 5 周。辨证所用汤药，不宜固定，应随证的改变而灵活更换药物。

（五）左胫骨慢性骨髓炎（毛世友医案）

1. 病历摘要：张某，男，9 岁。因跌倒外伤致左脚肿胀疼痛，曾在某医院住院治疗 3 个月余无好转，于同年 9 月 15 日转我院治疗。体格检查：患者左小腿缩短 2.5 cm，呈 "）" 状内翻畸形，左胫骨粗隆 3 cm 以下可见 20 cm×5 cm 左右之棱形溃疡，溃疡中央有 8 cm×2 cm 左右的枯白色骨质外露，脓液四溢，其气腥臭，左下肢不能站立。X 线片示：左胫骨全程破坏，广泛骨质疏松及病理性骨折。诊断：①左胫骨慢性骨髓炎；②左胫骨病理性骨折；③左小腿前外侧慢性溃疡。入院后用复方野菊液冲洗浸泡伤口，每次 30 分钟，每日 2～3 次。于第 4 日死骨分离，19 日伤口愈合，患者出院步行回家。追访至今，未见复发。(《湖南中医杂志》，1990 年第 5 期)

2. 妙法解析：野菊、芙蓉叶和藤黄具有清热解毒功能，据现代药理研究，具有良好的抑菌作用。用其煎液冲洗患处，使药液持续高浓度作用于病灶，共奏清热解毒、消肿排脓、祛腐生肌之功。

（六）左股骨骨髓炎（李兰台医案）

1. 病历摘要：王某，男，25 岁。患者左大腿肿痛破溃已有 3 年，经 X 线诊断为骨髓炎。体温 39 ℃，白细胞计数 26×10⁹/L。舌苔黄腻，脉细数，食少，精神萎靡，消瘦，脸色灰暗，左侧大腿浮肿，疮口时有稀脓流出，而来诊。治疗：外贴捞底膏，6 日 1 张，共贴 10 张，贴到 3 张时，拔出脓液和早期遗忘在疮口内的药捻 3 根，内服中药仙方活命饮加减化裁，以葡萄糖生理盐水补液，连续 7 日，体温正常，共调理 2 个月余，服中药 50 剂。伤口愈合，症状消失。随访 3 年未复发，能参加各种劳动，两下肢行动正常。(《中医研究》，1990 年第 2 期)

2. 妙法解析：捞底膏的作用在于通过皮肤渗透而达病变部位，因而改善病变组织微循环。

（七）右股骨慢性化脓性骨髓炎（张淞生医案）

1. 病历摘要：周某，女，9 岁。1 年前右大腿内侧脓肿而致败血症，虽经治转瘥，唯大腿肿胀，下端内侧有黄豆大溃疡，略呈凹陷，压之有淡黄色稀薄脓水外溢，四周肤色暗褐，体温 37.4 ℃。X 线片示：右股骨局部密度增高，骨皮质增厚，骨干增粗，边缘不整齐。髓腔变窄、模糊，侧位见股骨下段向前弯曲畸形。有窦道 1 处，小死骨 2 块。诊断：右股骨慢性化脓性骨髓炎伴窦道形成。舌苔薄白，脉弦数。桂枝 9 g，白芍 20 g，炙甘草、生黄芪、丹参各 15 g，当归、玄参、金银花各 30 g，生姜 5 片。水煎服。用加减桂枝合四妙勇安汤加蒲公英、牛膝、焦山楂；局部用七三丹（尿浸石膏 3 份，红升 3 份）药捻内插，外敷本院自制藤黄软膏。5 剂后患肢肿胀减轻，唯口干欲饮，脉细数，舌红少苔，四妙勇安汤加生地黄、麦冬、赤芍、蒲公英、天花粉、制乳香、制没药、牛膝、鬼箭羽。5剂后，口干除，脉弦细，舌苔薄白，改用初诊方，局部用八二丹薄掺，藤黄膏敷贴。治疗2个月余，疮口收敛。1年半后X线片复查：右股骨下段密度增高，骨干增粗，侧位略向前弯曲畸形，但边缘光整，未见骨膜反应、无效腔及破坏。提示右股骨慢性骨髓炎已基本治愈。（《浙江中医杂志》，1983年第7期）

2. 妙法解析：本方以桂枝汤调和营卫，重用芍甘，酸甘化阴，缓筋脉挛痛之苦，并能"双补气血"，使"生肌之功愈速"；取四妙勇安汤以疏通气血、养阴解毒。更用黄芪以补气生肌，丹参活血化瘀兼能养血，与黄芪合用，使黄芪补而不滞。

（八）胫骨下段骨髓炎（刘宇富医案）

1. 病历摘要：周某，男，19岁。右胫骨下段近内踝处溃口流脓水5年。曾经武汉某医院摄片诊为胫骨下段骨髓炎，经该院施手术后，窦口一直未愈合，后经某院以白降丹及内服中药治疗半载未愈。症见胫骨内侧与内踝处皮色乌暗，疮口脓水气腥。跛行，神困，纳呆，便溏溺清，面色晦暗，舌质淡暗而苔白滑，六脉虚细。证属阴疽（附骨疽），气虚痰凝。方选慢性期方药，每日1剂，配服十全大补膏扶正。疮口用红升丹捻子（即红升丹15 g，麦面粉15 g，作糊，调匀，做成火柴样枝条，烤干）纳入窦口，每日换1次，外用敷料包封。若脓液少时，可2日1换。二诊：服药30剂，精神好转，纳增，疮口仅有少许分泌物，局部皮色渐转红润，胫、踝脓肿已消，步履自如，续上方减肉桂、白芷、鹿角霜、木瓜，加川牛膝15 g，鹿角胶10 g，山药30 g，扶正以强筋骨，制何首乌20 g以润肤色，嘱其缓服以俟正复。6月10日三诊：服药60余帖，疮口愈合良好，局部肤色渐转红润。但因功课太紧，汤饮实难，兹以蜜丸（药物：黄芪、党参、金银花各80 g，炮穿山甲、川芎各30 g，肉桂12 g，当归、浙贝母、白芥子各60 g，川牛膝70 g，赤芍40 g，制何首乌、天花粉各150 g，鹿角胶、薏苡仁各100 g）调治，以冀痊愈。8月25日患者来云：一切良好。乃劝其继续服用蜜丸2剂，以杜复发。3年来，旧恙未发。（《新中医》，1990年第4期）

2. 妙法解析：骨髓炎的治疗众说纷纭，现代中医多仿西说，主张清热解毒，古代则擅长温经散寒。本方以温经散寒，配合清热化痰，久则托里透脓、益气生肌，可谓标本兼治。

（九）左拇指末节急性骨髓炎（林正松医案）

1. 病历摘要：骆某，男，29岁。左拇指脓疡切开排脓后一直不愈，已27日。X线片示左拇指末节急性骨髓炎。用青、链霉素治疗1周无效，遂来求诊。鲜萍全草30 g，活泥鳅2条。泥鳅用水养24小时，保留体表黏滑物质，洗净后再用冷开水浸洗1次。将萍、鳅一起捣烂，备用。将制好的膏药敷患处，每日1次，2周为1个疗程。用本方外敷治疗2个疗程，疮口愈合。3个月随访，摄片见骨质正常，6个月后能参加劳动。（《浙江中医杂志》，1987年第6期）

2. 妙法解析：萍，属萍科，有清热解毒、活血消肿的作用。泥鳅的胶状物质对疮口有保护作用，亦可能有刺激组织细胞新陈代谢的作用。因此，本方治疗骨髓炎，有控制炎症，使死骨向外游离，促使疮口愈合的良好效果。

（十）右胫腓骨粉碎性骨髓炎（肖运生医案）

1. 病历摘要：林某，男，48岁，工人。被矿石击伤右小腿，肿胀皮破流血，X线片示：右胫腓骨粉碎型骨髓炎。经多处治疗，创伤口植皮不理想，皮肤呈灰暗色，有红枣大小创口不愈合，流腥水，周围皮肤瘙痒抓破出黄水，伤肢肿胀，下午为甚，灼热疼痛，已有18个月之久。就诊时开发性伤口溃疡流稀脓水，胫骨断端未见骨痂形成有活动感，腓骨上1/3已切除。该患者系久病伤阴，元气亏损宜补益气血，健脾养胃，清热解毒。首次拟用黄芪30 g，金银花、当归各15 g，山药20 g，防风、连翘、牛蒡子、生地黄、川芎、赤芍、云苓、穿山甲、阿胶各10 g，夏枯草 9 g，黄柏 6 g，甘草 3 g。伤口外用生肌散，敷贴玉红膏，周围撒冰石散，每日换 1 次。1
周后右足小腿创口流腥水已止，但脓稠，肿痛减轻，脉细，舌苔薄白，以养阴滋肾清热解毒。药
用熟地黄、山茱萸、茯苓、牡丹皮、杜仲各 10 g，山药 30 g，泽泻、黄柏、知母、牛膝各 6 g。
服 1 周后创口基本愈合，骨痂慢生，脉细，舌苔薄白。以养阴滋肾，活血补脾，益精补髓。药用
熟地黄、杜仲、枸杞子、阿胶各 15 g，麦冬 6 g，山茱萸、龟甲、肉苁蓉各 10 g，山药 20 g，甘
草 3 g。外撒龙黄散。服 2 周后创口已完全愈合，但皮肤无知觉，足背麻木，舌苔薄白。因创口
久溃不敛，经络损伤，寒湿侵袭，以补益气血、温通经络，滋阴壮阳。药用鹿胶、乌附各 10 g，
肉桂、熟地黄、白芥子、牛膝各 6 g，当归、杜仲各 15 g，麻黄、炮姜、甘草各 3 g，黄芪 30 g。
服 1 周后创口瘢痕呈紫暗色，周围感觉有些痒，脉细。因其创口腐烂过久，经络损伤，风毒未
尽，脾肾虚弱，以补益脾肾兼以祛风止痒。药用黄芪 30 g，金银花、当归各 15 g，连翘、防风、
牛膝、地龙、土茯苓、皂角刺、甲珠各 10 g，蝉蜕 5 g，山药 20 g，川芎、夏枯球各 6 g，甘草
3 g。外撒龙黄散。服 1 周后照片检查，右胫骨粉碎性骨折处断端已有大量骨痂生长，并有部分
有骨小梁通过而愈合，再无感染，瘢痕紫暗色好转，踝关节稍肿，能弃棍步行，诊其脉细，舌苔
薄白，仍以滋肾强筋壮骨以巩固疗效。药用牛膝、陈皮、炮姜、知母、黄柏各 6 g，熟地黄、锁
阳、龟甲、当归、鹿胶、菟丝子各 15 g，黄芪 20 g，白芍 10 g。

2. 妙法解析：骨髓炎是西医病名，中医学认为骨髓炎是一种毒气深沉，附着于骨的深部脓
疡，并依其发病的部位而定名。如发生于股骨外侧部位称为附骨疽，内侧称为咬骨疽等。根据古
典文献记载这类病症多发生在四肢长骨和指趾部位。根据临床病例观察，我们将慢性骨髓炎分为
两种类型，一种为外伤型，就是开放性骨折，外伤感染，局部检查有慢性炎症或脓性分泌物，有
时有死骨或瘘管形成，照片发现骨皮质破坏，如骨皮质粗糙凸凹不平，碎骨游离或有空洞。继后
引起肢体畸形，关节强直骨质增生或功能障碍。一种为虚寒型，由于外邪侵犯，致使经脉、气血
凝滞，元气损亏，气血失调，正不胜邪。机体抗病能力感减弱（现在医学认为在某些部位适宜部
分细菌的滋生）而引起骨感染。这种类型的慢性骨髓炎没有明显的外伤史，初起局部不红不肿，
只觉不适继后逐渐加重，引起全身不适，局部肿胀加剧形成冷脓肿。X 线检查就可以发现骨膜反
应或有死骨形成。根据我们的治疗体会是外伤型以祛邪为主，兼以扶正，虚寒型则以扶正为主，
兼以驱邪。骨髓炎的病变过程，我们认为一般分为 3 个阶段。初期肿硬不明显，大部分对这种情
况容易忽视而逐渐形成肿硬，为肿硬阶段。病症逐渐加重，肿胀明显，血管怒张，压痛，叩击时
有波动感，继后出现恶寒发热而溃烂，脓液流，则为溃烂阶段。由于日久失治，病症逐渐加重，
除了有窦道形成的伤口久不愈合外，并且因为骨质破坏而引起肢体变形，出现恶寒发热，或低热
盗汗，面黄肌瘦，跛行等症状，则为畸形阶段。根据病症的变化，对于体质虚弱、气血耗损者，
在配方时重用参芪、四物等药；肝肾亏损应以滋养肝肾；强筋壮骨，可选用金匮肾气丸、右归丸
等方剂加味；对于脾、胃亦伤者，必须调补脾胃，以使后天之本强健，可用一些补益脾胃的药
物，对于一些脓稀薄，伤口久不愈合者还应重用黄芪、阿胶、山药、薏苡仁等以补脾托里生肌。
患肢麻木的可用独活寄生汤祛湿散寒，温经通络。

三、文献选录

（一）个案报道选录

1. 徐介山报道：俞某，女，12 岁。左臂跌伤，后化脓溃破，成为慢性骨髓炎（"附骨疽"），
经久不敛，偶自排出小碎骨，已历 9 年。形瘦小，面容憔悴，潮热盗汗，烦渴咽干，食欲不振，
舌红少津，脉细数。患处肿胀，肱骨因朽蚀而凹凸不平，自肩至肘有溃孔 9 个，尽皆贯通，形成

窦道。用上法治疗，并取出 16 cm 长，钢笔粗朽骨 1 根，4 cm×6 cm 朽骨 1 块。溃腔用细纱布填塞，人参、白术、茯苓、甘草、当归、白芍、川芎、熟地黄、生姜、大枣、知母、黄柏、龟甲（原方未注明药量），合煅龟粉吞服。继以生肌薄贴法善其后。治疗 3 个月后，溃孔先后愈合，功能基本恢复。(《浙江中医杂志》，1982 年第 6 期)

2. 周绪彬报道：李某，男，14 岁，学生。突发高热，右小腿剧烈疼痛，红肿灼热，某医院诊断为"急性化脓性骨髓炎"。经切开引流并注射各种抗生素治疗 1 个月余，症情不减。至 11 月又并发病理性骨折。医院建议截肢治疗，家长不同意，乃转来诊。患孩面红潮热，体温在 38 ℃～39 ℃之间，烦渴欲饮，便结溲赤。右小腿上段明显红肿，有 1 个 9 cm×7 cm 大的疮面，肉色鲜红，触之易出血。内有 4 个瘘道，深 2～6 cm，排出大量绿色黏稠之脓液，有奇臭。脉滑数有力，舌苔黄厚。X 线片示：右胫骨上段明显骨质破坏，内有数块死骨。并见骨膜肥厚，并发病理骨折。脓液培养出铜绿假单胞菌，对青霉素、链霉素、红霉素等均抗药，仅对氯霉素轻度敏感。即用五虎丹药条插入瘘道，并撒于疮面上，外盖三黄膏，每日换 1 次，再用小夹板固定患肢（换药时取下）。内服四妙勇安汤加蒲公英、紫花地丁、白头翁、黄连等，每日服 1 剂。连续 3 个月，先后排出大小不等的死骨 6 块，瘘道变浅，疮面缩小，脓液减少，已能下床活动，遂拆除小夹板，改为间日换药 1 次，并改服托里透脓汤、八珍汤、六味地黄丸等。1981 年 6 月疮面愈合，患肢功能恢复正常，乃停止用药。7 月 X 线摄片复查，示患腿已基本康复。(《上海中医药杂志》，1986 年第 7 期)

3. 罗心田报道：孟某，女，17 岁。4 年前被石头砸伤右足拇趾，趾甲松动，先后 3 次拔甲治疗疮口不愈。1986 年 8 月 17 日来诊。检查：右足拇趾内侧有 2.5～3 cm² 溃疡面，有脓液流出，周围软组织肿胀，皮色暗红。X 线片示：右足拇趾第 2 节中段骨质密度增高，其中部分骨质疏松及缺损。确诊为慢性化脓性骨髓炎。治疗经过：先用炉火药条祛除腐败组织，用药 3 日后，用银黄药液浸泡疮面，每日浸泡时间不少于 1 小时，再用六味生肌散外敷金黄膏。内服加减活络效灵丹加二花 20 g，紫花地丁 30 g。共服 10 剂。经治疗 28 日，疮口愈合。X 线片示：右足拇趾第 2 节中段骨质破坏修复，骨边缘光整。随访 2 年，未见复发。(《湖北中医杂志》，1990 年第 1 期)

4. 胡志成报道：贺某，男，50 岁。左下肢疼痛，浮肿，踝关节上端有 7 个瘘管，流黄水，历时 1 个月余，经当地县人民医院 X 线片诊断为左胫骨化脓性骨髓炎。经用抗生素治疗未效。后用本方施治，3 日后肿消大半，7 日后有 3 块死骨自瘘管处排出，20 日后症状消失，经 X 线摄片检查，病灶消失。(《广西中医药》，1979 年第 1 期)

5. 宋一同报道：李某，男，33 岁，农民。因左侧腰背部破溃流脓 5 日，发热 10 余日于 1982 年 8 月 10 日入院。1979 年在本院诊断为胸腰段化脓性脊柱炎，行病灶清除术。术后 3 年病情复发，发热，局部肿痛，瘘管形成。血常规正常，红细胞沉降率 50 mL/h；脓培养为金黄色葡萄球菌感染。X 线摄片示胸腰段化脓性脊柱炎改变，无明显死骨形成。中医辨证属脾肾阴虚型。按本法治疗 10 日，瘘管闭合，局部无肿痛，全身情况良好，体温、红细胞沉降率均正常而出院。(《安徽中医学院学报》，1985 年第 1 期)

(二) 临床报道选

1. 蒲丹土茯苓汤治疗骨髓炎 10 例：蒲公英 45 g，丹参、土茯苓各 30 g，黄芪 20～30 g，金银花、山药各 25 g，牛膝、紫花地丁各 20 g，当归、骨碎补各 12 g，黄柏 10 g。每日 1 剂，水煎服。寒战高热，神志不清者，加生地黄、犀角粉；脓已成者加炮穿山甲、皂角刺、天花粉；气血亏虚、脓水清稀者，加鹿角胶、熟地黄、白芥子。食疗方：将鸡蛋开一黄豆大小孔，装入轻粉 0.15 g，充分搅匀后，用面粉包裹，置火中烧至焦黄，蛋熟去蛋壳，食之，每晨食一个。服药期

间，加强营养，多食蔬菜。忌辛辣及酒。结果：均获痊愈。(《四川中医》，1987年第5期)

2. 分期辨治方治疗骨髓炎28例：急性期治以温经散寒、佐以清热化痰，用麻黄、皂角刺各5g，白芥子、熟地黄、浙贝母各15g，肉桂、生姜各3g，鹿角霜、连翘各20g，金银花30g，穿山甲6g，乳香、没药各10g。慢性期治以托里透脓、益气生肌，用黄芪、天花粉各30g，当归尾、鹿角霜、浙贝母各15g，金银花、白芥子各20g，肉桂3g，炮穿山甲、川芎各8g，赤芍、木瓜、白芷各10g，连翘12g。每日1剂，水煎服。结果：治愈23例（3~4个月治愈19例，5~6个月4例），转手术1例，未追访者4例。(《新中医》，1990年第4期)

3. 骨炎汤治疗骨髓炎520例：慢性骨髓炎1期：用骨炎汤1号（金银花30g，连翘、土鳖虫、蒲公英、红花、茯苓、乳香、紫花地丁各15g，黄芪、明矾、枸杞子各20g，穿山甲、皂角刺、橘络各10g，甘草3g。每日1剂，水煎服。并用骨炎丹1号（水银、白矾各30g，皂矾18g，朱砂、珍珠各15g，火硝12g，轻粉、冰片各8g，蟾酥、牛黄各5g。热炼升华共细末后伍以雄黄15g，麝香1g，制成骨炎丹，并与熟石膏按4:6比例制成本品）撒入伤口内，瘘道深者制成骨炎锭，送入瘘道深处，外用消毒敷料覆盖，每日换药1次。待体质恢复施以病灶清除术，彻底摘除死骨，切除瘢痕及炎性芽。术后用骨炎丹Ⅱ号（骨炎丹与熟石膏按1:9比例制成）撒入伤口内；或用复方骨炎纱布（黄连、黄柏各20g，苦参、蒲公英、紫花地丁各30g，连翘50g，加水5000mL，煎至2000mL，用双层纱布过滤2次，再浓缩至850mL，加入95%乙醇150mL，用250mL小瓶分装4瓶，高压消毒备用）外敷伤口，Ⅱ期治疗同Ⅰ期，但手术切除比Ⅰ期广泛。硬化性骨髓炎：治疗同Ⅱ期，均于手术前后适当用抗生素和抗厌氧菌药物。结果：经15~30日治疗均获愈。(《天津中医》，1992年第2期)

4. 复方三黄灌注液治疗骨髓炎50例：黄连900g，黄柏1200g，大黄1800g，甘草450g，制成无菌溶液，每毫升含生药0.03g，浓度为3%，灌封备用。在手术清除病灶死骨无效腔基础上，用双管闭式，在24小时内持续灌注引流，每日用药3000mL，一般持续1~2周，等引出液清澈后方可拔管。结果：优43例，良6例，可1例，随访3~8年，复发率为4%。(《中医杂志》，1986年第1期)

5. 萍鳅膏治疗骨髓炎56例：鲜萍全草30g，活泥鳅2条。取活泥鳅2条，以水养24小时，保留其体表黏滑物质，洗净后再用冷开水浸洗1次，然后与鲜萍全草30g共同捣烂即可。本组患者病程25日至2年，予本品敷患处，每日1次，2周为1个疗程。结果：痊愈（症状消失，创口愈合）51例，无效5例。痊愈者创口愈合时间12~43日，多数于治疗5~9日后，创口迅速缩小，肿胀、疼痛消失；有死骨者11例中，2例经手术，9例于换药时取出死骨。(《浙江中医杂志》，1987年第6期)

6. 乳没膏治疗骨髓炎32例：乳香、没药、白鲜皮、穿山甲、全蝎各20g，蜈蚣5条，共研成细末，放入熬开之香油500g内，慢火煎熬，然后将樟丹250g倒入调匀，冷却成膏。依伤面的大小，取适量的膏药涂于牛皮纸或布块上，贴于伤面即可。配合手术有：切开引流术，开窗引流术，死骨取出窦道术等。对配合手术患者，术后3日外敷膏药。结果：显效27例，有效2例，无例3例，最快愈合时间5日，最慢92日，平均34日。(《中西医结合杂志》，1987年第6期)

7. 外用辨治方治疗骨髓炎6200例：①脓成不溃用消核青（大戟、芫花、甘遂、甘草、海藻、芝麻油、黄丹）或胆矾膏（猪苦胆、明矾）外敷。溃破引流不畅，疮口内撒三仙丹0.1~0.3g；或用本品药捻插入，外贴万应膏或祛腐生肌膏（阿胶、蜂房、血余炭、白酒）。②腐肉。腐肉不去撒三仙丹之后，上撒祛腐生肌散（轻粉、冰片、血竭、煅石膏、皮胶珠），外贴万应膏或祛腐生肌膏。创面较深腐肉靠近骨面或骨肌腱面，用祛腐生肌2号（祛腐生散9份，三仙丹1

份）。③肉芽生长不良，外用祛腐生肌1号（祛腐生肌散7份，三仙丹3份）加鸡内金粉，外贴万应膏。④窦道。破坏用三品一条枪，外贴祛腐生肌膏；破坏后用生肌药锭（祛腐生肌散8份，白及2份）插入，外贴祛腐生肌膏。⑤病理性骨折或骨质破坏严重，外贴骨康膏（公鸡肉、乳香、没药、血竭、骨碎补、五加皮）。⑥创口久不愈外撒生肌收口散（血竭、儿茶、三七、制乳香、制没药、冰片、麝香、象皮炭）。⑦创口周围湿疹外撒湿疹散（煅石膏、氧化锌、寒水石）；对汞剂过敏改用一味拔毒散（白胡椒粉）根据疮面选用外治方药。并根据疮面、脓汁及人体气血盛衰选用内服方药。结果：临床治愈5494例，占88.61%，基本治愈519例，占8.37%，有效78例，占比26%；无效109例。（《新中医》，1989年第1期）

8. 药线与骨髓炎膏治疗骨髓炎100例：外用药线的配伍及用法：药线，以麝香、红升丹为主制成，用时沿探针方向插入窦道直至骨面，但忌入大血管、神经、肌腱，成人一次用量勿超过1 g；骨髓炎膏，取儿茶、乳香、没药、白芷、红花、三七、血竭、乌金七各60 g，公丁香30 g，雄黄、朱砂莲各90 g，钻岩筋120 g，共研末，加鲜生地黄500 g，捣泥，再加蓖麻仁500 g，老松香300 g，千捶为膏，用于窦道周围红肿明显、脓液较多者，每日换药1次。羊脂膏，含羊脂、穿心莲各80 g，用于死骨分离而未出者，隔日换药1次。生肌散，含铅丹180 g、生石膏360 g、珍珠母30 g、樟脑12 g，用于死骨已出、窦道腐肉已除、肉芽生长、脓液较少者。并敷骨髓炎膏；窦道期，内服托里排脓汤，外用药线并敷羊脂膏；恢复期，内服六味地黄丸，外敷生肌膏。结果：临床治愈61例，好转33例，无效6例。（《湖南中医杂志》，1985年第4期）

9. 鸡红汤治疗慢性骨髓炎198例：鸡屎藤30 g，红孩儿15 g，蔗糖为引。每日1剂，水煎服。外用药：①脓多用鸡麻莽粉（鸡屎藤、苎麻蔸、水莽根等份，加食盐少许，共研细末）外敷伤口，每日换药1次。②脓稀少用鸡莽粉（鸡屎藤100 g，冰片20 g，水莽根30 g，共研细末）外敷疮口，每日1次。③有死骨者用樟蚬散（樟树皮100 g，螺蛳50 g，共研细末）外敷疮口，每日1次。如死骨较深不易拔出，则配以手术治疗。④有窦道或瘘管者，用红升丹药线插入窦道及瘘管中，外敷樟晚散。忌食肉类、鱼虾及香菇、冬笋等2～3年。严禁房事1～2年。结果：痊愈63例，显效87例，有效31例，无效17例，总有效率91.4%。临床治愈时间58～370日，平均为90日。（《江西中医药》，1986年第2期）

10. 芪银赤丹汤治疗指骨骨髓炎8例：药用生黄芪、金银花各30 g，赤芍、紫丹参、紫花地丁各15 g，全当归、天花粉各10 g，炙乳香、炙没药、穿山甲、白芷、升麻、生甘草各6 g。热甚口渴加重天花粉量；湿重加薏苡仁。每日1剂，水煎服。并用黄柏、野菊花各15 g，当归、明矾、白芷、蜂房各10 g，冰片4 g，葱白5～7根，水煎液浸泡患指，每次30～60分钟，每日2次，浸泡后创面用消毒敷料覆盖。流脓水者，将脓水拭净。治疗指骨骨髓炎8例。结果：痊愈6例，好转、无效各1例。（《中国骨伤》，1995年第1期）

11. 创伤膏治疗指骨骨髓炎122例：药用象皮、龟甲、血竭、儿茶、乳香、没药、生地黄、当归、红花、金银花、全蝎、地龙、土鳖虫、生山甲、生龙骨、冰片等50余种中药，麻油炼药，蜂蜡收膏。每日换药1次，分泌物少者隔日1次。局部红肿疼痛，脉弦或数，舌质红无苔或苔黄者内服解毒活血汤：生地黄、赤芍、当归、川芎、牡丹皮、金银花、连翘、蒲公英、黄连、红花、生甘草。疮面肉芽生长缓慢，肿痛差，脉细弦或细弱，舌质淡苔薄白者，内服扶正活血汤：生黄芪、台参、当归、熟地黄、白芍、川芎、石斛、枸杞子、陈皮、甘草。本组均为慢性骨髓炎，用消毒盐水棉球擦拭疮面，75%乙醇消毒周围皮肤，在大于疮面2 cm范围内外敷。治疗166个手指，结果：痊愈142个占85.54%，有效24个占14.46%。治疗最短24日，最长91日，平均41日。（《北京中医》，1988年第2期）

12. 分期辨治方治疗骨髓炎 45 例：初期用黄连汤合五神汤，中期用托里消毒散；瘘管形成期用十全大补汤，体质较好者用消核丸。每日 1 剂，水煎服。并配合外治法，初期局部肿痛皮色不红或微红敷冲和膏；皮色赤敷金黄膏；局部脓肿形成采用火针排脓法外敷拔毒膏，或切开排脓，外敷生肌象皮膏。对指（趾）骨骨髓炎或死骨较小，位置表浅者可用去腐中药捻（红升丹）将瘘管捻去，取出死骨，外敷生肌象皮膏。对死骨较大，位置较深者，打开骨腔，取出死骨，敞开伤口，敷生肌象皮膏；或将死骨及周围感染的软组织彻底清除后，伤口一期缝合，于骨腔上下各置一管，穿出皮肤，用生理盐水或中药灌洗，一般 2 周左右拔管，伤口愈合。根据患者全身情况给予输液等支持疗法。结果：治愈（症状消失，瘘管愈合，3 个月以上未复发，能参加一般体力劳动，X 线检查无死骨）40 例，显效（症状基本消失，瘘管大部愈合，X 线检查无明显死骨）5 例。平均治疗时间 96.7 日。（《天津中医》，1986 年第 5 期）

13. 中西医结合治疗创伤性骨髓炎合并骨缺损 132 例：清创，摘除外露死骨，用刮匙搔刮窦道，加服中药。铜绿假单胞菌用白头翁、夏枯草各 50 g；金黄色葡萄球菌用金银花、连翘、蒲公英各 50 g；大肠埃希菌用黄连、黄柏、黄芩各 30 g；变形杆菌用大黄、川芎各 50 g。水煎取滤液 1 L。用中药湿热敷治疗机（洛阳正骨医院研制）进行 41 ℃ 恒温循环冲洗创面，每次 30 分钟。冲洗后用凡士林油纱覆盖。每日 1～2 次。并全身用抗生素。用 2～4 周后，创面长出新鲜肉芽组织（或分泌物很少）时，进行手术。用抗生素和 5% 聚维酮碘溶液冲洗创面，切取腓骨皮瓣、胫骨皮瓣及髂骨皮瓣，分别选择游离移植、交叉移植、旋转移植及组合移植术式。术后外固定。结果：成功 130 例，骨皮瓣坏死 2 例。成功者中 126 例，随访 1～6 年，治愈 121 例，复发 2 例，骨不愈合 3 例。（《中国骨伤》，2000 年第 11 期）

14. 中西医结合治疗胫骨创伤后骨髓炎骨质皮肤缺损 28 例：局部换药，清除坏死组织，常规用敏感抗生素。用中药油纱（用金黄膏加减：生大黄、黄柏、姜黄各 2 kg，桃仁、红花、乳香、没药、血竭、白芷各 1 kg。共研细末，加芝麻油适量，调和制成油纱），外敷患处，每日换药 1 次。10～15 日创面清洁、肉芽生长丰富，体温、血常规及红细胞沉降率复常后，行带血管髂骨皮瓣游离移植 I 期修复术。术后抗痉挛，抗血栓，抗感染。结果：皮瓣均成活；伤口 I 期愈合 26 例，II 期愈合 2 例；移植骨均愈合，平均 4.6 个月。骨髓炎复发 2 例。（《中国骨伤》，2008 年第 3 期）

15. 中西医结合治疗儿童胫骨急性骨髓炎 35 例：行胫骨开窗闭式引流术，骨质破坏甚用石膏托外固定。术后用金银花、蒲公英、紫花地丁、陈皮、天葵子、地龙、牛膝各 10 g，生地黄、黄连各 6 g，甘草 5 g。热甚加石膏、知母、大青叶；口渴加天花粉；便秘加大黄；痛甚加柴胡、没药。肿胀消退后，用黄芪 50 g，当归、川芎、白术、伸筋草、续断、熟地黄、知母、杜仲、甘草各 6 g，党参 10 g。剂量随年龄增减，水煎服。并用林可霉素 0.6 g（或庆大霉素 4 万 U），加生理盐水 500 mL，经引流装置冲洗病灶，每日 3 次；至无脓性分泌物拔除滴管。创面愈合后，用五加皮、赤芍、海桐皮、当归、牛膝、续断、红花、防风各 12 g，伸筋草、秦艽各 15 g，艾叶 20 g，透骨草 18 g。水煎取液，外洗患肢，每日 2～3 次。配合抗感染、纠正酸中毒及支持疗法。结果：均治愈（其中 2 例转为慢性，手术取出死骨）。随访 2 年，无复发。（《湖南中医药导报》，2001 年第 3 期）

16. 中西医结合治疗小儿急性血源性骨髓炎 28 例：中药内服，切开引流，开窗减压，联合应用大剂量抗生素。早期用金银花、紫花地丁各 12 g，连翘 10 g，车前子、茯苓、川牛膝、生黄芪、当归、续断、骨碎补、自然铜、甘草各 6 g 等；中、后期用党参、白芍、当归、白术、土鳖虫各 8 g，黄芪 12 g，地骨皮、金银花、骨碎补各 9 g，龙眼肉、甘草各 6 g 等。随症加减。每日

1剂，水煎服。尽早切开引流，开窗减压，用生理盐水、甲硝唑、过氧化氢持续冲洗，约3 L/d，用3～5日；体温复常后，用庆大霉素32万U，加生理盐水，冲洗，每日2～3次，用7～14日。联合应用大剂量抗生素。结果：治愈27例，骨缺损并畸形1例。随访1～7年，无复发。(《中医正骨》，2001年第11期)

第三节　化脓性骨髓炎

一、病证概述

化脓性骨髓炎，在正常人的血液里有时有少数细菌侵入，但由于机体抵抗力而被消灭，如在机体抵抗力降低，并有感染病灶时，细菌可从病灶进入血液，机体未能将其全部消灭，细菌随循环可侵入骨骼。是否发生感染，要看当时机体对感染的敏感性，局部的抵抗力等条件。从解剖学上看，在长骨干骺端有很多的终末小动脉，循环丰富，血流较慢，利于细菌繁殖。细菌积聚愈多，毒力愈大，则消灭愈难，发生骨髓炎的机会也就增加。有的细菌如葡萄球菌，常积聚成团，在细小动脉内可形成栓塞，使该血管的末端阻塞，使局部组织坏死，利于细菌生长和感染的发生。急性化脓性骨髓炎，中医学称"附骨疽"，是骨与周围组织的急性化脓性疾病。《诸病源候论·附骨疽肿候》曰："附骨疽，亦由体盛热而当风取凉，风冷入于肌肉，与热气相搏，伏结近骨成疽，其状无头，但肿痛而阔，其皮薄沼，谓之附骨疽也。"《疡疡经验全书·附骨疽疽论》曰："此病之发，盛暑发热，贼风入于骨节，与热相搏，复遇冷湿，或居劳太过，两足下水，或久卧湿地，身体虚弱而受寒邪，然风热伏结，壅遏附骨而生。"现代医学认为急性化脓性骨髓炎是化脓性细菌引起的骨组织感染，其病灶不仅仅是骨髓，而是整个骨组织，包括骨膜、骨、骨髓，甚至周围的软组织。其表现为发冷、发热，早期多见局部剧痛、肤温升高、患肢呈半屈曲制动状，当骨脓肿撑破密质骨达骨膜下时，常伴剧痛，局部压痛，或有肢体纵轴叩击痛，可伴有红肿热痛明显，此为骨组织局部感染症状。严重者可发生中毒休克。本病多见于12岁以下儿童，好发于四肢长骨干骺端，尤以胫骨最多。

二、妙法解析

（一）右股骨急性压脓性骨髓炎（顾伯华医案）

1. 病历摘要：徐某，女，18岁。患者于3个月前，全身不适，关节酸痛，伴有发热，下肢活动不利，用过多种抗生素。病情时轻时重，以后右大腿逐渐粗大，伴有发热、胃纳不香，全身不舒，患肢活动障碍，疼痛日益加剧。X线片确诊为广右股骨急性化脓性骨髓炎。体格检查：体温38 ℃，脉率96次/min，血压110/70 mmHg，一般尚可，心肺阴性。右大腿中下段胖肿、粗大，皮色未变，压痛明显。右下肢不能向腹侧弯扭。苔黄腻，脉细数。实验室检查：白细胞总数12.5×10^9/L，中性0.61。初诊：12月21日。右附骨疽肿胀疼痛，曾有急性发作史，高热，血白细胞总数在20×10^9/L以上，用抗生素控制而好转。目前疼痛加剧，有化脓之势，毒邪内盛，经脉阻塞，营卫不和，血凝毒聚。拟清热解毒，活血通络。处方：紫花地丁30 g，赤芍、蒲公英、半枝莲、重楼各15 g，川牛膝、丹参各12 g，制苍术、黄柏、当归、丝瓜络各9 g，外敷大布膏、红灵丹。二诊：1968年1月15日。上方加减服3周余，发热已退，局部肿胀疼痛仍存，压痛明显。苔薄腻，脉细数。症有化脓破溃之象。拟和营通络，益气托毒为要。忍冬藤、土茯苓各30 g，丹参、赤芍、汉防己、生黄芪各12 g，当归、潞党参、炙穿山甲、皂角刺各9 g。外治：

同初诊。三诊：2 月 12 日。肿胀疼痛均有减轻，屈伸活动已较前进步，压痛已不明显。X 线片示：骨质破坏有改善，有新骨形成，胃纳二便正常，苔薄脉濡。前方去皂角刺、穿山甲。加野赤豆 18 g，泽兰 9 g。4 月 16 日痊愈出院，三年后随访：参加体力劳动未受影响。(《中国现代名中医医案精华》，北京出版社，1990)

2. **妙法解析：** 急性化脓性骨髓炎，又称附骨痈，是骨与周围组织的急性化脓性疾病。《诸病源候论·附骨痈肿候》曰："附骨痈，亦由体盛热而当风取凉，风冷入于肌肉，与热气相搏，伏结近骨成痈，其状无头，但肿痛而阔，其皮薄泽，谓之附骨痈也。"《疮疡经验全书·附骨痈疽论》云："夫贴骨痈者，即附骨痈也，皆附骨贴肉而生，字虽殊而病则一。此病之发，盛暑身热，贼风入于骨节，与热相搏，复遇冷湿，或居劳太过，两足下水，或久卧湿地，身体虚弱而受寒邪，然风热伏结，壅遏附骨而成。"疔毒、疮疖、痈疽或咽喉、耳道化脓性疾患以及麻疹、伤寒、猩红热等病后，余毒未尽，藏匿体内；或六淫邪毒入侵，久而不解化热成毒；或因饮食劳伤、七情郁乱，火毒内生等。余邪热毒循经脉流注于骨，以致络脉阻塞，气血壅结，蕴酿化热。热毒内盛，腐骨化脓，遂成本病。发于软组织的有头痈疽，脓腐毒热炽甚者，亦可腐筋蚀骨而成附骨痈。骨髓炎属中医"附骨疽"范围，急性时用清热解毒、和营通络法。当发热已退时，内服可用《医宗金鉴》中的托里消毒散加减。本方有补益气血，托毒消肿的功效，党参、黄芪、白术、甘草健脾益气；当归、芍药、川芎和营活血；金银花、茯苓、白芷清热解毒利湿；皂角刺、桔梗有透托作用。该病例即用此方加减将化脓性骨髓炎治愈，而没有破溃，远期疗效很好。

(二) 右手示指外伤性指骨骨髓炎 (孙达武医案)

1. **病历摘要：** 陈某，女，42 岁。右手示指被机器砸伤半个月，现指头肿痛。病史：1969 年 10 月 16 日工作时，不慎被机器砸伤右手指，皮肤肌肉破碎，在某医院治疗，不见好转，昨日摄片诊断为"右手示指粉碎性骨折，合并指骨骨髓炎"，该院建议将右手示指行截指术，患者畏拒而来我院就诊。检查：患者体质较好，体温 37.8 ℃，以左手托着右手，右手示指明显肿大，皮肤肌肉皆破碎，指甲已无，胬肉烂筋外翻，不能触碰，患者指活动失灵，右上肢不能转动。血化验白细胞计数 14.2×10⁹/L，中性 80%。舌象：舌苔薄黄。脉象：浮数。西医诊断：右手示指外伤性指骨骨髓炎。辨证：毒热蕴积，腐筋蚀骨，发为附骨疽。治法：活血清热，解毒消肿。方药：金银花 24 g，连翘、大青叶各 17 g，蒲公英、川楝子各 20 g，当归尾、赤芍、红花、淡竹叶各 10 g，陈皮 6 g，薄荷、大黄、甘草各 3 g。外治：甲字提毒粉薄薄撒上一层，化毒散软膏外敷包扎。复诊 (1969 年 11 月 10 日)：药后热已退，体温 37 ℃，饮食及二便皆正常，患指肿未消，腐肉不脱，且有脓苔附着，仍有疼痛。白细胞计数 9.2×10⁹/L。治法：活血解毒，益气托里为法，拟方如下：金银花 24 g，当归尾、白芷、桔梗、赤芍、红花各 10 g，甘草 3 g，生黄芪、蒲公英、连翘、川楝子各 20 g。外治法：撒上消胬肉粉后包扎。三诊 (1969 年 11 月 20 日)：患指肿胀渐消，胬肉烂筋减少，疼痛减轻，脓亦减少。前方加党参 16 g。四诊 (1969 年 12 月 1 日)：右手示指关节已稍能活动，肉芽组织较新鲜，有少量新生上皮。八珍丸，每日早晨服 2 丸；人参养荣丸，每晚服 2 丸。外治法：撒上利字粉，甘乳膏外敷包扎。1970 年 2 月 18 日复查，患指伤面痊愈，屈伸活动基本恢复正常，避免了截指术。(《孙达武骨伤科学术经验集》，人民军医出版社，2014)

2. **妙法解析：** 整个治疗过程分如下几个步骤：首先清热解毒活血，以控制毒热证候，其次用益气托里排脓法，促使腐肉烂筋脱落，然后以补益气血法，加速上皮新生以封闭伤口。于内服药物的同时，根据伤口情况，配合外治法，促进愈合。其中"消胬肉粉"系房老医师的经验方，经临床长期实践，效果良好，其组成：乌梅肉 30 g，冰片 10 g，麝香 0.7 g，将乌梅肉焙干，与冰片、麝香共研极细面，即可应用。案中"甲字提毒粉""化毒散软膏""利字粉""甘乳膏"等，均系房氏外治验方。急性化脓性骨髓炎是骨与周围组织的急性化脓性疾病。热毒是急性化脓性骨髓炎的重要致病因素，因此初期治疗应以清热解毒为主；成脓期的治疗原则是先清营托毒，后托里透脓，早期进行有效的穿刺引流；后期的治疗原则是扶正托毒，祛腐生新，祛除余毒，恢复人体正气，助养新骨生长，使疮口早日愈合。

三、文献选录

（一）分期辨治选录

1. 初期：如能及时确诊治疗，预后甚佳。从大多数文献来看，急性骨髓炎初期的治疗原则基本上以清热解毒为主，根据患者的具体病情结合活血化瘀、通络、攻下等治疗方法。同时结合西医药，内外同治。

（1）内治法：①风湿内扰型。初起症见恶寒发热，肢痛不剧，伤口积液出现红肿热痛，舌淡红，脉浮数。治则疏风、清热、解毒。方选仙方活命饮加减：如表证未解有头痛、流涕者，可加连翘、荆芥各 12 g，以疏风解表；伤肢局部肿痛者，可加去伤片、新伤祛瘀颗粒、九节茶以行气活血止痛。②三焦热盛型。高热烦扰，口燥咽干，便秘，肢体肿痛甚，舌质红、苔黄腻、脉滑数。治则泻火解毒。方选黄连解毒汤加乳香、没药。如便秘者，加大黄 6 g（后下）以清热通便。③营血两燔型。高热神昏，身现出血点，烦躁不安，患肢胀痛，按之痛甚，舌绛起刺，苔干，脉数有力。治则清营凉血。方选犀角地黄汤。如高热神昏可配服安宫牛黄丸、紫雪丹等加强清热凉血、开窍解痉之力。

（2）外治法：患肢肿痛选用消毒伤科黄水（黄连、栀子等提炼制成水状）湿敷。患肢制动，可用小夹板或持续牵引，以缓解肌肉痉挛，减轻疼痛，防止畸形和病理性骨折。

2. 成脓期：前期即骨膜下脓肿刚形成时，如能得到及时有效的治疗，预后仍佳。若延误至骨膜下脓肿破裂，软组织感染形成后才进行治疗，则难免形成慢性骨髓炎的可能。此期治疗原则是先清营托毒，后托里透脓。

（1）内治法：①脓成前期。高热，口渴喜饮，肢端剧烈胀痛，触痛明显，舌红，苔黄，脉弦数。治则：清热止痛。方选五味消毒饮合黄连解毒汤。②脓成期。壮热不退，口燥心烦，患肢环形胖肿，红热疼痛，局部触痛明显，拒按，甚至按之有波动感，穿刺有脓，舌红，苔黄腻，脉滑数。治则托毒透脓，方选透脓散加味。壮热不退者，可加蒲公英 20 g，紫花地丁 15 g 以清热解毒。

（2）外治法：经初期治疗 3～4 日后，疗效不明显，且全身和局部症状日趋严重，局部穿刺抽吸出脓液，骨膜下脓肿破裂，即组织化脓性感染形成，局部肿胀、按之有波动者，应及时切开排脓。

（二）临床报道选录

1. 五枝膏治疗急性骨髓炎 13 例：取长 4 寸，粗如筷子的柳、槐、桃、桑、榆树枝各 4 枝剪为数段。取芝麻油 500 g，烧沸，将各树枝加入熬焦，用双层纱布过滤，再加入研细之乳香、没药各 35 g，继续熬至滴水成珠后加樟丹 240 g，摊成膏药备用。治疗时将制好的膏药加温后贴于患处，膏药大小应超过病变范围 0.5～1 cm，3～5 日更换 1 次，疗程 3～9 日。配合口服红霉素 2～3 周。停用西药 1 周后，将巴豆 60 g 取其仁并用纱布包好，和两只猪脚共炖 4～8 小时，待猪脚骨肉分离后，喝汤吃肉，于早晚空腹分服。每 2～4 日 1 剂，连服 2～4 剂。小儿减半。若见恶心、呕吐、腹泻，可用绿豆 120 g 研末，以凉开水调好服下即解。结果：治愈（X 线片证实病骨完全恢复正常，无后遗症）12例，好转（X线片示有较轻微骨髓炎改变）1例。本法适用于病史不超过6个月、皮肤无伤口者。（《河北中医》，1988年第2期）

2. 黄硝鱼腥草治疗急性化脓性骨髓炎42例：大黄（后下）40～60 g，芒硝（分冲）、鱼腥草各30 g，金银花、蒲公英、黄芪各20 g，陈皮、山楂各15 g，木香、神曲各12 g。偏寒加羌活、独活、川芎；跌仆闪挫加七厘散；热甚神昏加安宫牛黄丸（或紫雪丹）；成脓期肿甚加穿山甲、皂角刺；体弱加党参、熟地黄、当归；溃后酌加八珍汤。每日1剂，水煎服。并用骨炎拔毒膏（含乳香、没药、穿山甲、寒水石、牛膝、赤芍等。研细末，过100目筛，加白降丹、醋调糊；均匀涂于由桐油、芝麻油、铅丹制成的膏药上（武汉大中骨病医院研制），外贴患处，每日1次。对照组23例，行局部分层穿刺抽液，有脓液（或镜检有脓球）切排（或骨开窗）引流。根据药敏选用抗生素，补充蛋白质及维生素，维持水、电解质平衡。两组均患肢制动、加强营养。结果：两组分别治愈34、19例（P＜0.05），无效8、4例。（《中医研究》，2001年第2期）

3. 清热通络胶囊治疗急性化脓性颅骨骨髓炎91例：知母10 g，天花粉、黄芪各15 g，川芎、赤芍、秦艽、骨碎补、自然铜各9 g，当归、牛膝、甘草各6 g。每粒0.3 g（河北省青龙满族自治县医院研制），每次6粒，每日3次，口服。取穴：合谷透后溪、太冲透涌泉、内关透外关、曲池、血海、气海、大椎。局部消毒，用鱼腥草注射液，穴位注射，每穴1 mL，除气海、大椎外，其他穴位两侧交替使用，每日1次。对照组用头孢曲松钠，静脉滴注。均10日为1个疗程，疗程间隔5日。用2个疗程，结果：两组分别治愈63例、13例，好转26例、59例，未愈2例、19例；好转及未愈患者转手术治疗。（《河北中医》，2008年第11期）

4. 中西医结合治疗急性化脓性骨髓炎89例：固定、外敷。单纯骨膜下切开引流，加服中药。患肢固定，用骨炎拔毒膏外敷；痛甚、脓液多行单纯骨膜下切开引流术。配合支持疗法及对症处理。初期用五味消毒饮加减：金银花、黄芪、芒硝各20 g，蒲公英、陈皮、木香各15 g，鱼腥草25 g，大黄（后下）30 g，山楂12 g，神曲9 g。成脓期用上方加穿山甲、皂角刺。溃后期用托里消毒饮加减：当归、穿山甲、金银花各15 g，生黄芪20 g，川芎12 g，皂角刺、白芷各9 g，甘草6 g。均随症加减，水煎服。结果：治愈76例，无效13例。（《实用中医药杂志》，2000年第11期）

5. 中西医结合治疗急性血源性骨髓炎29例：固定患肢，骨质钻孔，清理脓液，分期辨治。邪毒壅盛期用骨痹Ⅰ号：大黄（后下）、鱼腥草各20 g，黄芪、芒硝各15 g，金银花、连翘、蒲公英、陈皮、木香各12 g，赤芍10 g，乳香、没药各7 g。邪正相搏期：正衰邪盛用Ⅰ号去芒硝，加穿山甲10 g，皂角刺9 g；正盛邪衰用Ⅱ号：黄芪20 g，党参、金银花、连翘、蒲公英、陈皮、木香各12 g，当归、山楂各10 g，鱼腥草15 g，神曲9 g。气血虚损期用Ⅲ号：人参5 g，茯苓、白术、白芍、白芷、木香各10 g，黄芪20 g，当归15 g，砂仁6 g，炙穿山甲、皂角刺各9 g，骨碎补12 g。均为10岁儿童剂量。每日1剂，水煎服。前两期联合用大剂量抗生素，静脉滴注；固定患肢。邪盛正衰时骨质钻孔，清理脓液，骨髓腔放置冲洗管及引流管，用庆大霉素16万U，加生理盐水500 mL，冲洗；体温复常7～14日，细菌培养阴性2次后，拔除冲洗管，2日后，拔除引流管。第3期症状消失后，去除固定，功能锻炼。结果：治愈18例，显效9例，有效、无效各1例。（《四川中医》，2004年第12期）

6. 厚朴没药散治疗慢性化脓性骨髓炎268例：断肠草（钩吻）、田字草（四叶菜）各250 g，厚朴、蓖麻子、乳香、没药各150 g，水粉700 g，芝麻油1500 g。患处常规消毒后，将药膏涂在纱布敷料上如铜钱厚（面积大小视患病部位而定）敷患处，24小时更换一次。一般敷药后即有大量脓液流出，骨质破坏较轻者，一般在脓液减少至干净后，伤口呈凹陷形愈合；有死骨形成者，经过一段时间换药后，死骨自动游离脱出，然后手术清窦，以朴黄合剂灌注，每日1次，直到痊愈。上药除水粉外，均轧细入芝麻油，文火煎熬，至药渣呈黄色为度，过滤，去渣，将水粉入油内，熬至滴水成珠，瓶装备用。痊愈（症状消失，窦道愈合，拍片证实骨质修复，半年内无复发者）242例，好转（症状基本消失，死骨部分游离，窦道变浅或接近愈合，拍片证实骨质在修复过程中）24例，无效2例，总有效率99.25%，疗程在1～2个月者271例，3～4个月者86例，5个月以上者11例。最短28日，最长176日。（《四川中医》，1988年第3期）

7. 乳香没药鲜皮散治疗慢性化脓性骨髓炎32例：药用乳香、没药、白鲜皮、甲珠、全蝎各20 g，蜈蚣5条。共研成细末，放入熬开的芝麻油500 g内，慢火煎熬，然后将樟丹250 g，倒入锅内，用木棒搅匀，待冷却即成膏后备用。用法：对原有伤面或窦道，依伤面的大小，取适量的膏药涂于牛皮或布块上，铺平后贴于伤面即可。对需配合手术者，术后3日用膏药外敷。对化脓性骨髓炎，已有脓肿形成而又不易自行破溃，需进行切开排脓引流。治疗慢性化脓性骨髓炎32例，结果：显效27例，有效2例，无效3例。愈合时间最短5日，最长92日，平均34日。（《中西医结合杂志》，1987年第6期）

8. 骨痨丸治疗慢性化脓性骨髓炎43例：当归、熟地黄、补骨脂、牛膝、防风、威灵仙、木瓜各9 g，茯苓、川芎、乳香、没药各6 g，黑木耳250 g。上药共为细末，炼蜜为丸，每丸约6 g。每日1丸，早、晚2次服。均有创面和窦道1至数处，全部治愈。治疗时间最短者半个月，最长者2年，平均93日。随访17例，时间最短半年，最长9年，其中除1例6年后复发外，余均未见复发。（《北京中医杂志》，1984年第3期）

9. 花蜘散治疗慢性化脓性骨髓炎14例：花蜘蛛15 g，冰片、樟脑、公丁香各10 g。先将花蜘蛛烤干研粉，再将樟脑、冰片、公丁香同样研粉与花蜘蛛粉拌匀，装瓶备用。按常规清洁创面，将花蜘蛛散塞入窦道内再用伤湿止痛膏封闭；如有死骨，先取出再将花蜘散塞入；若无破溃，用花蜘散外敷，伤湿止痛膏封闭也可。结果：5例痊愈，5例基本治愈，3例有效，1例无效。（《福建中医药》，1981年第3期）

10. 益胃清骨汤治疗指骨慢性化脓性骨髓炎49例：金银花、山药、生地黄、青风藤、五味子各15 g，百合、玉竹、北沙参、牡丹皮、制何首乌、丹参、补骨脂、枸杞子、炙甘草、三叶青各10 g。每日1剂，自动煎药机煎煮（每100 mL药液含生药42.5 g）100 mL，每日2次服；10日为1个疗程。并手术切开窦口，无窦口行手指侧方切口，清除死骨、瘢痕及肉芽组织，不缝合。术后用复方黄柏汤液冲洗，湿纱条填入创口。支持疗法。高蛋白、高营养饮食，禁甘腻厚味、生冷、辛辣之品。用6个疗程，结果：治愈32例，好转16例，无效1例，总有效率97.9%。随访2年，复发3例。（《浙江中医杂志》，2008年第11期）

11. 骨髓炎1号、2号治疗慢性化脓性骨髓炎223例：①急性者局部调敷1号方，药用苍术、黄柏、赤芍、天南星、姜黄、青黛、蟾酥、大黄、芙蓉叶、麝香、白芷、儿茶、瓦楞子等，共研细末。同服清热解毒汤加减，该方含金银花、连翘、赤芍、牡丹皮、白芷、独活、当归尾、赤芍、苍术、豨莶草、紫荆皮、板蓝根、石菖蒲、肉桂、川乌、地龙等，共研细末。手术后服骨炎汤3号方；摘除死骨或剔除病骨，开无效腔呈杯形，交替敷复方三七丹和复方黄柏纱条。木通、蒲公英、苍术、黄柏、牛膝、陈皮、延胡索、枳壳、地骨皮、白云花根。②慢性骨髓炎急性发作者局部调敷2号方。③慢性期：患部肿胀隐痛，皮色微红未溃用1号方加减；皮色青白，畏寒酸软隐疼，活动则病情加重者用2号方；若局部敷药后红肿发热痛增者改敷1号、2号方各半；皮色青白，骨中冷痛，肿胀不甚，得暖痛减，溃脓迟缓，溃后脓水淋漓经久不敛者，用2号方酌加干姜、草乌、天南星、半夏、豨莶草，内服八珍汤；脓水清稀或如败絮，用十全大补汤加陈皮、砂仁；阳虚气滞加鹿角片、木香；阴虚、血虚加知母、黄柏、熟地黄、鳖甲等；患处红肿痛外敷 1 号方加减；疮口及窦道可撒三虎丹（虎骨、麝香、冰片），上盖红油膏（生肌玉红膏方酌加象皮、延胡索、蓖麻油）；胬肉高肿者涂平胬丹（乌梅肉、五倍子、轻粉、冰片、硇砂）；已治愈者继续外敷 1 号或 2 号方，内服健骨丸 3 个月，药用当归、黄芪、白术、黄柏、白芷、肉苁蓉、骨碎补、续断、半夏、乳香、没药、三七。内服方每日 1 剂，水煎服。外治方，每日 1 次贴敷。病程 22 日至 25 年。治疗慢性化脓性骨髓炎 223 例。结果：痊愈 118 例，基本痊愈 66 例，好转 32 例，无效 7 例，总有效率为 96.9%。（《江苏中医》，1988 年第 12 期）

第四节　慢性骨髓炎

一、病证概述

慢性骨髓炎，是骨髓炎在急性期中，经过及时、积极的治疗，多数病例可获得治愈，但仍有不少患者发生慢性骨髓炎。常在急性期未能及时和适当治疗，有大量死骨形成。有死骨或弹片等异物和无效腔的存在。局部广泛瘢痕组织及窦道形成，循环不佳，利于细菌生长，而抗菌药物又不能达到。毒力基因的调控金黄色葡萄球菌的毒力基因调控极为复杂，受多种环境因素和细菌产物的影响。研究较多的是 *agr* 基因和 *sar* 基因，这两个基因可以上调细菌分泌蛋白的表达，减少细胞壁相关蛋白的合成。葡萄球菌的耐药性：葡萄球菌是耐药性最强的病原菌之一，该属细菌具备几乎所有目前所知的耐药机制，可对除万古霉素和去甲万古霉素以外的所有抗菌药物发生耐药。大多数慢性骨髓炎是由于急性骨髓炎治疗不当或不及时而发展的结果。但若急性骨髓炎致病菌毒力低或患者抵抗力较强，也可能从一开始即为亚急性或慢性骨髓炎，由皮肤创口感染的骨髓炎也常从一开始即为慢性骨髓炎。慢性骨髓炎致病菌也是化脓性金黄色葡萄球菌为主。有慢性窦道者、常有多种细菌混合感染。本病好发于小儿长管骨干骺端。多数有急性骨髓炎发作史、有开放性骨折感染史、有急性炎症反复发作或长期不愈、反复发作的窦道流脓以及小块死骨自窦道排出史。临床上以窦道流脓、死骨和无效腔、肢体变形为特征。部分患者在窦道附近皮肤由于长期受分泌物刺激、久之可能产生鳞状上皮癌。全身器官也可因长期消耗而产生淀粉样变。本病主要以手术治疗为主。通过手术清除死骨、清理无效腔、切除窦道瘘管达到愈合。仍有部分患者治疗后可出现肢体功能畸形障碍者或因恶变截肢术后致残者。因此关键在急性期治疗。其临床表现，有急性炎症反复发作病史。患肢较对侧粗大、病骨变粗、不规则皮下组织变粗、变硬。有窦道瘘管形成且长期不愈合。长期不愈、窦道发生恶变形成鳞状上皮癌及消耗性贫血。

二、妙法解析

（一）右胫骨骨髓炎（林如高医案）

1. 病历摘要：王某，男，16 岁。患儿于 2 年前因感冒、发热后出现右小腿肿胀、疼痛，6 日后右小腿上段破溃处流脓，经当地医院治疗，肿胀消退，但仍遗留一小创口。以后这一小创口反复肿胀流脓，今来我医院治疗，检查：患儿神清，无痛苦表情，面色苍白，舌质淡红，苔白，脉细数。右小腿上段内侧可见一窦口，约大小，流出少量脓液，窦道周围瘢痕坚硬。右膝关节活动正常。X 线片示：右胫骨上段慢性骨髓炎。可见 3 个小死骨块。诊断：右胫骨骨髓炎。证属虚寒肿痛型。治宜补血温中，托里定痛。药用：①骨疽膏。生地黄 150 g，五加皮 90 g，煅橡皮 75 g，防风、荆芥、木香、桃仁、当归尾、赤芍、青黛、白芷、蟾酥各 60 g，樟脑 45 g，穿山甲、红花各 30 g，梅片 9 g，松香 250 g，炒黄丹、芝麻油 1000 g，净茶油 1500 g。②托里定痛汤。生地黄、白芍各 9 g，当归、制没药、川芎各 6 g，煨草果 4.5 g，制乳香 3 g，肉桂 1 g。③附骨疽方。金银花 30 g，生黄芪 24 g，蒲公英、穿山甲各 15 g，当归、泽兰、甘草、白芍、一枝黄花、甘草、紫花地丁各 9 g。入院后即用清毒茶油清洗伤口，外敷附骨疽膏，内服托里定痛汤加减，每日 1 剂，服 10 剂后见创口流出米粒大小死骨 4～5 块。改服附骨疽方加减 10 剂，创口已愈，拍 X 线片复查示：右胫骨上段未见死骨。患者要求出院，让其带附骨疽方加减 14 剂回家，以巩固疗效。经随访 5 年未复发。(《中国百年百名中医临床家丛书·林如高》，中国中医药出版社，2001)

2. 妙法解析：附骨疽内治法，根据病情发展不同阶段辨证施治，可分为毒热炽盛型、气血两虚型、虚寒肿痛型和肝肾亏损型。本例患者属虚寒肿痛型，治疗应以补血温中，托里定痛为原则，方用托里定痛汤加减，因辨证准确，故疗效较好。

(二) 慢性化脓性骨髓炎 (胡熙明医案)

1. 病历摘要：刘某，男，41 岁，工人。因车祸致左胫骨开放性骨折，行清创、内固定术后 1 个月时并发伤口感染，再次手术取出内固定物，左小腿行石膏外固定，同时给予抗感染治疗。半年后痊愈。半年后患者左小腿伤口处再次红肿、疼痛，X 线片示左胫骨中下段骨皮质明显增厚，局部有破坏，考虑为急性骨髓炎，再次给予大剂量抗生素治疗，后左小腿下段内侧有窦道形成，有较多脓性渗出物渗出，局部红肿热退。治疗 2 个月后，左小腿破溃处红肿、疼痛不显，有轻度色素沉着及少量稀薄的脓样分泌物渗出。患者形体消瘦，精神较差，舌淡红瘦薄，苔薄白腻。X 线片示：左胫骨中下段骨皮质增厚，局部有破坏，髓腔内有少许死骨形成。临床诊断为慢性化脓性骨髓炎。辨证：气血亏虚，邪毒内蕴。治法：补益气血，活血化瘀，托毒排脓，祛腐生肌。方药：益气托毒汤。生黄芪 3 g，党参、茯苓、枸杞子、当归各 15 g，猪苓、五加皮、骨碎补、川续断、赤芍各 12 g，红花 6 g，肉桂、桂枝、生甘草各 9 g。予上方，每日 1 剂，水煎服，配合伤口换药，同时加强营养。患者服该方 48 日，破溃处完全愈合，无红肿、疼痛及分泌物。X 线片复查见骨皮质破坏处已基本修复，髓腔内死骨消失，病情已趋痊愈。(《实用专病专方临床大全》，中国中医药出版社，1997)

2. 妙法解析：本方君臣佐使，相辅相成。合奏益气托毒，活血化瘀，祛腐生肌之功。慢性化脓性骨髓炎属中医学"附骨疽"范畴，多由肝肾亏虚，气血不足、筋骨失养，复因寒湿流注筋骨，毒邪内蕴而成。毒邪内蕴，腐败筋骨，进一步耗损气血，故该病纯用攻伐之品，反伤正气，欲速则不达。本方以补气血，益肝肾为主。正气足则能胜邪，复辅以祛邪之品，攻补兼施，祛邪不伤正，方可收效迅捷。我们以此方共治疗 52 例慢性化脓性骨髓炎患者，平均治疗时间 42 日，共治愈 21 例，显效 11 例，有效 15 例，无效 5 例，总有效率 90.3%，临床治疗效果较为满意。

(三) 右股骨下段慢性化脓性骨髓炎 (沈霖医案)

1. 病历摘要：刘某，女，37 岁。患者突发右大腿红肿疼痛，伴高热，急到当地医院用抗生素治疗，3 日后热退，右大腿肿胀更甚，行"切开排脓术"后，患处肿胀减轻，但伤口长期不愈，流脓不止。曾先后到本省及外省多家医院治疗，效果均不明显。体格检查：患者营养欠佳，面色苍白，患肢局部微肿隐痛，右大腿下端内侧有一 2 cm×2 cm 创口，轻压流脓，脓液清稀。X 线片示：右股骨下端皮质增厚，髓腔存脓，其内有多个片状界限模糊的骨密度减低区，其外方有 2 cm×0.3 cm 的高密度阴影。诊断：右股骨下段慢性化脓性骨髓炎。辨证：阴疽 (附骨疽)，气虚痰凝。治法：去腐拔毒，敛疮生肌。方药：复方明矾溶液。组成：枯矾 12 g，冰片 3 g，生理盐水 500 mL。入院后，行死骨摘除及刮除髓腔内坏死肉芽组织。短期使用抗生素、补液、输新鲜血浆，术后开放伤口，3％复方明矾溶液每日换药1次。术后第34日，伤口愈合出院。拍片复查，右股骨髓腔通畅，骨边缘密实光整，随访2年多，未见复发。(《中医正骨》，1992年第3期)

2. 妙法解析：慢性化脓性骨髓炎，多为疔、疖、痈、疮等病后，余毒未尽，深蕴于内，经骨而发，亦即所谓"余毒流注"所致。由于本病附骨成痈，脓溃而成窦道，且经久难愈或反复发作，窦道中可有死骨脱出，又称附骨疽。本方重用枯矾燥湿热，解疮毒，蚀恶肉，生好肉。冰片泻火毒，去恶腐。本方药味虽少，但力专功用。所谓法度生，一药、二药可成方；法度失，虽十数味，数十味亦只谓药，全操在医，活法在人，在医之善遣善用耳。值得注意的是，窦道愈合不是骨髓炎彻底治愈的唯一标志，一般仍须继续内服中药治疗，且不宜少于5周，并注意辨证用药。实验研究表明，该方不仅对金黄色葡萄球菌、铜绿假单胞菌、溶血性链球菌、肺炎链球菌、大肠埃希菌等二十余种细菌均有不同程度的抑制作用，且能够在抑菌的同时，不抑制肉芽组织的增生，在促进骨髓窦道或术后伤口愈合方面，明显优于庆大霉素溶液。此外，此方还可广泛应用于烧伤、烫伤及外伤性溃疡的换药，具有良好的消炎、收敛作用。

（四）左股骨慢性骨髓炎（杨毓华医案）

1. 病历摘要：梁某，男，24岁。患者因外伤后致左大腿瘘口伴流脓1年入院。体格检查：生命体征平稳，左大腿稍肿，膝部及大腿远端外侧有一2 cm长切口，平髌骨缘上方切口有一0.50 cm瘘口，有少许脓性分泌物流出，膝关节屈伸活动受限。拍片见左股骨髁上陈旧性粉碎性骨折，股骨髁上前方缺损，缺损部可见花生米和豌豆大小的2处边缘清楚的不透光阴影，骨缺损近端可见4个螺丝钉取出后透光影。诊断：左股骨慢性骨髓炎。辨证：气血不足，阳虚证。肾主骨生髓，肾气不足，气血亏虚。复感外邪，邪毒入骨，骨腐为脓，而成骨髓炎。邪毒损耗气血，致肾阳亏虚，故而发为此病。治法：扶正祛邪，托里透脓。方药：托里透脓散。党参、白术、穿山甲、皂角刺、白芷、升麻、当归、陈皮各10 g，甘草5 g，黄芪15 g。入院后予病灶清除，封闭式负压引流并予托里透脓散，水煎，温服，每日1剂。切口14日拆线，2周后拔除引流，痊愈出院。8个月后随诊无复发，再予植骨。(《中西医临床骨伤科学》，中国中医药出版社，1998)

2. 妙法解析：骨髓炎或痈毒之气血虚弱，不能郁蒸为热，而脓成无期，症见病程迁延，经久不愈或排脓不畅，排脓清稀，此皆气血不足，邪气留恋之象，故治宜投补益正气，托毒排脓之剂。方中黄芪大补元气；党参、陈皮、白术补中益气；当归补血活血；甘草补气，兼能解毒；白芷使诸药直达肌表，补而不滞；升麻佐以疏散余邪；更用穿山甲、皂角刺等走窜精锐之品，活血解毒而溃脓。现代药理研究表明，黄芪、当归、白芷对许多细菌，如葡萄球菌、溶血性链球菌、肺炎链球菌、大肠埃希菌以及结核分枝杆菌等有较大的抑制作用，党参、白术则可增强机体抵抗能力，故本方可用于骨髓炎及骨与关节结核等疾病。笔者按杨毓华教授辨证论治法纲，标本兼治，用此方治疗慢性骨髓炎115例，1次治愈99例，治愈率达86.1％，与同类对照组进行同步临床观察，托里透脓散优于对照组，本方治疗慢性骨髓炎确有独特之疗效。

（五）左腿胫骨骨髓炎（马景仲医案）

1. 病历摘要：陈某，男，42岁。患者左腿胫骨侧有一约10 cm×3 cm大的脓肿，已溃烂，肉色黑紫，脓血淋漓，略有臭味。自诉患病已5年之久，初起时，腿部肿块疼痛，寒热往来，未经医治。半个月后，因肿块剧痛，不能行走，乃求医诊治。治疗2个月，肿块溃烂，且出朽骨两片，溃烂处至今未愈。虽更医数人，终无效果。3个月前赴某医院检查，确诊为骨髓炎（已溃型），动员住院截肢。本人拒绝手术，遂求中医治疗。患者形容憔悴，精神不振。身体消瘦，行动倚杖；舌淡苔白；脉沉弱无力。脉证合参，系附骨疽。先用托里散（《外科真诠》方）加味排脓生肌，处方：黄芪、当归、白芍、续断各6 g，茯苓7 g，香附、金银花各3 g，穿山甲、甘草各 2 g，天花粉、枸杞子、川牛膝各 5 g。水煎服，连服 3 剂。外敷生肌散。先将伤口用开水洗净，再将药末撒于疮面，后用麝香回阳膏盖贴，隔日一换。二诊：内服、外敷后，脓血减少，脓水稀薄，无臭，肉色转红。改服六味地黄汤加味，处方：熟地黄 9 g，山茱萸、山药、牡丹皮、茯苓、泽泻、当归、白芍、川牛膝、薏苡仁各 5 g，肉桂 3 g。水煎服，连服 10 剂。外敷法如前。三诊：面色转佳，疼痛大减，腐肉已退，肉芽新生；舌转红润。改服十全大补汤加味，处方：黄芪 10 g，党参、白术、茯苓、羌活、防风、川牛膝、续断、木瓜、薏苡仁、炙甘草、生姜各 5 g，肉桂 3 g，大枣 2 枚。水煎服。外敷法如前。上方服用 20 剂，疮口愈合。因身体尚弱，嘱服十全大补丸 1 个月，以大补气血。现已能参加劳动。(《中医医论医案医方选》，甘肃人民出版社，1985)

2. 妙法解析：此例附骨疽溃烂日久，骨质损伤，身体消瘦，气血俱亏。先用托里散以扶正气托毒，祛腐生新；次服六味地黄汤，滋阴补肾，强筋壮骨；再用十全大补汤加味，气血双补，以巩固疗效。药平淡而分量轻，但竟能愈数年之痼疾，解困扶危，功莫大焉。

(六) 右股骨慢性化脓性骨髓炎 (刘振云医案)

1. 病历摘要：李某，女，56 岁。4 年前因外伤致右股骨干骨折，当地医院行开放复位后继发感染致右股骨慢性化脓性骨髓炎，先后在多家知名医院三次手术不愈，一年前某院又予支架固定，内置庆大霉素珠链仍无好转。症见右大腿肿痛缠绵不休，窦道口脓水清稀，远端 2 根钉道溢脓，皮色紫暗，双拐难行。患者面色少华，形疲体倦，头晕目眩，少气懒言，乏力自汗，腰膝酸软，形寒肢冷，口淡乏味，便溏尿清。舌淡红，苔薄白，脉细弱。X 线片示右股骨中下段 12 cm 长区域仅 1/3 骨干相连，2/3 骨干缺损，内见两串球状珠链约 50 颗，股骨干远近端各见 2 颗固定钉，无松动及弯曲断裂。脉证合参，系附骨疽。辨证：肾虚精亏，脾虚气弱，邪毒郁滞。治宜补益肾气，健脾祛湿，佐以清热解毒。方用克炎健骨汤加减：胡秃子根、野南瓜、忍冬藤、黑豆子各 50 g，忍冬花、生黄芪、山药各 30 g，白术、陈皮、茯苓、党参、当归、砂仁各 10 g，鸡内金 20 g，甘草 5 g。每日 1 剂，水煎，分 2 次服，30 日为 1 个疗程。外治：予手术取出抗菌珠链，病灶清除，非冲洗、半缝合，用本院自制药“九华膏”换敷。每次换药时用摄子轻刮创口周围至渗血，用糊有九华膏纱条塞满伤口，外盖无菌敷料，3～4 日换药一次。治疗 3 个月痊愈，随访 2 年未复发。(《中医药导报》，2009 年第 1 期)

2. 妙法解析：中医学认为慢性骨髓炎为毒邪留滞日久，损伤正气，正气损伤，则不能祛邪外出，如此则病程迁延，经久不愈，局部表现为皮肤变薄，颜色苍白或淡紫为无神，全身表现则为神疲乏力，少气懒言，肾为先天之本，主骨脾为气血生化之源，主肌肉，脾肾之正气足，则可祛邪外出，邪不能久留，我们使用中药克炎健骨汤内服，以补益肾气，健脾去湿为主，佐以清热解毒，标本兼顾，现代药理研究已证实这些药物具有提高机体免疫功能，改善血液循环，促进血管增生，增强组织自我修复功能的作用。我院自制外用药九华膏具有祛腐生肌之功，有研究表明该药有明确的抑菌作用，故而在临床取得了较好效果。

(七) 左股骨慢性骨髓炎 (洛阳正骨医院骨髓炎科医案)

1. 病历摘要：赵某，男，52 岁。以左股骨骨折术后伤口感染流脓 8 个月为主诉入院。8 个月前因车祸创伤左大腿致左股骨中段骨折，在当地医院行切开复位带锁髓内钉内固定术，术后半个月伤口裂开流脓，局部红肿疼痛，经抗感染治疗红肿消退，现遗留窦道流脓不愈合。检查：形体消瘦，面色无华，舌质淡苔薄白，脉沉细；左大腿中段外侧有一 3 cm×2 cm 大小窦道，深 4 cm，直达骨质，流出稀薄脓液。X 线片示骨折线清晰，无骨痂生长。诊断：左股骨慢性骨髓炎。证属肾虚精亏，邪毒郁滞。治以益肾填髓，温通化滞，气血双补。口服骨炎补髓丸，每次 6 g，每日 2 次，温开水送服。3 个月后复查，面色红润，脉缓有力，窦道变小为 1 cm×1 cm，脓液明显减少；X线片示骨折线模糊，有明显骨痂生长。再服骨炎补髓丸3个月后复查，窦道完全闭合，症状消失；X线片示骨折线消失，有大量骨痂生长；骨折愈合，行走正常。随访1年无复发。（《四川中医》，2005年第3期）

2. 妙法解析：慢性骨髓炎的中后期，患者久病不愈，伤及肾阴。肾为性命之根，肾主骨生髓，肾阴亏虚，不能濡养筋骨。主要辨证为肾阴偏虚，治宜益肾填精、温通化滞、气血双补，方用骨炎补髓丸加减。骨炎补髓丸由《外科证治全生集》"阳和汤"与《中医伤科学》"补肾壮骨汤"加减而成。方中熟地黄滋阴养血、填精益髓，配以淫羊藿温肾壮阳、益精壮骨，两者合用温补肾阳、填精益髓，以治其本，共为君药。川断、杜仲、骨碎补滋补肝肾、强筋壮骨，黄芪补气升阳，党参益气养血，当归补血活血、消肿止痛，三者合用气血双补；肉桂温补命门之火以散寒，白芥子温通经脉以化滞，土茯苓解毒利湿，共为臣药。佐以山药益气养阴以防虚火上炎，白芷散风通窍、消肿排脓，䗪虫化瘀接骨，共为佐药；甘草为使，解毒而调和诸药。综观全方，其配伍特点是补肾精与温肾阳药合用，温通化滞与益气养血药相伍，补髓以充骨，补肾以续骨，用于慢性骨髓炎后期肢体隐痛不适、窦道时愈时发、肾虚骨萎、骨质缺损、骨不愈合等症取得较好疗效。

（八）左胫骨慢性骨髓炎（臧坤堂医案）

1. 病历摘要：患者，女，33岁。左胫骨慢性骨髓炎已20余年，反复发作，经2次手术未愈，难以参加正常工作。刻诊：局部肿痛，行走艰难，查左下肢胫骨前下1/3～1/2处有瘢痕及空洞一处，疮口有清稀脓性分泌物渗出，肌肉萎缩。X线检查示慢性骨髓炎改变。伴神疲乏力。纳食少。二便通调，经带正常，舌质淡胖，有齿痕，舌苔薄白，脉弦细。中医诊断：附骨疽。证属气血两亏，瘀毒内恋，治拟调补气血以托毒外出，活血化瘀以排脓消肿。方用补阳还五汤加减。生黄芪30g，当归、赤白芍、桃仁、川芎各10g，红花5g，熟地黄、半枝莲、白花蛇舌草各20g，生麻黄6g，桂枝3g，鹿茸粉1g（分2次冲服），每日1剂，水煎2次，饭后分服。服15剂后复诊，局部肿痛减轻，疮口分泌物减少，质仍清稀，纳食增加，夜寐安，舌质淡苔薄腻，脉细。仍宗前法，于上方中加连翘5g，玄参10g，继服14剂后，局部已无疼痛，肿胀已消，疮口已敛，行走有力，纳食佳，二便通调，舌质淡红，苔薄白，脉濡缓。治从益气养血治血以巩固之，于上方去白花蛇舌草、半枝莲、玄参，加党参、茯苓各10g，再服15剂后，患者已正式上班。1990年9月29日停药一年后，因复发来诊。一周前自觉伤口疼痛，夜间尤甚，刻下左胫骨端有结节样肿物如核桃，推之可移，但色不红，舌质淡，边有齿痕，苔薄腻，脉濡细。证属气血不足，阴证复发，治守前法，宗前补阳还五汤加减，服30剂后，肿痛消退痊愈，经随访未复发。（《臧坤堂医案医论》，学苑出版社，2004）

2. 妙法解析：附骨疽相当于现代医学的骨髓炎。是化脓性细菌经血或直接损伤侵入骨内引起的骨组织感染。本病多因疔疮、疖肿发病后，若人体正气不足，气血两虚，可使湿热毒邪乘虚入里，留于筋骨，经脉被阻，气血不和，血凝毒聚而成本病。本例迁延不愈20余年，臧教授用当归补血汤及四物汤补气血，用阳和汤温阳补血，散寒通滞。阳和汤重用熟地黄滋阴补血，但又恐草木之品补益之力不足，投入血肉有情之鹿角胶生精填髓，养血温阳以助之，则养血生精之力更著，大补阴血之中寓"阴中求阳"之意。配以麻黄辛温宣透寒邪，发越阳气，驱散皮腠之寒邪。本方用药特点是补阴药与温阳药合用，辛散与滋腻之品相伍，使寒凝宣化而不伤正，精血充而邪不恋，诸药相合，化阴寒之凝，布阳和而阴疽诸证自除矣。

（九）左股骨上段慢性骨髓炎（程宜福医案）

1. 病历摘要：吴某，男，37岁。患者2年前因左大腿上段流脓疼痛确诊为左股骨上段慢性骨髓炎，现仍流脓，左大腿上段至臀部疼痛，不能伸直和下蹲。舌质淡红，舌苔薄白，脉濡细。拟益气补肾，活血化痰，清热解毒为治。药用生黄芪、炙黄芪、潞党参、忍冬藤各20 g，鸡血藤、生牡蛎（先煎）各30 g，炒白术、补骨脂、骨碎补各12 g，熟地黄10 g，丹参、当归、川芎、紫花地丁、浙贝母各15 g。每日1剂，水煎，分3次服。上进药饵14剂，左大腿感觉较舒，疼痛好转，但有时如蚂蚁咬样刺痛，脉舌象如前。上方加鹿角霜30 g，生麻黄、肉桂各8 g，威灵仙15 g，白芥子12 g，熟地黄改30 g，以加强温补化痰之功；又刺痛属瘀血内停，故加桃仁、红花各10 g，苏木15 g，以增祛瘀之力。此方服用14剂，病情稳定，左大腿刺痛明显好转，能伸直、下蹲，又服14剂。1年后，因右侧髋关节处疼痛10日来诊，皮肤表面无红肿热象，脉濡细，舌质淡红，舌苔薄白。追问病史，诉前诊停药1年，左大腿疼痛未发，流脓亦愈。检查左大腿无异常。遂效前法，拟温补化痰祛瘀法为治。熟地黄、鹿角霜、生牡蛎（先煎）各30 g，当归、丹参、浙贝母、补骨脂、制乳香、骨碎补、威灵仙、赤芍药、苏木各15 g，生麻黄、肉桂各8 g，白芥子、川芎、红花各10 g，桃仁20 g，甘草6 g。服法同前。上进药饵14剂，右大腿疼痛好转，唯下午5~6时感疼痛，且热敷则舒。此因一日之中阳气已衰之故，得热则舒又为虚寒之征，遂于上方加制附子（先煎）15 g，以增温阳之力。右股骨上段X线正侧位片示：右股骨上段粗隆处骨质致密增生，其中有密度低的骨质破坏区，死骨不明显。效守上方继服14剂，疼痛消除。嘱继服药1个月，以资巩固。1年后随访已愈。（《南京中医药大学学报·自然科学版》，2000年第1期）

2. 妙法解析：慢性骨髓炎属中医学"阴疽"范畴。因机体阴寒内盛，阳气虚衰；又肾主骨，肾阳虚衰不能生精化气，阴寒之邪则凝而成痰，阻滞血脉运行而成瘀，痰瘀聚于骨中则成脓，损伤骨质故疼痛。本法用温补阳气、养血生精之品以补肾而增强脏腑功能，化痰祛瘀之味以消除阴寒之邪，肾强痰祛、瘀消邪却而获效。

（十）化脓性骨髓炎（孙达武医案）

1. 病历摘要：李某，女，56岁。3年前右股骨中段骨折，当地医院手术治疗继发感染，致慢性化脓性骨髓炎。辗转多家大医院数次手术清创，取钢板、换支架、抗生素链珠置入等，续治3年不愈，窦道口及外固定钉道反复流脓。就诊时窦道口及外固定钉道流脓稀薄无臭，病灶区域色素沉着，膝部僵硬，活动障碍；伴神疲乏力，少气懒言，腰腿酸软，纳食无味。舌质暗淡，舌苔薄白，脉沉细。诊断：化脓性骨髓炎。治疗：①先行刮骨祛脓术，其被炎性组织包裹的抗菌链珠亦一并清除，半缝合伤口，不置管冲洗及引流。②术后九华膏换药。③克炎健骨汤内服：胡颓子根、黑豆、忍冬藤各50 g，野南瓜、黄芪各30 g，白术、陈皮、党参、砂仁、柴胡、茯苓各10 g，甘草5 g。每日1剂，水煎，分早、晚2次服，连服30剂后，钉道及伤口脓性分泌物消失，肉芽红润。继续治疗2个月伤口愈合出院。住院期间未使用抗生素，1年后骨痂生长良好，去除外固定支架，恢复正常行走功能，随访4年未复发。（《孙达武骨伤科学术经验集》，人民军医出版社，2014）

2. 妙法解析：慢性化脓性骨髓炎是急性化脓性骨髓炎的延续，往往全身症状大多消失，只有在局部引流不畅时，才有全身症状表现，一般症状限于局部，往往顽固难治，甚至数年或十数年仍不能痊愈。而克炎健骨汤为基本方进行加减。该方以胡颓子根、黑豆、野南瓜、忍冬藤为基本药，以健脾益胃、去腐生肌为则，结合患者体质进行加减，治疗后疗效满意。本病一般采用手术、药物的综合疗法，即改善全身情况，控制感染与手术处理。由于重病长期卧床，尤其在血源性急性发作后，极需改善全身情况。除用抗菌药物控制感染外，应增进营养，必要时输血，手术引流及其他治疗。孙教授临床中收治大量骨髓炎患者，其逐渐摸索出中医三联疗法。刮骨去脓、九华膏换药及中药内服。中医三联疗法治疗慢性骨髓炎，具有安全、无毒、简、便、效、廉的优点，充分体现了中医治疗慢性骨髓炎的特色优势。

（十一）左股骨慢性骨髓炎（孙广生医案）

1. 病历摘要：李某，男，42岁，农民。患者于8个月前因车祸致"左股骨髁上开放性粉碎性骨折"，在当地医院清创、钢板内固定，伤口愈合后出院。2个月后出现左膝关节红肿、疼痛，3日后出现溃烂流脓。经当地医院切开排脓、消炎等治疗，左膝红肿、疼痛等症消失，但左膝外后侧窦道处经常流出稀脓液，经久不愈。于今日来我院，经检查后以"左股骨慢性骨髓炎"收入住院。现左膝流稀脓、活动受限，乏力，食纳减少，二便调。查见左膝上方外后侧有约2 cm窦道，深至股骨外，有淡黄色、较稀的脓性液体流出，局部无红肿，左大腿肌肉萎缩。膝关节活动度约10°。舌淡红、苔薄白，脉细。X线片示：股骨中下段有不规则的增粗、增厚，密度增高，周围有新生的包壳；髓腔变窄，未见死骨；骨折线模糊可见，有中量骨痂生长。实验室检查：白细胞计数（WBC）8.3×10^9/L，血红蛋白（Hb）80 g/L。分泌物细菌培养：大肠埃希菌，敏感药物：阿米卡星。诊断：左股骨慢性骨髓炎。证属正虚毒滞。治宜扶正解毒。方选托里解毒汤加减：黄芪30 g，党参15 g，茯苓12 g，白术、金银花、白芍、当归、川芎、赤芍、白芷、明矾各10 g，大枣3枚，甘草3 g。每日1剂，水煎，分2次服。此外，用阿米卡星纱条换药，分泌物较多时加用过氧化氢、盐水冲洗。服5剂后，患者一般情况可，左膝部活动受限，乏力好转，仍有稀脓流出。继续口服上方中药，阿米卡星纱条换药。2周后复查，患者一般情况可，分泌物减少，取分泌物做细菌培养。继续口服上方中药，阿米卡星纱条换药。窦道处仍有少量脓性分泌物流出。X线片示：骨折处骨痂较前增多，骨折线模糊可见。取出钢板，行病灶清除，石膏托外固定；中药原方。伤口及窦道口已愈合，拆除石膏。上方中药去明矾，继服5剂，以巩固疗效。嘱患者患肢部分负重行走，进行功能锻炼。左膝部活动受限，窦道处无红肿渗出，闭合良好。X线片示：骨折处有大量骨痂生长，无炎性骨膜反应，已丢拐行走。后电话联系未见复发。（《孙广生医案精华》，人民卫生出版社，2014）

2. 妙法解析：骨髓炎，中医称附骨疽，是由化脓性细菌引起的骨骼感染，临床上常分为急性和慢性两类。慢性化脓性骨髓炎有外伤、感染、急性骨髓炎史；患部窦道长期不愈合，有脓水流出，甚至有小死骨排出，有功能障碍；X线检查反映骨质破坏，有死骨空腔包壳形成。慢性骨髓炎的病理特征是本虚标实、正虚恋邪，故治疗当攻补兼施、托里解毒，方用黄芪、党参、白术、茯苓、大枣建中益气扶正，白芍、当归、川芎养血活血，补骨脂补肝肾、强筋骨，赤芍、金银花、白芷化瘀解毒，又清除余毒。诸药合用，既可补益气血，助生化之源；又可解毒化瘀消肿，排脓生肌，扶正而不恋邪，祛邪而不伤正。配合外治，则可达清除死骨、腐肉，收敛疮口的作用。化脓性骨髓炎是化脓性细菌经血行或邻近组织感染直接蔓延到骨组织或开放性损伤直接侵染骨骼致骨骼感染所致，采取标本，进行细菌培养，根据细菌培养结果使用抗生素治疗，也可结合手术骨钻孔、开窗以减压引流，促进毒素排出。有窦道及死骨者，予以病灶及死骨清除，是提高疗效、缩短疗程的重要环节，死骨及病灶必须彻底清除，有内固定而感染较重者，需取出内固定，如骨折未愈合者应改支架外固定；如有中量骨痂生长可支架固定，也可石膏外固定；如感染不是很重者，并有中量骨痂生长，也可先不取内固定，窦道处换药，待骨折处愈合后取出内固定，进行病灶清除，可减少手术次数及费用，减轻患者负担及痛苦。慢性骨髓炎病程较长，治疗效果较差，最好是中西医结合治疗，取长补短，提高疗效。

三、文献选录

慢性骨髓炎是由化脓性细菌经血液循环或由外伤直接侵入骨组织引起的感染。多数因急性骨髓炎感染未能彻底控制，反复发作演变而来。亦有一些患者系低毒性骨感染，在发病时即表现为慢性感染。其特点是感染引起骨组织增生、硬化、坏死，形成死骨、无效腔、窦道，脓肿反复发作，缠绵难愈，病程漫长，由数月至数十年不等。由于车祸、创伤和工矿事故的增加，抗生素的不合理应用等原因，患病人数逐渐增多。本病属于中医学"慢性附骨疽"范畴。《灵枢·痈疽》曰："热气淳盛，下陷肌肤，筋髓枯内连五脏，血气竭，当具痈下，筋骨肉皆无余，故名曰疽。"慢性附骨疽系由急性附骨疽后正气虚弱，余毒未尽所致。总的病机是虚中夹实，以虚为主。慢性骨髓炎属中医学"附骨疽"范畴，其发病机制主要是因正气亏虚，正不胜邪，风寒湿热毒邪深窜入骨，留于筋骨经络，气滞血瘀，蕴久化热，热毒盛炽，血败肉腐骨蚀，日久正气受损，以致毒邪留恋，经久不愈或反复发作。病性为正气虚弱，虚中夹实。治疗上以扶持正气，攻补结合，内外兼治为原则。予以健脾益气，托毒生肌可提高机体免疫力及正气，抵抗外邪侵入，减少疾病的复发。中医药治疗慢性骨髓炎有着悠久的历史和确切的疗效，涌现出大批名医名方。

（一）临床辨治规律

汇集众多名中医治疗本病的经验，其基本治法归纳为：

1. 清热解毒，托里排脓法：适用于急性发作期，局部微红微肿，发热，舌红、苔黄、脉数者。方以透脓散合五味消毒饮加减：当归 6 g、生黄芪、川芎、皂角刺、紫背天葵各 15 g，金银花、野菊花、蒲公英、紫花地丁各 20 g，每日 1 剂，水煎服。加减，患肢肿痛明显，脓出不畅者，可加三七 10 g，天花粉 20 g，赤芍 12 g，每日 1 剂，水煎服。加减：患肢肿痛明显，脓出不畅者，可加三七 10 g，天花粉 20 g，赤芍 12 g，以加强行气、散结、排脓之功。

2. 扶正托毒，益气化瘀法：适用于非急性发作期，局部无明显红肿热痛，少气，眩晕，面色萎黄，舌红苔少，舌下可有瘀点，脉细数者。方以神功内托散：白术 15 g，当归、陈皮、甘草各 6 g，黄芪、人参各 20 g，白芍 12 g，茯苓 30 g，附子 3 g，木香、川芎各 10 g，每日 1 剂，水煎服。加减：正气虚弱，气血两亏者，可加用白扁豆 15 g，山药、薏苡仁各 20 g，健脾益气。

（二）名医论述选录

1. 房芝萱认为：附骨疽之病因，房老医师认为肾经亏虚为本，毒热未消，跌打损伤，风寒湿邪为标。肾主骨生髓，髓能养骨，骨又藏髓，肾强则骨坚，病邪不易侵入，经云："正气存内，邪不可干。"肾虚则髓空，病邪易入侵而为病，又云："邪之所凑，其气必虚。"所以说肾经亏虚，正气不固乃本病内因，发病外因多为疔、疖、痈、乳蛾、脓耳之后，毒热壅盛，深窜入里，聚留于筋骨，蕴毒为脓，形成深部无头脓疡，或因跌打损伤之后，瘀血化热，以致经络阻隔，气血凝滞，热盛腐筋蚀骨而成脓，或因风寒湿邪乘虚而入，蕴毒深窜，稽留不行，化热后而腐筋败骨而为病。脓毒流注，可溃破而出朽骨，或形成漏管，迁延不愈。附骨疽患者多见面黄肌瘦，腰膝酸软，患肢较对侧粗大，或有畸形，漏管长期不愈，外溢脓汁，舌苔白，舌质淡，脉沉细无力，此乃肾虚血亏、寒湿凝滞、伤筋蚀骨之象，治宜补肾健脾、益气养血、温经散寒。方药：骨碎补、五加皮、川续断各 17 g，生黄芪、党参、枸杞子、菟丝子各 20 g，当归、赤芍、肉桂、猪苓、泽泻、红花各 10 g，桂枝、芡实、茯苓各 12 g，甘草 3 g。寒盛者，加附子、干姜；湿盛者，加土茯苓、白术、防己、木瓜；肾虚明显者，加巴戟天、山茱萸、杜仲、桑寄生；血虚明显者，加熟地黄、阿胶。（《北京市老中医经验选编》，北京出版社，1980）

2. 赵永昌认为：骨髓炎相当于中医学"附骨疽""附骨流注"等病的范畴。可发生于全身，但尤以四肢之长管状骨为多。其发病原因，古人认为是阴寒毒邪流注筋骨。或由体瘦之人元气素亏，风寒之邪乘虚入里，以致气血凝滞，荣卫失和而成；或由骨肉受损，寒毒之邪内侵，凝滞筋骨而致。本证虽属阴寒入骨之证，但可郁久化热，而致热盛肉腐化脓，蚀伤骨质，经久不愈，成为顽症。中医论治，首当辨其阴阳寒热，邪正虚实。大体来说，本证属阴属寒。但因邪正虚实不同，在不同阶段又有寒热错杂及阴中夹阳之异。初发之时，邪毒正盛，而正未大衰。故常有寒热交作，患处疼痛较剧，活动受限，脉数苔黄等阴阳夹杂之证。治当以清热解毒为主，辅之以益气活血、祛瘀止痛之法，常用黄连解毒汤加入当归、黄芩、牛膝、丹参、乳香、没药等。若为慢性，常有瘘管形成，或中有死骨致伤口经久不愈。并兼体倦乏力，面白虚羸，纳食减少，舌质偏淡，脉细无力。因脾主肉，肾为骨，骨烂肉腐是脾肾两虚，气血大衰，其证纯属阴寒。当以扶正为主，温养脾肾，大补气血以托毒外出，促其生肌长肉。若余毒不清者，仍当佐以清热解毒之品，但绝不可一味寒凉，以防伤其气血，更致缠绵难愈。前贤常用八珍、十全及阳和等温补内托之剂，吾师其意，常用下述验方加减：熟地黄、黄芪、茯苓、太子参、川芎各 15 g，当归、骨碎补、牛膝各 12 g，补骨脂、威灵仙、防风、木瓜各 10 g。若疼痛明显者，多加入祛瘀止痛之乳香、没药各 10 g；脓液较多者，则合清热解毒之蒲公英、紫花地丁等；寒甚者，炮附子亦可加入。疮口破溃，则应配合外治之法。一般在早期感染明显时，清创可用四黄膏换药，以消炎解毒；慢性期则以红粉纱条换药，以促其生肌长肉收口。如，孟某，女，28 岁。左拇趾肿痛已 2 年，创口长期不愈，并从伤口取出死骨多块。经 X 线及病理检查确认为慢性骨髓炎。局部脓液较少，证属气血虚衰，余毒内恋，故疮口不敛，经用上方加减 10 剂，并以红粉纱条换药，很快愈合，经 X 线摄片报告，骨质完全恢复正常。又如，刘氏妇人，因左大指外伤，伤口感染，虽在院外用青霉素、庆大霉素及中药，但未见效验。来诊时见左大指第一、第二关节处伤口 4 cm×2.5 cm，脓液较多，局部微肿，并从中取出死骨一块。经拍片证实为"急性骨髓炎"。因其脓液较多，并参合苔脉，是热毒尚盛。故予以清热解毒之方药。外用四黄膏（制法：大黄、黄芩、黄柏、黄连各 30 g，共研细末，以芝麻油 500 g，黄蜡 200 g，调匀备用）换药，后又从伤口取出死骨一块。脓液减少后，改用红粉纱条换药，并改服舒筋活血片，前后不到 20 日伤口完全愈合。（《医话医论荟萃》，人民卫生出版社，1982）。

3. 王玉辉认为：慢性骨髓炎属中医学"附骨疽""多骨疽"。王氏在几十年临床实践中，深感骨髓炎是一种病位深、病程长、疗效差的难治性顽症。其中血源性骨髓炎，以儿童发病率最高，症状缠绵难愈，可从幼年直至青壮年，到老年时有发作伴随终生。王氏认为，治疗骨髓炎需内外辨证施药，重在扶正以祛邪。在最初治疗本病时，中药多采用内消 2 号、3 号口服，其药物组成主要为番木鳖、穿山甲、僵蚕，其功能为祛风化瘀，通经络，消肿止痛，临床上也能取得良好的疗效，伤口、窦道也能愈合。但在患者定期 X 线检查中，发现慢性骨髓炎病灶部位的改变不明显，而且患者疾病的反复发作，多与劳累有关。针对这一问题，经过临床反复研究观察，从中医学整体观念出发，按照"治病必求于本"的原则，以"肾主骨，生髓，其充在骨"为指导思想，强调以补肾、固肾为主用药，方中重用熟地黄、鹿角胶、菟丝子以滋阴补肾、强筋壮骨，佐以白芥子、肉桂、麻黄、炮姜炭、乳香、没药、白芷、皂角刺等温经通络活血止痛之品，共达滋阴补肾温经活血之功效，使得正气充，邪自去。将药配制成丸剂，既方便患者服用，又减轻其经济负担，能使患者坚持较长时间服用，要求即使在症状全部消失后，也要继续服用 6 个月以上。如此在患者定期复查 X 线时，就发现患者的病骨在逐渐恢复，病灶内有大量排列的新骨组织，髓腔渐通，直至接近正常，从而提高了治愈率，降低了复发率。王氏根据"急则治其标，缓则治其本"的原则，强调在急性期与慢性期，外用药也须辨别阴阳区别运用。在急性期，患肢局部红肿热痛明显，可以外敷金黄膏以达清热除湿、散瘀化痰、止痛消肿之功能，但日久红肿热痛减轻甚至消失，此时若仍然使用金黄膏，或者不再用药，对治疗疾病极为不利。因为红肿热痛消退，不代表骨髓炎治愈。金黄膏虽是治疗一切阳证之外用良药，但阳证既然消退，则不可再用。故强调在骨髓炎的慢性期及恢复期对冲和膏的使用。中医学认为，漫肿而不高，微痛而不甚，微温而不热，微红而色淡属于半阴半阳之证，而骨髓炎的慢性期及恢复期的证候正是如此。尽管红肿热痛消退，但由于余邪未尽，无论是有无窦道、创面，病变局部都存在皮温、皮色、肿胀等异常，因而使用治疗阴阳不和冷热相凝的冲和膏。既可继续清除余邪又可豁痰软坚，活血消肿，以改善局部的血液循环，促进组织修复，降低复发率。对硬化性骨髓炎，尤其重视金黄膏和冲和膏的区别运用。骨髓炎的患者，在疮面的局部经常可见到有坏死骨或筋膜外露，王氏认为：只有待这些坏死骨或筋膜等完全脱落，伤口方能愈合，即使最初的外露骨或筋膜并未完全坏死，但随着暴露时间的延长，亦会逐渐坏死。在处理坏死骨、筋膜时如果急于求成，便咬除外露骨或筋膜，则对治疗实为不利，因为在咬除外露骨时，由于坏死骨与能够恢复的好骨之间界限往往不清晰，用外力咬除外露骨时，就可能伤到并未坏死的骨质，尤其是在松质骨的部位，血运丰富，极易造成新的感染，这就是临床经常能见到的患者做过病灶清除术1次、2次甚至多次，而伤口不能愈合之缘故。故王氏主张，根据坏死程度的不同分别选用去腐散一号等药物促使坏死骨及坏死组织脱落，这样治疗的时间虽然可能会长一些，但由于所使用的中药能使机体免疫功能增强，为局部组织的修复提供良好的内环境，所以在坏死骨脱落时，新生肉芽长出，伤口便会很快愈合，并且大大降低疾病的复发率。(《辽宁中医杂志》，2003年第12期)

4. 唐汉钧认为：①重视健脾益气。附骨疽多因疔疮、疖肿病后，治疗护理不当，余毒湿热内盛，深窜入里，留于筋骨，损筋蚀骨，血败肉腐而成；或因外伤感染邪毒，湿热蕴蒸而成。唐氏认为本病具有湿邪为患的特征，如病势缠绵，病程长，病变部位深，局部窦道常有黏滞或稀薄脓液，窦瘘形成。此多为湿热余毒未清，乃病久伤正，气血不足，无力托毒外出，难以生肌敛疮。唐氏提出治疗上应注重健脾益气，化湿托毒，盖脾健方能运化水湿，湿邪得祛，又可扶助正气，正气充足以托毒外出，使邪祛正安。临床上用药还应注意勿过于苦寒，以免损伤脾胃，致湿邪留连不去，或苦寒药损伤阳气，导致气滞血瘀，从而影响局部血行，进一步加重病情。②注重活血化瘀。慢性骨髓炎日久不愈则"久病必瘀"，当以祛瘀生新之法治疗本病。盖筋骨损伤，必然导致筋骨的脉络脉管破坏，使气血流动无以为循，局部疮面形成气滞血瘀，失去濡养而难以愈合。只有祛除局部瘀滞才能断绝生腐之源，方能生肌长骨，使经络气血通畅。肌肤得以濡养而生长复原。唐氏除了运用前人祛瘀生新的方药外，更重用活血化瘀之品，如当归、川芎、赤芍、炙穿山甲、桃仁、土鳖虫等，取得良好效果。③倡导补肾填精壮骨。慢性骨髓炎急性发作时红肿热痛明显，辨证属实属热。急性症状控制后，病情缠绵，反复发作，已无热象，辨证属虚实夹杂。唐氏认为本病久病及肾，肾主骨生髓，髓失所养，骨何能安？慢性骨髓炎病到后期虽有证实之象，多为本虚标实，治疗中应以补肾为法，可选用杜仲、狗脊、桑寄生、肉苁蓉、菟丝子等，另用血肉有情之品鹿角、龟甲等以填精壮骨，每于病程后期服用，多有良效。④善用外用膏药。唐氏在慢性骨髓炎治疗中，根据疾病的不同时期，酌情选用不同膏药外敷，对病情转归有显著疗效。慢性骨髓炎初起红肿明显，属于湿热炽盛的，可用金黄膏四周箍围疮周，疮口用八二丹或七三丹加药线引流；疮周红肿不甚明显，脓腐渐尽，分泌物清稀，可采用冲和膏外敷，疮口用生肌散、复黄生肌油膏外敷。对局部窦道较深、走向复杂的疮口，先行银丝探查，再做窦道造影，以彻底弄清窦道的形状、位置、走行方向，再将八二丹或七三丹配成混悬液注入窦道，待脓腐渐尽，再改用生肌散和清凉油乳剂灌注，或单用复黄膏油纱条填塞以促使窦道愈合，外用药早期可每日换药。⑤强调愈后调养。慢性骨髓炎的一个主要特点是易反复发作。唐氏认为患者劳累过度，必然耗气伤精，精亏则肾虚，肾虚则骨不固，易受外邪侵犯，加之正气亏虚，机体抗邪能力低下，则旧疾易复发。唐氏主张不仅要防止疲劳，还要加强营养和长期坚持服用滋补肝肾中成药如六味地黄丸、附桂八味丸等，或健脾益气中成药如人参健脾丸等。对疮口已愈合的患者仍可使用冲和膏外敷以巩固疗效，多数患者经治疗后复发可明显减少。（《新中医》，2001 年第 2 期）

（三）分型分期辨治选录

1. 分 5 型辨治慢性骨髓炎 471 例：分为 5 型。①痰热内盛，伤筋腐骨，早期服骨炎汤 1 号，蒲公英、紫花地丁、金银花、连翘、当归、生地黄、赤芍、川牛膝、明矾。②肉腐骨败成瘘，早期服骨炎汤 2 号（1 号加川续断、骨碎补）。③余毒深居，坏骨结石，后期服骨炎汤 3 号，必要时给少量抗生素；交替用骨炎酒加热擦（每日 3 次），与金黄散外敷患处。服骨炎汤 2 号；清除无效腔或病骨，致骨面渗血或骨眼，交替敷复方黄柏纱条与八宝提毒散，每日 1 次。④久溃不敛，败骨游离，用白六四丹水纱条扩创（白降丹 18 g，煅石膏 12 g），取出死骨，交替用生肌玉红膏与八宝提毒散（红升丹、制乳香、制没药、儿茶各 15 g，轻粉、血竭花各 9 g，珍珠 3 g，冰片 6 g）。⑤跌打损伤，皮结骨败，服骨炎汤 4 号（即 2、3 号合剂），外敷八宝提毒散、生肌玉红膏，肉芽长满后用蛋清散（鸡蛋清摊瓦晒干为末。内服方每日 1 剂，水煎服。外治方，每日 1 次贴敷。结果：痊愈 452 例占 95.8%，好转 15 例占 3.3%，无效 4 例占 0.9%。（《北京中医》，1986 年第 5 期）

2. 分 6 型辨治慢性骨髓炎 100 例：①毒热炽盛型。金银花、蒲公英、苦地丁、连翘、野菊花、丹参、川黄连、白花蛇舌草。②瘀血阻滞型。当归、丹参、乳香、没药、透骨草、金银花、连翘、黄芪、炮穿山甲、九节风、重楼、甘草。③血虚寒凝型。生地黄、鹿角胶、姜炭、肉桂、麻黄、白芥子。④正虚邪实型。黄芪、皂角刺、金银花、甘草、桔梗、白芷、川芎、当归、白术、茯苓、党参、白芍。⑤气血两虚型。党参、茯苓、炙甘草、熟地黄、白芍、归身、五味子、黄芪、肉桂、陈皮。⑥肝肾虚损偏阴虚型。熟地黄、山药、茯苓、泽泻、山茱萸、牡丹皮。⑦偏阳虚型。熟地黄、山药、山茱萸、枸杞子、菟丝子、杜仲、鹿角胶、当归、附子、肉桂。每日 1 剂，水煎服。有病理性骨折于复位后敷 1 号膏（九层皮、夏枯草、冬青叶），包扎，小夹板固定，练功；有瘘窦者用药线（生白矾、水银、枯矾、硫黄）插入瘘管，2 日后清理瘘道并用 2 号液[含蛇管叶、小叶万年青叶（地粘叶）]湿敷；创面较大、分泌物多者以水杨梅、黄柏、川黄连、艾叶、桂枝、败酱草、鱼腥草、地榆煎液洗伤口，用 2 号液湿敷；骨外露者清创后敷 3 号膏（当归、紫草、乳香、白芷、甘草、轻粉）；局部红肿疼痛有波动感者切开引流，无波动感者外敷 1 号膏。对照组 88 例予手术治疗。结果：两组分别痊愈 54、38 例，显效 23、20 例，有效 21、14 例，无效 2、15 例，截肢 0、1 例。观察组近、远期疗效均明显优于对照组（$P<0.005$ 和 $P<0.025$）。（《中国中医骨伤科杂志》，1991 年第 4 期）

3. 分 3 型辨治慢性骨髓炎 37 例：湿热壅滞型用金银花、半枝莲、重楼各 30 g，蒲公英、生地黄、玄参各 20 g，天花粉、栀子、皂角刺、云茯苓各 10 g，白芷 15 g，当归、赤芍各 12 g；气血两虚型用人参、龟甲、陈皮、肉桂、升麻、炙甘草各 10 g，黄芪、炒薏苡仁各 30 g，白术、云茯苓、熟地黄各 15 g，当归 20 g，大枣 5 枚；肝肾亏损型用熟地黄、山茱萸、白芍、杜仲各 20 g，山药、三七、皂角刺、川续断、甘草各 10 g，黄芪、自然铜各 30 g，当归、白芷、补骨脂、云茯苓各 15 g。每日 1 剂，水煎服。用 4 个月。并用头孢哌酮舒巴坦钠 3 g，每日 2 次；盐酸克林霉素 1.8 g，每日 1 次；静脉滴注；用 7～10 日。手术清除死骨、骨脓肿、肉芽组织、瘢痕及窦道等，清洗创面，刮除肉芽组织，搔刮窦道四壁至渗出鲜血为止；酌用带肌瓣（或松质骨）填充骨腔。置管，用抗生素冲洗引流 1～2 周，体温复常、局部炎症消退、引流液清澈、连续 3 次菌培养阴性时拔除。骨质薄弱者可用外固定。高蛋白高能量高维生素饮食。结果：治愈 29 例，好转 6 例，无效 2 例，总有效率 94.6%。（《中国实用医刊》，2009 年第 11 期）

4. 分 2 期辨治慢性骨髓炎 40 例：急性期证属热毒内蕴，用五味消毒饮合黄连解毒汤加减：金银花、蒲公英、生地黄各 30 g，连翘、黄芩、赤芍、天花粉、栀子各 10 g，川连、生甘草各 6 g，便秘加大黄、玄明粉各 10 g；小便短赤加泽泻、车前子各 10 g，慢性期证属气血两亏，用阳和汤合八珍汤加减：生地黄、熟地黄各 20 g，炮姜 6 g，生甘草、麻黄各 5 g，鹿角胶 15 g，白芥子、附子、党参、白术各 10 g，黄芪 15 g，土茯苓 30 g，不思饮食加砂仁 3 g，陈皮 5 g。急性发作、全身症状严重者结合抗生素及补液治疗。局部处理：无死骨或仅有细小死骨用五五丹换药。合并病理性骨折给予牵引及小夹板固定。有死骨形成先清除病灶，再用抗生素明胶海绵填塞。有明显死骨、新骨增生足以替代、硬化性慢性骨髓炎者可予手术。术后用十全大补丸加减及抗生素治疗。分 2 期辨治慢性骨髓炎 40 例。结果：优（伤口Ⅰ期愈合，功能恢复）32 例，良 7 例，尚好 1 例。（《江苏中医杂志》，1987 年第 3 期）

（四）中药内服选录

1. 鸡红汤治疗慢性骨髓炎 198 例：鸡矢藤 30 g，红孩儿 15 g，蔗糖适量为引。每日 1 剂，水煎服。结果：痊愈 63 例，占 31.8%；显效 87 例，占 43.9%；有效 31 例，占 15.7%；无效 17 例，占 8.6%。总有效率为 91.4%。（《江西中医药》，1986 年第 2 期）

2. 壁虎二丹胶囊治疗慢性骨髓炎 49 例：壁虎 40 份，丹参、牡丹皮、蒲公英、紫花地丁各 20 份，人工牛黄 1 份，共研末装胶囊。每日 2～3 次，每次 4～6 g，口服。均结合辨证选用数味中药煎汤送服。外用药：壁虎 30 份，研极细末，灭菌 30 分钟后加冰片 1 份（研末）。引流时根据窦道大小、深度，用生理盐水浸泡的纱条蘸药植入，每日 1 次。首次引流时须做常规病灶清除术。40 日为 1 个疗程，俟窦道消失，创面愈合后继续服药 5 周巩固疗效。结果：痊愈 41 例，显效 5 例，好转 2 例，无效 1 例；总有效率为 98%。治疗时间 40～233 日，平均 97.5 日。（《中医杂志》，1986 年第 9 期）

3. 解毒清骨散治疗慢性骨髓炎 20 例：人参 20 g，当归、僵蚕、蝉衣、夜明砂、鹿角霜、金银花、蒲公英、丹参、浙贝母、赤芍、黄柏、神曲各 50 g，鱼鳔、穿山甲、重楼各 36 g，蜈蚣 14 条，全蝎 12 g，蛇蜕 10 g，朱砂 9 g，研末，服 2 剂后去朱砂，共为一剂，诸药焙研细末，5～9 岁服 3 g，10～15 岁服 4.5 g，成人服 6 g，每日 3 次，饭后用黄酒引服，服 3～7 剂。结果：均获痊愈。（《山东中医杂志》，1994 年第 12 期）

4. 肉桂蜈蚣散：蜈蚣 60 g，淫羊藿 30 g，肉桂 10 g。研成细粉，过 100 目筛，每日 20～30 g，分 2～3 次温开水送服。结果：痊愈 20 例，显效 16 例，好转 1 例，无效 5 例，总有效率为 90.4%。（《中医药学报》，1986 年第 2 期）

5. 活血散治疗慢性骨髓炎 11 例：三七、土鳖虫、血竭、乳香、没药、当归、牡丹皮、红花、桃仁、甘草、川大黄、石斛、生姜、乌药、枳壳、苏木、秦艽、紫草、赤芍、金银花各 10 g。共研细末，每次 5 g，黄酒送服。结果：治愈 10 例，情况不明 1 例。（《中医杂志》，1983 年第 3 期）

6. 解毒公英汤治疗慢性骨髓炎 36 例：金银花、蒲公英各 30 g，生地黄 12 g，川芎、牡丹皮各 10 g，牛膝、当归、白芍、白术各 12 g，天花粉、紫花地丁、丹参各 15 g，制大黄 10 g。急性发作期加白花蛇舌草、生石膏各 30 g；慢性期加黄芪、党参各 15 g，鹿角胶（烊化）12 g。每日 1 剂，浓煎 300 mL，分 2 次服。20 日为 1 个疗程，一般用药 1 个疗程。结果：术后刀口一期愈合者 31 例，1 个月内愈合者 3 例，3 个月内愈合者 2 例。随访 1.3～9 年，未见 1 例复发。（《江苏中医》，1995 年第 2 期）

7. 黄芪愈骨汤治疗慢性骨髓炎 31 例：黄芪 25 g，当归、白术、生地黄、熟地黄各 12 g，金银花 20 g，党参 15 g，茯苓、牛膝、川芎、陈皮各 10 g。脓液多加穿山甲。每日 1 剂，水煎服。结果：均痊愈。(《甘肃中医》，2001 年第 6 期)

8. 芪甲壮骨消疽汤治疗慢性骨髓炎 98 例：熟地黄、丹参、黄芪各 30 g，山茱萸、麦冬、白术、当归各 12 g，五味子 3 g，土鳖虫 6 g，穿山甲、茯苓、威灵仙各 9 g。病在上肢加桂枝，病在下肢加牛膝；肾阳虚加骨碎补。每日 1 剂，水煎服。并西医常规治疗。结果：治愈 51 例，显效 27 例，好转 17 例，无效 3 例，总有效率 96.94%。(《山东中医药大学学报》，2007 年第 5 期)

9. 丹参土茯苓浸泡液治疗慢性骨髓炎 500 例。丹参、土茯苓、甘草各 1000。粉碎成粗粉，过筛，以无纺布分装成每袋 400 g，药水比例为 1∶40，煮沸 15 分钟，凉至 38 ℃～40 ℃。将患部浸泡于药液中，药液以浸没患部为量，每次 2 小时，每日 2 次。30 日为 1 个疗程。浸泡后患部套一层棉织品，外用塑料薄膜包裹，直至下次浸泡。同时结合常规引流、搔刮瘘道、整骨等辅助治疗。结果：治愈 416 例占 83.2%，好转 74 例占 14.8%，无效 10 例占 2.0%，总有效率为 98%。平均治疗 1.5 个疗程。实验研究表明：本品有较强的抗炎活性及体外抑菌作用，临床应用安全，复发少。先行病灶清除术，伤口部分缝合或不缝合，主要的病灶处不缝合，用生肌膏或生肌玉红膏皆直接填入伤口，深达骨髓腔。第一次或前几次换药时，适当用些提毒散（或拔毒散Ⅰ号）；腐肉和脓液不多，也可不用。夏季每日或隔日换药 1 次，冬季隔日或每 3 日换药 1 次。(《中西医结合杂志》，1990 年第 8 期)

10. 生肌膏治疗慢性骨髓炎 53 例：①生肌膏Ⅰ号。全当归 120 g，白芷、紫草、血竭、煅石膏各 30 g，甘草、生炉甘石粉、龟甲各 60 g，党参 150 g，白蜡 180 g，芝麻油 1.5 kg。②生肌膏Ⅱ号。全当归、龟甲各 120 g，白芷 150 g，血竭、甘草各 30 g，地榆、炉甘石粉、鳖甲各 60 g，象皮 240 g，芝麻油 0.5 kg。③生肌玉红膏。当归、白蜡各 60 g，白芷 15 g，轻粉、血竭各 12 g，紫草 6 g，甘草 36 g，芝麻油 0.5 kg。④拔毒散Ⅰ号。黄丹 60 g，轻粉、板蓝根各 15 g，乳香、川贝母、黄柏各 9 g，雄黄 3 g，冰片 1 g，麝香 0.3 g。制成膏剂外贴，隔日换药 1 次。结果：痊愈 50 例，显效、有效、无效各 1 例，总有效率 97.9%。(《北京中医学院学报》，1986 年第 2 期)

11. 款冬花嚼剂治疗慢性骨髓炎 51 例：鲜款冬花 100 g。嚼成糊状，敷于消毒布块上，平贴于创面，纱布固定，每日换药 1 次。10 次为 1 个疗程。结果：痊愈 35 例，有效 12 例，无效 4 例总有效率为 92%。治疗时间最长 245 日，最短 60 日，平均 109 日。(《新中医》，1989 年第 11 期)

12. 复方野菊液治疗慢性骨髓炎 24 例：鲜野菊花（去根茎）全草 500 g（干品 100 g），鲜芙蓉叶 400 g（干品 100 g），藤黄 1 g。上药加水 5000 mL，煎至 2000 mL，趁温浸洗患处，至脓尽为止，每日 1～2 次。有窦道者，用 30～50 mL 注射器吸取药液，套上尼龙输液管插至窦道深部冲洗。除 1 例中断治疗外，其余 23 例全部治愈。平均治疗时间为 4 日。(《湖南中医杂志》，1990 年第 5 期)

13. 五枝膏治疗慢性骨髓炎 32 例：清创后，用直径 3～6 mm 的榆枝、柳枝、槐枝、桑枝、桃枝各长约 35 cm，均截成约 3 cm 小段；加乳香、没药各 3 g，芝麻油 500 g，樟丹 250 g。制成膏药外贴患处，每 1～3 日换药 1 次。酌情局部用抗生素；有死骨行扩创术拔除。结果：治愈 26 例，明显好转、无效各 3 例，总有效率 90.6%。(《甘肃中医》，2001 年第 2 期)

14. 阳和汤治疗慢性骨髓炎 39 例：熟地黄 30 g，鹿角胶（烊化）9 g，炮姜炭、麻黄各 1.5 g，白芥子 6 g，生甘草、肉桂各 3 g。热重加金银花、蒲公英、葛根；阴虚加生地黄、赤芍、玄参，或知柏地黄丸；血虚重用熟地黄，加黄芪、当归身；肾虚加牛膝、川杜仲、桑寄生；脾虚加白术、炒山药；湿重加苍术、薏苡仁、藿香。每日 1 剂，水煎服。2 个月为 1 个疗程。外用金黄膏敷疮面，24 小时换药 1 次。窦道形成者插入九一丹或八二丹（脓净后用生肌玉红膏）药条。

死骨形成者手术摘除，并用抗生素。流脓者忌食鱼、虾、牛肉、鸡蛋、黄豆、花生等。结果：临床治愈 25 例，好转 12 例，无效 2 例，总有效率 95%。（《广西中医药》，1994 年第 3 期）

15. 扶正清骨汤治疗慢性骨髓炎 105 例：党参、生石膏（先煎）各 30 g，生黄芪 60 g，当归、生大黄、夏枯草各 10 g，连翘、金银花、浙贝母、白芷、土茯苓各 15 g，甘草 6 g，儿童药量减半。每日 1 剂，水煎，分 3 次服。另用提毒丹（红粉 5 g，煅石膏 8 g，冰片 1 g，共研细末，用凡士林油纱条拌药制成药捻）药捻插入疮口引流，隔日 1 次。治疗期间忌食辛辣刺激、油腻厚味之品，并减少患肢负重。治疗 27 日至半年，结果：痊愈 92 例，好转 11 例，无效 2 例；总有效率 98.1%。（《四川中医》，1994 年第 8 期）

16. 壁虎骨炎丸治疗慢性骨髓炎 52 例：壁虎 50 份，穿山甲、浙贝母各 20 份，全蜈蚣 18 份，麝香 2 份。病位在上加野菊花 15 份，在下加牛膝 15 份。共研细粉，装胶囊，每日 2 次，每次 6 g。用骨头汤或淡盐水早晚 2 次分服。并随症加减。外用五五丹、白降丹、生肌散等；手术摘除死骨。结果：痊愈 43 例，显效 5 例，有效 3 例，无效 1 例。疗程 31～385 日。（《陕西中医》，1990 年第 4 期）

17. 骨痨片治疗慢性骨髓炎 165 例：蜈蚣、土鳖虫、制乳香、制没药、三七、红花、炮穿山甲（现用三棱、莪术代替）、骨痨汤（虎杖、瓜子金、锦鸡儿各 16 g，金银花、紫花地丁各 30 g，赤芍 9 g，牛膝、甘草各 6 g，徐长卿 12 g，当归 18 g，皂角刺 15 g。为基础方随症加减，制成片制备用。每日 3 次，每次 4 片，口服。并外用加味Ⅰ号丹（Ⅰ号丹内加 20%～40% 拔瘰丹。拔瘰丹由水银、明矾、火硝、食盐、皂矾等份，降法炼制而成）祛腐和拔管，再用Ⅰ号丹（黄升、红升、尿浸熟石膏各 12 g，轻粉、血竭、冰片各 3 g，共研细末）和Ⅱ号丹（黄升 12 g，九一丹 15 g，血竭 3 g，东丹 6 g，共研细末）均匀撒在油纱布上，或做成纸捻，直接用于窦道。大死骨及窦道感染者用手术开窗减压，彻底清除死骨坏死组织。手术前后配合益气活血、补肾壮骨中药内服和局部外用药。结果：痊愈 142 例，好转 18 例，无效 5 例，总有效率为 97%。（《江苏中医》，1990 年第 7 期）

18. 神效内托散治疗慢性骨髓炎 37 例：当归、白术各 15 g，黄芪 25 g，人参、金银花各 20 g，白芍、茯苓、陈皮、甘草各 10 g，附子、穿山甲、木香、川芎各 5 g，大枣 10 枚。每日 1 剂，水煎 300 mL，分早、晚服。有死骨或合并病理性骨折者，同时予西医常规处置。结果：治愈 36 例，有效 1 例。（《吉林中医药》，1990 年第 6 期）

19. 托里消毒散加减治疗慢性骨髓炎 32 例：黄芪、野葡萄根各 30 g，金银花、土茯苓、胡颓子各 20 g，党参、白芷各 15 g，当归 12 g，川芎、白芍、白术、皂角刺各 10 g，甘草 5 g，肿痛加蒲公英、紫花地丁、野菊花、蜈蚣；便秘加大黄、芒硝；尿赤加木通、车前草；瘀血加桃仁、土鳖虫、三七；气虚加人参、龙眼肉；血虚加熟地黄、阿胶；形寒肢冷加桂枝、附子、鹿角霜、鹿衔草。每日 1 剂，水煎服。手术清除一切不健康肉芽、瘢痕、死骨和坏死组织，充分敞开病灶，搔刮周围结缔组织，包括窦道或无效腔，用 3% 过氧化氢溶液、苯扎溴铵溶液和生理盐水依次冲洗 2～3 次，至清洁为止。再根据病灶大小，置入庆大霉素珠链，一端置入敞开病灶区内，一端留置切口皮外，露 1～2 颗珠丸。一般 30 颗左右，术后切口一期缝合。5～7 日后拔动珠链，1～2 日 1 颗，拔完后，伤口愈合平均 5 日左右。结果：优（症状及体征消失，X 线片有骨质修复，功能恢复良好）15 例，良 12 例，尚可 5 例，总有效率 100%。（《湖南中医学院学报》，1995 年第 1 期）

20. 补虚除湿清热汤治疗慢性骨髓炎 22 例：黄芪 30 g，当归 15 g，党参、太子参、生地黄、薏苡仁各 20 g，豆蔻、木香各 8 g，阿胶、陈皮各 12 g。瘀血结滞加穿山甲、川芎；湿热蕴结去阿胶，加蒲公英、金银花、黄芩、天葵子；脓多加浙贝母、白芷、穿山甲；阳虚加附子、菟丝子、鹿角胶；阴虚加鳖甲、地骨皮、牡丹皮。每日 1 剂，水煎服。局部扩窦道口，通畅引流，用三黄消毒液（黄连、黄柏、黄芩、蒲公英各 250 g，水煎取过滤液，加冰片适量，高压消毒）湿敷，每日 1 次，用 7～10 日。脓少、肿胀消退后，清除病灶，并用带蒂组织瓣覆盖创面。根据细菌培养及药敏试验用两种抗生素，足量给药，体温正常后宜维持量口服，治疗 2 周；酌情予支持疗法。治疗 23～42 日。结果：均痊愈。（《湖北中医杂志》，1995 年第 4 期）

（五）中西医结合选录

1. 中西医结合治疗慢性骨髓炎 66 例：温热壅聚型用金银花 20 g，佩兰、蒲公英、栀子、黄连各 15 g，大黄 10 g，紫花地丁 12 g。并行病灶切开排脓术；清创后，用金疮生肌膏（含大黄、川芎、赤芍、黄芪、独活、当归、白芷、薤白各 30 g。水煎取滤液，加猪油 500 g，调膏）涂纱布，填塞伤口。气血不足型用党参 20 g，茯苓 15 g，白术、川芎、当归、白芍、牛膝、陈皮各 10 g，甘草 5 g，熟地黄、续断各 12 g。肾亏髓虚型用党参、苦参、沙参、丹参、玄参各 12 g，黄芪、枸杞子、泽泻、五味子各 10 g，甘草 5 g，鹿茸 8 g，熟地黄 15 g。每日 1 剂，水煎服。4 周为 1 个疗程。并用西医治疗。用 3 个疗程，结果：痊愈 42 例，有效 15 例，无效 9 例。随访 3 年，复发 1 例。（《实用中医药杂志》，2001 年第 10 期）

2. 银地复骨汤治疗慢性骨髓炎 35 例。金银花、熟地黄各 20 g，黄芪、野葡萄根各 30 g，鹿角片、川芎、重楼各 10 g，当归 8 g，补骨脂 15 g，白芷、炙甘草各 5 g，随症加减。每日 1 剂，水煎服。外敷野灵膏：野葡萄根 40％、椰树皮 40％、川柏 20％，研末，过 100 目筛，凡士林（与药物比例为 8∶2）加热并用以拌匀上药。窦道形成者插入八仙丹药线（条）；脓净后改生肌收口之品；有死骨者手术摘除，肌注或静滴抗生素。结果：临床治愈 25 例，好转 8 例（手术 1 例），无效 2 例（手术 1 例）。（《浙江中医学院学报》，1985 年第 6 期）

3. 中西医结合治疗慢性骨髓炎 141 例：用痨炎灵（含党参、当归、肉苁蓉、何首乌各 160 g，白术、茯苓、熟地黄、白芥子、龟甲、砂仁各 80 g，黄芪 240 g，鹿角胶 60 g，骨碎补、巴戟天、狗脊各 120 g。研粉，过 120 目筛，^{60}Co 照射，装胶囊，每粒 0.5 g。每日 2～4 粒，分 2 次服。手术取出死骨；局部骨质硬化且疼痛钻孔减压；均术后用抗生素。疮口长期不愈，清创，外科换药。3 个月为 1 个疗程。用 1 个疗程，结果：痊愈 38 例，显效 46 例，有效 53 例，无效 4 例，总有效率 97％。（《河南中医》，2001 年第 3 期）

4. 中西医结合治疗骨髓炎 48 例：托里消毒散含太子参 120 g，金银花、白芍、熟地黄各 80 g，当归、云茯苓、白芷各 60 g，甘草 40 g。气血两虚加黄芪、鸡血藤；肾虚久不敛加菟丝子、肉苁蓉；脓液清稀，身冷畏寒加肉桂、干姜；阴虚火旺加知母、黄柏。研末，装胶囊。每次 10 g，口服，每日 3 次。1 个月为 1 个疗程，用 2～3 个疗程。并用祛腐生肌散（含丹参、黄柏、大黄、当归、象皮粉各 40 g，黄芪 60 g，轻粉 10 g。电子灭菌）外敷创面。与对照组 48 例，均手术清除病灶，引流减压，酌情抗感染及创面换药。结果：两组分别痊愈 33、23 例，显效各 8 例，好转 5、8 例，无效 2、9 例，总有效率 95.8％、81.5％。（《陕西中医》，2001 年第 9 期）

5. 中西医结合治疗慢性骨髓炎 62 例：扶正托毒汤含党参、当归、制乳香、制没药、炮穿山甲、木香、陈皮、金银花各 12 g，黄芪、蒲公英各 30 g，茯苓、白术各 10 g，紫花地丁 20 g，川芎、大枣各 6 g。随症加减，每日 1 剂，水煎服；4 周为 1 个疗程，疗程间隔 1 周。吸氧，每次 90 分钟，每日 1 次；用 30～60 日。手术取出创口内异物，凡士林纱条填塞、换药；早期内固定，感染改用外固定。结果：治愈 53 例，显效 6 例，有效 2 例，无效 1 例，总有效率 98.1％。（《浙江中医杂志》，2002 年第 1 期）

6. 中西医结合治疗慢性骨髓炎 23 例：阳和汤加减含鹿角胶、土鳖虫各 10 g，熟附子 5～10 g，麻黄 3 g，姜炭 5 g，熟地黄 30 g，白芥子、生甘草各 6 g，生黄芪 15 g。每日 1 剂，水煎服。并麻醉，行骨开窗，清除死骨及坏死组织后，用消毒的生肌象皮膏（《疡科纲要》方，湘潭市中医院研制）纱布填塞，伤口不缝合；每日换药 1 次，3 日后，2～3 日换药 1 次。对照组 28 例，清创后，置管灌注吸引。两组均抗感染及对症处理。结果：两组分别治愈 13、7 例，好转 6、11 例，无效 4、10 例。疗效本组优于对照组（P＜0.05）。（《湖南中医药导报》，2002 年第 3 期）

7. 中西医结合治疗慢性骨髓炎 60 例：炎症活动型切开引流，行髓腔钻孔减压术，用本方（含黄柏、金银花、连翘、冰片等，湖南省浏阳市中医院研制），灌洗引流；切口裸露较多（或皮肤缺损区）用本品湿敷。坏死固定型清除死骨，用本品灌洗、湿敷；非手术者用本品清创，用红粉条纳瘘管内，每日换药 1 次。硬化粗肿型抗感染，清除死骨（或脓液），用稀释聚维酮碘浸泡 5 分钟，生理盐水冲洗，再用本品浸泡 5 分钟；置引流管，用本品持续灌洗。对照组 30 例，用庆大霉素稀释液（24 万 U/d，加 1.5 L 生理盐水）灌洗。两组三型均分别用金银花 30 g，连翘、野菊花、紫花地丁各 20 g，牡丹皮、赤芍各 15 g，桃仁、甘草各 5 g，蒲公英 12 g；黄芪 30 g，皂角刺、白芍、川牛膝（上肢用牛膝）、党参各 15 g，白术、牡丹皮各 10 g，金银花、野菊花各 12 g；熟地黄、鹿角胶各 15 g，姜黄炭、白芥子、牡丹皮各 10 g，麻黄、肉桂、桃仁各 6 g，炙甘草 5 g，威灵仙 12 g。每日 1 剂，水煎服。结果：两组分别痊愈 40、10 例，好转 16、11 例，较差 4、9 例，总有效率 93.3％、70％（P＜0.05）。（《湖南中医药导报》，2004 年第 12 期）

8. 中西医结合治疗慢性骨髓炎 260 例：生黄芪、党参、熟地黄、当归、川芎、桔梗、金银花、土茯苓、蒲公英、陈皮、白芷、皂角刺等。制成浓缩水丸，每袋 6 g（河南省洛阳正骨医院研制），每次 1 袋，口服，每日 2 次。3 个月为 1 个疗程。有明显死骨 28 例行病灶清除术；合并创面感染 36 例中行植皮术 24 例，换药 12 例；急性发作期 32 例制动；骨质缺损 26 例及骨不愈合 18 例行石膏、支具固定。禁烟酒，禁辛辣刺激之品。结果：治愈 132 例，显效 52 例，有效 48 例，无效 28 例，总有效率 89.2％。（《中医正骨》，2005 年第 2 期）

9. 中西医结合治疗慢性骨髓炎 50 例：黄连、十大功劳、连翘、苦参、知母、土大黄、地榆、白芷。每日 1 剂，水煎 3 次，取滤液；静置，取上清液，加热浓缩，防腐，高温消毒（湖南省湘潭县中医院研制）30 mL，肝素 1/6 支，加生理盐水 500 mL；对照组 38 例，用庆大霉素 8 万 U，加生理盐水 500 mL；均冲洗吸引，每日用 4～5 L；3 日后改为 3～4 L，用 7～14 日。术后第 2 日、第 6 日取引流液做细菌培养，阴性则关闭冲洗。均据细菌培养（或常规）用抗生素，静滴；内服清热解毒、祛腐生肌中药；补液；对症处理。均局部开窗，病灶清除，适度外固定。结果：两组分别治愈 35、26 例，显效 12、1 例，有效 3、4 例，无效 0、7 例，总有效率 100％、81.6％。（《中医药导报》，2006 年第 6 期）

10. 中西医结合治疗慢性骨髓炎 42 例：托毒生骨汤含黄芪 60 g，当归、熟地黄各 20 g，骨碎补、鸡血藤、山药各 30 g，紫河车 10 g，山茱萸 12 g，淫羊藿、土鳖虫、白术各 15 g，甘草 6 g。湿热内蕴加黄芩、连翘；瘀血结滞加制乳香、没药、穿山甲；病在上肢加川芎，下部加川牛膝；排脓时加白芷、皂角刺。每日 1 剂，水煎服。2 组 44 例，用高效敏感的抗生素，并每日冲洗窦道。3 组 49 例，用上述中、西医疗法。结果：三组分别痊愈 2、1、3 例，临床治愈 11、12、23 例，有效 15、18、19 例，无效 14、13、4 例，总有效率 66.7％、70.5％、91.8％。（《辽宁中医杂志》，2007 年第 12 期）

11. 中西医结合治疗慢性骨髓炎 76 例：黄芪 20 g，党参、薏苡仁各 15 g，白术、当归、牛膝、川芎、苍术、陈皮各 12 g，甘草 6 g。瘀血加穿山甲、浙贝母、牡丹皮、赤芍；阳虚加鹿角胶、菟丝子；阴虚加地骨皮、秦艽、鳖甲。每日 1 剂，水煎，分 3 次服。用三黄液（含黄连 500 g，黄芩、黄柏、栀子各 600 g，白芷、地榆、当归尾各 300 g。浸泡 10 小时，水煎 2 次），每日 1～2 次湿敷患处；脓液减少后，改隔日 1 次。酌用肌瓣（或肌皮）转移术、病灶清除术，术后用三黄液灌注，三黄液湿纱布引流，1～2 日 1 次；创面干净后，用复方三黄液湿敷。窦道用化腐生肌丹药捻结果：治愈 59 例，显效 9 例，有效 5 例，无效 3 例。（《实用中医药杂志》，2007 年第 6 期）

12. 中西医结合治慢性骨髓炎 46 例：黄芪 30 g，金银花 20 g，白芷 10 g，甘草 6 g。随症加减，每日 1 剂，水煎服。瘘管消失、创面愈合后继用 3 个月。无创面外敷廖膏（含金银花、黄柏、羌活、白芷、木香饮片各 100 g。加蓖麻油、凡士林各 2.5 kg，煎至药枯；滤渣，加青黛、乳香、没药各 30 g，冰片 10 g，蜂蜡 20 g，搅匀，加纱布块，趁热捞出），隔日换药 1 次。有创面，用曾膏（含红粉、青黛各 10 g，熊胆 1 g。共研细末，用药粉 3 份，加凡士林 7 份），涂纱布上，插入瘘管口，外贴廖膏；死骨排出、脓水减少而稠停用曾膏。30 日为 1 个疗程。瘘管消失、创面愈合继用 3 个月。用 1～12 个月，结果：痊愈 38 例，好转 6 例，无效 2 例，总有效率 95.6%。（《实用中医药杂志》，2007 年第 7 期）

13. 中西医结合治疗慢性骨髓炎 78 例：金银花、黄芪、蒲公英、紫花地丁、白及、党参、丹参、当归、血竭、蜈蚣、黄连、黄柏、半枝莲、龟甲、山药、石斛、牡丹皮、川牛膝、三七、茯苓、桔梗、焦三仙、甘草。每粒 0.5 g，每次 4 粒，每日 3 次，儿童剂量酌减，口服。与对照组 82 例，均用敏感抗生素，静滴（或口服）。有窦道形成用生肌膏纱条引流，每日换药 1 次；死骨较大，取出死骨后用纱条覆盖；大片死骨行病灶清除术。骨折不愈合（或有骨折倾向），用石膏（或小夹板）外固定。均 1 个月为 1 个疗程。结果：两组分别治愈 65、47 例，好转 11、23 例，无效 2、12 例，总有效率 97.4%、85.4%（$P < 0.05$）。（《中国临床医师》，2009 年第 4 期）

14. 中西医结合治疗长骨干骨髓炎（骨折内固定术后感染）31 例：金银花 21 g，炮穿山甲 7 g，紫花地丁、蒲公英各 30 g，野菊花、浙贝母各 15 g，赤芍、皂角刺各 12 g，制乳香、制没药、陈皮各 6 g，生甘草 5 g；补托用人参 3 g（另炖），生黄芪 30 g，川芎 6 g，金银花、茯苓各 15 g，炒白术、当归、炒白芍、皂角刺各 12 g，白芷 7 g，炮穿山甲、炙甘草各 5 g。每日 1 剂，水煎服。并清除病灶，置引流管于骨髓腔，用庆大霉素 16 万 U，加生理盐水 500 mL，冲洗；用 0.5% 聚维酮碘 500 mL，每日 2 次，灌注冲洗。冲洗先快后慢，3 日内每日需 4～6 L，3 日后可减至 1.5～2.5 L。用 2～3 周。冲洗液澄清，局部炎症消退，血常规及体温复常 > 3 日，细菌培养 3 次为阴性，可拔管。拔管前髓腔内保留聚维酮碘 1 日。用 4 个月，随访 0.5～3 年，结果：痊愈 22 例，显效 5 例，有效 2 例。（《浙江中医杂志》，2009 年第 3 期）

15. 中西医结合治疗慢性化脓性骨髓炎 342 例：常规手术，清除病骨及炎性肉芽组织，暴露新鲜创面，术后不缝合 325 例，开放引流，纱布填塞创面。48 小时后，取出纱布，无菌棉球拭干后，用新生肌散（含轻粉 10 g，冰片 3 g，血竭、炉甘石、五倍子各 30 g。烘干，研末，过 120 目筛）呈云雾状；创面外露骨质被肉芽组织覆盖（或腐肉已尽，脓液将尽），用生肌收口散（上药散加儿茶、三七、没药各 9 g）；外撒创面。再用消核膏（用大戟、芫花、甘遂、甘草各 30 g，全蝎 50 g，蜈蚣 10 条，芝麻油 500 g。慢火熬枯后，去渣，加铅丹 250 g）外贴。消毒纱布覆盖，胶布固定。1～2 日换药 1 次。结果：痊愈 303 例，好转 30 例，无效 9 例，总有效率 97.4%。（《山东中医杂志》，2002 年第 12 期）

第五节 骨质疏松症

一、病证概述

骨质疏松症是多种原因引起的一组骨病，骨组织有正常的钙化，钙盐与基质呈正常比例，以单位体积内骨组织量减少为特点的代谢性骨病变。在多数骨质疏松中，骨组织的减少主要由于骨质吸收增多所致。以骨骼疼痛、易于骨折为特征。原发性骨质疏松症最常见的症状，以腰背痛多见，占疼痛患者中的 70%～80%。疼痛沿脊柱向两侧扩散，仰卧或坐位时疼痛减轻，直立时后伸或久立、久坐时疼痛加剧，弯腰、咳嗽、大便用力时加重。一般骨量丢失 12% 以上时即可出现骨痛。老年骨质疏松症时，椎体压缩变形，脊柱前屈，肌肉疲劳甚至痉挛，产生疼痛。新近胸腰椎压缩性骨折，亦可产生急性疼痛，相应部位的脊柱棘突可有强烈压痛及叩击痛。若压迫相应的脊神经可产生四肢放射痛、双下肢感觉运动障碍、肋间神经痛、胸骨后疼痛类似心绞痛。若压迫脊髓、马尾神经还影响膀胱、直肠功能。身长缩短、驼背多在疼痛后出现。脊椎椎体前部负重量大，尤其第 11、第 12 胸椎及第 3 腰椎，负荷更大，容易压缩变形，使脊椎前倾，形成驼背，随着年龄增长，骨质疏松加重，驼背曲度加大，老年人骨质疏松时椎体压缩，每椎体缩短 2 mm 左右，身长平均缩短 3～6 cm。骨折是退行性骨质疏松症最常见和最严重的并发症。胸、腰椎压缩性骨折，脊椎后弯，胸廓畸形，可使肺活量和最大换气量显著减少，患者往往可出现胸闷、气短、呼吸困难等症状。

二、妙法解析

（一）原发性骨质疏松症（盛淦新医案）

1. 病历摘要：万某，女，52 岁。近 1 年来背部疼痛，卧床后减轻，无明显外伤史。一般体检无异常，四肢关节活动正常，脊柱生理曲线正常，活动尚可，背肌痉挛，沿脊柱有弥漫性压痛，区域界限不清。查血清钙、磷、碱性磷酸酶均正常。摄脊柱 X 线片，显示诸骨普遍疏松，侧位片示诸椎体应力线方向骨小梁明显。加摄右股骨上端 X 线片，按辛氏分级法属 4 级。诊断：原发性骨质疏松症。患者畏寒肢冷，舌淡，脉细弱。服一龙二仙三黄汤：黄芪、骨碎补各 15 g，龙骨（先煎）30 g，肉苁蓉、杭白芍各 12 g，淫羊藿、仙茅、五灵脂、大黄、甘草各 9 g。7 剂，每日 1 剂，水煎服。同时嘱学打太极拳。连服 21 剂后，背痛症消失，继服上方加海马 1.5 g，黄柏 9 g，研末炼蜜为丸，以图服药方便。3 个月后摄股骨上段 X 线片复查对照，按辛氏分级法属 6 级。（《新中医》，1990 年第 8 期）

2. 妙法解析：本方以黄芪大补元气、舒筋通络，龙骨镇惊安神，仙茅、淫羊藿、肉苁蓉、海马补肾壮阳，骨碎补坚骨强筋，灵脂、大黄去瘀生新，黄柏泻火，白芍、甘草酸甘化阴，解痉止痛，共奏生血活血、安神镇痛、补肾强筋壮骨之效。

（二）骨质疏松症（丁鳄医案）

1. 病历摘要：李某，男，60 岁。扭伤致腰背痛 3 个月余，加重 1 周，活动不利。症见痛苦面容，步态正常。胸腰段轻度叩击痛，椎旁压痛，活动受限。察其舌体淡边有瘀点，舌苔薄白，脉沉细弱。腰椎 X 线片示：胸腰椎骨质疏松伴退行性变。诊断：骨质疏松症。患者年逾花甲，肝肾亏虚，筋骨萎软不坚，复受外力，筋脉损伤，气血瘀滞。治疗：健脾益肾，佐以化瘀通络。烤龟甲、全当归、生地黄、熟地黄、白术、潞党参、地龙各 10 g，杭白芍 15 g，山茱萸、巴戟天、骨碎补、黄芪各20g，鹿角胶6g，血竭2g。每日1剂，水煎，分2次服用。辅以新癀片4片，每日3次。嘱其不负重腰背肌锻炼。2周后复诊，药后腰背疼痛减轻，活动改善，但弯腰等仍有酸痛不适。筋肉炎症虽缓，但骨质疏松以及其所引起的筋骨萎软非一日可除。上方加川蜈蚣1条（研末吞服），连服2个月。嘱其坚持腰椎功能锻炼。3个月后随访疼痛基本消失，活动接近正常。唯长久站立后感腰背酸胀。（《当代名老中医典型医案集·外伤科分册》，人民卫生出版社，2009）

2. 妙法解析：骨质疏松症为老年人常见病症。一般认为主要为年老肝肾不足引起，然这并非上述临床症状的主要原因。中土失运，筋肉失养，或瘀浊内停，经脉不通，才是产生疼痛、活动不利的主要病因。故治疗以健脾益肾为主，辅以活血通络。方中巴戟天、骨碎补、烤龟甲、鹿角胶、生地黄、熟地黄补益肝肾，黄芪、白术、党参健脾益气，山茱萸酸甘敛阴，当归、白芍、血竭活血养血，地龙、川蜈蚣活血通络。诸药共用，以达健脾益肾、壮骨通络之功。除药物外，坚持不懈的腰背肌功能锻炼，也是本病治疗的重要方面。

（三）骨质疏松症（刘柏龄医案）

1. 病历摘要：李某，女，55岁。腰背痛2年余。无明显诱因，自觉晨僵现象明显，四肢沉重、乏力，腰背酸痛，时轻时重，近1个月症状加重。50岁绝经。服过大量"盖中盖"等，无明显效果。轻度驼背，活动轻度受限，脊柱广泛压痛，直腿抬高试验（－）。X线片示：脊柱（胸腰段）后凸变形，各椎体呈鱼尾状改变，骨质疏松。舌质淡，苔薄白，脉沉弦。诊断：骨质疏松症（骨痿）。证属肾虚髓减，脾弱精衰。治疗：补肾、益脾、壮骨。药用生牡蛎50g，淫羊藿25g，肉苁蓉、生黄芪各20g，鹿角霜、熟地黄、鹿衔草、骨碎补、全当归、川杜仲、鸡血藤、广陈皮、制黄精、炒白术各15g。每日1剂，服药2周后，症状逐渐减轻。唯睡眠欠佳。拟前方加首乌藤25g，生龙齿25g。嘱再服2周。晨僵、腰酸背痛明显减轻，步履较前轻松、有力，睡眠好转。嘱仍按前方继续治疗月余，后服健骨宝胶囊而收功。（《当代名老中医典型医案集·外伤科分册》，人民卫生出版社，2009）

2. 妙法解析：骨质疏松症多见于老年人或绝经后的妇女，是腰背痛较常见的原因之一。国外文献报道：凡年龄大于50岁的男性和大于40岁的女性都有不同程度的骨质疏松。国内郭世绂（1983）报道100例，年龄多在50～70岁之间，男女之比约为1∶2。因此，本病又有"增龄性骨质疏松""老年性骨质疏松"等称谓。中医学对本病虽无系统的论述，但从其临床表现及骨结构改变上看，当属"骨痿""腰背痛"等范畴。《素问·痿论》云："肾气热，则腰脊不举，骨枯髓减，发为骨痿。"腰脊不举，就是腰部不能挺直过伸，此与骨质疏松症主要特征"圆背"畸形，腰背不能挺直是一致的。由此可见本病的真正原因，是肾虚内在因素为根本，风寒湿邪以及小外伤的侵袭、积累为外因的发病机制。然本病虽属先天之肾气虚，本在先天，日久势必影响后天之脾胃，运化失职，营养补给不充，气血虚衰等见症。故其治当在补肾益精的同时，必兼理脾胃以求全功，是治法之大要也。本病例是一绝经后妇女，其病亦乃属肾脾俱虚之候。故治以自拟方"补肾壮骨羊藿汤"。药用淫羊藿入肝肾经，补命门，兴肾阳，益精气，以"坚筋骨"也，主腰膝酸软无力、肢麻、痹痛，为君药；合臣药肉苁蓉、鹿角霜之入肾充髓，补精、养血益阳，与君药相配伍，其强筋健骨之力著；配熟地黄之滋肾阴健骨，骨碎补、鹿衔草入肾补骨镇痛，当归之补血，黄芪、牡蛎、杜仲益气敛精，盖有形之血赖无形之气而生；加入鸡血藤之活血补血、通经活络，以取"通则不痛"之功；黄精、白术、陈皮以益气补精，健脾和胃，且可缓解本方补药滋腻之弊，皆为佐使药。以上诸药相伍，有补命门，壮肾阳，滋阴血，填精髓，通经络，健脾胃，坚筋骨之功效。本方药临床应用30多年，疗效可靠，无任何毒副作用。但在辨证、审因、论治的基础上，加减变通甚为重要。动物实验结果表明：该药能够明显减轻肾虚模型动物性器官和肾上腺重量减轻程度，并有增加动物的自主活动，抑制体重下降的作用。

（四）脊柱骨质疏松症（李国衡医案）

1. 病历摘要：朱某，女，63岁。腰脊疼痛2年，无明显外伤史。患者自觉站立久后疼痛明显，平卧症状有改善，曾外院中西药物治疗无明显好转。主诉：腰脊疼痛，便软，日行3次。检查：胸、腰椎轻度后突畸形，形瘦，面色萎黄。胸、腰椎广泛压痛，腰椎活动轻度受限。舌质偏干燥，苔薄，脉细。X线片示：胸、腰椎骨质疏松，部分椎体唇样增生。诊断：脊柱骨质疏松症。证属脾肾亏虚，筋骨失养。治宜补益脾肾，固督止痛。药用生地黄、云茯苓各12g，山茱萸、焦白术、山药、枸杞子、楮实子、川续断、杜仲、菟丝子、延胡索各9g，牡丹皮4.5g，甘草3g。每日1剂，水煎服。服7剂后，患者腰脊痛略有减轻，但近日阴雨天症状明显，大便日行2次，舌质偏红，脉细。前药见效，原方增减。予上方杜仲改炒杜仲9g，加制玉竹9g，女贞子9g，桑寄生9g。再服14剂（药渣煎水腰背部热敷）后，患者腰痛明显好转，坐位时疼痛减轻，腰椎活动较前灵活，但大便每日3次，便溏，舌红转淡，脉细。拟加强健脾益肾。上方加炙黄芪、大党参各12g，补骨脂、焦白术、制狗脊、谷芽、麦芽各9g。再服10剂后复查：腰脊疼痛明显好转，唯劳累后腰脊有酸痛，休息后好转。（《当代名老中医典型医案集·外伤科分册》，人民卫生出版社，2009）

2. 妙法解析：骨质疏松症归属中医学"骨痹""骨痿"范畴。其病因肾虚为本，同时脾虚运化不能，生化之源和血病相互影响。病因病机关键在于脾肾虚损。上述病例，方中紧紧抓住脾肾亏虚入手，健脾与益肾并重。脾运健则筋骨得到充分濡养；肾气充则筋骨强健。方中楮实子一味，功善补肾、强筋骨。《药性通考》一书论述楮实子能"助腰膝、益气力、补虚劳、壮筋骨"，故在上述病例应用甚为贴切。临床上，楮实子与千年健合用使滋骨、壮筋骨之力倍增。

（五）骨质疏松症（李国衡医案）

1. 病历摘要：顾某，女，57岁。3个月前感腰背部疼痛，无明显外伤史，劳累后症状加剧，曾内服伤药、外敷膏药，以劳损治疗未见好转。检查：脊柱正中，腰部活动正常，脊柱胸腰椎多处压痛，舌质淡，苔薄白，脉细。X线片示：腰椎椎体骨小梁稀疏。诊断：骨质疏松症，气血两亏，肝肾不足证。治疗：益气养血，补益肝肾。药用党参、合欢皮、首乌藤各12g，白芍、当归、枸杞子、女贞子、楮实子、延胡索、川续断、杜仲、桑寄生各9g，鹿角粉3g（吞）。每日1剂，水煎服。服14剂后，腰部仍感疼痛，口干，舌质偏红，苔净，脉细缓。治宜益气滋肾，强壮筋骨。药用党参、黄芪、制何首乌、生地黄各12g，制黄精、茯苓、山药、桑寄生、女贞子各9g，泽泻、山茱萸各6g，牡丹皮4.5g，大枣5枚。水煎服。服14剂后，腰部疼痛好转。检查：左侧腰部有压痛，腰部活动正常，舌质淡，苔薄白，脉细缓。拟二仙汤合六味地黄汤加减。药用生地黄12g，仙茅、淫羊藿、巴戟天、女贞子、楮实子、枸杞子、山药、杜仲、桑寄生、川续断各9g，山茱萸、广陈皮各6g。水煎服。服14剂后，腰背部无明显疼痛。检查：腰部无明显压痛，腰部活动正常，舌质淡，苔薄白，脉细。续用前法，原方14剂以巩固疗效。1年后复诊，偶有腰背痛。（《当代名老中医典型医案集·外伤科分册》，人民卫生出版社，2009）

2. 妙法解析：骨质疏松症主要属中医学"痿证"范畴。临床主要表现为慢性腰背疼痛，腰膝酸软无力。当腰部活动，如前屈、后伸，局部震击都会使疼痛加重，疼痛严重时卧床翻身或体位变化均可加重疼痛。严重病例椎体压缩骨折时则可出现急性疼痛，临床尚可见驼背畸形等改变。本病治疗中医突出调补气血，补益肝肾，健脾和中等多种治法。本案患者初诊腰背疼痛，舌质淡，苔薄白，脉细，气血两亏、肝肾不足，以党参、白芍、当归益气养血；川断、杜仲、桑寄生、枸杞子滋肾；鹿角粉血肉有情之品，可温补肝肾，合以楮实子加强壮筋骨之功效。二诊口干，舌质偏红、苔净，滋补肾阴为宜。三诊面色黄，苔薄腻，重在健脾益肾。四诊面色黄，苔薄腻，则拟平补阴阳。

（六）骨质疏松症（彭沛医案）

1. 病历摘要：陈某，男，57岁。因腰腿痛不能站立被抬入病房。主诉：腰腿疼痛，活动困难1个月。既往无外伤史。诊见：面色黄，舌质淡，苔薄白，脉沉细，腰椎压痛（+）。腰骶椎CT检查提示：腰骶段脊柱普遍骨质疏松，并L2、L3、L4压缩性骨折。骨密度测定结果：重度骨质疏松。辨证：督脉阳虚，肾阳不足。治法：温补肾阳，强腰壮脊。方药：补血活血胶囊。鹿角片、紫河车、骨碎补、炙龟甲、熟地黄、牡蛎、黄柏、乳香、没药、三七、鸡血藤、白芍、细辛各500 g。投以补肾活血胶囊，每次2～3粒，每日3次。连服1个月后，患者可自动翻身、起床，继后再服2个月，在其子陪同下缓慢行走，复查骨密度转为轻、中度骨质疏松。此后继续追加服用3个月，症状得到明显缓解，能自行行走。病情无发展。（《四川中医》，2000年第9期）

2. 妙法解析：骨质疏松的根本病机在于以肾虚为基础。肾气不足，肾精亏损，髓海空虚，骨质失养，遂生该病。肾精不足，则脏腑气血化生乏源，气虚血运无力，渐可致瘀；肾阳虚不能温煦推动血脉，血液运行不畅，阳虚生寒，更能凝滞血液而形成瘀血；肾阳虚则脉道滞涩。因此，肾中精气不足，阴阳虚损，皆可导致血瘀。由此可见，肾虚血瘀为骨质疏松的主要发病机制，故补肾活血是该病标本同治的重要法则。补肾活血胶囊取鹿角胶、紫河车、骨碎补益肾温阳；熟地黄、炙龟甲益精增髓。同时配以活血药物如乳香、没药、三七、白芍、细辛以共同达到活血祛瘀、通筋活络、消肿止痛之疗效，效果满意。此法补而不燥，滋而不腻，祛瘀而不伤正气，不失为治疗和预防骨质疏松的有效方法。

（七）老年性骨质疏松症（柴守方医案）

1. 病历摘要：许某，女，65岁。患者近5年来，常感腰腿酸软无力，久行久立后更甚。近日因用冷水洗衣后疼痛加重。刻诊：全身酸痛无力1周，腰膝酸沉，耳鸣目涩，头昏头晕，大便难解，面色苍白。舌体瘦小，舌苔白微腻，脉沉细涩。超声骨密度示：骨密度丢失峰值量为2.7。诊断：老年性骨质疏松症。诸症相参，此乃肝肾阴虚，痰瘀阻络。治当培本扶正，化痰祛瘀通络。川芎、当归各30 g，地龙、独活、桃仁、鸡血藤、清半夏各10 g，补骨脂、菟丝子、山药各20 g，枸杞子、杜仲、山茱萸、熟地黄各15 g。水煎服，每日1剂。复诊：服药20剂后，诸症明显好转。为巩固疗效，嘱将其上方共研为细末，炼蜜为丸，每次6 g，每日2～3次。并嘱多喝牛奶，加强运动和日晒。2个月后随访，诸症好转，站立、行走可持续较长时间。超声骨密度示：骨密度峰值量为2.2。继服上方，嘱多运动和注意饮食调护。随访半年来未发身痛。（《湖南中医杂志》，2004年第3期）

2. 妙法解析：痰瘀作为继发性致病因素，有其自身的致病特点，其病位广泛，病症复杂，随其所在的部位不同而表现出不同的症状特点。笔者对一些疑难病症采用祛瘀化痰法，临证之时观其舌，察其症，即使是体虚之人，亦在方中佐用化痰祛瘀之品攻补兼施，往往能取得较好的效果。临床根据不同的部位选择不同的药物，病位在上可选用石菖蒲、天竺黄、胆南星、川芎、丹参等；病位在中可选择半夏、橘红、浙贝母、桃仁、红花、当归等；病位在下可选择三棱、莪术、牛膝等。只有辨证准确，合理遣方用药，方可收到理想的疗效。

（八）骨质疏松症（孙达武医案）

1. 病历摘要：陈某，女，60岁。腰背脊椎酸痛板滞，夜来两小腿肚抽掣作痛，外院X线片示：L2、L3椎体前缘骨质增生，胸腰椎普遍骨质疏松，骨皮质变薄，L2、L3呈鱼样变，舌苔质淡薄白，脉细。诊断：骨质疏松症。治疗：调益肝肾，疏通督脉。内服方药：黄芪、党参、丹参各 15 g，狗脊、补骨脂、菟丝子、黄精、续断各 12 g，巴戟天、当归、川芎、鹿角霜各 9 g，陈皮、甘草各 6 g。每日 1 剂，水煎，分早、晚 2 次服。连服 7 剂后，腰背脊椎骨质疏松，督脉不固，酸痛引及两膝，不能耐劳，口干便秘，舌苔薄，脉细。再拟调益肝肾，养阴生津，佐以润肠。骨碎补 20 g，熟地黄、党参、丹参各 15 g，肉苁蓉、杜仲、黄精、菟丝子、火麻仁、续断、狗脊各 12 g，当归、川芎各 9 g，甘草 6 g。服 7 剂后，腰背酸痛板滞较前减轻，胃纳如常，口干亦瘥，舌苔薄，脉细，再拟调益肝肾。黄芪、党参、丹参各 15 g，狗脊、骨碎补、肉苁蓉、杜仲、黄精、生地黄、熟地黄、续断各 12 g，何首乌、白术、白芍、当归、川芎各 9 g，广陈皮、甘草各 6 g。服 14 剂后，腰背酸痛板滞渐瘥，偶有反复，活动自如，舌苔薄，脉细，再服前方 7 剂善后。（《孙达武骨伤科学术经验集》，人民军医出版社，2014）

2. 妙法解析：医家认为骨质疏松症乃属中医学"骨痿"范畴，肾主骨生髓，为先天之本，脾主肌肉四肢而统血，为后天之本，先天促后天，后天养先天，若脾胃虚弱，运化失司，则先天之精无以充养，势必精亏髓空而百骸痿废。《灵枢·决气》认为：液的功能之一是"淖泽注于骨"，即骨的营养一部分来自液。经云：液脱者，骨属屈伸不利，色夭，脑髓消，胫酸，耳数鸣。故治肾精亏损，除益肾填精髓外，健脾助运切不可缺。从以上两案来看，尽管其骨质疏松程度不同，此处方用药时则处处刻意脾肾同治，注重阴阳平补，即强调"补肾阳，养脾阴"之法。取得了很好的疗效。

（九）骨质疏松症（孙达武医案）

1. 病历摘要：田某，女，70 岁。患者平日操持家务，缺乏锻炼，弯腰工作时间长，绝经 5 年后开始偶有腰背部疼痛不适，遇风寒则甚，经卧床休息及自行热敷治疗后缓解，故未予系统治疗，十余年来腰背部疼痛反复发作，缠绵难愈。1 周前因劳累及不慎受凉，再次出现腰背部疼痛酸胀，活动受限，故立即入我院求治。诊见：腰曲变直，腰背部棘突及两旁广泛压痛、叩击痛，直腿抬高试验左右（－），仰卧位或坐位时腰背部疼痛酸胀程度减轻，直立后伸加剧，日轻夜甚，弯腰、咳嗽和大便用力时疼痛亦加重。舌质淡，苔薄黄，脉细数。X 线片示：腰椎退行性变，腰椎各椎体未见明显改变。诊断：骨质疏松症。治疗：补益肝肾，祛风散寒。六味地黄丸加减：骨碎补、茯苓、黄芪各 20 g，狗脊、生地黄、杜仲、续断、延胡索、透骨草各 15 g，川牛膝、独活各 12 g，山药、牡丹皮、山茱萸、泽泻、乳香、没药各 10 g，甘草 6 g。每日 1 剂，水煎，分早、晚 2 次服。连服 10 剂后，患者诉腰背部疼痛有较大缓解，可自主行走，舌质淡，苔薄白，脉细弱。拟在原方基础上去乳香、没药、泽泻，加入淫羊藿、白术、桑寄生各 10 g，再服用 15 剂以收全功。另嘱咐患者进行腰部肌肉功能锻炼，避免激烈运动，适当进行户外活动。同时多食用含钙食品，主要是奶制品及豆制品。（《孙达武骨伤科学术经验集》，人民军医出版社，2014）

2. 妙法解析：《素问·上古天真论》曰"女子七岁，肾气盛，齿更发长。……七七，任脉虚，太冲脉衰少，天癸竭，地道不通，故形坏而无子也"。患者年过七旬，肝肾之精气亏损不足，然肾又主骨，故肝肾不足，则筋骨失养，筋骨不荣则痛。方中六味地黄丸三补三泻，平补肝肾，同时予以骨碎补、杜仲、山茱萸、狗脊、续断温补腰脊，独活祛风除痹，透骨草祛风、除湿、舒筋、活血、止痛，黄芪益气生肌，另予以患者乳香、没药、延胡索行气活血止痛，全方合用，以促进腰背部疼痛的缓解。且在二诊中加大补益肝肾之药力，以追求长远疗效。

（十）骨质疏松症（孙达武医案）

1. 病历摘要：赵某，女，55 岁。3 年前开始渐觉腰背部酸痛，周身乏力，继则向臀部放射，曾在某医院诊断为腰背肌筋膜炎，给予西药治疗无效。近 20 日来加重，起床活动困难，遇冷时加重，肢冷。就诊时见脊柱无畸形，腰背部无固定压痛，直腿抬高（－），舌淡，脉细数。X 线片示：L1、L2轻度压缩，呈楔形改变。红细胞沉降率：8 mm/h，抗"O"：1∶300，ASR（一）。诊断：骨质疏松症。治疗：补肾填精，生髓健骨。骨痿汤加味：山药、黄芪各30 g，骨碎补、淫羊藿、菟丝子各20 g，续断、狗脊、枸杞子、补骨脂、茯苓、杜仲各15 g，甘草6 g。每日1剂，水煎，分早、晚2次服。连服7剂后，症状明显缓解，可下地活动，再服7剂，已恢复正常。（《孙达武骨伤科学术经验集》，人民军医出版社，2014）

2. 妙法解析：老年骨质疏松症属中医学"痿"的范畴，因肾藏精主骨生髓，骨者肾之所合，肾气充盈则骨骼强劲，"肾不生则髓不能满"，肾枯而髓痿，发为痿症。方中淫羊藿补肾阳益精血为君；菟丝子、枸杞子均入肝肾，益精填髓、滋养肝肾为臣；佐以山药、茯苓、黄芪、狗脊以益气健脾、滋肾固精；而骨碎补、川断、补骨脂入骨补骨，以达补肾壮阳之效。诸药合用，使肾精充盈而骨得滋养坚实。肝脾健旺则气血生化有源，充养先天之精，濡养筋脉及滑利关节，而脉和畅则通则不痛。现代医学对中医肾虚者研究表明：肾虚者，丘脑-垂体-性腺轴功能减退，从而发生骨质疏松；老年人性激素减退好发本病，说明肾虚为发生骨质疏松的主要因素。温阳壮阳之中药，能够调节人体内分泌，具有性激素样作用，可改善人体骨代谢，从而达到治疗目的。虽然雌激素补充代替加钙剂是治疗方法之一，但其副作用颇多，不宜长用。而本方系纯中药制剂，尚未发现副作用，且效果良好。据单味淫羊藿即可降低破骨细胞活性，活跃成骨细胞，使试验骨质疏松结构趋于正常。

（十一）骨质疏松症（孙绍裘医案）

1. 病历摘要：杨某，女，62岁。腰部酸冷疼痛，引背彻骶，下肢麻木，弯腰欠利已有半年，伴眩晕耳鸣，四肢欠温，纳谷不馨，大便溏薄，小便清长。症见形体羸弱，精神委顿，动作迟缓，步态欠稳，胸腰椎体圆背畸形，T9～L4椎体棘突叩击痛（＋）。舌淡胖，苔薄，脉沉细。X线片示：T7～L5椎体骨质普遍疏松，T11～L1椎体楔状改变，T1～L5椎体后缘唇样增生。辨证：脾肾亏虚，骨失温养。治宜补肾益脾，强筋壮骨。选方二仙坚骨汤加味。药用当归15 g，川黄柏6 g，生黄芪30 g，熟地黄、炙自然铜（先煎）、生龙骨、生牡蛎各24 g，知母、巴戟天、炙鸡内金各9 g，仙茅、淫羊藿、鹿角胶各12 g，肉豆蔻（后下）6 g。服上方7剂，腰背酸冷疼痛十去其五，下肢麻木，眩晕耳鸣，形寒肢冷显见转机，胃纳有加，二便近常，舌淡苔薄，脉虚细。法奏著效，治不更章。前方去肉豆蔻加川续断再进14剂。三诊：二投补肾益脾，强筋壮骨之剂，腰背部酸冷疼痛、下肢麻木基本消失，形寒肢冷、眩晕耳鸣、精神委顿近愈，活动近常，T9～L4棘突叩痛（一），舌淡，苔薄，脉弦细。守上方再进14剂，以收全功。

2. 妙法解析：腰背部疼痛是老年性脊椎骨质疏松所致的最常见的症状。西医学认为该病与钙吸收障碍、内分泌功能紊乱、营养不良等因素有关。中医学辨证以脾肾二虚为最多见。本方具有脾肾同补、温热壮阳，与滋阴降火药共用，补中有运、涩中有通，故为治疗本病较为理想的方药。在临床上运用此方时，可根据其见症的情加减，如阴虚明显者加龟甲、枸杞子；阳虚明显者加土鳖虫、肉苁蓉；气血两虚者加党参、茯苓、阿胶；血瘀者加土鳖虫、三七等。实验证明：本方具有性激素样作用，能够增强垂体-性腺轴-肾上腺轴功能，既能抑制骨吸收，又能刺激衍化增生骨细胞，产生较多的骨基质，使骨代谢转为正平衡，在有效维持病骨骨量的同时，又能使已丢失的骨质得以一定程度的恢复。现代药理学证明：本方药富含人体必需微量元素如铜、铁、锌、锶等，有利于病骨组织骨胶原合成，钙磷代谢及骨矿的沉积，从而增强骨骼的生物力学的强度，防止骨丢失。

三、文献选录

骨质疏松症，是骨伤科常见病、多发病。50 岁以上男性和绝经后的妇女易发生本病。高龄组发病率相应增高。临床可见腰背、四肢疼痛，脊柱后突畸形，轻微外伤即可引起椎体压缩性骨折。中医学称本病为"骨痿"。原发性骨质疏松症是以骨量减少、骨的微观结构退化为特征的，致使骨的脆性增加以及易于发生骨折的一种全身性骨骼疾病。其特征是：①骨量减少，应包括骨矿物质和其基质等比例的减少。②骨微结构退变，由于骨组织吸收和形成失衡等原因所致，表现为骨小梁结构破坏、变细和断裂。③骨的脆性增高、骨力学强度下降、骨折危险性增加，对载荷随力降低而易于发生微细骨折或完全骨折。发生的主要部位常见于腰椎压缩性骨折、桡骨远端、股骨近端和胫骨上端骨折。

骨质疏松症是一种全身性骨量减少，即单位体积内骨组织含量减少，骨质有机成分生成不足，继发性钙盐沉着减少，但其矿物质和骨基质的比例正常。主要表现为局限性疼痛、畸形和骨折。

（一）古代文献选录

骨质疏松在传统医学典籍中无明确记录。根据其临床表现，本病与"骨痿""骨痹""腰腿痛"等病相类似。中医学认为，肾主骨，肾与骨的生理病理有密切关系。《素问·六节脏象论》中说："肾者，主蛰，封藏之本，精之处也；其华在发，其充在骨，为阴中之少阴，通于冬气。"肾主藏精，主人体发育与殖；肾主水，其一是指藏精，其二是指肾有主持与调节人体水液代谢的功能，肾生骨髓。《素问·阴阳应象大论》曰："北方生寒，寒生水，水生咸，咸生肾，肾生骨髓……其在天为寒，在地为水，在体为骨，在脏为肾。"肾生养骨髓，如果肾精不足，骨和骨髓营养不足则出现骨髓病变。《素问·上古天真论》曰："女子七岁，肾气盛，齿更发长……四七筋骨坚，发长极，身体盛壮。"说明肾对骨的生长发育和维持骨的成分及结构正常具有重要作用。肾虚则骨痿，肾虚证发病率随年龄的增长而增高，而肾虚患者较非肾虚者低，性激素水平的高低与骨骼组织的代谢变化有明显关系。补肾中药可提高动物性腺对促性腺激素的反应性，提高老年人性激素水平，预防骨骼的退行性病变。对中医而言，骨病是一个整体，其治疗是综合施治的过程。补肾可以补骨，通过补肾可以促进骨折的愈合，防止骨质增生和骨质疏松，减少骨的病变。

中医认为肾为先天之本，性命之根，肾藏精，主骨生髓，肾虚是骨质疏松症发生的根本原因。《素问·痿论》曰："肾气热，则腰脊不举，骨枯而髓减，发为骨痿。"《千金要方·骨极》曰："骨极者，主肾也，肾应骨，骨与肾合。……若肾病则骨极。"《医精经义》曰："肾藏精，精生髓，髓生骨，故骨者肾之所合也，髓者，肾精所生，精足则髓满，髓在骨内，髓足则骨强。"均认为骨之强劲与脆弱是肾中精气盛衰的重要标志。肾精充足，则骨髓的生化有源，骨骼才能得到骨髓的充分滋养，若肾精亏虚，骨髓失养，就会出现骨骼脆弱乏力，引发骨质疏松。除肾虚外，脾虚也与骨质疏松有关。肾为先天之本，脾为后天之本，"脾生肌肉、四肢、统血，脾主动化"，先天之精有赖于后天脾胃运化水谷精微的不断充养，脾胃虚弱，运化乏力，先天之精无以充养，势必精亏髓空而百骸萎废。肝藏血、肾藏精，而精血之间存在着相互滋补和相互转化的关系，肾中精气的充盈，有赖于血液的滋养，若肝血不足，则可导致肾精亏损。肝阴不足，亦可引起肾阴亏虚。人体随着年龄的增长，肾气渐虚，肾虚元气不足，无力推血行，导致气虚血瘀；肾阳、肝阳不足，虚火炼液，可致血稠而滞。

（二）临床辨治选录

1. 分 7 型辨治：根据其临床表现，可将骨质疏松症辨证分为肝肾阴虚型、肾阳亏虚型、肾精不足型、气血不足型、脾肾两虚型、气滞血瘀型及风邪偏盛型7种。根据肾藏精主骨的传统中医理论，肝肾同治、精血齐补、气血并重是骨质疏松症的治疗原则。

（1）肝肾阴虚型：腰膝酸痛，眩晕耳鸣，失眠多梦，患部痿软微热，关节僵硬。男子阳强易举，遗精，妇女经少经闭，或崩漏，形体消瘦，潮热盗汗，五心烦热，咽干颧红，溲黄便干，舌红少津，脉细数。治宜补肾益肝，滋阴清热。偏重于肝肾阴虚者，可用左归丸加减；偏重于阴虚内热者，可用虚潜丸加减。

（2）肾精不足型：患部酸楚隐痛，筋骨痿弱无力，早衰，发脱齿摇，健忘恍惚，舌红，脉细弱。治宜滋肾，填精，补血。河车大造丸加减。

（3）肾阳亏虚型：腰膝酸软而痛，畏寒肢冷，尤以下肢为甚，头晕目眩，精神萎缩，面色㿠白或黧黑，舌淡，苔白，脉沉弱。或阳痿，妇女宫寒不孕，或大便久泻不止，完谷不化，五更泄泻；或水肿，腰以下为甚，按之凹陷不起；甚则腹部胀满，全身肿胀，心悸咳喘等。治宜温肾，助阳，补虚。右归丸加减。

（4）气血不足型：患部肿胀，沉重乏力，压痛，少气懒言，乏力自汗，面色萎黄，食少便溏，舌淡，脉细弱。治宜补气，活血。八珍汤加减。

（5）脾肾两虚型：腰疼痛，下腰酸软，或四肢厥冷，面色不华，颜面及四肢浮肿，舌质淡红肿嫩，有齿痕，苔薄白，脉沉细。治宜温肾健脾，壮骨补髓。金匮肾气汤加味。

（6）气滞血瘀型：患部青紫肿痛，凝滞强直，筋肉挛缩，虚弱麻木，口唇爪甲晦暗，肌肤甲错，舌质紫暗，脉细涩。治宜补肾活血，行气通络。身痛逐瘀汤加减。

（7）风邪偏盛型：患部瘙痒，红斑，游走性关节疼痛，肢节屈伸不利，手足不仁，舌淡苔薄白，脉浮。治宜祛风，通痹，止痛。防风汤或发意通圣散加减。

2. 分3型辨治：①脾肾气虚型用杜仲、白术各10 g，续断、五加皮、茯苓各15 g，狗脊、党参各20 g，熟地黄、鸡血藤各30 g，炙甘草5 g，山药12 g。②肾阴虚衰型用熟地黄24 g，山药、山茱萸、枸杞子、鹿角胶、龟甲胶、菟丝子各12 g，牛膝9 g。③肾阳虚衰型用熟地黄24 g，炙附子、山药、菟丝子、鹿角胶（烊化）、枸杞子、杜仲各12 g，肉桂8 g，山茱萸、当归各9 g。每日1剂，水煎服。并用麻黄、桂枝、羌活、独活、当归、千年健、自然铜（先煎）各30 g，木瓜、白芍、续断、狗脊、甘草各50 g，川芎、乳香、没药各20 g。水煎取液500 mL，浸药垫，用中药离子导入治疗仪局部治疗。15次为1个疗程，疗程间隔1周。分型治疗骨质疏松症104例。结果：痊愈48例，显效25例，好转26例，无效5例，总有效率95.19%。（《天津中医》，2002年第5期）

（三）临床报道选录

1. 龟鹿二仙汤治疗骨质疏松症50例：龟甲、鹿角片、淫羊藿、威灵仙、肉苁蓉、熟地黄、巴戟天、黄芪、当归各12 g，红花3 g。每日1剂，水煎服。与对照组均用葡萄糖酸钙片，每日1~2 g。口服。均3个月为1个疗程。用1个疗程，结果：两组分别显效（症状基本消失，骨密度BMD复常）18、2例，有效30、32例，无效2、16例。疗效、BMD本组均优于对照组（$P < 0.05$）。（《上海中医药杂志》，2001年第11期）

2. 三甲复脉汤治疗骨质疏松症68例：龟甲30 g，鳖甲24 g，牡蛎、麦冬、炙甘草、生地黄、白芍各15 g，阿胶、火麻仁各9 g。每日1剂，水煎，分3次服。对照组64例，用葡萄糖酸钙口服液，每日2次口服。均4周为1个疗程。用2个疗程，结果：两组分别显效（X线示椎体致密度减低未进展）38、15例，好转22、26例，无效8、23例，总有效率88.24%、64.06%。（《中医药导报》，2006年第1期）

3. 益肾密骨汤治疗骨质疏松症50例：熟地黄24 g，杜仲、枸杞子、川续断、当归、肉苁蓉、生白芍、鸡血藤、川牛膝各 15 g，巴戟天、鹿角霜、知母各 10 g，淫羊藿、五加皮各 8 g。每日 1 剂，水煎服。对照组 48 例，用阿法 D₃ 每日 0.25 μg，顿服。均半年为 1 个疗程。结果：两组分别显效 31、5 例，有效 17、15 例，无效 2、28 例，总有效率 96%、41.62%（P<0.01）。（《新疆中医药》，2006 年第 2 期）

4. 补肾强筋汤治疗骨质疏松症 30 例：淫羊藿、巴戟天、狗脊、补骨脂、山药、黄柏、黄精、桑寄生等。随症加减，每日 1 剂，水煎服。对照组 28 例，用仙灵骨葆胶囊 3 粒，每日 2 次，口服。用 2 个月，结果：两组分别显效（骨密度检查示骨质增加或无改变）2、0 例，有效 25、20 例，无效 3、8 例。（《中国中医药科技》，2008 年第 4 期）

5. 右归丸加减治疗骨质疏松症 82 例：熟地黄、黄芪、山药、鸡血藤各 15 g，山茱萸、枸杞子、杜仲、菟丝子各 12 g，桃仁、当归、乳香、没药各 10 g，红花、制附子、肉桂、鹿角胶（烊化，分冲）、甘草各 6 g。随症加减。每日 1 剂，水煎服。30 日为 1 个疗程。禁辛辣、油腻之品。用 1~3 个疗程，结果：痊愈 44 例，显效 23 例，好转 14 例，无效 1 例，总有效率 98.78%。（《四川中医》，2008 年第 4 期）

6. 党参龙牡汤治疗骨质疏松症 62 例：党参 30 g，龙骨、牡蛎各 20 g，紫河车、枸杞子各 15 g，女贞子、淫羊藿、鳖甲、龟甲、骨碎补、川芎、当归各 10 g，土鳖虫、全蝎各 8 g，甘草 6 g。每日 1 剂，水煎服。与对照组 62 例，均用阿法 D₃ 25 μg，乐力 1 粒，每日顿服。均 3 个月为 1 个疗程。用 2 个疗程，结果：两组分别治愈 26、18 例，显效 18、21 例，好转 14、12 例，无效 4、11 例，总有效率 93.5%、82.3%（P<0.05）。（《山西中医学院学报》，2008 年第 6 期）

7. 补肾活血胶囊治疗骨质疏松症 29 例：淫羊藿、杜仲、续断、鹿角胶、山茱萸、黄芪、山药、当归、红花等。每粒含生药 4 g（浙江省杭州市红十字会医院研制）。每日 3 次，每次 4 粒，口服。对照组 30 例，用钙尔奇 D 600 mg，罗钙全 0.5 mg，每日顿服。用 1 年，结果：血清骨钙素、尿吡啶酚、血清总雌二醇、睾酮、胰岛素样生长因子-1、血清白介素-6、症状（腰背疼痛、下肢疼痛、腰膝酸软、下肢痿弱、步履艰难）改善本组治疗前后及治疗后两组比较差异均有统计学意义（P<0.01）。（《中华中医药学刊》，2008 年第 2 期）

8. 补肾逍遥散治疗骨质疏松症 31 例：肉苁蓉 30 g，白芍、杜仲、白花蛇舌草各 20 g，茯苓、熟地黄、淫羊藿各 15 g，白术 12 g，当归、炙甘草各 10 g，柴胡 6 g，随症加减。每日 1 剂，水煎服。与对照组 29 例，均用钙尔奇 D 片 0.6 g，每日顿服。均 2 个月为 1 个疗程。用 3 个疗程，结果：两组分别治愈 21、11 例，有效 9、10 例，无效 1、8 例。（《山东中医药大学学报》，2008 年第 2 期）

9. 加味补肾壮筋汤治疗原发性骨质疏松症 48 例：熟地黄、当归、山茱萸、茯苓、续断各 12 g，牛膝、杜仲、白芍、五加皮各 10 g，炮穿山甲、鹿角片、煅自然铜各 6 g，青皮 5 g。肾阴虚甚加龟甲、枸杞子；脾虚甚加黄芪、白术。每日 1 剂，水煎服。对照组 42 例，用活性钙冲剂，每日 3 次，每次 5 g，口服。用 3 个月。结果：两组分别显效 23、10 例，有效 21、11 例，无效 4、21 例，总有效率 91.67%、50%（P<0.01）。（《中国骨伤》，2002 年第 5 期）

10. 益肾壮骨合剂治疗原发性骨质疏松症 96 例：补骨脂、党参、骨碎补、杜仲各 16 g，熟地黄、黄芪各 20 g，甘草 6 g（北京市宣武医院研制）。每次 25 mL，每日 2 次；对照组 32 例，用肾骨胶囊（主要成分牡蛎。每粒含钙 0.1 g）每次 2 粒，每日 3 次，均口服。用半年，结果：两组分别显效（主症好转；骨密度增加）72、13 例，有效 14、7 例，无效 10、12 例，总有效率 89.6%、62.5%（P<0.01）。（《中医杂志》，2003 年第 3 期）

11. 加味补肾壮筋汤颗粒治疗原发性骨质疏松症 64 例：熟地黄、当归、山茱萸、茯苓、续断各 12 g，杜仲、牛膝、白芍、五加皮各 10 g，青皮 5 g，炮穿山甲、鹿角片、煅自然铜各 6 g。制成单味浓缩颗粒剂，每日 1 剂，分 2 次冲服。对照组 56 例，每日 1 剂，水煎服。用 3 个月，结果：两组分别显效（腰背痛止，骨密度增加）31、26 例，有效 27、25 例，无效 6、5 例，总有效率 90.63%、91.07%。（《湖北中医学院学报》，2003 年第 1 期）

12. 强骨饮治疗原发性骨质疏松症 63 例：西党参、炙黄芪、丹参各 15 g，补骨脂、紫河车、淫羊藿、炒白术各 12 g，当归、炙甘草各 6 g。每日 1 剂，水煎服。3 个月为 1 个疗程。对照组 32 例，用盖天力，每日 2 次，迪巧 2 片（每片 150 mg），女性加尼尔雌醇片 1 片（2 mg），半月 1 次，口服；男性加甲基睾丸素 1 片（5 mg），每日 2 次，舌下含服。结果：两组分别显效（腰脊痛消失，骨密度增加）45、16 例，有效 13、7 例，无效 5、9 例，总有效率 92.06%、71.88%（$P < 0.01$）。骨密度本组治疗前后及治疗后组间比较均有显著性差异（$P < 0.01$）。（《中国中医骨伤科杂志》，2008 年第 1 期）

13. 健骨颗粒治疗原发性骨质疏松症 70 例：淫羊藿、鹿角、党参、白术、女贞子各 15～30 g。制成颗粒剂（江苏扬子江药业集团公司提供）。每次 1 袋，每日 2 次，口服。对照组 22 例，用骨松宝颗粒，服法同前。半年为 1 个疗程。结果：两组分别显效 22、8 例，有效 36、9 例，无效 12、5 例。（《中国中医骨伤科杂志》，2008 年第 3 期）

14. 固肾益精汤治疗原发性骨质疏松症 39 例：淫羊藿叶、骨碎补、补骨脂、枸杞子、黄芪、熟地黄、白芍、女贞子、山药、茯苓、大枣等。每日 1 剂，水煎服。对照组 41 例，用钙尔奇 D（每粒含碳酸钙 6 g，维生素 D_3 125U）2 粒，每日 2 次，口服。用半年，结果：两组分别显效（骨密度增加）21、10 例，有效 12、11 例，无效 6、20 例，总有效率 84.6%、51.2%。（《中国中医骨伤科杂志》，2007 年第 9 期）

15. 强骨活力片治疗原发性骨质疏松症 110 例：白芝麻、菟丝子、白术、沉香、乳香各 15～30 g。制成片剂，每日 2 次，每次 4 片。口服。对照组 117 例，用安慰剂（均天源生化科技有限公司提供）服法同上。两组均用钙尔奇 D 600 mg，晚餐后 0.5 小时顿服。用 24 周，结果：腰背四肢骨痛评分、中医证候积分两组治疗前后自身及治疗后组间比较差异均有统计学意义（$P < 0.05$）。不良反应分别为 11 例、2 例。（《中国中医骨伤科杂志》，2008 年第 10 期）

16. 密骨胶囊治疗原发性骨质疏松症 360 例：何首乌、肉苁蓉、黄芪、骨碎补各 15～30 g。制成胶囊，每次 3 粒，每日 3 次，口服。对照组 120 例，用仙灵骨葆胶囊 3 粒，每日 2 次；本品模拟剂胶囊（本品及模拟剂均由上海医创中医药科研开发中心提供）3 粒，每日 1 次，口服。用半年，结果：骨矿密度两组分别显效 24、6 例，有效 315、108 例，无效 16、5 例，总有效率 95.49%、95.79%；脱落 5、1 例。两组 Ward 三角部位的骨矿密度值及本组股骨颈的骨矿密度值均升高（$P < 0.05$），两组治疗前骨矿密度检测 T 值 < -2.0 SD 的患者，治疗后腰椎、股骨颈、大粗隆、Ward 三角部位的骨矿密度值均升高（$P < 0.05$）。（《上海中医药杂志》，2009 年第 5 期）

17. 补肾健脾活血汤治疗原发性骨质疏松症 34 例：煅龙骨、煅牡蛎各 20 g，熟地黄、山药、鸡血藤各 15 g，泽泻、山茱萸、骨碎补、补骨脂、淫羊藿、白术、当归、牛膝各 10 g。腰腿痛甚加桑寄生、菟丝子、白芍、桂枝、蜈蚣；血瘀加丹参等；肾阳不足加制附子、肉桂；阴虚火旺加知母、黄柏、石斛；脾虚加黄芪、党参；热甚加忍冬藤、桑枝。每日 1 剂，水煎服。对照组 30 例，用活性钙 1 袋，每日 3 次；钙尔奇 D 1 片，每日 1 次；口服。均 2 周为 1 个疗程。均康复治疗，日光浴饮食疗法。用 3 个疗程，结果：两组分别显效（骨密度提高）17、10 例，有效 16、14 例，无效 1、6 例，总有效率 97.1%、80%。（《四川中医》，2007 年第 10 期）

18. 葛根治疗原发性骨质疏松症 20 例：葛根 30 g。每日 1 剂，煎药机煎，取液 200 mL，每袋 100 mL。用 1 袋；对照组 24 例，用阿法 D_3 0.25 μg；均每日 2 次，口服。28 日为 1 个疗程。结果：疼痛 VAS、活动能力、腰背静息痛评分本组治疗前后及治疗后两组比较差异均有统计学意义（$P < 0.01$ 或 0.05）。（《中国中医骨伤科杂志》，2008 年第 4 期）

19. 当归丸治疗骨质疏松症 28 例：熟地黄、山茱萸、鹿角胶、龟甲胶各 10 g，山药 12 g，枸杞子、菟丝子各 15 g，川牛膝 9 g。瘀血未尽者加苏木、丹参；肾阳虚者加杜仲、川续断，巴戟天；气虚者加黄芪、党参；血虚者加当归、阿胶；寒湿盛者加川乌、薏苡仁。每日 1 剂，水煎服。用药 21～60 日，结果：优 15 例，良 9 例，可 3 例，差 1 例。（《中国中医骨伤科》，1994 年第 4 期）

（四）骨质疏松症腰背痛

1. 加味左归丸治疗骨质疏松症腰背痛 48 例：熟地黄、山药、鹿角胶、龟甲胶、茯苓、黄芪、淫羊藿各 150 g，枸杞子、菟丝子各 120 g，山茱萸、川牛膝、白术、巴戟天、杜仲、狗脊各 100 g，蜂蜜 1 kg。制成蜜丸。每日 3 次，每次 3 g；对照组 42 例，用活性钙冲剂，每次 5 g，每日 3 次；均口服。用 3 个月，结果：两组分别显效 23、10 例，有效 21、11 例，无效 4、21 例，总有效率 91.67%、50%（$P < 0.01$）。骨密度本组治疗后明显增加（$P < 0.05$）。（《中国中医骨伤科杂志》，2002 年第 5 期）

2. 金乌骨通胶囊治疗骨质疏松性腰背疼痛 30 例：淫羊藿、土牛膝、金毛狗脊、乌梢蛇、补骨脂、威灵仙、姜黄、土党参、木瓜、葛根等（贵州神奇制药有限公司提供）。每日 3 次，每次 3 粒，口服。并用阿伦膦酸钠（商品名固邦。每片 10 mg，石家庄制药集团提供）。每次 1 片，每日晨起空腹服。并用钙剂，口服。3 个月为 1 个疗程。用 1 个疗程，结果：治愈 14 例，显效 9 例，有效 5 例，总有效率 93.3%。（《中医正骨》，2009 年第 5 期）

3. 加减六味丸治疗骨质疏松症腰腿疼痛 60 例：熟地黄 25 g，山药、补骨脂各 15 g，茯苓、杜仲各 12 g，山茱萸 10 g。每日 1 剂，水煎服。15 日为 1 个疗程，疗程间隔 3～4 日，用 3 个疗程。与对照组均用降钙素 50 IU/d 肌内注射；钙尔奇 D 1 片，每日口服。结果：疼痛两组分别消失 19、6 例，缓解 38、43 例，无缓解 3、11 例。骨密度两组治疗前后自身及治疗后组间比较均有显著性差异（$P < 0.01$ 或 0.05）。（《中国临床康复》，2003 年第 11 期）

4. 补肾健脾壮骨汤治疗老年骨质疏松腰腿疼痛 83 例：黄芪、龙骨、牡蛎各 20 g，菟丝子、淫羊藿、巴戟天各 15 g，山茱萸、熟地黄、肉苁蓉、鸡血藤、川芎各 12 g，鹿角胶、杜仲、甘草各 10 g。每日 1 剂，水煎服。对照组 67 例，用钙尔奇 D 1 粒（每粒含碳酸钙 600 mg，维生素 D_3 125 IU）每日 2 次，口服。均椎体压缩卧硬板床，腰部垫枕；压缩 > 1/2 行骨盆牵引。用 3 个月，结果：两组分别疼痛 0 级 26、13 例，Ⅰ级 22、14 例，Ⅱ级 18、25 例，Ⅲ级 12、9 例，Ⅳ级 5、6 例。疗效、骨矿含量及骨密度增长本组均优于对照组（$P < 0.01$）；血碱性磷酸酶、尿钙/尿肌酐本组治疗前后比较均有显著性差异（$P < 0.05$）。（《中国临床康复》，2004 年第 27 期）

5. 补肾健脾通络汤治疗骨质疏松症腰腿疼痛 64 例：豨莶草、伸筋草各 20 g，党参、白术、杜仲、熟地黄、枸杞子、巴戟天、川续断、骨碎补、苏木、威灵仙、金狗脊各 15 g，淫羊藿、全蝎各 12 g，蜈蚣 2 条。每日 1 剂，水煎服。对照组 61 例，均用益肾健骨片（含淫羊藿、人参、三七、女贞子、制何首乌等）。每片 0.3 g，相当于原生药 2.04 g（云南曲靖康利制药厂生产）。每日 3 次，每次 4 片，钙尔奇 D 1 片（每片主要成分为碳酸钙 1.5 g，相当于钙元素 600 mg，维生素 D 125 IU），每日 1 次，餐后口服。运动锻炼。结果：两组分别显效 30、21 例，有效 24、20 例，无效 10、20 例，总有效率 84%、67%（$P < 0.01$）。（《中国临床康复》，2004 年第 3 期）

6. 龟鹿二仙汤治疗老年脊椎骨质疏松性腰背部疼痛 63 例：山药 20 g，枸杞子、党参、骨碎补、桑寄生各 15 g，龟甲胶、鹿角胶各 12 g。肾阳虚加淫羊藿、仙茅、杜仲，阴虚加生地黄、地骨皮、山茱萸；气血不足加生黄芪、当归、何首乌；血瘀加三七、鸡血藤、丹参；痛甚加牛膝、没药、延胡索；骨质增生、楔形骨折加土鳖虫、续断、补骨脂。每日 1 剂，水煎服。30 日为 1 个疗程，疗程间隔 1 周。每日补充钙 500 mg。加强腰背肌功能锻炼。用 3 个疗程，结果：显效（随访 1 年，未复发）31 例，好转 27 例，无效 5 例，总有效率 92.1%。（《福建中医药》，2005 年第5 期）

7. 补肾活血汤合四君汤治疗老年骨质疏松腰痛症 53 例：枸杞子 20 g，杜仲、川续断、党参各 15 g，白术、桑寄生、山茱萸各 12 g，补骨脂、白术、茯苓、当归尾、丹参、没药各 10 g。肾阴虚加生地黄、女贞子、黄柏；肾气虚加黄芪、太子参；腰痛甚加川牛膝、延胡索。每日 1 剂，水煎服。用 1～4 个月，结果：显效（症状消失或明显好转；X 线示胸腰椎骨质疏松程度明显改善）31 例，有效 17 例，无效 5 例，总有效率 91%。（《中国中医基础医学杂志》，2005 年第 10 期）

8. 分型辨治方治疗骨质疏松腰背痛 64 例：脾虚型用党参、黄芪各 30 g，茯苓 25 g，白术、地龙、狗脊、淫羊藿各 15 g，桔梗、厚朴、山楂各 12 g，升麻 9 g，炙甘草 6 g。肾阳虚型用黄芪、鸡血藤各 30 g，淫羊藿 20 g，山药、山茱萸、杜仲、熟地黄各 15 g，菟丝子、制附子、当归各 12 g，甘草 9 g。肾阴虚型用黄芪 30 g，山药 20 g，熟地黄、何首乌、山茱萸、当归各 15 g，牡丹皮、黄柏、杜仲各 12 g，龟甲、鹿角胶、炮穿山甲各 9 g，血竭（分冲）3 g。每日 1 剂，水煎服。用 1～3 个月，结果：显效（症状消失）38 例，好转 22 例，无效 4 例，总有效率 93.5%。（《中医正骨》，2002 年第 11 期）

9. 独活寄生汤加减治疗老年性骨质疏松症腰背痛 182 例：独活 15 g，桑寄生、杜仲、牛膝、秦艽、茯苓、桂心、防风、川芎、人参、当归、白芍、熟地黄、红花各 10 g，细辛、甘草各 6 g，蜈蚣 1 条。脾肾阳虚加制川乌、鹿角霜；脾虚湿困加砂仁、木香、生姜；肝肾阴虚去细辛、人参、桂心，白芍易赤芍，熟地黄易生地黄，加鳖甲、龟甲、桂枝；气血亏虚加大枣、黄芪；瘀血甚加延胡索。每日 1 剂，水煎，分 3 次服。12 日为 1 个疗程。用 1 个疗程，结果：优 74 例，良好 103 例，差 5 例。（《云南中医中药杂志》，2007 年第 8 期）

10. 骨松热敷散治疗腰椎骨质疏松症 41 例：防风、威灵仙、川乌、草乌、透骨草、续断、狗脊各 100 g，红花、花椒各 60 g。上药粉碎成细末，每次用 50～100 g 用醋调成稀面状放入纱布袋中，置于患处皮肤上，再将热水袋放在药袋上热敷 30 分钟，每日 1～2 次。结果：痊愈 33例，占 80.5%；显效 5 例，占 12.2%；好转 3 例，占 7.3%。平均疗程为 34 日。（《中国骨伤》，1993 年第 2 期）

（五）绝经后骨质疏松症

1. 补肾壮骨合剂治疗绝经后骨质疏松症合并膝骨性关节炎 22 例：狗脊、续断、熟地黄、龟甲、鹿角胶各 12～20 g。制成合剂（广州中医药大学附属骨伤科医院研制），每次 150 mL，每日 2 次，口服。对照组 23 例，用塞来昔布胶囊 1 粒（200 mg），每日早餐后顿服；对磺胺类药过敏者禁用。用 3 个月，结果：症状、骨密度、雌二醇，本组治疗前后及治疗后组间比较均有显著性差异（$P < 0.01$）。（《北京中医药大学学报》，2005 年第 4 期）

2. 羊藿续断骨碎补汤治疗绝经后骨质疏松症 101 例：淫羊藿 30 g，续断 20 g，骨碎补、地龙各 15 g，千年健、仙茅、钻地风、补骨脂、土鳖虫、木瓜各 10 g。每日 1 剂，用煎药机煎药，每袋 175 mL。每次 1 袋，口服，每日 2 次；对照组 52 例，均用碳酸钙 300 mg；每日 2 次，口服。30 日为 1 个疗程。用 3 个疗程，结果：两组分别有效率 91.1%、52.2%。骨密度、抗酒石酸盐酸性磷酸酶、睾酮、雌二醇本组治疗前后比较均有显著性差异（$P < 0.01$ 或 0.05）。（《中华

中医药杂志》，2005年第1期)

3. 补肾活血剂治疗绝经后骨质疏松症60例：杜仲、丹参各30 g，淫羊藿、肉苁蓉、龟甲、补骨脂、续断、牛膝、当归各15 g，红花12 g，熟地黄、川芎各10 g，每日1剂，水煎服。用6日，间隔1日。对照组用钙尔奇D片600 mg，每日口服。用半年，结果：骨密度、碱性磷酸酶、尿脱氧吡啶啉浓度本组治疗前后及治疗后组间比较均有显著性差异（$P<0.05$）。(《南京中医药大学学报》，2005年第1期)

4. 骨密康胶囊治疗绝经后骨质疏松症32例：紫河车粉3份，鹿茸粉2份，珍珠粉1份。每粒含生药0.4 g)。每次5粒，每日2次，餐后。并用豆核蜜（含黑豆粉60 g，核桃粉40 g，蜂蜜20 mL），每日1剂，分2次冲服。对照组28例，用葡萄糖酸钙片500 mg，每日3次，口服。用半年，结果：两组分别有效23、5例，显效6、14例，无效3、9例。疗效本组优于对照组（$P<0.01$）。(《中医正骨》，2005年第8期)

5. 仙灵骨松胶囊治疗绝经后骨质疏松症21例：巴戟天、当归各200 g，淫羊藿、仙茅、人参、紫河车、知母各150 g，制成胶囊。每次4粒，每日3次，口服。对照组22例，用钙尔奇D1粒，每日2次，口服。半年为1个疗程。用1个疗程，结果：两组分别显著改善12、5例，轻度改善6、7例，无改善3、9例，恶化0、1例。疗效本组优于对照组（$P<0.05$）。(《四川中医》，2006年第1期)

6. 补肾养血汤治疗绝经后骨质疏松症32例：何首乌30 g，白芍20 g，巴戟天、淫羊藿、金樱子、枸杞子、大枣各15 g，当归9 g。每日1剂，水煎服。对照组28例，均用钙尔奇D1粒，每日顿服。均半年为1个疗程。用1个疗程。结果：两组分别显效11、6例，有效18、14例，无效3、8例。疗效本组优于对照组（$P<0.05$）。骨密度两组治疗前后自身及治疗后组间比较均有显著性差异（$P<0.01$或0.05）。(《新中医》，2006年第4期)

7. 骨疏颗粒治疗绝经后骨质疏松症30例：淫羊藿、熟地黄、炙黄芪、白术、三七各15～30 g。制成颗粒（云南中医学院附院研制）。每次10 g，每日3次，口服。对照组30例，用骨疏康颗粒，亦每日3次，每次10 g，口服。用12周，结果：两组分别显效8、5例，有效15、12例，无效7、13例，总有效率76.6%、56.6%（$P<0.05$）。(《云南中医中药杂志》，2006年第5期)

8. 补肾养血汤治疗绝经后骨质疏松症20例：熟地黄、鸡血藤、狗脊各30 g，白芍、牛膝、黄芪、党参各15 g，肉苁蓉20 g，杜仲、当归、白术、茯苓各12 g，淫羊藿9 g，木香、甘草各6 g。每日1剂，水煎，分3次服。对照组用葡萄糖酸钙4片，每日3次，口服。用半年。结果两组分别显效7、4例，有效11、8例，无效2、8例。血清碱性磷酸酶、血清钙、血清无机磷本组治疗后均明显上升（$P<0.01$或0.05）。(《甘肃中医》，2007年第2期)

9. 金乌骨通胶囊治疗绝经后骨质疏松症55例：淫羊藿、牛膝、狗脊、乌梢蛇、补骨脂、威灵仙、姜黄、土党参、木瓜、葛根各15～30 g。制成胶囊。对照组54例，用安慰剂胶囊（主要含淀粉。均贵州神奇制药有限公司提供）；均3粒，每日3次，口服。两组均用元素钙510 mg，每日口服。均半年为1个疗程。用1个疗程，结果：两组分别显效（腰背痛显著好转；骨密度上升≥ 0.06 g/cm^2) 37、0例，有效16、7例，无效2、47例，总有效率96.4%、13%（$P<0.01$）。(《中国中医骨伤科杂志》，2007年第3期)

10. 二仙养骨汤治疗绝经后骨质疏松症34例：炙黄芪24 g，枸杞子、炒杜仲、骨碎补、徐长卿、当归各15 g，巴戟天、仙茅、淫羊藿、鹿角胶、龟甲胶、白芍各12 g，黄柏、知母、枳壳各9 g。每日1剂，水煎服。对照组33例，均用福善美1片（70 mg），每周1次，口服。用半年。结果：骨密度T分数、血清细胞因子（IL-1、IL-6、TNF-α）水平本组治疗前后及治疗

后两组比较差异均有统计学意义（$P<0.05$）。（《中医正骨》，2008 年第 3 期）

11. 健肾壮骨汤治疗绝经后骨质疏松症 90 例：骨碎补、淫羊藿、川续断、狗脊、熟地黄、葛根、鸡血藤、当归、丹参、黄芪、香附、砂仁、茯苓、白术各 20 g。每日 1 剂，水煎服。对照组 40 例，用钙尔奇 D 片 600 mg，每日 2 次，口服。结果：疗效、骨密度两组分别优 23%、0，12 例、0 例；良 44%、12%、38、4 例；进步 26%、28%、32、14 例；无效 7%、60%、8、22 例；总有效率 93%、40%、91.1%、45%（$P<0.01$）。（《中国临床康复》，2003 年第 24 期）

12. 补肾壮骨口服液治疗围绝经期骨质疏松症 58 例：熟地黄、女贞子、淫羊藿、紫河车、白术、川芎、珍珠壳、牡蛎、泽泻、骨碎补、蛇床子、丹参、黄芪、杜仲、续断、刺五加各 15～30 g。制成口服液。每毫升含生药 1.6 g，每次 10 mL，口服，每日 2 次。并用脉冲电磁场理疗，每次 20 分钟；体疗（跳跃运动），每次 50 下；每日 2 次。3 个月为 1 个疗程。结果：有效（骨量增加，疼痛消失或减轻，未出现畸形及骨折）44 例，无效 14 例。（《浙江中医杂志》，2008 年第 10 期）

13. 补肾抗松丸治绝经后骨质疏松症 42 例：熟地黄、桑寄生、山药、山茱萸、枸杞子、鹿角、续断、补骨脂、杜仲、淫羊藿、肉苁蓉、牛膝、菟丝子、肉桂、当归、黄芪、龙骨、牡蛎、山楂、甘草各 15～30 g。制成丸剂（中国人民解放军南京军区总医院研制）。每次 3 g，每日 3 次。与对照组共用碳酸钙片 4 片；均口服。用半年。结果：骨密度本组治疗前后及治疗后两组比较差异均有统计学意义（$P<0.01$）。（《安徽中医学院学报》，2008 年第 5 期）

14. 淫羊海马散治疗绝经后骨质疏松症 75 例：淫羊藿粉、海马粉、白术各 15～30 g。每次 3 g，冲服，每日 3 次。对照组 25 例，用葡萄糖酸钙片 1 片，每日 3 次，口服。均 3 个月为 1 个疗程。结果：两组分别显著改善 64、2 例，轻度改善各 11 例，无改善 0、12 例。（《广西中医药》，2008 年第 6 期）

15. 骨康口服液治疗绝经后骨质疏松症 32 例：补骨脂、肉苁蓉、淫羊藿、菟丝子、熟地黄、白芍、黄芪、丹参、当归各 15～30 g。制成口服液。每毫升含生药 1.43 g。每次 10 mL，口服，每日 3 次。对照组 34 例，用固邦片 10 mg，每晨空腹顿服，<30 分钟避免卧床。用半年。结果：两组分别显效 24、22 例，有效 5、7 例，总有效率 90.6%、85.2%。（《中国中医骨伤科杂志》，2008 年第 11 期）

16. 益骨饮治疗绝经后骨质疏松症 45 例：黄芪、党参、丹参各 20 g，淫羊藿、骨碎补、茯苓各 15 g，熟地黄 12 g，白术、当归各 10 g，川芎、干姜各 8 g。水煎服，每日 1 剂。对照组用碳酸钙咀嚼片（纳诺卡）500 mg，每日 2 次，嚼服；阿法迪三软胶囊（阿法骨化醇）1 粒（首次 2 粒），每日 1 次，口服。均 60 日为 1 个疗程。结果：两组分别显效 27、24 例，有效各 11 例，无效 7、10 例，总有效率 84.4%、77.7%。（《浙江中医药大学学报》，2009 年第 1 期）

17. 仙灵骨葆胶囊治疗绝经后骨质疏松性疼痛 35 例：淫羊藿、续断、补骨脂、丹参、地黄、知母各 15～30 g。制成胶囊（贵州同济堂制药股份有限公司提供）。每次 3 粒，口服，每日 2 次。对照组 35 例，均用罗钙全片（上海罗氏制药有限公司提供）0.25 μg，每日顿服。均 30 日为 1 个疗程，疗程间隔 7 日。均适当户外运动。用 2 个疗程。结果：两组分别显效 18、10 例，有效 16、17 例，无效 1、8 例，总有效率 97.1%、77.1%（$P<0.05$）。右股骨近端骨密度值本组治疗后明显增高（$P<0.05$）。（《福建中医学院学报》，2009 年第 3 期）

18. 护骨合剂防治绝经后骨质疏松症 60 例：熟地黄、山茱萸、何首乌、枸杞子、龟甲、杜仲、巴戟天、淫羊藿、覆盆子、紫河车、山药、茯苓。水煎服，每次 50 mL，每日 2 次。1 个月为 1 个疗程。对照组 20 例，用尼尔雌醇 2 mg，半月 1 次。连用 3 个月，结果：两组分别显效

48、16 例，有效 11、2 例，无效 1、2 例，总有效率为 98%、90%（$P>0.05$）。两组骨密度均略有上升（$P>0.05$）；尿 Ca^{2+}、Ca^{2+}/Cr、尿 HYP、HYP/Cr，两组均显著下降（$P<0.01$），但仅 Ca^{2+}、Ca/Cr 两组间比较有显著性差异，$P<0.05$、0.01；E2 本组略有降低（$P>0.05$），对照组降低明显（$P<0.01$）。本组肾虚症状积分改善优于对照组（$P<0.01$）。（《中医杂志》，1994年第 6 期）

（六）老年性骨质疏松症

1. 辨证分 4 型治疗老年性脊柱骨质疏松并压缩骨折 53 例：①气滞血瘀型，治以桃红四物汤或血府逐瘀汤，酌加三七、土鳖虫、丹参、乳香、没药等活血行气止痛；伤后腹胀便结不通，形体壮实者用桃仁承气汤加减，得通则止；体质虚弱者则酌加润肠通便药或以番泻叶冲服或开塞露缓下。②肾阴亏损型，治以六味地黄汤加龟甲、鳖甲等，或用左归丸调服。阴虚火旺则用知柏地黄丸加减。③肾阳亏虚型，治以附桂八味丸加鹿角胶、淫羊藿、肉苁蓉等，或用右归丸。④肝肾气血俱虚型，治以八珍汤加龟甲、鹿角胶等，或独活寄生汤加减。每日 1 剂，水煎服。辅助治疗：根据老年人消化功能多较差的特点，注意调理脾胃，加强饮食营养，多食富于蛋白、钙、磷的食物，或选用黄芪、党参、熟地黄、黄精、何首乌、巴戟天、枸杞子、大枣、龟甲、肉苁蓉、鹿茸等煎骨汤、肉汤等药膳服用。另外，局部选用红外线、TDP 灯、电磁疗、腊疗或外敷驳骨散及中草药熏洗等。治疗 3～5 个月后，结果：优 29 例，良 15 例，尚可 6 例，差 3 例，优良率 83%。经 3～5 年随访，均无再次发生脊椎压缩骨折，28 例脊椎骨质疏松症消失。（《中医正骨》，1992 年第 3 期）

2. 辨证分 3 型治疗老年类风湿关节炎所致骨质疏松症 72 例：①脾肾阳虚型，药用羌活、独活、桂枝、威灵仙、淫羊藿、川芎、肉苁蓉、牛膝、川乌、骨碎补、薏苡仁、蜈蚣、小白花蛇。②肾虚瘀滞型，药用鹿角霜、鹿衔草、仙茅、淫羊藿、生姜、炮穿山甲、当归、桃仁、红花、苏木、蕲蛇、全蝎。③肝肾阴虚型，药用生地黄、知母、白芍、桂枝、秦艽、鳖甲、麦冬、当归、丹参、骨碎补、补骨脂、土鳖虫、蜂房。每日 1 剂，水煎服。以上 3 型宜根据病情变化，适当加减虫类药物，如乌梢蛇、小白花蛇、蕲蛇、蜈蚣、全蝎、土鳖虫、蜂房、蜣螂虫、僵蚕。其他临时兼症，如胃纳减退可加山楂、神曲、谷芽、麦芽；大便不畅加瓜蒌子、火麻仁、郁李仁、肉苁蓉；根据骨密度的变化，加用牡蛎、龙骨、蛤壳、龙齿、真珠母等含钙丰富的药物。如遇感冒发热或急性泄泻，则应暂停药数日，待标证消退后再恢复前药。服药时间最短 1 个月，最长 12 个月，平均 3.7 个月。对照组 35 例，一般选用萘普生片 0.2 g，每日 3 次，口服。如肠胃不适应者，换用优布芬片 0.05 g，每日 3 次，口服，或上述 2 药隔月交替服用。平均服药 4 个月、2 个月。结果：中药组与对照组分别缓解 21、3 例，显效 30、16 例，有效 16、9 例，无效 5、7 例，总有效率为 93.1%、80.0%。两组疗效比较有明显差异（$P<0.05$）。（《中国骨伤》，1993 年第 1 期）

3. 辨证分 2 型治疗老年骨质疏松症 55 例：①肾阳虚型用温补肾阳方（山药、补骨脂、菟丝子、杜仲、桂枝、附子、肉苁蓉、黄芪）治疗。②肾阴虚型用滋阴益肾方（菟丝子、补骨脂、麦冬、五味子、枸杞子）治疗。每日 1 剂，水煎服。结果：显效 32 例，有效 16 例，无效 7 例，总有效率为 87.3%（《上海中医药杂志》，1986 年第 11 期）

4. 羊菟山药汤治疗老年骨质疏松 64 例：淫羊藿、菟丝子、山药、黄芪、川续断、狗脊各 30 g，枸杞子、补骨脂、茯苓各 15 g，骨碎补 10 g。阴虚火旺加女贞子、黄柏、知母；气短乏力，舌淡胖有齿痕，脉细数加党参；阴雨寒冷症状加重，得暖减轻加川乌、草乌、细辛。每日 1 剂，水煎服。结果：显效（症状消失，恢复日常工作或生活活动）51 例，有效 11 例，无效 2 例，总有效率为 96.87%。（《中国中医骨伤科杂志》，1995 年第 4 期）

5. 续断龟桑汤治疗老年骨质疏松症 58 例：续断、龟甲、桑寄生、熟地黄、山茱萸、紫河车、骨碎补、巴戟天、五味子。肾阳虚加仙茅、杜仲、炮附子；肾阴虚加山药、黄精、枸杞子；阴阳两虚加炮附子、鹿角胶、黄精、山药。每日 1 剂，水煎服。治疗 10～12 周后，患者肾虚症状的积分平均值也较治疗前降低。桡骨 1/3 骨密度减少，积分平均值也较治疗前降低。其治疗前后之差，有统计学意义（$P < 0.05$），提示患者骨密度减少获得改善。（《中医杂志》，1992 年第 11 期）

6. 回骨丸治疗老年骨质疏松症 33 例：鹿角胶、紫河车、熟地黄、枸杞子、仙茅、龟甲胶、鳖甲、龙骨、牡蛎、淫羊藿等 1 丸（10 g）。每日 3 次，口服。结果：骨矿含量、骨密度，治疗前分别为 $0.60 \pm 0.09 \, g/cm^2$、$0.52 \pm 0.07 \, g/cm^2$。结果：两组分别显效（骨密度男性 $> 0.561 \, g/cm^2$，女性 $> 4.95 \, g/cm^2$）22、20 例，有效 10、9 例，无效 3、5 例，有效率为 94.4%、85.2%（$P > 0.05$）。两组男性及本组女性骨密度治疗前后比较均有非常显著性差异（$P < 0.001$）。（《中医药研究》，1994 年第 5 期）

7. 续断黄芪散治疗老年骨质疏松症 238 例：川续断、黄芪各 15 g，威灵仙、白芍、当归、山药、陈皮各 10 g，淫羊藿 8 g，补骨脂、骨碎补、延胡索各 12 g，炙甘草 5 g，研末分装备用。每日 3 次，每次 15 g，冲服，15 日为 1 个疗程。并将皂荚肉用烧酒浸过，切碎捣烂，加面粉适量，调匀，涂于纱布上，贴敷在用醋揉擦过的患处，药量依骨质疏松范围而定。3 日换药 1 次，结果：痊愈 198 例占 86.84%，显效 27 例占 11.84%，好转 3 例占 1.32%，总有效率 100%。（《实用中医药杂志》，1995 年第 3 期）

8. 当归丸治疗老年性骨质疏松症 28 例：熟地黄、山茱萸、鹿角胶、龟甲胶各 10 g，山药 12 g，枸杞子、菟丝子各 15 g，川牛膝 9 g，瘀血未尽加苏木、丹参，肾阳虚加杜仲、川断、巴戟天；气虚加黄芪、党参；血虚加当归、阿胶；寒湿甚加川乌、薏苡仁。每日 1 剂，水煎服。外用舒筋汤加减：当归尾、红花、透骨草、莪术、三棱、独活、海桐皮各 15 g，苏木、桂枝各 12 g，伸筋草 20 g。水煎熏洗患处，每日 2 次。进行功能锻炼，勿受风寒湿邪，注意饮食。治疗 21～60 日，结果：优 15 例，良 9 例，可 3 列，差 1 例。（《中国中医骨伤科》，1994 年第 4 期）

9. 二乌透骨草散治疗腰椎骨质疏松症 41 例：川乌、草乌、防风、威灵仙、续断、狗脊各 100 g，红花、花椒各 60 g，粉碎成细面，每次用 50～100 g，用醋调成稀面状放入纱布袋中，将纱布袋放于患处皮肤上，再将热水袋放在药袋上热敷半小时，每日 1～2 次。结果：痊愈 33 例占 80.5%，显效 5 例占 12.2%，好转 3 例占 7.3%。平均疗程 34 日。（《中国骨伤》，1993 年第 3 期）

10. 施以滚、揉、拿捏、按、推、擦、拍等手法治疗老年性骨质疏松症 61 例：在肾区、肾经、脾经及有关经络和穴位施以滚、揉、拿捏、按、推、擦、拍等法，手法轻柔缓和，以热、透、舒适为度，起到补肾健脾作用。患者俯卧位，腹部垫一枕头，医者施滚法于腰背部两侧骶棘肌自上而下 5～10 分钟；拿捏脊柱两侧膀胱经 5～10 分钟；大鱼际（或掌根）缓揉两侧背腰肌 5 分钟；用拇指罗纹面，另一拇指压于其上加压点按大椎、华佗夹脊穴、脾俞、胃俞、肾俞、命门、气海俞、大肠俞、腰阳关、腰眼、关元俞、八髎、委中、足三里、三阴交、悬钟、太溪、涌泉等穴 3～5 遍；双手掌从督脉向膀胱经分推，自上而下直推各 5 分钟；直擦腰背部两侧膀胱经、横擦腰骶部，以透热为度；空掌轻拍背部两侧骶棘肌及双大腿后侧中线，以皮肤微红为度。每次 40 分钟左右；1～2 日 1 次；10 次为 1 个疗程。用 3 个疗程，结果：显效（主症大部分消失，日常活动量增加，疼痛减轻 4/5；骨密度检查示骨密度增加）14 例，有效 41 例，无效 6 例，总有效率 90.2%。（《按摩与导引》，2009 年第 5 期）

（六）经验良方选录

1. 黄芪20g，熟地黄、当归、菟丝子、川续断、淫羊藿、何首乌各15g，杭白芍12g，枸杞子、肉苁蓉、地龙、桂枝、牛膝各10g，鹿角胶（冲）、龟甲胶（冲）、甘草各6g。治疗老年性骨质疏松症有显效，一般6～12剂后，即可产生精神振奋、肢体有力，疼痛缓解，继服可以获得痊愈。但须注意调养饮食，适当锻炼以促进康复。

2. 狗脊40g，薏苡仁粉、伸筋草各30g，川续断、炒杜仲、知母各15g，制附子、白僵蚕各12g，淫羊藿、鹿角霜（或胶）、桂枝、骨碎补、土鳖虫、羌活、独活、牛膝各10g，草乌9g，麻黄花3～9g，干姜6～9g。每日1剂，水煎服。效用补肾强督，温经散寒，活血化瘀。主治骨质疏松症中期，腰脊变形者。

3. 草薢、杜仲、肉苁蓉、巴戟天、天麻、僵蚕、伸筋草各30g，菟丝子、松节各15g，蜈蚣6克，补骨脂9～12g，桂枝9～15g，续断12～15g，生地黄10～15g，淫羊藿9～12g，防风6～10g，骨碎补9～15g，熟地黄10～15g，制附子6～12g，赤芍9～12g，威灵仙12g，白芍9～12g，炙穿山甲6～9g，苍术6～10g，牛膝9～12g，知母9～12g，麻黄3g，独活10g。每日1剂，水煎服。主治骨质疏松症寒瘀凝聚型。

4. 当归、川芎、白芍、桃仁、红花、丹参、穿山甲、全蝎、土鳖虫、三七、制川乌、制草乌、自然铜、白芷、杜仲、淫羊藿、仙茅、骨碎补、川牛膝、北黄芪、人参、白术、茯苓、甘草（原方无剂量）。每日1剂，水煎服。效用活血化瘀，补肾壮骨、益气化湿。肾虚脾弱、湿停瘀阻证型的骨质疏松症。

5. 忍冬藤30g，秦艽20g，生地黄、骨碎补各18g，川续断、威灵仙各15g，地骨皮、赤芍、知母、炒黄柏各12g，蚕沙10g，羌活、独活、土鳖虫各9g，制乳香、制没药各6g。每日1剂，水煎服。主治骨质疏松症早期。

6. 当归、菟丝子、党参、补骨脂、刘寄奴各60g，川芎、白芍、杜仲、桂枝、三七、木瓜各30g，炒熟地黄120g，川续断、五加皮各45g，骨碎补、黄芪、土鳖虫各90g，研细末，砂糖泡水泛为丸，每次服12g，温酒送下。主治骨质疏松症。

7. 人参、炒白术各60g，当归、马钱子（酒制）、乳香、没药、、穿山甲（蛤粉炒）各30g，全蜈蚣（大者）5条，不用炙。共轧细，过箩，炼蜜为丸，如梧桐子大，每次服6g，无灰温酒送下，主治骨质疏松症。

8. 熟地黄、白芍各25g，蕲蛇、各当归20g，全蝎5g，土鳖虫、淫羊藿、秦艽各15g，穿山甲7.5g，蜈蚣2条。每日1剂，水煎服。效用搜风活血通络，补肾强筋壮骨。主治风邪偏盛，瘀血阻滞痹证。

9. 独活、秦艽、防风、川芎、桂枝、牛膝各15g，黄芪30g，当归80g，熟地黄、白芍、党参各20g。每日1剂，水煎服。功效益气养血，祛风除湿。主治骨质疏松症。

10. 全蝎、木瓜、牛膝、海螵蛸骨各30g，精制马钱子60g（严格炮制，以解其毒）。蜜丸3g重，每次服1～2粒，每日1～2次，或单用或与汤合用，白开水化服。主治骨质疏松症。

11. 熟地黄、山药、枸杞子、鹿角胶各20g，山茱萸15g。水煎取汁，分2次温服，8个月为1个疗程。主治骨质疏松症。

12. 当归、熟地黄、川续断、菟丝子、黄芪各15g，骨碎补9g，土鳖虫、陈皮各6g，水煎服。主治骨质疏松症。

13. 杜仲、枸杞子、骨碎补、续断、芡实、补骨脂、狗脊各9g，煅狗骨15g。水煎服。主治骨质疏松症。

第六节 骨性关节炎

一、病证概述

骨性关节炎是指骨或关节软骨发生增生而引起的病症，俗称骨质增生，又称骨性关节病、增生性关节炎、退化性关节炎。多发生在负重大，活动多的部位，如颈椎、腰椎及四肢。发病原因为退行性变、外伤、劳损等，同时与患者年龄、体质、生活工作环境有密切关系。临床表现：起病缓慢，最初自觉关节僵硬，隐痛，晨起较明显，活动后减轻或消失，活动多时又加重。后期疼痛持续，并可出现活动受限，关节积液，畸形和关节内游离体，但关节强直较少见，若骨赘压迫神经根或脊髓时，可引起肢体相应部位的感觉和运动障碍。X线摄片结合增生部位及临床表现以明确诊断。本病属中医学"痹证""骨痹"等范畴。

二、妙法解析

（一）腰椎骨性关节炎（姚天源医案）

1. **病历摘要**：张某，女，52岁。患者素有腰痛病史达2年，近半个月来疼痛复发，经治疗无效，且日渐加剧，腰骶部僵硬感，腰及双臀部、下肢窜痛，夜不安寐，近3日来，腰部不能前俯、后仰和转侧，动则痛剧，畏寒肢冷，下肢水肿。检查：腰腿活动受限，搬动肢体疼痛呼叫，腰椎棘后韧带明显剥离压痛，双下肢直腿抬高征（15°）阳性。X线腰椎正侧位片示第1～4腰椎前缘均程度不同的骨质增生，呈唇样改变，第1、第2椎间隙变窄。脸色苍白，双膝以下凹陷性水肿。舌质淡红，苔薄白，脉弦细。辨证：肾阳虚衰，督脉亏虚，寒湿乘虚袭入，经络瘀阻，心血运行不畅。治法：补肾壮腰，通阳利水，宣痹止痛。方药：补肾通痹汤。鹿角霜、鹿蹄草、肉苁蓉、熟地黄、楮实子各15g，巴戟天、狗脊、牛膝、川续断各10g，制附子8g，薏苡仁30g，土鳖虫5g。水煎服，补肾通痹汤5剂，每日1剂，分2次口服。11月15日复诊：服药期间，能步履来院就诊。药已见效，原方继服5剂。11月20日再诊：腰腿痛消失。随访3年腰腿痛无复发。（《福建中医药》，1990年第6期）

2. **妙法解析**：骨性关节炎又称退行性关节炎、肥大性关节炎，是中年以后发生的一种慢性病，可分为原发性和继发性两种，是由于关节软骨变性和关节遭受慢性损伤所致。发病部位多在负重关节，主要表现为骨与软组织增生，骨赘形成，关节肥大，畸形，局部疼痛，运动受限等症。中医把本病列为"肾衰""痹证"的范畴。西医学对骨性关节炎病因的认识尚未完全明了，一般认为与组织变性和长期磨损有关。《素问·上古天真论》中讲丈夫"五八，肾气衰，发堕齿槁。六八，阳气衰竭于上，面焦，发鬓斑白。七八，肝气衰，筋不能动，天癸竭，精少，肾藏衰，形体皆极。八八，则齿发去"。说明了人在衰老退化过程中容易得本病。本案所用方剂以鹿角霜为主药，壮肾阳，益精血，强筋骨。熟地黄滋阴补血，益精填髓，为臣药。肉苁蓉暖腰膝，但专补肾中之水火；巴戟天强筋骨，补中益气；牛膝，宽筋骨，补中绝续，益阴壮阳，除腰膝酸疼，引诸药下走；川断续筋骨，使断者续得名；炙狗脊补肝肾，强筋壮骨，共为佐药。以制附子、鹿蹄草、薏苡仁、楮实子温阳散寒，利水宣痹；土鳖虫活血通络化瘀，共奏标本同治之效。

（二）双膝关节退行性骨质增生症（郑湘宏医案）

1. **病历摘要**：陈某，女，62岁。双膝关节疼痛2年，行走汗出时疼痛加重，上下楼梯时尤甚。诊见：双膝关节稍肿，膝关节间隙、髌前压痛，关节活动轻度受限。浮髌试验阴性；X线片示：股骨、胫骨骨端出现唇样改变，股骨间突、髌尖出现尖形骨刺、软骨下骨质硬化。同时患者有精神疲倦、腰膝酸软无力、舌红、苔少、脉弦细。诊断：双膝关节退行性骨质增生症。[辨证]肝肾阴虚。治法：补益肝肾，强壮筋骨。方药：灵芍汤加味。白芍、桑寄生、黄芪各30 g，牛膝、甘草各10 g，威灵仙、木瓜、鸡血藤、补骨脂、枸杞子、熟地黄各15 g，蜈蚣3条。上药煎汤内服，每日1剂，药渣煎水熏洗膝关节。内服6剂后，患者膝关节疼痛减轻，关节活动时疼痛不明显，效不更方，继续服用15剂后，疼痛消失，关节活动正常，随访半年未复发。(《中国中医骨伤科杂志》，2000年第2期)

2. 妙法解析：现代医学认为骨质增生症是由于关节及其周围软组织的退变，关节软骨发生变性、断裂，甚至脱落，软骨下骨质增生硬化，关节边缘骨赘形成，继发滑膜、关节囊、脂肪垫充血、增生肥厚、纤维化、骨化所致。本案灵芍汤中重用白芍及黄芪，白芍性寒味酸，气厚味薄，升而微降，归肝脾经，具有解痉镇痛、祛瘀、滋阴补血、敛阴柔肝而缓急止痛；且酸能软坚散结而有软化骨刺之功。现代药理研究表明，白芍主要成分为芍药总苷及少量羟基芍药苷，具有抗炎作用（明显降低关节炎症的纤维渗出、炎细胞浸润及滑膜增生）、镇痛作用、增强免疫作用，尚有对抗肝细胞损伤作用，并有扩张血管、增加血流量之功效。黄芪性微温，归脾、肺经，具有益气固表，补气升阳之效。脾为先天之本，脾之功能正常，得以促进其他脏腑功能恢复之作用。黄芪含有黄酮类成分芒柄花黄素，具有抗炎和增强免疫作用、抗衰老及延长细胞寿命作用。方中威灵仙、木瓜、乌梢蛇、蜈蚣等祛风湿、通经络；桑寄生、补骨脂、牛膝等补益肝肾、强壮筋骨；当归、鸡血藤、五灵脂活血养血、舒经活络。上药共奏补益肝肾、益气补脾养血、舒经通络而止痛之效。同时药渣复煎熏洗，药物直接渗入肌肤，更加强舒经通络、温经止痛之效。内服外洗而取得满意的效果。

（三）颈椎骨质增生（陈庆丰医案）

1. 病历摘要：黄某，男，50岁。自诉颈部酸困不适已半年，伴神疲乏力，尤以转头伸颈时为著。诊见：纳可，二便如常，舌质暗，苔薄黄，脉稍弦。颈椎X线片示：颈椎第3～5椎体骨质增生。辨证：气虚痰瘀阻络型颈椎病。治法：活血通络。方药：活血通络汤加味。丹参、鸡血藤、赤芍、地龙、白芥子各15 g，当归、川芎、红花、三七、制半夏、胆南星各9 g。以活血通络汤加黄芪30 g，葛根50 g，水煎服，每日1剂，连服20日后神疲力乏明显减轻好转。但转头伸颈时仍有眩晕不适。再以活血通络汤加葛根增至60 g，黄芪40 g，连服1个月后诸症皆除，治疗2个月后拍片复查报告：颈椎骨质增生部位明显疏松吸收好转。(《福建中医药》，2000年第3期)

2. 妙法解析：增生由于压迫刺激颈、腰神经或颈腰动脉而产生颈、肩、腰疼痛麻木不适及头晕等症状。其病理主要是骨刺的压迫和刺激局部产生的组织渗出、水肿，以致经络瘀阻不通，不通则痛。如清代王清任《医林改错》提出痹为瘀血致病说，创用身痛逐瘀汤等方；叶天士痹久不愈者有"久病入络"之说，倡用活血化瘀法。活血通络汤（丹参、当归、川芎、赤芍、三七、地龙）以活血祛瘀通络，使瘀祛则经络能通，通则不痛。近代药理证实，凡属活血化瘀之药，能改善病变局部血液循环，促进新陈代谢，有利于致病物质排出和病损组织修复。故运用活血化瘀法治疗骨质增生之痰瘀阻络型病者临床效果满意。本案颈椎骨质增生在活血通络汤中加葛根、白芍2味药，据近代药理证明，葛根配白芍能改善脑血液供应，缓解脑血管和平滑肌痉挛，对颈椎病有特效。凡遇到有颈项强直者，重用葛根配白芍，量大，通常各用30～60 g以升举清气，转输津液，解除颈项强直，效果特好。腰椎骨质增生在临床治疗时除了用活血化瘀法外，更应注重益肾壮骨以治其本，所以在活血通络汤方中常加熟地黄、山药、杜仲、鹿角霜、骨碎补以补益肝肾，强筋壮骨，使肾气恢复旺盛，肾精充沛，筋骨强健则不易损伤，骨质增生再难形成，从而达到治病求本之目的。

（四）颈椎综合征（马银梅医案）

1. 病历摘要：李某，男，50岁。自述2年前开始颈项强硬、活动受限。近半年来加重。肩背疼痛剧烈，常难以安睡，并感头重脚轻，行走时步态蹒跚，生活难以自理。诊见：颈项僵硬，活动受限，右臂麻木，浅感觉迟钝，舌边尖有瘀斑，脉沉涩，颈椎X线片示：第5、第6颈椎间隙狭窄，第4、第5、第6颈椎后缘呈唇样骨质增生。诊断：颈椎综合征。辨证：经络瘀阻，寒凝气滞。治法：活血通络，散寒止痛。方药：抑骨止痛散。人工麝香0.5 g，黄芪、桂枝、木瓜各30 g，杜仲、狗脊、独活、川芎、当归各12 g，牛膝、防风、白芍、红花各15 g，穿山甲、制附子、细辛各6 g，防己、制川乌各10 g。将上药总量与白芥子按5：1的比例配量，混合均匀。粉碎过百目筛，分装于密封袋内，每袋重30 g。治疗期间嘱患者卧床休息；取配制成的散剂1袋，陈醋调成饼状，敷贴于骨质增生部位及压痛点，外用塑料薄膜覆盖固定，60分钟揭去药物，隔日1次。1个疗程（15日）后患者症状明显减轻，1个月后症状消失，再巩固治疗1个疗程，随访半年未复发。（《河南中医》，2000年第5期）

2. 妙法解析：骨质增生症是一种常见病，患者均感患部不同程度疼痛，活动障碍，部分患者还可伴肢体麻木、局部肿胀发凉、放射性疼痛以及头痛头晕等不同症状，多由肝肾亏虚，气血运行阻滞，加之外感风寒，阻遏经脉，阳气不得宣展，气血不畅，脉络受阻，筋脉失养所致。本案方中黄芪、杜仲益气补元，温补肝肾；当归、白芍补血养血又兼和营，并能通痹；桂枝温经、通达肢体、经络、关节；穿山甲性善走窜，再配牛膝、狗脊、木瓜等引经药直达病所，使气血运行，筋骨得养，血脉通畅，瘀血去而肿痛消，关节通利；红花、川芎化瘀行血；独活、防风善去一身之风；制附子助阳散寒，通行十二经脉走里，细辛散寒通窍走表，二药相合，内外之寒皆能去之；以防己配制川乌可助其祛风除湿止痹痛之效，为止痛要药；人工麝香芳香走窜，通诸窍之不利，开经络之壅遏，活血散结，为止痛要药。现代药理研究表明，麝香（人工）水溶性分离物抗炎作用强度均为氢化可的松的6倍；白芥子辛散走窜，渗透力强。全方共奏调补气血，温经通络，祛除风湿，强筋壮骨，通窍止痛之功。因为药物是通过皮肤黏膜进入体内而发挥作用，避免了药物对消化道的刺激，减轻了肝脏和肾脏的负担，同时又避免了各种消化酶对药物的分解作用，从而提高了药物利用度，故效果理想。

（五）腰椎骨质增生（曾小勇医案）

1. 病历摘要：王某，男，71岁。患腰椎骨质增生症8年，伴坐骨神经痛2年。患者8年前出现久坐腰麻酸痛胀的感觉，但起身活动后症状减轻。随后则出现久坐起身艰难，腰痛如掣，双下肢麻木，活动受限。某医院X线片确认为第4、第5、第6腰椎骨质唇样增生并发坐骨神经炎。内服中西药（药名不详）数百剂，症状缓解出院。半年后症状加重以致卧床不起，家属又送至某医院治疗，经理疗和内服中药，病情稍见缓解。后病情日益加重。诊见：卧床不起，骨瘦如柴，终日喊叫不休，转身则痛不可忍，生活无法自理。舌暗红，苔薄白，脉左关弦紧，两尺沉细。辨证：肝肾亏损，筋脉拘急。治法：培补肝肾，疏通经络，佐以活血化瘀。方药：芍药木瓜汤加味。白芍30 g，当归、鸡血藤、木瓜、威灵仙、玄参各15 g，红花8 g，延胡索、牛膝、杜仲各10 g。水煎服。服2剂后，疼痛缓解，全身顿感轻松，继服1剂则能翻身，并勉强能起身大小便。上方前后加减治疗40日，临床症状完全消失，功能恢复正常，生活完全能自理。观察2年，未复发。（《新中医》，1996年第6期）

2. 妙法解析：肾主骨生髓，肾精不足，不能生髓充骨而骨痿；肝主筋，乙癸同源，肝血不足，不能荣筋，筋脉失养，骨痿筋弱，故出现关节疼痛、活动不利。又因久病致瘀，气血运行不畅，筋脉失养而致关节疼痛，经络闭阻，营卫滞涩，不通则痛。由此可见，肝肾亏损，气血不畅是本病的主要病理基础，治疗应培补肝肾，疏通经络，佐以活血化瘀，芍药、木瓜组方符合中医理法，对本病的病因病理及症状的治疗具有针对性，故显神效。

（六）颈椎骨质增生（曾祥华医案）

1. 病历摘要：王某，男，52 岁。因头晕头痛、颈项发僵胀痛 1 年，加剧 1 个月，而于 1982 年 4 月 27 日来我院诊治，经 X 线片示第 4～7 颈椎体边缘有囊状骨性增生。患者自感颈项强痛，转侧不利，活动受限，食欲不振，舌苔白，脉弦滑。此为外邪客于太阳经脉，经输受阻，气血运行不畅所致。治以解肌透邪，舒筋活络剂。服 10 余剂后，疗效不显，改予骨刺散：乌梢蛇 60 g，透骨草、当归、防风、土鳖虫各 36 g，威灵仙 72 g，没药、降香各 20 g。上药共研细末，装瓶备用。每次 3 g，每日 3 次，空腹服用。1 剂药量为 1 个疗程，病重者可连服 2 剂。连服 2 个月，诸症日渐缓解，症状消失，经复查 X 线片：颈椎囊状骨性增生软化，显效出院。（《湖南中医杂志》，1987 年第 2 期）

2. 妙法解析：本方即"风湿威灵方"中乌梢蛇易白花蛇，降香、没药易血竭而成。方中乌梢蛇、透骨草、威灵仙、防风祛风胜湿，通络止痛；降香、没药、土鳖虫活血化瘀，软坚散结；当归养血活血，营养筋脉。全方具有祛风通络、活血化瘀、软坚止痛之功，较之原方价格便宜，服用方便，且效果相当。

（七）胸椎骨质增生（章征源医案）

1. 病历摘要：李某，女，35 岁。胸背部疼痛反复发作 10 余年，在天气变化时更为明显，有外伤史。双下肢负重、走路都感困难，胸背部脊椎及两旁皆有压痛。X 线片示：胸第 6～9 椎体前缘有增生，椎间隙正常。威灵仙 30 g，血竭 15 g，生马钱子 240 g，生川乌、生草乌各 60 g，五加皮、姜黄各 30 g，木瓜 12 g，牛膝 15 g，红花 9 g，生桃仁、生香附各 60 g，三棱 30 g，皂角刺、蒺藜各 15 g，羌活、独活各 30 g，乳香、没药各 15 g，三七 6 g，茜草 15 g，川芎 12 g，穿山甲 30 g，灵脂、防己各 9 g，辽细辛 30 g，透骨草 15 g，秦艽、葳蕤各 30 g，白芥子 9 g，赤芍 15 g，木鳖子 60 g，莪术 30 g，路路通 9 g，冰片 60 g，麝香 1 g，广丹 750 g（夏天加 10 g，冬天减 10 g），香油 1500 g。将上药分为 3 个组，第 1 组麝香、血竭、冰片、三七；第 2 组：生马钱子、生川乌、生草乌、生穿山甲、生香附；其余为第 3 组。先将第 1 组研细，密封备用。再将第 2 组入油锅内浸泡 1 周，然后慢火煎之，待药渣呈灰黑色，将渣捞出。再将第 3 组入油锅内，改用小火煎焦后捞出，将油过滤，再慢火煎至油能滴水成珠，入黄丹。这时要不停搅拌，待油由红色变为绛色，锅内烟雾弥漫，速将锅撤离火炉，继续快速搅拌，以防接近铁锅部分热极老化失效，待油的温度冷至 60 ℃左右，将第 1 组药入锅内，继续搅拌至油完全冷却凝固，即制成骨刺膏。将药膏摊于较密的布上（约 0.2 cm 厚度），待用时熏热揭开，撒入少许冰片粉末，贴于患处。每张可贴 5～7 日，每贴 5～10 张为 1 个疗程。经用此中药 3 剂后，疼痛明显好转，继用 5 剂，症状完全消失，恢复原来工作。（《中国骨伤》，1988 年第 3 期）

2. 妙法解析：本方以独活、威灵仙、防风祛风湿、止痛；血竭、牛膝、土鳖虫、当归、续断等活血、消肿、止痛；白芍养血柔肝、缓急止痛。诸药合用而获效。

（八）双膝髌骨骨质增生（刘其浩医案）

1. 病历摘要：王某，女，59 岁。1 年前开始出现双膝关节疼痛，上坡及下楼时痛剧如针刺，局部无红肿及发热，与气候寒热无关，步履艰难，倚杖而行。经服中西药物未见好转。X 线片示：双膝髌骨骨质增生。舌苔薄白，脉沉细。鸡血藤、淫羊藿、鹿衔草各 30 g，骨碎补、木瓜 15 g，鳖甲、龟甲、甘草、熟地黄、当归各 10 g，桂枝、细辛各 5 g。水煎服。治用基本方加牛膝 10 g。10 剂后，双膝关节走平路时已无疼痛感，能弃杖行走，上楼及上坡时疼痛也大大减轻。继服前方 15 剂后，症状完全消失。随访 1 年病情未复发。(《湖南中医杂志》，1988 年第 5 期)

2. 妙法解析：本方着重补肾，兼以活血通络软坚，方以淫羊藿、鹿衔草、骨碎补、熟地黄补肾；当归、木瓜、桂枝、鸡血藤活血通络；龟甲、鳖甲滋阴补肾、软坚。诸药合用而奏效。

(九) 颈椎骨质增生 (乔长兴医案)

1. 病历摘要：徐某，男，56 岁。近 4 年来常感头晕目眩，两臂酸麻木痛，颈部有压迫感，转动不利。经 X 线片确诊为颈椎第 4～6 节骨质增生。查见患者除下肢因外伤装义肢而行动不便外，其他正常。当归、红花、乳香、没药各 10 g，三仙丹 3 g。上药共研为末，加水调成糊状，慢火加热至 80 ℃，再加入黏合剂 (糯米粉) 少许，调匀。待冷却至 40 ℃～45 ℃时，将药膏敷于骨质增生部位，然后用塑料薄膜覆盖，周围用胶布封牢，以保持药膏的温度和湿度，外用纱布薄棉垫扎紧。24 小时后取下。7 日后按此法敷第 2 贴。敷 3 次为 1 个疗程 (28 日)。用本方 1 贴敷于患处。4 月 12 日二诊时，患者自述头晕、疼痛减轻，继敷第 2 贴。4 月 19 日三诊时，诸症消失，头部活动自如，又敷第 3 贴。5 个月后随访病已痊愈，复查 X 线片示钙化部位全部吸收。(《山东中医杂志》，1989 年第 5 期)

2. 妙法解析：本方可促进椎间孔周围神经根炎性水肿消退，改善脊髓神经根及骨质增生部位的血液循环，从而减轻或解除神经根的张力，使症状缓解至痛止。

(十) 腰椎骨质增生 (冯礼华医案)

1. 病历摘要：贾某，女，42 岁。腰部持续性胀痛 1 年多，曾用多种治疗方法效果不显，不能弯腰，无法劳动。X 线片示腰第 4～5 椎增生。四方木皮、战骨各 500 g，红花 100 g，以 60%～70% 乙醇 3000 mL 浸泡 15 日，去渣过滤备用。视病变部位的大小，采用 10～20 cm 见方的纱布 3～4 层，浸透治骨酊后平敷于患处，然后用红外线灯照射，热度要适宜，以稍热为佳，但不要过热，以免烫伤局部皮肤。1 次照射 20～30 分钟，每日 1 次，10 次为 1 个疗程。经用治骨酊治疗 8 次，腰痛完全消失，活动正常，恢复原劳动，随访 3 年多，临床症状无复发。(《中医骨伤科杂志》，1987 年第 2 期)

2. 妙法解析：本酊剂，通过红外线的照射，使药液易于渗透，使局部血液、淋巴循环得到改善，更能发挥消除炎症水肿、松解粘连、解除肌肉痉挛的功效，对于改善骨质增生所致的疼痛和恢复功能都有一定的作用。四方木皮为豆科植物中国无忧花 (*Saraca Chinensis Merr. et Chun*) 的干燥树皮，具有祛风除湿、消肿止痛的功能。战骨为马鞭草科植物黄毛豆腐柴 (*Premna fulve* Craib) 药用老莲，切片晒干备用，具有活血散瘀、祛风止痛、强筋健骨的功能。红花为菊科植物红花 (*Carthamus tinctorius* L.) 的干燥花，具有活血通经、散瘀止痛的功能。

(十一) 左足跟骨骨刺 (王振中医案)

1. 病历摘要：患者，男，46 岁。左脚跟疼 1 年余。平时身体虚弱 (有慢性肝炎史)，经用止疼片、针灸、局部封闭及中草药外洗等疗法，疼痛不止，行走困难。每晨下床负重时痛，忍痛走一会稍好，但每次行走 300 m 都困难。凡遇高低不平的道路，疼痛加剧。于 1977 年 3 月 23 日，经 X 线检查确诊为左足跟骨骨刺。熟地黄、鸡血藤各 30 g，肉苁蓉 20 g，盐杜仲、当归各 12 g，白芍、牛膝、黄芪各 15 g，淫羊藿、红花、狗脊各 9 g，木香 3 g。每剂水煎 2 次，共滤药液约 700 mL，每次约 350 mL，每日 2 次，口服。服 "补肾养血化瘀汤" 5 剂，疼痛消失，能长时间地走路 (约 5 km) 和劳动，1 年后 X 线复查骨刺无明显变化。7 年后随访，自服药以来，一直参加劳动，足跟再未疼痛。(《河南中医》，1985 年第 5 期)

2. 妙法解析：方中熟地黄填骨髓，生精血，益肝肾；盐杜仲、牛膝、淫羊藿、狗脊入肾，强筋骨，补肝肾；鸡血藤、当归、白芍、红花活血化瘀止痛；黄芪扶正补气；肉苁蓉补肾壮阳，填精补髓；木香行气止痛。全方用于治疗骨质增生症收效满意。

（十二）右足跟骨骨刺（邹培医案）

1. 病历摘要：患者，男，58 岁。右足跟疼痛 3 个月余，无明显诱因。最初为行走时疼痛，休息后减轻。近来疼痛加剧，不能步行。查：局部无明显肿胀，右足跟底部压痛（＋）。X 线片示：右跟骨骨刺形成。诊断：右足跟骨骨刺。羌活、当归、乌梅、炒艾叶、五加皮、防风、炙川乌、地龙、木通、萆薢、花椒各 30 g，加生姜 150 g（拍烂）。诸药用纱布包裹后，放入大小适中的搪瓷盆中，加冷水（约盆容积的 2/3）后置火上煮沸。沸腾 5 分钟左右将盆离火置地上。乘热熏蒸患处。待稍冷后（以不烫为度），用药汤浴洗患部，并轻轻揉按患部。腰椎增生性关节炎则用纱布口罩 2 个，蘸药汤交替热敷患部，每日 1～2 次，每剂药用 5～7 日。中药熏洗。共用药 6 剂，疼痛全部消失，步行上班。（《云南中医学院学报》，1990 年第 2 期）

2. 妙法解析：用药汤直接熏洗患部，使热力与药力同时发挥作用，可获得单纯物理热疗和单纯药物治疗所不能达到的满意疗效。中药熏洗，对于缓解疼痛，不同程度地改善关节功能，具有积极意义，不失为治疗本病的简单、有效的治疗方法。

（十三）肾虚骨病（王陆军医案）

1. 病历摘要：徐某，女，43 岁。患者头晕目眩，左上肢麻木 1 年半，曾在某医学院附院 X 线片示颈椎第 3～7 椎体前缘骨质增生。查体：压颈试验阳性，牵拉试验阳性。舌苔薄，脉细。诊断：肾虚骨病。拟益肾坚骨法，处方：补骨脂 15 g，骨碎补 12 g，地黄、当归各 15 g，白芍 12 g，川芎 10 g，陈皮 6 g，甘草 5 g，7 剂。每日 1 剂，1 个月为 1 个疗程。药后症状明显减轻，苔脉同前，前方加黄芪 20 g。药服 20 剂，症状、体征消失，继服 10 剂以巩固疗效。随访 2 年未复发。（《江苏中医》，1990 年第 7 期）

2. 妙法解析：本方以补骨脂、骨碎补补肾壮阳，坚骨活血；菟丝子平补肾之阴阳；地黄养肾滋阴，填精益髓；共为主药。黄芪助气、壮筋骨；当归、白芍养血活血；川芎活血通络；并配陈皮理气健脾；甘草调和诸药。全方培本为主，兼治其标，温而不燥，补而不滞。

（十四）膝关节骨质增生（吴凤全医案）

1. 病历摘要：刘某，女，65 岁。右膝关节疼痛已 3 年，曾服骨仙片无效，X 线诊断为膝关节骨质增生。舌质淡，右寸浮，左尺沉，余皆细濡。既往曾患过甲状腺功能亢进症，现已控制。年近古稀，肝肾内虚，精血亏损，气血瘀滞。拟加味弃杖汤重用补肾之品，处方：熟地黄、黄芪、白芍各 20 g，丹参、鸡血藤各 30 g，淫羊藿 15 g，牛膝、炙甘草各 10 g。6 剂，水煎 2 次，兑后分 3 次服用。5 月 30 日二诊：服上药疼痛大减，患者甚是欣慰，舌苔腻，上方加砂仁 6 g。6 月 6 日三诊：已完全不痛，上方加神曲 10 g。7 月 11 日停药，观察 1 年，未见复发。（《中医药学报》，1990 年第 2 期）

2. 妙法解析：中老年人膝关节痛的病因根本是精血亏损，主要病理变化为瘀血阻滞，发展结局是脾肾阳虚、湿浊下注。临床上应对证选方用药。

（十五）增生性脊椎炎（郭进修医案）

1. 病历摘要：李某，女，52 岁。腰痛数年，就诊时扶持来院，自诉 1 个月来，腰痛逐渐加重，已卧床数日，曾服药及理疗 1 周，效果不佳。检查：腰部板直，肌肉紧张，动辄疼痛加重，后伸受限，腰 2 至骶 1 两侧骨骶棘肌压痛，尤以腰 5 骶 1 明显，屈髋卷腰试验阳性，双下肢无放射痛。X 线片示：腰椎呈竹节样改变。诊断：增生性脊椎炎。治疗：川乌、天南星、川芎、杜仲各 12 份，乳香、没药各 9 份，冰片 3 份。上药共研过 60～80 目筛为细末，防潮避光保存备用。

取药末 60～70 g，装入 8 cm×15 cm 的布袋内，封口后敷于腰痛部位，用 2 cm 宽适当长的带子固定。每 7 日换药 1 次，一般换药 1～3 次即愈。以川南散外敷，换药 3 次，疼痛消失，步行 2～3 km 无不适。2 个月后随访，无复发，能持一般家务。（《中医正骨》，1989 年第 1 期）

2. 妙法解析：本方以川乌、天南星温经散寒、祛风化饮、除骨痛消瘀结；辅以川芎、乳香、没药行气活血止痛；佐以杜仲补肾壮腰以扶正固本；冰片辛凉走窜引诸药直达病所为使；又可防川乌、天南星过燥伤阴。诸药合用，共奏祛风散寒、行气通络、活血止痛、补肾壮腰的功效。

（十六）腰椎骨质增生伴弯曲畸形（王存成医案）

1. 病历摘要：杨某，男，63 岁。腰痛 15 年，时而酸痛，时而刺痛，逐渐加剧，活动后尤甚，以致影响到活动受限，经多方治疗效果不显，遂来诊治。患者并伴有周身乏困无力，两目干涩，视物昏花，食欲不振，下肢微肿，血压 140/90 mmHg，双肾叩击痛（＋＋）。X 线片提示腰椎骨质增生伴弯曲畸形。舌淡苔薄黄腻，脉沉细涩。辨证为肾虚瘀阻腰痛，治当补肾壮腰、活血止痛。苍术、黄柏、乳香、没药各 12 g，牛膝、杜仲各 15 g，丹参、桑寄生各 30 g。每日 1 剂，水煎服。用药汁烊化六味地黄丸 4 丸（每丸重 9 g），分 2 次温服，5 剂为 1 个疗程。先服上方 3 剂后感觉腰痛明显减轻，再服 7 剂后诸症消失，活动如常，血压 130/86 mmHg，双肾叩击痛（－）。随访至今未复发。（《陕西中医》，1990 年第 3 期）

2. 妙法解析：本方以黄柏苦寒清热，苍术苦温燥湿，两药合用具有清热燥湿之效，且苍术又独有祛风湿止痹痛之功，乳香、没药相须为用，结合丹参活血止痛；杜仲甘温，既能补肝肾强筋骨，又有很强的镇静作用，实为治腰痛之佳品。桑寄生苦平可祛风湿、舒筋络，配合牛膝通经止痛，六味地黄丸滋阴补肾填髓壮腰作用明显。全方丸汤剂并用，标本同治，融补肾壮腰、祛风通络、化湿清热、活血止痛等法于一体，故可适用于一切腰痛之治疗。

（十七）左膝骨关节炎（孙广生医案）

1. 病历摘要：王某，男，65 岁。患者于 3 年前活动及负重后出现左膝关节轻度疼痛，未予特殊处理，休息时疼痛缓解，此后膝关节疼痛间歇性发作，休息后缓解，但久行久立诱发疼痛，上下楼梯加重。1 周前左膝疼痛加重，行走困难。今日到我院就诊。门诊经询问病史、查体后，以"左膝关节骨关节炎"收入住院。现诉左膝刺痛，活动不利，腰膝酸软，无头晕耳鸣，食纳正常，夜尿增多，大便调，无恶寒发热及头胸腹痛等症。查见左膝关节膨大畸形，左膝外翻，稍肿。内外侧均有压痛，有摩擦音，关节活动范围左 170°～80°。抽屉试验（－），侧副韧带紧张试验（－），挺髌试验（－），回旋挤压试验（－），浮髌试验（－）。舌淡红、苔薄白，脉沉。X 线片示：左膝胫骨平台内外侧髁、股骨内外髁及髌下缘均可见骨赘形成，胫骨髁间崤增高。诊断：左膝关节骨关节炎。证属肝脾肾虚，脉络瘀滞，瘀湿互结。治宜健脾益气，补益肝肾，化瘀除湿，舒筋活络。方选独活寄生汤加减：白芍、续断各 12 g，薏苡仁 20 g，土鳖虫 6 g，黄芪、茯苓、白茅根、鸡血藤各 15 g，独活、桑寄生、当归、杜仲、牛膝、地龙、木瓜、秦艽、三棱、莪术、防己各 10 g，甘草 5 g。每日 1 剂，水煎，分 2 次服。药渣煎水熏洗、热敷患膝，嘱进行直腿抬高、股四头肌舒缩等功能锻炼。服 7 剂后，患者一般情况可，诉左膝部疼痛减轻，膝关节活动较前好转。维持原治疗方案，继续加强患肢股四头肌舒缩功能锻炼。2 周后复查，患者一般情况可，诉左膝部疼痛明显减轻，膝关节活动明显好转。患者要求出院门诊治疗，嘱出院后继续前方治疗。长期坚持直腿抬高等功能锻炼，不进行剧烈活动及重体力劳动，注意休息。（《孙广生医案精华》，人民卫生出版社，2014）

2. 妙法解析：膝骨关节炎是力学和生物学因素共同作用下导致软骨细胞、细胞外基质、软骨下骨质三者降解和合成失衡，导致关节软骨完整性受损，关节边缘和软骨下骨发生相应的病理改变而引起的关节症候群。本病的主要病变为关节软骨退行性变化和继发性骨质增生，骨赘刺激与损伤关节囊和周围组织，则使其发生充血、水肿、渗出，临床表现主要是关节疼痛、肿胀、关节积液。

三、文献选录

骨质增生症与年老体弱，肝肾亏损，气血不足，筋骨失养，复受风、寒、湿邪侵袭，痹阻脉络而导致本病。属"骨痹""腰痛""痿证"等范畴。对于本病的治疗，必须内外同治，标本兼顾，重在补肝肾强筋骨以堵漏，辅以透骨软坚活血通络以宣痹，并随风寒湿热瘀邪之偏重加减化裁，方可取得理想的疗效。正如《类证治则》所曰"治法总以补助真元，宣通脉络。使气血流畅，则痹自已"，又曰："三痹各有所胜，用药以胜者为主，而兼者佐之。治行痹散风为主，兼祛寒利湿，参以补血，血行风自灭也；治痛痹温寒为主，兼祛风渗湿，参以益火，辛温解凝寒也；治着痹利湿为主，兼祛风逐寒，参以补脾补气，土强可胜湿也。"

（一）病因病理分析

骨质增生是指随着年龄的增长，骨关节磨损后，受损伤关节软骨的周围出现代偿性软骨增长并且钙化。增生部位大多发生在软骨边缘，突起如刺，俗称骨刺。骨质增生的发生主要与身体过度活动、运动、外伤、年龄等有直接的关系。不适当的活动或运动，使关节部位骨骼过度磨损，软骨受伤，关节受力不平衡而导致骨刺的形成。因此，经常活动及负重关节易发生骨质增生，常见于颈椎、腰椎、膝关节、肘关节、足跟、手等部位。老年人随着年龄的增长，骨关节因长期、慢性的磨损，使关节的骨与软骨不同程度出现损伤，因而比年轻人更容易发生骨刺；久坐、久站等长时间维持同一个姿势或姿势不正确及反复使用某个关节的工作族也可能发生；中、小学生由于学业负担过重、看书写字坐姿不当、长时间吹空调或无节制操作电脑，少运动，如果加上长期摄取的含钙食物又少，颈椎很容易发生骨质增生。中、小学生正处于生长发育时期，颈椎骨质增生不仅造成身体不适，影响身体发育，还会影响视力，严重者会导致脑供血不足，以至于影响智力，使记忆力减退。

（二）辨证分型选录

分4型辨治：肝肾阴虚型用知柏八味丸。肝肾阳虚型用附桂八味丸。阴阳两虚型用参附生脉汤（人参、熟附子、麦冬、五味子）、附桂八味丸加减。气血瘀阻型用桂枝茯苓丸合血府逐瘀汤、六味地黄丸加减。凡兼有湿热者加羚羊角、芍药、甘草；兼瘀热者加三七、木瓜、川牛膝；痛甚者加地金牛、延胡索、乳香、没药。此外，各型方药中均加制马钱末0.3 g，冲服。每日1剂，水煎服。30日为1个疗程。全部患者均同时外用灵仙陈醋液直流电离子导入法治疗。1个月为1个疗程。治疗骨质增生110例经治1～3个疗程，临床治愈85例，有效10例，无效15例，总有效率为86.36%。（《中医药研究》，1991年第4期）

（三）中药煎剂治疗选录

1. 抗骨赘汤治疗骨质增生160例：鸡血藤30 g，白芍25 g，木瓜、威灵仙、骨碎补各15 g，甘草10 g，三七粉5 g（冲）。发于颈椎者加葛根、天麻；发于腰椎者加杜仲、牛膝。每日1剂，取清水1500 mL，浸泡30分钟，煮沸后煎10分钟，存液300～500 mL，饭后徐饮之，每日2剂，早晚各服1次。外用方：骨碎补100 g，细辛、生川乌各30 g，切碎拌匀，砂锅炒热，洒入白酒（以湿透为度）乘热烫敷患处约30分钟，每日1～2次，15日为1个疗程，疗程间隔3日。7～45日后，结果：治愈（症状消失，X线示骨质增生控制，1年无复发）50例，显效72例；有效31例，无效7例，总有效率为95.6%。（《实用中医内科杂志》，1991年第2期）

2. 灵仙五物汤（散）治疗骨质增生 368 例：威灵仙 30 g，苦参、穿山甲、香附、透骨草各 10 g。每日 1 剂，水煎分 2 次服。药渣加水 1500 mL，煎至 800 mL 并做局部熏洗热敷浸泡。或将上药共研细末过 60 目筛；每日 2 次，每次 10～20 g，开水冲服。根据患部大小取药粉适量，以白酒或醋调成糊状敷局部，干后取下，用酒或醋再调再敷连续 3 次，每日均须换用新的药粉调敷。10 日为 1 个疗程，疗程间隔 5 日。结果：经 1～5 个疗程治疗后，症状消失，恢复正常。恢复正常 128 例，症状基本消失，劳累受冷后有轻度不适 121 例，症状明显减轻者 112 例，无效 7 例，有效率 98.1%。（《中医正骨》，1991 年第 3 期）

3. 蕲蛇防风汤治疗骨质增生 52 例：蕲蛇 4 条，威灵仙 30 g，防风、当归、血竭、透骨草、蛋虫各 36 g。上药烘干，并研细末过筛，每日 3 次，每次 3 g，饭后温开水送下。1 料为 1 个疗程。结果：显效 42 例，进步 6 例，无效 4 例。（《抗癌中草药大辞典》，1994 年第 3 期）

4. 逐瘀通痹汤治疗骨质增生 103 例：丹参、狗脊、络石藤各 15 g，独活、当归各 10 g，羌活、血竭（磨兑）、乳香、没药各 5 g。夹热者加石膏、蚕沙；寒甚加桂枝、川乌；上肢加片姜黄、桑枝；下肢加木瓜、伸筋草。每日 1 剂，水煎服。部分患者经久不愈配合复方丹参注射液静脉滴注。服药 15～43 剂，治愈 68 例，有效（肢体活动自如，症状明显好转）27 例，无效 8 例，总有效率为 92%。（《湖南中医杂志》，1991 年第 1 期）

5. 威灵透骨草汤治疗骨质增生 52 例：威灵仙 72 g，透骨草、防风、当归、血竭、土鳖虫各 36 g，白花蛇 4 条。气虚加生黄芪，阴虚加生地黄；颈椎肥大加葛根；上肢加嫩桑枝或桂枝；下肢加川牛膝；四肢末端加外敷药。共研细末。每次 3 g，口服，每日 3 次，1 剂。1 个月为 1 个疗程。结果：显效 42 例，有效 6 例，无效 4 例。（《浙江中医学院学报》，1992 年第 6 期）

6. 益肾通督汤治疗骨质增生 103 例：鸡血藤、鹿衔草、熟地黄、白芍、威灵仙各 30 g，木瓜 20 g，骨碎补、淫羊藿、肉苁蓉、莱菔子、当归、甘草各 10 g，蜈蚣 2 条。增生在颈椎加葛根、桑枝、紫丹参，在腰椎加桑寄生、续断，在足跟加牛膝；痛剧加桃仁、红花。每日 1 剂，水煎，分 3 次服。30 日为 1 个疗程。结果：显效（症状消失；X 线示唇样增生减轻，骨刺变小）72 例，有效 28 例，无效 3 例，总有效率 97%。（《云南中医学院学报》，2001 年第 3 期）

7. 骨通汤治疗骨质增生 465 例：丹参 20 g，熟附片、黄芪、海风藤、忍冬藤各 15 g，红花 12 g，制川乌、杜仲、秦艽、僵蚕、地龙、桂枝、鹿角胶（烊化）、白芍各 10 g，蜈蚣（去头足，研末，分冲）2 条，全蝎 8 g。随症加减。每日 1 剂，水煎，分 3 次服。痛甚用酒炒药渣，外敷患处（或复煎药渣，熏洗患处）。停用其他中、西药及理疗等。5 日为 1 个疗程。用 3 个疗程，结果：痊愈 341 例，有效 115 例，无效 9 例，总有效率 98.1%。（《现代中西医结合杂志》，2008 年第 8 期）

（四）中药其他剂型治疗选录

1. 骨刺丸治疗骨质增生 312 例：熟地黄、骨碎补、炙马钱子、鸡血藤、肉苁蓉各 60 g，三七、净乳香、净没药、老川芎各 30 g。以上各药共为细末，炼蜜为丸，每丸重 6 g，早晚各服 1 丸，温开水或黄酒送服。3 个月为 1 个疗程。显效 21 例，占 6.5%；好转 259 例，占 80.9%；不明显 29 例，占 9.06%，停药一年后复发 3 例，占 0.9%。（《陕西中医》，1985 年第 6 期）

2. 六味地黄丸治疗骨质增生 100 例：熟地黄、山茱萸、茯苓各 15 g，山药、牡丹皮、泽泻各 12 g。眩晕、呕吐，上肢麻木，加姜半夏、炒白术、天麻、羌活、独活各 12 g，鸡血藤 15 g；腰膝酸软，耳鸣，视物昏花，加枸杞子 15 g，滁菊花、狗脊各 12 g，杜仲 9 g；手足心热，情绪烦躁，痛甚者，加知母、黄柏、生乳香、生没药各 9 g，五灵脂 20 g；腰痛加杜仲、川断、淫羊藿、补骨脂各 9 g，枸杞子 12 g；外伤瘀血，局部痛甚，加当归、红花、赤芍各 12 g，桃仁 9 g，五灵脂 20 g。将上药浓煎成 200 mL 溶液，分早晚 2 次口服，每日 1 剂，30 日为 1 个疗程，可连续服用 3 个疗程。同时吞服三七片，每次 4 片，每日 2 次。结果：显效（临床症状消失，功能恢复正常，复查 X 线片部分骨刺变细变短，或病变部位的生理曲度得到改善）18 例；有效（局部症状及全身症状均明显改善，功能部分恢复，能从事轻工作，复查 X 线片骨刺有所改善）16 例；进步（局部症状改善，X 线片示改善不明显，随药物的中断而有反复）33 例；无效（症状及体征均无明显变化）33 例；总有效率为 67%。(《安徽中医学院学报》，1994 年第 13 期)

3. 骨刺丸治疗骨质增生 105 例：熟地黄、肉苁蓉、淫羊藿、制附片、狗脊、骨碎补、桑寄生、威灵仙、秦艽、三七等。蜜丸，每丸重 10 g，含生药量 4.5 g。每次 1 丸，口服，每日 2 次。1 个月为 1 个疗程。治疗 1~3 个疗程。结果：临床治愈 42 例，显效 36 例，有效 22 例，无效 5 例，总有效率 95.3%。(《甘肃中医学院学报》，1992 年第 4 期)

4. 芍药木瓜散治疗骨质增生 50 例：白芍 30 g，木瓜、当归、威灵仙各 15 g，甘草、五加皮各 6 g。病变部位在颈椎者加羌活 10 g；在腰椎者加川续断 20 g；在跟骨者加牛膝 10 g，并配合适当的功能锻炼。每日 1 剂，水煎，分早、晚服。结果：临床症状消失者 40 例，好转 10 例。(《陕西中医》，1985 年第 4 期)

5. 骨刺散治疗骨质增生 86 例：威灵仙 72 g，乌梢蛇 60 g，透骨草、当归、防风、土鳖虫各 36 g，没药、降香各 20 g。共研细末，每次饭前服 3 g，每日 3 次。1 剂药量为 1 个疗程，重者可连服 2 个疗程。治疗骨质增生 86 例（包括颈椎、胸椎、腰椎及骶椎骨质增生患者）共 84 例；足跟骨患者 2 例。结果：显效 26 例，有效 58 例，无效 2 例，总有效率 97.7%。(《湖南中医杂志》，1987 年第 2 期)

6. 灵仙透骨草散治疗骨质增生 50 例：威灵仙、透骨草各 72 g，制马钱子、当归、土鳖虫、血竭、防风各 36 g，白花蛇 4 条。共研细末，每日 2 次，每次 3 g，白开水送服。1 个月为 1 个疗程。轻者 1~2 个疗程，重者 3~5 个疗程。结果：痊愈 26 例，显效 18 例，好转 6 例。(《实用中医内科杂志》，1993 年第 4 期)

7. 三草消刺散治疗骨质增生 108 例：透骨草、伸筋草、凤仙草、威灵仙、生山楂、白芥子、乌梅、木瓜、芒硝、大皂角、片姜黄各 250 g，马前子 90 g，冰片 60 g。诸药烘干，粉碎成细末备用。取生铁屑 1 kg，加入药末 10 g，食醋 4 汤匙，拌匀后装入白布袋内，封口，置于患处。5~10 分钟，即自动发热，持续 1.5 小时，凉后取下，每日 2~3 次，20 日为 1 个疗程。治疗 1~3 个疗程，结果：痊愈 66 例，显效 28 例，有效 8 例，无效 6 例，总有效率 94.4%。(《四川中医》，1993 年第 11 期)

8. 灵脂皂刺散治疗骨质增生 300 例：五灵脂 20 g，皂角刺、豨莶草、透骨草、穿山甲、生乳香、生没药、杜仲、威灵仙、淫羊藿各 15 g，乌梢蛇、细辛各 10 g，生川乌、生草乌各 9 g，白花蛇 1 条。共研细末，置瓷碗内，用陈醋或米醋（局部疼痛发冷者可用白酒或黄酒）调成糊状，以杏核大小药膏置胶布中央，贴于增生部位及相应穴位上，隔日 1 次，10 次为 1 个疗程。结果：治愈 114 例（其中半年以上无复发者 71 例，3 个月后复发者 43 例）占 38%，好转 186 例占 62%。(《北京中医》，1988 年第 1 期)

9. 附桂骨宁片治疗骨质增生 362 例：制附子、制川乌、淫羊藿、党参、白芍、肉桂、制乳香等药。每日 3 次，每次 6 片，口服。3 个月为 1 个疗程。停用其他对症药物和治疗手段。颈椎增生性关节炎 188 例，膝关节增生性关节炎 174 例。结果：颈椎增生及膝关节增生分别为显效（疼痛、肿胀、麻木明显改善，活动障碍明显好转）85 例、76 例，有效 86 例、81 例，无效各 17 例，总有效率 90.69%、90.23%。(《中成药》，1990 年第 3 期)

10. 骨质灵治疗骨质增生 628 例：鹿衔草、白芍各 20 g，鸡血藤 15 g，威灵仙 12 g，补骨脂、乌梅、赤芍各 10 g，甘草 5 g。肝肾亏虚型加桑寄生、木瓜、川莲子；寒湿阻滞型加桂枝、制川乌、当归；气滞血瘀型加阿胶、红花。颈椎病变加葛根、羌活；胸椎加狗脊、炮穿山甲；腰椎加杜仲、牛膝；骶髂关节加当归；膝关节加白芷、桑枝；跟骨加川芎、槟榔；强直性脊椎炎加鹿角；并发坐骨神经痛重用白芍。每日 1 剂，水煎服。并用药渣敷患处。15 日为 1 个疗程。治疗 2 个疗程，结果：临床治愈 518 例占 82.4%，显效 71 例占 11.3%，有效 24 例占 3.8%，无效 15 例占 2.5%，总有效率为 97.5%。（《中医杂志》，1995 年第 2 期）

11. 骨痹通胶囊治疗骨质增生 120 例：柴胡、川楝子、泽泻、杜仲、徐长卿各 36 g，牛膝 24 g，甘草 20 g，水煎，浓缩为清膏；蜈蚣 4 条、全蝎、穿山甲、桃仁、红花各 24 g，白芍 36 g。每粒 0.4 g，含生药 1.2 g。每日 2 次，每次 6 粒；对照组 100 例，用壮骨关节丸，每次 6 g，口服，每日 2 次。30 日为 1 个疗程。结果：两组分别控制 28、8 例，显效 64、41 例，好转 23、39 例，无效 5、12 例，总有效率 95.8%、88%（$P < 0.01$）。（《中国中医药信息杂志》，2002 年第 6 期）

12. 骨刺康胶囊治疗骨质增生 130 例：三七、血竭、骨碎补、威灵仙、防风、土鳖虫、白花蛇、川乌、草乌等 10 余味药。研末，装胶囊。每次 3 g，每日 2 次，餐后服。1 个月为 1 个疗程。避免受寒、负重。增生部位在颈椎、腰椎、膝关节分别 26、85、18 例，用 1～3 个疗程，结果：分别治愈 16、62、8 例，显效 5、16、5 例，有效 3、6、3 例，无效 2、1、2 例；跟骨骨刺 1 例，无效后改用本品外敷。（《中医药导报》，2008 年第 11 期）

13. 疗骨增水煎液离子透入治疗骨质增生 60 例：Ⅰ组 60 例。药用雪上一枝蒿、北细辛、马钱子各 10 g，紫花地丁、牡丹皮各 15 g，地龙、生大黄各 20 g，紫金皮、鸡血藤、青风藤各 30 g，童便 50 mL，醋 10 mL。Ⅱ组 60 例，用防己、牛膝、白芷各 15 g，乳香、杜仲、草乌、川芎、桃仁、羌活各 20 g，蒲公英、威灵仙、干姜各 30 g。水煎取汁 400 mL，可用 10 例，取 40 mL 浸泡纱布垫置治疗部位，用 GZ-IA 型骨质增生治疗机行离子透入治疗，颈胸椎 5～15 mA，腰椎、膝关节 10～15 mA，足跟 12～20 mA，逐渐减小，每次 25 分钟，每日 1 次，12 次为 1 个疗程，疗程间隔 5 日。结果：两组分别有效 60、50 例，无效 0、10 例；Ⅰ组取效明显优于Ⅱ组（$P < 0.01$）。（《云南中医杂志》，1993 年第 2 期）

（五）经验良方选录

1. 骨质增生内服良方选录

（1）熟地黄、山茱萸、茯苓各 15 g，山药、牡丹皮、泽泻各 12 g。眩晕，呕吐，上肢麻木，加姜半夏、炒白术、天麻、羌活、独活各 12 g，鸡血藤 15 g；腰膝酸软，耳鸣，视物昏花，加枸杞子 15 g，菊花、狗脊各 12 g，杜仲 9 g；手足心热，情绪烦躁，痛甚者，加知母、黄柏、生乳香、生没药各 9 g，五灵脂 20 g；腰痛加杜仲、川续断、淫羊藿、补骨脂各 9 g，枸杞子 12 g；外伤瘀血，局部痛甚，加当归、红花、赤芍各 12 g，桃仁 9 g，五灵脂 20 g。将上药浓煎成 200 mL 溶液，每日 1 剂，分早、晚 2 次口服，30 日为 1 个疗程，可连续服用 3 个疗程。主治骨质增生。

（2）牛膝、鸡血藤、海风藤各 30 g，威灵仙 20 g，菟丝子、骨碎补、穿山甲、皂角刺、鹿衔草各 15 g，补骨脂 10 g。每日 1 剂，加水煎沸 15 分钟，滤出药液，再加水煎 20 分钟，去渣，两煎药液兑匀，分服。主治骨质增生，关节疼痛。僵硬，晨起加重，活动后减轻，劳累后加重，与天气变化关系不大，多见于 40 岁以上患者。关节肿胀加薏苡仁、防己、萆薢各 10 g；关节冷感加桂枝、川乌头各 10 g；关节热感加忍冬藤、地骨皮各 15 g。

（3）红参、黄芪、鹿角胶、枸杞子、熟地黄、肉苁蓉、丹参、白芍、制南星、白芥子、鸡血藤、生乳香、生没药、全蝎、蜈蚣、炮甲珠等中药。共研细末，炼蜜为丸，每丸重 10 g。每日早晚各 1 次，先取鸡蛋 1 枚，打入碗内，将 1 粒药丸，搅拌其中，蒸 6～8 分钟，成蛋糕状服用，3 个月为 1 个疗程。

（4）独活、秦艽、防风、川芎、甘草、茯苓各 9 g，桑寄生、赤芍、熟地黄各 12 g，细辛 3 g，党参、当归各 10 g，黄芪 20 g。颈部病变加葛根、白芷；腰部加杜仲、狗脊；上肢加桑枝；下肢加牛膝；足跟加熟地黄、何首乌；疼痛剧加三七；眩晕加钩藤；有瘀血加桃仁、红花。主治骨质增生。

（5）鸡血藤、鹿衔草、熟地黄、白芍、威灵仙各 30 g，木瓜 20 g，骨碎补、淫羊藿、肉苁蓉、莱菔子、当归、甘草各 10 g，蜈蚣 2 条。增生在颈椎加葛根、桑枝、紫丹参，腰椎加桑寄生、续断，足跟加牛膝；痛剧加桃仁、红花。每日 1 剂，水煎，分 3 次服。30 日为 1 个疗程。主治骨质增生。

（6）丹参 20 g，熟附片、黄芪、海风藤、忍冬藤各 15 g，红花 12 g，制川乌、杜仲、秦艽、僵蚕、地龙、桂枝、鹿角胶（烊化）、白芍各 10 g，蜈蚣（去足头，研末，分冲）2 条，全蝎 8 g。随症加减。每日 1 剂，水煎，分 3 次服。主治骨质增生。

（7）淫羊藿、鹿衔草、鸡血藤各 30 g，骨碎补、木瓜各 15 g，熟地黄、当归、鳖甲、龟甲、甘草各 10 g，桂枝、细辛各 5 g。每日 1 剂，水煎服。主治骨质增生。发于颈椎加葛根 10 g；发于腰椎加附子 10 g；发于下肢加牛膝 10 g。

（8）柴胡、川楝子、泽泻、杜仲、徐长卿各 36 g，牛膝 24 g，甘草 20 g，水煎，浓缩为清膏；蜈蚣 4 条，全蝎、穿山甲、桃仁、红花各 24 g，白芍 36 g。每粒 0.4 g，含生药 1.2 g。每次 6 粒，口服，每日 2 次。30 日为 1 个疗程。主治骨质增生。

（9）威灵仙 60 g，当归、土鳖虫、血竭、透骨草、防风各 30 g，白花蛇（学名银环蛇）4 条。将上药共研为细末，过筛，装瓶备用。用时，每次 3 g，每日 2 次，开水送服，以上药物为 1 个月的药量。主治骨质增生。

（10）白芍 30 g，木瓜、当归、威灵仙各 15 g，甘草、五加皮各 6 g。病变部位在颈椎者加羌活 10 g；腰椎者加川续断 20 g；跟骨者加牛膝 10 g，并配合适当的功能锻炼。每日 1 剂，水煎，分早、晚服。主治骨质增生。

（11）三七、血竭、骨碎补、威灵仙、防风、土鳖虫、白花蛇、川乌、草乌等 10 余味药。研末，装胶囊。每次 3 g，每日 2 次，餐后服。1 个月为 1 个疗程。主治骨质增生。

（12）蕲蛇 4 条，威灵仙 60 g，防风、当归、血竭、透骨草、土鳖虫各 30 g。上药烘干，并研细末过筛，每次 3 g，每日 3 次，饭后温开水送下。1 料为 1 个疗程。主治骨质增生。

2. 外治良方选录

（1）川乌、草乌、天南星、半夏、马钱子、当归、丹参、桃仁、红花、乳香、没药、木瓜、威灵仙、白芍、甘草、川续断、骨碎补各 30 g，干姜、大青盐各 20 g。共研细末，以醋、水调糊；对照组 30 例，药用当归、红花、川芎、独活、透骨草、伸筋草、秦艽、蒲公英各 30 g，乳香、没药各 20 g，羌活 10 g，威灵仙 60 g。每剂煎汤 500 mL。取药糊 10～15 mL。对照组取药液 30 mL，分别浸透 HQ-H 型中药离子导入治疗仪或 GZ-A 型治疗仪的正负极垫，以 40～50X℃ 温水调节其干湿程度。电流选用：颈椎用 5～10 mA；腰椎用 10～15 mA；膝关节用 10～20 mA；足跟用 10～25 mA。每次 30 分钟，每日 1 次，12 次为 1 个疗程。疗程间隔 3 日。主治骨质增生。

（2）威灵仙 60 g，当归、赤芍、草乌、川乌、天南星、川芎、蒲公英、白芷各 30 g，透骨草、乳香、没药、延胡索各 20 g，羌活 10 g。加水 1500 mL，浸泡 1 小时，文火煎沸 40 分钟后，用 4 层纱布滤出药液 800 mL，第 2 煎加水 1000 mL，煎沸 25 分钟，煎出药液 500 mL，2 次药液混合装瓶备用。用时加温至 40 ℃，用 GZ-IA 型骨质增生治疗机，将 8 cm×12 cm 的 2 块药垫浸湿药液，1 块放在增生部位，1 块放在痛点放散部位，上面各置 6 cm×10 cm 铅板一块，盖沙袋压紧，增生部位铅板导线插头插入正极插孔，另一铅板导线插头插负极；通电 30 分钟。每日 1 次，12 次为 1 个疗程，治疗 1～3 个疗程。

（3）夹脊穴、膈俞、阳陵泉。伴上肢麻木、眩晕取百会、风池、附分、外关、手三里；伴肩背疼痛取天宗、脾俞、阿是穴；坐骨神经痛取肾俞、秩边、风市、环跳、承山、昆仑；伴双膝及下肢麻木、疼痛者取足三里、膝眼、血海。用当归液、2％普鲁卡因各 2 mL，混匀，伴有风湿者用祖师麻注射液，用 4 号或 5 号针头直刺进针，有酸麻胀痛针感时，每穴注入混合液 0.5 mL。再用 88.11-B 型骨刺治疗器，将极掌置于骨质增生部位（下下缘、棘突、髁间脊等），接通电源，患者有酸麻胀痛感或肌肉束紧感时，持续治疗 45～60 分钟，取下极掌，进行按摩。主治骨质增生。

（4）淫羊藿、熟地黄各 50 g，杜仲、补骨脂、巴戟天、续断、独活、麻黄、桂枝、乌梢蛇、制川乌、制草乌、制南星、制马钱子、炮穿山甲各 30 g，红花、细辛、全蝎各 20 g，广丹 1 kg（制成膏药）3 份，上药加热软化，加中药粉（含生牡蛎 100 g，海藻、甘草、甘遂、大戟、昆布、樟脑各 50 g，莪术 30 g，半枝莲 60 g。共研末，过 80～100 目筛）1 份，搅拌均匀，摊成厚 2 mm，长 75 mm，宽 55 mm 大小，置于柔软革面上，趁热贴于骨质增生及明显疼痛处；每贴膏药反复使用 10 日后更换；1 个月为 1 个疗程。主治骨质增生。

（5）干姜 50 g，淫羊藿、威灵仙、川芎、秦艽、蒲公英各 40 g，防己、红花、桃仁、地龙、生草乌、生川乌各 30 g，生乳香、生没药各 20 g。增生在颈椎加透骨草、葛根，肘关节加透骨草、羌活，腰膝、跟骨加杜仲、牛膝；膝关节屈伸不利加伸筋草；沉重加猪苓；痛甚草乌增量，加肉桂；外伤加三七、茜草；跌扑闪挫加骨碎补、延胡索、苏木。每日 1 剂，水煎，取液，浸布垫，置患处，用 GZ-ⅢA 型骨质增生中药电泳治疗仪离子导入，电流强度以患者舒适为度；每次 30 分钟；10 次为 1 个疗程，用 2 个疗程。主治骨质增生。

（6）威灵仙、延胡索、白芷、当归、秦艽、青风藤各 30 g，赤芍、制南星、蒲公英、制川乌、制草乌、羌活、红花、制乳香（另包后下）、制没药（另包后下）、细辛、独活、石楠藤各 20 g，川芎、川牛膝、花椒、桂枝、生马钱子各 15 g，汉防己 10 g。用冷水浸泡 50 分钟，以文火熬煎，煮沸后加制乳香、制没药再煎片刻，过滤去渣，浓缩至 750 mL。按离子导入方法，每次治疗 20～25 分钟，12 次为 1 个疗程，疗程间隔 4～7 日。主治骨质增生。

（7）取病变局部穴：颈、胸、腰骶部相应双侧夹脊穴、八髎穴、内外膝眼、昆仑、照海。用 1～1.5 寸毫针，慢进针，稍摇动其针而深入，得气后在骨边缘向上下轻提插法，以加强针感。留针 30 分钟，间歇行同样针法 2 次。风寒偏盛配风池、腰阳关，用补法或灸法；气滞血瘀配合谷、三阴交，用平补平泻法；肝肾不足配肾俞、肝俞、太溪，用补法；气血不足配脾俞、胃俞、足三里、气海，用灸法；湿热偏盛配阴陵泉、太冲、丰隆，用泻法。1～2 日 1 次，15 次为 1 个疗程，疗程间隔 7 日。主治骨质增生。

（8）卷柏、伸筋草、当归、川芎、延胡索各 15 g，木香、乳香、没药各 12 g，土鳖虫 6 g。腰椎骨质增生加淫羊藿 15 g。加水煎煮 40 分钟，浓缩，用纱布过滤备用。将患部暴露于外，用神灯照射 30 分钟，用药液浸透叠成正方形的纱布块，敷于患处，外用铅板压迫固定，再用骨质增生机，离子透入 30 分钟。每日 1 次，10 日为 1 个疗程，疗程间隔 2 日。主治骨质增生。

（9）杭白芍 30 g，熟地黄 24 g，骨碎补、狗脊、木瓜、丹参各 18 g，淫羊藿、五加皮、甘草各 10 g，柴胡 7 g。剧痛不休加没药；偏寒加桂枝、附子；偏热加忍冬藤；天气改变加重加威灵仙；颈脊僵直加葛根；屈伸不利加桑枝；腰以上痛麻加姜黄；腰以下痛麻加牛膝。针刺：颈椎骨质增生取大椎、风池、肩井、曲池、后溪；腰椎取命门、肾俞、委中、太冲。中等刺激，提插捻转 20～30 秒，留针 30 分钟。每周 3 次，10 次为 1 个疗程。治疗 8～94 日。主治骨质增生。

（10）骨碎补 1000 g，宽筋藤 1000 g，透骨草 1000 g，通草 500 g，威灵仙 1000 g，川乌 250 g，共研细末。取上述药粉 120 g，用 120 mL 开水调湿后放在锅内炒，炒热后加米酒、陈醋各 50 mL，炒至烫手为度。然后装进纱布袋内热敷患处。每日 1 次，每次 1 小时。每次炒都要加米酒及陈醋各 50 mL，连续用 6 日换药粉 1 次，30 日为 1 个疗程，休息 3～7 日后再进行下一疗程。更以米酒及陈醋炒药热敷，开其腠理，利于药力发挥，主治偏于寒性之骨质增生。

（11）川乌、独活、细辛各 30 g，乳香、没药各 20 g，威灵仙、透骨草各 60 g，蜈蚣、僵虫各 30 g，马钱子 15 g，苏木 30 g，骨碎补 40 g，食盐 50 g，白酒适量，老葱白带须 10 个。初期以上药共为细末，捣老葱和白酒敷患处，干时再与酒合，敷 5～7 日，换药 1 次；经初期治疗痛减后，上药去白酒，以植物油 700 mL，熬至滴水成珠，入黄丹成膏敷患处，7～10 日换 1 次。贴敷骨刺膏 10 张，疼痛完全消失，步行 5 km 无任何不适，随访 3 年半未见复发。主治骨质增生。

（12）威灵仙 60 g，川乌、草乌、川芎、天南星、当归、白芷、蒲公英各 30 g，透骨草、乳香、没药、延胡索各 20 g，羌活、伸筋草各 10 g。每日 1 剂，水煎取汁置于密闭容器备用。将浸泡在上药内的棉垫置于病灶处，内放一电极加压固定后与 DZL-Ⅱ型骨质增生治疗仪接通，电流 10～15 mA，每次 25 分钟，每日 1 次，12 次为 1 个疗程。主治骨质增生。

（13）桑寄生、鹿衔草、透骨草、川续断、威灵仙、苏木、牛膝、自然铜、生川乌、生草乌、独活、防己各 200 g，乳香 100 g，血竭 50 g，每日 1 剂，水煎成 30% 溶液。用时取适量加热，浸湿绒布垫置 FD-IA 型风湿治疗仪（石家庄市华行医疗器械厂生产）双电极之下，根据病情选取患部或相应穴位作离子导入，2 周为 1 个疗程。主治骨质增生。

（14）威灵仙 60 g，五灵脂 30 g，伸筋草、透骨草、生乳香、生没药、皂角刺、乌梢蛇、淫羊藿、杜仲各 20 g，白芥子 15 g，细辛 12 g，生川乌、生草乌各 10 g。共研细末，过 60 目筛，置小磁杯内，用陈醋或白酒调成糊状，以核桃大小药物置小方棉垫上，贴于骨质增生部位及相应穴位上，胶布固定。隔日 1 次，10 次为 1 个疗程。主治骨质增生。

（15）透骨草 50 g，虎杖 30 g，红花 20 g，全蝎 15 g，蜈蚣 10 条，桂枝、没药各 10 g，每日 1 剂，加水 1500 mL，浸泡 1 小时，用武火煎沸 20 分钟，去渣。趁热熏洗患部至出汗为度，然后用毛巾蘸药液敷患处，再以温药液浸泡患部 30 分钟。每晚睡前 1 次，每剂药用 5 次，10 次为 1 个疗程。主治骨质增生。

（16）桃仁、红花、骨碎补、三棱、马钱子、生川乌、生草乌、当归尾、羌活、独活、细辛、罂粟壳、冰片等各适量（湖北省中医院研制）。每次 30～50 g，加酒调糊，敷患处，局部加热（可用 TDP 照射）。每次 30～60 分钟，每日 1 次。对照组用坎离砂，外敷患处。用 1 个月。主治骨质增生性疼痛。

（17）川乌、草乌、独活、威灵仙、北五加皮、赤芍、乳香、栀子、白芷、白芥子、阿胶、骨碎补、防风、花椒等中药。用铅丹和植物油按传统方法熬制成膏药。按疼痛部位和范围每次外敷 1～4 贴，每周更换 1 次。经 3～15 次外敷，主治骨质增生。

（18）生川乌、生草乌、生附子、生麻黄、川芎、肉桂、干姜、生天南星、细辛、生乳香、生没药各等份，共研细末，每次取药末适量，白酒调匀，贴敷于关节增生处，用纱布固定。每晚睡前外敷，次晨取下。亦可加热水袋外敷以增强药效。主治骨质增生。

（19）桃仁、红花、骨碎补、三棱、马钱子、生川乌、生草乌、当归尾、羌活、独活、细辛、罂粟壳、冰片等。每次30～50 g，加酒调糊，敷患处，局部加热（可用TDP照射）。每次30～60分钟，每日1次。主治骨质增生性疼痛。

（20）活蚯蚓，加白糖适量，使其化为黏液备用（原方未注明药量）。将黏液涂敷患处，覆以干净白纸，纸外再包白布，用烙铁加热至适当温度，反复熨烫，直至黏液烫干为度。每日2次。主治骨质增生。

3. 食疗良方选录

（1）粳米150 g，小麦25 g，甘草5 g，大枣10枚，羊肾1对。将羊肾剖开，去筋膜腺腺，洗净切块，小麦洗净捣碎，大枣、粳米洗净，甘草用纱布包好，一同入锅，加水煮粥食用。每日1剂，2次分服。补益心肾。主治心肾两虚型骨质增生，症见虚烦不眠，头晕，耳鸣，心悸，汗出，腰酸肢麻，下肢无力，月经不调，舌红苔薄白，脉细无力。

（2）新鲜猪长干骨1000 g，丹参50 g，黄豆250 g，桂皮、精盐各少许。将丹参、黄豆洗净，猪骨洗净砸碎。锅内加水适量，放入丹参煎煮1小时，去渣，再入黄豆、猪骨、桂皮，煮至烂熟后加入精盐调味即成。每日1剂，分3次服，连服10～15日。补骨生髓，活血止痛。主治骨质增生。

（3）桑椹50 g，大枣10枚，蜂蜜适量。将桑椹、大枣洗净，加水煎汤，服前加入蜂蜜即成。每日1剂，2次分服，连服15日。滋肝补肾，养血润燥。主治肝肾两虚型骨质增生，症见头晕目眩，眼花耳鸣，烦躁易怒，腰酸肢麻，小便短少，大便秘结，舌红少津，脉弦细。

（4）雄乌骨鸡1只（500 g），三七5 g，黄酒、精盐、姜片各适量。将乌骨鸡宰杀，去毛及内脏，洗净，鸡腹内纳入三七，放入砂锅内，加黄酒、精盐、姜片及清水适量，大火烧沸，改用文火炖至烂熟即可食用。每日1剂。补虚强筋，接骨。主治骨质增生及骨折。

（5）鲜虾仁200 g，韭菜150 g，调料适量。按常法烹制菜食用。每日1剂。温补肾阳。主治肾阳虚型骨质增生，症见面色㿠白，手足不温，腰酸肢麻，下肢无力，尿频，便溏，月经不调，舌淡胖、苔薄白、脉沉弱。

（6）粳米100 g，枸杞子、桑椹各25 g。将上3味共洗净，加水煮粥食用。每日1剂，分2次服，连服15日。滋阴补肾养血。主治肾阴虚型骨质增生，症见头晕，耳鸣，口干，咽燥，五心烦热，腰酸背痛。

第七节　髌骨软骨软化症

一、病证概述

髌骨软骨软化症又称髌骨软骨病、髌骨劳损，是指髌骨软骨的软化与进行性破裂。临床上较多见于女性，起病较缓，膝部活动较多的运动员中发病率也较高。髌骨软化症不仅造成髌骨深面疼痛，尤其是在屈膝久坐或做下跪、下蹲等动作时加重，而且引起髌骨边缘压痛，髌股摩擦活动时疼痛或出现摩擦音等。这类患者早期X线片一般无异常。放射性核素骨显像检查时，侧位显示髌骨局限性放射性浓聚，有早期诊断意义。关节镜检查是确诊髌骨软骨软化症最有价值的方法。可以明确关节软骨是否有病变以及累及范围，明确髌骨软化的程度，更能较好地与膝前疼痛为特点的疾病鉴别，特别是疑难患者。尽管现代医学的研究已经取得了很大的进展，但迄今对其病因及发病机制争议颇多。

二、妙法解析

(一)髌骨软骨软化症(张金先医案)

1. 病历摘要:刘某,女,28岁。患者于1周前,突感膝部疼痛,渐发展至时常隐隐作痛,全身乏力,平素畏寒,遇冷加重。劳累或剧烈运动后,疼痛加重,髌后疼痛,上下楼梯困难,严重影响正常步行。查体:膝部无明显肿胀,髌骨两侧之偏后部压痛(+),患膝伸直,用拇指、示指将髌骨向远端推压,嘱患者用力收缩股四头肌,此时会引起髌骨部疼痛,即挺髌试验(+)。单腿单蹲试验(+)。X线检查:髌骨密度减低,骨小梁变细致。检查示:髌骨排列错乱,骨软骨面硬化。舌暗紫而有瘀点,脉沉。辨证:寒热凝滞。治法:温经散寒,祛瘀止痛。方药:阳和汤加减。肉桂、麻黄、白芥子、鹿角胶(另烊)、附子、穿山甲、知母各10 g,鸡血藤20 g,炮姜6 g,甘草3 g。投以本方,每日1剂,水煎取汁500 mL,分上、下午饭后2小时温服。共服2周,患者症状、体征明显改善,继服3周,痊愈。随访1年,无复发。(《现代名中医颈肩腰腿治疗绝技》,科学技术文献出版社,2013)

2. 妙法解析:髌骨软骨软化症属中医学"痹证""鹤膝风"等范畴。认为其发病多为创伤、跌打损伤后气血虚弱,瘀血阻滞,风寒湿邪侵袭所致,或为年老体质虚弱,肝肾亏虚,气血不足,卫外不固,不能滋养润滑膝关节,风寒湿邪乘虚而入为病。对此病的中医治疗,采用阳和汤加减,水煎内服,配合股四头肌肉锻炼,临证时每每见效。膝关节是全身中结构最复杂、最大、所受杠杆作用最强的一个关节,它虽为屈曲关节,但其运动是三维的,关节部位浅表,负重力大,稳定性差,是容易受损伤的屈曲关节,常可伤及韧带、肌腱、滑膜、半月板等引起疼痛,所以膝痛症一直是中西医的难题,而髌骨软骨软化症是引起膝部疼痛的最常见原因之一。本方用鹿角胶填精补髓,强筋壮骨;借炮姜、肉桂散寒解凝;麻黄开腠理以达表;白芥子祛皮内膜外之痰;甘草解表调和诸药。组方集温补营血与解散阴凝寒痰为一体,使寒消痰化。药理效应为改善局部的血液循环,减少炎性渗出并促进渗出液的吸收,加快病理产物的自我吸收和排泄,从而疏通关节,加强对膝关节的温煦和滋养,促进髌骨和膝关节软骨面修复,改善膝关节功能,正所谓一通则百通,通则不痛矣。具体运方施治时,须严格辨证分型施治,若为肝肾两虚型,即以膝关节酸痛无力,打软腿为主,治宜补益肝肾、强壮筋骨,在阳和汤加减方基础上去汉防己、木瓜,加山茱萸20 g,阿胶10 g(另烊);若为湿痰阻滞型,即以膝部肿胀、浮髌试验(+)、肢体沉重、困倦乏力为主症,治宜燥湿化痰、通络止痛,在阳和汤加减方基础上去鸡血藤、炮姜、肉桂,加黄柏、苍术各10 g,薏苡仁30 g,山药、竹沥各20 g。据此法则,临床运用取得满意效果。

(二)髌骨软骨软化症(孙达武医案)

1. 病历摘要:谭某,女,60岁。患者近10年来时发双膝不适,阴雨天气加重,蹲起、上下楼时疼痛明显。数年来四处求医,经过内服、外敷(具体不详)、中频等治疗,效果不佳。查体:双膝无明显红肿,双侧膝眼处有滑膜增厚,重压痛,研磨髌骨试验阳性,伸膝抗阻试验阳性,前、后抽屉试验阴性。X线片示:髌骨内侧关节面毛糙,双膝内外侧关节间隙未见明显异常,双膝退行性改变。诊断:髌骨软骨软化症。治疗:活血化瘀,补益肝肾。自拟健膝拈痛汤:骨碎补20 g,丹参、续断、当归各15 g,鸡血藤12 g,乳香、没药、延胡索、五加皮、牛膝各10 g,三七、石菖蒲、川芎、甘草各6 g。每日1剂,水煎,分早、晚2次服,连服12剂。同时配合自拟外用熨痛散温经止痛。透骨草、生大黄各30 g,红花、白芷、石菖蒲、羌活、独活、生乳香、生没药、刘寄奴、桂枝、姜黄各 20 g，生川乌、生草乌、木香、薄荷、三棱、莪术各 10 g。共 300 g，上药共为粗末，均分装入两布袋内缝妥，用时在药袋上洒上适当的白酒和陈醋各半，以湿润为度，上锅蒸热后轮换敷在患膝处，每次治疗 1 小时左右，每日 2 次（每袋药用 3～5 日）。10 日为 1 个疗程。12 日后复诊，双膝痛明显缓解，上楼梯时痛存在，较之前缓解，今停内服药，继续外敷 10 日。疼痛已基本消失。嘱平时注意局部保暖，不适时可使用原外敷方，效不佳时及时就诊。（《孙达武骨伤科学术经验集》，人民军医出版社，2014）

2. 妙法解析：髌骨软化是指骨组织中新生的类骨上矿物盐沉着不足，使骨在质上发生的异常，是成人的佝偻病。中医学认为髌骨软软化是以肝肾亏虚为基础，以闪挫、跌仆及感受外邪为诱因。肝主筋，肾主骨，中年以后，肝肾渐虚，肝血虚无以养筋，肾气虚无以濡骨，若再加上风寒湿邪或跌仆、闪挫诱发，致使气血瘀滞，痰湿不行，经脉痹阻，日久则脉络失和，肝肾两虚。如《素问·脉要精微论》曰："膝者筋之府，屈伸不能，行则偻附，筋将惫矣；骨者髓之府，不能久立，行则振掉，骨将惫矣。"医者内服健膝拈痛汤活血化瘀，补益肝肾，同时配合自拟外用熨痛散活血化瘀，行气止痛，祛风除湿，温经通络，两者配合起到标本兼治之功。

（三）髌骨软骨软化症（孙达武医案）

1. 病历摘要：郭某，女，54 岁。1 年前，发生左膝肿痛，下楼及下蹲明显。外院拟"髌骨软骨软化症"治疗（具体药物不详），效果不显。患者神清，痛苦面容，跛行步态。左膝稍肿，膝顶部及髌骨内后缘压痛，浮髌试验（－），挺髌试验（＋），髌骨研磨试验（＋），单腿下蹲试验（＋）。膝关节 X 线片示：左髌骨关节面粗糙不平，密度增高，边缘骨赘形成。舌淡，苔薄，脉细。诊断：髌骨软骨软化症。治疗：治宜活血祛风，通络止痛。白芍、炙黄芪、威灵仙各 30 g，当归 15 g，川芎、牛膝、地龙、延胡索各 10 g，制乳香、制没药各 6 g。每日 1 剂，水煎，分早、晚 2 次服，连服 12 剂。痛甚加新癀片，每次 4 片，每日 2 次。嘱其膝关节制动。并用红花、花椒、白芷、桂枝、五加皮、小茴香、丁香、石菖蒲、透骨草各 10 g。水煎外用熏洗，每日 1 次，2 日 1 剂。消瘀散（经验方）蜜水调膏外敷，每日 1 次。药后，膝痛缓解，可正常活动。查左髌骨内后缘仍有压痛。患部痹阻已除，但髌骨软骨磨损未复，续予熏洗外敷局部治疗为主（停用内服中药），处方同上，建议其连续治疗 2～4 个月。嘱患者减少负重。（《孙达武骨伤科学术经验集》，人民军医出版社，2014）

2. 妙法解析：髌骨软骨软化症，乃髌骨后面之软骨磨损退化也。其临床症状的出现主要因软骨磨损且引起周围筋络气血痹阻所致。软骨本身缺乏血运，其营养主要从关节滑液中吸取。本例首诊治疗内服外治同用，内服以改善患膝筋络气血痹阻，熏洗加外敷旨在促进滑液循环、更新，以利软骨修复。二诊后弃内服而从外治，意也在此。其他病例的疗效也证明此种治疗的临床效果好，至于其机制有待深入探究。

（四）右膝髌骨软骨软化症（孙达武医案）

1. 病历摘要：苏某，男，34 岁。患者于 3 个月前开始觉右膝内关节作痛，上、下楼更甚，既往有外伤史。查体：右膝较健侧稍肿，髌骨内、外后侧关节面有明显压痛点，挺髌试验（＋），膝内、外翻试验（－）。X 线片示：右髌骨后上缘轻度骨质增生。诊断：右膝髌骨软骨软化症。治疗：补肝益肾，温经通络，止痛。骨碎补、鸡血藤各 20 g，当归、延胡索、丹参、续断各 15 g，川牛膝、菟丝子、淫羊藿各 12 g，乳香、没药各 10 g，三棱、莪术、川芎、三七、甘草各 6 g。每日 1 剂，水煎，分早、晚 2 次服，连服 7 剂后，疼痛有所缓解，续服 7 剂，疼痛明显减轻，诸症好转。再服 7 剂后，诸症俱失，随访 1 年，病未复发。（《孙达武骨伤科学术经验集》，人民军医出版社，2014）

2. 妙法解析：髌骨软骨软化症好发于膝部活动较多的人群，起病缓慢，以髌后疼痛为著，反复劳损、扭伤、畸形或久感风寒湿邪等均为本病致病因素。中医学认为，本病的治疗，可结合手法、药物及练功活动等。方中川牛膝、菟丝子、淫羊藿补肝肾；续断、骨碎补强健筋骨；鸡血藤、当归活血补血；三棱、莪术、丹参活血化瘀通络；三七、乳香、没药、川芎、延胡索行气活血、止痛；甘草调和诸药。诸药合用，对髌骨软骨软化症确有良效。

（五）双膝髌骨软骨软化症（王翠刚医案）

1. 病历摘要：李某，女，45 岁。患者素感腰膝酸痛乏力数年，近 1 个月来双膝酸楚疼痛，活动及骑车时尤甚，步履阶梯艰难。查体：双膝关节伸屈时有轻微摩擦音，挤压髌骨与半蹲起试验阳性。舌淡苔薄黄，脉两尺俱虚。X 线片示：双膝关节、髌骨无病变可见。诊断：双膝髌骨软骨软化症。证属肾气不足，累及筋骨，筋骨失养而难胜技巧职能。治宜补养肾气，强壮筋骨。药用金银花、蒲公英、川黄柏各 15 g，当归尾、春柴胡各 10 g，炮穿山甲、赤芍、桃仁泥、川红花、广郁金、延胡索各 9 g，丹参 12 g，甘草 6 g。每日 1 剂，水煎分早、晚服。7 日为 1 个疗程。即服湛肾液，每次 100 mL，每日 2 次，稍加盐水，饭后服用。经坚持治疗近 2 个月，双膝髌骨疼痛消失，活动自如，各项检查均为阴性。继服原方 1 个月，巩固疗效，至今未再复发。（《中国中医骨伤科杂志》，1990 年第 5 期）

2. 妙法解析：髌骨软骨软化症是多发且修复较慢又不完全的疾病，这是因为损伤的髌骨软骨呈退行性变化。唐容川谓："盖髓者，肾精所生，精足则髓足，髓足则骨强。"精辟阐明肾藏精亏虚，骨难颈强是此病致伤变化的关键所在，亦为临床施治奠定了依据。

（六）双侧髌骨软骨软化症（周尊谦医案）

1. 病历摘要：周某，女，27 岁。无明显原因右膝关节及左膝关节交替疼痛 3 个月，无外伤史，上楼梯痛，下蹲疼痛，行走打软腿，无发热，无夜间盗汗及午后潮热。查体：双膝关节不肿，双膝关节间隙压痛（－），研磨试验（－），旋转试验（－），双侧股四头肌明显萎缩，肌力正常，双髌骨内及外上极缘关节面压痛明显，右膝关节髌骨内侧关节面压痛明显，髌骨研磨试验（＋），髌骨抗阻力试验（＋）。X 线片示：双侧髌骨侧位及轴位均可见髌骨上缘增生及髌骨内侧缘增生，骨小梁稀疏，骨皮质变薄。舌暗，脉涩。诊断：双侧髌骨软骨软化症。辨证：气滞血瘀，肝肾亏损。治法：活血化瘀，补肾通络，解痉止痛。方药：髌骨软化症治方。水蛭、紫河车、血竭各 5 g，土鳖虫 6 g，骨碎补、白及、茯苓、牛膝各 15 g，丹参、没药各 10 g。投以本方治疗 2 周，配合局部推拿按摩，积极指导患者主动练习股四头肌，症状明显减轻，治疗 4 周痊愈，复查 X 线片，骨小梁增加。（《湖南中医杂志》，1990 年第 1 期）

2. 妙法解析：中医认为本病的发生、发展和"肾气"密切相关。《黄帝内经》曰："肾之合，骨也。""肾不生，则髓不能满。""肾者，主蛰，封藏之本，精之处也，其华在发，其充在骨。"这一切都论证了"肾"与"骨"之间的关系，所以，治疗髌骨软骨软化症时多采用入肾经的药物，以滋阴壮骨。髌骨软骨软化症常见于青、中年女性，因关节疼痛影响行走及生活，最苦恼的是每逢下蹲时膝关节疼痛，本病治疗方法很多，但疗效不一。本方活血化瘀，解痉止痛，可促进软骨的新生。方中水蛭、丹参、土鳖虫活血化瘀为主。骨碎补补肾健骨，活血疗伤。白及含白及胶，可促进伤面肉芽生长及创面愈合。血竭、没药解痉止痛。茯苓利湿消肿。牛膝活血化瘀，引血下行，补益肝肾，治疗膝关节疼痛。笔者使用此方加局部推拿及指导患者主动练习股四头肌治疗髌骨软骨软化症 67 例，治疗 4 周痊愈 52 例，6 周痊愈 13 例，效果不显 2 例。疗效满意，值得推广。

（七）右膝髌骨软骨软化症（周尊谦医案）

1. 病历摘要：虢某，男，47岁。右膝关节疼痛1年半，近来加剧，行走困难。曾经中西医治疗效果不显。现上下楼困难，上楼痛剧，膝软，有摩擦音，不能下蹲，蹲下后不能立起，且时感膝部发热，但扪之不热。并述年轻时爱好打篮球等体育活动。舌淡红，苔薄黄，脉弦。查体：膝关节肿胀，浮髌试验（＋），抗阻伸膝疼痛，髌骨软骨面压痛，碾髌试验（＋），半蹲试验（＋）；试验室检查：红细胞沉降率6 mm/h，抗"O"333 U，类风湿因子阴性。X线片示：髌骨软骨关节面密度增高，边缘稍许骨质增生。诊断：右膝髌骨软骨软化症。中医辨证为膝部瘀阻，经脉不利，兼夹湿热。药拟上例髌骨软化症治方合二妙散5剂治之。服药后膝部肿胀渐消，疼痛明显减轻，发热感消失，可勉强下蹲。继拟前方去二妙散，服至2个疗程痊愈。后以香砂养胃丸善后。X线检查：较前片无明显改变。随访至今未见复发。（《湖南中医杂志》，1990年第1期）

2. 妙法解析：本方以水蛭、丹参、土鳖虫活血化瘀为主；骨碎补、白及配血竭、没药敛创定痛为辅；佐以茯苓渗湿利水，紫河车大补气血；牛膝通利关节引药下行。全方共奏活血化瘀、敛创定痛之效。现代研究表明，水蛭含水蛭素，能够改善血循环而促进吸收；丹参含有丹参酮，具有扩张周围血管作用；白及含有白及胶，能够促进伤面肉芽生长、创面愈合；血竭含血竭红素，动物实验证实能显著缩短家兔血浆再钙化时间；紫河车含多种激素和糖类，具有免疫和强壮的作用；没药含有树脂胶、挥发油等，具有活血散瘀镇痛之功。

（八）右髌骨软骨软化症（孙绍裘医案）

1. 病历摘要：患者，男，29岁。因右膝关节肿痛，行走及上下台阶时痛重2个月余，口服布洛芬、吲哚美辛药疗效不佳就诊。查体：右膝微肿，皮肤（－），右髌骨深压痛，浮髌试验（＋），半蹲试验（＋）。右膝关节X线片未见明显异常。舌质紫暗，脉弦涩。辨证：血瘀型。湿滞日久或外力伤及人体经络血脉，血液流注受阻，血滞经脉、关节。治法：活血化瘀，祛风散寒，胜湿止痛。方药：苏红透骨汤（青岛市中医医院经验方）。苏木30 g，红花、透骨草、续断、大黄、川乌、草乌各20 g，栀子、鸡血藤、独活、防风各15 g，乳香、土鳖虫各10 g，没药12 g。给予苏红透骨汤熏洗治疗，以上药物加水3000 mL，文火煎煮至药液沸腾后熬20～30分钟，熏洗患膝部，直至药液冷却。每日熏洗4次，每剂药使用2日，20日为1个疗程。1个疗程后肿痛明显减轻，行走及上下台阶时痛减，浮髌试验（±），其余症状及体征同前。连续治疗2个疗程，肿痛消失，行走基本如常，上下台阶时有轻微不适感，查体：浮髌试验（－），半蹲试验（－），其余无异常。临床治愈。嘱3个月避免跑跳及剧烈活动。3个月后随访，右膝如常，恢复正常生活、工作活动。

2. 妙法解析：髌骨软骨软化症中医著作中早已有类似的记载，《甲乙经·阴受病发痹论》曰："病在骨，骨重不可举，骨髓酸痛，寒气至名曰骨痹。"《素问·痿论》曰："肾气热，则腰脊不举，骨枯而髓减，发为骨痿。"从上述"骨痹""骨痿"之间的关系来看，可以认为是本病病程的两个不同发展阶段，病的初期为"骨痹"，诱因于"寒"，故临床上表现为"骨重酸痛"等症状；进而"邪气"渐深，化寒为热，以至"骨枯髓减"和"腰脊不举"之"骨痿"阶段；病程继续进展，则引起骨骼的严重损害，甚至畸形。现代医学中，髌骨软骨软化症又称髌骨劳损、髌骨软骨病，是髌骨软骨面发局限性软化，甚至软骨床骨质外露，引起膝关节慢性疼痛的一类疾病。髌骨的后侧面大部分为软骨结构，与股骨两髁和髁间窝形成髌股关节。当膝伸直而股四头肌松弛时，髌下部与股骨髁间窝发生接触摩擦而引起退行性变。膝部关节滑膜及髌韧带发生不同程度的充血、水肿和增生等变化。髌骨软骨软化症是膝痛的常见原因，对其发病机制和治疗争议颇多。西医多采用口服消炎止痛药物（如水杨酸类等辅助理疗，减缓症状；或采用手术疗法，但疗效欠佳。本方治疗髌骨软骨软化症 500 例，结果治愈 256 例，显效 121 例，好转 95 例，总有效率 91.4%，较为理想。此方为熏洗用，故可配合内服中西药使用。方中苏木、红花、透骨草、鸡血藤、乳香、没药、土鳖虫、大黄、栀子活血化瘀，去瘀生新，通络止痛；防风、独活、川乌、草乌祛风散寒，通络止痛；续断补骨强筋。通过熏洗，使药性直达患处，疗效满意。

三、文献选录

髌骨软骨软化症是一种髌骨软骨退行性病变，主要是由于髌骨关节顺列的生物力学关系紊乱，造成髌骨半脱位或侧倾，髌股外侧小关节压力过度集中和磨损，而内侧则缺乏应力刺激，导致髌股关节面的软骨水肿、软化，进而碎裂、脱落，软骨下骨质裸露、增生硬化。本病相当于中医学"痹症""劳损""伤筋""鹤膝风"等范畴，多为气血虚弱或气滞血瘀、瘀血阻滞风寒湿邪侵袭所致。年老体弱，肝肾亏虚，气血不足，不能滋养润滑关节，风寒湿邪乘虚而入为病。

（一）临床辨治规律

1. 早期多属实证，治宜破瘀化痰，理气散结，通络止痛，选用川芎、红花、乳香、没药、三七、蜈蚣、全蝎、地龙、水蛭、枳壳、延胡索、香附、陈皮、细辛、肉桂、淫羊藿等。

2. 中期多虚实夹杂，治宜攻补兼施，破瘀化痰，益气养血，常用黄芪、白术、党参、当归、川芎、赤芍、地龙、红花、半夏、茯苓、泽泻、甘草等。

3. 后期以虚损为主，或肝肾虚或气血虚，治宜扶正为主，益气养血，补肾壮骨，选用人参、白术、山药、当归、牛膝、川芎、薏苡仁、地黄、鹿角胶、阿胶、肉桂、附子等。

（二）临床报道选录

1. 王铭河、王根、张少飞运用中药熏洗加跪走法治疗髌骨软化症患者 128 例：方以苏木 35 g，透骨草、红花、续断各 25 g，鸡血藤、栀子、川乌、草乌、大黄、防风各 20 g，乳香、没药、独活各 15 g，土鳖虫 10 g。煎水熏洗。每日早晚各 1 次，每剂使用 3 日，半个月为 1 个疗程，连续治疗不超过 4 个疗程。另加每日早晚各 1 次双膝跪床行走法，每次不少于 5 分钟。128 例治愈 85 例，显效 21 例，好转 15 例，无效 7 例，总有效率为 94%。（《中国当代医药》，2009 年第 7 期）

2. 李氏用熟地黄、桑寄生、山茱萸、牛膝补肾壮骨，丹参、当归尾、土鳖虫、炮穿山甲等活血化瘀止痛，细辛、桑枝祛风通络，利关节。寒甚加用附子、制川乌、制草乌；湿甚加用萆薢、薏苡仁；风甚加用防风、白芷；偏阴虚加用枸杞子、黄精；偏阳虚加用鹿角胶、肉苁蓉。治疗 38 例，治愈 26 例，好转 9 例，无效 3 例。（《中国中医药信息杂志》，2006 年第 1 期）

3. 张氏用川芎、草乌、红花、独活、防风、透骨草、艾叶、苍术、牛膝、伸筋草、花椒煎水熏洗，配合功能锻炼治疗 50 例，总有效率 94%，达到了"通则不痛"、利于关节屈伸、恢复关节功能的目的。（《中国中医药信息杂志》，2006 年第 1 期）

4. 赵小英、朱梦龙采用外治法治疗髌骨软骨软化症患者，方以红花、伸筋草、透骨草、秦艽、桂枝、防风、路路通、附片、地骨皮、威灵仙、荆芥、独活、羌活、草乌等煎水熏洗，每日 3 次，每次 20 分钟，配合功能锻炼，推拿按摩综合治疗 82 膝，痊愈 9 膝，显效 48 膝，有效 18 膝，无效 7 膝，总有效率 91.46%。（《陕西中医学院学报》，2007 年第 6 期）

5. 梁守义采用中药内服与外用相结合治疗髌骨软骨软化症患者 50 例：方以熟地黄、山茱萸、狗脊、黄芪、威灵仙各 20 g，当归、杜仲、续断、川牛膝各 10 g，白芍 30 g，川芎、甘草各 6 g。瘀血明显加三棱、莪术、制乳香、没药；阴雨天增重加制川乌、草乌。水煎，每日 1 剂，分次口服，1 个月为 1 个疗程。另以骨消瘀散（由生乳香、没药、生天南星、五加皮、公丁香、白芷、冰片、花椒等）蜜调外敷，每日 1 次，同时配合推拿按摩治疗。痊愈 28 例，显效 18 例，好转 3 例，无效 1 例，总有效率 96.7%。（《辽宁中医杂志》，2004 年第 6 期）

6. 黄芪威灵仙汤治疗髌骨软骨软化症 21 例：黄芪、威灵仙各 20 g，山茱萸 12 g，当归、熟地黄、赤芍、狗脊、土鳖虫、五加皮、鸡血藤、骨碎补、补骨脂、牛膝、玄参、青皮各 10 g。每日 1 剂，水煎服。重症用 1% 利多卡因 5 mL，泼尼龙 25 mL，关节内注射，5 日 1 次，一般用 3～4 次。用三色消肿膏（黄荆子、紫荆皮各 8 份，全当归、木瓜、丹参各 4 份，独活、赤芍、白芷、片姜黄、羌活、秦艽、天花粉、牛膝、威灵仙、木防己、马钱子各 2 份，川芎 1 份，研细，加适量饴糖，羊毛脂调和）摊于桑皮纸上，敷患处，绷带包扎。4 日 1 次。显效（疼痛完全消除）10 例，有效 7 例，缓解 3 例，无效 1 例。（《云南中医中药杂志》，1995 年第 5 期）

7. 补肾活血复骨汤治疗髌骨软骨软化症 32 例：益母草、丹参、桑寄生各 30 g，当归、川芎、赤芍、熟地黄、骨碎补、枸杞子各 15 g，淫羊藿 10 g。在电视 X 线下进行操作，患者取仰卧位，局部皮肤常规消毒，局部麻醉后选用直径 3 mm 的克氏针于股骨大粗隆下方约 3 cm 处进针，针头朝股骨颈中轴，针身与治疗床水平方向，用手摇钻将克氏针送至距股骨头关节面 2～3 cm 为止，反复进退，克氏针退出后，将长空心针沿此骨孔道穿入，抽取骨髓腔血性液体 50～100 mL，用无菌纱布覆盖针眼，口服抗生素，3 个月后可重复手术。配合中药每日 1 剂水煎服，1 个月后改为隔日 1 剂，3 个月后改为每周 2 剂，服用 6 个月以上。结果：治愈 11 例，好转 19 例，未愈 2 例，总有效率 93%。（《福建中医药》，1999 年第 4 期）

8. 固髌健膝汤治疗髌骨软骨软化症 28 例：当归、川芎、杜仲各 15 g，熟地黄 30 g，桃仁、红花、淫羊藿、菟丝子、鸡血藤、威灵仙、白芍、川牛膝各 12 g。每日 1 剂，水煎，餐后服。药渣装袋再煎，加黄酒少许，熏洗患膝，温度适宜后用药袋热敷患膝。每次 30 分钟，每日 1 次。对照组用氨糖美辛 0.1 g，每日 3 次，口服。均 4 周为 1 个疗程。结果：两组分别控制 2、0 例，显效 13、6 例，有效 9、12 例，无效 4、10 例。（《中国中医骨伤科杂志》，2008 年第 12 期）

9. 中西医结合治疗髌骨软骨软化症 38 例：推髌、提髌、分髌、弹股、运膝。并服中药。患者仰卧，用推髌（做双向环形运动，数次后按压 1 次）、提髌（用力捏提）、分髌（医者拇指、中指沿髌骨韧带分离滑动；均数十次）、弹股（拿提股四头肌及肌腱）、运膝（患膝被动屈伸，放松膝关节）及点穴（取血海、梁丘、膝眼、伏兔、足三里等，用滚、揉法）法，3 日 1 次，7 次为 1 个疗程。并用骨碎补、牛膝、威灵仙、伸筋草、透骨草、枸杞子各 15 g，木瓜、鹿衔草、续断、当归各 12 g，鸡血藤 20 g。每日 1 剂，水煎服；药渣装药袋，水煎 20 分钟后，加黄酒少许，熏洗、药袋热敷患处，每次 20 分钟，每日 1 次。10 日为 1 个疗程。用 2 个疗程，结果：痊愈 10 例，显效 11 例，有效 10 例，无效 7 例，总有效率 81.5%。（《现代中西医结合杂志》，2001 年第 17 期）

10. 中西医结合治疗髌骨软骨软化症 58 例 63 个膝关节：松股、按揉、研磨、点压、捋筋，加服逐痹通络汤。患者仰卧，用滚法放松股四头肌及髌骨周围软组织，用大鱼际按揉、研磨患处，用一指禅点压伏兔、犊鼻、足三里、阿是穴，屈伸膝关节，行按揉、捋筋手法。手法结束后，用逐痹通络汤：川乌、草乌、白芷、桂枝各 15 g，独活、木瓜、透骨草、伸筋草、花椒各 30 g，艾叶 12 g，细辛 10 g。加米醋浸泡 8～12 小时，水煎取液，熏洗，药渣外敷患处，每次 30～60 分钟，每日 2 次。3～5 日 1 剂。随访平均 1.2 年，结果：优 37 膝，良 22 膝，差 4 膝，优良率 93.7%。（《中医正骨》，2002 年第 4 期）

11. 中西医结合治疗髌骨软骨软化症 37 例：指按髌腱，摆动推揉，滚揉拿捏。加用中药。患者仰卧位，膝下垫薄枕。医者坐一侧，一手垂腕，拇指按髌腱周围，做垂直方向摆动推揉，以局部酸胀发热为宜。医者一手掌托膝下；另一手将髌骨提起，做上下运动，并用指端揉捻顺压患髌下软骨。用拇指点按膝眼穴、血海穴；继滚揉、拿捏股四头肌及小腿三头肌；合并脂肪垫及髌腱炎，局部行按揉法。每步骤 5 分钟，隔日 1 次。用白芍 30 g，熟地黄、威灵仙、续断、黄芪各 20 g，当归、川芎、杜仲各 10 g，狗脊、川牛膝各 15 g，山茱萸 12 g，甘草 6 g。每日 1 剂，水煎服。并用川乌、草乌、伸筋草、透骨草、牛膝、千年健、刘寄奴、海桐皮、鸡血藤、红花、川芎各 20 g。水煎取液，熏洗患处，每次 30 分钟，每日 3 次。20 日为 1 个疗程。用 2 个疗程，结果：治愈 23 例，好转 10 例，无效 4 例，总有效率 89.2%。(《中医正骨》，2007 年第 1 期)

12. 中西医结合治疗髌骨软骨软化症 128 例：拿捏、点揉、推拨、提拿加中药调敷。掌摩膝前，拿捏股四头肌，点揉血海、梁丘、阳陵泉、内膝眼、外膝眼，每穴半分钟。两手拇指分别按在髌骨上缘、下缘向下和向上推拨 20 次。手指抓住髌骨四周，提拿 20 次。掌心扣住髌骨，顺、逆时针揉动各半分钟。屈伸膝关节运动半分钟。用鸡血藤、当归、乳香、没药各 300 g，木瓜、牛膝、透骨草、伸筋草各 250 g，海桐皮、川芎、独活各 200 g。研末，加凡士林调膏，外敷患处，局部加棉垫，绷带包扎。每周 2 次；10 次为 1 个疗程。用 2～10 周，随访 1～3 个月，结果：优 78 例，良 37 例，有效 8 例，无效 5 例，优良率 89.8%。(《中医正骨》，2007 年第 12 期)

13. 中西医结合治疗髌骨软骨软化症 38 例 42 个膝关节：揉按、指刮、点按，加中药热敷。揉按、刺激股四头肌；揉按膝关节；指刮髌骨面与边缘痛点 2～3 分钟；点按阳关、阳陵泉、血海、阴陵泉、足三里等（均患侧），膝眼（双侧）。每日 1 次。股四头肌徒手及机械锻炼法。并用伸筋草、海桐皮、钩藤、透骨草、红花、桂枝、附子、乳香、没药、当归、延胡索各 25 g。装纱布袋 2 个，用陈醋 4 份，白酒 1 份，浸透药袋，蒸热，置髌骨上，两袋交替使用。每次 30～50 分钟，每日 2 次。每剂用 3～5 日。结果：优 25 膝，良 14 膝，差 3 膝，总有效率 92.8%。(《中国临床康复》，2004 年第 3 期)

（三）经验良方选录

1. 内服良方选录

（1）益母草、丹参、桑寄生各 30 g，当归、川芎、赤芍、熟地黄、骨碎补、枸杞子各 15 g，淫羊藿 10 g。每日 1 剂，水煎服，1 个月后改为隔日 1 剂，3 个月后改为每周 2 剂，服用 6 个月以上。主治髌骨软骨软化症。

（2）当归、川芎、杜仲各 15 g，熟地黄 30 g，桃仁、红花、淫羊藿、菟丝子、鸡血藤、威灵仙、白芍、川牛膝各 12 g。每日 1 剂，水煎，餐后服。4 周为 1 个疗程。主治髌骨软骨软化症。

（3）白芍 30 g，熟地黄、威灵仙、续断、黄芪各 20 g，当归、川芎、杜仲各 10 g，狗脊、川牛膝各 15 g，山茱萸 12 g，甘草 6 g。每日 1 剂，水煎服。主治髌骨软骨软化症。

（4）当归 20 g，桂枝、半夏各 15 g，白芷 12 g，麻黄、枳壳、甘草、厚朴各 10 g。每日 1 剂，水煎取汁，分 2 次温服。1 个月为 1 个疗程。主治髌骨软骨软化症。

（5）黄芪、当归、熟地黄、赤芍、狗脊、土鳖虫、五加皮、鸡血藤、骨碎补、补骨脂、牛膝、玄参、青皮各 10 g，威灵仙 20 g，山茱萸 12 g。每日 1 剂，水煎服。主治髌骨软骨软化症。

2. 外治良方选录

（1）骨碎补、牛膝、威灵仙、伸筋草、透骨草、枸杞子各 15 g，木瓜、鹿衔草、续断、当归各 12 g，鸡血藤 20 g。每日 1 剂，水煎服；药渣装药袋，水煎 20 分钟后，加黄酒少许，熏洗、药袋热敷患处，每次 20 分钟，每日 1 次。10 日为 1 个疗程。主治髌骨软骨软化症。

（2）伸筋草、海桐皮、钩藤、透骨草、红花、桂枝、附子、乳香、没药、当归、延胡索各 25 g。装纱布袋 2 个，用陈醋 4 份，白酒 1 份，浸透药袋，蒸热，置髌骨上，两袋交替使用。每次 30～50 分钟，每日 2 次。每剂用 3～5 日。主治髌骨软骨软化症。

（3）伸筋草 30 g，透骨草、海桐皮、苏木各 20 g，川桂枝 15 g，生栀子、生天南星、艾叶各 10 g，红花、生川乌、生草乌各 6 g。上方诸药加水适量煎煮汤液熏洗患部关节，每日 2～3 次，同时配合患肢功能锻炼。主治髌骨软骨软化症。

（4）川乌、草乌、白芷、桂枝各 15 g，独活、木瓜、透骨草、伸筋草、花椒各 30 g，艾叶 12 g，细辛 10 g。加米醋浸泡 8～12 小时，水煎取液，熏洗，药渣外敷患处，每次 30～60 分钟，每日 2 次。3～5 日 1 剂。主治髌骨软骨软化症。

（5）鸡血藤、当归、乳香、没药各 300 g，木瓜、牛膝、透骨草、伸筋草各 250 g，海桐皮、川芎、独活各 200 g。研末，加凡士林调膏，外敷患处，局部加棉垫，绷带包扎。每周 2 次；10 次为 1 个疗程。主治髌骨软骨软化症。

（6）川乌、草乌、伸筋草、透骨草、牛膝、千年健、刘寄奴、海桐皮、鸡血藤、红花、川芎各 20 g。水煎取液，熏洗患处，每次 30 分钟，每日 3 次。20 日为 1 个疗程。主治髌骨软骨软化症。

（7）牛膝、威灵仙、木防己、马钱子各 2 份，川芎 1 份，研细，加适量饴糖、羊毛脂调和，摊于桑皮纸上，敷患处，绷带包扎。每日 1 次。主治髌骨软骨软化症。

第八节　跟骨骨刺

一、病证概述

跟骨骨刺是中老年人的多发病。多数人因为脚后跟长骨刺，引起滑囊无菌性炎症造成的疼痛。如引起足底筋膜内缘的疼痛（足底筋膜炎），导致跖筋膜紧张的病变有平足及跟腱挛缩。跟骨骨骺炎，只发生于跟骨骨骺出现到闭合这段时间内，跟骨第二骨化中心从 6～7 岁出现，13～14 岁逐渐闭合，所以本病多发生在少年发育生长期。跟腱止点滑囊炎，主要因穿鞋摩擦所致，尤其是女性经常穿高跟鞋，鞋的后面与跟骨结节之间反复摩擦，导致跟骨结节处滑囊发生慢性无菌性炎症，使滑囊增大，囊壁增厚，发生本病。跟骨下脂肪垫炎，一般患者有外伤史，多因走路时不小心，足跟部被高低不平的路面或小石子硌伤，引起跟骨负重点下方脂肪组织损伤，局部充血、水肿、增生。跖筋膜炎，多因长期的职业关系站立在硬地面工作，或因扁平足，使距腱膜长期处于紧张状态，在其起点处因反复牵拉发生充血、渗出，日久则骨质增生，形成骨刺。其临床表现，由于牵拉骨膜上的足底筋膜，跟骨下骨刺在早期形成阶段可引起疼痛，虽然此时骨刺很小，甚至 X 线检查也不能发现。随着骨刺增大，疼痛常消失，这或许与足的适应性变化有关。因此 X 线上可见典型的骨刺可以没有症状。反过来，经过一段无症状期以后，或由于局部外伤，骨刺可自发地产生疼痛。偶尔在局部形成外生滑囊，并引起炎症（跟骨下滑囊炎），引起足跟底部发热跳痛。体格检查时用拇指用力压迫足跟中央可使疼痛加重。在踝背屈时，手指用力按压整个筋膜内缘，有压痛则证明存在筋膜炎。尽管 X 线上发现有骨刺可作出诊断，但早期跟骨骨刺 X 线检查可呈阴性结果。

二、妙法解析

双足跟骨骨内压增高症（孙达武医案）

1. 病历摘要：胡某，男，30 岁。患者就职于某外资企业，做产品推销工作，每日挨家挨户上门推销产品，半年后感到双足发胀，慢慢感到疼痛，而且疼痛感日益加重，服止痛药后当时有效，药效过后疼痛如故。以后止痛药的效果日减。发展到最后休息的时候双足都痛，甚至夜不能寐。诊见：双足跟压痛，无红肿。X线检查双足无异常。诊断：双足跟骨骨内压增高症。治疗：自拟活血化瘀止痛方：丹参、延胡索各 15 g，川牛膝、川芎、乳香、没药各 10 g，三棱、莪术、三七、水蛭、甘草各 6 g。每日 1 剂，水煎，分早、晚 2 次服，连服 7 剂，配合每日睡前热水泡脚 30 分钟，疼痛有所减轻，予以原方配合泡脚继续治疗 10 日后，双足跟症状已经基本消失。（《孙达武骨伤科学术经验集》，人民军医出版社，2014）

2. 妙法解析：《诸病源候论》曰"肾主腰脚"。还曰："肾气不足，受风邪之所为也。劳伤则肾虚，虚则受于风冷，风冷与真气交争，故腰脚痛。"人到中年以后，肝肾亏虚，容易导致筋骨失养。如果经常站立工作或者长时间穿硬底鞋或在硬地上跑跳行走，跟骨遭受上下挤压冲击力，致使气血瘀滞，或兼受风寒湿邪内侵就会引起足跟痛。局部检查无红肿（红肿者多有可能为痛风症或其他炎症），跟骨的侧面和跖面有压痛，X线常见有跟骨骨刺和骨质疏松。更有甚者夜间休息的时候也会痛，这就是跟骨骨内压增高症，常需钻孔穿透跟骨体内外侧骨皮质减压才能治愈。本方除甘草外均为活血化瘀药，气血通畅后痛则自消。

三、文献选录

（一）临床报道选录

1. 熟地木瓜汤治疗跟骨骨刺 59 例：熟地黄 30 g，木瓜 18 g，薏苡仁、牛膝各 15，当归、川芎、五加皮各 12 g，木通、穿山甲各 10 g。肾虚型偏阴虚加生地黄、龟甲，偏阳虚加山茱萸、肉桂；血虚型加阿胶、丹参；损伤型加续断、苏木；各型兼风湿者加威灵仙、羌活、防风。每日 1 剂，水煎服。2 周为 1 个疗程。结果：治愈 35 例，显效 16 例，好转 8 例。（《山东中医杂志》，1988 年第 5 期）

2. 活络止痛片治疗跟骨骨刺 68 例：白花蛇、防风、桑枝、薏苡仁、川乌、大黄、肉苁蓉、延胡索、三七，制成糖衣片备用。每日 3 次，每次 5 片，口服。对照组 62 例，用壮骨关节丸（南方制药厂生产），每日 2 次，每次 6 g。均饭后服，用 2 个月。结果：两组分别优 49、29 例，良 10、11 例，有效 6、5 例，无效 3、17 例，总有效率 95.6%、72.6%（$P < 0.005$）。本组见口苦口干 2 例，淡盐水送服后消失。（《新中医》，1994 年第 6 期）

3. 灵仙骨碎补汤治疗足跟骨刺 35 例：威灵仙 50 g，骨碎补、寻骨风、川牛膝各 30 g，制川乌、穿山甲、鹿角胶（烊化）各 10 g，石见穿、制何首乌各 1.5 g。气血不足加黄芪、当归；寒湿盛加附子、苍术；湿热明显去川乌，加黄柏、防己、薏苡仁；阴虚血热去川乌，加牡丹皮、生地黄、墨旱莲；肾虚厌食加核桃仁、巴戟天、鸡内金。每日 1 剂，水煎服。并用威灵仙、急性子各 150 g，生乳香 100 g，罂粟壳 50 g。共研细末，过 120 目筛，以醋调成糊状，密封 3 日。热水泡患足 15 分钟后擦干，药糊摊在敷料上 3～5 mm 厚，敷患处，绷带或胶布固定，24 小时换药 1 次。30 日为 1 个疗程，治疗 1～3 个疗程，结果：痊愈 23 例，显效 12 例。（《河北中医》，1994 年第 1 期）

4. 川芎草乌散治疗跟骨骨刺 150 例：川芎 15 g，生草乌 5 g。研极细末，装入同足跟大小的布袋内，厚度 3～5 mm，将药袋垫在患足鞋跟，洒上少许乙醇保持湿度。药粉可 5～7 日更换 1 次，疼痛消失后巩固治疗 1 周。结果：治愈（疼痛消失 1 年内未复发）135 例占 90%，有效（疼痛基本消失，但步行劳累稍有疼痛）12 例占 8%，无效 3 例占 2%。（《河北中医》，1990 年第 6 期）

5. 二川蜈蝎散治疗跟骨骨刺 31 例：川芎 30 g，川乌 10 g，全蝎、蜈蚣各 5 g，麝香 2 g。共研细末，装瓶备用。用时将药粉同少量食醋调和成稠糊状，按足跟面积大小，把药膏涂在白布上，用胶布或绷带固定，隔2日换药1次。结果：痊愈29例，好转2例，有效率100%。换药次数最少1次，最多5次，平均3次。(《四川中医》，1989年第11期)

6. 没食子消刺膏治疗跟骨骨刺17例：没食子40 g，猪牙皂20 g，焙干，研极细末，用食醋调成糊状。根据疼痛部位，用敷料将药贴患处，胶布固定，24小时更换1次。其中男12例，女5例。年龄27～52岁。病程最长近2年，最短月余。结果：用药后1日疼痛即可缓解，轻者数次痛止，重者10余次疼痛消失。治疗中除用药稍感灼热发痒外，未见其他不适，且一般不影响治疗。(《山西中医》，1987年第4期)

7. 归芎乳没散治疗跟骨骨刺37例：当归20 g，川芎、乳香、没药、栀子各15 g。共研细末。用时将药末放在白纸上，药末面积按足跟大小，厚约0.5 cm，然后放在热水杯上加温加压后药末呈片状，放在患足跟或将药末装入布袋内放于患处外穿袜子固定。结果：全部治愈。有皮肤损伤者不可使用本方。(《中国中医骨伤科杂志》，1988年第3期)

8. 艾叶蛇床子汤治疗跟骨骨刺13例：艾叶、蛇床子、川牛膝各30 g，硫黄15 g，加水2500 mL煎沸后熏泡患足，每次30分钟，早、晚各1次。外敷法：熏洗后，除去足跟部角质老化的皮肤；然后将麝香0.3 g，置于麝香虎骨膏中心点上，贴在压痛点最明显处。每隔2日一换。经治疗9～45日。结果：均获治愈。(《四川中医》，1989年第3期)

9. 川芎散外治跟骨骨刺75例：川芎45 g，研成细面，每分装在用薄布缝成的布袋里，每袋装药面15 g左右。将药袋放在鞋里，直接与痛处接触，每次用药1袋，每日换药1次，3个药袋交替使用，换下的药袋晒干后仍可再用。一般用药7日后疼痛减轻，20后疼痛消失。结果：全部有效。(《四川中医》，1989年第3期)

10. 针刺治疗跟骨骨质增生30例：选用健侧手针足跟点（大陵穴下8分处），每常规消毒，一般用26～28号0.5～1寸毫针，刺入皮肤后向上斜刺，深3～5分，"得气"后（手掌、腰背部有发热感，患足疼痛明显减轻）即行大幅度捻转（以患者能忍受为度），同时嘱患者以足部原痛点踩于硬物上，由轻到重自行活动，留针30分钟。每日1次，15日为1个疗程，每个疗程之间要间隔5～7日。结果：痊愈11例，显效15例，好转3例，无效1例。(《上海中医药杂志》，1986年第3期)

11. 小针刀加手法治疗跟骨骨刺40例：对患者施以小针刀手术法之后，加用1次手法，把患足做过度背屈，同时用另一手拇指按压推顶足弓处的跖长韧带和跖腱膜，向足背方向推按2～3次，加强疗效。结果：行1次手术加手法治愈28例，2次11例，好转1例，2个月后随访均无任何不适，治愈率达98%。(《中医骨伤科杂志》，1993年第4期)

12. 自制尼龙药锤捶击治疗跟骨刺40例：患者取仰卧或侧卧位，术者站在患者右侧，将患足跟部略抬高，随之以自制尼龙药锤于患侧足跟压痛处及其周围，从外向内呈螺旋形由轻到重进行捶击，然后再从内向外，由重渐轻捶击，如此反复多次，每次5～10分钟。每日1次，10次为1个疗程。结果：足跟痛消失或基本消失者32例，减轻者7例，无效1例。(《江苏中医》，1988年第2期)

13. 秦艽芎归汤治疗绝经期妇女跟骨骨质增生158例：牛膝15 g，秦艽、川芎、当归各12 g，桃仁、红花、地龙各10 g，甘草6 g，羌活、没药、香附、五灵脂各9 g。每日1剂，水煎取液，熏洗患处，每日2次；15日为1个疗程。本组并用倍美力0.3 mg，钙尔奇D 1片，每日顿服；3个月为1个疗程。对照组172例，用吲哚美辛25 mg/d 3次口服，用3个月。用0.5%普鲁卡因5～10 mL，醋酸氢化可的松12.5 mg，踝关节封闭，每周1次；3次为1个疗程。两组均减肥，保护踝关节，肌肉锻炼。结果：两组分别显效（症状消失，踝关节活动自如）96、10 例，有效 58、92 例，无效 4、70 例，总有效率 97.47%、59.3%（$P<0.01$）。（《时珍国医国药》，2003年第 3 期）

14. 寄生骨碎补汤治疗跟骨骨质增生 21 例：用砖 1 块，上凿足跟大小的坑，烧红，加食醋60 g，上置药袋：桑寄生、骨碎补、威灵仙、刘寄奴各 10 g，独活 8 g，白芷、防风各 6 g。每日1 剂，布包，水煎 10 分钟，出锅后，撒入冰片末 2 g，高度白酒少量（山东省阳县中医院研制）。用足跟踏，以不烫为度，踏至砖凉；每日 1~2 次；每袋用 2 日；6 日为 1 个疗程。结果：治愈 8例，好转 13 例。（《新疆中医药》，2002 年第 2 期）

15. 补肾养血化瘀汤治疗跟骨、颈椎、腰椎及膝关节骨质增生 32 例：熟地黄、鸡血藤各30 g，白芍、牛膝、黄芪各 15 g，肉苁蓉 20 g，盐杜仲、当归各 12 g，淫羊藿、红花、金毛狗脊各 9 g，木香 3 g。每日 1 剂，水煎 2 次，得滤液 700 mL，每日 2 次，口服。结果：显效（骨质增生得到控制，各种临床症状消失，能在原工种照常劳动）22 例，有效（临床症状消失，能参加一般劳动。劳累时有轻度疼痛，仍能坚持工作）9 例，无效 1 例。（《河南中医》，1985 年第 5 期）

（二）经验良方选录

1. 用砖 1 块，上凿足跟大小的坑，烧红，加食醋 60 g，上置药袋：桑寄生、骨碎补、威灵仙、刘寄奴各 10 g，独活 8 g，白芷、防风各 6 g。每日 1 剂，布包，水煎 10 分钟，出锅后，撒入冰片末 2 g，高度白酒少量。用足跟踏，以不烫为度，至砖凉；每日 1~2 次；每袋用 2 日；6日为 1 个疗程。主治跟骨骨质增生。

2. 熟地黄、鸡血藤各 30 g，肉苁蓉 20 g，白芍、牛膝、黄芪各 15 g，当归、盐杜仲各 12 g，淫羊藿、红花、狗脊各 9 g，木香 3 g。每日 1 剂，水煎服，每日 2 次。壮阳补肾，养血化瘀，软坚止痛。主治跟骨骨质增生。

3. 乳香、没药、生川乌各 15 g，生马钱子 6 g，花椒 7 g，白花菜子 20 g，共研细末，以醋调装布袋内，蒸热外敷增生处，每日 2 次，每次 1 小时。上药 1 剂连用 5~7 日（药干后用醋再调）。主治跟骨骨质增生。

4. 牛膝 15 g，秦艽、川芎、当归各 12 g，桃仁、红花、地龙各 10 g，甘草 6 g，羌活、没药、香附、五灵脂各 9 g。每日 1 剂，水煎取液，熏洗患处，每日 2 次；15 日为 1 个疗程。主治绝经期妇女跟骨骨质增生。

5. 采用自制 DCZ-电磁针灸仪，磁场强度为 1500~2000 GS（系为针尖处）。用骨刺法，即针尖部至增生关节部。每次针刺 1~2 个关节，每日 1 次，10 次为 1 个疗程，疗程间隔 2~3 日。主治跟骨骨质增生。

6. 熟地黄、骨碎补、炙马钱子、鸡血藤、肉苁蓉各 60 g，汉三七、净乳香、净没药、川乌头、草乌各 15 g。共为细末，装小布袋内，缝合，敷患处。主治跟骨骨质增生。

7. 白僵蚕、白芷各 6 g，金蝎 3 g，蜈蚣 2 条。共为细末，撒于患处，伤湿止痛膏固定，日换 1 次。主治跟骨骨质增生。

第九节　骨与关节结核

一、病证概述

骨与关节结核，是结核分枝杆菌侵入骨关节引起的化脓破坏性疾病。多发于儿童及青少年，大部分 30 岁以下，10 岁以下儿童占第一位。但脊柱结核以 20～30 岁的青壮年为最多，发病部位多在负重大、活动多、易劳损的骨与关节，发病率依次为：脊柱、膝、肘、踝、腕及手足的短骨干、四肢的长骨干，偶见于扁骨。总的发病男性稍多于女性，但差别不大。中医称骨痨，其病机为：儿童稚阴稚阳之体，气血未盛，元气待充，或先天禀赋不足。成人房劳过度或后天失调，伤及脾肾，肾亏骨空，再加筋骨局部劳损，或六淫客于经络以致气血不和、筋骨失荣均可使痨邪乘虚内侵，流注于骨或关节，与气血搏结，津液不得输布，痰浊内生，损筋腐骨。其整个病机是寒、热、虚、实交杂，但从整体看以阴虚为主。

二、妙法解析

（一）腰椎结核（杨继民医案）

1. 病历摘要：杨某，男，54 岁。患者腰痛，转侧不利 1 年余。经治疗无效，于 1971 年 7 月 26 日在某医院 X 线片示：第 3、第 4 腰椎关节破坏。实验室检查：红细胞沉降率 86 mm/h，血常规：血红蛋白 105 g/L，白细胞 7.6×10^9/L，中性粒细胞 0.47，淋巴粒细胞 0.53。诊断：腰椎结核。建议施行手术，此时患者已卧榻 2 个月，因恐手术而求治于中医。刻诊：面色苍白，面容憔悴，形体瘦弱，不能坐立，低热盗汗，纳呆食少，二便有知觉，肢体浅深感觉存在，第 3、第 4 腰椎压痛（＋），第 4 腰椎右 1 cm 处有一椭圆形为 12 cm×5 cm×1.5 cm 大小的包块，皮色未变，压之有波动感而不痛，右腹股沟处可见 8 cm×6 cm×2 cm 大小的包块，漫肿无头，按之稍痛而有波动感。舌质淡红，苔薄白而腻，脉弦细而滑。辨证：气血亏损，寒凝瘀滞。治法：抗骨痨散。当归、金银花、黄芪各 50 g，白果仁、乌梢蛇各 100 g，浙贝母、白芷各 30 g，蜈蚣（去头足）25 条，半夏 25 g。投以"抗骨痨散"口服，并抽取脓液约 60 mL，注入链霉素，1 个月后疼痛减轻，冷脓肿有缩小之趋向，原法调治 2 个月，疼痛消失，可自行坐起，寒性脓肿消失，并能在他人搀扶下行走，3 个月后可自己行走，于 1971 年 12 月 28 日 X 线片检查：第 3、第 4 腰椎结核已钙化，椎体呈压缩性改变。次年春能从事轻度劳动，蹬骑自行车。随访至今，病无复发。（《辽宁中医杂志》，1990 年第 1 期）

2. 妙法解析：腰椎结核在整个脊柱结核中的发病率最高。脊柱结核是继发性病变，致病病原体是结核分枝杆菌，而结核分枝杆菌之所以能从原发病灶经血液循环侵入脊椎，破坏骨质，是因为具备了一定的发病基础，即正气内虚和椎骨伤损。小儿先天不足，肾气未充，骨骼柔嫩，若强令其坐，则脊骨无力支撑，易致伤损。后天脾肾不足，督脉空虚，也是造成发病的重要原因。脾主运化，脾虚则不能运化输布水谷之精微濡养五脏六腑、四肢百骸；肾主骨，其经贯肾络脊，肾虚而骨失所主，腰脊软弱；督脉为人身之阳经，具有运行气血，濡养全身的功能，《难经》曰："督脉起于下极之俞，并于脊里，上至风府，入属于脑。"督脉空虚，则椎骨软弱，不言而喻。此外，脊柱本身承重大，容易积劳致损或因外力作用，局部有所损伤等，都是脊柱结核的发病基础。本方以当归破恶血养新血，补一切劳损；金银花解诸疮；白果生肌长肉，排脓拔毒，消疮疽；浙贝母、半夏化痰散结；乌梢蛇、蜈蚣攻毒散结；白芷排脓生肌；黄芪补虚，乃内托阴证疮疡必用之药。诸药共用，则可使气血充实，痰消结散络通，遗溃早敛。抽脓给药，可令毒随脓泄，药直达病所，击中要害，促其生肌敛溃，再辅以高营养使正气康复有裨益之作用。

（二）右髋关节结核（林如高医案）

1. 病历摘要：许某，男，7 岁。患儿于 6 个月前出现右髋部酸痛，开始时疼痛轻微，以后逐渐加重，前 3 个月出现潮热、盗汗，胃纳差，此后身体逐渐消瘦，由原来的 35 斤减少至 27 斤。1 个月前右髋部疼痛加剧，并可放射到右膝部，局部出现轻度肿胀，下床走路时右髋部剧痛。曾就诊于当地卫生院，先以扭伤给外敷消炎膏，未见效；以后又以右髋炎症给予青霉素抗感染治疗，未见效，遂送笔者医院。查体：消瘦痛苦面容，面色苍白。舌淡，苔薄白，脉沉细。右腹股沟部稍肿，皮肤无红、热，局部压痛。被动活动右髋关节时疼痛明显。右髋关节活动受限。X线片示：右侧髋臼外上部骨质模糊，右股骨头中央部可见米粒大死骨 3～4 块。实验室检查：红细胞沉降率 65 mm/h。诊断：骨痨（右髋关节结核）。辨证：肝肾亏损，痰凝阻络。治法：补肾养血，温通经络，散寒化痰。方药：阳和汤加减配合外用阳和解凝膏、八珍汤。方用阳和汤加当归、党参、川牛膝，5 剂，每日外用阳和解凝膏，5 日后右髋部肿痛明显减轻，嘱患者继续卧床休息，并增加营养。继续给阳和汤 10 剂；外用阳和解凝膏，患者右髋部仅有轻度疼痛，且可以小范围活动右髋关节。以后用八珍汤 7 剂，局部使用阳和解凝膏外贴。3 周后患儿可下地扶拐行走，再继续用八珍汤 7 日，局部仍用阳和解凝膏外贴。4 周后复查 X 线片：右股骨头小死骨已吸收。（《中国百年百名中医临床家丛书·林如高》，中国中医药出版社，2001）

2. 妙法解析：髋关节结核发病率在下肢骨关节结核中居首位，占全身骨关节结核的第 1 位，仅次于脊柱结核，患者多数在 10 岁以下的儿童，男性略多于女性。先天禀赋不足，后天营养不良，以致正气虚弱，是易感染结核分枝杆菌的内在基础。儿童关节结构正在形成之际，筋骨尚未坚强，易因负重而形成积累性损伤，使局部抗病能力降低；或因跌扑闪挫，关节气血凝滞；或风寒客于关节等，为结核分枝杆菌繁衍提供了有利条件。若机体在正邪抗争中，正不胜邪，则邪毒日盛而腐筋蚀骨，逐渐形成全关节结核。对于骨关节结核早、中期关节面未破坏者，林氏使用阳和汤内服，阳和解凝膏外贴，疗效较好。如后期较严重骨与关节结核，关节面有破坏者，应及时转手术治疗。

（三）腰椎结核（周书望医案）

1. 病历摘要：覃某，女，40 岁。渐腰部疼痛，间断发作，右侧较甚，坐时需两手撑腿，同年 3 月在武汉某医院经 X 线片诊断为第 4、第 5 腰椎结核合并寒性脓疡，已有死骨形成。嘱其绝对卧硬板床，拟西药抗结核治疗 3～6 个月，待病情稳定后，行病灶清除术。经治 9 个月，症情未见好转，反加重，红细胞沉降率 90 mm/h。诊断：骨痨（中期）。辨证：邪盛正衰，肉腐为脓。治法：补益脾胃，扶正托毒。方药：骨痨丸。熟地黄、麻黄、黄精、鹿角胶、骨碎补、续断、白芥子、当归、鸡血藤、补骨脂、附子、仙茅、肉桂、菟丝子、黄芪、人参等（原方成分未注明药量）。诸药共研细末，炼蜜为丸，如梧桐子大。停服抗结核西药，拟用骨痨丸，嘱其连续服用 6 个月，并用天丁、炮穿山甲等份煎水送服 1 个月。局部外敷四虎散（生川芎、生草乌、生天南星、生狼毒各等份，猪脑调匀，每日换药 1 次，穿刺抽脓 3 次）。之后症状明显好转，能下床大小便，查红细胞沉降率 30 mm/h，继服骨痨丸 9 个月，再经同一医院复查 X 线片，第 4、第 5 腰椎椎体融合，骨质密度增高，境界清楚。红细胞沉降率为 6 mm/h，体重增加至 64 kg，恢复原工作，追访 17 年，未见复发。（《湖南中医杂志》，1987 年第 6 期）

2. 妙法解析：脊柱结核又称脊柱痨，是骨结核中最为常见的一种，在整个脊柱中，以腰椎发病率最高，其次为胸椎，继之为胸腰段和腰骶段，颈椎、颈胸椎、骶尾椎较少。结核分枝杆菌一旦侵入脊椎，破坏骨质，其初发病灶 99% 在椎体（称为椎体结核），1% 在椎弓（称为椎弓结核）。椎体结核又可分为中心型、边缘型和韧带下型 3 种。中心型结核的病灶在椎体的中央，以骨质破坏为主，发展较快，常形成游离死骨，死骨吸收后，形成空洞。边缘型结核多见于成人，以腰椎为多，病灶在椎体的边缘（多数在椎体前缘或前纵韧带下的椎间盘），骨质破坏易被吸收，故多形成病椎边缘局限性缺损，很少形成大块死骨。韧带下型结核少见，病灶主要累及椎旁韧带，早期很少侵犯椎体和椎间盘，但常有椎旁脓肿形成。本方根据脊柱结核的病灶特点，病情演变规律，巧妙组方，以肉桂、附子、仙茅温补肾阳；熟地黄、鹿角胶大补精血；当归、鸡血藤补血活血；骨碎补、续断苦温坚骨；黄芪、人参、甘草补益脾气；麻黄散寒，并解熟地黄之滞；白芥子化痰结；菟丝子、补骨脂健脾温肾；黄精滋阴抑阳。全方有温肾补脾，滋阴壮阳，散寒化痰，补养气血之功，既无凝滞难化之弊，又无温阳过盛之虑。本方在辨证应用过程中，要注意随症加减：初期重用肉桂、附子、白芥子；中期重用黄芪、白芥子，并用炮穿山甲、皂角刺等份煎水送服丸药，阴虚者重用黄精，减少附子、肉桂、仙茅用量，并加龟甲、鳖甲、黄柏、知母研末入丸药服用；后期加大鹿角胶用量，另加龟甲胶、枸杞子入丸药中。必要时配合外治：窦道狭小者，用白降丹制成捻条插入窦道内扩创，后用红粉、朱砂研匀拌玉红膏制成纱条，上入窦道内收口，每日换药1次。笔者运用此法治疗骨关节结核215例，结果痊愈205例，有效9例，无效1例，总有效率95.35%。疗效满意。

（四）右肘关节结核（刘汝专医案）

1. **病历摘要**：黄某，男，20岁。骑自行车跌倒撞伤右肘部，肿胀疼痛，经治疗肿胀不消。门诊以肘创伤性关节炎收住院。检查：神清，全身状况好，体温正常。右肘部肿胀，皮肤不红不热，肘部压痛，肘关节活动度80°～100°，肺部透视无异常，右肘关节正侧位片示关节面模糊，尺骨鹰嘴虫蚀样破坏，关节腔积液。红细胞沉降率32 mm/h。诊断：右肘关节结核。辨证：由于先天不足，骨骼空虚，风寒湿邪乘虚而入，而致痰浊凝滞。治法：扶正托毒，补气通络，化痰消肿。方药：抗结核胶囊。黄芪200 g，全蝎200 g，蜈蚣200 g，土鳖虫200 g，地龙200 g。以上诸药各等份，共研为末，装入胶囊中，每粒0.5 g，每次3粒。早餐前30分钟顿服。给予抗结核西药治疗，同时给予抗结核胶囊口服，治疗3个月后复查，局部肿胀已不明显，压痛轻，关节活动范围明显改善，红细胞沉降率15 mm/h，拍片复查肘关节结核病灶已吸收。带药（药物同前）出院，嘱坚持服药及进行右肘关节功能锻炼。出院服药3个月后，来院复查，右肘关节无肿胀，无畸形，无压痛，关节活动度70°～170°，拍片见右肘关节结核病灶已吸收，骨质恢复正常，治愈。（《广西中医药》，1999年第4期）

2. **妙法解析**：骨与关节结核属中医学"流痰""骨痨"范畴，为寒痰流注于骨与关节之间所致。肘关节结核在上肢骨关节结核中占首位，成人和儿童均可发病，其中以20～30岁发病的占1/3以上。初发病灶，成人多数在骨端，儿童多数在滑膜，最终都可发展为全关节结核。本胶囊中黄芪有补气、托里生肌、利水消肿之功；全蝎、蜈蚣有解毒散结、通络止痛作用；土鳖虫破血逐瘀，兼能接骨续筋；地龙清热活络熄风利水。现代药理研究表明，黄芪、蜈蚣对结核分枝杆菌有抑制作用，而且黄芪还有增强机体代谢和增强免疫功能的作用。与抗结核西药同用有协同作用观察中，应用抗结核西药配合抗结核胶囊治疗40例，并设立对照组20例。重点观察治疗前后的红细胞沉降率、X线片变化。结果中西医结合组治愈率优于单纯西药对照组，尤其在平均治愈时间、降低红细胞沉降率方面有非常显著性差异。

（五）左膝关节结核（王昌荣医案）

1. **病历摘要**：张某，男，8岁，患儿左膝跌仆外伤后肿痛4个月，曾先后应用过各种抗生素、激素、抗结核等药物治疗无效。左膝外侧肿胀明显，肤烫灼手，压痛广泛。X线片示在左股骨远端外侧干骺端见2 cm×2 cm圆形骨质破坏区，骨膜未见明显异常。内侧干骺端边缘模糊，骨质疏松，关节腔增宽，软组织投影肿胀明显。红细胞沉降率73 mm/h，白细胞8×10⁹/L。诊断：左膝关节全关节结核（中期）。面色苍白无华，肌肉瘦削，大便秘结，小便短赤，舌质偏红，苔黄腻，脉浮数。辨证：血热瘀结（骨痨）。治法：泻火解毒，凉血清热。方药：三鲜汤加减。鲜石斛、忍冬藤、生白薇、牡丹皮、茜草、赤芍、白芍各10 g，炒白术6 g，制大黄3 g，鲜桑枝

1尺，鲜生地黄、仙鹤草、鸡屎藤各20 g。抬高患肢皮肤牵引，外敷消肿止痛膏。5日后，疼痛减轻，寝安。加服生晒参、蜂乳。1个月后膝肿大减，改用红参、生晒参各3 g，铁菱角（香茶菜）、鸡屎藤各30 g，以扶正固本，连服1个月。解除皮肤牵引，改为床上伸屈膝关节活动。再用龟龄集、红参、六味地黄丸等以培补气血。经治3个月后，复查红细胞沉降率5 mm/h，复查X线片示边缘硬化、破坏区已有新骨增生，软组织肿胀消退。病情稳定，出院调养；6个月后，功能恢复。2年后来院复查：两下肢发育正常，肌肉丰满，肌力V级，左膝关节伸屈正常，唯外形略粗大。X线片复查示：左股骨干骨后端内外侧骨质破坏区均已被新生骨质充填修复饱满，关节面增生平整光滑。（《浙江中医杂志》，1984年第5期）

2. 妙法解析：膝关节结核在全身骨关节结核中，仅次于脊柱和髋关节，多数是单关节发病，患者以儿童和青壮年多见。本病为慢性疾病，病久必耗损气血，形成邪实正虚，临证时必须从整体观念出发，运用辨证论治的原则，祛邪与扶正结合，调整机体，增强抗病能力，从而达到了治愈的目的。该方配伍合理，共奏泻火解毒，凉血清热之效，能明显提高疗效，缩短疗程。

（六）踝关节结核（徐介山医案）

1. 病历摘要：韩某，女，67岁。左踝关节肿痛流脓6年，无外伤史，慢性低热，在当地医院先后3次手术仍未愈，流稀薄液体。查体：见左踝关节肿胀，踝前可见一窦道，有稀薄液体溢出，皮温不高。X线片示踝关节关节面破坏，关节间隙变窄，关节面虫蚀样凹凸不平，距骨及胫骨明显脱钙吸收。诊断：踝关节结核。辨证：踝疽，寒湿痹。治法：温经散寒，除湿解毒。方药：温经除湿汤。苍术、黄柏、蛇床子、防风、五加皮各12 g，红花9 g，羌活、麻黄各10 g，甘草5 g。服本方3周肿胀明显消退，溢液消失，服药6周关节肿胀基本消退，关节活动仍受限，用石膏固定踝关节于90°位，连续用药3个月，肿胀消退，窦道口愈合，继续用药至半年开始行走。因踝关节自然融合于功能位，行走跛行，随访3年未复发。（《浙江中医杂志》，1982年第2期）

2. 妙法解析：踝关节结核属常见病，早期由于忽视而延误治疗的病例不少见，治疗该病要早诊断，早制动，早用药。用本方治疗踝关节结核7例，配合石膏外固定，有窦道者平均治愈3个月5例，无窦道者2例2个月治愈。临床关键是提高对踝关节结核的认识，早期应与类风湿关节炎、化脓性关节炎、痛风等鉴别，以提高治愈率。方中苍术、黄柏清湿热，退虚火，羌活、蛇床子、防风、麻黄温经散寒、除湿通痹，佐以红花、五加皮除湿解毒，麻黄散寒祛湿，甘草助诸药药力。

（七）左髋关节结核（罗安民等医案）

1. 病历摘要：赵某，女，6岁。左腿及髋膝部疼痛跛行半个月。现左髋肿胀疼痛，左腿行动不便，食欲减退，夜寐不安，低热盗汗，身体消瘦。查体：面色苍白，精神萎靡，舌淡，脉沉而细，左髋呈屈曲挛缩状，肌肉萎缩，左髋关节肿胀，不能站立。托马斯征阳性。红细胞沉降率80 mm/h，X线片示：左髋关节结核。本系列方由内服方、外敷方组成。内服方：熟地黄、白芥子、鹿角胶、当归各9 g，姜炭6 g，肉桂、甘草各3 g，炙麻黄1.5 g。外敷方（自拟止痛消肿膏）：天南星、草乌、滑石粉各30 g，大黄150 g，鲜见肿消300 g，甘油适量，前4味共研细末，见肿消捣如泥，与上药末和匀，甘油适量，调为糊状备用。内服方水煎取汁，每日服3次。局部肿痛者，外敷自拟止痛消肿膏。（《湖北中医杂志》，1983年第5期）

2. 妙法解析：用以上方法治疗21日，诸症悉除。复查：托马斯征阴性，红细胞沉降率降为18 mm/h。去掉皮牵引及外敷用药，继内服方加黄芪、夜明砂各9 g，5剂尽后出院。

（八）左髋关节结核（谢辉涛医案）

1. 病历摘要：杨某，男，48岁。患左髋关节结核已17年，经手术治疗局部仍显红肿疼痛，严重时步履困难。1977 年 9 月初诊，检查脓肿已成未溃，红细胞沉降率 95 mm/h。症见面色苍白而虚浮、神疲、腰痛、全身关节疼痛，左髋部尤甚，便溏，溲少，舌淡红，苔白黄，脉弦紧。诊断：流痰（骨结核）。海藻、甘草、昆布各 15 g。水煎服。方用海藻、甘草、昆布各 15 g 以及黄芪、夏枯草、牡蛎、白芥子等，坚持服药 5 个月而获痊愈。复查血常规及红细胞沉降率均正常，X线片示：左髋关节部结核病灶已愈合。（《浙江中医杂志》，1980 年第 2 期）

2. 妙法解析：海藻反甘草，属"十八反"范畴。东垣治瘰疬病倡"海藻甘草两用之；盖以坚积之病，非平和之药所能取捷，必会反夺，以成其功"。《证治准绳》《医宗金鉴》亦以两药伍治瘿瘤。

（九）腰椎结核（丁福庆医案）

1. 病历摘要：患者，男，27 岁。因腰部劳伤后自觉乏力渐瘦，伴潮热、盗汗、腰痛渐加、活动障碍，渐致腰部肿胀，继则左腹股沟出现脓肿。1963 年初经 X 线诊断为腰椎结核。曾用链霉素、异烟肼治疗半年余仍不见好转。遂来就诊，见椎骨成角后凸，拾物试验阳性，第 3～4 腰椎旁压痛，左腹股沟处有瘘口 1 处，脓汁清稀，疮口凹陷，周围皮色紫暗。证属痰饮攻注，阻遏经络，毒邪内陷所致。治以提毒排脓、祛腐生肌为法。选择中药制膏药外敷，其制备及用法如下：方由轻粉、月石、银珠、樟丹、铜绿各 5 g，松香 15 g，炙巴豆 1 枚，生杏仁 7 枚，炙木鳖子 1 枚，红蓖麻仁 40 粒组成。上 10 味捣烂成膏状，以均匀细致为宜，用 3% 过氧化氢溶液将瘘口冲洗干净后，将药丸制成与瘘孔大小相似的小丸，塞入窦道即可，待小药丸自动脱落后再进行换药。连敷月余，疮口愈合，遗留 0.8 cm×0.4 cm 瘢痕 1 处，追访 20 余年未见复发。（《中国中医骨伤科杂志》，1990 年第 5 期）

2. 妙法解析：本方以轻粉、银珠、樟丹、铜绿、木鳖子攻毒杀虫，破积逐痰；月石解毒化痰；巴豆祛蚀疮；松香生肌止痛排脓；红蓖麻仁消肿拔毒。共奏提毒排脓，祛腐生新之效。

（十）肺结核并发腰椎结核（王广兴医案）

1. 病历摘要：王某，男，40 岁。由肺结核继发而成骨结核，1977 年 12 月 7 日查：第 1 腰椎骨处有一瘘管长 12 cm，流出清稀脂水样分泌物，每日约 200 mL。水银、火硝、白矾各 30 g，用升华法煅烧 4 小时制得。外敷治疗。对于病灶内瘘管较深、有游离死骨形成者，可用红粉药线插入瘘管中，腐蚀瘘管，使瘘管附近的坏死组织溶解脱落，死骨与骨干分离；若病灶内无明显的瘘管及坏死的骨组织，可将红粉附于纱布上外敷伤口处，以提毒拔脓。用药次数多少及用量大小，取决于病灶部位及被感染的范围，俟伤口无脓液流出，表明坏死组织已经脱落，经 X 线片检查无死骨存在，可改用生肌药物收敛伤口。即用红粉药线插入瘘管中，使药物进入瘘管的基底部，2 日 1 次。药后脓液由清稀脂水样转为黄白黏稠，局部炎症明显减轻，全身症状亦有明显改变。自用红粉之日起，即停用其他药物，连续用药 120 日，伤口无脓液流出，瘘管逐渐愈合，至今未见复发。（《中西医结合杂志》，1988，5）

2. 妙法解析：由于本方局部用药，可以使药物直接作用于病灶，使其中毒死亡，促使瘘管、窦道及坏死的骨组织迅速溶解脱落，随脓液排出体外，即病随脓出，毒从外解。

（十一）腰椎结核（肖运生医案）

1. 病历摘要：唐某，女，20 岁。因腰部突发胀痛，继时痛时止。腰部疼痛加剧，活动受限。左下肢麻木疼痛，潮热、盗汗，步行困难。经当地治疗无效，逐渐加重。进行 X 线片检查：第 4 腰椎椎体有融雪状骨质破坏，边缘不整齐，上缘椎间隙变狭窄，无明显骨质增生硬化征象。神情困倦，面黄肌瘦，由 2 人抬送来诊，经检查腰 4 椎明显后突畸形，触之痛如针刺。腰背僵直，不能俯视，两下肢麻木，左脚尤甚，食欲欠佳，潮热、盗汗，二便正常，口稍渴，脉细数。

此例久病体弱，风寒湿邪侵入，督脉受阻，经络不通，不通则痛，故腰部胀痛，治以祛风散寒、顺气活血通络为法。药用苍术、当归、何首乌、荆芥、防风、川芎、羌活、制川乌、制草乌各9 g，双钩、麻黄、细辛各4.5 g，全蝎、甘草各3 g。每日1剂，水煎服。服10剂后，腰椎胀痛较前减轻，左脚麻木亦稍减轻，食欲较前增加，潮热已去，但俯仰仍受限，行走困难，盗汗，脉细数，再服20剂。腰椎胀痛明显减轻，局部肿胀较前消退，俯仰转身疼痛亦减轻，左下肢稍觉麻木，盗汗减少，脉细。审证表邪已去多半，治以补气补血，壮肾健脾为主，祛风散寒、温经通络为次。药用党参15 g，白术12 g，防风、熟地黄、川芎、白芍、当归、附子、杜仲、牛膝、羌活各9 g，甘草、威灵仙各6 g。每日1剂，水煎服。连服40剂。久坐或转身仍觉腰部稍痛，盗汗减轻，左下肢麻木已轻，但左腹股沟近日自觉疼痛不适，脉细。治当养血消风，补肾强筋。药用羌活、当归、木瓜、双钩、白芍、菟丝子、熟地黄、川芎、杜仲、锁阳各9 g。连服40剂。腰4椎除稍有后突畸形外，肿胀全部消退，左腹股沟稍觉疼痛，盗汗已止，脉细。治以补益肝肾、活血通经、祛风除湿为法。药用党参15 g，独活12 g，秦艽、防风、当归、川芎、白芍、熟地黄、桂枝尖、茯苓、杜仲、牛膝各9 g，细辛、甘草各3 g。连服50余剂。自觉病除，疼痛消失，腰部可以自由活动，行走自如，肿胀消退。六味地黄丸常服，以巩固疗效。3个月后随访，腰部无任何不适，已能参加生产劳动。（《肖运生骨伤科临床经验集》，河南科学技术出版社，2017）

2. 妙法解析：本病好发于青少年及体质虚弱者。初起多因寒邪侵入人体，血凝气滞，督脉受阻，又因日久失治，风寒湿邪更易侵袭，耗伤气血，致使脾肾亏虚，正不胜邪，故宜补气养血、补肾健脾兼以祛风除湿散寒，直至病症消除稳定后，又嘱其常服六味地黄丸以巩固疗效。使肝肾得补，筋骨强壮，故腰部随意活动，行走自如。本例腰椎结核通过半年的辨证施治，终于达到了临床治愈。

（十二）左髋关节结核（孙绍裘医案）

1. 病历摘要：李某，男，24岁，学生。右髋困痛，活动受限近1年余，以右髋关节结核收住院。入院查体：神清、消瘦，生命体征平稳；骨科检查：右髋外形正常，右大粗隆叩击痛（＋），右髋外展受限。化验红细胞沉降率86 mm/h，伴乏力、自汗、肢冷。右髋X线片示：关节间隙模糊，股骨头外有虫蚀样破坏，密度不均。诊断：右髋关节结核。既往有间断服用抗结核药史，入院给予标准抗结核三联用药治疗1个月，症状缓解不明显。辨证：肝肾亏损，气血失和，痰浊凝滞。治法：补肾温阳，益气养阴。方药：加味阳和汤。熟地黄30 g，肉桂9 g，鹿角胶（烊化）10 g，白芥子6 g（研），麻黄3 g，生黄芪、党参各15 g，玄参、当归、补骨脂各12 g，甘草5 g。水煎服，每日2次。经配合服用此方治疗1个月，症状大减，X线片示病灶有一定缩小，红细胞沉降率降至25 mm/h。

2. 妙法解析：骨关节结核目前大都采用抗结核化疗，如何弘扬中医中药优势，提高疗效，是中医工作者的责任。临床上有部分结核患者，对抗结核化疗不敏感或耐药，则可采用中医中药方法提高机体免疫力，增强抗结核药效能。传统骨关节结核治疗多从气阴两虚入手，而本方显著特点是以阳和汤为基础方，温阳益气，补肾养阴，综合调理气血阴阳，这一处方立法在临床很有意义。方中熟地黄、生黄芪、当归、白芍、党参益气补血，滋阴补肾；鹿角胶生精补髓，养血助阳；肉桂、白芥子、麻黄温经散寒，宣通阳气；补骨脂补肾；玄参养阴而使本方不过于温热，甘草和中解毒，调和诸药。

三、文献选录

骨关节结核，中医学称为"骨痨"，因其病发于骨，消耗气血津液，导致形体虚羸，骨蒸劳热，缠绵难愈而得名。《内经》将其归于"疰症"。《诸病源候论》称其为"骨瘘疽""缓疽"，清代以后称其为"痰"。因成脓之后，其脓腐状若败絮黏痰，且可流窜他处形成寒性脓肿，故又名"流痰"。本病的发生先有肾亏脾虚，肉骨失养，筋骨不坚，邪毒（结核分枝杆菌）乘虚侵袭骨骼，留聚于骨或关节，与气血搏结，致津液不得输布，痰浊内生，损筋腐骨。清代《医门补要·腰痛日久成龟背痰》曰："脾肾二亏，加之劳力过度，损伤筋骨，使腰胯隐痛，恶寒发热，食少形瘦，背脊骨中凸肿如梅……盖肾衰则骨痿，脾损则肉削。"说明骨痨一症与脾肾亏虚关系密切。

（一）临床报道选录

1. 王殿荣中药内外兼治治疗骨结核 32 例：内治以阳和汤加减。熟地黄 120 g，鹿角胶 40 g，白芥子 25 g，肉桂、生甘草各 12 g，麻黄、炮姜炭各 8 g，杜仲、川续断各 50 g。诸药共为细末，炼蜜为丸，每丸重 6 g，每次 1 丸，每日 3 次。外治：病灶局部没破损处外敷化核膏，有窦道瘘管形成者，根据其软组织破坏程度，酌情选用祛腐散 1～4 号（祛腐力量依次减弱），做成药捻插入其中，以祛腐生肌，促进坏死组织脱落，新生肉芽生长。待坏死组织基本脱净，内有新生肉芽生长时，再改用生肌散做成药捻插入其中，以加速窦道或瘘管愈合。伤口表面外敷生肌象皮膏。结果：本组 32 例，治愈 12 例，占 37.5%；好转 19 例，占 59.37%；总有效率 96.87%。无效 1 例，占 3.13%。疗程最短 3 个月，最长 15 个月。《四川中医》，2008 年第 1 期）

2. 周大成采用中药治疗骨与关节结核 371 例：内治以骨痨消散方加减为主（方药：鹿角胶 9 g，熟地黄、生黄芪、生薏苡仁、萆薢、泽漆各 30 g，白芥子、桑枝、党参、大枣各 15 g，炮姜、桂枝、佛手、陈皮各 6 g，生甘草 10 g）。外治：冷脓疡初起未溃，予骨痨消散膏外贴。冷脓疡穿溃或切开排脓后形成漏管和窦道，予白降丹黏附药线或三品一条枪插入空腔，以腐蚀漏管壁组织，待脓将尽，可改用五五丹或八二丹黏附药线换药，外敷青哈膏。结果：显效 227 例，占 61.1%；有效 118 例，占 31.81%；治疗前后无明显变化者 26 例；总有效率 92.99%。237 例伴发冷脓疡患者中，冷脓疡完全吸收或外排，局部脓腔愈合，恢复正常者 183 例，明显缩小者 37 例，治疗前后未变化者 17 例；135 例伴有漏管或窦道的患者中有 126 例愈合，未愈 9 例；27 例胸椎结核伴发截瘫患者中，21 例截瘫症状完全消失，4 例症状明显改善，2 例治疗前后无变化。《中医正骨》，2003 年第 4 期）

3. 王新卫采用骨痨丸治疗骨关节结核 76 例：骨痨丸药物组成为鹿角胶 60 g，川蜈蚣 60 条，骨碎补、生黄芪、党参、熟地黄、牡蛎各 100 g，制乳香、制没药、三七各 50 g，黄连、鳖甲、龟甲、女贞子各 80 g，泽漆 120 g，全蝎 40 g，赤芍 90 g。以上诸药制备成水丸，每次 6 g，每日 3 次，温开水送服。连服 3 个月为 1 个疗程。结果：治愈 57 例，占 75%；好转 12 例，占 15.8%；无效 7 例，占 9.2%。随访 6～36 个月。全部治愈 57 例中无复发，好转 12 例中复发 1 例，无效 7 例全部转手术治疗。《四川中医》，2004 年第 12 期）

（二）经验良方选录

1. 火硝、皂矾、食盐各 75 g，水银 50 g，硼砂、胆矾、白矾各 25 g。将上药分别研成细面，取硝、矾、盐和水银研至不见星为度，再入硼砂研匀，置陶罐内，移微火上加热熔融，用竹棍不停搅拌，使之均匀粘结于罐底，离火冷定，以罐底朝上，药不脱落即结胎。再取同样口径 1 空罐，合于有胎罐上 2 罐合口处，以 3 cm 宽窗户纸条，沿封口泥 5～6 层。将空罐置于凉碗内平放于地面，以 3 大铁钉固定牢。然后将圆铁筒罩于有胎罐端（罐底不可有空处），铁筒内置木炭火，先武火烧炼 1 小时，再以文火烧炼 2 小时，冷定开启，刷取白色粉片状结晶物，即白降丹。避光收贮，越陈久越好。白降丹药条制法：白降丹粉 1 份，新大米饭 1 份混合研如泥状，搓成火柴杆粗细之条，阴干备用。用白降丹药条沿脓腔或窦道插入，敷以二味拔毒膏，无菌纱布块贴固。隔

10 日观察疮口转化情况。若疮口肉芽组织新鲜，无脓汁分泌时表明病灶已趋向好转，可减少白降丹药条的用量；如疮口肉芽组织灰暗或紫黑凹陷有脓汁分泌时，表明腐肉尚存，还需要继续插白降丹药条治疗。直到疮口内腐肉蚀净，窦道内有灰色管状物质脱出，或小块死骨脱出，脓汁分泌明显减少或无脓汁，肉芽组织呈现红活新生时，可换生肌散药条，敷二味拔毒膏治疗。主治骨结核。

2. 蟾酥 4.5 g，全蝎、蜈蚣、乳香各 9 g，雄黄 31 g，轻粉 6 g，白矾 3 g，麝香、冰片各 1.5 g。上药各研细末，称准后，加入冰片、麝香，瓷瓶密贮。临用时将蟾酥散撒布太乙膏上，或先以三生散调一般软膏中，摊成敷料，再将蟾酥散掺入敷料中间，未溃时，敷贴疮肿中心，已溃后，轮流在疮口四周敷贴，所贴之处，三四日后，皮肤必起许多水疱，甚则浮皮剥起，呈现破皮流水现象，换贴生肌敷料，两三日即可恢复原状，水疱痊愈后，仍继续使用蟾酥散敷贴，使表皮再行破坏，通过这样更番敷贴，使原有漫肿渐消，坚硬化软，而渐趋痊愈。主治骨结核。

3. 蜈蚣 100 g（不去头足，文火炒香），炮穿山甲 90 g，乌梢蛇（炙酥）80 g，共为细末。成人每服 7 g，儿童减半，每日 3 次，开水冲服。主治关节结核。

4. 党参、生地黄各 20 g，白术、连翘、枸杞子各 12 g，金银花、蒲公英、紫花地丁各 30 g，茯苓、当归、女贞子、骨碎补、菟丝子、芍药各 15 g，川芎、甘草各 10 g。每日煎服 1 剂，剂量适应成人，儿童用量酌减。内服抗痨汤，加柴胡、地骨皮、鳖甲各 10 g，1 日 1 剂。主治骨结核。

5. 蜈蚣、全蝎各 40 g，土鳖虫 50 g。上药研成细粉末，均匀混合后分成 40 包（每包重 3.25 g），每日晨 5 时、晚 9 时各服药 1 次。具体服药方法：每次将 1 包药粉放入鸡蛋搅拌后蒸蛋糕或炒或煎，内服，20 日为 1 个疗程，一般服药 3～6 个疗程。主治骨结核。

6. II 号骨结核丸：广防己 60 g，青香藤（即马兜铃的干燥根）、黄芪各 15 g。共为末，水泛为丸。成人每晚服 1 次，每次 3 g；儿童用量可按成人量的 1/2 或 1/3 使用。主治脊椎结核。

7. 全蝎、蜈蚣各 12 g，土鳖虫、乳香、没药各 10 g，硼砂、三七、血竭、川郁金、川大黄各 15 g，浙贝母、白芥子、远志各 20 g，朱砂、雄黄各 6 g，麝香 1.5 g。每日 1 剂，水煎服。主治骨结核。

8. 加减三鲜汤：鲜石斛、忍冬藤、生白薇、牡丹皮、茜草、赤芍、白芍各 10 g，炒白术 6 g，制大黄 3 g，鲜桑枝 1 尺，鲜生地黄、仙鹤草、鸡屎藤各 20 g，每日 1 剂，水煎服。主治关节结核。

9. 红参 6 g，海马 3 g（调服），鲜石斛 20 g，生地黄、枸杞子、铁菱角、忍冬藤、丝瓜络各 15 g，生黄芪、鸡屎藤、仙鹤草各 30 g，牛膝 10 g，当归 6 g。每日 1 剂，水煎服。主治关节结核。

10. 党参、黄芪各 20 g，玉竹、丹参各 15 g，当归、白芍、青蒿、银柴胡、知母、地骨皮、鳖甲、牡丹皮各 12 g，胡黄连、炙甘草各 6 g。每日 1 剂。水煎服。主治骨结核。

11. 鲜石斛、熟地黄、生黄芪各 15 g，当归、白薇各 6 g，银柴胡、胡黄连、青皮、鹿角胶各 3 g，地龙 10 g，太子参 30 g，全蝎 1 对。每日 1 剂，水煎服。主治关节结核。

12. 皂角刺 120 g，3 斤以上老母鸡 1 只，去毛及腹内脏器，将皂角刺戳满鸡身，放锅中文火煨烂，去皂角刺食鸡肉喝汤，2～3 日吃 1 只，连服 5～7 只。主治骨结核。

13. 蛇龟用黄泥封固，炭火煨至焦黄，除去泥及肠杂，研末，黄酒冲服。主治骨结核。

14. 壁虎放瓦上焙干研细，装胶囊口服，治疗胸椎腰椎结核。主治骨结核。

第十节　其他骨病

一、病证概述

其他骨病包括股骨自溶症、尺骨自溶症、儿童跟骨骨骺骨软骨病、Sudeck骨萎缩、胫骨结节骨骺炎、外伤性骨化性肌炎、肾性骨病、周围早期骨丢失、坐骨滑膜囊肿七种。其病证概述从略。

二、妙法解析

（一）股骨自溶症（徐涛医案）

1. 病历摘要：患者，男，14岁。右下肢股骨和肌肉萎缩，活动受限4年，逐渐加重3年。患者于1985年9月16日玩耍时跌倒致伤。当即右下肢疼痛剧烈，不能行走。在当地医院诊为右股骨中、上段斜形骨折，行钢板内固定，石膏外固定。2个月后，拍片复查发现骨折处已有骨痂生长，但继发成角畸形，故行手法矫正，股骨髁上牵引，石膏外固定。半年后复查，X线片示骨折愈合，骨皮质变薄。1986年3月，在无明显外伤的情况下，从原骨折处又折断，行手术、髓内针固定1年，外用石膏固定半年。髓内针去除后，又从原骨折处折断，改行钢板内固定，卧床至今。于1990年2月12日来诊。检查一般情况差，右下肢肌肉萎缩，感觉无异常，比左下肢短1.5 cm，右髋关节屈曲20°、伸0°，右膝关节伸0°、屈30°，神经反射正常，皮温正常。X线片示右股骨以加压钢板固定，骨折线消失，全骨骨皮质变薄，骨密度降低，中、上段向前、外成角10°，骨萎缩、吸收，比受伤前细小约1/2；左股骨也有轻度萎缩，骨密度降低，骨髓腔变大。各项化验检查均在正常范围内。（《特殊型骨与关节损伤医案》，中国医药科技出版社，1993）

2. 妙法解析：骨质溶解症多见于儿童和青年人，无性别差异，无家族史，骨质吸收的整个过程是进行性的。临床表现可有轻度疼痛和功能障碍，各种血液化验检查无明显异常。此病可侵犯全身骨骼，但常见于骨盆、肋骨、脊柱、四肢长骨、肩胛骨、锁骨，一处或多处发病，而且往往侵犯附近骨质，导致大片骨质吸收缺如。X线表现大多数病例呈进行性、溶骨性破坏，甚至完全消失或局部残留；边缘无任何骨膜反应，无组织肿块阴影，邻近骨骨质疏松，骨皮质变薄。病理检查一般骨内存在多发性血管瘤、淋巴血管瘤，以及纤维组织增生代替，最常见的为多发性血管瘤。本例因患者不愿再做手术，无法取活检材料，根据临床表现和X线像诊断为股骨自溶症。该病的发病原因至今尚不明确，一般认为破骨和胞、血管瘤或淋巴血管瘤等机械性压迫是引起骨质溶解的主要原因。本例患者卧床长达4年，且经多次手术固定，血供破坏严重，且缺乏锻炼，营养条件差，因而出现右下肢负重功能丧失，骨质不同程度的萎缩和吸收等。因此，可以认为长期制动、失用和供血不足，也是引起骨质萎缩、吸收的一个重要原因。

（二）尺骨自溶症（郭继红医案）

1. 病历摘要：患者，女，13岁。于1984年10月13日，因跌倒摔伤左前臂，当即疼痛剧烈，活动障碍。曾于当地外敷中药无效，2周后来门诊治疗。既往史无特殊。体检一般检查正常，左前臂明显肿胀，无静脉怒张。局部压痛，无骨摩擦音，活动受限。实验室检查均在正常范围。自1984年10月至1985年12月，先后8次摄X线片，显示左尺骨骨折并溶解，病变范围逐渐扩大，病骨正常结构完全消失，无骨膜反应，缺损处有一纤维束。病理检查见骨髓中成纤维细胞增生，淋巴细胞、少量嗜酸性细胞浸润。X线片观察及病理资料均支持骨质自溶症。（《特殊型

骨与关节损伤医案》，中国医药科技出版社，1993）

2. 妙法解析：尺骨自溶症国内报道尚少，其原因不明，有的有家族史，有的曾提出以下各种因素：①感染，如类风湿关节炎。②中枢神经系统疾病。③无菌性坏死。④牛皮癣性关节病。⑤血管瘤病等。本例可能与外伤有关。本病无特殊临床生化或组织学特征，主要依据放射学特征进行诊断，为了不误诊，防止不适当的治疗，应熟悉其 X 线征象，特别着重初发的骨质溶解的早期证据。其鉴别诊断应与囊性淋巴管瘤及血管瘤相区别。

三、文献选录

（一）儿童跟骨骨骺骨软骨病

1. 中药熏洗治疗儿童跟骨骨骺骨软骨病 31 例：生川乌、生草乌、生天南星、生半夏、闹羊花、三棱、莪术各 10 g，骨碎补、续断、威灵仙、鸡血藤、五加皮、海桐皮各 15 g，土鳖虫、乳香、没药、川牛膝、伸筋草、透骨草各 12 g。寒湿型加细辛 10 g，肉桂、白芷各 12 g；瘀热型加生地黄 20 g，黄柏、忍冬藤各 15 g。加水 2.5 L，浸泡 15～25 分钟，煮沸 30 分钟，加食醋 50 mL，熏洗患处至汗出，然后用毛巾蘸药液外敷，再浸泡 20 分钟，每日 2 次；每剂药用 3 日。对照组 30 例 30 只足，俯卧位，取压痛最明显处，用醋酸曲安奈德注射液 10 mg，2% 利多卡因注射液 2 mL，先在皮肤浅层注药 0.5 mL，然后刺中病变跟骨骨骺，注药 2.5 mL，针眼外敷无菌纱布，保持患处干燥 2 日；5 日 1 次。用 15 日。结果：两组分别痊愈 17、18 足，有效 14、7 足，无效 1、5 足，总有效率 96.87%、83.33%。（《中医外治杂志》，2007 年第 3 期）

2. 伤科接骨片治疗小儿股骨头骨骺软骨病 12 例：海星、三七、鸡骨、红花、乳香、没药、血竭、土鳖虫等（辽宁省大连中药厂生产）。8～9 岁，10～11 岁，发病<2、>2 个月，分别 3、4 片，2、3 片，每日 3 次，口服。患肢皮肤牵引，质量约 3 kg，每日>2 小时。结果：优良 10 例，可 2 例。（《中国民族民间医药杂志》，2006 年第 1 期）

（二）Sudeck 骨萎缩

1. 温肾活血汤治疗 Sudeck 骨萎缩 112 例：炮附子（先煎）、菟丝子、鹿角胶（烊）、当归、川牛膝各 10 g，泽兰 12 g，煅牡蛎（先煎）20 g，桂枝 6 g，茯苓 30 g。随症加减，每日 1 剂，水煎服。第 3 煎用布包药物，熏洗、用药包外敷患处。功能锻炼。10 日为 1 个疗程。用 1～3 个疗程，结果：治愈 28 例，显效 60 例，好转 24 例。（《中医正骨》，2007 年第 7 期）

2. 续断术杜汤治疗 Sudeck 骨萎缩 32 例：续断、白术、杜仲、泽泻、骨碎补各 15 g，肉苁蓉、补骨脂、丹参、川芎、牛膝、制川乌、威灵仙各 12 g，甘草 6 g。肢冷加炮姜；肤硬加白芥子。每日 1 剂，水煎服。用透骨草 30 g，伸筋草 20 g，川芎、木瓜、苏木各 10 g，当归尾、防风各 12 g，钩藤、五加皮、威灵仙、海桐皮、牛膝各 15 g，醋 30 g。水煎，熏洗患处，每次 20～30 分钟，每日 2 次。并用福善美 10 mL，每日顿服。功能锻炼。10 日为 1 个疗程。用 2～5 个疗程，随访平均 8.2 个月，结果：优 16 例，良 12 例，可 3 例，差 1 例，优良率 87.5%。（《中医正骨》，2007 年第 7 期）

（三）胫骨结节骨骺炎

四物汤加减治疗胫骨结节骨骺炎 98 例：当归、川芎、枳壳、桂枝、牡丹皮各 12 g，桃仁、红花、赤芍、茯苓、青皮、木瓜各 15 g，大腹皮 20 g，甘草 6 g。水煎内服，每日 1 剂。并用红花、艾叶、透骨草、伸筋草、木瓜、海桐皮、威灵仙、荆芥各 15 g。水煎熏洗患处，每次 15 分钟，每日 2 次，每剂药可重复使用 2～3 日。总有效率 96.9%。（《中国中西医结合杂志》，1995 年第 3 期）

（四）外伤性骨化性肌炎

威灵仙汤治疗外伤性骨化性肌炎 56 例：威灵仙 30～40 g，炮穿山甲、鹿衔草、牡丹皮、牛膝各 12 g，皂角刺、红花、制乳香、王不留行、川芎、桂枝（病在下肢改桑枝）各 10 g，肉桂 6 g。肌萎缩加白术、山药、党参、薏苡仁；股骨头坏死加鹿角胶、淫羊藿、杜仲。随症加减，每日 1 剂，水煎服；药渣加丝瓜络 6 g，伸筋草 12 g，路路通、山柰、重楼各 10 g。水煎取液，洗患处。配合按摩、理疗等。30 日为 1 个疗程。结果：治愈 25 例，好转 16 例，有效 13 例，无效 2 例，总有效率 96.43%。（《吉林中医药》，2002 年第 3 期）

（五）肾性骨病

补骨汤治疗肾衰竭所致代谢性骨病 20 例：生龙骨、生牡蛎各 30 g，杜仲、补骨脂、续断、淫羊藿、狗脊各 15 g。每日 1 剂，水煎服。与对照组均用 1a-OHD 30.5 μg，健骨钙 4.5 g，口服。均 3 个月为 1 个疗程。高钙低磷饮食。结果：两组分别显效（临床症状明显改善；血钙、血磷、PTH、BAP，≥3 项复常）12、8 例，有效 5、4 例，无效 3、8 例。（《中国中西医结合肾病杂志》，2004 年第 12 期）

（六）周围早期骨丢失

中药骨康周围早期骨丢失 20 例：补骨脂、淫羊藿、当归、丹参等，每日 1 剂，水煎服。与对照组 23 例，均用钙尔奇 D 1 片，每日顿服。均用 3 周，间隔 2 周，为 1 个疗程。用 5 个疗程，结果：假体周围骨密度高于对照组，假体外侧上 ROI 1 区、ROI 7 区骨密度治疗后两组比较均有显著性差异（$P < 0.05$）。（《中国中医骨伤科杂志》，2006 年第 5 期）

（七）坐骨滑膜囊肿

自消散治疗坐骨滑膜囊肿 36 例：生天南星、生半夏、白芥子各 1.5 g，生乳香、生没药、白矾、铅丹各 0.5 g，樟脑、冰片各 1 g，麝香 0.1 g。共为细末（河南省南阳中医药学校研制）。取上药适量，撒于橡皮膏中央区，外贴压痛点。对照组 18 例，行囊肿穿刺抽液，继用氢化可的松 12.5 g，1% 普鲁卡因 3 mL，腔内注射，敷料加压包扎。均 7 日为 1 个疗程。结果：两组分别痊愈 29、3 例，有效 7、8 例，无效 0、7 例，总有效率 100%、61.1%（$P < 0.01$）。（《河北中医》，2000 年第 9 期）

第七章 伤 筋

第一节 落 枕

一、病证概述

落枕是颈部一侧的肌肉因睡眠姿势不良或感受风寒而引起的痉挛，产生颈部疼痛、功能活动受限的一种疾患，又称失枕。成人发病较多，男性多于女性，冬春两季多发。中医学认为落枕常因平素缺乏锻炼，身体虚弱，气血循行不畅，舒缩活动失调，复遭受风寒侵袭，致经络不舒，气血凝滞而痹阻不通，不通则痛。

二、妙法解析

（一）落枕（孙达武医案）

1. 病历摘要：张某，男，28岁。主诉：颈部疼痛，活动受限1周。病史：自诉睡眠后右侧颈部出现疼痛，酸胀，偶向上肢放射疼痛，颈项部牵强酸楚，顾盼不利，活动时患侧疼痛加重。就诊时见患者右侧颈部压痛点明显，无上肢的放射痛。本院X线颈椎正侧位未见明显异常。舌苔薄白，脉浮弦数。诊断：落枕。治疗：疏风和络，活血止痛。葛根30 g，桑枝15 g，藁本、片姜黄、白芷各12 g，紫苏梗10 g，羌活、桃仁、防风、川芎、陈皮、红花、石菖蒲、三七粉、甘草各6 g。每日1剂，水煎，分早、晚2次服。连服7剂后，右侧颈部仍觉少许疼痛，活动时为甚，右脉弦滑，风寒之邪彻除未净。再拟疏风散寒，化痰和络。葛根30 g，鸡血藤、藁本各12 g，桔梗、羌活、贝母、白芷、法半夏各10 g，前胡、川芎、陈皮、三七粉、石菖蒲、甘草各6 g。连服7剂后，颈项部疼痛基本愈好，唯筋络之间气血未和，风邪易留，顾盼尚感牵掣，略有咳呛。故再拟化痰和络。葛根30 g，丹参、茯苓各15 g，片姜黄、桔梗、法半夏各10 g，羌活、防风、石菖蒲、陈皮、浙贝母、三七粉、甘草各6 g。服7剂以善后。（《孙达武骨伤科学术经验集》，人民军医出版社，2014）

2. 妙法解析：落枕一般均从气血瘀滞和外感风寒来辨证，或两者兼之。治疗方法很多，用中药或温经止痛，或活血通络，或豁痰祛风，孙氏多以气血瘀滞和风寒外邪为病而设治。本案例以疏风、化痰、和络为总纲，以葛根、藁本、三七作主药，一般而言，还须再接连入化痰药，有咳吐痰涎的有形之痰，或痰浊内阻，胸闷纳呆，或痰阻经络，项强掣痛皆无形之痰，就分别增入不同的化痰药。此外，外袭风邪症状明显的，加重疏解宣散之品。重点还要配合按摩治疗。《正骨心法要旨》曰："按其经络以通郁闭之气，摩其雍聚，以散结之肿，其患可愈。"

（二）落枕（孙达武医案）

1. 病历摘要：杨某，女，42岁。颈部僵硬、疼痛2日，加重1日。病史：2日前早晨起床后感到颈部僵硬疼痛，不能转侧（回顾），动则上背部亦疼痛。经自己用手按摩后症状稍有减轻，但近日晨起后疼痛加重，故来就诊。专科检查：颈部活动受限，颈项部肌肉紧张，压痛明显。诊断：落枕（失枕）。治疗：舒筋活血，解痉镇痛。手法操作步骤：患者取坐位。①摇晃转捻法：术者两手拇指置于患者枕后，四指托住下颌，前臂压住肩部，将头向患侧提起，做旋转活动，再将头向前屈、向后伸，向健侧活动，然后一手托住下颌，另一手拇指压住疼痛部位，将头向患侧后方旋转。②提捏法：拇指、示指拿住僵硬的肌肉，向上提捏。③点穴开筋法：点百会、风池、肩井、肩髎、曲池、手三里、内关、外关、合谷、列缺。④拨筋法：一手托肘，在极泉穴弹拨，以使患者五指麻胀为度。⑤捻散法：用大鱼际按压肩部肌肉。⑥捋顺法：一手拿住腕部，一手由肩部沿上肢外侧向下捋，直到手指，再由内侧自下而上到达肩部。经上述手法治疗 1 次后症状明显好转，连续治疗 3 次，体征消失。（《孙达武骨伤科学术经验集》，人民军医出版社，2014）

2. 妙法解析：该病为胸锁乳突肌、斜方肌及肩胛提肌等肌肉痉挛，导致颈项强直，活动受限，常在早晨起床后发现，多由睡眠姿势不正，枕头过高、过低或过硬，使头颈过度偏转，斜方肌、胸锁乳突肌扭伤劳损或受风寒侵袭，使肌肉气血凝滞，经络受阻，而发拘急疼痛。主要表现有颈项部拘急僵直。头常歪向患侧，左右转动或回顾困难，甚至痛及患侧肩背部。故治疗时采用经穴按摩，舒筋活血，解痉镇痛等综合治疗而收到满意疗效。

（三）落枕（孙达武医案）

1. 病历摘要：李某，男，38 岁。患者于 1 周前因睡眠时颈肩部外露，感受风寒致颈部酸胀疼痛，活动不灵，自行在家使用麝香虎骨膏外贴治疗，症状有所缓解，但昨夜因睡眠枕头过高而使颈部疼痛加重，且痛连右侧肩背，颈部僵硬，不敢活动，故来就诊。专科检查：颈部歪向右侧，不能自由旋转及向左侧倾斜，右侧颈顶部肌肉紧张，胸锁乳突肌及斜方肌能触及条索状肌束，有明显触痛。X 线检查颈椎正侧位显示颈椎无异常改变。诊断：落枕（失枕）。治疗：舒筋活血，温经通络，解痉镇痛。手法操作：患者坐位。①按揉法：术者站于背后，按摩肌肉使之放松，自上而下顺次按压棘突及两旁肌肉，以酸胀感为度，将头向患侧推动，然后按压患侧肌肉 5～6 分钟。②滚法：对于肌肉强直不能低头的，用滚法在患侧的胸锁乳突肌、斜方肌周围滚动 5 分钟，同时做轻微的旋转活动。③旋扳法：头部下垂影响转头的，术者站于患者侧面，一手把住下颌骨，用手缓慢将头向上仰起。另一手按压天柱、风池、风门、肩井 20 分钟，然后双手把住头部向左右摇晃，使肌肉放松。④牵引手法：放松颈部肌肉后，术者站于患者身后，双手托住下颌骨和后枕部，同时缓慢用力向上提拉牵引，持续 2 分钟，牵引同时颈部做缓慢的旋转和前后屈伸运动 5 次，此法反复 4～6 次。然后擦法结束治疗。注意事项：手法要轻柔和缓，运动幅度由小到大，局部注意保暖。经上述治疗 1 次后症状明显减轻，连续治疗 4 次，症状体征完全消失。（《孙达武骨伤科学术经验集》，人民军医出版社，2014）

2. 妙法解析：此例落枕是颈部先感受风寒，尚未痊愈时复因睡枕过高而加重，病发右侧，引起右侧胸锁乳突肌、斜方肌痉挛，是一种静力性损伤。风寒侵袭加之颈部肌肉牵拉损伤致经络不舒，气血凝滞而痹阻不通，引起痉挛疼痛。治疗以舒筋活血，温通经络，解痉止痛为主。针对此治则，施以文中手法，效果如桴鼓相应。

（四）落枕（孙绍裘医案）

1. 病历摘要：刘某，女，35 岁。患者自诉 1 日前因加班在电脑前工作至晚上 10 时，感颈项部疼痛。回家后休息时枕头过高，第 2 日感颈部活动受限，故来就诊。专科检查：颈项强直，不能左右回顾，前屈后伸困难，触摸时颈部两侧及项部均有压痛，肌肉紧张。诊断：落枕。采取针灸治疗，活血通络止痛。毫针取穴：风池，天柱，落枕穴，悬钟，后溪；配以人中、外关、阿是穴。方法：先刺阿是穴，不留针，继刺落枕穴或悬钟。手法：均用泻法。悬钟直刺 1～1.5 寸，使局部及踝关节酸胀，针感上传者为佳。落枕穴针尖向腕后方深刺1～1.5寸，使酸胀重感向上臂放射。人中穴向上斜刺3～5分，以眼泪流出为度。余穴按正常针刺方法操作。治疗1次后症状明显减轻，4次后症状体征完全消失。

2. 妙法解析：此落枕为颈部肌肉劳损加上睡姿不当所引起。采取针灸治疗：太阳、少阳经循行于项部，取后溪、悬钟为循经取穴，可疏调太阳、少阳经气，解痉止痛；落枕穴为治疗落枕的有效经验穴。风池、天柱疏风散寒，配阿是穴通络止痛，药到病除。

三、文献选录

落枕或称"失枕"，是一种常见病，好发于青壮年，以冬春季多见。落枕的常见发病经过是入睡前并无任何症状，晨起后却感到项背部明显酸痛，颈部活动受限。这说明病起于睡眠之后，与睡枕及睡眠姿势有密切关系。《素问·骨空论》首次论述："失枕在肩上横骨间，折使输臂齐肘正，灸脊中。"同时还指出了发病部位和治疗方法。后世对本病有称失枕，亦有称落枕。如明代医学家王肯堂在《证治准绳·杂病》曰："颈痛非是风邪，亦是气挫，亦有落枕而痛者。"这里称之为落枕。而清代胡廷光《伤科汇纂·旋台骨》载有："有因挫闪及失枕而颈强痛者。"这里又称之为失枕。古代关于落枕病因病机的论述，多从三个方面论述：①睡姿不良，颈筋受挫。②风寒浸淫。③肝肾亏虚，复感外邪。正如王肯堂《证治准绳·杂病》曰："颈痛非是风邪……由闪挫及久坐失枕而致颈项不可转移者，皆由肾气不能生肝，肝虚不能养筋，故机关不利。"这里指出，之所以造成落枕，还是由于肝肾不足，筋脉失养，机关不利所致，而睡姿、枕头高低皆为诱因。

(一) 落枕的病因与临床表现

1. 落枕在广东地区又称"训矮颈"，病因主要有四个方面：一是肌肉扭伤，如夜间睡眠姿势不良，头颈长时间处于过度偏转的位置；或因睡眠时枕头不合适，过高、过低或过硬，使头颈处于过伸或过屈状态，均可引起颈部一侧肌肉紧张，使颈椎小关节扭错，时间较长即可发生静力性损伤，使伤处肌筋强硬不和，气血运行不畅，局部疼痛不适，动作明显受限等。二是感受风寒，如睡眠时受寒，盛夏贪凉，使颈背部气血凝滞，筋络痹阻，以致僵硬疼痛，动作不利。三是某些颈部外伤，也可导致肌肉保护性收缩以及关节扭挫，再逢睡眠时颈部姿势不良，气血壅滞，筋脉拘挛，也可导致本病。四是素有颈椎病等颈肩部筋伤，稍感风寒或睡姿不良，即可引发本病，甚至可反复"落枕"。

2. 一般表现为起床后感觉颈后部、上背部疼痛不适，以一侧为多，或有两侧俱痛者，或一侧重，一侧轻，由于身体由平躺改为直立，颈部肌群力量改变，可引起进行性加重，甚至累及肩部及胸背部。多数患者可回想到患病前一晚睡眠位置欠佳，检查时颈部肌肉有触痛。由于疼痛，使颈项活动不利，不能自由旋转，严重者俯仰也有困难，甚至头部强直于异常位置，使头偏向病侧。检查时颈部肌肉有触痛、浅层肌肉有痉挛、僵硬。

3. 急性发病，睡眠后一侧颈部出现疼痛，酸胀，可向上肢或背部放射，活动不利，活动时伤侧疼痛加剧，严重者使头部歪向病侧，有些病例进行性加重，甚至累及肩部及胸背部。患侧有颈肌痉挛，胸锁乳突肌、斜方肌、菱形肌及肩胛提肌等处压痛。在肌肉紧张处可触及肿块和条索状的改变。

(二) 落枕的常规治疗

1. 理筋手法：一般落枕经1～2次治疗即可缓解，轻者即可治愈。但部分患者实际上是在颈部长期病变的基础上发病，如颈部肌肉长期劳损或颈椎有退行性病变等，在一定条件下诱发本病，即使通过治疗使紊乱的关节复位，但颈部软组织的充血、水肿、增厚等炎性变化也会继续造成颈部不适，需要 2 周甚至 1 个月以上的治疗、休息才能痊愈。按摩理筋有以下几种方法：①按摩者立于落枕者身后，用一指轻按颈部，找出最痛点，然后用拇指从该侧颈上方开始，直到肩背部为止，依次按摩，对最痛点用力按摩，直至感明显酸胀即表示力量已够，如此反复按摩 2～3 遍，再以空心拳轻叩按摩过的部位，重复 2～3 遍。重复上述按摩与轻叩，可迅速使痉挛的颈肌松弛而止痛。②将左手或右手中指、示指、环指并拢，在颈部疼痛处寻找压痛点（多在胸锁乳突肌、斜方肌等处），由轻到重按揉 5 分钟左右。可左右手交替进行；用小鱼际由肩颈部从上到下，从下到上轻快迅速击打 2 分钟左右；用拇指和示指拿捏左右风池穴、肩井穴 1～2 分钟；以拇指或示指点按落枕穴（手背第 2、第 3 掌骨间，指掌关节后 5 分处），待有酸胀感觉时再持续 2～3 分钟；最后进行头颈部前屈、后仰、左右侧偏及旋转等活动，此动作应缓慢进行，切不可用力过猛。③两手同时点揉承浆、风府穴约 1 分钟，手法轻柔，然后双手点揉患部对侧之合谷、后溪穴，强刺激（以患者耐受为度），同时令患者轻缓左右扭颈，尽量扭转至最大限度，约 1 分钟，然后低头、仰头，活动颈部。若落枕症状较轻，此手法即可获效。头痛严重、颈部不能转动者，可先按揉患侧肩井穴 2～3 分钟，并嘱患者缓缓转动颈项，当疼痛稍减后，再行治疗，效果更佳。④自我按摩：用两手掌在枕部用力按摩，直到局部发热为止。此外，对于颈椎棘突有偏歪者，还可以应用扳法，通常对于外伤型落枕更为有效。操作时用力要求稳而有突发性，以听到有弹响声为佳，但切不可强求有弹响声，要适可而止，不能粗暴用力。行扳法前要明确诊断，排除骨折、脱位或肿瘤等疾病，以免造成不必要的伤害。

2. 针灸疗法：针灸治疗本病方法颇多，如针刺、指针、电针、耳穴压丸等。

(1) 针刺：主穴悬钟、养老、后溪。配穴内关、外关、中渚、阳陵泉。治法：以主穴为主，每次仅取一穴，效欠佳时，加用或改用配穴。悬钟穴，直刺 1.5～1.8 寸深，用强或中等刺激，得气后留针 15～20 分钟；养老穴，针尖向上斜刺 1.5 寸，使针感传至肩部；后溪，直刺 0.5～0.8 寸，得气后捻转运针 1～3 分钟，亦可加电针刺激，频率 40～50 次/min，连续波。配穴用常规针法，深刺，务求得气感强烈。在上述任一穴位针刺时，均须要求患者主动活动颈部，范围由小渐大。留针均为 15 分钟，每日 1 次。或者采用主穴大椎。配穴肩井。治法：令患者端坐于椅上，头向前倾。取准穴后，针尖偏向患侧进针深度 0.5～1 寸，使针感向患侧颈、肩部传导，得气后，操作者用一手按患侧肩井穴，让患者作最大限度左右活动颈部，同时，另一手捻针 3～4 分钟。如效果不显著，取艾条长约 5 cm，插于针柄上点燃，至灸完后起针，穴区加拔罐 10～15 分钟。每日 1 次。

(2) 指针：主穴外关、内关、阿是穴。配穴风池、肩井、肩贞、养老、天柱、风府、大椎、理想穴。理想穴位置：风池至肩井穴之中点。治法：主穴为主，效不佳时加配穴。先轻拍或指按疼痛处即阿是穴 1 分钟。术者以拇指掐压患者内关穴，中指或示指抵于外关穴，每次 2～3 分钟，用力由轻而重，使压力从内关透达外关，患者可有酸、麻、胀、热感，或有此类得气感上传的感觉。掐压过程中，宜嘱患者左右旋转颈部。配穴，单手拿风池穴 20 次，双手拿肩井穴 20 次，余穴可采用指压法，或上下左右推按，每穴 1～2 分钟。上述方法每日 1 次，3 次为 1 个疗程。

(3) 电针：主穴分 2 组。第 1 组为养老、内关、外关、肩中俞；第 2 组为风池、肩井、大椎旁 1 寸、肩外俞。治法上穴均取。应用直流感应电疗机，取直径为 3 cm 的圆形手柄电极操作。其中阳极取第 1 组穴，阴极取第 2 组穴。通电前先轻揉穴位片刻，再通以感应电，电压渐增大至 2～10 V，以患者能耐受为限，每次通电 3～5 秒。当看到患侧肌肉收缩，即改为直流电治疗，为 20～40 mA，每次亦通电 3～5 秒，治疗时令患者做颈部活动。全部治疗时间 5～10 分钟。每日 1 次，3 次为 1 个疗程。

（4）耳穴压丸：〔主穴〕颈、神门。治法：双侧主穴均用。取绿豆1～2粒，置于以市售活血止痛膏或伤湿止痛膏剪成的1 cm×1 cm的方块中，粘贴于所选耳穴，将边缘压紧。之后，按压该耳穴0.5～1分钟，手法由轻到重，至有热胀及疼感为佳，并嘱患者活动颈部2～3分钟。要求患者每日自行按压3次，贴至痊愈后去掉。

3. 拔罐疗法：主穴阿是穴。阿是穴位置：颈部压痛最显处。配穴风门。治法：阿是穴，用力揉按片刻，常规消毒后，以三棱针快速点刺3～5下，或用皮肤针中等度叩打，叩打面积可相当于罐具口径。然后，选用适当口径之罐具吸拔。配穴可取1～2个，针刺得气后留针，再于针上拔罐。吸拔时间均为10～15分钟。起罐后，可在阿是穴用艾卷回旋灸5～7分钟。每日1次，不计疗程。

4. 药物疗法：本病多采用外用药物治疗，如膏药、药膏等。膏药多外贴颈部痛处，每日更换一次，止痛效果较理想，但患者自感贴膏后颈部活动受到一定限制，需注意，某些膏药中含有辛香走窜、动血滑胎之药，故孕妇忌用。药膏可选用按摩乳、青硼软膏等，痛处擦揉，每日2～3次，有一定效果。

5. 物理疗法：热敷疗法采用热水袋、电热手炉、热毛巾及红外线灯照射均可起到止痛作用。必须注意防止烫伤。此外亦可应用醋敷法：取食醋100 g，加热至不烫手为宜，然后用纱布蘸热醋在颈背痛处热敷，可用两块纱布轮换进行，痛处保持湿热感，同时活动颈部，每次20分钟，每日2～3次。

6. 运动疗法：

（1）低头仰头：坐在椅子上，挺起胸部，头先向下低，以下颌骨挨着胸部为止，然后向上仰头，眼朝天上看。停3秒再低头，如此反复20次。

（2）左右摆头：坐在椅子上，两臂自然下垂，头先向左摆，然后再向右摆，这样反复20次。

（3）摇摆下颌：坐在椅子上，两臂自然下垂，胸部挺起，用力向左右摇摆下颌，连续20次。

（4）伸缩颈部：坐在椅子上，胸部挺起，先将颈部尽量向上伸长，再将颈部尽量向下收缩，连续伸缩20次。

（5）旋转颈部：坐在椅子上，身体不动，先向左旋转颈部90°，再向右旋转颈部90°，连做20次。

7. 机械疗法：局部旋磁疗法及局部冷疗法或湿热敷法治疗。此外，轻微的落枕也可自行使用电动按摩棒治疗。按摩棒强而有劲的捶打按摩功能渗透肌肉组织，可有效减轻肌肉酸痛。按摩棒的重量全集中在按摩头上，大幅度加强了按摩力度，效果颇佳。

（三）临床报道选录

1. 羌芍葛威汤治疗落枕126例：药用羌活、白芍各15 g，葛根、威灵仙各12 g，甘草、川芎、姜黄各10 g。每日1剂，装布袋，煎30分钟，用毛巾2块，浸药液，交替热敷患处，并转动颈部，每次20～30分钟；每日2次，用3～5日。治疗落枕126例，结果：痊愈108例，显效12例，有效6例。（《贵阳中医学院学报》，2003年第3期）

2. 中药香熏疗法治疗小儿落枕23例：药袋（含秦艽、葛根、乳香、没药、桂枝各6 g，防风、羌活、透骨草、伸筋草各5 g，熏衣草干花10 g。粉碎，装布袋），放中药蒸汽锅内，加水2 L，浸泡20分钟后煮沸。患儿平卧于中药蒸汽床上，充分暴露颈肩部，药温38 ℃～45 ℃，并滴入熏衣草精油2～3滴，熏蒸颈肩部，每次30分钟。治疗小儿落枕23例，用1～3次，结果：均治愈。（《中国民族民间医药》，2008年第2期）

（四）落枕的预防与保健

1. 注意保养：

（1）用枕适当：人生的三分之一时间是在床上度过的，枕头的高低软硬对颈椎有直接影响，最佳的枕头应该是能支撑颈椎的生理曲线，并保持颈椎的平直。枕头要有弹性稳定，枕芯以热压缩海绵枕芯为宜。喜欢仰卧的，枕头的高度为 8 cm 左右；喜欢侧卧的，高度为 10 cm 左右。仰卧位时，枕头的下缘最好垫在肩胛骨的上缘，不能使颈部脱空。其实，枕头的真正名字应该叫"枕颈"。枕头不合适，常造成落枕，反复落枕往往是颈椎病的先兆，要及时诊治；另外要注意的是枕席，枕席以草编为佳，竹席一则太凉，二则太硬，最好不用。

（2）颈部保暖：颈部受寒冷刺激会使肌肉血管痉挛，加重颈部板滞疼痛。在秋冬季节，最好穿高领衣服；天气稍热，夜间睡眠时应注意防止颈肩部受凉；炎热季节，空调温度不能太低。

（3）姿势正确：颈椎病的主要诱因是工作学习的姿势不正确，良好的姿势会减少劳累，避免损伤。低头时间过长，使肌肉疲劳，颈椎间盘出现老化，并出现慢性劳损，会继发一系列症状。最佳的伏案工作姿势是颈部保持正直，微微地前倾，不要扭转、倾斜；工作时间超过 1 小时，应该休息几分钟，做些颈部运动或按摩；不宜头靠在床头或沙发扶手上看书、看电视。

（4）避免损伤：颈部的损伤也会诱发本病，除了注意姿势以外，乘坐快速的交通工具，遇到急刹车，头部向前冲去，会发生"挥鞭样"损伤，因此，要注意保护自己，不要在车上打瞌睡，坐座位时可适当地扭转身体，侧面向前；体育比赛时更要避免颈椎损伤；颈椎病急性发作时，颈椎要减少活动，尤其要避免快速地转头，必要时用颈托保护。

2. 颈部功能锻炼：颈椎的锻炼应该慎重，要避免无目的的快速旋转或摇摆，尤其是颈椎病急性期、椎动脉型颈椎病或脊髓型颈椎病。我们推荐的方法简单易行，但要达到防病治病的目的，必须持之以恒。

（1）头中立位前屈至极限，回复到中立位；后伸至极限，回复到中立位；左旋至极限，回复到中立位；右旋至极限，回复到中立位；左侧屈至极限，回复到中立位；右侧屈至极限，回复到中立位。动作宜缓慢，稍稍用力。锻炼时，有的患者颈部可感觉到响声，如果伴有疼痛，应减少锻炼的次数或停止锻炼；如果没有疼痛，则可以继续锻炼。

（2）头中立位双手十指交叉抱在颈后，头做缓慢的前屈和后伸运动，与此同时，双手用力对抗头的运动，以锻炼颈椎后侧的肌肉力量。

3. 落枕本身有自愈的趋向，只要及时采取治疗措施，症状是可以很快消失的。本病虽起病较急，但若经过系统治疗，病程也很短，1 周以内多能痊愈。及时治疗可缩短病程，不经治疗者也可自愈，但复发机会较多。落枕症状反复发作或长时间不愈应考虑是否存在颈椎病，应找专科医师检查，以便及早发现和治疗。

（五）经验良方选录

1. 患者低头趴在有椅背的椅子上，用"擀面杖"或者是一个表面光滑的圆柱体，在患者的颈椎患病一侧上下滚动，类似于擀面条的动作（需要用一点力量），患者可能有不舒服的感觉，一般需要治疗 10 分钟，严重患者需要 20 分钟，几乎所有的患者都会缓解症状，1 日后基本可以完全缓解。主治落枕。

2. 葛根 30 g，菊花 15 g，生白芍 24 g，柴胡 12 g，生甘草 9 g，水煎取药液再加红糖 30 g 调服，一次服下，服药后卧床休息 1 小时出微汗。每日 1 剂，一般服药 2～4 次即愈。主治落枕。

3. 上下点头法：取坐位或站位，两眼平视前方，头部自上而下缓慢运动 20 下。左右旋转法：取坐位或站位，颈部自左至右、自右至左缓慢旋转 10 次。主治落枕。

4. 党参、黄芪各 20 g，蔓荆子、葛根各 12 g，黄柏、白芍各 10 g，升麻 6 g，炙甘草 5 g。每日 1 剂，水煎服。一般 1～3 剂见效。主治落枕。

5. 韭菜汁加热（不烧开）擦颈部，每日擦数次，2～3 日便可治好。主治落枕。

第二节 软组织损伤

一、病证概述

软组织的范围包括皮肤、肌肉、肌腱、腱鞘、筋膜、韧带、神经、血管、关节囊、软骨、椎间盘、脊髓等。中医学把软组织损伤的一系列疾病统归入"伤筋"范畴。临床多指闭合性的软组织损伤。此症多发于青壮年，常见于活动多，负重大的部位，软组织受到外力的直接打击、冲撞、挤压可引起挫伤，间接外扭转可造成局部的慢性损伤，本病的发生与患者体质、年龄、职业、生活工作环境等因素也有密切关系。临床表现：急性伤筋的主要症状是疼痛、瘀肿、功能障碍，局部热感，压痛范围较宽，甚则拒绝检查。若肌腱、韧带断裂者，伤时都有撕裂感，关节有异常活动或失稳感；慢性伤筋，起病缓慢，或由急性伤筋迁延而来，症状较急性为轻，自感肢体胀痛无力，劳累后加重，休息后减轻。伤处多无明显肿胀，有轻压痛，有时亦可放散他部，有的患处尚可融及增粗肥厚或条索状物。

二、妙法解析

（一）睾丸挫伤（朱文海医案）

1. 病历摘要：徐某，男，35 岁。患者在抛缆绳时，睾丸被缆绳头击伤，作痛 5 日，行走不便，曾服用参三七无效。16 日检查：全睾及阴囊绷紧，青紫肿胀，质坚硬，按之作痛，皮下不发热。舌苔薄白，舌根带黄腻，脉弦数。阴部为肝经所过，瘀血内滞，脉络受阻，气血失和。诊断：睾丸挫伤。治疗：活血舒筋汤。药用当归、川芎、乳香、没药、橘核、乌药各 9 g，赤芍、积雪草各 15 g，小茴香 3 g，土鳖虫、荔枝核各 12 g，红花、青皮、陈皮各 6 g。7 剂，每日 1 剂，每剂分头煎、二煎内服后，药渣再加适量水煎沸熏洗患处，每日 1～2 次。并用阴囊带（或用口罩）护托。服 7 剂后疼痛大减，肿胀减半，坚硬转软，继用原方 7 剂，诸症消退。（《上海中医药杂》，1983 年第 12 期）

2. 妙法解析：本方是在《伤科大成》"活血止痛汤"的基础上发展而来的，比之原方，疗程缩短大约为 2/3。本方中活血之品，仍为四物汤加味。取当归、川芎、赤芍、红花、苏木、落得打等，复加入乳香、没药，皆入肝经，既可活血祛瘀，又可行气止痛；土鳖虫破血逐瘀、消瘀散结；橘核、橘叶、茴香、荔枝核、青皮、陈皮、乌药，亦均为疏肝理气、舒筋通络止痛之品。全方共奏活血祛瘀，理气止痛，舒筋通络，消瘀散结之效。

（二）左内踝关节扭伤（沈霖医案）

1. 病历摘要：张某，男，22 岁。打篮球时扭伤左内踝关节。肿胀、疼痛、活动受限，片刻后出现瘀斑，被人扶来就诊，予外搽紫金酒（药用血竭、红花、细辛、高良姜、白芥子、生地黄各 62.5 g，荜茇、鹅不食草各 93.8 g，生乳香、生没药各 46.9 g，樟脑、冰片各 31 g，加 60% 乙醇 5000 mL 中浸泡）。伤处外搽，每日 4～6 次。当晚即感伤部痛消，翌日见肿痛已基本消退，瘀斑吸收过半，用药 2 日后，肿痛、瘀斑全消，行走自如。（《黑龙江中医药》，1990 年第 3 期）

2. 妙法解析：本方 12 味药中具有活血化瘀功效的中药占 6 味，再伍以良姜、荜茇、细辛、白芥子、冰片、樟脑之辛散通络，缓急止痛之品，药证合拍而获效。

（三）外伤性肩周炎（万菊樵医案）

1. 病历摘要：张某，男，成人。乘车时，因急刹车，将右肩关节扭伤，患部明显肿胀，剧痛，活动受限，晚上痛不能眠。经检查排除骨折。诊断：外伤性肩周炎。用其他方法治疗效果不显，药用生川乌、生草乌、生乳香、生没药、血竭、穿山甲各 30 g，红花、桂枝、麻黄、威灵仙各 20 g，细辛 15 g。将上药入瓶密封，以白酒 1.5～2.5 kg 泡至 3 周，酒呈咖啡色即可用。将药酒搽于患处，医者以掌部小鱼际平推患处，使皮肤发热；用右手示指、中指沾上药酒，用指头背侧抽击患部；患处立即可见黄豆大小的紫点凸出皮面，继续击打，紫点可汇成一片。患处肿胀严重时，可用梅花针在患处叩击数下，加拔火罐，使皮下所积瘀血由火罐拔出，疗效更佳。3 日 1 次，一般治疗 3～4 次即可。（《中华中医骨伤科杂志》，1988 年第 1 期）

2. 妙法解析：经用本法 1 次，疼痛立即减轻，右肩肩关节活动自如，晚上能入睡。2 次治疗痊愈。本方重用生川乌、生草乌、生乳香、生没药等祛风、除湿、散寒、解痉、消肿、止痛的药物；又加红花、血竭入血分，活血化瘀；威灵仙软坚通络，细辛通窍散寒，穿山甲通经走络，引诸药力从皮毛达腠理至筋骨，开窍透骨，拔病外出；麻黄扩张皮肤毛细血管，加强了药物的渗透力，并配合穿山甲、桂枝将积聚经脉之瘀血及风、寒、湿邪提托出皮肤表面。全方共奏活血化瘀、祛风除湿、散寒除痹、消肿止痛的功效。

（四）左背宿伤（刘永青医案）

1. 病历摘要：张某，男，30 岁。患者被自行车柄撞伤左侧背部。现左肩胛骨内上缘处钝痛，时轻时重，反复发作。诊断：左背宿伤。予止痛散外敷，药用全蝎、土鳖虫各 2 份，九香虫、冰片各 1 份（原方未注明药量）。将上药共研末，外敷于宿伤处，胶布固定，每次外敷 3 日换药。1 次即愈，随访 2 年未复发。（《浙江中医杂志》，1988 年第 9 期）

2. 妙法解析：本方以疏通内部气血、温经散寒止痛为原则，取全蝎散结通络、祛风止痛，土鳖虫逐瘀破积、活血通络之力；佐以九香虫理气止痛，温经散寒；冰片止痛通窍。全方治疗背部宿伤收效良好。

（五）双踝关节急性软组织扭挫伤（廉通德医案）

1. 病历摘要：杨某，男，24 岁。从高处跳下，双踝关节扭挫伤。伤后半天就医。诉患部明显肿痛，不能行走，检查：双踝部明显青紫、肿胀、压痛，功能活动受限。X 线摄片未见骨折。诊断：双踝关节急性软组织扭挫伤。方用消肿止痛散。药用五倍子、生大黄、生栀子各 60 g，白及 30 g。将上药焙干研细末过筛。用食醋调成糊状（用量根据软组织损伤面积的大小），取适量均匀敷于患处，敷料覆盖后，以绷带包扎，每日换药 1 次，根据病情可连续使用 3～5 次。外敷 1 日，疼痛明显减轻，双踝关节活动好转，能缓步行走。3 日后，肿胀完全消退，疼痛消失，皮肤颜色基本恢复正常，能照常骑自行车。（《中国骨伤》，1990 年第 5 期）

2. 妙法解析：本方以五倍子收敛止血，兼散热毒、疮肿；生大黄凉血、止血、活血化瘀、清热解毒；生栀子清热祛瘀；白及收敛止血、消肿生肌，用食醋调和，有纠其上药寒凉之偏，加强其收敛止血、软坚散瘀、消肿止痛功效。诸药合用，可使"瘀祛、新生、肿消"。

（六）腰部扭伤（郭福成医案）

1. 病历摘要：崔某，男，30 岁。因抬搬重物时不慎腰部扭伤，致使腰部持续性疼痛，以右侧明显，被迫卧床，不能翻身和站立。在用手法揉按同时给予展筋丹外用，用药后半小时，腰部肌肉较前松软，疼痛则见减轻，可于床上翻身，且在地面短时间站立，每日治疗 1 次，第 3 日可下床室内行走，第 5 日腰部功能完全恢复正常。本系列方由以下 4 方组成。方一：血竭 30 g，藏红花6g，净乳香3g，麝香少许，樟脑少许。配法：先将血竭、红花、乳香分研极细末，最后研入麝香、樟脑（其少许之量，约血竭花180g，加麝香、樟脑各为4.5g）。方二：血竭花6g，儿茶、没药、乳香各1.2g，三七1.5g，麝香0.9g，冰片0.3g。配法：研为细末，麝香、冰片后入再研。方三：羚羊血2.4g，血竭6g，牛黄0.9g，人参1.5g，乳香（去油）1.2g，没药（去油）1.2g，冰片0.3g，琥珀0.9g。配法：共为细末，冰片入后再研。方四：煅珍珠、人参、琥珀、乳香（去油）、冰片、没药（去油）、当归、三七各1.5g，麝香0.9g，牛黄0.3g，血竭9g。配法：共为细末，麝香、冰片后入再研。将展筋丹少许粘于术者右手拇指指腹，继将指腹贴于患处，使指腹与皮肤紧密相接，拇指做顺时针或逆时针转动，使该处的皮下组织随手指揉动而滑动，药物可渗透于病痛部位。（《河南中医》，1987年第3期）

2. 妙法解析：展筋丹方中的血竭性平味甘咸，入心肝两经，且有散瘀定痛、止血生肌之作用，为外伤科之要药；藏红花性味甘平，入心肝经，且有活血通络、祛瘀止痛之功，对外伤性出血性肿胀、瘀血作痛有明显治疗作用；乳香具有调气和血，定痛追毒之功效，主治气血凝滞，跌打损伤；麝香能通诸窍、通络散瘀、透肌骨；方二中的没药具有散血祛瘀、消肿定痛、生肌之功效；三七有止血散瘀、消肿定痛之功效；儿茶则有清热止血、生肌定痛之功效；冰片有止痛及温和的防腐作用，并能通诸窍，散郁火，可用于神经痛或消炎。

（七）右外踝关节扭伤（吴传辉医案）

1. 病历摘要：邓某，男，20岁。打篮球时不慎摔倒，扭伤外踝，不久即感局部肿胀、疼痛，不能行走，由他人陪来急诊。检查：右外踝处肿胀明显，皮下有少许瘀斑，压之疼痛加剧，局部皮肤无破损，X线摄片排除骨折。诊断：右外踝关节扭伤。采用鹅不食草局部外敷1次。新鲜鹅不食草（全草）200g，用水洗净后晾干备用，可根据损伤部位大小、范围而酌情调整用量。用铁锅或瓦锅放置于煤炉上烧热，待热后把鹅不食草放入容器内，并来回翻转几次后即放入60°米酒100mL左右，待热后把药倒入事先准备好的双层纱布，包好，趁热放患处来回擦按3～5分钟，然后把药再敷于患处，每日1次，一般连续用3～5次。次日上午复诊，局部胀痛明显减轻，续用上法治疗5次后患者能自行行走，胀痛基本消失。第7日即可正常工作。《新中医》，1990年第5期）

2. 妙法解析：鹅不食草具有通窍散寒、祛风除湿、解毒消肿、活血祛瘀功效，加热后再加酒调外敷能促使关节滑液和局部炎症产物消散，对皮肤创伤有促进组织的修复和抗感染作用，因此具有消肿快、止痛显的特点。对损伤的初期（早期），用药越早效果越好，且痊愈时间大大缩短，大多数3～5次后效果明显，本药外敷后局部皮肤一般不会发生皮肤过敏反应。

（八）腰腿踝关节扭伤（方观杰医案）

1. 病历摘要：徐某，男，42岁。2年前因不慎跌伤，腰部、右腿、右脚踝关节损伤，肿痛不已，经中西药三七片、跌打丸、注射液、普鲁卡因泼尼松穴位封闭等治疗，患部肿胀减轻，腰、右大腿、右踝关节疼痛未瘥。遇劳及气候变化，疼痛加剧，不能负重。即予延胡木金散（药用延胡索、广木香、郁金由醋制。3药等份，研细末，装瓶备用），每次15g，温开水送服，每日3次，共服300g，痛减神舒。继又进上方300g，以资巩固。病愈1年后随访，未再复。（《浙江中医杂志》，1988年第3期）

2. 妙法解析：方中延胡索活血行气止痛，主治气血瘀滞所致诸般疼痛；广木香行气止痛；郁金解郁祛瘀止痛；三味药均宜入散剂，组成一方，用于治疗急慢性扭挫伤，故收全功。

（九）右肘部筋伤（李国衡医案）

1. 病历摘要：李某，女，36岁。乘坐拖拉机时不慎跌下，右手着地，当即感右肘疼痛，活动受限。当地医院拍片未见骨折，未经治疗，次日返沪。外院 X 线片示：右肘骨关节未见骨折。检查：右肘内侧皮下青紫，肿胀，压痛。右肘活动受限：伸 30°，屈 90°。右肘内侧韧带侧向试验（＋）。舌略红，苔薄，脉平。诊断：右肘内侧副韧带损伤，右肘部伤筋。证属跌仆受损，踞扭筋伤，气血瘀滞，肿胀疼痛。治疗：理筋手法。消肿散外敷包扎，2 日换药 1 次。拟活血化瘀，消肿止痛。药用生地黄 12 g，赤芍、丹参、延胡索、茯苓各 9 g，川芎 6 g，青皮、枳壳、土鳖虫各 4.5 g，甘草 3 g。每日 1 剂，水煎服。服 7 剂后，疼痛减轻，肿胀消退，局部压痛仍明显。患肘关节活动仍受限，舌脉同前。局部外用洗方活血消肿，桂枝、苏木、紫草各 9 g，扦扦活 30 g，刘寄奴、泽兰、紫荆皮各 12 g。7 剂，煎水外熏洗患处，每日 2 次，每次 20～30 分钟，逐步伸直右肘。局部肿胀已不明显，夜间仍有疼痛，右肘活动：伸 5°，屈 140°。再用外洗方舒筋活血化瘀。处方：伸筋草、羌活、独活、当归、泽兰叶各 12 g，紫草、苏木、乳香、没药、红花、桂枝各 9 g。4 剂，煎水洗，每日 2 次，每次 20～30 分钟。损伤后 2 个月随访，疼痛消失，恢复正常工作。检查：右肘伸 0°，屈 130°。解疼镇痛酊 2 瓶，局部热敷后外用。(《当代名老中医典型医案集·外伤科分册》，人民卫生出版社，2009)

2. 妙法解析：肘关节侧副韧带损伤属"肘部伤筋"，魏氏伤科治疗急性期消肿散外敷制动，内服活血化瘀之剂，同时急诊可施理筋手法以消散部分血肿，恢复肘部内外侧肌筋平衡。一般手法时由助手托住患者上臂，医者一手握住下臂，另一手托其肘尖，将患肘扳直。然后将肘部上屈，患侧手部能搭肩头。上述手法只做一次，同时配合外用熏洗中药，外用洗方初期以活血消肿为主，中后期则应配合舒筋通络，一般均可取得良好疗效。本案三诊后患者症状明显改善，停止用药。伤后 2 个月复查，遗留关节屈曲功能轻度受限。

三、文献选录

软组织损伤中，临床以急性软组织损伤为主，包括皮肤、皮下组织、筋膜、肌肉、肌腱、韧带、滑膜、关节囊等软组织及一部分软骨和周围神经、血管等遭受外力撞击、跌仆闪挫、扭转牵拉、金创挤压、强力负重、过度活动和姿态不正等原因引起的急性损伤。这些组织受到外来或内在的不同致伤因素的作用，造成组织急性破坏和组织生理功能的暂时紊乱而产生损伤。急性软组织损伤一般是受外来的机构应力的作用，当应力作用达到一定的强度超过软组织承受负荷，即能诱发损伤，产生症状。其临床表现，局部疼痛与暴力的性质和程度，受伤部位神经的分布及炎症反应的强弱有关。局部肿胀，多因局部软组织内出血和/或炎性反应渗出所致。可引起肢体功能或活动的障碍。根据损伤的暴力性质和程度可以有不同深度的伤口或皮肤擦伤等。其恢复过程，无伤口且未伤及神经、大血管、肌腱、关节囊的软组织挫伤，疼痛一般经过对症处理，3～7 日逐渐好转消失，部分患者需要 2 周左右恢复，少数患者经过 2 周治疗后，疼痛仍未减轻，或出现麻木，肢体无力，肿胀明显，关节活动明显障碍等情况，应注意有无合并神经、大血管、肌腱、关节囊损伤的可能，并进一步检查。局部肿胀情况视受伤部位稍有迟缓，一般致密结缔组织水肿消退较快。同样为 2 周左右基本消失。如有全身多处明显挫伤的患者，应注意小便情况，警惕"肌红蛋白尿"，急性肾衰竭的可能。其治疗方法，通常可以镇痛、理疗、制动、中成药活血化瘀等方法治疗。在受伤 24 小时内，局部可用冷敷，可以使皮毛血管收缩，组织水肿消退，起到止血消肿止痛的作用。对于软组织挫伤采用早期敷药方法治疗，有着非常好的疗效。患者往往在敷药后就能即时消肿止痛，敷药时的绷带固定，不仅能保持关节于受伤韧带松弛的位置，暂时限制肢体活动，还有利于损伤韧带的修复，从而缩短了治疗时间。

（一）临床报道选录

1.内服治疗软组织损伤：

（1）寄生牛膝散治疗腰骶部软组织劳损315例：桑寄生、杜仲、当归、木瓜各15 g，川牛膝、红花、没药、青皮各10 g，土鳖虫7 g，延胡索、赤芍、地龙、狗脊各12 g。肾虚者加熟地黄、补骨脂、菟丝子、仙茅、川续断；寒者加独活、威灵仙、桂枝、小茴香、乌头；热者加黄柏、忍冬藤、虎杖、木通、秦艽；湿者加苍术、茯苓、草薢、薏苡仁、防己。若同时局部药物热敷或外贴伤湿膏疗效更好。每日1剂，水煎2次，早晚分服。治愈（症状消失，劳累后不复发）64例，显效（症状基本消失，能胜任适当工作）138例，好转（症状减轻，但劳累后或天气骤变时复发）90例，无效23例，总有效率为92.8%。（《陕西中医》，1988年第2期）

（2）十三太保方治疗软组织损伤780例：川芎、制乳香、制没药、桃仁、红花、土鳖虫、公丁香各180 g，当归、肉桂、血竭、广木香各240 g，制川乌、制草乌各300 g。共研细末，水糊为丸。成人每次3 g，15岁以下1~1.5 g，每日2次。胸壁挫伤而有胸痛、咳嗽、气促等症（包括部分外伤性胸膜炎）125例；腹部内伤而表现腹痛、腹胀、便秘、少数有呕吐等症40例；腰背挫伤及椎间盘脱出100例；四肢软组织损伤450例；颈项闪伤35例；脑震荡30例。均于伤后1~5日内开始服药。服用本方后，胸腹挫伤3~5日症状减轻，10~15日治愈；四肢软组织及腰背挫伤2日后症状减轻，10日治愈，部分重伤病例，因瘀血较多需要15~20日治愈；脑震荡5日左右症状改善，配合其他药物治疗，15~20日基本治愈。（《浙江中医杂志》，1982年第17期）

（3）逐瘀活络汤治疗软组织损伤40例：制川乌、制草乌、地龙各6 g，生乳香、生没药、三七（冲服）、木香、乌药各10 g，制南星5 g。偏热去川乌、草乌，加制大黄；偏寒加桂枝；上肢加羌活、桑枝、姜黄；下肢加牛膝、木瓜、威灵仙。上药加水约500 mL，煎至200 mL，早、晚饭后半小时用酒1~2盅兑服。每日1剂，7日为1个疗程，疗程间隔1~2日。结果：显效28例，有效10例，无效2例。疗程7~72日。（《中级医刊》，1990年第4期）

（4）桂枝汤治疗软组织损伤71例：桂枝9~18 g，白芍15~25 g，甘草6~10 g，生姜9~12 g，大枣15 g。头部伤者加川芎、白芷、薄荷各10 g；胸腹伤者加瓜蒌、佛手、山楂各15 g；四肢伤者加桑枝、地龙各15 g；瘀血斑多者加赤芍15 g。每日1剂，水煎服。2周为1个疗程。其中头部者17例，胸腹者11例，四肢者12例，全身多处者31例。治愈38例，显效18例，好转10例，无效5例，治愈率为53.52%，总有效率为92.96%。（《四川中医》，1992年第5期）

（5）治伤消瘀丸治疗急性软组织损伤313例：沙炒马钱子、麻黄、蒲黄、泽兰、炒土鳖虫、去毛骨碎补、制香附、红花、赤芍、桃仁、炒五灵脂、制乳香、制没药、煅自然铜（河南华峰制药有限公司提供）。每次10粒，每日3次，口服。对照组115例，用三七片，每次5片，口服，每日3次。12日为1个疗程。停用他药。结果：两组分别痊愈148、52例，显效147、54例，有效18、9例。（《中医正骨》，2009年第8期）

（6）田七膏治疗急性软组织损伤90例：青黛粉、泽兰、三七、紫花地丁各2份，薄荷1份。研末，白蜡、凡士林调膏；对照组56例，用消肿止痛膏（含姜黄、羌活、干姜、栀子、乳香、没药）。均外敷患处；每日换药1次。两组均用活血止痛胶囊，每次6粒，口服，每日2次。3日为1个疗程。结果：两组分别优36、18例，良42、12例，一般12、21例，差0、5例。（《中医药学刊》，2006年第5期）

（7）芍药甘草汤加味治疗软组织损伤85例：白芍45 g，炙甘草12 g。损伤在颈肌加葛根、桂枝、羌活，肩臂部加当归、羌活、独活、黄芪、姜黄、桑枝；急性腰扭伤加桃仁、红花、赤芍、制乳香、制没药、生地黄、牛膝；腰肌劳损加杜仲、枸杞子、续断、桑寄生。每日1剂，水煎服；7日为1个疗程。结果：痊愈28例，显效46例，有效11例。（《河北中医》，2002年第3期）

（8）三七伤药胶囊治疗血瘀型软组织损伤342例：三七伤药胶囊3粒；对照组114例，用云南白药胶囊2粒，模拟剂（淀粉加色素）1粒；均每日3次口服。用7日，结果：两组分别痊愈115、28例，显效127、30例，有效87、23例，无效13、33例，总有效率96.2%、71.05%。（《山西中医》，2008年第6期）

2. 外用治疗软组织损伤：

（1）息伤乐搽剂治疗软组织损伤323例：血竭、三七、红花、制草乌、透骨草、白芷、大黄、冰片等（中国中医研究院中药研究所实验药厂生产）。适用于闭合性软组织损伤，急性期尤为适宜。共观察323例，其中重度损伤170例，中度125例，轻度28例，每次用药2~5 mL局部外搽，平均用药5.36±2.27 mL，总用量100 mL。结果：显效（症状消失，活动能力恢复到伤前水平者）189例占58.5%，有效123例占38.1%，无效11例占3.4%。息伤乐的效果明显优于正骨水（广西玉林药厂生产）治疗的对照组100例，二者有显著性差异（$P < 0.001$）。息伤乐组患者于用药2~7日后有4例分别出现局部痒疹或烧灼感；正骨水对照组有6例出现类似反应，均于停药2~3日后消失。（《中医杂志》，1987年第3期）

（2）扭伤精治疗跌打损伤软组织损伤242例：飞龙掌血6000 g，大罗伞、生大黄各1500 g，两面针2500 g，细辛500 g，生川乌、生草乌各750 g。置85%乙醇5000 mL中浸泡25~30日，过滤，两次回收乙醇。将滤液浓缩至黏稠状后，再次加入85%乙醇20000 mL，充分搅拌，静置48小时，滤除沉淀物，滤液加入75%乙醇8500 mL及薄荷500 g，樟脑750 g，冰片100 g，充分混匀，装瓶密封备用。用时外擦或湿敷患处。结果：痊愈（瘀肿、疼痛消失，功能恢复正常）160例占66.1%；好转（瘀肿、疼痛基本消失，或其他临床症状明显好转）56例占23.1%；无效26例占10.7%。有效者用药1~12日，一般3日奏效。（《广西中医药》，1986年第1期）

（3）盘龙七片治疗慢性软组织损伤360例：药用盘龙七、川乌、草乌、当归、杜仲、秦艽、铁棒锤、红花、五加皮、牛膝、过山龙、丹参等29味，每片0.3 g（盘龙七制药有限公司提供）每日3次，每次3片，口服。对照组340例，用舒筋活血汤：羌活、荆芥、红花、枳壳各6 g，防风、独活、牛膝、五加皮各9 g，当归、续断各12 g，青皮5 g。每日1剂，水煎服。均10日为1个疗程。治疗慢性软组织损伤360例。结果：两组分别治愈201、104例，显效103、71例，有效42、92例，无效14、73例，总有效率96.1%、78.5%（$P < 0.01$）。（《中国中医骨伤科杂志》，2006年第4期）

（4）化瘀消肿膏治疗软组织损伤100例：乳香、松香、没药各250 g，血竭50 g，川乌、草乌各10 g，雪上一枝蒿200 g。先将前3味药混合加热溶化，冷却凝结为块，与余药共研为细末，取药末均匀摊撒于与伤肿面积大小相等的纱布上。以少许白酒浸湿药末，引火将酒浸药末点燃，燃至药末表面起小泡时熄灭火焰，待药末温度不灼手时即可将药贴于患处，再用绷带固定。2日换药1次。停用其他外敷药。用药2~10日。结果：显效82例，好转7例，无效11例，总有效率为89%，皮肤破损及对此药高度过敏者禁用本品。（《成都中医学院学报》，1991年第3期）

（5）消肿止痛散治疗软组织损伤157例：当归、姜黄、牡丹皮、生大黄各120 g，细辛、生川乌、皂角刺、桂枝、透骨草、苦丁香、延胡索、乳香、没药各60 g，共研细末；薄荷脑20 g，用95%乙醇浸泡溶解后，拌入药粉内，待乙醇挥发后，按患处大小取药粉适量，加水和蜂蜜或凡士林调成膏，敷于患处，覆盖油纸，绷带包扎，每日换药1次，3日为1个疗程。结果：痊愈106例占67.51%，显效34例占21.65%，有效17例占10.84%，总有效率100%。（《中国运动医

学杂志》，1994年第3期）

（6）速效跌打膏治疗急性软组织损伤926例：乳香、没药、红花、川芎、黄柏、冰片各15～30 g。共研细末，用蜂蜜调成膏状，涂于敷料上贴敷患处，每3日1次。治疗3次。5日内临床治愈607例，显效206例，有效104例，无效9例，总有效率99%，并发皮损36例及伴感染15例。敷药前常规消毒均正常愈合。治疗中21例皮肤出现过敏反应。对照组92例用展筋活血散（含当归、血竭、乳香、没药等），临床治愈26例，显效24例，有效28例，无效14例，总有效率84.8%。治愈率与显效率两组比较有显著性差异（$P<0.01$）。结果表明，本品消肿快、止痛好、治疗时间短，且可用于皮损和有创面感染。（《中国运动医学杂志》，1990年第1期）

（7）消肿定痛液治疗急性软组织损伤108例：黄柏40 g，土鳖虫30 g，栀子、紫草、乳香、没药各25 g，血竭、莪术各20 g，木香、红花各15 g。捣碎浸泡于50%白酒（或乙醇）1000 mL与蒸馏水2000 mL的混合液中15～20日。用时将纱布浸湿药液贴敷于肿胀部位，覆盖薄塑料纸，以绷带或胶布固定。1次可贴敷24～48小时，指关节敷6～12小时。病轻者1～12次，较重者3～4次即可治愈，对骨折复位后局部组织肿痛也有明显疗效。结果：治愈104例，显效3例，好转1例。局部皮肤有出血、破损者，待皮肤愈合后方可使用，皮肤过敏者禁用。（《山西中医》，1986年第2期）

（8）消肿止痛膏治疗急性软组织损伤100例：生大黄、制乳香、制没药、红花各100 g，香附、栀子、天花粉各50 g，生甘草20 g，土鳖虫80 g，蒲公英30 g；研末。每帖含6 g，加凡士林15 g，摊于直径约10 cm牛皮纸上（浙江省杭州市余杭区第一人民医院研制）。每次1～2帖，贴敷患处，绷带固定，每日换药1次。对照组100例，用芬必得胶囊0.6 g，每日2次餐后服，三七总苷片每次3片，口服，每日3次。用5日。结果：两组分别治愈91、73例（$P<0.01$），显效8、10例，有效1、17例。见不良反应分别1、20例（$P<0.01$）。（《中医外治杂志》，2002年第3期）

（9）正骨散治疗急性软组织损伤109例：麻黄、血竭、儿茶、乳香、没药、防风、白芷、红花、骨碎补等13味，制成膏。每克含生药0.32 g。外敷患处，面积15 cm×15 cm，厚1 mm，纱布绷带固定，2日换药1次。对照组91例，用701跌打镇痛膏（含土鳖虫、草乌、马钱子、大黄、两面针、黄柏、降香、虎杖、冰片、薄荷油、樟脑、薄荷脑等14味），外贴患处，每日换药1次。均8日为1个疗程。结果：两组分别痊愈35、28例，显效56、51例，有效11、6例，总有效率93.57%、93.4%。（《北京中医药》，2008年第8期）

（10）活血消肿方治疗急性软组织损伤62例：大黄、柴胡、土鳖虫、地龙、伸筋草、透骨草各30 g，丹参、羌活、独活、乳香、没药、自然铜各20 g，三棱、莪术、桃仁、红花各15 g。水煎取液，受伤<24小时，蘸纱布冷敷；受伤>24小时，先熏洗后热敷；每次1小时，每日2次。对照组54例，用如意金黄散，调敷患处，绷带包扎，每日换药2次。结果：两组分别治愈58、29例，显效4、13例，进步0、8例，无效0、4例，总有效率100%、77.8%。见不良反应分别0、3例。（《北京中医药大学学报》，2007年第5期）

（11）消瘀散治疗急性软组织损伤1080例：大黄、姜黄、香附、当归、蒲公英、薄荷等10味药，研末，过80～100目筛备用。每次取适量，调膏，外敷患处。对照组596例，用双柏散（含侧柏叶、大黄各2份，黄柏、薄荷、泽兰各1份）每次取适量，分别加水、米醋、酒、蜂蜜，调膏，外敷患处。厚0.5 cm，略大于肿胀面积，专用胶纸覆盖，包扎固定，每日换药1次。结果：两组分别痊愈809、379例，显效186、93例，有效67、56例，无效18、68例。（《中医正骨》，2009年第4期）

（12）活血膏治疗急性闭合性软组织损伤 12562 例：血竭、土鳖虫、地龙、白及各 200 g，乳香、没药、儿茶、肉桂、延胡索、公丁香、急性子、生大黄各 100 g，天花粉 300 g，花椒 150 g，明矾 50 g，樟脑 20 g，冰片 30 g。共研细末，过 120 目筛，混匀。取适量药粉用蜂蜜调成膏状，将膏药均匀摊于膏药布上，敷于患处，用绷带扎缚，4 日后去除，未愈者继续贴敷。结果：优 7945 例占 63.2%，良 3526 例占 28.71%，可 834 例占 6.7%，差 257 例占 2%，优良率为 98%。《山东中医杂志》，1992 年第 5 期）

（13）百穿袋治疗急性软组织损伤 45 例：均于损伤第 3 日开始。本组用蜂房 160 g；对照组 41 例，用四肢损伤洗方：桑枝 30 g，桂枝、伸筋草、透骨草各 15 g，牛膝、木瓜、乳香、没药、羌活、独活、落得打、补骨脂、淫羊藿、草薢各 10 g；均纳入 50 cm×30 cm 棉布纱袋，置砂锅内，加食醋至没过药袋，文火煮沸；用药袋热敷患处，每次半小时，每日 2 次。药袋可重复使用 1 周。功能锻炼。对症处理。结果：治愈及显效时间本组均短于对照组（P＜0.05）。《中医外治杂志》，2006 年第 1 期）

（14）双柏膏治疗急性软组织损伤 120 例：侧柏叶、大黄各 2 份，黄柏、薄荷、泽兰各 1 份。共研末），加水、蜂蜜（或凡士林）。煮热，酌加少量米酒，调糊，外敷患处，纱布绷带固定；24 小时换药 1 次。对照组 30 例，用吲哚美辛、曲安奈德、维生素 B_1 各 1 片，口服；红花油，外擦患处。均 10 日为 1 个疗程。用 1 个疗程。结果：两组分别显效（疼痛、肿胀、压痛完全消失，关节功能复常）85、11 例，有效 32、7 例，无效 3、12 例，总有效率 97.5%、60%。《中医外治杂志》，2009 年第 2 期）

（15）复方活血酊治疗急性软组织损伤 300 例：血竭、樟脑、生半夏、生天南星、冰片各 30 g，红花、白芥子、细辛各 60 g，高良姜 120 g，生乳香、生没药各 45 g。研粗粉，加 75% 乙醇 2 L，浸泡，回流提取；每瓶 100 mL（安徽中医学院研制）；对照组 150 例，用正红花油，均喷涂患处，每日 3～5 次。结果：两组分别治愈 212、35 例，显效 62、66 例，有效 23、31 例，无效 3、18 例，总有效率 99%、88%（P＜0.01）。《安徽中医临床杂志》，2002 年第 3 期）

（16）活血止痛膏治疗急性软组织扭挫伤 207 例：威灵仙、当归、乳香、没药、续断、白芷各 30 g，延胡索、木通、大黄各 25 g，木鳖、木香、红花各 20 g。共研细末。应用时以生蜂蜜调成软膏（或用医用凡士林调成软膏，加白酒少许），摊于纱布上，外敷伤处，绷带包扎，每 3 日换药 1 次。结果：除 16 例陈旧性损伤无明显效果外，其余在用药 2～4 次后获愈，未发现不良反应。本方适用于闭合性损伤；开放性损伤不宜用此膏。《新疆中医药》，1988 年第 2 期）

（17）消肿散瘀汤治疗急性软组织损伤 70 例：桂枝、猪苓、泽泻、白芍、木瓜、桃仁、生地黄、当归尾、酒炒大黄各 10 g，茯苓、牛膝各 15 g，红花、川芎各 5 g。每日 1 剂，水煎服。与对照组 70 例，均常规患处固定、制动；用双柏散（湖南省沅江市第二血防医院研制）外敷患处。均 5 日为 1 个疗程。用 2 个疗程，结果：两组分别痊愈 20、13 例，显效 28、20 例，有效 20、28 例，无效 2、9 例，总有效率 97.14%、87.14%。《湖南中医学院学报》，2005 年第 4 期）

（18）跌打七厘片治疗急性软组织损伤 150 例：酒炙当归、红花、醋炙乳香、醋炙没药、血竭、三七、麝香、冰片等。每片含生药 0.3 g（重庆希尔安药业有限公司提供）。每日 3 次，每次 3 片，口服。对照组 150 例，均用双氯芬酸二乙胺乳胶剂，外擦患处。均 15 日为 1 个疗程。结果：两组分别治愈 122、94 例，显效 19、15 例，有效 5、22 例，无效 4、19 例，总有效率 97.33%、87.33%。《中国中医急症》，2008 年第 11 期）

（19）舒筋方熏洗治疗急性软组织损伤 60 例：损伤后立即冷敷，减少活动。24 小时后用本方：乳香、没药、红花、苏木、土鳖虫、五加皮、海桐皮、白芷、麻黄各 9 g，威灵仙 6 g，伸筋草 12 g，青风藤 25 g。水煎，熏洗患处 20 分钟后，用药渣敷擦。每日 2 次。对照组 60 例，用正红花油，每日 3 次涂抹患处。均 7 日为 1 个疗程。结果：两组分别痊愈 9、7 例，显效 30、14 例，有效 17、29 例，无效 4、10 例，总有效率 93.3%、83.3%（$P < 0.05$）。（《河北中医药学报》，2009 年第 1 期）

（20）消肿液治疗软组织损伤 380 例：仙鹤草、鸡血藤、丹参各 100 g，赤芍、苏木、延胡索各 50 g，红花 20 g，置 60°白酒 5000 mL 中，搅匀密闭，每日振摇 1 次，1 周后提取浸液，药渣再压榨，过滤并收取滤液，合并浸液和滤液，澄清后装瓶备用。用时取 20～30 mL 以消毒药棉搽洗损伤处，每日 3 次，1 周为 1 个疗程。开放性损伤及用本品后皮肤过敏者不宜使用。结果：治愈 230 例占 60.53%，显效 110 例占 28.95%，有效 40 例占 10.52%。（《国医论坛》，1992 年第 2 期）

3. 针灸治疗软组织损伤：

（1）眼针治疗软组织损伤 302 例：按三焦取穴法，颈、胸及上肢损伤取眼穴上焦穴；胸背部损伤取中焦穴；腰及下肢损伤取下焦穴；配合看眼取穴，即在眼球区血管变化最明显的经区取穴。患者坐位或仰卧，医者左手指压住眼球，并绷紧眼眶皮肤，右手持 30 号 1 寸毫针，轻轻刺入皮肤，多用平刺或斜刺法，以频率为 150 次/min 捻针 1～2 分钟，得气后留针 10～30 分钟，每 5～10 分钟行针 1 次，每日 1 次。经 1～9 次治疗后，结果：痊愈 159 例，好转 123 例，无效 20 例，总有效率为 93%，其中 1 次有效率为 66%。（《中国针灸》，1990 年第 3 期）

（2）经络对称针刺治疗运动性软组织损伤 69 例：先找出受伤部位的疼痛点，再找疼痛点的对称部位。如左外踝关节扭伤，左丘墟、申脉、昆仑等处疼痛，其对称部位即为右外踝关节的丘墟、申脉、昆仑等部位。根据疼痛的范围大小在对称部位选择 1～4 个针刺点，进针 1～1.5 寸，强刺激，留针 20～25 分钟，留针期间捻转、提插 1 次，每日 1 次，1～3 次后全部获愈。起针后若疼痛未完全解除，可在疼痛部位埋皮内针 1～3 枚，留针 1～2 日。（《中级医刊》，1990 年第 1 期）

（3）缪刺络穴治疗软组织损伤 500 例：本组病例包括颈部、胸部、季肋、上肢、下肢、腹部软组织损伤，病程 2 小时至 20 年。根据软组织损伤的发病部位辨明经络后，针该经健侧的络穴。结果：痊愈 300 例，显效 131 例，有效 57 例，无效 12 例，总有效率 97.6%。（《上海针灸杂志》，1988 年第 3 期）

（4）阻力针刺治疗软组织损伤 89 例：用 30～32 号 1～1.5 寸毫针，快速刺入阳性反应点，进针 0.5～1 cm，手法要求轻柔，提插频率稍快，小幅度捻针，待局部阳性反应点松解时（局部阻力减轻），将针体提至皮下，令患者进行肢体活动 1～2 分钟。再根据病变部位的缓解程度，如此反复治疗 3～5 次。如症状改善不明显，可留针 10～20 分钟，间隔 10 分钟重复施术 1 次。每日 1 次，治疗 10 次为 1 个疗程。5 次无效则停用本法。结果：治愈 62 例，好转 27 例。（《针灸临床杂志》，1993 年第 1 期）

（5）灵龟八法针刺治疗软组织损伤 19 例：遵循按日、按时、按卦开穴的原则，推算出 1 个适应病证的主穴。采用点、揉、压、推、拿等手法，以中指或拇指进行按摩约 1 分钟，5 分钟再重复操作 1 次。每治 1 次，反复操作 3～5 次，操作间隙进行配穴按摩。每日或隔日 1 次。急性损伤 5 次，慢性损伤 10 次为 1 个疗程。结果：治愈 16 例，明显好转 1 例，好转 2 例，其中 <5 次治愈 9 例，>5 次 7 例。（《甘肃中医学院学报》，1989 年第 2 期）

（6）子午流注针刺治疗软组织损伤 375 例：用"飞腾八法"推算出就诊时本时辰所开穴位。如开穴正在患处，可取"灵龟八法"中八穴相配穴。配穴先选患处远端穴，次选附近穴，亦可用缪刺法选穴。重点选取通过患处各经的井、荥、腧、经、合五俞穴，以及合谷、内关、足三里、委中、殷门等。先点按开穴，再点按配穴，力量以患者能承受为度，每穴施术 1～2 分钟。结果：显效（治疗 24 小时之内，疼痛、肿胀、青紫减轻或消失，功能活动大部或完全恢复）309 例占 82.4%，好转 61 例占 16.3%，无效 5 例占 1.3%。（《中国运动医学杂志》，1994 年第 4 期）

（7）小型负压药酒罐治疗软组织损伤 134 例：防风、荆芥、没药、乳香、白胡椒、骨碎补、当归各 75 g，二七粉 30 g，加 75% 乙醇 3000 mL，浸泡 1 个月备用，每用小负压罐（肝精或青霉素瓶底磨去制成）开口（瓶底）向上，内装半瓶左右药酒，贴于患处，用注射针刺入橡皮盖内，抽出空气，使药罐处呈负压状态后，纠正体位。损伤部位大可将药罐 15 分钟移动 1 次，去罐后可施温灸。适合针刺者，可先局部针刺，也可用包围式的皮下针，针尖指向患处，留针 30 分钟，同时在患处使用药罐。每日或隔日 1 次，10 次为 1 个疗程。结果：痊愈 101 例，好转 28 例，无效 5 例，总有效率 96.27%。（《浙江中医学院学报》，1988 年第 1 期）

（8）耳穴贴压法治疗软组织损伤 78 例：病程为 3 日至 8 年。主穴取脾、热点，随症加腰痛点、肩关节、颈等耳穴，每先在一侧耳郭寻找压痛点并贴 1 粒王不留行，用拇指、示指前后按 2～3 分钟，使耳穴处有刀割样疼痛或灼热感为度，同时嘱患者活动损伤部位软组织。以后每隔 2～3 小时再按压 1 次，2 日后取下，并在对侧耳穴进行治疗。包括腰肌劳损 42 例，肩周炎 28 例，落枕 5 例，其他 3 例，结果：痊愈 30 例，好转 42 例，无效 6 例，总有效率为 92.3%。（《中级医刊》，1988 年第 11 期）

（9）针刺结合点穴治疗急性软组织扭挫伤 100 例：取患侧中渚穴，局部常规消毒后，用 28 号 1.5 寸毫针斜刺（45°角）进针深约 1 寸，得气后采用强刺激泻法，留针 5 分钟。留针期间嘱患者以多姿势活动患部，幅度由小到大，以局部疼痛消失或缓解为度。同时点拿腰阳关、气海俞、天宗、风池；推揉华佗夹脊；点曲池、列缺、合谷、中渚、太溪以行气活血。背法、颠法、扳法以活利局部关节。上法每日 1 次，病情严重者可每日 2 次。结果：痊愈 97 例，无效 3 例，总有效率为 97%。（《江西中医药》，1990 年第 4 期）

（二）经验良方选录

1. 内服良方选录：

（1）连钱草、酢浆草、积雪草、黄胆草（均用干草）各 30 g（一方不用黄胆草，改用干鹅不食草 9 g）。上药加水 1000 mL，煎成 250 mL，加入黄酒 250 mL，再煮一沸。分 2 次服。如伤在胸背上部，饭后服；伤在腰腹下部，饭前服。另将药渣加酒少许荡温，摩擦被伤的局部至有红晕时即可。每日 1 剂。主治软组织损伤。

（2）羌活、桂枝、川芎、枳壳、当归各 10 g，荆芥、防风、干姜各 5 g，苏木、泽兰各 15 g。每日 1 剂，煎 2 服。服 5 剂，瘀血消散，青紫肿胀全退。羌活、桂枝、荆芥、防风、川芎、炒赤芍、苏木、当归、枳壳、泽兰、葱头（原方未注明药量）。水煎服。加白酒 60 mL 兑入。主治软组织损伤。

（3）葛根 50 g，桂枝、白芍各 15 g，麻黄、生姜、甘草各 10 g，大枣 6 g。每日 1 剂，水煎分 3 次温服。或煎水外洗（用量可酌加），每日 2 次，每次 30 分钟至 1 小时。同时配合局部外洗，每次 1 小时。主治软组织损伤。

（4）牡丹皮、走马胎、自然铜、木通、桃仁、侧柏叶、川乌、草乌各 9 g，三七、甘草各 3 g。水煎内服，每日 1 剂，分 3 次服用。主治软组织损伤。

（5）当归、骨碎补各 15 g，川芎、枳壳、大黄、土鳖虫各 10 g，乳香、没药各 6 g，桃仁 12 g。每日 1 剂，水煎服。主治软组织损伤。

2. 外治良方选录：

（1）赤芍、生栀子、生川乌各 100 g，川续断、泽兰、紫荆皮、生天南星、白芷各 500 g，共研细末，过 45 目筛；取蜂蜜 1000 g，凡士林 300 g，加热至 70 ℃搅拌溶化后，待温度降至 40 ℃左右，加入药粉 600 g，逐渐搅拌混合至冷却，装入药罐。治疗时上肢悬吊于功能位，下肢高抬伤肢。有皮肤擦伤者，消毒后用雷夫奴尔纱布覆盖，有张力性水疱者，可在抽吸后消毒纱布覆盖。再根据软组织损伤创面大小，取适量药膏均匀摊在棉垫上，胶布固定，绷带缠绕包扎，1～2 日换药 1 次。主治软组织损伤。

（2）栀子 30 g，赤芍、甘草各 20 g，延胡索、大黄、苍术、牛膝、伸筋草、舒筋草各 15 g，川芎、红花各 10 g，95％乙醇适量。先将上药装入 500 mL 空瓶中，然后加入乙醇，浸泡 3 日，备用。如内服，用白酒或曲酒浸泡均可。扭挫伤疼痛轻者，可单用栀子芍甘酒外擦，按摩患处；扭挫伤重症，在外擦、按摩的同时，可用棉球沾药酒点燃热熏患处 1～3 分钟，一般 1～3 次即可痊愈；内服，首次以 10～20 mL 为宜，以后随病情的轻重及患者的耐受情况，可适当增减剂量。主治软组织损伤。

（3）海风藤、络石藤、五加皮、肉桂、干姜、川芎、苍术、独活、威灵仙、土鳖虫、炮穿山甲、羌活各 10 g，细辛 6 g，红花 5 g，皂角刺 9 g，花椒 7 g。共研细末，加冰片 1 g，加红灵酊（含当归、红花、肉桂各 60 g，樟脑、细辛各 15 g，花椒、干姜各 30 g。研粗粉，加 60％乙醇 1 L，密封浸泡 10 日），调敷患处，纱布固定；敷药干燥时，加红灵酊保持湿润，夏、冬季分别4～5 小时、8～9 小时 1 次。2 日换药 1 次。痛甚并用三七片、云南白药口服。主治软组织损伤。

（4）生川乌、生草乌、生天南星、生半夏、红花、土鳖虫各 90 g，大黄、栀子、姜黄各150 g，乳香、没药、三棱、莪术、白芷各 120 g。上药共研为粗末。根据患部大小取药末、白酒适量，共放入瓦锅内炒至出味，倒出用布包住，趁热外烫伤处，烫至药末凉后，再放回锅内加白酒少许炒热布包外烫。反复应用，1 日可烫数次至十多次，外烫次数越多效果越好，以不烫伤皮肤为度，1 小包药末可用 2 日。外烫至第 3 日即能参加体力劳动。主治软组织损伤。

（5）酢浆草节 1000 g，60°白酒 5000 mL。取酢浆草节粉碎成粗末，装入磨口瓶内，加入白酒，搅匀密闭，每日振摇 1 次，1 周后提取浸液。将沉淀药渣压榨、取液、过滤，再把过滤液与浸液合并澄清，然后分装成一定数量使用。用绷带包扎，不便于绷带包扎的损伤部位则用纱布块浸以酢浆草酊，均按其损伤部位的面积大小而确定其敷料和包扎范围，一般情况下每日敷酢浆草酊 3 次，每次敷至局部皮肤有凉湿感为度。主治软组织损伤。

（6）红花 30 g，三七 3 g，分别用白酒 500 mL；生地黄 150 g，用白酒 1.5 L；血竭 30 g，樟脑 75 g，冰片 3 g，分别用 95％乙醇 500 g；浸泡 15 日，提取不等量药酒混合，加薄荷冰 20 g。据损伤范围大小，用纱布 5～6 层（或白布一块）浸泡本品敷患处痛点，外覆塑料布，胶布（或绷带包扎 2～3 层）固定，每日换药 1 次；7 日为 1 个疗程。局部皮肤过敏者禁用。关节功能障碍配合物理疗法及理筋手法。主治软组织损伤。

（7）取成药小活络丸 100 粒加入适量的 75％乙醇浸泡，捣烂调制成糊状密封备用。患处先行一般常规消毒，有污渍者先用松节油、汽油等清除再行常规消毒，擦拭干净后将小活络软膏均匀涂擦在创面上 2～3 mm 厚，涂擦范围尽可能大于受伤范围，用 1 张薄塑料薄膜覆盖后再覆盖 2层纱布包扎即可。无破皮者一般隔日 1 次，有破皮者每日 1 次或隔日 1 次。限制活动，抬腿休息。主治软组织损伤。

（8）刘寄奴、泽兰叶、鸡血藤、土鳖虫、木瓜、舒筋藤各 30 g，红花 10 g，透骨草、伸筋草各 20 g，制乳香、制没药各 15 g 等。每日 1 剂，水煎取液，熏洗患处，每次 30 分钟，每日 2 次。熏浴不方便部位损伤用棉签蘸寄奴泽兰酊（用上方，加 75％乙醇 750 mL，密封浸泡 15 日，取滤液），外涂患处，每日 6 次。对照组 100 例，用参三七片、伤科跌打片、云南白药胶囊。用 7 日。主治软组织损伤。

（9）炒紫荆皮 4 份，炒独活、炒赤芍、白芷各 2 份，石菖蒲、细辛、香附、炒乳香、炒没药各 1 份。上方诸药共碾细末，低温烘干备用。配制时，将医用凡士林熔化，凉至 20 ℃左右，入药末（1500 g 凡士林加药末 500 g），边加边搅拌，调匀后待其完全冷却凝固即可。将五行膏摊于药棉上（面积略宽于肿胀范围 1 cm，厚度约 0.5 cm），敷贴患处，绷带固定。隔日换药 1 次。主治软组织损伤。

（10）生栀子 20 g，明乳香 15 g，生大黄 6 g，净桃仁 6 g，共研细末。新伤用鸡蛋清调敷患处；陈旧性扭伤，用陈酒调敷。调药厚度 3～4 mm，外覆盖塑料薄膜或不吸水纸，12 小时取下。敷后局部皮肤呈青紫色，5～7 日可消。一般新伤敷 1～2 次即愈，陈旧性及伤势较重者，隔 3～4 日可再敷，上药 1 料可用 2～3 次，如伤处面积大，可按比例增加用量。主治软组织损伤。

（11）乳香、没药、土鳖虫、三七各 50 g，纯蜂蜜 2 kg。配制方法：中药研粉，将蜂蜜放在铝锅内煎熬，然后加入药粉用木棒搅拌，待药蜜均匀后随即离火，放进 24 cm×50 cm 的绷带，浸透后装入盘内，备用。患者仰卧于床上或坐在椅上，行手法整复术，使其筋顺脉通后，敷用乳没蜜纱条 3～5 层，绷带包扎。每隔 5 日换药 1 次。主治软组织损伤。

（12）透骨草、制川乌各 90 g，乳香、没药各 30 g，红花、秦艽、钩藤、花椒各 60 g，防风、补骨脂各 45 g。将上药碾成粗粉，用 60% 乙醇 3000 mL 浸泡 71 小时，每日搅拌 2～3 次，滤出浸液，药渣再加 60% 乙醇浸泡，如此 3 次，将 3 次药液混合，静置 24 小时，过滤，分装即得。将药液反复涂擦患处，每日 2～3 次。主治软组织损伤。

（13）栀子 100 g，鲜酢浆草 250 g。栀子打碎，鲜酢浆草洗净泥沙，共入锅内，加水 4000 mL，煎至 1000 mL，过滤去渣，将栀酢液装入铝盒内，放入大小不等的纱布块，待冷却后，放进冰箱，冷冻到 4 ℃ 便可使用。视其损伤部位，选择适当大小的冷冻栀酢液纱布块，湿敷于患处，绷带加压包扎，每日 1 次。主治软组织损伤。

（14）天花粉 10 份，大黄、黄柏、姜黄、白芷、栀子、黄连、黄芩各 5 份，制天南星、陈皮、苍术、厚朴、甘草、当归、蒲黄各 1 份。研末，用 2 份，加凡士林 8 份，摊在棉纸上，制成膏；对照组用跌打万花油纱布；均外敷患处，绷带包扎，2 日换药 1 次。两组均用伤科跌打丸 10 g，每日 2 次口服。主治软组织挫伤。

（15）丁香、赤芍各 25 g，肉桂、防风、三棱、红花、当归、升麻、乳香、没药、川芎各 10 g。热水熏洗患处，热毛巾湿敷 2～3 分钟后，用本品（含研末，白酒、醋调），热敷患处，塑料薄膜包扎，每次 0.5～1 小时；每日 3～5 次。每袋药用 3 日，为 1 个疗程。伤后宜立即用冰块湿敷；受伤＜48 小时禁用本品。主治软组织损伤。

（16）明矾、大黄各等量，共研末备用。以此散剂适量用鸡蛋清调成糊状；或用蜂蜜 3 份，冷开水 1 份调成糊状。敷贴患处，敷药范围以大于肿痛区约 2 cm，药的厚度 0.6 cm 左右，然后用纱布包缠 2～3 圈固定，或将药糊摊在塑料纸或油纸上，上面加盖 1 层纱布敷于患处。每日换药 1 次。主治软组织损伤。

（17）生大黄 500 g，刘寄奴、醋延胡索各 150 g，土鳖虫、白芷、生栀子各 100 g，红花、桃仁各 80 g，细辛 50 g，冰片 20 g。研细末，过 100 目筛。取适量，加酒、醋各等份，调糊，外敷患处，用塑料纸及纱布包扎固定，每日换药 1 次，换药前停用 3～5 小时；5 日为 1 个疗程。主治软组织损伤。

（18）郁金、红花、生川乌、苍术、独活、姜黄、细辛、樟脑、薄荷、艾叶、松节、白芥子、乳香、川芎等中药和化学发热剂配制而成（原方未注明药量）。撕去外层包装，稍加揉搓，发热后固定于压痛点最明显的部位，每日用1袋，连用5日为1个疗程。主治软组织损伤。

（19）木瓜2份，生栀子1份，生大黄5份，蒲公英2份，土鳖虫1份，乳香1份，没药1份。以上7味药，晒干共研细末，过筛，用生蜂蜜调成糊状，备用。将药糊涂抹在纱布上，敷在损伤处，药膏面积比肿胀面积略大，用绷带黏膏固定，隔3～5日换药1次。主治软组织损伤。

（20）红花、血竭、参三七、川乌、乳香、没药、木香、冰片各等份，研末加入适量医用凡士林调成本膏。冬季需加入少量的液状石蜡，以免过稠。用时将软伤Ⅰ号膏均匀地涂在塑料纸上，外用纱布包敷、绷带加压包扎。每周换药2次，4次为1个疗程。主治软组织损伤。

第三节 腰扭伤

一、病证概述

腰扭伤可分为急性与慢性两类。前者多因负重时用力过猛或体位不正，扭伤腰部所致。是以腰痛、活动障碍，俯仰不利为主要表现的伤筋类疾病。其临床表现为腰部疼痛，肌肉紧张，活动受限，腰不能伸直，俯仰转侧均感困难，患者常以手按腰支撑体重，重者不能坐立。迁延日久可转为慢性腰劳损。伤后腰部疼痛，不能伸直，活动受限，咳嗽、喷嚏、起坐、转侧均可使疼痛加重。后者多因弯腰工作、姿势不良，或急性腰扭伤迁延不愈，或先天性畸形、筋位不正所致。临床表现为腰部酸痛或胀痛，多于劳累后加重，休息后减轻。有反复腰痛史；腰痛轻重与劳逸有关；腰部外形及活动无异常。病程长，易反复发作。急性腰扭伤又名岔气，多因负重时用力过猛或体位不正，扭伤腰部所致。是以腰痛、活动障碍，俯仰不利为主要表现的伤筋类疾病。临床常见类型有腰肌劳损、韧带扭伤、关节扭伤三类。其中腰肌劳损为第3腰椎横突或髂嵴后缘、骶骨后有明显压痛；韧带扭伤腰椎棘突、棘突间压痛，腰前屈活动受限；关节扭伤为腰骶关节或骶髂关节压痛，椎间小关节扭伤，患椎棘突偏歪，有深在压痛。其常规治疗，常用推拿按摩手法。中药治疗，早期行气活血，方选桃红四物汤，后期补益肝肾，方选补肾壮筋汤。针灸取人中、委中等穴强刺激，配合功能锻炼，伤后宜卧硬板床，后期做腰部各种功能锻炼。治疗不当，可转为慢性腰劳损。本病属中医学"腰部伤筋"范畴，俗称"闪腰"。

二、妙法解析

（一）急性腰扭伤（李国衡医案）

1. 病历摘要：蔡某，女，40岁。患者10日前不慎从2 m高处跌下，当时头、腰部着地，颈腰椎拍片无异常，尿常规检查阴性。予止痛药对症处理。检查：神清，脊椎压痛不明显，腰3、腰4左侧横突压痛，腰部活动部分受限。舌淡，苔薄白，脉细。高处坠跌，腰部受损，腰部气血臃肿疼痛。辨证：跌打损伤，血络受损，络不涩血，血溢脉外，瘀血凝滞，血瘀气阻，气滞血瘀，不通则痛。方用四物汤加减。药用生地黄、云茯苓各12 g，白芍、当归、延胡索、川牛膝各9 g，川芎6 g，炙土鳖虫4.5 g，甘草3 g。7剂。复诊：X线片示：腰椎生理弧度较直，腰椎横突未见明显骨折，胸12、腰1前纵韧带钙化。检查：腰部活动可，胸12、腰1棘上压痛。舌苔薄腻，脉细。再拟活血止痛。处方：生地黄12 g，白芍、当归、土鳖虫、川牛膝、延胡索、积雪草、虎杖根、制乳香、制没药各9 g，川芎6 g，甘草3 g。7剂。2周后随访，腰痛已不明显，上班工作。（《当代名老中医典型医案集·外伤科分册》，人民卫生出版社，2009）

2. 妙法解析：急性腰扭伤，尤其跌仆受伤，气血阻滞，瘀阻疼痛，中药活血止痛有较好疗效。临床活血止痛汤常以四物汤为基础，四物活血理血；积雪草苦寒，入脾经，功专活血消肿止痛，又能清热解毒利水。跌仆伤痛，一般多用延胡索活血止痛，土鳖虫、川牛膝活血祛瘀。方中虎杖根亦为伤科常用治伤要药，本品微苦、辛平，入肝经，二诊加用虎杖根主要是加强活血通络止痛作用。

（二）急性腰扭伤（栋材医案）

1. 病历摘要：黄某，男，38岁。患者于2日前因泼水时用力过猛，扭伤腰部致腰部疼痛，不能俯仰转侧，咳嗽及深呼吸时疼痛加剧，检查见腰部广泛压痛，活动受限，直立行走苦难，卧床休息不缓解。X线片示：腰部椎体骨质无明显改变。舌质暗红，苔薄白，脉弦略数。此乃在泼水时腰部肌肉强烈收缩，使肌肉和筋膜过度牵拉、扭曲，甚至撕裂，而致剧烈疼痛。治以活血化瘀为主，兼有温经通络、散寒祛湿。予以消瘀接骨散外用。药用川乌、草乌、栀子、炙大黄、乳香、骨碎补、薄荷各20 g，儿茶、红花、细辛各30 g，白芷、冰片10 g，诸药共研为末，以饴糖或蜂蜜调匀，摊于棉纸上（厚0.3～0.5 cm，范围大于伤痛点3 cm）敷于患处，可用宽胶布粘贴或以绷带捆扎固定，3日为1个疗程。一般为1～2个疗程。（《当代名老中医典型医案集》，人民卫生出版社，2009）

2. 妙法解析：急性腰扭伤属于中医筋伤范畴，其主要病机是气滞血瘀，气血运行受阻，不通则痛，然又因多肝肾亏虚在先，正气不足，邪气易入，故多易感寒湿之邪。消瘀接骨散用制乳香、制没药、大黄、红花活血化瘀，通经止痛，用川乌、草乌、细辛、儿茶、白芷温经通络，散寒祛湿；用骨碎补补肝肾，强筋骨；用大黄、薄荷、栀子清热，以防瘀血聚而发热，并能活血通经。全方共奏活血化瘀、消肿止痛之功。

（三）急性腰扭伤（马详生医案）

1. 病历摘要：于某，男，76岁。患者在2日前负重后腰扭伤致腰部疼痛，不能俯仰转侧，咳嗽及深呼吸时疼痛加剧，检查见腰部广泛压痛，活动受限。X线片示：腰部椎体骨质无明显改变。舌质淡红，苔薄白，脉弦。根据患者、症状、体征、辅助检查患者可诊断是急性腰扭伤，由于患者年老，素有肝肾不足，证型为气滞血瘀兼有肝肾不足，治宜理气活血补肾汤加减口服。方药为土鳖虫、川牛膝、桃仁、红花、木香、香附、川乌各10 g，鹿角霜、川续断各15 g，当归12 g，川芎9 g，鸡血藤30 g。上药加水500 mL，煎至300 mL，每日1剂，分早、中、晚3次温服。服药2剂后，腰部疼痛消失，活动自如。随诊半年无复发。（《当代名老中医典型医案集》，人民卫生出版社，2009）

2. 妙法解析：急性腰扭伤多由于素体肝肾不足，加之暴力外伤，致使局部气血运行不畅，不通则痛，故以局部疼痛为主要症状。方中用当归、川芎、红花、鸡血藤活血化瘀通络；用川牛膝补肝肾、强腰膝。木香理气止痛，川续断补益肝肾，活血止痛，接骨续筋，两药相伍，一补一泻；鹿角霜温补肾阳，兼能活血，土鳖虫性善走窜，擅疗伤止痛，一为血肉有情之品，一为虫蚁搜剔之药，两药配伍，通补兼顾。诸药合用，以达到理气活血补肾之功。

（四）急性腰扭伤（孙达武医案）

1. 病历摘要：高某，男，45岁。昨日踢球时不慎扭伤腰部，疼痛能忍，未予重视，在家卧床休息后，疼痛未见缓解，反而加重，难忍，遂于今日求诊。诊见：强迫体位，腰部未见明显瘀青肿胀，腰肌紧张，腰部不能挺直，俯仰伸屈转侧困难，腰部两侧广泛性压痛。X线检查未见明显异常。舌暗红，苔薄，脉弦紧。诊断：急性腰扭伤。治疗：活血行气通络止痛。鸡血藤、赤芍各15 g，丹参12 g，当归、川牛膝、香附、泽兰、延胡索、地龙、三七粉各10 g，红花、桃仁、石菖蒲、甘草各6g。每日1剂，水煎，分早晚两次服。连服5剂后，左腰部肿痛明显减轻，右侧疼痛明显，转侧仍感牵掣，夜寐不安。再拟活血化瘀，理气和络。丹参、鸡血藤各15g，当归、乳香、香附、泽兰、延胡索、三七粉、陈皮各10g，没药、桃仁、石菖蒲、甘草6g。服3剂后，疼痛明显缓解，活动无明显受限。再拟活血理气，健腰和络。杜仲15g，丹参12g，当归、香附、川续断、独活、延胡索各10g，没药、乳香、桃仁、红花、陈皮、三七粉、甘草各6g。服5剂以善后。(《孙达武骨伤科学术经验集》，人民军医出版社，2014)

2. 妙法解析：急性腰扭伤是腰部肌肉、筋膜、韧带、椎间小关节、腰骶关节的急性损伤，多系突然遭受间接外力所致。一般从气滞血瘀与湿热内蕴诊治为主；本案属于气滞血瘀之症，所用中药均为疏利气机之品，综观全方，还是以活血化瘀为主，如三七、桃仁、红花等。

（五）腰扭伤（邓朝纲医案）

1. 病历摘要：患者，男，建筑工人。腰部又因负重而扭伤，土鳖虫、红花各10g（藏红花更佳），白酒适量。急性腰扭伤，以土鳖虫、红花混合加水，加酒200mL，用文火煎15～30分钟后，分3次服。慢性腰扭伤，将土鳖、红花混研为极细末，用白酒2次温服（不饮酒者用黄酒或低度酒代服）。投土鳖虫12g、川红花10g，10剂。嘱先以3剂用白酒文火煎服，每日服1剂。因腰有扭伤宿疾，故将余下之7剂，共研为末，每次10g，用温酒送服，每日2次，药尽病瘥，迄今未发。(《黑龙江中医药》，1990年第2期)

2. 妙法解析：方中土鳖虫具有活血散瘀、消积破坚、疗伤定痛之功；红花破血化瘀、舒筋活络；白酒升阳发散，其性刚燥，走十二经络，以通气血。3药合用，故收奇功。

（六）急性腰扭伤并发右侧筋挛（姜佐柏医案）

1. 病历摘要：傅某，女，25岁。与人扭打，突然感觉腰部剧痛，不能挺直，不敢仰卧，俯卧位可稍松缓，不能深呼吸与咳嗽，否则发生剧痛抽筋。检查：俯卧（腰腹部垫着枕头）呻吟，阵阵喊叫，腰脊向右侧倾斜，被动转侧或用手指接触患部即出现剧烈痉挛疼痛，右侧腰胯部压痛浅在而广泛，痛无定处，局部无明显肿胀，X线腰椎摄片检查无异常，脉弦微涩。诊断：急性腰扭伤并发右侧筋挛。证属气血阻滞，腰络不通（伤气型）。治疗：行气活血，舒筋解痉。药用白龙须15～20g，钩藤根、当归尾各15g，紫丹参20g，制乳香、制没药各6～10g，延胡索12g，白芍35g，炙甘草20g，伸筋草15g，生麻黄3g，熟地黄18g，红花3g，川续断12g。每日1剂，水煎服。2首剂后疼痛减轻，痉挛缓解。服完2剂，骶棘肌松软，疼能减轻60%，可以转侧仰卧。服完4剂，能够起坐下床，直腰行走。共6剂。疼解痛除，功能恢复。(《中国中医骨伤科杂志》，1990年第1期)

2. 妙法解析：本方以中草药白龙须为主组成，白龙须别名八角枫，为八角枫科植物华瓜木的干燥须根，其性味苦辛，微温，有小毒，功能散瘀止痛，祛风湿，具有明显的骨骼肌松弛效能和一定的止痛作用；钩藤根苦甘，微寒，功能平肝息风、舒筋活络，具有较好的止抽、定惊、镇静作用；当归、丹参、乳香、没药（即活络效灵丹）有活血通络止痛之功，为治疗瘀血腰痛之良药；丹参祛瘀生新，安神止痛；延胡索活血散瘀行气止痛，具有镇静、缓解经筋痛、松弛肌筋之效能；白芍养血荣筋、平肝安脾、养阴通脉、缓急止痛；伸筋草能通络舒筋、祛风止痛；麻黄与熟地黄合用能温通筋脉腠理，补血而不腻膈，具有强壮筋骨作用；红花小量能活血养血而息风；续断补肝肾，续筋骨，通血脉，利关节，具有促进肌筋再生之效能；炙甘草补脾益气，通络脉，具有温中缓急与调和诸药的作用。本方寒温并用，以温为主，温而不燥，标本同治，顾全其标。诸药合用共奏活血舒筋、温经缓急、养血柔筋、平肝息风、镇痛止痉之功效，可使外伤得治，疼痛得止，筋脉柔和，痉挛解除。

（七）左侧腰扭伤（陈卫医案）

1. 病历摘要：莫某，男，56岁。因搬物不慎，腰部扭伤半日。症见腰部疼痛，动则加剧，转侧困难。检查：左侧腰大肌压痛明显，无红肿，舌淡红，苔薄白，脉弦。予徐长卿30 g，猪骶尾骨250 g，水炖服，每日1剂。2剂痊愈。（《福建中医药》，1990年第5期）

2. 妙法解析：徐长卿辛温，有解毒消肿、通经活络止痛的功效，取猪骶尾骨以骨补骨，以骨壮腰。两药合用，能通经活络、壮腰止痛。

三、文献选录

急性腰扭伤是腰部肌肉、筋膜、韧带、椎间关节、关节突关节、腰骶关节承受起负荷运动而引起的急性损伤。本病多由腰部突然闪扭所致，受损组织以腰部肌肉及筋膜为主，是一种较常见损伤，属中医学"闪腰""岔气"范畴，损伤多发生在竖脊肌和胸腰筋膜的附着部。如果损伤后又感风寒之邪，可导致腰部的慢性痹痛。慢性腰扭伤或腰部损伤，尤其是跌仆受伤，气血阻滞，瘀阻疼痛，中药活血止痛有较好的疗效，但往往兼有肝肾不足或寒湿阻络，不可一味只顾气血阻滞，而应仔细周全的辨证施治，以免一味活血祛瘀以伤正气，或导致寒湿之邪留寇，久之则转为他病，使病情变得复杂。本病治疗以手法治疗为主，配合药物、针灸、固定和练功等治疗。

（一）临床报道选录

1. 内服中药选录：

（1）张日松等采用综合疗法治疗急性腰扭伤30例：①针刺疗法，用泻法，留针30分钟。每日1次，3次即可。②中药外用：药用红花50 g，川芎、牛膝各30 g，延胡索、胆南星、威灵仙、伸筋草、木瓜、苏木各20 g。以上诸药研成细末，过100目筛，分成7份。嘱患者自备小布袋1个，每次装入1份药，另用少许青盐炒热装入袋中敷于患处凉后移除。每日2次，7日为1个疗程。结果：19例治愈，有效7例，总有效率达86.7%。（《实用中医内科杂志》，2009年第9期）

（2）林娟菁采用血府逐瘀汤加味治疗急性腰扭伤126例：①中药内服血府逐瘀汤加续断、杜仲、土鳖虫。方药组成：甘草3 g，桔梗5 g，桃仁、红药、川芎各6 g，当归、赤芍、生地黄、柴胡、枳壳、牛膝、续断、杜仲各9 g，土鳖虫10 g。②加减法：局部痛点固定不移，偏血瘀，加乳香6 g，没药6 g；局部窜痛，胀痛无定处，偏气滞加延胡索9 g，香附9 g；伴腹部胀痛，便秘尿黄赤，舌苔黄腻，脉濡数，偏湿热者，加大黄6 g，忍冬藤30 g，厚朴9 g。结果：治愈117例，占92.8%；其中3日内治愈79例，占67.5%；4～6日内治愈38例，占32.5%。有效9例，占7.2%；其中有6例慢性腰痛史，3例CT检查为腰椎间盘突出症。总有效率100%。（《福建医药杂志》，2009年第10期）

（3）解痉汤治疗急性腰扭伤并发筋挛27例：白龙须15～20 g，钩藤根、当归尾各15 g，紫丹参20 g，制乳香、制没药各6～10 g，延胡索12 g，芍药35 g，炙甘草20 g，伸筋草15 g，生麻黄3 g，熟地黄18 g，草红花3 g，川续断12 g。血瘀甚者加苏木、土鳖虫；气滞者加香附、乳香；血虚者加鸡血藤；痉挛甚者加蜈蚣、天麻；兼下肢病变者加木瓜、牛膝。每日1剂，水煎，分2次温服。结果：痉愈（症状完全消失，筋挛解除，患部疼痛消失，腰部活动自如）21例，占11.8%；显效（症状接近消失，痉挛基本解除，患部疼痛不甚，腰部活动尚可）6例，占22.2%。（《中国中医骨伤科杂志》，1990年第3期）

（4）加味车甘散治疗急性腰扭伤21例：车前子15 g，麻黄6 g，荆芥、土鳖虫、牛膝各9 g，甘草6 g。每日1剂，水煎，分2次服。治疗急性腰扭伤21例。结果：显效16例，好转4例，无效1例。总有效率为95.2%。（《山东中医杂志》，1988年第3期）

（5）续断海风藤汤治疗急性腰扭伤 45 例：川续断、海风藤、桑寄生、牛膝各 15 g，独活、防风、降香、枳壳、延胡索各 10 g，细辛 3 g，小茴香、清甘草各 5 g。对照组 31 例，本方去独活、防风、海风藤、细辛，加柴胡 10 g，杭白芍 15 g。每日 1 剂，水煎服。10 剂为 1 个疗程。结果：本组与对照组分别显效 20、8 例，有效 23、16 例，无效 2、7 例，总有效率 95.56％、77.42％。两组疗效比较有显著差异（P＜0.05）。（《浙江中医学院学报》，1992 年第 3 期）

（6）芎香散治疗急性腰扭伤 122 例：木香、川芎各等量，共研细末和匀，每日 6 g，分 2 次，黄酒或白开水冲服。服药 2 次者 9 例，3～4 次 21 例，5～6 次 80 例，6～10 次 12 例。治疗急性腰扭伤 122 例。结果：全部治愈。（《新疆中医药》，1989 年第 3 期）

2. 外用中药选录：

（1）月石点眼治疗急性腰扭伤 50 例：3％的月石眼药水（经煅制后研成细末或配制成 3％的月石眼药水）。取药粉少许或眼药水数滴点于患者两目内、外眦处。嘱患者闭眼，双手撑腰，两足分开站立，然后做腰部前后、左右适度活动。不能站立者，可卧床并由医者帮助做双下肢伸屈活动约 20 分钟。每日治疗 1 次，连治 2～3 次。若用月石眼药水则每日点眼 2 次直至痊愈。结果：治疗 1 次后，半小时内症状明显减轻或基本消失者 46 例，好转及无效者各 2 例。未见不良反应。（《上海中医药杂志》，1986 年第 11 期）

（2）中药熏蒸结合组织注氧治疗急性腰扭伤 360 例：桂枝、川芎、威灵仙、木瓜、牛膝、五加皮、羌活、独活、花椒、艾叶、红花、丁香、乌药、鸡血藤、络石藤各 9～15 g。每 3 日 1 次，每次熏蒸不少于 30 分钟。同时给患者局部注射氧气 10～40 mL，一般选 2～3 个注射点。结果：治愈 311 例，有效 47 例，无效 2 例，有效率 99.4％。对腰肌纤维织炎，急性腰扭伤效果突出。（《山东中医学院学报》，1992 年第 3 期）

（3）贴磁法治疗急性腰扭伤 112 例：用 2.5 cm×1 cm×0.2 cm 稀土块钡铁氧体磁片 2 片，表面磁场强度为 300 高斯，贴于最痛处，以胶布固定，一般放置 3～14 日。治疗急性腰扭伤 112 例。治疗 1 个月后，结果：痊愈 58 例，显效 50 例，进步 4 例。（《上海中医药杂志》，1989 年第 4 期）

3. 手法治疗选录：

（1）手法治疗急性腰扭伤 35 例：患者俯卧位，两助手分别握一侧腋部、足踝，用力对抗牵引，医者自上而下点揉足太阳膀胱经（肾俞、大肠俞为重点）及足少阳胆经环跳至昆仑穴；一手向下按压腰骶关节，另一手用前臂抱住一侧大腿下 1/3 处，用力向上抱起，摇晃拔伸，可闻及弹响声，每侧 3～5 次；用掌根（或小鱼际）沿督脉按推，从背、大腿后、外侧至足部，反复 3～5 次，以腰骶部有微热感为度；术后固定，温热疗法等。痛减后做背伸运动。治疗急性腰扭伤 35 例，用 1～4 日。结果：痊愈 26 例，显效 9 例。（《按摩与导引》，2007 年第 10 期）

（2）手法治疗急性腰扭伤 35 例：对抗牵引，点揉、按压、摇晃、拔伸、固定等手法整复。患者俯卧位，两助手分别握一侧腋部、足踝，用力对抗牵引，医者自上而下点揉足太阳膀胱经（肾俞、大肠俞为重点）及足少阳胆经环跳至昆仑穴；一手向下按压腰骶关节，一手用前臂抱住一侧大腿下 1/3 处，用力向上抱起，摇晃拔伸，可闻及弹响声，每侧 3～5 次；用掌根（或小鱼际）沿督脉按推，从背、大腿后、外侧至足部，反复 3～5 次，以腰骶部有微热感为度；术后固定，温热疗法等。痛减后做背伸运动。本组 35 例，用 1～4 日。治疗急性腰扭伤 35 例。结果：痊愈 26 例，显效 9 例。（《按摩与导引》，2007 年第 10 期）

（3）手法治疗急性腰扭伤 103 例：①点穴（患者俯卧，医者用拇指依次点按金门、申脉、跗阳、昆仑、公孙、复溜、承山、承筋，重复 3 次）、摩拿腰肌（患者俯卧，医者两手四指并置于第 10 胸椎两旁高处向下摩至第 1 骶椎，5～10 分钟；两手分置腰部两侧，拇指置章门，余四指置京门穴，用力拿提腰部肌肉 1～3 分钟）及旋腰旋臀（患者侧卧，两下肢分别伸直、屈曲，伸直侧上肢屈肘搭肩，医者一手拿定上侧肩部，另一手按住髂前上棘行推扳，前后摇动数十次后，用力向前推按，闻咯声；稍顷施术于对侧；再仰卧，双下肢并拢屈起紧靠腹壁，医者两手分握双足踝及双膝下压，以臀部为支点，将下肢向左向右环转 10～20 次）法。②背晃法：患者立位，医者与其背靠背，相互勾住两肘，尾骶部抵其患腰部，俯身慢慢将其背起，做膝关节伸屈用力颤颤 5～10 次，左右各晃动 3～5 下，闻响声。③扶墙下蹲（患者两臂高举，胸部触墙，医者双手抵住其腰眼，令患者 10 蹲 10 起）及拔火罐、热敷法。治疗急性腰扭伤 103 例。结果：治愈 47 例，好转 49 例，无效 7 例，总有效率 93％。（《中国中医骨伤科杂志》，2003 年第 5 期）

（4）传统手法治疗急性腰扭伤 1043 例：①术者用一手的大小鱼际肌按揉足太阳膀胱经线上 3～5 遍，重点腰大肌处。②点按肾俞穴 1 分钟。③摇腰。④侧扳，先患侧后健侧。⑤颤腰，先患侧后健侧。治疗急性腰扭伤 1043 例。结果：痊愈 993 例占 95.16％，好转 34 例占 3.27％，无效 16 例占 1.57％。（《按摩与导引》，1989 年第 3 期）

（5）点揉穴位治疗急性腰扭伤 55 例：取委阳与合阳连线中点，正当腓骨头的后缘处。配穴：取疼痛点处。取俯卧体位，嘱患者深吸气，并用力鼓起腹部，先在病侧下肢腓骨头后缘处，用大拇指直接刺激腓总神经，由内侧向外侧按压，以有较重的麻、胀感为度。随后在疼痛点处用拇指直接按压点治，不要用猛力旋转，持续 2 分钟后突然放松。然后用双手拇指或掌根，在背部自上而下揉动两侧的腰大肌，动作要柔和轻缓。可连续施用此法，但在主穴委阳与合阳之处无须重复点治。治疗急性腰扭伤 55 例。结果：全部治愈，其中 1 次治愈 49 例，2 次 6 例。（《中级医刊》，1988 年第 1 期）

（6）揉推手法治疗急性腰扭伤 93 例：揉推足太阳膀胱经。①患者取俯卧位，医者以大小鱼际在腰背部，重点在压痛点上，并沿足太阳膀胱经循行部位缓缓向双下肢揉推，呈菱形慢速用力，反复数次。②按法取肾俞、环跳、昆仑；拿法取委中，双掌重叠按压阳关。③斜扳。④重症先施用腰椎旋转复位手法。治疗急性腰扭伤 93 例。结果：治愈 88 例，有效 4 例，无效 1 例。（《陕西中医学院学报》，1989 年第 1 期）

（7）督脉手法治疗急性腰扭伤 180 例：点揉脊柱两侧足太阳膀胱经。①患者俯卧。一助手握住患者一侧腋部，一助手握住足踝，同时用力对抗牵引。术者用双侧大拇指沿脊柱两侧足太阳膀胱经自上而下点揉，在肾俞、大肠俞作重点点揉后，再沿足少阳胆经点揉环跳至昆仑穴。②术者一手按住腰骶关节部位，另一手扳起大腿下端，缓缓将下肢向后上方提拉，然后用力一晃一拉，听到或感到患者腰部有"的答"响声即将患者腿部放平，没有响声不必勉强。③医者用手掌和小鱼际的力量，沿督脉方向路线自上而下按推到骶部，并沿大腿后侧、外侧推到足部推要深透有力，不能轻浮。治疗急性腰扭伤 180 例。结果：痊愈 177 例占 98.3％（1 次手法者 147 例，2 次 30 例），好转 3 例占 1.7％（2 次手法者 2 例，3 次 1 例）。（《浙江中医学院学报》，1985 年第 6 期）

（8）督脉经手法配合耳针及中药治疗急性腰扭伤 720 例：①患者俯卧，两助手做双踝及腋部对抗牵引，术者双手拇指做脊柱两侧点揉，自第 1 胸椎起依次向下，经过第 3 腰椎两侧的肾俞、环跳、委中、承山，每穴点揉 3 次，术者一手按住腰痛处，另一手握住痛侧下肢踝部，两手一前一后，先轻轻活动腰部或腰骶部，再在过伸位置上用力猛拉一下；术者一手伸平垫于脊柱背侧，另一手握拳频击手指背面，沿脊柱中线督脉循行路线，自上而下不断叩击；术者用手掌从背后脊柱两侧自上而下按推至腰部 3 次，第 4 次从肩后开始沿膀胱经推至足跟，左右两侧各按推 3 次。②耳针穴：腰骶椎、神门。③中药：桃仁 9 g，红花、苏木各 5 g，当归、生地黄、怀牛膝、桑枝各 10 g，川芎、赤芍、枳壳、佩兰、泽兰、土鳖虫、续断各 6 g。每日 1 剂，水煎服。治疗急性

腰扭伤 720 例。结果：优良 661 例（91.8%），差 59 例。（《中国骨伤》，1993 年第 3 期）

（9）穴位按摩治疗急性腰扭伤 78 例：患者取坐位或站立位，医者面对患者站立，用左手轻握患者健侧手部，先点按健侧手背部的一个腰痛穴（背侧腕横纹下 1 寸处，指总伸肌腱的两侧）。医者用右手拇指尖按摩，由轻到重，逐渐加压，以患者感到麻或酸麻或酸胀为度，持续按摩 3～6 分钟。同时嘱患者深呼吸并做左右转动腰部、前俯后仰动作。开始幅度要小，动作宜轻，随着疼痛逐渐缓解，可令患者加大活动幅度，并做起坐、下蹲等活动。再点按健侧手背的另一个腰痛穴，方法同上。然后让患者俯卧于床，医者用双手拇指腹从上向下沿腰背部重点点按患侧三焦俞、肾俞、气海俞、大肠俞、关元俞、环跳、委中、阳陵泉、足三里穴。在患侧摸出明显腰背部压痛点及上述穴位有条索状结节时，可稍加大力度按摩反应点，使其产生酸胀感为度。当疼痛缓解或减轻后，终止按摩，全过程大约 30 分钟。结果：完全恢复 36 例（46.2%）；显著有效 27 例（34.6%）；有效 15 例（19.2%）；无效 0 例。（《沈阳部队医药》，2009 年第 11 期）

（10）手法加外敷治疗急慢性腰扭伤 40 例：手法用点穴法（点压委中、承山、肾俞及阿是穴，并固定旋转按摩，以局部有酸、麻、胀、重感且沿经络传导为度，每穴 2 分钟）、弹筋法（用拇指、示指将斜方肌、背阔肌自上而下分别弹 5～10 次）、拨络法（沿痉挛的腰部肌肉走向往返来回拨动约 10 分钟，逐渐加力，以肌肉松弛为度）、理筋法（用大小鱼际或手掌根部对以上操作部位做直线拉动移行，反复多次）。每日 1 次。并用金王散（含大黄、黄柏、姜黄、白芷、苍术各 5 份，制天南星、陈皮、厚朴、甘草各 1 份，天花粉 10 份。《医宗金鉴》方）适量，加蜜糖和水各半煮沸，调敷患处。结果：治愈 35 例，好转 4 例，无效 1 例，总有效率 97.5%。（《湖北民族学院学报》，2002 年第 4 期）

4. 针灸治疗选录：

（1）陈国燕等采用针刺加拔罐治疗急性腰扭伤 60 例：嘱患者取侧卧位，首选阿是穴，局部常规消毒，用 3 寸毫针直刺或斜刺 1.5～2.5 寸，强刺激，以局部有酸麻胀感为佳，留针 25 分钟，间隔 5～10 分钟行针 1 次；起针后在疼痛处拔火罐 10 分钟。再取同侧委中穴，强刺激泻法，不留针；起针后拔火罐 10 分钟。治疗 3 次后统计疗效。60 例患者全部治愈。治疗次数最少为 1 次，最多为 3 次。其中 1 次治愈 30 例，2 次治愈 17 例，3 次治愈 13 例，治愈率 100%。（《中医外治杂志》，2009 年第 10 期）

（2）取患部同侧后溪、昆仑穴针治疗急性腰扭伤 100 例：脊正中痛者可任取 1 侧。针刺得气后配合腰部运动。手法以平补平泻，效不显者用泻法。疼痛缓解后留针 5～10 分钟，出针时再捻针 1 次。结果：针刺 1 次，痊愈 26 例，显效 59 例，有效 13 例，无效 2 例。（《湖北中医杂志》，1986 年第 2 期）

（3）针刺臀中穴治疗急性腰扭伤 40 例：取患侧或双侧臀中穴（长强穴上方 1 横指旁开 3 寸处），常规消毒后以提插泻法进针，留针半小时，其间每隔 3～5 分钟强刺激行针 1 次，持续约半分钟。每日 1 次。治疗 1～3 次后，结果：治愈 36 例，显效、好转各 2 例，总有效率 100%。（《新中医》，1993 年第 5 期）

（4）针刺大包穴治疗急性扭伤 50 例：患者取卧位，用 30 号 1 寸不锈钢针从第 6 肋间向病灶方向斜刺 5 分深，逆时针捻转进针，取患侧，双侧扭伤则针两侧。包括腰、颈、胸和背部扭伤患者，病程 0.5～10 日。经 1～3 次治疗后，结果：痊愈 38 例，显效 6 例，进步 5 例，无效 1 例。（《上海针灸杂志》，1988 年第 3 期）

（5）针刺奇功穴治疗急性腰扭伤 105 例：奇功穴的位置及取法为按患者拇指和小指间的距离，从两踝间沿胫骨前嵴向上量取（成人约为 14 cm）并向外侧旁开 0.5 cm 处。男取左侧，女取右侧。进针深度 1.5～2 寸，针感胀麻并向上传至腰部疼痛处即留针 3～5 分钟，提插捻转 2～3 次，取针后令患者活动腰部。结果：痊愈 73 例占 69.5％，显效 24 例占 22.9％，好转 7 例占 6.6％，无效 1 例占 1％，总有效率 99％。(《河南中医》，1989 年第 1 期)

(6) 针刺腰宁穴治疗急性腰损伤 100 例：患侧手掌横贴于胸前，拇指尖压在天突穴上，肘部向上抬起，肘关节上方前缘凹内（相当于曲池、五里、侠白三穴之间），医者以示指尖在该处用同等压力按压，压痛明显点即是腰宁穴（压痛点大如指尖，小如豌豆）。局部常规消毒后，直刺缓慢进针 0.5～1.5 寸深，得气后强捻转 10～20 秒，后留针 15～30 分钟。在留针期间，嘱其做腰部活动，前俯后仰，左右转侧，直腿下蹲，踏步走动，活动范围由小到大，并用手掌扑打患处 10 余下，再用半握拳叩击痛处 10 余下，由轻到重，再由重到轻以增强疗效。留针期间可行针刺，每次捻转 5～10 秒，待损伤部位痛止或明显减轻时起针。结果：治愈 98 例，显效 1 例，无效 1 例。(《中西医结合杂志》，1986 年第 7 期)

(7) 针刺水沟穴治疗急性腰扭伤 129 例：水沟穴，即人中。常规消毒，用 25 mm 毫针，针尖斜向鼻中隔快速刺入约 0.5 寸，施以九六补泻手法，得气后，捏住鼻孔，嘱患者微张口呵气，此时强刺激捻转泻法 6 次或 8 次，拇指向后捻并固定针柄 4～6 秒，待呵气向两手同时放松，嘱站立手插做腰部活动。5 分钟运动 1 次，捻转泻法 4 次，固定针柄片刻，留针 20 分钟。对照组 30 例，取肾俞、气海俞、大肠俞、委中、腰阳关穴，用 50 mm 毫针，背俞穴针尖斜向脊柱，有针感时施以捻转法，10 分钟运针 1 次，留针 30 分钟。均每日 1 次。结果：两组分别治愈 114 (88％)、18 (60％) 例，显效 15、5 例，有效 0、7 例，本组治愈率明显高于对照组 ($P < 0.05$)。(《上海针灸杂志》，1994 年第 3 期)

(8) 运动针法治疗急性腰部软组织损伤 1000 例：督脉病取人中穴，足太阳经病取养老穴，二经合病取以上 2 穴，足太阳与足少阳经合病取腰痛穴（手背 2～3，4～5 指总伸肌腱中间，背横纹下 1.5 寸处）。用补法，针感以患者能耐受为宜。针刺得气后边行针边嘱患者活动腰部，运动幅度由小到大，留针 15 分钟，行针 2～3 次。起针后亦要活动肢体，防止腰部受凉。疗效欠佳者患加拔火罐 10 分钟。对照组 100 例，针刺时不活动腰部。经 1 次治疗后，结果：本组与对照组分别痊愈 619 例占 61.9％，16 例占 16％；显效 249 例占 24.9％，26 例占 26％；好转 110 例占 11％，40 例占 40％；无效 22 例占 2.2％，18 例占 18％。两组疗效比较有显著性差异 ($P < 0.05$)；本组各证型之间疗效无显著性差异 ($P > 0.05$)。(《中国针灸》，1991 年第 4 期)

(9) 针刺头临泣治疗急性腰扭伤 116 例：患者坐位或立位，取本穴，常规消毒后，用 1.5 寸毫针针尖向后斜刺 0.5 寸左右，得气后行捻转泻法或平补平泻法约 1 分钟，留针 10～15 分钟，行针 1～2 次。若留余痛或痛不减，可配合局部拔罐或按摩。10 次为 1 个疗程。结果：痊愈 74 例占 63.79％，好转 31 例占 26.72％，无效 11 例占 9.48％，本组腰肌扭伤效果最佳，腰椎扭伤效果较差。(《陕西中医》，1993 年第 5 期)

(10) 微波针灸治疗急性腰扭伤 86 例：常用穴为 17 椎下、肾俞、大肠俞、志室、腰眼、委中、天应穴。患者俯卧，直刺并行捻转提插手法，得气后加用微波针灸仪，以患者感觉穴位局部温热酸胀或轻微刺痛为宜。每次选 1～3 穴，留针 15～20 分钟，每日 1 次，10～12 次为 1 个疗程。结果：治愈 32 例，显效 28 例，进步 23 例，无效 3 例，总有效率为 96.5％，急性患者治疗 1～2 次而愈。(《上海针灸杂志》，1987 年第 1 期)

(11) 点刺暴伤点治疗急性腰扭伤 210 例：暴伤点位于上唇系带中点，龈交穴附近稍大于米粒状的白色颗粒。常规消毒，用三棱针刺破本点，并在其周围点刺至有少量出血。再取人中穴，消毒后，用毫针向上斜刺 0.5 寸，捻转，留针 20 分钟，留针过程中令患者活动腰部，治疗 1 次。

治疗急性腰扭伤 210 例。结果：痊愈 178 例占 84.8%，有效 27 例占 12.9%，无效 5 例占 2.3%，有效率为 97.7%。(《中国骨伤》，1994 年第 2 期)

(12) 腕踝针治疗急性腰扭伤 29 例：病程 1~5 日。其中第 1、第 2 腰椎扭伤 2 例，第 4、第 5 腰椎棘突处扭伤 13 例，腰骶部扭伤 14 例。用 1.5 寸 30 号毫针，针尖与皮肤呈 30°，快速进针至皮下，紧贴皮肤刺入 1 寸深，不捻针。进针点取腕踝部横纹上 2 横指，可根据腰部压痛点取穴，效果不佳时可取压痛点对侧或同侧取穴；留针 30 分钟，每日 1 次。10 次为 1 个疗程。结果：治愈 25 例，显效 2 例，全部有效。治疗次数 2~7 次。(《内蒙古中医药》，1986 年第 4 期)

(13) 正中腰痛以枕上正中线为主，两侧腰痛以枕上旁线为主治疗急性腰扭伤 75 例：用 1.5 寸毫针向下斜刺 1 寸左右（以达帽状腱膜为度），产生针感后，持续捻针 2~3 分钟，捻转频率 100~150 次/min，角度 360°~720°。令患者做腰部活动（前屈、后伸、左右侧弯及旋转）；留针 20~30 分钟，并嘱患者继续活动；若症状未尽，再捻 2~3 分钟，并针刺腰部压痛点，或腰 2~4 夹脊穴，要求针感与疼痛部位相一致，不留针或留针 10 分钟，每日或隔日 1 次。治疗急性腰扭伤 75 例。治疗 1~6 次后，75 例中急性扭伤 70 例，腰椎间盘脱出症 5 例。结果：治愈 48 例，显效 22 例；腰椎间盘脱出症 5 例皆好转。(《浙江中医学院学报》，1987 年第 2 期)

(14) 耳针治疗急性腰扭伤 51 例：局部常规消毒后，取神门、肾两穴直刺至耳软骨，取腰痛相应部位用 45°斜刺法，双耳同时进行，留针 10~15 分钟，同时嘱患者随意活动腰部。经 1~3 次治疗，治疗急性腰扭伤 51 例。结果：痊愈 46 例，显效 5 例，总有效率为 100%。(《江苏中医》，1990 年第 5 期)

(15) 鼻针治疗急性腰扭伤 231 例：常规消毒后，用 32 号半寸针直刺腰三点（鼻的下端）0.2 分许，以患者有酸麻热痛为度；伴下肢疼痛者可加刺膝点。留针 15~30 分钟，每隔 5 分钟行针 1 次，同时嘱患者做抬腿挺腹及腰部各个方向的活动。治疗 1~3 次。结果：治愈 208 例（90.04%），好转 23 例，总有效率为 100%。(《山东中医杂志》，1994 年第 4 期)

(16) 手针治疗急性腰、胸肋扭伤 311 例：右手半握拳；术者在其手背中指伸指肌腱左侧（避开血管）距腕横纹 3 cm 处进针皮下，然后向上、向后，针体和皮面、针体和中指伸指肌腱角度均为 35°，从肌腱下进针 0.8~1 寸，有针感后予强刺激，同时嘱患者咳嗽数声，活动腰部（速度越快、幅度越大，疗效越佳）；胸肋扭伤患者配合主动咳嗽和深呼吸扩胸等活动。活动强度以腰部或全身出汗为度，老年体弱和精神紧张者应密切观察以防晕针。结果：经治 1~2 次均愈。多数患者可在数分钟至 10 余分钟内疼痛明显减轻或消失。(《中西医结合杂志》，1991 年第 6 期)

(17) 指针天应穴治疗急性腰扭伤 1601 例：双手拇指在本穴（患处痛点）和配穴（痛点对侧一点）由轻到重用力按压 1~2 分钟稍停；继续按压时嘱患者弯腰曲背向左右摇身，或起立，并咳嗽 1~2 声，停按，患者活动至不痛止。治疗 1~2 次。结果：痊愈 1516 例，显效 85 例，总有效率 100%。(《陕西中医》，1995 年第 2 期)

(18) 针刺支沟穴兼拔火罐治疗急性腰扭伤 421 例：患者取坐位，常规消毒，用 30 号 1.5 寸毫针针尖稍向上快速进针约 1 寸，提插捻转得气后令患者深呼吸或咳嗽，于吸气时快速大幅度捻转进针，呼气时轻轻向外提针，使针感传至肩或胁部，然后嘱患者带针活动（起坐、弯腰、行走、转侧、踢腿、下蹲等）。留针 20 分钟，每 5~10 分钟行针 1 次。针毕拔火罐，留罐 10~15 分钟。治疗急性腰扭伤 421 例。结果：痊愈 379 例占 90.02%，有效 36 例占 8.55%，无效（治 2 次疼痛未减者）6 例占 1.42%。本法治疗患者需带针做多种活动，故针前应向其说明并取得合作，以免发生晕针、弯针等情况。(《中级医刊》，1991 年第 2 期)

(19) 针刺第 2 掌骨侧全息新穴治愈急性腰扭伤 50 例：患者半握拳如松握鸡卵状，肌肉自然放松，虎口朝上，示指尖与拇指尖相距约 3 cm。医者用与患者相反手的拇指尖沿患者第 2 掌骨的长轴方向轻轻来回按压，可觉有一浅凹长槽，新穴群即分布在此，从头穴到足穴以大小适中且相等的压力顺序揉压。如在某一穴位出现疼痛反应，即表明与其对应的整体上的同名部位或器官有病，可在此穴行针刺。治疗选 30 号 0.5～1 寸毫针，沿压痛点最敏感处的第 2 掌骨拇指侧边缘垂直刺入，进针后轻轻捻转即产生较强的针感并向发病部位传导。留针 15～30 分钟，每日 1 次。结果：经 1～3 次治疗全部获愈。(《河南中医》，1991 年第 4 期)

(20) 针灸加推拿治疗急性腰扭伤 102 例：针阿是、肾俞、大肠俞、腰眼、委中，加电针，放射臀部者加环跳、秩边。推拿组 110 例，①先用滚法在痛点周围治疗，逐渐移至疼痛处，然后在伤侧顺骶棘肌纤维方向往返滚 3～4 遍。②顺骶棘肌纤维方向用掌根上下揉 2 遍，再分别指按大肠俞、腰眼、肾俞，拿委中，放射臀部者用肘尖在环跳、秩边处按揉，均以穴位局部酸胀麻为度。③两拇指在髂骨嵴平面分别放于两侧骶棘肌外缘，用力向中线行挤按至骶棘肌腹中部，再向下向前用力挤按，然后用力向外旋转。④患者侧卧位，患侧在上，做腰部斜扳。针刺加推拿组 106 例，采用上述两种治法。结果：3 组分别治愈 57、61、89 例，显效 38、43、14 例，好转 7、6、3 例。针刺加推拿组疗效明显优于针刺组（$P<0.01$）。(《云南中医杂志》，1993 年第 4 期)

5. 气功治疗选录

(1) 气功治疗急性腰扭伤 39 例：患者俯卧，全身放松。术者站立床边，全身放松，意守丹田，然后将气提到中冲再运到中指、示指指端，对准患者相应穴位进行点穴发气治疗。一般腰取阿是穴、落枕穴、环跳，牵制下肢腿痛加殷门、委中、承山、后溪、昆仑。然后令患者站立，全身放松，自由活动腰部，术者给患者上下导引。结果：39 例患者均于 1～2 次后痊愈。(《气功与科学》，1991 年第 1 期)

(2) 气功外气疗法治疗急性腰扭伤 7 例：患者取坐位，医者离患者身体 30 cm 左右发放外气。手法上走，封大椎、肩井穴，拿两侧带脉穴，用掌指疏、扣、离、剑指点，以掌震、揉痛处。每次外气治疗 10 分钟左右，3～5 日后做第 2 次，再隔 5～7 日做第 3 次。结果：全部治愈。(《气功与科学》，1987 年第 2 期)

(3) 气功点按第 2 掌骨之腰穴治疗急性腰扭伤 314 例：选择受伤的同一侧手掌，按第 2 掌骨侧穴位群。头穴即手握空拳，拳的横纹尽端与第 2 掌骨侧的交点。足穴即第 1、第 2 掌骨近拇指侧的交点。头穴到足穴连线的中点为胃穴，胃穴与头穴连线的中点为肺穴，胃穴与足穴的连线分三等份，上 1/3 为腰穴。施术者运丹田之气于拇指，以拇指尖直接点按患侧腰穴，按顺时针方向做小圆周揉按，力量适中，以穴位深处组织有较强的酸、麻、胀、重、痛等感觉为宜，疗效不明显加重按压力量，或行快速地、一轻一重地抖动点按，并加强内气运于指尖发放"外气"入揉按之穴位，同时嘱患者轻微左右旋转腰部。每次治疗 4～6 分钟，每日 1 次，3 次为 1 个疗程。结果：痊愈 189 例占 60.19%，显效 97 例占 30.89%，有效 26 例占 8.28%，无效 2 例占 0.64%。(《按摩与导引》，1987 年第 1 期)

(二) 经验良方选录

1. 羌活、麻黄、当归各 50 g，公丁香 100 g，独活、生附子、苍术、草乌各 20 g，升麻、半夏、川乌、白芷、姜皮、桂枝、菖蒲各 50 g。上药用香油 1500 g 浸泡 7 日熬枯去渣，炼至滴成珠，下黄丹 3000 g，搅匀待冷，将肉桂、乳香、没药、大黄、青皮各 30 g，研细粉加入和匀备用。外敷患处。主治急性腰扭伤。

2. 无名异、土鳖虫、紫荆皮、大黄、栀子、牡丹皮各 200 g，当归、红花、白芷、生川乌、生草乌、生天南星、泽泻、川芎各 100 g，冰片 60 g，延胡索 120 g。研末，过 100 目筛。每次

15～50 g，加氮酮30％，食醋、凡士林各适量，外敷患处。每2日换药1次。主治急性腰扭伤。

3. 大黄、乳香、土鳖虫、栀子等（上海龙华医院研制），均匀摊涂于棉垫上，厚约2 mm，敷患处，胶布固定，绷带包扎；对照组用奇正消痛贴，将小袋内润湿剂涂于药垫表面，敷患处；均24小时换药1次，用3次。停用他药。主治急性腰扭伤。

4. 延胡索、三七、红花各20 g，檀香、生草乌各10 g。加45％乙醇100 mL，浸泡1周（云南思茅民族传统医药研究所研制）。5～10 mL，范围≥10 cm×10 cm，每日2次外擦患处；1周为1个疗程。禁用于开放伤口，禁内服。主治急性腰扭伤。

5. 川乌、草乌、乳香、没药、三棱、莪术、桃仁、红花、土鳖虫各10 g，栀子、冰片各15 g，全蝎3 g，血竭5 g。将上药碾成粉末（冰片另乳细），根据伤处大小，用蜂蜜或白酒调匀后，敷于患处。主治急性腰扭伤。

6. 芙蓉花叶200 g，赤芍、黄柏、生大黄、姜黄各50 g，黄芩、天花粉各80 g，生栀子60 g，刘寄奴100 g。共研细末，加血竭粉40 g，凡士林调膏。取适量，外敷患处，无菌纱布及绷带固定。功能锻炼。换药3～7次。主治急性腰扭伤。

7. 广西血竭、地龙等份，按20％比例浸泡于95％乙醇内，1周后可用。用时湿敷于患处，保持湿润，或局部加热，形成湿热敷。配合口服血竭胶囊，对局部消肿止痛效果好。连用2～3日。主治急性腰扭伤。

8. 汉防己50 g，伸筋草100 g，威灵仙、川芎各30 g，红花20 g，加水5000 mL煎至3000 mL，过滤后加尼泊金适量备用。用药液将纱布垫浸湿放在红外双向波电疗机两个极板上，治疗15分钟。主治急性腰扭伤。

9. 生大黄100 g，丹参、红花各60 g，延胡索40 g，冰片10 g，共为细末。取药末适量用蜂蜜与75％乙醇各半将药粉调为糊状，均匀地敷于患处，再以绷带包扎固定，每日换药1次。主治急性腰扭伤。

10. 紫荆皮、黄金子、川芎、当归、羌活、独活等（上海中医药大学附属岳阳中西医结合医院研制）。均外敷患处，每24小时换药1次。用12日。主治急性腰扭伤。

11. 川乌、草乌、威灵仙各20 g，乳香、没药、川芎各15 g，冰片2.5 g，透骨草30 g等（研细末），加陈醋、蜂蜜适量，调成软膏，贴敷痛处；每3日换药1次。用1～6次，主治急性腰扭伤。

12. 血竭30 g，麝香、冰片、朱砂各0.36 g，红花、乳香、没药各4.5 g，儿茶7.2 g。早期加大黄末，中后期加三七。研末。每日0.2 g，分2次口服，小儿剂量酌减。主治急性腰扭伤。

13. 自然铜、马钱子、川乌、草乌、乳香、没药、红花、细辛、栀子、桂枝、血竭、三七、樟脑、冰片。以本品涂擦患处，或温敷患处，每日3～4次。主治急性腰扭伤。

14. 当归、桑寄生各15 g，熟地黄、枸杞子、制香附各12 g，炒杜仲、川独活、补骨脂、炒橘核、三七、制乳香、制没药各10 g，沉香6 g。每日1剂，水煎服。主治急性腰扭伤。

15. 红花、桃仁、羌活、赤芍、川续断、木瓜、小茴香、补骨脂各9 g，杜仲15 g。每日1剂，水煎，分2次饭前服，黄酒为引。主治急性腰扭伤。

16. 大黄、芒硝（分冲）、当归、枳壳、厚朴、苏木、陈皮各10 g，木通6 g，甘草、红花各5 g。随症加减，每日1剂，水煎服。主治急性腰扭伤。

17. 茜草根200 g，川大黄100 g。为粗末，布包煮20分钟，先洗，温后敷局部。冷后放置，可再次加热使用。用药3～8日。主治急性腰扭伤。

18. 桃仁15 g，桂枝、姜黄、威灵仙、骨碎补各12 g，大黄、川芎、归尾各10 g，每日1剂，水煎，分3次服。主治急性腰扭伤。

19. 木香、小茴香、延胡索、红花、泽兰、牛膝、甘草。每日1剂，水煎服。主治急性腰扭伤。

第四节　腰肌劳损

一、病证概述

腰肌劳损多由急性腰扭伤后失治、误治，反复多次损伤；或由于劳动中长期维持某种不平衡体位，如长期从事弯腰工作；或由于习惯性姿势不良等引起。腰骶椎先天性畸形者，使腰骶部两侧活动不一致，更易导致腰骶部软组织的疲劳而引起腰痛。患者有长期腰痛史，反复发作。腰骶部一侧或两侧酸痛不舒，时轻时重，缠绵不愈。酸痛在劳累后加剧，休息后减轻，并与天气变化有关。腰肌劳损在急性发作时，各种症状均显著加重，腰部活动受限。急性扭伤未获适当治疗或治疗不彻底；长期不良姿势导致的腰部软组织劳损，使腰肌容易疲劳且易出现疼痛，称慢性腰肌劳损、腰部软组织劳损。绝大多数患者有损伤史，弯腰时下腰部感觉酸痛无力，或腰部有断裂感；部分患者可伴有向臀部的放散痛，但无运动、感觉障碍是腰肌劳损的病因之一。压痛常局限于腰椎4、5或腰5、骶1棘突上和棘突之间浅表组织，腰肌劳损病因还有在病变处有时能触到韧带剥离感、结节等，腰椎X线片检查无骨质病变。这是最常见的腰肌劳损的病因。腰部酸痛或胀痛，部分刺痛或灼痛。劳累时加重，休息时减轻；适当活动和经常改变体位时减轻，活动过度又加重。不能坚持弯腰工作。腰部有压痛点，多在骶棘肌处，髂骨嵴后部、骶骨后骶棘肌止点处或腰椎横突处。腰部外形及活动多无异常，也无明显腰肌痉挛，少数患者腰部活动稍受限。患者如果反复发作腰肌劳损或腰肌筋膜炎，容易加速腰椎的退变，天长日久可能容易引起较为严重的腰间盘突出症或者腰椎管狭窄症。

二、妙法解析

（一）腰肌劳损（杨定明医案）

1. 病历摘要：杨某，女，成人。素有腰痛，近日复发。腰肌紧张如板状，屈伸受限，脊柱无畸形，左侧腰肌有压痛，舌淡苔薄，边有嵌点，脉细弦。诊断：腰肌劳损。证属气血留滞，经络受阻，肝肾不足所致。治疗：活血通络、调补肝肾。拟地龙散化裁：地龙、苏木、桃仁、土鳖虫各9g，麻黄、黄柏各3g，延胡索、制乳香、制没药各10g，当归尾、川续断、乌药各12g，甘草6g。水煎服，每日1剂。进6剂，痛减，腰能活动，唯前屈稍受限。原方去乳香、没药、麻黄、黄柏，加炒杜仲、伸筋草各12g，香附10g，4剂而瘥，恢复工作。（《湖北中医杂志》，1983年第1期）

2. 妙法解析：慢性腰痛多为急性损伤失治或慢性积劳所致，疼痛部位多在腰椎两侧，即循太阳膀胱经而痛。根据"通则不痛"原则，以地龙散之地龙入肾，与膀胱相表里，通经活络，引药直达病所为君；苏木、当归尾、桃仁、麻黄行瘀止痛，温经散寒为辅；黄柏坚阴，为反佐；甘草调和诸药为使，以共奏通足太阳经之瘀阻，流畅气血、疏通经络之功，而达到止痛的目的。

（二）右腰臀部筋膜劳损（李国衡医案）

1. 病历摘要：余某，男，30岁。右腰痛五六年，有外伤史。两髋关节酸痛，近年来加有加重现象，曾在外地治疗未见好转。平素体倦，自觉乏力，肢体困重。检查：腰部无畸形，活动无明显限制。右侧腰部与臀部压痛，直腿抬高右65°，左80°。无放射痛，跟膝反射存在，肌力佳。脉偏细，舌苔薄腻。诊断：右腰臀部筋膜劳损。气虚湿阻，经络失畅。治疗采用腰臀部手法，每周2次。第一次手法后，右直腿抬高即达到75°。内服中药拟益气健脾、活血通络止痛。处方：孩儿参15 g、青皮、陈皮、土鳖虫各4.5 g，千年健、生地黄各12 g，生白术、当归、川芎、川桂枝各3 g，川牛膝、络石藤、延胡索、谷芽、麦芽各9 g，大枣6枚。每日1剂，水煎服。服7剂后，腰痛显著改善，直腿抬高均在80°左右。但经X线摄片检查提示第一腰椎有轻度楔形改变。考虑为外伤（陈旧性）所致。舌偏淡，脉细，苔薄。再予益气健脾，补肾壮骨。药用生黄芪20 g，党参、山药、炒白术、桑寄生、杜仲、川续断、制狗脊、当归各9 g，甘草、肉桂各3 g，大枣6枚。共21剂。外用蒸敷方，每日2次，局部热敷。同时腰部做"撑弓导引"。经3周治疗，疼痛基本消失。半年未见复发。（《当代名老中医典型医案集·外伤科分册》，人民卫生出版社，2009）

2. 妙法解析：魏氏伤科将腰部劳损分为腰肌劳损、腰背筋膜劳损、腰臀筋膜劳损、棘间韧带劳损、棘上韧带劳损及髂腰韧带劳损。腰臀筋膜劳损主要表现为腰痛，而其他劳损主要表现为腰胯痛或腰腿痛，腿痛一般不超过膝关节以下。本病临床辨证有虚实之分，虚证多为肝肾亏虚、脾肾两亏，或气血不足、经络失和；实证多为气滞血凝，或有痰湿内阻。而本病临床上则常见虚实夹杂。本病手法治疗针对腰部不同部位劳损，方式各异。腰肌劳损四步手法为点揉腰部、按揉腰部、提拉腰部及撑髋压膝。腰臀劳损则在四步手法基础上加用臀部手法，如尺骨鹰嘴臀部痛点点揉；髂后上棘沿骶椎边缘按揉；侧卧位臀、大腿外侧痛点拇指弹拨、按揉、平推，可取得近期良好效果。在众多腰部劳损当中，可能伴有其他病变，随着影像医学的发展，有些病例常有腰椎间盘膨出，出现坐骨神经症状，轻者则不典型，但疼痛却十分明显。对于腰部劳损症状较重者，应做CT或磁共振检查，诊断明确，手法则更有针对性。

（三）腰肌劳损（李国衡医案）

1. 病历摘要：吴某，男，28岁。腰部酸痛乏力1年多，时轻时重，有时影响臀部。自述由于工作经常站立所引起，无外伤史。曾做CT检查，未见异常。经过多种治疗，仍感两侧腰部酸痛，尤其是在工作时间较长后，腰痛无力更为明显。检查：脊柱正中，腰部后伸有轻度限制，前屈直腰时有腰痛感，直腿抬高无明显限制，腰部两侧骶棘肌均有压痛。舌淡红，苔薄，脉平。诊断：腰肌劳损。证属久立腰部筋骨劳损，经络气血不畅。治拟理气活血通络。处方：青皮、乌药各6 g，枳壳、木香各4.5 g，香附、当归、丹参、川芎、延胡索、川牛膝、路路通各9 g，白芍12 g。水煎服，每周2次，同时配合四步手法。服7剂后，疼痛减轻，腰部有轻松感，久立久坐后腰痛仍明显。继续内服中药，配合手法治疗。理气活血，强筋壮骨，益肾健腰。原方加杜仲9 g，楮实子9 g。再服14剂。患者腰部酸痛已基本消失。停用内服中药，但腰肌劳损极易反复，须外用三益膏，嘱注意劳逸结合。2个月后复查时，患者已更换工种，腰痛未见发作。（《当代名老中医典型医案集·外伤科分册》，人民卫生出版社，2009）

2. 妙法解析：腰部劳损是指肌肉、筋膜及韧带等软组织慢性损伤。腰肌劳损和腰椎棘上棘间韧带劳损主要表现为腰痛，而其他劳损主要表现为腰胯痛或腰腿痛，腿痛一般不超过膝关节以下。本病临床辨证有虚实之分，虚证多为肝肾亏虚、脾肾两亏，或气血不足、经络失和；实证多为气滞血凝，或有痰湿内阻。而临床上则常见虚实夹杂。本案临床表现实证为主，故以青皮、枳壳、木香、乌药、香附行气，四物活血为治。二诊症状改善，加杜仲、楮实子滋肾壮骨。本病手法治疗，针对腰部不同部位劳损，方式各异。腰肌劳损四步手法为点揉腰部（患者俯卧位，医者以双手拇指腹点揉腰部骶棘肌，由外向内）、按揉腰部（用掌根按上述顺序自上而下，由外侧向脊柱正中按揉)、提拉腰部(医者手握患侧踝部屈膝提拉向后上方)及压髋压膝(患者仰卧位,双膝双足并拢,屈膝屈髋,医者固定患者膝、踝部向下挤压)。三益骨(魏氏伤科秘方):本药为传统骨药。处方:穿山甲54 g,紫藤枝42 g,土茯苓、熟地黄、菊花根、紫花地丁各60 g,西红花12 g,川桂枝36 g,生龟甲、生地黄各90 g,老鹳草、生甘草、大青根各18 g,水仙30 g。以上14味药(其中穿山甲可用苏木18 g代),用麻油5.5 kg同入铁锅内熬炼,去渣后再加冰片12 g,蟾酥3 g,乳香、没药各30 g,熊胆3 g,黄丹炒用(用二成药液,一成黄丹收膏)。本膏药具有活血止痛,祛瘀生新,拔毒排脓的功效。

(四)右背菱形肌劳损(李国衡医案)

1. 病历摘要:张某,男,39岁。右背部疼痛2年,无外伤。自觉用力过度后引起。经过电疗、针灸、火罐等治疗无效,疼痛严重时坐立不安。患处似有物体击动感。检查:右背部菱形肌压痛,可以摸到条束状改变,局部外形无明显异常,肩关节活动佳,脉细软,舌质偏红。胸片检查阴性。诊断:菱形肌劳损。证属气阴两虚,肩背气血凝滞。治宜益气、养阴、活血。药用孩儿参、生地黄各12 g,白术、茯苓、何首乌、玉竹、丹参、赤芍、当归、葛根各9 g,牡丹皮6 g,甘草3 g。共3剂,头2剂内服,药渣煎水,热敷痛处。配合手法:①抱挤法。患者坐位,双手紧抱双肩,使背部肌肉处于紧张状态。医者用掌根按揉菱形肌分布部位,两侧均需按揉。②俯卧位手法。医者用双手拇指并排点揉菱形肌疼痛点,由胸椎棘突旁侧向肩胛处,顺着菱形肌边缘上下移动点揉,指端要有肌肉滑动感。③掌根按揉法。和点揉一样由胸椎棘突向外侧按揉。按揉时掌根下要有肌肉滑动感,患者有酸痛感。④平推痛点。医者手掌放平,在菱形肌处先由上而下,后由下而上推动。向下推时可用小鱼际,向上推时可用掌根。手法每周2~3次。经治疗1周后背部即感到轻松,酸痛减轻,胃纳较差。舌苔薄腻,脉细。拟益气养阴,活血健脾。原方加陈皮6 g,山药9 g。再服7剂,续手法(同前)。右菱形肌部压痛已明显减轻,右肩胛下肌压痛。脉细软,舌稍红,舌苔薄。睡眠较差。治疗:前治有效,原法不变,再加强止痛安神。原方加片姜黄、合欢皮各9 g,龙骨15 g。服14剂,续手法(同前)。3个月后复诊右背部疼痛明显好转,工作劳累后有症状,休息后好转。(《当代名老中医典型医案集·外伤科分册》,人民卫生出版社,2009)

2. 妙法解析:菱形肌劳损多见于肩臂用力者及伏案工作者,局限背部菱形肌部位压痛,肩关节活动正常,临证需排除心脏及肺部疾患反射痛。本案治疗内服药以舌脉辨证,治宜益气养阴,活血止痛。活血偏重凉性活血药味;同时本病手法治疗有良好疗效,应贯穿治疗始终。手法治疗时需注重"点""面""线"结合,即点按、弹拨、按揉、平推的协调应用。导引治疗对本病亦有重要作用,插掌反背导引为双手上举过顶,然后两臂向后下外方向放下,此处应用使菱形肌得到牵拉放松。

(五)腰肌劳损(孙达武医案)

1. 病历摘要:陈某,男,58岁。患者拄杖弯腰跛行来我院就诊。X线片示:L3~L5椎呈不同程度骨质增生、肥大,L4/L5椎间隙变窄。就诊时,患者急性病容,表情痛苦,腰部双侧疼痛拒按,左下肢沿坐骨神经行放射痛至足跟,腰部活动困难,脉涩。诊断:腰肌劳损。治疗:活血祛瘀,通络止痛兼补肾。方选身痛逐瘀汤加减:香附20 g,当归、杜仲、秦艽各15 g,独活、川牛膝各12 g,川芎、桃仁、菟丝子、补骨脂、红花、没药、五灵脂、地龙各10 g,甘草6 g。每日1剂,水煎,分早、晚2次服。连服7剂后,患者弃杖直腰慢步来诊,诉疼痛大减,但觉夜间入睡困难,前方加柏子仁、酸枣仁各10 g。再服7剂,诸症消失,唯觉腰部稍有不适。效不更方,一诊方5剂以固疗效,随访1年未复发。(《孙达武骨伤科学术经验集》,人民军医出版社,2014)

2. 妙法解析:久痛必虚,久病必瘀。患者腰痛数年,"虚"和"瘀"兼而有之,《素问·脉要精微论》曰："腰者，肾之府，转摇不能，肾将惫矣。"投以活血化瘀，通络止痛兼顾补肾之剂，故能奏效。

（六）腰肌劳损（孙达武医案）

1. 病历摘要：赵某，女，46岁。腰部酸痛不适，时轻时重，缠绵不愈，劳累后加重，休息后减轻。诊见：腰部压痛点明显，两侧骶棘肌轻度压痛，双下肢无活动障碍。X线片示：未见明显异常。舌紫暗，苔白，脉弦。诊断：腰肌劳损。治疗：活血化瘀祛湿。杜仲、狗脊、丹参、陈皮、延胡索、鸡血藤、川牛膝各15g，独活12g，三棱、三七粉、石菖蒲、甘草各6g。每日1剂，水煎，分早、晚2次服。连服7剂后，患者疼痛渐消，活动进步，脉濡数，舌红，苔薄白。嘱按前方继服2周，已不甚痛，但长时间坐着后，仍有轻度疼痛。治仍用前方加骨碎补20g，续断15g，独活12g，继服2周，调理而愈。（《孙达武骨伤科学术经验集》，人民军医出版社，2014）

2. 妙法解析：腰肌劳损是指腰部肌肉、筋膜、慢性损伤性炎症引起的疼痛，为腰腿痛常见的疾病之一，中医学称之为"腰痹"。多因长期下蹲弯腰长时间工作，或工作时姿势不正确，亦有治疗不及时，治疗不当，或者反复受伤后遗留慢性腰痛者。孙氏根据本病例中患者长时间单一的坐姿或者姿势不正确引起腰部肌肉的劳损，方中药用杜仲、狗脊益肝肾壮筋骨，川牛膝、鸡血藤、丹参、石菖蒲、三棱、莪术活血通经，行气止痛；合三七、延胡索活血化瘀行气止痛，陈皮以理气调中和胃，甘草调和诸药。以上诸药相互配伍，共奏活血化瘀，行气止痛之功。后期加入骨碎补、续断、独活以坚筋骨，祛风湿，取得了很好的疗效。

（七）腰肌劳损（孙达武医案）

1. 病历摘要：李某，男，36岁。患者诉3个月前无明显诱因出现腰背部酸胀疼痛不适，腰部活动功能受限，曾多次在外院治疗，效果均不理想。3日前受凉后上述症状加重，现腰背部酸胀疼痛，活动功能受限，双下肢无疼痛，纳寐可，二便调。诊见：腰椎生理曲度变直，腰部肌肉紧张，活动受限，L4/L5、L5/S1椎间隙压痛明显，直腿抬高试验（一），股神经牵拉试验（一），双下肢肌力及皮肤感觉功能正常，肛周会阴感觉可。舌质淡红，舌苔薄白，脉弦。辅助检查：腰椎X线片：腰椎退行性改变。诊断：腰肌劳损。治疗：散寒祛湿，温通经络。①独活寄生汤加减：延胡索、狗脊、鸡血藤各15g，秦艽、杜仲、当归、茯苓、党参各12g，独活、川芎、川牛膝、白芍各10g，石菖蒲、三七粉、甘草各6g，细辛3g。每日1剂，水煎，分早、晚2次服。连服7剂。②腰椎推拿治疗。③针灸治疗：取穴肾俞、志室、命门、腰阳关、委中，隔日1次。经上方治疗7日后，患者腰背部酸胀疼痛感已完全消失，医嘱其避免过劳，适当加强腰背肌功能锻炼。（《孙达武骨伤科学术经验集》，人民军医出版社，2014）

2. 妙法解析：患者系因外感风寒邪，寒性凝滞，气滞于肢体筋脉、肌肉，经脉闭阻，不通则痛，则发生疼痛。予独活寄生汤加减以祛风湿，止痹痛，益肝肾，补气血。方中用独活、桑寄生祛风除湿，养血和营，活络通痹为主药；牛膝、杜仲、熟地黄补益肝肾，强壮筋骨为辅药；川芎、当归、芍药补血活血；党参、茯苓、甘草益气扶脾，均为佐药，使气血旺盛，有助于祛除风湿；又佐以细辛以搜风治风痹，肉桂祛寒止痛，使以秦艽、防风祛周身风寒湿邪。辅以局部推拿治疗和针灸温筋通脉，则病愈。

（八）腰肌劳损（孙达武医案）

1. 病历摘要：苏某，男，75岁。5年前，无明显诱因出现腰部酸痛滞重，两下肢麻木畏冷。天气变冷、下雨时加重。舌质淡苔薄，脉细。诊断：腰肌劳损。治疗：益气活血，温补肾阳。方选调中保元汤加减：黄芪30g，党参20g，白术、山药、杜仲、川牛膝、淫羊藿、熟地黄、枸杞子各12g，山茱萸、巴戟各10g，龟甲9g，陈皮、石菖蒲、甘草各6g。每日1剂，水煎，分早、晚 2 次服。连服 7 剂后，腰部滞重减轻，两下肢麻木畏冷亦瘥，舌苔薄，脉细，再拟益气活血、平补阴阳。黄芪 30 g，党参、丹参各 20 g，白术、山药、杜仲、川牛膝、淫羊藿、熟地黄、枸杞子各 12 g，山茱萸 10 g，龟甲 9 g，陈皮、甘草各 6 g。服 14 剂后，气血未复，腰部滞重明显减轻，双下肢偶感麻木，渐觉步履有力，舌苔薄，脉细，再拟上方加减以资巩固。黄芪 30 g，党参、丹参各 20 g，白术、山药、杜仲、川牛膝、淫羊藿、千年健、茯苓各 12 g，山茱萸 10 g，龟甲 9 g，陈皮、甘草各 6 g。再服 14 剂善后。（《孙达武骨伤科学术经验集》，人民军医出版社，2014）

2. 妙法解析：本病例为劳损腰痛，患者年高，肝肾亏虚，肾阳不足，故见形寒肢冷。脾胃气衰，则气血无以化生。脾胃运化有序，气血充盈，则为肝肾两脏的生理功能提供了物质基础，在治疗这类劳损病证时，需注重顾护脾胃之气。

三、文献选录

（一）临床报道选录

1. 益肾活血汤治疗腰肌劳损 25 例：狗脊、骨碎补各 20 g，牛膝、杜仲、当归、补骨脂、续断、益母草各 15 g，桃仁 9 g，乳香、没药各 10 g。每日 1 剂，水煎，分 2～3 次服，每次服 200 mL。结果：全部患者在服药 10～15 剂后症状明显减轻，服 20～30 剂后症状全部消失。（《中国骨伤》，1990 年第 1 期）

2. 壮腰煎治疗腰肌劳损 152 例：黄芪 40 g，鹿角霜、白术各 20 g，当归、骨碎补、蛤蚧、枸杞子各 10 g，土鳖虫、没药各 6 g，生麦芽 15 g。湿热者，加忍冬藤、木瓜各 20 g；血虚者加熟地黄、何首乌各 15 g。每日 1 剂，水煎，分 2 次服；将热药渣敷腰部，10 日为 1 个疗程。结果：痊愈（临床症状、体征消失，1 年内未复发）114 例；好转（症状、体征消失，1 年内复发）32 例；无效（症状、体征好转，停药后病情反复）6 例。总有效率达 96%。（《辽宁中医杂志》，1990 年第 8 期）

3. 参芪归仲汤治疗腰肌劳损 106 例：党参、黄芪、当归各 31 g，杜仲 24 g，川续断 18 g，牛膝、延胡索各 15 g。肾阴虚者加生地黄、黄柏；肾阳虚者加肉桂、附片；脾肾两虚者加砂仁、炒谷芽、肉豆蔻、山药。每日 1 剂，水煎服。结果：痊愈 101 例，好转 5 例。（《四川中医》，1985 年第 2 期）

4. 除湿补肾汤治疗腰肌劳损 72 例：炒白术、生薏苡仁、芡实、炒白芍各 30 g，炙甘草 6 g。腰痛甚加川续断、桑寄生、蜈蚣；腰部酸困无力加黄芪、当归；下肢沉重疼痛加木瓜；瘀甚加活络效灵丹；寒甚加附子；肾阴虚加熟地黄、山茱萸。每日 1 剂，水煎服；药渣布包，热敷患处，每次 30 分钟，每日 1 次。对照组 72 例，用腰痛宁胶囊 4 片，睡前黄酒送服。均 14 日为 1 个疗程。用 3 个疗程，结果：两组分别治愈 26、14 例，好转 40、16 例，无效 6、42 例，总有效率 91.67%、41.67%。（《甘肃中医学院学报》，2009 年第 1 期）

5. 玄马散治疗腰肌劳损 218 例：延胡索、徐长卿、杜仲、牛膝、安息香、卷柏各 10 g，重楼 8 g，马钱子 6 g。马钱子用芝麻油炸黄，研细，其他药合研细末，与马钱子末混匀，过 800 目筛，装瓶备用，每次 3 g，每日 2 次，温开水冲服。12 日为 1 个疗程，根据伤痛的轻、中、重结合病程的长短应用 1～2 个疗程。结果：痊愈 180 例，好转 30 例，无效 8 例，总有效率 96.3%。（《中华医道骨伤专辑》，1995 年第 6 期）

6. 威龙舒盘散治疗腰肌劳损 72 例：威灵仙、五爪龙、乳香、没药各 60 g，红花、三钱三、透骨风、九龙藤、爬山虎、牛大力、千斤拔各 50 g，无名异 40 g。共研极细末，拌匀装瓶备用，为 1 个疗程药量。用时取 1/3 药粉装 2 个布袋内缝好，放入 2 kg 水的瓦锅内煮沸 20 分钟，待药温降至 60 ℃～70 ℃，取出药袋敷两侧腰部，10 分钟换药袋 1 次，保持药温，每次 40～50 分钟，每日 1 次，药袋用 2 日换药，6 日为 1 个疗程。肾虚明显加服壮腰健肾丸。结果：治愈 63 例，好转 7 例，无效 2 例，总有效率 97.2%。(《中国骨伤》，1995 年第 1 期)

7. 针刺加推拿治疗腰肌劳损 60 例：腰脊正中损伤主穴取禾髎透人中；两侧损伤主穴取同侧攒竹或睛明；配穴均取手针腰痛点或上都穴（第 2、第 3 掌指关节间，握拳取之）。禾髎透人中，用 1 寸毫针从左禾髎穴进针，横刺透过人中穴，抵达右禾髎穴；以患者能耐受为度，施以捻转，10 分钟 1 次共 3 次。攒竹穴进针得气后，做轻提插；睛明穴不施手法。腰痛点及上都穴，均用捻转泻法。留针 1 小时。留针期间，进行推拿和自行活动。推拿取穴：肾俞、腰阳关、委中、殷门、局部压痛点。手法采用捻、按、推、拿、擦、点等及腰部被动运动。治疗腰肌劳损 60 例。结果：全部有效，其中 1 次治疗即愈者 17 例，3 次治疗，恢复正常者 35 例，3 次治疗显效率为 87%。(《新疆中医药》，1987 年第 2 期)

(二) 经验良方选录

1. 陈皮 15 g，延胡索、穿山甲各 30 g，牵牛子 6 g，白芍 24 g，甘草 12 g。每日 1 剂，水煎 300 mL，分 3 次服。将熬过的药渣布包热熨患处，每日 3 次，每次 10～30 分钟。瘀滞较显，加土鳖虫 12 g，三七 6 g，丹参 30 g，赤芍 24 g；素有腰痛，加熟地黄、淫羊藿各 24 g，狗脊 18 g；寒湿较著，加小茴香、胡芦巴各 24 g，苍术 15 g；体虚病久，加黄芪 24 g，白术、当归、赤芍各 12 g。主治腰肌劳损。

2. 黄柏 30 g，延胡索、血通各 12 g，白芷、羌活、独活、木香各 9 g，血竭 3 g。共为细末，根据损伤部位大小取药末适量加水（加少量蜂蜜），摊在纱布或塑料纸上厚度 0.8 cm 敷于伤处，每日换药 1 次。少数局部出现过敏者用肤轻松软膏涂伤处，再敷药。主治腰肌劳损。

3. 三七、三棱各 70 g，红花、樟脑各 120 g，五加皮、木瓜、生川乌、生草乌、牛膝各 50 g，当归尾 10 g，六轴子 20 g。上述药物浸于 70% 乙醇 6000 mL 中备用。使用时将之涂搽患处，每日 2～3 次。主治腰肌劳损。

4. 黄药子、白药子、黄栀子、乳香、没药、紫草各 30～60 g。制成软膏备用。每日 3～4 次，外搽患处。对照组 36 例。用扶他林乳胶剂，亦每日 3～4 次，外搽患处。按痛处面积确定剂量，通常≥1 g，揉搓使渗透皮肤。主治腰肌劳损。

5. 姜黄、白芷、天花粉、赤芍等，共研细末，混匀过 80 目筛，加入熔融油脂性基质中（温度不超过 65 ℃），搅匀至凝。用时根据伤面大小，取软膏适量涂于纱布棉垫上，厚 2～3 mm，贴敷患处，每 2～3 日换药 1 次。主治腰肌劳损。

6. 白术、杜仲（炒断丝）、防风、当归、穿山甲（炒、捣碎）各 12 g，黄酒 60 g，以水 600 mL，煎取 400 mL，将煎取的 400 mL 药分 2 次服完。也可捣成细面，装于胶囊内，每次服 4 粒，黄酒 50 mL 为引，每日 3 次。主治腰肌劳损。

7. 肉桂 15 g，制乳香、制没药、桃仁、红花、生大黄各 10 g，生川乌、生草乌各 3 g，血竭 6 g，冰片、樟脑各 2 g。研末。用时取适量药粉加凡士林调糊状敷患处，绷带包扎，隔日换药 1 次，3 次为 1 个疗程。主治腰肌劳损。

8. 大青盐 500 g，用铁锅炒至盐花起爆，离火，加红花、透骨、伸筋草各 15 g。拌匀，装入布袋。洗净患处，常规消毒，上置药袋，以不烫伤为度。可于药袋上置热水袋，每次 20 分钟，每日 3 次。主治腰肌劳损。

9. 麻黄、苍术、牙皂、白芥子、卷柏、楠木香各 30 g，局部灼热加薄荷、地龙各 15 g（儿童剂量减半）。每 3 日 1 剂，水煎熏洗患处，每次 20～30 分钟，每日 3 次。3 剂为 1 个疗程，疗程间隔 3～5 日。主治腰肌劳损。

10. 麻黄、桂枝、茯苓、白术、乳香、没药、土鳖虫各 10 g，甘草 5 g。装布袋，水煎熏洗（或敷）患处（或患肢）。每次 30 分钟，每日 2 次，每剂用 1～2 日；10 日为 1 个疗程。主治腰肌劳损。

11. 延胡索、白芍各 15 g，小茴香、炮穿山甲各 10 g，牵牛子、白术、牛膝各 12 g，陈皮 10 g。每日 1 剂，冷水下药，煲取 600 mL，分 3 次服。主治腰肌劳损。

12. 土鳖虫、炙地龙、泽兰、牛膝、大黄（后下）各 12 g，重楼、三棱、莪术、伸筋草、杜仲、生黄芪各 15 g，没药、甘草各 6 g。主治腰肌劳损。

13. 生薏苡仁 120 g，制何首乌 180 g，共浸泡于白酒中，蜡封瓶中，置阴凉处 15 日，去渣备用。每日早、晚各 1 次，每次约 2 酒盅。主治腰肌劳损。

14. 生牵牛子、炒牵牛子各 4.5 g，兑在一起粉碎，分为 2 份。晚上睡前及早饭前温开水各冲服 1 份。一般服 2 份即愈。主治腰肌劳损。

第五节　踝关节扭伤

一、病证概述

踝关节是人体在运动中首先与地面接触的主要负重关节，也是日常生活和体育运动中较易受损伤的关节之一。踝关节周围韧带（包括内侧韧带、外侧韧带、下胫腓韧带等）在保持踝关节的稳定性中发挥了重要的作用，因而也较易受到损伤。踝关节扭伤的发生率约占所有运动损伤的40%。据估计踝关节扭伤的发病率可高达急诊室就诊的 10%，每日每 3 万人中就有 1 例踝关节内翻损伤发生，每年约 200 万人发生内翻伤。由于踝关节的外侧韧带较为薄弱，外踝比内踝长，距骨前宽后窄，踝关节跖屈时距骨最窄的部分位于踝穴内，致使骨性稳定性降低，且踝关节内翻的肌肉力量大于外翻肌肉力量，上述解剖及生理因素决定了踝关节容易在跖屈内翻位发生扭伤，因而外侧韧带的损伤最为常见。少数情况下踝关节于外翻位发生内踝三角韧带的损伤。严重情况下可合并下胫腓联合的损伤。其临床表现，患者于扭伤后迅即出现扭伤部位的疼痛，随后出现肿胀及皮肤瘀斑。严重者患足因为疼痛肿胀而不能活动。外踝扭伤时，患者在尝试行足内翻时疼痛症状加剧。内侧三角韧带损伤时，患者在尝试行足外翻时疼痛症状加剧。患者有明确的踝关节扭伤病史，受累部位出现典型的疼痛、肿胀、瘀斑表现。触诊可及明确的压痛点。查体抽屉试验阳性可提示外侧距腓前韧带损伤，内翻应力试验阳性提示合并外侧跟腓韧带损伤，外翻应力损伤提示内侧三角韧带损伤。早期应活血消肿，内服七厘散，外敷五黄散；后期活血强筋，用壮骨养血汤。敷药后绷带包扎，夹板固定踝关节中立位 3 周，固定期间做足趾屈伸活动，有韧带断裂者4～6 周，解除固定后锻炼踝关节屈伸功能。重者可致关节失稳而反复扭伤。

二、妙法解析

（一）右足踝部扭伤（孙树椿医案）

1. 病历摘要：肖某，女，41 岁。患者 1 个月前不慎扭伤足部，经冷敷热熨处理后肿胀已消，但是仍有疼痛，为求专科治疗来诊。症见右足踝部疼痛，肿胀不明显，舌黯淡，脉弦。体格检查：右足内踝压痛（＋）。X 线片示：未见骨质异常。诊断：右足踝部扭伤。患者侧坐位或侧卧位，伤肢在下。助手握住伤肢小腿下端，术者双手握住足部，拇指按在伤处。术者与助手在相对拔伸下摇晃踝部数次，同时拇指在伤处揉捻。在拔伸下外翻踝部。接上动作再内翻踝部，同时拇指在伤处戳按。3日后复诊：患者踝足部疼痛减轻，继续手法治疗，嘱其适当休息，可作局部热敷。症状随之消失。（《当代名老中医典型医案集·外伤科分册》，人民卫生出版社，2009）

2. 妙法解析：踝足部扭伤，西医学认为如果出现血肿，不能运用手法按摩。中医学恰恰认为通过手法可以消肿止痛、舒筋活络，通过调整小关节，理顺软组织，以加快组织修复的作用。但是要求手法力度一定要轻，不可暴力。根据损伤部位的不同，踝足部手法也不同。主要有踝前侧手法、踝内侧手法、踝外侧手法、足内侧手法、足外侧手法、足后侧手法及足背部手法、足趾部手法和足趾部手法。本例主要采用踝内侧手法。

（二）踝关节扭伤（李铭医案）

1. 病历摘要：钟某，男，17岁。患者因挑重担先后二次扭伤，二足踝关节疼痛，曾先后到苏州和昆山做针灸与伤科治疗，但仍无显效，特来上海诊治。检查发现左足内踝骨凸出，呈外翻畸形。舌质薄白而胖，脉濡细。治以养血舒筋，祛风通络。外敷温经通络膏，复加矫形固定。内服鸡血藤、桑寄生各12 g，当归身、白术、丹参、香附、生黄芪、伸筋草、泽兰叶、秦艽、独活、川牛膝、木瓜各9 g。7剂。复诊：12月24日。连进数剂，疼痛显减。治守原意。生绵黄芪、丹参各15 g，伸筋草12 g，潞党参、当归身、焦白术、鸡血藤各9 g，川桂枝、川独活、蜜炙草乌（先入）各4.5 g，红花、生甘草各3 g。7剂。复诊：12月31日。经治疼痛仍在好转中，左足外翻畸形已得纠正，步履渐复，但旋转与久站，尚觉疼痛。宿恙未清，当以击鼓再进，以冀获效。生绵黄芪、鸡血藤、海风藤各12 g，潞党参、陈木瓜、当归丸、健步虎潜丸（分吞）各9 g，蜜炙草乌（先入）、川独活各4.5 g，川桂枝、新红花各3 g。7剂。复诊：1964年1月6日。经服21剂以后，已无步履难行，疼痛已基本解除。舌苔薄白，脉滑数。再宗前法，以获全功。前方去海风藤、木瓜，加芍药、丹参、牛膝、五加皮，连服74剂。外用四肢洗方及伤筋活络药水。（《老中医临床经验选编》，上海中医药大学出版社，2006）

2. 妙法解析：踝关节扭伤，在急性期如不能适当地加以绷扎固定，敷药治疗，过早行走，往往导致踝骨凸出。按中医学临证而论，当系骱扭伤筋，筋伤不能束骨，兼感风寒湿邪，稽留经脉，气血阻滞，循行不畅，以致变症多端，虚实夹杂。实者邪瘀交阻，虚则气血不足，筋骨失养，论治之法，当以兼顾。形体之抗拒外力，关节屈伸能活动，气之充也。血之化液濡筋，成髓养胃，也为依靠"气"之力量，所谓气为血之帅，气行则血行。本案方中以黄芪、白术、党参补气为主，加当归兼顾其血，红花、泽兰、鸡血藤、丹参以活血，秦艽、独活、草乌、海风藤、桂枝以祛风湿，桑寄生、牛膝、木瓜、五加皮、健步虎潜丸以壮筋骨。前后共进23剂，取得了一定的效果。

（三）左足外踝扭伤（石幼山医案）

1. 病历摘要：魏某，男，66岁。顷刻之间，扭伤左足外踝，骨缝与筋膜损裂，筋络瘀阻肿胀作痛，不能履地。左脉略见弦数。先施理筋手法，并予外敷，内服化瘀舒筋。当归3 g，牛膝、积雪草各12 g，西赤芍6 g，王不留行9 g，炙乳香、青防风、紫苏梗、炒牡丹皮、嫩桑枝、单桃仁、炙土鳖虫各5 g。二诊：左足外踝扭伤筋膜20日，未能续治，虽经理筋恢复，瘀血已化，唯关节与筋膜尚未平复，步履尚受掣痛。防遗后患，再与活血健筋，继续调养。川牛膝、续断、五加皮各9 g，炙土鳖虫、炙乳香各5 g，苏木屑、西赤芍、泽兰叶各6 g，川椒目、积雪草各3 g，嫩桑枝15 g，肿节风12 g。三诊：左足外踝筋膜损裂，逐渐平复，尚未坚韧。伤后气血周流未畅，再与活血健筋。赤小豆、肿节风、忍冬藤各12 g，川牛膝、续断、五加皮、小生地黄各9 g，杜红花、川椒目各3 g，西赤芍、泽兰叶各6 g，嫩桑枝15 g。四诊：左足外踝筋膜损裂，涉及骨节。治后逐步平复，肿势已退，唯骨膜之间尚微作痛，气血濡养未能通畅。再拟温经活血和络。蜜炙草乌 5 g，川牛膝、制狗脊、续断、五加皮、原生地黄各 9 g，杜红花 3 g，西赤芍、泽兰叶各 6 g，嫩桑枝 15 g，赤小豆、肿节风各 12 g。五诊：1962 年 5 月 29 日。左足踝筋膜损裂，已渐平复，唯经络之间气血周流未和，致步履牵掣少力耳。再须活血以养筋。川牛膝、制狗脊、五加皮、原生地黄各 9 g，西赤芍 6 g，全当归、苏木屑各 5 g，杜红花 3 g，肿节风、赤小豆、嫩桑枝、千年健各 12 g。（《老中医临床经验选编》，上海中医药大学出版社，2006）

2. 妙法解析：踝部伤筋是临床最常见的伤筋，有的学者认为其占全身伤筋病例的 80% 以上。本病症情轻重有很大差异，临床上一般分为内翻扭伤和外翻扭伤两大类。趾屈内翻损伤时，容易损伤外侧的腓距前韧带；单纯内翻损伤时，则容易损伤外侧的腓跟韧带；外翻姿势损伤时，由于三角韧带比较坚强，较少发生损伤，但可引起下胫腓韧带撕裂。多数的发现是踝外侧局限的青紫瘀肿，关节行动不利；或如筱山先生曾提到的虽"无显著的青肿，但患处旋转失常"。严重的伤筋则肿胀延及内外两侧，诊治时往往以为是骨折，摄片后才能明确排除骨质损伤。应该强调，踝部伤筋比之踝部骨折，不仅症状改善的时间不短，而且常致局部高凸难平，酸痛缠绵或者日后甚易反复扭整伤筋。现代医学认为踝部损伤（不包括骨折）为程度不同的韧带撕裂，外侧较多见，自距腓前韧带损伤、断裂，伴有关节囊撕裂，同时跟腓韧带断裂直至距腓后韧带也断裂，有的则是胫腓下联合的前层韧带撕裂。严重的韧带撕裂伴有距骨脱位，部分病例在损伤暴力消失后脱位自动整复，其实复位不甚完全。按石氏的经验，"无显著的青肿，但患处旋转失常"来看，即使韧带的损伤是轻微的，也存在关节间骨骼位置的异常。这些断裂的韧带如果没有完善地修复，或者关节间骨骼的关系没有得到充分的纠正，则日后关节不稳定，活动有障碍。此外，"关节囊撕裂、软组织嵌插，关节内出血，肌肉痉挛等一系列的病理改变也是造成日后影响关节活动，局部肿胀，疼痛等不良后果的原因"（《按摩》，人民卫生出版社，1974）。所以，石氏告诫：这种伤筋，治疗不当，易成宿伤。在外伤并不很严重的本案中都提到了"防遗后患"。由此，治疗也作了充分的考虑，石氏采用的具体方法是"主要用掐止筋位的手法，并辅以敷料或膏药外治及汤剂成药内服，更可参用熏洗法"。捺正筋位的手法是按揉踝两侧筋络后做被动屈伸活动。这样的手法使筋络理顺，解除嵌插，纠正关节骨骼的关系，为损伤韧带的修复奠定基础。继之用敷药外敷，包扎固定。损伤严重的病例还加用纸板固定以限制活动。敷药以三色敷药为主，早期合凉血清营的三黄膏，中后期活血温经掺桂麝丹，续筋通络掺接骨丹，散结消肿掺黑虎丹，随症而异。3～5 日复诊，更换敷料时亦予理筋疏络。内服药物在损伤初期先予凉血破瘀，消营消肿之品；以后进服温运化瘀，续断壮筋，或加祛风散寒之属。本案的二三诊用川椒目、赤小豆是温运健脾以利水湿，从而消除肿胀，为有助恢复之计。

三、文献选录

踝关节扭伤，是指踝关节一侧受到过大的牵张力而发生的创伤，表现为关节一时性半脱位、韧带纤维部分撕裂，局部有出血、肿胀、青紫和活动障碍。严重者可伤及肌肉及肌腱。踝关节扭伤多因行走不慎，足过度内翻或外翻所致，是以踝部肿痛、活动障碍为主要表现的伤筋类疾病。其临床表现，常见踝部肿胀疼痛，皮下青紫，活动功能障碍，跛行，踝关节被动内收、外展或背伸可使疼痛加剧。重者足呈内翻或外翻畸形，或踝关节半脱位。如伤后踝部肿痛，压痛明显，皮下青紫，关节活动与负重功能障碍即可确诊。临床可分内翻型扭伤、外翻型扭伤、外旋型扭伤 3 类，其中内翻型扭伤，可见外踝前下方压痛明显，足内收畸形；外翻型扭伤，可见内踝前下方压痛明显，足呈外展畸形；外旋型扭伤，可见下胫腓联合处压痛，足呈跖屈畸形。手法治疗常用推拿按摩手法整复。中药治疗早期宜活血消肿，内服七厘散，外敷五黄散；后期宜活血强筋，内服强筋养血汤。敷药后绷带包扎，夹板固定踝关节中立位3周，固定期间做足趾屈伸活动，有韧带断裂者4～6周，解除固定后锻炼踝关节屈伸功能。重者可致关节失稳而反复扭伤。

（一）临床报道选录

1. 复方大黄散治疗急性踝关节扭伤172例：生大黄20g，红花6g，生栀子10g。上药共研细末，用鸡蛋清调成糊状（以不淌出为宜），敷于肿痛最明显部位，然后用油纸敷料包扎固定。药量多少视损伤部位大小及范围而定。每次敷药24小时除去，再视病情决定是否重复使用。结果：敷药24小时后，肿痛明显消退，疼痛明显减轻者150例；再次敷药24小时后肿痛明显减轻者17例；3次敷药肿痛明显减轻者5例。（《人民军医》，1991年第12期）

2. 创伤外洗颗粒治疗踝关节扭伤30例：木瓜15g，浮萍、蒲公英、紫花地丁各12g，防风、当归、牛膝、没药、乳香、茜草、麻黄各9g，白芷6g。制成颗粒备用。每次50g，溶于80℃～90℃水中，先熏蒸患肢，再浸洗20分钟。每日2次；2周为1个疗程。对照1、2组各20例，1组用本方汤剂外洗；2组用蒸馏水温洗，方法同前。同时用局部按摩，功能锻炼。结果：临床症状与体征三组治疗前后自身及治疗后本组、1组与2组比较差异均有统计学意义（P＜0.01或0.05）。（《山东中医药大学学报》，2008年第5期）

3. 舒筋活血汤治疗小儿踝关节扭伤32例：鸡血藤20g，丹参15g，赤芍、茜草各12g，伸筋草10g。每日1剂，水煎分2～3次服。服药困难，可加红糖适量。第3日，药渣再煎，熏洗患处后，摇动（或抚揉）踝关节3～5分钟；每日1～2次。5日为1个疗程。少数患儿配合理筋手法：平卧位，医者一手托足跟，另一手握足尖，做踝关节背屈、跖屈及内翻、外翻动作，再两掌心对握内外踝，轻轻用力按压。用1～4个疗程，发病当日有表皮擦伤者，外科常规处理，瘀肿胀甚局部冷敷。结果：均治愈。（《中医正骨》，2009年第7期）

4. 石膏托固定，手术修补，拧入踝螺钉，功能锻炼，治疗踝关节韧带损伤56例：距腓前韧带损伤用石膏托固定踝关节于中立位4～6周；伴跟腓韧带损伤，先手术修补，撕裂部位不清，将韧带拉紧后，缝于相应部位的筋膜组织上。胫腓下关节前后韧带损伤，胫腓下关节分离，跟骨阻滞麻醉下手法复位；置踝关节中立位，距骨纳入踝穴后，平行于胫距关节面，距关节面近端1～2cm处，自腓骨向胫骨拧入踝螺钉1枚；手术创伤反应消失后，不负重活动踝关节，6～8周取钉。解除石膏托后，功能锻炼；手法松解粘连。随访5个月至3年，结果：优48例，良6例，可2例。（《中国骨伤》，2001年第9期）

5. 中西医结合治疗踝关节扭伤107例：炒黑紫荆皮、去衣炒黑黄金子各240g，当归、五加皮、木瓜、丹参、羌活、独活、赤芍、白芷、姜黄、防风、天花粉、牛膝、威灵仙、防己、马钱子各60g，秦艽、川芎各30g，连翘24g，甘草18g。共研细末，加蜜糖调膏（石筱山方）适量，平摊棉纸上，外敷患处，每日换药1次；弹性绷带内（或外）翻"8"字固定。对照组41例，用短腿石膏托固定，用2周。抬高患肢，做足趾伸屈运动。结果：两组分别治愈90、13例，好转17、20例，未愈0、8例，总有效率100％、80.4％（P＜0.01）。（《浙江中西医结合杂志》，2002年第2期）

6. 中西医结合治疗急性踝关节扭伤80例：内翻型取健侧侧卧位，患肢伸直，健肢屈髋屈膝90°，患肢内侧垫软枕，助手固定患足与小腿呈90°，医者双手按压患踝外侧，力度视患者耐受程度及踝关节损伤程度而定，复位时停止。绷带"8"字形包扎，使足向患侧翻，小腿与足成90°。3日后检查，如诸骨关系未复常，韧带有紊乱，再治疗1次。固定10～20日。外翻型取患侧侧卧位，方法同上。手法后2～3日，解开绷带，用川芎、红花、桃仁、花椒、木瓜、延胡索、乳香、没药、生大黄各 20 g，川牛膝、川续断、伸筋草、透骨草、鸡血藤各 30 g。水煎取液，加食醋 250 mL，熏洗患足，每次 40 分钟，绷带"8"字形固定。每日 1 次，10 日为 1 个疗程。结果：痊愈 62 例，显效 15 例，好转 3 例。(《中国中医骨伤科杂志》，2008 年第 10 期)

7. 少林跌打止痛膏治疗急性踝关节扭伤 102 例：药用白芥子、牛膝、骨碎补、续断、海风藤、韩信草、漆树根、人字草、鸡骨草、胡椒等 58 味药（广东省佛山德众药业有限公司提供）。每日 1 次，贴敷患处。对照组 34 例，用 701 跌打镇痛膏；均贴敷患处 10 小时，每日 1 次；3 日为 1 个疗程。用 3 个疗程，结果：两组总有效率分别为 94.51%、90%，疼痛改善率、肿胀改善率、瘀斑改善率、总体改善率分别为 96.04%、84.77%、79%、63.32%、49.92%、26.88%、82.95%、71.02%。见皮肤过敏分别 6 例、2 例。(《中国中医骨伤科杂志》，2009 年第 5 期)

8. 栀子跌打膏治疗急性踝关节扭伤 46 例：药用生栀子 6 个，中华跌打丸 2 个，鸡蛋 1 枚取蛋清。捣烂调膏。每日 1 次，外敷患处，塑料薄膜覆盖，包扎固定。外翻型损伤内翻位固定；内翻型损伤外翻位固定。12 小时换药 1 次。用 4 日，结果：治愈 28 例，显效 13 例，有效 5 例。(《中医正骨》，2009 年第 7 期)

9. 四黄栀榆液治疗踝关节急性软组织损伤 60 例：药用黄连、大黄各 300 g，黄芩、黄柏、栀子、地榆各 200 g，红花 100 g。上药清水漂洗 1 次，加蒸馏水 40 L，煎取液 20 L；加入用 95% 乙醇 200 mL 溶解后的冰片 30 g 中；对照组用正骨水；均用药液湿纱布外敷，纱布厚 5 层，大小以包裹踝关节上下 5 cm 为度，每日 16 小时；10 日为 1 个疗程。体位护理，饮食调护，情志护理，功能锻炼。禁久行，禁体力劳动及体育锻炼。结果：两组分别治愈 18、8 例，显效 30、11 例，有效 12、28 例，无效 0、13 例，总有效率 100%、78.3%。(《甘肃中医》，2009 年第 8 期)

10. 二黄归丹散治疗急性距小腿关节扭伤 83 例：药用大黄 150 g，姜黄、全当归、牡丹皮各 120 g，苏木、苦丁香、蒲公英各 100 g，川牛膝、细辛、生川乌、皂角刺、桂枝、透骨草、延胡索、乳香、没药、赤芍各 60 g，冰片 20 g。研末备用。用适量加香油（或其他油脂）调膏，敷患处，纱布固定。对照组 49 例，用伤湿止痛膏。均每日换药 1 次，3 日为 1 个疗程。用 2 个疗程，结果：两组分别痊愈 55、23 例，显效 23、15 例，有效 5、6 例，无效 0、5 例，总有效率 100%、90%。(《中国临床康复》，2004 年第 5 期)

11. 活血消痛膏治疗踝关节撞击综合征 78 例：药用红花 30 g，地龙 15 g，生川乌、血竭、生草乌各 10 g，制马钱子 6 g。研细，加蜂蜜调糊。外涂患处，上盖 3～5 层麻纸（或卫生纸），绷带包扎，3 日换药 1 次；用 3～5 次。肿消痛减后，改用海桐皮、透骨草、伸筋草、鸡血藤各 20 g，苏木、独活、花椒、威灵仙各 15 g，乳香、没药、红花各 10 g。水煎，熏洗患处，每日 2～3 次；每剂用 3 日，3 剂为 1 个疗程。穿平底软垫鞋，功能锻炼；禁剧烈运动；睡眠时抬高患肢。用 1 个月，随访 3 个月，结果：优 40 例，良 29 例，可 7 例，差 2 例，有效率 97.44%。(《甘肃中医》，2006 年第 1 期)

12. 中西医结合治疗急性踝关节扭伤 76 例：患者坐位，于患处施一指禅推、掌根轻揉、五指理筋整复、内外轻旋转及轻快擦法，以透热为度，每次 15 分钟。并用本品（含姜黄、干姜、栀子、黄柏、乳香、没药、蒲公英、生大黄、马山香各等份。研细末，加凡士林或米醋适量，调膏）外敷患处，绷带固定，隔日 1 次；3 次为 1 个疗程。结果：临床治愈 72 例，显效 3 例，好转 1 例。(《按摩与导引》，2001 年第 5 期)

13. 中西医结合治疗急性踝关节扭伤 43 例：药用黄枝根、鸡血藤、大血藤、红木香、虎杖、生川乌、生草乌等（浙江省温州市中西医结合医院研制）。每日 1 次，外敷患处。对照组 45 例，用扶他林，每日 3 次；外敷患处；中度损伤用弹性绷带"∞"字包扎，重度用石膏托外固定。用

2 周，结果：两组分别显效 32、30 例，有效 8、11 例，改善 2、3 例，无效各 1 例。总有效率 97.67%、97.78%。见不良反应分别 2、1 例。（《中国中医骨伤科杂志》，2007 年第 7 期）

（二）经验良方选录

1. 大麻药根 3 份，生大黄、当归、川芎、赤芍、透骨草、生栀子各 2 份，生黄柏、红花、骨碎补、川续断、杜仲、雪上一枝蒿各 1 份，冰片 0.5 份。共研细末，过 80 目筛（文山州中医院研制）。适量，加开水及菜油，调糊，摊于棉纸上，外敷患处，3～7 日换药 1 次。主治踝关节扭伤。

2. 熟地黄、枸杞子，加炒枳实、台乌药；血瘀便秘加红花、桃仁、生大黄；寒湿加祁蛇、蜈蚣、桂枝、薏苡仁；湿热加黄芩、漂苍术；筋急挛痛加川牛膝、炒穿山甲、白芍、生甘草等；肾阴虚加山茱萸、炒鳖甲；肾阳虚加淫羊藿、制附子。每日 1 剂，水煎服。主治踝关节扭伤。

3. 无名异、土鳖虫、紫荆皮、大黄、栀子、牡丹皮各 200 g，当归、红花、白芷、生川乌、生草乌、生天南星、泽泻、川芎各 100 g，冰片 60 g，延胡索 120 g（研末，过 100 目筛）。每次 15～50 g，加氮酮 30%，食醋、凡士林各适量，外敷患处。2 日换药 1 次。主治踝关节扭伤。

4. 三七、三棱各 70 g，红花、樟脑各 120 g，生川乌、生草乌、五加皮、木瓜、牛膝各 50 g，当归尾 10 g，六轴子 20 g。上述药物浸于 70% 乙醇 6000 mL 中备用。使用时将之涂搽患处，每日 2～3 次。主治踝关节扭伤。

5. 姜黄、白芷、天花粉、赤芍等，共研细末，混匀过 80 目筛，加入熔融油脂性基质中（温度不超过 65 ℃），搅匀至凝。用时根据伤面大小，取软膏适量涂于纱布棉垫上，厚 2～3 mm，贴敷患处，每 2～3 日换药 1 次。主治踝关节扭伤。

6. 大青盐 500 g，用铁锅炒至盐花起爆，离火，加红花、透骨草、伸筋草各 15 g。拌匀，装入布袋。洗净患处，常规消毒，上置药袋，以不烫伤为度。可于药袋上置热水袋，每次 20 分钟，每日 3 次。主治踝关节扭伤。

7. 黄柏 30 g，延胡索、血通各 12 g，白芷、羌活、独活、木香各 9 g，血竭 3 g。共为细末，根据损伤部位大小取药末适量加水（或少量蜂蜜），摊在纱布或塑料纸上，厚度 0.8 cm 敷于伤处，每日换 1 次。主治踝关节扭伤。

8. 肉桂 15 g，制乳香、制没药、桃仁、红花、生大黄各 10 g，生川乌、生草乌各 3 g，血竭 6 g，冰片、樟脑各 2 g。研末。用时取适量药粉加凡士林调糊状敷患处，绷带包扎，隔日换药 1 次，3 次为 1 个疗程。主治踝关节扭伤。

9. 麻黄、苍术、猪牙皂、白芥子、卷柏、楠木香各 30 g，局部灼热加薄荷、地龙各 15 g（儿童剂量减半）。每 3 日 1 剂，水煎熏洗患处，每次 20～30 分钟，每日 3 次。3 剂为 1 个疗程，疗程间隔 3～5 日。主治踝关节扭伤。

10. 白芥子、五加皮、生大黄、生栀子、自然铜、白花蛇舌草、乳香、没药、姜黄、楠香末各等份，共为细末，用时取适量药粉，加入茶水或蜂蜜调成糊状，敷于患处，用绷带固定，每日调换 1 次。主治踝关节扭伤。

11. 伸筋草、透骨草、红花、苏木、木瓜、牛膝各 10g，五加皮、三棱、莪术、秦艽、海桐皮各 15g。每日 1 剂，水煎取液，熏蒸患膝；药温 45 ℃ 时，外洗；每次 15～30 分钟，每日 2～4 次。主治踝关节扭伤。

12. 紫荆皮、黄药子、川芎、当归、羌活、独活等（上海中医药大学附属岳阳中西医结合医院研制）；对照组 188 例，用麝香解痛膏；均外敷患处，24 小时换药 1 次。用 12 日。主治踝关节扭伤。

13. 麻黄、桂枝、茯苓、白术、乳香、没药、土鳖虫各 10 g；甘草 5 g。装布袋，水煎熏洗（或敷）患处（或患肢）。每次 30 分钟，每日 2 次，每剂用 1～2 日；10 日为 1 个疗程。主治踝关节扭伤。

14. 自然铜、马钱子、川乌、草乌、乳香、没药、红花、细辛、栀子、桂枝、血竭、三七、樟脑、冰片。以本品涂擦患处，或湿敷患处，每日 3～4 次。主治踝关节扭伤。

15. 广西血竭，地龙。上药等份，按 20％比例浸泡于 95％乙醇内，一周后可用。用时湿敷于患处，保持湿润，或局部加热，形成湿热敷。主治踝关节扭伤。

16. 大黄、乳香、土鳖虫、栀子等（上海龙华医院研制）。均匀摊涂于棉垫上，厚约 2 mm，敷患处，胶布固定，绷带包扎。主治踝关节扭伤。

17. 茜草根 200 g，川大黄 100 g。为粗末，布包煮 20 分钟，先洗，温后敷局部。冷后放置，可再次加热使用。用药 3～8 日。主治踝关节扭伤。

18. 黄药子、白药子、黄栀子、乳香、没药、紫草各 30～60 g。制成软膏备用。每日 3～4 次，外搽患处。主治踝关节扭伤。

（三）名医提示

1. 冷敷：将用冷水浸泡过的毛巾放于患处，每 3 分钟左右更换一次，也可用冰块装入塑料袋内进行外敷，每次 20～30 分钟。如果踝关节扭伤已超过 24 小时，则可改用热敷疗法。因为此时热敷可改善血液和淋巴液循环，有利于患处瘀血和渗出液的吸收。

2. 热敷：将用热水或热醋浸泡过的毛巾放于患处，5～10 分钟后毛巾已无热感时进行更换。每日 1～2 次，每次热敷约 30 分钟即可。

3. 自我按摩：在踝关节周围痛点上用手掌或手指揉摩 10 分钟左右。然后左右摇动踝关节 10～15 遍。范围由小到大，每日 1～2 次。按摩治疗应在伤后 24 小时以后应用，以免增加皮下出血。

4. 在休息时要注意抬高肢体轻轻活动踝关节，促进静脉血液回流，利于消肿。

第六节　筋膜炎

一、病证概述

筋膜炎是指肌肉和筋膜的无菌性炎症反应，当机体受到风寒侵袭、疲劳、外伤或睡眠位置不当等外界不良因素刺激时，可以诱发肌肉筋膜炎的急性发作，肩颈腰部的肌肉、韧带、关节囊的急性或慢性的损伤、劳损等是本病的基本病因。外界不良因素刺激时，可以诱发肌肉筋膜炎的急性发作，肩颈腰部的肌肉、韧带、关节囊的急性或慢性的损伤、劳损等是本病的基本病因。由于在急性期没有得到彻底的治疗而转入慢性；或者由于患者受到反复的劳损、风寒等不良刺激，可以反复出现持续或者间断的慢性肌肉疼痛、酸软无力等症状。病机是由于筋血不活毛细血管及微循环不畅所致。

二、妙法解析

右足跖筋膜炎（孙达武医案）

1. 病历摘要：葛某，女，58 岁。右足疼痛，影响步行 2 个月。无外伤史，疼痛发作前有活动增多史，表现为足跟底部及足心疼痛，晨起或休息后刚开始走动时疼痛加重，活动后有所好转，但走路过多、站立过久等又感觉明显。在当地医院就诊，X线片诊断为跟骨骨刺，服用半个月的活血止痛药有所好转，不久又如从前。诊见：右跟骨结节内侧处及足底中部压痛明显，患侧足底比健侧硬，足趾、踝关节被动背伸时加重。舌淡，苔薄白，脉弦滑。跟骨X线片示跟骨结节处骨刺。诊断：右足跖筋膜炎。治疗：补益肝肾兼活血。①中药内服：透骨草20g，狗脊、独活、茯苓、骨碎补、熟地黄、白芍、当归、杜仲各15g，防风、川牛膝、地龙各10g，乳香、没药、甘草各6g。每日1剂，水煎，分早、晚2次服，连服7剂。②外用熏洗方行气补血活血：鸡血藤50g，赤芍、当归各40g，威灵仙、丹参、木瓜、透骨草各30g，红花、白蔹、川芎、海桐皮、桂枝、独活、防风、延胡索、石菖蒲各20g。水煎取液，每日泡脚2～3次，每次20～30分钟。③跖筋膜牵拉功能训练：患者坐位或卧位，踝关节背伸，用手将前足或足趾向背侧推压，维持30秒，反复数次。或将患侧足前部抵于床头或墙面，并用力背屈踝关节，维持30秒，反复数次。每日起床后或行走前都应该进行锻炼。同时使用足跟垫。1周后复诊，诉疼痛明显减轻，步行改善，原方再服1周。半年后回访未复发。（《孙达武骨伤科学术经验集》，人民军医出版社，2014）

2. 妙法解析：足跟由筋骨组成，是人体主要的受力负重部位，中医学认为，肝主筋、肾主骨，随着患者年龄逐渐增长，肝肾功能减弱，肝阴肾精亏耗不足以濡养筋骨，则肾弱筋弛，脾肾阳虚不足以温煦筋骨，易受外邪入侵。加之由于生活习惯欠佳、运动等劳损而致筋骨损伤，发为痹证，血脉滞涩，痹阻经络，不通则痛，故见足跟疼痛。故足跖筋膜炎的病因病机为肾虚正气不足。足居下而多受寒湿，肾阴肾阳的虚损导致正气不足，寒湿之邪乘虚而入，凝滞于下，致筋脉郁滞，瘀血内阻，不通则痛。此案中药内服及外用，孙氏主要从补益肝肾、活血祛湿着手，从远期疗效来看，有其独到优势，同时使用足跟垫可减少跖腱膜张力，减轻足跟部的冲击力量，从而减轻了疼痛。因为足弓下跖筋膜是弓和弦的关系。从西医的角度来分析跖筋膜炎的形成机制，对正确诊断有一定的帮助。现代医学认为，当跖筋膜承受了超过其生理限度的作用力时，这种反复长期的超负荷将诱发炎症，形成退变、纤维化，导致跖筋膜炎。久而久之，跖筋膜挛缩引起跟骨附着处持续性的牵拉损伤，韧带和筋膜的纤维也就不断地被撕裂，人体为加强此处的强度，就引起附着处钙盐沉积和骨化而形成骨刺。结合X线片表现，部分医师诊断时容易倾向于跟骨骨刺，将两类疾病混淆，而跖筋膜炎不一定都伴有骨质增生，有跟骨骨质增生的人也不一定都有足跟痛。

三、文献选录

跖筋膜为足底腱膜的一部分，系足底深筋膜中央腱性增厚部分，起于跟骨结节内侧突，对维持足弓有重要作用。在节律性应力的反复牵引下，如长跑、跳跃运动，以及越野、越障、队列，尤其是正步训练等部队训练以及长期持续站立等使足底前部负重增加，致使跖部肌腹和肌腱表面的致密结缔组织因过度活动、牵拉、挤压而引起筋膜缺血，跖腱膜跟骨结节附着处发生慢性纤维组织炎症，以后形成骨刺，被包在跖腱膜的起点内，这种骨刺可引起拇展肌、趾短屈肌和跖腱膜内侧张力增加，或引起滑膜囊炎，出现足跟痛，称为跖筋膜炎，又称跖痛症。当跖筋膜承受了超过其生理限度的作用力时，这种反复长期的超负荷将诱发炎症，形成退变、纤维化，导致跖筋膜炎。久而久之，跖筋膜挛缩引起跟骨附着处持续性的牵拉损伤，韧带和筋膜的纤维也就不断地被撕裂，人体为加强此处的强度，就引起附着处钙盐沉积和骨化而形成骨刺。其典型症状是在晨起或长时间休息后开始站立行走时，逐渐出现跟底及足心的疼痛，体检可有整个跖筋膜的压痛，以跟骨结节内侧处明显，足趾、踝关节在被动背伸时疼痛和压痛更明显。根据《实用骨科学》中的诊断标准诊断。急性伤者多有外伤史，如行走时足部突然踩着坚硬物或下楼时不小心足跟着地过猛，慢性损伤者多见于 40 岁以上的中老年人，女性较男性多发，起病缓慢，可有数年病史，临床表现为足底疼痛，不敢走，检查时可见足底中部压痛明显、拒按，跛行。

（一）跖筋膜炎常规治疗

1. 休息：避免跑步及其他加重疼痛的活动。

2. 冰敷：用毛巾包裹冰块敷于足跟和足底，每日 4 次，1 次 15～20 分钟。

3. 药物治疗：口服阿司匹林或非甾体抗炎止痛药，必要时局部注射类固醇类激素。

4. 支具：夜间睡觉时使用支具保持足于中立位置。矫形器具：使用特殊足垫支持足中弓区域。

5. 体疗：按医师建议开始牵拉练习以拉长跟腱和跖筋膜。

（二）跖筋膜炎的中医治疗

1. 常用的非手术治疗：包括鞋垫及填充物、矫形鞋、物理因子治疗、牵拉疗法、口服非甾体抗炎镇痛药、压痛点局部封闭、体外冲击波疗法、肉毒素局部注射等。

（1）局部封闭疗法：首先对注射点进行定位，以压痛点为注射点，常规碘酊、乙醇消毒，铺巾，左手拇指按压痛点，右手持针刺入，一般局部有酸胀感，回抽无血后，注入 2% 利多卡因＋醋酸强的松龙＋维生素 B_1 ＋维生素 B_{12} 的混合液，每一痛点注射混合液 3～4 mL，注射后局部按摩 5 分钟。每周 1 次，一般注射 2～3 次为宜，治疗期间避免剧烈活动。

（2）外用膏药：中医学认为，足跖筋膜炎的病因病机为肾虚正气不足，寒湿为患。足居下而多受寒湿，肾阴肾阳的虚损导致正气不足，寒湿之邪乘虚而入，凝滞于下，致筋脉郁滞，瘀血内阻，不通则痛。治疗比较理想的方法属外用膏药，外敷膏药贴于足跟肌表刺激神经末梢，扩张血管，促进局部血液循环，改善周围组织营养，达到消肿、消炎、镇痛目的。

（3）神经阻滞：在腓骨头和腓骨颈的连线中点，手指在皮肤表面滑动时，可以触及腓总神经在腓骨颈上滚动。消毒后，术者将腓总神经固定在左手中指与示指中间，右手持 3 cm 长 7 号短针向骨质方向穿刺。当刺至腓骨颈时一般会出现异感，如无异感，也可将药物注于此点。然后行踝部胫神经阻滞，于内踝后侧确定胫后动脉。术者左手手指将动脉压在指下，右手持 3 cm 长 7 号短针直接沿手指缘向胫后动脉的后缘穿刺。出现异感即可注药，如无异感，可将针一直刺到骨质然后退针 0.5～1.0 cm 注药。注射药物：布比卡因、曲安奈德、维生素 B_{12}。

神经阻滞疗法治疗跖筋膜炎，经临床观察，其特点有：操作简单易行，可在门诊实施而无需住院；疗效可靠；副作用小，安全经济。但要注意以下几点：穿刺位置要准确，不得刺伤神经，更不能将药物注入神经；出现异感要退针少许再注药。

（4）冲击波疗法：已经证实应用体外冲击波治疗慢性足底筋膜炎的疗效是确定的。有人认为高能量冲击波选择性地破坏了无髓鞘的感觉神经纤维；而低能量冲击波则可使如降钙素基因相关肽等肽类物质的释放。在局部产生神经源性炎症反应，进而抑制了感觉神经末梢的传导。并可引起大脑局部血流的改变，调整疼痛记忆，使对局部疼痛刺激反应减少，从而起到了长期镇痛作用。

（5）小针刀：小针刀治疗的原理在于骨膜下拨离、松解炎症造成的粘连，以促进炎症的吸收而达到治疗目的。故临床上用此方法治疗可达立竿见影之效，但松解后的骨膜可再次粘连而疼痛复发，临床屡见不鲜。患者取俯卧位，医者在患者足跟下仔细找到压痛点及条索状反应物后常规消毒，取 1.5 寸毫针从跟骨结节条索状反应物的远端与皮肤成 15°进针，部位务必准确，如刺中条索状反应物，患者应有尖锐酸胀针感；然后将针平刺向跟骨结节，以 3～5 mm 的小幅提插手法把触到的条索状反应物全程刺激 1 遍即可出针，全过程不应该超过 1 分钟。针刺后第 2 日可做推拿手法治疗以巩固疗效，1 周后检查效果，如不愈便可重复针刺治疗。

第七节 其他部位伤筋

一、病证概述

其他部位伤筋，包括上肢肘部伤筋、腕部伤筋、手指伤筋、闭合性前臂屈伸肌腱断裂等类型，躯体部位包括颈部伤筋、髋部伤筋、腰部伤筋等类型，现合并选录于此，其病证概述从略。

二、妙法解析

（一）肘部筋伤（石幼山医案）

1. 病历摘要：沈某，31 岁。右臂肘外侧，积劳伤筋，寒湿互阻，筋腱酸楚，举握旋转不利，已经 3 周。病在关节，一时不易恢复，拟以温经活血，祛风和络。伸筋草 15 g，嫩桑枝 12 g，炙僵蚕 6 g，青防风、羌活、独活、秦艽、片姜黄各 5 g，川芎、新红花各 3 g，白蒺藜、伸筋草各 9 g。三诊：右臂肘积劳伤筋日久，经治之后，作痛渐减，屈伸不利，酸楚较瘥，略觉畏寒。脉形濡涩。再拟温经活血和络法。伸筋草 15 g，生白术、川独活、秦艽、片姜黄各 5 g，川芎、川桂枝各 3 g，川续断、白蒺藜、制何首乌各 9 g，嫩桑枝 12 g。四诊：右臂肘积劳伤筋，寒湿互阻，手三阳经气血失荣。经治之后，疼痛虽瘥，尚觉酸软举提少力。脉来濡涩。再拟温经祛风，利营舒络。生麻黄、生白术、川独活、宣木瓜、片姜黄各 5 g，秦艽、川芎、川桂枝各 3 g，生甘草 1 g，嫩桑枝 13 g，伸筋草 18 g。八诊：右臂肘积劳伤筋，寒湿互阻，关节筋络酸痛已见痊愈，举重尚觉少力，气血濡养未复。再拟扶益气血而和筋络。伸筋草 24 g，生白术 4 g，川续断 9 g，川桂枝、新红花、秦艽各 3 g，片姜黄、宣木瓜各 5 g，小生地黄、嫩桑枝、鸡血藤各 12 g。（《老中医临床经验选编》，上海中医药大学出版社，2006）

2. 妙法解析：肘部伤筋中最多见的是积劳，慢性起病，主要症状在肘外侧的伤筋。多由于长期劳累，伸腕肌起点受到反复牵拉刺激或前臂伸肌总腱部分撕裂、扭伤、钙化或无菌性坏死，或慢性肱桡关节的滑膜炎，或局部滑膜皱襞过度增厚，桡骨头环状韧带退行性变化，前臂伸肌总腱深面的滑囊炎，皮下血管神经束的绞窄及桡神经关节的神经炎等。有的由一次明显而不严重的受伤后起病。其实只是平素积劳尚未发病，一旦稍有损伤则其病立现。中医学认为是由于气血虚弱，承袭风寒湿邪而致瘀阻经筋，流注关节引起。石氏以其寒温为病，从温经活血、益气通络缓以图治，疗效较满意。此外，石氏常用针刺，取穴压痛点及曲池、手三里穴等，针刺后稍予按揉理筋（单用针刺也有一定效果目前临床上似有单以外治（又往往用西医疗法的局封）的倾向。石氏用内服、针刺，适当理筋按揉、外敷的综合治疗，丰富了临床治疗内容，诚可参考。

（二）腕部筋伤（石幼山医案）

1. 病历摘要：胡某。右腕外侧关节之间筋络酸楚牵掣，旋转举握不利，已近 2 个月，外形并无显著变化。诊脉两手绵软，左微弦。夜寐不酣，目光少力，消化不强，足证气血不足，肝肾两虚，中运亦弱，遂致气血无以濡养筋络，形成关节不利。外治为辅，内治为本。枸杞子、潞党参各 6 g，小生地黄、云茯苓各 12 g，全当归、炙远志、制白术各 5 g，川续断、酸枣仁、山药、制何首乌各 9 g，桂枝尖 2 g，嫩桑枝 15 g。外用熏洗方。川桂枝、制草乌各 6 g，北细辛、香白芷、新红花、西羌活、宣木瓜各 5 g，公丁香 3 g，陈松节 12 g。上药捣成粗末，装入纱布袋内，加清水 2000 mL，煎浓，温熏 20 分钟，每日 2 次。(《老中医临床经验选编》，上海中医药大学出版社，2006)

2. 妙法解析：桡骨茎突处狭窄性腱鞘炎，又称狭窄性腱鞘炎。拇长展肌腱与拇短伸肌腱经桡骨茎突时，形成一尖锐角度，两肌腱在桡骨茎突处穿过有韧带覆盖而具有滑膜内层的腱鞘，拇长展肌腱常有分裂的肌腱束，因此造成腱鞘内相对狭窄。加之拇指活动度较大，容易间接摩擦，造成劳损或引起创伤。因此腱鞘可发生损伤性炎症，致肌腱、腱鞘均发生水肿、肥厚、管腔狭窄，肌腱在管内滑动困难而产生相应的症状。临床常见于体弱血虚，血不荣筋者，如产后常抱婴儿的妇女，从事轻工业的工人，钢板誊写员等，使拇长展肌及拇短伸肌二腱过度受累，造成本病。本案即桡骨茎突处狭窄性腱鞘炎。石氏称为寒湿伤筋，认为其病起于操劳过度，气火煎灼，血不孺养，气血失养则如藩篱不密，寒湿之邪外感（操劳而接触冷水更易受寒湿）。既受寒湿，气血更滞，以致病情缠绵。治病从本，当以气血两调，通阳利阴为法，散寒化湿之属亦须佐入。若一味用辛燥之品则耗阴烁液，可能病情反见加剧。本案内服益气血、调肝肾以图根本，外用温经止痛为辅。该类病证在临床并不少见，但如何运用中医中药治疗，尚缺乏研究探讨者，石氏的经验当可资借鉴。

（三）手指筋伤（石幼山医案）

1. 病历摘要：罗某。右手掌鱼际陈旧伤筋，络道尖利，经常酸痛拒按，引及大指，天阴受寒更甚，兼有关节风湿，病在筋膜络道。制方泡浸药酒，外治摩擦以图奏效。生川乌、草乌、甘松、山奈各 9 g，香木鳖、生天南星、香白芷各 6 g，公丁香、北细辛、杜红花、樟脑各 3 g，冰片 1 g。上药捣成粗末，加高粱酒 500 mL 泡浸 20 日后，每日用药棉蘸酒摩擦患处（外用药勿入口）。二诊：经制方浸药酒外治摩擦后，酸痛之苦已见大减。再拟温经和络之品，泡浸摩擦，冀收全功。生川乌、草乌、甘松、山奈、樟脑各 9 g，北细辛、川桂枝、白芷、生乳香各 5 g，公丁香、藏红花各 3 g，香木鳖 6 g，冰片 1 g。上药研成粗末，高粱酒 500 mL，浸透 20 日后，每日用药棉蘸酒摩擦患处（切勿入口）。(《老中医临床经验选编》，上海中医药大学出版社，2006)

2. 妙法解析：人类的劳动与运动，均须通过手指的运动来完成，因此，掌指、指间关节的筋伤较为常见，尤以青壮年容易发生。掌指关节与指间关节两侧有副韧带加强，限制以上两关节的侧向运动。当掌指关节屈曲时，侧副韧带紧张，而指间关节的侧副韧带则在手指伸直时紧张，屈曲时松弛。因此手指受到弹击压轧或间接暴力而过度背伸，掌屈和扭转等均可引起损伤。如各种球类运动员，当手指受到侧向的外力冲击，迫使手指远端向侧面过度弯曲，则可引起关节囊及对侧副韧带的撕裂，使掌指、指间关节发生错缝、脱位或扭挫伤。掌指、指间关节的扭挫伤，可发生于各指。受伤后，关节剧烈疼痛，继之迅速肿胀，常呈现于近伸直位，但不能伸直，手指活动受限。本案患者伤筋日久，酸痛拒按而天阴受寒更甚，是为络道积瘀未能消彻，气运不健，风寒内留所致。治从温经散寒乃方法之一。值得注意的是本案用一种颇为少见的外治法，药物浸酒揉擦患处，据二诊所载，疗效尚佳。在用药上与其他治疗不同的有两处，一是用几味有效但也有毒性的温经止痛药；二是用樟脑、冰片，这在外用药中是常见的。

（四）闭合性前臂屈伸肌腱断裂（池满亮医案）

1. 病历摘要：张某，男，11 岁。因手抱大树，被汽车将左前臂挤伤后左手不能屈伸。检查一般情况好，胸腹及神经系统未见合并损伤。左前臂下 1/3 处，屈、伸侧各有一条暗红色压痕，伸侧细锐，屈侧较宽；受伤平面远端感觉正常；左上臂下 1/3 桡侧有 1 cm 长的全皮层小裂口；左腕及左手屈、伸运动大部丧失。因患儿较胖，未见患臂局部有软组织隆起。X 线片示患肢无骨折。诊断：闭合性左前臂屈伸肌腱断裂。治疗：当即在臂丛阻滞麻醉下行左前臂探查术，术中证实掌长肌、屈指浅肌、拇展长肌、屈拇长肌以及伸腕、伸指肌的肌腱均完全断裂，其余的指、腕伸屈肌腱亦有不同程度的断裂和挫伤，血管、神经则大部完好。断裂的肌腱给予彻底清创后逐条吻合，术后石膏夹板固定患肢于功能位。3 周拆线，切口一期愈合。40 日去除固定行功能锻炼。术后 42 日出院。术后 1 年复查，屈、伸腕功能恢复正常；屈、伸指功能大部正常，能做精细动作；未发现手内有肌萎缩及感觉异常。(《特殊型骨与关节损伤医案》，中国医药科技出版社，1993)

2. 妙法解析：闭合性肌腱断裂，临床常见者为跟腱的疲劳性断裂，多发于运动员。由直接暴力造成的闭合性多根肌腱断裂不常见，因此易发生误诊或漏诊。临床上可根据以下几点确立诊断：①有直接锐性暴力伤史，伤后肢体功能全部或部分丧失。②伤肢感觉正常或异常区与运动丧失单位无法以解剖学理论解释。③血液循环正常。④除外缺血性肌挛缩。⑤排除因畏疼而不敢活动的因素。术后要尽早进行功能锻炼，减少肌腱粘连。

（五）膝部筋伤（王之术医案）

1. 病历摘要：谢某，女，47 岁。患者右膝疼痛肿胀月余，有外伤史，经多方医疗包括抽水数次，始终未愈。检查：右膝关节膨隆肿胀，关节积液，浮髌试验（＋＋）。舌苔白腻，脉滑数。辨证：湿热下注。治法：清热利湿。方药：苍术、黄柏、茯苓、川牛膝、威灵仙各 12 g，鸡血藤 15 g，生甘草 6 g，蒲公英、生薏苡仁各 30 g。共服中药 7 剂，疼痛大减，肿亦消，浮髌试验（－）。后因劳累又出现右膝肿胀，浮髌试验（＋），继续服药共 40 剂，疼痛已无，积液消失，浮髌试验（±），1 年后随访痊愈上班，未再复发。(《名老中医经验全编》，北京出版社，1994)

2. 妙法解析：膝关节滑膜炎可由于各种刺激因素而发生，如关节内活动体、关节结核、类风湿、髌骨骨折、半月板撕裂以及外科手术等，必须在治疗滑膜炎的同时或以后对引起滑膜炎的刺激因素给予合治，方能彻底治愈。对于创伤性关节炎，外科手术后所致之滑膜炎，采用三妙散加减方治疗确能达到根治目的。对于骨性关节炎所致之滑膜炎，采用茵陈合剂，不仅对滑膜炎，而且对骨质增生亦有所兼顾，因此效果显著。膝关节滑膜炎，中医辨证为外伤湿热之证。治疗采用清热利湿为宜，但临证观察，热重于湿者并不多见，因此治疗宜置重点于利湿上，同时佐以清热，但湿热证病情复杂，不同患者屡有气血虚、脾虚、阳虚、风邪等兼症，临证须根据不同病情加减用药，不可拘泥一方，才能取得显效。

（六）股骨内髁嵌顿于半膜、半腱肌间影响膝关节闭合（罗少清医案）

1. 病历摘要：患者，男，55 岁。挖土塌方砸在左大腿后外方，双下肢被土石埋没。救出后左下肢剧烈疼痛，不能活动，送来我院急诊。检查左膝肿胀畸形，髌骨移向外侧，膝内侧下方皮肤表面出现褶皱凹窝，触之内侧关节间隙增宽，股骨内髁位于皮下，左膝呈弹性固定，左小腿中段有骨折端暴露于皮外。小腿血液循环尚好，无神经损伤症状。X 线片示左膝关节后外侧脱位，股骨内髁撕脱性骨折，左胫腓骨中段粉碎性骨折。治疗：入院后在股神经阻滞麻醉下行手法复位，后脱位能纠正，但不论用多大压力内侧关节间隙始终很宽，髌骨仍在外侧，推之不动，皮肤表面褶皱凹窝明显增大，畸形不能纠正。考虑可能有软组织嵌入关节内，于 2 月 10 日在硬膜外阻滞下行切开复位。取膝内侧 "S" 形切口。术中见左股骨内髁部从膝内上侧穿出半膜、半腱肌，如纽扣穿过扣眼一样地被套住，内上髁见 2 cm×2 cm 撕脱之薄骨片，略向上移位。直视下将滑嵌于髁间的一束半膜、半腱肌拽出，使膝关节复位，撕脱之骨折片以克氏针固定，逐层缝合。术毕膝微屈位长托板固定 4 周，胫腓骨骨折行清创后小夹板固定。术后 3 周拔除克氏针。7 周 X 线片示左膝关节正常。随访 14 个月，除阴雨天膝关节偶有酸痛外，膝关节功能及行走正常。(《特殊型骨与关节损伤医案》，中国医药科技出版社，1993)

2. 妙法解析：股骨内髁骨折常见，折块嵌顿于半膜、半腱肌间，实质上已到皮下，成为游离骨，其对骨折的愈合几乎没有影响。但当骨块较大，高突于皮下时，则会对整复有所影响。手术解脱是处理的办法之一。也可采用手法先扩大原有畸形，然后纠正侧方脱位，再顺势整复后脱位，往往亦可达到满意的复位效果。不论采用哪种方法，都要视折块的大小、是否涉及关节面、是否影响关节稳定性来决定。

（七）膝关节热压伤后骨萎缩（何延奇医案）

1. 病历摘要：患者，女，25岁。因公路旁饭馆的煤火炉被汽车撞翻，双下肢受压，半小时后爬离火源，烧伤面积约占全身的36%。左下肢烧焦，于受伤后2周行左大腿中、下1/3截肢；右下肢皮肤炭化，部分肌肉、膝踝关节韧带、髌骨、胫骨前嵴等均有不同程度的热损伤坏死，后经切痂、植皮等治疗封闭创面。创面愈合后半个月，右膝关节出现反复剧烈疼痛，精神恐惧紧张，呈癔病样发作。膝关节周围组织肿胀呈梭形改变，表面发亮，畏惧触摸。疑为化脓性膝关节炎，做关节穿刺无任何液体抽出。X线片示膝关节间隙狭窄，骨质疏松明显萎缩，关节面毛糙，缺损部分被溶解吸收如锯齿状。半个月后复查，骨质疏松萎缩较前加重，并可见骨膜反应。1个月后复查，膝关节间隙显模糊，部分已融合，骨质疏松萎缩情况更为严重，关节呈僵直状态。（《特殊型骨与关节损伤医案》，中国医药科技出版社，1993）

2. 妙法解析：热挤压伤既有热力损害，又有挤压的重力损伤。局部皮肤、皮下组织、血管内膜、肌肉和骨骼等有不同程度损伤。本例后期右膝出现骨质萎缩、关节僵直，其原因可能为：①热压伤后，局部软组织、血管内膜及骨骼由于受热力和重力的损伤，易发生血栓而影响血循环和淋巴循环。②关节周围组织受热力损害，不管感染与否，关节腔内部会发生炎性渗出，渗出物如不吸收完全，则发生机化。③长期卧床导致骨与关节营养缺乏，加重了骨质疏松、萎缩和关节僵直。

（八）外伤性截瘫并发膀胱气性坏疽（刘福德医案）

1. 病历摘要：患者，男，32岁。因外伤性截瘫入院。检查T9椎体压缩骨折伴双侧横突骨折，T10双侧横突骨折，T8平面以下感觉消失，双下肢瘫痪，大、小便失禁，尿潴留。治疗：于局部麻醉下行椎板减压及脊髓探查术。拆线，伤口一期愈合，但感觉、运动无明显恢复。发现持续导尿的尿液混浊，尿检有红、白细胞及蛋白。尿检有脓细胞，且发现压迫膀胱时尿道口有气体逸出。留尿送细菌培养，并用红霉素静脉滴注。患者出现高热，体温达39℃，尿道口有暗红色腐肉样组织碎片流出，气泡增多，尿液呈暗红色且有臭味。尿培养报告为产气杆菌，仅对新霉素低度敏感，同日尿液涂片发现革兰氏阳性杆菌，确诊为膀胱气性坏疽。先后用口服新霉素，静脉滴注红霉素、青霉素，膀胱注入3%过氧化氢溶液、1：5000过锰酸钾溶液膀胱潮式引流，以及口服中药等治疗。体温恢复正常，尿液涂片未见细菌。尿液检查正常，停止以上治疗。随访年余，除截瘫未恢复外，尿路未再出现异常。（《特殊型骨与关节损伤医案》，中国医药科技出版社，1993）

2. 妙法解析：截瘫患者并发膀胱气性坏疽感染较为罕见。气性坏疽的潜伏期一般为14日。本例出现在伤后25日，很可能是持续导尿时患者自身粪便污染所致，临床工作中应引起注意，加强预防，及时识别，并正确处理。

（九）颈部筋伤（李庆铨医案）

1. 病历摘要：陈某，女，38岁。6年前因受风寒后觉眩晕、耳鸣，颈肩部胀痛不能转侧，恶心欲吐。诊断为"梅尼埃综合征"。予输液服药治疗后，疗效不显著，继则出现眩晕、翻身、坐着即恶心呕吐，视物不清等，后转为中医治疗。检查上颈部两侧软组织压痛阳性，双侧风池穴压痛阳性，位置性眩晕试验阳性。X线片示：颈椎曲度反张，颈2、3钩椎关节增生，寰枢关节半脱位。诊断为颈性眩晕型。即采用针挑拔罐分筋理筋法治疗2个疗程，症状及体征全部消失，

半年后随访无复发。(《现代名中医颈肩腰腿治疗绝技》，科学技术文献出版社，2013)

2. 妙法解析：颈-心综合征是指因颈椎病变而引起患者以心脏方面为主诉及心电图改变为主的后一组综合征。颈-心综合征是临床的常见多发病，亦是疑难病，极易被误诊而延误病情，给患者增加许多痛苦，亦给临床后期治疗带来诸多不便。李氏认为本病究其特点有五：①误诊者多因自感心前区不适，乏力，求诊于内科，而一般内科医师对颈椎病的特异性表现又往往缺乏足够的认识，致使大部分患者几经周折才就诊于颈椎病专科。②颈-心综合征的表现极类似于"冠心病"等，临床医师在诊断过程中往往忽视对颈部的体检，有时老年患者合并多种疾病，症状错综复杂，也给诊断带来困难。故临床医师对心血管疾病的诊断不能草率行事，特别是疗效不佳又伴有颈肩部不适者，应考虑本病的可能。③本病所再现的不适往往先从肩部、肩胛间再转至心区、颈臂活动、咳嗽打喷嚏时症状加重，发作时间长，听诊及心电图或动态心电图检查，应用心血管药物试行性治疗等均有利于鉴别诊断。④引起本病的原因不外乎于颈部交感神经受到刺激和椎-基底动脉供血不足等两点，而前者是原发，后者则是继发，两者又常相互影响，使病情演变复杂，给诊断和治疗带来难度，故临床应在明确诊断后及时调整自主神经功能和改善椎动脉供血。⑤中医学认为，本病在于气血不足，肝肾亏损，精血不能上荣清窍、髓海失养所致。李氏认为通过挑针拔罐能分筋理筋整复，疏通经络，调和气血，使精血上荣，滋养髓海，使症状消失，其治疗的关键是缓解颈背部肌肉紧张疼挛，松解软结组织粘连，纠正颈椎关节失稳及关节位置异常，解除对椎动脉、交感神经的压迫和刺激。辅以"骨痹灵"外擦，可加速局部血循环，增加血供，加快新陈代谢，促进炎症渗出吸收，消除临床症状。四者合用，才能切中病机，力专效宏，疗效显著。

（十）颈项韧带劳损（石幼山医案）

1. 病历摘要：袁某。积劳感受风邪，侵留太少两经，后项及颈掣痛，夜寐失安，纳呆恶风。脉弦带数。姑拟泄风平肝，宣解利络，并取针刺风池、合谷等穴辅治。煨天麻4 g、白蒺藜、炒牛蒡、制土鳖虫、朱茯苓各9 g，嫩钩藤12 g（后下），炒建曲12 g（包）、防风、西羌活、姜竹茹、丝瓜络各5 g，制半夏6 g。二诊：感受风邪，风阳上扰，后颈项阵阵掣痛。针药后，已经较减。夜寐不宁，口唇干燥。舌苔薄黄腻，脉来弦滑。再拟平肝泄风，清利肺胃。冬桑叶、炙远志各6 g，杭菊花5 g，白蒺藜、朱茯苓各12 g，保和丸12 g（包），嫩钩藤12 g（后下），保和丸12 g（包），连翘壳、炒牛蒡、制土鳖虫各9 g，煨天麻3 g。(《老中医临床经验选编》，上海中医学院出版社，2006)

2. 妙法解析：项韧带的劳损比较常见，也是颈肩痛的常见原因之一。多见于长期的长时间低头工作，而又不注意变换姿势，致使颈项部屈曲过甚。因头颈屈曲时，项韧带被拉紧，长时间的埋头工作，项韧带自其附着点牵拉，使部分韧带纤维撕裂或自韧带附着点掀起，致项韧带损伤与劳损。临证多见的是兼有风寒外袭，如《伤科补要》所说的"感冒风寒，以患失颈，头不能转"的病例（严格地讲，当属于似伤非伤的杂病类，目前的各种教材、文献中都归于伤筋。《伤科补要》卷二，第十七则中亦由论筋而述失颈，故仍置于伤筋篇）。石氏认为除了风邪入络外还须注意两点：①主症是项强，损伤筋脉，气血不和，风邪入络及肝阳上亢皆可致项强，单纯由肝阳致病者，项强板滞而活动受限不甚明显，易于鉴别。②既受风邪，肺失宣肃，内生痰浊，而且风邪闭络，气血失和或者又有损伤，气血凝滞亦滋生痰湿，治疗中须注意豁痰，这是独到之见。由此石氏在辨证治疗时从风寒入络，肝阳上扰，气血失和、痰湿互阻四个方面考虑，并着重于风痰。就内服而言，《伤科补要》说服疏风养血汤可也。方用荆芥、防风、羌活、秦艽、薄荷及当归、川芎、红花、白芍、天花粉，既从病机，也寓血荣风难袭，血行风自灭之义。石氏则立祛风、化痰、散结为总纲，以牛蒡子、僵蚕、白蒺藜作主药，一般而言，还须再增入化痰药。此外，肝阳上扰突出的是平肝息风药。有损伤原因，添加活血理气自属必然。除了内服外，石氏多同时针刺风池、肩中俞、合谷等穴，然后略施按揉手法，外敷活血舒筋、通络止痛的外敷药。这类病证，针刺有效，毋须多议。手法亦能缓解症状，石氏是针刺后，略予按揉而已。《伤科补要》说用按摩手法"频频探路一手按其头，一手扳其下颌，缓缓伸舒"。即不主张用强烈的手法。目前临床上有介绍急骤的转动或扳按手法的，有时确实可以使病痛在手法操作中霍然而解，然而病例选择不当或手法不够熟练，则可发生意外的变证。因此还是采用缓和的手法为妥。

（十一）胸腰部软组织挫伤（曹连甲等医案）

1. 病历摘要：

［例1］患者，男，30岁。自3 m多高处坠下，胸背部着地，即觉胸痛气短。3日后症状加重，呼吸困难，当地医院两侧胸穿各抽到血性脓液1000 mL以上，诊断为脓胸转入本院。查体：T 36.3 ℃，P 134次/min，R 30次/min，BP 128/86 mmHg。神清、端坐呼吸、轻度鼻煽、末梢无发绀，气管居中，颈静脉不怒张，胸廓无畸形，右侧呼吸动度较对侧减弱，右胸第3肋以下叩诊均呈浊音，听诊呼吸音消失，左下肺呼吸音减弱，闻及少量干啰音，心率134次/min，律齐，无杂音。X线片示右肺第3前肋以下呈现大片状模糊阴影，肋膈角消失，左下胸膜反应，无液气胸，未见骨折。治疗：入院后在局部麻醉下行右胸闭式引流，术中吸出乳糜状液体约2500 mL，送检细菌培养阴性，乳糜试验阳性，诊断为外伤性胸导管破裂乳糜胸。嘱患者进低脂饮食，静脉补入高蛋白液体及抗生素等支持治疗，但每日引流量仍在1000~1500 mL，患者进行性消瘦。于2月12日在全身麻醉下行右胸探查术，术中见胸腔内积存乳糜液约2000 mL，吸净后切断右下肺韧带，于降主动脉后切开纵隔胸膜，见乳糜液缓缓溢出，因纵隔胸膜水肿，胸导管破裂口难以寻找，乃自主动脉裂孔旁上2 cm处显露游离胸导管下段，行三重结扎，安置闭式引流关胸。术后乳糜液逐日减少，1周后消失，体重增加，于3月22日康复出院。

［例2］患者，男，52岁。从3 m多高处坠落，胸腰背部跌伤，不能行走，2小时后急诊入院。体格检查体温正常，P 62次/min，BP 110/80 mmHg。胸腰背部皮肤擦伤，T12脊柱棘突压痛及肿胀，右胸腰背区明显。四肢活动好，感觉无障碍，反射正常。X线片示T11、T12轻度楔形变突向左，右第12肋根部及横突粉碎性骨折，L2左侧横突骨折。诊断：胸腰部软组织挫伤；T11、T12轻度压缩骨折；右12肋根部横突粉碎性骨折；L2左侧横突骨折；内脏损伤待除。治疗：入院1周后，卧床休息，对症处理，胸背痛好转。8月7日觉胸部有紧束感，11日有喘息现象，15日晚突感呼吸困难，胸痛加剧，喘急，心悸，口唇发绀，不能平卧，不发热。因曾有慢性气管炎史，故转入内科治疗。当时P 120次/min，右肺呼吸活动减弱，语颤减低，叩之发浊，呼吸音消失；左侧肺呼吸音增强。胸透右侧肺野大片密度增高阴影，纵隔气管轻度左移。右胸腔内抽出咖啡色液，混浊，离心沉淀上层为乳黄色，下层为红色，相对密度1.018，利凡他试验阳性，红细胞8.0×10^{12}/L，白细胞2.5×10^9/L，L 0.04，N 0.90。17日又发现肝脏增大于右肋下4横指，有触痛。18日抽出液仍为粉红色，混浊，加乙醚振荡后分层，可见表层有油珠状浮现，乳糜试验阳性。19日确诊为外伤性乳糜胸，20日转外科治疗。前后于右胸腔穿刺11次，量400~3200 mL，抽出液为咖啡色和粉红色，最后为乳糜样液，总计抽液30000 mL。经抗感染、输血、补充水解蛋白等治疗无效，决定开胸结扎损伤之胸导管。全身麻醉下采用胸右后侧入路，见右胸腔内残留乳糜液500 mL，吸净，探查乳糜溢出处，发现后纵隔胸膜至膈肌处之间有2小破口，大小为0.3 cm和0.4 cm，有白色乳糜外溢，位于右第12肋骨根部及横突粉碎性骨折处。切开横膈角3 cm，在脊柱右侧奇静脉和降主动脉间游离显示胸导管，其2小破口位在胸导管上，

相隔约 0.13 cm。于破口上、下端各用 10 号丝线作双重结扎，观察 5 分钟无渗漏，冲洗胸腔，缝合后纵隔胸膜及修补膈肌，置胸腔闭式引流，关闭胸腔各层。术后患者顺利恢复出院。每年复查 1 次，全身情况、胸部摄片、心电图、血尿常规及肝功能等均未见异常，脊柱 X 线片示右第 12 肋骨头横突部已骨性愈合，T11、T12 左侧有骨桥形成，L2 横突已愈合。(《特殊型骨与关节损伤医案》，中国医药科技出版社，1993)

2. 妙法解析：胸导管在下纵隔略偏于脊柱右侧，至 5～6 胸椎平面移行至左侧，此处管壁最薄，故不论自发性或意外损伤所致胸导管破裂乳糜胸均以左侧多见。本例报告的胸部闭合伤致胸导管破裂双侧并以右侧为主的乳糜胸则相当罕见。外伤性乳糜胸约有 50% 病例经过早期重复胸膜腔穿刺术或闭式引流可望获得痊愈。倘若病程在 2 周以上胸液量不见减少，宜在积极支持治疗的基础上行剖胸探查术。由于胸导管上段居于后纵隔深部，且因胸腔经历数周的炎症反应，瘘口的位置难以辨认和寻找，管壁亦薄而脆弱；因此任何试图直接修补胸导管裂口或与静脉吻合术均难以成功；而经右侧径路行胸导管下段结扎或上、下双重结扎术较为可靠。否则将由于淋巴液大量丢失，患者易呈现营养缺乏而导致衰竭死亡。

(十二) 髋部筋伤 (石幼山医案)

1. 病历摘要：石某，女。跳远锻炼，扭伤左腿股总筋，瘀阻筋络，作胀酸痛，步履艰难，体力素弱。先拟化瘀活血，舒筋和络。当归尾、牛膝、小生地黄、嫩桑枝各 12 g，炙土鳖虫、大丹参各 9 g，泽兰叶、川续断各 6 g，炙乳香 3 g，紫苏梗、川独活各 5 g。二诊：左腿胯骱总筋扭伤，股缝酸痛已减，胯骱外侧仍觉牵掣，步履不便兼有风热，左眼角红赤。再拟化瘀活血，泄风清热兼治。冬桑叶、杭菊花、西赤芍、泽兰叶各 6 g，草决明 12 g (包)，小生地黄 12 g，大丹参、木贼草、当归尾各 9 g，川独活、丝瓜络各 5 g。三诊：左腿胯总筋扭伤，瘀滞虽化，筋络未和，步履仍觉酸软。再与舒筋活血为治。全当归、炙土鳖虫、紫丹参、川续断、落得打各 9 g，泽兰叶、西赤芍各 6 g，牛膝、小生地黄、嫩桑枝各 12 g，炙乳香 3 g (去油)。(《浙江中医杂志》，1983 年第 1 期)。

2. 妙法解析：石氏仅以药物为治，除内服外还用三色敷药合三黄膏外敷 (此为常规，故原案未载)，取效亦称满意。这对不适于手法治疗的病例尤为适宜。有一点需要指出的是，这类损伤若病症在髋部的前外侧偏上，并有肿胀瘀斑的，多属骨折。髂前上棘或髂前下棘的撕脱骨折，治疗上虽无特殊之处，但须明确诊断。髋部伤筋的另一类是活动过多或极轻微，以至未予重视的损伤后气血失利又兼风寒痰湿为病。

(十三) 髋部筋伤 (王洪术医案)

1. 病历摘要：周某，男，10 岁。2 日前玩耍时拉伤右髋，当时不痛，一直玩耍，2 日后右胯痛，走路跛行，逐渐增重，经外院检查诊为髋关节滑膜炎，未经治疗，转来笔者医院。体格检查：患儿不能走路，背驮来院，骨盆倾斜。右下肢较左下肢延长，股内收肌痉挛，患肢呈外旋外展姿势，髋关节功能内收屈曲极度受限，4 字试验阳性。X 线片示：骨盆倾斜，未见骨质病变，白细胞总数 15.6×10^9/L，中性粒细胞 0.74，淋巴细胞 0.26。印象：小儿溜胯。手法推按 1 次，检查右下肢较健侧延长 1 cm。二诊：双下肢等长，能走路，同法推按 1 次。三诊：疼痛消失，走路自如，外观骨盆不倾斜，功能正常，临床痊愈，结束治疗。(《名老中医经验全编》，北京出版社，1994)

2. 妙法解析：小儿溜胯又称小儿髋关节错缝，是指股骨头髋臼窝之间发生微小移动而言。从现代解剖学和儿童尸体标本看，髋关节错缝的发生病因不明。但临床上本病的确存在，采用某些手法治疗可收疗效，是公认的，不论中医、现代医学，目前对本病的发病机制尚无统一认识。

故临床中提出了很多的病名：如小儿髋关节扭伤、小儿髋关节一过性滑膜炎、小儿髋关节半脱位等，当跳跃、滑倒、跳皮筋、打球等使下肢过度外展或内收时，由于股骨头与髋臼的间隙增宽，关节腔内的负压力将关节滑膜或韧带嵌夹所致。亦可由于外力伤及下肢的内收或外展肌群，肌肉痉挛产生关节位置不正所致，如抗痛性肌痉挛可把骨盆强制在健侧高、患侧低的倾斜位，导致双下肢假性不等长，伤肢髋关节疼痛，不敢屈髋活动，下肢略呈外展、外旋状，步态缓慢跛行，快走则跛行明显，身体晃动。平卧床上，身体摆正可见骨盆倾斜，两腿长短不齐，常能告知膝及大腿内侧不适，儿童常可跛行玩耍。内收外旋髋关节时疼痛加剧，本病发生后，有些患者可自行恢复，多数患者须借助手法复位方可痊愈，否则有继发股骨头无菌坏死。发病年龄以5～10岁者多见，2～5岁者次之，16～15岁更少，是儿童的多发病，女多于男，约为6：4。中医学认为本病可以做手法治疗，配合内服、外洗中药，能获得满意效果。王氏推拿法：患儿仰卧，医师站于患侧，先使患肢内收内旋，然后屈曲髋膝；揉捏股内收肌，松解肌痉挛，再尽量屈曲髋膝，使膝靠近腹部，足跟靠近臀部，然后放开，检查两下肢等长为治愈标准。以上手法大多数施行1～2次即愈。重者需4～5次，同时王氏主张在患儿不配合治疗时哭闹不已，不可强行施手法，强施亦会增重病情。可让患儿双手抱膝或小腿，自己练习屈膝屈髋或练习下蹲，逐渐增加下蹲幅度，配合适当休息，避免下地行走，临床体会亦会逐渐痊愈。

（十四）腰部筋伤（崔萃贤医案）

1. **病历摘要**：高某，女，40岁。挑水时扭伤腰部，当即感腰及右腿麻痛难忍。即到某医院检查，确诊为腰椎间盘突出症，经中西药物治疗效果不明显。患者被背入诊室，脊柱前屈尚可，后伸受限，不能站立、下蹲或久坐。只能屈髋屈膝，如改变其他体位，几分钟后患者即疼痛加重。面黄，精神委靡，舌苔白，脉象沉细无力。查体：脊柱侧弯畸形，左侧腰肌及臀肌肿硬、拒按，左小腿外侧触痛明显。椎旁左侧一横指及髂骨上嵴后侧压痛并向臀部及小腿外侧放射。直腿抬高，患侧为5°，健侧为90°。腰椎正侧位X线片示：脊柱侧弯，左凸畸形、腰5骶1椎间隙变窄、骶椎腰化、隐性骶椎裂、腰椎生理前凸消失、腰5前缘唇样变。治疗：选用手法：点、揉、捻、搓、分推、侧扳、折运摇法、施行推拿。内服：七厘散。洗药热敷腰部。一次治疗：腰腿痛明显减轻，可下地走路，大小便自理。抬腿试验：左70°，右90°。二次治疗：除施用第一次全部手法外，加用直腿屈髋法。三次治疗：走路跛形减轻，步态较稳，上身前倾好转。自述二次推拿后，腰腿痛大减，抬腿左90°，右90°。患椎旁1指，腰臀肌及小腿外侧压痛明显减轻。以后继续推拿共10次，除左小腿外侧偶尔出现轻微麻木外，其余症状全部消失。腰腿活动功能正常，能从事家务劳动，治疗结束，返回农村。1977年12月1日，患者返京复查，自述已参加劳动未复发。（《名老中医经验全编》，北京出版社，1994）

2. **妙法解析**：腰椎间盘突出症，又称腰椎间盘纤维环破裂髓核突出症。它是腰椎间盘发生退行性变之后，在外力作用下1维环破裂髓核突出刺激或压迫神经根、血管或脊髓等组织所引起的腰痛，并伴有坐骨神经放射性疼痛等症状的一种病变，腰椎间盘突出症是临床最常见的腰腿痛疾患之一，好发于20～30岁的青壮年，男多于女，其发病部位以腰4、腰5之间最多，腰5、骶1之间次之，腰3、腰4较少见。中医治疗腰椎间盘突出症疗效满意，方法安全，简便易行，多采用按摩、推拿手法治疗为主，药物治疗为辅。通过运用各种舒筋活血、正骨矫形、补泻迎随的手法改变人体阴阳盛衰的偏激，调节平衡，使患者肾气固，筋骨顺，经络通，即可达到治愈的目的。药物辅助治疗，一般慢性腰腿痛宜选用滋补肝肾、补气养血类药物，如人参养荣丸、人参归脾丸；外伤性腰腿痛可偏重使用舒筋活血、通络活络的药物，如回生第一丹、七厘散等，风湿性腰腿痛可采用祛风散寒类药物，如活络丹、疏风定痛丸等。如患有高血压、心脏病者，上述药物应慎用或禁用。

（十五）腰部筋伤（石幼山医案）

1. 病历摘要：梁某。腰骶脊椎损伤 3 日，气血凝滞，疼痛难忍，不能转侧起坐，酸麻引及两髋、小腿，偏左尤甚。腑秘，小溲短赤，痰多咳呛。经常头晕胀痛，夜寐不宁，素患颈腰椎肥大，左肩酸痛不能举提，1952 年患坐骨神经痛，1965—1968 年腰部两次受伤，谓椎间盘突出症，经多种治疗后有所好转。脉细弦，苔腻。早年积劳，病久体弱，肝肾不足，又罹新伤。先以活血和络止痛，佐健腰之品。全当归、大丹参、牛膝、制半夏各 9 g，炒杜仲、川续断、瓜蒌、炒泽泻各 12 g，川独活、杏仁、延胡索各 6 g，血竭、青皮、陈皮、炒枳壳各 5 g。外敷三色敷药加三黄膏、黑虎丹。二诊：1970 年 5 月 9 日。腰骶疼痛略减，转侧较利，仍然不能起坐，肩臂酸痛，举提牵掣，头晕胀痛，夜不能寐，大便秘结，小溲短赤刺痛，脉细弦数，舌质红苔腻。气血未和，痰热内阻，以致肝阳上亢，湿浊下注。再拟活血化瘀，平肝清热。天麻、青皮、陈皮各 5 g，炒杜仲、川续断、朱赤苓、炒泽泻、瓜蒌子各 12 g，白蒺藜、香枣仁、全当归、桃仁、杏仁各 9 g，制半夏、焦枳实各 6 g（上二味同打），琥珀粉 2 g（吞）。外效三色敷药加红玉膏、黑虎丹。四诊：1970 年 5 月 16 日。腰骶疼痛虽减，坐骨、小腿筋络仍感掣痛作胀，不能久坐，颈项板滞已瘥，右肩关节仍然酸痛不能高举，纳呆，腑艰，痰多。小溲刺痛已除，头痛依然，夜寐不宁。再拟平肝健腰，化痰宁神。天麻、青皮、陈皮、炙远志各 5 g，潼蒺藜、白蒺藜、当归、牛膝、竹沥、半夏各 9 g，石决明（先煎）24 g，炒杜仲、朱茯神、炒泽泻、瓜蒌子、香枣仁、采云曲（包）各 12 g，川独活 6 g。六诊：1970 年 5 月 30 日。腰骶脊椎气血未和，疼痛虽减，尚感酸楚少力，不耐俯仰、久坐，右肩关节筋络高举，左肩仍然酸痛，头晕作胀，夜寐不酣。前日起，大便溏薄，日行二三次，胃纳不馨，舌苔薄腻，脉细弦。再拟活血健腰，平肝，兼和肠胃。料豆衣、白蒺藜、煅决明各 10 g（先煎），嫩钩藤（后下）、全当归、川独活各 9 g，制半夏 6 g，青皮、陈皮、炙远志各 5 g，补骨脂、茯苓、炒酸枣仁、采云曲（包）各 12 g，春砂壳 3 g。六诊后患者自觉症状显著好转，乃停止治疗，开始工作。1 个月后工作劳累复受损伤，腰骶疼痛复剧，治疗 4 次后诸恙俱瘥。最后予活血固腰，健脾，增益肝肾调治以资巩固。（《老中医临床经验选编》，上海中医学院出版社，2006）

2. 妙法解析：本案素有宿恙，体虚风湿逗留，腰痛牵涉髋膝，并有其他全身夹杂症，所以治疗较一般复杂，应用活血之品而不过于破耗，且及时增入固腰健肾之品，本案在初诊时均已应用川续断、狗脊、杜仲、牛膝等。本案症情复杂，瘀血内结又肝肾不足，治疗过程中又见痰热内阻引动肝阳上亢，石氏分其主次而随症加减，既化瘀以治伤员，又益肾顾及整体，其间更合平肝化瘀，瘀化则转益皆平肝为主图本。因此尽管新伤、宿恙俱集，治疗时间不长而皆得改善。这一治案也说明临床病例变化多端，治疗当择要而从，并随机应变。

三、文献选录

（一）临床报道选录

1. 酱草膏治疗扭挫伤 32 例：鲜败酱草 200 g，鲜葱 30 g，白酒 30 mL。将前 2 味药洗净制泥加酒调成，涂于患处，范围略大于损伤面积，厚约 2 cm，上盖塑料薄膜，用胶布或绷带固定。每日换药 1 次。治愈 23 例，显效 6 例，好转 3 例，一般轻者 2 日，重者 3～5 日即能痊愈。（《广西中医药》，1985 年第 4 期）

2. 消炎散治疗扭挫伤 250 例：乳香、没药、赤芍、白芷、栀子、黄柏、桃仁、川芎各 10 g。将上药研为细末，过筛成为散剂，以白酒或 75% 乙醇将药粉调为糊状和匀即成。视病情，每次

10～40 g，敷于患处，每日 1 次。若有溃破者敷于病灶周围，在红肿区敷之为最宜。经治后，痊愈 210 例，占 84%；明显好转 28 例，占 11.2%；好转 12 例，占 4.8%。（《成都中医学院学报》，1979 年第 4 期）

3. 生姜散治疗急性扭伤 27 例：生姜适量，捣烂去净姜汁，加入食盐 1 匙，与姜渣捣匀，外敷患处，用绷带固定，每日换药 1 次。生姜用量以足够敷受伤面积为度。均用药 2～3 次治愈。（《新医药学杂志》，1978 年第 12 期）

4. 消肿止痛散治疗扭挫伤 50 例：川乌、草乌各 15 g，麻黄 50 g，炙马钱子、土鳖虫、红花、乳香各 10 g。上药共为细末，装瓶备用，用时按受伤部位大小，以白酒调药敷患处。治愈率 40%，显效 40%，有效 10%，无效 10%。（《吉林中医药》，1984 年第 5 期）

5. 紫金酒治疗挫伤 42 例：血竭、红花、细辛、高良姜、白芥子、生地黄各 62.5 g，荜茇、鹅不食草各 93.8 g，生乳香、生没药各 46.9 g，樟脑、冰片各 31 g，上药以 60% 乙醇 5000 mL 浸泡即成。涂搽患处，每日 4～6 次。对照组 30 例外擦变色乙醇（60% 乙醇加棕色生物染料），每日 4～6 次。两组病例均观察 5 日。结果：分别痊愈 31、2 例，有效 7、6 例，无效 4、22 例。治疗组疗效优于对照组，二者比较有显著性差异（$P < 0.01$）。（《黑龙江中医药》，1990 年第 3 期）

6. 山小橘叶治疗关节扭伤 374 例：新鲜山小橘叶 6～8 片。每次用 6～8 片重叠起来，外敷于关节肿胀部位，然后用绷带包扎，外露山小橘叶两端。每日换药 1 次。第 2 次换药打开敷料时，即可见患处明显消肿、皮肤苍白、潮湿、发皱，应待通风半小时左右，上述症状消失后再敷药。全部患者一般经 5～7 次治愈。多数于敷药 2～3 次后，症状明显减轻。（《中西医结合杂志》，1987 年第 7 期）

7. 栀黄散治疗关节扭伤 150 例：生栀子、生大黄各等份，为细末消毒备用。24 小时内就诊者以醋调外敷，24 小时以后就诊者以乙醇调敷。有外伤者按常规清创消毒后调敷。敷药范围以直径大于肿痛区 2 cm 为度，药厚 0.5 cm，用塑料薄膜及绷带包扎固定，一般 24 小时换药 1 次。药物干燥可用乙醇直接外滴，保持湿润，亦可用原药重新调敷。结果：全部治愈。用药 12 小时即可止痛，24 小时开始消肿，平均治愈时间为 52 小时。（《中西医结合杂志》，1989 年第 9 期）

8. 土鳖乳没散治疗关节扭伤 458 例：土鳖虫、乳香、没药、羌活、龙骨、白芷、血竭、归尾、防风、红花、川芎、马钱子、胆南星各 90 g，菖蒲、升麻、螃蟹骨各 60 g，研成细粉，过 100 目筛，混匀，每袋 50 g。每次用药 1 袋，用糖稀或 5% 乙醇调成泥状（以不流动为度）并敷于患处，覆盖面稍大于扭伤范围，用防潮纸或塑料薄膜包扎固定，24 小时后取下，如仍有肿胀可继续包扎。结果：有效（敷药 24 后，疼痛消失或减轻，局部肿胀好转或消失，患肢活动不受限）398 例占 86.90%；基本有效（疼痛减轻或好转，局部肿胀显著减轻，活动时仍有轻微疼痛）58 例占 12.6%；无效 2 例占 0.4%。总有效率 99.5%。（《解放军医学杂志》，1989 年第 3 期）

9. 针刺扭伤穴治疗扭伤 150 例：稍屈肘，半握拳，掌心向下，于阳池与曲池间画一直线，该线近曲池穴 1/4 处即扭伤穴。用长 1.5 寸的 28 号毫针直刺进针深 0.8～1.2 寸，提插捻转，强刺激，得气后令患者活动扭伤部位，待疼痛明显减轻或消失即可出针。一般针健侧穴，腰背部扭伤则针双侧穴。隔日 1 次。结果：治愈 148 例，其中针 1～3 次治愈者为 129 例，针 4～10 次治愈者 19 例，有效 2 例。（《中医药学报》，1988 年第 1 期）

10. 空气穴位注射治疗关节扭伤 100 例：腰部扭伤，取命门、腰眼；肩部扭伤，取肩髎、肩井、天宗、合谷；肘部扭伤，取曲池、合谷、支沟；腕部扭伤，取阳池、支沟、大陵、合谷；髋关节扭伤，取环跳、髀关、足三里；膝关节扭伤，取阴陵泉、阳陵泉、膝眼；踝关节扭伤，取解溪、丘墟、昆仑。以 20 mL 消毒注射器配 $6\frac{1}{2}$ 号消毒针头，吸入空气（氧气或过滤空气为好）

刺入每穴应针深度，抽无回血后，每次每穴注入 5～10 mL。3 次为 1 个疗程。结果：痊愈 96 例，好转 3 例，无效 1 例，总有效率 99%。(《北京中医》，1986 年第 3 期)

11. 补阳还五汤治疗周围神经损伤 44 例：生黄芪 30～60 g，川芎 20 g，当归尾、赤芍各 15 g，地龙、桃仁、红花各 10 g。损伤在上肢加桂枝，下肢加牛膝。每日 1 剂，水煎服。与对照组 34 例，均用弥可保 500 μg，每日 1 次，肌内注射；或弥可保 500 μg，每日 3 次，口服。均 3 个月为 1 个疗程，疗程间隔 1 个月。两组均完全性损伤行神经直接移位及神经移植术；10 例不完全损伤行手术探查。用 1 年。结果：两组分别优 16、10 例，良 20、14 例，可 5、6 例，差 3、4 例，优良率 81.2%、70.59%（$P < 0.01$）。(《辽宁中医杂志》，2001 年第 5 期)

12. 消瘀膏治疗运动系统慢性损伤 380 例：大黄 200 g，蒲公英、姜黄、木瓜各 400 g，丁香、栀子、乳香、桂皮各 100 g，红花 50 g，黄柏 600 g。上药研末，加凡士林煎调，再加山茶油少许，调膏。适量，加热，涂油纸上，外敷患处，每日换药 1 次。10 日为 1 个疗程。局部化脓性炎症不用；皮肤过敏者停用。用 2 个疗程，结果：治愈 297 例，显效 83 例。(《天津中医》，2001 年第 5 期)

13. 点穴诊复治疗软组织扭挫伤 8901 例：取穴有 3 种。①基本取穴：金门、申脉、昆仑、跗阳、公孙、复溜、承山、承筋。②局部取穴选过敏压痛点。③循经取患部所属经脉的原穴。施术手法遵循补、泻、和等法则，用拇指或示指点按穴位上压而揉之。用力先轻后重再轻。虚证用补法即轻揉、顺经，实证用泻法即重揉、逆经；一补一泻为和。急性每日 1～2 次，慢性每 2 日 1 次。5～7 次为 1 个疗程，疗程间隔 5～7 日。结果：痊愈 7833 例占 88%，好转 890 例占 10%，无效 178 例占 2%，总有效率 98%。(《按摩与导引》，1989 年第 6 期)

第八章 颈椎病变

第一节 颈椎病

一、病证概述

颈椎病又称颈椎综合征，是颈椎骨关节炎、增生性颈椎炎、颈神经根综合征、颈椎间盘脱出症的总称，是一种以退行性病理改变为基础的疾患。主要由于颈椎长期劳损、骨质增生，或椎间盘脱出、韧带增厚，致使颈椎脊髓、神经根或椎动脉受压，出现一系列功能障碍的临床综合征。表现为颈椎间盘退变及其继发性的一系列病理改变，如椎节失稳、松动；髓核突出或脱出；骨刺形成；韧带肥厚和继发的椎管狭窄等，刺激或压迫了邻近的神经根、脊髓、椎动脉及颈部交感神经等组织，引起一系列症状和体征。颈椎病可分为：神经根型颈椎病、脊髓型颈椎病、椎动脉型颈椎病、交感神经型颈椎病、颈型颈椎病等。颈椎退行性改变是颈椎病发病的主要原因，其中椎间盘的退变尤为重要，是颈椎诸结构退变的首发因素，并由此演变出一系列颈椎病的病理解剖及病理生理改变。当椎间盘开始出现变性后，由于形态的改变而失去正常的功能，进而影响或破坏了颈椎运动节段生物力学平衡，产生各相关结构的一系列变化。

二、妙法解析

（一）颈椎病，左肩周炎（孙达武医案）

1. 病历摘要：樊某，男，48 岁。患肩周炎、颈椎病 1 年余，经多方医治，疗效不显，近 2 个月来生活不能自理，夜间疼痛加重，不能取左侧卧位，经常被痛醒，症状加重。诊见：左侧肩颈部压痛，活动受限，察其面色苍白，精神萎靡不振，舌质淡红，苔白，脉细缓。诊断：颈椎病（虚寒型）、左肩周炎。方选黄芪桂枝五物汤。黄芪 30 g，桂枝、赤芍各 15 g，生姜 12 g，大枣 15 枚。每日 1 剂，水煎服。服上方 4 剂后，疼痛减轻，亦能入睡。仍用原方加当归 12 g，鸡血藤 12 g，再进 10 剂。复诊，臂已不痛，活动基本正常，守方再服 10 剂以巩固疗效。（《孙达武骨伤科学术经验集》，人民军医出版社，2014）

2. 妙法解析：肺气不足，卫外不固，易受寒邪。寒性收引，寒邪阻滞肩臂部经脉，气虚血滞，故肩臂疼痛，活动受限。夜间阴寒更盛，是以入夜疼痛加重。黄芪桂枝五物汤中重用黄芪补肺益气，辅以桂枝散寒通络，赤芍活血止痛，佐以姜、枣散寒和营卫，诸药合用，共奏益气散寒，和营通络止痛之功，故收效甚捷。

（二）颈椎病（孙达武医案）

1. 病历摘要：徐某，女，53 岁。患者近 1 个月来常颈项胀痛，阵发性头昏目眩，以头部转动时明显严重，伴恶心不适，出汗，但无耳鸣耳聋，常觉左手臂发麻，口干不多饮，寐差，纳食、二便如常。既往无高血压等病史，近日在本院查颈椎侧斜位片，结果示：颈椎骨质增生。查见：血压 130/80 mmHg，叩颈征（＋），头部转动时明显不适感，颈项轻度压痛。舌暗红，苔薄白微黄，脉弦细。诊断：颈椎病（络脉瘀阻兼血虚）。治疗：活血通络养血。处方：三七粉 6 g、延胡索、北山楂各 15 g、赤芍、白芷、莪术、参叶、枸杞子、当归、昆布各 10 g、葛根、制何首乌各 30 g。7 剂。服上方 7 剂后患者颈项胀痛、头昏目眩减轻，手臂发麻消除，仍麻差，口稍干苦，舌暗红，苔薄黄，脉弦细。中药原方加灵芝、没药，14 剂。服上方 14 剂后，患者睡眠增加，颈项胀痛、头昏目眩、手臂发麻等症基本消除。（《孙达武骨伤科学术经验集》，人民军医出版社，2014）

2. 妙法解析：颈椎病是临床常见病，现代医学认为，本病因颈椎骨质增生、颈项韧带钙化、椎间盘退化等因素，影响神经根或颈部脊椎所致，以颈项疼痛、眩晕为主要表现，本例临床表现、体征（如叩颈征阳性）均较典型，且有颈椎 X 线片结果支持其诊断。本例采用活血通络为主兼以养血的治法。本病病程长、易反复发作，因此疗程须略长，必要时配合牵引、推拿、外贴药、中药离子导入等，可提高疗效。

（三）颈椎病（蒋森医案）

1. 病历摘要：景某，男，47 岁。自觉颈部僵直，活动受限，两肩窜麻放射至两手背部，尤以晚间睡眠臂部受压时尤甚，已近半年。两上肢发沉，无力，握力减退。臂丛神经牵拉试验（＋），椎间孔压缩试验（＋）。颈椎侧位片示第 5～7 颈椎体明显增生，颈第 5～6 及颈第 6～7 之间隙变窄。舌苔白，脉沉。治以搜风通络汤。葛根 20～30 g、全蝎 10～12 g、蜈蚣 2 条、乌梢蛇、赤芍、川芎、自然铜、穿山甲、木瓜各 13～15 g、鹿衔草 30 g、黑木耳 10～12 g，每日 1 剂，水煎服。服药 5 剂后颈僵、臂麻有所减轻。又服 10 剂后，自觉症状基本消失。为巩固疗效，以原方研末，装入胶囊中，每次服 7 粒，每日 3 次。1 个月后症状全部消失，体征（－）。随访 1 年未复发。（《中医杂志》，1985 年第 1 期）

2. 妙法解析：叶天士曰"治痹用搜风剔邪通络之品，如蜣螂、全蝎、地龙、穿山甲、蜂房之类"。故本方选全蝎、蜈蚣、乌梢蛇配鹿衔草、穿山龙、木瓜以搜风、祛湿、通络。根据"治风先治血，血行风自灭"的原则，佐以川芎、赤芍、自然铜以活血祛风。所以用葛根者，取其引经、舒筋之效。如是有可能促进椎间孔周围关节囊滑膜、神经根炎性水肿消退，改善脊髓、神经根及颈椎血液循环及营养状态，缓解肌肉痉挛等作用。

（四）颈椎病（李德麒医案）

1. 病历摘要：傅某，女，41 岁。左上肢麻木冷痛，整夜难眠，活动受限，握力大减，水肿，腰痛，尿痛（有慢性肾炎史）。颈椎 X 线片示：第 3、第 4、第 5、第 6 颈椎椎体后下缘唇状骨质增生，第 4、第 5、第 6、第 7 颈椎间孔缩小。诊断：颈椎病。经西药、理疗等治疗无效，改为中药治疗。症见：舌质红胖嫩，苔黄腻，脉濡数。辨证：颈椎骨质增生湿热兼夹。葛根、秦艽、威灵仙、当归各 20 g、白芍 30 g、延胡索、制川乌、独活各 10 g、蜈蚣（去头足）3 条、天麻（为末吞服）6 g。水煎服。骨痹汤酌加茯苓、苍术、黄柏，以清热除湿。服药 30 余剂后痊愈，功能恢复正常而停药。追踪观察至今 2 年多，未见复发。（《新中医》，1985 年第 1 期）

2. 妙法解析：本方以白芍、当归、延胡索养血散瘀、解痉止痛以治扑损，葛根、蜈蚣、天麻搜风止痉、通络散结以疗肢体不遂，威灵仙、秦艽、川乌、独活祛风散寒除湿通络，白芥子温化寒痰，利气散结；桂枝、附片、细辛温通散寒，偏寒者用之则除寒湿的作用更显著。全方组合，有养血化瘀、散寒除湿、搜风解痉、软坚散结等功效。

（五）颈椎病（李大宽医案）

1. 病历摘要：张某，女，54 岁。患者体型矮胖，面色赤暗，右上肢用棉衣包裹，自感肢冷彻骨，痛如刀割火燎，夜不能眠。经服药打针可获一时之效，药后痛复。自诉 3 年前已有如是疼痛，在合肥某医院做 X 线片诊为第 4～5 颈椎骨质增生。经服中西药、"悬吊"等 3 个月余而愈。1 周前因劳累复发，疼痛较前加重。检查：舌红、苔白滑，脉弦有力。血压 190/120 mmHg，X 线片示第 4～6 颈椎骨质增生。证属痹证。由于久病体虚，年逾半百，肾气日衰，加上劳累伤脾，酿致脾肾虚衰，寒伤筋骨，经脉阻滞所致。治宜温补脾肾，散寒通络。当日风池穴、大杼穴、颈阿是穴、肩阿是穴行穴位注射。黄芪、白芍各 30～60 g，枸杞子、淫羊藿、川芎、葛根各 15～30 g，五加皮 10～20 g。水煎 2 次，早、晚饭后分服，每日 1 剂，6 剂为 1 个疗程。不愈，休息 3 日，再进行第 2 个疗程。服固本宣痹汤 2 剂。13 日复诊：患者欣然，疼痛大减，棉衣已去。继服中药 6 剂，穴位注射 3 次，疼痛消失，颈、肩、上肢无不适感，血压 150/90 mmHg。随访至今未复发。(《新中医》，1990 年第 10 期)

2. 妙法解析：本方以大剂量黄芪温补元气，枸杞子滋补肝肾以助生气之源；淫羊藿、五加皮补肝肾、健筋骨兼除痹痛，川芎、白芍补血活络以利病损之修复；葛根善疗项背之强痛。穴位注射不但起针灸的固有作用，又注入对症的药物，药证相对，疗效显著。

(六) 颈椎病 (孙广生医案)

1. 病历摘要：潘某，男，52 岁。患者诉于 1 年前，起床后无明显诱因出现颈部疼痛，活动受限，右臂及手指麻木。曾在当地医院诊治 (具体治疗用药不详)，病情无明显好转，且逐渐加重，痛致寝食不安，夜不能寐，故于今日来本院就诊。现患者颈部疼痛，活动受限，右臂及手指麻木，纳差，寐欠安，小便可，大便调，腹部无胀感。查见颈部旋转及俯仰活动均受限，颈后肌紧张，广泛压痛，第 5～6 颈椎间隙处压痛明显。放射性右前臂外侧感觉迟钝，双上肢肱二、肱三头肌腱反射正常，霍夫曼征 (一)。双下肢膝、踝反射正常，皮感、肌力正常，巴氏征 (一)。舌质淡暗，苔薄白，脉弦。X 线片及 CT 示：第 5～6 颈椎间孔变窄，呈增生改变。诊断：颈椎病。证属肝肾不足，脉络瘀滞。治宜补肝肾，活气血，止痹痛。药选止痛胶囊 (本院制剂) 每次 3 粒，口服，每日 3 次。汤剂用熟地黄、肉苁蓉、玳瑁、珍珠母、鸡血藤各 30 g，淫羊藿 12 g，威灵仙、酸枣仁各 18 g。每日 1 剂，水煎，分早、晚服。服 14 剂后，患者颈部疼痛明显减轻，活动改善，可轻度旋转，唯有手麻胀未减，纳食一般，寐稍欠安，二便调。舌质淡红、苔薄白，脉弦。嘱患者继服上方 10 剂。同时予壮骨胶囊内服，每次 3 粒，每日 3 次。服 4 周后，患者颈部活动灵活，右臂疼痛消失。唯右手指间稍有麻胀，已恢复工作。(《孙广生医案精华》，人民卫生出版社，2014)

2. 妙法解析：颈椎病又称颈脊椎病或颈椎综合征，是颈椎间盘退行性变及颈椎增生，压迫颈部脊髓或颈神经根所致。椎间盘退行性变化多发生在颈椎第 5～6，其次为第 6～7 及颈第 4～5 之间的椎间盘。本病特点是起病缓慢，年龄多在 40 岁以上。主要症状是头、颈、肩、背以及上肢等部位的顽固性定位疼痛和麻木，当睡眠或低头、抬头过久，或颈部旋转动度大时症状加重或反复出现，疼痛有的表现在头的某侧或下颌部，有的表现在一侧或双侧上肢。其范围有的为肩、肘至前臂，有的为肩背、前臂至手。部分患者头颈活动受限或出现斜颈症状，病情较重者，伴发肌萎缩。本病属中医"痹证"范畴，中医学认为本病多因肾气不足，外受风寒湿邪所致。如《济生方》中所说，痹证的发生，皆因体虚，腠理空虚，受风寒湿邪而成痹也。本病发生于督脉，而督脉主一身之阳，又肾主骨，若肾气不足，卫阳不固，则风寒湿邪乘虚而入，以致气血运行不畅，经络阻滞，故出现颈椎强直，掣引肢臂，麻木疼痛。特别是肾气虚不能生髓充骨是骨质退行性变化的内在因素，因此治疗本病应以使肾气充盈，骨得结实为原则。方中以熟地黄补肾中之阴；淫羊藿兴肾中之阳；合肉苁蓉入肾充骨；骨碎补补骨镇痛；玳瑁养阴镇痛；再加入鸡血藤、豨莶草配合骨碎补等诸药在补肾益精填髓的基础上，进一步通畅经络，行气活血，不仅能增强健骨舒筋的作用，而且可以收到"通则不痛"的功效；更以威灵仙走窜通络，引药上行。以上为基本方，临床上如属虚寒者，需加制川乌、桂枝等药；若兼有热者，可稍加羚羊骨、水牛角、老桑枝之类；兼脾气弱者，宜加党参、白术；兼失眠多梦者，加酸枣仁、珍珠母等。

三、文献选录

（一）临床报道选录

1. 内服药物选录：

（1）骨科合剂治疗颈椎病 286 例：药用苍术、炒白芍、茯苓各 20 g，川芎 15 g，桔梗、干姜、厚朴、甘草各 10 g。制成合剂。每次 30 mL，每日 3 次，2 周为 1 个疗程。结果：治愈 148 例占 51.7%，基本治愈 92 例占 32.2%，有效 30 例占 10.5%，无效 16 例占 5.6%。（《北京中医学院学报》，1986 年第 6 期）

（2）葛根鹿衔草汤治疗颈椎病 60 例：药用葛根 30 g，鹿衔草 20 g，当归、路路通、黄芪、寻骨风各 15 g，桂枝、全蝎各 9 g，蜈蚣 2 条，穿山甲 10 g，甘草 8 g。上肢麻木、疼痛较重者加桑枝 30 g，姜黄 12 g；眩晕较重者加川芎 12 g，天麻 15 g。每日 1 剂，水煎服。结果：临床治愈 50 例，好转 8 例，无效 2 例，总有效率为 96.7%。（《湖北中医杂志》，1988 年第 2 期）

（3）酒水合剂治疗颈椎病 305 例：药用人参、鹿茸、熟地黄、黑芝麻、蛇蜕、黄芪、枸杞子、葛根、黑豆、甘草、核桃、白酒、老酒等。每次 10～15 mL，每日 2 次，饭后半小时服，1 个月为 1 个疗程。治疗 1～2 个疗程后，优（诸症消失，肢体功能恢复正常）87 例占 28.5%，良（症状基本消失或明显好转）150 例占 49.2%，可（症状减轻，功能有改善）59 例占 17.4%，差 15 例占 4.9%。（《中医杂志》，1988 年第 3 期）

（4）颈椎散治疗颈椎病 84 例：药用当归、红花、三七粉各等份，共为细末。每次 3 g，每日 3 次，口服，9 日为 1 个疗程。结果：临床治愈 61 例，显效 19 例，无效 4 例，总有效率为 95.2%。（《四川中医》，1989 年第 8 期）

（5）荣筋活络汤治疗颈椎病 21 例：药用葛根 30 g，当归、白芍、生地黄、丹参、乳香、没药、酸枣仁、桂枝、木瓜各 10 g，川芎、甘草各 6 g。兼见风湿者加乌梢蛇 30 g，秦艽、防风各 10 g；瘀血甚者加桃仁 10 g，蛀螂 6 g；肾虚者葛根减至 15 g，生地黄易熟地黄，并加山茱萸、狗脊各 10 g，鹿衔草、山药各 30 g；精亏髓虚者加紫河车、鹿角胶、枸杞子各 10 g；气虚者加炙党参、炙黄芪各 10 g；痰阻经络者加制天南星、制半夏、陈皮各 10 g。每日 1 剂，水煎服。结果：临床治愈 11 例，显效 5 例，有效 4 例，无效（服药 6 剂诸症未改善）1 例。（《江苏中医》，1989 年第 9 期）

（6）益气聪明汤治疗颈椎病 40 例：药用黄芪 15～20 g，党参 10～15 g，葛根、鹿衔草各 30 g，蔓荆子、白芍、黄柏、升麻各 10 g，炙甘草 3 g。每日 1 剂，水煎服。火升易怒加夏枯草、钩藤；头痛如啄加藁本、川芎；寐欠加炒酸枣仁、合欢皮。结果：治愈 5 例，显效 28 例，好转 5 例，无效 2 例。眩晕、头痛、恶心、呕吐等症一般于服药 1 周左右减轻或消失，颈肩臂痛、肢体麻木等于服药 2 周左右好转。（《黑龙江中医药》，1990 年第 5 期）

（7）活血通络汤治疗颈椎病 80 例：药用当归、葛根各 20 g，赤芍 15 g，川芎、桃仁、红花各 10 g，鸡血藤 30 g，川牛膝 18 g，桂枝 6 g，地龙、威灵仙各 12 g，全蝎 8 g。偏肾气虚衰者加杜仲 18 g，桑寄生 24 g，续断 15 g；气血亏虚者加党参、熟地黄各 15 g，黄芪 24 g；脾虚痰阻者加橘红 10 g，茯苓 15 g，白术 12 g；寒凝气滞者加制川乌、淫羊藿各 10 g，干姜 8 g。每日 1 剂，水煎服，30 日为 1 个疗程。服药 1～3 个疗程，结果：显效 42 例，占 51.5%；有效 34 例，占 42.5%；无效 4 例，占 5%。(《安徽中医学院学报》，1991 年第 1 期)

(8) 颈痛灵治疗颈椎病 300 例：药用白芍、葛根、鸡血藤各 30 g，桂枝、姜黄、当归、川芎各 10 g，木瓜、威灵仙各 15 g，甘草 6 g。风胜加羌活、防风；寒胜加制草乌、细辛；湿胜加苍术、薏苡仁；气虚加黄芪；肢麻加地龙；眩晕加天麻；血压高加地龙、钩藤；久痛加骨碎补、全蝎。每日 1 剂，水煎服。10 日为 1 个疗程。结果：优 87 例，良 150 例，可 50 例，差 13 例。(《中医正骨》，1992 年第 3 期)

(9) 葛根地龙汤治疗颈椎病 100 例：药用葛根、地龙、续断、骨碎补、丹参、炮穿山甲、三棱、莪术、鸡血藤、何首乌、甘草。偏寒加细辛、桂枝；体虚加黄芪；痛甚加乳香、没药。每日 1 剂，水煎服。7 日为 1 个疗程。治疗 2～4 个疗程。结果：痊愈 52 例，显效 31 例，好转 15 例，无效 2 例，总有效率 98%。(《湖南中医杂志》，1994 年第 2 期)

(10) 补肾祛瘀通络汤治疗颈椎病 52 例：药用鸡血藤、熟地黄、煅龙骨、煅牡蛎、葛根、黄芪、威灵仙各 15 g，当归、骨碎补、杜仲、淫羊藿、龟甲、鹿角霜、防风各 10 g，川芎、土鳖虫、桂枝各 6 g，细辛 3 g。疼痛剧者加制川乌 6 g，片姜黄 10 g。每日 1 剂，水煎服。5 日为 1 个疗程。治疗 5～62 日，结果：显效 37 例，有效 12 例，无效 3 例，总有效率 94.3%。(《湖南中医杂志》，1993 年第 3 期)

(11) 增味虎挣丸治疗颈椎病 100 例：药用制马钱子、制川乌、乌梢蛇、炮穿山甲、蜈蚣、三七、血竭各 60 g，天麻 45 g，云南一口剑 80 g。共研细末，炼蜜为丸，每丸 0.15 g。每次 15～30 丸，每晚睡前服。15 日为 1 个疗程，服 1～2 个疗程。结果：优 69 例，良 22 例，有效 5 例，无效 4 例，总有效 96%。(《江西中医药》，1993 年第 4 期)

(12) 填髓丹治疗颈椎病 204 例：药用马钱子、蜈蚣、全蝎、熟地黄、人参、杜仲、鹿角胶、桑寄生、当归、羌活、独活、麻黄、土鳖虫、细辛、天麻、川乌、草乌、乳香、没药等 20 余种中草药，制成蜜丸，每丸重 9 g。每日晚饭后服 1 丸，7 日后早饭前加服 1 丸，2 个月为 1 个疗程。服药后少数患者症状暂时加重，属正常现象，可将药量减半，维持 3～5 日，或停 1～3 日。感冒发热时停药。忌猪肉、猪油、鱼肉。本品不可与其他中药同用。结果：痊愈 173 例占 84.8%，显效 12 例占 5.88%，有效 10 例占 4.9%，无效 9 例占 4.41%，总有效率为 95.59%。随访＞1 年，未见复发。(《中国骨伤》，1994 年第 5 期)

(13) 颈椎消痛散治疗颈椎病 188 例：药用威灵仙 2 份，当归、防风、透骨草、血竭、土鳖虫、三七各 1 份，小白花蛇 4 条。共研细末，过 100 目筛后，每包 5 g，每日 3 次，黄酒为引，温开水送服。40 日为 1 个疗程。结果：治愈 60 例，显效 73 例，有效 45 例，无效 10 例，总有效率 94.7%。(《中国农村医学》，1995 年第 5 期)

(14) 葛根四虫散治疗颈椎病 92 例：药用葛根、全蝎、僵蚕、地龙、炙鳖甲各 60 g，蜈蚣 30 条，丹参、赤芍、牛膝各 30 g，姜黄 15 g，羌活、独活、桔梗、桂枝各 10 g。共研细末，过筛为散剂，分成 45 包。每次 1 包，每日 3 次，口服，15 日为 1 个疗程，疗程间隔 3 日，眩晕耳鸣甚者加天麻、钩藤；上肢疼痛为主者加桑枝、延胡索；上肢麻木无力者加黄芪、当归；恶心呕吐者加竹茹、半夏，均煎水送服上药。结果：治愈 48 例，显效 25 例，好转 14 例，无效 5 例，总有效率为 94.1%。疗程 12～45 日。(《光明中医》，1995 年第 6 期)

(15) 当归四逆汤治疗颈椎病 80 例：药用当归、酒白芍各 15 g，鸡血藤 30 g，苦草、通草各 5 g，细辛 3 g，桂枝、川芎、姜黄、淫羊藿、巴戟天各 10 g。每日 1 剂，水煎服，每日 2 次，15 日为 1 个疗程。痊愈 41 例，好转 20 例，有效 12 例，无效 7 例。治疗时间最短 1 个疗程，最长 4

个疗程。(《新中医》，1995年第10期)

（16）葛根舒颈汤治疗颈椎病80例：药用葛根、鸡血藤、杭白芍、延胡索各30 g，白菊花、防己、制天南星各15 g，全蝎2 g，细辛6 g。风寒湿证加制川乌、秦艽、生薏苡仁、威灵仙；气滞血瘀证加川芎、红花、土鳖虫；痰湿阻络证加半夏、白芥子、僵蚕；肝肾亏损证加桑寄生、枸杞子、淫羊藿；气血不足证加黄芪、熟地黄、当归。每日1剂，水煎服。对照组40例，用追风透骨丸6 g，每日3次，口服。均6周为1个疗程。用2个疗程。结果：两组分别治愈38、6例，好转36、18例，未愈6、16例，总有效率92.5%、60%（$P<0.05$）。(《辽宁中医学院学报》，2001年第4期)

（17）葛芪二补汤治疗颈椎病72例：药用葛根、补骨脂、骨碎补、菟丝子、续断、川芎各12 g，黄芪、鸡血藤各30 g，全蝎尾（研末）、甘草各6 g。眩晕加天麻、钩藤；恶寒畏风加羌活。每日1剂，水煎服。对照组60例，用颈复康1包（10 g），每日2次，口服。均停用其他治疗本病药。用28日，结果：两组分别治愈41、14例，好转27、25例，未愈4、21例，总有效率94.4%、66.7%（$P<0.05$）。动物实验结果表明，本品可抗炎镇痛，改善血液黏度和微循环。(《山东中医药大学学报》，2001年第6期)

（18）通痹散治疗颈椎病120例：药用桃仁、红花、当归、牛膝、川楝子、穿山甲、全蝎、甘草各20 g，蜈蚣12条，威灵仙30 g。共研细末，分30包，每日1包，顿服；黄酒适量为引。用2个月，结果：临床治愈73例，显效35例，有效7例，无效5例，总有效率95.8%。(《山东中医杂志》，2001年第12期)

（19）芎葛地龙汤治疗颈椎病81例：药用川芎、葛根、地龙各30 g，钩藤20 g，制僵蚕15 g，威灵仙12 g，天麻、桑叶各9 g，羌活、防风各6 g。肢体麻木加丝瓜络、桑枝、片姜黄、海桐皮；咽干加玄参；咽痛加板蓝根；痛在前额加白芷，在后脑加细辛，在巅顶加吴茱萸，在太阳穴加柴胡。每日1剂，水煎餐后服；药渣外敷患处，每次1小时。结果：治愈73例，好转7例，未愈1例，总有效率98.8%。(《江苏中医药》，2002年第3期)

2. 手法治疗选录：

（1）手法治疗颈椎病300例：缓慢叩击头、颈、背、腰至骶部，拇指点按，牵引旋颈等手法。①椎动脉型：术者用一示指、中指、环指三指从印堂和双攒竹穴开始，沿督脉和足太阳经依次用中等力量缓慢叩击头、颈、背、腰至骶部，反复10次；用中指叩击太阳、百会和风池穴各50次；用拇指点按合谷、内关穴各1分钟；牵引旋颈法每侧持续1分钟；最后用捋顺法放松各部位。②神经根型：用滚法放松颈肩背部肌肉；用拇指依次点按颈、肩、背部太阳经经过处；摇肩点按法每侧重复2次；捋顺神经干，反复3次；牵引旋颈法；散法放松颈肩部肌肉。③颈型：除不用牵引旋颈法外余同椎动脉型。④混合型：用神经根型和椎动脉型的综合手法。均每次约20分钟，每日1次，10次为1个疗程。结果：临床治愈137例，显效107例，有效56例，有效率100%。随访50例，复发9例（18%）。(《北京中医药大学学报》，1994年第6期)

（2）手法治疗颈椎病484例：本组患者中，属于颈型101例，神经根型318例，血管神经型175例。以坐位定点旋转法治疗60例，俯卧位牵旋法治疗534例。推拿前行颈部点穴（两侧风池、百劳、肩井穴）并按摩2~3分钟，以舒筋活络，消除患者恐惧心理。手法须由轻到重，以患者能耐受为度，范围从局部（点）到全面（面）缓慢施行。行俯卧位牵旋法时，患者头部悬空，先牵引2~3分钟，再做颈部上下摇晃，然后在牵引下左右旋转头颈部，往往可听到"卡嘎"响声即达整复，再行头颈部背屈及点穴按摩。经2~3次治疗并随访2~3年。结果：痊愈452例，好转123例，无效19例，总有效率96.8%。(《陕西中医》，1987年第12期)

（3）手法治疗颈椎病40例：患者端坐，医者立其后侧，一手扶住患者头部，另一手于颈项两侧及肩背部施扳、按、拿等手法；继用一指弹、拨、按、揉颈椎两侧肌群，上下反复治疗；然后一手按住偏歪的患椎棘突，向一侧扳、按另一手挟住患者下颏向相反的方向旋转并向上方牵引，此时往往可听到错位的颈椎关节被整复的弹响声；用双手挟住两侧颌枕部水平向上牵引并左右旋转（不超过45°）1～2分钟，此时可听到复位响声。手法宜轻巧柔和。术后若肩背部不适，可按拿局部肌群，点按风池、肩井、大杼、天宗、曲池、合谷、列缺、百会、太阳、阳陵泉等穴。结果：痊愈25例，显效10例，有效5例。（《陕西中医学院学报》，1992年第4期）

（4）手法治疗颈椎病110例：施用点按、压按、搓揉、揉压、提端、旋转、挤压、捏拿等手法。①点按常用穴，合谷、曲池、小海、中府、肩井、天宗等。②压按缺盆穴，向下按压1分钟，再向后内侧按压1分钟。③压按极泉穴。④搓揉患臂。⑤前屈后伸运动。⑥指揉新设穴（风池直下方，后发际下1.5寸）。⑦揉压大椎穴。⑧手法牵引。⑨提端旋转法。⑩压颈扳肩。⑪挤压颈后肌。⑫捏拿法。每次15～30分钟，每2日1次，10次为1个疗程，一般2个疗程。结果：近期治愈89例占80.9%，显效18例占16.4%，好转3例占2.7%，治疗次数最少2次，最多40次，平均13.2次。（《按摩与导引》，1989年第1期）

（5）手法治疗颈椎病52例：患者取坐位，医者用滚、拿及擦法放松项背部肌肉，用双拇指点压风池、肩井、天宗穴，由轻—重—轻约10分钟，再用提伸法：患者放松，双手抱住后枕部，挺胸，医者双手从患者腋下穿过往上扶在患者双腕背部，嘱患者头略后仰，医者用力上提颈椎，可听到一串小关节响声。部分患者辅以斜扳法：即一手托住患者下颌，另一手托住后枕部，头略后仰，下颌部向一侧略上旋，医者觉得颈椎小关节已锁住，再轻轻用力向同侧旋转约10°，左右两侧各做1次。术毕用拿法放松颈部肌肉，搓揉关节，做梳头、擦汗动作，按压臂臑、曲池、手三里、内关、合谷穴。结果：优26例，良18例，尚可6例，差2例。（《中国骨伤》，1994年第3期）

（6）手法治疗颈椎病60例：患者取坐位，用自控气囊表式颈椎牵引器牵引，一般牵引重量20 kg左右，单纯性牵引<40 kg。可先行牵引20～30 kg，3～5分钟后减至15 kg，即施按摩手法：以拇指揉压法分别在颈椎中央或两侧自上而下施术2～3分钟，对变性的项韧带和异常椎间隙有所侧重。然后点按大椎、风府、哑门、崇骨等，每穴1分钟。术后压力增至30～40 kg，停留20秒停止；拆除牵引器施整理手法：以双手指腹对称用力，拿住肩上斜方肌、菱形肌、半棘肌等，交替自内向外和自外向内往返动作约3分钟结束整个治疗。每次20～30分钟，每日1～2次，12日为1个疗程，一般治疗1～2个疗程。结果：基本痊愈10例，显效41例，进步8例，无效1例。（《按摩与导引》，1990年第5期）

（7）手法治疗颈椎病120例：坐位，用电脑自控牵引床，使C1～C3后伸5°～0°，C4～C5、C5～C6、C6～C7分别前屈0°～5°、5°～15°、15°～25°，牵引重量从2.5 kg开始，渐增至6 kg，每次25分钟。再仰卧位，医者用一手拇指、示指推、揉、拿捏颈肌；双手示指、中指沿颈椎中线从下向上平推，用力前推顶患椎，使患者有酸胀痛感；分拨颈肌；拔伸颈椎并左右旋转；点按太阳、百会、风府、风池、缺盆、肩中等穴；揉、按、捏等舒筋手法结束。每次20～30分钟。对照组100例，坐位，行枕颌布带直线牵引，重量6 kg；并行常规手法。均每日1次，10日为1个疗程。用4个疗程，结果：两组分别显效（症状、体征消失）91、57例（$P<0.05$），有效20、33例，无效9、10例，总有效率92.5%、90%。（《中医正骨》，2003年第5期）

（8）手法治疗青少年期颈椎病49例：俯卧位，双手垫于额头，医者施掌揉、指揉、滚法松解颈、肩、背部肌肉；牵拉头部，每次30秒，做3次；点按风池、风府、大椎、天柱、颈及胸夹脊穴等；双手小鱼际夹挤捏拿颈部 5 次；双拇指推脊颈、胸椎，大鱼际推揉肩胛、双肩，弹拨痉挛肌肉 5 次；重复松解手法。对照组 48 例，颈椎牵引，重量 3 kg，每次 20 分钟。均每日 1 次；2 周为 1 个疗程。结果：两组分别痊愈 30、12 例，显效 13、18 例，好转 5、14 例，无效 1、4 例，愈显率 87.75%、62.5%（$P<0.05$）。(《中医正骨》，2004 年第 10 期)

(9) 手法治疗颈椎病 65 例：均施揉捻、滚法于颈部肌肉。继之用颈椎不定点旋转手法：患者正坐位，医者用右肘置颌下，左手托住枕部，轻提、旋转颈部 2～3 次；保持中立位，上提、牵引颈部，将头颈右旋至有固定感时，以腰带肘臂快速发力旋转颈部，可闻及一连串弹响声，声清脆者疗效佳；左侧重复 1 次。最后施以劈、散、拿及归合法等理顺颈部肌肉。并用颈部做笔书写"鳳（风的繁体）"字所有笔画，要求速度要慢，动作夸张到位。均每周 2 次。用 4 周，结果：两组分别治愈 21、22 例，显效 29、24 例，有效 13、16 例，无效 2、3 例，总有效率 96.92%、95.39%。随访 1 年，复发分别 9、30 例（$P<0.01$）。(《中国中医骨伤科杂志》，2007 年第 1 期)

(10) 手法治疗颈椎病 216 例：坐位，医者于颈肩背部施滚法、一指弹推、按摩揉法 5～8 分钟；提拿头夹肌、颈夹肌、斜方肌及肩胛提肌等。两组均以左侧为例，用旋转手法：A 组仰卧位，头伸出治疗床，医者两手分别扶下颌部、托枕部，缓缓用力向下拔伸颈约 30°，闻及弹响声。对照组 200 例坐位，前屈约 20°，医者立后方，左前臂托下颌，左手托枕部，向上拔伸，沿矢状轴旋转 30°，右手拇指用力向左顶推偏歪棘突，闻及弹响。均隔日 1 次；5 次为 1 个疗程。结果：两组分别治愈 120、46 例，有效 88、120 例，无效 8、34 例，总有效率 96.55%、83%（$P<0.01$）。(《中医正骨》，2004 年第 5 期)

(11) 手法治疗颈椎病 180 例：患者坐位，双膝与肩等宽，双脚平行，双手自然下垂。X 线示无明显寰枢关节不对称者行后伸 20°～30°颈椎牵引，牵引重量为 1/10～1/5 体重，渐增量。牵引中，收腹挺胸，气沉丹田；面带微笑，似笑非笑，双目平视，似看非看，心沉目定，叩齿，舌抵上腭。每次 20～30 分钟，每日 1 次，10 日为 1 个疗程。治疗 2 个疗程，结果：治愈 141 例，好转 32 例，无效 7 例。(《按摩与导引》，2007 年第 1 期)

(12) 手法加中药治疗颈椎病 109 例：用脊柱旋转法整复颈椎错位后，再用顺压棘突法，理顺颈韧带和两侧颈肌，患者顿时即有轻松舒展感。禁忌证：颈椎骨破坏性疾病（如结核、肿瘤）、椎体间骨刺增生骨桥形成、椎间孔增生明显狭窄以及出现高位脊髓压迫症状者。内服中药：党参、黄芪、木瓜、白芍、葛根、威灵仙、赤芍、当归、甘草、鸡血藤。随症加减。结果：显效（症状、体征消失，恢复工作，半年未复发者）26 例，占 23.9%；有效（症状体征基本消失，能恢复劳动）69 例，占 63.3%；无效 14 例，占 12.8%。(《福建中医药》，1986 年第 2 期)

3. 中西医结合治疗选录：

(1) 中西医结合治疗颈椎病 115 例：①神经根型，予颈椎牵引治疗，根据骨质增生部位及程度掌握牵引角度和重量。每日 1 次，每次 30 分钟，10 次为 1 个疗程。②椎动脉型，以中药加味白芍木瓜汤治疗，每日 1 剂，水煎服。③脊髓型，用骨宁、呋喃硫胺、维生素 B_{12}、加兰他敏分次交叉肌内注射，每日 1 次，30 日为 1 个疗程。④混合型，视症状偏重某型即按该型治疗。治疗颈椎病 115 例。结果：临床治愈 40 例，显效 37 例，好转 36 例，无效 2 例，总有效率为 98.3%。(《新中医》，1985 年第 10 期)

(2) 中西医结合治疗颈椎病 85 例：药用羌活、防风、薄荷、川芎、当归、丹参、葛根、秦艽、僵蚕、熟地黄、生白芍、生甘草。风阳上扰，头昏耳鸣去羌活、薄荷、川芎，加天麻、珍珠母、炙龟甲；肾阳不足、心烦不寐去薄荷、羌活，加枸杞子、山茱萸、首乌藤，气血两亏加炙黄芪、太子参、白术、阿胶；风寒湿重，肢体麻木，加祁蛇、蜈蚣、全蝎；湿热灼痛去羌活、薄荷，加桑枝、忍冬藤、丝瓜络、片姜黄。每日 1 剂，水煎服。静滴丹参注射液 12 mL 加 10％葡萄糖注射液 500 mL，每日 1 次，1 周为 1 个疗程。此外配合按摩推拿，旋转复位和颈颔带牵引。治疗颈椎病 85 例。结果：痊愈 34 例，显效 25 例，好转 20 例，无效 6 例。(《江西中医药》，1987年第 3 期)

(3) 中西医结合治疗颈椎病 200 例：推拿手法，一松、二扳、三拔伸加服中西药。一松是松弛颈背部的项韧带、斜方肌、胸锁乳突肌及副神经的两个分支(一支在胸锁乳突肌后缘中点，一支在肩胛骨内上角上方)。二扳是用旋转复位法与端拿手法拨正偏歪的颈椎棘突、纠正椎小关节功能紊乱，恢复颈椎力学平衡，解除或减轻对神经的刺激与压迫。三拔伸是徒手牵引头颈部，改善颈部活动。中药用葛根、桑枝各 30 g，桂枝、姜黄各 12 g，丹参、鹿衔草各 15 g，川芎 10 g，天麻 6 g。每日 1 剂，水煎服。西药加服安络痛片 0.2 g，维生素 B_1 20 mg，均每日 3 次，口服。治疗颈椎病 200 例。结果：临床治愈 170 例占 85％，显效 20 例占 10％，有效 10 例占 5％。治疗时间：7～21 日，平均 14 日。(《中西医结合杂志》，1989 年第 4 期)

(4) 中西医结合治疗颈椎病 564 例：①药用葛根、熟地黄、淫羊藿、威灵仙、木瓜、白芍各 30 g，肉苁蓉、自然铜、川芎各 15 g，补骨脂、乌梢蛇各 18 g，天麻 12 g，全蝎、甘草各 10 g，蜈蚣 2 条；神经根型加桑枝、桂枝、姜黄；交感神经型加龟甲胶、鹿角胶、石斛、磁石、生地黄；椎动脉型加丹参、桃仁；混合型加党参、黄芪、黄精；步履蹒跚甚至瘫痪者加龟甲、木耳、紫河车、马钱子粉；高血压者加钩藤、玄参、夏枯草；痛甚加血竭、穿山甲、雷公藤；气候变化加重者加汉防己、豨莶草。每日 1 剂，水煎服。②维生素 B_1、维生素 B_2 穴位注射：夹脊、大椎、风池、肾俞；足三里、肝俞、颈灵、曲池、阳陵泉、绝骨。两组穴位交替使用，每穴 1 mL，隔日 1 次。局部用 2％普鲁卡因 2 mL，加泼尼松龙 0.5 mL 封闭，每周 1 次。③头针取感觉区、运动区，颈灵穴；耳针取皮质下、肾上腺、交感、神门。隔日 1 次针刺。④局部可配合"小针刀疗法"、减压或切除术。治疗颈椎病 564 例。结果：痊愈 119 例，显效 313 例，好转 104 例，无效 29 例，有效率 94.9％。(《实用中西医结合杂志》，1992 年第 12 期)

(5) 中西医结合治疗颈椎病 186 例：①坐式枕颔牵引，点穴、推摩、揉捏、锤击、旋扳等手法。配合中药离子导入。采用坐式枕颔牵引法，头部前倾 15°，牵引重量自 3～4 kg 开始逐渐增至 5～6 kg，因人而异，每次 30 分钟。②采用点穴、推摩、揉捏、锤击、旋扳等手法。③复方中药离子直流电导入法：药用丹参、川乌、草乌、乳香、没药、威灵仙、伸筋草、透骨草、马钱子、延胡索等水煎，采用 DZL-Ⅱ型电疗机，以药液(50 ℃)浸泡的绒垫置于项部患处作为阳极，将浸水绒垫置于肩或背部作为辅助电极，以疼痛或麻木为佳。每次 25 分钟，每日 1 次，12次为 1 个疗程。治疗颈椎病 186 例。结果：基本治愈 52 例占 27.9％，显效 89 例占 47.8％，有效 37 例占 20％，无效 8 例占 4.3％。(《实用中西医结合杂志》，1992 年第 9 期)

(6) 中西医结合治疗颈椎病 84 例：甲组：桂枝、赤芍、草乌、羌活、独活 6 g，川芎、乳香各 1 g，干姜 5 g；乙组：赤芍、当归、丹参、威灵仙各 12 g，三棱、莪术、木香各 10 g。取蒸透的热药袋两个，晾至约 50 ℃置于患部，在药袋上依次放上电极板、塑料布，砂袋固定，作用极为阴极，通电，缓慢调节输出电量，以患者能耐受为宜。每次 20～25 分钟，每周 4～6 次，20次为 1 个疗程。疗程间隔 10 日。甲、乙组各 42 例，治疗颈椎病 84 例。经 2 个疗程的治疗后，分别临床治愈 3、2 例，显著好转 13、24 例，好转 23、15 例，无效 3、1 例，总有效率 92.85％、97.62％；乙组疗效优于甲组(P＜0.05)，皮温、皮肤压觉阈两组均有提高(P＜0.05)，但两组比较无显著差异(P＞0.05)。X 线片两组均无变化。骨密度测定，甲组 4 例治疗后矿物质含量均有增加，乙组 4 例中 3 例有增加。(《中西医结合杂志》，1991 年第 1 期)

（7）中西医结合治疗颈椎病 68 例：用 JWD - 885 型颈椎病治疗议，将药物（葛根 30 g，桂枝 10 g，细辛 6 g，白芍、寻骨风、羌活、独活、当归各煎取汁 550 mL，加醋 50 mL，浓缩后装瓶备用）离子导入治疗，药垫放在颈部病变处，每次 25 分钟，每日 1 次，12 次为 1 个疗程，疗程间隔 7 日。经 2 个疗程治疗。结果：痊愈 55 例，显效 8 例，好转 4 例，无效 1 例，总有效率 95.8％。（《国医论坛》，1993 年第 1 期）

（8）中西医结合治疗颈椎病 200 例：药用独活、秦艽、牛膝、急性子、丹参各 200 g，威灵仙、防风各 300 g，细辛 50 g，加水 5000 mL 浸泡 2 小时，煎煮 1 小时取汁，残渣加水再煎 1 小时取汁，两次药液合并浓缩至 2000 mL，加 3 倍 95％乙醇搅拌，回收乙醇，余药加 2 倍乙醇同法操作，回收乙醇至无醇味。将药液涂在纱布上，置病变部位，超声治疗仪的声头放在涂药纱布上，开动电源；5 分钟往纱布上加药 1 次，每次 20 分钟，有微热感为佳。每日 1 次，10 次为 1 个疗程，疗程间隔 3 日。结果：治愈 83 例，显效 25 例，好转 73 例，无效 19 例。（《中医函授通讯》，1993 年第 1 期）

（9）中西医结合治疗颈椎病 225 例：北京产 KW66 - 4 型超短波治疗机，电压 220 V，频率 40.68 MHz，波长 7.37 mm，输出功率 200 W。用两个中号电极、分别置于颈后部及左或右前臂内侧，温热量，15 分钟。再用上海产直流感应电疗机，采用 50％威灵仙、丹参及陈醋液，浸药衬垫置于病变部位，接阴极，另一电极置于左或右前臂内侧，电流强度 $0.05 \sim 0.1$ mA/cm²，20 分钟，每日 1 次。对照组 100 例，用 ZQ - 4 型数控间歇颈椎牵引机，最大牵引力 20 kg，颈部牵引时逐渐增加牵引力，以患者颈肩舒适及轻松感为度。$15 \sim 20$ 分钟，每日 1 次。均 10 次为 1 个疗程。结果：两组分别临床治愈 78、28 例，显效 100、30 例，好转 41、38 例，无效 6、4 例，总有效率 97.3％、96％。（《陕西中医函授》，1993 年第 3 期）

（10）中西医结合治疗颈椎病 140 例：药用葛根 30 g，桂枝、姜黄、海风藤、伸筋草各 15 g，透骨草 10 g，水煎 2 次，合并 2 次煎液，浓缩至 200 mL，用 2 GL - 1 型直流感应电疗机治疗时取药液 10 mL，放入直流电的阳极进行透入，电流量为 $5 \sim 30$ mA，每次 20 分钟，30 次为 1 个疗程。牵引：患者坐位，配戴枕颌牵引带，颈椎取前屈 20°位，牵引重量首次为 5.4 kg。每次 20 分钟，每日 1 次，以后可增加到 7.2 kg，每次 30 分钟。治疗颈椎病 140 例。结果：痊愈 36 例，显效 182 例，进步 12 例，无效 10 例。（《中国骨伤》，1994 年第 1 期）

（11）中西医结合治疗颈椎病 495 例：药用大黄、王不留行、乳香、当归、细辛、没药、五灵脂、川芎等，分别酒制、醋制后高压煎煮过滤，把浸有药液的药垫置于颈部，药垫上放置自制雾化治疗仪，接通电源，输出电压 36 V，每次 80 分钟，每日 1 次，12 次为 1 个疗程，疗程间隔 $8 \sim 12$ 日。结果：优 429 例，良 51 例，可 13 例，差 2 例，优良率 97％。（《中医正骨》，1994 年第 2 期）

（12）中西医结合治疗颈椎病 550 例：药用独活、续断、羌活、桑寄生、乳香、当归、没药、草乌、杜仲各 40 g，秦艽、牛膝各 30 g，木瓜 20 g，红花、川芎、伸筋草、蒲公英、威灵仙各 60 g，赤芍 40 g。水煎 2 次，取滤液 500 mL。用布垫（8 cm×10 cm）浸药液中，挤干，置病处，用 DIY - 1 电脑骨质增生治疗仪，正、负极分别置于病变颈椎、痛侧肩背部，电流强度以患者舒适为度。每次 $25 \sim 30$ 分钟，每日 1 次；12 日为 1 个疗程，用 3 个疗程。并取主穴：风池、颈夹脊、列缺、绝骨；配穴：肩井、天宗、曲池、合谷等。针刺后，用中等频率电针。每次 25 分钟，隔日 1 次；6 次为 1 个疗程。结果：痊愈 261 例，显效 185 例，有效 84 例，无效 20 例。（《中国民间疗法》，2000 年第 10 期）

（13）中西医结合治疗颈椎病 896 例：用 TR - 200 电动式牵引装置行颈椎牵引，牵引力

4.5～13 kg，时间 25～30 分钟。用 BY-1 型脉冲磁疗仪，频率 10 Hz，磁场强度 5～7 MT，时间 30 分钟。依次用滚、揉、按、压、分筋及理筋法；拔伸牵引、旋转复位；点按风池、大椎、肩井；分拨理筋、揉捏轻扣斜方肌、提肩胛肌起止端。用红花、青风藤、伸筋草等 10 余味药，装布袋中，蒸半小时，敷患处。患侧卧位，在病变椎间隙，用 1%利多卡因局部麻醉，用利美达松、维生素 B_1、维生素 B_{12}、当归注射液等，硬膜外腔注入；并用生理盐水 280 mL，持续灌注。用混合液（含利多卡因、维生素 B_1、维生素 B_{12}）星状神经节阻滞。神经根型用维生素 B_1、维生素 B_{12}，肌内注射；维生素 E，口服。脊髓型用丹参（或尼莫地平）注射液；椎动脉型用脑复康（或川芎嗪）；均静脉滴注。随访 6～19 个月，结果：治愈率 61.7%，愈显率 88.9%，复发 107 例。（《中医正骨》，2001 年第 5 期）

（14）中西医结合治疗颈椎病 562 例：间歇枕颌牵引，每次 20～30 分钟，每日 1 次；1 周为 1 个疗程。点按天宗、风池、肩井、肩髎、合谷、内关、外关穴，滚、提拿肩颈、上背及颈项部肌肉，再拔伸牵引颈项部，叩击颈项及上肢肌群；手法以患者感觉发热、颈肩肌肉轻松为度；每次 20 分钟，每日 1 次。做颈部运动，每日 2 次。用黄芪桂枝汤加减：黄芪 30 g，桂枝、丹参各 16 g，当归、威灵仙、防风、菟丝子、牛膝、姜黄各 12 g，制何首乌、延胡索、炙甘草各 10 g，全蝎 6 g。随症加减，水煎服。神经根、脊髓及交感型并用维生素 B_1、地巴唑各 20 mg，复方阿司匹林 0.3 g，地塞米松 1.5 g，每日 3 次，口服；椎动脉型用氟桂利嗪 5 mg 每晚顿服。结果：治愈 478 例，好转 59 例，无效 25 例，总有效率 95.6%。（《河北中医》，2001 年第 6 期）

（15）中西医结合治疗颈椎病 3400 例：以右侧为例，患者坐位，医者左手拇指抵压痛点（或硬结），右手及前臂挽住头部，向患侧旋转，同时左手拇指向上推移颈肌；每次 10～15 分钟。椎间盘脱出及棘突偏歪根据 CT（或 X 线）示患椎，施上法复位。韧带、皮神经移位（或脱槽）以左侧为例，医者用右手拇指压住滚动处上段，另一手臂挽住头部，左右转动，右手拇指自上而下压滚动韧带（或皮神经）至滚动感消失（或减轻）。生理曲度变直（或成角，或反张）用上述单拇指旋转法 5～20 次（症甚加电针）后，医者用一（S6、S7 后凸，用双）手拇指向前抵患椎，同时后仰头部，均以患者能耐受为度。颈寰枢椎压迫症、椎间隙变窄，医者一手挟额头，另一手抵（或用拇指、示指捏住）枕骨凹陷上方，双手对压，上提头部 5～6 次；头昏加重中止手法；疗程间隔 3～4 日。每日 1 次，15 日为 1 个疗程。严重心脏病、高血压 Ⅱ～Ⅲ 期、颈椎结核、椎管肿瘤及高位脊髓压迫症禁用；僵直性颈椎炎、椎间孔明显变窄、颈椎骨质疏松症甚及多处骨刺慎用。结果：临床治愈 3195 例，好转 167 例，无效 38 例。（《中国骨伤》，2002 年第 2 期）

（16）中西医结合治疗颈椎病 538 例：用直流电疗仪，电极 8 cm×12 cm，阴极浸药液（川芎、威灵仙各 30 g，加 50%乙醇 500 mL，浸泡 15 日）后，置枕后；阳极浸温水，置相应的颈神经根分布区；输出电流 3～5 mA，每次 20 分钟，15～20 次为 1 个疗程，疗程间隔 5～7 日。并用运动疗法：左顾右盼，双手擎天，前俯后仰，回头望月，托天压地，金狮摇头。每组做 4 遍，每日 1～2 次。治疗颈椎病 538 例。结果：治愈 468 例，显效 33 例，好转 32 例，无效 5 例，总有效率 99.05%。（《山东中医药大学学报》，2002 年第 1 期）

（17）中西医结合治疗颈椎病 146 例：用揉、滚、弹拨、理筋及拿法。手臂窜麻（或疼痛）点按风池、肩井等穴；头晕、头痛点按风池、大椎、四神聪、百会等穴；均由轻至重，再由重至轻，每穴 1 分钟。隔日 1 次。均 15 日为 1 个疗程。用 1 个疗程。活血通颈汤：白芍 20 g，羌活、僵蚕、葛根、延胡索各 15 g，当归 12 g，红花、丹参、白芷、川芎各 10 g，桂枝 9 g，甘草 6 g。上肢麻木加桑枝；眩晕加天麻；视物障碍加菊花；头痛（或偏头痛）加全蝎；心动过速去桂枝，加生地黄、珍珠母，过缓加党参、麦冬。每日 1 剂，水煎服。患者仰卧，肩下垫枕，头后伸 15°，牵引，重量 4～7 kg。每次 30 分钟，每日 2 次；疗程间隔 7 日。结果：治愈 81 例，显效 43 例，好转 14 例，无效 8 例，总有效率 94.5%。（《中国中医骨伤科杂志》，2002 年第 4 期）

（18）中西医结合治疗颈椎病 89 例：放松颈背部肌肉后，用脊柱牵引机水平牵引，拉距 70～100 mm，每次 3～5 分钟，每 3 日 1 次，9 次为 1 个疗程。药膏：丹参、威灵仙、续断各 200 g，制川乌、制草乌、制乳香、制没药各 150 g，当归、土鳖虫、地龙、骨碎补、桑寄生、乌梢蛇、玄参各 100 g，延胡索、白芷、天麻、穿山甲、红花各 50 g，血竭、全蝎各 30 g，麝香、蜈蚣各 15 g，芝麻油 10 kg。1 帖（每帖 15 cm×15 cm，含生药 15 g），外敷患处，7 日换药 1 次；4 帖为 1 个疗程。结果：临床治愈 52 例，显效 27 例，好转 6 例，无效 4 例。（《中医正骨》，2002 年第 8 期）

（19）中西医结合治疗颈椎病 398 例：患者坐位，年龄偏大（或痛甚）先放松颈部肌肉后，使颈部前屈 10°～15°，用一手拇指抵住患棘突，另一上肢屈曲环抱于患者颊部，手置于对侧枕部，向患侧慢慢旋转 15°～20°，稍停顿后，两手配合作 5°～10°迅速而轻巧的扳动，指下有错动感，可闻及弹响声。同法做另一方向扳动。每周 2～3 次；6～8 次为 1 个疗程，用 1～2 个疗程。高血压（≥150/100 mmHg）、器质性心脏病禁用。并用消骨膏药（用鹿角胶、川乌、草乌、伸筋草、秦艽、独活各 30 g，川续断、牛膝、狗脊各 60 g；制成膏剂，药温 30 ℃～40 ℃时，摊于 10 cm×15 cm 白布上。用血竭 40 g，西红花、鹿角胶各 10 g，乳香、没药各 30 g；研细粉。用时将膏药加热，上均匀撒药粉），外贴患处；2 周换药 1 次，用 3 次。结果：痊愈 332 例，显效 40 例，好转 16 例，无效 10 例，总有效率 97.41%。（《中国中医骨伤科杂志》，2002 年第 5 期）

（20）中西医结合治疗颈椎病 82 例：医者立于患者背后，用拇指指腹从枕骨粗隆循行向下按摩项韧带、棘上韧带及菱形肌，提肩胛肌约 20 次，按压痛点，弹拨。患者端坐，医者两手分别置于枕骨两侧，轻向上提，分别向左右各旋转头部呈 40°～45° 3 次。黄芪甲片汤：生黄芪、延胡索、葛根各 20 g，炮穿山甲、赤芍、当归各 9 g，地龙 15 g，川芎、红花、桂枝各 6 g。痛甚加细辛、制没药；上肢麻木加全蝎、鸡血藤；头晕、头昏加天麻、钩藤；恶风加防风、威灵仙、豨莶草；肝肾亏虚加制何首乌、狗脊、杜仲、续断；气虚加党参、白术；血虚加熟地黄、枸杞子、炒白芍。水煎服。随访 0.5～3 年，结果：痊愈 36 例，显效 25 例，有效 17 例，无效 4 例，总有效率 95.1%。（《浙江中医学院学报》，2003 年第 6 期）

4. 中医辨证分型治疗

（1）中医辨证与综合治疗颈椎病 50 例：分为 4 型。①肝肾阴虚，血不荣筋型：药用黄精、丹参、桑枝、枸杞子、山药各 15 g，白芍、木瓜各 12 g，桂枝、甘草各 10 g，姜片 5 g。②阴虚阳亢，气逆血瘀型：药用桃仁、全蝎各 10 g，红花、熟地黄、当归、白芍、川芎、郁金、枳壳各 15 g，蜈蚣 2 条。③阴虚火旺，心肾不交型：药用黄连、山茱萸、杜仲、牛膝、合欢花各 15 g，阿胶（烊化）、白芍、枸杞子、首乌藤各 20 g，鸡子黄 1 枚（冲服）。④寒湿阻络，气滞血瘀型：药用黄芪、白芍、麻黄、秦艽、茯苓各 15 g，蜜制川乌 5 g，防风 6 g，防己、当归、桂枝、陈皮、甘草各 10 g。每日 1 剂，水煎服。结果：显效 35 例，有效 13 例，无效 2 例，有效率 96%。（《黑龙江中医药》，1992 年第 3 期）

（2）辨证分型治疗颈椎病 62 例：分为 4 型。①痰痹互阻型：药用橘络（或陈皮）、半夏、茯苓、羌活、制天南星、苍术、细辛、地龙、炙甘草、葛根。②痰瘀凝滞型：药用川芎、桃仁、赤芍、半夏、制天南星、制僵蚕、苍术、白术、橘络、葛根、当归尾、白芥子、白芷。③风痰上扰型：药用半夏、白术、天麻、茯苓、旋覆花、赭石、生姜、白术、白蒺藜、甘草。④痰热互结型：药用黄连、枳实、竹茹、陈皮、半夏、茯苓、生姜、胆南星、白蒺藜、石菖蒲、甘草。每日

1 剂，水煎服。经治 1～3 个月后，结果：痊愈 28 例，明显好转 17 例，好转 13 例，无效 4 例；随访 3～5 年者 41 例，痊愈 19 例，复发 7 例。本组 37 例进行了脑血流图对比观察，波幅复常者 28 例，余均有不同程度增高，治疗前后比较有显著性差异（P＜0.01）。X 线片示，本法可纠正患者生理弧度的消失或反弓、颈椎侧弯、椎间隙狭窄及椎间小关节紊乱，而对骨质增生无明显作用。(《新中医》，1992 年第 6 期)

（3）辨证分型治疗颈椎病 64 例：分为 4 型。①风寒痹阻型：用葛根汤合麻黄附子细辛汤加减。②湿热蕴结型：用宣痹汤合二妙散加减。③肝肾亏损型：用蠲痹汤合独活寄生汤加减。④瘀血阻络型：用桃红饮、活络效灵丹合补阳还五汤加减。一般服药 20 日，最长不超过 45 日。每日 1 剂，水煎服。结果：显效 39 例，好转 20 例，无效 5 例。(《新中医》，1992 年第 3 期)

（4）针刺辨证分型治疗颈椎病 172 例：①气血亏虚型取天柱、颈百劳、定喘、肩髃、手三里、足三里、三阴交、复溜，前臂偏桡侧麻痛配曲池、合谷，偏尺侧配外关、中渚；视物模糊、眩晕配风池、足临泣。补法或平补平泻法。②风寒痹证取风池、大椎、大杼、风门、天宗、曲池、外关。泻法或平补平泻法。③痰浊血瘀型取天柱、大柱、颈百劳、定喘、大杼、曲池、悬钟、丰隆、膈俞、阳陵泉。头痛配太阳、四神聪；眩晕、视物模糊配风池、膻中。泻法。均留针 15～20 分钟，隔日 1 次，10 次为 1 个疗程；颈肩背痛甚加拔火罐 10 分钟。嘱患者做颈部功能活动，2 次。治疗颈椎病 172 例。结果：近期治愈 58 例占 33.2%，显效 60 例占 35%，好转 48 例占 27.9%，无效 6 例占 3.9%，总有效率为 96.1%。(《针刺研究》，1994 年第 3 期)

5. 中医综合治疗选录：

（1）中医综合治疗颈椎病 300 例：①练功疗法。哪吒探海势（颈部左右前伸）、犀牛望月势（颈项向后向上方旋转）、与项争力势（颈项上仰、下俯）、往后瞧势（颈项后旋）、金狮摇头势（颈项左右转动患者取立位或坐位，上身及腰部不动，每一动作练 12～24 次，动作开始时吸气，还原呼气，每日 1～2 次。②药枕疗法。枕中以防风、艾叶、细辛、生川乌、生草乌、透骨草、千年健、伸筋草、羌活、独活、花椒、威灵仙为主。睡眠时置于第 6、第 7 颈椎部位，使头部处于过伸位；亦可枕于痛点部位。③内服汤剂主要含当归、川芎、白芍、熟地黄、桃仁、红花、羌活、独活、牛膝、防风、白芷、葛根、升麻、柴胡、甘草、黄芪。结果：基本痊愈 75 例，好转 32 例，进步 22 例，无效 7 例，总有效率 88%。(《陕西中医》，1987 年第 8 期)

（2）中医综合治疗颈椎病 300 例：①针刺法。主穴取患侧颈椎 2～7 旁开 0.5 寸，神经根型配肩髃、曲池、外关、养老；椎动脉型配百会、风池、头维、四神聪；交感型配心俞、肝俞、中脘、膻中；脊髓型配肩髃、曲池、外关、环跳、阳陵泉、绝骨。主穴用 26 号 2 寸毫针直刺 1.5 寸左右。有酸胀感为度，快速捻转 1～2 分钟。配穴常规针刺，得气后留针。选主、配穴（神经根型曲池、肩髃；椎动脉型百会、太阳；交感型心俞、肝俞；脊髓型环跳、风池）各 1 组接 DM70-HA 型针麻仪（金城仪器厂生产），电流以患者能耐受为度。并用红外线照射颈部。留针 30 分钟，起针后，用骨质增生治疗仪 C 型（北京海淀电器五金厂生产）药物透入，正极置颈椎部，负极置一配穴，电流强度以皮肤有针刺感为度，20 分钟。②手法点穴按摩。用滚、摩、揉法按压颈椎；神经根型牵拉上肢，大幅度旋转抖动；脊髓型上、下肢方法同上；椎动脉型揉压太阳、百会，拿风池；交感型点压心俞、肝俞。各型均对痛点处用一指禅按压 1～2 分钟。对照组 30 例，只用针刺法。结果：两组分别痊愈 210、8 例，显效 50、12 例，有效 40、9 例，无效 0、1 例，总有效率 100%、96.7%。(《针灸临床杂志》，1994 年第 3 期)

（3）中医综合治疗颈椎病 251 例：药用炒葛根 30～60 g，山茱萸、制附子、杜仲、细辛、土鳖虫各 10 g，桂枝、当归、羌活、独活各 15 g，鸡血藤、川牛膝、赤芍各 30 g，甘草 5 g。瘀血阻络加川芎、制乳香、制没药各 10 g；痰阻经络加姜半夏、炒白术、天麻各 15 g，生龙骨、生牡蛎各 30 g。每日 1 剂，水煎服。药渣再加食醋 100 mL，加热用布置于项部热敷，每日数次。15 日为 1 个疗程。结果：治愈 129 例，好转 82 例，有效 35 例，无效 5 例，总有效率为 98%。(《浙江中医杂志》，1992 年第 6 期)

(4) 中医综合治疗颈椎病 56 例：取风池、颈 4～5 夹脊、后溪，头痛、头晕配太阳；肢体麻木配曲池、外关、合谷；下肢配足三里、三阴交、阳陵泉等；心慌无力配内关；颈部疼痛配阿是穴。用扬刺法。配合 TDP 颈部照射（高血压禁用）。留针 30 分钟。推拿以揉、滚、搓、拿、拨、扳法为主。10 次为 1 个疗程，疗程间隔 3～5 日，治疗 2 个疗程。针刺组和推拿组各 50 例，分别用上述针刺、推拿法。结果：本组痊愈 37 例，显效 12 例，有效 6 例，无效 1 例，总有效率为 98%。本组疗效优于两对照组（P＜0.01）。(《上海针灸杂志》，1995 年第 2 期)

(5) 中医综合治疗颈椎病 51 例：①针灸主穴。第 3～5 胸椎夹脊刺，隔姜温针灸 3～5 壮。配穴：大杼、后溪、申脉（双侧）。上肢疼痛麻木加刺肩髃；背部牵痛加刺秉风；风寒湿痹加灸风门；气血瘀阻加针曲池；肝肾亏虚加刺太溪；头昏加刺风池；胸痛加刺内关。②中药基本方。川桂枝、全当归、片姜黄各 10 g，宣木瓜 12 g，威灵仙 15 g，粉葛根 20 g，粉甘草 5 g，杭白芍 30 g。风寒湿痹加羌活、僵蚕；气血瘀阻加桃仁、川芎；肝肾亏虚加黄芪、川续断；阴虚加生地黄、麦冬；阳虚加鹿角胶、附子；头晕加天麻、枸杞子；痛甚加全蝎、蜈蚣，每日 1 剂，水煎服。结果：痊愈（症状及各种阳性反应物消失或软化）34；显效（症状大部消失，阳性反应物软化或消失）10 例；有效（症状部分消失，阳性反应物软化或消失）7 例。(《内蒙古中医药》，1989 年第 1 期)

(6) 中医综合治疗颈椎病 152 例：药用桂枝、丹参、当归各 30 g，附子、黄芪、羌活、防风、白芍各 15 g，姜黄 10 g，葛根 50 g，三七、甘草各 5 g。每粒 0.25 g。每日 3 次，每次 5 粒，口服。对照 1 组 150 例，用龙骨颈椎胶囊，每次 5 粒，每日 3 次，口服。对照 2 组 150 例，用芬必得胶囊 1 粒，每日 2 次。均餐后服；用 30 日。三组均取穴：风池、天柱、百劳、项根、曲垣、巨骨、天宗（双侧）。针刺，平补平泻法，得气后，接 G6805‐Ⅰ型电针仪，疏波，强度以患者能耐受为度；加 TDP 神灯照射局部。留针 30 分钟；每日 1 次；用 12 日，间隔 6 日，再用 12 日。结果：三组分别痊愈 95、50、11 例，显效 23、32、30 例，有效 20、20、38 例，无效 14、48、71 例，总有效率 90.8%、68%、52.7%。疗效本组均优于两对照组（P＜0.01）。(《中国中医药科技》，2005 年第 3 期)

6. 针灸治疗选录：

(1) 针刺治疗颈椎病 52 例：取颈部夹脊穴，将哑门至大椎穴之间作 4 等份，各等份的交接点旁开 5 分处取之，左右共 6 穴。患者取坐位，头略前倾，于患者呼气时垂直进针，采用热补手法，右手拇指向前转 9 次，再慢提紧按 40 次，留针 15 分钟。隔日 1 次，12 次为 1 个疗程，疗程间隔 1 周，治疗 4～36 次。结果：神经根型 40 例，显效 35 例，有效 5 例；椎动脉型 5 例，显效 2 例，有效 3 例；交感型 3 例，显效 2 例，有效 1 例；脊髓型 4 例均无效。(《贵阳中医学院学报》，1986 年第 3 期)

(2) 针刺治疗颈椎病 1337 例：取哑 1 位于后正中线第 2、第 3 颈椎棘突间，即哑门穴下 1 寸；哑 2 位于哑门穴下 2 寸；哑 3 位于哑 2 左右旁开 0.5 寸；哑 4 位于大椎穴上 1 寸。哑 3 直刺 2～2.5 寸，针刺触感达两上肢；其余均直刺 1.5～2 寸，触电感达四肢。常用强刺激手法，进针后不捻转，得气后提插 3～5 分钟或捣针 2～3 分深，维持刺激时间约 30 秒后，缓慢出针并揉按针孔片刻。每次 1 穴，每日 1 次，4 穴交替使用。7 次为 1 个疗程，两疗程间隔 1 日。结果：

临床痊愈 581 例，显效 399 例，进步 329 例，无效 28 例，总有效率 97.9％。(《针灸学报》，1991年第 4 期)

(3) 针刺治疗颈椎病 20 例：取哑门穴下 0.5 寸至大椎穴旁开 0.5 寸，分 3 等份。患者深吸气时进针 1～1.5 寸，斜刺向颈椎棘突，大幅度捻转，针感向手臂放射。留针 30 分钟，中间捻针 2 次，每日 1 次，10 次为 1 个疗程，疗程间隔 5 日。兼有头晕加刺印堂、双风池。结果：痊愈 12 例，显效 6 例，好转 2 例。(《陕西中医》，1988 年第 5 期)

(4) 针刺治疗颈椎病 67 例：项丛刺配合芒针神经根型患者。主穴以两完骨穴连线（沿颅骨底）分成 6 等份，每等份点为 1 穴；配穴大椎透肩髃，绝骨。再按疼痛部位辨明病属何经，分别取曲池、合谷、阳池、后溪、中渚等穴。用 1.5 寸毫针在主穴行捻转提插复合补法，每穴 1 分钟；再用 6 寸芒针从大椎向病侧肩髃透刺，绝骨施捻转补法；其他穴位平补平泻，留针 20 分钟，每日 1 次，12 次为 1 个疗程，疗程间隔 3 日。治疗颈椎病 67 例。结果：显效 24 例，有效 37 例，无效 6 例，总有效率 91％。(《陕西中医》，1990 年第 2 期)

(5) 针刺治疗颈椎病 162 例：针后溪(双)，灸大杼、悬钟。颈型加风池(双)、天柱；神经根型加针大杼、肩井、曲池、外关、八邪，灸大椎；脊髓型加灸大椎、身柱；椎动脉型加灸大椎、百会，针风池(双)；交感型加针合谷、太冲、太溪（均双用麦粒灸，局部起小水疱亦可灸。每日 1 次，10 次为 1 个疗程。结果：显效 48 例占 29％，有效 90 例占 56％，无效 24 例占 15％，总有效率为 85％。(《上海针灸杂志》，1995 年第 2 期)

(6) 针刺治疗颈椎病 243 例：神经根型和脊髓型取颈灵（颈后第 4～5 椎体之间凹陷处）、大杼、天宗、抬肩（臂外侧上段，三角肌抵止部的正中间）、曲池、阳池、十宣等；椎动脉型和交感神经型取颈灵、大杼、太阳、百会、上星、印堂。根据患者年龄和身体状况选用不同型号的宽针（一种剑形的不锈钢针），右手握针，拇指和示指捏住针体，小指根部顶住针柄，中指和无名指扶住针体，左手固定穴位，垂直进针，速刺速拔。随后用闪火法将火罐叩在穴位上，每穴拔出瘀血 1～2 mL 后即起罐，每 7 日 1 次，3 次为 1 个疗程。起罐后用消毒纱布敷在穴位上行局部按摩和松颈舒筋按摩；有棘突偏歪和小关节错缝者行手法复位术，对神经根型和组织粘连明显者可用侧板松解减压术，手法成功后再做一遍松颈舒筋按摩。错位纠正后不再做复位术；减压术和松颈舒筋按摩则 3 日进行一次或于刺血后进行。结果：临床治愈 110 例，显效 107 例，好转 22 例，无效 4 例，有效率 98.4％。(《上海针灸杂志》，1991 年第 4 期)

(7) 电针治疗颈椎病 185 例：主穴颈夹脊。配穴神经根型配肩井、肩髃、曲池、手三里、外关、合谷、后溪；椎动脉型配头维、百会、太阳、四神聪、三阴交、行间、曲池、合谷等；混合型配：天柱、肩髃、肩髎、曲池、合谷、百会、太阳、太冲等；交感型配百会、四神聪、太阳、大椎、肝俞、心俞、太冲、曲池、合谷等；脊髓型配太阳。并根据上、下肢症状的麻木范围，循经取穴，以阳明经穴为主。每次以项部及神经干上段穴为主，取 1～5 个，交替使用。夹脊穴用短刺法，接 G6805 型针灸治疗仪（两电极不能横跨脊柱）；连续波，频率为 100～150 次/min，电流强度以患者能耐受为宜，留针 20 分钟，20 次，10 次为 1 个疗程，疗程间隔 3～5 日。治疗期间停用中西药。结果：痊愈 63 例占 34.05％，显效 77 例占 41.62％，好转 36 例占 19.64％，无效 9 例占 4.87％，总有效率 95.13％。(《针灸临床杂志》，1994 年第 6 期)

(8) 电针加按摩治疗颈椎病 65 例：取颈椎夹脊穴、大椎穴。用 1.5 寸毫针向脊柱方向斜刺，如多个颈椎病变则取最上 1 个病变颈椎夹脊穴，用 3 寸毫针与皮肤成 30°向下斜刺，针尖方向与脊柱平行。得气后接 G6S05 型治疗仪，电流以患者能耐受为度，频率为 500～800 次/min。大椎穴用 1.5 寸毫针直刺，得气后持续提插，使针感向患肢放射，并沿脊柱向上或向下放射。留针

25～30分钟。对颈椎周围软组织的硬条索状物用分筋、理筋手法，并用一拇指向上做逆向牵引，另一拇指沿颈脊顺序向下按压。每1～2日治疗1次，7次为1个疗程，疗程间隔3～5日。结果：显效39例，有效21例，无效5例，总有效率为92.31%。(《上海针灸杂志》，1992年第1期)

(9) 电针加拔罐治疗颈椎病92例：①患者坐位，取双侧手三里穴，针刺得气后，针尖略向上，使针感循经上行至颈部，捻转时令患者颈部左右旋转，行针1分钟；取双侧绝骨穴，针刺1.2～1.4寸。令患者颈部前后仰俯。2穴均留针接G6805电针仪，持续20分钟后起针。②于患者颈部压痛点或阳性反应点拔火罐1～2只，起罐时间以局部皮肤紫红色为度。每日1次，10次为1个疗程，疗程间隔3日。治疗2个疗程。结果：痊愈57例，好转28例，无效7例。(《浙江中医杂志》，1992年第1期)

(10) 电针配合手法治疗颈椎病106例：压痛点夹脊穴（椎棘突下旁开1寸）、风池穴。失眠配安眠穴；项韧带钙化配局部阿是穴。单侧患者侧卧，患侧在上；双侧患者俯卧，胸部垫一5 cm厚枕头，额部放低，充分暴露颈部。常规消毒后用1.5寸毫针，夹脊穴直刺1～1.5寸，督脉穴1寸，风池穴向鼻尖方向进针1～1.5寸，有针感后接G6805电针仪、一侧用一对穴，连续波，以颈肌有轻度跳动为准。后用神灯照射颈部。留针20～30分钟，10次为1个疗程，疗程间隔2日。并用点按弹拨法在颈椎旁压痛点夹脊穴各点按5～6下，在筋结处分筋弹拨数下。然后旋转复位，医者一手托住患者下颌部，另一手托枕部，轻轻旋转颈部3～4下，待患者放松时，突然双手用力一旋转顿挫，可听到复位声响，向另一侧施同样手法。治疗1～5个疗程。结果：治愈55例占51.89%，显效40例占37.74%，好转11例占10.37%，总有效率为100%。(《针灸临床杂志》，1995年第4期)

(11) 经穴磁疗治疗颈椎病30例：穿戴磁疗护领（分大、中、小3型），在护领袋中相当于大椎穴及双颈点穴处装有锶、钴、铝含金磁片（8 cm×4 cm），其背面附有海绵衬垫，可根据个体穴位进行移动。表面磁场强度1500高斯，每日穿戴12小时以上。对照组40例。采用一般常用疗法。结果：穴磁组与对照组分别为症状治愈6、0例，显效13、6例，有效6、20例，无效5、14例。穴磁组疗效明显优于对照组（$P<0.01$），前者疗程2～12周，后者除1例1周，1例2周，2例3周，皆因无效而放弃治疗外，全为4周以上。(《中国针灸》，1988年第3期)

7. 练功治疗选录：

(1) 练功治疗颈椎病30例：主要采用祛病延年二十势中能够活动颈肩和上臂肌肉的几种方法，如前伸探海、回头望月、颈项侧弯、双手举鼎、转腰推碑、动鸟受食、左右开弓、凤凰顺翅等。锻炼前各进行坐位牵引15分钟，重量2～4 kg。每次练功20分钟，早、晚各1次。结果：痊愈4例，显效18例，好转6例，无效2例，总有效率93%。(《上海中医药杂志》，1987年第4期)

(2) 练功治疗颈椎病20例：劳宫外气治疗，点穴导引，点压天窗前后点导，侧前桶后点导，侧方点导，点导缺盆穴，点导肩井穴，侧旋舒筋。结果：痊愈7例，显效11例，无效2例，总有效率为90%。(《成都体院学报运动医学增刊》，1988年第7期)

(3) 练功治疗颈椎病104例：第1节静意功。第2节静意通经壮骨功，包括6式：左旋右旋祛血瘀，俯仰颈椎和气血，牵拉颈椎排浊气，转动颈椎消骨刺，拉引颈椎缓痉挛，收势。锻炼5日至3个月。结果：临床治愈69例，好转30例，无效5例。(《气功杂志》，1989年第11期)

(4) 练功治疗颈椎病60例：自行掌握运用思维静功牵引颈椎的方法。练习3个月后观察疗效。结果：优11例，良23例，有效18例，无效8例，有效率86.7%。随访半年40例，优20例，良11例，存效7例，无效2例，有效率95%。(《气功杂志》，1988年第6期)

(5) 练功按摩治疗颈椎病116例：①采用颈椎旋转复位法，配合气功按摩。②发放外气，取穴大椎、内关、肩井、合谷、曲池。③按摩臂丛神经，捏拿斜方肌及受累肌群，手法由轻到重，再由重到轻。上法每日 1 次，10 次为 1 个疗程。绝大部分患者，经过 1～2 次治疗，症状都有不同程度的改善。结果：治愈 72 例占 62％，显效 20 例占 17.3％，好转 21 例占 18.2％，无效 3 例占 2.5％，总有效率 97.5％。(《按摩与导引》，1993 年第 1 期)

　　8. 穴位注射治疗选录

　　(1) 穴位注射治疗颈椎病 366 例：①颈宁 A 号。川芎、白芷、桂枝、羌活、五加皮、藁本、威灵仙等药，以蒸馏方法提取其挥发成分；白芥子、红花、白蒺藜、葛根、丹参、马勃、狗脊、秦艽、苯甲醇、吐温-80 等，以煎煮提取其水溶性成分用以治疗各型颈椎病合并高血压、冠心病、偏头痛及风湿症者。②颈宁 B 号。灵芝，以乙醇提取其有效成分；丹参、枸杞子、何首乌、菊花等药则煎煮提取其水溶性成分，用以治疗颈椎病伴有头昏、眩晕、失眠等症者。按主治范围和体重抽取颈宁 A 号或颈宁 B 号注射液，加 10％葡萄糖溶液 20 mL，体重＜50 kg 者用 6～8 mL；体重每增加 5 kg，药液增加 2 mL，但最大剂量不超过 16 mL。用 8 号针头于颈夹脊穴和阿是穴高压快速注射，每日 1 次，连续治疗 20 次，间隔 4 日再注射 10 次。注射 4～6 小时后配合感应点电疗 1～2 分钟其效更佳，对于顽固头昏、眩晕、失眠和罗宾征阳性者，再用颈宁 A 号或颈宁 B 号液 2～4 mL 在安眠穴或胸锁乳突肌前缘平下颌角（A 点）、下颌颏水平（B 点）和胸锁乳突肌胸骨端上 2 寸（C 点）等处选择注射 1～2 次。结果：症状消失、疗效稳定者 121 例，占 33.1％；尚有轻微颈痛、手麻或头晕等，于出院后 1 个月消失者 136 例，占 37.2％；症状与体征明显改善，偶有波动但无需治疗者 72 例，占 19.7％；疗效差者 37 例，占 10.1％，少数病例于治疗之初 3～5 日原症状加重，继续注射可消失。对急性感染、恶性肿瘤、贫血及血液系统疾病患者禁用。治疗前应做过敏试验。(《中级医刊》，1986 年第 1 期)

　　(2) 穴位注射治疗颈椎病 79 例：用 10 mL 注射器抽取丹皮酚注射液（每安瓿 2 mL，含丹皮酚 10 mg）4 mL，维生素 B_{12} 0.25 mg（1 mL），0.9％氯化钠溶液 4 mL，制成混合液：进针 1.5～2.0 寸，提插捻转补泻法，针斜向椎体，得气后，每穴缓慢注入药液 1 mL，边推注边退针，使药液均匀分布。隔日 1 次，10 次为 1 个疗程，可辅用模拟人体频谱仪颈部照射 20～30 分钟。结果：显效（觉症状消失，颈部活动自如）60 例占 76％，有效 11 例占 14％，无效 8 例占 10％，有效率为 90％。(《上海针灸杂志》，1994 年第 6 期)

　　(3) 大椎穴注射治疗颈椎病 60 例：用复方丹参注射液 2 mL，加 10％葡萄糖注射液 5～10 mL。在大椎穴旁开（病变侧）0.5 寸处进针，以 45°斜向大椎穴注射，隔日 1 次，7 次为 1 个疗程，疗程间隔 7 日，治疗 1～2 个疗程。结果：痊愈 24 例，显效 23 例，有效 13 例。(《浙江中医杂志》，1986 年第 7 期)

　　(4) 穴位注射治疗颈椎病（颈型 96 例，神经根型 348 例，椎动脉型 56 例，交感神经型 36 例，脊髓型 34 例，混合型 78 例）650 例：选穴风池、大椎及颈部夹脊穴之一，注射健颈针（防风、羌活、独活、川芎、红花、当归、延胡索、枸杞子、何首乌、杜仲、丝瓜络等 21 味中药制成）每日 1 次，每次 10 mL，注射 6 小时后配合 G6805 治疗机治疗 3～5 分钟，每日 1 次，刺激部位以项、双肩、双上肢穴位为主，电疗强度以患者能耐受为宜，10 次为 1 个疗程。结果：治愈 302 例占 46％，有效（症状在部分消失，颈椎生理曲度恢复正常或基本正常，出院后 2 个月疗程基本稳定）190 例占 29％，好转（症状减轻，出院后仍有间发）140 例占 21％，无效 18 例占 4％。(《河北中医》，1990 年第 2 期)

　　(5) 穴位注射治疗颈椎病 210 例：丹参、狗脊、川芎、赤芍、白芷、五加皮、威灵仙、红花、葛根、黄芪、当归。取颈椎夹脊穴注射本品和牵引，二者交替进行，每日 1 次，20 次为 1

个疗程，疗程间隔 7～10 日。结果：治愈（症状消失，半年以上未复发）73 例，显效（症状消失，但劳累或天气变化有肩臂不适感）120 例，无效 11 例，中断治疗 6 例，总有效率 92%。（《陕西中医》，1988 年第 8 期）

（6）穴位注射治疗颈椎病 741 例：取坐位，取双侧颈椎 4、5、6 夹脊穴或椎旁压痛点，每次选 2～4 穴常规消毒后，用牙科 5 号针头，直刺或斜刺（呈 75°）1.2～1.5 寸，针感传至枕、肩或前臂时，每穴缓慢注入本品（含马钱子、川乌、草乌）1 mL。对照 I 组 213 例，用维生素 B_1 800 mg，维生素 B_{12} 0.5 mg，康得灵 20 mg，合成 5 mL 溶液。对照 II 组 85 例，用本品 2～4 mL 肌内注射。均每日 1 次，10 次为 1 个疗程，疗程间隔 3 日。结果：三组分别痊愈 335、70、0 例，显效 268、56、11 例，有效 112、52、18 例，无效 26、35、56 例，总有效率 96.64%、83.57%、34.12%。本组疗效优于对照 I 组，对照 I 组优于对照 II 组（$P < 0.01$）。（《宁夏医学杂志》，1994 年第 3 期）

（7）穴位注射治疗颈椎病 200 例：主穴为肩中俞、颈部华佗夹脊（根据 X 线片所示病变颈椎或疼痛反应点选 2～3 个对应穴，头痛、头昏配风池、太阳、百会；恶心、呕吐配风池、内关、丰隆；肩胛、上背、肘臂痛配外俞、天宗、肩贞、臑俞、曲池；上肢及手指麻木配肩贞、曲池、外关、合谷、后溪；下肢麻木、行走困难配环跳、阳陵泉、委中、昆仑。将当归注射液、骨宁注射液、麝香注射液各 2 mL 混合，每穴注入 1～2 mL，隔日治疗 1 次，10 次为 1 个疗程，疗程间隔 5 日。结果：痊愈 132 例，显效 52 例，有效 13 例，无效 3 例，总有效率 98.5%。（《上海针灸杂志》，1993 年第 1 期）

（8）穴位注射治疗颈椎病 90 例：取红花注射液 20 mL，血栓通注射液 10 mL，均加生理盐水 250 mL；对照组 100 例，用复方丹参注射液 20 mL，加 5% 葡萄糖氯化钠溶液 250 mL；均静脉滴注，每日 1 次；2 周为 1 个疗程。两组均枕颌带牵引，重量 1.5～5 kg，每次 1 小时，每日 2 次。结果：两组分别痊愈 22、15 例，显效 34、30 例，有效 30、39 例，无效 4、16 例，总有效率 95%、84%（$P < 0.01$）。（《辽宁中医学院学报》，2004 年第 2 期）

（二）经验良方选录

1. 内服良方选录：

（1）白芍 20 g，生地黄、葛根各 18 g，威灵仙、木瓜、乌梢蛇各 15 g，当归 12 g，川芎、制乳香、制没药、菟丝子、续断各 10 g，土鳖虫 9 g，甘草 8 g，全蝎 5 g，蜈蚣 1 条。头痛、头晕加天麻；上肢麻木疼痛加姜黄；脉弦去菟丝子，加天麻、川牛膝；脉沉细弱加黄芪。每日 1 剂，水煎服。主治颈椎病。

（2）白芍 20 g，鸡血藤、桑枝、威灵仙、木瓜、葛根各 15 g，当归、骨碎补、黄芪各 12 g，淫羊藿、姜黄、羌活、甘草、防风各 9 g，炙胆南星 6 g。上肢麻木加桂枝；颈臂痛加苍术、桑寄生；痛甚加制乳香、制没药；眩晕、视物模糊加杜仲、枸杞子；肩胛痛加玉竹；心悸心烦加石菖蒲、远志；恶心呕吐加旋覆花、生姜、竹茹。每日 1 剂，水煎餐后服。主治颈椎病。

（3）葛根、鸡血藤各 30 g，威灵仙 15 g。眩晕泛恶、舌苔白腻加天麻、白术、茯苓、清半夏；舌苔黄腻加竹茹、橘红；枕痛加川芎、羌活；头昏加石菖蒲、菊花；双侧头痛加川芎、蔓荆子；额痛连目加白芷；颈肩挛急痛加白芍、姜黄；胸痛背胀痛加丹参、瓜蒌、薤白；手臂痛麻加桑枝、伸筋草；臂痛加土鳖虫；颈椎骨质增生加炮穿山甲；肢冷背凉加桂枝、淫羊藿、肉苁蓉。每日 1 剂，水煎服。15 日为 1 个疗程。主治颈椎病。

（4）葛根 18 g，大枣 15 g，桂枝、姜黄、威灵仙、白芍、生姜各 12 g，炙甘草 10 g。风寒湿痹型加羌活、独活、苍术；气滞血瘀型加黄芪、川芎、红花、郁金、延胡索；痰湿阻络型加陈皮、制半夏、胆南星、天麻、白术、钩藤、全蝎；肝肾不足型加仙茅、淫羊藿、巴戟天、续断、狗脊；气血亏虚型加黄芪、党参、当归、熟地黄、鸡血藤。每日1剂，水煎服。配合颌枕带颈椎牵引，重量3.5～6 kg，每次20～40分钟；每日1次。14日为1个疗程。主治颈椎病。

（5）葛根30 g，鸡血藤15 g，赤芍、地龙、延胡索、防风各10 g，桂枝6 g，生姜3片，大枣5枚。气虚加黄芪、山药、杜仲；瘀血加丹参、桃仁、当归、川芎、牛膝；阴虚加生地黄、枸杞子、女贞子、黄精、山茱萸、麦冬；肝阳上亢加天麻、白芍；湿甚加羌活、薏苡仁、茯苓；失眠加酸枣仁、首乌藤。每日1剂，水煎服。配合颈椎牵引，头颈前屈角度＜5°（或呈垂直位），牵引重量1.5～2 kg，渐增至3.5～4 kg，每次20～30分钟；用TDP照射颈部及肩背、手臂酸痛处，每次30分钟，以自觉温热为度；每日1次。10日为1个疗程。主治颈椎病。

（6）枸杞子、菟丝子、桑寄生、续断、天麻、钩藤各15 g，丹参、葛根、云茯苓各30 g，狗脊、白芍各10 g，地龙9 g，甘草6 g。随症加减，每日1剂，水煎服；15日为1个疗程。主治颈椎病。

（7）黄芪30 g，桂枝、鸡血藤各15 g，白芍20 g，当归、川芎、牛膝、桑寄生、杜仲、秦艽、防风各12 g，甘草6 g。随症加减，每日1剂，水煎，晚睡前顿服。症甚（或突然发病）配合推拿、针灸、枕颌带牵引等。主治颈椎病。

（8）葛根、桑枝、熟地黄各30 g，当归、肉苁蓉、杜仲、川芎、姜黄、生黄芪各15 g，威灵仙、淫羊藿各10 g。风寒湿加桂枝、羌活；气滞血瘀加鸡血藤；痰湿阻络加法半夏、天麻、白术；肝肾不足加牛膝；气血亏虚加炙黄芪。每日1剂，水煎服。5日为1个疗程，疗程间隔2日。主治颈椎病。

（9）杜仲叶、骨碎补、威灵仙、鸡血藤、附子、三七、制川乌、制草乌、党参、白芍、制延胡索、马钱子等15味。制成糖衣片（武汉健民药业集团股份有限公司提供）。每日3次，每次2片，餐后服。主治颈椎病。

（10）淫羊藿18 g，鹿角片、桃仁、白芍各15 g，炙黄芪、葛根各30 g，红花9 g，川芎10 g，蜈蚣2条，甘草6 g，桑枝12 g。每日1剂，水煎服。10日为1个疗程。主治颈椎病。

（11）葛根、白芍各18 g，汉防己15 g，桂枝、麻黄各9 g，赤芍12 g，甘草5 g，蜈蚣3条，生姜5片，大枣10枚。神经根型加羌活、独活、威灵仙、木瓜、桑枝各12 g；椎动脉型加天麻、半夏、藁本各12 g；脊髓型加山茱萸、龟甲胶、鹿角胶各12 g。每日1剂，水煎服。30日为1个疗程。停用其他内服药及针灸理疗等。主治颈椎病。

（12）芍药30 g，葛根15 g，川芎12 g，炙甘草、柴胡、天麻各10 g。每日1剂，水煎服。主治颈椎病。

（13）秦艽、桃仁、红花、没药、当归、五灵脂、香附、牛膝、地龙、威灵仙各10 g，川芎、甘草各6 g，羌活8 g，葛根20 g。上肢麻木痛甚加桂枝、桑枝；肩背痛甚加姜黄。每日1剂，水煎服。主治颈椎病。

（14）当归、酒白芍各15 g，鸡血藤30 g，茜草、通草各5 g，细辛3 g，桂枝、川芎、姜黄、淫羊藿、巴戟天各10 g。每日1剂，水煎服，每日2次，15日为1个疗程。主治颈椎病。

（15）当归、葛根各20 g，赤芍15 g，川芎、桃仁、红花各10 g，鸡血藤30 g，川牛膝18 g，桂枝6 g，地龙、威灵仙各12 g，全蝎8 g。偏肾气虚衰者加杜仲18 g，桑寄生24 g，续断15 g；气血亏虚者加党参、熟地黄各15 g，黄芪24 g；脾虚痰阻者加橘红10 g，茯苓15 g，白术12 g；寒凝气滞者加制川乌、淫羊藿各10 g，干姜8 g。每日1剂，水煎服，30日为1个疗程。主治颈椎病。

（16）当归、酒白芍各 15 g，鸡血藤 30 g，苦草、通草各 6 g，细辛 3 g，桂枝、川芎、姜黄、淫羊藿、巴戟天各 10 g。每日 1 剂，水煎服，每日 2 次，15 日为 1 个疗程。主治颈椎病。

（17）桃仁、红花、当归、牛膝、川楝子、穿山甲、全蝎、甘草各 20 g，蜈蚣 12 条，威灵仙 30 g。共研细末，分 30 包，每日 1 包，顿服；黄酒适量为引。主治颈椎病。

（18）葛根、鸡血藤、杭白芍、延胡索各 30 g，白菊花、防己、制天南星各 15 g，全蝎 2 g，细辛 6 g。风寒湿证加制川乌、秦艽、生薏苡仁、威灵仙；气滞血瘀证加川芎、红花、土鳖虫；痰湿阻络证加半夏、白芥子、僵蚕；肝肾亏损证加桑寄生、枸杞子、淫羊藿；气血不足证加黄芪、熟地黄、当归。每日 1 剂，水煎服。6 周为 1 个疗程。用 2 个疗程。主治颈椎病。

（19）葛根、补骨脂、骨碎补、菟丝子、续断、川芎各 12 g，黄芪、鸡血藤各 30 g，全蝎尾（研末）、甘草各 6 g。眩晕加天麻、钩藤；恶寒畏风加羌活。每日 1 剂，水煎服。停用其他治疗本病药。主治颈椎病。

2. 外治良方选录：

（1）芝麻油 2500 mL，放入锅内，加川乌、草乌、威灵仙、川芎、乳香、没药、全蝎、白花蛇、桃仁、续断各 150 g，当归、赤芍、桂枝、狗脊各 20 g，三棱 250 g，麻黄 50 g，白芷 100 g。油浸 2 日后，煎至深黄色，去渣，用 5 层纱布过滤后，加樟丹 1250 g。将膏药摊在约 5 cm² 布块上备用。以颈部疼痛为主贴阿是穴、大椎穴；颈部疼痛伴上肢疼痛麻木贴大椎、肩井穴。每 5 日换药 1 次，10 日为 1 个疗程。主治颈椎病。

（2）熟地黄、肉苁蓉各 25 g，川芎、鸡血藤各 20 g，鹿衔草 15 g。每日 2 次，每次 1 袋，冲服；10 日为 1 个疗程。并用颈得治（含樟脑、血竭、丹参各 80 g，川芎、桂枝、当归、牛膝各 60 g，红花 90 g，细辛 40 g。研细末）5 g，置药垫中，水煮 10 分钟后取出，温度及湿度合适后，分置于电脑骨质增生治疗仪正、负极，分别放颈后增生处、背部（或肩部），强度以患者能耐受为度，每次 30 分钟，每日 1 次；12 日为 1 个疗程。主治颈椎病。

（3）桑枝 30 g，艾叶 20 g，木瓜 15 g，刘寄奴、独活、秦艽、伸筋草、芒硝、透骨草、铅丹各 12 g，桂枝、白矾、干姜、花椒、川乌、草乌各 10 g，大葱 3 根。共为粗末，分装布袋，开水浸湿，外敷患处，每日 3～4 次，每次 30 分钟，每 2 日换一袋。主治颈椎病，风寒湿型，头项强痛，掣引肩背手痛，麻木，甚则引胸作痛，头项转动时痛剧，阴雨天加重。

（4）红花、秦艽、独活、川芎、草乌、川乌、当归、蒲公英、透骨草、伸筋草各 30 g，羌活 10 g，威灵仙 60 g，用植物油 0.5 kg 按传统熬膏药法加热，榨取粗药料，去渣炼油加铅丹成膏；待温低于 100 ℃时，将细辛、白芥子、花椒、穿山甲、沉香各 20 g，乳香、没药、煅磁石各 25 g，研为细粉，加入膏内即成。每 3 日换药膏 1 次。主治颈椎病。

（5）桂枝、葛根、乳香、当归、川芎、川乌、草乌各 15 g，土鳖虫、桃仁、红花、威灵仙、三棱、莪术各 10 g，伸筋草、透骨草、鸡血藤各 30 g，食醋 10 mL。加水适量，用 DXZ‑1 电脑中药熏蒸治疗床（长春市兴达医疗器械厂提供），熏蒸患处，每次 40 分钟，每日 1 次；12 日为 1 个疗程。主治颈椎病。

（6）白附子、细辛、川芎、白芷、菊花、薄荷、桑叶、艾叶、夏枯草、冰片、磁石等 20 多味，做成长 40 cm，直径 13 cm 的长圆形保健枕，将枕置于颈项下、耳下、肩上部位，头悬空距床面 2～3 cm，使面后仰，使负重点下移而形成头与躯干对抗牵拉状态。早、晚各 1 次，每次卧枕 30 分钟。主治颈椎病。

（7）骨碎补 20 g，桂枝、川芎、姜黄、当归、赤芍、海桐皮、羌活、草乌各 15 g，雷公藤 10 g，樟脑 5 g。研末，加酒，布包蒸热，热敷颈及痛处，每次 40～60 分钟；每日 1 次。用

10～20 日。主治颈椎病。

（8）淫羊藿、威灵仙各 50 g，米醋 500 mL，共煎外敷。主治颈椎病，头晕痛，反复落枕，晨起颈部酸胀板硬，颈部肌肉有压痛，患侧上肢酸痛麻木无力，小鱼际肌萎缩。

3. 食疗良方选录：

（1）枸杞子 15 g，海参 2 只，鸽蛋 12 只，黄酒、猪油、花生油、姜、葱、胡椒粉、食盐、酱油、味精、淀粉及鸡汤各适量。将枸杞子洗净；海参用凉水浸泡涨发后抠去内壁膜，用沸水焯 2 遍，洗净，用刀尖在腹壁上切成菱形花刀；姜、葱洗净切碎；鸽蛋用小火煮熟，剥壳；将鸽蛋滚满干淀粉，用花生油炸成金黄色，另置碗中；猪油 50 g，烧至八成热时，下葱、姜煸炒，倒入鸡汤，煮 2～3 分钟后，捞出葱、姜，加酱油、黄酒、胡椒粉和海参，烧沸后撇去浮沫，移小火上煨 40 分钟，加入鸽蛋、枸杞子，再煨 10 分钟；取出海参摆入盘内（背朝上），鸽蛋放在周围；原汁内加入味精后，用湿淀粉勾芡，再淋热猪油 50 g，最后把汁浇在海参和鸽蛋上。作点心或佐餐服食。补益肝肾。主治颈椎病肝肾精亏之头晕眼花，视力下降，记忆力减退以及身体瘦弱或病后体虚等症。

（2）大米 50 g，生川乌 3～5 g，姜汁 10 mL，蜂蜜适量。将川乌捣烂、研为细末，先煮沸米粥后加入川乌，再改小火慢煮，熟后加入姜汁和蜂蜜搅匀，再煮片刻。早、晚佐餐食用，5～7 日为 1 个疗程。饮汤。平肝潜阳。主治颈椎病肝肾上亢型引起的眩晕。症见颈部僵硬疼痛，活动受限，疼痛波及一侧或双侧肩、臂、胸、背、颈后，可有压痛，上肢麻木酸胀，抬举无力等。或痛如针刺或抽痛，痛有定处，夜间加重。

（3）甲鱼 1 只，当归、枸杞子各 9 g，熟地黄、麦冬、女贞子、山药、陈皮各 6 g，葱、姜各适量。将甲鱼宰杀、开膛、去内脏、洗净；各味中药以纱布袋盛之，置于甲鱼体内；甲鱼放入砂锅，加适量水及葱、姜，小火炖至熟烂，取出药袋。吃甲鱼，饮汤，佐餐服食。滋阴降火，补血生精。主治颈椎病阴虚火旺、精阳亏虚引起的骨蒸潮热，腰痛，头晕，耳鸣，消渴等症。

（4）兔肉 150 g，沙参 30 g，冬虫夏草 15 g，大枣 15 枚。将沙参、冬虫夏草分别洗净待用；将大枣（以红色、肉质厚为佳）洗净，兔肉洗净、切块，同放入锅内，隔水炖熟即可，亦可加调味品。食肉喝汤。补益脾胃。主治颈椎病脾胃虚弱引起的头晕、肌肉萎缩等症。

（5）沙参 50 g，冬虫夏草 10 g，乌龟 1～2 只，油、盐各适量。乌龟去掉内脏。连龟甲一起与沙参、冬虫夏草入锅，加适量水煲汤，以油、盐调味饮汤，食龟肉。滋补肝肾。主治颈椎病肝肾亏虚引起的潮热盗汗、肾虚遗精等症。

（6）夏枯草、猪瘦肉各 30 g，调料适量。锅中放夏枯草、猪瘦肉、清水煮汤，待肉熟烂时，去夏枯草，调味后即可。饮汤食肉，连续服 3～5 次。平肝潜阳。主治颈椎病肝阳上亢型引起的眩晕。

（7）山药 30 g，熟地黄、枸杞子、莲子、党参、黄芪各 15 g，当归 6 g，母鸡（去毛及内脏）1 只。加水共炖，至熟，饮汤，食肉，2 日 1 剂。主治颈椎病，颈部板硬疼痛，夜间尤甚。

（8）茄皮 120 g，鹿角霜 60 g，白酒 500 mL，赤砂糖适量。上药入白酒中浸泡 10 日，去渣过滤，加赤砂糖。适量饮服，每日 2～3 次。补肝肾，祛风寒。主治颈椎病肝肾亏虚者。

（9）生山楂、草决明（打碎）各 15 g，菊花 10 g，冰糖适量。前 3 药同煮，去渣取汁，调入冰糖。代茶饮。清肝疏风，活血化瘀。主治椎动脉型颈椎病，阴虚阳亢而兼有大便秘结者。

（10）山药 30 g，枸杞子 15 g，猪脑 1 个。洗净猪脑，与山药、枸杞子放入炖盅内，加清水适量，隔水炖熟。佐餐服食。益气补虚。主治颈椎病属气虚血亏者。

（11）桑椹、黑芝麻各 500 g，蜂蜜 200 g。上 3 物加水适量，小火煎熬成膏。每日早、晚各服 30 g，温开水冲服。补血生精。主治颈椎病属精血不足者。

第二节 神经根型颈椎病

一、病证概述

神经根型颈椎病，是单侧或双侧脊神经根受刺激或受压所致。其表现为与脊神经根分布区相一致的感觉、运动及反射障碍，髓核的突出或脱出，后方小关节的骨质增生或创伤性关节炎，钩椎关节的骨刺形成，以及相邻的 3 个关节（椎体间关节、钩椎关节及后方小关节）的松动与移位等均可对脊神经根造成刺激与压迫。此外，根管的狭窄、根管处的粘连性蛛网膜炎和周围部位的炎症与肿瘤等亦可引起与本病相类似的症状。其临床表现，颈部症状主要因髓核突出所致者，由于局部窦椎神经直接遭受刺激而多伴有明显的颈部痛、椎旁肌肉压痛及颈部立正式体位，颈椎棘突或棘突间的直接压痛或叩痛多为阳性，且这些表现尤以急性期为明显。如系单纯性钩椎关节退行性变及骨质增生所致者，则颈部症状较轻微，甚至可无特殊发现。根性痛最为多见，其范围与受累椎节的脊神经根分布区域相一致。与根性痛相伴随的是该神经根分布区的其他感觉障碍，其中以手指麻木、指尖感觉过敏及皮肤感觉减退等为多见。根性肌力障碍以前根先受压者为明显，早期肌张力增高，但很快即减弱并出现肌萎缩。其受累范围也仅局限于该脊神经根所支配的肌组。在手部以大、小鱼际肌及骨间肌为明显。腱反射改变，即受累脊神经根所参与的反射弧出现异常。早期活跃，而中、后期则减退或消失，检查时应与对侧相比较。单纯根性受累不应有病理反射，如伴有病理反射，则表示脊髓同时受累。凡增加脊神经根张力的牵拉性试验大多阳性，尤其是急性期及以后根受压为主者。颈椎挤压试验阳性者多见于以髓核突出、髓核脱出及椎节不稳为主的病例，而因钩椎增生所致者大多为弱阳性，因椎管内占位性病变所引起者，大多为阴性。本病较多见，各种有针对性的非手术疗法均有明显的疗效，其中尤以头颈持续（或间断）牵引、颈围制动及纠正不良体位有效。预后大多较好。

二、妙法解析

（一）神经根型颈椎病（孙广生医案）

1. 病历摘要：王某，男，49 岁。患者自诉于 10 个月前无明显诱因，开始颈部无明显不适，活动受限，前屈时疼痛，伴双手无名指麻木不适，经多方治疗无明显效果（具体用药不详）。故来我院就诊，经门诊 CT 扫描后以"颈椎病"收入住院治疗。现症见：颈部疼痛不适，活动受限，伴头枕部有沉重感，双手第 4 指麻木不适，头晕，纳可，夜寐安，二便调，无畏寒发热，无出汗身痛等症。查见项背肌紧张，颈部僵硬，第 5、第 6 颈椎棘突有压痛，颈部活动不利，颈部前屈时疼痛加重。压头试验阴性，臂丛牵拉试验阳性，双上肢肌力正常，皮感正常，肱二头肌反射正常。舌红少津，脉弦。CT 扫描示：C3～C4、C4～C5、C5～C6 椎间盘突出，以 C5～C6 突出明显。诊断：颈椎病（神经根型）。证属肝肾亏虚兼寒湿。治宜补肝益肾，温经散寒，通络止痛。方选天麻钩藤饮加减。药用天麻、桑寄生、杜仲、益母草、桑枝、茯神、羌活、首乌藤各 10 g，钩藤（后下）、川牛膝各 12 g，石决明（先煎）20 g，甘草 6 g。水煎服，每日 1 剂，分早、晚服。颌枕带牵引或多功能电脑牵引机牵引，重量 6 kg，每次半小时，每日 2 次。针灸以颈项局部取穴为主：大椎、天柱、后溪、颈椎夹脊、肩井、天宗、曲池、合谷、外关。大椎穴斜刺 0.5 寸，使针感向肩臂传导；夹脊穴直刺或向颈椎斜刺，施平补平泄法，使针感向肩背、上肢传导；其他穴位按常规针刺。针刺得气后接通电针仪，以连续或疏密波刺激 20 分钟。推拿：令患者取坐位，医师立于其后，先以轻柔的擦法施于健侧斜方肌的中、上部位，逐步过渡到患者斜方肌，同样以中上部为主，2 分钟，这属于适应性治疗阶段。其次以指揉法施于风池、肩井、阿是诸穴，每穴约 1 分钟，并适当配合颈部屈伸、左右侧屈和左右旋转等被动运动。再继以上法于患侧施用擦法，仍以斜方肌、冈上肌部位为主，并配合颈部 6 个方向的被动运动，约 5 分钟。最后在痛点做按压、弹拨法，拿肩井，按揉列缺、曲池穴，搓肩背结束治疗。然后摇颈：一手托住下颌部，一手扶住头顶，双手以相反方向使头摇转，幅度由小到大，动作缓和，用力稳妥，切忌粗暴和蛮干。最后颈椎拔伸法：患者坐位，医者站于其后，用双手拇指顶住枕骨后方，余四指分别托住下颌部，两前臂分别压住患者两肩，然后逐渐用力向上拔伸，或用一侧肘部托住下颌部，前臂绕过对侧耳后用手掌扶住枕骨部，另一手亦扶于后枕部，然后逐渐用力将颈椎向上拔伸。拔伸牵拉的动作要稳而持续，不可用突发猛力，切忌粗暴。并进行屈肘扩胸、伸臂外展、耸肩后旋、直臂前后摆动、头侧屈转、头前屈后仰、头颈部前屈、头部旋转等锻炼。以上动作要轻柔，旋转动作每日 1～2 次。半个月后复查，患者颈部疼痛、活动受限较前明显好转，但仍感头晕、手指麻木，舌红少津，脉弦。继用前方治疗半个月。患者颈部疼痛、活动受限基本缓解，头晕、手指麻木较前有所好转。舌淡红、苔薄白，脉弦。前方去石决明，加栀子、黄芩。（《孙广生医案精华》，人民卫生出版社，2014）

2. 妙法解析：本型的发病因素较多，病理改变亦较复杂，因此，视神经根受累的部位及程度不同，其症状及临床体征各异。如果以前根受压为主者，则肌力改变（包括肌张力降低及肌萎缩等）较明显；以后根受压为主者，则感觉障碍症状较重。但在临床上两者多为并存，此主要是由于在狭小的根管内多种组织密集在一起，难有舒缩的余地。因此，当脊神经根的前侧受压时，在根管相对应的后方亦同时出现受压现象。其发生机制，除了由于作用力的对冲作用外，也是由于在受压情况下局部血管的瘀血与充血所致。因此，感觉与运动功能障碍两者同时出现者居多。但由于感觉神经纤维较为敏感，因而感觉异常的症状会更早地表现出来。

（二）神经根型颈椎病（张崇权医案）

1. 病历摘要：方某，女，44 岁。颈痛、活动不利已 8 个月。近 2 个月加剧，右侧肩臂酸痛，示指、中指麻木，有蚁行感；头后仰或向右侧屈曲活动时，有电击样窜麻感自颈根部向右肩臂传射；提肩、收臂、屈肘时，上肢酸困与麻木减轻。发病前无明显外伤史。头颈部向前向左轻屈，颈椎 6～7 右侧横突尖前下方有压痛及放射痛；椎间孔压缩试验阳性；臂丛牵拉试验阳性；手指凉，爪甲无华，舌苔薄白，脉沉细无力。X 线片示：颈椎生理前凸弧度变浅，颈 6～7 钩椎关节有骨刺增生，椎间孔稍狭小。诊断：神经根型颈椎病。证属肾阳虚衰，精血不足，筋骨失养；加之寒湿阻络，血气不和，经络失于通畅。治宜补肾阳，益精血，兼疏督脉。龟甲 5 g，蛤蚧（去头爪）10 g，蕲蛇（去头）30 g。上药入白酒 600 mL 中，浸 7 日，去渣过滤，储瓶备用。每次 10～20 mL，每日 3 次。15 日为 1 疗程，间隔 7～10 日后，继服第 2 个疗程。一般 2～3 个疗程痊愈。给予风伤酊口服治疗 1 周，颈、肩、手臂及手指麻木明显减轻。服药半个月，症状完全消失，颈椎活动良好，复查 X 线片示：颈椎生理曲线恢复正常。后追访，已恢复工作，无任何不适。（《浙江中医杂志》，1984 年第 1997 期）

2. 妙法解析：颈椎是督脉循行输注的部位，督脉为肾之外垣。中年以后，肾之精气亏耗，督脉常灌注不足，濡筋骨而利关节的功能也随之减少。其治疗方法当以补益肾之精气和疏通督脉为首务，风伤酊中龟甲、蛤蚧补肾壮阳、生精益髓，使督脉气旺血足，颈椎及其附近软组织的营养与代谢得以改善；蕲蛇透骨搜风、祛除外邪、疏通经络，使邪去正复，经络畅通，则颈、肩、臂痛，肢端发麻等现象可自然消除。

（三）神经根型颈椎病（孙树椿医案）

1. 病历摘要：袁某，女，48岁。3个月前无明显诱因出现颈部疼痛，伴有左上肢麻木疼痛，经多家医院检查，确诊为颈椎病，并排除其他系统疾病。为求专科治疗，于2005年9月14日就诊。症见：颈部疼痛，左上肢麻木，左手握力减弱，头晕，睡眠欠佳，二便正常，双下肢活动正常。查：颈部僵硬，颈肌痉挛，颈4～7棘突及棘突左侧旁开1.0 cm处压痛（＋），左上肢放射痛（＋），左拇指、示指、中指感觉减退，左手握力差，肱三头肌腱反射减弱，颈椎活动受限，臂丛神经牵拉试验（＋），椎间孔挤压试验（＋），霍夫曼征（－）。X线片示：正位片示颈4～7钩椎关节增生；侧位片示颈椎生理曲度消失变直，颈5～7椎体缘骨质增生，颈4～7椎间隙略狭窄，相应椎间孔略窄，项韧带钙化。诊断：神经根型颈椎病（颈痛，气滞血瘀）。治宜活血通络，散寒止痛为要。用自拟颈椎Ⅱ号方及颈部手法治疗。处方：川芎、白芍、延胡索、白芷、当归、羌活、威灵仙、葛根各10 g，甘草6 g，三七粉（冲服）3 g。水煎服，每日1剂。手法操作：先予揉捻法、㨰法等预备手法松解痉挛的肌肉；再采用不定点旋转扳法治疗：患者取正坐位，术者立于患者身后，稍微侧身。用右手置于患者颌下，左手托住枕部，轻提并且做颈部旋转运动2～3次。然后上提，牵引颈部，并使其保持中立位，牵引的同时将患者的头颈右旋至有固定感时，右手快速发力旋转颈部，此时即可听到一连串的弹响声，一般响声清脆者疗效为佳。之后以同样手法向左侧旋复一次。最后予劈法、散法、拿法、归合法等善后手法捋顺颈部肌肉组织。患者颈部疼痛症状明显好转，麻木减轻。继续手法治疗巩固疗效，五诊后患者临床症状好转。嘱其继续坚持颈部练功。（《当代名老中医典型医案集·外伤科分册》，人民卫生出版社，2009）

2. 妙法解析：在中医学中，神经根型颈椎病属"痹证"范畴，"痹者闭也"，气血不通，气血运行不畅，出现颈、肩及上肢疼痛或窜麻、窜痛，痛有定处，痛处拒按。现代研究证明：神经根周围组织的充血、水肿以及炎症细胞反应，属中医学"气滞血瘀"，进一步发展可形成异物肉芽肿，而形成"瘀血内结"，压迫神经根产生根性症状。在神经根型颈椎病中气血不畅，脉络瘀阻产生的瘀血内停，是本病的主要病理所在。所以，在治疗本病时要重视气血辨证，将活血化瘀、行气止痛作为基础法则。本例所用自拟颈椎Ⅱ号方，方中以三七活血化瘀，祛瘀生新，恢复正常的气血运行；辅以当归、川芎、羌活、白芷、延胡索、葛根活血化瘀，行气消肿，疏通经络，鼓动气血运行，加强活血化瘀之功效；佐以白芍、甘草、威灵仙养血、滋阴之品，防止过于耗散。这样一方面解决了瘀血，另一方面又解决了局部缺血，又可加强活血化瘀的作用。又以疏通经络之品为使，起到使药直达病所，从而达到标本兼治的目的。

（四）神经根型颈椎病（孙达武医案）

1. 病历摘要：王某，女，40岁。患者就职于某民营企业，担任会计职位，每日超过8小时伏案工作，近5年来颈肩部经常酸胀不适，伏案劳累后明显，近1年发作频率增加，疼痛程度也增大。诊见：颈肩部肌肉僵硬，弹性差，广泛压痛，右臂丛神经牵拉试验阳性，椎间孔挤压试验阳性。CT：颈椎生理弧度变直，C3/C4，C4/C5，C5/C6椎间盘膨出，C6/C7椎间盘向右后突出。诊断：颈椎病（神经根型）。治疗：祛风除湿，蠲痹止痛。蠲痹汤加减：鸡血藤、桑枝、羌活、防风、延胡索各12 g，当归、川芎、黄芪、桂枝心各9 g，秦艽、甘草、片姜黄、石菖蒲、三七粉各6 g。每日1剂，水煎，分早、晚2次服。连服10剂后，颈肩部酸胀感明显减轻，手木症状有所减轻，予以颈椎牵引10次，再服此方7剂。颈部酸胀痛基本消失，右手麻木症状明显减轻。（《孙达武骨伤科学术经验集》，人民军医出版社，2014）

2. 妙法解析：颈椎病属"痹证"范畴，《素问·痹论》曰："风寒湿三气杂至，合而为痹也。其风气盛者为行痹，寒气盛者为痛痹，湿气盛者为着痹。"以肢体麻木不仁为主者，方用蠲痹汤或独活寄生汤。辛能散寒，风能胜湿，防风、羌活，除湿而疏风。气通则血活，血活则风散，黄芪、甘草补气而实卫。当归、赤芍活血而和营。姜黄理血中之气，能入手足而祛寒湿。去除风寒湿邪，气血通畅，通则痛自消。后期配合牵引，缓解椎间盘突出引起的神经压迫症状。

（五）神经根型颈椎病（孙绍裘医案）

1. 病历摘要：周某，男，52 岁。以项强痛，右上肢麻木为主诉就诊。患者系职业剧团须生演员，因参加演出劳累后项强酸困、疼痛，并放射于头项、颊部、胸背等处，伴右上肢麻木抽痛，握力减弱，不能正常参加演出，特来就诊。查体：颈部活动受限，旋转活动尤著，颈 4～6 椎体棘突压痛，且向枕部放射椎间孔，挤压试验（＋），臂丛牵拉试验（＋），右手握力差。X 线片示：颈 4、5 椎间隙变窄椎体前缘明显唇样改变。诊断：神经根型颈椎病。黄芪 30 g，当归 15 g，桂枝、川乌、草乌各 9 g，乌梅 20 g，川续断、乌梢蛇、狗脊、葛根各 12 g，首乌藤 24 g。每剂煎 500 mL 药液，分 2～3 次，1 日内服。从 1984 年 9 月 22 日始服舒颈汤，每日 1 剂，分 2～3 次服。服完 6 剂复查，自觉诸症有所减轻，查体同前；连服舒颈汤 20 余剂，项强硬消失，左上肢发麻明显减轻，症状减轻在 70% 以上，颈 4～6 棘突仍有压痛，臂丛牵拉试验（－），椎间孔挤压试验（－），颈部活动基本正常。患者带处方连服 10 剂，自觉症状完全消失，恢复原工作。今年信访知 5 年未见复发。

2. 妙法解析：本方以黄芪桂枝五物汤为基础，方中以黄芪、当归补益气血；首乌藤、川续断、狗脊补肝肾，壮筋骨以固其本；葛根、桂枝、川乌、草乌、乌梢蛇、乌梅以祛风寒、通经活络、舒挛急、止痹痛，共奏补肝肾、壮筋骨、舒颈止痛之功。

三、文献选录

（一）名医论述选录

孙广生认为：对于神经根型颈椎病防治主要是加强颈肩部肌肉的锻炼，在工间或工余时，做头及双上肢的前屈、后伸及旋转运动，既可缓解疲劳，又能使肌肉发达，韧度增强，从而有利于颈段脊柱的稳定性，增强颈肩顺应颈部突然变化的能力。及早、彻底治疗颈肩、背软组织劳损，防止其发展为颈椎病。避免高枕睡眠的不良习惯，高枕使头部前屈，增大下位颈椎的应力，有加速颈椎退变的可能。注意端正头、颈、肩、背的姿势，不要偏头耸肩，谈话、看书时要正面注视。要保持脊柱的正直。注意颈肩部保暖，避免头颈负重物，避免过度疲劳，劳动或走路时要防止闪、挫伤。长期伏案工作者，应定时改变头部体位，按时做颈肩部肌肉的锻炼。落枕会加重颈椎病病情，故平时应注意正确睡眠姿势，枕头高低要适中，枕于颈项部。并注意颈部保暖，避免风寒之邪侵袭。

（二）临床报道选录

1. 内服药物治疗选录：

（1）葛根汤加减治疗神经根型颈椎病 40 例：白芍 30～60 g，葛根 20 g，威灵仙、桂枝各 10 g，生姜 9 g，甘草 6 g，大枣 4 枚。上肢麻木、臂丛神经牵拉试验阳性加羌活、独活、威灵仙、木瓜、桑枝；偏头痛、头晕、欲呕（或呕吐）加天麻、半夏、藁本；下肢无力、步履困难加山茱萸、龟甲胶。每日 1 剂，水煎服。对照组 40 例，用颈复康冲剂 1～2 袋，每日 2 次餐后服；3 周为 1 个疗程。两组均坐位，全身放松，颈前屈 15°～20°，套颈牵引托，行颈部牵引，牵引重量渐增，以患者能耐受为度，最大≤10 kg。每次 20～30 分钟，每日 1 次；10 日为 1 个疗程。用 2 个疗程。结果：两组分别痊愈 12、7 例，显效 15、13 例，有效 10、11 例，无效 3、9 例，总有效率 92.5%、77.5%。（《中医杂志》，2009 年第 3 期）

（2）桂枝茯苓丸加味治疗神经根型颈椎病 60 例：葛根 30 g，茯苓 20 g，牡丹皮、赤芍各 15 g，桃仁（打碎）12 g，桂枝 10 g。寒湿型加川草薢 30 g，羌活、防风、蜂房各 12 g，湿热型加薏苡仁 30 g，茵陈蒿 20 g，浙贝母 15 g，蜂房 12 g；肾阳虚型加牛膝 18 g，杜仲、川续断各 15 g；肾阴虚型加茯苓、山药各 20 g，熟地黄、泽泻、山茱萸、牡丹皮各 15 g。每日 1 剂，水煎服。枕颌带牵引，牵引重量 5～7 kg，每次 30 分钟，每日 1 次。并用双柏散 200 g，每日 1 次，外敷患处。15 日为 1 个疗程。用 1～6 个疗程。结果：痊愈 21 例，好转 36 例，无效 3 例，总有效率 95％。（《陕西中医学院学报》，2007 年第 3 期）

（3）葛根丹参汤治疗神经根型颈椎病 68 例：葛根、丹参各 20 g，钩藤（后下）、威灵仙各 15 g，白蒺藜、天麻、秦艽、当归、生甘草各 10 g，全蝎（分冲）5 g，细辛 3 g，蜈蚣 2 条。随症加减。每日 1 剂，水煎，分 3 次餐后服。第 3 煎取液，熏蒸手及患肢，继用毛巾蘸药液（或包药渣），热敷颈部及患肢 20 分钟。对照组 32 例，用颈复康颗粒 2 袋（每袋 5 g），每日 2 次餐后服。均 15 日为 1 个疗程。用 2 个疗程，结果：两组分别显效（颈、肢体功能复常；X 线示颈椎骨质增生等无变化）39、11 例，有效 25、13 例，无效 4、8 例，总有效率 94.1％、75％。（《中医研究》，2006 年第 9 期）

（4）舒颈通络汤治疗神经根型颈椎病 100 例：黄芪、白芍各 20 g，桑寄生 15 g，葛根 12 g，当归、川续断、威灵仙、延胡索、乌梢蛇各 10 g，桂枝 9 g，川乌 6 g，土鳖虫 5 g，全蝎 3 g，蜈蚣 1 条。每日 1 剂，水煎服。对照组 40 例，用颈复康 10 g，每日 3 次，口服。均 20 日为 1 个疗程。用 1 个疗程，结果：两组分别临床治愈 32、9 例，显效 50、14 例，有效各 12 例，无效 6、5 例，总有效率 94％、87.5％（$P<0.05$）。（《中医正骨》，2001 年第 3 期）

（5）补阳还五汤治疗神经根型颈椎病 39 例：生黄芪 60 g，全当归 15 g，地龙 12 g，桃仁 10 g，赤芍、川芎、红花各 6 g。每日 1 剂，水煎服。对照组均用弥可保针 500 μg，每日 1 次，肌注；行颈椎牵引。均 1 周为 1 个疗程。用 2～3 个疗程，结果：两组分别治愈 29、19 例，显效 7、12 例，有效 2、1 例，无效 1、7 例，总有效率 97.44％、82.05％（$P<0.05$）。（《中医药学刊》，2006 年第 4 期）

（6）逐瘀益气汤治疗神经根型颈椎病 25 例：桃仁、红花、当归、川芎、党参、黄芪各 10 g，生地黄、葛根、菊花各 15 g，赤芍、丹参、牛膝各 20 g。退行性骨质增生者加骨碎补 15 g；损伤性骨质增生者加蜈蚣 2 条，三七粉（冲服）6 g。每日 1 剂，水煎服，10 日为 1 个疗程。用药 1～3 个疗程。结果：显效 11 例，有效 12 例，无效 2 例。总有效率为 92％。（《陕西中医学院学报》，1993 年第 3 期）

（7）白芍葛根汤治疗神经根型颈椎病 42 例：白芍 45 g，葛根 20 g，炙麻黄 3 g，桂枝 9 g，甘草 6 g。肢麻甚加全蝎、桑枝；病久上肢活动受限加桃仁、红花；颈背疼痛较剧加羌活、制乳香、制没药；头晕头痛、失眠多梦加天麻、川芎、地龙。每日 1 剂，水煎服。5 剂为 1 个疗程，连服 5～8 个疗程。结果：显效 26 例，有效 14 例，无效 2 例，总有效率 95.2％。（《江苏中医》，1990 年第 10 期）

（8）颈椎灵治疗神经根型颈椎病 44 例：当归、鸡血藤、白芍、白术、川芎、葛根、天花粉、红花、威灵仙、泽兰、木瓜、桂枝、甘草、补骨脂各 15～30 g。制成口服液（湖北省中医院研制）。每次 30 mL，每日 3 次，口服。对照组 15 例，用颈复康颗粒。用 4 周，结果：两组分别临床控制 6、2 例，显效 21、6 例，有效 14、5 例，无效 3、2 例。（《中国中医骨伤科杂志》，2007 年第 1 期）

（9）颈痛颗粒治疗神经根型颈椎病 84 例：三七、川芎、延胡索、威灵仙、羌活、白芍、葛根各 15～30 g。制成颗粒剂（山东明仁瑞达制药有限公司提供）。每日 3 次，每次 4 g，冲服。对照组 36 例，用安慰剂 1 片，口服；每日 3 次。用 28 日。结果：两组分别治愈 59、12 例，好转 20、12 例，未愈 5、12 例，有效率 94.05％、66.67％。（《中医正骨》，2008 年第 6 期）

（10）白丹颈复汤治疗神经根型颈椎病 58 例：白芍 30～40 g，丹参 30 g，当归、葛根、赤芍各 15～20 g，川芎、红花、桃仁、羌活、陈皮各 10 g，桂枝、木瓜各 10～15 g，甘草 20～30 g。痛甚加白芷、威灵仙；头晕加石菖蒲、天麻。每日 1 剂，水煎服，10 日为 1 个疗程。结果：痊愈 38 例，显效 12 例，好转 6 例，无效 2 例。（《山西中医》，1994 年第 6 期）

（11）黄芪乌蛇汤治疗神经根型颈椎病 60 例：炙黄芪 24 g，乌梢蛇、葛根、淫羊藿各 15 g，桂枝、白芍、当归、姜黄、川乌、草乌、鹿角胶（烊化）、乌梅、仙茅各 12 g。每日 1 剂，水煎服。15 日为 1 个疗程，疗程间隔 2 日。结果：治愈 36 例，显效 18 例，有效 4 例，无效 2 例，总有效率 96.7％。服药 10～45 剂。（《黑龙江中医药》，1993 年第 4 期）

（12）芪葛颗粒治疗神经根型颈椎病 48 例：黄芪、川芎、姜黄、威灵仙、白芍、葛根、桂枝各 15～30 g。制成颗粒剂。每日 2 次，每次 2 袋，口服。对照组 16 例，用根痛平颗粒、本品模拟剂各 1 袋；每日 2 次口服。用 4 周，结果：两组分别显效 19、4 例，有效 27、10 例，无效各 2 例。（《中国中医骨伤科杂志》，2007 年第 9 期）

2. 外用药物治疗选录：

乳香散治疗神经根型颈椎病 92 例：白花蛇舌草（焙黄）10 g，乳香、没药（去油）各 5 g，麝香 1.5 g，肉桂、川乌、草乌、花椒、白芥子各 5 g。冰片少许，共为细末，装瓶密闭待用。用时取药粉少许撒在 3 cm×4 cm 的胶布上，并贴于颈部压痛最明显处。每周换药 2 次，4 周为 1 个疗程。同时内服汤剂含葛根、威灵仙各 30 g，全蝎 6 g，透骨草、淫羊藿、白芍、狗脊、鸡血藤、木瓜各 15 g，桑枝 10 g，青风藤 12 g。其中观察 3 个月有效者为 15 例，观察 6 个月显效者 24 例，观察 1 年痊愈者 45 例，无效 9 例。（《辽宁中医杂志》，1988 年第 6 期）

3. 手法治疗选录：

（1）手法治疗神经根型颈椎病 100 例：炎性水肿期患者仰卧，医者一手固定枕突部，另一手置于下颌，徐力纵向牵引，呈 7°～20°，以自觉痛减为度；俯卧，胸部垫厚 3～5 cm 枕，颈前屈 7°～20°，松开牵引；拿颈：点按风池、翳风、肩井、曲池、手三里、合谷、落枕穴等；拿肩封背：拿双肩斜方肌、三角肌，点夹脊穴，再叠掌按压脊柱；压枕推肩：一手掌根固定耳后，四指置枕部，固定头旋转屈曲位，另一手置肩部，自颈根部掌推至肩峰，肌肉放松后，至肩峰处骤发力，两侧依次施术；扶额抬头：医者两手分置前额、枕突部，纵向牵引，嘱抬头动作 3～10 次，继仰卧，持续枕颌牵引，牵引重量 1～2 kg。缺血期行坐位电脑脉冲牵引 15 分钟，重量 7～15 kg，角度同上；手法放松肌肉；定位牵引；通臂：依次拿法放松两臂肌肉，点按局部穴位，并做牵抖及牵拉；封背：患者双手交叉置后枕部，医者双臂自后方绕过肘臂，前胸顶其后背，嘱憋气，医者发力向后上方轻提；通顶：点揉风府至翳风穴，再依次向上拨足少阳、太阳经穴；拍背结束。功能恢复期手法同缺血期，增加颈肩部及上肢被动活动。结果：治愈 79 例，好转 20 例，无效 1 例。（《中国骨伤》，2003 年第 11 期）

（2）手法治疗神经根型颈椎病 70 例：患者坐位，医者双手拇指指腹按揉颈部棘突两侧（风池穴至大椎穴）肌肉 10 分钟、项韧带 5 分钟；施一指禅弹拨颈棘突两侧肌肉及项韧带各 2 次；指揉冈上肌、冈下肌、肩胛内外缘；双手拇指、余四指分别置风池穴、下颌关节前下方，用力向上牵引头部 1～2 分钟；以左侧为例，医者右手五指托枕部，向上用力牵引，左肘窝托下颌部，向左后上方牵引至最大角度，两手同时用力，可闻及"喀哒"声；患者仰卧位，依次弹拨手太阴肺经、手少阳三焦经；患肢高举过头，头偏向健侧，从极泉穴沿手少阴心经至少海穴弹拨3次，以上肢有麻木感为度；患肢触摸健侧肩峰，弹拨手太阳小肠经，重点弹拨有萎缩、结节、条索状痉挛的软组织，尽量使局部及远端有症状的部位产生麻木、酸胀（或温热）感。对照组62例，施擦、揉、点、按、弹、拿等于颈肩及上肢。结果：两组分别治愈45、30例，好转24、23例，无效1、9例，有效率98.58％、85.49％（P＜0.05）。（《按摩与导引》，2008年第11期）

（3）揉、搓、按、拿、弹拨手法，配合卧位牵引治疗神经根型颈椎病213例：①揉按颈肩部肌肉及风池、风府、肩髃、肩井、大椎等穴；揉、搓、按、拿、弹拨颈部两侧胸锁、突肌、斜方肌及其他软组织；用两手掌根部托住下颌和枕骨粗隆，用力缓缓上提头颅约1分钟，再用拇指指峰把偏歪的棘突向对侧用力推；在上提头颅的位置上将头部轻柔的左右旋转活动3～5次，然后再使头部做轻柔的左右侧屈活动3～5次，用拇指或四指按压弹拨锁骨上窝及腋下臂丛神经及腋总神经使患臂及手指出现麻胀酸困感。②卧位牵引：床腿垫高15°～20°，头高足低应用颌枕四头带卧位牵引，重量为体重的1/10～1/8，每次45分钟，每日1次，10次为1个疗程。③恢复期用魏氏颈部导引法，每日2次。结果：显效（症状与体征基本消失，恢复正常工作，但遇气候变化和劳累时有不适感）187例占87.8％，有效（症状与体征有明显好转，可从事轻工作，遇气候变化和劳累时有明显不适感）21例占9.9％，无效5例占2.3％。（《按摩与导引》，1989年第4期）

（4）旋转复位与牵引，枕颌带牵引治疗神经根型颈椎病50例：以C5棘突右偏为例，患者坐位低头，使C5棘突将皮肤顶起，头向左摆、面朝向右，医者左手拇指按C5棘突右侧缘，右肘弯勾住下颌，稍向上提拉，将头向右旋转至最大角度，左手拇指向左顶推C5棘突，闻及复位声。用推拿理筋法放松局部软组织。对照组50例，用枕颌带牵引法，呈10°～30°，重量6～15 kg，每次20～30分钟，用30秒，间隔10秒。两组均继用电脑中频电疗仪、脉冲超短波电疗机（并置法），均电极置颈肩及患侧上肢，分别每次20、15分钟，每日1次。停用他法。用8周，结果：两组分别临床治愈12、8例，显效30、19例，有效7、17例，无效1、6例，总显效率84％、54％（P＜0.05）。（《中国临床康复》，2004年第17期）

（5）手法治疗神经根型颈椎病40例：患者俯卧位，医者按揉、松解颈肩背部的肌肉；双手稳住头部平行牵引，牵引重量5～7 kg，每次30分钟，间断操作3次。点按风池、风府、大椎、天柱、颈及胸夹脊穴；用双手小鱼际夹挤夹捏下颈部5次；双拇指施推脊法于颈、胸椎；用大鱼际推揉肩胛及双肩，并弹拨痉挛的肌肉5次；松解颈肩背部的肌肉。行改良旋转整复法。对照组38例，坐位，头部前屈位10°左右，用布托带颈椎牵引，牵引重量3～5 kg，每次30分钟。均隔日1次，每周3次；4周为1个疗程。治疗神经根型颈椎病40例，用1个疗程，结果：两组分别痊愈28、11例，有效10、21例，无效2、6例。（《中国骨伤》，2007年第8期）

（6）旋转、屈曲、牵引等手法整复治疗神经根型颈椎病55例：患者坐位，医者用按、揉、滚等法放松颈部软组织5～10分钟；患者头部主动水平旋转至极限，并做最大屈曲至有固定感，医者用肘部托下颌，轻轻顺势向上牵引3～5秒后，短促向上提拉肘部，可闻及弹响声。对照组38例，患者坐位，用枕颌布兜牵引，头部前屈10°～15°，以患者感觉舒适为度。牵引质量3 kg，按0.5 kg递增，至≤6 kg；每次30分钟。均隔日1次。用2周。结果：两组分别临床控制10、5例，显效22、13例，有效20、10例，无效3、10例。疗效本组优于对照组（P＜0.01）。（《中国骨伤》，2005年第8期）

（7）循经推拿加牵引治疗神经根型颈椎病30例：先用颈椎牵引器牵引半小时，牵引重量以患者能忍耐为度（3～5 kg为宜）。推拿时患者俯卧，用滚法在颈肩处滚揉5分钟；然后从足太阳膀胱经的天柱穴至白环俞，手阳明大肠经的巨骨至合谷，手少阳三焦经的天髎至液门，用一指禅循经揉 3～5 遍，并重揉风池、肩髃、曲池、合谷、中渚、液门等穴，最后用牵抖法左右牵抖数遍。每日 1 次，10 次为 1 个疗程。治疗 1～2 个疗程后。结果：显效（疼痛麻木消失）21 例，有效（痛麻减轻）9 例。（《按摩与导引》，1990 年第 2 期）

（8）手法治疗神经根型颈椎病 150 例：患者坐位，医者一手扶前额，一手拇指指腹用增力点压法施于颈椎棘上及棘突旁软组织，每次 30 分钟，每日 1 次；10 日为 1 个疗程。患者骑坐在牵引椅上，颈前屈约 10°，牵引重量 6 kg，逐渐增加，以颈部及上肢无不适感为度。10 分钟后，医者扶患者双肩，向后及左、右侧牵拉 60～100 次，渐增至 5 分钟；每 1～2 日 1 次。用 3 个疗程。结果：优 96 例，良 35 例，好转 17 例，无效 2 例。（《中国中医骨伤科杂志》，2006 年第 5 期）

4. 中西医结合治疗选录：

（1）中西医结合治疗神经根型颈椎病 68 例：取穴：阿是穴、患椎相应夹脊穴。用秦艽 100 g，白芍、广郁金各 50 g，桂枝、三七、乳香、没药、广木香、红花、炙马钱子、延胡索各 15 g，血竭 5 g。加 50%乙醇（或 50°白酒）1 L，浸 7 日，取滤液；穴位离子导入，同时热疗、磁疗、针刺及按摩，每次 30 分钟。取穴：阿是穴、大椎、肩井、肩髃。用颈项痛膏，贴敷穴位。睡颈椎保健药枕，2 个月更换 1 次。行患椎节段神经阻滞。取主穴：风池（双）、颈夹脊、压痛点；配穴：肩井、手三里、后溪。用复方丹参 2 份，维生素 B_{12} 1 份，混合，用 1～5 mL，每穴 1 mL，局部注射，于神经阻滞间期用 1 次。与对照 1 组均行枕颌吊带间歇牵引。并取炙黄芪、伸筋草、羌活各 15 g，当归、赤芍、续断、姜黄各 12 g，松节、苏木、防风、甘草各 10 g。随症加减。水煎服。对照 2 组行钩椎关节切除（或关节突关节钻洞或切开减压）术。结果：三组分别治愈 50、11、51 例，有效 18、37、17 例，无效 0、20、0 例。随访本组与对照 2 组，复发、邻椎发病分别为 2、3 例，0、8 例。（《现代中西医结合杂志》，2004 年第 7 期）

（2）中西医结合治疗神经根型颈椎病 100 例：①内服方。葛根、丹参各 30 g，川芎、红花、川木瓜、白芷、威灵仙、香附、延胡索各 15 g，桂枝 10 g。疼痛较重加三七（冲服）；头晕、头痛加生龙骨、生牡蛎、珍珠母；肢体麻木加全蝎、蜈蚣、乌梢蛇；失眠、多梦加炒柏仁、炒酸枣仁、首乌藤、合欢皮；心悸闷气加瓜蒌、薤白、青皮、陈皮、木香；气虚加黄芪、党参。每日 1 剂，水煎服。②枕颌带牵引。用间新牵引法，坐位，重量由 2.5～5 kg 逐渐增加，每次 30 分钟，每日 1 次。③手法按摩。牵引后用两手拇指指腹沿颈项两侧，从上到下做回旋揉捻 3～5 分钟。然后指腹与颈部肌束相垂直行揉筋拨络手法 3～5 分钟，再用拇指尖或中指指间关节点按或揉捻大椎、风池、夹脊、肩井、肩中俞、肩外俞、天宗、肩髃、阿是穴，每穴 20～30 分钟。最后，两手分别托下颌部及枕骨粗隆处，缓慢、均衡、持续用力向上牵引，同时左右摆动患者头部，感到灵活舒适时结束手法。结果：痊愈 78 例，显效 14 例，好转 8 例。（《中医正骨》，1993 年第 3 期）

（3）中西医结合治疗神经根型颈椎病 50 例：①枕颌牵引。牵引重 2～5 kg，每次 30 分钟，隔日 1 次，10 次为 1 个疗程。②用旋转复位法和提端摇晃法。③中药选方。疼痛型（神经根型）用桂枝附子汤加减：桂枝、附子各 10 g，甘草 7 g，生姜 3 片，大枣 3 枚。颈项强痛加葛根、延胡索；头晕加钩藤、天麻，手麻加鸡血藤、木瓜。眩晕（椎动脉型）用天麻钩藤饮加减：天麻、黄芩、栀子各 6 g，钩藤、益母草、桑寄生、首乌藤、茯苓各 10 g，牛膝、杜仲各 12 g，石决明 15 g。心悸、头眩、耳鸣加龙骨、牡蛎；失眠多梦加远志、酸枣仁。痉证型（脊髓型）用黄芪地龙汤：黄芪 20 g，地龙 10 g。气虚加太子参；偏寒加附子、肉桂；麻木重加川乌、草乌；配服骨刺消痛液、骨仙片、壮骨关节丸并用布洛芬 0.2 g，扶他林 25 mg，均每日 3 次，口服。吡罗昔康 20 mg，每日 1 次，口服。痛甚可痛点封闭或小针刀疗法。脊髓型治疗无效，每病情加重，手术治疗。随访 1 个月至 3 年，结果：优 15 例，良 21 例、好转 11 例，无效 1 例，优良率 72%。

《中国骨伤》，1994 年第 6 期）

（4）中西医结合治疗神经根型颈椎病 340 例：①颈椎牵引。患者坐位，以两块布套托住颌枕部，用垫式颈椎牵引机缓缓向上牵引 20 分钟，牵引重量年青体壮者 10～12 kg，年老体弱者 10 kg。②按摩：用拇指推、揉、拔法，三指捏、拿法交替在颈项部推拿；揉按颈部肌肉，拨揉棘突之间的关节，手法由轻—重—轻适宜；点压风池、肩井、曲池。③中药外敷：藁本、赤芍、红花、草乌、川乌、胡椒、细辛、生半夏、天南星各 20 g，斑蝥、蟾酥、乳香、没药各 10 g，混合碾碎，以 95％乙醇或陈醋 1000 mL 密封浸泡 3 周，过滤去渣，加冰片 30 g 摇匀备用，同时将药液浸润于纱布上贴颈部，外用热水袋敷。每日 1 次，10 次为 1 个疗程，经治 3～7 个疗程。结果：痊愈 174 例占 51％，有效 144 例占 42％，无效 22 例占 7％。（《按摩与导引》，1992 年第 2 期）

（5）中西医结合治疗神经根型颈椎病 158 例：先用揉、擦、拿、捏等放松颈、项、肩、背部肌肉约 10 分钟，用拇指弹拨颈项的痛点、结节，点揉哑门、风池，并按大椎、大杼穴 8 分钟。再令患者俯卧，头伸出床头，一助手固定患者双肩，向下牵引，医者一手扣患者下颌，另一手扣枕部，对抗牵引 1～2 分钟，并最大限度地左右旋转、前屈、后伸各 2 次，继拿肩井。每次 25 分钟，隔日 1 次。配合用二五通痹汤：五加皮、红花各 15 g，五味子 30 g，独活、羌活、威灵仙、当归、川芎、桑枝各 10 g，桂枝 9 g。加水 1.5 L，陈醋 500 mL，沸后再煎 20 分钟，熏敷颈项、背部 30 分钟。再做颈部大幅度屈伸、旋转活动 200 次。每日 2 次，2 日 1 剂，15 日为 1 个疗程。结果：治愈 44 例，显效 85 例，好转 24 例，无效 5 例，总有效率 96.6％。（《中医正骨》，2000 年第 12 期）

（6）中西医结合治疗神经根型颈椎病 130 例：患者坐位，颈椎前屈约 10°，以枕颌布兜行颈椎牵引，牵引力 4～6 kg，每次 20 分钟。5 分钟后，施舒筋理筋法于颈肩背部；拇指点按天宗、合谷、曲池、阿是穴，拨腋下的臂丛神经，以麻胀感传至手指端为宜；双手置患者颈项部，用力向上端提，并缓慢用力使头部向左右两侧各旋转 30°～40°，重复 2 次；轻揉颈项部及肩背部约 5 分钟，以拍打法结束。并用桂枝加葛根汤加减：葛根 30 g，桂枝、半夏、天麻各 10 g，白芍 15 g，茯苓 12 g，全蝎、炙甘草各 3 g，僵蚕 5 g。每日 1 剂，水煎分 3 次服。继用损伤镇痛膏（含五加皮、续断、穿山甲、大黄、丁香、木香、生甘草等。研细末，加桐油熬膏），贴颈肩部，每 2 日换药 1 次。10 日为 1 个疗程。用 3～5 个疗程。结果：治愈 98 例，有效 26 例，无效 6 例，总有效率 95.4％。（《中医正骨》，2007 年第 9 期）

（7）中西医结合治疗神经根型颈椎病 108 例：医者点按患侧风池、天柱、肩井、天宗、曲池、合谷等，每穴 1 分钟；再揉拿颈项部、斜方肌、冈上肌及前臂肌群 5 分钟。医者双手固定枕颌部提牵颈部 2～3 分钟，再做头颈部前屈、后伸、旋转各 2 次。医者双手分别托颈、下颌部，牵引头颈部 3～5 分钟，令患者颈前屈 20°，被动将其旋至患侧最大限度，侧扳，可听到弹响声；再将头颈部旋至健侧最大限度，回复中立位。用拇指沿颈椎棘突旁肌纤维理筋数遍。每日 1 次。常规牵引，重量 6～8 kg，逐渐增加至≤10 kg。每次 30 分钟，每日 2～3 次。用黄芪、葛根、鸡血藤各 20 g，淫羊藿、桂枝、威灵仙、羌活、木瓜、白芍、丹参、甘草各 10 g，川芎 6 g，地龙 10 条，蜈蚣 3 条。每日 1 剂，水煎服。10 日为 1 个疗程。用 2 个疗程。结果：痊愈 74 例，好转 24 例，未愈 10 例。（《中医正骨》，2003 年第 11 期）

（8）中西医结合治疗神经根型颈椎病 53 例：①枕颌牵引，每次 30 分钟，每日 1 次，10 日为 1 个疗程，疗程间隔 7 日。②手法。局部用按摩法，每日 1 次，3 周为 1 个疗程。棘突偏歪再用旋转复位法，每 2～3 日 1 次；年老体弱者用提转法。③药用羌活、当归、赤芍、防风、白芍各 12 g，黄芪 15 g，姜黄 10 g，甘草 5 g，随症加减，每日 1 剂，水煎服。14 日为 1 个疗程。并用红花、当归、威灵仙、防风、土鳖虫、苏木、白芷、海桐皮、乳香、没药各 15 g，宽筋藤 20 g，水煎服，热敷、熏洗患处，每次 20 分钟，每日 2 次。④配合功能锻炼。结果：治愈 18 例，显效 22 例，有效 11 例，无效 2 例，总有效率 96％。（《按摩与导引》，1995 年第 3 期）

(9) 中西医结合治疗神经根型颈椎病 59 例：枕颌带电脑间歇牵引法（张家港兴鑫医用设备有限公司 YHZ－100B 型牵引系统）：患者头部前倾 10°～25°，先以 15％～20％体重牵引 20 秒，再以 10％体重牵引 10 秒，两者交替进行，每次 20 分钟，每日 1 次。并用葛根、桂枝、羌活、桑枝、天麻、黄芪、鸡血藤、威灵仙、细辛、地龙、当归、白芍、海风藤等（浙东劳氏伤科劳建民方）。每日 1 剂，水煎服。对照组 37 例，用颈复康颗粒 1 袋，每日 2 次，口服。治疗神经根型颈椎病 59 例。用 4 周，结果：两组分别临床控制 22、5 例，显效 27、13 例，有效 8、14 例，无效 2、5 例。（《中医正骨》，2009 年第 4 期）

(10) 中西医结合治疗神经根型颈椎病 582 例：①先以按摩法松解椎旁肌肉及软组织，再轻揉风池、大椎穴 2 分钟，然后以旋转法纠偏正位，每周 1 次。②机械牵引 5～10 分钟，每周 1 次。③温泉浴、泥浆疗法，均每日 1 次，每次 15～20 分钟。结果：治愈 294 例，显效 162 例，好转 122 例，无效 4 例，总有效率 99.28％。（《中医正骨》，1992 年第 3 期）

5. 其他疗法治疗选录：

(1) 分型辨治治疗神经根型颈椎病 63 例：风寒阻络型用黄芪 30 g，葛根 12 g，当归、白芷、姜黄、桂枝、香附、僵蚕、制川乌各 10 g，炙甘草 3 g。寒湿痹阻型用薏苡仁 20 g，葛根 12 g，当归、白芷、桂枝、羌活、威灵仙、防风、香附、藁本、荆芥、半夏各 10 g，柴胡、川芎各 6 g，炙甘草 3 g。正气亏虚型用黄芪 30 g，党参、葛根各 15 g，白芷、香附各 12 g，当归、姜黄、桂枝、僵蚕各 10 g，全蝎（研末，分冲）、炙甘草各 3 g，生姜 3 片，大枣 5 枚；肝肾不足合独活寄生汤。每日 1 剂，水煎服。患处施点穴、捏拿、揉按、扣击及旋转法等；酌用外揉展筋丹（或外搽展筋酊）。并取穴：颈夹脊、大椎、风池、风府、手三里、肩井、天宗、曲池、外关、列缺、合谷等。针刺，虚实补泻法，每日 1 次，10 日为 1 个疗程。结果：治愈 50 例，好转 10 例，未愈 3 例。（《中医正骨》，2006 年第 2 期）

(2) 药针并用治疗神经根型颈椎病 85 例：药用没药 25 g，天麻、丹参、红花、乌梢蛇各 10 g，乳香、当归、牛膝各 5 g，川乌 3 g。寒湿甚加羌活、桂枝；气虚甚加黄芪、党参；肾虚甚加杜仲、川续断。用白酒 500 mL，浸 10 日，取药液。用 20～30 mL，针刺前半小时、晚睡前各 1 次口服。并取穴：后溪透劳宫、落枕（均同侧），申脉、阳陵泉（均对侧）。针刺得气后，接 G6805 治疗机，1、3 穴接负极，2、4 穴接正极，疏密波，电流强度以患者能耐受为度，同时缓慢活动颈部；每次 30 分钟，每日 1 次，10 为 1 个疗程，疗程间隔 3 日。用 2 个疗程。结果：临床治愈 49 例，显效 31 例，无效 5 例，总有效率 94％。（《新疆中医药》，2002 年第 4 期）

(3) 药物外治治疗颈椎病 436 例：神经根型用白芷、葛根、桑枝、丹参、黄芪、当归尾、川芎、红花、桂枝各等份；椎动脉型加白芍、法半夏、天麻；交感神经型加桃仁、延胡索、补骨脂、桑寄生。共研细末水外敷：神经根型用杨氏增生膏 1 号（三七、血竭、延胡索、乳香、没药入油 500 g，于铁锅内熬至焦黄捞出，继续熬油至滴水成珠，加入东丹 250 g，搅匀成膏），使用前加入全蝎末、梅片末、麝香末，摊于红布上，每张重 25 g。椎动脉型、交感神经型及混合型用 Ⅱ 号（含肉桂、生草乌、生天南星、当归、三棱等），制法同 Ⅰ 号。结果：优 157 例占 36％，良 231 例占 52.98％，可 46 例占 10.55％，无效 2 例占 0.45％。（《陕西中医》，1994 年第 15 期）

(4) 电针治疗神经根型颈椎病 42 例：主穴：C2～C7 颈椎夹脊穴。头痛、头晕配风池、百会、印堂、太阳。肩背酸困，手臂疼痛麻木配肩井、肺俞、曲池、外关、合谷；颈项酸困配梅花针沿颈椎后项两侧夹脊穴扣打数次，微出血，拔火罐。上述穴位用 1.5～2 寸毫针，得气后留针 30 分钟，接 G6825 电针治疗仪，用间断波治疗，10 次为 1 个疗程。结果：有效 38 例，无效 4 例，有效率为 90.5%。自身对照，与过去牵引推拿比较疗效有非常显著差异（$P<0.01$）。（《甘肃中医学院学报》，1993 年第 3 期）

（三）经验良方选录

1. 分型辨治选录：

（1）分 6 型辨治：①肝阳上亢型用生龙骨、生赭石各 30 g，丹参、葛根各 20 g，天麻、钩藤、生地黄、石决明、桑寄生、当归、菊花各 15 g，牛膝、杜仲、川芎各 10 g。②痰浊中阻型用茯苓、丹参各 30 g，石菖蒲 20 g，半夏、天麻、白术、砂仁各 15 g，川芎、甘草各 6 g。③痰瘀交阻型用茯苓、丹参各 30 g，陈皮、钩藤、当归、葛根各 20 g，天麻、半夏、胆南星、枳壳、赤芍、白芍、僵蚕各 15 g，桃仁、红花、全蝎各 10 g。④气血亏虚型用黄芪、茯苓、鸡血藤各 30 g，党参、葛根各 20 g，白术、当归、白芍、陈皮、丹参各 15 g，升麻、甘草各 10 g。⑤气虚血瘀型用黄芪 50 g，赤芍、桃仁、红花、地龙各 15 g，丹参 30 g，葛根、茯苓、陈皮各 20 g，川芎 10 g。⑥肝肾不足型用熟地黄、山茱萸、骨碎补各 30 g，肉苁蓉、鹿衔草、淫羊藿、菟丝子、葛根、威灵仙各 20 g，川芎、莱菔子各 10 g。每日 1 剂，水煎服。1 个月为 1 个疗程。主治神经根型颈椎病。

（2）分 3 型辨治：①肝阳上亢型用鳖甲 25 g，石决明（先煎）20 g，钩藤、牛膝、黄芩、栀子、桑寄生、首乌藤各 15 g，天麻、杜仲、川芎、丹参、红花各 10 g。②气血亏虚型用黄芪 25 g，酸枣仁 20 g，党参、白术、龙眼肉各 15 g，当归、木香、升麻、陈皮、柴胡、川芎、丹参、红花各 10 g。③痰浊中阻型用煅牡蛎（先煎）25 g，白术、茯苓、党参各 15 g，法半夏、天麻、生姜、陈皮、竹茹、川芎、红花、丹参各 10 g，大枣 5 枚。每日 1 剂，水煎服。10 日为 1 个疗程。主治神经根型颈椎病。

（3）分 4 型辨治：①风寒阻络型用黄芪 30 g，葛根 12 g，当归、白芷、姜黄、桂枝、香附、僵蚕、制川乌各 10 g，炙甘草 3 g。②寒湿痹阻型用薏苡仁 20 g，葛根 12 g，当归、白芷、桂枝、羌活、威灵仙、防风、香附、藁本、荆芥、半夏各 10 g，柴胡、川芎各 6 g，炙甘草 3 g。③正气亏虚型用黄芪 30 g，党参、葛根各 15 g，白芷、香附各 12 g，当归、姜黄、桂枝、僵蚕各 10 g，全蝎（研末，分冲）、炙甘草各 3 g，生姜 3 片，大枣 5 枚。④肝肾不足合独活寄生汤。每日 1 剂，水煎服。患处施点穴、捏拿、揉按、叩击及旋转法等；酌用外搽展筋丹（或外搽展筋酊）。并取穴：颈夹脊、大椎、风池、风府、手三里、肩井、天宗、曲池、外关、列缺、合谷等。针刺，虚实补泻法，每日 1 次，10 日为 1 个疗程。主治神经根型颈椎病。

2. 内服良方选录：

（1）黄芪、葛根各 30 g，白芍 20 g，威灵仙、穿山甲、天麻、淫羊藿各 10 g，蜈蚣 2 条，土鳖虫 8 g，熟地黄 15 g。头痛者加川芎、蔓荆子；恶心呕吐者加姜半夏、竹茹、石菖蒲；颈肩痛肢麻者加姜黄、羌活、鸡血藤；耳鸣视物不清者加枸杞子、山茱萸。每日 1 剂，水煎服。12 剂为 1 个疗程，疗程间隔 3 日。主治神经根型颈椎病。

（2）茯苓、当归各 20 g，陈皮、白术、苍术、丹参各 15 g，半夏、甘草、川芎各 10 g，胆南星 8 g，三七粉 5 g。气虚加党参、黄芪；湿甚加泽泻、车前子；耳鸣加煅磁石；记忆力减退加枸杞子、女贞子；视物模糊加菊花、蔓荆子。每日 1 剂，水煎服。7 日为 1 个疗程。用 1～4 个疗程。主治神经根型颈椎病。

（3）桃仁、红花、当归、川芎、党参、黄芪各 10 g，生地黄、葛根、菊花各 15 g，赤芍、丹参、牛膝各 20 g。退行性骨质增生者加骨碎补 15 g；损伤性骨质增生者加蜈蚣 2 条，三七粉（冲服）6 g。每日 1 剂，水煎服，10 日为 1 个疗程。主治神经根型颈椎病。

（4）杜仲、枸杞子各 20 g，葛根、半夏、川芎、当归、僵蚕、桂枝、川牛膝各 10 g，天麻、茯苓各 15 g，赤芍、甘草各 8 g。风阳上扰型加石决明；痰浊上蒙型加石菖蒲；气血亏虚型加黄芪。每日 1 剂，水煎服。主治神经根型颈椎病。

（5）天麻、半夏、全蝎、僵蚕各 9 g，白芍、首乌藤 24 g，钩藤（另包后下）20 g，茯苓 15 g，丹参 30 g。每日 1 剂，加水煎至 500 mL，分 2～3 次服，15 日为 1 个疗程，疗程间隔 2～3 日。主治神经根型颈椎病。

（6）黄芪、白芍各 20 g，桑寄生 15 g，葛根 12 g，当归、川断、威灵仙、延胡索、乌梢蛇各 10 g，桂枝 9 g，川乌 6 g，土鳖虫 5 g，全蝎 3 g，蜈蚣 1 条。每日 1 剂，水煎服。20 日为 1 个疗程。主治神经根型颈椎病。

（7）党参、黄芪、枸杞子、威灵仙各 15 g，当归、何首乌各 12 g，葛根、桑枝各 30 g，白芥子、白芷、羌活、桃仁、延胡索、赤芍、川芎各 10 g，胆南星 5 g。随症加减，每日 1 剂，水煎服。主治神经根型颈椎病。

（8）天麻、牡蛎、珍珠母各 30 g，夏枯草、杭白菊各 15 g，白蒺藜 12 g，决明子、葛根、酸枣仁、川芎、升麻、法半夏、藁本、丹参各 10 g，每日 1 剂，水煎服。10 日为 1 个疗程。主治神经根型颈椎病。

（9）泽泻 25 g，白蒺藜、菟丝子各 15 g，天麻、菊花、枸杞子、清半夏各 10 g，陈皮、茯苓各 6 g，随症加减，每日 1 剂，水煎服。10 日为 1 个疗程，疗程间隔 3～5 日。主治神经根型颈椎病。

（10）当归、鸡血藤、白芍、白术、川芎、葛根、天花粉、红花、威灵仙、泽兰、木瓜、桂枝、甘草、补骨脂各 15～30 g。制成口服液。每日 3 次，每次 30 mL，口服。主治神经根型颈椎病。

（11）桂枝 10 g，炒白术、制半夏、石菖蒲、葛根各 12 g，茯苓、泽泻各 15 g。随症加减，每日 1 剂，水煎服。均 10 日为 1 个疗程。主治神经根型颈椎病。

（12）葛根、桂枝、羌活、桑枝、天麻、黄芪、鸡血藤、威灵仙、细辛、地龙、当归、白芍、海风藤等。每日 1 剂，水煎服。主治神经根型颈椎病。

（13）葛根 30 g，白芍 25 g，水牛角 20 g，黄芪 15 g，天麻、地龙、丹参各 10 g，全蝎 3 g。每日 1 剂，水煎服。主治神经根型颈椎病。

（14）黄芪、川芎、姜黄、威灵仙、白芍、葛根、桂枝各 15～30 g。制成颗粒剂。每日 2 次，每次 2 袋。口服。主治神经根型颈椎病。

3. 外治良方选录：

（1）白芥子 60 g，面粉 30 g，威灵仙、细辛、羌活、独活、当归、川芎、三棱、莪术、丹参、伸筋草、透骨草、蟾酥各 10 g，血竭、朱砂、莲砂、冰片、制马钱子各 3 g。适量，凉水调敷患处，胶布固定。每次 2 小时，每 1～2 日 1 次；7 日为 1 个疗程。主治神经根型颈椎病。

（2）五加皮、红花各 15 g，五味子 30 g，独活、羌活、威灵仙、当归、川芎、桑枝各 10 g，桂枝 9 g。加水 1.5 L，陈醋 500 mL，沸后再煎 20 分钟，熏敷颈项、背部 30 分钟。再做颈部大幅度屈伸、旋转活动 200 次。每日 2 次；2 日 1 剂，15 日为 1 个疗程。主治神经根型颈椎病。

4. 内外兼治良方选录：

（1）黄芪、葛根、鸡血藤各 20 g，淫羊藿、桂枝、威灵仙、羌活、木瓜、白芍、丹参、甘草各 10 g，川芎 6 g，地龙 10 条，蜈蚣 3 条。每日 1 剂，水煎服。10 日为 1 个疗程。医者点按患侧风池、天柱、肩井、天宗、曲池、合谷等，每穴 1 分钟；再揉拿颈项部、斜方肌、冈上肌及前臂肌群 5 分钟。医者双手固定枕颌部提牵颈部 2～3 分钟，再做头颈部前屈、后伸、旋转各 2 次。医者双手分别托枕颈、下颌部，牵引头颈部 3～5 分钟，令患者颈前屈 20°，被动将其旋至患侧最大限度，侧扳，可听到弹响声；再将头颈部旋至健侧最大限度，回复中立位。用拇指沿颈椎棘突旁肌纤维理筋数遍。每日 1 次。常规牵引，重量 6～8 kg，逐渐增加至≤10 kg。每次 30 分钟，每日 2～3 次。主治神经根型颈椎病。

（2）葛根 30 g，桂枝、半夏、天麻各 10 g，白芍 15 g，茯苓 12 g，全蝎、炙甘草各 3 g，僵蚕 5 g。每日 1 剂，水煎，分 3 次服。继用损伤镇痛膏（含五加皮、续断、穿山甲、大黄、丁香、木香、生甘草等。研细末，加桐油熬膏），贴颈肩部，每 2 日换药 1 次。10 日为 1 个疗程。主治神经根型颈椎病。

（3）天麻、姜半夏、白术、秦艽各 9 g，茯苓、丹参、生姜各 10 g，橘红、甘草各 6 g，大枣 6 枚。随症加减，每日 1 剂，水煎服。用三七、红花、延胡索、川乌、川芎、黄芪、血竭、丁香等，于患处及相应穴位，中药电离子导入 20 分钟。主治神经根型颈椎病。

（4）当归、川芎、红花、桃仁、葛根、钩藤、赤芍、乳香、没药、五加皮、五味子、丹参、莪术、威灵仙、酸枣仁、狗脊、柏子仁各等份。约 500 g，研粗末；加少许棉花，装纱布袋，宽约 10 cm），睡眠时垫于枕骨部位。主治神经根型颈椎病。

5. 药针并投良方选录：

（1）赤芍、川芎、法半夏、葛根各 15 g，桃仁、红花、石菖蒲、路路通、地龙、全蝎各 10 g，天麻 9 g，竹茹 12 g，水蛭粉（分冲）3 g，生姜 5 片，大枣 5 枚。随症加减，每日 1 剂，水煎服。取穴：①百会、四神聪（均与头皮呈 30° 进针 1 寸。针上加灸）。②华佗夹脊 2～7（向椎体方向呈 45° 斜刺）。两组穴位交替使用。平补平泻法；留针 30 分钟，每日 1 次。主治神经根型颈椎病。

（2）葛根、鸡血藤各 20 g，生地黄、白芍各 12 g，羌活、狗脊各 15 g，僵蚕、当归、防风、桂枝各 10 g，川芎 8 g。风阳上扰型加钩藤、石决明各 15 g；痰浊上蒙型加天麻、石菖蒲各 10 g；气血亏虚型加黄芪、茯苓各 15 g；肝肾亏虚型加杜仲、续断各 10 g；恶心呕吐加竹茹；心慌汗出加生地黄；失眠、多梦加远志、酸枣仁；耳鸣、耳聋加蝉蜕；头痛加蔓荆子。每日 1 剂，水煎服。取穴：风池。针刺，每日 1 次。10 日为 1 个疗程。主治神经根型颈椎病。

（3）葛根、补骨脂各 15 g，天麻、丹参各 9 g，桂枝、黄芪各 12 g，甘草 6 g。上、下肢麻木痛甚分别加桑枝、牛膝。每日 1 剂，水煎服。10 日为 1 个疗程，用 2 个疗程。患者端坐位，医者立侧后方。并用单手拇指弹拨胸锁乳突肌、斜方肌、肩胛肌肌腱紧张处，以有条索状反应为宜；并拨韧带 3～5 次。点按风府、天柱、风池、肩井、肩外腧等 5～8 分钟。按揉项背部 10～15 分钟。每周 3 次。主治神经根型颈椎病。

6. 药注并用良方选录：

（1）桃仁、当归、熟地黄、川芎、赤芍、葛根各 15g，红花、枳实各 10g，丹参 20g。肢体麻木、痛甚加姜黄、制乳香、制没药；心悸加远志、柏子仁。每日 1 剂，水煎服。并用脉络宁注射液（由玄参、牛膝等提取）20 mL，加 5%（或 10%）葡萄糖液（或生理盐水）250（或500）mL，静脉滴注，每日 1 次，10～15 日为 1 个疗程。主治神经根型颈椎病。

（2）生黄芪 60 g，全当归 15 g，地龙 12 g，桃仁 10 g，赤芍、川芎、红花各 6 g。每日 1 剂，水煎服。并用弥可保针 500 μg，每日 1 次，肌内注射；行颈椎牵引。均 1 周为 1 个疗程。主治神经经根型颈椎病。

7. 食疗良方选录：

（1）蛇肉 250 g，胡椒根 25 g，黄酒、葱、姜、花椒、盐各适量。先将胡椒根洗净，切成 3 cm 的段，蛇肉剖腹除去内脏洗净，切成 2 cm 长的段。后将其放入锅内，加葱、姜、盐、黄酒、清水适量，用武火烧沸后，转用文火烧熬至蛇肉熟透即成。分次服用。祛风除湿，舒筋活络。主治神经根型颈椎病。

（2）蛤蚧（去头爪）15 g，蕲蛇（去头）30 g。上药入白酒 600 mL 中浸泡 7 日后，去渣过滤，贮瓶备用。每次服 10～20 mL，每日 3 次，15 日为 1 个疗程，间隔 7～10 日后继服第 2 个疗程，一般 2～3 个疗程痊愈。主治神经根型颈椎病。

第三节　椎动脉型颈椎病

一、病证概述

椎动脉型颈椎病是因为椎动脉受压迫或刺激而引起其供血不足所产生的一系列症状。颈椎是活动量最大的脊柱节段，因而易产生劳损，并随着年龄的增长及损伤的积累而发生颈椎退行性变，尤其是第 4～5，第 5～6 颈椎段是个多事的椎段。因为颈椎退变包括向后方突出的椎间盘、钩椎关节或椎体骨刺，以及椎体半脱位或上关节突向后方滑脱，都可压迫椎动脉或刺激椎动脉周围之交感神经丛，使椎动脉痉挛，管腔狭窄，造成椎基底动脉供血不足，引起一系列临床症状。其临床特征，最常见的是头痛、眩晕和视觉障碍等。头痛由于枕大神经病变，常呈发作性疼痛，持续数分钟、数小时乃至更长，偶尔也可为持续性疼痛，阵发性加剧。眩晕最为常见，几乎每个患者都有轻重不一的眩晕感觉，多伴有复视、眼震、耳鸣、耳聋、恶心呕吐等症状。

二、妙法解析

（一）椎动脉型颈椎病（孙达武医案）

1. 病历摘要：许某，男，51 岁。右手指麻木时作，曾经外院诊治，摄片显示：颈椎生理弧度变直，C5～C6 间隙略窄。诊见：C5～C7 棘突两侧压痛，无明显放射痛，霍夫曼征（－），右手环指、小指痛觉迟钝，颈部活动基本正常。舌苔薄腻，脉细。诊断：椎动脉型颈椎病。治疗：益气活血，豁痰通络。中药内服：黄芪 15 g，片姜黄、鸡血藤各 12 g，当归、川芎、白术、白芍、天南星片、地龙、羌活、独活各 9 g，陈皮、石菖蒲、桂枝、甘草各 6 g。每日 1 剂，水煎，分早、晚 2 次服。连服 7 剂后，头晕及颈项酸痛板滞略减，右手指仍觉麻木。经颅多普勒示椎基底动脉供血不足。舌苔薄腻，脉细，再拟益气活血、豁痰通络治之。黄芪 15 g，鸡血藤 12 g，当归、川芎、白术、白芍、天南星、党参、丹参、葛根、羌活、独活各 9 g，桂枝、陈皮、甘草各 6 g。连服 7 剂后，头晕及颈项板滞较前减瘥，右手指麻木亦瘥，舌苔薄腻，脉细，再拟上法。黄芪、葛根各 15 g，片姜黄 12 g，当归、川芎、白术、白芍、天南星、党参、丹参各 9 g，陈皮、桂枝、甘草各 6 g。再服 7 剂，诸症尽除。（《孙达武骨伤科学术经验集》，人民军医出版社，2014）

2. 妙法解析：本案为椎动脉型颈椎病，系颈椎退变或损伤而致椎动脉痉挛或受压，从而导致有关组织缺血和缺氧，引起眩晕、头痛、颈项板滞等症状。医学将其归为"眩晕"范畴，并有"无痰不作眩""无瘀不作眩""无虚不作眩"之说，抓住痰瘀虚之病机，督脉膀胱气化失畅是本案主要病源，故取益气通督、活血豁痰之法而奏效。

（二）椎动脉型颈椎病（李建萍医案）

1. 病历摘要：易某，男，56岁。患者头晕反复发作1年余，时有晕厥，伴恶心呕吐。头颅CT、心电图检查未见异常。颈椎正侧位片提示：L3～L7，椎体轻度骨质增生。血液流变学检查提示：轻度高黏血症。经颅多普勒检查提示：椎基底动脉供血区轻度缺血。确诊为椎动脉型颈椎病。经住院治疗1个月，症状无明显好转，求中医治疗。症见形体肥胖，面色暗黄，自诉近日头晕发作，每日下午多见，伴恶心呕吐，腰膝酸软，头昏目糊，且睡眠欠佳，多梦纷繁，胸闷心悸，纳食差。舌质稍紫暗，边尖红，舌苔白滑腻，血压正常。辨证为痰瘀阻络，清阳不升，脑腑失养之眩晕。治以除湿化痰，活血通络止眩。方用四物汤合半夏白术天麻汤加减。当归、白芍、茯苓、葛根各20 g，法半夏12 g，赭石30 g，川芎、白术、泽泻、天麻、陈皮、黄芩、荷叶各15 g。每日1剂，水煎，分2次服。服药6剂后，头晕呕吐减轻，余症如前。原方再服6剂。药后头晕呕吐基本消失，唯饮食、睡眠欠佳，腰膝酸软，舌质暗滞，舌苔白略燥，脉弦细。当归、白芍、茯苓、葛根、生地黄各20 g，法半夏12 g，丹参、川芎、白术、枸杞子、山茱萸、泽泻、陈皮、荷叶各15 g。每日1剂，水煎，分2次服。上方稍事加减调治2个月，诸症消失。经彩色颅多普勒复查证明，椎基底动脉供血区缺血情况已不存在。尔后断续服上方中药，病情稳定，至今未见眩晕发作。（《内蒙古中医药》，2002年第2期）

2. 妙法解析：椎动脉型颈椎病，是由于颈椎关节的动力性、机械性或血管因素而产生以眩晕为主的椎基底动脉供血不足的综合征。属中医之眩晕，中老年发病较多。究其病因病机，除风、火、痰、虚之外，还有瘀血因素。因为不论是椎关节失衡，还是椎关节骨质增生、髓核脱出等刺激或压迫椎动脉，或椎动脉硬化以及血液黏度增高等，均能影响椎动脉血流不畅而致脑腑失养，则见头晕目眩，视物旋转。由此说明"瘀"也是本病的重要病因之一。该病属本虚标实之疾，本虚以肝脾肾虚为主，标实以风、火、痰、瘀为著。治疗当以标本兼顾，活血化痰息风为主，兼顾调补肝脾肾。方用四物汤合半夏白术天麻汤（川芎、当归、白芍、茯苓、陈皮、法半夏、白术、泽泻、天麻、葛根）为基础，随症加减，脾肾气虚加黄芪、山药；肝肾阴虚加生地黄、山茱萸、枸杞；肝阳上亢者加钩藤、石决明；呕吐者加赭石；瘀证明显者再加桃仁、地龙；收到较好疗效。

三、文献选录

基底动脉在正常情况下，左侧和右侧的椎动脉能互相调节血流量，以应付颈椎活动造成的压迫，使血流正常供应给脑组织。当头向左侧转动时，左侧的椎动脉发生扭曲或扭曲加大而使管腔变窄，血流量减少，这时右侧椎动脉即自动调节，以代偿性的血流量增加而弥补之，不致造成脑组织缺血。如果右侧椎动脉由于僵化或受骨刺的压迫和刺激引起管腔狭窄时，就会导致基底动脉缺血的一系列表现，产生椎动脉型颈椎病。

（一）临床报道选录

1. 内服良方选录：

（1）补肾通络汤治疗椎动脉型颈椎病84例：黄芪20 g，枸杞子、骨碎补、杜仲、川芎、葛根各15 g，天麻、威灵仙各10 g。每日1剂，水煎服。对照组78例，均取穴：百会（向后斜刺1寸），大椎（向上斜刺0.8寸），天柱、肾俞（直刺1.2寸），丰隆、足三里（均直刺2寸），风池、列缺。留针30分钟，每10分钟行针1次，每日1次。用2周。结果：两组分别治愈26、17例，显效31、28例，有效18、15例，总有效率89.3%、76.9%。血清一氧化氮（NO）、内皮素（ET）、基底动脉及双侧椎动脉收缩期峰流速、平均峰流速两组治疗前后自身及治疗后组间比较

差异均有统计学意义（$P < 0.01$ 或 0.05）。（《中华中医药学刊》，2009 年第 4 期）

（2）益气通络汤治疗椎动脉型颈椎病 44 例：黄芪、葛根各 30 g，白芍 20 g，威灵仙、穿山甲、天麻、淫羊藿各 10 g，蜈蚣 2 条，土鳖虫 8 g，熟地黄 15 g。头痛者加川芎、蔓荆子；恶心呕吐者加姜半夏、竹茹、石菖蒲；颈肩痛肢麻者加姜黄、羌活、鸡血藤；耳鸣、视物不清者加枸杞子、山茱萸。每日 1 剂，水煎服。12 剂为 1 个疗程，疗程间隔 3 日。结果：痊愈 17 例，有效 23 例，无效 4 例。总有效率为 90.8%。（《实用中医内科杂志》，1994 年第 1 期）

（3）补阳还五汤加减治疗椎基底动脉型颈椎病 102 例：黄芪 60～80 g，当归、地龙、川芎、桃仁、红花各 10 g，赤芍 12 g。血虚加何首乌；风痰加天麻、胆南星；肝阳上亢加钩藤；恶心呕吐加法半夏、干姜。每日 1 剂，水煎服。14 日为 1 个疗程。结果：显效 25 例，有效 68 例，无效 9 例，总有效率 91.2%。椎基底动脉收缩期及舒张末期流速峰值治疗后均明显上升（$P < 0.01$ 或 0.05）。（《福建中医学院学报》，2001 年第 3 期）

（4）天麻牡蛎珍珠母汤治疗椎动脉型颈椎病 638 例：天麻、牡蛎、珍珠母各 30 g，夏枯草、杭白菊各 15 g，白蒺藜 12 g，决明子、葛根、酸枣仁、川芎、升麻、法半夏、藁本、丹参各 10 g，每日 1 剂，水煎服。对照组用颈复康颗粒剂 10 g，每日 3 次，口服。均 10 日为 1 个疗程。用 1～3 个疗程，结果：两组分别治愈 408、183 例，显效 185、168 例，好转 12、80 例，无效 33、81 例。疗效本组优于对照组（$P < 0.05$）。（《浙江中医杂志》，2001 年第 9 期）

（5）健脾祛痰化瘀汤治疗椎动脉型颈椎病 54 例：茯苓、当归各 20 g，陈皮、白术、苍术、丹参各 15 g，半夏、甘草、川芎各 10 g，胆南星 8 g，三七粉 5 g。气虚加党参、黄芪；湿甚加泽泻、车前子；耳鸣加煅磁石；记忆力减退加枸杞子、女贞子；视物模糊加菊花、蔓荆子。每日 1 剂，水煎服。7 日为 1 个疗程。用 1～4 个疗程。结果：治愈 29 例，好转 19 例，无效 6 例，总有效率 88.88%。（《长春中医学院学报》，2002 年第 4 期）

（6）颈椎二号治疗神经根型颈椎病 232 例：白芍 240 g，伸筋草 90 g，葛根、乳香、没药、桃仁、红花各 60 g，甘草 30 g。制成细粉压片，每片 0.5 g。每次 5 片，每日 3 次，口服，1 个月为 1 个疗程，一般需 1～2 个疗程。结果：优者 83 例占 35.8%，良者 71 例占 30.6%，有效 61 例占 26.3%，无效 17 例占 7.3%，总有效率 92.7%，优良率 66.4%。（《中西医结合杂志》，1988 年第 5 期）

（7）芍葛牛芪汤治疗椎动脉型颈椎病 80 例：白芍 25 g，葛根 30 g，水牛角 20 g，黄芪 15 g，天麻、地龙、丹参各 10 g，全蝎 3 g。每日 1 剂，水煎服。对照组 50 例，用颈复康冲剂 2 袋（20 g），每日 2 次，口服。用 20 日，结果：两组分别治愈 16、6 例，显效 40、20 例，有效各 18 例，无效各 6 例。疗效本组优于对照组（$P < 0.05$）。（《中医正骨》，2003 年第 2 期）

（8）定眩汤治疗椎动脉颈椎病 60 例：天麻、半夏、全蝎、僵蚕各 9 g，白芍、首乌藤各 24 g，钩藤（另包后下）20 g，茯苓 15 g，丹参 30 g。每日 1 剂，加水煎至 500 mL，分 2～3 次服，15 日为 1 个疗程，疗程间隔 2～3 日。结果：治愈 36 例，显效 18 例，有效 4 例，无效 2 例。总有效率为 96.7%。（《陕西中医》，1988 年第 7 期）

（9）定眩冲剂治疗椎动脉型颈椎病 280 例：天麻、僵蚕各 3.6 g，钩藤 4.8 g，茯苓 6 g，丹参、首乌藤各 12 g，白糖 40 g，经加工为冲剂，每包 30 g。每次 15 g，每日 3 次，口服。15 日为 1 个疗程，疗程间隔 2～3 日。结果：治愈 171 例占 61.1%，显效 69 例占 24.6%，有效 35 例占 12.5%，无效 5 例占 1.8%。（《中国中医骨伤科杂志》，1992 年第 1 期）

2. 手法治疗选录：

（1）手法治疗椎动脉型颈椎病 30 例：分四组，均取坐位，医者双手分抹颈项两侧至双肩，再双手分别扶前额、捏拿颈肌，再捏拿肩井。一指禅推、大小鱼际推并擦颈项三线（风府至大椎，风池至肩井，风池至肩中俞、肩外俞、缺盆）；开天门、分阴阳，一指禅推前额三线、眼眶横8字及头部五经，指按揉、捏拿头部；掌背擦背肩部，托肘掌背擦三角肌外束，掌指关节（或小鱼际）擦三角肌前、后束，小鱼际滚上肢三阴三阳，两揉一按上肢经穴，捏拿、击拍、搓抖上肢三阴三阳，按揉大陵、阳池、分推阴阳；揉捻、摇扳、按揉、牵抖五指；再掌按揉颈肌，捏拿颈肌及肩井，空拳击、合掌击、虚掌拍，按揉肩井，振肩结束。治疗1～3组继用XK3199德瑜微电脑控制颈椎病推拿拔伸力量测控仪，力量分别1/10、1/7、1/5体重，拔伸颈部10次，每次拔伸后，按揉、捏拿颈肌。对照组按压风池穴。结果：四组分别治愈12、22、12、2例，好转8、6、10、10例，无效10、2、8、18例。疗效治疗2组均优于余3组（$P<0.01$或0.05）。（《中国骨伤》，2004年第3期）

（2）手法治疗椎动脉型颈椎病110例：回旋揉捻，提端摇晃，转提拿捏等手法整复。患者坐位，医者于颈部两侧肌肉施回旋揉捻及擦法。并用旋转法（以右旋为例，右手或前臂置于其颌下，左手托住枕部，转提，同时将头顶右旋至有固定感，再稍用力右旋，闻弹响声）、提端摇晃法（以左侧为例，双手拇指顶枕部，余四指托下颌部，向上提端，将头部在屈曲时旋转至左侧，再用左手拇指沿左侧颈肌走向，揉捻至肩部，同时向右侧转头）；并于肩背部施劈法1分钟，颈部两侧施拿法2～3遍，拿捏肩部1～2分钟，再双手交叉，用大、小鱼际相对归挤颈及肩部2～3遍。每周2次，2周为1个疗程。结果：治愈70例，显效22例，有效11例，无效7例。经颅多普勒（TCD）示椎动脉、基底动脉收缩期峰值及平均血流速度治疗前后比较均有显著性差异（$P<0.01$）。（《中国中医骨伤科杂志》，2001年第5期）

（3）手法治疗椎动脉型颈椎病45例：患者俯卧位，医者双手拿揉颈部及两肩部；双拇指拨揉两侧颈肌及项韧带，重点施术于阳性反应物及疼痛点；多指拿揉头部及项部；双拇指拨揉肩胛提肌，肘尖按揉菱形肌；各2分钟；拇指揉点风池、风府、天柱、肩中俞、肩外俞、膏肓、膈俞、肝俞各1分钟。改仰卧位，小鱼际沿胸锁乳突肌从上至下揉3～5次，点按颈中穴（风池与翳明连线中点下2寸，胸锁乳突肌后缘）1分钟；分推前额；多指拿揉后头部膀胱经及胆经3～5次；点按印堂、睛明、太阳、百会、率谷、后溪各1分钟。每日1次。以右侧为例，医者右手勾下颌部，左手托项后部，使患者头部屈曲、旋转、侧屈分别为20°、30°、10°，沿颈椎纵轴方向牵引，至最大限度时发力向上牵拉，可闻及关节复位的响声。隔日1次；10次为1个疗程。用2个疗程。随访3个月，结果：治愈38例，好转6例，未愈1例，总有效率97.8%。（《中国骨伤》，2008年第6期）

（4）手法治疗椎动脉型颈椎病86例：星状神经节阻滞，揉捏颈项，推拿、提拿等手法整复。患者平卧，肩部垫薄枕，用气管旁接近法，在胸锁乳突肌前缘和气管旁，胸锁关节上方约2横指处，将气管及食管推向内侧，胸锁乳突肌及颈总动脉推向外侧，用5号针头垂直刺入，针尖抵颈7横突，无回血，注入0.5%～1%利多卡因7～10 mL；两侧交替阻滞。有出血倾向慎用。并自前向后推督脉及两侧；反复擦后枕部两侧约5分钟；揉捏颈项及项韧带，推拿、提拿并擦肩背部；自下向上推印堂，揉太阳，推大椎100次；提拿肩井；轻压内关。每次15分钟，每日1次，10日为1个疗程。用1～2个疗程。结果：优32例，良45例，好转7例，无效2例，总有效率97.7%。随访3～6个月，无复发50例。（《按摩与导引》，2000年第6期）

（5）手法治疗椎动脉型颈椎病30例：先施揉法放松颈项部肌肉，患者仰卧，医者位于头顶侧，一手勾住下颌部，另一手托头颈部，拔伸下使头略前倾，勾住下颌部手向同侧旋转头部扳颈，至一定角度，施闪动力，闻弹响声；对侧相同。依次点按睛明、攒竹、太阳等穴，分抹前额、眉弓各 10～15 次；双拇指交替推印堂，开天门 10～15 次，顺势点按督脉穴至头后，重按百会，以酸胀为度，再双手拇指分开点按膀胱及胆经，风池穴按顺、逆时针分别揉捻 10～15 次；用 3 遍。与对照组均行枕颌带坐位间歇式牵引，重量 15％～20％体重，每次 20 分钟。均每周 2～3 次，7 次为 1 个疗程。结果：两组分别控制 6、0 例，显效 11、2 例，有效 10、11 例，未愈 3、17 例，总有效率 90％、43％（$P < 0.01$）。（《中国骨伤》，2003 年第 5 期）

（6）手法治疗椎动脉型颈椎病 30 例：患者俯卧位，施擦法于颈肩部，点揉棘突旁阿是穴、风池、颈百劳、肩井等穴，每穴 2～3 分钟，再拿揉颈部肌肉。侧卧位，棘突侧凸侧朝上，医者立其背后，两拇指分别按压棘突向下、关节突向前移动，使移位凸起关节突、横突复平。仰卧位，医者双手重叠于第 3～6 颈椎处，向后摇伸，每次 10 秒，用 5～7 次。按揉太阳穴和两颞部，拿五经。每次 20～30 分钟；每日 1 次。对照组用西比灵胶囊（氟桂利嗪）10 mg，每日 1 次口服。用 10 日。结果：症状及体征积分、颈椎动脉痉挛指数、寰枢关节位移指数本组治疗前及治疗后两组比较差异均有统计学意义（$P < 0.01$ 或 0.05）。（《中国中医骨伤科杂志》，2008 年第 1 期）

（7）手法加中药治疗椎动脉型颈椎病 175 例：以预备手法及提摇拔项法，旋转摇颈法为主，每周 2～3 次。药用：当归、桃仁、赤芍、地龙、丹参、制天南星、枳实、半夏、陈皮、茯苓、天麻、黄芪各 30 g，龙齿 15 g，甘草 6 g。恶心呕吐甚加旋覆花、姜汁、赭石；心悸失眠加朱茯神、磁石、天竺黄，重用龙齿；眩晕甚加磁石、僵蚕、钩藤、牡蛎，重用龙齿；疼痛甚加炮穿山甲、三七。2 日 1 剂，水煎，分数次频频温服，2 周为 1 个疗程，疗程间隔 3 日。结果：痊愈 91 例，好转 62 例，进步 21 例，无效 1 例，总有效率 99.4％。（《中国骨伤》，1993 年第 5 期）

（8）手法治疗椎动脉型颈椎病 36 例：施擦法于颈 2 棘突至颈 7 棘突，1～3 分钟；由上至下颈棘突旁 3～5 遍，吸定天柱穴，治疗 1～3 分钟；沿胸锁乳突肌、斜角肌 2～3 分钟；沿斜方肌、冈上肌 2～3 分钟。施揉法于颈 2 棘突至大椎穴 3～4 遍；沿斜角肌及胸锁乳突肌向下揉至颈根 3～4 遍；双手于肩井穴顺时针揉 2～3 分钟。施拿法于颈棘突、颈侧、肩井穴各 1～2 分钟。颈性眩晕用推颈、推额、揉颞、理颈、叩头等法；颈性偏头痛用擦棘突、分筋、拿、叩头等法。结果：痊愈 24 例，显效 8 例，有效 3 例。（《中国中医骨伤科杂志》，2007 年第 8 期）

（9）手法治疗椎动脉型颈椎病 36 例：以右侧为例，患者坐位。病位在颈椎上段：医者左手掌固定颈椎中部，右手掌抬高头部，肘部托下颌并稍向上牵引旋转，将头部沿右上方向顺势旋转；在颈椎中段：微屈颈部，左手掌固定颈项下部，右手掌环抱颈枕部，牵引头部向患侧旋转，沿右水平方向顺势旋转；在颈椎下段：向前下深屈颈部，右手旋转头部，向右下方用力，将头部沿右下方旋转。手法成功时，均可闻及关节"咯嗒"声。对照组用颈椎传统推拿手法。均每周 3 次，2 周为 1 个疗程。用 1 个疗程。结果：两组分别痊愈 7、3 例，显效 19、12 例，有效 9、15 例，无效 1、6 例，总有效率 97.2％、83.3％（$P < 0.05$）。（《按摩与导引》，2008 年第 4 期）

（10）手法治疗椎动脉型颈椎病 52 例：患者坐位，医者施滚、拿、按法于风池、大椎、肝俞、肾俞穴 3～4 分钟，以局部温热为度；棘突偏歪配定点扳法；仰卧位，头后仰 15°，医者用 5～8 kg 力度拔伸 4～5 次；施按、擦、擦法于百会、头维、四神丛、膀胱经、督脉等 10～15 分钟，以颈部透热为度；坐位，施拍击法；每日 1 次。对照组 48 例，用丹参注射液 20 mL，加 5％葡萄糖液 250 mL，静脉滴注，每日 1 次。均 2 周为 1 个疗程。治疗椎动脉型颈椎病 52 例。结果：两组分别治愈 30、16 例，显效 16、12 例，有效 6、15 例，无效 0、5 例，总有效率 100％、89.6％。（《中国中医基础医学杂志》，2009 年第 2 期）

（11）手法治疗椎动脉型颈椎病 101 例：用普通颈椎牵引带，内缝一布兜，内置中药袋（含川芎、丹参、红花、菊花、银杏叶等），用高度酒（或无水乙醇）、高度米醋各 5 mL，喷药袋上；

根据病情采用不同角度行颈椎牵引，重量为体重的 15%～20%，每次 15～20 分钟。手法整复。用 TDP 照射 15～20 分钟。每日 1 次，10 日为 1 个疗程。对照组用氟桂利嗪 10 mg，每晚 1 次；龙骨颈椎胶囊 5 粒，每日 3 次，口服。用 1 个月。结果：两组分别痊愈 66、54 例，显效 23、20 例，好转 10、19 例，无效 2、8 例，总有效率 98%、92%。(《中国实用医刊》，2008 年第 11 期)

（12）手法治疗椎动脉型颈椎病 120 例：提拿、按揉、旋转、牵引等手法整复。患者坐位，医者施按、揉法于颈部软组织 3～5 分钟；水平旋转头部至极限角度；双手分别托后枕部、下颌，轻轻向上牵引 3～5 分钟；两手用力快速向上提拉；闻及一声（或多声）弹响即可。每 2 日 1 次。用 7 次。随访 0.5 年，结果：痊愈 96 例，好转 16 例，无效 8 例，总有效率 93.3%。(《中国中医骨伤科杂志》，2007 年第 3 期)

（13）手法治疗椎动脉型颈椎病 65 例：患者取坐位，两上肢反抱于背后，术者立于后侧，左手按其右肩，右手置于头项，用力将颈部向右侧搬动。然后右手按于左肩，左手置于头顶，用同样手法向左侧搬动，两侧交替进行，反复 8～12 次结束；7 日为 1 个疗程，治疗 4 个疗程。结果：显效（症状完全消失）55 例，好转 8 例，无效 2 例，总有效率为 96.9%。(《四川中医》，1990 年第 3 期)

3. 中西医结合治疗选录：

（1）中西医结合治疗椎动脉型颈椎病 89 例：患者坐位，医者轻揉其颈椎旁肌肉及起止点，揉拨颈椎后外方肌肉，依次揉按、弹拨头夹肌、斜方肌、菱形肌、提肩胛肌、冈上肌及冈下肌等，手法宜劲力透通。颈肩部肌肉松弛后，行旋转复位法：一侧肘部托患者下颌，适度向上牵引，并向患侧慢慢转动，转至最大角度时，略用力上提旋转并顿挫一下，同时另一手拇指根据患椎移位情况逆向推按棘突，可听到复位声。轻揉颈、肩、背部肌肉。每 2～3 日 1 次。取肌硬结部位（或痉挛肌肉肌腹部）5～7 点，用地塞米松 1 mg，加生理盐水 10 mL，浸润注射，每点 1～2 mL。每 3 日 1 次。结果：痊愈 67 例，显效 13 例，有效 7 例，无效 2 例，总有效率 97.75%。(《中国中医骨伤科杂志》，2002 年第 1 期)

（2）中西医结合治疗椎动脉型颈椎病 26 例：①患者坐位，医者立其身后，用双手示指搓颈椎两侧约 2 分钟后，拿肩井及肩中俞约 10 次。②医者立患者侧方，用拇、示指指端交替点揉脑空穴后，用掌根豌豆骨部位按揉，再用拇指、示指点揉风池、风府，必要时加揉合谷穴，最后用示指、中指由前向后抹推两太阳穴，均反复约 10 次。③医者一手将患臂外展，另一手拇指点揉肩髃穴及周围痛点，再用掌根按揉，上提头部，停留数秒后，缓缓左右旋转及侧屈各 3 次。④患者俯卧，医者双手拇指点揉天宗、膏肓穴，再掌根按揉。每次 15～20 分钟，每周 2～3 次。用益气通脉汤：生黄芪、太子参、生白芍、制何首乌各 12 g，川芎 6 g，枸杞子、菊花、毛冬青各 9 g，穿山甲 4.5 g。随症加减，每日 1 剂，水煎服。结果：治愈 6 例，显效 11 例，好转 6 例，无效 3 例。超声示血管及血流参数治疗后均明显改善（$P < 0.001$ 或 0.05）。(《中医正骨》，2001 年第 12 期)

（3）中西医结合治疗椎动脉型颈椎病 265 例：患者坐位，以右旋为例，医者松解颈部肌肉后，右肘窝托起下颌角，左手固定枕部，用力向上轻提头部，边牵引边旋转，当右旋有固定感时，用力轻旋，可闻及清脆响声。并用白芥子 60 g，面粉 30 g，威灵仙、细辛、羌活、独活、当归、川芎、三棱、莪术、丹参、伸筋草、透骨草、蟾酥各 10 g，血竭、朱砂、莲砂、冰片、制马钱子各 3 g。适量凉水调敷患处，胶布固定。每次 2 小时，每 1～2 日 1 次；7 日为 1 个疗程。治疗椎动脉型颈椎病 265 例。结果：优 40 例，良 218 例，一般 6 例，差 1 例。(《内蒙古中医药》，2002 年第 5 期)

（4）中西医结合治疗椎动脉型颈椎病82例：患者坐位，医者于颈后肌群、胸锁乳突肌施擦、拿、按、揉法，点按风池、肩井、缺盆等，共15分钟。医者前臂桡侧中下段置颈4～5，另一手掌心托下颌使颈部后仰，双手反向用力并缓慢向上拔伸牵引，使臀部悬空3～5秒，反复3次。医者左手虎口托后枕部，左拇指触右乳突，右手托下颌，轻提头部并旋转，分别向左、右至有阻力时斜扳，闻及脆响。按揉放松颈项肩背部。共30分钟，每4日1次；3次为1个疗程，用1个疗程。并风痰型用半夏白术天麻汤；肝肾不足型用左（或右）归饮；气血亏虚型用归脾汤合补中益气汤。随症加减，每日1剂水煎服；6日为1个疗程。用2个疗程。结果：治愈65例，好转15例，无效2例，总有效率97.5%。（《中医正骨》，2002年第11期）

（5）中西医结合治疗椎动脉型颈椎病86例：行坐位枕颌带牵引，牵引力为体重的10%～15%，牵引时间15～20分钟。均每日1次。10日为1个疗程。中药用清眩汤：黄芪、生地黄、菊花、远志、茯苓各15 g，甘草、当归、红花、蔓荆子、川芎、枸杞子、白芷各10 g。每日1剂，水煎服。针刺取穴：C1～C7夹脊穴（取4个穴）、督脉阿是穴（颈后正中线沿脊后纵韧带斜刺）、落枕、悬钟、附阳、金门、合谷、太冲、神庭、印堂、四神聪透百会。针刺，留针20～30分钟。并用三磷酸腺苷40 mg，辅酶A 100 U，维生素C 2 g，胞磷胆碱0.5 g，加10%葡萄糖注射液500 mL，静脉滴注。结果：治愈48例，好转33例，无效5例，总有效率94.19%。（《中国中西医结合外科杂志》，2006年第3期）

（6）中西医结合治疗椎动脉型颈椎病70例：患者仰卧位，医者施松筋手法于颈肩背部，点按风池、大椎、肩井等穴；两手分别托下颌部、枕部，助手扳扶双肩做对抗，水平拔伸牵引约1分钟；先健侧后患侧屈颈10°～15°旋转，可闻及"咯嗒"声。再换左、右侧及俯卧位，手法同上。用脉络宁注射液4 mL，1%利多卡因1 mL，在颈2～3及颈5～6横突旁、斜方肌起点处（均双），注射；每5～7日1次。用五子散（含紫苏子、白芥子、吴茱萸、菟丝子、补骨脂各100 g等），在微波炉中加热3分钟，热熨颈肩部，同时按摩，每次30分钟，每日1次。对照组30例，用氟桂利嗪5 mg，每日2次，口服；西其汀注射液500 mL，静脉滴注，每日1次。用3周。结果：两组分别显效（症状、体征消失，功能恢复）37、11例，有效19、9例，无效4、10例，有效率93.3%、66.7%（$P<0.05$）。（《按摩与导引》，2006年第5期）

（7）中西医结合治疗椎动脉型颈椎病156例：药用杜仲、枸杞子各20 g，葛根、半夏、川芎、当归、僵蚕、桂枝、川牛膝各10 g，天麻、茯苓各15 g，赤芍、甘草各8 g。风阳上扰型加石决明；痰浊上蒙型加石菖蒲；气血亏虚型加黄芪。每日1剂，水煎服。对照1组118例，用丹参注射液10 mL，右旋糖酐50 mL，静脉滴注，每日1次。2组276例，患者仰卧位，用滑轮置床头牵引，牵引重量3 kg，每次1小时，每日1次；酌情调整牵引重量及时间。均1个月为1个疗程。用2个疗程。结果：三组分别治愈92、72、160例，好转56、28、70例，无效8、18、46例，总有效率94.87%、85.94%、83.33%。随访8个月，分别复发6、10、28例。（《山东中医杂志》，2006年第9期）

（8）中西医结合治疗椎动脉型颈椎病53例：用单手拇指弹拨胸锁乳突肌、斜方肌、肩胛肌肌腱紧张处，以有条索状反应为宜；并拨项韧带3～5次。点按风府、天柱、风池、肩井、肩外腧等5～8分钟。按揉项背部10～15分钟。每周3次；并用葛根、补骨脂各15 g，天麻、丹参各9 g，桂枝、黄芪各12 g，甘草6 g。上、下肢麻木痛甚分别加桑枝、牛膝。每日1剂，水煎服。10日为1个疗程，用2个疗程。患者端坐位，医者立侧后方。用4周。结果：治愈29例，显效12例，好转10例，无效2例，总有效率96.2%。（《甘肃中医学院学报》，2006年第6期）

（9）中西医结合治疗椎动脉型颈椎病481例：患者坐位，医者于颈肩部、上背部肌肉用擦、揉法 3～5 分钟；指压百会、风池、翳风、大椎、天柱、肩井、天宗、秉风、肩髎等穴 3～4 分钟；拿、揉颈项部及两侧斜方肌，弹拨敏感点；做颈项部拔伸和摇法，棘突偏歪者左手放于颈后，拇指抵患处，右手托下颌并转动头部，至偏歪侧一定限度时，拇指用力推顶患椎棘突，可闻及"咯嗒"声。颈肩背部、双上肢用擦、揉、拿等法 3～4 分钟，肩髃、肩髎、曲池、外关、合谷等穴按压 1～2 分钟，牵引上肢做旋转运动，提拿两侧肩井。每日 1 次。12 日为 1 个疗程。天麻、姜半夏、白术、秦艽各 9 g，茯苓、丹参、生姜各 10 g，橘红、甘草各 6 g，大枣 6 枚。随症加减，每日 1 剂，水煎服。用三七、红花、延胡索、川乌、川芎、黄芪、血竭、丁香等，于患处及相应穴位，中药电离子导入 20 分钟。结果：治愈 326 例，显效 108 例，好转 43 例，无效 4 例，总有效率 99.2%。(《中国中医骨伤科杂志》，2002 年第 6 期)

(10) 中西医结合治疗椎动脉型颈椎病 100 例：用擦、拿、揉法放松颈后肌群、胸锁乳突肌后，用坐位旋转复位法：以棘突偏左侧为例，患者端坐矮凳上，放松，两腿向前伸直，上、中、下颈椎疾病头分别置于中立、前屈约 30° 位；医者立其后，右拇指按压棘突左旁，胸部压住其头部，左手屈肘，肘弯勾扶住其下颌部，前臂及手抱住头面部，嘱患者头部随医者左手前屈并向左旋转，至最大角度时，用巧劲使向左超限度转动，同时右手拇指推拨患棘突，可感到指下滑动感及听到响声，头部回复中立位，触之平复。每周 2 次。对照组保持颈椎中立位，牵引，重量 4～8 kg，以患者能耐受为度，每次 30 分钟，每日 1～2 次。均 2 周为 1 个疗程。实证用桃红四物汤合半夏天麻白术散加减；虚证用一贯煎合八珍汤加减。随症加减，每日 1 剂，水煎服。结果：两组分别治愈率 76%、50%，好转率 16%、18%，未愈率 8%、32%。(《中国中医骨伤科杂志》，2003 年第 6 期)

(11) 中西医结合治疗椎动脉型颈椎病 100 例：于颈部用仰头摇正法、低头摇正法及侧向扳按法，每次 20～30 分钟，每日 1 次。与对照组均用本方：桂枝 10 g，炒白术、制半夏、石菖蒲、葛根各 12 g，茯苓、泽泻各 15 g。随症加减，每日 1 剂，水煎服。均 10 日为 1 个疗程。结果：两组分别痊愈 38、16 例，显效 50、22 例，有效 10、37 例，无效 2、25 例，总有效率 98%、75%。(《中国临床康复》，2004 年第 8 期)

(12) 中西医结合治疗椎动脉型颈椎病 49 例：患者坐位，医者施推、揉、三指捏及拿法于患处；两手分别托下颌、后枕部向上旋转，闻及"卡咯"声；拇指按压天鼎、缺盆、中府等穴各 1 分钟，用拇指掌侧沿手阳明经从肩推至合谷，重点按压肩、曲池；拨络肱二头肌内侧沟；揉搓患肢、颈部、肩胛等；放松肌肉。并用中药袋（含当归、川芎、红花、桃仁、葛根、钩藤、赤芍、乳香、没药、五加皮、五味子、丹参、莪术、威灵仙、酸枣仁、狗脊、柏子仁各等份。约 500 g，研粗末；加少许棉花，装纱布袋，宽约 10 cm），睡眠时垫于枕骨部位。对照 1、2 组分别 46、47 例，分别用上述中药袋、推拿疗法。均 2 周为 1 个疗程。用 2 个疗程。结果：三组分别显效 26、18、18 例，有效 21、20、22 例，无效 2、8、7 例。疗效、血流速度及血液流变学两项（相对流量、高切）指标治疗后本组与两对照组比较均有显著性差异（$P < 0.01$ 或 0.05）。(《湖南中医杂志》，2000 年第 3 期)

(13) 中西医结合治疗椎动脉型颈椎病 40 例：药用桃仁、当归、熟地黄、川芎、赤芍、葛根各 15 g，红花、枳实各 10 g，丹参 20 g。肢体麻木、痛甚加姜黄、制乳香、制没药；心悸加远志、柏子仁。每日 1 剂，水煎服。并用脉络宁注射液（由玄参、牛膝等提取）20 mL，加 5%（或 10%）葡萄糖液（或生理盐水）250（或 500）mL，静脉滴注，每日 1 次，10～15 日为 1 个疗程。结果：临床治愈 18 例，有效 17 例，无效 5 例，总有效率 87.5%。(《新疆中医药》，2004 年第 4 期)

(14) 中西医结合治疗椎动脉型颈椎病 32 例：坐式枕颌布带牵引，牵引重量 2～8 kg，每次 30～45 分钟。用揉捻、㨰法，重点用旋转复位及提端摇晃法；放松颈肩部，用劈、散、拿及归合法等。愈眩汤：党参、黄芪、枸杞子、威灵仙 15 g，当归、何首乌各 12 g，葛根、桑枝各 30 g，白芥子、白芷、羌活、桃仁、延胡索、赤芍、川芎各 10 g，胆南星 5 g。随症加减，每日 1 剂，水煎服。结果：治愈 12 例，显效 16 例，好转 3 例，无效 1 例。（《时珍国医国药》，2007 年第 5 期）

4. 其他治疗选录：

(1) 针刺治疗椎动脉型颈椎病 42 例：实证取后项部压痛点，捻转或提插 1～3 分钟，不留针；虚证取双太溪、太冲、复溜，补法，留针 20 分钟。均每日 1 次，10 次为 1 个疗程。结果：临床治愈 26 例，有效 11 例，无效 5 例，总有效率 88%。24 例脑阻抗血流图疗效：临床治愈 14 例，有效 6 例，无效 4 例，有效率为 83%。（《上海针灸杂志》，1994 年第 3 期）

(2) 药灸并投治疗椎动脉型颈椎病 40 例：药用黄芪 60 g，赤芍、地龙各 12 g，川芎 9 g，桃仁、当归各 15 g，红花 6 g。随症加减。每日 1 剂，水煎服。取穴：百会、大椎。用华佗牌清艾条，回旋灸，每穴 20 分钟，以皮肤潮红为度。每日 1 次。对照组 38 例，用复方丹参注射液 30 mL，加 5% 葡萄糖液 250 mL，静脉滴注，每日 1 次；氟桂利嗪 5 mg，每晚睡前口服。用 21 日。结果：血浆内皮素、降钙素基因相关肽两组治疗前后自身及治疗后组间比较差异均有统计学意义（$P<0.01$ 或 0.05）。（《时珍国医国药》，2008 年第 1 期）

(3) 药物注射治疗椎动脉型颈椎病 90 例：常规消毒后，用复方丹参注射液 2 mL（含丹参、降香各 2 g。开开援生制药股份有限公司提供）0.25%，布比卡因 2 mL，枢椎棘突外侧旁开 2 cm 并向上约 0.5 cm 处进针约 2 cm，回吸无血时，注入。对照组用颈复康颗粒 5 g，每日 2 次，口服。用 30 日。治疗椎动脉型颈椎病 90 例。结果：两组分别临床痊愈 8、6 例，显效 39、43 例，有效 36、33 例，无效 7、8 例，有效率 92.2%、91.1%。经颅多普勒示椎动脉平均血流速度两组治疗前后自身比较差异均有统计学意义（$P<0.05$）。（《中国中医骨伤科杂志》，2009 年第 2 期）

(二) 经验良方选录

1. 内服良方选录：

(1) 葛根、桑枝、熟地黄各 30 g，当归、肉苁蓉、杜仲、川芎、姜黄、生黄芪各 15 g，威灵仙、淫羊藿各 10 g。风寒湿加桂枝、羌活；气滞血瘀加鸡血藤；痰湿阻络加法半夏、天麻、白术；肝肾不足加牛膝；气血亏虚加炙黄芪。每日 1 剂，水煎服。5 日为 1 个疗程，疗程间隔 2 日。主治椎动脉型颈椎病。

(2) 黄芪 20 g，枸杞子、骨碎补、杜仲、川芎、葛根各 15 g，天麻、威灵仙各 10 g。每日 1 剂，水煎服。主治椎动脉型颈椎病。

(3) 葛根、骨碎补各 120 g，生白芍 90 g，鸡血藤、巴戟天各 80 g。羌活、当归、桂枝各 60 g，甘草、炮穿山甲、制乳香、制没药各 30 g，金钱蛇 3 条。上方药共为细末，水泛为丸，如绿豆大小。每次 6 g，每日 3 次，开水送服，上药量为 1 料药量。主治椎动脉型颈椎病。

(4) 白芍 30 g，葛根 25 g，威灵仙、鸡血藤各 15 g，甘草 6 g，蜈蚣（研、冲）2 条。气虚加黄芪 20 g；血虚加当归 20 g；偏寒加淫羊藿、桂枝、附子各 10 g；偏热加生地黄、知母、黄柏各 10 g；痛甚加川乌、草乌各 5 g。每日 1 剂，水煎服。主治椎动脉型颈椎病。

(5) 杜仲叶、骨碎补、威灵仙、鸡血藤、附子、三七、制川乌、制草乌、党参、白芍、制延胡索、马钱子等 15 味。制成糖衣片（武汉健民药业集团股份有限公司提供）。每次 2 片，每日 3 次，餐后服。30 日为 1 个疗程。外感发热、上呼吸道感染时停用。主治椎动脉型颈椎病。

（6）炙黄芪 24 g，葛根、淫羊藿各 15 g，桂枝、白芍、当归、姜黄、制川乌、制草乌、鹿角胶（烊化）、乌梅、仙茅各 12 g，乌梢蛇 9 g。每日 1 剂，水煎 300 mL，分 2 次服。15 日为 1 个疗程，疗程间停药 2 日。主治椎动脉型颈椎病。

（7）珍珠母、生白芍 30 g，忍冬藤、丹参各 20 g，钩藤、生甘草各 15 g，秦艽、葛根各 12 g，桑枝、天麻、僵蚕、片姜黄各 10 g。每日 1 剂，水煎服，每日 3 次。平肝息风，清热祛湿。主治椎动脉型颈椎病。

（8）枸杞子、菟丝子、桑寄生、续断、天麻、钩藤各 15 g，丹参、葛根、茯苓各 30 g，狗脊、白芍各 10 g，地龙 9 g，甘草 6 g。随症加减，每日 1 剂，水煎服。主治椎动脉型颈椎病。

（9）白芍 30 g，葛根、威灵仙各 20 g，白芷、秦艽、当归各 12 g，川芎 9 g，细辛 3 g。每日 1 剂，水煎服，每日 2 次。祛风散寒，活血通络。主治椎动脉型颈椎病。

2. 食疗良方选录：

（1）白砂糖 50 g，生姜末 30 g，丁香粉 5 g。将白砂糖加水少许，放砂锅内，文火熬化；再加丁香粉、生姜末调匀，继续熬至挑起不黏手为度。另备一大搪瓷盆，涂以小磨香油，将糖倾入摊平，稍冷后趁软切成 50 块。随意食用。主治椎动脉型颈椎病兼有恶心、呕吐的患者。

（2）生山楂、草决明（打碎）各 15 g，菊花 10 g，冰糖适量。前 3 药同煮，去渣取汁，调入冰糖。代茶饮。主治椎动脉型颈椎病，阴虚阳亢而兼有大便秘结者。

（3）牛骨髓、生山药、蜂蜜各 250 g，冬虫夏草、紫河车粉各 30 g。诸味共捣匀，纳入瓷罐中，再将罐放入锅内隔水炖 30 分钟即成。分 2 次服。主治椎动脉型颈椎病属肾精不足者。

第四节　交感神经型颈椎病

一、病证概述

交感神经型颈椎病症状繁多，多数表现为交感神经兴奋症状，少数为交感神经抑制症状。由于椎动脉表面富含交感神经纤维，当交感神经功能紊乱时常常累及椎动脉，导致椎动脉的舒缩功能异常。因此交感神经型颈椎病在出现全身多个系统症状的同时，还常常伴有椎基底动脉系统供血不足的表现。发生的本质原因是椎间盘组织的退行性病变，另外，外界的多种诱发因素也可能会加剧该病的发生。交感神经型颈椎病是由于年龄的增长，颈椎发生老化或因颈部软组织慢性积累性劳损，炎症刺激或压迫交感神经纤维所引起的一系列反射性自主神经功能紊乱的症候群。其临床表现头部有头晕或眩晕、头痛或偏头痛、头沉、枕部痛，睡眠欠佳、记忆力减退、注意力不易集中等。偶有因头晕而跌倒者。眼耳鼻喉部有眼胀、干涩或多泪、视力变化、视物不清、眼前好像有雾等；耳鸣、耳堵、听力下降；鼻塞、"变应性鼻炎"，咽部异物感、口干、声带疲劳等；味觉改变等。胃肠道有恶心甚至呕吐、腹胀、腹泻、消化不良、嗳气以及咽部异物感等。心血管有心悸、胸闷、心率变化、心律失常、血压变化等。其他尚有面部或某一肢体多汗、无汗、畏寒或发热，有时感觉疼痛、麻木但是又不按神经节段或走行分布。以上症状往往与颈部活动有明显关系，坐位或站立时加重，卧位时减轻或消失。颈部活动多、长时间低头、在电脑前工作时间过长或劳累时明显，休息后好转。

二、妙法解析

交感神经型颈椎病（孙达武医案）

1. 病历摘要：付某，女，58岁。颈椎不舒，头枕部疼痛，伴有牵掣感，心悸早搏，自汗盗汗，时有烘热感。二便夜寐尚可。舌质紫苔薄，脉细伴结代。诊见：颈活动（－），颈椎压痛（＋＋），咽充血（＋＋＋），霍夫曼征（－）。诊断：颈椎病（颈型加交感型）。治疗：调和气血，化瘀祛湿。黄芪15g，鸡血藤、当归、白芍、淫羊藿、菟丝子、党参、丹参各12g，法半夏、神曲、柴胡、枳壳各9g，石菖蒲、甘草各6g。每日1剂，水煎，分早、晚2次服。连服14剂后，诸恙已缓，再宗原法服14剂以善后。（《孙达武骨伤科学术经验集》，人民军医出版社，2014）

2. 妙法解析：本案乃颈椎病中颈型与交感型交作之症，此方中寓以二仙汤，调节交感症状，涵养肝肾，合以疏肝、益气等药共治。

三、文献选录

由于椎间盘退变和节段性不稳定等因素，从而对颈椎周围的交感神经末梢造成刺激，产生交感神经功能紊乱。交感神经型颈椎病症状繁多，多数表现为交感神经兴奋症状，少数为交感神经抑制症状。由于椎动脉表面富含交感神经纤维，当交感神经功能紊乱时常常累及椎动脉，导致椎动脉的舒缩功能异常。因此交感神经型颈椎病在出现全身多个系统症状的同时，还常常伴有椎基底动脉系统供血不足的表现。

（一）交感神经型颈椎病诊断与鉴别诊断

1. 诊断较难：目前尚缺乏客观的诊断指标。出现交感神经功能紊乱的临床表现、影像学显示颈椎节段性不稳定。对部分症状不典型的患者，如果行星状神经节结封闭或颈椎高位硬膜外封闭后，症状有所减轻，则有助于诊断。

2. 交感神经型颈椎病鉴别诊断：

（1）耳源性眩晕：由于内耳出现前庭功能障碍，导致眩晕。如梅尼埃综合征、耳内听动脉栓塞。

（2）眼源性眩晕：屈光不正、青光眼等眼科疾病。

（3）脑源性眩晕：因动脉粥样硬化造成椎基底动脉供血不足、腔隙性脑梗死；脑部肿瘤；脑外伤后遗症等。

（4）血管源性眩晕：椎动脉的V1和V3段狭窄导致椎基底动脉供血不足；原发性高血压、冠心病、嗜铬细胞瘤等。

（5）其他原因：糖尿病、过度劳累、长期睡眠不足等。

（二）交感神经型颈椎病治疗

早期颈椎病，主要表现为颈部和肩背部酸痛发紧、头痛、头晕、上肢麻木，程度较轻，可先不做特殊治疗，注意以下两个方面的调节。

1. 注意适当休息：避免睡眠不足。睡眠不足、工作过度紧张及长时间持续保持固定姿势等，将导致神经肌肉的过度紧张，强化颈椎病症状。

2. 积极锻炼：特别是颈肩背部肌肉的锻炼，正确的锻炼可以强化肌肉力量，强化正常的颈椎生理曲度、增加颈椎生物力学结构的稳定性，同时促进血液淋巴的循环，有利于颈椎病的恢复。

（三）临床报道选录

1. 平肝息风汤治疗交感型颈椎病 34 例：天麻、钩藤、全蝎、桑寄生各 12 g，生牡蛎、珍珠母各 30 g，丹参、川芎各 9 g，葛根 20 g。随症加减，每日 1 剂，水煎服。用益脑推拿法，每次 25 分钟，隔日 1 次。用支持性心理治疗，每次约 20 分钟，每周 1 次。对照组 32 例，用氟桂利嗪 5 mg，每晚 1 次；谷维素 20 mg，每日 3 次，口服。均 4 周为 1 个疗程。结果：两组分别痊愈 16、10 例，显效 13、11 例，有效 3、4 例，无效 2、7 例，总有效率 94.12%、78.13%（$P <$ 0.05）。（《山东中医杂志》，2008 年第 9 期）

2. 手法诊复治疗交感神经型颈椎病 78 例：旋转、牵引、推顶等手法整复。患者坐位，医者双手扶下颌及枕部，用力上提并以 30°旋转 3～5 次；手指触摸颈椎棘突及关节突，有偏斜则压痛明显并局部有硬结（或条索状），施以旋转复位手法；以左突为例，左拇指按棘突左侧，右肘、右手托住下颌部及后枕部，前屈头颈，再右转约 30°，右手将头颈部在矢状轴上向右侧旋转并牵引，当旋转力到达患椎时，左拇指用力推顶棘突（或关节突），右手快速加大旋转角度，可闻及响声（或患椎滑动感），头部恢复正常中立位，患者有轻松感，症状立即缓解，则复位手法完成；若复位不完全，则重新操作。结果：治愈 47 例，显效 24 例，有效 6 例，无效 1 例，有效率 98.72%。（《按摩与导引》，2009 年第 7 期）

3. 中西医结合治疗交感神经型颈椎病 188 例：颈椎牵引器牵引，并用颈椎散湿敷。用充气颈椎牵引器牵引，每次 30～40 分钟，每日 2 次。症甚早期用颈围保护；功能锻炼。并用颈椎散（含血竭、冰片、土鳖虫、乳香、没药各 4 g，马钱子 5 g，牛膝 10 g，全蝎 20 g。研细末）撒在热湿纱布上，敷患处，包扎。每晚 1 次，次日晨取下；6 日为 1 个疗程，疗程间隔 3 日；用 3 个疗程。用龙胆泻肝丸 6 g，维体舒（阿司匹林维 C 肠溶片）0.5 g，苯丙氨酯 0.4 g，每日 3 次，口服。随访 0.5～8 年。结果：痊愈 89 例，显效 58 例，好转 22 例，无效 19 例，总有效率 89.9%。（《中国中西医结合外科杂志》，2001 年第 1 期）

（四）经验良方选录

1. 内服良方选录：

（1）丹参 30 g，白芍、首乌藤各 24 g，钩藤（另包后下）20 g，茯苓 15 g，天麻、半夏、全蝎、僵蚕各 9 g。每日 1 剂，水煎服，每日 2～3 次。15 日为 1 个疗程。平肝定眩，舒颈醒脑。主治交感神经型颈椎病。

（2）桑枝、路路通各 30 g，当归、刘寄奴各 15 g，姜黄、川芎、白芷各 12 g，红花、羌活、胆南星、白芥子各 9 g。每日 1 剂，水煎服，每日 2 次。活血化瘀，理气通络，除湿涤痰。主治交感神经型颈椎病。

（3）制马钱子、制川乌、乌梢蛇、炮穿山甲、蜈蚣、三七、血竭各 60 g，天麻 45 g。上药共研细末，炼蜜为丸，每丸重 0.15 g。每次 15～30 丸，每晚 1 次，连服 15 日为 1 个疗程。主治交感神经型颈椎病。

（4）桑枝、葛根各 30 g，威灵仙 15 g，白芷、桃仁、赤芍、延胡索各 10 g，羌活、胆南星、龙胆、川芎、白芥子各 6 g。每日 1 剂，水煎服。主治交感神经型颈椎病，牵裂胸部及右手臂内侧疼痛。

（5）葛根 60 g，黄芪、桂枝、白芍各 40 g。上方诸药烘干，共研细末，炼蜜为丸，或制成水丸，每丸重 6 g，每日 2 次，早、晚各服 6 g，温开水送服。1 个月为 1 个疗程。主治交感神经型颈椎病。

（6）鹿衔草、葛根各 30 g，乌梢蛇、赤芍、川芎、自然铜、穿山龙、木瓜各 15 g，黑木耳

12 g，全蝎 10 g，甘草 6 g，蜈蚣 2 条。每日 1 剂，水煎服，每日 2 次。主治交感神经型颈椎病。

（7）白芍 30 g，葛根、威灵仙各 20 g，丹参、薏苡仁各 15 g，秦艽、白芷、当归尾各 12 g，桂枝 9 g，细辛 3 g。每日 1 剂，水煎服。散寒祛湿，活血通络。主治交感神经型颈椎病。

（8）白芍、甘草各 30 g，丹参 20 g，陈皮 12 g。疼痛甚者加威灵仙 20 g，头晕者加石菖蒲 12 g。每日 1 剂，水煎 2 次，共 500 mL。主治交感神经型颈椎病。

2. 食疗良方选录：

（1）山药 30 g，枸杞子 15 g，猪脑 1 个。洗净猪脑，与山药、枸杞子放入炖盅内，加清水适量，隔水炖熟。佐餐服食。益气补虚。主治交感神经型颈椎病属气虚血亏者。

（2）桑椹、黑芝麻各 500 g，蜂蜜 200 g。上 3 物加水适量，小火煎熬成膏。每日早、晚各服 30 g，温开水冲服。补血生精。主治交感神经型颈椎病属精血不足者。

（3）草决明 12 g，桃仁（打碎）10 g，白蜜适量。将桃仁、草决明同煎，取汁，兑入白蜜调服。活血通络，清肝息风。主治交感神经型颈椎病而有内热便干者。

第五节　脊髓型颈椎病

一、病证概述

脊髓型颈椎病是由于颈椎椎体退化及相邻软组织（如椎间盘突出、椎体后缘骨刺、后纵韧带骨化、黄韧带肥厚或钙化、椎管狭窄等）的退变造成了对脊髓的直接压迫，加上剧烈的运动或长期的不良姿势等动态因素的影响，导致脊髓受压或脊髓缺血，继而出现脊髓的功能障碍，临床表现如四肢麻木无力、活动不灵、走路时有踩棉花的感觉等。本型颈椎病虽较为少见，但症状严重，且多以隐性侵袭的形式发展，易误诊为其他疾患而延误治疗时机，因此其在诸型颈椎病中处于重要地位。引起脊髓型颈椎病的原因很多，归纳起来有外伤、颈部的慢性劳损、颈椎退行性变、椎管狭窄、髓内血循环受阻、生物运动力学的影响等。其中外伤，因颈椎位于头颅和胸椎之间，是人体脊柱活动范围最大的部位，受伤的机会也较多，青少年时颈部外伤是导致中年后发病的重要因素。颈部的慢性劳损为长期低头工作或姿势不良，引起颈部的肌肉、韧带与关节的劳损，患椎骨关节增生炎性退变，颈椎生理曲度后凸，颈椎失稳、错缝，与相应患椎后方骨赘突入椎管内，均可导致脊髓受压发病。颈椎退行性变，为年老体弱，肝肾不足，筋骨懈惰，可引起颈部韧带钙化。颈椎间盘、椎体、椎间小关节等的退行性改变，是颈椎病发生的主要原因。若颈椎间盘突出物突向椎体后方，则压迫脊髓，造成脊髓型颈椎病。椎管狭窄，是颈椎间盘退行性变，纤维环向椎管内膨出，椎体后缘骨质增生突向椎管内，导致椎管狭窄。同时，椎间隙发生变窄时，黄韧带松弛、颈椎骨关节错位、失稳，可发生代偿性韧带增厚及骨质增生，加重颈椎狭窄的发生。髓内血循环受阻，脊髓型颈椎病在病理变化中，如果引起的椎管狭窄改变到一定程度时，脊髓可受到压迫性损害，压迫应力耐受较弱的髓中心部灰质及侧索等部位，使髓内血循受阻，受压部位发生血管扩张，甚至断裂。局部病变组织因血瘀气滞，组织血氧供应减少，可出现神经细胞萎缩坏死，空胞变性及出血。颈椎椎管狭窄而导致的脊髓型颈椎病，在不明确诊断之前，若颈椎伸屈过度时，可引起其继发性的病理变化。

二、妙法解析

（一）颈椎病（孙达武医案）

1. 病历摘要：钱某，女，45岁。颈项疼痛，头晕乏力，步履不稳半年，便溏纳呆，胃纳不舒，口苦咽痛，夜寐多梦。诊见：颈椎压痛（＋＋），霍夫曼征：右（＋＋）。舌苔薄腻，脉弦滑。CT摄片示：C3～C6椎间盘突出。诊断：颈椎病。治疗：香砂六君丸加减：蒲公英、党参各15 g，丹参、茯苓各12 g，佛手片、柴胡、黄芩、白术、法半夏各9 g，石菖蒲、砂仁、豆蔻、甘草各6 g。每日1剂，水煎，分早、晚2次服。连服14剂后，诸症均已缓解。复查颈椎压痛（＋），咽充血（－），霍夫曼征右（＋）。再进14剂巩固疗效。（《孙达武骨伤科学术经验集》，人民军医出版社，2014）

2. 妙法解析：本案是颈椎病中"因于湿"致痿的典型病例。方中以党参、白术、茯苓、石菖蒲、砂仁、豆蔻健脾化湿，黄芩、蒲公英、法半夏利咽清化痰热，柴胡、丹参疏肝活血，中焦健运，湿热攘除，弛痿得缓。

（二）颈椎病（孙达武医案）

1. 病历摘要：林某，男，60岁。患者于1年前，无明显诱因突然出现双侧肩背部酸痛重胀感，活动困难，如有重物压肩感觉，1个月前并发双上肢麻木，握物乏力。曾到多个医院诊治，治疗无效多日来诊。诊断：神清，精神可，夜寐欠安。发育正常，查体合作，颈部稍僵，并向右侧倾斜，双肩感觉正常，压颈试验阳性，右臂丛神经牵拉试验阳性。X线片示颈椎生理曲度消失，椎体退变明显，颈5～6及6～7之间间隙变窄明显，且向右侧倾斜。患者血压正常，舌质淡红，舌苔薄白，脉滑。无其他病史。诊断：颈椎病。治疗：活血通络，益气养血。黄芪桂枝五物汤加减：黄芪20 g，白芍、延胡索、鸡血藤各15 g，片姜黄12 g，桂枝10 g，三棱、莪术、石菖蒲、甘草、三七粉各6 g，大枣3枚。每日1剂，水煎，分早、晚2次服。连服7剂。另配合颈椎牵引，重量为5 kg，每次30分钟，每日2次。经上方治疗7日后，患者背肩酸痛重胀症状已完全消失，手臂麻木缓解，颈部活动仍部分受限。在治疗上本着牵引与中药内服相结合的原则，下一步治疗中药于上方中加入党参、当归各12 g。同时配合牵引治疗。上方服用近2周，手臂麻木已完全消失，颈部活动自如。嘱患者适当进行颈肩部功能锻炼。为防止颈椎不稳，可用充气颈托保护。（《孙达武骨伤科学术经验集》，人民军医出版社，2014）

2. 妙法解析：本例因颈椎间盘变性、颈椎骨质增生所引起的，以颈肩痛，放射到头枕部或上肢，乃颈椎病的常见表现。颈椎病多是长期低头所造成的，因此治疗应有长期思想准备。此病发病时间长，而且患者多为中老年。属正气不足，气血亏虚，血不养筋，脉络不通，而发为本病。证属气血不足，血不养筋，脉络受阻。治疗上以活血通络、益气养血为主，此为黄芪桂枝五物汤化裁而来。方中加入黄芪补益正气，桂枝温经通阳，白芍和营养血，延胡索活血止痛，石菖蒲宁心安神，三棱、莪术活血化瘀，钩藤、鸡血藤疏通经络。同时颈椎病的治疗，配合牵引治疗往往取得良好的疗效。因为牵引手法治疗能够纠正颈椎的功能紊乱，恢复其力学平衡，使突出的椎间盘部分还纳、缩小或发生位移，从而解除突出组织对神经根的机械压迫。

（三）颈椎病（孙绍裘医案）

1. 病历摘要：冯某，女，58岁。左颈肩疼痛，放射至手背已2个月，颈部僵紧，活动受限制，胸痛。压颈试验（＋），无明显肌萎缩。颈椎侧位X线片示颈5～7椎体明显增生，颈5～6及颈6～7之间间隙狭窄，余未见异常。舌苔黄白，脉涩。黄芪、白芍各30 g，葛根、桃仁各12 g，威灵仙20 g，香附、山楂、神曲各10 g，草豆蔻、黄芩、川芎、秦艽、红花、地龙各9 g。水煎服，每日 1 剂，共 3 剂。二诊：颈项僵直已减轻，胸已不痛，但左肩臂仍痛，脉涩。上方去山楂、神曲、草豆蔻、黄芩、地龙，加穿山甲 9 g，制乳香、制没药各 9 g，焦四仙（神曲、麦芽、山楂、谷芽）各 30 g。4 剂。三诊：颈项部活动已灵活，肩背部已无放射，用二诊方加黄精 30 g。4 剂。四诊：颈、背、肩麻木疼痛消失，逢阴雨天颈部发硬，其他均自我感觉良好。三诊方加太子参 30 g，草豆蔻 9 g，骨碎补 12 g。服 21 剂后，颈椎生理弯曲存在，活动良好，椎间孔挤压试验（－），臂丛牵拉试验（－），两上肢握力相等，两上肢皮肤感觉无异常。X 线片示颈生理弯曲除下颈椎稍直外，其余正常，颈椎间隙狭窄及骨质增生无变化。

2. **妙法解析**：本方可能有促使椎间孔周围关节囊滑膜充血、水肿消退的功用，对减轻或解除神经根、脊髓的压迫起了积极作用，从而获效。

三、文献选录

脊髓型颈椎病是由于颈椎椎骨间连接结构退变，如椎间盘突出、椎体后缘骨刺、钩椎关节增生，后纵韧带骨化、黄韧带肥厚或钙化，导致脊髓受压或脊髓缺血，继而出现脊髓的功能障碍，因此脊髓型颈椎病是脊髓压迫症之一，可严重致残，占全部颈椎病的 $10\%\sim15\%$。

（一）脊髓型颈椎病病因

脊髓型颈椎病的基本病因是颈椎退变。在颈椎各个结构中，颈椎间盘退行性变被认为发生最早。随着椎间盘质地变性，含水量减少，高度下降和周缘突出，椎间盘后部被覆的后纵韧带的增厚骨化，椎体边缘骨质增生，相应椎板间黄韧带及椎间关节应力增加，韧带关节囊增厚，弹性减少，造成椎管径线减少，尤其是前后径，即矢状径的减少构成了脊髓压迫症的静态因素。动态性因素主要是指颈椎的伸屈活动加重脊髓的应力、变形。颈椎伸展时，椎管长度缩短，脊髓松弛，脊髓组织变"短粗"，截面积增大，黄韧带自侧后方折入椎管，纤维环及被覆的后纵韧带后突，脊髓受压增加；颈椎屈曲时，椎管拉长，脊髓变扁、变宽，弓弦作用使其前移，椎管前方之骨赘和突出的椎间盘组织抵压脊髓，加重脊髓损害。有些作者强调颈椎后伸时，为上一椎体后下缘与下一椎节椎弓根部前上缘靠拢，产生对脊髓"钳压"作用。脊髓的功能障碍病理在于脊髓受压和脊髓血供障碍所致，脊髓内神经纤维数量减少，轴浆流阻断、扭曲变形，脱髓鞘变化、神经细胞坏死，凋亡，脊髓炎症缺血等，少有胶原增生、瘢痕形成或囊性变。慢性损伤在脊髓型颈椎病发病原因中作为诱发因素。多数学者认为发育性椎管狭窄可降低发生脊髓型颈椎病的阈值。

（二）脊髓型颈椎病临床表现

1. **常见表现**：脊髓型颈椎病变是脊髓压迫症病理改变之一。临床表现因病变脊髓被侵袭的程度、部位和范围而异。感觉障碍多不规律，手臂的麻木多见，但客观上浅痛觉障碍与病变所支配皮节不一定对应，深感觉少有受累者，可有胸或腹束带感，此时常伴有腹壁反射增强。上肢通常多以下运动神经元通路损害为主，手笨拙，无力，表现为写字、系鞋带纽扣、用筷子等精细动作困难，随病情发展可有手内在肌萎缩，可出现上位其他上肢肌力减退。霍夫曼征多显示阳性，可有反向桡反射，即敲击肱桡肌肌腹或肱二头肌肌腱致手指快速屈曲，与霍夫曼征阳性意义相同，或出现更早。少数高位脊髓病变可有肌张力增高，腱反射亢进等上运动神经元损害表现。下肢多为上运动神经元通路异常，表现为肌张力不同程度的增高和肌力减损，膝反射和跟腱反射活跃、亢进，出现踝阵挛、髌阵挛、巴宾斯基征呈阳性。肌张力增高，腱反射亢进导致走路不稳，尤其快走易跌倒、步态蹒跚、可出现痉挛步态。脊髓型颈椎病较少引起排尿排便困难及括约肌功能障碍。

2. **不同病变类型的表现**：由于脊髓受压病变的不均衡性，脊髓型颈椎病的神经系统异常表现为多变性。两侧病变可有轻重不同，甚至偏重一侧，但极少出现脊髓半横切，即布朗-塞卡综合征（脊髓半切综合征），后者于髓内肿瘤相对多见。以上肢功能障碍为主者，表现为神经根症状，多为前述下运动神经元通路障碍，病变在脊髓中央，两侧灰质周围。以下肢症状为主者，主要表现为上运动神经元通路障碍，为脊髓外周长传导束纤维受累所致，下肢神经功能异常也如前述。少数病例上肢症状轻微或无症状，需与胸椎管狭窄症鉴别。所谓前脊髓动脉型并不多见，起病急，运动障碍一般是下肢重于上肢，温觉与痛觉减弱或消失，而深部感觉大多正常，可出现反射亢进和病理反射。

（三）脊髓型颈椎病检查与诊断

1. 检查：

（1）X线平片及动力性侧位片：有益于发现畸形，观测颈椎活动，判定不稳定。

（2）CT扫描便于辨认韧带骨化。

（3）MRI检查：医师可通过矢状位结合轴位平扫在头脑中形成神经通道的三维立体图像，了解椎间盘、后纵韧带、钩椎关节和黄韧带病变以及脊髓受压病理改变。脊髓型颈椎病虽然在MRI上表现为多节段狭窄，但目标椎间，或称责任椎间往往只有一处，在T2加权像上脊髓内常有高信号，代表脊髓受压退变，缺血，炎症水肿的病理。MRI还可以用来发现其他引起脊髓压迫症的病变，如畸形、肿瘤、结核。

2. 诊断和鉴别诊断：依赖对病史的认真收集判断，细致地查体，特别是神经系统检查，结合影像学所见不难做出正确诊断。需注意与运动神经元疾病、脊髓空洞症、肌营养不良、慢性酒精中毒性神经病等神经科疾患鉴别。不要仅仅依据影像学显示的椎管狭窄采取手术，要警惕影像学显示的椎管狭窄与神经功能异常不一定存在因果关系。

（四）脊髓型颈椎病的手术治疗

鉴于脊髓型颈椎病的病理改变，非经手术难以解除脊髓压迫，逆转和自限的机会不多，如果没有手术禁忌，应该认为是手术适应证。关于手术进路，前路还是后路，范围减压，采取椎板成形以及是否采取融合固定有不同的意见。需强调如下问题：其一，明确脊髓病变的目标椎间，以便手术有的放矢，有针对性。其二，在狭窄病变中心部位，椎管内没有缓冲空间，对致压病变组织必须揭除或磨除，不能伸入咬骨钳咬除，以免伤害已处于病变状态的脊髓。其三，如椎间盘突出病变为破碎型，即软突出，应该选择前路减压，切除突出病变，包括游离碎片。

（五）临床报道选录

1. 旋转、拨正、牵引等整复，并服中药治疗脊髓型颈椎病131例：医者一手拇指顶住偏歪棘突，推向健侧（或隆起横突推向前），另一手使脊柱向偏歪侧顺（或逆）时针旋转，两手协同，拨正复位。复位前、后行软组织松解手法。上肢痛、麻木配合牵引。并用鹿衔草、丹参、当归、熟地黄、赤芍、鹿角胶、菟丝子、黄芪等。随症加减，水煎服。其中15例行手术。结果：优36例，良62例，可29例，差4例。（《中国骨伤》，2002年第3期）

2. 先用按、揉、擦等法，继用牵引、提拉等法整复治疗脊髓型颈椎病45例：患者坐位，医者用按、揉、擦等法放松颈部软组织5～10分钟；患者水平旋转头部至极限，做最大屈曲至有固定感；医者用肘部托下颌，向上牵引3～5秒后，快速提拉，可闻及≥1次弹响声。隔日1次。用2周，随访1个月。结果：优4例，良16例，可17例，差8例，总有效率82％。（《中国骨伤》，2006年第11期）

3. 平推、擦揉、揉捏、推擦、拔伸等手法整复治疗脊髓型颈椎病86例：患者坐位，医者用拇指由前向后平推督脉，擦足少阳经，掌根揉后枕部；揉捏颈后及两侧软组织，指尖推大椎穴

100～200 次、擦下颈至上胸棘突两侧、肩胛内侧缘至发热；肩痛用拇指推、搀患处。左肘托下颌，右肘托枕部上提拔伸，逐渐增大力度。最后按压风池、肩井、内关穴等。每次 15～20 分钟，每日 1 次；30 日为 1 个疗程。酌用活血扩管及营养神经药，颈椎牵引，理疗等。用 1～3 个疗程。结果：优 16 例，良 50 例，好转 18 例，无效 2 例。（《中国临床康复》，2004 年第 14 期）

4. 中西医结合治疗脊髓型颈椎病 30 例：颈椎牵引机牵引，定点牵压等手法整复。患者仰卧，用 TR-200 型颈椎牵引机，中上、中下颈段病损者牵引角度分别为 15°～20°、25°～30°，牵引重量 8～20 kg，逐渐增加，每次 20～30 分钟，每日 1～2 次。用定点牵压手法松解单（或双）侧后小关节：患者仰卧，头下垫枕头。医者一手中指定点于病变椎间盘部位并压住后小关节，拇指贴于对侧颈侧，另一手稳定住下颌；一助手稳定住下颌，另一助手缓缓牵拉四肢，待力传到定点部位，突然用爆发力，医者感中指有弹跳感即可。每一节段做 1 次。脊髓压迫＞1/2、双侧病理征阳性、脑血管病、高血压及动脉硬化患者禁用本法。用肌苷 0.2 g，三磷酸腺苷 20 mg，胞磷胆碱 0.25 g，地塞米松 5 mg，加生理盐水 100 mL，静脉滴注，每日 1 次；3 日后，地塞米松减半量，再用 4 日。随访 3 个月至 3 年，结果：优 19 例，良 6 例，可 3 例，差 2 例，优良率 83.3％。（《中国骨伤》，2001 年第 2 期）

第六节　颈椎间盘突出症

一、病证概述

颈椎间盘突出症指颈部椎间盘因急性或反复轻微损伤使其纤维环破损、髓核膨出压迫颈神经和脊髓而引起一系列症状者。其中包括髓核的膨隆、突出及脱出，均表示颈椎病的不同阶段。但是在临床上常可遇到突发性颈椎间盘突（脱）出症，大多数是以瘫痪为首发症状。颈椎间盘突出症的发病与颈部损伤和椎间盘发生退行性变有关。其临床表现，多为急性发病，少数病例亦可慢性发病。初起，大多起于轻微劳损，甚至睡醒时伸懒腰而发病；或是见于外伤情况下。其临床表现主要视受压迫的组织而定。根据影像学上突出位置的不同，本病可分为中央、侧方、旁中央三种类型。其中中央型以颈髓受压为主要表现。以前认为此型突出较少见，随着诊断技术的发展，特别是 MRI 技术问世之后，中央型颈椎间盘突出症已不再少见。因脊髓受压，可出现四肢不完全性或完全性瘫痪以及大小便异常；与此同时，四肢腱反射呈现亢进。病理反射征可显示阳性，并按突出平面不同而出现感觉减退或消失。侧方型以根性痛为主。主要症状为颈痛、活动受限，犹如落枕，疼痛可放射至肩部或枕部；一侧上肢有疼痛和麻木感。在发作间歇期，患者可以毫无症状。查体时发现头颈部常处于僵直位，活动受限。下颈椎棘突及肩胛部可有压痛。如头向后并侧向患侧，头顶加压即可引起颈肩痛，并向手部放射。牵拉患侧上肢可引起疼痛。感觉障碍因椎间盘突出平面不同而表现各异。旁中央型除有侧方型症状和体征外，尚有不同程度单侧脊髓受压症状，即布朗-塞卡综合征。常因发生剧烈的根性疼痛而掩盖了脊髓压迫症。

二、妙法解析

孙达武医案

1. 病历摘要：李某，男，40 岁。颈椎病史 4 年，半年前行颈椎脊髓减压术。术后仍感觉头晕目糊，枕后疼痛，胸闷心悸，躯体裹束感，四肢乏力，行走困难，便溏溲多，夜寐失宁，咽喉疼痛。诊见：步态不稳，肌张力不高，上肢肌力 4 级，霍夫曼征（＋），颈椎压痛（＋＋），咽充血（＋＋），淡红色。2001 年 8 月 MRI 摄片检查示：C2/C3、C3/C4、C5/C6 椎间盘膨出，C4/C5 椎间盘突出，脊髓受压明显。苔薄腻，脉沉细。诊断：颈椎椎间盘突出症。治疗：补益肝肾，和营活血。地黄饮子加味：生地黄、熟地黄、鸡血藤各 15 g，附片、山茱萸、巴戟天、郁金、丹参各 12 g，川桂枝、茯苓、远志、石菖蒲、三棱、莪术各 10 g，五味子、三七粉、甘草各 6 g。每日 1 剂，水煎，分早、晚 2 次服。连服 14 剂后，颈痛胸闷缓解，体松肢轻，步态稳健，二便正常。复检：肌力正常，霍夫曼征（－），颈椎压痛（＋），咽充血（±）。再服 14 剂后，诸症状均见缓解。（《孙达武骨伤科学术经验集》，人民军医出版社，2014）

2. 妙法解析：本案系颈椎部脊髓长期受压（虽经手术，受压仍未解）后，肝肾精血亏虚而致。《景岳全书·痿症》中论及该类痿证时曰："元气败伤，则精虚不能灌溉，血虚不能营养者，亦不少矣。"并曰："若概从火论，则恐真阳亏败，及土壤水涸者，有不能堪。"用地黄饮子加减化裁调治本案肝肾亏虚型颈椎病痿证，就是一个很典型的佐证。地黄饮子源自《医学六书》，是刘河间治"喑痱"主方。刘河间在《宣明论》中解释该方治疗语言不出，足废不用，瘫痪诸症时曾说：其病因"非为之风实甚，亦非外中于风"，而是"心火暴甚，肾水虚衰，不能制之"而为。肝肾亏虚类脊髓型颈椎病，临床大多表现为头晕神疲，四肢失灵，咽痛音哑，脊强项痛，肢体麻木，举步艰难等症。其实质也正是肝肾亏虚后元水不济，痰火上扰，肢节清窍失养所致。本案以地黄饮子益肝肾养阴血，化痰清窍，并加入三棱、莪术加重活血之功，石菖蒲芳香透窍，郁金宽胸利气，使之上清以解头晕头痛，中通以疏经髓、宽胸胁，下达以利二便，肝肾得养则筋骨渐坚，血行精旺则四肢筋脉通利，诸症缓解。

三、文献选录

颈椎间盘突出症是由于颈部突然而无防备的过度活动，或椎间盘发生退行性改变而出现急慢性压迫性颈神经根或脊髓病症，与颈椎病不易鉴别。本病 1928 年由 Stookey 首先报道，并于 1940 年提出主要发生在中年以上的男性，国内许多学者也认为发病年龄 80% 在 30～50 岁之间，突出部位以 C5～C6 水平最多，其次为 C6～C7，C4～C5，C3～C4，中央型占半数，其次为外侧型和旁中央型。其临床表现依据分型各有不同。侧方型表现为受累神经根支配区出现麻木或剧烈疼痛，其痛可因小便或咳嗽而加重。第 6 颈神经受压时，疼痛由上臂外侧、前臂桡侧放射到拇指，拇指感觉减弱。第 7 颈神经受压时，前臂和腕部有放射性疼痛，中指感觉减退，肱三头肌反射减弱。颈部被动活动或从头顶向下做纵轴方向加压时，均可引起疼痛加重，有关的肌肉肌力减退和肌肉萎缩等。中央型突出没有侧方突出的症状，但可引起下肢瘫痪或步态不稳，部分患者可引起排尿障碍。旁中央型除了有侧方突出症状体征外，尚有单侧脊髓压迫症状，即典型或不典型的布朗-塞卡综合征。颈椎 X 线正位片可显示颈椎侧弯畸形；侧位片显示生理曲度减小或呈反曲；个别患者可见椎间隙狭窄，或骨质增生。CT、MRI 可明确诊断。

（一）传统治法评介

1. 推拿疗法：推拿疗法是其临床当中具有代表性的应用，虽然人们明确颈椎间盘突出症的概念是近几十年的事情，但颈肩部疼痛和功能障碍，始终是人类临床医学上的常见病状。推拿对其治疗是一个不断完善的过程。《素问·举痛论》认为："经脉流行不止，环周不休，寒气入经则稽迟，泣而不行，客于脉外则血少，客于脉中则气不通，故猝然而痛……按之则血气散，故按之痛止。"提出疼痛的产生与寒邪侵袭有关，通过推拿的温经散寒活血而达到止痛的目的。这种观点一直指导着后世推拿临床的发展。《素问·痹论》认为："其不痛不仁者，病久入深，荣卫之行涩，经络时疏，故不通，皮肤不营，故为不仁。"陈士铎秉承这一观点，认为"以人手为之按摩，则气血流通，疾病易愈"。故疏通经络也是推拿治疗痹证的重要机制。

2. 针灸治疗：十二经筋是十二经脉之气濡养筋肉骨节的体系，和痹证的发生关系密切。颈椎间盘突出症的发生，其关键因素之一即脊柱的内外平衡失调，经筋的束骨作用减弱。反过来，经筋为病自然会波及脊柱。故《灵枢·经筋》篇末概说指出："经筋之病，寒则反折筋急，热则筋弛纵不收，阴萎不用。阳急则反折，阴急则俯不伸。"决定了治疗筋骨痹证当以经络辨证和经筋辨证为基本原则。其取穴分为分经取穴、局部取穴和脏腑辨证取穴。

3. 中药内治法：中药内服治疗项痹是中医学的一大特色。如《伤寒杂病论·太阳篇》中："太阳病，项背强几几……桂枝加葛根汤主之。"《金匮要略》中："血痹……外证身体不仁，如风痹状，黄芪桂枝五物汤主之。"明代王肯堂在《证治准绳·脊痛脊强》中指出："脊痛项强，腰似折，项似拔，冲头痛，乃足太阳经不行也。羌活胜湿汤主之。"张璐《张氏医通》："湿热相搏，肩背沉重而痛，当归拈痛汤；肩背一片冷痛……有因寒气伏结者，近效附子白术汤。"这些论述是辨证治疗颈椎间盘突出症最详细的记载，所以后世医家根据古代各家的论述和基本理论创立了自己的观点和治则，均收到了良好的效果。

4. 中药外治法：对于颈椎间盘突出症，除了中药内服外，还配合外治法进行治疗。《五十二病方》就有热敷、熏洗和膏摩治疗的记载。叶天士《临证指南医案》中指出："痛定于肩背，此着痹之类，必用外治之药，以次提之，煎药不能取效也。"这里着重指出外治之药的优势。明朝龚庭贤《古今医鉴》运用熨帖法治疗由于体虚被冷风吹入经络而致的肩背痛，用"生姜半斤，取自然汁，乳香、没药各一钱五分，铜锅内煎化，就移在滚汤内炖，以柳条搅成膏，又入花椒少许，再搅匀用纸作壳子，看痛处宽窄贴患处，用鞋履烘热熨之。"这里对外用药及治法都有详细介绍。

5. 练功活动：导引和自我按摩作为一种养生保健方法早在先秦时期即以产生，导引侧重功能锻炼，华佗认为导引可使"谷气得消，血脉流通，病不得生"。自我按摩则是患者主动利用手法自身操作，可以疏通气血，滑利关节，防病治病。华佗创"五禽戏"，尤其强调"熊颈鸱顾"，动诸关节。《千金药方》有"两手拒地回顾，此是虎视法"，通过颈椎做各方向的运动，增大椎间隙，改善局部血运，减轻神经压迫。

（二）临床报道选录

1. 施揉、点按、拨筋等手法治疗颈椎间盘突出症 148 例：患者端坐，医者施揉、点按及拨筋法于患处竖脊肌、斜方肌约 20 分钟；双手向上托下颌骨、枕骨，拉长颈部，手法由轻到重，以患者能耐受为度，每次 30 秒，用 3 次。每日 1 次；10 日为 1 个疗程。用 1 个疗程，结果：治愈 47 例，显效 51 例，好转 40 例，未愈 10 例，总有效率 93.25%。（《中国临床医师》，2005 年第 2 期）

2. 垂直牵引、旋转，扳动、推顶、拔伸等手法治疗颈椎间盘突出症 150 例：患者坐位，放松颈肩部肌肉 5～8 分钟。单个椎间盘突出，以 C4、C5 椎间盘左突，C4 棘突右偏为例，医者腹部顶患背，左手托枕部，右肘屈曲夹住下颌，垂直牵引，左手拇指抵 C4 棘突，嘱患者颈前屈至患椎开始运动，再向左侧屈，头颈右旋至极限，瞬间旋转扳动，同时左手向右推顶患棘突。单（或多）个突出，以 C3、C4、C5 椎间盘左突，C4 棘突左偏为例。1 法：医者左肘压右肩，左手自头后钩住颈部，右手置于右耳上方，头颈左屈至极限，瞬间用力，加大侧屈 5°～10°；2 法：医者左手虎口叉开，以第 2 掌骨桡侧缘顶住 C4 椎体左侧，右手位置、头颈左屈同 1 法，双手向相反方向扳动。多个突出，以 C4、C5、C6、C7 椎间盘左突，C4 棘突左偏，C6 棘突右偏为例，患者俯卧，一助手扶双肩，医者一手托下颌，另一手扶枕部，中立位拔伸；继另一助手双手拇指分别顶 C4 棘突左侧、C6 棘突右侧，医者左旋颈椎至极限，突然加大 5°～10°，同时助手向中线方向推顶偏歪棘突。复位后，施整理手法，医者配合下做颈部运动。隔日 1 次；10 次为 1 个疗程。结果：优 113 例，良 24 例，可 11 例，差 2 例。（《中国骨伤》，2002 年第 5 期）

3. 按压、推拉等手法治疗颈椎间盘突出症 69 例：患者俯卧，胸部垫枕，颈前屈，转向疼痛、上肢麻木，正中痛左右逐一转动到位。医者先在患侧背部肋脊关节处各一按压松解，然后左手拉住患者下巴，左肘按住患者枕顶部至患者颈部变成稍前屈状，右肘放在患者肩部，同时左手用力向医者的胸腹部方向拉，右肘向患者的肩部反向推，可听到"咔嗒"声。正中痛两侧整复。隔日 1 次，10 次为 1 个疗程。嘱患者背部垫枕，颈部后仰 30 分钟（或颈前屈、后仰几十次），每日 1 次；用 3～6 个月。随访半年，结果：优 36 例，良 25 例，可 7 例，差 1 例。（《中国骨伤》，2004 年第 11 期）

4. 先施牵引、按摩、旋转等手法，并内服中药，治疗颈椎间盘突出症 123 例：枕颌带卧位牵引，重量 3～5 kg，每次 30 分钟，每日 1～2 次。患者坐位，医者一手托下颌，另一手自上至下，按摩颈椎棘突、棘突间韧带及两侧软组织，再用右前臂置于颌下，左手托枕部，轻提并旋转颈部 2～3 次，放松颈部；中立位上提牵引，同时将头颈右旋至有固定感，右手（或右前臂）快速发力旋转，闻弹响声；再上述手法放松颈部。并用桂枝、独活各 6 g，白芍、牛膝、骨碎补、地龙、狗脊、莱菔子、威灵仙各 15 g，桑枝、葛根、海风藤、宽筋藤各 30 g，续断、杜仲、桑寄生各 10 g，甘草 5 g，小白花蛇 1 条。随症加减，每日 1 剂，水煎服。结果：治愈 78 例，好转 37 例，无效 8 例。（《中国骨伤》，2002 年第 7 期）

5. 颈椎牵引，弹拨、分筋、理筋等手法，并内服中药及药物注射，治疗颈椎间盘突出症 37 例：患者坐位，颈椎中立位，用颌枕带行颈椎牵引，重量 5～8 kg，每次 15～25 分钟，每日 1～2 次；见头晕（或症甚）停用，低枕卧床。均 15 日为 1 个疗程。用揉、擦法放松颈部肌肉，继用弹拨、分筋、理筋、拿法，以颈部叩击及拍法结束，禁粗暴手法。每日 1 次；7 日为 1 个疗程。用颈康平汤加减：全蝎、羌活、白芷、当归、桂枝、川芎、丹参各 10 g，蜈蚣 2 条，淫羊藿、僵蚕各 15 g，白芍 20 g，甘草 6 g。上肢麻痛甚加桑枝；颈项强直加葛根；天气变化痛甚加防己、秦艽。每日 1 剂，水煎服。用 20% 甘露醇 250 mL，地塞米松 5～10 mg；复方丹参注射液 12～14 mL，加 5% 葡萄糖液 250 mL，用 3～5 日；静脉滴注，分别每日 1～2 次、1 次。弥可保 0.5 mg，每周 3 次，肌内注射；2 周为 1 个疗程。用 0.5～2 个月，随访 0.5～1 年，结果：优 15 例，良 18 例，差 3 例，无效 1 例。（《中医正骨》，2004 年第 2 期）

（三）经验良方选录

1. 生黄芪、延胡索、葛根各 20 g，炮穿山甲、赤芍、当归各 9 g，地龙 15 g，川芎、红花、桂枝各 6 g。痛甚加细辛、制没药；上肢麻木加全蝎、鸡血藤；头晕、头昏加天麻、钩藤；恶风加防风、威灵仙、豨莶草；肝肾亏虚加制何首乌、狗脊、杜仲、续断；气虚加党参、白术；血虚加熟地黄、枸杞子、炒白芍。水煎服。主治颈椎间盘突出症。

2. 白芍 20 g，羌活、僵蚕、葛根、延胡索各 15 g，当归 12 g，红花、丹参、白芷、川芎各 10 g，桂枝 9 g，甘草 6 g。上肢麻木加桑枝；眩晕加天麻；视物障碍加菊花；头痛（或偏头痛）加全蝎；心动过速去桂枝，加生地黄、珍珠母，过缓加党参、麦冬。每日 1 剂，水煎服。主治颈椎间盘突出症。

3. 黄芪 60～80 g，当归、地龙、川芎、桃仁、红花各 10 g，赤芍 12 g。血虚加何首乌；风痰加天麻、胆南星；肝阳上亢加钩藤；恶心呕吐加法半夏、干姜。每日 1 剂，水煎服。14 日为 1 个疗程。主治颈椎间盘突出症。

4. 葛根、赤芍各 15～20 g，桂枝、当归、川芎、红花、桃仁各 10 g，每日 1 剂，水煎，分 2 次服，10 剂为 1 个疗程。主治颈椎间盘突出症。

5. 鹿衔草 30 g，乌梢蛇、当归、川芎、自然铜各 15 g，全蝎 9 g，蜈蚣 2 条，将上药水煎，分 2 次口服，每日 1 剂。主治颈椎间盘突出症。

第七节　颈椎骨质增生

一、病证概述

颈椎的骨质增生，是因为中年以后，腰椎骨质增生随着年龄的增大，机体各组织细胞的生理功能也逐渐衰退老化，退化的椎间盘逐渐失去水分，椎间隙变窄，纤维环松弛向周边膨出，椎体不稳，纤维环在椎体边缘外发生撕裂，导致髓核突出，将后纵韧带的骨膜顶起，其下面产生新骨，形成骨刺或骨质增生。也有人认为椎间盘退变萎缩后，椎体向前倾斜，椎体前缘在中线为前纵韧带所阻，两侧骨膜掀起，骨膜下形成新骨。另外，局部的受压因素也是引起骨质增生的主要因素。一般主要与年龄、劳损、外伤、姿势不正确等有着直接的关系。

人体老化是不可抗拒的自然规律，随着年龄的增长，颈腰椎由于运动磨损不可避免地会出现退行性改变，绝大部分 60 岁以上的正常人拍片时，均可发现颈椎的骨刺形成，椎间隙狭窄等退变老化现象。颈椎的退变过程，除随年龄变化以外，还与腰椎劳损有很大关系，颈椎长期受到反复劳损以及过度活动等不良因素的刺激，则有可能加速颈腰椎的退变，使椎间盘突出，骨刺的形成并不断增大。反之，注意腰部的休息和保养，就可以减缓腰椎的退变速度和骨刺的进展。颈椎骨质增生，年轻患者主要是与长时间维持同一个姿势，同时姿势不正确导致睡软的席梦思床垫，长时间睡姿不正确也会导致颈椎骨质增生。青少年时代的腰椎外伤，也是中年以后发生颈椎骨质增生的重要外因。

二、妙法解析

（一）颈椎病，肩周炎（孙达武医案）

1. 病历摘要：谢某，男，50 岁。患者后脑头晕，伴右肩疼痛，右上肢麻木 1 个月，平素有嗳气，据某医院摄片报告示：颈 5 椎体前下缘骨质增生。血黏度偏高。察其舌苔淡黄，脉缓沉细。切其颈椎及右肩关节局部压痛，伴右肩活动受限。血压 120/78 mmHg。诊为：气滞血瘀型头晕（颈椎病），肩痹（肩关节周围炎）。此为慢性劳损，外伤筋骨，气滞血瘀，上不养髓海，以致头晕，不能滋养肌肤，则觉肢体麻木，局部疼痛。治法：行气活血，重镇潜阳。方拟天麻决明汤。处方：天麻 25 g，川芎、白芷、羌活、丹参、桃仁、苍耳子、蔓荆子、藁本各 9 g，炙甘草、红花各 6 g，石决明（先煎）、珍珠母各 30 g，防己 15 g。水煎服，每日 1 剂。银杏叶 1 片，每日 3 次。颈椎夹脊穴、风池、百会、头临泣、率谷，温针灸，每穴 2 壮，平补平泻；合谷、太冲用泻法。然后颈部拔罐 10 分钟，每周 2 次。外用通络止痛粉：制甘遂、制附子、细辛、肉桂、独活、红花、延胡索、白芷、山柰、接骨木各 50 g，干姜 100 g，透骨草、制川乌、草乌各 30 g，冰片 10 g。1 剂，共研细末，3 匀药粉用适量蜜调敷局部，每次 30 分钟，每日 2 次。针药治疗后，头晕有所改善，唯动则后项至顶作晕，舌淡，苔薄，脉缓。气血畅通，则症状得减；动则耗气伤血，则症状复现。方拟天麻决明汤加减。处方：天麻 25 g，川芎、白芷、羌活、丹参、桃仁、苍耳子、蔓荆子、藁本各 9 g，炙甘草、红花各 6 g，石决明（先煎）、珍珠母、太子参、制何首乌各 30 g，防己、枸杞子、制黄精、生山楂各 15 g。水煎服，每日 1 剂。经治疗 2 个月余，头晕已愈，右肩麻木、疼痛也已消失。3 个月后随访无复发。(《孙达武骨伤科学术经验集》，人民军医出版社，2014)

2. 妙法解析：慢性劳损，外伤筋骨，气滞血瘀，上不养髓海，以致头晕；不能滋养肌肤，则觉肢体麻木，局部疼痛。方取天麻、石决明、珍珠母平肝潜阳；川芎、白芷、羌活、丹参、红花、桃仁、藁本行气活血止痛；苍耳子、蔓荆子引药上行，止头晕；防己、炙甘草祛风通络止痛。待诸症稍平，加用制何首乌、枸杞子、太子参、制黄精补肾益气；生山楂除健脾胃，助消化外，尚可以降低血黏度，以活血化瘀，气血畅通则髓海得养，头晕得除。针刺除取颈椎局部穴位，以行气活血外，取督脉之百会、印堂醒脑开窍，率谷、头临泣、风池乃足少阳胆经之穴，除局部行气活血作用外，另其与肝经互为表里，刺之可以平肝潜阳。颈椎及肩关节局部配合使用通络止痛粉，用辛温活血止痛的制甘遂、制附子、干姜、细辛、肉桂、独活、红花、延胡索、白芷、透骨草、接骨木、制川乌、草乌，酌加山柰、冰片辛香走窜，以引药入肌肤，祛风通络止痛。颈椎退行性病变，压迫椎动脉，引起脑部供血不足，造成脑部缺氧，髓海失养，故头晕，动则耗伤气血，则诸症明显。今以通督活血、益肾补气、平肝潜阳之中药内服、外敷，配以针灸，收效迅速。

三、文献选录

(一) 临床报道选录

1. 活血通络汤治疗颈椎骨质增生 79 例：鹿角片、自然铜、炒川芎、鸡血藤、全当归、炒川断、绵杜仲、姜半夏、延胡索各 10 g，血竭 3 g，黄酒 50 g。随症加减。每日 1 剂，水煎服。对照组 60 例，用颈复康冲剂 20 g，每日 3 次，冲服。均 1 个月为 1 个疗程。结果：两组分别显效（症状、体征消失；X 线示无变化）68、35 例，有效 9、6 例，无效 2、19 例，总有效率 97.5%、68.3%（$P<0.01$）。(《浙江中西医结合杂志》，2004 年第 11 期)

2. 骨刺枕治疗颈椎骨刺 144 例：取干桑树木材制成 36 cm×18 cm×6 cm 的拱形枕头，中间取 8 cm×12 cm×2.5 cm 小槽；绸布适量备用，取方①：生川乌、生草乌、桂枝、红花各 30 g，芒硝、细辛各 20 g，樟脑 15 g，雷公藤 60 g，共研末，入白酒 6000 mL，浸泡 10 日后，置木枕和绸布于药液中再浸泡 10 日，然后取出晾干。取方②：川芎 150 g，吴茱萸 30 g，川乌、草乌、当归、没药、细辛各 20 g，威灵仙、甘草各 10 g。共研粉，用醋在微火上炒至有焦香味时加入冰片、樟脑各 10 g，薄荷 20 g（均为粉）拌匀，用时将晾干的绸布包方 2 药物放入木枕槽中，夜枕，白天用塑料袋封装。每个木枕配装的药物使用期为 3 个月，1 个月为 1 个疗程。结果：治愈140 例，好转 3 例，无效 1 例，总有效率为 99.3%。(《国医论坛》，1992 年第 6 期)

3. 外贴膏药治疗颈椎骨质增生 276 例：①血瘀型 236 例。取鹿角胶、黄芪各 20 g，龟甲胶、象牙屑、乳香、没药、地龙、穿山甲各 10 g。共为细末，并加入煮沸之米醋 500 mL 中和匀，文火熬至用筷子挑起时不下滴，趁热摊于 26 cm×20 cm 之双层布上，另以冰片和血竭各 1 g，蟾酥和麝香各 0.2 g。研末撒在膏药上，趁热贴于颈部并固定。②风寒型 40 例。取鹿茸、全蝎、马钱子各 6 g，防风、川乌、草乌、乌梢蛇各 20 g，黄明胶、透骨草各 10 g，樟脑 2 g，麝香 0.2 g，蜈蚣、土鳖虫各 3 条。熬贴方法同上，用后 4 药研末撒在膏药上，均 3 日换药 1 次，6 次为 1 个疗程。结果：痊愈（症状消失，颈部及受累关节活动自如，2 年内无复发）224 例，显效 27 例，有效 17 例，无效 8 例；换药时可见局部出现许多麦粒大的白点和红点并刺痒难忍，可暂停用药，待消失后再贴。(《山东中医杂志》，1991 年第 1 期)

（二）经验良方选录

1. 白芍 30 g，葛根、秦艽、威灵仙、当归各 20 g，延胡索、川乌、独活各 10 g，天麻 6 g（研、冲），蜈蚣 3 条。偏寒加细辛、桂枝、白芥子、制附子、淫羊藿各 10 g；偏热加板蓝根、金银花、连翘各 15 g；偏湿酌加薏苡仁 30 g，茯苓、苍术各 10 g；气虚血瘀加黄芪、党参、丹参各 10 g；肾虚加枸杞子、巴戟天各 15 g。每日 1 剂，水煎服。主治颈椎骨质增生，颈项强直疼痛，麻木，头晕，失眠。

2. 鹿角片、自然铜、炒川芎、鸡血藤、全当归、炒川断、绵杜仲、姜半夏、延胡索各 10 g，血竭 3 g，黄酒 50 g。随症加减。每日 1 剂，水煎服。对照组 60 例，用颈复康冲剂 20 g，每日 3 次，冲服。均 1 个月为 1 个疗程。主治颈椎骨质增生。

3. 黄芪、鸡血藤各 30 g，地黄 20 g，补骨脂 15 g，骨碎补、菟丝子、狗脊、川断、枸杞子、当归、白芍、川芎、葛根各 12 g。每日 1 剂，水煎服，每日 2 次。益肾养血，和络止痛。主治颈椎骨质增生。

4. 葛根、姜黄、狗脊、鸡血藤各 30 g，威灵仙 20 g，白芍、桂枝、淫羊藿各 15 g。每日 1 剂，水煎服。头晕、恶心加天麻、钩藤、半夏各 10 g，手臂麻木加丝瓜络、地龙各 10 g。主治颈椎骨质增生。

5. 葛根 30 g，鹿衔草 20 g，当归、路路通、黄芪、寻骨风各 15 g，桂枝、全蝎、穿山甲、甘草各 10 g，蜈蚣 2 条。每日 1 剂，水煎服。主治颈椎骨质增生。

6. 丹参 30 g，首乌藤 24 g，钩藤 20 g，茯苓、白芍各 15 g，天麻、半夏、全蝎、僵蚕各 10 g。每日 1 剂，水煎服。主治颈椎骨质增生，眩晕。

7. 白芍 240 g，伸筋草 90 g，葛根、乳香、没药、桃仁、红花各 60 g，甘草 30 g。共为细末，每次服 3 g，每日 3～4 次。主治颈椎骨质增生。

8. 茯苓 20 g，天麻、竹茹各 15 g，枳实、陈皮、半夏、天南星、石菖蒲、浙贝母各 10 g。每日 1 剂，水煎服。主治颈椎骨质增生，眩晕。

第八节　其他颈椎病变

一、病证概述

本节包括颈源性高血压、颈曲异常颈椎病、颈椎失稳症、颈椎性视觉障碍、颈性心动过速、颈性肩胛痛、颈源性胸痛等。其病证概述从略。

二、文献选录

（一）颈源性腰腿痛

1. 坐骨神经痛：由于外伤或负重不当致腰椎间盘突出引起，表现为患肢疼痛、麻木、行走困难、咳嗽时加重，卧硬板床休息后缓解。患肢皮肤过敏或痛觉减退，患肢肌力减退肌肉萎缩，坐骨神经区有压痛点。

2. 腰骶神经根炎：由于感染或受凉引起单肢或双下肢疼痛、麻木、肌无力甚至肌萎缩，膝反射和踝反射均消失。

3. 脊髓压迫症：为椎管内外新生物压迫脊髓引起的相应表现，如果病变发生在脊柱腰骶段，则可出现下肢感觉障碍，肌无力或肌萎缩，伴有大小便功能障碍，经脊髓造影或磁共振可得到证实。因此，腰骶酸痛在排除外伤史和风湿性关节炎等后，应到神经科检查，以期得到准确诊治。

（二）颈源性胸痛

1. 颈源性胸痛的原因，有外伤、炎症、机械性压迫、组织缺血缺氧等。它不仅见于呼吸系统疾病，亦可发生于心血管系统、消化系统、神经系统疾病以及胸壁组织疾病。不同器官和不同疾病引起的胸痛，在部位、性质和发生时间上不尽相同。通过详细询问病史和体格检查，辅以 X 线或心电图等特殊检查，可以得出正确诊断。

2. 颈源性胸壁病变：胸壁软组织损伤及炎症，有局限性疼痛和压痛。肋间神经炎痛沿肋间神经分布，在脊柱旁、腋部和胸骨旁常有压痛点。带状疱疹引起的胸痛可以相当剧烈，但与咳嗽和深呼吸无关。肋骨骨折，除压痛外还有骨裂声，挤压胸部时疼痛加剧。肋骨骨髓炎有局限性疼痛、周围肌肉痉挛和发热，晚期有骨坏死和脓窦。癌肿转移到肋骨，则出现剧烈难忍的胸痛和局部压痛。

3. 颈源性胸膜及肺部病变：干性胸膜炎患者胸膜表面有纤维素渗出及附着，呼吸时两层胸膜互相摩擦发生疼痛。其性质多为刺痛，以胸廓扩张幅度较大的部位如肋部最显著，随呼吸和咳嗽而加剧。自发性气胸及胸膜腔出血均刺激胸膜引起疼痛，每伴有气急。胸膜恶性肿瘤的胸痛持续而剧烈，常合并大量血性胸腔积液。肺部疾病，当病变影响壁层胸膜时可引起疼痛，多位于病变邻近部位，随咳嗽和深呼吸加重。

4. 颈源性心血管疾病：常见于冠心病、心包炎、胸主动脉瘤等。冠心病的心绞痛多位于心前区或胸骨后，可向左肩及臂部放射，常因体力活动、饱食和情绪激动而诱发，休息或含服硝酸甘油可迅速缓解。

5. 颈源性纵隔病变：纵隔气肿时胸骨下有强烈的疼痛，可因吞咽而加剧。急性食管炎为胸骨下灼痛，亦随吞咽而加重。

6. 颈源性膈肌及膈下病变：如膈疝、膈胸膜炎、膈下脓肿、肝脏疾病等。疼痛一般位于胸骨及胸廓下部，可放射至肩背部。

（二）临床报道选录

1. 颈源性高血压：

（1）旋转复位法治疗颈源性高血压12例：对一些具有颈椎病典型临床症状、体征又伴有高血压的患者，采用单人颈椎旋转复位法治疗后，1～3 周内血压均维持在正常范围内，其他症状也随之消失或基本消失。随访时间平均为 30 个月，结果：疗效巩固者 8 例，血压基本维持正常者 3 例，复发者 1 例。（《上海中医药杂志》，1986 年第 4 期）

（2）旋揉、点按、弹拨、平推、提捏、捻揉、旋转治疗颈性高血压 76 例：患者取端坐位，医者在其后，左手扶持患者头顶使头稍向前屈曲，用右手旋揉颈部，点按风府、风池、肩髎等穴；其拇指尖从发际开始沿颈椎脊侧自上而下弹拨，然后用双手拇指腹顺流而下平推；拿肩井、肩中俞、揉按天宗穴；自上而下滑推颈总动脉；提捏捻揉颈椎旁条索状软组织；用手掌顺颈肌走向从上直下推按，使局部充血为度；医者一手拇指紧抵偏移横突，另一手置于患者下颌部，两手同时相对用力，并向健侧缓慢旋转30%。每法操作 3～5 次，每 2 日 1 次，7 次为 1 个疗程。治疗期间及结束后坚持颈部功能锻炼，早、晚各 1 次，每次 10 分钟。治疗 1～3 个疗程。结果：主要症状均消失，血压由 150/95 mmHg 降至 142/75 mmHg，治疗前后比较有显著差异（$P<0.01$）。（《中国中医骨伤科杂志》，1992 年第 2 期）

2. 颈曲异常颈椎病：

（1）先行颈椎牵引，继施点按、指揉等手法，睡时用可调式颈枕，治疗颈曲异常颈椎病 37

例：均先行颈椎牵引，中上段、下段颈椎牵引角度分别为前屈 $15°\sim25°$、$30°\sim45°$，牵引重量 5 kg，每次 30 分钟。继之施肌松类手法于斜方肌群、胸锁乳突肌、胸锁关节；于肩锁关节、颈项部肌群；施长短杠整复手法调整颈椎的错位小关节及偏歪棘突。本组用可调式颈枕，保持 $0°$ 垫枕位，气枕与颈椎垂直、与肩平行，最高点对颈椎中段。对照组 40 例。用不可调的天年素复合枕。用 2 个月，结果：颈曲变化值两组分别为 (1.48 ± 1.14) cm、(0.19 ± 0.45) cm（$P<0.05$）。（《中国中医骨伤科杂志》，2007 年第 2 期）

(2) 中西医结合治疗颈曲异常颈椎病 120 例：龟甲、鸡血藤各 15 g，鹿角、枸杞子、川芎、丹参、木瓜、葛根各 10 g，郁金、当归、羌活各 6 g，细辛、甘草各 3 g。每日 1 剂，水煎服。并用气垫枕垫脑后，其最高点置颈中段，颈椎中立位，用头部自身重力；睡前牵引 $30\sim40$ 分钟。睡眠时加垫一个稍矮半圆枕。对照组 60 例，用颈复康冲剂 1 袋，每日 2 次，口服。均 15 日为 1 个疗程。用 $2\sim3$ 个疗程，结果：两组分别治愈 50、11 例，显效 47、16 例，有效 18、19 例，无效 5、14 例，总有效率 95.8%、76.6%（$P<0.01$）。（《福建中医学院学报》，2006 年第 1 期）

3. 颈椎失稳症：棘突拴结疗法治疗颈椎失稳症 26 例：局部麻醉，X 线下，用弧形套针管从颈 7 棘突进针，沿棘突向上，在棘突分叉底部骨皮质外、棘上韧带下，至颈 2 棘突下，穿透骨皮质出针，将可吸收线经套管穿出，拔针。再从上端针孔进针，向下穿行，至颈 7 棘突上，将可吸收线经套管穿出，拔针。用套管针将颈 7 棘突外的线头从一个针孔穿出。牵引颈椎，保持最大背伸位，使颈椎曲度恢复后，收紧可吸收线，打结，埋于皮下。无菌敷料覆盖。项背肌功能锻炼。结果：生理曲度复常 23 例，失败 3 例。随访半年，复发 2 例。（《中医正骨》，2002 年第 11 期）

4. 颈椎性视觉障碍：先施推拿、揉捏、锤击、牵引等手法，并用蝮蛇抗栓酶静脉滴注。用手法点穴推拿、揉捏及锤击颈椎，每次 $15\sim30$ 分钟；自我按摩，每次 $20\sim30$ 分钟；每日 2 次。16 例加颈椎牵引，重量 $2\sim10$ kg，每次 $0.5\sim1$ 小时，每日 1 次。并用蝮蛇抗栓酶 $0.5\sim0.75$ U，山莨菪碱 $20\sim40$ mg，分别加生理盐水 250 mL，静脉滴注，每日 1 次，10 日为 1 个疗程，疗程间隔 $3\sim4$ 日，用 $1\sim3$ 个疗程。治疗颈椎性视觉障碍 28 例。结果：显效（颈椎病症状及视觉障碍消失，下降视力上升 >0.3）22 例，有效 6 例。（《中国现代医学杂志》，2001 年第 1 期）

5. 颈性心动过速：按压颈前反应点。选颈前反应点（多在胸锁乳突肌下 1/4 前斜角肌处压痛敏感者）作为定点，先用右侧。术者左手拇指按准该点，右手把持患者头顶部，使头右偏 $30°$，此时左手拇指稍用力间断性按压局部，以患者感到有轻度酸胀与胸部有灼热为度，操作 $10\sim15$ 秒，停 $3\sim5$ 秒，共 $3\sim5$ 分钟。继用相同定点方法与手法于左侧反应点操作 5 分钟。操作时定位要准，手法不宜过重，每日 1 次，$3\sim5$ 次为 1 个疗程，一般治疗 $1\sim2$ 个疗程。治疗颈性心动过速 31 例。结果：治愈（颈痛、心悸等症状消失，心率正常，观察半年无复发）23 例占 74%，显效（症状大部分消失，观察半年有时心律有波动或轻度复发，劳累后加重）4 例占 13%，好转（症状与心律有一定程度改善）2 例占 6.5%，无效 2 例占 6.5%。疗程平均 14 日，此法未有不良反应。（《中国中医骨伤科杂志》，1995 年第 3 期）

6. 颈性肩胛痛：采用掐按手三阳五俞穴，按摩督脉、足太阳经，按揉夹脊穴，弹肩上、肩胛、腋下诸筋，针刺风府、天柱、大椎、大杼，点按肩中俞、肩外俞、天宗、秉风、肩井、肩前、肩后、肩髃、臂臑、巨骨等穴。隔日 1 次，平均治疗 12 次。治疗颈性肩胛痛 74 例。结果：痊愈 51 例，显效 15 例，好转 8 例。（《按摩与导引》，1988 年第 6 期）

7. 颈源性胸痛：掐按、按揉、点按等手法。患者取坐位，术者用右手拇指腹点按悬钟、阳陵泉、承山、昆仑；在背部沿膀胱经从上至下用擦法 $3\sim5$ 分钟，再点按风池、颈部华佗夹脊穴。均每穴半分钟；继用双手揉拿摩提双侧斜方肌、头夹肌、颈夹肌。然后用左或右手前臂扶压左或右侧枕部，右或左手握患者左或右手臂下方与坐位垂直方向牵拉。再取仰卧，双手掌抚摩旋揉双侧胸部 3～5 分钟，点按乳中、乳根、气户、库房、天池穴，每穴半分钟，患侧用轻手法，健侧用重手法，最后轻叩胸部。同时适时选用针刺、火罐、牵引等法。治疗颈源性胸痛 44 例。结果：临床治愈 10 例，显效 21 例，好转 8 例，无效 5 例。（《按摩与导引》，1993 年第 1 期）

（三）经验良方选录

1. 内服良方选录：

（1）龟甲、鸡血藤各 15 g，鹿角、枸杞子、川芎、丹参、木瓜、葛根各 10 g，郁金、当归、羌活各 6 g，细辛、甘草各 3 g。每日 1 剂，水煎服。并用气垫枕垫脑后，其最高点置颈中段，颈椎中立位，用头部自身重力；睡前牵引 30～40 分钟。睡眠时加垫一个稍矮半圆枕。15 日为 1 个疗程。主治颈曲异常颈椎病。

（2）鹿尾、龟甲、枸杞子、黄芪、仙茅、淫羊藿、葛根各 12 g，芡实、川芎、白僵蚕各 10 g，人参 6 g，三七 3 g。每日 1 剂，水煎服。主治颈椎病痿躄型，下肢沉重疼痛，酸困无力，尿频，步态不稳，甚则下肢痉挛、瘫痪，二便失禁，颈部肌肉抽搐瞤动，阵发性头摇头颤，语言謇涩。

（3）黄芪 15 g，淫羊藿、仙茅、当归、威灵仙、豨莶草各 12 g，姜黄、羌活、防风、葛根、鸡血藤各 9 g，三七 3 g。每日 1 剂，加水煎沸 15 分钟，滤出药液，再加水煎 20 分钟，去渣，两煎药液兑匀，分服。主治颈椎病，风寒湿型，头项强痛。

（4）川芎、葛根、丹参各 30 g，忍冬藤 18 g，羌活 12 g，白芷、白芍、白僵蚕各 10 g，细辛 4 g。随症加减。每日 1 剂，水煎服。并用卡马西平 100～200 mg，每日 3 次，口服。失眠并用地西泮 5 mg，睡前顿服。均 10 日为 1 个疗程。主治枕神经痛。

（5）丹参 30 g，川芎、当归、赤芍、鸡血藤、威灵仙各 15 g，姜黄、羌活、桂枝各 10 g。每日 1 剂，水煎服。主治颈椎病，头颈、肩、臂、手放射性疼痛，麻木及相关肌肉的痉挛、萎缩和无力。

（6）生石膏、桑枝、白茅根各 30 g，生地黄 24 g，葛根 18 g，钩藤、桑寄生各 12 g，桂枝、白芍、黄芪、知母各 10 g。每日 1 剂，水煎服。主治颈椎病头痛，肢体麻木。

（7）丹参 30 g，葛根、白芍各 20 g，大枣 15 g，羌活、生姜各 10 g，桂枝、麻黄、全蝎、甘草各 6 g，细辛 3 g，蜈蚣 1 条。每日 1 剂，水煎，分 3 次服。主治颈椎病头痛，肩背痛。

（8）鸡血藤 30 g，白芍 20 g，附子、当归、桂枝、防己各 15 g，黄柏、甘草各 10 g，麻黄、川乌头各 5 g。每日 1 剂，水煎服。主治颈椎病头痛，肩背痛，寒热夹杂。

2. 外治良方选录：

（1）桑枝 30 g，艾叶 20 g，木瓜 15 g，刘寄奴、独活、秦艽、伸筋草、芒硝、透骨草、铅粉各 12 g，桂枝、白矾、干姜、花椒、川乌、草乌各 10 g，大葱 3 根。共为粗末，分装布袋，开水浸湿，外敷患处，每次 30 分钟，每日 3～4 次，每 2 日换一袋。主治颈椎病，风寒湿型，头项强痛，掣引肩背手痛，麻木，甚则引胸作痛，头项转动时痛剧，阴雨天加重。

（2）淫羊藿、威灵仙各 50 g。水煎取汁，加米醋 500 mL，外敷颈部。主治颈椎病，头晕痛。

第九章　腰椎病变

第一节　腰椎间盘突出症

一、病证概述

腰椎间盘突出症是较为常见的疾患之一，主要是因为腰椎间盘各部分（髓核、纤维环及软骨板），尤其是髓核，有不同程度的退行性改变后，在外力因素的作用下，椎间盘的纤维环破裂，髓核组织从破裂之处突出（或脱出）于后方或椎管内，导致相邻脊神经根遭受刺激或压迫，从而产生腰部疼痛，一侧下肢或双下肢麻木、疼痛等一系列临床症状。腰椎间盘突出症以腰 4～5、腰 5～骶 1 发病率最高，约占 95%。其病因为髓核的退变主要表现为含水量的降低，并可因失水引起椎节失稳、松动等小范围的病理改变；纤维环的退变主要表现为坚韧程度的降低。长期反复的外力造成轻微损害，加重了退变的程度。

二、妙法解析

（一）腰椎间盘突出症（郭大平医案）

1. 病历摘要：翟某，女，40 岁。反复发作性右侧腰腿痛 15 年，有外伤史。曾数次住院，医院劝其手术，本人不同意而来诊。检查：右腿跛行，脊柱右倾，腰运动，第 5 腰椎棘突右旁压痛（＋＋）伴向右下肢放散，棘上韧带钝厚呈条索状，同侧下肢后外侧以小腿痛觉减退，右膝腱反射存在，跟腱反射消失，直腿抬高右 10°、左 80°，屈颈试验（＋＋），"4"字试验（－），右足拇趾肌力减弱，X 线片示：第 5 腰椎前缘骨质增生，椎间隙变窄。诊断：腰椎间盘突出症（腰 5）。核桃仁、黑芝麻各 210 g，骨碎补 45 g，川续断、木瓜、延胡索各 30 g，香附 15 g，杜仲、菟丝子、当归各 60 g。除核桃仁、黑芝麻外，余味均晒干，碾碎过箩待用，将黑芝麻于碾槽内碾碎，再放入核桃仁一起碾，当用手摸无颗粒时，与经过箩的药面一起倒入盆中，以炼蜜 250 g 分数次加入盆内搅拌，反复揉搓成团块，再取团块 7 g 制成丸子。冬天可装入瓶内贮存，夏天制成蜡丸或用油纸单包装入瓷盆放阴凉处。每日 2 次内服，每次服 1 丸，黄酒 20 mL 送下，连服用完 100 丸为 1 个疗程。经内服核归丸 1 周后，疼痛减轻，症状、体征渐改善，运动好转。连续服用核归丸 100 丸后，症状消失，腰运动，抬腿右 80°、左 80°，恢复工作及劳动，6 年后随访无复发。（《中医骨伤科杂志》，1987 年第 1 期）

2. 妙法解析：本方以核桃仁、黑芝麻补肾壮骨、补肝强筋、补脾生肌、补肺宣气、补血生血，杜仲补肾壮腰，续断壮骨续筋，骨碎补破血化瘀，辅以延胡索、香附行气活血、疏肝调经，菟丝子祛风除寒活血，当归补血活血、祛瘀通经，木瓜行血化瘀、祛风解疼、舒筋通络，引药下行。诸药合用，共奏活血破瘀、舒筋消肿止痛的功效。

（二）腰椎间盘突出症（郭晓庄医案）

1. 病历摘要：李某，男，38 岁。腰腿痛不能参加劳动 2 年余，下地行走需人搀扶，蹲下不能自己站起，卧床翻身需人扶持，腰部活动时疼痛向左股后放射，曾在某医院诊断为腰椎间盘突出症，试用推拿方法治疗，因剧痛未能进行。检查：左小腿外侧感觉迟钝，膝腱反射消失，拇趾背屈无力，腰 5 左旁有压痛点，叩之痛向下肢放射。X 线片示：腰 4、腰 5 椎间隙狭窄，脊柱侧弯。诊断：腰椎间盘突出症。土鳖虫、川牛膝、甘草、麻黄、乳香、没药、全蝎、僵蚕、苍术各 720 g，生马钱子 6000 g 为 1 料。将生马钱子置铁锅中，加水适量，慢火煮沸，8 小时后取出，剥去外皮，切成 0.5～1 mm 厚之薄片，晾干，炒至呈均匀的棕褐色。乳香、没药置铁锅内，加热，并以灯芯去除油质，供干。全部药物混合粉碎后过 100～120 目筛，粗渣再次粉碎，使全部过筛成末。混匀，分装成胶囊，每粒含散剂（0.5±0.05）g。炮制后马钱子约占总量的 40%。每晚临睡前服药 1 次，每次 5～10 粒，用黄酒 30～60 mL 加适量白开水送服，不饮酒者可酌减酒量。忌用茶水送服。药量自小量（5 粒）开始，每晚增加 1 粒，至服药后出现腰痛加重或腰背有紧麻感的反应时即不再增量，但服药量一次最多不宜超过 10 粒。服药后应安静卧床，当晚不宜饮多量开水。连续服药 2 周为 1 个疗程。每个疗程间宜停药 2～3 日。病情完全缓解后每晚可减服 1～2 粒，续服 2～3 周以巩固疗效。服药期间不宜做剧烈运动。患者因求治心切，第 1 次即服 10 粒，半小时后腰痛剧烈，腿肌有紧缩感，疼痛难忍，经肌注苯巴比妥纳 0.1 g 后逐渐减轻。第 2 日乃遵医嘱常规法由 5 粒开始服用，每晚递增 1 粒，增至 10 粒而维持用量。1 周后疼痛减轻，20 日后能扶杖下地活动，2 个月后腰腿疼痛完全消失而参加农业劳动。随访 3 年无复发。（《中医杂志》，1980 年第 7 期）

2. 妙法解析：马钱子含士的宁等多种生物碱。复方马钱子散之所以能治疗腰椎间盘突出症，可能是士的宁对脊髓产生兴奋作用而引起腰背肌群的一致性收缩，继而调整失衡的椎体，有利于髓核还纳的结果。临床观察发现，症状改善前先有一段疼痛的时期，这可能就是失衡椎体的调整过程。复方中其他药物（如乳香、没药等）对消退局部炎症也有一定作用。

（三）腰椎间盘突出症（徐丹春医案）

1. 病历摘要：张某，男，38 岁。患者 1 周前因劳累出现腰至腰骶部疼痛，以右侧明显，向右臀部及大腿后部、腘窝处放射，弯腰及行走时疼痛加重，自觉右下肢有缩短感，伴下肢麻木。舌质淡红，舌苔薄白，脉滑。体格检查：L5～S7 椎旁压痛，右侧环跳、承扶、委中、承山穴压痛，右下肢直腿抬高试验阳性，加强试验阳性，挺腹试验阳性，屈髋试验阳性。腰椎 CT 示：L5～S7 椎间盘向右突出。西医诊断为腰椎间盘突出症。中医诊断为腰痛。证属太阳中风，营卫失调，方用桂枝汤加味。桂枝、葛根各 12 g，附子 6 g，白芍、麻黄、炙甘草各 5 g，大枣 4 枚，生姜 3 片。每日 1 剂，水煎，分 2 次服。服药 3 剂后，疼痛大减，腰痛若失，疼痛局限于右臀部及大腿后侧，舌脉同前。效不更方，守方再服 3 剂。药后疼痛基本消失，活动自如，右下肢仍感麻木、缩短。舌质红，舌苔薄黄，脉滑。守上方附子减至 3 g，白芍用至 24 g，续服 5 剂，诸症消失。（《新中医》，2006 年第 1 期）

2. 妙法解析：腰椎间盘突出症，主症为腰痛沿坐骨神经走向放射至下肢，而腰脊部及坐骨神经循行部位为太阳经循行部位。本例患者因工作劳累，加之工作环境风寒湿气偏重，致风邪侵袭太阳经脉而发病。表虚则太阳经易受风寒，营卫不调，气血不和则腰腿疼痛，且患者自觉下肢有短缩感。治以桂枝汤调和营卫，祛风散寒，重用白芍、甘草乃取芍药甘草汤缓急止痛；附子温阳散寒，又可制白芍阴柔太过；葛根通经脉、解痉。诸药合用，共奏祛风散寒解痉、调和营卫之功。

（四）腰椎间盘突出症（丁锷医案）

1. 病历摘要：章某，女，45岁。左侧腰腿疼痛3周伴下肢麻木，活动困难。察腰4、腰5左侧椎旁压痛，左下肢放射痛，直腿抬高试验左侧30°，加强试验阳性，右侧80°，腰过伸左侧屈阳性。舌淡红，苔薄白，脉弦。CT报告：腰4、腰5椎间盘向左后方突出。诊断：腰椎间盘突出症。患者腰部扭伤，筋脉受损，气滞血瘀，阻滞经络，不通则痛。治当逐瘀活血，通络止痛。方予自拟验方腰突散。处方：中川蜈蚣25条，三棱、莪术各10g，炒枳壳、清全蝎、延胡索、广木香各20g，广地龙、土鳖虫、血竭、水蛭各30g，冰片6g。上药共研细末装胶囊，口服，每次5g，每日2次。辅以强力天麻杜仲丸4片，每日3次。嘱其避免腰椎负重活动。经期暂停服用。服上药腰腿痛麻减轻，可直立行走，检查肝肾功能正常。辨证瘀浊虽减，但凝结未散，予原方续服2剂。上方已进3剂，腰腿痛麻大减，日常生活完全自理，唯活动时左下肢仍有牵拉不适感，舌脉如前。瘀浊凝结未尽，继服原方1剂，适当腰肌锻炼。（《当代名老中医典型医案集·外伤科分册》，人民卫生出版社，2009）

2. 妙法解析：腰椎间盘突出症是由纤维环破裂，髓核突出压迫、刺激硬膜囊和神经根等原因所致。然而，大量动物实验证实破裂的纤维环和突出的髓核可压迫、刺激引起其周围组织产生反应性充血、水肿和炎性渗出，纤维化等即是所谓"瘀浊积聚"，这些综合因素是导致腰腿痛麻的主要原因。腰突散是以活血祛瘀为主，方中地龙、土鳖虫、水蛭、枳壳活血、行气、利水；合三棱、莪术逐瘀破积；蜈蚣、全蝎通络镇痛，抗炎止渗；延胡索、木香、血竭行气化瘀止痛。诸药合用，虽不能使突出的髓核还纳或位移，但可消除瘀浊，解凝散结，故而可消除或改善临床症状。临证治疗多例，效果良好。至于能否使突出的髓核萎缩或消融，尚待进一步观察研究。

（五）腰椎间盘突出症（刘柏龄医案）

1. 病历摘要：孙某，男，46岁。腰腿痛半年多。先腰痛，继之左腿呈放射状痛，小腿后外侧麻痛延及足背外侧。有扭伤史。曾在某医院牵引，按摩治疗，效果不显。脊柱腰段生理曲度消失、平腰，且有侧弯，活动受限，腰4～5棘间及棘旁（左）压痛（＋），左臀部（环跳）压痛（＋），放射痛（＋），直腿抬高左30°、右90°，左小腿外侧及足背外侧感觉迟钝。左膝腱反射减弱。CT扫描提示：腰4～5及腰5至骶1间盘突出，舌苔薄白，脉弦滑。诊断：腰椎间盘突出症。辨证：腰为肾之府，肾虚则腰痛。此病例系腰伤后致脉络瘀滞，经络受阻（督脉、足太阳膀胱经）而现之肾虚血瘀证。治法：补肾益精，活血通经。处方：杜仲25g，狗脊、熟地黄、淫羊藿、骨碎补、鸡血藤、鹿角霜各20g，丹参、川牛膝、伸筋草、嫩桂枝、独活、延胡索、广陈皮各15g。每日1剂，嘱服1周。腰腿痛减轻，唯腿脚麻木仍然。治以前方加黄芪25g，用以增强补气之力。盖气足则血旺，而运行有力。以之与桂枝、独活同用"治血痹，肌肤麻木"。嘱服2周，后继服壮骨伸筋胶囊调理3周痊愈。（《当代名老中医典型医案集·外伤科分册》，人民卫生出版社，2009）

2. 妙法解析：腰椎间盘突出症，又称"腰椎纤维环破裂症"，是一种较常见的顽固性腰腿痛。就其临床表现看，当属中医学"痹证""腰腿痛"范畴。多因劳累过度，跌扑扭闪，外感风寒湿邪，致邪留督脉、足太阳膀胱经，两经气血运行失调所致。巢元方《诸病源候论》曰："伤损于腰而致痛也，此由损血搏于背脊所为。"故此出现"背脊强直（活动受限），腰痛似折，下延腘（放射痛）"等症，腰为肾之府，肾虚则腰痛。本病例符合上述理论依据，故以自拟"腰痛杜仲汤"治之。组方以补腰肾、益精髓、活血通经为原则。方中杜仲味甘、性温，归肝、肾经，是补肝肾治腰痛之要药；肝充则筋健，肾充则骨强；合狗脊、淫羊藿、鹿角霜以增强补肾强筋之力；熟地黄、骨碎补、鸡血藤不仅能补骨续筋而且有和血养血之功；配丹参、牛膝、伸筋草以活血通经；桂枝、独活之温经散寒宣痹；加入延胡索以镇痛；陈皮之调中和胃。诸药合用，共奏补肝肾、化瘀滞、通经络、健脾胃、止疼痛之功效。

（六）腰椎间盘膨出症（孙达武医案）

1. 病历摘要：文某，女，53岁。患者于3年前腰部扭伤后即见右下肢疼痛，反复发作，腰痛较轻，局部喜温喜按，劳累后加重。专科检查：右侧腰部伴右下肢酸胀痛、挺腹试验（＋）、环跳穴压痛，辅助检查：CT示：腰3～4、腰5至骶1椎间盘轻度膨出硬膜囊轻度受压。诊其为瘀血阻滞，肝肾亏虚之腰椎间盘突出症。患者年过半百，肝肾不足，筋骨失养，筋不束骨；肝肾亏虚，筋脉失荣，腠理疏松，受凉后出现经络痹阻，不通则痛。治法：补肝肾，强筋骨，活血祛瘀。方用孙达武经验方。处方：骨碎补30g，乳香、没药各10g，鸡血藤、黄芪各20g，川牛膝12g，杜仲、狗脊、川续断、丹参、五加皮各15g，三棱、莪术、滇三七、甘草各6g。7剂，水煎服，每日1剂。服药7剂后，腰痛已不明显，右下肢疼痛有所缓解。效不更方，方药略有加减，连服14剂。症状明显缓解，为巩固疗效，建议配合牵引、推拿、卧硬板床，加强腰背肌功能锻炼。（《孙达武骨伤科学术经验集》，人民军医出版社，2014）

2. 妙法解析：本方有益肝肾、止痹痛的作用，方中杜仲、狗脊、骨碎补、川续断、五加皮、川牛膝祛风湿兼补肝肾；三棱、莪术、乳香、没药、滇三七、丹参、鸡血藤破血行气止痛，配黄芪益气，甘草调和诸药。

（七）腰椎间盘突出症（孙达武医案）

1. 病历摘要：黄某，男，48岁。10日前劳累搬重物后开始出现腰部不适，未在意，1周后出现右下肢疼痛，在当地经重手法按摩及牵引等治疗无效来诊。就诊时见行走不利，弯腰困难，坐卧不安。查体：腰肌紧张，其椎旁右侧压痛并向右下肢放射，腰部活动受限制，右侧直腿抬高试验阳性。CT示：腰4/5椎间盘向右后突出。舌质暗，舌苔薄白，脉涩。诊断：腰椎间盘突出症。治法：活血祛瘀，通经活络。杜仲、狗脊、延胡索、丹参、川牛膝各15g，鸡血藤、赤芍、当归、生地黄、川芎各12g，桃仁、红花、石菖蒲、三七粉各6g，甘草3g。每日1剂，水煎，分早、晚2次服。连服7剂。并嘱：卧床休息，活动时佩戴腰围保护。配合按摩、牵引。1周后复诊，腰痛减轻，但活动受限，不能久坐。上方去桃仁、红花加骨碎补20g；续断15g，增强筋壮骨之功。再服10剂。并嘱：佩戴腰围保护，注意腰部活动，勿过度活动，忌久坐、久站。10日后复诊，腰部无明显压痛，叩击仍有少许疼痛并向下肢放射，腰部活动基本正常。舌质淡，舌苔薄白，按原方继续服药。并嘱：忌久坐、久站，适当加强腰背肌功能锻炼。（《孙达武骨伤科学术经验集》，人民军医出版社，2014）

2. 妙法解析：《黄帝内经》曰"血实宜决之，气虚宜牵引之"。此例腰痛因劳作督脉受阻，劳则伤气。按摩推拿、针灸、拔罐等治疗主要以活血化瘀止痛为主，有很好的效果，配合牵引、按摩手法使气血更加通畅，以免滞留于腰脊，致督脉受损，经络不畅。治当以活血祛瘀，益气通经之法。予以血府逐瘀汤化裁，方中桃仁、红花、当归、川芎、丹参、赤芍活血祛瘀；当归、生地黄养血化瘀；三七、延胡索活血止痛，杜仲、狗脊壮腰益肾；牛膝破瘀通经，引瘀血下行；甘草缓急，调和诸药。共奏活血调气之功。

（八）腰椎间盘突出症（孙达武医案）

1. 病历摘要：常某，女，42岁。于昨日在家里拖地时不慎扭伤腰部，当即感腰痛加剧，不敢活动，且伴右腿麻痛，平素无不良嗜好，有恶寒感，自觉双下肢冰冷。来我院经CT检查示：L4/L5椎间盘突出，并压迫右侧神经根管，曾建议其手术治疗，患者拒绝。当时被人背入诊室，脊柱不敢转侧站立。就诊时脊柱侧弯畸形，右侧腰肌紧张，拒按，L4/L5间隙右侧压痛（＋），直腿抬高试验：右5°、左45°。舌苔白，脉沉细。诊断：腰椎间盘突出症。治疗：①推拿治疗，选用点、揉、按及侧扳等。②戴腰围，卧硬板床，持续腰椎牵引。③投服健芪归附汤：黄芪30 g，千年健、当归、牛膝、防风、白芍、威灵仙、杜仲、川续断、独活、秦艽、菟丝子、锁阳、桂枝各10 g，制附片、甘草各6 g。每日1剂，水煎，分早、晚2次服。连服7剂后，症状明显缓解，可下地行走，直腿抬高试验：左70°、右50°。给予手法治疗同前，再次给予健芪归附汤，减锁阳、菟丝子。再服7剂后，走路正常，症状完全缓解。嘱其继续戴腰围，同时加强腰背肌五点支撑法功能锻炼。(《孙达武骨伤科学术经验集》，人民军医出版社，2014)

2. 妙法解析：健芪归附汤为孙氏经验方，其功用以益肾强腰、壮阳祛寒止痹痛为主。本例患者平素阳虚恶冷，后因外伤以致髓核破而出，临床症状典型，故早起治疗当以制动为主，手法促其肌肉放松，适当予以推拿、牵引以治其标，健芪归附汤益肾强腰以固其本。患者阳虚畏寒，故加锁阳、菟丝子以壮阳，加桂枝以温阳化气以祛其寒、止其痛，经云"腰者肾之府也"。待其症状缓解，嘱其戴腰围以防二次受伤，加强腰背肌锻炼强壮腰肌以固其本，如此治疗，标本兼顾，患者痊愈。本例患者疗效理想，其原因有二：一是辨证准确，治疗方法得当，且随症加减，故疗效佳；二是患者腰痛2年，日久伤肾为本，扭伤为标，故加强腰肌锻炼，以防复发，如反复发作则仍需手术治疗。

(九) 腰椎间盘突出症 (孙达武医案)

1. 病历摘要：陈某，女，61岁。腰部疼痛不适2年余，1个月前腰部疼痛加重并伴右下肢放射性疼痛。诊见：腰椎右侧凸，腰肌紧张，L4~S1椎体及椎旁左侧压痛、叩痛并向左下肢放射，左直腿抬高试验阳性，加强试验阳性，左小腿外侧皮肤感觉减弱，左足拇指背伸肌力减弱。X线：腰椎左侧凸，生理曲度变直，L4~L5，L5~S1椎间隙狭窄。CT：L4~L5，L5~S1椎间盘中央偏左突出。舌质暗，苔白腻，脉弦涩。诊断：腰椎间盘突出症。治疗：①予以骨盆牵引及按摩手法治疗5次。②配合中药内服。骨碎补20 g，鸡血藤、杜仲、续断、狗脊、延胡索各15 g，独活、牛膝各12 g，乳香、没药、三棱、莪术、石菖蒲、三七粉、甘草各6 g。每日1剂，水煎，分早、晚2次服。连服7剂后，症状减轻，前方去细辛，加黄芪15 g。住院2周后痊愈出院。(《孙达武骨伤科学术经验集》，人民军医出版社，2014)

2. 妙法解析：《素问·上古天真论》："女子七岁，肾气盛，齿更发长。……六七，三阳脉衰于上，面皆焦，发始白。七七，任脉虚，太冲脉衰少……"本病病机以肝肾亏虚、气血不足为主，兼有风寒湿痰之邪。培补肝肾是该病内治的基本原则，同时根据疾病的进程和病因不同佐以行气活血通络、祛风散寒除湿、固护气血强筋等。予以独活寄生汤加减，方中以杜仲、狗脊补肝肾强筋骨，独活除风湿、通经络，骨碎补、牛膝、续断补壮筋骨，三七、延胡索、乳香、没药活血止痛，石菖蒲、鸡血藤通经活络止痛，三棱、莪术破血祛瘀行气止痛，甘草调和诸药。

(十) 腰椎间盘突出症 (孙达武医案)

1. 病历摘要：李某，女，46岁。5年前开始出现四肢不温，腰脊冷痛，症状时轻时重，反复发作，遇寒则增，遇热则减；右下肢疼痛酸胀，走窜不定，时有阵发性电击样疼痛；腰脊沉重，迈步无力，肢体发麻。体格检查：L3/L4、L4/L5棘间及右侧旁压痛，并向右下肢放射，右直腿抬高试验、加强试验（+）、屈颈试验、挺腹试验（+），右下肢轻度萎缩，小腿外侧感觉迟钝，拇趾肌力下降。CT：L3/L4、L4/L5椎间盘突出。诊断：腰椎间盘突出症。治疗：以祛风除湿、散寒止痛。拟方三痹汤加减：黄芪30 g，续断、杜仲各15 g，茯苓、当归、秦艽、独活、牛膝各12 g，川芎9 g，肉桂、甘草各6 g。每日1剂，水煎，分早、晚2次服。连服15剂，同时配合骨盆牵引后症状基本消失。(《孙达武骨伤科学术经验集》，人民军医出版社，2014)

2. 妙法解析：本病因风、寒、湿三气杂至，致气血郁滞，症见身重而痛，四肢拘挛，甚则走注疼痛，或手足麻木等。是由于损伤后继感风、寒、湿三邪而致的伤损夹痹证。治疗以祛风除湿、散寒止痛。拟方三痹汤加减，明代医家喻嘉言曾称赞曰："本方用参芪四物，一派补药内，加防风、秦艽以胜风湿，桂心以胜寒，细辛、独活以通肾气。凡治三气袭虚而成痹患者，宜准诸此。"集祛风除湿、散寒止痛、补气和血、益肾滋阴诸药于一剂，专治风、寒、湿三气袭虚所致之行、痛、着痹。方中以独活、细辛专入足少阴肾经，搜风寒、通血脉；配以秦艽、防风，疏经升阳，以祛风化湿；又配合杜仲、牛膝壮肾健骨，强筋固下；更用归、芍、芎、地活血补阴；以参、桂、苓、草益气补阳；黄芪补气宣痹。

（十一）腰椎间盘突出症（孙达武医案）

1. 病历摘要：熊某，女，56 岁。6 个月前右腘窝疼痛，逐渐并发腰痛及左下肢放射痛，并有左下肢畏冷感，经带已停，曾有子宫肌瘤史。二便、纳寐均可。检查：腰活动前俯（一）后伸（＋），直腿抬高：左 60°，右 80°，感觉（一）CT 检查：L4/L5、L5/S1 椎间盘突出。舌质紫，苔白腻，脉弦滑。诊断：腰椎间盘突出症。治疗：调和气血，疏风散寒。黄芪 20 g，丹参 15 g，五加皮、川牛膝各 12 g，淫羊藿 10 g，柴胡、三七粉、桃仁、三棱、莪术、天南星、甘草各 6 g，细辛 3 g，大蜈蚣 2 条。每日 1 剂，水煎，分早、晚 2 次服。连服 14 剂后，诸症状均已明显缓解。舌苔薄腻，脉弦。再前法调摄。黄芪、骨碎补各 20 g，狗脊 15 g，杜仲、续断、淫羊藿、五加皮、鸡血藤、川牛膝各 12 g，三七粉、制川乌、天南星、甘草各 6 g。服 20 剂后诸症基本消失。（《孙达武骨伤科学术经验集》，人民军医出版社，2014）

2. 妙法解析：本例为传统医学之痹病，而本病为腰痹，遵"疏风散寒，调和气血，痰瘀兼顾"的原则，得以成功缓解症状。

（十二）腰椎间盘突出症（孙达武医案）

1. 病历摘要：张某，男，39 岁。右腰腿酸痛板滞 2 个月余。曾经外院 CT 检查，L5/S1 椎间盘突出。就诊时，L 右侧棘突旁深压痛，伴右下肢放射痛，直腿抬高试验左 80°，右 30°，右侧加强试验阳性，"4"字试验阳性，屈颈试验弱阳性，右拇趾跖屈肌力较左侧减弱，右跟腱反射迟钝，右小腿外侧皮肤痛觉迟钝，不耐久行，形寒畏冷，苔薄白，质淡胖，脉细濡。诊断：腰椎间盘突出症。治疗：益气和营，固腰息痛。黄芪 15 g，续断、狗脊、延胡索、杜仲各 12 g，地龙 10 g，当归、川芎、独活、秦艽各 9 g，桂枝、石菖蒲、三七粉、甘草各 6 g，细辛 3 g。每日 1 剂，水煎，分早、晚 2 次服。连服 14 剂后，右腰腿酸痛滞重渐瘥，略感右下肢板滞，L5 右棘突旁压痛，略向右下肢放射，直腿抬高左侧 80°，右侧 60°，加强试验阴性，舌质淡苔薄，脉细，再拟益气和营，调益肝肾。黄芪 15 g，续断、狗脊、牛膝、鸡血藤各 12 g，地龙 10 g，当归、川芎、独活、白芍各 9 g，石菖蒲、三七粉、桂枝、甘草各 6 g，细辛 3 g。再服 7 剂后，右腰腿酸痛滞重已瘥，右下肢板滞亦瘥，L5 右棘突旁略有压痛，无明显右下肢放射痛，直腿抬高左侧 80°，右侧 80°，加强试验阴性，舌质淡苔薄，脉细，再拟益气和营，调益肝肾。黄芪 15 g，续断、狗脊、牛膝、鸡血藤各 12 g，当归、川芎、独活、地龙、白芍各 9 g，桂枝、石菖蒲、三七粉、甘草各 6 g，细辛 3 g。再服 7 剂以善后。（《孙达武骨伤科学术经验集》，人民军医出版社，2014）

2. 妙法解析：腰椎间盘突出症的临床辨证，一般均从痰瘀、风湿或肝肾不足，肝肾亏损来辨。此案由于阳气不充，以致督脉不固，经脉营卫循环失和，故方选地龙汤加减治之，方中加益气温阳之品黄芪、桂枝，其意使阳气充沛，督脉气血运行通畅，风寒湿之邪祛之，故数诊而瘥。从病案中可以看出此方用药时注重整体与局部，辨证与辨病相结合，其地龙汤治腰痛，黄芪、桂枝振奋督脉阳气，便充分说明了这一点。

（十三）腰椎间盘突出症（孙树椿医案）

1. 病历摘要：任某，女，56岁。患者3个月前，因劳累出现腰部疼痛症状并伴双下肢麻木，经他院诊断为"腰椎间盘突出症"，要求住院手术治疗，为求中医保守治疗，求治于门诊。症见：腰部疼痛伴双下肢麻木，腰部活动受限，睡眠不佳，舌黯淡、脉弦涩。查：腰肌紧张、痉挛，活动受限，腰3至骶1叩击痛，腰3～4、腰4～5棘突旁开1 cm处压痛明显，膝反射减弱，直腿抬高试验（＋），加强试验（＋）。X线片示：腰椎生理性曲度消失。腰3～5椎体缘骨质增生，腰3～4、腰4～5椎间隙狭窄，椎间、关节对位正常。MRI提示：腰椎生理曲度变直，腰3～4、腰4～5腰椎间隙变窄；腰3、4和腰4、5椎间盘纤维环增厚，突出，相应双侧椎间孔略变窄，硬膜囊略受压，椎管和前后径无变窄；脊髓及马尾神经形态、信号未见异常；椎旁软组织未见明显异常。腰3、4和腰4、5椎间盘突出。诊断：腰椎间盘突出症。治宜活血化瘀，祛风除湿，行气止痛。予腰部手法治疗及自拟脊柱Ⅱ号方。处方：川芎、白芍、延胡索、牛膝、狗脊、独活各10 g，大黄6 g，三七粉（冲服）3 g。7剂，水煎，每日1剂，分2次服。先予侧擦法、摩法、指揉法、掌揉法、散法、按压法等松解手法放松痉挛的腰部肌肉；然后以三扳法治疗：患者俯卧位，自然放松，医者站在患者健侧。扳肩推腰：左手扳起患者肩部，右手在腰部患处推按。扳腿推腰：右手扳起患者大腿，左手在腰部患处推按。扳肩推臀：患者侧卧，上部腿屈膝屈髋，下部腿伸直。医者一手扳肩向后，另一手推臀向前，使腰部旋扭。推扳数次后，令患者放松，医者再逐渐用力，待有固定感时，突然用力推之，此时腰部常可发出响声。对侧同法再做一次。最后予仰卧晃腰法：患者仰卧位，医者站在患者侧方。嘱患者屈膝屈髋。医者双手置于小腿部做环转摇晃。然后用力按压小腿，使之极度屈膝屈髋。最后伸直下肢。手法完毕。患者腰痛症状明显缓解，腰部活动自如。继续手法治疗，四诊后临床症状消失。嘱其适当做鲤鱼打挺、燕飞、摇椅势等腰部练功进行腰背肌锻炼。（《当代名老中医典型医案集·外伤科分册》，人民卫生出版社，2009）

2. 妙法解析：目前手法仍是治疗腰椎间盘突出症的主要方法。中医手法治疗腰椎间盘突出症其作用机制主要是解除肌肉痉挛，调整小关节紊乱，改善局部组织的血液循环，促进炎症介质和代谢产物的吸收和排泄，有利于病变组织的修复。在临床诊治时要明确手法适应证，注意辨清突出的程度及分型，中央型有巨大突出的，尤其是有明显的马尾神经受损症状、肌肉瘫痪和括约肌功能障碍者，应主张手术治疗。本例根据MRI提示及患者临床表现，尚在手法治疗范围内，予手法治疗，三扳法治疗腰椎间盘突出症有明显疗效。手法操作应轻、巧、柔、和，禁止粗暴。本例所用自拟脊柱Ⅱ号方，方中三七散麻止血、消肿定痛，为君药；川芎活血行气、祛风止痛，延胡索活血、行气、止痛，白芍养血敛阴、柔肝止痛、平抑肝阳，川芎、延胡索、白芍可加强君药活血化瘀、行气止痛之功效，在本方中共为臣药；狗脊补肝肾、除风湿、健腰脚、利关节，独活的作用祛风、胜湿、散寒、止痛，大黄破积滞、泻热毒、行瘀血，在方中还可加强活血化瘀、通利血脉的作用，狗脊补肝肾、强筋骨，协助君药，起到标本兼治的作用。狗脊、独活又可祛风湿治寒痹痛，加强止痛作用，故狗脊、熟大黄、独活在本方中作为佐药；牛膝善引气血下注，故牛膝在本方中作为佐使之药。以上诸药共奏活血化瘀、祛风除湿、行气止痛之功，用于治疗腰椎间盘突出症（血瘀气滞、脉络闭阻证）。

（十四）腰椎间盘突出症（李国衡医案）

1. 病历摘要：徐某，男，40岁。左侧腰腿痛半年，外院行中西药物治疗无好转。检查示：腰椎轻度侧弯，腰椎后伸活动受限，双侧直腿抬高均在60°～70°，双侧伸拇肌力及屈拇肌力均为Ⅴ级，跟、膝反射存在。舌质偏红、干燥，苔薄白，脉沉细。CT示：腰椎4、5偏左髓核突出；腰3、4椎间盘膨出。诊断：腰椎间盘突出症。证属血滞瘀阻，经络阻遏。治宜活血通络。处方：

牡丹皮、炙土鳖虫各4.5 g，赤芍、丹参、虎杖根、川牛膝、延胡索、积雪草各9 g，生地黄、合欢皮各12 g，甘草3 g。共7剂。头、二汁内服，药渣煎水外敷。手法（八步手法），隔日1次。患者腰痛略缓，但多行后左下肢麻木，夜寐差，脉沉，舌质偏红。再宗前法出入，理气活血通络佐以安神，上方加青皮、枳壳各4.5 g，丝瓜络9 g，首乌藤12 g，共7剂。手法同前。患者服药后睡眠好转，下肢麻木好转，舌偏红，脉细沉。上方见效，继进为治。原方去合欢皮、首乌藤，加路路通、白芍各12 g，川木瓜9 g，共7剂。手法同前。患者左下肢麻木已愈，舌质红，苔干燥。继原法酌加养阴通络之玉竹9 g。共7剂。嘱导引锻炼，继续手法应用。患者腰腿痛麻症状已消失，检查：左直腿抬高可达80°～85°。舌质偏干，脉偏细。症状已愈，继以理气活血，调补肝肾巩固之。青皮、枳壳各4.5 g，生地黄、路路通、络石藤、鸡血藤各12 g，千年健15 g，川芎、炒白术、丹参、川牛膝、虎杖根、川地龙、杜仲、川断、川木瓜、白芍各9 g，大枣7枚，甘草3 g。共14剂。随访：1996年7月，已完全恢复工作，无腰腿痛主诉。（《当代名老中医典型医案集·外伤科分册》，人民卫生出版社，2009）

2. 妙法解析：魏氏伤科称腰椎间盘为"腰骨垫膜筋"，又名"腰脆骨筋"。大多为扭跌震动、肝肾亏虚，垫膜筋退变，使腰骨垫膜筋撕裂移位，腰骨两侧失去平衡，腰腿气血瘀凝，经络壅阻，或经络气血衰退，筋脉拘挛疼痛。故本病内治用药急性期以活血化瘀、利水消肿、解痉止痛为主。一般腰椎间盘突出症治疗也多用理气活血、化疼止痛之法。上述病例，首诊以活血化瘀为治，因患者舌红，投以凉性活血化瘀、通络止痛之剂，如生地黄、赤芍、牡丹皮、虎杖等。二诊即配合理气活血为治，理气则善用青皮、枳壳以增强行气之力。症状缓解则以补肾巩固，如川断、杜仲用之。同时配合手法贯穿治疗始终。本手法以俯卧位点揉腰背、提拉腰部、点揉按居髎穴、提腿点揉、按抖腰部、扣推腰背及仰卧位屈伸下肢、压膝压髋八步手法为基本手法。但临证根据症状不同，操作适当加减。

（十五）腰椎间盘突出症（郭维淮医案）

1. 病历摘要：杨某，男，34岁。2日前久坐后腰痛，不能直腰，左腿也疼痛不能行走，休息后稍减轻，但仍疼痛，腰不能直行。检查弯腰翘臀，行走困难。腰部压痛明显，并向左下肢放射，腰部活动受限制，直腿抬高实验阳性，50°。CT：腰4～5椎间盘突出（左旁中央型），硬膜囊受压。舌质淡，舌苔白，脉弦沉。诊断：腰腿痛（腰椎间盘突出症）。辨证：久坐伤气，气耗而虚，气虚则血运无力，阻遏经络，督脉受损。治法：补气壮腰，通经活络。方拟补气壮腰汤加减。处方：黄芪30 g，党参15 g，升麻5 g，当归、全蝎、独活、骨碎补、延胡索各10 g，川续断、生白术、桑寄生、茜草、秦艽各12 g，甘草3 g。水煎服，5剂，每日1剂。并嘱：外用活血止疼膏外敷。以休息为主，活动为辅，做腰部随意活动，5日后复诊。服药5剂，腰腿痛明显减轻，可以直腰行走300 m，仍有左腿麻木。去骨碎补、延胡索，加红花5 g，桃仁6 g，僵蚕10 g，加强活血通经之力。水煎服，7剂，每日1剂。并嘱：做腰背肌锻炼，忌久坐、弯腰，7日后复诊。腰腿痛基本消除，可以直腰行走，仍有左腿麻木，休息后消失。改服中成药，以巩固疗效。以益气养血舒筋通络之加味益气丸、养血止痛丸内服。10日后复查。后来电告知痊愈，连续随访6个月未复发。（《当代名老中医典型医案集·外伤科分册》，人民卫生出版社，2009）

2. 妙法解析：《景岳全书》曰"凡腰痛者，多由真气不足"。《素问·举痛论》曰："劳则气耗。"《素问·调经论》曰："有所劳倦，形气衰少。"说明劳作过度可导致气的耗损而气虚，气虚无以化血则血瘀，气血亏虚不能濡养筋骨而腰痛。患者因久坐伤气致肾气亏虚，腰为肾之府，故为腰部伤筋之腰痛，辨证为久病气虚，肝肾不足，督脉受阻。治以温中补气壮腰，用补气壮腰汤加减。方中黄芪、党参、当归为君以活血益气；川续断、桑寄生、独活、骨碎补为臣以补肾壮腰；生白术、升麻、全蝎、茜草为佐，升举中气，活血通络；甘草为使，调和诸药。共奏温中补气壮腰之功而取良效。

（十六）腰椎间盘突出症（郭维淮医案）

1. 病历摘要：杨某，男，41岁。半个月前开始出现腰部不适，未在意，第2日出现左下肢疼痛，在当地诊治无效来诊。现直腰行走困难，夜寐不安。检查弯腰翘臀，行走缓慢。查体腰部压痛，其椎旁左侧压痛并向左下肢放射，腰部活动受限制，直腿抬高试验左侧阳性。CT：腰3～4、腰4～5椎间盘膨出，腰5骶1左旁中央型突出。舌质紫暗，舌苔薄白，脉弦涩。诊断：腰腿痛（腰椎间盘突出症）。辨证：劳则伤气，加上牵引、按摩手法不当导致气血更加瘀滞，滞留于腰脊，督脉受损，经络不畅。治法：活血祛瘀、益气通经。方拟活血益气通经汤加减。处方：黄芪30g、柴胡、桃仁各6g、红花、升麻各5g、当归、枳壳、独活各10g、苍术、川断、生白术、桑寄生、茜草各12g、甘草3g。水煎服，7剂，每日1剂。并嘱：外用活血止疼膏外敷。卧床休息，忌按摩、牵引，7日后复查。服药7剂，腰痛减轻，可以直腰行走。咳嗽后疼痛减轻，但是不能久坐，活动受限制，走远则腰沉困。上方去枳壳，加僵蚕10g，细辛3g，增通络之功。水煎服，10剂，每日1剂。并嘱：腰部自由活动，忌久坐、久站、久弯腰，10日后复查。腰部无明显压痛，叩击仍有疼痛并向下肢放射，腰部活动基本正常。舌质淡，舌苔薄白，加党参15g，增强补气之功。并嘱：腰部自由活动，忌久坐，久站。10日后复查。腰腿痛消除，偶感左腿困。脉弦，舌质淡，舌苔白。改服中成药。用益气养血之品，巩固疗效。养血止痛丸、加味益气丸每次各6g，每日2次，口服。后来电告知痊愈，连续随访6个月未复发。（《当代名老中医典型医案集·外伤科分册》，人民卫生出版社，2009）

2. 妙法解析：《黄帝内经》曰"血实宜决之，气虚宜掣引之"。《伤科补要》曰："是跌打损伤之证，恶血留内，则不分何经，皆以肝为主。盖肝主血也，败血必归于肝。"结合几十年的临床经验悟出："气病多虚，血病多瘀。"血液循经运行不息，环流全身，周而复始，为全身各脏腑组织器官提供必需的营养，以维持人体的正常生理功能，一刻也不能停滞，贵在活动流畅。本病为劳过伤气，牵引、按摩手法不当导致气血更加瘀滞，滞留于腰脊，督脉受损，经络不畅。故治以活血祛瘀、益气通络，用活血益气通经汤加减，外用活血止疼膏外敷。方中黄芪升阳补气为君；红花、桃仁、茜草、当归、全蝎、川续断、延胡索理气活血通络止痛；生白术、苍术、升麻、桑寄生、独活、升麻升举中气；柴胡为使，取败血必归于肝之故。共奏活血化瘀、益气通经之功而得良效。

（十七）腰椎间盘突出症（孙广生医案）

1. 病历摘要：邓某，男，65岁。患者诉于5日前无明显诱因出现腰部疼痛，活动受限，在家休息，未做任何特殊处理，未见明显好转，于今日来本院就诊。现腰部疼痛，活动受限，双下肢无麻木疼痛，食纳可，二便调，无恶寒发热及头、胸部疼痛等症。查见腰背肌稍紧张，腰3～4、腰4～5椎间隙处压痛，椎旁压痛，无放射性双下肢麻木胀痛，双下肢膝、踝反射正常，皮感、肌力正常，巴氏征（－）。舌质淡暗、苔薄白，脉弦细。CT扫描示：腰4～5椎间盘突出；腰3～4椎间盘膨出。诊断：腰椎间盘突出症。证属肝肾亏虚，脉络痹阻。治宜补益肝肾，通络止痛。方选蠲痹通络汤加减。秦艽7g、威灵仙、川续断各15g、川牛膝、桑寄生各20g、蜈蚣1条、全蝎5g、细辛4g、独活、防己、五加皮、制草乌、川芎、骨碎补、杜仲、延胡索各10g。每日1剂，水煎，分早、晚服。同时，予以腰围保护，进行三点支撑法、五点支撑法、四点支撑法及飞燕点水法等功能锻炼。服14剂后，患者疼痛明显减轻，腰部活动改善，纳食一般，寐稍欠安，二便调。舌淡红，苔薄白，脉弦。原方去制草乌，加黄精10g，加强补肝益肾，14

剂。继续卧硬板床休息，加强腰背部及四肢功能锻炼，以促康复。（《孙广生医案精华》，人民卫生出版社，2014）

2. 妙法解析：腰椎间盘突出症属中医学"痹证"范畴。《黄帝内经》曰："风寒湿三气杂至合而为痹。""痛者，寒气多也，有寒故痛也。其不痛不仁者，病久入深，荣卫之行涩，经络时疏，故不痛；皮肤不营，故为不仁。"本病发生多因肝肾亏虚，气血衰弱，风寒湿邪侵袭，气血凝滞，经络受阻，失去血脉濡养，不通则痛。本方用独活、秦艽、防己、细辛祛风通络；川芎、赤芍活血化瘀；威灵仙祛风止痛；川牛膝、川续断、桑寄生、五加皮补肝肾、强筋骨；川草乌、细辛祛风除湿止痛。全方共奏补肾养肝、祛风除湿、温经通络之功。

（十八）腰椎间盘突出症（孙广生医案）

1. 病历摘要：黄某，男，45岁。患者自述20年无明显诱因出现腰部疼痛伴右下肢放射痛、麻木反复发作，疼痛能忍，不影响一般日常活动，故未予重视及相关治疗。7天前腰部疼痛，伴右下肢放射痛、麻木加重，弯腰、伸膝起坐时痛剧。遂来我院就诊。门诊以"腰椎间盘突出症"收入住院治疗。现症：腰部疼痛，右下肢放射痛、麻木，活动加重，精神可，纳可，二便调，无头痛、头晕，无恶心、呕吐，无畏寒、发热，无胸腹部疼痛等症。查见腰背肌紧张，广泛轻压痛，腰4～5棘突间及两旁压痛明显，右侧臀部麻木，双下肢膝、踝反射正常，左下肢皮感正常、右下肢皮感下降，拇趾背伸肌力正常，右侧下肢腿抬高试验（＋），加强试验（＋），4字征（－），巴氏征（－）。舌质淡红、苔薄白，脉弦。X线片示：腰椎未见明显异常。诊断：腰椎间盘突出症。证属寒湿入骨。治宜散寒除湿，温经通络。方选独活寄生汤加减：防风、独活、川芎、牛膝、秦艽、杜仲、当归、茯苓、党参、白芍各10 g，熟地黄、桑寄生各15 g，细辛、甘草各3 g，肉桂2 g。每日1剂，水煎，分早、晚服。针灸治疗：取穴以督脉和足太阳经、足少阳经腧穴为主。腰阳关、腰夹脊穴、肾俞、大肠俞、委中、环跳、阳陵泉、阿是穴、秩边、承扶、殷门、承山、昆仑、风市、悬钟。推拿治疗：用按揉法、弹拨法、撩法、擦法及运动关节类手法。①患者俯卧，术者先于腰椎横突处施按揉法，随后做与条索状硬结垂直方向弹拨，手法要柔和，并配合揉法以消结散瘀。②在条索状硬结稍软后，沿骶棘肌部位施用揉法，待肌肉放松后被动运动，配合腰部后伸等被动运动。③患者仰卧位，术者用手掌按揉大腿内收肌，结合"4"字形被动运动，于内收肌部位施以揉法。④患者坐位，术者以小鱼际擦法沿背部两侧骶棘肌施术，以透热为度。⑤运动关节类手法：助手固定患者两腋下，或让患者两手抓床头，医者两手分别握两踝部，向下用力拔伸。拔罐疗法：用止血钳夹住95％乙醇棉球点燃后在火罐内壁中段绕2圈，迅速退出并及时将罐扣在施术部位上，即可吸住，一般留置5分钟。手法复位：在骨盆牵引，用屈髋屈膝、揉腰牵抖法、腰部斜扳法等进行复位，左、右各3次。功能锻炼：积极锻炼腰肌、腹肌，增强脊柱内在稳定性。服10剂后，诉腰背部疼痛伴右下肢麻木较前好转，舌淡红、苔白，脉弦缓。继用前方10剂。腰背部疼痛、右下肢麻木较前明显好转。（《孙广生医案精华》，人民卫生出版社，2014）

2. 妙法解析：腰椎间盘突出症是由于腰椎间盘变性，纤维环破裂，髓核突出压迫或刺激神经根、马尾神经而引起的以腰腿痛为主要表现的一组综合征。椎间盘在成人之后逐渐缺乏血液循环，修复能力差。在此基础上，某种可导致椎间盘所承受压力突然升高的诱发因素，就可能使弹性较差的髓核穿过已变得不太坚韧的纤维环，从而造成髓核突出产生。对腰椎间盘突出症患者的治疗、护理包括以下几个要点：①手法复位、骨盆牵引。骨盆牵引可减轻椎间盘的压力，使椎间隙增宽，从而产生负压，将突出的髓核回纳，而改善突出的髓核与神经根的位置关系，减轻对神经根的压迫、刺激而达到治疗的目的。急性期应睡硬板床，绝对卧床3周。②避免咳嗽、打喷嚏，防止便秘。③症状明显好转后，可逐步进行腰背肌锻炼，按五点支撑法、三点撑持法逐步进行。并在腰围保护下，下地做轻微活动，但应避免长期使用腰围而不锻炼腰背肌。腰椎间盘突出症患者经过治疗和休息后，可使病情缓解或痊愈，但该病的复发率相当高，在寒冷、潮湿季节注意保暖，避免劳累或扭伤腰部，防止本病复发。

三、文献选录

（一）腰椎间盘突出症病因病机分析

1. 腰椎间盘在成年之后逐渐缺乏血液循环，修复能力差。在上述因素作用的基础上，某种可导致椎间盘所承受压力突然升高的诱发因素，即可能使弹性较差的髓核穿过已变得不太坚韧的纤维环，造成髓核突出。还有遗传因素和腰骶先天异常，包括腰椎骶化、骶椎腰化、半椎体畸形、小关节畸形和关节突不对称等。

2. 上述因素可使下腰椎承受的应力发生改变，从而构成椎间盘内压升高和易发生退变和损伤。在椎间盘退行性变的基础上，某种可诱发椎间隙压力突然升高的因素可致髓核突出。常见的诱发因素有增加腹压、腰姿不正、突然负重、妊娠、受寒和受潮等。

3. 腰椎间盘突出症的临床症状有：①腰痛，是大多数患者最先出现的症状，发生率约91%。由于纤维环外层及后纵韧带受到髓核刺激，经窦椎神经而产生下腰部感应痛，有时可伴有臀部疼痛。②下肢放射痛，虽然高位腰椎间盘突出（腰2～3、腰3～4）可以引起股神经痛，但临床少见，不足5%。

4. 绝大多数患者是腰4～5、腰5～骶1间隙突出，表现为坐骨神经痛。典型坐骨神经痛是从下腰部向臀部、大腿后方、小腿外侧直到足部的放射痛，在喷嚏和咳嗽等腹压增高的情况下疼痛会加剧。放射痛的肢体多为一侧，仅极少数中央型或中央旁型髓核突出者表现为双下肢症状。

5. 引起坐骨神经痛的原因有三：①破裂的椎间盘产生化学物质的刺激及自身免疫反应使神经根发生化学性炎症。②突出的髓核压迫或牵张已有炎症的神经根，使其静脉回流受阻，进一步加重水肿，使得对疼痛的敏感性增高。③受压的神经根缺血。上述三种因素相互关连，互为加重因素。

6. 马尾神经症状：向正后方突出的髓核或脱垂、游离椎间盘组织压迫马尾神经，其主要表现为大、小便障碍，会阴和肛周感觉异常。严重者可出现大小便失控及双下肢不完全性瘫痪等症状，临床上少见。

（二）临床辨治规律

1. 分4型辨治腰椎间盘突出症35例：①虚损型，方用通督活血汤加减。②瘀滞型，有明显外伤史，方用炮甲汤随症加减。③劳损型，病程长，既往有损伤史，伤后失治或感风寒湿邪等。方用舒筋活血汤。④混合型，病情缠绵，反复发作，多以急性发作就诊，根据各阶段病情不同，分为急性期与恢复期，分别采用炮甲汤及通督活血汤。各型患者均先做按摩、揉法松弛肌肉，再点按环跳、居髎、委中、承山、阳陵泉、绝骨等穴及腰部压痛点，根据病情分别施以闪掌拔伸法或扳法。扳法操作见传统手法。闪掌拔伸法：患者俯卧位，用宽布带从患者上背部穿过腋下，缚扎于床脚，一助手握住双踝部做拔伸牵引，医者立于患侧，将双掌叠加于患处，在助手用力拔伸的一瞬，向下垂直闪压，突发闪力，即术者同时做伸肘、沉肩、伸膝、前屈髋关节。动作配合协调，发力快捷一闪即收。闪掌拔伸法可解郁除滞、调整筋骨效果甚好。疗程7～120日。治疗结果：治愈4例，好转27例，无效4例。随访18例，平均随访时间5年。治愈6例，好转10例，无效2例。（《中国骨伤》，1992年第2期）

2. 分 5 型辨治腰椎间盘突出症 30 例：基础方药用白芍 30 g，桑寄生 24 g，生地黄 18 g，独活、杜仲、牛膝、茯苓各 15 g，秦艽、全蝎各 10 g，防风、桂心、当归、川芎各 9 g，细辛 6 g，蜈蚣 3 条。气血瘀滞型加延胡索 15 g，槟榔 12 g，姜黄、泽兰、枳壳各 10 g；风寒湿痹型加附片 30 g；肾虚型加附片 30 g；菟丝子、狗脊各 15 g，肉苁蓉 10 g。术后瘀阻型加丹参 15 g，泽兰、玄参各 10 g。每日 1 剂，水煎服。附片开水先煎 2 小时，蜈蚣、全蝎置瓦片上焙枯研细末，兑入煎好的药汁中，分 3 次服。结果：显效 14 例，有效 10 例，无效 6 例。(《云南中医杂志》，1992 年第 5 期)

3. 分 3 期辨治腰椎间盘突出症 281 例：①急性期瘀血型用当归尾、赤芍、桃仁、王不留行、五加皮、积雪草、延胡索、川牛膝各 9 g，藏红花、炙乳香、炙没药、广陈皮、川芎各 5 g；风寒型用羌活、独活、秦艽、赤芍、牛膝、陈皮各 10 g，防风、防己、威灵仙、宣木瓜、地龙、鸡血藤、川芎各 9 g，用净麻黄、三七末各 5 g。②缓解期，用防风、独活、秦艽、赤芍、川芎、陈皮、全当归、威灵仙、五加皮、牛膝、防己、桑寄生、续断、炒杜仲各 9 g。③康复期阳虚型用熟地黄、山药、山茱萸、枸杞子、当归、白芍、巴戟天、肉苁蓉、千年健、狗脊、牛膝各 9 g，川芎、秦艽各 6 g；阴虚型用生地黄、山药、枸杞子、炙龟甲、白芍、当归、续断、炒杜仲、威灵仙、鸡血藤、牛膝各 9 g，牡丹皮 6 g，川芎 5 g。每日 1 剂，水煎服。急性血瘀型伤科新伤膏，风寒型和缓解期贴伤科宿伤膏。同时配合骨盆牵引。结果：痊愈 96 例，显效 178 例，无效 7 例，总有效率达 97.4%。(《中国骨伤》，1993 年第 4 期)

4. 分 3 型辨治腰椎间盘突出症 132 例：气滞血瘀型用寒下法，治以大黄牡丹汤组成为大黄、芒硝各 9 g，牡丹皮、桃仁、厚朴各 12 g。风寒湿型用温下法，治以大黄附子汤加减：大黄 9 g，制附子、当归各 10 g，细辛 3 g，独活 6 g，防风 15 g。肾虚型用润下法，治以麻子仁丸加减：大黄、厚朴、炙枳实各 9 g，赤芍 10 g，火麻仁 6 g，牛膝 15 g，桑寄生、鹿角片、吴茱萸各 12 g，肉桂 3 g。随症加减。每日 1 剂，水煎、分 3 次服；10 次为 1 个疗程，疗程间隔 3 日。避免过多活动。结果：优 62 例，良 42 例，可 19 例，差 9 例，总优良率 78.7%。(《中国骨伤》，2005 年第 3 期)

5. 分 3 型辨治腰椎间盘突出症 60 例：寒湿型用甘姜苓术汤。茯苓 12 g，桂枝 9 g，白术、甘草、干姜各 6 g。湿热型用四妙丸：川黄柏 12 g，薏苡仁、苍术、牛膝各 10 g。瘀血型用身痛逐瘀汤：秦艽、羌活、香附各 3 g，川芎、甘草、没药、五灵脂、地龙各 6 g，桃仁、红花、当归、牛膝各 9 g。每日 1 剂，水煎服。并用止痛散（含姜黄、白芷、栀子各 20 g，没药、大黄、延胡索、莪术各 15 g，细辛 5 g，三棱、冰片各 12 g。研末)，加 70% 乙醇与水的混合液，调糊，外敷腰骶部，用 TDP 神灯红外线热疗，以皮肤泛红为度。每次 25 分钟，每日 2 次。14 日为 1 个疗程。卧硬床，减少活动。用 1 个疗程，结果：治愈 32 例，显著进步 24 例，好转、无效各 2 例。好转者随访 0.5～2.3 年，复发 8 例。(《中华中医药学刊》，2008 年第 1 期)

（三）内服药物临床报道选录

1. 增效乌头汤治疗腰椎间盘突出症 105 例：制川乌、制草乌、熟附子（各先煎 1 小时）、麻黄、当归、炙甘草各 15～20 g，桂枝、黄芪、白芍、木瓜各 30 g，细辛 6 g，红花 12 g，蜂蜜 30～50 mL。畏寒重、局部凉加干姜；肢体拘急加地龙；湿盛加苍术、薏苡仁、茯苓；化热加知母、黄柏、地骨皮。每日 1 剂，水煎 600 mL，分 2～3 次服，每次间隔 2～4 小时。结果：临床治愈 88 例占 83.8%，好转 15 例占 14.3%，无效 2 例占 1.9%，有效率为 98.1%。(《河北中医》，1995 年第 1 期)

2. 加味阳和汤治疗腰椎间盘突出症 62 例：生地黄 30 g，肉桂、麻黄、甘草各 6 g，鹿角胶、炮姜、白芥子各 10 g，酒大黄 12 g，蜈蚣 2 条。口干加黄柏、知母；舌苔厚腻加茯苓、白豆蔻；

痛剧加淫羊藿、制川乌、制草乌；便溏去酒大黄。每日 1 剂，水煎服。对照组 60 例，骨盆带牵引，重量 12～20 kg，每日 1 次，6～8 小时，牵引后用搽、揉等法按摩腰及患肢 5 分钟，然后依次行斜扳法、腰后伸扳法、抖腰法。均 20 日为 1 个疗程。结果：两组分别痊愈 43、30 例，显效 8、12 例，有效 12 例，无效 2、6 例，有效率为 96.77%、90.00%，本组治愈率和疗程均优于对照组（$P<0.01$）。（《中医正骨》，1994 年第 2 期）

3. 五虎散治疗腰椎间盘突出症 42 例：土鳖虫、全蝎、乌梢蛇、穿山甲各 9 g，地龙 21 g。疼痛剧烈卧床不起者加乳香、没药、川芎、生地黄、牡丹皮；腰痛加羌活；腿痛加独活；偏寒加附片、桂枝、当归、川芎；偏热加赤芍、牡丹皮、川黄柏；风胜加麻黄、防风、芥穗，偏湿加防己、苍术、云苓；久病体虚加黄芪、白术、当归；肾阳虚加补骨脂、杜仲、菟丝子；肾阴虚加桑寄生、枸杞子、熟地黄。急性发作期用汤剂，每日 1 剂；恢复期用散剂（上方药焙干研末）3～4 g，每日 2 次，酒兑服。并配合腰背肌功能锻炼。治疗 1～3 个月，结果：治愈 26 例，好转 4 例，无效 2 例，总有效率为 93.7%。（《湖南中医杂志》，1989 年第 3 期）

4. 续断巴戟羊藿汤治疗腰椎间盘突出术后痛 32 例：川续断、巴戟天、淫羊藿各 15 g，制延胡索、制香附各 12 g，桃仁、当归、赤芍、红花、川牛膝各 10 g，制乳香、制没药各 8 g。瘀血痛甚加血竭、蜈蚣（研末吞服）；下肢无力，筋脉挛急，遇阴天加重，加黄芪、桂枝、白芍、生甘草。每日 1 剂，水煎服。5 剂为 1 个疗程。治疗 1～4 个疗程，结果：痊愈 19 例，显效 6 例，好转 4 例，无效 3 例，总有效率为 92.8%。（《中国中医骨伤科》，1994 年第 4 期）

5. 复方马钱子散治疗腰椎间盘突出症 180 例：马钱子、土鳖虫、牛膝、麻黄、僵蚕、全蝎、甘草、乳香、没药、苍术各 10～15 g。上药经适当炮制后制成散剂，分装胶囊，每粒胶囊含生药（0.3±0.05）g。治法：每晚临睡前服药 4 粒，以后每日增加 1 粒，但最多不超过 8 粒，以黄酒 30～50 mL 或加水少量冲服，1 个月为 1 个疗程，必要时停药 3 日后继续服用，治疗 2 周至 3 个月。结果：临床痊愈 99 例，显效 52 例，有效 26 例，无效 3 例。观察到用药后出现治疗反应（每次服药后 1～2 小时内腰腿部肌肉轻微颤动）者疗效较好。该药对心、肝、肾、血液系统无毒性作用。（《上海中医药杂志》，1986 年第 4 期）

6. 核归丸治疗腰椎间盘突出症 15 例：核桃仁、黑芝麻各 210 g，骨碎补 45 g，川续断、木瓜、延胡索各 30 g，香附 15 g，杜仲、菟丝子、当归各 60 g。上药除核桃仁、黑芝麻外，均晒干、碾碎过筛待用。将黑芝麻于碾槽内碾碎，再放入核桃仁一起碾，当用手摸无颗粒时，与药面一起倒入盆中，以炼蜜 250 g 分数次加入盆内搅拌，反复揉搓成团块，取团块 7 g 制成药丸，冬天可装入瓶内储存，夏天制成蜡丸或用油纸单包装入瓷盆放阴凉处。每次服 1 丸，每日服 2 次，黄酒 20 mL 冲服，连服完 100 丸为 1 个疗程。结果：痊愈（自觉症状完全消失或基本消失，直腿抬高 70°以上，恢复原来工作，随访 5 年以上无复发）14 例；显效（自觉症状大部分消失，直腿抬高近 71°，恢复原来工作，随访 2 年以上无复发）1 例。（《中医骨伤科杂志》，1987 年第 1 期）

7. 活瘀舒筋汤治疗腰椎间盘突出后遗症 43 例：桂枝、赤芍、丹参各 12 g，延胡索、当归各 10 g，鸡血藤、仲筋草、刘寄奴、续断、桑寄生、王不留行各 15 g，川乌、草乌各 6 g。患侧酸麻胀痛、游走不定，舌苔白，脉浮而属风胜者，加防风、羌活、片姜黄各 10 g；麻胀酸重、口黏不渴，舌苔腻，脉濡缓而属湿者，加防己、木瓜、独活各 10 g。水煎服，每日 1 剂。结果 23 例在 1 月内症状消失；15 例在 1 个半月至 2 个月内症状消失；5 例在 2 个月至 3 个月症状消失。（《山东中医杂志》，1987 年第 2 期）

8. 加味阳和汤为主治疗腰椎间盘突出症 210 例：熟地黄 30 g，鹿角霜、土鳖虫各 10 g，炮姜炭、肉桂各 6 g，麻黄 4 g，白芥子 8 g，黄芪 20 g，蜈蚣 1 条，生甘草 5 g。疼痛剧烈加制乳香、制没药、地龙；腰痛甚加威灵仙、牛膝、续断；腿痛者加木瓜、独活；偏于寒者加附片、当归；偏于湿者加薏苡仁、炒苍术、茯苓；肾虚者加杜仲、桑寄生、狗脊。每日1剂，文火煎，早、晚各服1次。症状、体征控制后6个月内，每5日1剂以巩固疗效。痊愈148例，占70.48%；显效28例，占13.33%；好转16例，占7.62%；无效18例，占8.57%。总有效率91.4%。痊愈的患者中，1个月以内而愈者74例，2个月以内者54例，3个月以内者20例。（《安徽中医学院学报》，1994年第12期）

9. 当归防己汤治疗腰椎间盘突出后遗症68例：当归、泽兰、防己、地龙各10 g，赤芍、延胡索各15 g，没药、川牛膝各12 g，薏苡仁30 g。急性期严格卧硬板床，尽量减少活动。用上方，随症加减，每日1剂，水煎服。西药用吲哚美辛25 mg，维生素B₁10 mg，均每日3次口服。缓解期患者在床上仰卧位做缓慢直抬腿、弓身，并逐渐加入仰卧起坐、下床缓步行走和伸展四肢等运动。中西药内服参照急性期。恢复期每日早晚在放松腰部及四肢关节后，各进行一次四掌着地爬行和直立退行5～15分钟，同时加用腰围保护；并用黄芪、生地黄、枸杞子、酸枣仁、薏苡仁各15 g，当归、木瓜、牛膝、杜仲各10 g，桂枝3 g，红花、续断各6 g，水煎服。结果：临床治愈53例，好转10例，无效5例，总有效率92.6。（《中医正骨》，1999年第12期）

10. 活血利水汤治疗腰椎间盘突出后遗症80例：桃仁12 g，生地黄、赤芍、丹参、防己、茯苓、泽泻、大腹皮各15 g；土鳖虫10 g。使用本方配合二妙散，每日1剂，水煎服。并给予如下处理：①骨盆牵引，每侧负重1/5体重（kg），每日2～3次，每次30分钟至1小时。②斜扳扭腰，提腿后扳，俯卧抖腰。③卧床休息1～2周。治疗后优48例，良22例，可6例，差4例，总有效率95%。手术组45例中优30例，良10例，可4例，差1例，总有效率为98%。（《新中医》，1998年第6期）

11. 二子逐水汤治疗腰椎间盘突出症169例：炒牵牛子10 g，当归、白芍、川续断、狗脊、石楠叶各30 g，炒牛蒡子、杜仲各20 g，羌活、独活、细辛、汉防己、白僵蚕、广地龙各15 g，制马钱子2 g，生黄芪60 g。每日1剂，水煎服；3周为1个疗程。卧床≥3周后，戴腰围3个月。功能锻炼。随访0.5～1年。结果：痊愈102例，显效32例，有效22例，无效13例。（《时珍国医国药》，2001年第3期）

12. 通络活血汤治疗血瘀型腰椎间盘突出症140例：三七50 g，红花、乳香、没药各30 g，血竭、大黄、当归、白芍、神曲各20 g，麻黄、土鳖虫、自然铜各15 g。每日1剂，水煎服。2周为1个疗程。用1～4个疗程。结果：显效（体征消失；直腿抬高＞70°）60例，有效73例，无效7例。（《中医药信息》，2006年第1期）

13. 补肾止痛散治疗腰椎间盘突出症56例：当归、续断、杜仲、姜黄、乌药各10 g，小茴香、骨碎补、甘草各6 g，白芍、木瓜各30 g，佛手12 g，延胡索、羌活、川牛膝各15 g。随症加减。制成胶囊、丸剂，每日1剂，水煎服。30日为1个疗程。用20日至2个疗程。结果：治愈31例，好转15例，有效8例，无效2例，总有效率96%。治愈者随访1年，无复发。（《山东中医杂志》，2007年第5期）

14. 身痛逐瘀汤化裁治疗腰椎间盘突出症100例：独活、桑寄生、牛膝、地龙、当归、狗脊各15 g，威灵仙、红花、乳香、没药、川芎、猪苓、甘草各10 g，香附12 g。每日1剂，水煎服。15日为1个疗程。嘱卧硬板床。用2个疗程，结果：痊愈56例，显效24例，好转15例，无效5例。（《中医药信息》，2007年第1期）

15. 身痛逐瘀汤治疗血瘀型腰椎间盘突出症98例：秦艽、羌活、香附各3 g，川芎、甘草、没药、五灵脂、地龙各6 g，桃仁、红花、当归、牛膝各9 g。神疲乏力加黄芪、党参；小腹寒痛加小茴香、干姜；腹胀纳呆加神曲、鸡内金。每日 1 剂，水煎分 3 次服。并用骨盆牵引，重量≤体重的 1/2，以患者能耐受为度，维持 30 分钟。牵引后，用手法：直腿抬高、摇髋拽腿、侧卧斜扳、回旋震腰、揉腰封背、颤腰、牵抖摇晃及穴位弹拨。1 周为 1 个疗程。用 1～6 个疗程。结果：治愈 55 例，好转 40 例，未愈 3 例，总有效率 96.9%。（《辽宁中医杂志》，2002 年第 4 期）

16. 复元活血汤加减治疗急性腰椎间盘脱出症 45 例：气滞血瘀型用柴胡、天花粉、当归、桃仁、红花、延胡索、鸡血藤各 15 g，大黄（包，后下；以每日大便≤3 次为度）5～20 g，土鳖虫 15～30 g，川续断、骨碎补各 20 g，细辛 5 g；寒湿阻络型加威灵仙、淫羊藿、伸筋草、海风藤各 15～30 g。随症加减。每日 1 剂，水煎，分别取液 300 mL、100 mL，每日 2 次，口服；10 剂为 1 个疗程。用 2 个疗程。结果：治愈 37 例，好转 8 例。（《时珍国医国药》，2003 年第 6 期）

17. 新身痛逐瘀汤治疗腰椎间盘突出症 1006 例：药用甘草、地龙各 10 g，五灵脂、桃仁、红花、当归、川芎、羌活、秦艽、香附、乳香、延胡索各 15 g，牛膝、茯苓各 20 g。每日 1 剂，水煎，分 3 次服，2 周为 1 个疗程。卧硬板床。治疗腰椎间盘突出症 1006 例。用 2 个疗程，结果：治愈 747 例，好转 227 例，无效 32 例，总有效率 97%。（《辽宁中医杂志》，2004 年第 12 期）

18. 活血祛痛汤治疗腰椎间盘突出症 286 例：丹参 20 g，赤芍、当归、川芎各 10 g，肉桂、延胡索、香附、茯苓各 9 g，地龙、川续断、狗脊、黄芪、桑寄生各 12 g，甘草 6 g（新疆医科大学附属中医医院研制）。每次 200 mL，每日 2 次，口服；半个月为 1 个疗程。取穴：腰部夹脊穴（病变椎体两侧旁开 0.5 寸。进针至椎板后，针下有触及骨样硬物感时针尖向上下关节突内侧间隙缓慢进针，至产生向下放射感或下肢抽动为止）、秩边、环跳、承扶、委中、阳陵泉、绝骨等。针刺，有针感后，患侧接 G6805 型电针仪，连续波，频率 8～10 Hz，强度以患侧大腿肌肉轻微抖动、患者可耐受为度；健侧常规针刺，留针 30 分钟。每日 1 次，15 日为 1 个疗程。揉、推、按、拿双侧腰部肌肉 5 分钟；点按（或按揉）相应棘突旁及环跳穴 5 分钟；揉、推、拿及点按委中、承山、阳陵泉及阿是穴等下肢穴 5 分钟；行下肢牵拉按压（或腰后伸按压）及斜扳、弹腿 1 次，隔日 1 次。结果：治愈 76 例，好转 120 例，显效 62 例，无效 28 例，总有效率 88.81%。（《新疆中医药》，2008 年第 3 期）

19. 壮骨片治疗腰椎间盘突出症 30 例：五加皮、杜仲、鹿角胶、淫羊藿、牛膝、肉苁蓉、党参、龟甲胶、黄柏等（广州中医药大学附属东莞中医院研制）。每次 5 片，每日 3 次，4 周为 1 个疗程。与对照组均用双氯芬酸钠肠溶片 25 mg，甲钴胺片 0.5 mg；均每日 3 次口服。配合腰椎牵引及无痛状态下腰部功能锻炼。用 2 个疗程，结果：两组分别治愈 13、6 例，显效各 10 例，有效 6、10 例，无效 1、4 例。≥有效者随访 3 个月，分别复发 3、9 例。（《中国中医骨伤科杂志》，2008 年第 8 期）

20. 壮督蠲痹汤治疗腰椎间盘突出症 100 例：鹿角霜、续断、菟丝子、枸杞子、骨碎补、独活、牛膝、伸筋草、补骨脂、三七、鸡血藤、茯苓各 10 g，龟甲、鳖甲、熟地黄、杜仲各 15 g，黄芪 20 g，甘草 6 g，黄酒 50 mL。痛剧加延胡索、乌梢蛇、制乳香、制没药；寒瘀甚加制附子、炮穿山甲；湿甚加防己、猪苓。每日 1 剂，水煎服；第 3 煎取液，洗浴，每日 1 次。对照组 80 例，用复方丹参注射液 20～30 mL，加 5% 葡萄糖注射液 250 mL，静脉滴注；酌用消炎镇痛、肌肉松弛药；症甚用甘露醇。配合仰卧位腰椎布带平行牵引，每次 30 分钟，每日 2 次。均 7 日为 1 个疗程。卧硬板床。用 5 个疗程，结果：两组分别治愈 39、13 例，显效 36、14 例，有效 23、28 例，无效 2、25 例，总有效率 98%、68.75%（$P<0.01$）。（《中医杂志》，2004 年第 2 期）

（四）手法治疗选录

1. 三步推拿手法治疗腰椎间盘突出症 196 例：①松法。患者俯卧位，医者立于患侧，于患者腰骶部、臀部、患肢部施擦法，腰、臀肌肉丰厚处可施抱擦法 10 分钟。医者在腰部压痛处、患肢环跳、承扶、殷门、委中、阳陵泉、承山等穴施拇指弹拨法和拇指点按法，两法交替使用 5 分钟。医者以手掌自患者患侧腰部向下沿膀胱经走向推捋法、3～5 遍。②扳法。患者侧卧位，近床面的下肢自然伸直，另一下肢屈曲，医者用双肘分别按住患者的肩前部及臀部，做相反方向的缓缓用力至阻力最大时，骤然发力扳动，使腰部被动扭转，另一侧再行斜扳法 1 次；患者俯卧位，双下肢放松伸直。医者一手按压患者腰部，另一上肢前臂托在双膝稍上部用力向上扳伸 3～5 次；医者一手按住患肢膝关节，另一手握住患肢踝部，助手一手固定其骨盆，另一手按住健侧膝关节固定健肢，医者逐渐直腿扳高患肢 3～5 次，以患者能忍受为度。③屈曲搓卷法：患者仰卧位，双下肢屈膝屈髋，医者一上肢前臂按压在患者双膝关节稍下处，另一手托在患者腰部，做相反方向用力，搓卷患者腰部 3～5 次，每日 1 次，12 次为 1 个疗程。治疗 5 个疗程后，结果：痊愈 99 例，显效 49 例，好转 37 例，无效 11 例，总有效率 94.9%。(《江苏中医》，1993 年第 1 期)

2. 三步推拿手法治疗腰椎间盘突出症 27 例：患者俯卧，以擦、捏、揉手法放松背部肌肉。①提抖：患者双手抓住床头，术者立于患者足端床上，双手分别抓紧患者的踝关节，边上提边后拉，然后有节奏均匀用力上下提抖 3～4 次，再大幅度用力提抖 1 次。②拉压：术者下床立于患侧，患者腹下垫一软枕，双手抓住床头，助手分别抓往双踝关节用力向后与患者身体平行牵引，术者双手掌重叠置于患椎上，令患者深呼吸，当吸气达最大限度时，术者双手用力下压，听到"咔嚓"声响即止。③旋转：患者坐位助手以双膝挟住患侧膝部，以腰椎间盘左侧后突为例，术者立于患者右侧外前方，右手从患者腋下伸过搭在患者左肩部，左手大拇指抵住患椎棘突，令患者背部尽量向前弯曲，并随术者右手向右旋转到最大限度，术考右手再加大右旋力量，听到"咔嚓"声止。结果：优 8 例，良 12 例，一般 5 例，无效 2 例。(《中国骨伤》，1994 年第 6 期)

3. 腰部悬空按抖手法治疗腰椎间盘突出症 52 例：先取双侧腰痛穴、双委中、双昆仑、人中各按 2 分钟，患者俯卧，双拇指反复揉拨胸 12 至腰 5 两侧华佗夹脊 3～5 遍。继用腰腹部悬空按抖法：使腰部悬空，双手重叠按压腹部，随呼吸有节律地频频颤动，如此 5～10 次，手法强度以患者能忍受为度。最后用仰卧斜扳法：患者仰卧，屈髋 90°，医者左手按压肩前，右手扶腰做相反方向斜扳，听到腰部发出弹响声，示手法成功；左右各做 1 次。每次约如 40 分钟，每日或隔日 1 次，10 日为 1 个疗程。久病不愈、体胖可合足踩法。结果：痊愈 35 例，基本痊愈 10 例，好转 5 例；无效 2 例，总有效率 96.1%。(《按摩与导引》，1990 年第 2 期)

4. 分别选用按扶、揉压、松筋、捏拿、按扳、过深压颤、拿委举、推顶斜扳、向上提拉、小腿拿、坐骨神经牵伸、拇指滑按、放松法等 13 种手法治疗腰椎间盘突出症 90 例。结果：痊愈 60 例，显效 13 例，有效 11 例，无效 6 例，总有效率为 94.6%。(《按摩与导引》，1988 年第 3 期)

5. 分别选用拇指推揉、绞腰、仰扳过伸、重复拇指推揉，压膝叩臀五种手法治疗腰椎间盘突出症 315 例：其中 49 例，用上述手法 12 次后疗效不佳；施以踩踏法；患者俯卧于硬板床上，两助手分别拉住患者的两腋、两踝，对抗牵引。同时，术者一足立于患者骶部处，另一足跟置于侧突中心的棘突或椎旁压痛点，适当用力向正中和前下方踩踏。体质差或骨质疏松者禁用本法。每周治疗 2～3 次，12 次为 1 个疗程。结果：优 186 例占 59.05%，良 116 例 36.83%，差 13 例占 4.12%。(《中国运动医学杂志》，1993 年第 4 期)

6. 选用按摩，拔伸，踩压手法治疗腰椎间盘突出症 30 例：①按摩腰部及患肢，施以拿、揉、擦、理、点、弹、拍等手法。②拔伸牵引。患者俯卧，医者握住患者双踝部，将双下肢抬起，在助手协助下做对抗拔伸牵引 3～5 分钟。③踩压。助手解除牵引，医者继续保持该姿势，患者腰部呈过伸位弯曲，并嘱其肌肉放松，医者以足掌前部在腰部患处踩压数次。治疗期间，患者自行功能锻炼。治疗7～90日结果：痊愈12例，显效15例，好转3例。(《四川中医》，1991年第12期)

7. 牵引，推拿，牵引加推拿手法治疗腰椎间盘突出症347例：①牵引组78例，男性牵引重量为自身体重或超出5～10 kg，女性为自身体重或<5 kg。②推拿组127例，先用擦、揉、拿法，继用点按法、腰椎后伸扳法、斜扳法、直腿高举法。上两组均每次20～30分钟，每日1次，12次为1个疗程。③牵引加推拿组142例，用上法。辨证施法：腰椎后凸变形用俯卧牵引加按腰部，力量适中；有棘突偏歪加用冯氏脊柱旋转复位法，每周2～4次，伴梨壮肌损伤，加用梨壮肌弹拨法，每周2次。结果：痊愈215例占62%，显效59例占17%，进步53例占15.2%，无效20例占5.8%，总有效率94.2%。(《按摩与导引》，1990年第6期)

8. 弹拨经络治疗腰椎间盘突出症38例：患者俯卧，两腿略外展，暴露两大腿内侧经络结聚部位。医者左手按于患者腰部压痛处，右手拇指置患侧承扶穴，4指放于经络结聚处，甩力弹拨，以患者能忍受为度。弹拨后如脊柱侧弯未消失，同法弹拨其健侧经筋结聚处；若两足跟并拢不等齐，则牵拉使之相等。早期患者每日1次，3次后改为隔2日1次，施术后卧硬板床以利组织的稳定修复；病程半个月以上者隔2日治疗1次。经治疗3～15次后，痊愈26例，显效7例，好转3例，无效2例。(《陕西中医学院学报》，1992年第2期)

9. 骨盆重磅牵引加按摩手法治疗腰椎间盘突出症38例：①令患者俯卧于骨盆牵引床上，牵引重量40～60 kg，持续牵引30分钟，每日1次，10日为1个疗程，疗程间隔1～2日。②手法。医者用拇指与其他四指对患者骶棘肌自上而下反复数次挟挤推按；令患者仰卧，医者双手握住患者双下肢做腰骶部关节屈伸、旋转和交替握左、右下肢，以髋关节为中心轴做屈伸和顺反旋转活动。结果：治愈率为63.2%，好转率为34.2%，无效率为2.6%，总有效率97.4%。(《湖南中医杂志》，1990年第2期)

10. 三晃一吊推扳手法治疗腰椎间盘突出症50例：①仰卧三晃一吊法。患者仰卧，下肢髋膝关节曲屈，医者一手掌托起患者骶尾部左右摆动，到中立位时向上抬起；使腰椎充分屈曲。②俯卧三晃一吊法。患者俯卧，医者手按于腰骶部，另一手前臂托起患者双下肢膝关节的上部，使下肢左右摆晃到中立时向上向后抬起牵拉下肢，使腰椎充分后伸，同时按在腰骶部的手用力向前下方按压，使腰椎间盘复位。③侧卧推肩扳髋法（即斜扳法）。④疏筋揉压放松法。患者俯卧，医者先后用拇指或手掌按、揉、压患部。每次25分钟，每日1次，15日为1个疗程。结果：痊愈24例，显效18例，好转6例，无效2例。(《按摩与导引》，1991年第1期)

11. 牵引、推拿治疗腰椎间盘突出症150例：两组各75例。牵引组：用机械或人工骨盆牵引法，牵引力达患者体重的1/2左右，每次牵引30～60分钟，10次为1个疗程，疗程间隔2日。复位组：用大推拿复位法（牵拉震腰法、直腿扭腿法、腰部旋转法、肘部复位法）后，外贴狗皮膏，做腰部软固定，术后患者睡硬板床7日。结果：两组分别痊愈50、56例，显效2、4例，好转10、9例，无效13、6例。(《按摩与导引》，1993年第1期)

12. 拔腿伸腰手法治疗腰椎间盘突出症105例：患者仰卧，屈髋屈膝。术者双手抱住患者双膝部水平用力拔伸，做腰过伸运动；继以双臂环抱患者腰部，双手互叠于需复位之椎段用力上提，使腰产生过伸运动；再按上法令一助手于腰部拔伸，术者于腰上提，动作一致。重复3～5次。患者改俯卧位，术者在其腰臀部劳损之组织或关节、督脉、膀胱经及相应穴位施擦法按摩。每1～2日1次，10次为1个疗程。复位后睡硬板床2～3周，初时不宜久坐，以后可围护腰做腰背肌和腹肌功能锻炼，6～12个月内不弯腰提重物。结果：痊愈91例占86.66%，显效14例占

13.34％；对 57 例随访 10～29 个月，痊愈 39 例，显效 4 例，复发 14 例。(《按摩与导引》，1992 年第 6 期)

13. 正骨推拿手法治疗腰椎间盘突出症 64 例：①硬膜外腔内麻醉。②患者仰卧，将牵引分别固定胸部及骨盆，顺轴牵引 15 分钟。③患者仰卧伸髋伸膝，然后缓慢地直腿抬高至 90°将足底下压。④患者仰卧，助手固定肩部，术者将患者屈膝屈髋后旋转腰部并向下按压。⑤患者俯卧，术者将肘部按压在患侧椎旁痛点，助手将患者双腿过伸抬至 45°。⑥同前，助手紧握患肢踝关节，向上迅速提腿。神经根压迫型手法用上述治法②～⑤，椎间盘突出无压迫型用②、④、⑥，中曲型用②～④、⑥，应用②、③时要用双压腿、双旋转法。结果：痊愈 47 例，好转 3 例，无效 14 例，总有效率 78.1％。(《甘肃中医》，1993 年第 4 期)

14. 推拿骨盆对抗牵引治疗腰椎间盘突出症 346 例：15 分钟后，硬膜外阻滞下行推拿手法。酌情先用抬腿加压法、脊柱旋转法、俯卧后伸法、单腿顿提法等，然后在患者腰部、臀部、腘窝等压痛处行点、拨、按、擦等法。术后卧硬板床 1 周，并加强腰背肌功能锻炼。结果：治愈 180 例，有效 132 例，无效 34 例，总有效率为 90.2％。L4～L5 节段的治愈率、有效率均明显优于 L5、S1 节段（$P < 0.01，0.05$）。痊愈和有效共 312 例，随访 1～2 年，结果表明 L5、S1 节段症状消失慢，复发率高。(《中医正骨》，1994 年第 2 期)

15. 侧牵扭转手法治疗腰椎间盘突出症 35 例：患者侧卧位，患侧在上，以轴向腰椎对抗牵引，牵引重量约 24 kg。并于腰部及患侧下肢行轻揉按摩手法 10 分钟，然后医者一手置患者的肩部，另一手置骨盆髂前上棘处，做前后反向扭转 30 次左右，幅度由小到大，以患者能耐受为度，继续牵引 30 分钟，牵引停止前再做一次扭转动作。牵引停止后，沿足太阳膀胱经做放松全身的手法按摩。每日 1 次，15 日为 1 个疗程，治疗 7～45 日。结果：治愈（症状消失，无局部压痛和下肢放射痛，直腿抬高试验阴性）23 例，好转 11 例，无效 1 例。(《四川中医》，1994 年第 5 期)

16. 牵引下拨正、颤压、循经按压手法治疗腰椎间盘突出症 640 例：牵引下拨正、颤压、循经按压等整复手法，配合卧床休息。不愈者 3 日后重复治疗 1 次。结果：痊愈 476 例（74.4％），有效 154 例，无效 10 例，复发 42 例占 12％。(《陕西中医》，1995 年第 5 期)

17. 骨盆牵引加手法治疗腰椎间盘突出症 39 例：根据患者的体质、耐受力及病情于 20～40 kg 重量头低足高位骨盆牵引 60～90 分钟，每日 1～2 次，12 日为 1 个疗程。手法采用点夹推按肌筋法、斜扳及足顶复位法，2～3 日 1 次，4～5 次为 1 个疗程。配合田七胶囊内服，肾阴虚加服六味地黄丸；阳虚加服金匮肾气丸；阴阳两虚加服龟鹿补肾丸；湿热偏重加服知柏地黄丸；寒湿型腰痛加服大活络丸；血瘀腰痛加服小活络丸。病情稳定后配合腰肌功能锻炼。结果：痊愈 27 例，显效 5 例，好转 4 例，无效 3 例，总有效率 92％。(《山东中医杂志》，1986 年第 4 期)

18. 牵引加手法治疗腰椎间盘突出症 64 例：采用 ATA-HD 型自动牵引床牵引（广州羊城医疗器械厂生产）。牵引重量男性为自身体重或再加 10～15 kg，牵引 20～30 分钟；女性为自身体重加 5～10 kg，牵引 20～25 分钟。每日 1 次，连续 10 次为 1 个疗程。手法用深部按摩法、脊柱旋转或斜扳法、神经根牵拉法、牵抖颤腰法。疼痛剧烈或顽固者配合局部封闭疗法。中药用当归、泽兰、苏木、地龙、杜仲、赤芍各 10 g，黄芪、丹参、鹿角片各 18 g，狗脊 12 g。结果：痊愈 46 例，显效 10 例，好转 5 例，无效 3 例，总有效率为 95.3％，疗程 21～60 日。(《广西中医药》，1993 年第 3 期)

19. 按、揉、擦、弹、点等手法治疗腰椎间盘突出症 240 例：患者俯卧于板床上，先用按、揉、擦、弹、点等手法使腰肌放松，再用床单从患者脊背穿过两腋下，将其捆在床头，两助手牵拉患者踝关节，医者用右手掌根按压患部使复位，以放射痛缓解或消失为成功，不成功可重复 1

次。卧床休息 48 小时。并用本方：黄芪 36 g，当归、土鳖虫、地龙、威灵仙、木瓜、木香、伸筋草各 13 g，川牛膝 20 g，桑寄生 15 g，炒穿山甲、炒没药各 10 g，制川乌 6 g，以黄酒为引。每日 1 剂，水煎服。结果：痊愈 167 例，显效 42 例，好转 13，无效 18 例，总有效率为 92.5%。（《山东中医杂志》，1994 年第 8 期）

20. 擦、点、按、侧卧斜扳整复，治疗腰椎间盘突出症 104 例：患者俯卧位，医者在其腰背、下肢沿督脉、足太阳经、足少阳经施以擦法 3～5 次；点按双侧腰阳关、命门、肾俞、志室、环跳、承扶、委中、承山、昆仑穴各 1 分钟左右；再行俯卧扳法、侧卧斜扳法、双屈下压法、牵抖法，最后以掌揉法结束。隔日 1 次。配合用腰椎间盘合剂：山茱萸、枸杞子、当归、赤芍各 15 g，鸡血藤 18 g，川续断、桑寄生、炒杜仲各 12 g，川牛膝 10 g，青皮 9 g，甘草 6 g，每日 1 剂，水煎服。结果：治愈 69 例占 66.3%，好转 29 例占 27.9%，无效 6 例占 5.8%，总有效率 94.2%。（《中医药研究》，1993 年第 3 期）

（五）针灸治疗选录

1. 针刺配合 TDP 电磁波治疗器治疗腰椎间盘突出症 196 例：本组与对照组 60 例，均取主穴：肾俞、气海俞、大肠俞、关元俞。痛连下肢配环跳、秩边、委中、阳陵泉、绝骨、太溪、太冲。用 20 号 2 寸不锈钢针快速进针，得气后，本组用 TOP 电磁波治疗法照射，每次 20 分钟。均 10 次为 1 个疗程。治疗 1～3 个疗程。结果：两组分别临床治愈 112（57.1%）、19（31.7%）例，好转 68（34.8%）、29（48.3%）例，无效 16（81%）、12（20%）例，总有效率为 91.9%、80%。两组治愈率和总有效率比较均有显著性差异，（P＜0.01）。（《针灸临床杂志》，1995 年第 5 期）

2. 眼针治疗腰椎间盘突出症 41 例：取穴双下焦区、双肝区、双肾区。嘱患者端坐平视前方，常规消毒后，左手指压住眼球，右手持 30 号 0.5 寸不锈钢针距眼眶边缘 2 分处刺入，达皮内或皮下，直刺 2～3 分，横刺，斜刺不超过 5 分，进针角度视穴位而定，一般斜刺角度为 30°～45°，不超越刺经区，进针要快，不捻转，不提插。得气后留针 10 分钟，每 5 分钟运针 1 次，每日 1 次，10 次为 1 个疗程。结果：痊愈 24 例，显效 11 例，好转 4 例，无效 2 例总有效率 95%。（《新中医》，1990 年第 8 期）

3. 药饼灸治疗早期腰椎间盘突出症 60 例：骨碎补、生大黄各 1 份，没药、延胡索、伸筋草、川续断备 5 份。有明显外伤史者酌加血竭、当归尾、麝香或冰片少许；体质虚寒、腰中冷痛者加附子、肉桂。将上药焙干研细末，取药末 20 g，以生姜汁少许调和，捏成直径 4 cm，厚 0.6～0.9 cm 的药饼敷贴患处，再将大艾炷置于药饼中央点燃，连续灸 3～5 壮。每日 1～2 次，10 次为 1 个疗程。结果：痊愈 28 例，显效 17 例，有效 13 例，无效 2 例，总有效率 96.7%。（《江西中医药》，1992 年第 5 期）

4. 平衡针灸疗法治疗腰椎间盘突出症 180 例：治疗本病的特效穴位——臀痛穴（BA-VEI）。此穴位于肩贞穴上 1 寸处。针尖向极泉穴方向斜刺 2.5 寸左右。针感以局部酸胀为主，并向肘关节或腕关节放射。取穴原则交叉取穴。隔日 1 次，10 次为 1 个疗程。对照组 180 例，采用推拿按摩治疗，每日 1 次，10 次为 1 个疗程。结果：臀痛穴治疗组临床治愈 117 例占 65%，显效 31 例占 17.22%，进步 21 例占 11.67%，无效 11 例占 6.11%。对照组临床治愈 67 例占 37.22%，显效 38 例占 21.11%，进步 51 例占 28.34%，无效 24 例占 13.33%。两组疗效比较有显著性差异（P＜0.01）。（《中国骨伤》，1994 年第 4 期）

5. 麝香丹灸治疗腰椎间盘突出症 86 例：将麝香、硫黄等药按比例制成每枚 75 mg 的丹剂。主穴取腰部患病椎间隙督脉、夹脊穴及足太阳膀胱经上深部压痛最敏感的穴位；配穴取患侧臀上皮神经和下肢足太阳膀胱经以及足少阳胆经上深部压痛最敏感穴位。患者取治疗穴位向上之体位，局部消毒后，皮内注射普鲁卡因或利多卡因约 1 mL，将灸丹 1 枚置皮丘上点燃，燃尽后用纱布敷盖，胶布固定，隔日用乙醇消毒并更换敷料。每周 1 次。每次选灸 1～3 穴，2 周为 1 个疗程。治疗后形成灸疮，4～6 周后结痂脱落，本组有 3 例出现瘢痕疙瘩。结果：治愈（症状消失或接近消失，直腿抬高试验可达 85°，能正常工作）62 例占 72.1％，显效（症状大部分消失，直腿抬高试验超过 70°，可恢复工作）12 例占 14.0％，好转 11 例占 12.8％，无效 1 例占 1.2％。随访 6 月，2 年者 38 例中复发 5 例。（《上海针灸杂志》，1989 年第 3 期）

（六）中西医结合治疗选录

1. 骨盆牵引，硬膜外封闭，内服中药治疗腰椎间盘突出症 387 例：平卧，腰部垫小枕，屈髋屈膝，骨盆牵引 10～20 kg，每次 2 小时，每日 2～3 次；6 日为 1 个疗程。活动受限甚者用醋酸泼尼松龙 100 mg，1％普鲁卡因 10 mL，2％利多卡因 5 mL，维生素 B_{12} 0.5 mg，20％胎盘组织液 2 mL，行硬膜外封闭，7 日 1 次，当日不做牵引；其中 348 例封闭 1～3 次。用腰腿痛方：制乳香、制没药各 10 g，延胡索、香附、枳壳、川芎、独活各 12 g，鸡血藤、桑寄生各 30 g，细辛 3 g，威灵仙、地龙、川牛膝、当归各 15 g，生黄芪 20 g。随症加减，水煎服；7 剂为 1 个疗程。用 3 个疗程，随访 0.5～3 年，结果：痊愈 243 例，显效 107 例，有效 30 例，无效 7 例，总有效率 98.2％。（《中国骨伤》，2000 年第 9 期）

2. 先硬膜外穿刺，继牵引、按压、斜扳、牵伸旋髋等手法治疗腰椎间盘突出症 44 例：患者患侧卧位，常规硬膜外穿刺后，用药液（含 2％利多卡因 5 mL，维生素 B_{12} 500 μg，泼尼松龙 50 mg，5％碳酸氢钠 0.3～0.5 mL，氢溴酸山莨菪碱 3～5 mg，生理盐水 6 mL）15 mL，注入骶侧。20 分钟后，依次施手法：俯卧，双手抓床头，医者双手握其双踝部，由轻到重牵引 3 分钟，反复 3 次。患侧卧位，患肢伸直，健肢屈曲，医者位于患者腹侧，两前臂分别固定于其肩部、臀部后方，拇指按压固定于病变棘突旁，用斜扳法推肩旋髋，同时拇指用力下压，闻"咯咯"声。牵伸旋髋法：患者俯卧，双手抓床头，助手握其双踝轻向后上方牵引，使髋部离床约 15 cm，医者双手固定髂前上棘，小幅度旋髋约 10 次。医者双手握患者双踝，用力向上抖动 3～5 次。助手双手握其双踝部向后牵引，医者位于患者左侧，双手重叠于病变脊柱上，掌根用力，向上下、左右方各按压 1～2 次。对照组 43 例，不用手法，余同本组。均每周 1 次。用 1～3 次，结果：两组分别治愈 32、21 例（$P<0.05$），显效 8、16 例，好转 3、5 例，无效各 1 例。（《中国中医骨伤科杂志》，2000 年第 5 期）

3. 牵引、按摩、针灸、理疗、中药内服治疗腰椎间盘突出症 513 例：腰椎牵引、按摩，每日 1 次；配合针灸、理疗、中药离子导入及功能锻炼等。急性期用桃红四物汤加味：桃仁、红花、赤芍、牛膝、延胡索、香附、威灵仙、车前子各 10 g，当归尾、川芎、泽泻各 12 g，乳香、没药、全蝎各 6 g，生地黄 15 g，蜈蚣 2 条。并用 25％甘露醇 250 mL，静脉滴注，每日 2 次，用 3 日后，改每日 1 次，用 4 日；氯唑沙宗片 400 mg，吲哚美辛 50 mg，每日 3 次，口服。缓解期用独活寄生汤加减：独活、防风、威灵仙、川乌、桂枝、牛膝、当归、川芎各 10 g，细辛 3 g，薏苡仁 15 g，木瓜、白芍各 12 g，全蝎、甘草各 6 g，蜈蚣 2 条。并用山莨菪碱 10 mg，维生素 B_1 100 mg，野木瓜注射液 4 mL，每日 1 次，肌内注射；用氯唑沙宗、优布芬等口服。恢复期用熟地黄、黄芪各 15 g，山茱萸、川续断、白芍、伸筋草各 12 g，山药、狗脊、当归、桂枝、巴戟天、牛膝、杜仲各 10 g，独活 6 g，甘草 5 g。均每日 1 剂，水煎服。结果：治愈 314 例，好转 143 例，无效 56 例，总有效率 89.1％。（《河北中医》，2000 年第 11 期）

4. 内侧旋转，顶推棘突，西药静脉滴注，中药内服治疗腰椎间盘突出症 396 例：以右侧为例。患者坐位，助手两腿夹其左下肢，双手压住大腿根部；医者右手自其右腋下伸向前，掌部压于颈，拇指向下，余四指扶持左颈部，患者稍低头；左手拇指扣住患椎棘突，右手拉患者颈部，使其身体前屈60°～90°，再向右侧弯至最大侧弯位，术者用右上肢使患者躯干向后内侧旋转，同时左手拇指向左上顶推棘突，闻"喀啪"声即复位。患者正坐，拇指理顺棘上韧带及腰肌。治疗后，卧硬板床3～5日。并用20％甘露醇250 mL，20分钟内静脉滴完；再用肌苷、胞磷胆碱各0.5 g，氟美松5 mg，加10％葡萄糖氯化钠注射液500 mL，静脉滴注；每日1次，用3日后，改隔日1次，用7次。并用独活、杜仲各12 g，桑寄生30 g，秦艽、防风各10 g，细辛4 g，当归、川芎、熟地黄、川牛膝、制乳香、制没药各15 g，赤芍、茯苓、党参、木瓜各20 g，桂枝8 g，制马钱子0.5 g，甘草5 g。每日1剂，水煎服；用10日。结果：治愈338例，显效27例，好转20例，无效11例。（《中医正骨》，2001年第3期）

5. 四位七法推拿加服中药治疗腰椎间盘突出症860例：患者仰卧施本法如下。①助手固定腋下，医者握住双踝，对抗牵引3分钟。②屈膝屈髋向腹部按压8次。③压髋时腰椎做纵向滚动。④健侧卧位，健侧下肢伸直稍加牵引，患肢屈曲膝髋，医者做扳法6次，以闻及响声为度；先健侧后患侧。⑤俯卧位，助手托起大腿，医者双拇指重叠，用力弹性按压患处棘旁椎间隙8次，使椎体有上下振动感。⑥再仰卧位，下肢牵引，反复抬高至90°，医者按压足底，做足背伸扳足6次。⑦重复①法。仰卧硬板床24小时后自由翻身，7～10日后戴腰围下地活动。并用本方：炒当归、川芎、赤芍、白芍、牛膝、羌活、独活、红花各10 g，生黄芪、桑寄生各20 g，土鳖虫、细辛各6 g。随症加减，每日1剂，水煎服；1个月后改2日1剂。用1个月。结果：显效（症状、体征消失；直腿抬高增加＞30°）502例，有效270例，无效88例，总有效率89.77％。（《浙江中医杂志》，2001年第12期）

6. 硬膜外腔注药并内服中药治疗腰椎间盘突出症160例：患者侧卧，症甚下肢在下方，于病变椎间隙上1～2个椎间隙行硬膜外穿刺，注入镇痛药液1％利多卡因5 mL，复方当归注射液4 mL，维生素B_{12}注射液1 mg，维生素B_6注射液100 mg，康克宁通A注射液40 mg，生理盐水6 mL；年龄＞50岁，加康宁克通20 mg。外贴敷料。观察10分钟。5～7日1次，4次为1个疗程。用2次后服中药：独活、桑寄生、杜仲、牛膝、地黄、秦艽、防风、川芎、白芍、延胡索、茯苓各12 g，党参15 g，甘草6 g。每日1剂，水煎服。结果：优78例，良58例，可19例，差5例（转手术），优良率85％。（《中医药研究》，2002年第1期）

7. 定点旋腰，俯卧斜扳，按摩牵引，加中药内服、外敷、热蒸治疗腰椎间盘突出症128例：用电脑脉冲按摩机按摩，强度以患者能耐受为度。用全自动治脊床，牵引重量15～60 kg，每次20～40分钟，每日1～2次。非急性期下床戴腰围。腰背肌功能锻炼。气滞血瘀型用身痛逐瘀汤加减；湿热型用龙胆泻肝汤加减；风寒湿痹型用独活寄生汤加减；肝肾亏损、瘀阻督脉型用补肾壮腰汤加减。水煎服。用椎间盘膏（含全蝎、炮穿山甲、三七、雪上一枝蒿、生天南星、生半夏、生川乌、生草乌、细辛、乳香、没药、血竭、蕲蛇、蜈蚣各10 g，威灵仙、白芥子、白芷、人参、杜仲各20 g，麻油1 kg，黄丹500 g）外敷患处，每3日换药1次；10次为1个疗程。用桂枝、川乌、当归、红花、川牛膝、秦艽、木瓜、乳香、没药各20 g，伸筋草、透骨草、海桐皮、艾叶、忍冬藤各30 g，羌活、独活各25 g。用热蒸床，温度约60 ℃，热蒸腰腿部，每次30分钟，每日1～2次。结果：优107例，良13例，可3例，差5例，总有效率96.09％。（《中医正骨》，2002年第5期）

8. 施腰椎侧扳手法，辨证内服外敷中药治疗腰椎间盘突出症74例：缓解期手法放松腰腿部肌肉后，施腰椎侧扳，每周2次；6次为1个疗程。恢复期行前屈后伸及飞燕点水，每次10～15分钟，每日2～3次。急性期发病急，痛甚拒按，舌红脉滑数用当归尾、牛膝各12 g，赤芍、白芍、桑寄生各 15 g，制乳香、制没药、甘草各 6 g，三七粉（分冲）3 g，延胡索 9 g，忍冬藤 30 g；发病缓、腰腿酸痛、喜温喜按、恶风寒用桂枝、防风各 10 g，独活、牛膝、木瓜、甘草各 6 g，白芍、桑寄生各 15 g，延胡索 9 g，三七粉（分冲）3 g。每日 1 剂，水煎服；14 日为 1 个疗程。并用伸筋草、透骨草各 30 g，独活、木瓜、红花、花椒、乳香、牛膝各 6 g，防风、赤芍、骨碎补、海桐皮、桂枝各 10 g，大青盐 20 g。7 日 1 剂，装两布袋，蒸热，交替热敷腰部，每次 50 分钟，每日 1 次；7 日为 1 个疗程。随访 1～9 年，结果：痊愈 30 例，显效 26 例，有效 6 例，无效 12 例。（《中国骨伤》，2002 年第 6 期）

9. 自动牵引床牵引，加中药内服，西药静脉滴注治疗腰椎间盘突出症 129 例：用自动牵引床牵引，重量 50～70 kg，每次 20～30 分钟，每 1～2 日 1 次；10 次为 1 个疗程。配合按摩。并用独活、川牛膝、地龙各 12 g，秦艽、防风、川芎、乳香、没药各 10 g，杜仲、桑寄生各 15 g，川乌、乌梢蛇各 9 g，威灵仙 20 g，炙甘草、麻黄各 6 g。每日 1 剂，水煎服。10 日为 1 个疗程。急性期（或急性发作）用地塞米松 10 mg（用 3～7 日，渐减量），复方丹参注，射液 20 mL，加 10%葡萄糖注射液 500 mL；20%甘露醇 250 mL，静脉滴注，滴速 120 滴/min；每日 1 次。慢性期用复方丹参液 20 mL，加 10%葡萄糖注射液 500 mL，静脉滴注，每日 1 次。结果：优 92 例，良 25 例，可 10 例，无效 2 例。（《河北中医药学报》，2002 年第 3 期）

10. 对抗牵引，加中药内服治疗腰椎间盘突出症 89 例：用腰椎牵引带绑扎胸、腰部，对抗牵引，重量 15～30 kg，每次 1～2 小时，每日 2～3 次。术后 1 周，腰围保护下活动。并用益肾地龙汤：地龙、桑寄生、杜仲、桃仁各 12 g，苏木、当归尾各 9 g，肉桂 5 g，川黄柏、甘草、麻黄各 6 g，徐长卿、乌梢蛇各 15 g。痛甚加川乌、细辛；麻木甚加豨莶草、钩藤；气血不足加党参、丹参、黄芪；肾阳虚加熟地黄、鹿角胶；肾阴虚加生地黄、女贞子。每日 1 剂，水煎服；10 日为 1 个疗程。用 1～4 个疗程，随访 3～6 个月，结果：治愈 48 例，显效 31 例，无效 10 例，总有效率 88.77%。（《中国医药学报》，2002 年第 11 期）

11. 牵引推拿，并施揉、擦、按及拍法，加中药熏蒸，西药静脉滴注治疗腰椎间盘突出症 336 例：A 组 336 例，用牵引推拿法：俯卧于腰椎牵引床上，束紧胸带及骨盆带，开始牵引重量为自身体重的 2/3，最大量≤自身体重＋10 kg。牵引 30 分钟，至腰背肌松弛。再俯卧于推拿床上，医者按压委中、承山、环跳、肾俞及腰痛等穴；并施揉、擦、按及拍法于上述穴位及腰背肌。每次 20 分钟。B 组 159 例，用上法休息 30 分钟后，继用伸筋草、透骨草、独活、牛膝、乳香、没药、红花、赤芍、松节等。水煎，熏蒸患处，每次 40 分钟。再用复方丹参注射液 20 mL，加 5%葡萄糖液（或生理盐水）200 mL，静脉滴注。均每日 1 次；14 日为 1 个疗程，疗程间隔 3 日。用 1～2 个疗程，结果：两组分别治愈 256、147 例。（《中医正骨》，2003 年第 5 期）

12. 腰椎牵引，药物蒸汽浴透皮法治疗腰椎间盘突出症 80 例：均行腰椎牵引及电脑中频治疗。本组并实证用独活寄生汤加减：羌活、鸡血藤、威灵仙、桑寄生、伸筋草各 30 g，防风、秦艽、红花、透骨草、木瓜、芍药各 15 g，地黄 20 g，桂枝、柴胡各 9 g。虚证用六味地黄汤加减：熟地黄 20 g，山药、女贞子、何首乌、枸杞子、透骨草各 15 g，泽泻、茯苓各 10 g，红花 8 g，伸筋草 30 g，牡丹皮、山茱萸各 12 g。研粉，置蒸汽发生器内。患者进蒸汽室，室温约 38 ℃，每次 15～20 分钟，每日 1 次；14 日为 1 个疗程，疗程间隔 3 日。用 2 个疗程，结果：两组分别显效 23、12 例，有效 47、36 例，无效 10、32 例，总有效率 87%、60%（$P < 0.05$）。（《中国临床康复》，2004 年第 3 期）

13. 电动牵引，中药内服、外敷及注射治疗腰椎间盘突出症 36 例：用微电脑电动牵引床牵引，重量 20～50 kg；均每次 20 分钟，每日 1 次。3 周为 1 个疗程。中药用复方补肾活血汤：骨碎补、补骨脂、当归各 15 g，熟地黄、杜仲各 20 g，全蝎、丹参各 10 g，鸡血藤 12 g。随症加减，每日 1 剂，水煎服。用菟丝子 150 g，补骨脂 100 g，白芥子 70 g，五味子、紫苏子、吴茱萸各 50 g 等。装袋，微波炉加热 3～4 分钟，热敷患处；用参麦注射液、香丹注射液各 20 mL，分别加 5％葡萄糖液（或生理盐水）250 mL，静脉滴注，每日 1 次。结果：优 21 例，良 8 例，中 5 例，差 2 例，优良率 80.6％。血清超氧化物歧化酶（SOD）活性治疗后升高（$P > 0.05$）。（《中医正骨》，2005 年第 2 期）

14. 对抗牵引，配合紫金酒湿敷治疗腰椎间盘突出症 120 例：患者俯卧，医者用㨰法松筋解凝；沿脊柱两侧及双下肢足太阳膀胱经施一指禅法循经点穴，来回 6 遍；医者握踝关节向上拉起至躯体离开按摩床，用自身重量对抗牵引 3 分钟，其间轻微抖动 3 次。每日 1 次。并用本院自制药酒（含血竭、红花、细辛、白芥子、生地黄各 60 g，樟脑、冰片各 30 g，高良姜 120 g，荜茇、鹅不食草各 90 g，生乳香、生没药各 45 g。加白酒 5 L，浸泡 10 日）浸透纱布块，贴腰部（LS1 左右旁开 5 cm），周围敷盖衣服，红外线灯照射纱布块，每次 30 分钟，每日 1 次。14 日为 1 个疗程。结果：优 80 例，良 30 例，差 10 例，总有效率 91.7％。（《中国中医骨伤科杂志》，2005 年第 6 期）

15. 骶管封闭，脊柱牵引，中药内服治疗腰椎间盘突出症 158 例：常规骶管封闭，每周 1 次。次日，患者俯卧位，用 JZC-Ⅱ型脊柱牵引床牵引，重量为自重的 30％～50％；10 分钟后，医者施揉法于夹脊、肾俞、大肠俞、腰阳关等穴 3～5 分钟；施㨰法于患侧臀部、大腿后侧、腘窝、小腿后侧 3～5 分钟，以患者有酸胀感为度；用拇指点按肾俞、命门、环跳、委中、委阳、承山等穴 4～6 遍；双手掌重叠按压患处 10～20 次，助手同时晃动下肢牵引带；放松牵引，行后伸扳腰、侧卧斜扳、屈髋伸膝等手法各 1 次；行颤腰抖腿等放松手法 2～3 分钟。2～3 日 1 次。并用独活、秦艽、防风、地龙、泽兰、苏木、黄芪、杜仲、牛膝各 10 g，细辛 3 g，桑寄生、丹参各 15 g。随症加减，水煎服。用 1～2 个月，随访 0.5～3 年。结果：优 86 例，良 45 例，可 19 例，劣 8 例。（《中医正骨》，2005 年第 8 期）

16. 中西医结合治疗腰椎间盘突出症 1200 例：患者卧腰椎牵引床上，胸髋分别用胸带、骨盆带固定，预置治疗参数，牵引 8 分钟，间隔 1 分钟，牵引力度以患者年龄、体质、病情及治疗次数而定，每次 3～6 分钟，每日 1～2 次。并用生川乌、乳香、寻骨风、威灵仙各 200 g，汉防己、重楼、川芎、延胡索、补骨脂各 100 g，五加皮、白芷各 50 g，细辛 25 g。水煎，取液 2.5 L。用 15～20 mL，10％水杨酸钠液 10 mL，分别药物离子电泳治疗仪正、负极衬垫，分别置腰椎（或腰骶）部、臀部（或下肢）；电流 4～8 mA，以患者舒适为度；每次 30 分钟，每日 1～2 次。继用 TDP 照射腰部及下肢痛点，以局部潮红为度；每处 15～20 分钟，每日 1 次。初期症甚、活动受限用 20％甘露醇 250 mL，地塞米松 10 mg；复方丹参注射液 250 mL；静脉滴注，每日 1 次；用 3～5 日（或用消炎镇痛类药）。功能锻炼。10 日为 1 个疗程，疗程间隔 2～3 日。结果：优 506 例，良 433 例，可 172 例，差 89 例。（《中国中医骨伤科杂志》，2007 年第 3 期）

17. 中西医结合治疗腰椎间盘突出症 90 例：施松弛手法于腰部。妊娠、心脏病及脑部疾患者慎用。并用芍药 30 g，炙甘草、川芎、当归、红花各 10 g，三七 15 g，牛膝 20 g。寒湿加桂枝、苍术；湿热加黄柏、知母；肝肾阳虚加仙茅根、狗脊；肝肾阴虚加熟地黄、枸杞子。每日 1 剂，水煎服。结果：痊愈 24 例，显效 48 例，有效、无效各 9 例，总有效率 90％。随访 0.5 年，无复发。（《天津中医药大学学报》，2007 年第 2 期）

18. 中西医结合治疗腰椎间盘突出症 256 例：施牵引，揉推、弹拨等手法，配合中药熏蒸及注射。患者俯卧位，用手摇自控式牵引床牵引，牵引重量以自觉症状消失（或减轻）为度，一般从 20～30 kg 开始，渐增加，每次 20～30 分钟，1～2 日 1 次。同时用揉推㨰法松解腰部两侧骶棘肌，约 10 分钟；继用弹拨法、揉法交替按摩臀部坐骨神经出口、梨状肌处条索状病灶，每次 5～8 分钟，每日 1 次。并用透骨草、伸筋草、丹参、鸡血藤、川续断、当归各 25 g，红花、地龙、土鳖虫、苏木、杜仲、桂枝、木瓜各 15 g，防风 10 g。水煎取液，熏蒸患处，每次 30 分钟，每日 1 次。急性期用地塞米松 10 mg，20％甘露醇 250 mL；复方丹参注射注 20 mL，加 10％葡萄糖注射液；静脉滴注，分别用 3～5 日、5～10 日。功能锻炼，每次 15～20 分钟，每日 2 次。结果：治愈 130 例，好转 101 例，无效 25 例，总有效率 90.23％。(《中医正骨》，2006 年第 11 期)

19. 中西医结合治疗血瘀型腰椎间盘突出症 48 例：用揉、按、捏、拿、推、点穴等手法放松腰腿部 30 分钟；牵引并腰部按抖 2 次；直腿抬高，旋转屈伸髋膝关节，用牵抖法结束。卧硬板床、戴腰围。2 周为 1 个疗程。并用身痛逐瘀汤加味：桃仁、红花各 12 g，川芎、当归、赤芍、秦艽、没药（烊化）、五灵脂（包）、香附、地龙、川牛膝、土鳖虫、全蝎各 10 g，羌活、甘草各 6 g。气虚加炙黄芪；血热加生地黄；肾虚加续断、炒杜仲。每日 1 剂，水煎，分 3 次餐后服。用 1～3 个疗程，随访 0.5 年。结果：痊愈 26 例，好转 18 例，未愈 4 例。(《甘肃中医学院学报》，2006 年第 6 期)

20. 中西医结合治疗腰椎间盘突出症 108 例：药用乳香、没药、三七、骨碎补、威灵仙、见血飞各 30 g，川草乌、炙马钱子、栀子、大黄各 15 g，土鳖虫 10 g。研细末，加蛋清、醋适量，调为软膏，外敷病变部位及痛点，厚约 0.8 cm，每日换药 1 次，每剂药用 3 次。用按、压、揉、擦、推 5 种轻手法，摇、抖、扳、盘等 5 种重手法进行推拿。并用泼尼松龙 60 mg，2％利多卡因 400 mg，维生素 B_{12} 200 μg，当归注射液 2 mL，注射封闭痛点；7 日 1 次，用 3 次。结果：痊愈 80 例，显效 14 例，有效 8 例，无效 6 例，总有效率 94.44％。(《中医外治杂志》，2007 年第 4 期)

（七）其他治疗选录

1. 推拿正骨结合胶原酶溶解治疗腰椎间盘突出症 60 例：常规硬膜外阻滞并置管，平卧 10 分钟。患者俯卧，固定胸部，2～3 个助手握双踝牵引 3～5 分钟，力量约 50 kg。医者用肘尖按压患椎患侧旁 0.5 cm，助手缓慢抬起患肢对抗。垫高胸、小腹部，腹部悬空，医者双手按压患椎患侧。侧卧，施斜扳法，左右各 1 次。直腿抬高至最大限度（70°～90°），足背屈 5～10 次。于臀部及下施放松手法 5 分钟。并用胶原酶 1200 μg，加生理盐水 6 mL，硬膜外导管注入，平卧 6 小时。卧床 1 周后，康复操锻炼。1 个月后随访，结果：痊愈 40 例，有效 18 例，无效 2 例，总有效率 96％。(《中医正骨》，2004 年第 5 期)

2. 硬膜外持续用药快速三维牵引治疗腰椎间盘突出症 73 例：硬膜外阻滞，患者俯卧于 SWQ-3 型三维牵引床上，固定背部及骨盆，牵引距离 5～7 cm，屈曲 14°—0—8°，旋转 0～14°，在屈曲、旋转（左突左旋，右突右旋，双侧突出左右旋转）、水平牵引的同时，医者双拇指重叠于患侧脊突旁施推顶、颤腰、按压及侧推等法。每次牵引＜3 分钟，用 2～3 次。绝对卧床 72 小时，初期制动 6～8 小时。用青霉素 160 万 U，加生理盐水 10 mL；1 小时后，用复方丹参注射液 6 mL；每日 2 次。腰痛甚加用 0.25％布比卡因 5 mL，芬太尼 0.05 mg。均硬膜外注射；3 日为 1 个疗程。第 3 日重复第 1 次用药，拔除硬膜外导管。对照组 96 例，行快速三维牵引，用非甾体抗炎药，B 族维生素，活血化瘀中成药，口服。结果：两组分别治愈 64、61 例（$P < 0.01$），显著进步 7、23 例，好转 2、9 例，无效 0、3 例。(《中医正骨》，2004 年第 8 期)

3. 定点旋转复位配合芒针治疗腰椎间盘突出症 200 例：本组与对照 1 组分别为 200、100 例，均行定点旋转复位手法：以腰 4、腰 5 椎间盘突出并左侧坐骨神经受压，腰 4、腰 5 棘旁左侧压痛为例。患者俯卧，按、揉、擦腰部及下肢 20 分钟。患者坐位，双膝呈直角垂于床边，双手交叉抱于枕后，助手右前臂固定患者右大腿，医者将左上肢由患者左腋下绕至颈后部，右手拇指置压痛明显棘突（或向左偏歪棘突左侧），使患者弯腰并向左转动，待有阻力时，令患者尽量吸气后尽量呼出，在呼气终末时，医者左手臂用力旋转，右手拇指用力推按，可闻及"喀喳"声。右侧压痛反之。本组复位后，取穴：大肠俞（双）。用 125 mm 芒针斜向外方刺 3～4 寸，进针时针感向足底放射，退针少许，接 G6805-1 型治疗仪，强度以患者能耐受为度，每次 30 分钟。均隔日 1 次；10 次为 1 个疗程，疗程间隔 3 日。2 组 100 例，用布洛芬口服片 0.2 g，每日 3 次，口服；20 日为 1 个疗程。均卧床休息。结果：三组分别治愈 172、76、67 例，好转 28、16、17 例，总有效率 100％、92％、84％。随访 0.5～1 年，分别复发 0、22、8 例。（《上海针灸杂志》，2008 年第 10 期）

4. 中药离子渗透治疗腰椎间盘突出症 40 例：俯卧位，用金辛镇痛液（含洋金花、细辛等）浸纱布 2 块，覆盖腰椎。用 HL-Y6A 型电脑调制中频电运动治疗仪，选择 1 号处方，功率 15 W，2 个电极置于纱布上，强度以患者能耐受为度。每次 40 分钟，20 分钟涂药 1 次，每日 1 次。对照组只用治疗仪，不用药物。均 10 日为 1 个疗程。结果：两组分别痊愈 15、10 例，好转 25、27 例，未愈 0、3 例，总有效率 100％、92.5％（$P<0.05$）。（《湖北中医杂志》，2009 年第 1 期）

5. 针刺镇痛牵引下手法治疗腰椎间盘突出症 150 例：取腰臀部压痛点，用 26 号 2.5～4 寸针，垂直进针，达骨膜后稍退出，顺肌纤维方向做分层斜刺，令得气，留针 10～15 分钟。用自制电动牵引床做腰椎对抗牵引，重量为体重加 10 kg，30 分钟。手法：俯卧位，术者用双拇指顺肌纤维方向弹拨腰骶部垂直骶棘肌再与肌纤维呈 45°从棘突旁向外下方分拨或用掌根分推 3～5 遍。整复时术者双手置于患者腰部，用力推摇，使腰部左右滚动，逐渐加大幅度，然后双掌重叠，用掌根自上而下按压病椎关节棘突 3 遍，最后做腰椎侧卧斜扳，常可听到"喀喀"声。用掌根平推脊柱两侧，从痛部自上而下缓慢推至小腿或足跟部，左、右各 3 遍。症状消失后，用腰围保护 2～3 个月。结果：治愈 73 例，显效 54 例，好转 18 例，无效 5 例，总有效率 96.6％。（《中医正骨》，1995 年第 2 期）

6. 中药离子导入治疗腰椎间盘突出症 119 例：取穴：腰痛为主，取双肾俞或压痛点；腰腿痛为主，取患侧突出节段旁 2 cm 处、环跳、殷门穴；腿部麻痛为主，取患侧环跳、委中或承山穴。用 8 层袋装纱布浸药液（急性期用大黄 40 g，泽兰、香附各 30 g，川乌、草乌各 15 g，桂枝、丹参、防风各 20 g；缓解期用大黄 40 g，桂枝、没药、泽泻各 20 g，乳香、川芎、独活、羌活各 30 g，红花 15 g，五灵脂 10 g。均加水浸泡 4 小时，水煎 2 次，取药液 800～900 mL），将电子导入机（河北沧州生产）正负极置于纱袋中再放于穴位上，电流 10～30 mA，强度以患者能耐受为度，每次 30 分钟，20 次为 1 个疗程，疗程间隔 3 日与对照组 58 例，均用推拿牵引法。推拿采用晃推松腰法、弹拨解法、双侧斜扳屈膝屈髋，每日 1 次，周日休息。牵引法采用仰卧位腰椎布带平行牵引，开始牵引重量约体重的 1/8，根据患者耐受程度逐渐加至 30～40 kg，急性期以小重量牵引维持。牵引中配合做晃腰、蹬车等动作，牵引后平卧 30～60 分钟。结果：两组分别获优 66、24 例，良 38、17 例，有效 11、7 例，无效 4、10 例，总有效率为 96.6％、82.7％（$P<0.05$）。（《中医杂志》，1995 年第 1 期）

7. 中药离子导入治疗腰椎间盘突出症 86 例：①用 GZ-1ME 骨质增生治疗机，将红活止痛膏敷贴于患处，放置白合金电极板正极，负极置患肢臀部或腘窝、足底，电流以患者能耐受为度，每次 25～30 分钟，每日 1 次。②红活汤：红活血、大蓟、小蓟、潞党参、当归、杭芍、杜仲、紫荆皮等，每日 1 剂，水煎服；或红活酒 25 mL，每日 2 次，口服。③功能锻炼。结果：显效 33 例，有效 49 例，无效 4 例，总有效率 95.4％。（《中国骨伤》，1993 年第 5 期）

8. 水针推拿并用治疗腰椎间盘突出症 96 例：用 2％利多卡因 20 mL，胞磷胆碱 0.25 g，

ATP 20 mg，辅酶 A100 U，维生素 B_1 300 mg，维生素 B_2 750 mg，醋酸曲安奈德 25 mg，地塞米松 5 mg，加 0.9％氯化钠注射液 250 mL，配成复合液。患者平卧，选择椎间盘突出的上或下穴位（相应的椎间隙）及腰俞、腰阳关，常规硬膜外穿刺后，向头或骶部置管 3～5 cm，以 15～20 滴/min 的速度滴入上述药液。滴液后依次进行拔伸脊柱、压髋旋转、屈腰抱膝、提腿斜扳、推按滚揉等推拿疗法。然后卧床休息 2～4 小时。每周 1 次，3 次为 1 个疗程。结果：治愈 72 例，显效 19 例，有效 5 例。（《中医函授通迅》，1994 年第 1 期）

9. 脱水与手法治疗腰椎间盘突出症 54 例：①脱水。用 20％甘露醇 250 mL，静脉滴注，2～3 日后行手法整复，脱水治疗 6 日停药，在脱水治疗的同时，给予 10％葡萄糖注射液 500 mL 加胞磷胆碱 0.5 g，肌甘 0.2 g，维生素 B_6 0.2 g 的神经营养剂静脉滴注 15 日。②点穴。用意念指颤法点肾俞、命门、大肠俞、关元俞、环跳、秩边、殷门、奇功、悬钟、昆仑穴，指颤频率 4～6 次/s，每穴 30 秒至 1 分钟。③双腿振抖牵引。令患者俯卧，双手握住床头，术者双手握住患者双踝部，行波浪起伏样振抖牵引法反复 3 次。④提腿脚蹬拔伸法。患者俯卧，医者用足跟顶住患者侧凸之脊柱、双手握住健侧下肢踝关节，进行对抗拔伸牵引 1～3 次，再以同法施治于患侧。⑤分筋理筋法。⑥术后巩固。当患者卧床 3～5 日后，令行腰椎间盘突出症医症体操锻炼 1～2 个月。结果：痊愈 49 例，显效 4 例，无效 1 例，总有效率 98.9％。22 例 1 次手法治愈，28 例 2～3 次治愈，3 例 5 次治愈。53 例进行 6 个月至 1 年的随访，无 1 例复发。（《中国骨伤》，1992 年第 3 期）

10. 手法，骨盆牵引，中药内服，封闭，针灸治疗腰椎间盘突出症 151 例：①卧硬板床。②手法按摩。③骨盆牵引。每侧 20 kg，每次 20～30 分钟，隔日 1 次。④中药。血瘀气滞用桃红四物汤加减，寒痹型用乌头汤加减，湿痹型用薏苡仁汤加减，风寒型用大防风汤加减，热痹型用白虎汤加减，肾虚型用左归饮、右归饮加减。⑤用消炎镇痛药，如酮洛芬、布洛芬、吡罗昔康等。⑥封闭。泼尼松龙加普鲁卡因行硬膜外或神经干局部封闭。⑦针灸循经取穴。结果：痊愈 80 例占 53％，好转 66 例占 44％；无效 5 例占 3％。（《北京中医学院学报》，1989 年第 4 期）

11. 拔罐，微波促愈，穴位按压治疗腰椎间盘突出症 20 例：①中药拔罐。患者俯卧位，将中药药酒擦于椎间盘突出部位及肾俞、大肠俞、膀胱俞、委中、承山、环跳等穴，药酒面积 5～10 cm，用闪火法拔罐于穴位上，留罐 15 分钟。②微波促愈仪治疗。将辐射直接射在患部及环跳穴，输出功率 40 W，每部位照 20 分钟。③手法治疗。穴位按压、手掌推揉法、牵拉摆动法，每日 1 次，12 次为 1 个疗程。结果：优 1 例，良 10 例，好转 6 例，无效 3 例。（《中国骨伤》，1993 年第 2 期）

12. 封闭加推拿治疗腰椎间盘突出症 108 例：①以氟米松 5 mg，加 1％利多卡因 30 mL，在腰椎旁神经根外臀部坐骨神经干或臀中肌外行封闭。施拉腿按压法、牵引、直腿伸举法、仰卧旋脊法、俯卧伸腰法。手法后卧床 1 周，然后戴腰围下床活动；保持挺胸伸腰体位。3 个月不宜侧卧，不可弯腰，避免劳动。②内服中药。气滞血瘀型用三七、土鳖虫、生甘草各 6 g，乌药、地龙、当归、白芍、黄柏各 10％，川芎 15 g，生黄芪 20 g，细辛 3 g；肝肾亏损型用六味地黄汤或右归饮加味；外感型用独活寄生汤或制川乌、桂枝、生甘草各 10 g，丹参、白芍、牛膝各 30 g。结果：痊愈 71 例，显效 24 例，有效 12 例，无效 1 例。（《中国骨伤》，1993 年第 6 期）

13. 中药加注射及牵引治疗腰椎间盘突出症 357 例：①药用当归、川牛膝、泽兰、川杜仲、制天南星、炙乳香、木瓜、炒白术、桑枝、雷公藤、生甘草各 6～12 g。每日 1 剂，水煎服。②并用复方丹参液 6～8 mL，椎旁痛点深部注射，每周 2 次；泼尼松龙 1 mL，加 2％普鲁卡因 4 mL 深部痛点封闭，每周 1 次，连续 3 次。③泼尼松龙 1～2 mL 加 0.5％奴夫卡因 3～5 mL，加生理盐水至10～20 mL，由腰部注入硬膜外腔做硬膜外封闭。④骨盆牵引。10～20 kg。卧硬板床。⑤床边斜拔、推拿或坐位旋转，每日1次。⑥麻醉下手法推拿。结果：痊愈222例占62.1%，好转117例占32.7%，无效17例占4.7%，恶化1例占0.5%。《贵阳中医药》，2006年第5期）

（八）经验良方选录

1. 内服良方选录：

（1）地龙、川芎、秦艽、赤芍、当归、威灵仙、川牛膝各9 g，陈皮6 g，麻黄、三七末（冲服）各3 g。下肢疼痛剧烈者，加制川乌6 g，独活9 g；兼有游走窜痛者，加木瓜6 g，防己9 g；下肢麻木者，加土鳖虫9 g，蜈蚣2条；夜寐不安者，加合欢皮、远志、茯苓各9 g；胃脘胀闷纳呆者，加生山楂、佛手、鸡内金各9 g。每日1剂，水煎，分2～3次温服，14剂为1个疗程。主治腰椎间盘突出症。

（2）熟地黄30 g，鹿角霜、土鳖虫各10 g，炮姜炭、肉桂各6 g，麻黄4 g，白芥子8 g，黄芪20 g，蜈蚣1条，生甘草5 g。疼痛剧烈加制乳香、制没药、地龙；腰痛甚加威灵仙、牛膝、续断；腿痛者加木瓜、独活；偏于寒者加附片、当归；偏于湿者加薏苡仁、炒苍术、茯苓；肾虚者加杜仲、桑寄生、狗脊。每日1剂，文火煎服，早、晚各服1次。主治腰椎间盘突出。

（3）鹿角霜、续断、菟丝子、枸杞子、骨碎补、独活、牛膝、伸筋草、补骨脂、三七、鸡血藤、茯苓各10 g，龟甲、鳖甲、熟地黄、杜仲各15 g，黄芪20 g，甘草6 g，黄酒50 mL。痛剧加延胡索、乌梢蛇、制乳香、制没药；寒瘀甚加制附子、炮穿山甲；湿甚加防己、猪苓。每日1剂，水煎服；第3煎取液，洗浴，每日1次。7日为1个疗程。主治腰椎间盘突出症。

（4）桂枝、赤芍、丹参各12 g，延胡索、当归各10 g，鸡血藤、伸筋草、刘寄奴、续断、桑寄生、王不留行各15 g，川乌、草乌各6 g。患侧酸麻胀痛、游走不定，舌苔白脉浮而属风胜者，加防风、羌活、片姜黄各10 g；麻胀酸重、口黏不渴，舌苔腻脉濡缓者，加防己、木瓜、独活各10 g。每日1剂，水煎服。主治腰椎间盘突出症。

（5）秦艽、羌活、香附各3 g，川芎、甘草、没药、五灵脂、地龙各6 g，桃仁、红花、当归、牛膝各9 g。神疲乏力加黄芪、党参；小腹寒痛加小茴香、干姜；腹胀纳呆加神曲、鸡内金。每日1剂，水煎，分3次服。1周为1个疗程。主治血瘀型腰椎间盘突出症。

（6）黄芪30 g，川牛膝20 g，当归、土鳖虫、地龙、威灵仙、木瓜、木香、伸筋草、桑寄生各15 g，炒穿山甲、炒没药各10 g，制川乌6 g。每日1剂，水煎取汁，分2次温服，黄酒为引。同时配合手法治疗。主治腰椎间盘突出症。

（7）当归、续断、杜仲、姜黄、乌药各10 g，小茴香、骨碎补、甘草各6 g，白芍、木瓜各30 g，佛手12 g，延胡索、羌活、川牛膝各15 g。随症加减。制成胶囊、丸剂，每日1剂，水煎服。30日为1个疗程。主治腰椎间盘突出症。

（8）炒牵牛子10 g，当归、白芍、川断、狗脊、石楠叶各30 g，炒牛蒡子、杜仲各20 g，羌活、独活、细辛、汉防己、白僵蚕、广地龙各15 g，制马钱子2 g，生黄芪60 g。每日1剂，水煎服，3周为1个疗程。主治腰椎间盘突出症。

（9）鸡血藤18 g，山茱萸、枸杞子、当归、赤芍各15 g，川续断、桑寄生、炒杜仲各12 g，川牛膝10 g，青皮9 g，甘草6 g。每日1剂，水煎取汁，分2次温服。同时配合适当的手法治疗。主治腰椎间盘突出症。

（10）川续断、巴戟天、淫羊藿各15 g，制延胡索、制香附各12 g，桃仁、红花、当归、赤芍、川牛膝各10 g，制乳香、制没药各8 g。每日1剂，水煎取汁，分2次温服，5剂为1个疗程。主治腰椎间盘突出症。

（11）杜仲、乳香、没药、三七、土鳖虫、丹参各30 g，血竭20 g，红花10 g，蜈蚣2条，全蝎12 g，白花蛇2条，用白酒2500 mL浸泡半个月。每日50 mL，分2次口服。1个月为1个疗程。主治腰椎间盘突出症。

（12）丹参20 g，赤芍、当归、川芎各10 g，肉桂、延胡索、香附、茯苓各9 g，地龙、川续断、狗脊、黄芪、桑寄生各12 g，甘草6 g。每日1剂，水煎服。半个月为1个疗程。主治腰椎间盘突出症。

（13）黄芪、丹参、鹿角片各18 g，狗脊12 g，当归、泽兰、苏木、地龙、杜仲、赤芍各10 g。每日1剂，水煎取汁，分2次温服。同时配合手法及牵引治疗。主治腰椎间盘突出症。

（14）甘草、地龙各10 g，五灵脂、桃仁、红花、当归、川芎、羌活、秦艽、香附、乳香、延胡索各15 g，牛膝、茯苓各20 g。每日1剂，水煎，分3次服，2周为1个疗程。主治腰椎间盘突出症。

（15）独活、桑寄生、牛膝、地龙、当归、狗脊各15 g，威灵仙、红花、乳香、没药、川芎、猪苓、甘草各10 g，香附12 g。每日1剂，水煎服。15日为1个疗程。主治腰椎间盘突出症。

（16）三七50 g，红花、乳香、没药各30 g，血竭、大黄、当归、白芍、神曲各20 g，麻黄、土鳖虫、自然铜各15 g。每日1剂，水煎服。2周为1个疗程。主治血瘀型腰椎间盘突出症。

（17）制川乌、生麻黄、制乳香、制没药、炙甘草各10 g，黄芪、炼蜂蜜各50 g，生白芍30 g，威灵仙、杜仲各15 g。随症加减。每日1剂，水煎服。主治腰椎间盘突出症。

2. 外治良方选录：

（1）当归、延胡索、冰片、儿茶、红花各15 g，乳香、没药、川芎、丁香、白芷、酒大黄、独活、肉桂各10 g。粉碎成粗末，装入腰围（长50 cm、宽30 cm）。治疗期间戴腰围，每晚保持3～5小时仰卧姿势。主治腰椎间盘突出症。

（2）当归、花椒、川续断、防风、木瓜、羌活、红花、白花、乳香、没药、透骨草、黄柏、茄根各50 g，碾末，加白酒、盐各100 g拌匀，分装3个棉布袋，蒸透后，调换敷患处，每日1～2小时。20日为1个疗程。主治腰椎间盘突出症。

（3）冰片、麝香、血竭、毛姜、白术、杜仲、细辛、白芷、木瓜、豹骨、熟地黄、鹿角胶等与铅丹、植物油，按传统方法熬制成膏药，摊于12 cm×24 cm大小的棉布上，外敷于L1～S1棘处，每2周更换1次，2次为1个疗程。

（4）当归、川芎、血竭、红花、酒大黄、丁香、乳香、没药、独活、肉桂、白芷、冰片、儿茶、艾叶等（河南信息药业集团有限公司提供）。贴敷腰部压痛点。每3日换药1次，10次为1个疗程。主治疗腰椎间盘突出症。

（5）红花夹竹桃干叶30 g。水煎，取滤液200 mL，加陈醋50 mL，用纱布（或毛巾）浸药液，热熨患处30分钟；每日1次。主治腰椎间盘突出症。

3. 食疗良方选录：

（1）鲜羊腿肉500 g。下锅煮熟捞出，切成2 cm见方的肉块；制附片10 g，洗净。取1只大瓷碗，放入羊肉。羊肉上铺附片、葱节、姜片，放猪油30 g，并倒入料酒及清汤，在屉上蒸2小时左右。食用时去葱节、姜片，撒上葱花和适量味精、花椒粉即可。主治腰椎间盘突出症，腰膝酸软、关节冷痛、阳痿者。

（2）猪腰250 g，去臊根，洗净切成花块。将锅烧热，放入植物油，烧至九成热时，放葱、姜、蒜入锅煸香，再放腰花爆炒片刻，至腰花变色熟透时，加黄花菜25 g，盐、糖各少许，并加水，生粉勾芡，最后加味精即成。主治孕妇或产后腰椎间盘突出伴有耳鸣、产后乳汁稀少者。

（3）杜仲 25 g，核桃仁 15 个，猪肾 1 个。猪肾剖开、去除脏杂，并用利刀挑去向脂膜，用盐反复洗涤去味，然后切片，与核桃、杜仲加水适量，隔水炖 1 小时。每日或隔 2～3 日服食 1 次。滋补肝肾，强壮筋骨。主治腰椎间盘突出症，肝肾亏虚型。

（4）威灵仙、海风藤各 20 g，牛膝、续断各 15 g，桂枝、桃仁各 10 g，全蝎、制没药各 3 g。上药浸入 2000 mL 白酒内，密封 1 周后饮服。每次服 15～30 mL，每日 2 次。祛风通络止痛。主治腰椎间盘突出症，腰腿痛伴下肢放射痛患者。

（5）三七 10 g，母鸡 1 只，调料适量。将三七切片，母鸡去毛杂、洗净，纳三七于鸡腹中，置锅内，加清水适量，文火炖沸后，加葱、姜、椒、盐各适量炖至鸡肉烂熟后调味。益气活血，化瘀止痛。主治腰椎间盘突出症，气虚血瘀型。

（6）独活、制附子各 35 g，党参 20 g。上药研细，装瓷瓶中，用 500 mL 白酒浸泡，春夏 5 日，秋冬 7 日。每次服 15～30 mL，每日 2 次。散寒逐湿，温中止痛。主治腰椎间盘突出症，腰腿疼痛，小腹冷痛，身体虚弱者。

（7）制何首乌 180 g，薏苡仁 120 g。上药浸泡于 1500 mL 白酒中，蜡封瓶口，置阴凉处 15 日，去渣备用。每次 20 mL，每日早、晚各服 1 次。补肝益肾，祛风活络。主治肾虚风寒所致腰椎间盘突出症。

（8）精羊肉 150 g，粳米 100 g，肉苁蓉、枸杞子各 10 g。先将枸杞子、肉苁蓉煎汁，然后入羊肉和粳米同煮，待煮沸后再加适量盐、生姜、葱白，煮为稀粥。主治腰椎间盘突出症，老年或体弱患者。

（9）五加皮、当归、党参、地榆、山奈、砂仁、玉竹各 60 g，白酒 1500 mL。诸药浸泡于白酒中。密封 1 周，每次饮 15～30 mL，每日 2 次。清热通络。主治腰椎间盘突出症，热阻于络者。

（10）鲤鱼 1 条（约 500 g），洗净刮鳞去内脏后用水煮 20 分钟；去鱼入糯米 50 g，并加入葱白、豆豉少量煮成粥，喝粥吃鱼，分 2 次吃完。主治腰椎间盘突出症，急性发作期腰腿痛较剧者。

（11）虎杖 150 g，延胡索 60 g，白酒 1500 mL。上药浸于白酒中，浸泡 10 日后即可饮服。每日早、中、晚各服 15～30 mL。活血化瘀止痛。主治瘀血型腰椎间盘突出症。

（12）连皮冬瓜 500 g，大米 60 g，生薏苡仁 50 g，陈皮 6 g。大米淘净，用旺火把水烧开，加入各料煲粥食用。食粥。清热利湿。主治腰椎间盘突出症，湿热阻络证。

（13）当归 9 g，伸筋草 20 g，鲳鱼肉 125 g，煎煮调味，食鱼饮汤，连吃 1 周。主治腰椎间盘突出症，下肢麻木为主的腰腿痛。

第二节　腰椎管狭窄症

一、病证概述

腰椎管狭窄症是骨科的常见病，其发病原因有先天性的腰椎管狭窄，也有由于脊柱发生退行性病变引起的，还有由于外伤引起脊柱骨折或脱位或腰手术后引起椎管狭窄。其中最为多见的是退行性病变性腰椎管狭窄症。退行性病变性腰椎管狭窄是由于随着年龄的增加，椎间盘发生退行性病变，造成韧带的增生肥厚及椎体与小关节的增生肥大，使得一个或多个平面的椎管有效容积变小，导致马尾与神经根受到压迫，从而引起腰腿痛等症状。原发性腰椎管狭窄：单纯由先天性骨发育异常引起的，临床较少见。继发性腰椎管狭窄：由椎间盘椎体、关节退化变性或脊椎滑脱、外伤性骨折脱位、畸形性骨炎等。其中最常见的是退行性椎管狭窄症。其临床表现长期腰骶部痛、腿痛，双下肢渐进性无力、麻木，间歇性跛行，步态不稳，行走困难，麻木可由脚部逐渐向上发展到小腿、大腿及腰骶部，腹部出现束带感，严重时出现大小便异常、截瘫、四肢瘫或偏瘫等。

二、妙法解析

（一）腰椎退行性变，椎间隙狭窄（康冰医案）

1. 病历摘要：李某，男，58岁。发作性腰腿痛15年，加重半年。腰椎CT示：腰椎退行性变，L2～S1黄韧带钙化，椎间隙狭窄。刻诊：双下肢酸麻疼痛，尤以右腿为甚。作强无力，步履艰难，遇寒加重，得温则舒，纳谷尚可，夜寐较差，小便清长。舌质淡红，舌苔白而滑，脉细弦而紧。证属寒湿痹着，瘀血久留，筋骨受损。治以温经散寒，活血通络，搜风剔络。熟地黄、木防己各15 g，全当归、地龙各10 g，细辛5 g，鸡血藤、川牛膝各30 g，赤芍12 g，制川乌、制草乌、全蝎、雷公藤各6 g，蜈蚣2条。每日1剂，水煎，分早、晚各服1次。服药7剂后，寒湿渐散，血行得畅，患者双下肢疼痛及畏寒症状大减，微感酸麻，作强无力，不耐远行。此乃病久寒瘀深伏，络脉空虚所致。治宜扶助正气，除邪务尽。上方去雷公藤，加黄芪、乌梢蛇各30 g。每日1剂，水煎，分早、晚服1次。又服药半个月后，诸症尽除。遂改为椎管宁丸（系自拟方，主要药物为僵蚕、地龙、水蛭、蜈蚣、全蝎、鸡血藤、雷公藤、络石藤）以资巩固。（《国医论坛》，1999年第4期）

2. 妙法解析：腰椎管狭窄症系因椎管发生骨性或纤维性狭窄，压迫马尾神经根引起腰痛、下肢痛、麻木、无力、间歇性跛行等症状的综合征。属于中医学"痹证""腰腿痛"之范畴。本病为"顽痹"，其内因为肝肾阴精不足，筋骨失充；其外因为风寒湿邪，痹着筋骨，日久化瘀入络。故治以温经散寒，活血通瘀，搜风剔络而获效。

（二）腰椎管狭窄症（孙广生医案）

1. 病历摘要：雷某，男，52岁。患者于4年前，因劳作时不慎扭伤腰背部而出现腰背部胀痛不适，当时未予重视。后因劳作腰骶部疼痛时发并逐渐出现双下肢胀痛异常，行走活动间有跛行，经当地医院用药处置，病情未见明显缓解，遂求治于我院。现腰骶部及双下肢胀痛，间歇性跛行，腰背部喜按，休息后缓解，劳作后加重，无其他不适。查见患者表情痛苦，腰背肌紧张，腰椎生理曲度减小，L4～L5、L5～S1椎间隙旁轻压痛，腰椎活动稍受限。骨盆未见异常。双下肢皮感、肌力正常，肌腱反射正常。双侧直腿抬高试验（－），加强试验（－）。舌淡红、苔薄白，脉细缓。腰椎间盘CT扫描（片号2718）示：L3～L4、L4～L5、L5～S1椎间盘突出，椎管狭窄，硬膜囊受压，L3、L4、L5椎体前缘轻度骨质增生。诊断：腰椎管狭窄症。证属肝肾亏虚。治宜补益肝肾，通经活络。方选独活寄生汤加减：桑寄生、熟地黄、川牛膝、地龙、杜仲各15 g，独活、秦艽、党参、当归、茯苓、白芍、川芎、狗脊、乌药、青皮各10 g，甘草3 g。每日1剂，水煎，分早、晚温服。同时，予以硬卧床休养，并骨盆间断牵引，以理筋手法行腰腿部推拿按摩。指导患者行五点支撑、三点支撑等腰背肌功能锻炼，腰围外固定保护下活动。服10剂后，腰腿部疼痛不适减轻，行走功能改善，但有腰膝酸软感，腰背部喜按，舌质淡红、苔薄白，脉弦细。患者肾虚证明显，治当补肾，用右归丸加减：熟地黄15 g，肉桂5 g，山药、鹿角胶、杜仲、山茱萸、菟丝子、川牛膝、枸杞子各10 g。再服5剂以善后。腰腿部疼痛消除，行走

自如，无其他异常。(《孙广生医案精华》，人民卫生出版社，2014)

2. 妙法解析：腰椎管狭窄症是指构成椎管的骨性组织或软组织，由于先天发育的原因或后天退变的各种因素，造成椎管、神经根管、椎间孔等任何形式的狭窄，引起马尾神经根受压迫或刺激，从而出现一系列临床表现的综合征。大多数腰椎管狭窄症采取保守治疗可缓解。本病属中医腰痹范畴，先天肾气不足、肾气虚衰及劳役伤肾为其内因，反复遭受外伤、慢性劳损以及风寒湿邪侵袭为其外因。病机为肾虚筋脉不固，风、寒、湿邪乘虚侵袭人体经络，或劳累、跌打、劳损外伤等致血瘀经络、经脉不通、气滞血凝、营卫不得宣通，以致腰腿疼痛。总之肾虚为其本，风、寒、湿、瘀为其标。中医治疗本病主要是强肝补肾、祛风除湿散寒、行气活血通络、化瘀止痛，从而运行调节脏腑功能，改善病变部位微循环，缓解局部神经血管水肿，使狭窄椎管相对扩大，以达到治疗目的。

(三) 腰椎管狭窄症 (李强医案)

1. 病历摘要：鲁某，男，48岁。患者腰腿疼痛1年余，行约10步须弯腰下蹲1次，休息5秒以上症状可缓解，有慢性劳损史，曾到某医院就诊，住院半年，经用针灸、理疗等治疗罔效，动员其行手术治疗，患者对手术顾虑颇多。体格检查：患者体实气壮，腰脊柱侧弯，腰椎过伸试验 (＋)，左大拇趾背伸肌力差，马鞍区麻木感，左下肢直腿抬高试验 (＋)，加强试验 (＋)，患者口渴喜饮，腰腿部针刺样窜痛，证属瘀积阻塞脉道。CT检查提示为腰椎管狭窄症。治疗：黄芪、鹿角片 (另包先煎)、丹参各18 g，当归、杜仲、泽兰叶、苏木、地龙、赤芍各9 g，狗脊12 g。上药入罐，以500 mL水浸泡1小时左右，先用武火煎至沸腾，再用文火煎取浓缩至300 mL左右，每日1剂，水煎，早、晚各服1次。通督活血汤去赤芍，加广三七4 g，乌药、木瓜各9 g，每日1剂，嘱卧硬板床休息。用药30余剂，患者诸症悉除。(《中国中医骨伤科杂志》，1990年第3期)

2. 妙法解析：本方黄芪用量2倍于当归，乃当归黄芪汤，寓气载血以行，补气生血之意，且当归养血之中，兼能行血活血。狗脊、杜仲祛风湿，补肝肾，强筋骨，直入督脉肾经，为引经之药。鹿角片为血肉有情之品，益精血，填骨髓。丹参、泽兰叶、苏木、地龙、赤芍活血化瘀，疏通经隧。地龙通利经络，禀赋寒凉，与上述温热之品为伍，有治寒痹热疗的双相效应。丹参、地龙、赤芍化瘀之中，更有略寒之性，兼制诸温阳药偏颇之性。纵观全方法度严谨，配伍精当，攻补得宜，补而不腻，通而不散，补益肝肾，通督活血，祛风除痹。

(四) 腰椎管狭窄症 (刘柏龄医案)

1. 病历摘要：刘某，男，62岁。腰腿痛1年余。无明显诱因，腰痛，继之两腿痛，左腿为著，走路时两小腿症状加重，挺胸直腰时，小腿疼痛尤甚，间歇性跛行，尿急、畏冷、自汗。经过某医院推拿、理疗，服骨刺消痛液等效果不显。诊查：轻度驼背，腰活动背伸受限，且牵涉小腿疼痛，下腰广泛压痛。腰骶部为著，直腿抬高试验 (＋)：两小腿腓肠肌压痛 (＋)，趾背伸无力。CT扫描提示：腰骶椎间盘变性，椎管狭窄。脉沉细无力，舌淡薄苔白。诊断：腰椎管狭窄症。辨证：面色㿠白，精神不振，气短，手足不温，腰痛绵绵，间歇跛行。证属肾阳虚衰，久则血瘀，络阻。一派肾虚血瘀征。治宜补肾通督壮腰。药用熟地黄30 g，熟附片10 g，鹿角霜、山茱萸、鸡血藤、川杜仲各20 g，肉苁蓉、淫羊藿、枸杞子、骨碎补、紫丹参、山药、广陈皮各15 g。每日1剂，嘱服1周。症状减轻，唯自汗，全身乏力仍然。治按前方减山药、陈皮，加人参15 g，白术20 g。嘱服10日。随诊腰已不痛，腿痛明显减轻。汗少，力疲亦轻。嘱按前方继服月余，诸症悉退。(《当代名老中医典型医案集·外伤科分册》，人民卫生出版社，2009)

2. 妙法解析：腰椎管狭窄症是指因腰椎椎管、神经根管变窄而出现的腰腿痛及间歇跛行等症状的一种慢性疾病，属中医学"痹证""腰腿痛"或"肾虚腰痛"的范畴。本病好发于40～60岁的男性，男女之比为2：1。体力劳动者多罹此病，约占70％。发病部位以腰4～5及腰5至骶1最多见。本病例系一退休工人，素体不壮，积劳成疾（慢性劳损），所以腰痛绵绵，腰痛不已。且自汗，身疲，溲勤，脉细弱，手足不温，一派肾阳虚衰、经脉滞而不畅之象。故其治以补肾通督为法。用自拟"补肾通督壮腰汤"，方用熟地黄为君药，以其甘温滋肾以添精，此本阴阳互根，于阴中求阳之意。鹿角霜、淫羊藿、肉苁蓉、熟附子温补肾阳而祛寒，山茱萸、枸杞子滋养肝血，助君药滋肾养肝，鸡血藤、紫丹参通经活络而止痛，杜仲、骨碎补补肝肾、壮筋骨，山药、广陈皮补中养脾，以辅佐君药，发挥其补肝肾、养脾胃、通经活络之力。在治疗过程中，益以参术之补元气，强脾胃，于是先天之肾气得补，后天之脾气将复，自汗身疲无不瘥矣。此立法用方之妙哉！

（五）腰椎管狭窄症（孙树椿医案）

1. 病历摘要：张某，女，69岁。患者1个月前因劳累出现腰部疼痛，经他院诊断为"腰椎间盘突出症"。症见：腰部疼痛，腰部活动受限，间歇性跛行，睡眠不佳，舌暗淡，脉弦涩。体格检查：腰肌紧张、痉挛，腰3～5椎叩击痛，腰4、腰5棘突旁开1 cm处压痛明显，直腿抬高试验（－）。X线片示：腰椎生理曲度消失，腰3～5椎体缘骨质增生，腰4、腰5椎间隙轻度狭窄，小关节突增生、肥大。MRI提示：诸腰椎椎体生理曲度变直，腰4、腰5椎间隙变窄；黄韧带肥厚，腰4～5椎间盘纤维环增厚，轻度膨出，腰4、腰5椎间盘轻度膨出。诊断：腰椎管狭窄症（老年腰痛/气血瘀滞）。治宜活血通络，祛瘀止痛。予自拟脊柱Ⅱ号方及腰部手法治疗。药用川芎、白芍、延胡索、牛膝、狗脊、独活各10 g，酒大黄6 g，三七粉（冲服）3 g。每日1剂，水煎服，服7剂。先予侧擦法、摩法、指揉法、掌揉法、散法、按压法等松解手法放松痉挛的腰部肌肉；然后以三扳法治疗：患者俯卧位，自然放松，医者站在患者健侧。扳肩推腰：左手扳起患者肩部，右手在腰部患处推按。扳腿推腰：右手扳起患者大腿，左手在腰部患处推按。扳肩推臀：患者侧卧，上部腿屈膝屈髋，下部腿伸直。医者一手扳肩向后，另一手推臀向前，使腰部旋扭。推扳数次后，令患者放松，医者再逐渐用力，待有固定感时，突然用力推之，此时腰部常可发出响声。对侧同法再做一次。最后予仰卧晃腰法：患者仰卧位，医者站在患者侧方。嘱患者屈膝屈髋。医者双手置于小腿部做环转摇晃。然后用力按压小腿，使之极度屈膝屈髋。最后伸直下肢。患者腰部疼痛症状明显减轻，睡眠改善。治疗效果明显，此乃手法及药物共同活血化瘀、舒筋活络的作用，继续手法治疗巩固疗效，四诊后患者临床症状明显好转。嘱其继续坚持腰背肌锻炼，注意休息及保暖。（《当代名老中医典型医案集·外伤科分册》，人民卫生出版社，2009）

2. 妙法解析：本例患者为老年人，他院诊断为"腰椎间盘突出症"，这是不妥的。腰椎间盘突出是由于椎间盘发生退行性变，髓核含水量逐渐减少而失去弹性，继之使椎间隙变窄，周围韧带松弛，或产生裂隙而形成。本例患者虽然临床表现很像"腰椎间盘突出症"，但是患者为69岁老年女性，其椎间盘原物质已脱水萎缩，不足以吸收周围组织形成水肿、炎症，临床体征也均为阴性，而且患者有间歇性跛行的表现，结合X线、MRI提示有黄韧带肥厚，小关节肥大，应诊断为"腰椎管狭窄症"。治疗宜从气血瘀滞论证，治当活血祛瘀、强腰祛湿，并结合腰部手法治疗。

（六）退行性腰椎管狭窄症（李国衡医案）

1. 病历摘要：蒋某，男，68岁。左腰腿痛2年，伴间歇性跛行。左侧臀部及左下肢疼痛，卧床休息后疼痛得到减轻。后左下肢疼痛加重，不能多走。症状更加严重，稍走后左腰臀部即疼痛难以支持，须坐下休息，于4月在某医院做CT检查，提示：腰椎椎体广泛增生，腰椎4～5

椎管、腰椎 5 至骶椎 1 左侧侧隐窝狭窄。曾做多种治疗，效果不显著，行走须靠手杖支持。检查：腰椎轻度侧弯，活动受限，后伸活动时腰腿有疼痛感，直腿抬高两侧均为 45°，跟膝反射稍迟钝。左小腿胫前下侧有压迫感，肌肉轻度萎缩，腰椎两侧广泛压痛，左腰部较重，腰部骶棘肌僵硬。伴面色少华，纳呆泛酸，记忆力减退等，舌质偏红，苔薄腻，脉细。患者有糖尿病、浅表性胃炎病史。诊断：退行性腰椎管狭窄症，主要部位为腰 4～腰 1。证属脾肾两虚，湿阻瘀滞。先拟健脾益肾，化湿消肿，活血通络。药用广陈皮、肥知母各 6 g，杭白芍、玉米须各 15 g，党参、川牛膝、生白术、制黄精、云茯苓、六神曲、山药、煅瓦楞、生薏苡仁、谷芽、麦芽、延胡索各 9 g。共 14 剂。头汁、二汁煎服后，将药渣捣烂装入小布袋内隔水蒸热，临睡前热敷腰部，约 30 分钟即可。患者服上方药后，自觉疼痛减轻，左腰部肌肉较前放松，腰部活动较前灵活。但腰及下肢多站后仍感疼痛，直腿抬高如前。纳呆与泛酸有明显改善，肢体乏力，脉细，苔腻渐化。再守前方加强壮筋骨。广陈皮 6 g，生白术、杭白芍、合欢皮各 12 g，炙甘草 5 g，药用党参、桑寄生、川牛膝、云茯苓、紫丹参、延胡索、川续断、六神曲、厚杜仲、制黄精、山药、煅瓦楞、谷芽、麦芽各 9 g。共 14 剂。左臀及下肢痛减轻，曾续服前药 14 剂。检查：左侧腰部骶棘肌压痛已不明显，腰椎仍侧弯，活动受限，脾胃不健已好转。但腰部两侧不平衡，椎管狭窄瘀滞，经络不通，脉尚平，苔薄。再拟活血祛瘀，通经止痛。同时进行手法正骨理筋。合欢皮、生薏苡仁、杭白芍各 12 g，秦艽、土鳖虫各 4.5 g，生甘草 3 g，药用积雪草、川地龙、路路通、紫丹参、川牛膝、全当归、延胡索、赤小豆、嫩桑枝、鹿衔草、川木瓜、焦六曲各 9 g。结合采用督脉经手法加放松肌肉，舒筋通络。每周 2 次。第一次手法后，直腿抬高从原来 45° 抬高至 60°。患者经过几次手法后，直腿抬高已达 65°，腰椎侧弯已不明显，舌脉同前。在腰围固定下，可不用拐杖行走，腰腿力量加强，继续药物手法配合治疗。内服魏氏伤科秘方、扶气丹，每次 5 片，每日 3 次。外用活血化瘀，温经通络洗方：当归、泽兰叶、羌活、独活、五加皮、海桐皮各 12 g，莪术、川红花、苏木、川桂枝、紫草、三棱、威灵仙、路路通、川牛膝、络石藤各 9 g。共 14 剂。煎水热敷腰部，早、晚 2 次。2 个月后复诊，症状仍有反复，不能多行，左下肢疼痛程度减轻。（《当代名老中医典型医案集·外伤科分册》，人民卫生出版社，2009）

2. 妙法解析：本病治疗除结合全身辨证外，一般同时配合活血化瘀、疏经通络。当腰腿痛较重、症状较明显者，重以活血化瘀、消肿止痛；症状较轻、兼有虚证症状者，多合以活血生新、通络止痛。本病案首诊、二诊脾肾亏虚、湿阻症状明显，首当调整，三诊则以活血祛瘀通络为主治疗。本病疗程长，易复发反复，故治疗期间各种治疗手段配合，有一定疗效。本病手法治疗，放松腰部软组织，可能在于减少椎管内压力，使症状得到缓解。

（七）腰椎骨折，腰椎管狭窄症（郭维淮医案）

1. 病历摘要：张某，男，50 岁。患者于 2 个月前不慎摔倒，导致腰部疼痛，拍片后诊断为"腰 2 压缩骨折"，在当地医院治疗，现在腰痛、腿痛不能行走，来诊。查弯腰跛行，胸腰段压痛，叩击痛明显，下腰段压痛并向下肢放射，腰部活动受限制。脉数弦，舌质淡紫，舌苔白，体大有齿痕。X 线示腰 2 椎体压缩骨折，腰椎不同程度增生。CT：腰 2 椎体陈旧骨折并椎管狭窄。诊断：腰部伤筋、腰椎管狭窄症（腰椎骨折后遗症）。证属外伤骨折致气血瘀滞于腰脊，督脉受阻，久病气虚血瘀。治宜活血祛瘀，益气通经。方拟益气活血通经汤加减。药用黄芪 30 g，党参 15 g，当归、枳壳、独活各 10 g，红花、升麻各 5 g，川续断、桑寄生、生白术、茜草各 12 g，桃仁、全蝎各 6 g，细辛、甘草各 3 g。每日 1 剂，水煎服，服 7 剂，配合活血接骨止痛膏药外敷。并嘱忌久坐、劳作。做腰部功能锻炼。复诊：服药 7 剂，腰痛减轻，可以坐，脉弦，舌质淡紫，舌苔白。为瘀血将尽，气虚肾亏之象，加骨碎补强壮筋骨。每日 1 剂，水煎服，服 10 剂，并嘱忌久坐、劳作。继续做腰部功能锻炼。腰腿痛明显减轻，可以挺直腰，脉弦，舌质淡红，舌苔白。效不更方，继续服用。去红花、桃仁、细辛，加僵蚕10 g等虫类药加强通经走窜之力。每日1剂，水煎服，服10剂。注意腰部适量活动，避免劳作，忌久坐、弯腰，10日后复诊。腰腿痛消失，遗留腰部酸困，脉弦，舌质淡红，舌苔白。服用益气养血中成药，巩固疗效。养血止痛丸、加味益气丸，每次6 g，每日2次，口服。30剂。后来电告知痊愈，连续随访6个月未复发。(《当代名老中医典型医案集·外伤科分册》，人民卫生出版社，2009)

2. 妙法解析：《黄帝内经》曰"血实宜决之，气虚宜掣引之"。《伤科补要》曰："是跌打损伤之证，恶血留内，则不分何经，皆以肝为主。盖肝主血也，败血必归于肝。"结合几十年的临床经验悟出："气病多虚，血病多瘀。"血液循经运行不息，环流全身，周而复始，为全身各脏腑组织器官提供必需的营养，以维持人体的正常生理功能，一刻也不能停滞，贵在活动流畅。本案为腰部伤筋、腰椎管狭窄症（腰椎骨折后遗症），辨证为外伤骨折致气血瘀滞于腰脊，督脉受阻，久病气虚血瘀。治以活血祛瘀、益气通经，用益气活血通经汤加减。配合活血接骨止痛骨药外敷。方中黄芪、党参、红花、桃仁、茜草、当归活血益气；全蝎、川续断、细辛理气祛风，散寒通络止痛；生白术、升麻、桑寄生、独活、柴胡升举中气；枳壳为使，取行气宽中之故。共奏活血祛瘀、益气通经之功而获良效。

（八）腰椎管狭窄症（孙达武医案）

1. 病历摘要：谢某，女，62岁。腰痛伴右下肢痛，间歇性跛行。去年10月腰部扭伤，之后逐渐出现腰痛伴右下肢痛，间歇性跛行，经当地医院治疗无明显好转。诊见：腰椎轻度前凸，腰部活动轻度受限，右侧臀部坐骨神经出口处压痛明显，跟膝反射引出。右直腿抬高80°、左90°，右伸蹈肌力减退约为Ⅳ级。舌淡、苔薄腻，脉平。诊断：腰椎管狭窄症。治疗：理气活血，滋肾通络止痛。鸡血藤、狗脊各15 g，白芍、茯苓、川续断、杜仲、丹参、当归、延胡索各9 g，桂枝、陈皮、枳壳各6 g，甘草3 g。每日1剂，水煎，分早、晚2次服。连服7剂后，腰痛好转，检查见腰椎活动较前改善，腰椎X线片示：腰椎退行性变。舌偏红，苔中部光剥，脉弦。肝肾阴亏，拟滋养肾阴，活血止痛。药用生地黄、茯苓、山药、鸡血藤各12 g，玉竹、女贞子、枸杞子、杜仲、狗脊、山茱萸各9 g，泽泻、牡丹皮各6 g，甘草3 g。连服14剂后，腰痛程度减轻，便溏，便次增多，尿频；苔光剥改善，脉细弦，脾肾亏损，再拟补肾健脾、活血止痛。首乌藤、千年健、续断、狗脊、杜仲、枸杞子各15 g，菟丝子、川牛膝、白芍、白术、茯苓、合欢皮、酸枣仁各10 g，陈皮、甘草各6 g。连服14剂。2个月后随访。患者劳累后感腰痛，平时腰痛已不明显。(《孙达武骨伤科学术经验集》，人民军医出版社，2014)

2. 妙法解析：肾主骨，肝主筋。老年患者，肝肾衰弱，腰督失固，易致气血阻滞、腰部作痛，治当标本同治。本病首诊以理气活血止痛为主，合以滋肾固腰，方中狗脊一味，善补肝肾、强筋骨、止痹痛，多与杜仲合用，则重在益肾调治，患者肾阴虚为主，二诊六味地黄汤为主调治；三诊便溏，脾肾亏虚，则健脾与补肾并重。总之，老年腰痛治当标本兼顾，重视补肝肾，健脾胃。

三、文献选录

腰椎管狭窄症是导致腰痛及腰腿痛等常见腰椎病的病因之一，多发于40岁以上的中年人。安静或休息时常无症状，行走一段距离后出现下肢痛、麻木、无力等症状，需蹲下或坐下休息一段时间后缓解，方能继续行走。随病情加重，行走的距离越来越短，需休息的时间越来越长。本病起病多隐匿，病程缓慢，好发于40~50岁的男性。引起狭窄的病因十分复杂，依据其临床狭窄部位的不同，患者典型的症状可包括：长期腰骶部痛、腿痛，双下肢渐进性无力、麻木，间歇性跛性，行走困难。其中麻木可由脚部逐渐向上发展到小腿、大腿及腰骶部，腹部出现束带感，严重时出现大小便异常，截瘫等。做腰部过伸动作可引起下肢麻痛加重，此为过伸试验阳性，是诊断椎管狭窄症的重要体征。

（一）腰椎管狭窄症的常规治疗

腰椎管狭窄症轻型及早期病例以非手术疗法为主，无效者则需行手术椎管减压＋固定融合术。

1. 非手术疗法：

（1）传统的非手术疗法：主要包括以下几个方面。①腹肌锻炼；②腰部保护；③对症处理：理疗推拿按摩、药物外敷等。

（2）药物治疗：主要应用中医药进行治疗。

（3）硬膜外封闭术：对一部分患者效果明显，可明显减轻间歇性跛行症状。

2. 手术治疗：经非手术治疗无效者；出现明显的神经根症状；对于继发性腰椎管狭窄，进行性加重的腰椎滑脱及伴有腰椎侧凸或后凸者，已伴有相应的临床症状和体征者，可择期手术治疗。

（1）减压的病例：可以采用传统常规治疗方式包括椎板开窗、半椎板切除、全椎板切除等，也可以采用微创技术治疗。

（2）对于需要"减压＋固定"病例：可以采用传统常规治疗方式，也可以采用微创技术治疗。而融合技术可以选用横突间后外侧融合技术、椎板间后侧融合技术、椎间融合技术等。

（二）腰椎管狭窄症的辨证治疗

辨证分型方治疗腰椎管狭窄 64 例：①寒湿型，药用羌活、姜黄、防风、桂枝、制川乌、制草乌、全当归、苍术、威灵仙、赤芍、白芍、蜈蚣等。②湿热型，药用忍冬藤、红藤、鸡血藤、宣木瓜、虎杖、桑寄生、川牛膝、地龙、龙胆、生地黄、黄柏、木通、车前子等。同时用金黄膏外敷腰部。③气血不足，寒湿痹阻型，药用黄黄芪、当归、白术、熟附子、熟地黄、白芍、鸡血藤、丹参、桂枝、防风、防己、羌活、独活等。④气血瘀滞型，药用当归、川芎、乳香、没药、红花、苏木、积雪草、路路通、土鳖虫、鸡血藤、牛膝等。⑤痰瘀交阻型，药用郁金、贝母、皂角刺、生附子、麝香、血竭、大黄、炮穿山甲、僵蚕、食醋、威灵仙等，或内服大活络丹等。⑥肾气亏虚型，药用生地黄、山药、山茱萸、续断、狗脊、牛膝、桑寄生、当归、丝瓜络等。每日 1 剂。水煎服。结果：显效 48 例，良好 11 例，进步 5 例。（《江苏中医》，1991 年第 11 期）

（三）药物治疗报道选录

1. 阳和汤治疗腰椎管侧隐窝狭窄 51 例：熟地黄 30 g，肉桂、麻黄、鹿角胶、白芥子、炮姜、酒大黄各 10 g，甘草 6 g，蜈蚣 2 条。寒重加制川乌、制草乌、淫羊藿；湿重加茯苓、豆蔻；热重加知母、黄柏；间歇性跛行严重加黄芪。每日 1 剂，水煎，分早、晚服。结果：痊愈 13 例，显效 16 例，有效 14 例，无效 8 例，总有效率为 84.4%。（《四川中医》，1995 年第 12 期）

2. 加味阳和汤治疗腰椎管侧隐窝狭窄症 51 例：熟地黄 30 g，肉桂、麻黄、鹿角胶、白芥子、炮姜、酒大黄各 10 g，甘草 6 g，蜈蚣 2 条。寒重加制川乌、制草乌、淫羊藿；湿重加茯苓、豆蔻；热重加知母、黄柏；间歇性跛行严重加黄芪。每日 1 剂，水煎，分 2 次服。痊愈 13 例，显效 16 例，有效 14 例，无效 8 例，总有效率为 84.4%。（《四川中医》，1995 年第 1 期）

3. 补阳还五汤治疗腰椎管狭窄症 31 例：黄芪、当归尾各 15 g，赤芍、地龙、川芎、红花、桃仁各 10 g。每日 1 剂，水煎，分 2 次服。舌体胖浮白腻，口渴不欲饮、肢体重、血瘀偏湿者，加草薢、木通、薏苡仁、防己、泽泻等；肢麻痛甚、瘀阻络凝者，加牛膝、丹参、制乳香、制没药、鸡血藤、桂枝等；头昏痛、舌边尖瘀暗红苔少、脉弦细、瘀阻经络、阴虚阳亢者，加天麻、蜈蚣、钩藤、鳖甲、知母、黄柏、生地黄等。痊愈 11 例，显效 16 例，有效 2 例，无效 2 例。（《中国中医骨伤科杂志》，1992 年第 1 期）

4. 独活寄生汤治疗腰椎管狭窄症 30 例：独活、杜仲、牛膝、秦艽、茯苓、肉桂、防风、川芎、当归各 15 g，桑寄生、人参、甘草、芍药各 10 g，地黄 20 g，细辛 5 g。随症加减。每日 1 剂，水煎，分 3 次服；3 周为 1 个疗程。对照组 30 例，用新身痛逐瘀汤 50 mL，每日 3 次，口服。均 3 周为 1 个疗程。结果：两组分别治愈 12、10 例，好转 15、12 例，未愈 3、8 例，总有效率 90%、73.3%（$P<0.05$）。（《中华中医药学刊》，2007 年第 3 期）

5. 独活寄生汤加减治疗腰椎管侧窝狭窄症 31 例：①肾气不足复感风寒湿邪致腰腿痛者予独活、防风、川芎、牛膝各 6 g，秦艽、杜仲、当归、茯苓、党参各 12 g，桑寄生 18 g，熟地黄 15 g，白芍 10 g，细辛、甘草、肉桂各 3 g；若又因劳动不慎或扭挫伤而诱发症状者予当归、没药、五灵脂、蒲黄、桃仁各 9 g，红花、乳香各 6 g，川续断、秦艽各 12 g；病情好转而腰部隐痛、下肢软弱麻木者予熟地黄、鹿角胶、白芥子、补骨脂、杜仲、牛膝、益智仁、狗脊、甘草各 12 g，龟甲 30 g，肉苁蓉 15 g。每日 1 剂，水煎服。20 剂为 1 个疗程。②外搽骨友灵后行红外线照射，每日 1 次，连续治疗 20 日。③CT 提示有椎间盘膨出者做骨盆牵引 40 分钟，每日 2 次，每侧重量 8～10 kg。结果：优（治疗 1 个月内症状消失）18 例，良（治疗 2 个月内尚有轻度腰腿痛）9 例，可（治疗 3 个月内尚有轻度腰腿痛及下肢麻木）2 例，差 2 例。随访 1～3 年，优 10 例，良 14 例，可 4 例，差 3 例。（《中国中医骨伤科杂志》，1991 年第 4 期）

6. 通督活血汤治疗腰椎管狭窄症 105 例：黄芪、鹿角胶各 15 g，当归、丹参、赤芍、泽兰叶、杜仲、狗脊、苏木、地龙、葛根各 10 g。气滞血瘀证加青皮、陈皮、乳香、没药；风寒湿滞证加附子、桂枝、川乌、薏苡仁、茯苓、白术；湿热痰滞证加防己、牛膝、苍术、黄柏、麦冬；肝肾亏虚证加黄精、补骨脂、党参、杜仲等。每日 1 剂，水煎服。10 日为 1 个疗程。并用三星磁药伤痛膏（武汉同华科技开发有限公司提供），贴敷腰部。结果：治愈 54 例，显效 25 例，有效 20 例，无效 6 例，总有效率 94.7%。（《中国中医骨伤科杂志》，2005 年第 3 期）

7. 黄丹狗脊汤治疗腰椎管狭窄症 248 例：黄芪、丹参、狗脊各 15 g，当归、泽兰叶、苏木、地龙、杜仲、赤芍各 10 g，鹿角片 6 g。每日 1 剂，水煎服。15 日为 1 个疗程。结果：显效（腰腿疼痛症状基本控制，间歇性跛行消失，跟、膑腱反射及肌力，二便障碍基本恢复正常）193 例，有效（腰腿疼痛减轻，间歇性跛行改善，跟、膑腱反射及肌力，二便障碍有所恢复）50 例，无效 5 例，总有效率为 91.984。服药 10～110 剂，平均 29.3 剂。药理实验证明，本方有抑制血小板聚积的作用。（《中医正骨》，1991 年第 3 期）

8. 骨痹散治疗腰椎管狭窄症 45 例：白芍、金银花各 30 g，熟地黄 20 g，全蝎 16 g，炙穿山甲、三七、甘草各 10 g，蜈蚣 8 条，土鳖虫、鹿角霜各 20 g，共研细末。每次 2 g，每日 3 次。开水冲服。7 日为 1 个疗程，疗程间隔 2 日。对照组 22 例，用扶他林片（或乳剂）、硫酸软骨素片、维生素 B_1、维生素 B_6、异丙嗪、脱水剂等。均腰椎牵引、康复训练等。结果：两组分别临床治愈 13、4 例（$P<0.05$），显效 22、7 例，好转 7、9 例，无效 3、2 例。（《上海中医药杂志》，2005 年第 3 期）

9. 乌头汤加味治疗腰椎管狭窄症 35 例：制川乌、桃仁各 15 g，制草乌、土鳖虫、麻黄、甘草各 10 g，黄芪 25 g，木瓜、白芍各 35 g，川续断、狗脊各 20 g，蜈蚣 2 条。每先将乌头加水煎 30 分钟再入其余药物，再煎 40 分钟，煎 2 次取药液 300 mL。每日 1 剂，分 3 次服，1 个月为 1 个疗程。结果：病情轻浅者服药 2 个疗程临床症状完全消失，病程长者或经外科手术治疗后复发

者 3～4 个疗程症状全消失。总有效率为 100.％。（《黑龙江中医药》，1990 年第 5 期）

10. 加味阳和汤治疗退行性变腰椎管狭窄症 65 例：①熟地黄 30 g，鹿角胶、肉桂、麻黄、白芥子、炮姜、酒大黄各 10 g，甘草 6 g，蜈蚣 2 条。寒重加制川乌、制草乌、淫羊藿；湿重加茯苓、豆蔻；热重加知母、黄柏；间歇性跛行加黄芪。每日 1 剂，水煎服。②手法。用擦法、揉法放松腰及患肢 5 分钟，继以一指禅法弹拨腰俞、腰阳关、命门、八髎及患侧环跳等穴 15 分钟，再用双拇指相叠按压患侧委中穴，并嘱患者左右摇动腰部 5 分钟，最后拍击腰及患肢数次，每日 1 次。配合中药内服。结果：临床治愈 25 例，显效 21 例，有效 12 例，无效 7 例，总有效率 89.2％。（《中医正骨》，1995 年第 2 期）

（四）手法治疗报道选录

1. 推拿，弹拨，平推治疗腰椎管狭窄症 37 例：腰俞、腰阳关、命门、小髎、环跳、承扶、风市、委中、委上、承山、昆仑、涌泉。先令患者俯卧，于腰腿部施擦法或一指禅法，弹拨俞穴。后使患者侧卧，取患肢在上，屈腰弹拉腿，并弹伸腰骶部。或患者仰卧，曲髋屈膝施以弹法。后患者仍俯卧，腹部加软枕，厚度随情而定，弹压腰部。再平推腰腿，以灼热为佳。点按俞穴，拿捏腰腿拍击后结束。10 次为 1 个疗程，隔日 1 次。平均观察时间为 2 年半。结果：治愈 23 例占 62.5％，好转 8 例占 21.3％，无效 6 例占 16.2％，总有效率为 83.8％。本组无效 6 例，全部经手术治疗。（《中国中医骨伤科杂志》，1988 年第 2 期）

2. 推拿，弹拨，平推治疗腰椎管狭窄症 30 例：①患者俯卧位，先在腰腿部搓揉，再沿膀胱经和督脉掌擦至腰腿部微热，再用单指或五指爪形叩击以上两经走行部位 5 分钟（以痛点为重点），继而患者再仰卧，屈膝屈髋，医者助其轻度摇摆下腰部 20～30 次，再侧卧左右轻度斜扳，继之仍俯卧位，医者在其腰腿部顺经手滚后叩拍而结束。隔日 1 次。②中药辨证内服，寒湿偏重者服干姜苓术汤加味；湿热偏重者服四妙散加味；瘀血偏重者服活络效灵丹加味；痹症型服独活寄生汤加味；肾亏型，偏于肾阳虚者服右归饮加味，偏肾阴虚者服左归饮加味；偏于肝肾两亏者服补肝汤加味。各型均加骨碎补、鹿衔草、牛膝、木瓜、穿山甲、皂角刺后再根据临床不同情况随症加减；还可选加一些活血化瘀、舒经活络药，如土鳖虫、蜈蚣、僵蚕、全蝎、白花蛇等以助其效，若尿潴留可重用黄芪 50～100 g。结果：治愈 18 例，平均治愈时间 4 个月左右，好转、无效各 6 例。（《中国中医骨伤科杂志》，1991 年第 5 期）

3. 点穴按压治疗腰椎管狭窄症 180 例：

（1）手法：①患者取俯卧位，术者点揉肾俞、气海俞、大肠俞穴位，在痛点处（阿是穴）稍加用力点揉，再用右手小鱼际或掌根在腰部从上至下揉按 3～5 次。②牵拉揉按。接上法患者俯卧双手抓住床头，两助手分别握住患者踝关节，将双下肢抬起，距离床面约 30 cm，合力徐徐向下牵引 2 分钟。术者两手掌重叠在患者腰部揉按，反复 5～9 次，并在持续牵引的瞬间术者用力向下按压 1～2 次。然后患者松开双手，助手将双腿放下，术者在腰部轻揉晃动 2 分钟。③双屈滚动。患者仰卧位，强力屈髋屈膝，双手环抱双膝下部，术者一手伸入患者颈下，将头抱起，另一手放在患者双踝上部，在主动和被动配合的情况下，使患者前后滚动 10 余次，再分别牵引两下肢做屈伸活动数次。④捏拿点揉。患者取俯卧位，术者从腰部开始向患肢踝部按揉、推擦。点揉环跳、承扶、殷门、委中、承山、昆仑穴。从承扶穴开始向下捏拿至足踝部 5～7 次。最后在腰部及患肢以揉摩法结束。上述方法连续进行，每次按摩 15～20 分钟，隔日 1 次，10 次为 1 个疗程。

（2）中药：①疼痛型以独活寄生汤为基本方，寒胜者加制川乌 6 g，威灵仙 15 g；风胜者防风加量，加红花 10 g；湿胜者加薏苡仁、防己各 10 g；瘀血征象明显者加地龙 10 g，三七粉（吞服）2 g，乳香、没药各 10 g。每日 1 剂。水煎服。②麻木型，肾阴虚者以六味地黄丸加川续断、杜仲、桑寄生、何首乌、黄精。阳虚者以附桂八味丸加狗脊、补骨脂、骨碎补、黄芪。服法同前。多者服药 21 剂，少者服药 3 剂，平均服药 12 剂。治愈 24 例占 32.9%，显效 31 例占 42.4%，好转 17 例占 23.3%，无效 1 例占 1.4%，总有效率 98.6%。疗效明显优于单纯按摩组。结果：单纯手法治疗 107 例，治疗次数最多者 28 次，少者 4 次。治愈 16 例占 14.9%，显效 39 例占 36.4%，好转 45 例占 42%，无效 7 例占 6.5%，总有效率 93.4%。(《按摩与导引》，1991 年第 3 期)

4. 骨盆牵引、牵拉；弹拨、按压、按揉等手法整复，配合内服外用中药治疗腰椎管狭窄症 78 例：行骨盆牵引，重量 20～25 kg，以患者无不适为度，每次 40 分钟，每日 1 次；10 日为 1 个疗程，疗程间隔 3 日。3～5 日后，牵引重量改为 40～50 kg。熏蒸牵引后，继行后伸牵拉；屈髋屈膝；坐骨神经牵拉；侧扳；从上至下按华佗夹脊穴；弹拨两侧骶棘肌；按压肾俞、环跳、命门、膀胱俞；掌按揉腰背部。每周 2 次。功能锻炼。痰血瘀阻型用苍术 10 g，生薏苡仁 30 g，当归、僵蚕、乳香、郁金、半夏各 6 g，牛膝、泽泻、赤芍各 15 g；肾气亏损型用独活、桑寄生、牛膝、秦艽、党参、赤芍、熟地黄各 15 g，杜仲 12 g，细辛 3 g，川芎、当归、全蝎各 6 g；气虚痹阻型用黄芪 30 g，当归、地龙、桃仁各 10 g，赤芍、乌梢蛇各 15 g，川芎、红花、全蝎各 6 g。随症加减，每日 1 剂，水煎服。用 JZC-Ⅲ电疗热熏牵引床，用中药（含艾叶、草乌、川乌、桑枝、威灵仙各 15 g，乳香、没药、细辛、桂枝、红花各 10 g，海桐皮、伸筋草各 20 g）熏蒸。结果：痊愈 18 例，显效 42 例，好转 14 例，无效 4 例，总有效率 94.88%。(《中国中医骨伤科杂志》，2006 年第 5 期)

（五）中西医结合治疗选录

1. 中西医结合治疗退行性腰椎管狭窄症 40 例：1 组用腰痹汤（川芎、狗脊、杜仲、牛膝、木瓜、熟地黄、龟甲、鳖甲各 10 g，当归、独活、白芍、鹿角胶各 15 g，生牡蛎 30 g）。每日 1 剂，水煎服。2 组 40 例，用氨糖美辛 0.2 g，每日 2 次，口服。3、4 组分别 44、42 例，均用上述中、西药。4 组并用灯盏花素注射液 50 mg，加生理盐水 500 mL，静脉滴注。均 2 周为 1 个疗程，疗程间隔 1 周。用 2 个疗程，结果：四组分别优 11、6、14、16 例，良 17、17、18、19 例，可 9、13、9、7 例，差 3、4、3、0 例。(《中国中医骨伤科杂志》，2007 年第 12 期)

2. 中西医结合治疗腰椎管狭窄症 38 例：独活、桑寄生、牛膝、当归各 15 g，熟地黄、骨碎补、路路通各 12 g，黄芪 30 g，川续断、车前子、地龙、泽兰各 9 g。随症加减，每日 1 剂，水煎服。并用生草乌、生川乌、透骨草、羌活、独活、红花、五加皮、细辛各 30 g。水煎，熏洗腰腿部 20 分钟，以全身出汗为度；每日 1 次。并用醋酸泼尼松龙 100～150 mg，2% 利多卡因 20 mL，维生素 B_1 100 mg，维生素 B_{12} 0.5 mg，注射用水 20～40 mL，<1～2 分钟骶管注入（进针不超过第 2 骶椎平面）；注射后，平卧 20～30 分钟，行牵引；5～7 日 1 次，3 次为 1 个疗程。行骨盆牵引，重量 40～60 kg；每次 20 分钟，隔日 1 次。取主穴：肾俞、气海、关元、腰 3～5 夹脊穴、次髎、秩边、环跳、足三里、阿是穴。配穴：殷门、委中、承山、昆仑、阳陵泉、绝骨。针灸。配合常规推拿治疗。均每次 30 分钟，每日 1 次。局部麻木用七星针叩刺出血，再拔罐，隔 3～5 日 1 次。结果：治愈 25 例，显效 8 例，有效 3 例，无效 2 例，总有效率 94.7%。(《中国中医骨伤科杂志》，2001 年第 3 期)

（六）其他治疗选录

1. 芒针治疗腰椎管狭窄症 100 例：根据病情不同，以循经取穴为原则。取足阳明胃经、足少阳胆经、足太阳膀胱经的穴位为主。常用穴位有环跳、委中、承山等。针术手法综合传统针灸和芒针的优点，运用"迎随补泻"和"飞经走气"的手法，不留针。每次取 3～5 穴，隔日 1 次，

10 次为 1 个疗程。根据病情轻重程度一般治疗 1～3 个疗程。结果：治愈 80 例，显效 16 例，无效 4 例。总有效率 96%，治愈率 80%，治愈患者随访 1～3 年未见复发。(《天津中医》，1992 年第 1 期)

2. 脊柱深刺加服中药治疗腰椎管狭窄 37 例：针刺取腰阳关、环跳、大肠俞、委中、承山、阳陵泉穴。均选 28～32 号、2～5 寸长毫针，快速刺入穴内，并提插捻转手法，得气。其中环跳穴针感放射至足背，腰阳关深刺 2 寸，双下肢或一侧有麻电感向下放射，再接上 G6805 治疗机，选连续波，频率达每分钟 200 次以上；留针 20～30 分钟，隔日 1 次，10 次为 1 个疗程，疗程间隔 5～7 日。黄芪、鹿角霜各 15 g，当归、丹参、赤芍、泽兰叶、杜仲、狗脊、苏木、地龙、葛根各 9 g。每日 1 剂，水煎服。10 日为 1 个疗程，疗程间隔 6～7 日。结果：优 19 例占 51.35%，良 7 例占 18.92%，好转 8 例占 21：62%，无效 3 例占 8.11%。(《中国中医骨伤科杂志》，1995 年第 2 期)

3. 镇痛液硬膜外腔注射治疗腰椎管狭窄 60 例：醋酸泼尼松龙 50 mg，维生素 B_{12} 50 μg，维生素 B_6 100 mg，布比卡因 2 mL 加生理盐水 10 mL 混匀。操作方法：患者侧卧，患肢在下，选择 L3～L4 或 L4～L5 间隙，常规硬膜外穿刺成功后，注入镇痛液 10 mL，观察半小时。每周 1 次，4 次为 1 个疗程。结果：以腰腿痛为主者 56 例中有 40 例消失，13 例明显减轻；40 例有间歇性跛行者中 36 例消失，6 例减轻；7 例不明显者，住院行椎管探查减压术，术中均证实为腰椎骨性增生或椎间盘突出明显引起椎管狭窄压迫神经根。(《中国中医骨伤科杂志》，1995 年第 2 期)

(七) 经验良方选录

1. 内服良方选录：

(1) 痰血瘀阻型用苍术 10 g，生薏苡仁 30 g，当归、僵蚕、乳香、郁金、半夏各 6 g，牛膝、泽泻、赤芍各 15 g；肾气亏损型用独活、桑寄生、牛膝、秦艽、党参、赤芍、熟地黄各 15 g，杜仲 12 g，细辛 3 g，川芎、当归、全蝎各 6 g；气虚痹阻型用黄芪 30 g，当归、地龙、桃仁各 10 g，赤芍、乌梢蛇各 15 g，川芎、红花、全蝎各 6 g。随症加减，每日 1 剂，水煎服。主治腰椎管狭窄症。

(2) 黄芪、鹿角胶各 15 g，当归、丹参、赤芍、泽兰叶、杜仲、狗脊、苏木、地龙、葛根各 10 g。气滞血瘀证加青皮、陈皮、乳香、没药；风寒湿滞证加附子、桂枝、川乌、薏苡仁、茯苓、白术；湿热痰滞证加防己、牛膝、苍术、黄柏、麦冬；肝肾亏虚证加黄精、补骨脂、党参、杜仲等。每日 1 剂，水煎服。10 日为 1 个疗程。主治腰椎管狭窄症。

(3) 黄芪、桑寄生各 30 g，党参、当归、赤芍、牛膝、杜仲各 15 g，川芎、地龙、独活各 9 g，桃仁、红花各 6 g。每日 1 剂，水煎取汁，分 2 次温服。主治腰椎管狭窄症。腰腿痛甚者，加制川乌、制草乌各 6 g；下肢麻木甚者，加全蝎、乌梢蛇各 9 g；间歇性跛行者，黄芪加至 60 g。

(4) 鹿角霜、鹿衔草、狗脊、杜仲、当归、黄芪、牛膝、丹参、地龙各 50 g，五加皮、骨碎补、三七、乌药各 30 g，天麻、乌梢蛇、泽泻、延胡索、没药、红花各 25 g。上方药共为细末，炼蜜为丸，每丸 10 g。每次 1 丸，每日 3 次，白开水送服。孕妇忌服。主治腰椎管狭窄症。

(5) 熟地黄 30 g，肉桂、麻黄、鹿角胶、白芥子、炮姜、酒大黄各 10 g，甘草 6 g，蜈蚣 2 条。寒重加制川乌、制草乌、淫羊藿；湿重加茯苓、豆蔻；热重加知母、黄柏；间歇性跛行严重加黄芪。每日 1 剂，水煎，分早、晚服。主治腰椎管侧隐窝狭窄症。

(6) 黄芪、丹参、鹿角片各 18 g，狗脊 12 g，杜仲、当归、没药、地龙、苏木、泽兰叶各 9 g。每日 1 剂，水煎，分 2 次服。通督活血，益精填髓。主治退行性腰椎管狭窄症。

2. 食疗良方选录：

（1）黄酒 750 mL，山药 125 g，蜂蜜适量。将山药去皮，洗净。入黄酒 250 mL 于锅内，用文火煮沸后，放山药，并边煮边加入黄酒，直至黄酒添尽、山药熟后取出，再加蜂蜜拌匀即可。每次 30 g，每日早、晚各食 1 次。主治腰椎管狭窄症伴腰腿顽痹、无力者。

（2）人参片 25 g，当归片 20 g，猪肾 2 只（洗净后切成小块）。共放入砂锅内，加葱、姜、盐及适量水，用大火烧沸后，转用文火炖 1 小时。饮汤食猪肾，分食 2 次。主治腰椎管狭窄症伴自汗、动则气促者。

（3）黄芪 30 g，乌骨鸡 1 只。将黄芪洗净切片，乌骨鸡去毛及肠脏后放入黄芪，加适量水，隔水炖熟。食用鸡肉及喝汤，食用时加入适量盐和味精。主治腰椎管狭窄症，妇女、年迈体弱者。

（4）淫羊藿 500 g，白酒 5000 mL。将淫羊藿放入白酒中浸泡 10 日，即可饮用。每次 10 mL，每日 2 次。补肾强筋，祛风除湿。主治腰椎管狭窄症之下肢痛麻而有风寒湿见症者。

（5）桑寄生 20 g，洗净切片，鸡蛋 2 枚与桑寄生加水同煮熟，去壳取蛋后再煮片刻，饮汤吃蛋。主治腰椎管狭窄症，足膝酸痛麻木者，对妇女妊娠期患本症有较好的疗效。

（6）猪蹄筋、猪肉各 50 g，生地黄、五加皮各 12 g，牛膝、当归片各 5 g，猪脚爪半只，黄酒适量。炖汤，喝汤吃肉。主治腰椎管狭窄症之腰腿乏力者。

（7）花生米 250 g，鹿筋 125 g，同入锅，加水煲汤，待熟后，用油盐调味。随量食用。主治下肢麻木、关节疼痛、腰膝冷痛者。

（8）刺五加皮 150 g，浸泡在白酒 1000 mL 中，半个月后饮用，每日不超过 30 mL。主治中老年腰椎管狭窄症见腰足软弱无力者。

（八）腰椎管狭窄症的预防

腰椎管狭窄症的预防实际上是腰椎退行性病变的预防。

1. 腰部保健运动：坚持腰的保健运动，经常进行腰椎各方向的活动。由于腰骶部有两个骨化中心，如果人体在停止发育之前未完全骨化成功，就会在腰椎或者骶椎形成"裂隙"，这就是临床报告单中常说到的"隐性脊柱裂"，发生在腰椎的称"腰椎隐裂"。

2. 正确用腰：搬抬重物时应先下蹲，用腰时间过长时应改变腰的姿势，多做腰部活动，防止逐渐发生劳损。

3. 腰的保护：睡床要软硬适中；避免腰部受到风、寒侵袭；避免腰部长时间处于一种姿势。

第三节　腰椎后关节紊乱症

一、病证概述

腰椎后关节紊乱症，是指腰椎与腰椎之间上下小关节的接触面因腰部闪挫扭伤而发生微小错位。临床以有轻度的腰部闪挫扭伤史和严重的腰部疼痛活动受限及 X 线片无骨折及严重骨病为诊断要点。体格检查：顺着腰椎棘突逐一触摸，可发现棘突侧偏。常见压痛部位于腰 4、腰 5 或腰 5 骶 1 之间。疼痛向臀部及大腿后侧放射，腰骶部两侧肌肉紧张，腰部后伸受限。

二、妙法解析

第 3 腰椎后关节紊乱（孙达武医案）

1. 病历摘要：胡某，女，20 岁。患者因负重训练时突然出现腰部"卡住"感。疼痛剧烈，不能行走，由家人搀扶就诊。诊断：第 3 腰椎后关节紊乱。治疗：施用舒筋牵引斜扳法治疗。手法要点：患者俯卧于治疗床上，肢体放松。①舒筋。术者两手大拇指或手掌，自大杼穴开始由上至下，经下肢环跳、委中、承山等穴，施行揉按，再用手掌或大鱼际按脊椎两旁肌肉，使气血流畅，筋骨舒展，缓解腰部疼痛。②牵抖法。患者俯卧位，术者立于患者足侧端，以双手握住患者双踝，患者双手抓住床沿，把双腿抬起，使腰后伸，缓缓用力牵引，维持牵引 1～2 分钟，再缓慢放松，重复 2～3 次后，用力将下肢快速上下抖动数次。③斜扳法。患者侧卧位，患侧在上，髋膝关节弯曲，健侧髋膝关节伸直，术者立于背侧，一手推臀，另一手扳肩，两肘相对用力，使上身旋后，骨盆旋前，腰部放松，活动至最大范围时用力做一稳定的扳推动作，同时常可听到弹响声，疼痛即可缓解。（《孙达武骨伤科学术经验集》，人民军医出版社，2014）

2. 妙法解析：腰椎后关节紊乱症，中医称"闪腰"或"弹背"。由于关节突扭动使滑膜嵌顿于关节内，使脊椎活动受限，伤后腰部立即发生难以忍受的剧痛，常发生于 20～40 岁，男性多于女性。本病与职业有密切关系，特别是久坐久立、长期持重、固定体位的工作、习惯性姿势不良及需要腰部活动的职业，如运动员、司机等，急性损伤一般发生在慢性损伤的基础上。腰椎后关节由下一个脊椎的上关节突与上一个脊椎的小关节突结合构成，关节面有软骨覆盖，具有一小关节腔，周围有坚强的关节囊包绕，其内为滑膜，能分泌滑液，以利于关节活动。关节面的排列接近矢状位，关节面呈弧形，如果关节面破坏了其完整性及其滑膜，腰部即发生疼痛，甚至发生创伤性关节炎，如果关节囊松弛，活动范围大，则发生滑膜嵌顿或交锁，滑膜嵌顿后，滑膜可因关节的挤压而严重挫伤出现充血、水肿，引起剧烈疼痛和反射性腰肌痉挛。X 线片常见后关节排列不对称或有腰椎侧弯或后突畸形，椎间隙左右宽窄不等。临床常有腰部扭伤、闪腰或弯腰后直立腰痛史，腰部发生难以忍受的腰痛，腰肌紧张、僵硬，一般无根性刺激症状，多在腰 4/5 或腰 5 骶 1 棘突和椎旁有明显压痛。孙氏对腰椎后关节紊乱症的治疗，先以舒筋手法松解肌肉痉挛，然后通过牵引斜扳手法纠正错位关节（即骨错缝）而达到整复的目的，此手法一般治疗 1～3 次可愈。

三、文献选录

腰椎后关节是指关节突关节，关节囊有丰富的神经末梢，关节囊内的滑膜中也有丰富的有髓神经纤维和毛细血管。腰椎后关节接近矢状位，有利于腰椎前屈、后伸运动，当超过运动范围不能复位时，就会嵌压滑膜和关节囊，引起腰痛、腰椎活动受限等一系列临床症状，称腰椎后关节紊乱综合征。

（一）腰椎后关节紊乱症发生的机制

1. 随着年龄增大，腰椎后关节和椎间盘的退变逐渐发生，关节突关节稳定性受到影响，可产生剪切应力，久之引起后关节错位，甚至半脱位。

2. 常见于椎间盘退变、椎间隙缩窄，上下关节突不能正常对合。关节囊、韧带松弛导致后关节在正常活动时出现间隙；后关节滑膜嵌顿；腰部旋转运动或突然转身或伸腰直立时关节间隙一侧增宽，产生负压，关节滑膜被吸入关节内，腰部伸直时滑膜被夹于关节面之间。

3. 关节滑膜有神经后支的内侧分支分布，故可引起剧痛，腰椎活动明显受限；后关节退行性关节炎长期的伸屈和侧向运动使椎间松动，单位关节面积的负荷加大，关节软骨及软骨下骨应力增加，还可因周围关节囊的损伤产生骨赘等发生后关节紊乱症。

4. 各个年龄段均可发病，男女发病比例无明显差异。患者以伏案工作者居多，平时活动较少，缺乏体育锻炼，常有慢性腰腿痛病史，大部分患者无明显外伤史，多突然发病。咳嗽、弯腰拾物、抬重物或久站起身时突然发病。

5. 活动时腰部剧烈疼痛。患者往往屈身侧卧，肌肉紧张，不敢动，生怕别人触碰或搬动。脊柱任何的活动、咳嗽、震动都会使疼痛加重。由于疼痛，腰肌呈保护性肌痉挛，腰椎变平或稍后凸或略有侧凸，疼痛部位不明确，腰部活动明显受限，翻身起床困难。

6. 本病主要以腰痛为主，基本不会出现腿部放射痛。骶棘肌痉挛、腰椎后关节处深压痛，下肢无神经定位体征，直腿抬高试验（－），但当直腿抬高后往下放的时候，会出现腰部疼痛。

（二）临床报道选录

1. 跨骑式脊柱旋转复位法治疗腰椎后关节紊乱症 210 例：以右侧为例。患者跨骑于宽约 65 cm、高约 70 cm 的诊断床尾端坐正，双手环抱于胸前，全身放松。术者立于患者右侧，左手拇指顶住错位之棘突压痛处，右手经患者右腋下伸至颈后，用手钩住颈后部，使患者上半身前屈 60°～90°后，再继续向右侧弯旋转至极限时，术者左手拇指向左前上方约 45°顶推，两手同时发力扳推，感或听到复位声时，令患者改俯卧位，行分筋、顺筋、擦按等手法，以理顺棘上韧带及腰背肌。复位后卧硬板床 1～2 日，逐渐做 5 点支撑法及转腰、拍腰、腹背等运动。结果：痊愈 113 例占 53.81%，有效 97 例占 46.19%，总有效率 100%。（《中医正骨》，1993 年第 3 期）

2. 斜扳牵抖法治疗腰椎后关节紊乱症 32 例：①放松法。患者俯卧位，用舒活酒轻度按摩腰部 3～5 分钟。②斜扳手法。患者侧卧位，患侧在上，髋膝关节屈曲，健侧伸直，腰部放松，术者立于背侧，一手推臀，另一手扳肩，两手相对用力，使上身旋后，骨盆旋前，活动到最大范围时，用力做一下稳定的推扳动作，多能听到清脆的弹响声。③牵抖手法。患者俯卧，双手抓住床沿，术者握患者双踝关节，做对抗牵拉 1 分钟后，用力抖动数次，再按摩 2～3 分钟。治疗 1～3次。结果：痊愈 31 例，无效 1 例，总有效率 96.88%。（《四川中医》，1992 年第 4 期）

3. 按揉腰骶两侧，推扳治疗腰椎后关节紊乱症 40 例：患者取卧位，术者用拇指或掌根按揉腰骶两侧肌肉及腰椎棘突，从腰 1 至骶部，由上而下，再点按肾俞、秩边、委中、承山等穴，使患者肌肉放松。患者改坐凳上，两腿分开，助手夹住健侧大腿固定身体。以右侧为例，术者立于患者背后，右手从患者右腋下伸出，手掌置患者颈背部，左手拇指顶住右偏之棘突，两手同时相对用力，使患者上身从右侧旋后，骨盆旋前，活动至最大范围时，协调用力推扳，此时常可听到咔嗒响声，患者疼痛立刻减轻，表示复位成功。结果：治愈 38 例，显效 2 例，总有效率 100%。（《按摩与导引》，1993 年第 2 期）

4. 推拿、擦按、斜扳、推扳、伸扳、过伸、扭转治疗腰椎后关节紊乱症 94 例：首先在局部用推、擦等手法使痉挛的肌肉放松，然后采用以下手法。①斜扳法：患者侧卧，患侧朝上，患侧大腿半屈曲，健侧大腿伸直。医者一手按于患者肩部，另一手按于其髂骨处并做相反方向推扳，使腰部扭转至最大限度，作用力以正好在错位椎体间为度，此时往往可听到"喀嚓"的响声。②后伸扳腿法：患者俯卧，助手双手按住患者肩背部，医者用一手拇指按住压迫痛点，另一手托住健腿膝关节上方使之向后过伸，并向患侧方向扭转，此时往往可听到"喀嚓"声。均采用以上 2 法治疗 1～4 次，结果：痊愈 59 例，明显好转 35 例。（《山东中医杂志》，1985 年第 5 期）

5. 按点结合治疗腰椎后关节紊乱症 48 例：患者俯卧位，将软枕置于胸前腋下（即抱枕）。术者根据患者具体情况选择推、拿、揉、捏、捻、拍、打、劈、叩及捋顺法等。在施术过程中，术者配合点穴，以指按或肘部点压为主。常用穴位：髀关、伏兔、足三里、阴陵泉、三阴交、环跳、委中、承山、飞扬等，当术者感到患者腰部肌肉放松之后，嘱患者侧卧，患侧在上，并屈髋膝，健侧膝髂伸直，双手抱头，面向术者。术者一手推，另一手扳臀，使患者腰椎旋转至最大限度时，稳定推扳，再快速斜扳，即可听到清脆的弹响声而使嵌顿的滑膜解脱。经治疗 1 次者 22 例，2～3 次者 17 例，3～5 次者 9 例。结果：优 27 例，良 12 例，好转 8 例，无效 1 例，总有效率 97.9%。（《中国骨伤》，1993 年第 5 期）

6. 牵引下手法治疗腰椎后关节紊乱症 86 例：令患者俯卧于牵引床上，腋下及骨盆部系牵引带，用 30～50 kg 重量牵 20 分钟后，暴露腰背部，以擦、按、揉等手法治疗 5 分钟，再用双手掌压在腰部，做有节奏的按压，利用弹簧床的反弹力使腰一起一伏，一伸一屈的上下跳动数次。再分别自两侧沿脊柱呈 45°的方向向对侧和下方推按，并嘱患者左右旋转摆动腰部纠正错位。然后嘱患者仰卧，尽量屈髋屈膝，术者双手按于患者双膝部做旋转摆动 10～20 次。最后在腰部施用擦、按、推、拿等手法结束。本组患者发病时间最长 8 日，最短 1 小时。结果：均经 1 次治疗痊愈。（《中医正骨》，1995 年第 5 期）

7. 扳肩绞腰手法治疗腰椎后关节紊乱症 52 例：患者取坐位，屈肘贴胸，两手交叉搭于肩部，助手半蹲位，两膝紧夹患者双膝，两手分别按住其双侧髂棘以固定骨盆，术者立于患者背后，一膝及大腿贴其腰背部，一手置其肩前，另一手置其另侧肩后，将患者上半身向后倾斜 45°左右，令其腰肌放松，然后两手同时用力，一手扳压肩部向后，另一手推挤另侧肩部向前，从而带动腰部向左右旋转，小幅度来回活动数次后骤然加力，将肩部向左右扳扳肩绞腰法各 1 次（上半身左右转体 60°～70°，此时可闻及腰部"咯嗒"声。随后在患者腰椎棘上及棘旁自上而下施行按摩手法数次，并煎服桃红四物汤加味。结果：经 1～2 次治疗均获愈。（《江苏中医》，1989 年第 1 期）

8. 对侧挤压法治疗腰椎后关节紊乱症 96 例：患者取坐位，术者坐其身后，双手拇指抵住腰椎 4、腰椎 5 的双横突，令患者向前屈腰（45°～65°），然后嘱患者逐渐直立并腰部背伸，与此同时术者双手拇指由上向下滑动，找准"力"点并同时向前挤压。以右拇指先用力，左拇指附着，然后以左拇指用力再做推挤。经此两次挤压，一般错缝都会整复。施手法后，可给一些活血化瘀行气止痛药物，以促进患部充血、水肿吸收。结果：本组患者均经 1 次治愈。（《中国骨伤》，1991 年第 6 期）

9. 悬挂、摆动治疗腰椎后关节紊乱症 108 例：诊室门口放一 5～7 寸高的小板凳，扶患者双脚站凳上，令其双手上举抓住门梁，把躯体悬空，抽出板凳，医者双手推动患者臀部，使其悬空的躯体前后来回摆动 4～6 次，每次悬挂 30～60 秒，放回板凳扶下患者。多数患者 1 次即可复位，疼痛骤减，腰部活动功能立即改善，再投以舒筋活络之剂调理 2～3 日即愈。本组经悬挂 1 次者 72 例，2 次者 24 例，3 次者 12 例，疗程最短 3 日，最长 7 日，平均 4.7 日。结果：痊愈 93 例占 86.1%；好转 13 例占 12.1%；无效 2 例占 1.8%。经 1～2 年随访，疗效巩固率 89% 以上。（《中国骨伤》，1990 年第 1 期）

10. 中西医结合治疗腰椎后关节紊乱症 150 例：①按摩。一般按摩手法，用揉、擦、推、按法在腰骶部以脊柱为中心做较大范围的按摩。用侧卧斜扳或旋转正骨复位法。加用其他手法，如穴位点按法、弹拨法、分筋理筋法等，最后以轻揉手法结束。每次 20 分钟，隔日 1 次，15～30 次为 1 个疗程。②酌情选用红外线或 TDP 辐射器直接照射腰部，距离以患者局部有温热感为度。每次 20～40 分钟，每日 1 次，10～15 次为 1 个疗程。电兴奋：每次用主穴阿是穴、阳关、腰眼、委中、承山；交替配用肝俞、脾俞、气俞、秩边、承扶、昆仑。电流强度以患者能耐受为度，每次 10～15 分钟，每日 1 次，10～15 次为 1 个疗程。亦可选用磁疗、干扰电疗等。结果：痊愈 48 例占 32%，好转 80 例占 53%，无效 22 例占 15%，总有效率 85%。（《按摩与导引》，1989 年第 4 期）

11. 针刺加自身回复治疗腰椎后关节紊乱症 60 例：患者俯卧，先找到压痛点（即后关节错位部位），在此点以 30°倾斜角向下针刺，得气后，嘱患者用力咳嗽，并提插、捻转，起针后，用拇指点按阳陵泉或委中，使患者有强烈酸胀感。嘱患者双手撑起，屈膝屈髋弓腰，摇动腰部、直腰，如此反复3次，最后用轻柔手法以舒筋活血。结果：治疗1～8次，全部获愈。（《南京中医学院学报》，1993年第2期）

第四节　腰椎骨质增生

一、病证概述

腰椎骨质增生的主要病因与关节软骨的退行性病变有关。随着年龄的增大，机体各组织细胞的生理功能也逐渐衰退老化，退化的椎间盘逐渐失去水分，椎间隙变窄，纤维环松弛向周边膨出，椎体不稳，纤维环在椎体边缘外发生撕裂，导致髓核突出，将后纵韧带的骨膜顶起，其下面产生新骨，形成骨刺或骨质增生。也有人认为椎间盘退变萎缩后，椎体向前倾斜，椎体前缘在中线为前纵韧带所阻，两侧骨膜掀起，骨膜下形成新骨。另外，局部的受压因素也是引起骨质增生的主要因素。一般主要与年龄、劳损、外伤、姿势不正确等有着直接的关系。腰椎骨质增生发病缓慢，早期症状较为轻微，不易被患者重视，仅表现为腰腿酸痛，时轻时重，尤以久坐、劳累后或晨起时疼痛明显，适当活动或休息后减轻。随着腰椎骨质增生的严重，会出现椎间盘退变，椎体变形，相邻椎体间松弛不稳，活动时感觉腰部僵硬，疼痛无力。退变后形成的骨赘刺激，可使腰部僵硬感更加明显，休息时重，稍事活动后减轻，过劳则加剧。腰椎骨质增生严重时，增生物刺激或压迫脊神经，可引起腰部的放射痛，也可以出现腰腿痛及下肢麻木。椎体前缘增生及侧方增生时，可压迫刺激附近的血管及自主神经产生功能障碍。

二、妙法解析

（一）腰椎骨质增生（孙广生医案）

1. 病历摘要：谢某，男，54岁。患者于1年前无明显诱因出现腰部疼痛，活动稍受限，在外院治疗（具体用药不详）无明显好转，遂来我院就诊。现诉腰部疼痛，伴右臀部疼痛，纳可，二便调。查见第4、第5腰椎棘突处压痛，棘突旁稍压痛，伴右下肢麻痛，直腿抬高试验阴性，肌腱反射可，足趾背伸肌力可。舌质淡红，苔薄白，脉弦。X线片示：腰第3、第4、第5椎体前缘骨质增生。诊断：腰椎骨质增生。证属寒湿阻络。治宜补肾充髓，舒筋活络，通痹止痛。方选独活寄生汤加减。药用独活、桑寄生、秦艽、肉苁蓉、补骨脂、当归、赤芍、川芎、白芍、桂枝、续断、杜仲各10g，甘草3g。每日1剂，水煎，分早、晚服。服10剂后患者腰部疼痛减轻，劳累后加重，乏力。舌质淡红，苔薄白，脉弦细。原方加狗脊10g。再服10剂。患者腰部无压痛，活动正常，已治愈，医嘱患者加强腰背部肌肉功能锻炼，避风寒。（《孙广生医案精华》，人民卫生出版社，2014）

2. 妙法解析：腰椎骨质增生，中医无此病名，但从临床表现看，乃属中医学"痹证"范畴，与中医"骨痛""骨痹"相类似。此病多发生在四五十岁以上的人，因年老肾虚不足，易受风寒湿邪侵袭，以致气血运行不畅，经络阻滞，故腰背部疼痛，伴下肢麻痛。《灵枢》曰："邪在肾则病骨痛。"因肾主骨，藏精生髓充骨，特别是肾气虚不能生髓充骨，是以骨质退行性变化为主要内在因素。因此，治疗本病当以补肾为主，佐以祛瘀通络止痛，再结合部位不同，感邪各异和症状不同，进行辨证施治。方中肉苁蓉、补骨脂入肾充髓；桑寄生、杜仲、续断、狗脊补肝肾、强筋骨；白芍养血敛阴、柔肝止痛；桂枝温经散寒、通畅血脉；独活为引经之药；当归、川芎、赤芍行气活血、通经活络，收到"通则不痛"之效；甘草调和诸药。

（二）腰椎骨质增生（李国衡医案）

1. 病历摘要：林某，男，54 岁。腰痛七八年，劳累后加重。患者从事印刷工作，劳累后腰痛明显，下肢无放射痛。曾经内服西药及针灸等治疗，症状时轻时重。检查：腰椎外观无畸形，活动时前屈后伸及侧屈、旋转均无明显受限，双侧直腿抬高均为 70°，跟、膝反射引出，双下肢伸、屈肌力正常，腰部两侧骶棘肌有明显压痛。X 线片示腰椎第 4、第 5 后缘少量骨赘增生，腰椎生理弧度变直。CT 检查示：腰椎 4～5 轻度椎管狭窄伴骨质增生。脉偏细，舌质略红，苔薄腻。诊断：腰椎骨质增生症。证为脾肾虚损，筋骨失养所致。治拟健脾滋肾，活血通络。处方：孩儿参 15 g，川芎 6 g，白术、杜仲、川续断、桑寄生、当归、白芍、川牛膝各 9 g，山药、茯苓、千年健、生地黄、鹿衔草各 12 g。上方 14 剂，水煎服，每日 2 次；药渣另煎后热敷患处，每次 30 分钟左右，每日 2 次。患者腰痛减轻，右侧腰部骶棘肌按压痛减轻，左侧按压仍有酸痛，苔腻已化，脉偏细。原治有效，加强滋补肝肾，强壮筋骨。上方去太子参、山药，加党参 15 g，熟地黄 12 g，巴戟天、枸杞子、菟丝子各 9 g，陈皮 6 g。用法同前。患者腰部酸痛明显好转，腰部骶棘肌压痛已不明显。但主诉过劳后腰部不适，休息后可缓解，苔薄，脉偏细。症状好转，再守原方巩固。上方共 14 剂，药渣煎水，热敷改为每日 1 次。嘱药后腰痛缓解，可暂停用药。患者工作劳累后偶有腰部酸痛，休息后可缓解，腰部无压痛，活动无限制，苔薄，脉平，临床症状基本痊愈。（《当代名老中医典型医案集·外伤科分册》，人民卫生出版社，2009）

2. 妙法解析：腰椎骨质增生症为腰椎退行性病变所致。本病局部症状严重者，治疗以局部为主，以治标为先；全身症状明显者，以治疗整体为主，重在治本；局部与整体症状并重者，标本同治。治标以外治为主；治本以内治为主；标本同治则内外并治。本案内治重在健脾、补肝滋肾。治疗方法上常用中药头三十、二汁内服，药渣煎水热敷患处。腰部用中药热敷对缓解酸痛有较好作用。

（三）腰椎骨质增生（谢金荣等医案）

1. 病历摘要：刘某，男，46 岁。患者自述腰胀痛反复发作已 3 年，遇风寒或劳累时更甚，近 3 日来，腰胀痛剧烈，痛不能眠，动则加剧，伴双下肢胀痛，允以右下肢胀痛麻木为甚，精神苦闷，面色白，食欲不振，头晕痛，舌淡，苔薄白，脉沉细。X 线片示：腰 1～2 椎骨质增生。此久病伤肾，肾脏虚弱及劳倦内伤，风寒湿邪乘虚而入所致。淫羊藿、杜仲、木瓜、独活各 15 g，巴戟天、川芎、鹿角胶（兑服）各 10 g，续断、黄芪、狗脊各 20 g，当归 12 g，薏苡仁 30 g，炙甘草 3 g。水酒各一半煎服。用上方加制川乌、土鳖虫各 12 g，药渣用白酒炒热外敷患处，用药 3 日，痛减，精神好转。继服原方 10 剂，痛大减，下肢胀痛消失，原方去川乌，续服 12 剂，痛胀消失，能参加劳动。（《新中医》，1990 年第 12 期）

2. 妙法解析：本方以巴戟天、淫羊藿、鹿角胶、杜仲、狗脊补肾壮督强筋骨；当归、养血敛阴止痛；黄芪益气；薏苡仁渗湿除痹；独活、木瓜祛风除湿止痛；炙甘草调和诸药。共奏补肾壮督强筋骨、祛风散寒、除湿通络、除痰化瘀之功。

（四）腰椎骨质增生（姚天源医案）

1. 病历摘要：张某，女，52 岁。患者素有腰痛病史达 2 年，近半个月来疼痛复发，经治疗无效，且日渐加剧，腰骶部僵硬感，腰及双臀部、下肢窜痛，夜不安寐，近 3 日来，腰部不能前俯、后仰和转侧，动则痛剧，畏寒肢冷，下肢浮肿。检查：腰腿活动受限，搬动肢体疼痛呼叫，腰椎棘后韧带明显剥离压痛，双下肢直腿抬高 15°，拉氏征阳性。X 线摄腰椎正侧位片示第 1、第 2、第 3、第 4 腰椎前缘均程度不同的骨质增生，呈唇样改变，第 12 椎间隙变窄。脸色苍白，双膝以下凹陷性水肿，舌苔薄白，质淡红，脉弦细。证属肾阳虚衰，督脉亏虚，寒湿乘虚袭入，经络痹阻，气血运行不畅。治宜补肾壮腰，通阳利水，宣痹止痛。药用鹿角霜、鹿衔草、肉苁蓉、熟地黄各 15 g，巴戟天、炙狗脊、牛膝、川续断各 10 g，制附子 8 g，薏苡仁 30 g，楮实子15 g，土鳖虫 5 g。每日 1 剂，水煎，分 2 次服。服 5 剂后复诊：服药期间，小便次数增多，尿量增加，腰腿痛锐减，下肢水肿消退，能步履来院就医。药已见效，原方继服 5 剂。再诊：腰腿痛消失，活动自如，检查：直腿抬高征阴性、拉氏征阴性。续服原方 5 剂，以巩固疗效。近 3 年来随访腰腿痛无复发。（《福建中医药》，1990 年第 6 期）

2. 妙法解析：本方以鹿角霜、熟地黄、肉苁蓉、巴戟天、牛膝、川续断、炙狗脊补肝肾、强筋壮骨；以制附子、鹿衔草、薏苡仁、楮实子温阳散寒、利水宣痹；土鳖虫活血通络化瘀，共奏标本同治之效。

（五）腰椎骨质增生（蒋利医案）

1. 病历摘要：成某，男，56 岁。患者素有腰痛病史，每发作经服药而痛除。近 1 周来疼痛复发，服药效不佳，且日渐加重。晨起时，腰部板硬、疼痛，需人捶打、帮助方可爬起，稍活动后则疼痛缓解，但不能做前俯、后仰和转侧等活动。自感腰部发冷，得热而痛减。查：患者腰腿活动不灵，腰椎两侧均有压痛，以第 3、第 4、第 5 腰椎尤为明显，疼痛并向足部放散。X 线片示：第 3、第 4、第 5 腰椎前后缘均有程度不同的骨质增生。舌质淡，苔薄白，脉沉紧。辨证：年老体弱，气血不足，肾阳虚衰，风寒湿邪乘虚袭入，经络痹阻，气血运行不畅。治宜温肾壮阳、通经活络、宣痹止痛。独活、川续断、制川乌、制草乌、熟地黄各 15 g，桑寄生、丹参、黄芪各 30 g，细辛 5 g，牛膝、地龙、乌药、炙甘草各 10 g，土鳖虫 6 g。取上药 1 剂水煎 2～3 次，混合后分 2～3 次服下。药渣用纱布包好趁热敷于腰部，以温热不损伤皮肤为度。以活络通痹汤加肉桂 10 g，每日 1 剂，水煎服。药渣按上法敷于患处。服 5 剂后复诊：腰腿痛锐减，活动较前灵活，药已见效，原方继服 5 剂。再诊：腰腿痛消失，活动自如，为巩固疗效，续服 3 剂。5 年后随访，腰腿痛未复发，功能正常，身体健康。（《新中医》，1985 年第 10 期）

2. 妙法解析：本方以独活、桑寄生、川续断补肝肾、舒筋骨、通经络、祛风湿；丹参、乌药理气活血、祛瘀通络；黄芪、熟地黄、炙甘草补气养血、扶正祛邪；牛膝、地龙、土鳖虫搜风活络、通痹止痛；制川乌、制草乌、细辛温阳散寒、通络止痛；诸药合用，可改善血液循环，缓解腰椎压迫，以达到"通则不痛"的目的。

（六）腰椎骨质增生（张道诚医案）

1. 病历摘要：谢某，男，32 岁。腰脊疼痛已有年余，时轻时重，但能坚持工作，未曾治疗。前日劈柴用力过猛，突然腰痛如折，不能站立，经推拿治疗效果不显。X 线片示：腰 3～4 椎体前上下缘骨质唇样增生，系肥大性改变。检查：脊柱生理曲度存在，向左侧弯，腰肌紧张，腰3～4 椎双侧均有压痛，左直腿抬高 35°，加强试验阳性。症见腰痛难以转侧，弓腰曲俯，左髋部及下肢外侧疼痛、活动受限。舌质淡，边有瘀点，苔薄白，脉缓弦尺重按无力。辨证：患者为炊事员，起早睡晚，劳累过度，正气亏损，加之劈柴用力闪腰，经脉受损而致腰痛。熟地黄 15 g，龟甲 30 g，白术、大枣各 10 g。文火浓煎 4 次，每 2 日 1 剂，每日 2 次。痛甚者每日 1 剂，分 3次服。以上方加续断、枸杞子、白芍、三七、牛膝，连续治疗半个月，疼痛渐止，休息半个月上班，近访，腰痛未发，坚持工作。（《中国骨伤》，1988 年第 6 期）

2. 妙法解析：以熟地黄养血滋阴，补精益髓为君；配补气健脾，益气生血的白术为臣；两药配伍在于先后之天相互滋生，动静结合，滋而不腻，补而不滞，使水谷精微所化生的气血不断充养肾精，肾精充盈，骨骼得到髓的充分滋养而坚固。佐以龟甲滋阴填精，补肾强督；大枣既有健脾和胃、补养强壮之功，又有调和诸药之用。本方药仅 4 味，力专而宏，故获良效。

三、文献选录

（一）腰椎骨质增生发病机制

1. 腰椎骨质增生一般主要与年龄、劳损、外伤、姿势不正确等有着直接的关系。人体的老化是不可抗拒的自然规律，随着年龄的增长，腰椎由于运动磨损不可避免地会出现退行性病变，绝大部分 60 岁以上的正常人拍片时均可发现腰椎的骨刺形成，椎间隙狭窄等退行性病变老化现象。腰椎的退行性病变过程，除随年龄变化以外，还与腰椎劳损有很大关系，腰椎长期受到反复劳损以及过度活动等不良因素的刺激，则有可能加速腰椎的退行性病变，使椎间盘突出，骨刺形成并不断增大。反之注意腰部的休息和保养，就可以减缓腰椎的退行性病变速度和骨刺的进展。青少年时代的腰椎外伤，也是中年以后发生腰椎骨质增生的重要外因。腰椎骨质增生症年轻患者主要是与长时间维持同一个姿势，同时姿势不正确导致。睡软的席梦思床垫，长时间睡姿不正确也会导致腰椎骨质增生。

2. 腰椎的退行性病变过程，除随年龄变化以外，也与腰椎是否长期过度的屈伸活动及负重损伤等因素有关，这是腰椎退行性病变及发病的外在因素。某些腰部负重过大以及腰部容易受到外伤的职业，腰椎退行性病变的速度要快一些，出现腰椎疾病的可能性也要大一些。例如：重体力劳动者、经常肩扛背托重物者，某些运动员如举重、体操、摔跤及其他剧烈运动，都很容易损伤腰椎，加重腰椎的劳损及退行性病变。这就不难理解，为什么有不少专业运动员和体力劳动者，到了中老年以后，容易出现腰椎骨质增生了。而近些年腰椎骨质增生年轻患者的比例在增加，像一些必须久坐、久站，长时间维持同一个姿势的工作族群也都可能发生，如从事 IT 行业、电脑族、老师、会计、司机、打字员、手工艺品制作者等腰椎容易发生骨质增生。

（二）腰椎骨质增生临床表现

腰椎骨质增生是一种慢性、进展性关节病变，以腰 3、腰 4 椎最为常见。如压迫坐骨神经可引起坐骨神经炎，出现患肢剧烈麻痛、灼痛、抽痛、串痛、向整个下肢放射。

1. 腰椎骨质增生的早期症状为腰腿酸痛，程度较轻。腰椎骨质增生发病缓慢，早期症状较为轻微，不易被患者重视，仅表现为腰腿酸痛，时轻时重，尤以久坐、劳累后或晨起时疼痛明显，适当活动或休息后减轻。

2. 随着腰椎骨质增生的严重，会出现椎间盘退变，椎体变形，相邻椎体间松弛不稳，活动时感觉腰部僵硬，疼痛无力。退行性病变后形成的骨赘刺激，可使腰部僵硬感更加明显，休息时重，稍事活动后减轻，过劳则加剧。

3. 腰椎骨质增生严重时，增生物刺激或压迫脊神经，可引起腰部的放射痛，也可以出现腰腿痛及下肢麻木。椎体前缘增生及侧方增生时，可压迫刺激附近的血管及自主神经产生功能障碍。

临床上常出现腰椎及腰部软组织酸痛、胀痛与疲乏感，甚至弯腰受限。如邻近的神经根受压，可引起相应的症状，出现局部疼痛、发僵、后根神经痛、麻木等。

（三）腰椎骨质增生的常规治疗

1. 治疗原则：要结合实际情况合理选择适合自己的方法，才能有效地改善患者的症状，恢复正常生活。这就需要对腰椎骨质增生的防治方法有一个全面的了解。因为腰椎骨质增生既有内平衡（腰椎骨、关节、椎间盘等）结构的退行性病变、增生、错位、炎症及自身免疫性反应等病理改变，又有腰部肌肉、韧带等外平衡的失调。在治疗时要同时兼顾，内外同治。治疗腰椎骨质增生的关键不是消除骨质增生，而是在于消除骨质增生周围的无菌性炎症。如果有疼痛，可用消炎镇痛药或封闭治疗进行对症处理，也可辅助采用热敷、理疗、按摩与牵引等促进血液循环，使局部肌肉放松和缓解疼痛，或用小针刀减轻对神经压迫。

2. 手术治疗：手术治疗不是腰椎骨质增生的首选疗法。当选用保守治疗无效且病情较重、严重影响患者生活时，可考虑手术治疗。

3. 直流电药物离子导入法：直流电药物离子导入法充分发挥了药物的作用，但因导入药物为液体，易挥发，药效不持久，限制了该方法的治疗效果。

4. 紫外线疗法：其治疗作用主要有杀菌、消炎、止痛、促进伤口愈合、脱敏、促进维生素D_3的形成、增强机体免疫功能。

5. 按摩与牵引：按摩与牵引完全靠外力的作用，只对局部进行治疗却忽视了对人体内整体的调节，因此，只能起到暂时的止痛作用，而不能达到治疗的目的。

6. 针灸：针灸可通经活血并有止痛作用。可消除局部的水肿和炎症，但对骨质增生来说，针灸只能起辅助作用。

7. 西药治疗：西医对本症尚无有效的治疗药物，常采用对症处理，如疼痛时可服一些解热镇痛的药；麻木者可选用B族维生素类药物。

（四）腰椎骨质增生中医辨证治疗

1. 腰椎骨质增生早期：中医学认为多为瘀邪交结、凝而不散，治疗应化瘀祛邪、舒筋通络。可服中药"桃红四物汤"加味，方药：当归、生地黄、鸡血藤、丹参、威灵仙各15 g，桃仁、赤芍、三棱、莪术、地龙、乌梢蛇各10 g，红花、川芎、土鳖虫、生甘草各5 g。每日1剂，水煎服。急性发作而疼痛较甚者，加乳香、没药各5 g，钩藤10 g，丝瓜络6 g。气血虚弱者，加黄芪15 g，何首乌30 g。另用白花蛇2条、蝎子、蜈蚣各5 g研末，每晚服2 g。连服1个月，病情明显好转。巩固疗效，偏肾阴虚者可服用六味地黄丸，每次10 g，每日2次。

2. 腰椎骨质增生后期：中医学认为多系肝肾不足、虚中夹实。不足者有阴虚、阳虚之分，夹实者有瘀结、湿热之别，病情比较复杂。阴虚者表现为口燥便坚，形瘦眩晕；阳虚者肢体畏寒，小便清长，阳痿滑泄；湿热者多有关节肿胀，关节内有积液，按之波动，屈伸不利。中医治疗以补肾软坚为主，可用下列方药：丹参30 g，山茱萸、山药、皂角刺、穿山甲各10 g，熟地黄、威灵仙、淫羊藿、巴戟天、杜仲各15 g，生甘草5 g。阴虚者加知母10 g，龟甲、鳖甲各12 g；阳虚者加干姜10 g，附片15 g；瘀结者加桃仁10 g，红花5 g；湿热者加苍术、黄柏各10 g。

（五）临床报道选录

1. 菝葜汤治疗腰椎骨质增生、椎间盘突出36例：菝葜、薏苡仁、生黄芪各50 g，党参30 g，当归、大枣各10 g，蜈蚣1条，枸杞子、杜仲各15 g，猪脊椎骨250 g。随证加减。每日1剂，水煎服。7日为1个疗程。对照组21例，用布洛芬胶囊1粒，每日2次，维乐生2片，每日3次，口服；10日为1个疗程。结果：两组分别显效20、3例，有效14、7例，无效2、11例，总有效率94.5%、47.6%。（《中国乡村医药》，2004年第4期）

2. 抗骨增生饮治疗腰椎骨质增生54例：独活、续断、牛膝各15 g，海桐皮30 g，秦艽18 g，杜仲、威灵仙、当归、地龙各10 g，巴戟天12 g，狗脊、骨碎补、生甘草各9 g。每日1剂，水煎服。重症每日2剂。10日为1个疗程，疗程间隔3～5日。结果：完全缓解41例，占75.9%；好转10例，占18.5%；无效3例，占5.6%，总有效率为94.4%。（《成都中医学院学报》，1986年第4期）

3. 续杜桑寄生汤治疗腰椎骨质增生 50 例：续断、杜仲、桑寄生、独活、威灵仙、熟地黄、当归、鸡血藤、千年健、山茱萸、牡丹皮、白芍各 10～15 g。随症加减。每 2 日 1 剂，水煎服。间隔 2 日再 1 剂，5 剂为 1 个疗程。禁重体力劳动。少食寒凉食物。并用透骨草、老君须各 15 g，加生姜汁调成干湿适度的药团，贴敷于增生椎体对应皮肤，医用橡皮膏固定；隔日换药 1 次；10 次为 1 个疗程。用 4 个疗程。结果：治愈 41 例，好转 4 例，无效 5 例，总有效率 90％。（《中国民族民间医药》，2009 年第 1 期）

4. 辨证分型治疗腰椎骨质增生 200 例：风寒湿痹型用独活、桑寄生、牛膝、杜仲各 15 g，熟地黄、白芍、茯苓各 20 g，当归、川芎、秦艽、防风、桂枝各 10 g，党参 12 g，细辛、甘草各 6 g。气滞血瘀型用川芎、姜黄、狗脊、骨碎补、肉苁蓉各 12 g，当归 9 g，赤芍、延胡索、杜仲、川牛膝各 15 g，熟地黄 30 g，甘草 6 g。肾阳虚型用熟地黄 30 g，山药 15 g，枸杞子、山茱萸、菟丝子、杜仲、乳香、没药各 12 g，鹿角胶、当归各 10 g，附子（先煎）9 g，肉桂 6 g，鸡血藤 20 g。久病劳损型用黄芪、熟地黄各 30 g，补骨脂 15 g，骨碎补、菟丝子、狗脊、续断、川芎各 12 g，当归 9 g，白芍 18 g，鸡血藤、葛根各 20 g。每日 1 剂，水煎服。7 日为 1 个疗程。用 3 个疗程，结果：痊愈 163 例，有效 32 例，无效 5 例。（《长春中医药大学学报》，2007 年第 4 期）

（六）腰椎骨质增生注意事项

1. 急性期，患者应避免过度劳累，必要时可适当卧床休息，通过休息来减少受累关节的机械性刺激，这不仅有效防止症状进一步加重，而且还能为炎症的消散创造一个良好的条件。要尽快用药，并控制病情的发展。

2. 病情在恢复期间，要避免受潮、受寒冷等环境因素刺激，因这些不良的环境因素对关节、肌肉、神经等组织可诱发炎症的产生，还要避免过度劳累，因过劳会刺激关节及周围组织再度炎变，而导致病情的复发。再者可以适当增加户外活动、锻炼，尽量避免长期卧床休息。

3. 临床证明，长期服用中药治疗骨质增生的效果是比较显著的。患者可用威灵仙、鹿衔草各 30 g，狗脊 45 g，去皮鸡胸肉 250 g 煲汤饮用。不过，为了提高中药的疗效，在治疗时还应根据疾病的阶段和患者的体质认真辨证才行。

（七）经验良方选录

1. 海桐皮 30 g，独活、川续断、牛膝、秦艽各 15 g，巴戟天 12 g，川杜仲、威灵仙、全当归、广地龙各 10 g，狗脊、骨碎补、生甘草各 9 g。每日 1 剂，水煎服，每日 2 次。补益肝肾，强筋健骨，活血通络，消肿散结。主治腰椎骨质增生。由风寒湿邪乘虚外袭，侵犯筋骨，气滞血瘀，经脉闭阻，邪结瘀凝腰椎。

2. 白芍、海桐皮各 30～40 g，秦艽、威灵仙、木瓜各 20～30 g，独活、川续断、巴戟天、狗脊、骨碎补、全当归、地龙、延胡索、生甘草各 10～15 g。每日 1 剂，水煎，分早、晚 2 次服。重症者，每日 2 剂，分 4 次服。10 日为 1 个疗程，2 个疗程间休息 3～5 日，再行下 1 个疗程治疗。主治腰椎骨质增生。

3. 牛膝、狗脊、鸡血藤各 30 g；桑寄生、川续断、威灵仙各 20 g，骨碎补、鹿衔草各 15 g，乳香、没药各 10 g，土鳖虫 6 g。每日 1 剂，水煎服。压迫下肢，伴发坐骨神经痛加桃仁、红花、丹参各 10 g；腰膝无力加菟丝子、枸杞子各 10 g。主治腰椎骨质增生。

4. 独活、续断、杜仲、桑寄生、威灵仙、熟地黄、当归、鸡血藤、千年健、山茱萸、牡丹皮、白芍。随症加减。每 2 日 1 剂，水煎服。间隔 2 日再 1 剂，5 剂为 1 个疗程。禁重体力劳动。少食寒凉食物。主治腰椎骨质增生。

（八）腰椎骨质增生的预防和保健

1. 卧位保健：①抬起骨盆仰卧位。双膝屈曲，以足足和背部作支点，抬起骨盆，然后慢慢落下，反复20次。该动作能矫正骨盆前倾，增加腰椎曲度。②抱膝触胸仰卧位。双膝屈曲，手抱膝使其尽量靠近胸部，但注意不要将背部弓起离开床面。③抬腿侧卧位。上侧腿可伸直，下侧膝微屈，上侧腿侧抬起，然后慢慢放下，反复数十次。

2. 生活保健：①睡硬板床可以减少椎间盘承受的压力。②注意腰间保暖，尽量不要受寒。避免着凉和贪食生冷之物，不要长时间在空调下，加强腰背部的保护。③白天腰部戴一个腰围，有利于腰椎的恢复和治疗。④不要做弯腰又用力的动作，注意劳动姿势，避免长久弯腰和过度负重，以免加速椎间盘发病。⑤急性发作期尽量卧床休息，疼痛期缓解后也要注意适当休息，不要过于劳累，以免加重疼痛。⑥避免长期剧烈运动。长期、过度、剧烈的运动或活动是诱发腰椎骨质增生的基本原因之一。过度的运动使腰椎关节面受力加大，磨损加剧。长期剧烈运动还可使骨骼及周围软组织过度地受力及牵拉，造成局部软组织的损伤和骨骼上受力不均，从而导致或加重腰椎骨质增生。⑦平时的饮食上多吃一些含钙量高的食物，如牛奶、奶制品、虾皮、海带、芝麻酱、豆制品等，经常吃有利于钙的补充。

第五节　腰椎滑脱症

一、病证概述

腰椎峡部系指上、下关节突之间的狭窄部分，此处骨质结构相对薄弱。正常腰椎有生理前凸，骶椎呈生理后凸，腰、骶椎交界处成为转折点。上方腰椎向前倾斜，下方的骶骨则向后倾斜，因此，腰骶椎的负重力自然形成向前的分力，使腰5有向前滑移的倾向。正常情况下，腰5下关节突和周围关节囊、韧带的力量可限制此滑移倾向，从而使腰5峡部处于两种力量的交点，因此峡部容易发生崩裂，这也是腰5峡部崩裂最多的理由。峡部崩裂以后，椎弓分为两部分，上部为上关节突、横突、椎弓根、椎体，仍与上方的脊柱保持正常联系；下部为下关节突、椎板、棘突，与下方的骶椎保持联系。两部之间失去骨性联结，上部因失去限制而向前移位，表现为椎体在下方椎体上向前滑移，称为腰椎滑脱。

二、妙法解析

（一）腰椎滑脱症并椎管狭窄（李国衡医案）

1. 病历摘要：朱某，女，67岁。右下肢痛，行走不便半年。跌跤致腰部疼痛，经治疗好转。1993年12月起右下肢痛，行走不便。外院CT检查示：腰3～5椎间盘膨出、椎管狭窄。检查：腰椎前突增大，腰椎活动受限，直抬腿双侧均90°，腰4、腰5及腰5骶1压痛，右臀部压痛。舌苔薄白，脉软。X线片：腰4滑脱Ⅰ度。诊断：腰椎滑脱症伴椎管狭窄。证属肝肾不足，气血不和，腰脊失养。治疗：理气活血，通络止痛。处方：生地黄12 g，川芎6 g，土鳖虫3 g，白术、当归、川牛膝、延胡索、络石藤、积雪草、制乳香、制没药各9 g，大枣7枚。7剂。腰痛好转，舌苔薄，脉细。原方出入，拟活血滋肾、通络止痛。药用川芎6 g，土鳖虫4.5 g，积雪草、生地黄、白芍、当归、川牛膝、丹参、川续断、络石藤、虎杖根各9 g，甘草3 g。服14剂后，右下肢痛好转，已行腰围固定，舌苔薄白，脉细弦。嘱加强腰背肌操练。治改滋补肝肾，活血止痛。药用生地黄12 g，川芎6 g，川续断、桑寄生、杜仲、枸杞子、白芍、丹参、延胡索、牛膝、积雪草各 9 g，大枣 7 枚。服 14 剂。3 个月后随访，腰围应用中。腰痛不明显，右下肢痛已缓解。（《当代名老中医典型医案集·外伤科分册》，人民卫生出版社，2009）

2. 妙法解析：腰椎滑脱症，针对疼痛之标象，先以活血化疾通络为治。方取四物为底，喜用积雪草，加强活血止痛。针对本病本虚之因，临证用药又往往注意滋补肝肾配合，如临证多选用杜仲、桑寄生、川续断等。同时本病治疗强调腰围的固定作用与腰背肌操练的结合，这是独特治疗之处。

（二）腰椎管狭窄症并腰椎不稳（孙达武医案）

1. 病历摘要：朱某，女，67 岁。曾跌跂致腰部疼痛，经治疗好转。1 年后右下肢痛，行走不便。外院 CT 检查示：L3～L5 椎间盘膨出、椎管狭窄。检查：腰椎前凸增大，腰椎活动受限，直腿抬高双侧均 90°，L4～L5、L5～S1 压痛，右臀部压痛。舌苔薄白、脉软。X 线片示：L4 滑脱 I 度。诊断：腰椎管狭窄症并腰椎不稳。治疗：理气活血、通络止痛。生地黄、丹参各 15 g，白术、当归、川牛膝、延胡索、乳香、没药各 9 g，川芎、三棱、莪术、甘草各 6 g。每日 1 剂，水煎，分早、晚 2 次服。连服 7 剂后，腰痛好转，舌苔薄，脉细。再原方出入，拟活血滋肾、通络止痛。狗脊、杜仲各 15 g，生地黄、赤芍、当归、川牛膝、丹参、续断各 9 g，莪术、川芎、土鳖虫、三棱、甘草各 6 g。再服 14 剂后，右下肢痛好转，已行腰围固定，舌苔薄白，脉细弦。治宜滋补肝肾、活血止痛。药用狗脊 15 g，生地黄、鸡血藤各 12 g，续断、杜仲、枸杞子、白芍、丹参、延胡索、牛膝各 9 g，石菖蒲、川芎、甘草各 6 g。再服 7 剂。加强腰肌训练。3 个月后随访，腰围应用中。腰痛不明显，右下肢痛已缓解。（《孙达武骨伤科学术经验集》，人民军医出版社，2014）

2. 妙法解析：腰椎滑脱症，针对疼痛之标象，先以活血化瘀通络止痛为治。方取四物为底，加三棱、莪术加强活血行气止痛。针对本病本虚之因，临证用药又往往注意滋补肝肾配合，如临证多选用杜仲、狗脊、续断等。同时本病治疗强调腰围的固定作用与腰背肌操练的结合，这是独特治疗之处。

三、文献选录

（一）腰椎滑脱的病因和临床表现

1. 原因包括先天性腰椎滑脱，外伤和劳损也可引起腰椎滑脱。腰椎峡部崩裂的真正原因仍不能肯定。多年来人们进行了大量研究，发现先天性发育缺陷和慢性劳损或应力性损伤是两个可能的重要原因。

2. 早期腰椎峡部崩裂和腰椎滑脱者不一定有症状。部分患者可有下腰部酸痛，其程度大多较轻，往往在劳累以后加剧，也可因轻度外伤开始。适当休息或服止痛药以后多有好转，故病史多较长。腰痛初为间歇性，以后则可呈持续性，严重者影响正常生活，休息也不能缓解。疼痛可同时向骶尾部、臀部或大腿后方放射。若合并腰椎间盘突出症，则可表现为坐骨神经痛症状。通常体征不多，单纯峡部崩裂而无滑脱者可无任何异常发现。体检时仅在棘突、棘间或棘突旁略有压痛。腰部活动可无限制或略受限。骶尾部及臀部其他检查多无异常客观体征。伴有腰椎滑脱者可出现腰向前凸、臀向后凸、腹部下垂及腰部变短的特殊外观，此时病椎的棘突后突，而其上方的棘突移向前方，两者不在一个平面上。局部可有凹陷感，骶骨后突增加。腰骶棘突间压痛，背伸肌多呈紧张状态。腰部活动均有不同程度受限，下肢运动、感觉功能及腱反射多无异常。

（二）腰椎滑脱检查与诊断

1. X 线片表现：本病的诊断及程度判定主要依据 X 线平片检查。凡疑诊本病者均应常规拍摄正位、侧位及左、右斜位片。

2.CT、MRI 检查：可以明确脊髓或神经根受压情况，协助鉴别诊断。在必须与其他疾病鉴别诊断或合并有神经症状者，仍是必不可少的诊断方法。

3. 腰椎峡部崩裂与腰椎滑脱的诊断，主要依靠临床表现与 X 线检查。此外临床还需检查有无其他下腰痛的体征，例如腰椎间盘突出，背肌或韧带的扭伤与劳损等。

（三）腰椎峡部崩裂和腰椎滑脱的常规治疗

1. 非手术治疗：对Ⅰ度以内的滑脱大多数情况下非手术治疗是有效的，包括非甾体抗炎止痛药、短期卧床休息、避免搬重物及剧烈活动、佩戴支具、腰背肌及腹肌锻炼。经过 6～8 周治疗，症状可得到改善，对发育未成熟的青少年尤其适合。并不是每一个腰椎峡部裂或脊椎滑脱患者都需要治疗，有相当一部分峡部崩裂及Ⅰ度腰椎滑脱患者并无症状，不需要治疗。

2. 手术治疗：对腰痛症状持续，或反复发作非手术治疗无效，患者为青年及中年均可行手术治疗，伴有椎间盘突出者，同时摘除突出的椎间盘髓核。

（1）峡部崩裂的手术治疗：对腰椎峡部不连患者，施行峡部不连处局部植骨，即切除峡部不连处纤维骨痂后，做病椎的横突跨过峡部裂隙至椎板的植骨术，不融合关节。也可采用螺钉内固定相结合固定。

（2）腰椎滑脱的手术治疗：①对马尾或神经根压迫的解除，应探查峡部纤维骨痂增生有无压迫或切除椎弓彻底减压。②滑脱复位，切除其下椎间盘使复位更容易。③融合，椎体间植骨融合或横突间（后侧方）植骨融合。

（四）临床报道选录

1. 㨰揉、点压、按压等手法治疗腰椎滑脱症 163 例：患者俯卧，用常规㨰、揉法；大拇指点压肾俞、大肠俞、命门、环跳、委中、阿是穴。施本法：患者仰卧，屈膝屈髋，医者立于患者右侧，右手向后上托起骶髎，左手用力向下压膝关节 20～30 次；用高 30～40 cm 枕头垫在骶部，患者屈曲、抱紧膝关节，医者用力将双膝向头部按压约 20 次；戴腰围。隔日 1 次，15 次为 1 个疗程。配合药物熏蒸、外敷，理疗。结果：治愈 28 例，显效 62 例，好转 54 例，无效 19 例。随访 0.5～7 年，复发 9/52 例。（《中国骨伤》，2001 年第 12 期）

2. 定点旋转配合垫枕按压治疗假性腰椎滑脱症 32 例：患者俯卧，腰部施㨰、揉、按等法，点按棘突两侧及环跳、委中、承山穴等；行冯氏脊柱定点旋转复位法，棘突台阶症甚，取直立位旋转。患者腹部垫枕（高约 10 cm，稍硬），抓床头，助手握踝关节，行腰椎牵引 2 分钟；患者深呼吸，医者双手重叠置于患椎下一个椎体棘突上，逐渐用力下压，于患者快速呼气末，助手加大牵引力度，医者快速下压，可感到掌下有明显移动感（或闻及弹响声）。重复 5～10 次。腰部再施㨰、揉、按等法，下肢症甚按摩下肢。俯卧 30 分钟。每周 2 次。功能锻炼。用 8～20 次，结果：治愈 19 例，显效 7 例，好转 4 例，无效 2 例，总有效率 93.75％。（《中国中医骨伤科杂志》，2004 年第 5 期）

3. 中西医结合治疗腰椎滑脱症 72 例：以患椎棘突向右侧偏歪为例，患者左侧卧位，左下肢伸直，右下肢屈曲。医者面对患者，右手掌置患者左腋下，使患椎以上椎体向后上旋转，同时左手中指置患椎处，感到旋转牵拉力量传至患椎时，右手和左肘做相反方向瞬间力，可感到患椎的轻微错动（或听到喀啦声）。两侧各 1 次。患者俯卧，医者用双手拇指自上而下理顺棘上韧带及腰肌。隔日可重复 1 次。手法后，用当归、黄芪各 180 g，川芎、牛膝各 150 g，乳香、没药、大黄、肉桂各 60 g，杜仲、红花、续断、桑寄生、狗脊各 120 g，五灵脂、苍术、延胡索各 90 g。均研末，取适量，加白酒和热水（4：6）调糊，外敷患处及周围，隔日换药 1 次。患者平卧，在

S1～S2 椎体处将臀部垫高 1.5～2 cm。结果：优 22 例，良 28 例，可 15 例，差 7 例，总有效率 90.28%。（《中医正骨》，2001 年第 12 期）

第六节　腰椎失稳症

一、病证概述

腰椎失稳是指腰椎椎体在正常负荷下不能保持相互之间的正常位置关系而导致椎体位移超过其生理限度。腰椎的稳定性反映了负荷与其作用下所发生位移之间的关系。在同样大小的负荷下，位移越小，稳定性就越强。腰椎的运动节段随年龄的增长将发生不同程度的结构性改变，运动节段稳定性的维持与脊柱本身的结构和与之相关的肌肉系统有关。引起腰椎失稳的原因很多，如外伤性、病理性、先天性缺陷及医源性损伤等，但绝大多数失稳是在退行性变的基础上发生的。退行性腰椎失稳症是由于腰椎的退变，使得退变节段十分软弱，刚度下降，不能正常负荷，出现以腰腿痛为主要症状的一系列临床表现。

二、文献选录

腰椎失稳是腰椎退行性病变之一，腰椎的退行性病变是一个漫长的病理过程，随着年龄的增长，腰椎的退行性病变是普遍的，而不稳只在一部分人中发生，但当只有腰椎退变发展到出现异常位移时才称为腰椎不稳，而只有当腰椎不稳患者出现临床症状时才称为腰椎不稳症。对于无症状的腰椎不稳者也应引起高度的重视，不能把腰椎不稳的人称为正常人。临床上有 20%～30% 的腰痛患者与腰椎失稳有关，因此，应采取有效措施防止腰椎失稳和腰椎失稳症的发生。本病属中医学"痹证"的范畴，进展缓慢。其发病机制为椎间盘高度减小，致使椎间隙变窄，小关节重叠程度加大，因而失去原有的稳定性。

（一）腰椎失稳症的发病机制

腰椎失稳近年来发病率逐渐升高，现在的文献对此病有深刻的认识。腰椎的运动节段，即腰椎的功能性单位，是指两个相邻的椎体及其间的软组织。正常腰椎的稳定性由椎间盘、椎间小关节和韧带共同维持，并受周围神经、肌肉、腹压等因素影响。腰椎失稳的定义为"脊柱运动节段的刚度下降，使在生理载荷下，脊柱运动节段上产生的移位大于正常的生理范围，从而出现脊柱的畸形、神经症状和不能忍受的疼痛"。这个定义被大部分医师所接受并应用到临床。Panjabi 的实验研究证明：脊柱运动节段的载荷位移曲线是非线性的，脊柱在低载荷下的刚度较低，随着载荷的增加，脊柱的刚度也随之增大。治疗腰椎失稳症的重要环节应当注意阻止腰椎失稳向腰椎失稳症的进展。早期不及症状较轻未合并马尾神经及神经根压迫时，应以保守治疗为主。非手术治疗是腰椎不稳症的首选治疗。由于腰椎节段不稳定最终将建立再稳定状态，大部分患者经非手术治疗后，因腰椎节段再稳定而症状消失。

（二）临床辨治规律

1. 祛风除湿散寒法：适用于风、寒、湿邪为患且各有所偏重者，风湿为甚者，以独活寄生汤为主，加用苍术、厚朴、黄柏、牛膝、薏苡仁之类；寒邪甚者，以麻桂温经汤为主，加用附子、干姜散寒之类；湿邪偏重者，以加味术附汤为主，加用苍术、厚朴、黄柏、牛膝、龙胆、黄芩。属湿热型，治宜清热化湿，方用加味二妙散为主。

2. 滋补肾阴肾阳法：适用于肾阳，肾阴亏虚证，偏于肾阳虚者，宜温补肾阳，可以用青娥丸、右归丸，或补肾壮经汤加减，亦可加用地黄、山药、山茱萸、肉桂、附子、茯苓、牡丹皮。偏于肾阴虚者，宜滋补肾阴，可用左归丸、大补阴丸，或六味地黄丸加减，可加用龟甲、鳖甲、牡蛎之类的药物。

3. 补气活血通络法：适用于气滞血瘀络塞证，气血运行不畅，致使血液瘀积于脉络，脉络阻塞不通，治宜益气化瘀，方用补阳还五汤加减，可加用熟地黄、丹参、川芎、鸡血藤之类的药物。

（三）巧治并发症

腰椎失稳是一种常见的疾病，多因为体力劳动过之加之感受风寒湿所致，腰椎节段的稳定是由稳定因素与负荷间相互作用后的动态平衡状态，各种致腰椎不稳因素可以使这种动态平衡暂时丧失而引起短暂的临床症状，这时机体会产生相应的代偿，如椎体边缘骨质增生以增大接触面、增强骶棘肌的肌力、小关节增生限制腰椎活动等，以维持新的动态平衡而使症状消失。这一"失稳、代偿、稳定"过程是一个周而复始、互相交错的病理过程，临床上难以区分。只有当失稳超出机体的代偿能力，使稳定因素不能维持新的动态平衡，并产生持续性临床症状时，即为腰椎不稳症；而前者则为腰椎不稳。常可以引发多种并发症。

1. 腰椎失稳并有腰椎滑脱：腰椎失稳超过一定的程度就会引起腰椎滑脱，可以加用补肝肾、强筋骨的药物，如五加皮、独活、桑寄生、狗脊、杜仲、菟丝子等。

2. 腰椎失稳并有椎管狭窄：腰椎失稳是上下椎体位置向前后移位，致使中间的椎管狭窄，可以加用秦艽、川芎、延胡索、香附、乳香、没药等。

3. 腰椎失稳并有腰椎间盘突出：腰椎失稳可以使腰椎间隙变窄，椎间盘突出，导致双下肢疼痛、麻木。可以加用独活、桑寄生、防风、细辛、车前子、薏苡仁、泽泻之类的药物。

（四）治疗常规及手法选录

1. 激素封闭治疗：包括痛点封闭、小关节封闭和硬膜外腔封闭。硬膜外腔激素封闭具有安全、副作用小、患者易于接受等优点。但这种方法如使用不当可发生硬膜外血肿、感染和化学性脑膜炎等并发症。

2. 腰围保护，支具或石膏固定：通过外固定增强腰椎的稳定性，以减轻疼痛、无力的症状，既是治疗同时又是诊断方法之一。但应用时间不宜过长，以免发生腰肌萎缩。

3. 小针刀治疗：小针刀可以直接剥离瘢痕组织，松解粘连，改善血运，阻断肌肉紧张和疼痛之间的恶性循环，促进病变组织修复，恢复力学平衡，适用于退变性腰椎不稳症。张英杰观察了35例小针刀治疗的退变性腰椎不稳症患者，三年后临床优良率仍达93.8%。

4. 综合治疗：潘若惠等采用内服消炎止痛药物，腰围外固定，腰背肌及腹肌锻炼，理疗等综合治疗退变性腰椎不稳症34例，优良率达88%。

5. 卧床休息减轻椎间关节和腰背肌的负荷，如卧床后疼痛缓解，则进行有规律的腰背肌及腹肌功能锻炼。

6. 药物治疗：非甾体抗炎药可减轻神经受压所致的炎性反应并有止痛作用，但可导致胃及十二指肠溃疡，长期应用需注意。肌注降钙素可减轻疼痛，增强患者的活动能力。

7. 理疗拉力（stretching）疗法、腰肌强度锻炼和有氧健康训练是有效的理疗方法。用于软组织理疗的方法较多，如热疗、冰疗、超声、推拿按摩、电刺激和牵引等。直接放松肌肉，加强局部血液循环，改善病变部位缺血缺氧状态，使局部组织温度升高，促进损伤组织的修复，促进因损伤而引起的血肿、水肿的吸收；在适当的刺激作用下，提高了局部组织的痛阈，消除疼痛，将紧张的肌肉放松，从而解除其痉挛；帮助松解粘连，调整力学平衡，使脊柱在稳定位置上通过自身增生、修复，重获稳定性。效果安全可靠，即使不减轻症状也有利于更好地接受手术治疗。刘恩祥等报道对损伤性腰椎不稳症采用点压关节突、椎板配合腰椎牵引，治疗 51 例，优良率达 92.6%。

（五）临床报道选录

1. 活血通络止痛汤治疗退变性腰椎失稳症 58 例：红花、桃仁、甘草各 6 g，羌活、秦艽、川芎、五灵脂、香附各 12 g，木瓜 15 g，独活、乳香、没药各 10 g，痛甚者，加白芍 30 g，郁金 12 g，延胡索、姜黄各 10 g，当归 15 g。每日 1 剂，水煎分 2 次温服，7 日 1 个疗程。对照组 53 例。采用口服抗生素口服片，每日 3 次，及洛芬待因片每日 1 片，7 日为 1 个疗程。结果：临床控制 20 例，有效 32 例，无效 7 例，总有效率 88.2%；对照组临床控制 15 例，有效 20 例，无效 18 例，总有效率 66%。两组总有效率比较有显著性差异（$P<0.05$）。（《中医正骨》，2001 年第 12 期）

2. 腰背肌功能锻炼治疗腰椎间盘突出症术后腰椎失稳 30 例：治疗初期嘱患者腰围制动。减少对不稳节段的压力；避免腰部的旋转活动，以减少对不稳节段的剪力。同时行腰背肌功能锻炼。①五点支撑法：患者仰卧位，双侧屈肘、屈膝，以头、双足、双肘五点做支撑，双手托腰用力把腰拱起。②三点支撑法：患者仰卧位，双侧屈肘、屈膝，以头、双足三点做支撑，双手托腰用力把腰拱起。③飞燕点水法：俯卧位，双上肢靠身旁伸直，把头肩并带动双上肢向后上方抬起，或双下肢伸直用力向后抬起进而两个动作合并同时进行成飞燕点水状。对于初学者或力量较弱者首先教其练习五点支撑法，从每次 10 下，每日 3 次。以后逐渐加至每次 50 下，每日 3 次。待其腰背肌力量增强后使其练习三点支撑法，同样从每次 10 下，每日 3 次，逐渐加至每次 50 下，每日 3 次。可嘱患者每日练习，也可嘱其练习飞燕点水法。对于年老体衰患有高血压等疾病者，嘱其一定要量力而行，避免勉强用力造成不可挽回之后果。对于兼患有颈椎病患者，可直接练习飞燕点水法之初级阶段即俯卧位，双上肢靠身旁伸直，把头肩并带动双上肢向后上方抬起，或双下肢伸直用力向后抬起；逐渐过渡至飞燕点水法。一般 1 个月见效，3～6 个月症状可完全消失。（《广西医学》，2007 年第 8 期）

第七节　其他腰椎病变

一、病证概述

本节内容包括腰椎间盘内裂症、感染性椎间盘炎、急性腰椎后关节滑膜嵌顿症、腰椎术后神经根损伤、腰椎骨关节病五种病症。其病证概述从略。

二、妙法解析

腰椎压缩性骨折合并小便失禁（肖运生医案）

1. 病历摘要：谢某，男，24 岁。施工中因塌方压伤腰背部，在某医院行 X 线片示：L1 呈现压缩性粉碎性骨折并向后移位。5 日后来我院行住院治疗。查体：L1 呈现明显后突畸形，腹部肿胀，双下肢麻木胀痛，大便不通，小便保留导尿管。入院后行手法复位矫正 L1 后突畸形，卧床休息，以中西医结合治疗，半个月后虽大便通，腹胀除，并拔除导尿管，但患者仍小便失禁，点滴自流。故用补中益气汤合五苓散内服，15 日后患者小便功能恢复正常，治疗 2 个月而出院，且能参加一般劳动。（《肖运生骨伤科临床经验集》，河南科学技术出版社，2017）

2. 妙法解析：《黄帝内经》曰"一日数十溲，此十足也""中气不足，溲便为之变，肠为之苦鸣"。审其病者系 L1 骨折，卧床日久，久卧伤脾，脾虚气陷，中气不足，清阳不能上升而浊阴不能下降，膀胱气化失约，故小便点滴自流而失禁，故用补中益气汤健脾补气、升清降浊；同时合五苓散化气利水，阳清阴降，浊去水利，小便恢复正常而愈。

三、文献选录

（一）腰椎间盘内裂症

中西医结合治疗腰椎间盘内裂症 47 例：患者俯卧，医者提拿双侧肩井穴。沿足太阳经点揉大椎、肾俞、志室，再沿足少阳经点揉环跳、承扶、委中、承山、昆仑。再两手分别握患肩、抵腰骶向上推，同时用力。再握拳频击大椎数次（另一手掌垫于穴位上）。均重复 3～5 次。医者一手抵按腰骶，另一手扳拉对侧大腿下端，向后上方拉至过伸，相向用力，可闻及弹响声，每侧 1次。再用小鱼际推揉骶棘肌，用 5 次，最后 1 次推至足跟。侧卧，医者施斜扳法，两侧各 1 次。仰卧，屈髋屈膝，医者扶握膝关节处，做顺、逆时针斜扳各 3～5 次，握双踝牵拉并上下抖动，重复 10～20 次。每日 1 次。并用独活寄生汤加减：独活、桑寄生、牛膝、当归各 9 g，杜仲15 g，细辛、肉桂心、甘草各 3 g，秦艽、茯苓、白芍、生地黄各 12 g，党参 30 g，防风、川芎各 6 g。随症加减，每日 1 剂，水煎服。10 日为 1 个疗程。随访 3 个月，结果：痊愈 25 例，显效14 例，有效 5 例，无效 3 例，总有效率 93.6%。（《中医正骨》，2004 年第 8 期）

（二）感染性椎间盘炎

1. 中西医结合治疗感染性椎间盘炎 10 例：甲硝唑 250 mL，每日 1 次；青霉素 6.4 万 U，加生理盐水 500 mL，每日 2 次，静脉滴注。脓肿形成切开引流，用抗生素冲洗。急性期 7 例，用当归、川芎、炮穿山甲、生大黄、栀子、乳香、没药、甘草各 10 g，黄柏 9 g，鸡血藤、金银花各 30 g，牛膝、赤芍各 15 g。热毒盛加黄芩、蒲公英；病久体虚加党参、黄芪。每日 1 剂，水煎服。慢性期 3 例，用上述中药，并用中药熏洗、超短波理疗、远红外线热疗及抗生素等。对照组10 例急性期 7 例，常规用抗生素，慢性期 3 例用理疗等。结果：两组分别急性期保守治愈 6、3例，手术治愈 1、4 例；慢性期分别痊愈 2、1 例。（《中国骨伤》，2005 年第 10 期）

2. 中西医结合治疗感染性椎间盘炎 35 例：均施侧卧斜扳法复位后，用黄芪 35 g，车前子、五灵脂、延胡索、三棱、莪术、杜仲各 10 g，防己、泽泻、赤芍、当归、川芎各 15 g，白芍20 g，地龙 5 g。随症加减，每日 1 剂，水煎，取液 500 mL，顿服。5 分钟后，用透骨草、伸筋草各 30 g，桂枝、桑枝、土鳖虫、羌活、独活、威灵仙、鸡血藤、当归、红花、苏木各 15 g。置DFY-2 型熏蒸床煎药锅内，熏蒸患处，每次 40 分钟。熏蒸结束 5～10 分钟后，行按摩放松治疗。每日 1 次。对照组 25 例，用布洛芬 0.3 g，每日 2 次，口服。均 15 日为 1 个疗程。结果：两组分别痊愈 10、5 例，显效 12、7 例，有效 10、6 例。见不良反应分别为 4、9 例。（《中医药信息》，2008 年第 5 期）

（三）急性腰椎后关节滑膜嵌顿症

擦揉、点按、牵引、抖动等手法治疗急性腰椎后关节滑膜嵌顿症 205 例：患者俯卧位。医者沿脊柱两侧足太阳膀胱经自上而下行滚、揉法数遍；继用拇指指腹点按大杼、风门、肝俞、肾俞、承扶、委中、承山、昆仑等穴数遍。患者手握头侧床沿，助手两手握其腋下，医者两手握其踝部，行对抗牵引；1～2 分钟后，医者两手在牵引下，上下抖动患者两腿数次，使腰部起伏，腰部可有弹响声。患者上胸及骨盆分别垫一软枕，两助手分别握住两侧腋下及踝部，行对抗牵引；医者双手重叠，用垂直力有节奏地快速按压患处 20～30 次，以腰部颤抖为度。重症初诊者加斜扳法（或压腰拉腿法）：患者俯卧位，医者两手分别按腰部、握对侧踝部，缓缓将下肢呈抛物线状向后拉至最大限度，继压住腰部的手用力一压，握住踝部的手同时顺势一拉，可闻及腰部"咯嗒"声。可左右交替。每日 1 次；5 日为 1 个疗程。结果：痊愈 165 例，显效 35 例，有效 5 例。(《中医正骨》，2007 年第 3 期)

（四）腰椎术后神经根损伤

中西医结合治疗腰椎术后神经根损伤 21 例：方选益肾痛痹汤，药用川续断、狗脊、土鳖虫、地龙、淫羊藿、生甘草各 10 g，桑枝、鸡血藤各 12 g，蜈蚣 2 条，制川乌、制草乌、白芥子各 6 g，鹿衔草 15 g。每日 1 剂，水煎服；7 日为 1 个疗程，用 2 个疗程。与对照组 23 例，均于手术后用甲泼尼龙（MP）80 mg，每日 1 次，用 2 日；改为 40 mg，每日 1 次，用 2 日。均加 10% 葡萄糖氯化钠注射液 500 mL 静脉滴注，共用 5 日。均术后抗感染、用 20% 甘露醇、补液止血等。功能锻炼。(《中国中医骨伤科杂志》，2009 年第 7 期)

（五）腰椎骨关节病

中西医结合治疗腰椎骨关节病 45 例：药用大钻、鸟不宿、半枫荷、满山香、海风藤、九龙藤、宽筋藤、鸡血藤、海桐皮各 250 g。加水拌湿，装棉布袋中蒸热，熨腰部。每次 20～30 分钟，每日 1 次。用仙灵骨葆胶囊（贵州同济堂制药股份有限公司提供）3 粒，每日 3 次，口服。对照组用美洛昔康片 1 片，每日顿服。均做 5 点拱桥式腰背功能锻炼，每次 5 个，逐渐增加，每日 3 次。卧硬板床。用 3 周。结果：两组分别痊愈 25、16 例，有效 18、19 例，无效 2、10 例，总有效率 95.56%、77.78%；Oswestry 腰痛指数（OSW）本组治疗前后及治疗后两组比较差异均有统计学意义（$P<0.01$、0.05）。见不良反应分别为 2、7 例。(《辽宁中医药大学学报》，2008 年第 3 期)

第十章 脊柱病变

第一节 强直性脊柱炎

一、病证概述

强直性脊柱炎（AS）是以骶髂关节和脊柱附着点炎症为主要症状的疾病。与 HLA-B27 呈强阳性关联。某些微生物（如克雷伯菌）与易感者自身组织具有共同抗原，可引发异常免疫应答，是四肢大关节、椎间盘纤维环及其附近结缔组织纤维化和骨化，以及关节强直为病变特点的慢性炎性疾病。强直性脊柱炎属风湿病范畴，是血清阴性脊柱关节病的一种。该病病因尚不明确，是以脊柱为主要病变部位的慢性病，累及骶髂关节，引起脊柱强直和纤维化，造成不同程度眼、肺、肌肉、骨骼病变，属自身免疫性疾病。多见于 16～25 岁青年，尤其是青年男性。初期症状一般起病比较隐匿，早期可无任何临床症状，有些患者在早期可表现出轻度的全身症状，如乏力、消瘦、长期或间断低热、厌食、轻度贫血等。由于病情较轻，患者大多不能早期发现，致使病情延误，失去最佳治疗时机。患者多有关节病变，且绝大多数首先侵犯骶髂关节，以后上行发展至颈椎。少数患者先由颈椎或几个脊柱段同时受侵犯，也可侵犯周围关节，早期病变处关节有炎性疼痛，伴有关节周围肌肉痉挛，有僵硬感，晨起明显。也可表现为夜间痛，经活动或服止痛剂缓解。随着病情发展，关节疼痛减轻，而各脊柱段及关节活动受限和畸形，晚期整个脊柱和下肢变成僵硬的弓形，向前屈曲。

二、妙法解析

（一）强直性脊柱炎（田常炎医案）

1. 病历摘要：徐某，男，21 岁。患者因腰骶及髋、膝关节僵痛，夜间翻身困难，晨起时需先在床上活动后方能坐起，已有半年。诊见轻度贫血貌，步履艰难，步幅小。脊柱腰段呈板样，腰前屈、后伸均受限，脊椎旁肌张力增高，有压痛。双骶髂关节处有叩击痛，Faber's 征（＋）、骨盆分离试验（＋），双髋关节前屈、外展、后伸轻度受限，有叩痛。膝关节轻度肿胀，浮髌试验（＋），伸、屈有疼痛性受限。颈椎、双手及其他关节功能活动良好。红细胞沉降率 20～30 mm/h。双手及骶髂关节 X 线摄片示：指腕关节骨质轻度脱钙，关节间隙正常，双骶髂关节面模糊，不规则骨质破坏，间隙增宽，左侧较右侧显著。诊断：强直性脊柱炎。入院后予保泰松、氯喹、泼尼松等药物治疗 5 个月，其症状、体征反有加重，并出现胃及十二指肠复合性溃疡伴轻度出血，小便镜检有血尿，红细胞沉降率达 60 mm/h。患者不能下床行走，白天在床上翻身困难。用洋金花酊剂治疗后，症状、体征逐渐好转，并能下床活动，红细胞沉降率 38 mm/h。由于患者治疗心切，偷服洋金花酊约 60 mL，当晚出现意识模糊、烦躁、口干、无汗、谵语、两手撮空、排尿困难及恶心呕吐，双瞳孔扩大至直径 6～7 mm，血压 160/100 mmHg，心率

110～120 次/min。随即给予拟胆碱能药物毛果芸香碱 1 mg 间断皮下注射和一般对症处理。患者意识完全恢复正常后，自觉腰、骶僵、痛消失，关节活动灵便，行走如常人。4 月 5 日继续服用洋金花酊，每晚睡前肌内注射或口服酊剂 1 次。成人注射液量每次从 0.5～1.0 mL（酊剂量 5～10 mL）开始，以后每 3～5 日增加药量。待递增至每日注射液量为 6～7 mL（酊剂量 55～60 mL）时，即为每日常用量。一般以 3 个月为 1 个疗程。亦可根据患者的具体情况决定用药量及持续时间。从小剂量开始增至每日 35 mL 后，改用针剂肌内注射。在应用洋金花治疗期间，曾 5 次检查肝功能、3 次查红细胞沉降率、6 次查大小便常规、1 次行上消化道 X 线钡餐透视，均属正常。获显效出院。来院复查：病情均稳定，无复发，能正常工作。（《中医杂志》，1988 年第 4 期）

2. 妙法解析：洋金花的主要成分为莨菪碱。在治疗强直性脊柱炎中可能具有改善微循环、调节自主神经和多种体液因子的功用，从而增进关节及其周围组织的血液循环，保护细胞膜，改善营养状态，减少关节渗出，促进关节积液吸收，使致痛物质的堆积减少，以解除僵、痛症状，促进功能恢复而达到治疗本病之目的。

（二）强直性脊柱炎（潘青海等医案）

1. 病历摘要：李某，男，23 岁。患者周身关节疼痛 4 年余，腰骶部痛剧 3 个月，有受寒湿病史。于 3 个月前因感冒而病情加重，四肢关节肿痛，以左手较明显，腰骶部痛甚，局部压痛明显，步履活动困难，关节晨僵，下肢萎细，发热恶寒，舌淡红苔白，脉弦。体温 37.5 ℃，抗"O" 800 U，RF 阴性，骶髂关节正位片：左骶髂关节毛糙、硬化，骶髂骨面均有囊状质吸收，右骶髂关节下 2/3 髂骨侧密度增高。诊断：强直性脊柱炎。青风藤 40 g，生麻黄、桂枝、生姜各 10 g，制附子（先煎 1 小时）24 g，木通 6 g，生石膏 18 g，甘草 6 g。每日 1 剂，水煎，分 2 次服，散痹汤加威灵仙 24 g，白花蛇 5 g，细辛 6 g。经服 58 剂，症状明显减轻，红细胞沉降率 10 mm/h，抗"O" 200 U。髂关节 X 线正位片示：骶髂关节病理改变较前有好转，右骶髂关节硬化减轻，左骶髂关节面模糊程度亦减轻。继本方随症加减，共服 200 余剂，临床症状消失而出院。随访 2 年，病情未再复发。（《陕西中医》，1990 年第 3 期）

2. 妙法解析：方中的青风藤性味苦辛平，有小毒，具有祛风湿、通经络、止痹痛之功。据现代药理研究，青风藤对本病骨质的病理变化具有改善作用，在早期应用足够量的青风藤，对促使骨质病变的改善和阻止骨质病变的发展，有着十分重要的意义。另以麻、桂、姜发汗，生姜和胃降逆。诸药合用，有祛风壮阳、活络强筋的功效。

（三）强直性脊柱炎（隋孝忠医案）

1. 病历摘要：周某，男，36 岁。患者 8 年前因跌伤腰骶部、外感风湿后感腰肌僵痛，昼轻夜重，逐渐加重，晨僵时间 30～60 分钟。诊见：脊柱腰段活动受限轻度，左侧弯、脊柱及骶髂关节压痛，骨盆挤压与分离试验（＋）；舌红，苔黄腻，脉滑数。实验室检查：血红蛋白 95 g/L，红细胞沉降率正常，类风湿因子（－）。X 线片示：腰椎后关节间隙模糊、消失，后纵韧带轻度钙化；双骶髂关节面硬化，间隙毛糙、左侧可见退行性病变，关节下 1/3 韧带钙化明显。辨证：肾阳不足，风寒湿邪痹阻化热，筋脉失养，属肾虚标热型。治法：补肾清热，祛瘀通络。方药：补肾祛瘀活络汤加减。玄参、白芍、狗脊、金银花、桑枝各 30 g，白术、羌活、枸杞子、牛膝、地骨皮各 12 g，炮穿山甲、当归、陈皮、甘草各 9 g，生地黄 20 g。每日 1 剂，水煎服。连服 8 剂，腰腿痛麻明显缓解；舌淡苔白腻，脉沉细弦，遂去金银花、桑枝、生地黄、地骨皮，加桂枝 12 g，熟地黄 20 g。连服 10 剂，患者自觉症状消失，活动如常，治愈出院。出院后再服 8 剂巩固疗效。随访 2 个月，疗效稳定。（《新中医》，1995 年第 11 期）

2. 妙法解析：强直性脊柱炎，多由于肾阳不足、风寒湿邪痹阻，伤及督脉。病久之耗伤气血，邪气化热，致肾气虚，精血亏，关节筋脉失荣而发病。故临床治疗应以补肾祛寒、化湿散风、养肝荣筋、祛瘀通络为主要治则。现代医学认为强直性脊柱炎的病理特征为自身免疫反应。而近年来的实验研究表明补肾祛寒、活血化瘀中药大多具有免疫调节作用，而且后者又能改善微循环，有助于免疫复合物的清除及病变组织的修复，这为确立主要治则、合理用药提供了理论依据，补肾祛寒活络标本兼治，取得了比较满意的临床疗效，优良率达80%，表明此方具有较好的消炎止痛、调节机体免疫功能的作用。

（四）强直性脊柱炎（邱志济医案）

1. 病历摘要：余某，男，46岁。自诉脊柱腰骶僵痛3年余，伴双膝、肘肿痛，不能下蹲，站立困难，弯腰翻身活动受限，渐致行走艰难。诊见：腰脊强直状，舌淡，苔白厚腻，脉弦涩。红细胞沉降率125 mm/h，X线片示骶髂关节增宽。西医诊为强直性脊柱炎。证属肾虚骨痹。治宜补虚益损，祛风除湿，活血祛瘀。方选青蛾益损汤加减。药用补骨脂、炒杜仲、党参、黄芪、当归、海桐皮、牛膝各30 g，狗脊100 g，炒苍术、姜黄各20 g，生天南星15 g。每日1剂，水煎服。服10剂，并配合外贴速效颈椎膏（由生天南星、生甘遂、生大戟、生芫花、全蝎尾组成）。药后复诊：诸症减轻，已能站立行走。继服30剂后，脊椎腰骶僵痛等诸症消失，功能恢复；复查红细胞沉降率10 mm/h。嘱以自制局方"青蛾丸"巩固疗效，追访2年无复发。（《辽宁中医杂志》，1998年第10期）

2. 妙法解析：本案方中重用补骨脂、杜仲大有填精固肾、秘摄真元、涩而兼润、补而能固之力，二药乃局方"青蛾丸"之主药。补骨脂气香而辛，补命门，纳肾气，强筋骨，温能祛寒，辛能散结，润能起枯，涩能固脱，而温通肾督之力较大，得杜仲则助其补固。杜仲入肝而补肾，直达下焦气分，"凡下焦之虚，非杜仲不补；下焦之湿，非杜仲不利；足胫之酸，非杜仲不去；腰膝之痛，非杜仲不除。"《本草汇言》之说，虽有言过其实之嫌，但对本虚标实之强直性脊柱炎，重用杜仲，确有标本兼顾之妙；重用党参、黄芪、当归，乃大补气血，从化源资生处着力，既有"治风先治血，血行风自灭"之意，又有间接补养肾督，即以健脾达到补肾，消除因虚致痛之妙；大剂量狗脊更妙在对本虚标实之腰膝痛，尤其是腰膝僵硬疼痛，功能受限有特效，合海桐皮、姜黄有补督之中兼祛督脉之风寒湿之功；生天南星对痰瘀深入经隧骨骱之骨痹痛有特效，且大队补虚益损之品中，稍佐攻坚祛邪之品，有利而无弊。诸药共奏补虚益损、祛风除湿、活血祛瘀之功，虚实两端兼顾，疗效相得益彰。

（五）强直性脊柱炎（刘红丽医案）

1. 病历摘要：刘某，男，19岁。患者3年前出现腰骶部疼痛及右膝关节疼痛，自服止痛片缓解。1年前腰骶部疼痛加重，伴腰部僵硬，阴雨天尤甚，不能久坐久立，在某医院按"类风湿关节炎"治疗，疼痛暂时缓解，后时轻时重，呈进行性加重。诊见：腰部活动明显受限，HLA-B27（组织相容抗原）阳性，红细胞沉降率68 mm/h，C反应蛋白阳性，类风湿因子和抗"O"阴性。X线片示骶髂关节间隙模糊，轻度变窄。诊断：强直性脊柱炎。证属肾虚督空，气血瘀滞，寒湿痹阻。治宜补肾强骨，散寒祛湿，活血通络。方选骨痹汤加减。药用狗脊、淫羊藿、杜仲、骨碎补、牛膝、羌活、独活、生地黄、陈皮各15 g，熟地黄、僵蚕、当归各12 g，枸杞子、威灵仙各30 g，蜈蚣2条。每日1剂，水煎服。服7剂后疼痛明显减轻。15剂后疼痛基本消失，腰椎活动范围增大。继服15剂，检查红细胞沉降率14 mm/h，C反应蛋白阴性。2年后随访无复发，X线片示：骶髂关节病变未再发展。（《陕西中医》，1998年第11期）

2. 妙法解析：中医学认为肾虚督空是强直性脊柱炎发病的内在基础，风寒湿邪是发病的条件，肾虚邪阻是最基本的病理变化，气血瘀阻贯穿病程始终。补肾祛邪是治疗原则。方中狗脊、杜仲、牛膝补肝肾、强筋骨、壮腰膝；熟地黄、枸杞子补肾益精；淫羊藿温补肾阳；骨碎补补肾强背活血；威灵仙、独活祛风散寒除湿、善治腰膝疼痛；桂枝温阳散寒，活血通脉；当归养血活血通络；蜈蚣、僵蚕活血通络止痛；生地黄清热滋阴补肾；陈皮行气健脾以助消化。据现代药理研究，狗脊、淫羊藿、熟地黄、枸杞子、杜仲能提高机体免疫功能，当归、骨碎补、牛膝、僵蚕、蜈蚣具有调节免疫和加速免疫复合物消除的作用，威灵仙、独活有明显的消肿、止痛作用。全方具有较强的免疫调节及抗炎、消肿、止痛等作用。经临床验证，疗效显著，无副作用。若能配合腰骶部按摩则症状缓解更为显著。

（六）强直性脊柱炎（李现林医案）

1. 病历摘要：冉某，男，20岁。因睡卧湿地后引起腰肌部疼痛、僵硬不舒8个月，夜间及晨起较重，翻身不便，活动后减轻，经常服用吲哚美辛、瑞培林等药，效果欠佳，病情缓慢发展，进行性加重。诊见：腰部僵硬，腰椎各方活动受限，双侧骶髂关节叩击痛，双侧"4"字征（＋）；舌淡白、苔白，脉细弦。X线片示：双侧骶髂关节模糊、关节面破坏，髂骨侧密度增高。证属寒湿痹阻，经络不通。治宜散寒除湿，舒筋通络。方选舒督通痹汤。药用麻黄、独活、甘草、桂枝各10g，当归、赤芍、木瓜、伸筋草、青风藤、乌梢蛇、杜仲、五加皮各15g。服用1个月，疼痛及僵硬感消失，脊柱活动恢复正常而痊愈。随访2年，未见复发。（《河南中医》，1997年第2期）

2. 妙法解析：中医学认为强直性脊柱炎，多由于涉水受寒，久卧湿地或汗出当风，突受雨淋等，导致风寒湿邪乘虚入侵，闭阻经络而致。此即《素问·痹论》所说"风寒湿三气杂至合而为痹也"。寒主收引，湿性黏滞。寒湿闭阻，经络不通，筋脉拘急，故见腰背关节疼痛及僵硬不舒。根据本病的病因病理，治疗当散寒除湿，舒筋通络，活血止痛。方中麻黄、桂枝、独活、青风藤散寒除湿祛风，为祛风湿止痹痛的要药；木瓜、伸筋草、五加皮、乌梢蛇可舒筋通络，缓解筋之挛急；杜仲则可补肝肾、壮腰膝，有温煦督脉，引药力直达病所之功；佐以当归、赤芍活血化瘀止痛；甘草调和诸药。数药合用，可使寒湿祛，关节舒，督脉通而痹痛自止。

（七）强直性脊柱炎（高辉远医案）

1. 病历摘要：李某，女，40岁。患强直性脊椎炎3年余，曾用肾上腺皮质激素半年，因疗效不佳停用。1年前曾用雷公藤片及布洛芬、吲哚美辛等抗风湿药物治疗5个月，症状有所缓解，因胃肠道不良反应较重而停服。近3个月来病情反复，自感腰背僵硬，疼痛，双髋关节疼痛较重，翻身、行走均困难，故不能上班而休病假。舌质暗淡、苔白腻，脉细弦。查"4"字试验阳性；RF阴性，HLAB 27阳性，红细胞沉降率54 mm/h。X线片示：双侧骶髂关节骨质疏松，关节面模糊变窄，有虫蚀样破坏。证属气阴两虚、寒湿阻络，治宜益气养阴，活血利湿。防风、桂枝各8g，炙甘草5g，药用生黄芪、薏苡仁、生地黄各15g，赤芍、桑枝、川牛膝、延胡索、当归、木瓜各10g。服上方14剂后，自感症状明显减轻，服至1个月后诸症日渐消失。复查"4"字试验（±），红细胞沉降率20 mm/h，临床治愈，患者正常上班工作，嘱患者守上方继服2个月巩固治疗。（《中医杂志》，1992年第7期）

2. 妙法解析：强直性脊柱炎属中医顽痹之证，患者痹痛日久，经络气血为外邪壅滞，运行不利而变生瘀血痰浊，停留于关节骨骼，痼结根深，难以速除。故治疗则应标本兼顾。本案重用黄芪、炙甘草、生地黄、木瓜益气养阴以扶其正，更配当归、赤芍、延胡索、川牛膝、桂枝、桑枝、薏苡仁活血渗湿以祛其邪，相辅相成，活血渗湿而不伤阴，益气滋阴而不恋邪，体现了其组方用药的独到之处。

（八）强直性脊柱炎（周正球医案）

1. 病历摘要：王某，男，29岁。患者腰骶背脊僵痛3年余，加重1个月入院。初起双骶髂部僵痛，逐渐上行至腰背，晨起僵痛明显，翻身困难，弯腰受限，曾经中西药及针灸、推拿治疗，病情有增无减，伴畏寒怕冷，受寒症剧，得热稍减，其痛或如针刺，固定无游走。舌质淡，苔白滑，脉弦滑。体格检查：T4～T5、L3～L5明显压痛，双侧骶髂关节压痛，弯腰受限，"4"字征阳性，骨盆挤压试验阳性，X线片示双侧骶髂关节模糊，间隙消失，L3～L4骨桥形成。红细胞沉降率56 mm/h。证属寒凝湿阻，痰瘀互结，经络痹阻，骨节壅滞。治宜温经通络，涤痰化瘀。方选乌头汤合身痛逐瘀汤加减。当归尾12 g，白芍30 g，桑寄生、威灵仙各15 g，药用制川乌、草乌（先煎40分钟）、桂枝、秦艽、防己、川芎、制乳香、制没药、川牛膝、附片、白芥子、皂角刺、全蝎各10 g，蜈蚣1条。每日1剂，水煎服。同时配合超短波、神灯全身中药熏蒸等物理治疗，2周后病情明显减轻，继续按原方案治疗共计35日，诸症悉平，功能活动明显改善，红细胞沉降率降至正常而出院。（《江苏中医》，1998年第19期）

2. 妙法解析：强直性脊柱炎初期或急性活动期，邪胜标实，寒凝湿阻，痹阻督脉，而见腰骶僵硬疼痛，本例患者为寒邪阻滞督脉而出现脊柱僵硬，疼痛，故用乌头汤祛寒止痛。寒邪阻滞经脉，故受寒痛甚，畏寒怕冷，故用身痛逐瘀汤加减以活血祛瘀止痛，加用全蝎、蜈蚣搜风通络，白芥子、龟角刺祛痰瘀止痛，此乃鉴"怪病多由痰作祟"所为。

（九）强直性脊柱炎（李宏艳医案）

1. 病历摘要：李某，男，36岁。腰骶颈背僵硬疼痛，畏寒喜暖，得热则舒，俯仰受限，活动不利，双臀深部疼痛，纳可，二便调，舌质淡红略暗，苔薄白，脉细弦。体格检查：指地距10 cm，枕墙距3 cm，schober试验5 cm，胸廓活动度4 cm，脊柱活动度50°，双"4"字征左（＋）、右（＋），骶髂关节定位左（＋）、右（＋）。骶髂关节CT：双侧骶髂关节炎，Ⅲ～Ⅳ级改变。HLA-B27（＋），ESR正常，C反应蛋白1.48 mg/dL。RF（－）。诊断：强直性脊柱炎。证属肾虚督寒证，治以补肾强督，祛风除湿，温经通络之法。药用桑寄生20 g，鹿角片、川续断、秦艽、桂枝、独活各10 g，片姜黄、防风、羌活、知母、赤芍、白芍各12 g，骨碎补、狗脊、炒杜仲、制延胡索、葛根各15 g，每日1剂，水煎服，经上药14剂后，骶僵痛略减仍感背晨僵，时有胸闷气短，双侧腹股沟疼痛，再随症加减上方，2个月后病愈。（《中国临床医师》，2006年第3期）

2. 妙法解析：强直性脊柱炎系因肾督亏虚，阳气不足的情况下，风寒湿热之邪深侵肾督所致。根据经络循行可知，督脉行于脊背通于肾；足少阴肾经通向脊柱，属于肾脏，足太阳膀胱经挟脊柱，到达腰部，督脉永总督人身诸阳，督脉受邪则阳气开阖不得，布化失司；肾藏精主骨生髓，肾受邪则骨失濡泽，且不能养肝荣筋，血海不足，冲任失调，则脊肾腰胯之阳失布化，加之寒凝脉阴，必致筋脉挛急脊柱僵曲，方中用主入肝经的桑寄生、骨碎补、金狗脊、炒杜仲、川续断等以补肝肾壮督阳、强筋骨、祛风湿以治其本，羌活主入膀胱经、肾经，功长于祛风寒，上巅顶，横行肢臂；独活功长祛风湿，疏导腰膝，二药配伍，一上一下以祛脊背、腰骶之风湿之邪，通经止痛以治其标。患者项背僵痛，用足太阳膀胱经引经药防风祛风除湿，葛根以治"项背强几几"，既可祛伏脊之邪，又可解脊背僵痛之感，两药合用，沟通引导清阳升散，解颈项脊背之僵硬疼痛屈伸不利，本方循经辨治，根据药物归经，选择用药，通过经络传导转输，使药达病所发挥其治疗作用，可明显提高痹症治疗效果。

（十）强直性脊柱炎（张正泉医案）

1. 病历摘要：营某，男，32岁。腰骶脊背部疼痛5年，现腰骶及右下肢呈僵直疼痛，其时如火灼针刺。1985年经我院及安徽省立医院确诊为强直性脊柱炎，经用吲哚美辛、泼尼松及中药独活寄生汤等不效，病情日益加重。双侧抬腿25°阳性，右下肢肌肉萎缩无力，右脚背部轻度水肿，时有抽筋样疼痛。外观脊柱稍向右偏，俯仰障碍。X线片示：腰椎黄韧带有钙化现象，两髋关节变窄，髋缘缺乏光滑，右侧股骨头皮质较薄，外上方见骨密度减低区，部分皮质似不连，所见骨质普遍疏松，以右股骨为著。颈项活动亦受限。尿常规示蛋白、红细胞少许，白细胞（＋）、舌红、脉弦数、口干引饮。此乃寒湿内侵，气血瘀阻，日久化热，伤津耗血所致。治以清热通痹，化痰祛风，方用白虎通痹汤加减。药用生石膏、生地黄、生半夏、生薏苡仁各30 g，玄参、红藤、忍冬藤、羌活、独活各15 g，知母9 g，桂枝、陈皮各6 g，川牛膝12 g，马钱子（先煎）3 g，连服1周。疼痛稍缓解，尿常规正常，舌脉同前，守方改马钱子1.5 g，生半夏15 g，加炒白术12 g，蜈蚣2条，继服1个月。疼痛已控制，卧床时已明显感觉，可手扶双拐下床缓慢行走，纳食睡眠已趋正常，腰部及右下肢僵直亦有好转。上方去马钱子，改生石膏15 g，加威灵仙、鸡内金、川杜仲等补肾健脾之品，连服至7月初，病情稳定。（《新中医》，1989年第8期）

2. 妙法解析：强直性脊柱炎多发于青年男性，发病年龄多见于20～38岁，40岁以后发病者较少。患者发病多隐藏，常表现为腰背部、臀部、髋关节的隐痛、钝痛，呈间歇性，伴僵硬感，夜重昼轻，安静时加重，活动减轻。数月或数年后，疼痛变为持续性，且较为严重。祖国医学将其归为骨痹、肾痹范畴。《素问·痹论》曰："以冬遇此者为骨痹。"又曰："肾痹者，善胀，尻以代踵，脊以代头。""其入脏者死，其留连筋骨间痹久。"临床上多按虚寒、湿热、瘀血等分型论治。本例患者为寒湿内侵，气血瘀阻，日久不愈，郁而化热，故见腰髋及右下肢呈僵直疼痛，甚时如火灼针刺。舌红，脉弦数，口干引饮，均为热盛伤津之象。对于此湿热型者，医家多用四妙散加减，重用苍术、黄柏之类。而张氏独用自拟白虎通痹汤治疗，亦收良效。白虎汤原为清气分热之峻剂，但亦有凉血清热之功，气血本相随也。古贤云："风淫于内，治以甘寒。"故又佐以生地黄、玄参，增其清热凉血，养阴生津之功。诸药合用，使热清痹通，痰化风祛而诸症减轻，后又加入白术、鸡内金、川杜仲等补肾健脾之品调摄，使病得以稳定。

（十一）强直性脊柱炎（左芳医案）

1. 病历摘要：李某，男，30岁。2年前感受寒湿之邪而发腰背及腹股沟疼痛，活动逐渐受限，且晨僵明显，在1小时以上，休息后症状不减，伴烦热，口干渴，脘闷，纳少，寐安，大便不爽，舌红苔黄腻，脉弦滑。体格检查：骶髂关节叩击痛，X线检查骶髂关节模糊。实验室检查：血HLA-B27（＋），RF（－）。依据病史、症状、体征及理化检查，中医辨证为湿热壅滞之痹证，西医诊断为强直性脊柱炎。中药治疗以清热利湿、活血通络为主。药用薏苡仁、秦艽、牡丹皮各15 g，石膏20 g，防己、赤芍、川芎、豆蔻各10 g，忍冬藤、白花蛇舌草、重楼、鸡血藤、桑枝、地龙各30 g。服药3周后，腰痛及腹股沟疼痛减轻，晨僵好转，烦热等症亦好转。继前治疗，诸症减轻。（《天津中医》，1998年第3期）

2. 妙法解析：强直性脊柱炎多见于男性，是一种主要累及脊柱中轴、骨骼及四肢大关节，以椎间盘纤维环及附近结缔组织炎性纤维化和骨化及关节强直为病变特点的慢性进行性免疫性疾病。中医学据其临床表现，归入脊痹范畴。《景岳全书·风痹》曰："盖痹者，闭也，以血气为邪所闭，不得通行而病也。"中医学认为，强直性脊柱炎多为正气不足，风寒湿内侵，外邪不解，日久入里化热，加之进食膏粱厚味，更加助湿生热，终至湿热之邪壅滞经络脊柱，气血运行不畅，血脉闭阻不通，不通而痛则为痹。本案采用清热利湿，活血通络法，方中忍冬藤、白花蛇舌草、重楼、秦艽、薏苡仁、防己清热利湿，牡丹皮、赤芍、川芎、鸡血藤、桑枝、地龙活血通络，而不拘泥于湿补等常法。另外，由于强直性脊柱炎病程较长，缠绵难愈，累及部位较多，

"久病入络""久病多瘀"，故临床治疗时不可忽视活血化瘀之法。现代研究证实，活血化瘀药有调节微循环，改善血行的作用，并能有效地调节机体的免疫功能，所以此法应贯穿于治疗始终。

（十二）强直性脊柱炎早期急性发作（王为兰医案）

1. 病历摘要：成某，男，16岁。右髋痛已1年余，来京到某医院治疗，拍片及脑部做CT检查诊为强直性脊柱炎。曾在某医院检查红细胞沉降率48 mm/h，HLA-B27（＋）。有家族史，患病的原因，自觉是由于跑步引起的右髋痛，环跳部位痛，右足跟痛。给予磺胺吡啶每日4片，布洛芬每日3片，疗效不佳，故来我院诊治。现症：腰痛，右髋痛，环跳部位痛，按之剧痛，右足跟痛，行路不便，舌苔薄黄，脉象弦数。诊断：强直性脊柱炎早期急性发作。辨证立法：湿热痰瘀胶结于骨骺，脊柱活动不足，治宜清热解毒除湿，予自拟清热解毒除湿汤。药用白花蛇舌草30 g，虎杖、金银花、连翘各15 g，土茯苓20 g，半边莲、白鲜皮、牡丹皮、忍冬藤、桂枝、川乌、生甘草各10 g。每日1剂，水煎，分2次服，服30剂后热象已消失，即用治本之法。

2. 妙法解析：先天禀赋不足，到了一定年龄，体内肾阴或肾阳衰弱，不能充足供养身体生理发育的需求，不能生精养髓，荣筋壮骨，正虚则邪自内生，湿、热、痰瘀不一而足，间或有感触热毒之邪诱发者。方中白花蛇舌草、半枝莲、虎杖为君药，以清热解毒，金银花、连翘为臣药，辛凉之药，既清热解毒于内，又可透发于外，以土茯苓、白鲜皮、牡丹皮、忍冬藤、桂枝、川乌为佐，甘草为使药，君臣佐使共奏清热解毒、化浊除湿、通经祛瘀之功，服本方每周5～6剂，30剂为1个疗程，若症状有变则通过四诊辨证，重新立方。

（十三）强直性脊柱炎（陈纪藩医案）

1. 病历摘要：邓某，男，23岁。因腰骶部反复疼痛10余年，加重1日来我院治疗。症见：腰骶部及双髋关节疼痛，晨僵，口干，纳差，消瘦，大便不爽、小便黄，舌红，苔黄厚，脉滑数。X线片示：腰椎各椎体呈方形变，椎关节面骨质硬化模糊，腰椎生理曲度存在，双侧骶关节面骨质破坏，关节面皮质白线消失，欠光整。诊断：强直性脊柱炎。治以清热健脾利湿，养阴活血通络。药用黄柏12 g，绵茵陈20 g，苍术、威灵仙、姜黄各15 g，生甘草6 g，三七片10 g，薏苡仁、川萆薢、玉竹、白花蛇舌草、宽筋藤各30 g。另加服通痹灵Ⅱ号6粒，每日3次，通痹灵合剂20 mL，中药在上方基础上随症加减，5个月后诸症悉除。复查X线片示：双侧骶髋关节骨质密度较前均匀，虫蚀样破坏区有所减少，腰椎生理弯曲仍较直，椎体变方，椎体小关节面变窄。（《江西中医药》，2000年第4期）

2. 妙法解析：痹者，古有"风寒湿三气杂至合而为痹"之说，但究其病机，主要是肝肾气血亏虚，筋骨失养，风寒湿痰瘀是其标，肝肾气血虚损是其本。在治疗上中医学已有"通则不痛"的原则，但仅仅活血通络是远远不够的。《医学正传》曰："失通者不痛，理也！但通之法，各有不同。调气以和血，调血以和气，通也！但通之法，各有不同。调气以和血，调血以和气，通也；下逆者使之上行，中结者使之旁达，亦通也；虚者助之使能，寒者温之使能，无非通之之法也。"本案为痹证之痛痹，是因外感湿邪，久郁化热，湿热交阻，留于肌肉关节，气血运行不畅所致。陈氏紧紧抓住湿热内蕴之病机，健脾益胃，巩固后天之本，促进气血的化生，取得了"脾健湿邪可去，气旺痛麻自除"的作用。方中苍术、薏苡仁清热健脾利湿，合川萆薢、绵茵陈、威灵仙加强利湿之效；黄柏、白花蛇舌草清热，合薏苡仁祛除肌肉关节之湿热；宽筋藤、三七片、姜黄活血祛瘀，通络止痛；玉竹养胃阴；生甘草调和诸药、诸药合用而使其经络通，气血和，痼疾除。

（十四）强直性脊柱炎（李洗明医案）

1. 病历摘要：刘某，男，18岁。患者半年前因经常下河洗澡，以致出现腰髋膝关节疼痛，经服消炎止痛药后病情缓解。近 1 个月腰髋关节疼痛复发，腰部有僵硬感，轻微活动后腰部僵硬、疼痛减轻，劳累后加重，弯腰及下蹲活动受限，右膝关节肿胀，浮髌试验（＋），局部有发热感。实验室检查：红细胞沉降率 56 mm/h，RP（＋）。骶髂关节 X 线片示：强直性脊柱炎改变。给予四妙勇安汤加味治疗。金银花、当归、玄参、蒲公英、薏苡仁各 30 g，雷公藤（先煎 1 小时）、羌活各 20 g，葛根、牛膝、补骨脂、地龙、威灵仙、桃仁各 15 g，肉桂 6 g，细辛 5 g。怕风怕凉明显者加桂枝 10 g，以温经散寒；腰背僵硬，两髋关节屈伸不利者加熟地黄、续断、狗脊各 15 g，鹿角胶（冲服）12 g，以补肝肾通经络；腰髋关节疼痛者，酌加全蝎、蜈蚣，以增强止痛作用；膝关节肿胀有积液者，酌加防己 10 g，泽泻 20 g，车前子 15 g，以利水消肿。水煎服，每日 1 剂，连服 6 剂，休息 1 日。关节疼痛难忍者，临时服消炎止痛药，但不作为常规治疗。1 个月为 1 个疗程，最长者服药 3 个疗程。服药 6 剂后，腰髋关节疼痛明显减轻，弯腰活动较前好转。治疗 1 个疗程后，腰髋关节疼痛消失，右膝关节肿消痛止，弯腰及下蹲活动恢复正常，复查 ESR、CRP 均正常，随访 2 年无复发。（《湖北中医杂志》，2000 年第 4 期）

2. 妙法解析：强直性脊柱炎大致相当于中医的脊痹。本案腰髋膝关节疼痛，膝关节肿胀，局部有发热感。虽缺少舌脉，以肿痛、局部发热感，证属中医热痹。肾气虚，督脉空疏，易感风寒、湿热之邪，邪气痹阻经脉，气血凝滞，用四妙勇安汤加牛膝、补骨脂、蒲公英等清热解毒，补益肝肾，强化筋骨，标本兼治。桃仁、雷公藤活血化瘀，清热解毒；肉桂鼓舞气血，遏制苦寒药伤阳败胃之弊。

（十五）强直性脊柱炎（陈湘君医案）

1. 病历摘要：康某，男，27 岁。10 年前因剧烈活动而出现右骶髂关节疼痛，活动不利，经休息后可缓解。引后骶髂关节疼痛反复，劳累及阴雨天加剧，关节反复出现红肿，予泼尼松治疗好转。1 年常伴见左骶髂关节疼痛，来本院查 HLA-B27（＋），骶髂关节 X 线片示"双骶髂关节面毛糙，局部骨质硬化，右骶髂关节间隙略增宽"。就诊时，患者明显腰骶部疼痛，活动障碍，晨僵 4～5 小时，腰酸畏寒，舌淡红，苔薄腻，脉沉细。查：双骶髂关节压痛（＋），双"4"字试验（＋＋），指地距 16 cm，侧弯 10°，枕墙试验（－）。实验室检查：红细胞沉降率 54 mm/h，CRP 17（正常＜8）。诊断：强直性脊柱炎。诊为脊痹（督脉失温，寒邪凝滞）。治疗拟祛寒通络，益肾湿督。先予：制川乌 9 g，生麻黄 6 g，杜仲 15 g，芍药、黄芪、玄参各 30 g，桂枝、白术、防风、防己、鹿角片、狗脊、蜂房各 12 g。14 剂后，再予肉桂 3 g，熟地黄、桑寄生、杜仲、牛膝各 15 g，川芎 30 g，鹿角片、独活、狗脊、当归各 12 g，细辛 9 g，麻黄、白芥子各 6 g。连服 1 周。同时，结合局部中药饼剂外敷，药用白芥子 500 g，生川乌、生天南星各 300 g，冰片 100 g。辅以微波照射，每次 30 分钟，每日 1 次，30 日为 1 个疗程。经治疗 1 个月出院时，患者骶髂关节疼痛明显好转，活动正常，晨僵消失，双骶髂关节压痛（－），双"4"字试验（±），指地距 5 cm，脊柱侧弯 25°，红细胞沉降率 27 mm/h，CRP 4。出院后继以后方治疗 3 个月，再予益肾通络之中成药巩固治疗，18 个月后随访，病情稳定未复发。（《辽宁中医杂志》，2000 年第 5 期）

2. 妙法解析：本案西医诊断为强直性脊柱炎。中医学无此病名，但有不少关于该病特征的描述，如《黄帝内经》"尻以代踵，脊以代头"。《中医症证治法术语》将其归属于"脊痹"，以腰背疼痛，两胯活动受限，严重者脊柱弯曲变形，甚至强直僵硬；或背部酸痛，肌肉僵硬沉重感为主要表现。此病由先天肾阳虚衰，督脉失温，外感寒邪，内寒与外寒相同。寒性凝滞，导致脊柱痉痛僵硬，强直变形。本案先用《金匮要略》治疗寒痹的头乌汤加味散寒通络，益肾温督，继服阳和汤化痰，强化筋骨，和营养血，搜风活络。并用白芥子、生天南星、生川乌、冰片等温散化痰，散结止痛之品外用，全身和局部相结合治疗，从而提高了疗效。

（十六）强直性脊柱炎（丁锷医案）

1. 病历摘要：柴某，男，28 岁。因髋膝疼痛 2 年，时轻时重，腰背部痛伴晨僵 5 个月余，外院治疗未有明显好转而来就诊。察其神志清晰，面白少华，脊柱僵直，仰俯不利，腰背骨盆多处压痛；骶髂关节压痛（＋），骨盆挤压分离试验（＋）。舌红，苔黄白，脉弦细。X 线片示双侧骶髂关节间隙模糊。诊断：强直性脊柱炎。此为患者肝肾不足，风寒侵袭关节筋络，气血痹阻而作痛，筋络拘紧不舒而致屈伸转侧不利，久病则消耗气血。治以养血祛风，通络止痛。自拟强脊舒方治之。药用雷公藤（去皮先煎）15 g，全当归、生地黄、熟地黄、正川芎、青风藤各 10 g，鸡血藤 30 g，绵黄芪、杭白芍、海风藤、忍冬藤各 20 g，蜈蚣（研末吞服）1 条、清全蝎（研末吞服）4 g。每日 1 剂，水煎，分 2 次服。辅以金乌骨通胶囊，每次 3 片，每日 3 次。嘱其避风寒，加强营养，注意体位，适当功能锻炼。服药 14 剂后，腰背部酸痛减轻，活动较前改善。效不更方，续守上方 7 剂。服药后，腰痛、晨僵等症状明显减轻，活动改善。近日因感冒腰背部疼痛等不适感加重，察其舌质淡红，舌苔薄白，舌下青筋迂曲，脉弦细。继予原方加血竭 3 g，姜黄 20 g。再进 20 剂。另加新癀片每次 4 片，每日 3 次。自服上药，腰部酸痛等症状明显缓解，活动复如常人，但阴雨天偶有轻度反复。治从原方加补骨脂 20 g，透骨草 10 g，狗脊 30 g。每日 1 剂，水煎，分 2 次服。共服 20 剂而愈，随访至今症状未复发。（《当代名老中医典型医案集·外伤科分册》，人民卫生出版社，2009）

2. 妙法解析：强直性脊柱炎，乃缠绵难瘥之疾，不仅可致关节强凝，而且极易耗气劫血伤阴。其病机本虚标实，寒热错杂，治颇棘手。自拟"强脊舒"治疗本病多例，每获良效。方中雷公藤、青风藤、海风藤等祛风湿、止痹痛，合蜈蚣、全蝎入骨搜风，通络逐痹；然皆竣猛有毒之品，久服有伤正之虞，黄芪合四物，补血补气，养血和营；鸡血藤伍川芎活血行瘀；忍冬藤清除郁热。诸药合用，攻补并施，互佐互制，相辅相成。前贤有"治风先治血"之说，本方亦颇合辙。

三、文献选录

（一）古代文献选录

强直性脊柱炎属中医学"痹证""大偻""脊痹""肾痹"范畴。历代文献对此有较强的认识。

1.《素问·痹论》指出："五脏皆有所合，病久而不去者，内舍于其合也。故骨痹不已，复感于邪，内舍于肾……肾痹者，善胀，尻以代踵，脊以代头。"腰下为"尻"，指骶髂关节部位；踵指足跟；"脊"，这里指上部胸椎，"尻以代踵，脊以代头"，是描述痹证日久不愈，反复发作，邪入筋骨所表现出的弓背弯曲畸形，符合强直性脊柱炎晚期临床表现。

2.《素问·生气通天论》曰："阳气者，精则养神，柔则养筋，开阖不得，寒气从之，乃生大偻。"《素问·长刺节论》曰："病在骨，骨重不举，骨髓酸痛，客气至，名曰骨痹。"这些不仅勾画出了强直性脊柱炎的基本特点和典型症状。同时也提示该病的病位在骨在肾。

3. 巢元方《诸病源候论·腰痛候》中曰："肾主腰脚，肾经虚损，风冷乘之，故腰痛也，又，邪客于足少阴之络，令人腰痛引少服，不可以仰息。"这是提出肾虚受风，邪伤少阴之络，肾有寒湿之证和腰背弯曲的病机。《诸病源候论·背偻候》曰："肝主筋而藏血，血为阴，气为阳，阳气精则养神，柔则养筋，阴阳和同则气血调适，共相荣养也，邪不能伤。若虚则受风，风寒搏于脊膂之筋，冷则挛急，故令背偻。"《诸病源候论·腰痛不得俯仰候》曰："肾主腰脚，而三阴三阳、十二经、八脉，有贯肾络于腰脊者，劳损于肾，动伤经络，又为风冷所侵，血气搏击，故腰痛也。阳病者，不能俯，阴病者，不能仰，阴阳俱受邪气者，故令腰痛而不能俯仰。"

4.《景岳全书·腰痛》曰："腰痛证旧有五辨，一曰阴虚不足，少阴肾衰；二曰风痹、风寒、湿著腰痛；三曰劳役伤肾；四曰坠堕损伤；五曰寝湿地。虽其大约如此，然而犹未悉也。盖此证有表里虚实寒热之异，知斯六者庶乎尽矣，而治之亦无难也。"

5. 张三锡《医学六要》提出真阴亏损是腰痛的基本病因，而湿热、劳苦、酒色、痰浊、七情又是诱发或加重因素，并创左归丸、右归丸治疗真阴亏损之腰痛证。《医学入门》曰："腰痛新久总肾虚。"

6.《证治准绳》论腰胯痛曰："若因伤于寒湿，流注经络，结滞骨节，气血不和，而致腰胯疼痛。"《东医宝鉴》论"背伛偻"时说："中湿背伛偻，足挛成废。腰脊间骨节突出，亦是中湿。老人伛偻乃精髓不足而督脉虚也。"

7.《张氏医通·脊痛脊强》中曰："脊者，督脉之经，膀胱之经，皆取道于脊也，故项脊常热而痛者，阴虚也，六味地黄丸加鹿茸，常寒而痛者，阴虚也，八味丸加鹿茸，有肾气攻背，而项筋痛连脊髀，不可转移者，此地气入背而上入也，椒附散。"

综观以上病因病机，可知此病的发病是因"阳气不得开阖，寒气从之"而形成。督脉为人身阳气之海，督一身之阳；腰为肾府又与足太阳相表里，所以肾督两虚，寒邪最易入侵，寒邪入侵肾督，阳气不得开阖，寒气从之，乃生大偻。可见肾督阳虚是本病的内因，寒邪入侵是其外因，内外合邪，阳气不化，寒邪内盛，影响筋骨的荣养，而致脊柱伛偻，乃形成大偻。从与腰、脊、胯、尻有关的经络来看，肾脉与督脉密切相关，并在腰、臀、胯、尻处又与肝脉、任脉、冲脉相互联系，有的同起，有的同行，有的贯脊，有的入肾。肾督正气不足，风寒湿三邪（尤其是寒湿偏重者）深侵肾督，督脉督一身之阳，受邪，则阳气不得开阖失于布化；肾受邪，则骨失淖泽，并且不能养肝，肝失养则血海不足，冲任失调，筋骨失养；肾督两虚，脊背腰胯之阳失布化、失营荣，寒则凝涩而致腰胯疼痛，精血不荣渐致于筋脉僵急，督阳失布，气血不化而致脊柱僵曲，形成大偻之疾。

（二）临床辨治规律

汇集众多中医治疗本病的经验，其基本可分为如下两种类型，一为明显型，即发病之初即有强直性脊柱的临床病症特征；二为隐匿型，此型发展缓慢，临床症状不典型不具体，现将两型的基本治法归纳如下：

1. 明显型急性发作期：清热解毒除湿法，适用于突感热毒之邪诱发者，且全身出现阳、热、实证，方用四妙散/丸加减、汗出、大热、口渴，阳明经热盛者，加生石膏、知母；大便秘结不通，阳明腑实者，加大黄；身热，关节红肿疼痛，加蒲公英、紫花地丁。

2. 明显型缓解期：①清热养阴法，适用于邪气已去其八，余热内伏，久病伤阴，方用养阴清热之品组方。②温阳解毒法，适用于余热内存，痰湿瘀阻时有酸痛，方用湿阳解毒汤加减。

3. 隐匿型：①温补肾阳填精益髓，通调督脉法适用于肾阳不足，髓枯精亏，督脉失养，方以右归丸（《景岳全书》）加减。②滋补肾阴，填精养髓，通调督脉，适用于肾阴亏虚，生内热，骨火上炎之象，方用右归丸（《景岳全书》）加减。③补肾填髓，通调督脉法适用于肾阴肾阳两虚，督脉瘀滞，方用左归丸合右归丸加减，根据阴阳的偏盛偏衰来配伍药物。④滋补肝肾，通调督脉法。适用于肝肾阴虚，虚火内抚，督脉瘀滞之证，方用杞菊地黄丸加减。⑤温补脾肾，通调督脉法，适用于脾肾阳虚，督脉瘀滞之证，方用附子理中汤（《太平惠民和剂局方》）合肾气丸（《金匮要略》）加减。⑥补气养血，通调督脉法，适用于气血两虚，督脉瘀滞之证，方用人参养荣汤（《太平惠民和剂局方》）加减。⑦疏肝解郁，益肾通督法，适用于肝郁失于条达，疏泄失司，致两肋胀痛之证，方用四送散合左归丸加减。⑧温脾化瘀，补肾通督法，适用于湿邪困脾之证，方用实脾饮合右归丸加减。

（三）名医经验选录

1. 焦树德认为，大偻的治疗方法，是以补肾强督为主，佐以活血脉、壮筋骨。如有邪郁化热者，可佐苦以坚肾、化湿清热之品。痹阻肢节者，可适加疏风、散寒、通利关节之品。

2. 王为兰在治疗过程中注重分期，急性期多治以清热解毒祛湿，缓解期则辨阴阳所伤而用药。

3. 胡荫奇则善用药对，如青风藤配穿山龙、狗脊配杜仲、山茱萸配白芍。

4. 莫成荣在治疗过程中始终贯彻活血化瘀法，如丹参、红花、赤芍、川芎、姜黄、牛膝、穿山甲等，尤擅用丹参。

5. 陈纪藩教授认为强直性脊柱炎两虚相得多湿热，在治疗中予以系统扶正祛邪，扶正在气血，只要舌不红苔不厚者即可选用四君子汤、四物汤、黄芪桂枝五物汤、当归芍药汤，祛除重视祛湿，认为除湿为第一要务，无论辨证属何型，陈湿之方法不可偏废，或微汗祛湿如麻黄加术汤；或健脾利湿如五苓散，此外注重饮食起居调摄。

6. 冯兴华认为本病本在肾精亏虚，治以补肾填精，标在湿热痹阻治以清热利湿，痹有血瘀作祟，活血化瘀贯穿始终，活动期属湿热者以四妙散加减。

7. 谷越涛认为本病为外感风寒湿为因，湿热瘀阻兼肾虚虚损为果，本病活动期为湿热瘀阻，阴虚内热，中晚期证候特点为瘀血阻督，阳虚寒凝，并用自拟脊痹Ⅰ号方和脊痹Ⅱ号方治疗甚验。

8. 徐玲认为本病以肾督亏虚为本，风寒湿热痰瘀阻于任脉为标，治疗宜标本同治，只有在大力扶正的基础上攻逐痰浊瘀血，方可奏效。临床多用独活寄生汤加减。

9. 周翠英认为本病活动期以肾虚督空为本，湿热瘀血为标，以五味消毒饮加减。缓解期以补肾强筋为法，方用右归丸加减，善用葛根和白芍两药配伍，及蜈蚣、狗脊入督脉之药。

10. 朱良春认为，本病应当扶正与逐邪并重，扶正不仅着眼于气血，更要考虑肾与督脉，盖肾主骨，而督脉主一身之阳也。穿山龙祛风湿、通经络，对细胞免疫和体液免疫均有抑制作用，能调节免疫，治疗风湿类疾病及慢性肾病、肾衰竭等，参用本品能提高疗效，增强机体抗病能力；青风藤善于通行经络，疏利关节，有行筋通络之功；与鸡血藤、拳参、忍冬藤等同用，不仅养血通络，且能舒挛缓痛；参用鹿角片、骨碎补、补骨脂、蜂房、淫羊藿等益肾培本之品，始可标本同治，提高疗效。"益肾壮督"乃治本的措施，配合"蠲痹通络"而治其标，既能改善局部组织的血液循环，促进滑膜炎症之吸收，又增加受累神经和退行骨质的营养物质的供应，便能获得比较显著的疗效；乌梢蛇、炙僵蚕、广地龙、炙土鳖虫不仅具有搜剔之性，而且均含有动物异体蛋白质，对机体的补益调整，有其特殊作用。特别是乌梢蛇，还能促进垂体前叶促肾上腺皮质激素的合成与释放，使血中这种激素的浓度升高，从而达到抗炎、消肿、止痛的疗效。在实践中体会到虫类药的使用对缩短疗程、提高疗效具有重要作用；威灵仙为必用之品，因为威灵仙不仅能通利关节，宣痹止痛，而且从其能治骨鲠喉推论，它可能有使病变关节周围紧张挛缩的肌肉松弛的作用；制天南星燥湿化痰，消肿散结，尤善止骨痛，对包括强直性脊柱炎在内的各种骨痛均有良效；黄芪、当归补益气血；蓬莪术、凤凤衣护胃；生白术健脾；甘草调和诸药。治痹常法，总不外乎祛风、散寒、除湿、活血通络。肾痹具有久痛多瘀、久病入络、久痛多虚的特点，既有正虚，又有邪实，故朱良春倡立益肾壮督治其本，蠲痹通络治其标，创制益肾蠲痹丸，用之多获良效。"蝎蚣胶囊"由全蝎、蜈蚣等组成，善于搜风通络、消肿止痛、散瘀破结，解痉止痛，可用治各种痹痛。采用汤、丸、胶囊三药并施，以加强补益、通络之功效，达到调整机体之目的。并需对病员给予语言疏导，使之消除顾虑，增强信心，适当锻炼，生活有序，劳逸结合，始可早日康复。

（四）分型治疗选录

1. 辨证分4型治疗强直性脊柱炎20例：①虚寒型，治以温补肾阳，佐以活血祛风止痛，予乌头桂枝汤加味。②阴虚型，治以滋补肾阴，佐以凉血活血，祛风止痛，予芍药甘草汤加味。③血瘀型，治以活血祛瘀，佐以温通祛风止痛，予活络效灵丹加味。④湿热型，治以健脾利湿清热，佐以祛风止痛，予四妙丸加味。每日1剂，水煎服。服12～24剂。结果：疼痛明显减轻者6例，疼痛减轻者12例，无效2例。对有效者随访＞6个月，复发1例。（《中医杂志》，1987年第7期）

2. 辨证分3型治疗强直性脊柱炎267例：①阳虚寒湿型，药用雷公藤、鹿角胶、附子、肉桂、淫羊藿、杜仲、狗脊、巴戟天、川乌、草乌、桑枝、牛膝等。②阳虚血瘀型，药用雷公藤、鹿角胶、附子、肉桂、当归、川续断、牛膝、桃仁、红花、骨碎补、鸡血藤、地龙、桑枝等。③阴虚湿热型，药用雷公藤、黄柏、知母、龟甲胶、山茱萸、薏苡仁、泽泻、木瓜、牛膝、桑枝、丹参、金樱子、鸡血藤等。每日1剂，水煎服。结果：痊愈64例占23.97%，显效159例占59.55%，好转28例占10.49%，无效16例占5.99%，总有效率为94%。（《辽宁中医杂志》，1987年第6期）

3. 辨证分3型治疗强直性脊柱炎36例：①风寒湿痹型用乌头汤加减，药用制附片、制川乌、麻黄、桂枝、细辛、羌活、独活、炒苍术、生薏苡仁、生黄芪、当归、牛膝等。②肾督亏虚型用独活寄生汤合青娥丸加减，药用独活、桑寄生、续断、狗脊、杜仲、制附片、鹿角胶、淫羊藿、补骨脂、千年健、木瓜、牛膝、土鳖虫、制天南星等。③肝肾不足型用知柏地黄丸加减，药用熟地黄、枸杞子、山茱萸、知母、黄柏、杜仲、龟甲、山药、络石藤、寻骨风、鹿衔草、紫丹参、穿山甲片等。随症加减。每日1剂，水煎服。加用雷公藤片2片（每片40 mg），每日3次，口服，配合风湿仪取穴治疗。30日为1个疗程。治疗1～3个疗程，结果：显著好转22例，好转13例，无效1例，总有效率97.2%。（《江苏中医》，1994年第8期）

4. 辨证分3型治疗强直性脊柱炎75例：①虚寒型用本冲剂（黑刺蚂蚁、三七、白花蛇、穿山甲、淫羊藿、黄芪），Ⅱ号胶囊（黑刺蚂蚁、蜈蚣、全蝎、川乌、草乌、细辛）。②肾虚湿重型用冲剂，Ⅲ号胶囊（黑刺蚂蚁、重楼、穿山甲、穿山龙、薏苡仁、苍术）。③肾虚湿热型用冲剂，Ⅳ号胶囊（黑刺蚂蚁、黄柏、知母、石膏、重楼、穿山甲）；治疗后关节灼痛、低热等症减轻改用冲剂加Ⅳ号胶囊。各型用冲剂1包（10 g），每次胶囊4粒，均每日3次，饭后服。经治6个月，临床治愈8例，显效24例，有效31例，无效12例，总有效率为84%。（《四川中医》，1994年第2期）

5. 辨证分3型治疗强直性脊柱炎80例：①虚寒型用乌头汤加味，药用制川乌、制草乌、炙甘草各10 g，红花、狗脊、石楠藤各12 g，当归15 g，熟地黄30 g。②湿热型用二妙散加味，药用黄柏、苍术、桑寄生、甘草各10 g，秦艽、防己、狗脊、石楠藤各12 g，徐长卿20 g。③血瘀型用活络效灵丹加味，药用丹参、熟地黄各30 g，当归、续断各15 g，鸡血藤20 g，乳香、没药、蜂房、地龙、土鳖虫、桂枝、独活、桑寄生、炙甘草各10 g。均随症加减。每日1剂，水煎服。配合按摩疗法。本组及对照组53例，用非甾体抗炎药1种，服用1个月无效，换1种。并选用干扰电、超短波、微波、红外线等疗法1～2种，每日1次，15日为1个疗程，疗程间隔3～5日。结果：两组分别临床治愈4、1例，显效59、21例，好转17、31例，愈显率78.8%、41.5%（$P<0.001$）。（《新中医》，1994年第7期）

6. 辨证分2型治疗幼年强直性脊柱炎22例：①湿热阻络型用1号方（含白鲜皮、白花蛇舌草、生地黄、虎杖根、秦艽、鸡血藤、黄芪、防己、青风藤、鹿角霜、乌梢蛇）。②寒湿阻络型用2号方（上方去白鲜皮、白花蛇舌草、生地黄，加桂枝、细辛、淫羊藿）。剂量根据成年人用量酌减，每日1剂，水煎服。用制川乌、制草乌、胆南星、肉桂、细辛、威灵仙、透骨草、乳香、没药、川芎、红花、马钱子各等份。水煎，用SZ-88ⅢGN熏蒸治疗仪（大连腾达医疗器械有限公司提供），温度45 ℃～50 ℃，熏蒸患处，每次30分钟，每日1次。并用布洛芬胶囊0.3～0.6 g，柳氮磺吡啶片1 g，每日2次，口服。用3周，结果：显效（疼痛消失，活动功能复常或改善；红细胞沉降率复常）12例，好转9例，无效1例。疗效寒湿阻络型优于湿热阻络型。（《中国中医药信息杂志》，2009年第4期）

7. 辨证分4型治疗强直性脊柱炎26例：①风寒湿邪痹阻，气血亏虚型，治以独活寄生汤加减Ⅰ方：桑寄生30 g，独活、桂枝、牛膝、秦艽、防风、当归、白术、茯苓各10 g，黑杜仲、党参、熟地黄各15 g，细辛、川芎各5 g。每日1剂，水煎，分2次服。②风寒湿邪痹阻，郁久化热伤阴型，治以独活寄生汤加减Ⅱ方：桑寄生30 g，桂枝5 g，独活、黑杜仲、牛膝、秦艽、防风、白芍、枸杞子、牡丹皮、泽泻各10 g，细辛3 g，知母、黄柏、山药、生地黄、茯苓各15 g。③风寒湿邪夹痰湿痹阻型，治以独活寄生汤加减Ⅲ方：桑寄生30 g，杜仲、茯苓各15 g，独活、桂皮、牛膝、秦艽、防风、陈皮、半夏、竹茹、枳实各10 g，细辛、甘草各3 g，胆南星5 g。④湿热偏重型，治以独活寄生汤加减Ⅳ方：独活、桑寄生、黄柏、薏苡仁、三桠苦、忍冬藤、连翘各15 g，牛膝、秦艽、防风各10 g，桂枝3 g，细辛2 g，土茯苓30 g。服法皆同Ⅰ方。并用伸筋草、透骨草各15 g，五加皮、三棱、莪术、海桐皮各12 g，秦艽、牛膝、木瓜、红花、苏木、苍术、细辛各10 g。每剂加水4000～5000 mL，烧开后，先熏蒸患处，待水温降至40 ℃～50 ℃时，浸泡或热敷患处，每次30分钟，每日2次，每剂可重复用4～5次。每日多次主动和轻柔被动活动有关的关节。为防止复发，静止期仍应间断服药，每3日1剂，或每月连服10剂独活寄生汤加减Ⅰ方或Ⅱ方。疼痛消失，红细胞沉降率未正常，方中可加土茯苓30 g，连翘15 g。如半年以上未复发者，可每月服5剂或每季度连服15剂。并防止过劳或受寒冷。随访时间最长8年，最短2年3个月，平均4.7年。结果：优14例，良10例，有效2例，总优良率92.3%。（《中国骨伤》，1993年第3期）

（五）分期治疗选录

1. 分2期辨治强直性脊柱炎36例：活动期用苍术、黄柏、川牛膝、桂枝各10 g，薏苡仁、土茯苓各30 g，忍冬藤、雷公藤（先煎）、络石藤、丹参各20 g，虎杖、赤芍、地龙、僵蚕各15 g。稳定期用黄芪、威灵仙各30 g，当归、枸杞子各20 g，狗脊、牛膝、鹿角胶、龟甲、蜂房各15 g，白芥子、穿山甲、附子各10 g，细辛5 g，蜈蚣2条。每日1剂，水煎服；2个月为1个疗程。对照组33例，用柳氮磺胺吡啶0.5～1 g，每日3次，口服，递增，用4周后达最大量，用3～6个月后，再减量，用1年；用非甾体抗炎药，症状减轻后，渐减量，用3～4个月。结果：两组分别临床控制各12例，显效15、14例，有效5、3例，无效各4例，总有效率88%、87%。（《中国中医骨伤科杂志》，2004年第6期）

2. 分3期治疗强直性脊柱炎52例：早期用蠲痹汤加减，药用羌活、独活、当归、川芎、海风藤各12 g，秦艽、炙甘草各10 g，桂枝、乳香、白花蛇舌草各6 g。中期用右归饮加减，药用肉桂3 g，附子、鹿角胶各6 g，熟地黄、山药、吴茱萸、枸杞子、杜仲各12 g，木瓜、炙甘草各10 g。晚期用金匮肾气丸加减，药用附子、桂枝各6 g，熟地黄、山茱萸、山药、茯苓、桑寄生各12 g，牡丹皮、泽泻、狗脊、炙甘草各10 g。每日1剂，水煎服。并用当归、独活、鸡血藤、威灵仙、秦艽、海风藤、桑枝、寻骨风各15 g，红花、土鳖虫各10 g，乌梢蛇6 g。每日1剂，水煎取液，热浴；30日为1个疗程，疗程间隔5日。用1～2个疗程，结果：显著好转19例，好转28例，无效5例。(《辽宁中医药大学学报》，2007年第2期)

3. 分2期治疗强直性脊柱炎32例：活动期用四妙散加减，药用苍术、鸡血藤、防己、透骨草、土鳖虫、防风各15 g，黄柏、雷公藤、秦艽、忍冬藤各20 g，薏苡仁30 g，桂枝10 g，蜈蚣2条，牛膝12 g。缓解期用六味地黄汤加减：熟地黄、茯苓各20 g，山药、山茱萸、泽泻、牡丹皮、牛膝、鹿衔草、狗脊、地龙各15 g，桂枝10 g，蜈蚣2条，全蝎8 g。每日1剂，水煎，分3次服。并用黄芪、桂枝、当归、透骨草、苏木、茜草、细辛、川乌等，封闭式中药蒸气浴，每次20～30分钟；每周3次。用柳氮磺吡啶0.5～1 g，每日3次，甲氨蝶呤7.5～15 mg，每周1次，口服；痛剧用非甾体抗炎止痛药；原用激素者渐减量至停用。3个月为1个疗程。功能锻炼；急性期、全身活动性病变未控制禁用。结果：近期控制6例，显效15例，好转9例，无效2例，总有效率93.8%。(《中医正骨》，2004年第2期)

4. 分2期治疗强直性脊柱炎102例：活动期用雷公藤、防风、附子各12 g，青风藤、川芎、当归、丹参各15 g，鸡血藤、生黄芪、红花各18 g，羌活、独活、降香、薏苡仁各9 g。稳定期用续断21 g，淫羊藿18 g，鹿角胶、狗脊、威灵仙、红花、川芎各12 g，杜仲、谷芽、姜黄、白僵蚕各15 g，延胡索、穿山甲各9 g，蜈蚣1条。每日1剂，水煎服。并用柳氮磺吡啶0.25 g，每周递增0.25～1 g，用2周；6周后，每周减0.25 g至初始量，用2周；每日3次，口服。甲氨蝶呤5 mg；每周递增2.5～10 mg，每周1次。用半年。重症用小剂量皮质激素，症状缓解后停用。结果：显效（晨僵、夜间痛消失；C反应蛋白复常，红细胞沉降率<20 mm/小时，CT或X线片示改善或无变化）78例，有效18例，无效4例，加重2例。(《中医正骨》，2005年第11期)

(六) 内服中药报道选录

1. 肾痹汤治疗强直性脊柱炎30例：生地黄30～60 g，葛根20～30 g，金银花、土茯苓各30 g，蒲公英20 g，狗脊、赤芍、白芍、王不留行各15 g，红花10 g。疼痛剧烈属热毒炽盛者加紫花地丁、板蓝根；属寒热错杂者加花椒、桂枝；兼发热者加石膏、牡丹皮；兼下肢浮肿或关节积液者加薏苡仁、车前草，并酌减生地黄用量；兼畏风汗多或平素易于感冒者加黄芪；对病情较重的患者均加服理气通络散（由香附、川芎、延胡索、黄柏、全蝎组成）。每日1剂，水煎分2次服，连服6日，休息1日。1个月为1个疗程。结果：显效9例，有效20例，无效1例，总有效率96.7%。(《陕西中医》，1991年第2期)

2. 散痹汤治疗强直性脊柱炎32例：青风藤40 g，生麻黄、桂枝、生姜各10 g，制附子（先煎1小时）24 g，生石膏18 g，木通、甘草各6 g。若寒盛重用附子，加细辛；热盛去附、桂，加知母、黄柏；风盛加蜈蚣、葛根；湿盛加薏苡仁、土茯苓；夹瘀血加土鳖虫、水蛭；痛甚加刘寄奴。每日1剂，水煎服。结果：显效（症状消失且1年内未复发，X线片示病变有改善或无发展，红细胞沉降率恢复正常）16例，有效（症状减轻，受累部位活动范围增大，红细胞沉降率降低）13例，无效3例。本方初效一般在26剂左右，如无不良反应，宜守方候效。(《陕西中医》，1990年第3期)

3. 蜂露桂枝汤治疗强直性脊柱炎20例：蜂房10 g，白芥子、穿山甲片、桂枝各6 g，海藻、昆布、炒牛蒡子各9 g，血竭3 g，生黄芪60 g，当归、葛根各12 g，枸杞子30 g。每日1剂，水煎服。30剂为1个疗程。再用川椒目、海藻、鸡血藤、制狗脊各30 g，羌活、独活、制半夏、昆布、木瓜、桂枝各15 g，制川乌、制草乌各5 g，胆南星9 g。纱布包，加水3000 mL，水煎20分钟，加温水浸浴30分钟，每周2次，每剂药用3次，连续浸16次。配合功能锻炼。服药2个疗程后，显著好转10例，好转8例，无效2例。(《上海中医药杂志》，1991年第9期)

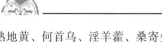

4. 黄乌淫羊藿汤强直性脊柱炎 53 例：熟地黄、何首乌、淫羊藿、桑寄生、川续断、丹参各 20 g，杜仲、地龙各 15 g，川芎、红花各 12 g，菝葜、狗脊各 30 g，舌红少苔脉数者加生地黄、玄参；遇冷加重者加制附片、桂枝，关节肿痛者加川牛膝、木瓜；肩及颈项部疼痛加威灵仙、羌活、葛根。每日 1 剂，水煎服。1 周为 1 个疗程，疗程间隔 1 周。同时进行功能锻炼。治疗 2 个疗程后，结果：治愈 15 例，显效 29 例，有效 7 例，无效 2 例，总有效率 96.2％。(《中医正骨》，1992 年第 4 期)

5. 黄芪青风藤汤治疗强直性脊柱炎 25 例：黄芪 60 g，青风藤 20 g，海风藤、秦艽、丹参各 15 g，当归、杜仲、仙茅、骨碎补、枸杞子、红花、防己、生川乌（先久煎）各 12 g，桂枝、细辛各 10 g，全蝎、蜈蚣、甘草各 9 g。每日 1 剂，水煎服。10 日为 1 个疗程，一般需 3～4 个疗程。早期配以吲哚美辛、阿司匹林之类药物服用 7～10 日。结果：显效 22 例，好转 3 例。其中 23 例经随访 3 年病情稳定，2 例随访 1 年半。(《陕西中医》，1993 年第 5 期)

6. 补阳还五汤治疗强直性脊柱炎 35 例：生黄芪 40～120 g，当归尾 15～30 g，赤芍、川芎、桃仁、红花各 15～20 g，地龙 20 g。风湿痹阻证加防己、秦艽、黄柏各 15 g，海桐皮 12 g；寒邪痹阻证加附子、制川乌、桂枝各 9 g；肾阳虚衰证加淫羊藿、熟地黄各 20 g，仙茅 15 g，山茱萸 12 g；气血亏虚证加八珍汤。每日 1 剂，水煎服。并用阿司匹林肠溶片，每次 50 mg，每日 2 次，口服，用 1 个月后，改每日 1 次；1 个月为 1 个疗程。再用腰椎整复法（腰椎定位摇正、腰椎斜扳、掌指推正、腰椎后伸推压、牵引对推、背抖及摇按骨盆法）。对症处理。用 1～4 个疗程。结果：优 25 例，良 8 例，一般 2 例。(《安徽中医临床杂志》，2000 年第 6 期)

7. 强肾治痹汤治疗强直性脊柱炎 86 例：谷芽、生黄芪、淫羊藿各 30 g，雷公藤（先煎）、川续断各 15 g，青风藤、宽筋藤、川芎、杜仲、赤芍、狗脊、当归、鹿角胶各 12 g，鸡血藤、桑寄生各 20 g，红花 3 g，炙穿山甲、制川乌各 5～9 g。痛剧加蜂房、蜈蚣；髋膝等关节破坏加土鳖虫、莪术；身体拘挛、脊柱发僵加片姜黄、白僵蚕、威灵仙；风寒湿甚加防风、青风藤；寒甚加干姜、制附子。每日 1 剂，水煎服。30 日为 1 个疗程。并用舒筋活络散：当归、川芎、乳香、没药、生川乌、生草乌、樟脑、路路通、花椒、宽筋藤等各 10～20 g。每 3 日 1 剂，水煎取液，加白酒少许，用毛巾蘸药液，热敷患处。每次 20～30 分钟，每日 3 次。并用蛇毒注射液（广州军区总医院研制）2 mL，每日 1 次，肌内注射；20 日为 1 个疗程，用 1～2 个疗程。痛剧及红细胞沉降率增高用非甾体抗炎西药。配合姿势训练及脊椎运动锻炼等。用 2 个月。结果：显著好转 45 例，好转 36 例，无效 5 例，总有效率 94.19％。(《辽宁中医杂志》，2001 年第 2 期)

8. 芪桑强脊汤治疗强直性脊柱炎 154 例：生黄芪 20 g，桑寄生、当归、青风藤、络石藤、葛根、白芍、狗脊、补骨脂、续断各 15 g，千年健 12 g，独活、川芎、桂枝、全蝎、地龙、延胡索各 9 g，甘草 6 g。每日 1 剂，水煎，餐后 1 小时服；15 日为 1 个疗程。症状消失后，原病甚者制成水丸口服，用 1～2 个月。配合红外线热疗、药浴、中药湿敷等，功能锻炼。结果：显著好转 68 例，好转 80 例，无效 6 例。脊柱功能、主要体征及实验室指标治疗后均明显改善（$P<0.01$ 或 0.05）。(《山东中医药大学学报》，2001 年第 6 期)

9. 化痰逐瘀解毒汤治疗强直性脊柱炎 60 例：白芥子、制天南星、鬼箭羽、红藤、黄柏各 10 g，竹节香附、白附子各 6 g，海蛤壳、海浮石、川牛膝、南蛇藤各 15 g，土茯苓、败酱草、重楼各 20 g。随症加减。每日 1 剂，水煎服。对照组 40 例，用独活寄生汤：独活、牛膝、杜仲、秦艽、防风、白芍各 9 g，桑寄生 18 g，细辛 3 g，党参、当归各 12 g，地黄 15 g，甘草、川芎各 6 g，肉桂 1.5 g。均 1 个月为 1 个疗程。两组均原用激素减量至停，停用抗风湿药。用 1～3 个疗程，结果：两组分别近期控制 12、2 例，显效 29、8 例，好转 16、20 例，无效 3、10 例，总有

效率 95％、75％（$P<0.01$）。（《中国中西医结合杂志》，2002 年第 8 期）

10. 芪脊桑续菟丝子汤治疗强直性脊柱炎 28 例：黄芪、狗脊、桑寄生、续断、菟丝子各 30 g，当归 12 g，红花、砂仁各 10 g，威灵仙、骨碎补、补骨脂、炒杜仲各 20 g，延胡索、牛膝、熟地黄、白术各 15 g，蜈蚣 3 条。每日 1 剂，水煎服。对照组 26 例，均用来氟米特 50 mg，3 日后，改 20 mg，每日餐后顿服。12 周为 1 个疗程。结果：两组分别明显进步 7、4 例，进步 15、9 例，改善 4、8 例，无效 2、4 例。见不良反应分别 4、13 例次（$P<0.05$）。（《中医正骨》，2002 年第 8 期）

11. 益肾壮督汤治疗强直性脊柱炎 112 例：杜仲炭、川续断各 100 g，熟地黄 150 g，淫羊藿 50 g，炙乳香、炙没药各 80 g，地龙、全蝎各 60 g，马钱子（去毒）30 g。制成胶囊，每粒含生药 0.25 g。每次 4～6 粒，每日 3 次，口服。3 个月为 1 个疗程。配合功能锻炼。结果：显效（受累部位疼痛消失，功能复常或改善；X 线片示骨质破坏改善或无进展）53 例，好转 51 例，无效 8 例，总有效率 92.8％。（《陕西中医》，2002 年第 9 期）

12. 独活寄生汤加味治疗强直性脊柱炎 27 例：桑寄生、牛膝、杜仲、熟地黄、茯苓、穿山甲各 15 g，独活、当归、赤芍、白芍、党参各 10 g，秦艽、川芎、皂角刺各 12 g，防风 9 g，细辛、桂心、甘草各 3 g。随症加减。每日 1 剂，水煎服。30 日为 1 个疗程。结果：痊愈 10 例，显效 11 例，好转 5 例，无效 1 例。（《中医正骨》，2002 年第 11 期）

13. 银苡祛痹汤治疗活动期强直性脊柱炎 68 例：金银花、薏苡仁各 30 g，土茯苓 24 g，虎杖 20 g，川牛膝 18 g，赤芍、白芍、独活各 15 g，黄柏 10 g，土鳖虫 9 g，水蛭 6 g。每日 1 剂，水煎服。对照组 40 例，用吲哚美辛，每次 25 mg，每日 3 次，餐后服。均 1 个月为 1 个疗程。用 2 个疗程，结果：两组分别近期控制 5、0 例，显效 26、10 例，好转 34、24 例，无效 3、6 例，总有效率 95.59％、85％。（《中医杂志》，2003 年第 1 期）

14. 黄芪藿楼汤治疗强直性脊柱炎 36 例：黄芪 30 g，淫羊藿、重楼、威灵仙、青风藤、白花蛇舌草各 20 g，白扁豆 13 g，瓦楞子 12 g，商陆 6 g。每日 1 剂，水煎服；用 3～6 个月。并用柳氮磺吡啶，第 1、第 2、第 3 周分别为 0.25、0.5、0.75 g，最大量 1 g，每日 3 次，口服；关节、下腰及颈背部痛甚用奈丁美酮 0.5 g（或双氯芬酸 2.5 mg），每日 3 次，口服。结果：均症状消失，红细胞沉降率复常。随访 1 年，症状未加重。（《中国临床康复》，2003 年第 5 期）

15. 祛痹通络汤治疗强直性脊柱炎 34 例：制附子、威灵仙各 20 g，生石膏、金银花、乌梢蛇、五灵脂各 15 g，秦艽、防风、木瓜、川芎、土鳖虫、没药、乳香各 10 g，蜈蚣 2 条。寒甚加川乌、细辛；湿甚加茯苓、防己；气虚加黄芪。每日 1 剂，水煎服；28 日为 1 个疗程，用 2～5 个疗程。随访 1～2 年，结果：显效（疼痛消失或基本消失，脊柱活动复常或基本复常；红细胞沉降率复常）19 例，有效 13 例，无效 2 例，总有效率 94.1％。（《中医药学报》，2003 年第 2 期）

16. 补肾活血汤治疗强直性脊柱炎 89 例：熟地黄、枸杞子、狗脊、独活各 15 g，杜仲、骨碎补、当归、川芎、赤芍、牛膝各 20 g，黄柏 12 g，全蝎 9 g，甘草、水蛭各 6 g。湿热加金银花、土茯苓、苍术；痛甚加制乳香、制没药。每日 1 剂，水煎服。对照组 32 例，用保泰松片，每日 3 次，每次 0.2 g，餐后服。对症处理。均 4～6 周为 1 个疗程。用 2 个疗程，结果：显效（主症、体征消失或明显控制，关节功能复常）24、2 例，有效 55、17 例，无效 10、13 例，总有效率 88.76％、59.38％（$P<0.05$）。（《辽宁中医杂志》，2003 年第 6 期）

17. 温阳通痹汤治疗强直性脊柱炎 40 例：附子 10 g，生川乌、草乌（均先煎 2 小时）、鹿角片（先煎半小时）、雷公藤、仙茅、淫羊藿、黄芪、赤芍、白芍各 15 g，水蛭粉、三七粉（均分吞）、全蝎各 3 g，马钱子 1～3 g，蜈蚣 3 条。每日 1 剂，水煎取液，加白酒 10 mL，蜂蜜 1 匙，每日 3 次餐后服。痛甚并用吲哚美辛 1 片，每日 3 次，口服；痛止渐减量，并用本方制成酊剂，口服。3 个月为 1 个疗程。用 1～4 个疗程，结果：临床治愈 8 例，显效 15 例，有效 16 例，无效 1 例，总有效率 97.5%。(《中医药学刊》，2003 年第 8 期)

18. 强脊清解汤治疗强直性脊柱炎（活动期）35 例：忍冬藤、白芍各 30 g，狗脊 20 g，苦参、半枝莲、草薢、山茱萸、杜仲、穿山龙、青风藤各 15 g，黄柏 10 g。每日 1 剂，水煎服。对照组 34 例，用湿热痹冲剂（含黄柏、苍术、牛膝、草薢、生薏苡仁、防风、防己、地龙、连翘、忍冬藤、威灵仙制成）。每次 5 g，健步强身丸（含知母、黄柏、龟甲、熟地黄、当归、白芍、炙黄芪、人参、续断、独活、牛膝、木瓜等）6 g，均每日 2 次，口服。均 1 个月为 1 个疗程。结果：两组分别近期控制 7、2 例，显效 15、9 例，有效 9、12 例，无效 4、11 例，总有效率 88.57%、67.65%（$P < 0.05$）。(《中医杂志》，2004 年第 5 期)

19. 补肾活血汤治疗强直性脊柱炎 32 例：狗脊 35 g，骨碎补 25 g，熟地黄、淫羊藿、青风藤、续断、牛膝各 15 g，制附子、鹿角胶、羌活、独活、赤芍、桂枝、白芍、乌梢蛇、知母、炙穿山甲各 10 g，狗脊 35 g，土鳖虫、全蝎各 6 g。随症加减。每日 1 剂，水煎服。30 日为 1 个疗程。用 1～3 个疗程，结果：显效（腰骶痛止，活动复常或改善；红细胞沉降率复常）14 例，好转 15 例，无效 3 例，总有效率 90.3%。(《广西中医药》，2004 年第 1 期)

（七）中西医结合治疗报道选录

1. 清热解毒除湿汤合柳氮磺吡啶治疗强直性脊柱炎活动期 20 例：白花蛇舌草、土茯苓、生葛根各 30 g，虎杖、金银花、连翘各 15 g，半枝莲、白鲜皮、忍冬藤、桂枝各 10 g。每日 1 剂，水煎服。对照组 20 例，用双氯酚酸钠（扶他林）25 mg，每日 3 次，口服。两组均用柳氮磺吡啶，每日 3 次，每次 250 mg，渐增量至每日 2 次，每次 1 g，口服。均 4 周为 1 个疗程。用 1 个疗程，结果：两组分别显效（主症基本消失；主要化验指标复常）8、9 例，有效各 6 例，无效 6、5 例，总有效率 80%、83.33%。(《北京中医》，2005 年第 5 期)

2. 肾痹汤合布洛芬治疗强直性脊柱炎 93 例：狗脊 30 g，熟地黄、何首乌、淫羊藿、桑寄生、续断、丹参各 20 g，杜仲、地龙各 15 g，川乌、红花各 12 g。舌红少苔、脉数加生地黄、玄参；遇冷加重加制附子、桂枝；髋、膝、踝关节肿痛加牛膝、木瓜；肩及颈项痛加威灵仙、羌活、葛根。每日 1 剂，水煎服。并布洛芬 0.6～1.2 g，每日 2 次，口服。2 周为 1 个疗程，疗程间隔 3～5 日。用 2～5 个疗程，结果：治愈 54 例，显效 25 例，有效 12 例，无效 2 例。随访＞0.5 年，复发 11 例。(《中国社区医师》，2007 年第 9 期)

3. 中药分型辨治，西药骶髂关节注射治疗强直性脊柱炎 37 例：风湿痹阻型用桂枝芍药知母汤加减：桂枝、知母各 12 g，芍药、防风、白术各 15 g，麻黄 9 g，甘草 6 g。寒湿痹阻型用乌头汤加减：川乌 10 g，麻黄 9 g，芍药 15 g，黄芪 20 g。湿热痹阻型用白虎加人参汤加减：石膏 30 g，知母 12 g，甘草 6 g，人参 15 g。瘀血阻络型用大黄䗪虫丸加减：大黄 12 g，水蛭、土鳖虫各 10 g，桃仁、芍药、生地黄各 15 g，甘草 6 g。肝肾亏虚型用肾气丸加减：熟地黄 24 g，山药、泽泻、牡丹皮、茯苓各 15 g，山茱萸、桂枝各 12 g，附子 10 g。随症加减，每日 1 剂，水煎服。患者俯卧，2% 利多卡因局部麻醉，CT 引导下，用得宝松 2 mL（每毫升含二丙酸倍他米松 5 mg，倍他米松磷酸二钠 2 mg），加 2% 利多卡因至 5 mL，骶髂关节注射。结果：显效（症状消失，脊柱活动和胸廓扩张度复常或改善；红细胞沉降率复常，X 线示病变改善或无进展）10 例，有效 25 例，无效 2 例，总有效率 94.59%。(《福建中医药》，2004 年第 2 期)

4. 中西药并用治疗强直性脊柱炎 50 例：盘龙七、竹根七、羊角七、青蛙七、老鼠七、白毛七、川乌、草乌、当归、杜仲、秦艽、铁棒锤、红花、五加皮、牛膝、过山龙、丹参 15～30 g。

制成片剂。每片 0.3 g（陕西盘龙制药公司提供）。每次 3 片，每日 3 次，口服。与对照组均用双氯芬酸钠缓释胶囊 75 mg（或美洛昔康缓释片 7.5 mg），每日 2 次，口服；用至病情控制后 3 个月。柳氮磺吡啶 750 mg，每日 3 次，口服。用半年。结果：两组完成治疗分别 48、46 例。腰背晨僵时间、Bath 强直性脊柱炎活动及功能指数、红细胞沉降率、C 反应蛋白两组治疗前后自身及治疗后组间比较均有显著性差异（$P < 0.05$）。（《中国中西医结合杂志》，2007 年第 6 期）

5. 中西药并用治疗幼年强直性脊柱炎 40 例：中药用独活 5～10 g，桑寄生、炙鳖甲、伸筋草各 15 g，秦艽、牛膝、威灵仙、木瓜、千年健、丝瓜络各 10 g，知母、补骨脂、延胡索、茯苓各 9 g，黄柏 6 g，生薏苡仁 30 g，青风藤、骨碎补各 12 g，白术 4 g。发热加生石膏、地骨皮、白薇；面黄白、纳差加黄精、神曲、草豆蔻、砂仁；腰痛加杜仲、狗脊、川续断；关节痛甚加乳香、没药、蜈蚣、地龙；僵硬加桑枝、姜黄、羌活。每日 1 剂，水煎餐后服。痛甚短期加用非甾体抗炎药。对照组 30 例，每日用双氯芬酸钠 2～3 mg/kg，柳氮磺吡啶 30～40 mg/kg，最大量分别 75 mg，2 g。均 8 周为 1 个疗程。用 1 个疗程。结果：两组分别显效（疼痛消失；红细胞沉降率复常）7、9 例，好转 33、21 例。见不良反应分别为 2、27 例。（《中医杂志》，2006 年第 8 期）

（八）其他治疗报道选录

1. 点按，松凝分筋，掌推正骨治疗强直性脊柱炎 60 例：①患者俯卧，医者用擦法沿膀胱经放松颈肩至足跟部，反复 6 次。②点按大杼至膀胱俞、下肢膀胱经及胆经穴，重点按环跳、承扶、殷门、委中、阳陵泉、承山、昆仑等穴，每穴点按 3～5 息（即一呼一吸）；共 15 分钟。③松凝分筋。医者双手拇指并拢，指腹用力顶第 1 腰椎一侧横突，随呼吸节奏向内后方弹拨韧带、肌肉及筋膜等，共 3 次，以患者能耐受为度；第 2～5 腰椎及臀部依次同手法；两侧相继进行。④掌推正骨。医者两手掌分别置于第 7 颈椎棘突及其上方，掌根着力方向与患者身体呈 45°，沿棘突推按至骶尾部，往返 3～5 次。两法每次各约 10 分钟。每周 3 次。用 5～14 周，随访 0.5～2 年。结果：临床控制 2 例，显效 45 例，好转 12 例，无效 1 例。（《中国中医骨伤科杂志》，2001 年第 6 期）

2. 对胸、腰椎和髋关节活动受限者进行平行式对抗牵引推拿治疗强直性脊柱炎 60 例：①医者立于患者的一侧或前方，在逐步加大牵引力的同时，给予适当的推、揉、弹拨、闪颤和叠按等推拿手法，重点作用脊椎和脊椎两侧的软组织，使关节松动，尽量舒展肌肉和韧带，有时可听到明显的弹响声。牵出的实际距离是 4～7 cm，但要因人因病而定。②对颈椎关节活动受限者进行悬吊式推拿。医者立于患者的后方或左、右侧，在持续牵引的同时，给予适当强度的推、揉、弹拨和一指禅推法等治疗手段，反复推拿 10～15 分钟。③矿泉浴，全身浸浴，水温 38 ℃～41 ℃，每日 1 次，每次 15～20 分钟，星期日休息。④红外线、超短波、音频、直流电等，根据病情选用一种，每日 1 次。⑤药物治疗。吲哚美辛、阿司匹林、布洛芬、萘普生等。选用 1～2 种。治疗期最长 180 日，最短 60 日，平均 104 日。结果：显效 28 例，好转 31 例，无效 1 例，有效率为 98.4%。（《中国骨伤》，1992 年第 5 期）

3. 狗脊二千汤治疗强直性脊柱炎 64 例：狗脊 30 g，千年健、千斤拔、熟地黄、秦艽、淫羊藿、炮穿山甲、黑蚂蚁、白花蛇、乌梢蛇各 15 g，防风、牛膝、何首乌、羌活、独活各 10 g，熟附子 6 g。随症加减。每日 1 剂，水煎服。并取穴：肾俞（直刺，微斜向椎体）、命门、太溪、足三里（均补法），次髎、关元（均直刺，使腰骶部及下肢有酸胀麻感），大杼、腰阳关、小肠俞、委中；配穴：气海、上髎、后溪。针刺。3 个月为 1 个疗程。用 2～5 个疗程，结果：显效（症状消除；红细胞沉降率、C 反应蛋白复常）31 例，有效 30 例，无效 3 例，总有效率 95.3%。（《中医正骨》，2007 年第 9 期）

4. 翘滑石薏苡仁汤治疗强直性脊柱炎 42 例：连翘、滑石、薏苡仁、赤小豆、当归、桑寄生、鸡血藤各 15 g，焦杜仲 12 g，防己、半夏、蚕沙、独活、青风藤、伸筋草各 10 g，随症加减，每日 1 剂，水煎，分 3 次服。取主穴：肝俞、肾俞、膈俞、血海、夹脊穴、足三里；配穴：合谷、阳陵泉、委中、阿是穴、曲池、悬钟、环跳、三阴交、承山。每次取主、配穴 3～5 个，针刺，配合推拿手法，每日 1 次，穴位交替使用；10 日为 1 个疗程，疗程间隔 2～5 日；第 2 个疗程后，改隔天治疗。并用柳氮磺吡啶 0.25 g，每周加 0.25 g，每日 3 次，口服；最大量每次 1 g。2 周为 1 个疗程，疗程间隔 3～5 日。结果：显效（疼痛消失，活动功能复常或改善；X 线片示骨质病变改善或无发展）32 例，有效 7 例，总有效率 92.86%。(《现代中医药》，2008 年第 5 期)

5. 艾灸治疗强直性脊柱炎 250 例：艾绒捻成馒头样（1 个约 60 g）大小的艾团，取黏土适量，以醋调拌加工成 1.5 cm 厚的泥饼，略大于艾团，每把艾团放在泥饼中央，烧燃后的艾团移至脊柱患处，温热舒适为度，每次约 1.5 小时，每日 1 次，30 日为 1 个疗程，疗程间隔 7～10 日。结果：痊愈 100 例，有效 140 例，无效 10 例。(《针灸学报杂志》，1990 年第 4 期)

6. 药拌艾绒灸治疗强直性脊柱炎 20 例：荆芥、防风、乳香、没药、白胡椒各 60 g，研末。艾绒 500 g 与上药末拌匀，分为 20 份为一料备用。治法：制一有手柄的灸具，高 3 cm 的双层铁片套圈，外圈直径 8 cm，内圈 7.5 cm，双圈底部夹持一层牛皮纸，然后将生姜泥、面粉、上等食醋适量调至糊状，均匀摊于纸上，约 0.2 cm 厚，然后取 1 份药炷点燃，灸具置患处上部，灸至焮红微汗，能忍受为度。手持灸具之柄随温度的高低以调节与患处的距离。每次 40～50 分钟，每晚睡前 1 次，连续 20 次为 1 个疗程，未愈者间隔 10 日进行第 2 个疗程。结果：痊愈 14 例，有效 3 例，无效 3 例。(《中医杂志》，1985 年第 1 期)

7. 骶管硬膜外腔注药治疗强直性脊柱炎 48 例：①取生理盐水 200 mL，地塞米松 10 mg，复方丹参注射液 4 mL，维生素 B_1 100 mg，维生素 B_{12} 0.5 mg，2% 利多卡因 5 mL 混匀。患者侧卧，常规消毒，铺巾，局部麻醉，取 9 号针头，选择骶裂孔为穿刺点穿刺，通过骶部韧带后，斜向上方进针 4 cm，抽吸无回血，注药无阻力时，接通配备液的输液管道，以 40 滴/min 左右的速度滴注，每周 1 次。②成角牵引。患者卧 JQ-I 型脊柱自动牵引床上，将两腋窝及骨盆固定在牵引床上。根据患者的耐受力确定牵引距离和牵引力，进行水平牵引或屈曲成角牵引（床尾向下与床面成 10°～15°）。牵引的同时给以适当推、揉、弹、拨、闪颤和叠按等推拿手法，重点作用于脊椎和脊椎两侧的软组织，尽量舒展肌肉和韧带，使关节松动，常可听到明显的弹响声。每日 1 次，每次 5～10 分钟。③理疗。直流电、超声波、音频、红外线等，根据病情选用 1～2 种，每次 20 分钟，每日 1 次。④非甾体抗炎镇痛药物治疗，如吲哚美辛、布洛芬、奈普生等，每周更选 1 种。结果：治疗 60 日后，显效 25 例，占 52.08%；好转 22 例，占 45.83%；无效 1 例，占 2.09%，总有效率为 97.91%。(《中医正骨》，1994 年第 4 期)

8. 矿泉疗法治疗强直性脊柱炎 52 例：①温热疗法，汤岗子矿泉浴（40±1）℃，每日 15 分钟，鼓励在水中进行俯卧撑和活动肩髋关节；泥疗、蜡疗、超短波等复日配合一项，交替进行。②医疗体育。卧位时尽量减低枕头或不用枕头，早起床前、中午、晚入睡前各取俯卧位 30 分钟，坐位努力将腰挺直；每日早晨起床后领患者做自编的呼吸体操，使胸式呼吸和腹式呼吸交替进行；教会并指导患者做气功（吐纳功），随时进行，在体疗室每日用弹簧拉力器或哑铃来强化胸背肌力；用肩关节训练器和固定自行车分别强化上下肢的肌力和改善关节活动度；除在体疗室做颈部体操外，还嘱患者经常做颈部各方向运动。③药物和心理疗法。疼痛明显者适当给予吲哚美辛、布洛芬等非固醇类抗风湿药。通过个别诱导和集体讲座的形式矫正患者对药物的依赖心理和低估运动疗法的现象。结果：显著好转 27 例占 51.9%，好转 24 例占 46.2%，无效 1 例占

1.7％，总有效率98.1％。（《中华理疗杂志》，1987年第3期）

9. 穴位埋线治疗强直性脊柱炎：选用骶髂关节阿是穴、相应的华佗夹脊、肝俞、肾俞、脾俞、腰阳关、命门，每次选取6~8个穴位，常规皮肤消毒，剪取长1.5 cm 1号羊肠线（使用前浸泡于75％乙醇中），选取一次性麻醉用针，从针尖逆行放入肠线，再将线注入穴位下肌层，随后出针，针孔用聚维酮碘再次消毒，贴创可贴。每10日1次，3次为1个疗程。2个疗程后观察疗效。21例患者中，显效4例，有效15例，无效2例。总有效率90.5％。（《上海针灸杂志》，2009年第6期）

10. 五联外治疗法治疗强直性脊柱炎患者68例：选取瓶口光滑、3号大小的玻璃火罐，先在施行推罐刮痧的整个背部均匀地涂上薄薄的一层跌打万花油，用闪火法将火罐吸附于背部督脉大椎穴上，行督脉循经推罐刮痧，用轻柔适中的力度（以患者感觉舒适为度），自上而下来回约20次，上可至风府、哑门穴，下可至长强穴，推刮至皮肤出现紫红痧斑或患者自觉全脊柱有明显的发热感即可，不强求出痧。在推罐刮痧的同时可重点揉按点刮督脉上的命门、至阳、灵台、大椎、风府等穴。然后从上而下顺刮整个背部的华佗夹脊穴，来回约20次。最后推刮膀胱经一、二线，由上而下，由内到外，依次顺刮，来回约20次；在推刮的同时重点揉按点刮膀胱经上的天柱、肺俞、心俞、厥阴俞、膈俞、肝俞、胆俞、脾俞、胃俞、肾俞、大肠俞、小肠俞、三焦俞、次髎穴；推刮时使罐口接触面尽可能平稳、均匀、深透有力。外涂辣椒碱软膏、背部按摩、督脉及膀胱经循经推罐刮痧，配合针刀松解术、刺血拔罐治疗。68例患者中，临床痊愈52例，显效8例，好转6例，无效2例，总有效率97.03％。（《中医外治杂志》，2009年第2期）

11. 中药熏蒸配合手法按摩治疗强直性脊柱炎56例：随机分为两组，即实验组和对照组。实验组28例，用中药（药物组成：伸筋草、透骨草、羌活、独活各10 g，牛膝、红花各12 g，花椒、生山楂各30 g，当归尾、威灵仙、五加皮、海桐皮、杜仲、川续断、赤芍、川芎、桂枝、川乌、草乌、三棱、莪术各15 g）熏蒸配合手法按摩治疗；对照组28例，用柳氮磺吡啶（SASP）治疗。通过对比治疗前后毕氏强直性脊柱炎功能指数（BASFI）和病情活动指数（BASDAI），以及红细胞沉降率（ESR）、C反应蛋白（CRP）改变来评估治疗效果。结果发现两组患者病情活动指数和功能指数（除不扶物站立外）均较治疗前有明显下降（$P<0.05$）；和对照组相比，治疗后两组患者病情活动指数评分中关节疼痛程度与关节僵硬时间两组之间无显著性差异（$P>0.05$），身体疲倦程度与关节僵硬程度之间有显著性差异（$P<0.05$）；治疗后治疗组功能指数除弯腰执笔、登台阶及不扶物站立三项无显著性差异（均 $P>0.05$），均明显高于对照组（$P<0.05$）。治疗后实验组和对照组炎性指标 ESR、CRP 均下降（$P<0.05$）；和对照组相比，实验组下降更为明显，有显著性差异（$P<0.05$）。（《中医外治杂志》，2008年第6期）

12. 督脉刺络放血疗法治疗强直性脊柱炎：选取督脉经络穴位大椎、身柱、陶道、灵台、至阳、筋缩、腰阳关、命门、悬枢、脊中、脊柱关节阿是穴，采用梅花针重叩后拔火罐，吸尽瘀血，每次选取2~4个穴位，每周2次，8次为1个疗程，2个疗程后休息1周接下1个疗程，共4个疗程，共治疗50例患者，结果发现，临床痊愈20例，显效15例，有效11例，无效4例，总有效率达92.0％。（《中国中医骨伤科杂志》，2008年第2期）

（九）经验良方优选

1. 生黄芪、葛根、金银花各30 g，枸杞子、威灵仙各15 g，桑寄生、白芍、当归、穿山甲各12 g，狗脊、甘草各10 g。急性期加虎杖、蒲公英、白花蛇舌草；腰强而痛加续断、炒杜仲；颈项强痛加骨碎补、桂枝；肾阳虚加补骨脂、菟丝子、淫羊藿，阴虚加女贞子、墨旱莲；痛甚加蜈蚣、山慈菇、蜂房、鸡内金；湿盛加土茯苓、薏苡仁、赤小豆；瘀血甚加丹参、川芎、鹿衔草。每日 1 剂，水煎服。药渣加葱茎 3 根，水煎取液，熏洗患处，每次 30 分钟，每日 2～3 次。6 周为 1 个疗程。症状消失（或缓解后）将本方改丸剂，用 6 g，每日 2 次，口服。主治强直性脊柱炎。

2. 黄芪 20 g，葛根、白芍、当归、狗脊、熟地黄、续断、补骨脂、桑寄生、党参、威灵仙各 15 g，川芎、桂枝、姜黄、独活、千年健、全蝎、地龙、延胡索、甘草各 10 g。每日 1 剂，水煎服。30 日为 1 个疗程。腰椎功能锻炼。主治强直性脊柱炎。

3. 黑蚂蚁、地龙、白花蛇、川续断、何首乌各 15 g，全蝎 6～10 g，蜈蚣 1 条，青风藤、穿山龙、虎杖各 12 g，白芍、狗脊、熟地黄各 20 g，白芥子、甘草各 6 g，制附子（先煎）10～30 g。早期加羌活，膝关节肿痛甚加酒牛膝；中期上方酌加量，加葛根、骨碎补；活动期去熟地黄，加黄柏、薏苡仁、泽泻；晚期加木瓜、络石藤。随症加减，每日 1 剂，水煎服；30 日为 1 个疗程。主治强直性脊柱炎。

4. 熟地黄、淫羊藿、狗脊、骨碎补、补骨脂、鹿角胶、川续断各 15 g。每日 1 剂，水煎服。对照组 30 例。用尪痹冲剂 1 袋，白芍总苷 0.3 g，每日 3 次，口服。均 3 个月为 1 个疗程。主治强直性脊柱炎。

5. 淫羊藿 15～30 g，狗脊 30 g，川桂枝、牛膝各 12 g，鹿角片、羌活、独活、制附子、知母、土鳖虫、防风各 10 g，骨碎补、青风藤各 15 g，川续断、制草乌各 5 g，干姜、炙麻黄各 6 g。随症加减。每日 1 剂，水煎服。1 个月为 1 个疗程。主治强直性脊柱炎。

6. 白花菜子、花椒、丹参、红花等。每袋 17 g。（陕西省西安市自力中药厂生产）。每次 1/2 袋，加鸡蛋清调糊，摊于厚纸上，贴敷患处，用布包严贴药面积 10 cm×10 cm（根据不同患者调整），每次约 30 分钟，感觉局部皮肤发烫、全身微汗，5～7 日 1 次；敷药前后均用绿药膏外涂。皮肤过敏、过敏体质、妊娠及糖尿病禁用，高血压、心脏病慎用。禁酒，禁醋及鱼。不适应者用青风藤 150 g，寻骨风 200 g，透骨草、淫羊藿各 80 g，乳香、没药各 30 g，丹参、红花各 20 g。加上述散剂 1 袋，装布袋，加食盐 250 g，水 3 L，浸 2 小时后，煮沸，熏洗患处；药温约 40 ℃时，药袋敷患处；每次 1 小时，每日 1 次。每剂用 5～7 日。主治强直性脊柱炎。

7. 用全电脑多功能治疗熏蒸机，加入本品（含徐长卿、葶苈子、川萆薢、鸡血藤、青风藤、七叶莲各 30 g，红花、赤芍各 20 g，麻黄、防风、黄柏、细辛各 15 g。每日 1 剂，水煎取液）1 L，温度 40 ℃，患处置其上，每次 15 分钟，以微汗为宜。主治强直性脊柱炎。

8. 海风藤、徐长卿各 30 g，羌活、独活、川芎、姜黄、苏木各 20 g，防风、桂枝各 15 g，细辛 10 g，冰片 1 g。装纱布袋，置 S2 型低频熏蒸治疗仪（大连金州康疗器械厂生产）药箱内，蒸汽设置为 55 ℃，熏蒸四肢，每次 20 分钟，每日 1 次；20 日为 1 个疗程。主治强直性脊柱炎。

9. 当归、白芍、党参、续断、防风、杜仲、忍冬藤、茯苓各 12 g，黄芪 24 g，苍术、葛根、淫羊藿、牡丹皮、五加皮、鸡血藤各 9 g，白术、羌活、制川乌、制草乌、茺蔚子、桂枝各 6 g，甘草 5 g，薏苡仁 15 g，桑寄生 36 g，全蝎 3 g。每日 1 剂，水煎服。并用当归、川芎、川续断、木瓜、牛膝、红花、五加皮、鸡血藤、伸筋草、透骨草、艾叶各 20 g。熏蒸腰背骶部，每次 30～40 分钟，每日 1 次。施推、按、压等法于督脉及足太阳膀胱经，每次 30 分钟，每日 1 次。做俯卧撑、背伸等，每次 20 分钟，每日 3 次。主治早期强直性脊柱炎。

10. 牛膝、葛根各 30 g，羌活、独活、当归、苍术、狗脊、杜仲各 15 g，秦艽、防风、赤芍各 10 g，桑枝、茯苓各 12 g。肿胀甚加泽泻、薏苡仁；畏寒加肉桂、干姜；有热加生石膏、知母、黄柏；痛甚加乳香、没药；肌肉痉挛加全蝎、蜈蚣、乌梢蛇、葛根等。每日 1 剂，水煎服。并用强脊散（制川乌、制草乌、葛根各 30 g，细辛、当归、川芎、乳香、没药、土鳖虫、炮穿山甲、苏木各 10 g，薄荷 15 g，伸筋草、透骨草各 20 g。研末，装布袋），加陈醋 100 mL，蒸热至

60 ℃～65 ℃，外敷患处；每次 20～30 分钟，每日 5～6 次，主治早期强直性脊柱炎。

11. 当归、黄芪、丹参、鸡血藤各 30 g，川芎、红花、苍术、乳香、没药、延胡索、木瓜、五加皮、狗脊、独活、乌梢蛇、杜仲、何首乌、秦艽、淫羊藿、龟甲、鳖甲各 15 g，熟地黄、白芍、续断各 20 g。每日 1 剂，水煎服。并用当归、防风各 30 g，桂枝 20 g，桑寄生、伸筋草、透骨草、千年健各 50 g。加水 5 L，水煎 2 小时，取滤液，加温开水，药浴，每次 1 小时，每 3 日 1 次。1 个月为 1 个疗程。主治强直性脊柱炎。

12. 虎杖、土茯苓各 30 g。铁马鞭、生地黄、干姜各 15 g，狗脊、威灵仙、乌药、制附子（先煎）、僵蚕、吴茱萸、蜂房、羌活、独活、白芷（或皂角）各 10 g，蝉蜕、制川乌（先煎）、制天南星、花椒各 5 g。痛止去皂角、威灵仙、制天南星、吴茱萸、乌药，加黄芪、党参、当归、骨碎补、红参。每日 1 剂，水煎服。用药粉（含制自然铜 0.03 g，累计量≤1 g，<18 岁 0.6 g；蜈蚣、蕲蛇、沉香、全蝎、九香虫、鹿茸、猴骨等）3 g，每晚顿服，痛止后停用。用生川乌、生草乌、生天南星、生半夏、天仙子、自然铜等。外敷患处及受累处，每次敷 2～3 日；每周 1 次。对照组 56 例，用消炎痛合剂 150 mL（每毫升含生药 0.25 mg），每日 2 次餐后服；麝香止痛膏贴痛处。主治强直性脊柱炎。

13. 狗脊、巴戟天、忍冬藤各 15 g，桑寄生、鸡血藤、淫羊藿各 12 g，菟丝子、骨碎补、威灵仙各 10 g，湿甚加薏苡仁、白僵蚕；邪郁化热加苍术、黄柏、生石膏；肝肾亏虚、瘀血痹阻加熟地黄、生地黄、当归、知母；阴虚火旺加青蒿、地骨皮。每日 1 剂，水煎服。用 10 日，间隔 2 日。并用延胡索、川芎、半夏各 10 g，细辛、肉桂各 3 g，丹参 15 g，天南星 5 g。打碎，白酒浸泡 1 个月，取上清液，外敷腰脊，每日 5～6 次。主治强直性脊柱炎。

第二节　强直性脊柱炎并发症

一、临证概述

强直性脊柱炎是一种以侵犯脊柱及骶髂关节为主，同时累及关节周围组织的慢性进行性炎症疾病。早期腰骶、腰背僵硬胀痛，晚期脊柱呈强直状态。本病的病因不明，可能与遗传因素有关；损伤、感染等可能是诱发原因。男性多见，起病慢、病程长、致残率高。属中医学"腰痛""肾痹""骨痹"等范畴。本节内容包括活动性强直性脊柱炎、强直性脊柱炎并发前葡萄膜炎、强直性脊柱炎髋关节病变、强直性脊柱炎骨质疏松、退行性脊柱炎未分化脊柱关节病 6 种病症，其各自的临证概述从略。

二、妙法解析

（一）强直性脊柱炎合并右侧股骨头坏死（张鸣鹤医案）

1. 病历摘要：李某，男，22 岁。3 年前无明显诱因出现右髋关节及腰背疼痛，伴有晨僵，活动受限，于当地医院诊为强直性脊柱炎，口服柳氮磺吡啶、泼尼松等药物治疗，症状时轻时重，近 3 个月症状明显加重，右髋关节疼痛影响行走、站立。继续给予泼尼松 10 mg，柳氮磺吡啶、甲氨蝶呤治疗效果差，故转求中医治疗。体格检查：行走跛行，双"4"字试验（＋）。舌红，苔黄，脉滑数。既往史：13 年前曾患幼儿类风湿关节炎，治疗后缓解。辅助检查：血常规 WBC $10.35×10^9$/L，ESR 20 mm/h。CT：双侧骶髂关节髂骨面可见明显骨质破坏，双髋关节间隙变窄，右髋关节股骨头边缘可见局限性囊性变，提示强直性脊柱炎合并右侧股骨头坏死。综合脉证，四诊合参，本案当属"痹痿""骨蚀""肾痹""骨痿"的范畴，证属肾虚督空，内有热毒蕴结，外受寒湿入侵所致寒热错杂，痰凝血瘀。治当清热解毒散寒，补肾强骨壮督，化痰活血通络。自拟通痹汤加减。药用金银花、板蓝根、田基黄、独活、川牛膝、猫爪草、骨碎补各 20 g，制川乌 6 g，白芥子 12 g，雷公藤 10 g，羌活、补骨脂、王不留行、刘寄奴各 15 g。每日 1 剂。水煎服，加减用药 40 余剂后，腰髋关节疼痛均有明显缓解，仅于雨雪天气疼痛加重，泼尼松减至 5 mg，每日 1 次。舌红，苔白，脉弦细，用药 80 余剂后，泼尼松由 2.5 mg 每日 1 次减至停服，虽曾出现腰骶右臀和髋关节疼痛加重，但每于疼痛加重时口服双氯芬酸即可缓解，坚持用药 140 余剂，停用止痛药后，病情相对稳定，虽疼痛症状未完全消除，但程度明显减轻。(《当代名老中医典型医案集·外伤科分册》，人民卫生出版社，2009)

2. 妙法解析：本案幼年即有幼儿类风湿关节炎之痹症病史，系存有"先天禀赋不足，肾气空虚"的内在发病基础，在后天营养调护不当的情况下，感受外邪而发病，此次发病又反复应用糖皮质激素，虽然炎症反应暂时得以缓解，但每易形成继发股骨头缺血坏死等，属中医"痹痿""骨痿""骨蚀"之证，此是由于应用糖皮质激素每易形成阴虚阳亢之证，热盛伤阴致使机体热耗精血，进而形成"骨枯而髓减"之骨痿、骨蚀。《素问·痿论》曰："肾主身之骨髓……肾气热，腰脊不举，骨枯而髓减，发为骨痿。"《灵枢·刺节真邪论》言："虚邪之入于身也深，寒热相搏，久留而内著。寒胜其热，则骨痛肉枯，热胜其寒，则烂肉腐肌为脓，内伤骨为骨蚀。"故方中以金银花、板蓝根、田基黄、猫爪草、红藤、忍冬藤、雷公藤清热解毒通络止痛；以补骨脂、骨碎补、羌活、独活等补肝肾，强腰脊，祛风湿；以王不留行、刘寄奴、土鳖虫、红花等活血化瘀。制川乌、白芥子温经散寒，搜涤经络。诸药合用，清温并使，补通结合，共奏蠲痹举痿之功。

（二）强直性脊柱炎并发前列腺炎（金友医案）

1. 病历摘要：王某，男，27 岁。3 年前因着凉而出现腰髋疼痛，全身无发热，局部无红肿，曾按风湿病治疗，不见好转，而日渐体力下降，体重减轻，腰髋活动受限。同时伴有下腹部不适，无腹泻及尿痛。X 线片示：骶髂关节融合，腰椎韧带钙化，呈轻度竹节样改变。辨证：肾虚寒凝，脉络痹阻。治法：温肾通痹。方药：温肾通痹方加减。狗脊、鹿角霜各 25 g，淫羊藿 50 g，威灵仙、牛膝、没药、土鳖虫各 15 g，马前子粉 0.5 g。连续治疗 1 个月，上述症状好转，但小腹部不适明显，并尿亦不畅，查尿常规：蛋白质（＋），红细胞 1～5 个，白细胞 5～10 个，请泌尿科会诊诊断：强直性脊柱炎并发前列腺炎。拟原方加通络祛湿之品，加王不留行、川楝子各 15 g，土茯苓 50 g，又服 2 周症状明显好转而出院。（《北京中医杂志》，1990 年第 2 期）

2. 妙法解析：强直性脊柱炎的病变大多起始于两侧骶髂关节，然后逐步向上蔓延而依次侵犯腰椎、胸椎以及颈椎的小关节及韧带。病程可持续多年，呈缓慢进行性，但亦有间歇期。本病多因肾虚不足，风寒湿邪乘虚而入，夹痰、夹瘀阻滞经络，致使筋脉、骨失养，关节僵直、变形、肿胀、疼痛，并造成严重功能障碍。温肾通痹方中数药合用，可使寒湿祛，关节舒，督脉通而痹痛自止。

（三）强直性脊柱炎，腰椎间盘突出症（路志正医案）

1. 病历摘要：高某，男，31 岁。患者 9 年前出现腰痛，于当地医院诊为"腰椎间盘突出症"，间断服药治疗，症状时轻时重。后出现颈背部僵硬感，晨起为甚，患者未予重视，当地医院摄片检查，诊断为"强直性脊柱炎"，经小针刀治疗，症状有所改善，但近日因劳累又加重。现腰痛，伴颈背部僵硬感，转侧困难，晨起及疲劳后眼睑浮肿，自汗多，纳食可，夜眠安，小便有时色黄，大便正常，平时偶有急躁，舌边尖红，苔白根腻，脉沉细小。中医诊断：骨痹，辨证属肝肾不足证。西医诊断：强直性脊柱炎、腰椎间盘突出症。治宜柔肝益肾，活血通络。药用僵蚕 8 g，白芍、丹参、川续断各 12 g，柴胡、木瓜、桃仁各 10 g，橘叶、夏枯草、桑寄生、伸筋草各 15 g，忍冬藤 18 g，生龙骨、生牡蛎（先煎）各 20 g。服上方近 1 个月，颈背部僵硬感减轻，双睑浮肿亦减，自汗减少，仍觉腰痛，转侧困难，小便色黄，大便不规律，冷食后出现腹痛腹泻。舌体稍胖，舌质红，苔薄黄，脉细滑。治从前法，兼以健脾祛湿。上方进退，去丹参、木瓜，加健脾祛湿之炒薏苡仁 20 g，金钱草 15 g。服上方 12 剂后，腰痛减轻，汗出减少，进冷食后略觉腹胀，但未出现腹泻，近日觉双下肢冰冷，久坐后觉背部酸困，不欲饮。舌红，苔薄黄微腻，脉右细滑左弦。治以健脾除湿，疏肝清热。处方：炒薏苡仁 20 g，黄连 6 g，炒苍术、炒杏仁、姜半夏各 10 g，太子参、柴胡、草薢、防己、川牛膝各 12 g，茵陈、云茯苓、晚蚕沙（包）、六一散（包）各 15 g。服上方 30 余剂后，颈肩背均较前轻松，唯觉腰痛，饮水增多，小便黄，大便正常，舌红，苔薄黄腻，脉细，右小弦。治以益气活血，疏风通络。药用生黄芪 18 g，桂枝、赤芍、白芍、川芎、秦艽、防风、防己、川续断各 10 g，鹿角胶（烊化）6 g，桑寄生、络石藤、鹿衔草各 15 g，当归、牛膝各 12 g。服上方 20 余剂，肩背僵硬消失，腰痛大减，纳眠可，小便黄。因劳累自汗多，急躁易怒，舌黯边尖红，苔白厚，脉左弦右细滑。治以清肝解郁，清心缓急。处方：橘叶、小麦、百合、夏枯草各 15 g，柴胡、白芍、郁金、炒枳壳各 12 g，生龙骨（先煎）、生牡蛎（先煎）各 20 g，浙贝母、玄参、天冬、麦冬、旋覆花（包）、佛手各 10 g。（《当代名老中医典型医案集·外伤科分册》，人民卫生出版社，2009）

2. 妙法解析：本例骨痹患者为年轻男性，先天不足，病程较长，故呈现肝肾不足，气血亏虚之象，更兼有甲亢病史，易急易怒，肝气不疏。路氏细辨其证，在补益肝肾、利湿通络的同时，注重疏肝、柔肝，更兼顾脾胃。经一年调理，使多年顽症得以改善。首诊之柴胡、橘叶、白芍相配合，具疏肝解郁，升举阳气，柔肝缓急之功；桑寄生、川续断补肝肾，强筋骨；丹参、桃仁活血化瘀；木瓜、伸筋草舒筋通络。诸药合用，共奏疏肝补肾，健骨通络之功。二诊佐入清热化湿之品以祛其邪，三诊以健脾除湿，疏肝清热为治，补后天之本，清利湿热，以期标本同治。路氏初治以柔肝益肾，和血通络法，次以健脾祛湿，再以益气活血，疏风通络，更以清肝解郁，清心缓急。治有法度，随症为变，渐入佳境。

三、文献选录

（一）强直性脊柱炎的常见并发症

1. 心脏病变：以主动脉瓣病变较为常见，据尸检发现约 25% 强直性脊柱炎病例有主动脉根部病变，心脏受累在临床上可无症状，亦可有明显表现。合并心脏病的强直性脊柱炎患者，一般年龄较大，病史较长，脊柱炎及外周关节病变较多，全身症状较明显。Gould 等检查 21 例强直性脊柱炎患者心功能，发现强直性脊柱炎患者的心功能明显低于对照组。

2. 耳部病变：Gamilleri 等报道 42 例强直性脊柱炎患者中 1/2 例（29%）发生慢性中耳炎，为正常对照的 4 倍，而且，在发生慢性中耳炎的强直性脊柱炎患者中，其关节炎明显多于无慢性中耳炎的强直性脊柱炎患者。

3. 虹膜炎：在强直性脊柱炎疾病中虹膜炎的发生率超过 25%，每次发作的时间为 4～8 周，容易反复发作。病程越长，发生虹膜炎的概率越高，而与强直性脊柱炎的严重程度无太大关系。

4. 肺部病变：随着强直性脊柱炎病变的发展，胸廓活动受限，可出现两上肺，尤其是肺尖纤维化、囊性变，甚至有空洞形成。

5. 神经系统病变：少数病例因脊柱强直以后，并发严重的骨质疏松，因此十分容易发生骨折，哪怕轻微的外伤也可引起。

6. 前列腺炎：本病慢性前列腺炎比正常人群多见。心血管病变受累虽然少见，但也是强直性脊柱炎的一个重要表现。

7. 肾脏损害：极少发生，主要是免疫球蛋白 A（IgA）肾病和肾淀粉样变。

（二）强直性脊柱炎并发症的治疗原则

1. 强直性脊柱炎在医学上是一种慢性迁延性疾病，特点为腰、颈、胸段脊柱关节和韧带以及骶髂关节的炎症和骨化，髋关节常常受累，其他周围关节也可出现炎症。本病起病隐袭，进展缓慢，全身症状较轻。早期常有下背痛和晨起僵硬，活动后减轻，并可伴有低热、乏力、食欲减退、消瘦等症状。开始时疼痛为间歇性，数月数年后发展为持续性，以后炎性疼痛消失，脊柱由下而上部分或全部强直，出现驼背畸形。女性患者周围关节受侵犯较常见，进展较缓慢，脊柱畸形较轻。由于强直性脊柱炎是较为常见的疾病，病程缠绵，且易造成残疾，故应争取早期诊断，早期治疗。对 16～25 岁青年，尤其是青年男性，如出现下述症状，则应特别警惕有无强直性脊柱炎可能。

2. 强直性脊柱炎一般起病比较隐匿，早期可无任何临床症状，有些患者在早期可表现出轻度的全身症状，如乏力、消瘦、长期或间断低热、厌食、轻度贫血等。由于病情较轻，患者大多不能早期发现，致使病情误诊，失去最佳治疗时机。治疗的目的在于控制炎症，减轻或缓解症状，维持正常姿势和最佳功能位置，防止畸形。要达到上述目的，关键在于早期诊断早期治疗，采取综合措施进行治疗，包括教育患者和家属、体疗、理疗、药物和外科治疗等。

（三）巧治并发症

1. 暴风客热：多因风热之邪外袭，客于内热阳盛之人，内外合邪，风热相搏，上攻于目而发病。辨证论治应根据本病特点，结合整体，分清风重或热重，或风热并重之不同。风重于热用羌活胜风汤加减；热重于风用泻肺饮加减；风热并重用防风通圣散加减。

2. 咳嗽：基本病机是痰湿干肺，肺气不清，肺失宣肃，肺气上逆迫于气道而为咳。治宜燥湿化痰，理气止咳。方以二陈汤合三子养亲汤加减。

3. 胸痹心痛：心胸满闷不适，隐痛阵发，痛无定处，时欲太息，遇情志不遂时容易诱发或加重，或兼有脘腹胀闷，得嗳气或矢气则舒。舌苔薄或薄腻，脉细弦。多为气机失调，心脉不畅所致，治宜疏调气机，和血舒脉。方以柴胡疏肝散加减。

4. 心悸：多系久痹致气血阴阳亏虚，心失所养；或痰饮瘀血阻滞，心脉不畅，引起心中急剧跳动，惊慌不安，甚则不能自主。证属阴虚火旺者治法宜滋阴清火，养心安神，方用黄连阿胶汤；证属心阳不振者治法宜温补心阳，安神定悸，方用桂枝甘草龙骨牡蛎汤；证属水饮凌心者治法宜振奋心阳，化气利水，方用苓桂术甘汤；证属心血瘀阻者治法宜活血化瘀，理气通络，方用桃仁红花煎。

5. 耳闭：多为久病肾虚，肾元亏损所致，症见耳内流脓反复发作，脓量少，黏稠或成块状，有臭味，全身症见头晕目眩、腰膝酸软、食欲不振等症状。舌质红，脉沉细。治以补肾培元为主。肾阳虚为主者，宜温壮肾阳，选用附桂八味丸。肾阴虚为主者，宜滋阴降火，选用六味地黄汤加木通、夏枯草以清热利湿。

6. 痿证：多由肝肾亏损，筋骨失养；体虚久病，精血耗伤所致。肝藏血，主筋，为罢极之体；肾藏精，主骨，为作强之官；肝肾既亏，精血俱损，不能灌溉筋骨，而阴虚生内热，复能灼液伤津，致成痿证。张景岳所谓"败伤元气者亦有之"。以虎潜丸加减治之，若气血虚者，可加党参、黄芪、何首乌各 15 g，鸡血藤 30 g。久病阴损及阳者，可酌加巴戟天 15 g，肉桂 6 g，熟附子 10 g，补骨脂、鹿角胶各 12 g。

（四）临床报道选录

1. 利湿化瘀解毒汤合柳氮磺吡啶治疗活动性强直性脊柱炎 35 例：薏苡仁、土茯苓、白花蛇舌草各 30 g，金银花、红藤、板蓝根、独活、半枝莲、葛根、狗脊各 20 g，川牛膝 15 g，地龙 10 g。每日 1 剂，水煎服。用 6 日，间隔 1 日。与对照组 30 例，均用柳氮磺吡啶 0.5 g，每日 3 次，口服；第 2 周开始，单次剂量加倍。两组均用非甾体抗炎药（NSAIDs），症状控制后，渐减量（或停用）。均 3 个月为 1 个疗程。用 2 个疗程，结果：两组分别临床缓解 15、6 例，显效 11、9 例，有效 7、8 例，无效 2、7 例，总有效率 94.29％、76.67％（P＜0.05）。《中国中医急症》，2004 年第 7 期）

2. 脊痹汤配合膀胱经背部注射玻璃酸钠治疗活动期强直性脊柱炎 32 例：金银花 30 g，大血藤、土茯苓、独活、川牛膝、续断、赤芍、白芍各 20 g，王不留行 15 g，杜仲、荜澄茄各 12 g，红花、土鳖虫各 10 g，水蛭 6 g。随症加减。每日 1 剂，水煎餐后服。取穴：心俞至大杼段、肾俞至膀胱俞段（均双）。用长头针沿皮下浅肌层平刺，得气后，用玻璃酸钠注射液，经络段注射，每段 0.15 mL，每周 1 次；4 次为 1 个疗程，用 3 个疗程。对照 1、2 组分别 18、20 例，分别用上述中药、经络段注射。用 3 个月，结果：三组分别近期控制 5、0、5 例，显效 15、4、5 例，有效 12、10、7 例，无效 0、4、3 例。疗效本组优于对照 1 组（P＜0.05）。ESR、CRP、IgA、指地距、症状积分三组治疗前后自身及治疗后与两对照组比较均有显著性差异（P＜0.05）。《山东中医药大学学报》，2006 年第 1 期）

3. 分型治疗强直性脊柱炎并发前葡萄膜炎 25 例：肝肾阴亏型用补骨脂、山茱萸、炙穿山甲、当归各 10 g，枸杞子、牛膝、牡丹皮、白芍、白蒺藜、黄柏、夏枯草、谷精草、决明子各 15 g，菊花 12 g，蜈蚣 3 条，鸡血藤、伸筋草各 30 g，生地黄 25 g，甘草 6 g。湿热壅盛型用黄芩、忍冬藤、络石藤、生薏苡仁、白茅根、丹参各 30 g，赤芍、黄柏、知母、车前子、茯苓各 15 g，蚕沙、桑寄生各 10 g，甘草 6 g，木贼草 12 g，蝉蜕 9 g。每日 1 剂，水煎服。10 周为 1 个疗程。对照组 10 例，均用柳氮磺吡啶 0.25 g，每日 3 次，餐后服；每周增加 0.25 g，至每日 3 g 维持。用 2％后吗托品眼膏，每日 2 次，涂眼；症状消失后，改每日 1 次。急性发作、症甚用散瞳孔合剂（1％阿托品、1％丁卡因、0.1％肾上腺素各等量）0.1～0.2 mL，结膜下注射；0.2％醋酸氢化可的松溶液，15 分钟 1 次滴眼，4 次后，改每小时 1 次。禁辛辣肥甘之品。结果：两组分别显效（关节痛消失或明显减轻，脊柱活动改善，眼部症状消失；红细胞沉降率复常或下降明显）10、1 例，有效 13、5 例，无效 2、4 例。疗效本组优于对照组（P＜0.05）。《山东中医杂志》，2003 年第 11 期）

4. 二乌乳没汤治疗强直性脊柱炎髋关节病变 32 例：制川乌、制草乌、制乳香、制没药、桑寄生、杜仲、牛膝、骨碎补、红花、桃仁、伸筋草、透骨草等。电脑熏蒸，每日 2 次；3 个月为 1 个疗程。用正清风痛宁 2 mL，髋关节腔内注射，每日 1 次。与对照组 30 例，均用双氯芬酸钠缓释胶囊 50 mg，每日 2 次（或美洛昔康 15 mg，每日 1 次），口服；甲氨蝶呤 10 mL，每周 1 次，口服；柳氮磺吡啶 1 g，每日 2 次，口服。用 2 个疗程，结果：两组分别显效（症状消失，无阳性体征，髋关节活动度复常；X 线片示明显好转，C 反应蛋白复常）10、3 例，好转 21、20 例，无效 1、7 例。《实用中西医结合临床》，2008 年第 6 期）

（五）经验良方选录

1. 外治良方选录：生穿山甲 7 片，大蜘蛛 7 个，大蜈蚣、僵蚕各 7 条，全蝎 7 只，麝香、公丁香、母丁香、冰片、飞滑石各 3 g。各取净末匀和，再研至极细为度。每次用 0.3 g 左右，将药粉摊敷于患处，须敷在压痛点及其周围，然后用 4 cm 见方的胶布复贴药粉，须完全盖没，防止影响疗效。亦可用黑虎丹掺于膏药上贴敷。5～7日换药1次，夏秋季每日或间日换药。

2. 食疗良方选录

（1）雪莲花3 g，蘑菇片50 g，干鹿筋、鸡脚各200 g，火腿25 g，味精5 g，绍酒10 g，生姜、葱白、食盐各适量。制作：①将鹿筋加水浸泡2日后，切成细条块下锅，加入姜、葱、绍酒、水，将鹿筋煨透取出。②将鸡脚洗净去爪尖，拆大骨，放入罐内，将雪莲花洗净后用纱布袋松装放入罐内，上面再放鹿筋、火腿片、蘑菇片，加高汤、绍酒、生姜、葱白，上笼蒸至鹿筋松软时取出（约2小时）滤出原汤，汤中加入味精、食盐各适量，搅匀后倒入罐子内再蒸半小时取出即可食用。适用于肝肾亏虚，寒湿阻络型强直性脊柱炎。

（2）牛鞭500 g，狗鞭200 g，姜、葱、黄酒、精盐等各适量。牛鞭（最好是黄牛鞭）入开水中浸泡5小时，然后顺尿道对剖成两半，刮洗干净；将狗鞭洗净，同入温油中浸泡，以微火炸酥，捞起，再放入开水锅中泡洗干净。将牛鞭、狗鞭放入锅内，加入姜、葱、料酒等，并加清水500 mL，上锅蒸煮约2小时，分次食用。适用于强直性脊柱炎属风寒型，腰部疼痛，四肢不温者。

（3）白芷20 g，羊肉100 g。白芷洗净备用；羊腿肉洗净，切小块，开水浸泡2小时，捞起再洗净，置锅中，加黄酒、姜、葱、精盐，开水煮开，去浮沫；再加白芷，急火煮开5分钟，改文火煮30分钟，分次食用。适用于强直性脊柱炎属风寒型，腰部疼痛，遇寒复发者。

（4）麻雀4只，龙眼肉20 g。麻雀活杀，去头爪、皮毛及内脏；龙眼肉去核洗净。将雀肉与龙眼肉同置锅中，加清水1000 mL，加黄酒、姜、葱、精盐，急火煮开3分钟，文火煲30分钟，分次食用。适用于强直性脊柱炎属风寒型，伴四肢不温者。

（5）蟹爪100 g，小茴香20 g，白酒50 g。蟹爪、小茴香分别洗净，置瓶中，加白酒，密封2个月，分次饮用，每次10～20 g，每日2次。适用于强直性脊柱炎属风寒型，腰部僵直，转身不利，膝软无力，四肢不温者。

（6）肉桂2～3 g，粳米50～100 g，红糖适量，将肉桂煎汁去渣，再用粳米煮粥，待粥煮沸后，调入肉桂汁及红糖，同煮为粥，适用于强直性脊柱炎寒湿阻络型。

（7）鲜河虾、黄酒各500 g。河虾洗净后浸于黄酒15分钟，捞起，隔水炖服，分次食用，黄酒与河虾可同食。适用于强直性脊柱炎属风寒型者。

第三节　肥大性脊柱炎

一、病证概述

肥大性脊柱炎又称增生性脊柱炎、脊柱退行性关节病。发生于腰椎的又可称为肥大性腰椎炎，是一种以软骨退行性病变、骨质增生为主的骨关节炎。本病多见于中老年人，男性多于女性，胖人、体力劳动者及运动员等发病较早。常累及负重和活动范围较大的关节。退行性变发生于椎体、椎间盘和小关节。椎体边缘的唇形变或骨刺形成，是诊断本病的标志和依据。中医学认为，本病为中年后肾气渐亏，复感风寒外邪，邪气留滞经络或复因外伤，气血瘀阻，血脉凝涩不得宣通所致。

二、妙法解析

（一）肥大性脊柱炎（顾仁瑞医案）

1. 病历摘要：王某，男，43岁。突然发病，腰骶部剧痛，面颊汗珠如油，转侧艰难，下肢呈放射痛，无损伤史。诊断为肥大性脊椎炎。药用生地黄30 g，牡丹皮、赤芍、全当归、淫羊藿、广地龙、川芎、秦艽各9 g，红花、全蝎各6 g，每日1剂，水煎服。外敷活血镇痛膏药。服5剂后，疼痛锐减，已能起坐。后改用熟地黄30 g，枸杞子12 g，红花6 g，肉桂3 g，当归、白芍、川芎、广地龙、淫羊藿、生黄芪、秦艽各9 g，桑枝15 g。加减续服10余剂，诸症基本消失，恢复工作，至今已观察5年余，未复发。(《浙江中医杂志》，1982年第5期)

2. 妙法解析：本方地黄、淫羊藿、枸杞子补养肝肾；肉桂、当归、芍药养血补阴；川芎、红花、地龙活血通络；黄芪、秦艽、桑枝益气治痹。诸药合用，有补肝益肾、补益气血之功。

(二) 肥大性脊柱炎 (郭维淮医案)

1. 病历摘要：高某，男，50岁。患者2日前因为天气太热，吹风扇后出现腰痛，随后腿痛，咳嗽后加重。检查弯腰慢行，腰部压痛明显，不向下肢放射，腰部活动受限制，直腿抬高试验阴性。X线：腰椎生理屈度好，腰4～5椎间隙变窄。舌质淡红，舌苔黄，脉沉弦。诊断：腰腿痛 (肥大性脊柱炎)。辨证：热而当风，突受风寒，经脉痹阻，气血不通，督脉受阻，结合腰部压痛而活动受限制、脉象，辨证为实证，邪痹经络，痹阻证。治法：温经通络，除风祛湿。方拟肾着汤加减。处方：黄芪30 g，升麻5 g，苍术、川续断、生白术、桑寄生、独活、茜草各12 g，防风、柴胡、当归、延胡索各10 g，全蝎、香附各6 g，甘草3 g。水煎服，7剂，每日1剂。并嘱：腰部自由活动，避免风寒。服药7剂，腰痛减轻，腿较前有力，左腿麻木减轻。去防风、生白术，加杜仲10 g，红花5 g，桃仁6 g，炒白术12 g，以加强补肾活血益气之功。水煎服，7剂，每日1剂。并嘱：腰部自由活动，忌久坐、久站，避免风寒。服药1剂，腰痛减轻，腿较前有力，左腿麻木明显减轻，大便正常。上方去红花、桃仁、炒白术、全蝎，加党参15 g，僵蚕、补骨脂、骨碎补各10 g，以补肾壮阳通络止痛。水煎服，7剂，每日1剂。腰痛明显减轻，腿较前有力，左腿麻木减轻，大便正常。去杜仲、僵蚕，加生白术12 g，升麻5 g，以升举中气。水煎服，10剂，每日1剂。腰腿疼痛基本消失，腰部活动正常，直腿抬高试验阴性，麻木基本消除。效不更方，继续服用。水煎服，10剂，每日1剂。后来电告知痊愈，连续随访6个月未复发。(《当代名老中医典型医案集·外伤科分册》，人民卫生出版社，2009)

2. 妙法解析：腰痛的病因病机较为复杂，郭氏认为无论是外力致伤，或风、寒、湿邪浸淫引起腰痛，均与肾气有关。《景岳全书》曰："凡病腰痛者，多由真气不足。"在治疗腰痛病时除分型、辨证用药外，应注意益气补肾之品的运用，使正气来复，邪祛病愈。郭氏在临床治疗腰痛病时除辨证求因，同时配合适当功能锻炼，使脊柱平衡恢复，经络调畅，肌肉、韧带强健。郭氏自拟肾着汤，方中黄芪补气升阳，利水消肿，苍术祛风燥湿，健脾扶正为君；茜草、香附、当归活血祛瘀通经，桑寄生、独活、防风、白术、川续断祛风湿、通经络、强筋骨、行血脉为臣；佐以柴胡、苍术行瘀血、升阳举陷；甘草为使调和诸药。共奏解痉、理气、止痛、除风祛湿之功。

(三) 肥大性脊柱炎 (郭维淮医案)

1. 病历摘要：柳某，女，75岁。患者腰痛，时轻时重，劳作后逐渐加重4日。患者于1个月前因为劳作后出现腰痛，起坐困难，不能弯腰，经过治疗、休息后仍不见好转，不敢咳嗽，起坐困难。检查行走困难，弯腰驼背，腰部压痛明显，不向下肢放射，腰部活动受限制，直腿抬高试验阴性。X线片示：腰椎生理前凸存在，椎间隙变窄，椎体前缘增生。舌质淡，舌苔白，脉沉弦。诊断：肥大性脊柱炎。证属劳则伤气，气虚则血虚，气血亏虚则不能濡养筋骨，中气不升，腰不能举，故起坐困难，疼痛。治宜温中补气壮腰。方选补气壮腰汤加减。药用黄芪30 g，独活20 g，党参、桑寄生、骨碎补各15 g，升麻5 g，川续断、香附、生白术、狗脊、茜草各12 g，乌药、全蝎各6 g，当归、威灵仙、延胡索各10 g，甘草3 g。每日1剂，水煎服。外用活血止疼膏外敷。做腰部功能锻炼，忌久坐、劳作，避免风寒，5 日后复诊。服药 3 日后疼痛明显减轻，可自己行走，可以咳嗽。上方去狗脊、延胡索，加桑寄生、独活各 12 g，以补肾通络。并嘱作腰部功能锻炼，忌久坐、劳作，避免风寒，7 日后复诊，腰部无压痛、叩击痛，腰部活动正常。改服益气养血舒筋通络之加味益气丸、养血止痛丸，以巩固疗效。后来电告知痊愈，连续随访 6 个月未复发。（《当代名老中医典型医案集·外伤科分册》，人民卫生出版社，2009）

2. 妙法解析：《景岳全书》曰"凡腰痛者，多由真气不足"。《素问·举痛论》曰："劳则气耗。"《素问·调经论》曰："有所劳倦，形气衰少。"说明劳作过度可导致气的耗损而气虚，气虚无以化血则血虚，气血亏损不能濡养筋骨而腰痛。本病为腰部伤筋腰痛，辨证为久病气虚，肝肾不足，督脉受阻。治以温中补气壮腰，用补气壮腰汤加减。方中黄芪、生白术、党参为君以升阳益气，健脾为君；川续断、桑寄生、独活、狗脊、骨碎补为臣以补肾壮腰，乌药、延胡索理气止痛为臣；升麻、全蝎、茜草、当归为佐，升举中气，活血通络，温经祛风除湿；甘草为使，调和诸药。共奏温中补气壮腰之功而获良效。

三、文献选录

本病中医称脊痹，多因肾虚于先，寒邪深入骨髓，使气血凝滞，脊失温煦所致，以腰脊疼痛，两胯活动受限，严重者脊柱弯曲变形，甚至强直僵硬，或背部酸痛，肌肉僵硬有沉重感，阴雨天及劳累为甚的肢体痹病类疾病。

（一）肥大性脊柱炎的病因

1. 肥大性脊柱炎的病因，是关节退行性病变引起的。是慢性疾病，是全身性疾病，是退行性关节炎或者是增生性关节炎，由于关节的退化、关节软骨被破坏导致的慢性关节炎，位于脊柱的骨关节炎就是肥大性脊柱炎。

2. 肥大型脊柱炎有原发性（或称特发性）和继发性两类。在我国，以继发性者较多见，原发性者较少。凡正常椎节无明显原因而逐渐发生退行性变即称为原发性脊柱骨关节病；若因某些已知原因导致软骨破坏或关节结构改变以致因关节内摩擦或压力不平衡等因素而造成退行性变者，称为继发性脊柱骨关节病。有人认为本病的实质是一种"脊椎椎节衰竭"，与心力衰竭相似。

3. 肥大性脊柱炎年龄是发病的重要因素，60 岁以上的人约有 80％具有本病的影像学改变，但不一定都有症状。肥大性脊柱骨关节病的病变主要发生于椎间关节和椎间盘，引起原发病变的大多为创伤（包括直接或间接暴力所致的骨折、脱位或椎间关节软骨损伤等）；长期重体力劳动所致的慢性劳损；长期腰部过度运动如练体操、杂技、武术等所致的骨骺损伤等。此外，椎体畸形、脊柱侧凸或后凸、姿势不正以及脊椎骨骺炎或其他病变所致的后遗椎体楔形变等因素，导致椎间关节和椎间盘负荷不均匀，故在应力过大的部位产生骨关节病。肥胖将增加负荷，也是致病诱因之一。椎间盘突出或退化后弹力减退，丧失吸收震荡应力的能力，也是导致本病日益加剧的原因。

4. 椎间盘退化后，其纤维软骨为纤维组织所替代，失去抗震能力，使相对应的椎体面受到经常的过分挤压和撞击，导致软骨板损伤和反应性骨质增生，产生不规则骨质硬化和边缘骨赘形成。椎间隙狭窄、椎体楔形变和脊椎畸形使后方的椎间关节突位置不正常，应力增大，负荷分布不匀，关节软骨因而被磨损，也产生关节间隙狭窄，软骨下骨质硬化、不规则，其顶端骨质增生变尖，由此而产生椎间关节半脱位，下脊椎的上关节突向上移位，或上椎体在下椎体上向前滑移，使椎间隙进一步狭窄，挤压位于神经孔内的神经根，也可造成所谓退行性脊椎滑脱，或无脊椎峡部不连的脊椎滑脱。

（二）肥大性脊柱炎的检测

1. 电子计算机断层扫描（CT）：对于临床怀疑而X线不能确诊者，可以行CT检查，它能清晰显示骶髂关节间隙，便于测定关节间隙有无增宽、狭窄，强直或部分强直有独到之处。

2. 磁共振（MRI）和单光子发射计算机断层扫描（SPECT）：美国科学家研究了36例患者，24例为炎性下背痛，12例为机械压力所致下背痛的患者，通过标准的X线检查骶髂关节正常，但应用MRI检查发现54%的炎性下背痛和17%的机械原因性下背痛的患者有骶髂关节炎。用SPECT检查：发现38%的炎性下背痛存在骶髂关节炎，而机械原因组无此发现，MRI和SPECT同时检查阳性发现率明显升高。炎性下背痛者58%和机械性下背痛者17%的患者存在骶髂关节炎。因此研究者认为MRI和SPECT闪烁造影骶髂关节拍片，非常有助于极早期诊断和治疗，从这个角度讲明显优于普通X线，但费用昂贵，不提倡作为常规检查。

（三）临床报道选录

1. 补肾活血汤治疗退行性肥大性脊柱炎42例：熟地黄30 g，杜仲15 g，枸杞子、菟丝子、山茱萸、肉苁蓉各12 g，补骨脂、当归尾、制没药、独活各10 g，红花3 g。风寒湿痹型加威灵仙12 g，白芥子10 g，木瓜15 g，细辛3 g；瘀血阻滞型加三七6 g，乳香10 g，赤芍15 g，丹参12 g；肾阳虚加核桃仁、附子、淫羊藿；肾阴虚加生地黄、盐知母、盐黄柏。每日1剂，水煎服。并用川乌、透骨草、茴香、冰片、延胡索、白芷、刘寄奴、防风、乳香、续断、鸡血藤。水煎，温热敷腰部20分钟后；用TDP治疗仪照射20分钟。症甚行间歇骨盆牵引30分钟，每日1次。10日为1个疗程。用3个疗程，随访0.5～1年，结果：临床控制9例，显效17例，有效13例，无效3例，有效率92.86%。（《广西中医药》，2004年第6期）

2. 杜仲地黄汤治疗肥大性脊柱炎50例：杜仲、山药、骨碎补、当归、续断、黄芪、熟地黄各60 g，千年健、补骨脂、五加皮、大伸筋、白鲜皮、石楠藤、石菖蒲、前胡、牛膝、寻骨风、威灵仙各30 g，肉桂、附片、制台乌、石膏、土鳖虫、甘草各15 g。上药浸泡在白酒2500 mL中共7日即可。每次服15 mL，每日3次，连服1个月为1个疗程。结果：42例腰背疼痛消失，并较满意地控制住复发时间；6例疼痛消失但停药后立即复发；2例无效。（《湖北中医杂志》，1984年第2期）

3. 透骨二乌散治疗肥大性脊柱炎18例：鹅不食草、透骨消各2500 g，水泽兰5000 g，生川乌、生草乌、马钱子各1500 g。上药研末备用，治疗时取药粉60 g，加水200 mL煮沸，再熬5～8分钟，加45%乙醇20 mL调匀，装入纱布袋中，外敷患处2～3小时，每日1次。每3日换药1次，4日为1个疗程。结果，显效8例，好转9例，无效1例。（《广西中医药》，1982年第4期）

4. 牛膝甘草汤治疗肥大性脊柱炎25例：马钱子300 g，牛膝、乳香、没药、苍术、全蝎、僵蚕、麻黄、甘草各36 g。制成粉剂，每包0.1 g，冲白酒20 mL，每晚睡前口服1包，重者可增至0.15 g。结果：临床痊愈5例，基本痊愈15例，好转5例。15～40日为1个疗程，平均27.2日。（中国人民解放军172医院外科，内部资料，1978年）

第四节　先天性骶椎隐裂

一、病证概述

人体的脊椎发育是一种骨化过程，人从出生后到青春期前，脊椎包括腰椎和骶椎均是未完全骨化成功的，一般要在17～23岁方可完成。在此年龄阶段，腰椎和骶椎一直处于骨化发育中。

腰骶椎隐裂生理病理表现为第 1 骶椎及第 5 腰椎弓不愈合，是脊柱腰骶椎最常见的先天性异常。

二、妙法解析

（一）先天性骶椎隐裂（黄伯灵医案）

1. 病历摘要：倪某，男，22 岁。患者主诉左小腿肌肉昼夜不停歇颤动 7 年，伴腰痛、多汗 1 个月。患者 7 年前有 1 次因运动过度，左小腿出现"抽筋"，之后即开始左小腿肌肉昼夜不停歇颤动。近 3 年症状加重，严重时行走困难，曾在某地医院行肌电图检查正常，诊为左下肢震颤（原因待查），服用甲钴胺等西药未效，遂前来中医就诊。体格检查：神清，颅神经（一），骶 1～2 椎处皮肤有一针眼样大小脐状陷窝，陷窝孔眼干燥，无液体流出，孔内及四周布有黑长汗毛，局部叩击有酸痛，直腿抬高试验（一），左下肢肌肉轻度疼挛，左侧腓肠肌较右侧明显粗大，可见肌束呈波浪样震颤，用手按捏震颤不能停止。舌苔薄，两尺脉弱，尤以左尺为甚。给予 X 线腰骶椎正侧位片，示骶椎隐裂。遂予 7 寸毫针深刺左侧秩边穴，针感向下肢放射后出针。再用 3 寸毫针针刺环跳、承扶穴，得气后留针。用 1 寸半毫针针腰阳关、命门及患侧委中、承山、三阴交、阿是（承山内侧 1 寸，颤动最剧烈处）穴，均留针 30 分钟，每 5 分钟捻针 1 次。针后即感肌肉颤动略有减弱。再给青娥丸合芍药甘草汤加减之汤药。白芍、木瓜、生薏苡仁各 30 g、补骨脂、杜仲、牛膝、当归、桂枝、白术、防风、炙甘草各 10 g。每日 1 剂，水煎，分 2 次服。患者 3 日后第 2 次就诊，诉针刺第 2 日起左小腿肌肉颤动即不明显，服用中药后腰痛亦觉明显减轻，汗出减少，要求继续针刺治疗。继守原法原穴增左涌泉、太溪穴。每周针刺 2 次，嘱夜宜睡卧硬板床。针刺 4 次后，左小腿颤动停止。患者继续针刺 2 次，以求巩固。共针刺 6 次，服药 5 剂，1 个月后再来复诊，颤动未见复发。（《中国针灸》，2003 年第 5 期）

2. 妙法解析：患者患有先天性骶椎隐裂，虽未见明显脊髓膨出，但由于与生俱来的骶椎先天性畸形缺陷，易导致硬脊膜与其周缘组织出现粘连。加之随年龄增长，体力活动逐渐增多，会引起脊髓与神经根的压迫，若刺激了相应马尾神经，神经长期处于粘连疼挛之中，可出现支配区肌肉颤动不休，腰部劳累后，疼挛可加重。深刺秩边，因其多年疼挛，给予强刺激，以求高强刺激后神经可获得真正松弛。委中、承山留针，以松弛肌肉疼挛；针腰阳关、命门以补肾阳；针涌泉、三阴交以养肾阴；各穴相配共起益肾舒筋柔肌之功效。所配中药青娥丸益肾阳，芍药甘草汤养阴舒筋，与针刺相配更是相得益彰，故疗效立显，7 年之震颤终获停止。卧硬板床主要是为保持脊柱正直，防止腰痛与肌颤互成因果。

三、文献选录

一般隐裂不会导致腰痛，但隐裂重者局部构造较弱，易因劳损而产生慢性腰痛，骶裂伴游离棘突者在弯腰时棘突可刺激硬膜造成腰痛。Kittrich 认为：隐裂处硬膜表面的纤维脂肪团可压迫硬膜及神经根产生腰痛并可使膝跟反射减低消失，当骶裂伴有 L5 棘突肥大时，伸腰时可刺激裂隙间的纤维膜或缺损椎板残端产生疼痛。当纤维膜与硬膜或神经产生粘连，则可引起向下肢的放射痛。Gillespe 统计在 500 例椎板切除者中，有隐裂者占 18.2%，而在无腰痛的患者中仅为 4.8%。史可任报道 46 例隐性脊椎裂中，15 例出现坐骨神经痛，手术证实 8 例合并椎间盘突出，突出水平在上一个间隙。因此临床有隐性脊椎裂而伴有明显坐骨神经痛者，应仔细分析隐裂的性质，分析其症状与体征特征，如有明显的神经根定位征，移行椎在腰骶处表现为腰椎骶化或骶椎腰化，移行椎是间生腰背痛的原因之一。

第五节　其他脊柱病变

一、病证概述

本节包括脊椎骨质增生、未分化脊柱关节病、脊柱关节病、特发性脊柱侧弯脊柱病等病。其病证概述从略。

二、文献选录

（一）脊椎骨质增生

1. 益肾坚骨汤治疗脊椎骨质增生症 59 例：补骨脂、骨碎补各 10 g，菟丝子、生地黄各 15 g，白芍、黄芪、当归各 15 g，陈皮、甘草各 9 g。颈椎病变者，加枸杞子；腰椎病变者，加川续断、狗脊、肉苁蓉，并重用生地黄。水煎服，每日 1 剂，1 个月为 1 个疗程。结果：临床治愈（症状及体征消失，恢复正常工作，随访 1 年以上未复发）49 例，占 83.0%；显效（症状及体征大部分消失，偶有颈、肩、腰、腿酸痛或头晕，但不影响工作）5 例，占 8.5%；有效（症状有所改善或部分消失，偶有发作，可做轻工作）3 例，占 5.1%；无效（治疗 2 个月以上，症状和体征均无改善）2 例，占 3.3%。总有效率为 96.7%。（《江苏中医》，1990 年第 7 期）

2. 鹿角血藤汤治疗脊椎骨质增生 32 例：鹿角片（先煎）、炮穿山甲各 10 g，威灵仙、骨碎补各 15 g，炒当归 12 g，生牡蛎、鸡血藤各 30 g，肉苁蓉 25 g，淫羊藿 20 g。剧痛不休者，加乳香、没药、赤芍、蜈蚣；肾虚腰酸明显者，加熟地黄、枸杞子、续断、狗脊；偏寒者，加桂枝、细辛；阴雨天加重，腰以上痛重者，加羌活、桑枝；腰以下痛重者，加独活、木瓜；腰椎肥大者，加牛膝。每日 1 剂，水煎服。治疗 1～3 个月。结果：治愈 22 例，好转 8 例，无效 2 例。总有效率为 93.79%。（《甘肃中医学院学报》，1993 年第 1 期）

3. 电针夹脊穴治疗脊椎骨质增生症 31 例：根据增生部位的不同选择相应的夹脊穴。以 2 寸毫针沿脊椎两侧骶棘肌刺入 1 寸半，注意针尖心须以 45°斜向脊椎棘突方向，进针后行平补平泻手法，使之得气，然后配合 G6805 治疗仪，波形以连续脉冲波为宜，频率 120 次/min，留针 20 分钟，电流定为 1.8 mA，输出电压 0.2 V。均经 X 线片证实有不同程度的骨赘增生，其中男性 18 例，女性 13 例。颈椎增生 11 例，腰椎增生 16 例，胸椎增生 4 例。结果：有效 29 例占 94%，无效 2 例占 6%。（《四川中医药》，2013 年第 3 期）

（二）未分化脊柱关节病

1. 清热利湿通络汤治疗未分化脊柱关节病 42 例：土茯苓、金银花各 30 g，黄柏、蜂房各 12 g，薏苡仁、川牛膝、清风藤、赤芍、白芍各 20 g，虎杖 15 g，细辛 6 g，川芎、陈皮各 9 g，蜈蚣 2 条。热甚加生石膏、蒲公英、紫花地丁、牡丹皮；瘀血甚加红花、土鳖虫、全蝎；颈痛甚加葛根。儿童剂量酌减，每日 1 剂，水煎服。1 个月为 1 个疗程。结果：临床治愈 7 例，显效 25 例，有效 7 例，无效 3 例。体征、红细胞沉降率、IgG、IgA、IgM 治疗前后比较均有显著性差异（$P < 0.01$ 或 0.05）。（《山东中医药大学学报》，2002 年第 5 期）

2. 辨证分型治疗幼年未分化脊柱关节病 66 例：早期（邪热闭阻经络）用忍冬藤、青风藤各 30 g，威灵仙、虎杖、桂枝、豨莶草、白花蛇舌草、牛膝各 10 g，土茯苓、生薏苡仁、生黄芪各 15 g。湿热偏盛加知母、黄柏、防己、苍术；寒湿偏盛加制附子、细辛、干姜。中晚期（肝肾亏虚、筋脉失养）用生黄芪 15 g，桑寄生、青风藤、鸡血藤各 30 g，威灵仙、川续断、杜仲、桂枝、地龙各 10 g，全蝎 5 g，蜈蚣 2 条。痰瘀阻络加桃仁、红花、伸筋草。每日 1 剂，水煎服。1 个月为 1 个疗程。结果：显效（关节疼痛肿胀消失，腰椎或关节活动复常或明显改善）6 例，有效 50 例，无效 10 例，总有效率 84.5%。（《中医杂志》，2002 年第 5 期）

（三）脊柱关节病

1. 骨痹汤治疗幼年患者脊柱关节病 30 例：独活、牛膝、青风藤、海风藤、秦艽、杜仲、威灵仙、地龙各 10 g，桑寄生、鸡血藤各 15 g，苍术、黄柏、知母各 6 g，生薏苡仁 15～30 g。水煎，6～8 岁、9～14 岁分别 50 mL、100 mL，每日 2 次、口服。对照组 28 例，用柳氮磺吡啶 20～30 mg/kg，口服；1 周后，改 40 mg/kg；每日≤2 g。均用非甾体抗炎药对症处理。用 26 周，结果：两组分别缓解 8、6 例，显效 12、10 例，有效 6、7 例，无效 4、5 例。见不良反应分别 1、3 例。（《中华中医药杂志》，2008 年第 4 期）

2. 补肾通络蠲痹汤治疗脊柱关节病 40 例：牛膝、桂枝、枳壳、白术各 15 g，乳香、没药各 10 g，细辛 5 g，淫羊藿、透骨草各 20 g。颈椎病加川芎、葛根、羌活；腰椎间盘突出及腰肌劳损、腰椎骨质增生加防己、巴戟天、独活；病久病甚加红花、全蝎、蜈蚣。药物蒸浴 30 分钟后，温泉水浴 15～30 分钟。每剂用 2 次，每日 1 次；6 日为 1 个疗程。用 1～2 个疗程，结果：显效 17 例，有效 21 例，无效 2 例，总有效率 90.5%。（《云南中医学院学报》，2001 年第 4 期）

（四）特发性脊柱侧弯

按揉、弹拨，重按轻弹，用力推按。腰椎牵引床沿身体纵轴方向牵引治疗青少年特发性脊柱侧弯 85 例：患者俯卧，医者施擦、按揉、弹拨法于患处，弹拨方向垂直于肌纤维，重按轻弹。坐位，双手抱头，医者一手拇指抵患侧棘突，另一手绕患者颈后至另一侧肩前向后扳动，双手反方向同时用力推按。双手分推两侧腰肌。每次 30 分钟，每日 1 次。对照组在 T7（或以下）、T7 以上分别用胸-腰-骶矫形器、颈-胸-腰-骶矫形器，每日＞22 小时；用 2 个月。两组均用腰椎牵引床沿身体纵轴方向牵引，重量为 60% 体重，每次 20 分钟，每日 1 次。双手悬吊锻炼，每次 15 分钟；俯卧撑，每次 100 个，每日 2 次；调整执笔方式、坐姿。均 30 日为 1 个疗程。结果：两组分别治愈 39、28 例，好转 36、35 例，无效 10、22 例。（《中医正骨》，2005 年第 5 期）

（五）脊椎损伤及其并发症的常规治疗

1. 脊椎损伤，小便癃闭、少腹胀痛不可忍，导尿有粉白色沉淀物，以芳香化浊通窍。外敷通淋散，商陆 30 g，研磨过筛，葱煮水和匀敷脐腹或麝香一分放置脐腹，将上药盖贴用绷带捆扎。消核散：海马、麝香、蟾酥丸，共研磨细末，将上药放置会阴穴，用万应膏敷贴。

2. 脊椎损伤或骨折，尿能自排不畅，有白浊。舌苔白腻，脉滑。加味萆薢分清饮：萆薢、石菖蒲、乌药、益智仁、茯苓、牛膝、葶苈子、杉树浆、甘草。

3. 脊椎损伤或骨折，下肢瘫痪，麻木不仁，肌肉萎缩，大小便失禁，色白。舌苔白，脉沉细。加味大防风汤：党参、黄芪、防风、羌活、熟地黄、川芎、当归、白芍、乌附、白术、杜仲、牛膝、甘草、威灵仙、益智仁。

4. 脊椎损伤或骨折，下肢麻木不仁，肌肉痉挛，关节强硬，舌苔白，脉紧，以祛寒湿温经补益肝肾。加味三痹汤：党参、黄芪、续断、防风、独活、秦艽、威灵仙、细辛、川芎、当归、白芍、熟地黄、桂枝、茯苓、杜仲、牛膝、甘草。

5. 脊椎损伤或压缩性骨折，四肢瘫痪麻木，小便癃闭，腹胀，少腹隆起胀痛，精神萎靡，饮食减少，心烦咽干，低热，舌苔白，脉沉细，以益气扶正，升清降浊利水。益气苓泻汤：党参、黄芪、白术、苏木、柴胡、陈皮、当归、猪苓、泽泻、肉桂、茯苓、甘草、葶苈子。

6. 脊椎骨折，下肢瘫痪，麻木不仁，小便癃闭，少腹膨胀。加味十全大补汤：党参、黄芪、白术、茯苓、生地黄、川芎、当归、白芍、肉桂、甘草、乌附、牛膝、葶苈子。

7. 脊椎压缩性骨折，下肢瘫痪，小便癃闭，少腹膨胀疼痛，腹亦胀满，口渴不饮，以消瘀清热利水。加味八正散：木通、车前、萹蓄、大黄、滑石、栀子、瞿麦、甘草梢、牛膝、葶苈子。

8. 脊椎骨折胀痛，下肢麻木不仁，大小便失禁，有白浊，舌苔白，脉沉细，以扶正祛邪温经通络。加味大防风汤：党参、黄芪、白术、羌活、防风、熟地黄、川芎、当归、白芍、杜仲、牛膝、乌附、甘草、威灵仙、葶苈子、草薢。

9. 孕妇脊椎损伤或骨折，肿胀，腹胀痛，有青紫瘀斑，头昏，饮食减少，苔白脉滑数，以安胎和血理气。加味当归散：白术、白芍、川芎、当归身、黄芩、苏木、骨碎补、砂仁、广木香、香附、紫苏苑。

第十一章　全身性骨关节病变

第一节　风湿性关节炎

一、病症概述

在风湿热患者中，慢性风湿性关节炎发生率可达75％以上，通常在链球菌感染后1个月内发病，典型的关节表现为游走性多关节炎。所谓游走性是指首先受累的关节局部炎症及活动受限，持续约几日后，然后自然消退，接着其他部位出现关节炎，同样持续几日后，又转移到其他关节，此起彼伏的、游走性现象是风湿性关节炎的特征。对称性关节受累，如常对称累及膝、踝、肩、腕、肘、髋等大关节。局部呈红、肿、热、痛的炎症表现以及关节功能障碍。部分患者几个关节同时发病，手、足小关节或脊柱关节等可累及，但少见。罕见因手反复发作关节炎而出现掌指关节尺侧偏移及半脱位，称Jaccoud关节病。一般没有骨质破坏，急性炎症消退后，关节功能完全恢复，不遗留关节强直和畸形，但关节炎可反复发作。关节局部炎症的程度与心肌炎或心瓣膜病变无明显关系。风湿性关节炎主要病理改变是关节滑膜及周围组织充血水肿，滑膜下结缔组织中有黏液性变，纤维素样变及炎症细胞浸润，有时在关节周围组织有不典型的风湿小体。由于渗出物中纤维素通常不易被吸收，一般不引起粘连。活动期过后并不产生关节强直或畸形等后遗症。这是与类风湿关节炎的主要区别。受累的关节以大关节为主，依次为膝、踝、肩、腕和肘等。

二、妙法解析

（一）风湿性关节炎（孙达武医案）

1. 病历摘要：余某，女，38岁。3年前无明显诱因出现双膝、双踝肿痛、活动受限。反复发作，每次在当地治疗后好转。3日前因感寒导致疼痛加重。诊见：双膝、双踝肿胀、压痛，肤温偏高，皮肤发红。舌质淡，苔白，脉弦紧。X线片示：双膝、双踝无明显骨骼异常征象。诊断：风湿性关节炎。治疗：散寒除湿，祛风通络。蠲痹汤加减：独活、当归、续断、川牛膝、杜仲各15g，羌活12g，桂枝、秦艽、鸡血藤、延胡索、威灵仙各10g，川芎、甘草、细辛各6g。每日1剂，水煎，分早、晚2次服。连服7剂后，诉症状明显缓解，舌质淡，苔白，脉浮。拟原方再服7剂后正常上班工作。（《孙达武骨伤科学术经验集》，人民军医出版社，2014）

2. 妙法解析：孙氏认为，正气不足为本病发病的内在因素，而感受风寒湿热为引起该病的外因，其中尤以风寒湿三者杂至而致病者属多。正如《济生方》所云，痹证的发生"皆因体虚，腠理空疏，受风寒湿气而成痹也"。风寒湿外袭，大多夹杂而至，但常有偏胜。风胜为行痹、寒胜为痛痹、湿胜为着痹。正如《证治汇补》曰："由元精内虚而三气所袭，不能随时祛散，流注经络，久而成痹。"痹证之治疗，当宗林佩琴所言"三痹各有所胜，用药以胜者为主，而兼者佐之"，风盛行痹治用防风汤加减，寒盛痛痹方用乌头汤加减，湿盛着痹选用薏苡仁汤加减，风湿热痹可选宣痹汤加减，湿热伤阴之痹则选《金匮要略》治疗风湿历节之桂枝芍药知母汤加减，肝肾亏虚之痹则用独活寄生汤加减。另外痹证日久"邪留经络，须以搜剔动药"（叶天士语）为治，临床多用虫类搜风通络止痛之药，如地龙、蜈蚣、水蛭、穿山甲等深入隧络，攻剔痼结之"败痰凝瘀"。痹证病久缠绵反复，故而治疗"当图缓攻"，切记峻药伤正。余某而言，方中羌活、独活、威灵仙、秦艽、海风藤、细辛、川芎、延胡索、川牛膝祛风止痛；桂枝温经通脉；当归补血活血，川牛膝祛风利湿、通经活血；杜仲、续断强筋壮骨；甘草调和诸药。蠲者，有免除之意，去之疾速也。本方有益气活血之功，气通则血活，血活则风散，服之可使风痹之证得以迅速免除，故名蠲痹汤。

（二）风湿性关节炎（孙达武医案）

1. 病历摘要：唐某，女，38岁。患者自诉素有风湿性关节炎，每遇天气变冷或夏天吹空调后全身关节疼痛、活动受限、沉重感，乏力。纳可，二便正常。舌有齿痕，苔偏黄，脉弦细。诊断：风湿性关节炎。治宜散寒祛湿，活血通痹。方选桂枝芍药知母汤加减。白芍、生地黄各20g，鸡血藤、当归、延胡索各15g，秦艽、威灵仙各12g，桂枝、知母、附片、羌活、独活各10g，细辛、甘草各6g。每日1剂，水煎，分早、晚2次服，连服7剂后，关节活动不利减轻，但是下肢沉重无力，全身乏力，舌有齿痕，脉滑沉取无力，改为补养气血、活血通络为主调治。黄芪、薏苡仁各30g，白芍、鸡血藤各20g，当归、熟地黄、秦艽、生地黄各15g，白术、苍术、桂枝、地龙各10g，川芎、石菖蒲、甘草各6g，细辛3g。服15剂后，诸症悉除，病告痊愈。（《孙达武骨伤科学术经验集》，人民军医出版社，2014）

2. 妙法解析：本例素有痹证，且每逢阴天下雨，全身关节出现活动受限，僵硬不舒，沉重无力，显系寒湿为患，而风邪不盛；口黏、口干欲饮，苔黄，寒湿又有化热之象，遂投以桂枝芍药知母汤加减治疗。因其风邪不盛，故去防风、麻黄之属；虽寒湿明显，但其疼痛不显，故不用《金匮要略》治疗寒湿历节、不可屈伸、疼痛之乌头汤，而以治疗风湿历节之桂枝芍药知母汤化裁为主。方中桂枝、附子温经散寒，宣阳通痹；知母、生地黄清热养阴，以除内热，兼防温热化燥伤阴；当归、延胡索、鸡血藤、地龙、桑枝养血活血，通络除痹；羌活、独活、石菖蒲、秦艽、细辛、威灵仙散寒除湿，舒经活血通络，尚能补益肝肾。首诊祛邪通络为主，兼以扶正，二诊之时，寒湿得化，气血经络遂通，故见关节活动不利减轻，但下肢沉重无力，脉亦无力，遂在活血通经基础之上，加入黄芪、苍术、白术、薏苡仁等药，健脾益气，助脾行湿，使得气血生化有源，经络筋节得以滋润濡养，如此药证合拍，痹证自除。

（三）风湿性关节炎（孙达武医案）

1. 病历摘要：殷某，女，63岁。掌指、肘、肩、膝、腕、踝关节疼痛10余年，加重2个月。目前掌指、肘、肩、膝、腕、踝关节等疼痛，部分肿胀，每日晨僵约2小时缓解。曾用扶他林等无明显效果，舌淡紫，苔薄，脉细涩。诊断：风湿性关节炎。治宜益气化瘀，活血通络。药用黄芪30g，薏苡仁20g，延胡索、骨碎补、五加皮各15g，防风、防己、白芥子各12g，白术、天南星、川芎、红花各10g，石菖蒲6g，炮穿山甲5g。每日1剂，水煎，分早、晚2次服，服25剂后，患者自觉症状减轻，肿胀未见明显消退，予上方加泽泻15g。继服1个月，肿胀较前消退，以上方加减，服用半个月，患者肿痛未再复发。（《孙达武骨伤科学术经验集》，人民军医出版社，2014）

2. 妙法解析：本例患病10年，年逾花甲，肾气不足，正虚邪恋，瘀阻于络，津凝为痰，痰瘀痹阻，故关节疼痛肿大，舌淡紫，苔薄，脉细涩。如《灵枢·五变》曰："腠理而肉不坚者，善病痹。"治拟益气活血，化瘀通络。用后疼痛减轻，肿胀未消，加用泽泻利水渗湿，随症加减七年，病情稳定。

（四）风湿性关节炎（苗志学医案）

1. 病历摘要：张某，男，52岁。腰腿疼30年，加重4日。患者自幼外出打工，经常住在潮湿阴凉的地方，打工3～4年开始腿痛，呈游走性关节痛，服用阿司匹林、吲哚美辛等疼痛缓解。由于生活困难，治疗不连续，时重时轻，反复发作。30岁左右时右膝关节肿大痛剧，在山西某县医院拍片：关节腔积液，抽取积液后注射泼尼松龙，服用保泰松、吡罗昔康等，积液消失。此后由于经常腰膝疼痛，再未外出打工，请中西医多方治疗一直未愈，每逢气候变化或入冬季节则疼痛加重，初诊时患者由子女搀扶而来。查体：体温不高，血压正常，腰4、腰5椎轻度压痛，右膝关节稍大，左侧如常，双侧膝踝关节疼痛以右侧轻度压痛，右膝关节稍大，左侧如常，双侧膝踝关节疼痛以右侧为剧。患者体质尚可，饮食正常，口不干不渴。舌苔薄白，脉沉紧。红细胞沉降率78 mm/h，抗"O"1100 U。诊断：风湿性关节炎。治宜祛风除湿，散寒止痛。方选全蝎蚂蚁汤。药用全蝎（研末冲服）3 g，蚂蚁（研末冲服）0.1 g，乳香、没药各6 g，骨碎补、桑寄生、木瓜、杜仲、牛膝、秦艽各10 g。加制马钱子0.5 g，独活、狗脊各10 g，每日1剂，水煎服。服5剂后疼痛减轻，已能行走。唯觉口干，继服5剂。患者腰腿已经不痛，还能参加轻微的劳动，查红细胞沉降率、抗"O"均已转阴，为巩固疗效，用前方5倍量研末，每次6 g，每日2次。随访2年未复发。（《陕西中医》，2004年第11期）

2. 妙法解析：本案属寒邪凝滞，湿重重浊黏滞，缠绵日久难愈，病程达30年之久，邪必入络，非用虫类药物不能祛邪。全蝎蚂蚁汤用全蝎、蚂蚁搜剔络脉而达邪，尤其全蝎性善走窜，有"穿筋透骨，逐湿除风"之功能，二者合用善治顽痹，治顽痹者非全蝎不可。马钱子"能搜筋骨入髓入风湿"，《医学衷中参西录》曰："其毒甚烈……开通经络，透达关节之力，实远胜于他药。"三者均是治顽痹之药，同杜仲、桑寄生、牛膝、乳香、没药、秦艽等补肾活血、祛风除湿药同用，风寒湿瘀同治，补肝肾、强筋骨，标本兼治。

（五）湿痹（李聪甫医案）

1. 病历摘要：李某，男，40岁。左臂不举，气从小腹上冲咽喉而咳，咳引胸胁作痛，不能安枕而睡，面目俱黄，大便秘，小便赤涩燥灼。诊视脉弦，舌薄白腻，此湿痹症。湿淫于筋，肝失其营，则邪壅闭其经而痹痛，壅闭其络而发黄；"足厥阴肝脉抵小腹，挟胃、络胆布胁、循喉。"厥气上逆，所以气冲咽喉。治宜宣湿祛痹，濡血养筋。药用全当归、刺蒺藜（酒炒）、肉苁蓉、火麻子、嫩桑枝（酒炒）、茯苓各10 g，秦艽、旋覆花（布包）、川郁金、木蝴蝶各6 g，酒白芍5 g。复诊：咳逆稍缓，胸胁较舒，大便通畅，唯少腹偏左痛引臀髀，立则伛偻。药用全当归、肉苁蓉、嫩桑枝、白蒺藜、茯苓各10 g，秦艽、旋覆花（布包）、川楝子（盐水炒）、汉防己、酒白芍、木蝴蝶、威灵仙各6 g。脉来应指弦劲，遍身疼痛，小腹气仍上冲，咽喉如梗，气息不匀。湿胜于下，厥气更循冲脉而上，治宜宣痹通脉。生薏苡仁30 g，当归、茯苓、嫩桑枝各10 g，秦艽、白蒺藜、旋覆花、川郁金、苦杏仁、瓜蒌、薤白头、防风、酒黄芩9 g。服4剂，冲逆之气平，再服4剂，目黄之色退，腰脊舒伸；但腰肢活动障碍，经络未畅。按三诊方去蒺藜、茯苓、黄芩，加狗脊（酒炒）、桑寄生各10 g，远志（水炙）5 g。服5剂以善后。（《李聪甫医案》，湖南科学技术出版社，1979）

2. 妙法解析：根据本例分析，厥气上逆咳引胸胁作痛，面目发黄，左臂不举，则系湿淫手筋，厥阴之经脉失营，肾气无制而奔逆。蒺藜、川楝子、木蝴蝶、芍药、郁金皆制厥之药；瓜蒌、薤白、远志上宣胸中之痹；肉苁蓉、火麻仁、狗脊下固肾中元气；茯苓、薏苡仁淡渗水湿，不足以伏奔豚之势，又助以防风、淫羊藿、桑枝、秦艽、桑寄生等味活络舒筋，风以胜湿，更用苦杏仁、旋覆花斡旋其间，引逆气下行，上引下固，厥痹自平。

（六）风湿性关节炎（万友生医案）

1.病历摘要：刘某，男，51岁。患风湿性关节炎已20余年，近时剧作，右膝关节疼痛尤甚，行走需人扶持，腰亦疼痛，形寒特甚，口不渴，大便易溏，纳少不香，容易感冒，舌苔白润，脉沉细弱。方用桂枝汤加附子、白术。药用白芍、桑寄生各30 g，白术、生黄芪各24 g，当归、杜仲、续断、制乳香、制没药各15 g，桂枝、炙甘草、熟附子、防风各10 g，生姜3片，大枣5枚。初服3剂，腰膝酸痛即大减；服至5剂，可以独自行走上街；服至10剂，腰膝酸痛基本消除，上班工作。（《江西中医药》，1981年第2期）

2.妙法解析：由于太阳和少阴相表里，故风寒湿邪侵犯太阳，往往容易损伤少阴阳气，又因太阴脾恶湿，故湿胜则易伤脾阳。所以治疗太阳风寒湿痹，必须在解散太阳风寒湿邪的同时，扶助少阴和太阴的阳气。桂枝汤本来就能外解太阳之表和内温心脾之里，加入附子和白术，协同桂枝，就更加加强它的解表温里的作用。故对太阳风寒湿痹有良效。顽固性风湿腰腿疼痛日久，以致血虚不能柔筋的，喜用芍药甘草汤加当归、鸡血藤，常获满意疗效。有时加入活血化瘀的乳香、没药等药，则是因为痹前日久，往往由气滞导致血瘀之故。这里应该指出的是，中医认为太阳风寒湿痹易伤少阴阳气，往往传入少阴而成为难治之症。这和西医所谓风湿关节炎容易导致风湿性心脏病是一致的。因此在治疗太阳风寒湿痹时，如能注意到太阳与少阴的表里关系，在外解太阳风寒湿邪的方剂中及时扶助少阴阳气，不仅可以提高疗效，而且可以防止传变。

（七）血痹（窦伯清医案）

1.病历摘要：赵某，女，34岁。半个月前因洗衣被等30余件，劳累出汗，当日晚上卧床后，即觉右肘至肩部沉重、麻木、怕冷、酸痛，尤以肩部疼痛较甚。次日右上肢抬举困难，活动受限，入夜疼甚。望之患者痛苦容容，面色白少华，脉沉细无力，舌淡白而润。右臂欠温。证属寒温侵伤，血行不畅，阳气痹阻而至血痹。治宜温阳行痹。方用黄芪桂枝五物汤加味。药用黄芪30 g，生姜15 g，姜黄12 g，桂枝、白芍各9 g，羌活6 g，大枣10枚。服5剂。右臂麻木沉重大减，但怕冷仍如前。且肩疼仍甚，脉沉细，舌苔白润，原方加制附片9 g，嘱服5剂。臂已不麻，肩部酸痛，抬肩举臂自如，但仍怕冷、沉重，脉舌如前，原方加薏苡仁15 g，蚕沙12 g，以增除湿之功，嘱服5剂，4诊时痛已痊愈。（《古今名医内科验案欣赏》，人民军医出版社，2006）

2.妙法解析：本例为血痹。《黄帝内经》云："卧出而风吹之，血凝于肤者为痹。"此面色少华，脉沉细无力，舌淡白，显系气血不足。又因为疲劳汗出，风邪乘虚而入经络，故麻木沉重，且有疼痛，正如《金匮要略》所云："重因疲劳汗出，卧不时动摇，加被微风，遂得之。"治疗宜调和营卫气血，温阳行痹。用黄芪、桂枝五物汤调和气血，加姜黄活血行气，通经止痛。加羌活辛温，外散风寒之邪。药证合拍，一诊即麻木沉重大减。二诊加制附片温通经脉，重在止痛。三诊加薏苡仁、蚕沙，重在行气祛湿，四诊便获痊愈。古方新用，疗效卓著。

（八）风湿痹（陈继明医案）

1.病历摘要：患者，女，62岁。患风湿痹痛已10余年，近2年来，关节疼痛，日渐增剧。此次复发，服泼尼松不能控制，投祛风化湿、蠲痹通络中药10余剂，关节疼痛有增无减。刻诊周身筋脉挛痛，两手握固不利，伴见眩晕耳鸣，咽干少寐，脉弦细而数，舌红苔根黄腻。检查：血压150/92 mmHg，红细胞沉降率68 mm/h，抗"O"1250 U。此乃痹痛久着不愈，肝肾精血耗伤，筋骨失养，虚风入络，非滋养柔润，不能缓其急迫之势。药用生石决（先煎）、生牡蛎（先煎）各30 g，生白芍、生地黄、制何首乌、钩藤（后下）各15 g，络石藤、甘草各12 g，清阿胶（烊冲）10 g，鸡子黄（搅冲）2枚。连进5剂，筋脉挛痛大减，手足屈伸自如，夜能成寐，脉数也平，唯四肢关节疼痛尚未清除，腰臀酸痛，俯仰艰难。续以柔养肝肾，蠲痹通络，药用当归、白芍、甘草、熟地黄、制何首乌、豨莶草、络石藤、川石斛、鸡血藤、杜仲、牛膝、续断、老鹳草、路路通、阿胶、肉苁蓉等出入为方，连续10余剂，症情日渐轻减，复查抗"O"、红细胞沉降率均在正常范围，乃停用泼尼松，以上方扩充制膏调治，症情稳定，形体日充，以后偶有小发，仍投滋肾柔肝之剂，即能缓解，平日参加家务劳动，一切良好。《中医杂志》，1982年第4期）

2. 妙法解析：痹痛日久，内舍脏腑，往往伤及真阴，阴伤亦可致血脉涩而不利，筋脉日益痹闭，邪气日益痼结，刚燥风药，既泄阳气，又耗阴液，是为大忌。真阴耗伤，温通之剂也非所宜。若阴伤液耗，筋脉失于濡养，势必更为拘急，焉望缓其痛势。治疗此类痹痛，着眼于柔肝滋肾，每获佳效。

（九）痹病（黄文东医案）

1. 病历摘要：周某，女，40岁。素患痹病，近日来偏体关节酸痛，游走不定，怕冷、恶风出汗，咽痛充血，胃纳欠香。舌边尖红，苔薄腻，脉细。治以祛风化湿，清热通络。按《金匮要略》桂枝芍药知母汤加减。药用赤芍、生地黄各15 g，知母12 g，炙甘草、制川乌（先煎）、陈皮各10 g，桂枝6 g。服6剂。前节痛已减，仍觉怕冷，咽痛消失，胃纳进步，神疲乏力，再守原意。原方7剂。另黄芪片100片，每次吞服5片，每日3次。关节酸痛续减，昨起感腰部酸冷，纳香，精神好转，再予前法加减。原方去陈皮，加狗脊15 g，服6剂。另黄芪片100片，服法同上。《黄文东医案》，上海人民出版社，1977）

2. 妙法解析：《素问·痹论》云"痹者，各以其时重感于风寒湿之气也"。本例关节酸痛较甚，游走不定，怕冷，乃风寒湿邪，流注于经络、关节，而以风邪为先导，阻碍气血之运行所致。但患者咽喉充血，舌边红，则系内有蕴热无疑。如此病邪交错之症，用药自当细斟酌。处方以桂枝芍药知母汤加减，寒湿并用。用桂枝、川乌以祛风化湿散寒，赤芍、鸡血藤以舒筋活血通络；知母、生地黄、炙甘草以清热润燥缓急；陈皮以理气健胃。本方虽有桂枝、川乌之辛燥，但配以知母、生地黄、甘草之凉润，不仅达到镇痛作用，而咽痛等热象亦随之消失。二诊时关节酸痛减轻，仍觉怕冷，神疲乏力，乃加黄芪片（龙华医院成药，每片含生黄芪1 g），以益气固表。三诊时痛减，纳好，精神好转，因腰部酸冷，去陈皮，加狗脊以益肾强腰。

（十）风湿性关节炎（张子琳医案）

1. 病历摘要：高某，男，17岁。腿疼半年许，曾延多医诊治，而疼痛不减。就诊时，患者主诉初为左腿痛，近日转为右膝及右小腿疼痛，夜间加重。患肢不红不肿，肤色稍暗，全身怕冷，四肢不温，身体重着，懒于动作。食欲欠佳。舌苔薄白而根部稍黄，脉沉紧。治宜散寒祛风，燥湿通络。药用当归、川芎、白芍、桑枝、桂枝、木瓜、独活、红花、秦艽、苍术、黄柏、牛膝、生姜、大枣各9 g。服上方2剂后，两下肢疼痛完全消除。近日四肢转温，关节灵活，唯食欲仍差，口燥舌干，咽喉疼痛，腰膝尚感困乏，脉沉。药用当归、川芎、白芍、秦艽、桑枝、忍冬藤、川牛膝、陈皮、焦三仙、炒牛蒡子、桔梗、甘草、玄参各9 g。以后又陆续就诊几次，腿疼再无反复。经过一段时间的休息而恢复工作。《著名中医学家的学术经验》，湖南科学技术出版社，1981）

2. 妙法解析：本例因数医诊治而无效。经过反复考虑，用《素问·痹论》的"风寒湿三气杂至，合而为痹"的理论分析病情："风者善行"，故发生游走性疼痛；寒为阴邪，使阳气受伤而四肢不温，"同气相求"故夜间加重；湿邪重浊，故身重而下肢尤甚。况病发半年有余，"初病在经，久病入络"，故须养血活血；"通则不痛"，须配合舒筋活络之品。糅合四物汤、三妙散、桂枝汤诸方，融汇标本合治、扶正祛邪的精神。

（十一）风湿性关节炎（张泽生医案）

1. 病历摘要：俞某，女，54 岁。曾因功能失调性子宫出血过多而行子宫全切除术。今年春感冒受凉后遍体关节酸痛，经摄片示两手小关节有骨质疏松，腰椎有骨质增生。腰痛如折，动则出汗。脉弦细，舌质淡白。年逾五旬，气血两亏。血虚络痹。治宜补养气血，和络敛汗。药用煅牡蛎 24 g、潞党参、桑寄生各 15 g，煅龙骨、炙甘草、豨莶草各 12 g，炒白术、炒当归、丹参、炒白芍各 9 g，大枣 4 枚。经投补养气血，和络敛汗。服药 5 剂，两手小关节酸痛减轻，大关节酸如故，头昏神疲。脉弦细，舌质偏红少苔，仍守原法再进。原方去龙骨，加虎杖 15 g。关节痛，天阴下雨则甚，痛及手指小关节。舌苔薄黄，脉细数。气血两亏，风湿稽留。桑寄生、潞党参各 15 g，制豨莶草 12 g，炒白术、杜红花、秦艽、木瓜、炒当归各 9 g，桂枝 3 g，大枣 4 枚。服药以来，关节痛已显著减轻，前法既效，仍以血虚风湿痹络治之。潞党参 15 g，炒当归、炒白术、杜红花、秦艽、炒白芍、片姜黄、茯苓各 9 g，桂枝 3 g。连服 1 周而愈。（《张泽生医案医话集》，江苏科学技术出版社，1981）

2. 妙法解析：痹症的形成，诚如《济生方》所云"皆因体虚，腠理空疏，感风寒湿气而成痹也"。本例因功能失调性子宫出血过多，复行手术，气血两伤，风寒乘虚外袭，痹阻经络，以致气血运行不畅而成。初诊时用党参、白术、炙甘草、大枣益气扶脾；当归、丹参、白芍养血通络，加入桑寄生补益肝肾，强壮筋骨，以祛风湿，豨莶草祛风湿而利筋骨。因卫虚多汗，加用龙牡以敛之。二诊时加用虎杖祛风湿而行瘀。三诊时加用桂枝祛风散寒，木瓜舒筋活络，使痹痛得以控制。在标本兼治有效的基础上，仍从补益气血，兼以祛湿通络以巩固前效。

（十二）急性风湿性关节炎（祝谌予医案）

1. 病历摘要：李某，女，19 岁。病已 2 周，开始形似外感，发热身痛，服药无效，旋即肘、膝、踝关节灼热样疼痛日甚，四肢并见散在性硬节之红斑，体温逐渐升至 39 ℃以上不退。行动不便，大便燥，小便灼热，唇干口燥，舌质绛红无苔，脉沉细而数。辨证：内有蕴热，与风湿相搏，或外感风热，或风寒湿痹郁而化热，邪客经络留而不行，发为此病。治法：清热活血，祛风除湿。方药：风湿热痹汤加减。紫花地丁 15 g，忍冬藤、汉防己、牡丹皮、丹参、桑枝各 10 g，紫草、秦艽、甘草、黑芥穗各 6 g，金银花、鲜茅根、鲜生地黄、桑寄生、紫雪丹各 12 g。予以本方治疗，每日 1 剂，每日 2 次。患者服用 3 日后体温降至正常，关节肿痛明显减轻，关节红斑减退。经服药半个月后，患者症状消失，四肢活动正常。（《祝谌予临证验案精选》，江苏科学技术出版社，2003）

2. 妙法解析：本方具有活血凉血，清热除痹之功效，很好地贯彻了中医治病求本的原则，即治风先治血，血行风自灭。风湿痹是由于风寒湿等外邪入侵，闭阻经络关节，使气血运行不畅，致全身关节呈走窜性红、肿、重、着、痛为主要临床表现的一种常见病证。《诸病源候论》曰："痹者，风寒湿三气杂至，合而成痹，其状肌肉顽厚，或疼痛由人体虚，腠理开，故受风邪也。""人体虚，腠理开"即元精内虚，营卫不和，卫阳不固。卫阳不固，则风、寒、湿三气乘虚而入，挟杂而至；邪气客于人体，则气血运行不畅，进而闭阻经络关节，致手足痛而不仁，发为痹证。治疗风湿痹，除祛风除湿散寒外，还应调和营卫以固卫表，活血通畅使气血流畅，方能使痹证顽疾逐渐化解。紫草味甘略苦，既活血凉血，又兼有消肿解毒之效，为治疗关节肿痛之首选，为君药；鲜生地黄、金银花、牡丹皮、紫花地丁、丹参清热解毒、活血通络，为臣药；佐以秦艽、桑寄生、桑枝、汉防己清风除湿、激风止痛；芥穗炒黑入血分，尤其加入紫雪丹疗效更速，引诸药达病伤之所，为使药。综观全方，辨证处方切中病机，配伍用药丝丝入扣，故奏良效。

（十三）风湿性关节炎（钟治美医案）

1. 病历摘要：杨某，男，39岁。患者平素嗜酒，少病痛。3日前突发寒热，咽痛，两足踝关节红肿热痛，难于步履，口渴引饮，小便短赤，大便通，舌苔黄厚腻，脉滑数。体温38.4℃，血白细胞增高。辨证：素伏酒湿，外加客热，致湿热蕴结，下注于足而为热痹。治法：清热利湿，通络止痛。方药：六一胜湿汤加减。滑石、薏苡仁各30g，甘草5g，桑枝、赤茯苓各15g，忍冬藤、黄芩各12g，木通10g。用此方2剂，热退，足踝部肿痛减轻，但仍行动不便，黄苔已化，厚腻转薄，脉滑不数，续服2剂，踝关节红肿热痛明显好转，再予六一胜湿汤去木通，减滑石为18g，加地骨皮12g，五加皮10g，3剂而善后。（《新中医》，1995年第12期）

2. 妙法解析：方中忍冬藤、黄芩、木通苦寒清热。现代药理学认为：忍冬藤与黄芩对溶血性链球菌有很好的抗菌作用。滑石、薏苡仁、赤茯苓淡渗利湿；桑枝通络；甘草缓急。诸药配伍，确为对症有效方。

（十四）慢性风湿性关节炎（周建伟医案）

1. 病历摘要：梁某，男，52岁。患者双膝、踝关节及双下肢反复发作疼痛6年余，每因劳累、受寒及气候变化而疼痛加重。曾在医院检查确诊为慢性风湿性关节炎，经常服抗风湿、消炎止痛类药物。诊见：双下肢疼痛，尤以双膝踝关节痛甚，其病灶固定，得热痛减，遇冷痛甚，关节屈伸不利，行走迟缓，舌苔薄白，脉弦紧。辨证：风寒湿邪留注经络、关节、肌肉等部位，阻滞经络，郁久生热，热生痰。痰阻成瘀，痰瘀互结，不通则痛。治宜温经通络，散寒止痛，祛风除湿，活血化瘀。方选地龙鸡血藤汤。药用地龙40g，鸡血藤30g，白芍、熟地黄各20g，炮穿山甲、当归、天麻、威灵仙、防风、桑枝、桂枝、制川乌各10g，络石藤、忍冬藤各15g，甘草6g。湿甚者，加苍术10g，薏苡仁、防己各15g；血瘀者，加川乌6g，牛膝10g。服药5剂后，疼痛缓解。连续服药25剂后，自觉症状完全消失，实验室检查各项指标均正常。随访1年，未见复发。（《湖南中医杂志》，1997年第3期）

2. 妙法解析：方中重用地龙，取其通利经络之功，配以炮穿山甲善行攻窜，行散通络，直达病所；鸡血藤舒筋活络；当归、熟地黄补血生新；桂枝、桑枝、威灵仙、防风、忍冬藤、络石藤祛风除湿；制川乌温经通络，天麻祛风通络；白芍、甘草缓急止痛。全方共奏通络活络、祛风除湿、散寒止痛、补血活血化瘀之功。方中地龙虽用量超常，但未见不良反应，在临床上须向患者交代清楚，本方嘱其久煎，可去除毒性，增强疗效。

（十五）急性风湿性关节炎（周晖医案）

1. 病历摘要：朱某，女，29岁。产后月余，因天气炎热，空调温度过低受凉，次日即觉咽痛、头痛，恶寒发热，鼻塞轻咳，周身关节酸软疼痛，10日后肘、膝、腕、踝关节痹痛加剧，屈伸不利，但发热不恶寒。经某医院诊治，予吲哚美辛、泼尼松口服，青霉素静脉滴注，1日后即觉上腹胀满隐痛，恶心欲呕，不能坚持治疗，要求服中药。诊见：两膝及腕、踝关节焮热、红肿，身热面赤，汗出恶热，口干，舌红、苔黄腻，脉滑数。检查抗"O"1：500，红细胞沉降率95mm/h，双膝、腕、踝关节X线片未见异常。证属湿热痹证。治宜清热通络，调和营卫。方选白虎桂枝汤加减。药用石膏30g，知母、桂枝、粳米各9g，甘草3g，苍术12g，黄柏15g，薏苡仁18g。服上方6剂后，症状减轻，减黄柏、苍术、薏苡仁，加威灵仙10g，忍冬藤15g，5剂后热退，关节疼痛消失，1周后复查，抗"O"、红细胞沉降率均降至正常，随访未复发。（《湖南中医药导报》，2000年第8期）

2. 妙法解析：急性风湿性关节炎以发热、大关节红肿热痛为主症，属中医学"热痹"范畴。

多因素体肥胖湿盛，复感风热之邪；或平素体阳偏盛，内有蕴热，复感风寒湿邪；或饮食不节，过食肥甘厚味，湿热内生；或外感湿热之邪；或湿邪日久化热。湿热留恋于肢体、经络、关节、湿热蕴结痹阻而成热痹。治当清热通络止痛。白虎桂枝汤中石膏辛甘大寒，以制阳明内盛之热；桂枝辛温，取其通利经脉、调和营卫，又能防石膏大寒伤中之偏；知母苦寒质润，清热滋阴，甘草、粳米益胃护津。诸药合用，共奏清热、通络、调和营卫之功。

（十六）行痹（董建华医案）

1. 病历摘要：张某，男，41 岁。患风湿性关节炎已有 4 年，发作频繁，阴天下雨更甚，尤以周身大关节肿痛明显，呈游走性，关节未变形。最近几天因感风寒，痹痛发作，肘膝肿痛屈伸不利，痛势上下移动，伴咳嗽咳痰，恶风。舌苔薄白，脉沉弦。辨证：风湿入络，气血痹阻，兼夹表邪。立法：祛风除湿，活血通络。方药：丹参 12 g，鸡血藤 30 g，生姜 6 g，桂枝、羌活、独活、苍术、白芍、秦艽、五加皮各 10 g，甘草 5 g，大枣 7 枚，6 剂。服上药后关节肿痛明显好转，表邪已解，宗原法出入。海风藤、牛膝各 12 g，当归、赤芍、络石藤、桂枝、五加皮、汉防己、木瓜、羌活、独活、苍术各 10 g，6 剂。关节肿痛缓解，屈伸转利，取得满意的近期效果，守方继服 1 个月以巩固之。（《临证治验》，中国友谊出版社，1986）

2. 妙法解析：本案患者痛势游走不安，应属行痹。复因风寒外感而加剧，并见咳嗽、恶风等表证，故用桂枝、羌活既解表，又主治上肢痹痛；用生姜发散风寒；秦艽、独活、五加皮抗风湿而通络止血，独活尤善治下肢痹痛，二活相配，治痹效佳；又以丹参、鸡血藤养血活血；白芍柔筋；甘草、大枣调和诸药，兼顾正气。

三、文献选录

风湿性关节炎是一种常见的急性或慢性结缔组织炎症，可反复发作并累及心脏。临床以关节和肌肉游走性酸楚、重着、疼痛为特征，属变态反应性疾病，是风湿热的主要表现之一，多以急性发热及关节疼痛起病，典型表现是轻度或中度发热，游走性多关节炎，受累关节多为膝踝、肩、肘腕等大关节，常见由一个关节转移至另一个关节，病变局部呈现红肿、灼热、剧痛，部分患者也有几个关节同时发病，不典型的患者仅有关节疼痛而无其他炎症表现，急性炎症一般于 2～4 周消退不留后遗症，但常反复发作。据其临床表现，属中医学"痹症"范畴。体虚感邪是风湿性关节炎发生的内在因素，风寒湿邪是风湿性关节炎发生的外在因素，痹阻不通是风湿性关节炎发生的主要病机。

（一）古代文献选录

风湿性关节炎属中医学"痹病"范畴，《黄帝内经》最早提出了痹病名，并专辟"痹论"篇，对其病因、发病、证候分类及演变均有记载，为后世认识痹病奠定了基础。如论病因说："所谓痹者，各以其时，重感于风寒湿之气也。"论证候分类说："其风气甚者为行痹；寒气甚者为痛痹；湿气甚者为着痹也。"仲景在《伤寒论》里对太阳风湿，在《金匮要略》里对湿痹、历节风进行了辨证论治，所创立的桂枝附子汤、桂枝芍药知母汤、乌头汤等至今仍为治痹的常用效方。隋代《诸病源候论》不仅对痹病的多种临床表现进行了描述，而且在病因学上提出了"由血气虚，则受风湿，而成此病"。《丹溪心法》提出了"风湿与痰饮流注经络而痛"的观点，丰富了痹病的病机理论。明清时期，痹病的理论有较大发展和日臻完善。《医门法律》对痹病日久，主张治疗应"先养血气"。清代温病学的形成，对热痹的病因、症状和治疗有更充分的论述。痹病久病入络在这一时期受到重视。《医宗必读》对痹病治疗原则作了很好的概括，主张分清主次，采用祛风、除湿、散寒治疗，行痹应参以补血，痛痹应参以补火，着痹应参以补脾补气。《医学心悟》《类证治裁》等医籍也赞同这一观点。

（二）病因病机分析

本病的病因病机，多由风、寒、湿、热四气合而所致。由于风、寒、湿、热四邪致病与人之体质虚实寒热及患病部位各有不同。病邪偏胜出现症状便有所异，因而在病之类型上就有行、痛、着、热四大痹证之分。

1. 凡疼痛遍身走注、痛无定处，涉及多个部位关节和肌肉疼痛，脉多浮数或弦缓，舌苔薄白，或多在上肢部位，或有寒热与无寒热，或有关节红肿与无红肿，或口渴与不渴者，为风邪偏胜，称行痹，宜祛风止痛，以防风汤主之。

2. 凡关节肌肉疼痛较剧，痛有定处，或痛而不能步行，关节屈伸困难，畏寒肤凉，口不干渴，或痛多在腰腿下肢部位，或痛在下肢一侧，脉多沉紧或浮紧，舌白苔腻润者，为寒邪偏胜，称痛痹，宜温阳蠲痹，以乌头汤主之。

3. 凡肢体重着，肌肉筋脉酸楚，痛不显著，多为局部肿胀麻木，或腰脊酸疼如带束状，不发热，无紫块瘀斑，脉多濡缓或沉缓，舌苔多白滑厚腻者，为湿邪偏胜，称着痹，宜燥湿宣痹，以薏苡仁汤主之。

4. 凡关节红肿热痛，或手足心灼热喜凉，或因红肿造成关节变形，或发热口渴喜饮，或皮下有结节紫斑压痛，或关节疼痛游走不定，脉多濡数或滑数，舌红苔黄腻或黄糙者，为热邪偏胜，称热痹，宜清热祛湿，以当归拈痛汤方治之。日久阳气虚弱，常用温通经脉、化气助阳佐而治之。桂枝芍药知母汤治疗湿热痹；防己地黄汤治风痹；黄芪桂枝五物汤治血痹等皆有良效。日久夹瘀者亦可用身痛逐瘀汤加减治疗。

（三）临床辨治规律

1. 分6法辨治：

（1）祛风通络，散寒除湿法：适用于行痹，方以宣痹达经汤加减。若以肩肘等上肢关节为主者，为风胜于上，可选加羌活、白芷、桑枝、威灵仙、姜黄、川芎祛风通络止痛。若以下肢关节为主者，为湿胜于下，选加独活、牛膝、防己、萆薢、松节等祛湿止痛。以腰背关节为主者，多与肾气不足有关，酌加杜仲、桑寄生、淫羊藿、巴戟天、续断等温补肾气。若见关节肿大，舌苔薄黄，邪有化热之象者，宜寒热并扇，投桂枝芍药知母汤加减。

（2）温经散寒，祛风除湿法：适用于着痹，方以乌头汤加减。可选加羌活、独活、防风、秦艽、威灵仙等祛风除湿。加姜黄、当归活血通络。寒甚者可加制附片、桂枝、细辛温经散寒。

（3）除湿通络，祛风散寒法：适用于着痹，方以薏苡仁汤加减。关节肿胀者，加秦艽、草薢、防己、木通、姜黄除湿通络。肌肤不仁，加海桐皮、豨莶草祛风通络，或加黄芪、红花益气通痹。

（4）清热通络，祛风除湿法：适用于热痹，方以白虎加桂枝汤加减。可加忍冬藤、连翘、黄柏清热解毒；海桐皮、姜黄、木防己、威灵仙等活血通络，祛风除湿。若皮肤有瘀斑者，酌加牡丹皮、生地黄、地肤子清热凉血散瘀。

（5）补肾祛寒，活血通络法：适用于尪痹，方以补肾祛寒治尪汤加减。肢体关节刺痛，屈伸不利，多个关节漫肿，重则关节肿大，顽麻顽痛，久而不除，舌质红，两侧有瘀斑，治以化瘀涤痰，通络止痛为主，方以宣痹化瘀涤痰汤。瘀血征明显者加血竭、皂角刺、乳香、没药活血化瘀。骨节变形严重者，可加透骨草、寻骨风、自然铜、骨碎补、补骨脂搜风壮骨。兼有低热，或自觉关节发热，去淫羊藿，加黄柏、地骨皮退虚热。脊柱僵化变形者，可加狗脊、鹿角胶、羌活补肾壮筋骨。

（6）益气养血，舒筋活络法：适用于气血亏虚证，方以气血并补荣筋汤加减，方中以生薏苡仁、茯苓、生白术、何首乌、当归、砂仁、熟地黄、黄精益气补血而荣筋；蜂房、乌梢蛇、豨莶草、络石藤、狗脊、秦艽活络导滞通经，宣痹止痛；菟丝子补肝肾，强筋骨。本证亦可选用独活寄生汤。

2. 分10法辨治：

（1）温经散寒、调和营卫法，适用于气血两虚，感受风寒湿者，方选黄芪桂枝汤合术附汤加减，或当归四逆汤化裁。

（2）温阳化湿，祛风散寒法，适用于风寒湿三气合而为痹者，方选防己黄芪汤、黄芪桂枝五物汤或桂枝附子汤加减。

（3）祛风除湿、养血通络法，适用于气血不足、腠理不固，风邪侵袭与湿邪相搏结、阻于经络者，药用白附子、苍术、杜仲、白芍、威灵仙、防风、防己、钻地风和当门子等。

（4）养血通络法，适用于气血两亏，血虚络痹者，药用生酸枣仁、菝葜仁、土桑寄生、甘草、柏子仁、茯神、威灵仙等，或药用当归、芍药、川芎、黄芪、丹参、党参、白术、杜仲、牛膝、桑寄生等。

（5）温肾驱寒法，适用于寒湿之邪袭于腰肾者，方选肾着汤加味，或药用附子、川乌、草乌、白芥子、全蝎、肉桂、麻黄等。

（6）祛风清热、化湿通络法，适用于风湿热邪侵入经络关节者，药用桂枝、赤芍、乌梢蛇、威灵仙、忍冬藤、络石藤、泽兰等，或用生石膏、大黄、芒硝、百部、白鲜皮、寒水石、穿山龙、防己、全蝎等。

（7）寒温并投法，适用于风寒湿相搏、湿郁化热，或风、寒、湿邪侵袭经络关节，而内有湿热所致寒热错杂证者，治当寒热同治，方用桂枝芍药知母汤加减。

（8）温经逐寒、化瘀搜络法，适用于风寒湿邪久阻脉络，挟瘀凝者，方选大乌头煎合当归四逆汤，加全蝎、蕲蛇、鹿角片、桃仁、红花。

（9）清营凉血法，适用于正虚而邪热化毒、侵犯营血者，方选犀角地黄汤加味；甘温除热法，适用于气虚邪恋者，治当扶正祛邪，方用补中益气汤加减。

（10）温痹清营、刚柔相济法，适用于风寒痹阻、化热内伤营阴者，药用生地黄 90～150 g、麻黄、桂枝、防己、制川乌、独活、羌活各 10 g。

3. 推拿止痛10法：

（1）僵痛：以疼痛伴疼痛部位直挺、不灵活为特点，多由寒湿侵袭，筋脉拘挛所致，发病部位以颈部最为多见。以颈部为例，先揉颈肩数分钟，使其肌肉放松，再根据活动受限的方向，配合取穴治疗。如前屈障碍点中府，不能后伸取膈俞，转动不灵寻昆仑，侧屈受限用合谷。最后牵拉、轻缓摇动，搓热结束。本法具有舒筋止痛之功。

（2）剧痛：以疼痛剧烈、痛处固定为特点，多见于寒痹，证属实证，临床上疼痛部位以臀部为多，如坐骨神经痛。以臀部为例先重揉腰根、居髎、委中、昆仑数分钟，后轻揉环跳穴约 5 分钟，再搓八髎、环跳，以透热为度，搓到其热放射到小腿为宜，反复搓 3 次结束，本法具有温通经络止痛之功。

（3）隐痛：以隐隐作痛为特点，多为气血两虚所致，以腰骶较为多见。以腰骶部为例，先平推腰骶部多次，后合揉腰两侧 10 分钟，再用手指轻轻揉点肾俞、命门、腰眼、委中、太溪、阳关、八髎，最后以搓法透热为度。本法具有补益气血、温肾壮阳之功。

（4）胀痛：以疼痛伴局部肌肉憋胀不适为特点，为气血运行不畅所致，以小腿外侧为多见。

以小腿外侧为例，先用平推自上而下，手法重快百余次，后轻点八风、解溪、重点涌泉、昆仑、悬钟，向上传导到膝为宜，本法具有通畅气血、除胀止痛之功。

（5）热痛：以疼痛部位红肿灼热为特点，多见于热痹，以两膝较为常见。以膝部为例，先取大椎、委中、承山、居髎、风市、血海、阴陵泉、阳陵泉，重揉数分钟后痛即减轻，后轻揉膝周围，同时配合屈伸活动，约10分钟，本法具有清热消肿止痛之功。

（6）酸痛：以疼痛伴酸困懒动为特点，多由劳倦所伤，筋脉受损所致，以腰背最为常见。以腰痛为例，先深揉重拨往返多次，后重点夹脊，配委中、昆仑，继之空拳叩打，最后屈膝、屈髋活腰。本法具有松解粘连、消除疲劳、舒筋活络之功。

（7）窜痛：以疼痛走窜不定为特点，多见于行痹，疼痛部位以上肢为多见。以上肢为例，外侧多揉拿，肩周搓热透，上臂轻叩打，后揉风池、风府、肩髃、肩贞、曲池诸穴，宜先轻后重，顺经感传至远端。本法具有祛风通络止痛之功。

（8）钝痛：疼痛如钝器所伤为特点，以背部较为常见，多因痰瘀阻络所致。以背部为例先刚中有柔分推多次，后沉重有力分揉数分钟，再用掌根震颤，点两侧膀胱经俞穴，搓热以透入胸腔为度。本法具有化痰祛瘀、通络止痛之功。

（9）着痛：以困痛重着、行走不便为特点，多见于湿痹，疼痛部位以小腿后侧为多见。以小腿后侧为例，自上而下，多平推、重揉、空拳叩、搓热透，取委中、昆仑、太溪等穴，本法具有除湿止痛之功。

（10）刺痛：以痛如针刺为特点，多为气滞血瘀所致，疼痛多发生在肌肉丰满处。以大腿为例，用补泻法推、揉、搓往返操作，以产生热量、透入深层为宜，本法具有行气活血止痛之功。

4. 巧治并发症：风湿性关节炎患者在急性疼痛期间，由于长期卧床，或者服用激素时间过长等，可致患者机体免疫功能低下，出现并发症。应辨证施治：

（1）咳嗽：由于正气亏虚，肺卫易受外邪，患者常合并咳嗽。可用金银花、连翘、黄芩、瓜蒌子、杏仁、款冬花、百部辨证施治。

（2）热淋：风湿性关节炎患者若日常生活不洁，或者患感冒后，常容易因湿热蕴结下焦而发生热淋。可用瞿麦汤、八正散、导赤散、五淋散等方治之。

（3）库欣综合征：患者若用激素时间过长，常易损伤脾胃，而致痰湿内生。常见症状主要有满月脸、水牛背、体重增加等。治疗主要是健脾燥湿化痰，可选用陈夏六君子汤、附子理中汤、平胃散等。

（4）口疮：多由心脾积热，外感邪热，或阴虚阳亢，或虚阳浮越等，致邪热上蒸，或虚火上浮所致，可含服梅花点舌丹及六神丸（不可久用，孕妇忌用），阴虚火旺型可服知柏地黄丸、大补阴丸、六味地黄丸等；心脾积热型可服牛黄解毒丸、牛黄清胃丸；脾胃虚寒型可服人参健脾丸、补中益气丸；狐惑症可服金匮肾气丸。

（5）时行感冒：患者由于患此病的时间太久，正气亏虚，当社会上流行某些传染病时，比正常人更易受到传染。可以人参败毒散、荆防败毒散等治之，平素可以服玉屏风散预防。

（四）名医论述选录

1. 章次公治疗痹证善用虫药；姜春华屡屡重用生地黄而取效；朱良春认为久痛则入络，必用虫类药物方能解之；路志正则认为湿热痹不避温通，健脾胃还需食疗；焦树德治疗尪痹主用补肾驱寒之法，谢海洲提出治痹要扶正培本、祛湿健脾、利咽解表，寒痹宜温肾、热痹宜养阴、寒热错杂宜通、久病入络宜活血搜剔，擅用马钱子、雷公藤、蛇类、细辛等有毒之品；娄多峰治痹则讲究辨药性，按部位，喜用仲景对药，如芍药配甘草、芍药配白术、桂枝配芍药、桂枝配甘草、石膏配知母；陈昆山则重热毒，主用通法，提倡中西结合、分期辨治；李济仁认为顽痹要辨虚痰瘀，痿痹多并现，二者可分，但不可强分，其治疗则应注重调补肝肾。

2. 蒲辅周认为：辨证论治要审病求因，分析邪正相争不同时机，因势利导，邪正安，扶正去邪。病后调理，应重视胃气。胃为后天之本，气血化生之源，脾胃健强，气血充足则康复矣。蒲老临诊本病，往往选用温经散寒、调和营卫法。对于产后关节痛，蒲氏的治法是凡风寒引起的，选用熟料五积散加羌活、独活、淫羊藿。因操劳过早，可加黄芪、续断、补骨脂、松节，少量乳香、没药。气滞可加香附、乳香、没药。若已成慢性者，可选用天麻丸或大活络丹，或以虎骨木瓜丸治之。蒲氏认为，痹证为风寒湿闭阻，初病多偏邪实，病久则本虚邪恋。寒痹据虚实而用乌头汤、阳和汤、独活寄生汤；热痹据虚实而用白虎加桂枝汤、宣痹汤、桂枝芍药知母汤；外有风寒湿邪、内有气血食痰之积，常用五积散加味；血虚寒闭，营卫不和致痹者，则善用当归四逆汤治之。（《现代著名老中医临床诊治荟萃》，科学技术文献出版社，2000）

3. 刘赤选认为：寒痹者不离祛风、散寒、利湿、通络；热痹者当疏风、清热、利湿、通络；对日久不愈者，尤其要注意调补气血，或补益肝肾健脾，或祛痰化瘀等。若四肢关节或肢末冷痛者，应用当归四逆汤；痹证而血虚，肝肾不足者，当用独活寄生汤；痹证而脾胃阳虚、湿浊不化者，应用桂枝芍药知母汤；若痹证而湿热伤阴者，应用二妙散等，并自拟桑枝苡仁汤和玉竹汤。前者为老桑枝、生薏苡仁、冬瓜子、滑石、白芦根各30g，竹茹、丝瓜络、豨莶草各15g；湿热与痰火互结，痹于关节，症见关节红肿剧痛或关节游走性疼痛不止、高热、烦渴者，用之可效。后者为玉竹、桑寄生各30g，鹿衔草、白术、茯苓、牛膝、白芍各15g，炙甘草9g。本方用于治一臂或两臂痹痛而致不能高举或转动不灵者，不论病之新旧，均有效。若再另用玉竹30g，煲兔肉或老母鸡佐膳，疗效尤为巩固。（《现代著名老中医临床诊治荟萃》，科学技术文献出版社，2000）

4. 董建华认为：凡见疼痛较剧，遇寒更甚，局部不温，舌暗不红者，为寒胜。川乌为必用之品，配伍麻黄，其力更宏。常用石膏15g，麻黄、酒当归、地龙、木瓜各10g，桂枝、白芍各6g，甘草5g。凡热痹，常用水牛角15g，赤芍、知母、萆薢、蚕沙、忍冬藤、牡丹皮、苍术、防己、地龙各10g，川乌5g。凡外寒里热、寒热错杂之痹证，常将散外寒、清里热之川乌、石膏合用，屡见卓效。常用川乌、石膏各15g，知母、黄柏、生地黄、苍术、秦艽、威灵仙、赤芍、川芎各10g，桂枝5g。凡治着痹祛湿毒利关节，以萆薢、蚕沙为妙。常用桑枝、薏苡仁各20g，萆薢、蚕沙、滑石、黄柏、苍术、防己、牛膝、木瓜各10g。凡筋脉拘急，屈伸不利，病程日久，寒热之象不甚明显，多由风寒湿邪阻滞经络、筋脉，气血流行不畅，筋脉失于濡养所致。常用桑枝20g，木瓜、海风藤、鸡血藤、络石藤、海桐皮、五加皮、豨莶草、路路通各10g，丝瓜络5g。凡脉络痹阻，外邪与瘀血痰浊互相搏结，单用祛风寒湿药难以取效者，必须活血通络，开通瘀痹，使气行血活，脉络通畅，外邪始得外解之机。常用鸡血藤、赤芍、桃仁、红花、川芎、香附、片姜黄、路路通、当归各10g，制乳香、制没药、桂枝各5g，黄酒（同煎）60g。初起或急性发作时，多偏于邪实，及至病久，症情呈慢性迁延时，多偏于正虚。要详审正邪之盛衰，细б补泻之分寸。初病宜疏散、邪净为务；久病当固本，扶正为先。凡久病入肾，邪深至骨，或精血内亏，肝肾不足之人，纯用驱散无效，常用猪脊髓（洗净）1条，熟地黄、枸杞子、狗脊、酒当归、黄柏、苍术、白芍、牛膝各10g，砂仁、甘草各3g。若肾阳不足，督脉失固，风寒湿邪乘虚入侵经络，阻遏阳气运行。阳虚邪恋，虚实互见之证，常用生鹿角、杜仲、仙茅、淫羊藿、枸杞子各10g，肉桂3g。益心气调营卫，选用黄芪、五加皮。痹证迁延日久，可由经络而侵及脏腑。心主血脉，若脉痹不解，内舍于心，可以引起心脏病变，影响血液运行。此类患者，心气心血俱不足，心脉瘀阻，营卫失固，极易感邪。治宜补心气，调营卫，从本缓图，不可过用疏散。常用桑枝 15 g，黄芪、五加皮、党参、酒当归、红花、鸡血藤、牛膝、桑寄生各 10 g，桂枝、炙甘草各 5 g。(《现代著名老中医临床诊治荟萃》，科学技术文献出版社，2000)

5. 王渭川认为：治疗本病的验方为外敷，常用针砂 69 g，川乌、木瓜、苍术、白矾、羌活各 3 g。共研细末，用稠大米汤调敷患处，主治严重风湿痛。或当归尾、赤芍、红花、桃仁、川乌、细辛、独活、天南星、生半夏、姜黄、大黄、栀子、草乌各 6 g。共研细末，姜、葱捣烂后调敷患处。主治关节风湿红肿畸形。内服常用桑枝、黄精各 24 g，海风藤 15 g，天麻、熟附片各 12 g，防己、当归、制川乌 (先熬 2 小时)、草乌 (先熬 2 小时)、威灵仙各 9 g，羌活、独活各 6 g。水煎服，每日 1 剂，分 3 次服完。主治风湿性关节炎肌肉痛。(《现代著名老中医临床诊治荟萃》，科学技术文献出版社，2000)

6. 刘惠民认为：本病基本病机由于人体正气不足，卫阳不固、腠理疏松，风寒湿气乘虚外袭，而正虚不能驱邪，邪气留滞于经络，使气血运行不畅，故本病日久不愈，多虚实并存，治当祛邪扶正，攻补兼施。另外，风、寒、湿三邪，大多杂合而致病，三者之中虽可有某邪偏盛的情况，但势难截然区分，故治疗时多以祛风、散寒、除湿、疏通经络等法并用，取独活寄生汤、蠲痹汤、大活络丹、小活络丹之方义综合成方，并根据兼症随症加减。气虚血滞者用人参、黄芪、砂仁、白术补气，当归、红花、乳香、没药、血竭、丹参以养血，活血祛瘀；肝肾不足者以枸杞子、菟丝子、狗脊、何首乌、冬虫夏草、桑寄生、牛膝、桑椹、鹿角胶等滋养肝肾、强健筋骨；心血不足，心肾不交者用炒酸枣仁、柏子、葳蕤仁、茯神养心安神；风痰之邪阻闭经络而有肢体痿弱或麻木不仁、行动不灵等症者，常加用马钱子以祛风活络通经止痛，多能收得较好效果。(《现代著名老中医临床诊治荟萃》，科学技术文献出版社，2000)

7. 张羹梅认为：由文献所载，可知我们所称痹者，含义颇广，以现代科学衡之，如风湿性肌肉炎、风湿性关节炎、风湿样关节炎、各种神经痛、各种神经麻痹、痛风等，皆似之。因本病含义过广，所以方药很多。但大多不出风、寒、湿三气。其高热而有肿者，一般认为与温病治则有符合之处，可据温病之理以论治，每得奇效。其不发高热，而病势缓者，常取《金匮要略》治本病诸方，略参"通则不痛""血行风自灭"之意，再结合民间治本病的土药，亦每得奇效。现拟就一方，为通治本病主方。白毛藤 18 g，黄芪、防己各 6～18 g，防风、当归各 6～12 g，钻地风、豨莶草、海风藤各 9 g，桂枝、芍药各 6～9 g，川芎、甘草各 4～5 g。若痛于上部者，加羌活；痛于腰部者，加杜仲；痛于下肢者，加牛膝；过虚者，加人参；过实者，加大黄；过寒者，加川乌、细辛；过热者，加石膏、知母；湿重者，加苍术、厚朴；有肺结核、高血压、呕血、便血，或怀孕者，去桂枝、川芎，加忍冬藤、丝瓜络、续断、黄芩等。(《现代著名老中医临床诊治荟萃》，科学技术文献出版社，2000)

8. 施今墨认为：一般论及痹证皆以风寒湿辨之，痹而为热者论之甚少。虽《黄帝内经》亦曾言及，如《素问·痹论》曰："其热者，阳气多，阴气少，病气胜阳遭阴，故为痹热。"后世颇鲜阐发。在临床上热痹并非少见，惜在临床中凡言痹即是风寒湿三气杂至，故余不得不着重提出以引注意也。曾记 30 余年前，治一蒙古族妇女，患关节疼痛发热，曾屡进羌活胜湿汤、独活寄生汤之类，疼痛越来越甚，日夜叫号，痛苦万分，而发热迄不少退。邀余诊之，视其唇舌焦裂、脉象洪数，逐予紫雪丹 3 g，顿服，服后疼痛少止，旋改每次 3 g，每日 2 次，号叫渐歇，发热亦见退降，不服紫雪丹改用他药，则痛再重，发热又起。于是逐次加重分量，数日间共服紫雪丹 60 g 之多，发热头痛均愈，后予理气活血之药调理。细察此例在于不知热痹之理，循例屡进辛燥祛风之药，火势日燔，血气沸腾，用大量紫雪丹竟能治愈。治疗本病之法，张石顽云："行痹者痛处行而不定，走注历节疼痛之类，当散风为主，御寒利气仍不可废，更须参以补血剂，盖治风先治血，血行风自灭也。痛痹者，寒气凝结，阳气不行，故痛有定处，俗称痛风是也，当散寒为主，疏风湿仍不可缺，更须参以补火之剂，非大辛大温不能释其凝寒之害也。着痹者肢体重着不够，疼痛麻木是也。盖气虚则麻，血虚则木，治当利湿为主，祛风散寒亦不可缺，更须参以理脾补气之剂。"故治痹症不可统以风寒湿三气同等，其有偏多偏少，随其症而治之。余之立法为散风、逐寒、祛湿、清热、通络、活血、行气、补虚八法，临床视证候情况合用各法以治之。散风：羌活、独活、防风、秦艽、荆芥穗、麻黄、络石藤、豨莶草、海桐皮、海风藤、天仙藤、白花蛇。驱寒：附子、肉桂、干姜、花椒、补骨脂、胡芦巴、续断、片姜黄、巴戟天。祛湿：苍术、白术、茯苓、薏苡仁、木瓜、牛膝、防己、桑寄生、五加皮。清热：黄柏、黄连、黄芩、龙胆、栀子、石膏、知母、葛根、柴胡、忍冬藤、地骨皮、十大功劳叶、牡丹皮、丹参。通络：蜈蚣、地龙、细辛、川芎、橘络、丝瓜络、桂枝、桑枝、威灵仙、伸筋草、茜草。活血：桃仁、红花、当归尾、延胡索、乳香、没药、赤芍、鸡血藤、茜草根、土鳖虫、紫草、郁金、血竭。行气：陈皮、半夏、木香、香附、桔梗、厚朴、枳壳。补虚：人参、黄芪、鹿茸、地黄、当归、肉苁蓉、狗脊、杜仲、菟丝子、何首乌、枸杞子、山茱萸。(《现代著名老中医临床诊治荟萃》，科学技术文献出版社，2000)

9. 郭士魁认为：治疗本病，凡风寒为主之关节痛，常用独活寄生汤加祛寒药。肿痛日久畏风寒，用辛温之剂祛寒通络如桂枝芍药汤、芍药知母汤，重用附子温经，加桑寄生 20～30 g；出汗多加黄芪、秦艽、海桐皮、海风藤、芍药、知母各 10～15 g，附片 6～10 g，桃仁、红花各 10 g，细辛 3 g。治热痹，用宣痹汤加味。热重加银翘散之类。有红斑，阴虚加活血养阴药，如增液汤加味。生地黄、玄参各 10～30 g，金银花、连翘、当归、赤芍、桑枝、海风藤、海桐皮各 10～15 g，络石藤、大青叶各 10～12 g，甘草 6 g。凡风寒湿痹常配合活血通络药，即通则不痛来提高治疗效果。常用活血药有丹参、川芎、当归、桃仁、红花、鸡血藤；常用通络祛风药有豨莶草、海桐皮、海桐藤、络石藤；凡风寒湿痹痛以下肢为主且有腰痛，年迈体弱或久病肾虚者，宜补肝肾，用牛膝、杜仲、桑寄生、续断等；凡风寒湿痹关节肿痛除内服药外，可用活血洗剂，每日 1～2 次，湿热外洗，能促进肿胀消退；凡痹症夹痰湿者，《证治准绳》曰："肥人多是风湿与痰饮流经络而痛，宜天南星、半夏。"可用疏风活络，健脾化痰之剂，二陈汤合桂枝芍药知母汤。(《现代著名老中医临床诊治荟萃》，科学技术文献出版社，2000)

10. 路志正认为：产后气血大伤，经脉空虚，肌肉关节以及其他各个组织器官均处于濡养不足状态而出现不荣则痛及营不和则不仁的病机变化，邪由内生，即使杂以风寒湿邪，也与一般痹证有别。分为筋脉失荣、肾虚失荣、瘀血阻滞、寒湿痹阻 4 型。筋脉失荣者，血虚生风而致遍身疼痛，肢体酸楚麻木，头晕目眩，心悸，失眠，面色苍白，舌淡少苔，脉细无力。治宜益气养血，柔肝祛风，用自拟养血荣筋汤，生黄芪 15 g，太子参、麦冬、丹参各 12 g，炒白芍、忍冬藤各 9 g，炒白术、墨旱莲各 6 g，地龙、防风各 3 g。肾虚失荣者，平素经期腰腿酸困，产后腰脊冷痛更加明显，乏力，足跟痛甚，舌淡红，脉沉细，当补肾强腰，佐以祛风散寒，桑寄生 15 g，杜仲、续断各 12 g，狗脊、当归、秦艽各 9 g，肉桂、独活、谷芽、麦芽各 6 g，淡附片、甘草各 3 g。瘀血阻滞者，产后多瘀是产后痹痛的又一病机特点，产后身痛，按之痛甚，四肢关节屈伸不利，或小腹疼痛，恶露不下或下而不畅，舌质紫暗或有瘀斑，脉沉涩。治宜养血活血，用自拟产后逐瘀汤，益母草 15 g，当归、鸡血藤各 12 g，炮姜 10 g，路路通 9 g，川芎、阿胶珠、桃仁各 6 g，没药 3 g。关节肿胀加松节 6 g。寒湿痹阻者，病多较严重，周身关节疼痛如锥刺，屈伸不利，或痛无定处，剧烈难忍，或肢体肿胀麻木重着，步履艰难，遇寒加重，得热则舒，舌淡苔薄白，脉细。宜养血祛风，散寒除湿，用自拟风寒湿痹汤，当归 12 g，姜黄 9 g，防风、川芎、制附片、桂枝各 6 g，细辛、炙甘草各 3 g，鲜姜 3 片。若变化为湿热麻痹则随症治之。(《北京中医》，1992 年第 6 期)

（五）临床报道选录

1. 分型辨治报道选录：

（1）黄蜀明分 5 型论治：①风寒夹湿型，应散寒祛湿，祛风通络，方用羌活胜湿汤、蠲痹汤、当归四逆汤、乌头汤及独活寄生汤加减。②湿热内蕴型，治以清热利湿，疏风通络，方用宣痹汤、当归拈痛汤加减。③热盛伤津型，治以养阴清热，凉血通络，方用白虎加桂枝汤加减。④气滞血瘀型，治以活血化瘀，理气通络，方用身痛逐瘀汤加减。⑤虚实夹杂型，治以温肾扶阳或滋补肝肾，佐以驱风祛湿，散寒通络。肾阳不足者予右归丸加减，肝肾阴亏者予左归丸加减。(《湖南中医杂志》，1987 年第 1 期)

（2）侯丽萍分 4 型论治：①湿热阻络型，药用黄芪、苍术、白术、生薏苡仁、半夏、生石膏、蚕沙、连翘为主。②寒热错杂型，药用党参、白术、茯苓、淫羊藿、干姜、川乌、草乌。③气阴两虚型，药用党参、麦冬、黄芪、五味子、阿胶、鹿角胶、龟甲胶。④肝肾两虚型，药用熟地黄、鹿角胶、龟甲胶、黄芪、千年健、追地风、天麻、全蝎、独活。(《山西中医》，1987 年第 3 期)

（3）王春荣辨证治疗风湿性关节炎 120 例：具体分湿热、寒湿、产后血虚、久病寒凝血瘀 4 型。①湿热型：用黄柏、牛膝、威灵仙、丹参各 20 g，苍术、姜黄、羌活、独活、连翘、牡丹皮各 15 g，红花 10 g。②寒湿型：用牛膝、豨莶草、威灵仙各 20 g，丹参、没药各 15 g，麻黄、附子、桂枝各 10 g，细辛 3 g。③产后血虚型：用当归、川芎、赤芍、黄芪、防己、牛膝、豨莶草各 20 g，秦艽 15 g，桂枝 10 g。④久病寒凝血瘀型：用当归、红花、鸡血藤、白芷各 20 g，桃仁、没药、连翘各 15 g，附子、炙麻黄各 10 g，细辛 5 g。结果：治疗 120 例，痊愈 92 例，显效 19 例，有效 7 例，无效 2 例，总有效率为 98.33%。(《中医函授通讯》，1991 年第 2 期)

（4）王素芝辨证分 3 型治疗风湿性关节炎 408 例：具体分湿热阻络、寒热错杂、肝肾两虚 3 型。①湿热阻络型：治以清热祛湿、通经活络。药用威灵仙、忍冬藤、桑枝、络石藤、草薢、黄芪、地龙、连翘、鸡血藤各 20 g，苍术、黄柏、川牛膝各 10 g。②寒热错杂型：寒热并治，药用生地黄、地龙、骨碎补各 20 g，生黄芪、桑寄生各 15 g，桂枝、白芍、知母、熟附片、红花、皂角刺、狗脊、防风各 10 g。③肝肾两虚型：治宜通阳行痹，补益肝肾，药用生地黄、熟地黄、熟附片、续断、骨碎补、桑寄生、威灵仙、狗脊、白芍、鸡血藤、红花、皂角刺、生黄芪各 10 g。气滞血瘀痰阻加服青风藤、生地黄各 20 g，地龙、伸筋草、土鳖虫各 15 g，制乳香、制没药、姜黄、香附、制川乌各 10 g，细辛 3 g，蜈蚣 1 条，贫血或汗出恶风者加服黄芪桂枝五物汤加减。结果：治疗 408 例，痊愈 182 例，有效 195 例，无效 31 例，总有效率为 92.4%。(《新中医》，1987年第 1 期)

（5）舒鸿飞分 3 型治疗风湿性关节炎 103 例：①风湿热痹，热偏胜者用白虎加苍术汤，湿偏胜者用三妙散加薏苡仁为主方。②寒热错杂痹，用桂枝芍药知母汤加味。③风寒痹，痛痹轻者用甘草附子汤，重者用乌头汤；着痹用白术附子汤或薏苡仁汤加味；行痹用防风汤。结果：治疗 103 例，痊愈 36 例，显效 36 例，进步 31 例，全部有效。(《新疆中医药》，1989 年第 3 期)

2. 临床报道选录：

（1）吴丽君采用温针灸治疗风湿性关节炎：风痹选膈俞、血海、大椎；寒痹选肾俞、关元、风门；湿痹选足三里、大椎、膈俞、脾俞。再结合关节病变的部位局部选穴。肩部选肩髃、肩髎、肾俞；肘部选曲池、合谷、天井、外关、尺泽；腕部选阳池、外关、阳溪、腕骨；股部选秩边、承扶、阳陵泉；膝部选犊鼻、梁丘、阳陵泉、膝阳关；踝部选申脉、照海、昆仑、丘墟、解溪。温针灸组选用 30 号毫针，行平补平泻法，得气后，在每个部位任选取 2～3 个穴位，将细艾绒插捏在针柄上，点燃后施以温针灸，留针均为 30 分钟。艾绒更换 2～3 次，以患者耐受为度。毫针组不用艾灸，全部采用 30 号毫针，在选穴、刺法及留针时间上同温针灸组。两组均隔日治疗 1 次，1 周共 3 次，10 次为 1 个疗程，共 2 个疗程，疗程之间休息 1～2 日。温针灸组治疗 46 例，总有效率 93％；毫针组治疗 40 例，总有效率 70％，治疗后两组的红细胞沉降率均明显降低（$P<0.01$），温针灸组比毫针组更低（$P<0.05$）。（《针灸临床杂志》，2006 年第 11 期）

（2）何庆勇采用毫针刺法配合中药内服治疗风湿性关节炎 102 例：针刺以大椎、至阳、命门、风池、合谷、足三里为主穴。若病变累及肩关节者加肩髎、肩髃、肩内陵；累及肘关节者加曲池、手三里、尺泽；累及腕关节者加阳溪、外关；累及髋关节者加环跳、阴陵泉、悬钟；累及膝关节者加内外膝眼、梁丘、膝阳关、血海；累及踝关节者加解溪、丘墟、太溪；累及脊椎关节者加身柱、筋缩。穴位常规消毒后，用直径 0.35 mm，长度 40 mm 的毫针，针刺以上各穴至适当深度，得气后，平补平泻，每次留针 30 分钟，中间行针 3 次，针刺隔日 1 次。中药自拟经验方：独活、桑寄生、青风藤、海风藤、豨莶草、秦艽、威灵仙、防风各 12 g，甘草 6 g。中药水煎服，每日 1 剂，1 剂分 2 次早晚服用。针药并用 14 日后进行疗效统计。结果：显效 69 例，有效 30 例，无效 3 例，总有效率 97.06％。（《针灸临床杂志》，2006 年第 11 期）

（3）周俊杰以祛风通络、温化寒湿之法治疗风湿性关节炎 68 例：组方以防风、独活各 6 g，秦艽、杜仲、当归、茯苓各 12 g，川芎、川牛膝、白芍各 10 g，细辛 3 g；甘草 6 g。水煎服，每日 1 剂，1 个月为 1 个疗程。1 剂煎 2 次，共煎汁 400 mL，分别于上午 8 时、下午 2 时两次服药。治疗期间将肿胀疼痛之关节制动，卧床休息，防寒保暖，避免潮湿，劳逸结合，加强体质锻炼，多食用富含维生素及钙物质的食物。对照组用青霉素钠 500 万 U，加入 0.9％氯化钠注射液 250 mL，每日 1 次，静脉滴注；阿司匹林 0.9 g，每日 3 次，饭后口服；胸腺因子 D 注射液 5 mg，每日 1 次，肌内注射。治疗组 34 例，治愈 13 例，有效 16 例，无效 5 例，有效率为 85.3％；对照组 34 例，治愈 10 例，有效 15 例，无效 9 例，有效率为 73.5％。两组比较，差异有显著性（$P<0.05$）。（《河南中医》，2007 年第 3 期）

（4）补阳还五汤加味治疗风湿性关节炎 78 例：药用黄芪 60 g，鸡血藤、桑枝各 30 g，当归 20 g，羌活、独活、川芎、桃仁、红花、地龙、防风各 10 g，细辛 3 g。关节痛甚加川乌、草乌、乌梢蛇、蜈蚣；上肢重加姜黄、桂枝；下肢重加威灵仙、木瓜；腰痛甚加杜仲、川续断、牛膝；恶寒肢冷加附子、肉桂；灼热甚加羚羊角粉、生石膏、牡丹皮。每日 1 剂，水煎服。对照组 58 例，用吲哚美辛 25 mg，每日 3 次（或布洛芬 300 mg，每日 2 次）餐后服。均 30 日为 1 个疗程。结果：两组分别临床治愈 35、9 例，好转 39、43 例（$P<0.05$），无效 4、6 例，总有效率 94.7％、88.7％（$P<0.05$）。（《天津中医》，2000 年第 5 期）

（5）降沉片治疗风湿性关节炎 114 例：药用丁公藤 20 g，豨莶草、当归各 30 g，海桐皮、黄芪、威灵仙、桑寄生各 15 g，羌活、独活、制川乌各 12 g，水煎 2 次，取液，浓缩成浸膏，加全蝎末、蜈蚣末各 1 g。制成片，每片 0.3 g。每日 3 次，每次 10 片，餐后服。对照组 68 例，用青霉素 80 万 U，肌内注射；吲哚美辛 50 mg，泼尼松 10 mg，口服；均每日 3 次。结果：用 2 个月，两组分别治愈 74、30 例（$P<0.01$），显效 22、12 例，有效 14、17 例，无效 4、9 例，总有效率 96.49％、86.77％（$P<0.05$）。红细胞沉降率及抗"O"分别复常 65/76、27/44 例（$P<0.01$），47/56、18/31 例（$P<0.01$）。（《中医杂志》，2001 年第 8 期）

（6）八珍汤加减治疗风湿性关节炎 68 例：药用生地黄、赤芍、鸡血藤、桑寄生、地龙、独活各 20 g，川芎、当归、党参、白术、茯苓、甘草各 15 g。急性发作期加生石膏、牡丹皮、知母、黄连；慢性活动期加女贞子、续断、杜仲；痛甚，上肢加威灵仙，下肢加牛膝、木瓜。每日1剂，水煎服。并用青霉素钠800万U，地塞米松10 mg（5日后减量），加5％葡萄糖注射液250～500 mL，静脉滴注；用10日。谷维素、维生素B_1各10 mg，每日3次，口服，用5～30日；好转后，用钙片，口服。用2个月。结果：临床治愈52例，有效15例，无效1例。（《湖北中医杂志》，2004年第11期）

（7）萆薢化毒汤治疗风湿性关节炎60例：药用萆薢、白芍各15 g，木防己、木瓜、秦艽、薏苡仁、牡丹皮、川牛膝、当归尾、延胡索各10 g，甘草5 g。患在上肢加羌活、桑枝；下肢加独活、桑寄生；局部灼热红肿加忍冬藤、玄参；面色少华加龙眼肉、熟地黄；体倦乏力加党参、黄芪；腰膝酸软加杜仲、续断。每日1剂，水煎服。对照组用布洛芬0.4 g，每日3次，口服。均10日为1个疗程。治疗风湿性关节炎60例。用2个疗程，结果：两组分别治愈38、21例，好转20、27例，无效2、12例，总有效率96.67％、80％（$P<0.01$）。（《中医药学刊》，2006年第3期）

（8）蛇仙汤治疗风湿性关节炎24例：药用乌梢蛇、鸡血藤、老鹳草各30 g，威灵仙、伸筋草、路路通各15 g。行痹加防风、海风藤、全蝎；痛痹加麻黄、细辛、附片或制川乌、制草乌；着痹加苍术、薏苡仁、防风；热痹加黄柏、秦艽、忍冬藤。上肢痛甚加羌活、葛根；下肢痛甚加独活、牛膝；关节强直加炮穿山甲、地鳖虫、蜈蚣；久病体虚加黄芪、当归。每日1剂，水煎服。结果：痊愈17例，无效7例，总有效率82.5％，（《实用中医内科杂志》，1992年第2期）

（9）身痛逐瘀汤加减治疗风湿性关节炎35例：药用当归30 g，川芎、威灵仙、秦艽、地龙各15 g，羌活、川牛膝、香附各12 g，红花、桃仁、五灵脂、乳香、没药各9 g，甘草6 g。气虚加黄芪、党参；湿热肿痛加苍术、黄柏；寒甚加附子；下肢痛甚加木瓜、独活；腰痛加川续断、狗脊；上肢麻木痛加桂枝；四肢麻木、痛不甚加丹参。每日1剂，水煎服。10日为1个疗程。治疗风湿性关节炎35例。结果：治愈26例，显效3例，有效4例，无效2例。（《现代中医药》，2004年第2期）

（10）通阳活血汤治疗风湿性关节炎46例：药用黄芪15～30 g，白芍12～30 g，当归15 g，桂枝10～15 g，通草12 g，川芎、防风、桃仁、红花各10 g，甘草6 g，细辛3 g。血虚加熟地黄；气虚加党参、白术；上肢痛甚加姜黄、桑枝；下肢痛甚加牛膝、木瓜；寒甚加附子、干姜；关节僵硬加全蝎、蜈蚣、蕲蛇等。每日1剂，水煎服。结果：治愈11例，显效15例，有效17例，无效3例，总有效率93.4％。（《实用中医内科杂志》，2003年第6期）

（11）通络祛痹胶囊治疗风湿性关节炎86例：药用制马钱子34 g，乳香、没药、陈皮、炙全蝎各16 g，木瓜9 g，三七18 g。制成胶囊，每粒0.25 g。每次3～4粒，每日2次，口服。20日为1个疗程。对照组70例，用双氯灭痛50 mg，每日3次，口服。4周为1个疗程。用1～3个疗程，结果：两组分别痊愈60、12例，显效15、19例，有效6、10例，无效5、20例，总有效率94.19％、71.43％（$P<0.01$）。（《中医研究》，2002年第5期）

（12）祛风通络活血汤治疗风湿性关节炎68例：药用威灵仙、独活、防风、川芎、当归各12 g，青风藤、鸡血藤、丹参各20 g，赤芍15 g，乳香9 g，蜈蚣2条，全蝎、甘草各6 g。风气盛加秦艽；湿邪甚加苍术、薏苡仁；寒邪甚加附子；热化加石膏、黄柏、忍冬藤；气虚加黄芪。每日1剂，水煎服。1个月为1个疗程。不用其他治疗本病药。结果：临床治愈60例，显效6例，有效2例。（《安徽中医临床杂志》，2003年第3期）

（13）何传进以清热解毒法为主，辅以疏风除湿、活血通络治疗热痹：随机分为两组（治疗组86例，对照组32例），两组患者均采用常规的口服抗风湿病药物治疗，其中治疗组加用热痹丸，经中医辨证后，加减药量（一般3.0～6.0 g），每日2次，连用6周。结果治疗组总有效率为 97.7%，ASO 总有效率为 98.8%，对照组分别为 71.9% 和 62.5%，两组比较差异有显著性（P<0.05），治疗组比对照组降低 ESR 更明显。（《菏泽医学专科学校学报》，2007 年第 1 期）

（14）蛇仙汤治疗痹证 40 例：药用乌梢蛇、鸡血藤、老鹳草各 30 g，威灵仙、伸筋草、路路通各 15 g。行痹加防风、海风藤、全蝎；痛痹加麻黄、细辛、附片或制川乌、制草乌；着痹加苍术、薏苡仁、防风；热痹加黄柏、秦艽、忍冬藤。上肢痛甚加羌活、粉葛；下肢痛甚加独活、牛膝；关节强直加穿山甲、土鳖虫、蜈蚣；久病体虚加黄芪、当归。结果：痊愈 17 例，无效 7 例，总有效率为 82.5%。（《实用中医内科杂志》，1992 年第 2 期）

（15）生石膏汤治疗风湿性关节炎 28 例：药用生石膏 240 g，生地黄 120 g，知母 45 g，山药 30 g，制川乌 9 g，制乳香、制没药、甘草、三七各 6 g；热毒壅盛加生大黄、金银花；便秘加生大黄；舌苔黄腻加黄连、黄柏；关节不利加松节、威灵仙、地龙；舌质鲜红，脉弦细数，口干甚者加石斛、玄参、枸杞子；恶风加桂枝、白芍；气虚自汗加黄芪。每日 1 剂，水煎服。结果：好转 24 例，无效 4 例。（《中医正骨》，1992 年第 4 期）

（16）蒯彤运用祛风散寒、清热通络、养血柔筋治疗风湿性关节炎（虚痹）：将 114 例患者随机分为治疗组 80 例，对照组 34 例。治疗组以加味大秦艽汤为主，随症加减；对照组用西药治疗。两组均治疗 2 个月后观察疗效。结果治疗组临床总有效率为 96.25%，对照组为 73.0%，有非常显著性差异（P<0.01）；且治疗组在降低红细胞沉降率及抗链球菌溶血素 "O" 方面疗效均优于对照组（P<0.05，P<0.01）。（《北京中医药》，2008 年第 2 期）

（17）刘杰祥运用温经散寒、祛风止痛治疗风湿性关节炎：多采用虫类药，方以乌梢蛇、蜈蚣、白花蛇各 3 条，土鳖虫 15 g，肉桂、木香、地龙、防己、虎杖各 50 g。上药研成粉末，每次 10 g，每日 2 次，用温开水或酒调服，14 日为 1 个疗程。84 例中治愈 72 例，占 85.7%；有效 11 例，占 13.1%；无效 1 例，占 1.2%；总有效率 98.8%。治疗时间最短 14 日，最长 46 日，平均 29 日。（《中国民间疗法》，2006 年第 10 期）

（18）桂枝芍药知母汤加减治疗风湿性关节炎 56 例：药用威灵仙 30 g，黄芪 15 g，桂枝、当归、赤芍、白芍各 12 g，知母、炮附片（先煎）、秦艽、白术、甘草各 10 g，生姜 3 片。随症加减。每日 1 剂，水煎服。用 2 个月。结果：治愈 40 例，显效 8 例，有效 6 例，无效 2 例。（《新疆中医药》，2006 年第 1 期）

（19）生石膏汤治疗急性风湿热 28 例：药用生石膏 240 g，生地黄 120 g，知母 45 g，山药 30 g，制川乌 9 g，制乳香、制没药、甘草、三七各 6 g；热毒壅盛加生大黄、金银花；便秘加生大黄；舌苔黄腻加黄连、黄柏；营卫不和加松节、威灵仙、地龙；舌质鲜红，脉弦细数，口干甚者加石斛、玄参、枸杞子；恶风加桂枝、白芍；气虚自汗加黄芪。结果：好转 24 例，无效 4 例。（《河北中医》，1989 年第 4 期）

（六）经验良方选录

1. 内服良方选录：

（1）炙全蝎、炙蜈蚣各 15 g，炙蟅螂、炙土鳖虫、炙蕲蛇各 60 g，炙蜂房、寻骨风、钻地风、桂枝、片姜黄各 90 g，炙黄芪、炒白术各 120 g，当归 150 g，制附子、甘草各 50 g。共研末，用鸡血藤、天仙藤各 150 g，煎汁，兑入白酒 15 mL 泛丸，如梧子大，每次 6 g，每日 2～3 次，温开水送下。主治风湿性关节炎。

（2）薏苡仁、当归、白术各 15 g，鹿角霜、补骨脂、续断、骨碎补、降香各 10 g，乳香、没药、桃仁、牛膝、草乌各 6 g，腰腿冷痛加附子、细辛各 6 g；气血虚弱加黄芪、苍术、防己、秦艽各 10 g；血瘀加红花、桃仁各 10 g，三七（研末冲服）3 g，水煎服，每日 1 剂，早、晚各

1次。主治风湿性关节炎。

（3）黄芪15 g，当归12 g，川乌、草乌、乳香、没药、乌梢蛇、寻骨风、桃仁、威灵仙各10 g，附子（先煎）6 g。加水煎沸15分钟，滤出药液，再加水煎20分钟，去渣，两煎药液对匀，分服，每日1～2剂。主治风湿性关节炎，膝、踝、肩、肘等大关节对称性疼痛，与天气寒冷、劳累有关。

（4）马钱子（沙炒至黄褐色）、麻黄、乳香、没药（麸炒至油尽）各30 g。共为细末，每次15 g，每日2次，服药后，心跳加强，头晕失眠，汗出，肌肉轻微痉挛为最佳剂量。据其反应轻重，可增可减。主治风湿性关节炎。

（5）陈皮、鸡血藤、当归、丹参、羌活、草乌、细辛、天南星、秦艽各10 g，天麻、穿山甲、熟地黄、乳香、没药、川芎、防风、白芍各6 g，白酒1000 mL。混合后，浸泡2周，每次10 mL，每日3次。主治风湿性关节炎。

（6）薏苡仁、秦艽各24 g，忍冬藤15 g，土鳖虫、姜黄、苍术、蜣螂、黄柏、僵蚕、鸡血藤、防风、石楠藤、木瓜各12 g，甘草6 g，白花蛇1条，蜈蚣3条，水煎服，每日1剂，早、晚各1次。主治风湿性关节炎。

（7）地龙500 g，马钱子（沙炒至黄，并鼓起）、红花各350 g，防己、乳香、没药、骨碎补、五加皮各150 g。共为细末，每次1 g，每日3次。主治风湿性关节炎、类风湿关节炎、关节疼痛。

（8）桔梗、柴胡、枳壳各6 g，茯苓、前胡、独活、党参、羌活、甘草、川芎、薄荷、玄参、紫苏梗、生姜、大枣各3 g，水煎服，每日1剂，早、晚各1次。主治风湿性关节炎。

（9）桔梗、柴胡、枳壳各6 g，茯苓、前胡、独活、党参、羌活、甘草、川芎、薄荷、玄参、紫苏梗、生姜、大枣各3 g。水煎服，每日1剂。主治风湿性关节炎。

（10）桑枝、桑椹、桑寄生各12 g，桑白皮、桑叶、钩藤、鸡血藤、忍冬藤各9 g，天仙藤、防己各6 g，水煎服，每日1剂，早、晚各1次。主治风湿性关节炎。

（11）干姜60 g，干红辣椒30 g，川乌头20 g，木瓜15 g。加水煎煮，熏洗、敷洗患处。主治风湿性关节炎、类风湿关节炎，以疼痛为主要表现者。

（12）海风藤、络石藤、鸡血藤各20 g，透骨草、豨莶草、寻骨风、川乌、草乌、乌梅、乌梢蛇各10 g。水煎服，每日1剂。主治风湿性关节炎。

（13）肿节风、走马风、过山风、钻地风、络石藤、宽筋藤、鸡血藤、黄芪、五加皮、豨莶草各15 g，全蝎3 g。水煎服，每日1剂。

（14）葛根16 g，川芎15 g，防风、当归、生地黄各12 g，羌活、白芷、黄芩各9 g，甘草6 g，细辛3 g。水煎服，每日1剂。

（15）生石膏30 g，茯苓、威灵仙各15 g，秦艽10 g，麻黄3 g。水煎服，每日1～2剂。主治风湿性关节炎初期，发热恶寒。

（16）川乌、草乌、何首乌、乌梅各20 g。共为粗末，白酒500 mL，浸泡2周，每次10 mL，每日3次。主治风湿性关节炎。

（17）金银花60 g，桂枝、红花、延胡索各30 g，白酒500 mL。混合浸泡半个月，去渣，每日5 mL。主治风湿性关节炎。

2. 外治良方选录：

（1）丁香、肉桂等份研末，加入适量汉防己末（或汉防己注射液）、生姜汁、米醋、白酒、面粉等，做成直径6 cm和4 cm的大小药饼（宜随用随做）备用。将药饼湿敷在患者腰腿、关节等阿是穴处。腰腿痛患者用大药饼，除痛处外，加敷于肾俞、腰阳关。关节炎患者用小药饼。在药饼上再拔火罐 10～15 分钟，所选火罐大小与药饼大小相应。隔日 1 次，在伏天连做 4 次。主治风湿性关节炎。

（2）鲜生姜自然汁 500 g，明亮水胶 120 g，两药用文火同熬成稀膏，摊涂于布上备用。临用时将研细的肉桂、细辛末掺于膏药中即可敷贴。即以姜胶膏外敷环跳、委中、承山三穴，每日 1 换，敷后局部发热，深透肌肉，疼痛显减，共用 5 日，疼痛消失。

3. 食疗良方选录：

（1）活蛇 1 条（肉 250 g），黄芪 30 g，当归 9 g，生薏苡仁 60 g，大枣 5 枚。制作时，取活蛇剖杀，去头及蛇皮、内脏，洗净血污，斩成小段备用；黄芪洗净，切成小段；当归、生薏苡仁洗净杂质，当归切成薄片；大枣洗净去核。将五物同放沙锅内，加适量清水，先用武火煮开后，改用文火煮汤约 1.5 小时。调味后待温，饮汤吃蛇肉。主治风湿性关节炎。

（2）松花酒。用松花（松树刚抽出之嫩花心，状似鼠尾）250 g，白酒 1000 mL 将松花去杂切碎，用双层纱布包好，浸入白酒内，密封储存，每日摇荡 1 次，30 日后滤取酒液即成，每次 10～15 mL，每日 3 次，空腹服用。适用于风湿性关节炎、坐骨神经痛、肢体麻木疼痛等。

（3）老桑枝 60 g（鲜品 120 g），母鸡 1 只（约 500 g），食盐少量。制作时，先将母鸡剖杀，去毛及内脏，然后洗净血污，斩成粗块，将母鸡肉、老桑枝同放入砂锅内，加进适量清水，用中火煲汤。汤成后用盐调味，待温分两次饮汤吃鸡肉。主治风湿性关节炎。

（4）木瓜 10 g，薏苡仁 30 g，粳米 30 g。一起放入锅内，加冷水适量、武火煲沸后文火炖薏苡仁酥烂即可食用。喜糖食者可加入白糖 1 匙，宜每日或间日食用。主治风湿性关节炎。

（5）紫荆花 100 g，45°白酒 500 mL，将紫荆花浸入酒内，密封储存，10 日后即成，每次服 10 mL，每日 2 次。适用于风湿性关节炎、风湿骨痛。

第二节　类风湿关节炎

一、病症概述

类风湿关节炎是一种病因未明的慢性、全身性、炎性疾病，以对称性、进行性和破坏关节病变为主要特征，最终出现关节畸形，导致不同程度的残废。本病是最常见的系统性自身免疫性疾病，呈世界性分布。美国的发病率为 0.8%～1.5%，我国本病的发病率为 0.32%～0.45%，男女之比为 1∶3。本病可出现在任何年龄，发病高峰年龄为 20～40 岁，女性为 40～60 岁。本病属中医学"痹证"范畴。多因寒冷、潮湿、疲劳、创伤及精神刺激，营养不良等因素致病。亦有"历节""顽痹""痹"之称。是以滑膜炎为基础的关节病变，为一种全身性免疫性疾病，以慢性对称性多关节炎为主要表现。其病因可能与外环境、细菌、病毒、遗传、机体素质和性激素有关。属于自身免疫炎性疾病。该病好发于手、腕、足等小关节，反复发作，呈对称分布。早期有关节红肿热痛和功能障碍，晚期关节可出现不同程度的僵硬畸形，并伴有骨和骨骼肌的萎缩，极易致残。从病理改变的角度来看，类风湿关节炎是一种主要累及关节滑膜（以后可波及关节软骨、骨组织、关节韧带和肌腱），其次为浆膜、心、肺及眼等结缔组织的广泛性炎症性疾病。类风湿关节炎的全身性表现除关节病变外，还有发热、疲乏无力、心包炎、皮下结节、胸膜炎、动脉炎、周围神经病变等。

二、妙法解析

(一) 湿热兼阴虚痹 (冉雪峰医案)

1. 病历摘要：患者，女。体弱瘦小，气血不充，又加操劳过度，风湿乘虚袭入经隧，关节强直麻痹。证属风湿成痹，但脉象乖异，参伍不调，十余至或二十余至一止，数急兼涩，在似促似结之间，诊查多次，脉均如是。痹证羁延，久而不愈，皮肉消脱，肌肤少泽，肘腕、胫膝和手足关节硬肿突起，隐约显红色，疼痛不能按摩。盖寒已化热，湿已化燥，风燥风热相搏。方拟养血润液，沃燥散热，柔筋通络，侧重清通而不用温通，甚至再加苦寒。药用鳖甲 (代犀角、羚羊角用)、牛膝各 12 g，当归须、桑寄生、地龙、山茱萸、地骨皮各 9 g，鲜石菖蒲、胡黄连各 3 g。服 1 周小效，服 2 周痹痛显著缓解，4 周已愈其半，2 个月痊愈。(《冉雪峰医案》，人民卫生出版社，1964)

2. 妙法解析：本例为湿热兼阴虚痹，因风湿久留，化热伤阴，湿热阻络，血运不利，故脉涩而结代；又因有湿热未去，时亦迫促血脉，又似促脉之形。据此脉象可知正虚而邪实。治疗宜养阴润燥，清热祛湿。但养阴之药难免滞湿留邪，祛湿之药亦会温燥伤阴，故云养血润液，侧重清通而不用温通。方中当归须、桑寄生、山茱萸平补肝肾之阴；鳖甲、黄连、地骨皮清热坚阴；牛膝、地龙祛风止疼；木香、石菖蒲芳香走窜，故 2 个月而痊愈。由此可见，名家手眼，确是不凡。

(二) 类风湿关节炎急性进展期 (刘志明医案)

1. 病历摘要：徐某，女，43 岁。3 年前因受寒而引起右侧上下肢疼痛，以后逐日加重，膝、腕及指关节肿胀作痛，四肢活动受限，并伴肢体浮肿。赴某医院检查抗 "O"、红细胞沉降率增加，类风湿因子 (+)。曾用激素治疗 1 个月，后因不良反应较大而停用。停药后病情加重，现今右侧肢体痛剧，呈强直状态而不能抬举，腰不能弯曲，下技抬举受限，走路需人搀扶，梳洗、穿衣要人帮助，生活已不能自理。上下肢肿胀，疲乏无力。胃纳不佳，每日发热，体温在 37 ℃～38 ℃之间，查抗 "O" 为 1：800，红细胞沉降率 45 mm/h，类风湿因子 (+)，舌苔黄腻，弦滑。诊断：类风湿关节炎急性进展期。从脉证分析当属热痹，为湿热之邪阻于经络而致，而湿热之由是因外感湿热之邪，或素体阳盛之人感风寒湿邪而入里化热，或为湿热内蕴，多属实证热证，故其治法有别于寒痹，而应清热利湿，宣痹通络。以宣痹汤加减。薏苡仁 18 g，当归、滑石、忍冬藤各 15 g，甘草、海桐皮、防风、秦艽、连翘各 12 g，半夏、黄芩各 9 g。以上方加减 20 余剂而疼痛明显减轻，生活已基本可理，然风湿性关节炎为慢性反复发作之全身性疾病。现邪热已去大半，补养气血势在必行，宜扶正祛邪并进，于原方加黄芪、白芍、当归等以补养气血，调治半年余，疼痛等证基本消失，各项化验检查恢复正常，而走上工作岗位。(《医话医论荟要·刘志明医案》，人民卫生出版社，1980)

2. 妙法解析：本例为热痹。先因外受寒湿，肢体疼痛，后邪气未去，入注经络，郁而化热，舌苔黄腻，脉弦而滑，显系湿热闭阻经络，又宜以吴鞠通宣痹汤入手。《温病条辨》宣痹汤 (防己、苦杏仁、薏苡仁、滑石、连翘、栀子、半夏、蚕沙、赤小豆皮) 治湿热阻络所致的骨节烦疼，高热等战等症。本方又加海桐皮、忍冬藤等祛风清热散湿，亦取速效。但此证反复发作，当于急性期过后调养气血，增强体质为要。刘氏善于用此方治疗痹证，并总结出治痹证三大要领，调气血、辨寒热、分上下，堪称经验之谈。此方与白虎桂枝汤同为治热痹之主方。

(三) 类风湿关节炎 (张伯史医案)

1. 病历摘要：高某，男，56 岁。患类风湿关节炎 3 年余，手指足趾肿痛变形，畏寒乏力，舌苔薄白，脉沉细。风寒湿久阻脉络，挟瘀凝结。宜大乌头煎参入化瘀搜络之品。生黄芪、纯蜜（冲）各15 g，全蝎粉（分吞）12 g，制川乌（先煎）、制草乌（先煎）、全当归、生甘草、桂枝、炒赤芍、炒白芍、桃仁、蕲蛇各9 g，红花、净麻黄各6 g，细辛3 g。稍有加减服30余剂。足趾肿痛大减，手指肿痛亦轻，畏寒依故，舌苔薄白，脉沉细。阳虚之体，风寒湿瘀已有化机，仍守前法增损。生黄芪、全当归各15 g，炒赤芍、白芍、熟附片（先煎）、生甘草、蜂房、桂枝、蕲蛇、制川乌（先煎）、制草乌（先煎）各9 g，麻黄6 g，细辛、全蝎粉（分吞）各3 g。稍有加减服20余剂。足趾肿消痛止，手指痛止，畸形好转，舌苔白脉细。风寒湿瘀渐化，病久气血亏耗，前方参入益气养血之品。当归、熟地黄、炙黄芪各15 g，制川乌、草乌（先煎）、熟附片（先煎）、桂枝、蕲蛇、鹿角片、炒赤芍、炒白芍各9 g，炒川芎6 g，细辛、全蝎粉（分吞）各3 g。（《张伯臾医案》，上海科学技术出版社，1979）

2. 妙法解析：类风湿关节炎属中医学"痹证""历节"范畴，临诊要辨别属寒、属热，还是寒热错杂。本例指、趾关节肿痛变形，不红不热畏寒，舌苔薄白，脉沉细，属寒无疑，由于风寒湿瘀凝结经隧关节，不易外攘，故用一般祛风散寒化湿药往往效果不著，须用大辛大热、温经逐寒通络大乌头煎再加透745搜络之虫类药，方能奏效。本例初用大乌头煎加当归四逆汤，桃仁、红花温经散寒活血，全蝎、蕲蛇搜剔络脉、初获成效；二诊、三诊时更入附子、鹿角片，增其扶正温阳之力，遂获良效。

（四）类风湿关节炎（姜春华医案）

1. 病历摘要：吴某，女，39岁。诊断为类风湿关节炎，已有5年余，经常发作，用吲哚美辛、阿司匹林、地塞米松，始有效，现无效。膝关节疼痛肿胀，弯曲不利，两足踝也肿痛，周身关节也感酸痛，怕冷，眩晕口干，关节疼痛处有灼热感，舌红苔白，脉细缓，证属风寒痹阻，有化热内伤营阴之势，治当温散通痹，护阴清营。药用生地黄90 g，防己15 g，麻黄、桂枝、制川乌、独活、羌活各9 g。此方服7剂，膝部踝部关节疼痛肿胀大减，周身关节尚有酸痛，改用生地黄90 g，防己、钻地风、葛根各15 g，雷公藤、乳香、姜黄、当归各9 g。又服14剂，关节疼痛基本平复，身痛也除。患者曾长期病假年余，此时开始试工，以后遇天气变化关节不舒服，用初诊方即解。（《上海中医药杂志》，1983年第12期）

2. 妙法解析：生地黄在《本草经》中有"逐血痹"、除寒热积聚、"除痹"的记载。姜氏用生地黄治顽痹常投大剂量，用量可至150 g。类风湿关节炎属中医学"痹证"范畴，是一种具有慢性过程和多关节炎呈对称性发炎的全身疾病，西医认为与免疫功能失调和内分泌功能紊乱有关，用激素能缓解症状，但长期使用有不良反应或失效。姜氏通过中西医结合科研实验结果认为，生地黄有延长抗体存在时间的作用，是促进免疫功能的药物；而且又可调节抑制性T细胞的功能，从而抑阻自身抗体的形成，因此具有免疫双向调节作用。同时生地黄有促进肾上腺皮质激素的作用，又能抑制西药的激素不良反应，具有保护肾上腺皮激素的作用。姜氏经验：大剂量生地黄加入温经通脉复方中，温痹清营，扶正祛邪，刚柔相济，疗效较西药激素加抗风湿药为胜，而且无副作用。从中西医结合角度看，类似复方能调节免疫和激素的正常功能，同时能促进血液循环，清除关节间软组织的变态炎性发作反应，因此对类风湿关节炎有显效。

（五）类风湿关节炎（汪履秋医案）

1. 病历摘要：陈某，女，51岁。肢体关节酸痛1年，加剧1周。入院时手指关节肿胀疼痛，晨起僵硬，两膝、距小腿关节明显肿胀，关节局部怕冷，舌苔薄白，脉弦细。查红细胞沉降率73 mm/h，类风湿因子阳性。诊断：类风湿关节炎。中医辨证属寒湿久伏，痰瘀痹阻，络脉失和。治拟散寒除湿，化痰祛瘀，通络止痛。方选加减痛风方：麻黄、桂枝、苍术、附片、防风、防己、威灵仙、制天南星、桃仁、红花各10 g，鸡血藤、蜂房、雷公藤各15 g，全蝎3 g。服10剂，疼痛缓解，肿胀减轻，续进50余剂，类风湿因子转阴，临床近期治愈出院。(《名医名方录·第三辑》，中医古籍出版社，1991)

2. 妙法解析：风湿顽痹主要隶属于西医的类风湿关节炎，古代亦称"历节病""痛风"等。本病的病因主要是外感风寒湿邪，病久邪气痹阻络脉，气血津液运行受阻，或因久痹正虚，推动无力，气血津液运行迟涩，形成痰浊与瘀血。因此，风湿痰瘀痹阻络脉实乃本病之病理关键。针对这一病特点，治疗则应采取祛风、宣湿、化痰、消瘀的方法。朱丹溪上中下痛风方熔此四法于一炉，对本病甚为合拍。汪老以该方为基础，结合临床经验，自拟加减痛风方。方中麻黄发散风寒，苍术苦温燥湿，附子温经散寒，防风祛风胜湿；桂枝祛在上之风，防己除在下之湿；威灵仙通行十二经脉，祛风通络；制天南星化痰燥湿，桃仁活血消瘀，鸡血藤活血又养血，兼制他药温燥太过；全蝎、蜂房搜风剔络，雷公藤祛风解毒。综观全方，君臣佐使，配合得当，既能散风邪于上，又能祛湿邪于下，还可散寒通络，化痰消瘀。加减运用：寒邪偏盛，关节剧痛，形寒怕冷者加用制川乌、草乌等大辛大热之品以祛内在之沉寒痼冷；热邪偏盛，局部红肿，扪之灼热者加用石膏、知母、虎杖、忍冬藤等寒凉之味以清络中之热。风胜游走加白芷、羌活；湿盛漫肿加薏苡仁、大腹皮；肢体肿胀者加入枳壳、厚朴等理气宣窍；久痹正虚者参入归、芪或地黄之类以补气血、养肝肾。此外，还应根据病变部位配合引经药，如上肢重用桂枝，加片姜黄；下肢加木瓜、川牛膝、钻地风；周身关节疼痛加千年健、伸筋草、络石藤等。

（六）类风湿关节炎（印会河医案）

1. 病历摘要：赵某，男，52岁。患类风湿关节炎5年，手足指趾漫肿变形，疼痛夜甚。初起时窜痛不定，近2年由于腰痛不能俯仰，肢端强硬等因素，已不能上班工作。严重时不能下炕活动。历经某医院中西医药治疗罔效，久用肾上腺皮质激素类药，亦渐转失灵，故由单位派人送来京就医。根据其初有窜痛，后转定痛，漫肿变形等症情，加上舌红苔黄厚腻，确定为风热夹湿为痹，病久入络，因而出现此等症情，遂投用理血祛风燥湿，逐瘀通络之法。方用身痛逐瘀汤加味，药用乌梢蛇、薏苡仁各30 g，当归、赤芍、萆薢、豨莶草、老鹳草、地龙、黄柏各15 g，木瓜12 g，秦艽、独活、川芎、苍术、穿山甲、醋五灵脂、桃仁、红花各9 g，青黛、没药各6 g。服5剂（外加用三蛇酒送药），患者自觉身痛明显减轻，关节肿大亦退，于是停服激素，专用中药治疗，留京观察半个月，觉身痛日减，自能忍受，不须再用西药缓痛。由于家在外地，不便久留京都，故乃携带原方，回原籍继续服用。2个月后来信，谓病情日趋恢复，生活能自理。嘱以效不更方，仍守原方共服汤药7个月（每日1剂），外加三蛇酒送药，共用去20瓶左右，其病乃基本痊愈。后因公出差，路过首都，乃便道进行复诊。患者身痛、关节变形等均已消失，健步不减平人，自谓早已全日上班工作。仅于阴雨连绵时，夜间出现右足及左手示指、掌关节等处轻度痛而已。仍守原方，令其2~3日服1剂，冀收除恶病之效，今又4年矣，病情未闻出现反复。(《中医内科新论》，山西人民出版社，1983)

2. 妙法解析：印氏以身痛逐瘀汤治疗风热痹而偏于风者。该方中，当归、赤芍、川芎、桃仁、红花理血以祛风祛痛；五灵脂、没药、穿山甲、地龙活血化瘀定痛；秦艽、独活祛风邪；黄柏、苍术疗湿热。辨证加减：风湿加白茅根、土茯苓各30 g；类风湿加乌梢蛇30 g；湿重加薏苡仁30 g，萆薢15 g。

（七）类风湿关节炎（娄多峰医案）

1. 病历摘要：毛某，女，25岁。全身诸关节肿痛，反复发作近10年，近3个月痛情复作，全身多关节红肿热痛，伴有发热，肢体僵硬，卧床不起，双手指关节变形，呈"类风湿手"。舌质红，苔腻微黄，脉弦数。证属湿热阻络，瘀血内结。方用清痹汤（忍冬藤、青风藤各60 g，败酱草、老鹳草、丹参各30 g，络石藤、土茯苓、香附各15 g）加白花蛇舌草、当归各30 g，防己18 g，地龙15 g。水煎服，每日1剂。连服6剂，诸关节热痛大减，舌质淡红，脉弦。热象大部已除。重拟清痹汤加鸡血藤30 g，乌梢蛇12 g，每日1剂。服20剂，全身诸关节肿痛消失，活动自如，嘱上方加黄芪、生地黄、白术各30 g，地龙15 g。炼蜜为丸，每次9 g，每日3次，以巩固疗效。3年后随访，未再复发。（《名医名方录·第一辑》，中医古籍出版社，1990）

2. 妙法解析：风湿热痹可直接感受风湿热邪所致，也可由素体蕴热或青少年阳盛之体感受风寒湿邪蕴久化为湿热而引起。表现为关节疼痛，扪之发热，甚则红肿热痛，痛不可触，得冷则舒，遇热则剧。证属风湿热之邪郁壅脉络。方中用忍冬藤、络石藤、青风藤，一则其性俱凉，功在清热解毒；二则均为藤类药物，凡藤蔓之属，皆通经入络，治一切历节风痛。土茯苓、败酱草、老鹳草加强清热解毒之功，且能除湿利水消肿。尤其是土茯苓能健脾胃、去脾湿、绝水湿之源。脾胃健则营卫充，水湿去则筋骨利。丹参、香附能活血通络行气。诸药相合，共达清热解毒、疏风除湿、活血通络之目的。

（八）王足明医案

1. 病历摘要：李某，男，48岁。游走性关节疼痛2个月余。检查：面色潮红，发热（体温38.5℃），不恶寒，双上肢腕指关节肿胀，指尖灼痛，不能屈伸；双下肢距小腿（踝）关节以下亦肿胀灼痛，步履艰难。虽多方诊治，此愈彼发，缠绵不休，纳呆口苦，小溲灼热黄短。舌质红，舌苔白而黄厚，舌中微黑，脉弦滑数。红细胞沉降率113 mm/h。证属湿热痹痛。治宜清热利湿，宣痹止痛。方选二妙散加味。药用薏苡仁25 g，桑枝20 g，金银花15 g，茯苓、地骨皮各12 g，黄芪、苍术、桑白皮、防己、赤芍、知母、续断各10 g。服3剂。体温下降，诸关节肿痛灼热显著减轻，可下地活动。食纳增进，溲不灼热，舌苔白黄不厚，脉弦数不滑，原方续服4剂。手已能握，四肢肿痛全消，体温正常。但足背灼热，按之则痛，着地痛增，小便短黄，舌、脉同上。红细胞沉降率82 mm/h。下焦湿热尚重，仍以清利下焦为主。薏苡仁、生地黄、滑石（包）各15 g，知母、牛膝各12 g，黄柏、苍术、黄芩、防己、木瓜、地骨皮、金银花各10 g。服4剂。诸症继续减轻，距小腿（踝）、趾关节游走疼痛。此风气较胜，上方去知母、滑石、金银花、地骨皮，加独活、防风、秦艽、地龙各10 g。服6剂。红细胞沉降率正常，诸症消失。不料因酗酒而病情加剧，壮热口干，骨节痛胀，四肢灼痛红肿，便结溲黄，舌质红，舌苔黄，脉弦数有力。此湿热之邪深入血分，拟凉血解毒，清热化湿。生地黄、赤芍、滑石（包）、桑枝各15 g，草薢、土茯苓各12 g，牡丹皮、秦艽、防风、续断各10 g，广角屑（煎水兑服）3 g。连服上方10剂，诸症又失，痊愈出院。（《疑难病证中医治验》，湖南科学技术出版社，1983）

2. 妙法解析：痹证，《黄帝内经》责之风、寒、湿，仲景提出"经热则痹"补其不足。临床所见，属风寒湿者固然居多，然湿热为病，亦不少见。本例为湿热痹痛，湿热壅滞四肢小关节，故以二妙散黄柏之苦寒，知母、金银花、地骨皮、桑白皮清热；苍术之苦燥，薏苡仁、防己、茯苓化湿，桑枝能引药力直达肢末，续断疏利关节，赤芍凉血祛瘀，有防邪入血分之妙。当痹痛显著减轻，症以下肢为主时，则以三妙散，重清下焦湿热，并加疏风之品。末期用犀角地黄汤加味，清热凉血，痹通痛止，说明湿热成痹每多浸淫血分。

（九）类风湿关节炎（叶淑兰医案）

1. 病历摘要：金某，女，55岁。患者四肢关节疼痛，经医院确诊为类风湿关节炎。10年来屡经中西医治疗，病情时轻时重。近数月来病情加重，需服泼尼松每次5 mg，每日4次才能度日，否则疼痛不能忍受。刻诊：四肢关节疼痛，活动受限，双手指关节呈现梭样改变，两踝关节肿胀，晨起僵硬，活动后略好，形体瘦弱，面色不华。舌质淡，舌苔薄白，脉细。实验室检查：红细胞沉降率 103 mm/h，Rf（＋）；X线片示骨质疏松，为类风湿改变。类风湿病久，正虚邪恋，气血瘀阻。治宜益气活血，化瘀通络，少佐祛风寒湿药。方选补阳还五汤加味。黄芪 100 g，全蝎 5 g，当归、川芎、赤芍、桃仁、红花、地龙、川乌、白芥子各 10 g，蜈蚣 5 条，豨莶草 100 g。方中豨莶草先煎代水，再入诸药煎，每日 1 剂，分 2 次服。服药 20 剂，关节疼痛减轻，可减泼尼松早、晚各服 1 片。继服 30 剂，症情大减，关节肿胀消退，活动好转，已撤除泼尼松。守方再服 50 剂，关节胀痛完全消失，复查红细胞沉降率已正常，Rf（－）。原方减少剂量一半，继服 30 剂。停药观察，随访 3 年，未见再发。（《河南中医》，2001 年第 5 期）

2. 妙法解析：类风湿关节炎，属中医学"痹证"范畴。痹证病因，《素问·痹论》曰："风寒湿三气杂至，合而为痹。"因此临床多从"风寒湿热"立论，治疗强调祛风、散寒、除湿、清热、舒筋活络，病久者，加以扶正。笔者认为本病单从风寒湿热论治，往往效果欠佳，因风寒湿邪乃此病之外因，机体正气不足，风寒湿流注关节肌肉，痹阻经络筋骨，使气血阻滞，停血为瘀，湿凝成痰。因此，治要遵古人"治风先治血，血行风自灭""气为血帅，气行血行"与"久病入络，通络化痰"之说，用补阳还五汤加味，以大剂黄芪合当归补益气血；配川芎、赤芍、桃仁、红花活血化瘀；白芥子祛痰，川乌、豨莶草祛风寒湿；地龙、全蝎、蜈蚣入络搜邪。对类风湿日久不愈，不宜过用散风祛寒除湿之品，扶正祛邪可提高疗效。经验认为黄芪、豨莶草用量宜大，两药配合有增强免疫功能和降低、促进类风湿因子转阴之功效。

（十）类风湿关节炎（朱传秀医案）

1. 病历摘要：邢某，女，45 岁。患者周身关节肿痛 8 年，加重伴关节变形 3 年。经某院确诊为类风湿关节炎。屡用各种中西药治疗乏效。症见形体肥胖，面目虚浮，全身关节肿痛，关节周围有皮下结节，阴雨及夜间痛甚，关节发凉。由于关节变形僵硬，而致四肢屈伸不利，活动受限。舌质紫暗有瘀斑，舌苔白腻，脉弦滑。查抗"O" 1：400，红细胞沉降率 102 mm/h，Rf（＋）。证属脾肾阳虚，痰瘀阻滞，经络痹阻，遂成顽痹。治以化痰行瘀，调补脾肾，佐以祛风除湿，温经通脉。细辛 6 g，鸡血藤、千年健、熟地黄、薏苡仁各 30 g，路路通、牛膝、白术、鹿角霜、木瓜各 15 g，制天南星、法半夏、白芥子、炮穿山甲、肉桂、麻黄、淫羊藿、羌活、独活、炙甘草各 10 g。每日 1 剂，水煎，分 2 次服。服药半个月后，疼痛开始减轻。守方继服 2 个月，关节肿痛渐消，肢体活动较前灵活。后以此方泡药酒服用 1 年，诸症消失，关节活动正常。类风湿因子转阴，抗"O"及红细胞沉降率均正常。（《河北中医》，2000 年第 9 期）

2. 妙法解析：本病属中医学"顽痹"范畴。痹证是由风寒湿热等外邪侵袭人体，闭阻经络，气血运行不畅所导致的以肌肉、筋骨、关节发生酸痛、麻木、重着、屈伸不利，甚至关节肿大变形等为主要临床表现的病症。中医学认为，顽疾怪症多责之于痰和瘀。痰有广义和狭义之分。狭义之痰是指由咳吐而出，视而可见之痰涎；广义之痰是指由脏腑功能失调，气血津液代谢失常所产生的病理产物，是难以看到的内痰。而内痰为病广泛，变幻多端，随气升降，无处不到。《临证指南》曰："痹者，闭而不通之谓，正气为邪所阻，脏腑经络不能畅达，皆由气血亏损，腠理疏松，风、寒、湿三气得以乘机外袭，留滞于内，致湿痰浊血流注凝涩而得之。"形成顽痹的原因，一是风、寒、湿痹经久不愈，或医治不当，湿聚成痰，阻滞经络，气血不畅，久而成瘀，痰瘀胶结于筋骨关节之处而成；二是脾胃素虚，或嗜食肥甘厚味损伤脾胃，痰湿内生。而痰之为患，无处不到，特别是关节空隙之地，更易为留痰之所。痰湿同源，二者阻滞，造成气血闭阻，痰瘀互结，留滞于经络骨节等处而顽固不化。因痰瘀所致之顽痹，病程日久，顽固难愈，且正气已亏，兼症较多，临证时不能囿于常法。尤其是久治乏效者，改用化痰行瘀为主，往往药中病的，效果显著。其次要善于守法守方，持之以恒。由于致痹病因复杂，临床表现变化多端，故治疗反应也多种多样，医者切忌操之过急，轻率易法更方，若能仔细审证，善于守方，坚持治疗，常可收到较为满意的效果。

（十一）类风湿关节炎（王禄海医案）

1. 病历摘要：赵某，女，44岁。5年前左腕无明显诱因肿痛。1周后发展至双手、双腕、双肩、双肘、双足诸关节。诊断为类风湿关节炎，给予抗炎止痛等治疗5个月，病情缓解。几年来病情时轻时重，一直抗风湿治疗。2个月前因感冒关节肿痛加重，活动困难、疲乏，胃纳差。诊见：双肩活动时疼痛，左肘屈曲畸形、压痛，双腕Ⅱ度肿胀、压痛，双手第2、第3掌指关节肿胀、压痛；左手第3指及右手第2、第4指近端指间关节肿胀、压痛，右足第2、第4跖趾肿胀、压痛。舌质红、苔白腻，脉沉细。实验室检查：类风湿因子（＋），抗"O"1∶320，X线片示：双腕关节软组织肿胀、关节间隙变窄，骨质疏松。辨证：正气虚弱，寒湿邪胜之痛痹。治法：益气健脾，补血行瘀，祛寒胜湿。方药：益气通痹汤。黄芪30 g，五味子、白术、当归各20 g，独活15 g，红花、制川乌各10 g，香附12 g，麻黄6 g。连服15剂后，关节疼痛稍减，有效不改方。服至40剂，关节肿痛明显减轻，生活能自理。服到90剂，关节肿胀消退，疼痛消失，病情缓解。恐复发，原方继续服4个月，随访7年无复发。（《陕西中医学院学报》，2000年第6期）

2. 妙法解析：痹证均夹湿，祛湿必先实脾，故益气通痹汤中用黄芪、白术、五味子补气健脾，当归、红花补血化瘀，香附疏肝理气，制川乌、独活祛风逐寒湿，麻黄通阳气、开腠理以祛邪外出。本方标本同治，故取得较好疗效。由于本病每与情志有关，所以应注意疏导患者保持乐观情绪，树立战胜疾病的信心。患者阳气虚弱，致使病邪乘虚袭踞经络，气血为邪所阻，壅滞经脉，留滞于内，深入骨骱，胶着不去，痰瘀交阻，凝滞不通，邪正混淆，肿痛反复发作。所以此症既有正虚的一面，又有邪实的一面，且其病变在骨质，骨为肾所主，所以益肾壮骨，主取督脉是治病之本。治疗时应适当给予补肝益肾，益气温阳之品。

（十二）类风湿关节炎（胡雪苗医案）

1. 病历摘要：谢某，男，7岁。患儿因四肢关节肿胀疼痛，伴活动障碍1年半，前来就诊。诊见：左手腕、指关节肿胀，左膝肿较右膝增大约1/3，呈屈膝挛缩状；右踝关节肿胀，内翻，病变节局部皮肤紫暗，活动严重障碍；舌淡，苔白腻，脉沉细。实验室检查：类风湿因子阳性，红细胞沉降率＞5 mm/h，比抗"O"正常；X线片示：双手腕关节和指关节、左膝、右踝关节间隙明显变窄，骨质疏松。证属肝肾亏损，痹阻经络。治宜补益脾肾，通络消肿。方选黄芪人参汤加减。药用人参15 g，黄芪30 g，白附子、胆南星、白芥子各10 g，当归、白芍、枸杞子、木香、益母草、紫花地丁各20 g。此方治疗2个月，临床症状全部消失，畸形关节得以矫正，功能完全恢复正常，类风湿因子阴性，次年患儿正常上学。随访2年无复发。（《湖南中医杂志》，1997年第3期）

2. 妙法解析：中医"顽痹"是由于风、寒、湿邪外侵，久而伤气伤血，致痰湿血瘀，经络闭阻，发为本病。而肾虚是本病的主要内因。治疗多采用标本兼治的方法。黄芪人参汤中以大剂量参芪等补益脾肾为君；当归、熟地黄滋阴补血等为臣；佐以白芥子、胆南星、益母草、木香等化痰行瘀、活血通络；外治以温经通达的"三步法痛点针刺疗法、按摩、艾条灸），以通络宣行之"痛点针刺法"，再配以独特的"指柔手法"刺局部的经穴，使患部脉络气血、痹阻之经脉得以畅通，最后艾条隔姜灸以达温通祛邪的目的。

（十三）类风湿关节炎急性期（李生梧医案）

1. 病历摘要：王某，女，45岁。患者1个月前无明显诱因出现双手指及腕关节疼痛，自服阿司匹林、吲哚美辛、布洛芬无效，症状日益加重。诊见：双手近端指间关节、双侧腕关节红、肿、热、痛，晨僵明显，每晚发热，体温 37.8 ℃～38.6 ℃，口渴、心烦，睡眠差，大便干，舌质红，苔白腻微黄，脉滑数。双手近端指间关节及双侧腕关节肿胀、压痛，皮色发红，扪之灼热，不能握拳。实验室检查：红细胞沉降率 98 mm/h，类风湿因子（＋），抗"O"1：500。证属湿毒热痹。治宜清热解毒，活血通痹。方选加味四妙勇安汤加减。药用忍冬藤、白芍、青风藤、清半夏各 30 g，玄参、白花蛇舌草、萆薢、生地黄各 20 g，当归、鹿衔草、威灵仙各 15 g，生甘草、山慈菇各 10 g，蜈蚣 2 条。上方服 15 日后，手指、腕关节肿痛减轻，体温恢复正常，患者仍感夜间关节疼痛。检查：双手指及腕关节肿胀减轻，皮色微红，睡眠差，大便稀；舌红、苔白腻，脉滑。上方忍冬藤改为金银花 30 g，去生地黄，加羌活 30 g，再服 15 日，关节肿痛消失，手指、腕关节活动灵活。复查红细胞沉降率＜18 mm/h，类风湿因子（－）。随访半年未复发。（《陕西中医》，2000 年第 11 期）

2. 妙法解析：类风湿关节炎急性期多表现为关节红、肿、热、痛，并伴有身热、烦躁、口干、汗多等全身症状，且发病急骤，热毒湿浊瘀阻是急性期病机所在。故以清热解毒，利湿通痹，活血止痛为治则组方用药，加味四妙勇安汤方中忍冬藤、白花蛇舌草清热解毒利湿，玄参泻火解毒，生地黄、当归、白芍活血散瘀，威灵仙、鹿衔草、青风藤、萆薢、山慈菇除湿通络，甘草配白芍缓急止痛；重用清半夏 30 g，在此用其化痰燥湿功能，蜈蚣通络止痛。根据现代药理研究，选择以上药物多具有抗炎、抗病毒、解热止痛等药效，是一种免疫调节剂。因此本方既符合中医传统理论，又为现代药理研究所支持，标本兼治，故在临床中疗效显著。

（十四）类风湿关节炎（孙达武医案）

1. 病历摘要：黎某，女，56 岁。患者有肢体关节疼痛病史 10 年。初起两足趾关节疼痛，逐渐发展到两踝、膝及两上肢肩肘腕指。经本地医院检查：抗"O"1：1250，红细胞沉降率 85 mm/h，类风湿因子阳性。诊断：类风湿关节炎。服用昆明山海棠片和布洛芬无效。指腕、膝、踝、趾关节红肿热痛不可触，得冷则舒，活动受限；颈项僵直，颞颌关节张合不利，伴有发热，口渴烦闷，纳少，舌红苔黄，脉滑数。证属伏邪内蕴，湿热化毒，闭阻气血。治宜清热通络，疏风祛湿，益气健脾。方选大秦艽汤加减。药用羌活、独活、防风，川芎各 6 g，秦艽、黄芩、白芷、熟地黄、当归、白术、茯苓、白芥子各 10 g，白芍、生地黄各 20 g，黄芪、忍冬藤各 30 g。连用 25 剂显效，肢体关节疼痛减轻，指腕关节肿胀明显消退，继服上方，坚持服药 3 个月后痊愈。3 年后随访未见复发。（《孙达武骨伤科学术经验集》，人民军医出版社，2014）

2. 妙法解析：本方以当归、川芎、白芍、熟地黄养血活血，通络柔筋；参以白术、茯苓、黄芪益气补脾；秦艽祛风通络；防风、羌活、独活、白芷疏散风湿；黄芩、忍冬藤、生地黄清热凉血；白芥子入皮里膜外，消肿止痛。诸药合奏养血舒络，益气健脾，祛风散湿，消肿止痛之功。本病的病因病机较复杂，概括起来主要有邪、瘀、虚三个方面。外邪侵入人体是导致本病的主要因素，具体病因有风、寒、湿、热诸邪。临床表现为外邪侵犯肌表，阻闭经络，导致机体气血运行不畅，关节筋脉失养，瘀阻成痹，出现关节疼痛，屈伸不利，发为本病。另外，如果患者平常就比较虚弱，阳气不足，则会形成寒痹；如果平常身体素质较好，机体抵抗力较强，则正邪相争，寒邪从阳化热，形成热痹，而较少见到直接感受热邪而致病者。这里所说的瘀是指痰浊瘀血，指人体受到多种致病因素（感受外邪）作用后在疾病过程中形成的病理产物，它能直接或间接作用于人体，瘀阻经络，使气血运行不畅，筋脉失养，形成关节变形、皮下结节等症。虚，指人体精、气、血、津液不足或脏腑组织功能低下，其中以肝虚、肾虚为主。若先天之气不足，肾气亏虚，元阳不足，身体虚弱，机体抵抗力低下，卫外不固，易受外邪侵袭而发病；若邪气留滞不去，进一步耗损正气，则肝肾不足加重。由于关节筋脉失于濡养，不荣则痛，使病情更加复杂，出现形体消瘦、关节变形等症。对于热邪，多由于风寒之邪在体内郁积过久转而化热而来。治疗上以清热解毒舒通经络为主，但也应该根据情况酌情加用川乌等散寒止痛之品。一是因为此类药有较强的止痛作用，在应用大剂量的清热药物中利用其较强的止痛效果；二是因为本病的根本原因是由风寒之邪侵犯经络关节所致，转化为热邪的只是一部分，仍有一些风寒之邪停留在经络关节；三是可以防止在治疗过程中寒凉药药性过度而伤及阳气，起到一个保护作用。

（十五）类风湿关节炎（孙绍裘医案）

1. 病历摘要：何某，男，36岁。四肢关节肿胀、疼痛、畸形已4年，伴发热、跛行。近年来病情加剧，曾住院治疗4个月余，以激素、抗生素、抗风湿药等治疗无效，反致上消化道出血2次，血止后返来。红细胞沉降率112 mm/h，抗"O"1∶625，类风湿因子阳性。X线片示：双手指、腕、肘关节脱钙，骨质疏松、关节变形。心电图示：窦性心律，高血压。体格检查：体温38℃，两手8个手指中节和第2、第3掌指关节肿胀，不能伸直，抬举困难。舌苔薄黄而根腻，脉弦细滑。证属正气虚弱，肝肾亏损，风寒湿邪乘虚侵入，邪阻经脉气血，血行受阻致血瘀，瘀而化热而发病。治宜活血化瘀，清热解毒，消肿散结。方选雷公藤合剂。药用雷公藤2500 g，制川乌、制草乌各320 g，红花、杜仲、当归、生黄芪各180 g。以此合剂每次20 mL，每日3次，饭后服。2个月后，红细胞沉降率11 mm/h，抗"O"正常，类风湿因子阴性。用药3个月，症状、体征改善，能上班做轻便工作。心电图复查正常。X线片示：诸关节脱钙较前好转。后以每晚10～30 mL，递减维持，且加服滋肾养肝、舒筋壮骨之药以巩固疗效。现坚持上班4年，未复发。

2. 妙法解析：类风湿关节炎是一种病因不明的慢性全身性风湿病，临床表现以滑膜炎症为基础的对称性关节病变，以手腕足等关节最常受累。早期呈红肿热痛和功能障碍，晚期导致关节僵硬畸形。可有发热、乏力、体重减轻等全身症状和关节外各种表现如皮下结节、心包炎等，发病年龄多在20～45岁，女性多见。雷公藤合剂对于关节晨起僵硬、疼痛、肿胀和积液、压痛等临床症状均有显著改善。痹证迁延不愈，相合脏腑因此受累，经络气血虚弱，阴阳失调，此为酿生顽痹之缘由、辨治顽痹，首察其虚而分治之。凡阳虚体质患者当从脾肾论治，常用药如黄芪、仙茅、淫羊藿、补骨脂、杜仲等。阴虚体质患者则肝肾同治，用药如桑寄生、川续断、枸杞子、细生地黄、地骨皮、紫丹参等。对于体虚患痹或久痹虚弱之人，随症化裁，如气虚加黄芪、党参；血虚加当归、鸡血藤等；阴虚加桑寄生、枸杞子；阳虚加仙茅、补骨脂等，尤为适宜。

（十六）类风湿关节炎（肖国士医案）

1. 病历摘要：李某，男，18岁。全身关节疼痛肿胀，双下肢瘫痪，曾在某医院诊断为类风湿关节炎。初觉咽痛、左耳痛，服药后咽痛止，而周身关节疼痛复发。检查：抗"O"500 U，类风湿因子（＋），白细胞14.6×10⁹/L，中性粒细胞0.80，血红蛋白100 g/L，心电图正常。现全身诸关节（左上肢除外）肿胀疼痛，尤以双下肢膝踝关节为甚，局部皮肤无红肿，下肢肌肉消瘦，行走困难，生活不能自理。持续低热在37.2℃～37.4℃之间，心悸气短，动则尤甚，口干欲饮，时有胸闷纳呆，睡尚可，大便干如羊屎状，小溲正常，舌红，苔薄白，脉弦细，两尺弱。病程已3个月。服过泼尼松、阿司匹林等西药未效。患者痹病已久，已现寒热错杂，治宜祛风除湿，温经散寒，滋阴清热，方选桂枝芍药知母汤加减，药用赤芍、当归各15 g，秦艽、防己、桑寄生各12 g，知母、桂枝、川芎、杜仲、炮穿山甲各10 g，炮附子、生姜、穿山龙各6 g，细辛4 g。服药30剂后诸关节疼痛减轻，双膝、踝、手关节肿胀见消，仍畏寒，左手掌指关节活动不便，酸软无力，咽干、鼻燥，口渴欲饮，食纳夜寐均可，大便干，每日1次，舌质红，苔白，脉细滑。原方去生姜、防己，加生地黄 24 g，白芥子 6 g，连续服药 45 剂后，诸症好转，唯蹲起时足、距小腿（踝）及膝关节稍有疼痛、麻木，轻度肿胀，唇干鼻燥，偶尔有鼻衄，舌边尖红，苔白，脉弦而数。药用威灵仙、生地黄各 15 g，秦艽、牛膝各 12 g，路路通 10 g，盐知母、盐黄柏、白芥子、泽泻、白芍、炮穿山甲各 9 g，羌活、穿山龙各 6 g。继续服上方 50 剂，诸关节疼痛肿胀消失，仅在阴雨天时双膝关节不适。查抗"O"200 U，红细胞沉降率 3 mm/h，类风湿因子（-），改用丸剂培补肝肾以善后：熟地黄 54 g，白芍 36 g，当归、紫河车、鹿角霜、威灵仙各 30 g，续断 27 g，地龙 24 g，穿山龙、蜂房、甘草各 18 g，山豆根 15 g，蜈蚣 15 条，研细末，炼蜜为丸，每丸 6 g，每次 1 丸，每日 2 次，随访 1 年未复发。

2. 妙法解析：经云"风寒湿三气杂至合而为痹也"。《济生方》更明确指出："皆因体虚，腠理空疏。"卫阳不固，风寒湿气以乘虚侵袭，稽留体内，闭阻经络，故肢节疼痛肿大。迁延不愈，则可由肌肤经络伤及脏腑，致肝肾不足，故身体逐渐消瘦，关节变形，风寒湿外袭，渐次化热伤阴，故见低热，口唇干，鼻燥，鼻衄，口干欲饮，便干如羊屎状，舌红等。故桂枝芍药知母汤加减，以祛风除湿，温经散寒，滋阴清热，方中以桂枝祛风通阳，附子、细辛温经止痛，知母、赤芍、秦艽清热养阴，防己祛风除湿，当归、川芎养血活血，生姜和胃调中，杜仲、桑寄生补肝肾，穿山龙、炮穿山甲属虫类搜剔之品。诸药合用以收全功。

三、文献选录

中医学认为类风湿关节炎多由风寒湿邪气乘虚侵入人体，或素有蕴热，风寒湿郁久化热，留滞经络，闭塞不通而成，若日久不愈，肝肾亏损，筋骨失于濡养，以致关节畸形僵硬。尪痹除有关节疼痛、肿胀、沉重及游走窜痛等风寒湿痹共有的症状外，还具有病程较长，疼痛多表现为昼轻夜重，痛发骨内的特点，古人称之为"其痛彻骨，如虎之啮"。关节变形，骨质受损，僵直蜷挛，不能屈伸；重者活动功能受限，生活不能自理。因病邪在里，故脉见沉；因肾虚，故常见尺脉弱小；因痛重，故脉弦。脉象常见沉弦、沉滑、沉弦滑、尺弱等。

（一）古代文献选录

中医对类风湿关节炎早有记载，如在《金匮要略·中风历节病脉证并治》中曰："病历节不可屈伸疼痛""诸肢节疼痛，身体尪羸，脚肿如脱。"《千金要方·诸风》中曰："夫历节风著人，久不治者，令人骨节差跌。"宋代严用和在《济生方》中云："白虎历节。"体虚之人，腠理失宣、受风寒湿者之气、命名筋脉凝滞、血气不疏，蕴于骨节之间，在病名上常称为"历节风""白虎历节""顽痹""肾痹"等。本病具有多关节受累、疼痛剧烈、关节畸形、肢体功能障碍、全身性疾病的临床特点。故有"历节痛""诸节疼痛"（《金匮要略》）、"流注关节"（《三因极一病证方论》）；疼痛剧烈，如"其痛如掣"（《三因极一病证方论》），"昼轻夜重，痛时觉热"（《医学纲目》）；关节畸形，"脚肿如脱"（《金匮要略》），"其肿如脱"（《三因极一病证方论》）；肢体功能障碍，如关节"不可屈伸"（《金匮要略》），常伴有"短气""自汗""头眩""脉涩小"（《金匮要略》）等。本病之病名，除历节之外，尚有"历节风"（《诸病源候论》）、"白虎病"（《外台秘要》）、"白虎风"（《太平惠民和剂局方》）等名称。

（二）病因病机分析

1. 本病之形成，历代医家多宗仲景之说，即肝肾气血不足，络脉空虚，筋骨失养，贼邪不泄，蓄于关节，病自内生。或因血寒痰凝，血虚生风，湿热内注，气虚血瘀等亦可发生历节疼痛。至于饮酒汗出当风，或汗出入水中浴等，是诱发因素。然近年来临床上唯湿热内侵经络，流注筋骨，深伏关节，而致气滞血瘀者较多见。这类患者，多见于体质较好的中、青年。其诱因：

或因感冒或因跌仆闪挫而发作，发病之初，腰脊四肢烦痛，指节红肿、灼热疼痛，游移不定，反复发作，不断加重，积年累月，经久不愈。通过临床实践，结合本病的发病因素，寒湿、湿热与湿毒。在寒湿、湿热蕴久的基础上便可形成湿毒。而其病之本则在于阳虚、肾气不足，寒湿外侵则骨痿筋挛。在治疗上，湿热化毒，法用清热解毒、消肿止痛，祛湿通络，可用《金匮要略》风引汤加减；寒湿为主，则以温阳化湿、搜剔络邪，可用阳和汤加减；病情稳定，则须培本固肾、养血通络。常用生石膏、大黄、芒硝、百部和白鲜皮等治疗清热型；应用附子、川乌、草乌、白芥子和全蝎等治疗偏寒型，常可收到满意的效果。

2. 气机不利与痹证有密切关系，不可不辨。既可气机不利关节痹痛，也可气郁兼风湿痹痛，或风湿痹痛而气滞邪阻。其特点是关节痹痛，走窜不定，或关节胀痛而时肿时消，肢体沉重发麻，伴易怒，善太息，两胁胀痛，胸闷胃脘不适，症状每于情志不舒后诱发或加重，脉弦。治宜疏肝解郁，调气通络，祛风除湿，可选用逍遥散加减；或治宜调畅少阳枢机利气机，调和营卫祛风湿，可选用小柴胡汤合桂枝汤加减，或用小柴胡汤合四妙散加减。久病多瘀，治痹需活血，血行风自灭，但又不可拘泥"久痛才入络"，新痹也可以有瘀，总以辨证为主，随症选用活血化瘀之品治新痹可见良效。

3. 脾肾阳虚不足，气血亏虚为痹证常见病机，阳虚痹痛多见，较易辨识，而痹证伴阴虚，或阴虚痹证并非少见，辨识较难，易辨为风湿或风湿痹痛。形成阴虚痹痛常见原因有如下几种：或素体阴虚，阴虚内热，肝阳偏亢，化风入络成痹；或痹痛日久，伤及真阴，阴伤亦可致血脉涩而不利，筋脉日益痹闭；或过用久用温燥之品而伤阴，渐成阴虚痹痛。

4. 阴虚痹痛多见于指趾关节，或阴虚痹痛，关节痹痛日轻夜重，全身筋脉挛痛，伴有头晕头痛咽干耳鸣，少寐，大便干燥，舌红，若兼有湿热未清则苔黄腻，治宜柔肝滋肾，养阴清热为主，温通香燥走窜之品均非所宜，待阴液复，气血畅行，则风湿易除，脉络相通，痹痛可除。兼有湿者，又当清热利湿，凉血养阴。

5. 有一些似痹痛，但并非风寒湿邪杂至合而为痹之痹证，治疗用药与一般痹证有别。如病后气血大伤、经脉空虚、邪由内生，即使杂以风寒湿邪之关节痹痛，治疗用药也与一般痹证有别。遍身游走痛，有因气虚血瘀引起的血瘀身痛，而非痹痛。肝肾气血不足，不能应时流畅而夜半腿痛也非痹证，治当温肝和血。围绝经期因天癸竭，阴阳两虚冲任不调，故此期关节炎宜补肾扶阳，滋肝肾，调冲任以治本，通络止痛以治其标，不宜滥用温燥辛散、苦寒清泄之品，与常人之关节痹痛自当有别。

（三）临床理法分析

本病的临床证型，以风热偏盛、湿热俱盛和湿偏盛3型多见。

1. 风热偏盛型：发展迅速，遍及全身，多在一年之内，即出现畸形，关节肿大，不能屈伸，肌肉消瘦，剧烈烦痛。但面色红润，若无病容，关节皮色如常，不青不暗，舌质红赤，脉多细数。此型治疗较难。常因疼痛难忍，多用西药皮质激素类。中药清热凉血，解毒养血，活血通络方药，较之激素生效迟缓，多不为患者接受。但于发病之初，与医师合作，坚持凉血解毒，清热透络，禁用辛湿走窜、耗气伤血，饮食清淡富于营养，不食辛辣厚味，以免助长热毒，耗伤津液，可不致关节气血壅滞，而遏止病性恶化。

2. 湿热俱盛型：发病稍缓，发作间隔较为稀疏，常在发病2～3年后，逐渐累及手足腰脊，关节出现畸形，甚至口不能大张，嘴嚼无能。发作时关节红肿，疼痛缓解后，关节皮色黯黑，肿胀较突出。但手足尚能勉强动作。多伴有口渴，自汗、盗汗，小便短赤，面唇色暗，饮食减少，舌尖红赤，舌根白厚等。对此型患者，于发病初期，及时采用清热化湿，行血活血法，选用鲜地龙、秦艽、威灵仙、滑石、苍耳、丝瓜藤、海风藤、黄连、赤芍，鸡血藤等，可取得较好疗效。即使病程已逾1～2年，只要关节尚能勉强活动，未服或已停服皮质激素，上方加入清解血热、活络定痛之乳香、没药、赤芍、伸筋草等，亦可使疼痛缓解，红肿消失。

3. 湿偏盛型：乃历节之轻证，起病缓慢，常局限指趾关节，局部灼热，红肿疼痛，发作间隔较长，虽不能治疗或间隙治疗逾十年八年，病变仍然局限不变，或略有发展，亦多不重，对日常生活、生产劳动，一般无妨。饮食、二便正常，舌苔厚白、脉多弦缓。本型肝肾气血未至大亏，仅营气不通，卫不独行，脉络空虚，湿邪外袭脉络，内侵筋骨，而致湿郁痰凝，气滞血瘀，流滞关节，故病变局限。宜辨其气血湿痰郁滞程度，选用仙方活命饮加减，可以完全控制病情。凡历节疼痛，不宜食醇酒厚味。

4. 祛邪活血，勿忘益气养血：气血运行于经脉之中，为人体重要的营养物质。痹病病久邪恋，往往导致气虚血虚。再则，治痹之药多辛燥。过服则耗气劫血。气虚者，行血无力，祛邪无能，故治疗时宜多加芪、术之类，益气健脾；血虚者，脉道干涩，血行不利，如江河水枯，船舶搁浅，病邪、瘀血难除，故治疗时应注意养血。临床多选用既能祛邪活血，又有养血功能之药，如当归、丹参、鸡血藤等。血虚者加白芍，阴血亏虚者重用生地黄。此增水行舟，既缓急止痛，又制诸药之辛燥。若一味祛邪活血，轻视益气养血，临床疗效多难理想，甚则愈治愈重。故祛邪活血之时，应重视益气养血。

5. 正气尚存，宜大剂祛邪：治痹证时，对正气尚存者，宜大剂祛邪（先小量，渐增大量。因患者禀赋不同，对药物耐受、反应各异，不可骤用大量，以防药物反应）。其道理在于，痹证病变部位在肌肤经络，小剂小调，难达病所；痹证为病邪、瘀血阻闭经脉，临床常需应用大剂，经络血脉方能通过；痹证患者疼痛为主要症状，缓解疼痛为当务之急，小量微调，多难速解病痛；新病初得，正胜邪实，宜速用大剂祛邪外出，否则病邪久恋必伤正，使病情缠绵难愈。辨证既确，有方有守。

6. 痹证非同急暴之病，其病势多相对稳定，其病理变化和证候演变一般较慢。尤其久病患者，即使方药对证，初投也不一定必见效果。个别患者，初服几剂，反而可出现症状加重，此乃药达羌所，正邪相搏之象。若医者不明病变之规律，加之患者要求速效，必改弦更辙，使前功尽弃。但是，守方决不是死守不变，证变而药应随变，切忌刻舟求剑。腰为肾之府，肾多虚而常不足。腰痛时久，久痛则虚，虚则阳气不足，阳气不足则腰无力，故法当助阳补虚。本方以乌、桂、姜为主，有温经散寒、助阳补虚之功；辅之以白芷、天南星行滞通阻，助之以赤芍活血散瘀；加樟脑有兴奋镇痛之力，使药物更加发挥其渗透作用，趁热敷之，倍感舒畅。综观全方，有助阳、补虚、通滞、镇痛、活血之功。故每用而收奇效。余前治腰痛亦用传统活血化瘀方，但收效不佳，改用此方后，每每应验。

（四）临床分型辨治选录

1. 分4型论治：①风寒湿型，方用蠲痹汤加减。②热痹型，方用桂枝芍药知母汤加减。③顽痹型，方用桃红饮加减。④虚痹型，方用独活寄生汤加减。

2. 分3型论治：①肾虚寒盛证，用痹复康Ⅰ号（淫羊藿、制附子、桂枝、知母、羌活、独活、生薏苡仁、麻黄、熟地黄、牛膝等）。②肾虚热重证，用痹复康Ⅱ号（知母、生地黄、黄柏、赤芍、海桐皮、生薏苡仁、防风、蚕沙等）。③肾虚热轻证，用痹康复Ⅰ号、Ⅱ号结合应用。

3. 分3型论治：①脾胃虚弱，正气不足，脉络瘀阻型，药用黄芪30 g，薏苡仁、鸡血藤各24～30 g，白芍12～18 g，当归、丹参各10～15 g，白术12 g，川芎10 g，制乳香、制没药各3～5 g。②肝肾阴虚、脉络瘀阻型，药用白芍12～18 g，丹参、生地黄、熟地黄各10～15 g，玄参、知母、女贞子各 10～12 g，牛膝、地龙各 15 g，制乳香、制没药各 3～5 g。③肝肾阳虚、脉络瘀阻型，药用续断 12～15 g，丹参、当归各 10～15 g，补骨脂、骨碎补、淫羊藿各 10～12 g，全蝎 6～10 g，蜂房 5～10 g，制乳香、制没药各 3～5 g，蜈蚣 3 条。

4. 分 4 型论治：①表卫不固、风寒湿犯表型，药用生石膏、黄芪各 30 g，炒薏苡仁 20 g，白术、防己、姜黄各 15 g，麻黄、生甘草各 10 g。②肝肾阴虚型，药用金银花、玄参、桑寄生、连翘各 30 g，生地黄、秦艽、鸡血藤、白芍各 20 g，银柴胡、桑枝、青蒿、牡丹皮、牛膝各 15 g。③湿热型，药用桂枝、生薏苡仁、白芍、车前子各 20 g，知母、附子、黄柏、土茯苓、白术、石菖蒲各 15 g，麻黄、生甘草各 10 g。④血瘀型，药用金银花、连翘、黄芩、生鹿角、伸筋草各 20 g，赤芍、桃仁、制香附、制乳香、制没药、延胡索、当归、威灵仙各 15 g。

5. 分 3 段论治：第一阶段治标，分 3 型。①湿热胶结型：多用激素后不良反应严重，常有继发感染或过敏反应者，药用土茯苓、生薏苡仁、白花蛇舌草各 30 g，金银花、连翘各 20 g，泽泻、威灵仙、牛膝各 15 g，黄柏、苍术各 10 g，生甘草 5 g。②寒热错杂型：多为停药后反跳者，药用威灵仙、鸡血藤、薏苡仁各 30 g，知母、生地黄、何首乌、秦艽各 20 g，羌活、独活各 15 g，桂枝、川芎各 10 g，生甘草 5 g。③血瘀痰凝型：多为激素治疗无效者，药用丹参、黄芪、鸡血藤各 30 g，雷公藤、龟甲各 20 g，胆南星、地龙、土鳖虫各 15 g，桂枝、桑枝、川芎各 10 g，生甘草 5 g。第二阶段标本兼治，在第一阶段辨证治疗的基础上加入健脾补肾药物。第三阶段缓则治本，停用前阶段用药，用金匮肾气丸以温肾助阳，滋补肾阴。一般第一阶段用药 8 周，第二阶段用药 6 周，第三阶段用药 4～6 周。

6. 分 3 型辨治方治疗幼年类风湿关节炎 30 例：邪痹少阳、枢机不利型用小柴胡汤合土茯苓饮加减：土茯苓 30 g，金银花 18 g，柴胡、大青叶、薏苡仁各 15 g，黄芩、连翘各 12 g，生甘草、黄柏各 9 g。热毒炽盛、邪痹关节型用四妙散加减：土茯苓 30 g，薏苡仁 24 g，金银花 18 g，板蓝根、独活、青风藤、海风藤各 15 g，黄柏、羌活各 12 g，苍术 9 g。余毒未尽、气虚血瘀型用虚热痹方：黄芪、太子参各 30 g，金银花、川牛膝各 24 g，土茯苓、白薇各 15 g，红花、苏木、生甘草各 9 g。每日 1 剂，水煎服。并用泼尼松 10 mg，每日 3 次，口服；渐减量，改为顿服，用 3～12 个月。布洛芬 0.3 g，每日 2 次，口服。治疗幼年类风湿关节炎 30 例。结果：临床痊愈 18 例，显效 6 例，有效 4 例，无效 2 例，总有效率 93%。(《山东中医药大学学报》，2001 年第 2 期)

7. 分 3 级论治：①重剂辛温发散以治标，药用葛根 60 g，荆芥 30 g，川芎、麻黄各 20 g，桂枝、防风、羌活、独活、白芷各 10 g。此阶段用药时间为 1 周左右，服药 3～5 剂。②养血益气滋阴以扶正，经第一阶段治疗后用之，药用黄芪、淫羊藿各 30 g，葛根 20 g，白芍、当归、知母各 15 g，麻黄、桂枝、荆芥、防风、羌活、独活、川芎、白芷、阿胶、炙甘草各 10 g。此期用药时间为 2～3 周。③补肾坚骨壮阳以固本，药用生地黄、熟地黄、黄芪各 30 g，葛根 20 g，白芍、当归、牛膝、杜仲、续断、补骨脂各 15 g，骨碎补 12 g，桂枝、防风、鹿角胶、全蝎各 10 g，制川芎、麻黄各 6 g，蜈蚣 2 条。第三阶段要长期坚持服用，一般服汤剂 10 余剂后易为丸，续服 1 年，以冀根治。

（五）临床治法选录

1. 基本治法：

(1) 祛风化湿、散寒宣痹法：适用于风寒湿阻证，症见关节肿痛，屈伸不利，或疼痛游走不定，自汗恶风，或痛有定处，得温痛减，遇寒痛增，或酸楚沉重，麻木不仁，苔白，脉弦紧或濡或浮。方以尪痹汤加减。

(2) 疏风清热祛湿法：适用于热邪痹阻证，症见关节红肿热痛，得冷稍舒，痛不可触，多兼有发热、恶风、口渴、烦闷不安等全身症状，苔黄燥，脉滑数。方以白虎加桂枝汤加味。

（3）祛痰化瘀法：适用于痰瘀互结证，症见关节漫肿，僵硬变形，活动不便，痛有定处，或痛如针刺，口燥，舌质紫暗，苔腻，脉涩或弦或滑。方以小活络丹加减。

（4）滋补肝肾、祛风宣痹法：适用于肝肾亏虚证，症见病程较长，关节屈伸不利，或麻木不仁，腰膝酸痛，头晕耳鸣，舌质淡，苔白，脉细弱。方以虎潜丸加减。

（5）滋阴清热法：适用于阴虚内热证，症见关节酸痛，屈伸不利，形体消瘦，潮热盗汗，口干欲饮，小便短黄，大便干结，皮肤干燥，舌红少津，脉细数。方以知柏地黄汤加减。

（6）温补肾阳：适用于肾阳虚证，症见关节肿大，僵硬冷痛，恶寒，四肢厥冷，小便清长，舌质淡，苔白，脉沉迟。方以金匮肾气丸加减。

（7）滋阴补阳：适用于阴阳两虚证，症见关节肿大，僵硬疼痛，畏冷肢凉，眩晕耳鸣，体瘦神疲，五心烦热，腰脊酸软，舌淡少津，脉弱而数。方以补天大造丸加减。

2. 巧治并发症

（1）暴风客热：多因风热之邪外袭，客于内热阳盛之人，内外合邪，风热相搏，上攻于目而发病。辨证论治应根据本病特点，结合整体，分清风重或热重，或风热并重之不同。风重于热用羌活胜风汤加减；热重于风用泻肺饮加减；风热并重用防风通圣散加减。

（2）咳嗽：基本病机是痰湿干肺，肺气不清，肺失宣肃，肺气上逆迫于气道而为咳。治宜燥湿化痰，理气止咳。方以二陈汤合三子养亲汤加减。

（3）胸痹心痛：心胸满闷不适，隐痛阵发，痛无定处，时欲太息，遇情志不遂时容易诱发或加重，或兼有脘腹胀闷，得嗳气或矢气则舒，舌苔薄或薄腻，脉细弦。多为气机失调，心脉不畅所致，治宜疏调气机，和血舒脉。方以柴胡疏肝散加减。

（4）心悸：多系久痹致气血阴阳亏虚，心失所养；或痰饮瘀血阻滞，心脉不畅，引起心中急剧跳动，惊慌不安，甚则不能自主。证属阴虚火旺者治宜滋阴清火，养心安神，方用黄连阿胶汤；证属心阳不振者治宜温补心阳，安神定悸，方用桂枝甘草龙骨牡蛎汤；证属水饮凌心者治宜振奋心阳，化气利水，方用苓桂术甘汤；证属心血瘀阻者治法宜活血化瘀，理气通络，方用桃仁红花煎。

（5）脱疽：主要由于脾气不健，肾阳不足，又加外受寒冻，寒湿之邪入侵而发病。其临床特点是好发于四肢末端，以下肢多见，初起趾（指）间怕冷，苍白，麻木，间歇性跛行，继则疼痛剧烈，日久患趾（指）坏死变黑，甚至趾（指）节脱落。证属寒湿阻络者治宜温阳散寒，活血通络，方用阳和汤加减；证属血脉瘀阻者治宜活血化瘀，通络止痛，方用桃红四物汤加减；证属湿热毒盛者治宜清热利湿，活血化瘀，方用四妙勇安汤加连翘、黄柏、赤小豆、丹参、川芎等；证属热毒伤阴者治宜清热解毒，养阴活血，方用顾步汤加减；证属气血两虚者治宜补益气血，方用八珍汤加减。

（六）方药药理研究

近年来，国内外学者，特别是许多日本学者，对治疗类风湿关节炎的有关方、药进行了深入研究，取得了可喜的成果。

1. 西泽苏男经过研究发现，制附子对 RA 的抗炎镇痛效果是通过乌头生物碱的 SOT 活性而达到的，SOT 活性的升高与制附子的量呈正相关。在所研究的几首中药处方中，单味药所致的 SOT 活性升高的顺序为麻黄、芍药、桂枝、大枣、生姜、白术、石膏等。同时还发现防己黄芪汤、防己黄芪加附子汤、桂枝二越婢一汤加附子、桂枝二麻黄一汤、越婢加术汤、越婢加术附汤、桂枝加苓术汤、桂枝加苓术附汤等，均具有 SOT 活性。

2. 松蒲美喜雄认为，大防风汤对免疫系统有调节作用，能使 T 细胞比率增高，B 细胞比率减少，从而达到治疗类风湿关节炎的作用。

3. 新谷卓弘经过研究发现，桂枝芍药知母汤、桂枝加苓术附汤不仅对类风湿关节炎有抗炎、抗贫血作用，亦能改善细胞中抗氧化酶的活性。

4. 大萱稔根据自己的经验，治疗类风湿关节炎以汉方药与西方药并用，汉方药中特别是柴苓汤可发挥重要作用。

5. 王绪辉等的研究进一步表明，防己黄芪汤提取物具有地塞米松抗炎作用，同时又以抑制体液免疫，调节细胞免疫和提高补体水平，从而起到改善临床证候，阻遏活动期类风湿关节炎的免疫病理的作用。

6. 近代中药免疫药理研究表明，防己黄芪汤提取物中生物活性和免疫记忆细胞的产生，并能抑制抗原结合细胞增生和促进体内糖皮质激素离解以增强其效用，抑制炎症介质的释放，并且还能在兴奋垂体肾上腺皮质轴的同时显著增强 T 细胞的免疫监督作用，这种免疫调节作用符合活动期类风湿关节炎病理治疗学要求。

7. 还有研究表明，雷公藤制剂既是广谱的免疫增强药，又是安全的免疫抑制药，既有类肾上腺皮质激素样作用，而又无其不良反应，是理想的控制和治疗免疫性疾病有前途的药物。

（七）临床报道选录

1. 黎威运用祛风除湿、活血通络治疗类风湿关节炎：治疗组采用口服独活寄生汤加味（独活、杜仲、秦艽各 20 g，牛膝、防风、白芍、生地黄各 15 g，全蝎 6 g，蜈蚣 2 条，桑寄生、鸡血藤、海风藤、络石藤各 30 g，茯苓、川芎、当归、甘草各 10 g）。痛甚可酌加制川乌、制乳香、白花蛇舌草、土鳖虫等以助搜风通络、活血止痛；寒甚者酌加附子；湿重者酌加苍术、防己；脾虚纳差者酌加砂仁、白术。每日早、晚 2 次饭后服，1 个月为 1 个疗程，同时配合雷公藤多苷片 20 mg，每日 3 次。对照组采用口服雷公藤多苷片，每次 20 mg，每日 3 次，饭后服，两个疗程后统计结果。治疗组：临床治愈 29 例，显效 16 例，有效 9 例，无效 4 例，总有效率 93%。对照组：临床治愈 11 例，显效 7 例，有效 6 例，无效 6 例，总有效率 80%。（《辽宁医学院学报》，2009年第 3 期）

2. 应森林采用解毒化瘀法治疗类风湿关节炎：治疗组 36 例以解毒化瘀法组方（白花蛇舌草、土茯苓、虎杖、生地黄、牡丹皮、地龙、僵蚕等）常规水煎服，每日 1 剂，煎取 500 mL，早晚分服或早、中、晚分服。对照组 34 例采用湖南正清制药集团股份有限公司生产的正清风痛宁片（盐酸青风藤碱），口服，每次 80 mg，每日 2～3 次。两组治疗后的 ESR、RF、CRP 均有明显的下降，与治疗前相比均有显著性意义（$P<0.05$ 或 $P<0.01$）；两组治疗后比较，解毒化瘀法的效果要优于对照药正清风痛宁（$P<0.05$）；RF 的转阴率，治疗组为 34.37%，对照组为25%，其转阴的效果治疗组要好于对照组，但统计学处理，两者没有显著性差异（$P>0.05$）。同样对于异常的免疫球蛋白（IgA、IgM、IgC）指标，两组治疗方法均有不同程度的下降作用（$P<0.05$ 或 $P<0.01$），对于免疫指标的恢复，治疗组要优于对照组，两者有显著性差异（$P<0.05$）。（《天津中医药大学学报》，2009 年第 2 期）

3. 王旭观察活血通络法治疗类风湿关节炎患者的临床疗效：采用随机对照方法，将 59 例类风湿关节炎患者随机分为治疗组 32 例和对照组 27 例。治疗组服用通痹汤（当归 15 g，丹参、鸡血藤、透骨草、何首乌各 20 g，红花、赤芍、土鳖虫各 12 g，桃仁、香附各 10 g，乳香、没药、炮穿山甲各 9 g）。对照组服用雷公藤片，每次 2 片，每日 3 次，口服，疗程均为 30 日。观察两组治疗前后临床症状、体征的变化。治疗组显效 11 例，有效 17 例，无效 4 例，总有效率为

87.50％；对照组显效 5 例，有效 9 例，无效 13 例，总有效率为 51.85％。(《山西中医》，2009 年第 6 期)

4. 杨敏观察滋补肝肾、活血通络法治疗类风湿关节炎（肝肾阴虚、瘀血痹阻证）的临床疗效：40 例类风湿关节炎患者随机分为治疗组 20 例，对照Ⅰ组 10 例，对照Ⅱ组 10 例，分别口服尪痹片（熟地黄、生地黄、知母、淫羊藿、续断、狗脊、羊骨、伸筋草、红花、白芍、桂枝、独活、防风、威灵仙、皂角刺、附子）、甲氨蝶呤片（MTX）、尪痹片和甲氨蝶呤联用，治疗前后进行中医症状、体征积分，西医症状、体征积分以及实验室指标（红细胞沉降率、C 反应蛋白）比较。发现中医症状、体征治疗总有效率：治疗组 80.0％，对照Ⅰ组 60.0％，对照Ⅱ组 90.0％；西医症状、体征治疗总有效率：治疗组 65.0％，对照Ⅰ组 40.0％，对照Ⅱ组 100.0％。治疗组、对照Ⅱ组治疗前后红细胞沉降率有显著改善，有统计学意义（$P > 0.05$），对照Ⅰ组治疗前后红细胞沉降率比较无统计学意义（$P > 0.05$），对照Ⅱ组、治疗组优于对照Ⅰ组（$P < 0.01$）；C 反应蛋白比较，对照Ⅱ组、对照Ⅰ组改善程度有优于治疗组的趋势，但各组治疗前后均无统计学意义（$P > 0.05$）。(《现代中医药》，2009 年第 3 期)

5. 韦嵩运用横络解结法针刺治疗类风湿关节炎：将 80 例患者随机分为治疗组与对照组各 40 例，均予甲氨蝶呤口服或静脉滴注，治疗组口服或静脉注射甲氨蝶呤，每周 1 次，每次 10～15 mg。同时进行"横络解结法"治疗：诊查肢体"横络"节点，每次治疗 1 个主要关节及 3～5 个关节外"横络"节点，上肢节点选取肘内外廉、少海、青灵、银口、肩痛点、天井、消烁等，下肢节点选取阴廉、膝内外横络、阴/阳陵泉、胫中、髀关、箕门及髌下囊、照海等；腰背部选取腱胯、腰三横、阳关、肾俞、志室、大椎等。节点亚甲蓝标记、常规消毒、局部 1％利多卡因阻滞麻醉。采用自行设计的大针、长针进行关节内、外关节肌筋治疗。大针用于对肩、肘、腕、髋、膝、踝等关节内"横络"进行解结；长针用于对关节外横络进行解结。治疗手法主要包括纵行疏通剥离法、横行剥离法、推切剥离法、钝磨平削法、瘢痕疏离法、骨痂凿切法、透刺剥离法等；根据病情，每周治疗 1～3 次。两组均连续治疗 3 个月后评价疗效。结果发现与治疗前相比，两组治疗后的红细胞沉降率、CRP、晨僵时间、关节疼痛个数、关节肿胀个数、关节疼痛指数、关节肿胀指数治疗后均明显降低（$P < 0.01$ 或 $P < 0.05$），组间比较差异亦有显著性（$P < 0.05$）。(《中国中医急症》，2009 年第 4 期)

6. 杜世辉采用祛风散寒，化湿通络治疗类风湿关节炎：自拟乌附汤治疗 60 例患者，药用制川乌（先煎）、制草乌（先煎）、茯苓各 30 g，制附子（先煎）、生黄芪各 50 g，独活 20 g，蜈蚣 3 条，苍术、桂枝、桃仁、红花、甘草各 10 g。每 2 日 1 剂，水煎服，30 日为 1 个疗程，3 个疗程为治疗周期。治疗期间停用与类风湿关节炎治疗有关的其他中西药。临床治愈 12 例，占 20.0％；显效 38 例，占 63.33％；好转 7 例，占 11.67％；无效 3 例，占 5.0％，总有效率为 95％。(《云南中医中药杂志》，2009 年第 3 期)

7. 池守海采用药物穴位注射治疗类风湿关节炎：取大杼、肾俞、足三里、三阴交为主穴。根据不同部位的关节肿痛，再取配穴。如指关节肿痛可选用八邪；腕关节肿痛，选用阳溪、大陵；肘关节取曲泽；肩关节痛取肩髎；髋关节痛取风市；膝关节痛取膝眼。抽取当归注射液 2 mL，穴位选定后，在局部先用 75％乙醇消毒皮肤，然后将抽好药液的注射器针头在穴位上迅速刺入皮下。一般每次取 2～8 个穴，隔日注射 1 次，10 次为 1 个疗程，每个穴位可注射药液 0.5～2 mL，经 2 个疗程治疗后穴注治疗组 60 例中治愈 19 例，显效 23 例，好转 15 例，无效 3 例，总有效率 95.0％；针刺对照组 46 例，治愈 10 例，显效 13 例，好转 15 例，无效 8 例，总有效率 82.6％。两组疗效比较，经统计学处理，$P < 0.01$，差异有显著性意义，提示穴位注射治疗

组治愈率和总有效率高于对照组。(《中国民间疗法》，2009 年第 3 期)

8. 益气通痹汤治疗类风湿关节炎 168 例：药用黄芪 30 g，白术、五味子、当归各 20 g，独活 15 g，香附 12 g，红花、川乌各 10 g，麻黄 6 g。每日 1 剂，水煎服。30 日为 1 个疗程。结果：临床缓解（关节肿胀消退，痛止，红细胞沉降率复常）39 例，显效 59 例，有效 52 例，无效 18 例，总有效率 89.3%。(《陕西中医学院学报》，2000 年第 6 期)

9. 独活寄生汤加减治疗类风湿关节炎 86 例：药用秦艽、乌梢蛇各 10 g，防风、当归、白芍、川芎、熟地黄、杜仲、牛膝、党参、茯苓、甘草、桂心各 9 g，细辛 3 g。随症加减。每日 1 剂，水煎服。对照组 40 例，用雷公藤片 2 片（每片含雷公藤甲素 33 μg），每日 3 次餐后服。两组均用海风藤、忍冬藤、石楠藤、威灵仙、伸筋草各 100 g，细辛 50 g，乳香、没药各 30 g。共研粉，过 80 目筛，加 50°白酒 3.5 L，浸 7 日。纱布浸药液，敷患处，再用 ZY 型电热敷治疗仪（中国人民解放军第 252 医院研制）热敷。每次 30 分钟，1～2 日 1 次。均 6 周为 1 个疗程。结果：两组分别临床治愈 26、6 例，显效 35、9 例，有效 17、12 例，无效 8、13 例，总有效率 90.7%、67.5%（P＜0.001）。主症、体征及实验室指标本组治疗前后及治疗后组间比较均有显著性差异（P＜0.01）。(《河北中医》，2000 年第 12 期)

10. 加味风湿净治疗类风湿关节炎 366 例：药用薏苡仁 30 g，赤小豆、鸡血藤各 20 g，当归 15 g，秦艽、川芎、狗脊、黄芪各 12 g，防风、羌活各 9 g，土茯苓、全蝎各 10 g，甘草 6 g，制川乌、制草乌各 4.5 g，蜈蚣 2 条。风胜加威灵仙、片姜黄、葛根、麻黄、荆芥等；湿胜薏苡仁增量，加防己；寒胜加附子、桂枝、细辛、制马钱子等；肿胀赤小豆增量；气虚加党参、红参等；血虚鸡血藤、当归增量，酌加白芍；阳虚加仙茅、淫羊藿、骨碎补等；顽肿难消（或关节变形）酌加麝香、制马钱子、海马、白花蛇等；上肢甚加片姜黄、桑枝、桂枝；下肢甚加川牛膝、木瓜、独活；腰部甚加杜仲、川续断、桑寄生。每日 1 剂，水煎服。1 个月为 1 个疗程。用 3 个疗程，随访 3 个月。结果：近期控制 152 例，显效 117 例，有效 75 例，无效 22 例，总有效率 93.99%。(《长春中医学院学报》，2001 年第 1 期)

11. 三虫祛风汤治疗类风湿关节炎 193 例：药用雷公藤、忍冬藤各 20 g，苍术、牛膝、防风各 15 g，独活、川芎、萆薢、土茯苓、生地黄、细辛、乌梢蛇各 10 g，全蝎 5 g，大蜈蚣 2 条。气血虚加生黄芪、当归、龙眼肉；脾肾阳虚加巴戟天、肉苁蓉、鹿角胶；寒盛加炮附子、肉桂；湿甚加泽泻、木瓜。每日 1 剂，水煎服。30 日为 1 个疗程。治疗类风湿关节炎 193 例。结果：近期治愈 48 例，显效 62 例，有效 54 例，无效 29 例。(《中医药研究》，2002 年第 3 期)

12. 络桑二芍汤治疗类风湿关节炎 83 例：药用络石藤、桑枝各 30 g，赤芍、白芍各 18 g，全当归、牛膝、知母、伸筋草各 15 g，桂枝 12 g，制川乌、川牛膝、防风各 10 g，生甘草 9 g，麻黄、细辛各 6 g，蜈蚣 3 条。每日 1 剂，水煎服。15 剂为 1 个疗程。结果：痊愈 28 例，显效 35 例，好转 11 例，无效 9 例，有效率 89.15%。(《贵阳中医学院学报》，2003 年第 4 期)

13. 四物四藤汤治疗类风湿关节炎 70 例：药用青风藤 30 g，生地黄、络石藤、忍冬藤各 20 g，赤芍、白芍、当归、雷公藤各 15 g，川芎 12 g。寒甚去生地黄、忍冬藤，加制川乌、制草乌、细辛；湿甚去生地黄，加薏苡仁、苍术；风甚加威灵仙、羌活、独活；关节肿痛甚加片姜黄、穿山甲；麻木、晨僵甚加炙僵蚕、木瓜；拘挛变形加全蝎、蜈蚣、乌梢蛇；倦怠气短加黄芪、党参；阳虚畏寒加鹿角霜、制附子、蜂房。每日 1 剂，水煎服。30 日为 1 个疗程。用 2 个疗程，结果：近期控制 18 例，显效 21 例，有效 27 例，无效 4 例，总有效率 94.3%。主症 4 项及实验室 7 项指标治疗前后比较均有显著性差异（P＜0.01 或 0.05）。(《江苏中医药》，2003 年第 3 期)

14. 补肾养肝活血汤治疗类风湿关节炎 264 例：药用制何首乌、鸡血藤各 30 g，川续断、熟地黄、枸杞子各 20 g，巴戟天、杜仲、当归、防风各 15 g，秦艽 10 g。关节畸形加穿山甲；累及脊柱加狗脊、川牛膝；发热去巴戟天、川续断、杜仲，加生石膏、知母、地龙；肾阴虚加知母、龟甲；纳差加麦芽、砂仁。每日 1 剂，水煎服。半年为 1 个疗程。对照组 104 例，用地塞米松 10 mg，晨 1 次口服。2 个月后，渐减量至停用；甲氨蝶呤 10 mg，每周 1 次，用 3 个月；青霉胺 250 mg，每日 1 次，每月增加 125 mg，至 500～750 mg，病情控制后改维持量，用半年；均口服。用 1 个疗程，结果：两组分别治愈 56、21 例（$P < 0.01$），显效 58、32 例，有效 40、45 例，无效各 6 例，总有效率 96.3%、94.2%。见不良反应分别为 17、26 例。（《河南中医》，2003 年第 6 期）

15. 益肾除痹汤治疗类风湿关节炎 68 例：药用忍冬藤、白芍各 30 g，生地黄、当归各 20 g，补骨脂、桑寄生、续断各 15 g，鹿衔草 12 g，秦艽、威灵仙、黄芪、乌梢蛇、红花、白术、炒麦芽各 10 g，细辛 3 g。每日 1 剂，水煎服。对照组 49 例，用甲氨蝶呤片 15 mg，每周 1 次，布洛芬 0.2 g（或双氯灭痛片 25 mg），每日 3 次，口服。用 3 个月，结果：两组分别治愈 7、2 例，显效 30、11 例，有效 25、19 例，无效 6、17 例，总有效率 91.18%、65.31%（$P < 0.01$）。见不良反应分别为 3、7 例。（《新疆中医药》，2005 年第 2 期）

16. 益气祛湿通络汤治疗类风湿关节炎 360 例：药用生薏苡仁 30 g，安痛藤 20 g，豨莶草、伸筋草、乌梢蛇各 15 g，秦艽 12 g，黄芪、白术、防风、海桐皮、当归、地龙、延胡索各 10 g，甘草 5 g。寒湿甚加桂枝、细辛、制川乌；湿热甚加忍冬藤、黄柏、木防己；痰瘀甚加蜈蚣、丹参、白芥子；肝肾亏虚甚加杜仲、牛膝、淫羊藿、白芍等。每日 1 剂，水煎服。对照组 120 例，用布洛芬 1 片（每片 0.3 g），每日 2 次，雷公藤多苷片 2 片（每片 10 mg），每日 3 次，口服。均 1 个月为 1 个疗程。停用他药。用 3 个疗程。结果：两组分别临床治愈 42、8 例，显效 176、44 例，有效 118、34 例，无效 24、34 例，总有效率 93.3%、71.7%。红细胞沉降率、C 反应蛋白、RF、免疫球蛋白、血红蛋白、红细胞计数两组治疗前后自身及前 4 项治疗后组间比较均有显著性差异（$P < 0.01$ 或 $P < 0.05$）。（《中国中医药信息杂志》，2005 年第 1 期）

17. 蜈蚣龙蛇汤治疗类风湿关节炎 100 例：药用当归、川芎、甘草各 20 g，地龙、伸筋草、威灵仙、乳香、没药、续断、白芷、透骨草各 10 g，制川乌（先煎）、制草乌（先煎）、血竭（研末，分兑）、制天南星、土鳖虫各 5 g，蜈蚣（去头足）、白花蛇（研末，分兑）各 1 条。风湿痹阻加防风、防己；风寒痹阻加麻黄、熟附片；湿热痹阻、痰浊痹阻、正气虚均去川乌、草乌，分别加黄柏、苍术、白芥子、黄芪、杜仲；患在上肢加桑枝，下肢加牛膝；瘀血痹阻加鸡血藤。每日 1 剂，水煎服。对照组 96 例，用雷公藤多苷片 1 mg/kg，每日分 3 次口服。均 1 个月为 1 个疗程。结果：两组分别治愈 13、6 例，显效 44、21 例，有效 36、38 例，无效 7、31 例，总有效率 93%、67.7%。（《中国中医药信息杂志》，2005 年第 5 期）

18. 活血通痹汤治疗类风湿关节炎 64 例：药用熟地黄 30 g，独活、鹿角霜、青风藤各 15 g，穿山甲、乌梢蛇、当归、狗脊、木通各 10 g，三七、炙甘草各 3 g。每日 1 剂，水煎餐后服。治疗类风湿关节炎 64 例。结果：明显进步 18 例，进步 22 例，改善 14 例，无效 10 例，总有效率 84.2%。类风湿因子转阴（RF）19/32 例；抗 O、C 反应蛋白、红细胞沉降率治疗前后比较均有显著性差异（$P < 0.01$ 或 $P < 0.05$）。（《湖南中医杂志》，2006 年第 5 期）

19. 三龙三虫汤治疗类风湿关节炎 60 例：药用地龙、穿山龙、羌活、黄芪各 20 g，白花蛇 25 g，土鳖虫、桂枝各 15 g，蜈蚣、甘草各 10 g，全蝎 5 g。关节痛加乌头、麻黄、芍药；关节红肿、灼痛加忍冬藤、黄柏、威灵仙、防己、姜黄；晨僵、关节肿痛加熟地黄、杜仲、牛膝、当归、白芍、川芎、人参。每日 1 剂，水煎服。1 个月为 1 个疗程。结果：显效（症状消失；理化指标基本复常）20 例，有效 29 例，无效 11 例，总有效率 81.67%。类风湿因子 IgM 型转阴 31/40 例。（《中医药信息》，2006 年第 5 期）

20. 祛风清热化瘀通络汤治疗类风湿关节炎 60 例：药用知母、赤芍、生地黄、牛膝、当归、威灵仙、乌梢蛇各 9 g，桂枝 6 g。痛在上肢加羌活、白芷、威灵仙、姜黄、川芎，下肢加独活、牛膝、防己、萆薢，腰背加杜仲、桑寄生、淫羊藿、巴戟天、续断。每日 1 剂，水煎服。对照组 60 例，用布洛芬胶囊 0.3 g，每日 2 次；雷公藤多苷片 2 片，每日 3 次；口服。均 8 周为 1 个疗程。结果：两组分别显效 20、16 例，有效 35、36 例，无效 5、8 例，总有效率 91.67%、86.67%。红细胞沉降率、C 反应蛋白、IgG、IgA、类风湿因子两组治疗前后自身及前 3 项治疗后组间比较均有显著性差异（$P < 0.05$）。（《河北中医》，2006 年第 9 期）

（八）经验良方选录

1. 内服良方选录：

（1）黄芪 80 g，当归、赤芍、桃仁、红花、地龙各 9 g。每日 1 剂，水煎服。病变部位在上肢加防风、羌活、姜黄各 9 g，在下加薏苡仁 20 g，痛甚加制马钱子 1 g，全蝎 3 g，蜈蚣 3 条，丹参 10 g；关节变形加狗脊、鹿角、续断各 9 g；寒湿加附子、细辛、桂枝各 9 g，湿热加忍冬藤 20 g，知母、黄柏各 10 g；腰痛加杜仲、菟丝子、桑寄生各 9 g；体质虚弱加人参 5 g。主治类风湿关节炎。

（2）制川乌 10 g（先煎 60 分钟），黄芪、鸡血藤各 30 g，白芍、防己各 20 g，麻黄、甘草各 10 g。每日 1 剂，水煎服。属热者加生石膏 30 g，知母 15 g；属寒者加桂枝 30 g，白芷 15 g，细辛 5 g；疼痛甚加伸筋草 15 g，白花蛇 12 g，乳香、没药各 10 g；血虚夹瘀加丹参 20 g，姜黄 15 g；湿重加萆薢 30 g，苍术、薏苡仁各 15 g。主治类风湿关节炎。

（3）雷公藤 25 g，青风藤 15 g，黄芪 12 g，川乌头（先煎 60 分钟）、桂枝、牛膝、海风藤、秦艽各 6 g，当归、防己各 4 g，红花 3 g，甘草 2 g。加水煎沸 15 分钟，滤出药液，再加水煎 20 分钟，去渣，两煎药液对匀，分服，每日 1～2 剂。主治热型类风湿关节炎，关节肿痛。

（4）雷公藤 25 g，青风藤、生地黄各 10 g，黄精、丹参各 8 g，海风藤、忍冬藤、牛膝各 6 g，白木耳、石斛各 4 g，加水煎沸 15 分钟，滤出药液，再加水煎 20 分钟，去渣，两液对匀，每日 1～2 剂。主治热型类风湿关节炎，关节肿痛，怕热以指（趾）关节为著。

（5）白花蛇、地龙各 150 g，土鳖虫、蜈蚣、僵蚕、全蝎、蛢螂各 30 g，穿山甲 20 g。共为细末，分成 20 包，每日 1 包，分 2 次冲服。主治类风湿关节炎，指关节屈曲，腕、肘、膝关节僵直畸形，春季疼痛剧烈。

（6）薏苡仁 15 g，白芍、知母、附子、苍术、防己、防风、牛膝、老鹳草、丝瓜络各 9 g，麻黄、桂枝、木通、甘草、生姜各 6 g，全蝎（研末，冲）、蜈蚣（研末，冲）各 2 g。每日 1 剂，水煎服。主治类风湿关节炎。

（7）黄芪 15 g，桑寄生、熟地黄、秦艽、肉桂、当归、半夏、人参、威灵仙、萆薢、川续断各 9 g，防风、细辛、白芍、茯苓、杜仲各 6 g，川芎、甘草各 3 g。每日 1 剂，水煎服。主治类风湿关节炎。

（8）三七 21 g，桂枝 18 g，当归、乳香各 15 g，虎骨、朱砂、续断各 12 g，红花、泽兰、自然铜、牛膝、梅片、松香各 9 g，沉香 6 g。共为细末，每次服 5 g，每日 3～4 次。主治类风湿关节炎。

（9）白芍、海风藤、宽筋藤各 15 g，黑芝麻、两头尖、鸡骨香各 12 g，乌梢蛇、地龙、甘松各 10 g，制川乌 6 g。共为细末，每次冲服 10 g，每日 3 次，可加适量蜂蜜。主治类风湿关节炎。

(10) 乌梢蛇 30 g，附子（先煎）、石楠藤、当归各 15 g，桂枝、地龙、白芍、生地黄、熟地黄、甘草各 9 g，全蝎、细辛、川芎、红花、延胡索各 6 g。每日 1 剂，水煎服。主治类风湿关节炎。

(11) 细辛 3～6 g，制附子 10～30 g，豨莶草 30～60 g，川芎 30 g。每日 1 剂，水煎服。主治类风湿关节炎，指（趾）关节肿胀疼痛，变形，或腕、肘、踝关节受累。

(12) 三七 21 g，桂枝 18 g，当归、乳香各 15 g，续断 12 g，红花、泽兰、自然铜、牛膝、梅片、松香各 9 g，沉香 6 g。共为细末，每次 5 g，每日 3～4 次。主治类风湿关节炎。

(13) 生石膏、生地黄、茯苓各 30 g，白术、桑枝、秦艽、威灵仙、防己、伸筋草各 15 g，玄参 20 g，麻黄、独活、甘草各 10 g。每日 1 剂，水煎服。主治湿热型类风湿关节炎。

(14) 薏苡仁 24 g，苦参、滑石、忍冬藤各 15 g，当归、防己、甘草、连翘、防风、秦艽、海桐皮各 12 g，半夏、黄芩各 9 g。每日 1 剂，水煎服。主治湿偏盛型类风湿关节炎。

(15) 制川乌、制草乌、薏苡仁各 100 g，生地黄 200 g，制乳香、制没药各 150 g，制马钱子 50 g。共为细末，每次 3 g，每日 3～4 次，或压片剂口服。主治寒型类风湿关节炎。

(16) 薏苡仁 24 g，忍冬藤、当归、海桐皮各 15 g，羌活、防风、甘草、白术、附子、连翘各 12 g，半夏 9 g。每日 1 剂，水煎服。主治类风湿关节炎，寒热夹杂。

(17) 当归、白芍、桂枝、茯苓、桑枝、太子参各 9 g，甘草、通草、吴茱萸、大枣、附子、苍术、白术各 6 g，细辛 3 g，生姜 3 片。每日 1 剂，水煎服。主治类风湿关节炎。

(18) 狗脊、鸡血藤各 30 g，菟丝子、淫羊藿、宽筋藤各 12 g，续断、仙茅、枸杞子、秦艽、豹皮樟各 9 g。每日 1 剂，水煎服。主治类风湿关节炎，腰痛，游走性关节痛。

(19) 生石膏 60 g，桑枝 30 g，忍冬藤 20 g，桂枝、白芍、知母、牛膝、甘草、石斛、天花粉、海桐皮各 10 g。每日 1 剂，水煎服。主治类风湿关节炎，有热象。

(20) 黄芪 60 g，当归、白英、地龙各 15 g，制乳香、制没药、天南星、桂枝各 12 g，制川乌（先煎）、甘草各 10 g。每日 1 剂，水煎服。主治类风湿关节炎。

2. 外治良方选录：

(1) 生天南星、生白附子各等份。晒干，研细末，以醋或黄酒调糊状，用纱布等敷于疼痛之关节上，一般敷 2 小时左右关节有烧灼疼痛感，即应将药物去掉，隔 2～5 日后再敷第 2 次。若关节敷药后出现水疱等，须待水疱疮面结痂痊愈后，方可再敷药物。

(2) 桑枝 500 g，海风藤、络石藤各 200 g，豨莶草 10 g，海桐皮、忍冬藤各 60 g。共研细末，用纱布包好，加水煎煮，过滤去渣，乘热洗患处，每次 1 小时，每日 1 次，7～10 日为 1 个疗程。主治类风湿关节炎。

(3) 干辣椒末 30 g，生姜 120 g，大葱 150 g，烧酒 250 mL。将葱、姜捣烂如泥，再入辣椒末与酒，和匀后敷于疼痛部位，直至皮肤发红有烧灼感为止。在同一部位一般用 1～2 次。主治类风湿关节炎。

(4) 铁板一块，烧热，用厚毛巾包好，洒上米醋。待毛巾冒出蒸汽时，趁热敷患处。每日 2～3 次。注意防止烫伤。主治类风湿关节炎。

(5) 生半夏、生天南星、生川乌、生草乌各 30 g。加入 50% 乙醇 500 mL 浸泡，2 周后用之搽患处，每日数次。主治类风湿关节炎。

3. 食疗良方选录：

(1) 茄根 24 g，枸杞子 15 g，当归、松节、人参、鳖甲、虎青、牛膝、羌活、蚕沙、独活、防风各 6 g。共为粗末，高粱酒 500 mL，浸泡 2 周，去渣，每次 30 mL，每日 3 次。主治类风湿关节炎。

（2）全蝎、当归、僵蚕、麻黄、桂枝、牛膝、木瓜、杜仲各 6 g，川续断、红花各 10 g，甘草 3 g。取乌鸡一只去内脏，将上药放鸡腹中，入锅内煮熟（不放盐），食肉喝汤。主治类风湿关节炎。

（3）母乌鸡（去毛及内脏）1 只，麻黄、牛蒡子各 12 g，加水共炖至肉烂，去麻黄、牛蒡子、饮其汤，食其肉，分早、晚服。主治类风湿关节炎。

第三节　痛风性关节炎

一、病证概述

痛风是长期嘌呤代谢障碍，血尿酸增高引起的反复发作性炎性异质疾病。其临床特点为高尿酸血症及由此而引起的急性关节炎反复发作，慢性关节炎和关节畸形，痛风石沉积，累及肾脏则引起肾实质性病变和尿酸性肾结石形成。根据血液尿酸增高的原因，可将其分为原发性和继发性两大类。继发性痛风大多是由于其他疾病、某些药物等引起尿酸生成增多和排出减少，形成高尿酸血症所致。本病中医亦称痛风，又称白虎历节。多因饮食失宜、脾肾不足、外邪痹阻、痰瘀沉积于关节周围而致的肢体痹病类疾病。

二、妙法解析

（一）痛风（印会河医案）

1. 病历摘要：郑某，男，45 岁。初期仅右足跖关节处红肿热痛，以后逐渐累及右侧面踝关节和左膝关节，且经常反复发作，发作时剧痛难忍，红肿如脱，全身汗如雨洗，尤以足跖关节痛甚，日轻夜重，甚至连声音也有所恶。局部注射吗啡封闭，疼痛也不能缓解。经某医院诊断为痛风病，但骨质尚无异常改变。经服用秋水仙碱止痛效果显著，但头晕恶心等不良反应也大，以后发作症状逐渐加重，发作时间逐渐增长，间隔时间逐渐缩短。血尿酸 437 μmol/L，红细胞沉降率 40 mm/h，X 线片示右足第 1 跖骨远端骨质蚕食样缺损，并发骨质增生，跖趾关节腔轻度狭窄，仍诊断为痛风。因当时患者不能接受秋水仙碱及泼尼松治疗，服用磺胺类药治疗又未效，求用中药治疗。症见患者痛苦病容，由人扶持架拐而来，双下肢关节疼痛，右足大趾和右距小腿关节、左膝关节红肿热痛，小便黄赤，舌苔黄黑厚而湿润，脉细数。证系湿热下注，治宜清热燥湿。拟加味三妙汤。药用薏苡仁、鸡血藤各 30 g，苍术、滑石、当归、赤芍各 15 g，黄柏、萆薢、牛膝、木瓜各 12 g，知母 9 g，青黛 6 g。水煎服，每日 1 剂。服药 6 剂，下肢肿痛已减轻，黄黑苔见退，且已能弃拐杖行走，但行动还不方便。予原方将当归加至 30 g，并加蚕沙 30 g，嘱其继续服用。又进 6 剂，痛风症状已基本消失，舌黄黑苔已退，行走已自如。上方中又加入木通、丝瓜络各 9 g，再进 6 剂后，病情稳定，以后仍照上方继续服用，以求病情进一步好转。查红细胞沉降率已降至 4 mm/h，血尿酸 410 μmmol/L，较前也有降低，此后病情一直稳定。遂将汤剂改为丸药服用。复查血尿酸为 270 μmol/L，已基本恢复正常。X 线片证实，右足第 1 跖骨远端痛风样病理改变较前两次摄片所见已有明显好转，病变原缺损周围骨质增生较轻。其病已基本治愈。（《千家妙方》，战士出版社，1982）

2. 妙法解析：痛风中医早有记载，然一般指多种现代关节病变如痛风、类风湿关节炎或化脓性关节炎等。本例痛风患者有明显的红肿热痛，属于阳证、热证范畴，但一般阳证、热证的痹痛症状多见于上部，唯湿热有向下流注的特点，故本例证属湿热痹，再加上患者舌苔异乎寻常的黄黑厚腻，而且这种黄黑苔又是湿润的，更证明其是由湿热引起的。病因病理既明，则投以燥湿清热加味三妙汤为主方更为有据。又因为病由湿热而引起剧痛，故以舒筋活络的药来缓解其标证的痛感。通过标本兼顾，因而收到较为满意的疗效。

（二）痛风（张镜人医案）

1. 病历摘要：顾某，男，65 岁。关节肿痛 30 余年，近日加重。肿痛以双下肢距小腿关节及双上肢指腕、肘关节为甚，有时伴不规则发热，长期服用别嘌呤醇，10 余年来又发现血压偏高。近日个别关节肿胀焮红，舌苔白腻、质偏红，脉弦。红细胞沉降率 25 mm/h，血尿酸 535 μmol/L，血肌酐 169.7 μmol/L，血尿素氮 9.6 mmol/L，内生肌酐清除率 95.5 L/24 h；类风湿因子阳性；X 线示右第 1 跖骨头内侧、左第 1 跖骨头外侧、右第一内侧楔骨、左右胫骨下端前缘均可见结节状骨质缺损；血压 150/100 mmHg；双下肢可摸到痛风结石。诊断：痛风。证属痰湿瘀热交阻络脉。治宜和营通络，化痰除湿，兼清瘀热。药用菝葜、炒桑枝各 15 g，谷芽、千年健各 12 g，炒当归、赤芍、白芍、独活、鬼箭羽、炒牛膝、熟薏苡仁、虎杖各 9 g，陈胆南星 5 g，炙甘草 3 g。服 7 剂后，关节疼痛尚平，坐起时略有头晕，余症均安，脉弦，舌苔薄白腻、质偏红，再予祛痰瘀而和络脉。上方减牛膝，加白茅根 30 g、地龙 9 g。药后症情好转，服药月余后查血尿酸 321 μmol/L，红细胞沉降率 9 mm/h。（《中华名中医治病囊秘》，文汇出版社，1998）

2. 妙法解析：痛风病症日见增多，中医多从热痹论治，此类病证痰湿夹热较为突出，走窜阻滞络脉而成痹痛，与一般风寒湿所致痹证治法有异，故方中选用菝葜、薏苡仁、鬼箭羽、虎杖、陈胆南星、地龙之类。同时此类病症饮食上注意忌宜十分重要。

（三）痛风（章真如医案）

1. 病历摘要：邓某，男，80 岁。因气候乍寒乍热，患者突然发现左踝骨微红肿，按之疼痛，初不介意，第 2 日肿痛加剧，站立时疼痛较甚，跛行并伴低热，食欲减退，由家人送至某医院检查并住院治疗，诊断为痛风。用布洛芬、吲哚美辛等治疗，肿痛逐步消失，但停药后不久肿痛复作如故，乃继续服药，有时服药中也发作肿痛，病情时轻时重，拖延半年余，患者不愿继续服西药，出院转中医治疗。来诊时身体尚健，精神饮食基本正常，略有跛行，左踝骨仍有红肿，按之痛。血尿酸 529 μmol/L，舌暗淡、苔黄腻，脉沉细。证属湿热下注，阻滞经络。治宜健脾化湿，清热通络。药用桑枝 30 g，苍术、白术、牛膝、黄柏、木瓜、薏苡仁、茯苓、木香、威灵仙各 10 g。每日 1 剂。连服 5 剂后，肿痛缓解；连服 20 剂，肿痛全消除，并已停服其他药物，中间因饮食不慎，腹泻 3 日，除用藿香正气丸临时处理外，原方不变，嘱继服 20 剂。前后共服清热化湿药 30 余剂，肿痛未再出现，复查血尿酸 315 μmol/L，因要外出，不便服煎剂，将原方作为丸药长期服用，半年后随访患者尚健康，肿痛未复发。（《章真如临床经验辑要》，中国医药科技出版社，2000）

2. 妙法解析：章氏认为，本例患者年已耄耋，有动脉硬化存在，服西药布洛芬、吲哚美辛疼痛可以缓解，但不能停药，停药则发，说明西药效果不巩固。中医辨证其为湿热下注，阻滞经络而为肿痛，故用健脾化湿、清热通络法，以二妙散、三妙散加味，血尿酸可降至正常，久服无不良反应，且疗效巩固，未再复发。

（四）急性痛风性关节炎（樊移山医案）

1. 病历摘要：庄某，男，60 岁。诉双上肢手指以及关节反复肿痛 10 年，近半年来发作频繁，约每隔 10 日因劳累或饮食不当即突然发作，发作时双手指关节红、肿、剧痛，夜里常常因剧痛发作而惊醒，曾在某医院 X 线片示双跖趾关节面、双手指关节面发现不规则缺损，血尿酸测定 476 μmol/L，经昆明医学院第一附属医院内科诊为痛风，4 年来经常反复发作，服吲哚美辛、泼尼松无明显缓解，加服秋水仙碱 2 日后，症状缓解，但出现腹泻不止，停药 3 日后又复发，双手指、双下肢肿痛，活动困难，特到中医科求治。诊见双足跖趾关节、双手掌指关节红肿变形，触之灼热，烦渴欲饮，尿黄赤而少，大便干结难解，舌质红有瘀斑、苔黄；红细胞沉降率 25 mm/h，中性粒细胞 0.85，淋巴细胞 0.15，血尿酸 535 μmol/L。诊断：急性痛风性关节炎。证属湿热入络，瘀热互结。治宜清热利湿，化瘀通络。方选痛风饮 I 号。药用石膏 100 g，水牛角 50 g，薏苡仁 30 g，生地黄、金银花、车前子、滑石各 20 g，蒲公英、当归、知母、桃仁各 15 g，红花 10 g，乳香、没药、甘草各 6 g。每日 2 剂，水煎服。服 6 剂后，痛势大减，红肿消之大半，大便已软，改为每日 1 剂。连进 4 剂，上、下肢红肿消失，活动自如，舌质红、有津、苔转薄腻，脉细数，大便稀溏，每日 1 次。为巩固疗效，处方改为痛风饮 II 号（见后），每周 3 剂，连服 2 个月，随访 2 年未复发。（《云南中医学院学报》，1991 年第 3 期）

2. 妙法解析：痛风饮 II 号由石膏、石楠藤、金钱草各 30 g，车前子 20 g，秦艽、威灵仙、当归各 15 g，地龙、知母、金银花各 10 g，乳香、没药、甘草各 6 g 组成。

（五）痛风性关节炎（钟衍宝医案）

1. 病历摘要：曹某，男，58 岁。患者于 10 多年前开始出现反复发作性指间及膝关节疼痛，劳累、活动多及饮酒后易复发，曾多次就诊，按一般关节炎处理，服消炎镇痛药症状可缓解，但不时复发。检查：血压 130/80 mmHg，心肺正常，肝脾未扪及；双侧指间关节轻度肿胀、有压痛、活动稍受限，膝关节未见红肿、有压痛，关节未见畸形；血红蛋白 140 g/L，红细胞 5×10¹²/L，白细胞 7.2×10⁹/L，中性粒细胞 0.68，淋巴细胞 0.31，嗜酸性粒细胞 0.1，红细胞沉降率 13 mm/h，抗“O”＜300 U，类风湿因子阴性，尿素氮 3.57 mmol/L，尿酸 624 mmol/L；尿反应酸性，蛋白阴性，白细胞 0～1；关节 X 线片示指间、双膝关节无器质性病变。诊断：痛风性关节炎。给予口服消炎镇痛药及丙磺舒治疗后，尿酸降至 297.4 μmol/L，其他症状消失，停药后不时复发，发作时尿酸均升高。单独服用车前草煎剂：新鲜车前草 60 g，清水煎服，每日 1 剂。连续服用 15 日后，症状明显缓解，但停药后又再次复发，复发时按上法治疗，症状再缓解。为防止复发，每隔 20 日左右或出现关节疼痛现象时按上述剂量服药，每日或隔日 1 剂，10～15 日为 1 个疗程，至今未见复发，多次化验血尿酸均属正常。（《新中医》，1989 年第 4 期）

2. 妙法解析：车前草能利水通淋，排泄尿酸。钟氏用此煎剂治疗痛风，效果甚好，报告 2 例均获愈。

（六）痛风性关节炎（洪国章医案）

1. 病历摘要：林某，男，75 岁。两足背红肿疼痛不能下地行走，伴身热畏寒 2 日，类似病史有数年，并有嗜酒史数十年。体格检查：体温 38.5 ℃，两足背漫肿，两足第 1 跖趾骨关节压痛，周围软组织呈潮红色，按之痛甚，舌质边稍红、苔厚黄腻，脉滑数；白细胞 12×10⁹/L，红细胞沉降率正常，血尿酸 594 μmol/L 以上；X 线片示双下肢第 1 跖趾关节见密度改变阴影。诊断：痛风性关节炎。证属湿热蕴结，流注关节。治宜清热燥湿，凉血散结。方选四妙汤加味。药用生地黄、浙贝母、薏苡仁、金银花各 30 g，苍术、野菊花、玄参各 15 g，黄柏、土茯苓、穿山甲、牛膝各 10 g。外敷四黄散（黄芩、黄柏、栀子、生大黄；4 味等份研末，野菊花露拌匀，并加入适量蜂蜜，按疼痛及红肿面积贴敷）。3 日后复诊诸症消除，步履正常。（《浙江中医杂志》，1991 年第 6 期）

2. 妙法解析：四妙汤清热燥湿，凉血散结。治疗 20 例，全部经内服、外敷治疗，均在 3～5 日内症状减轻或消失，并经复查白细胞计数降至正常范围，能自行行走。

（七）痛风（韦家杰医案）

1. 病历摘要：马某，男，59岁。左足背红肿热痛3日，既往有类似发作史，间歇期渐渐缩短，症状渐加重，查血尿酸981 μmol/L，血白细胞正常，舌红苔薄，脉滑。方选镇痛消风汤。药用车前子15 g，秦艽、威灵仙、川牛膝、忍冬藤、地龙各12 g，黄柏、山慈菇各10 g，甘草6 g。每日1剂，水煎服。3剂后局部肿痛明显缓解，复诊时，上方去延胡索、黄柏，再进10剂。后复查血尿酸降至317 μmol/L，症状消失。（《安徽中医学院学报》，1987年第2期）

2. 妙法解析：镇痛消风汤功能祛风清热，通络止痛。痛甚加延胡索12 g，制川乌9 g；热盛加紫花地丁30 g，野菊花15 g；血瘀加丹参15 g；利尿加滑石15 g；红肿较甚者，局部可用紫金锭调醋外搽。

（八）痛风性关节炎（孙达武医案）

1. 病历摘要：陈某，男，45岁。昨晚酒后感寒，凌晨2点感口干身热，右足痛，步行困难。否认外伤史。诊见：面色略显潮红，体型较胖，左足大趾跖趾关节周围中度肿胀，皮肤发红，触痛，皮温较高，足大趾主被动活动障碍。右足趾未见异常。舌红，苔黄腻，脉浮滑数。测体温：38.2 ℃。查血清尿酸：483 U/L，血常规：白细胞及中性粒细胞总数升高，中性粒细胞比值0.82。X线片无异常。诊断：痛风性关节炎。治法：内服药清热化湿宣痹。薏苡仁20 g，生地黄、鸡血藤、赤芍各15 g，知母、黄柏各12 g，苍术、金银花、连翘、秦艽、川牛膝各10 g，甘草6 g。每日1剂，水煎，分早、晚2次服，连服7剂。同时外敷自制药消炎散清热止痛。7日后复诊，诉疼痛明显减轻，活动改善，舌淡红，苔黄，脉滑数。再予健脾化湿活血。桑枝30 g，薏苡仁20 g，赤芍、威灵仙、苍术、泽泻、茯苓各15 g，黄柏12 g，萆薢、车前子、川牛膝、当归、地龙各10 g，甘草6 g。服7剂后，诉左足恢复正常，舌淡红，苔黄，脉濡滑。查尿酸：386 U/L，再予健脾化湿活血。薏苡仁20 g，茯苓、白芍、当归、川木瓜各15 g，苍术、秦艽各12 g，黄柏、地龙、萆薢、车前子、川牛膝各10 g，甘草6 g。服7剂以善后。（《孙达武骨伤科学术经验集》，人民军医出版社，2014）

2. 妙法解析：痛风性关节炎属中医学"痹证"范畴，元代朱丹溪《格致余论》曰："痛风者，大率因血受热已自沸腾，其后或涉水或立湿地……寒凉外搏，热血得寒，汗浊凝滞，所以作痛，夜则痛甚，行于阳也。"因其走注关节，痛势甚剧，如虎咬，又名"白虎历节"。中医学认为系由湿浊瘀阻，留滞关节经络，气血不畅所致。痛风病位主要在于脾、肝、肾，病机为热毒、湿浊、血瘀、肾虚等。该病多见于拇趾的跖趾关节，也可发生于其他较大关节。在诊断上注意与类风湿关节炎、关节滑膜炎及蜂窝织炎等相鉴别。本案的发病原因主要是饮食不节，经云："膏粱之变，足生大丁。"亦与外感或劳累有关。

（九）痛风性关节炎（孙达武医案）

1. 病历摘要：刘某，男，54岁。平日感右足大趾内隐隐刺痛，迁延数月，3日前登山后感疼痛明显，步行障碍。无外伤史。就诊时见右足第1跖趾关节肿胀，色紫暗，按之稍硬，周围硬结感，屈伸不利，舌质紫暗，苔薄黄，脉沉弦。查血清尿酸：536 U/L，X线片示骨质疏松。诊断：痛风性关节炎。治疗：内服药清热活血散结。土茯苓30 g，薏苡仁20 g，金银花、黄柏、丹参各15 g，赤芍、川牛膝各12 g，泽泻、泽兰、车前子各10 g，苍术、三七粉、甘草各6 g。每日1剂，水煎，分早、晚2次服，连服7剂。同时配合外敷自制药消炎散清热止痛。7日后复诊。诉疼痛减轻，步行时有隐痛，舌淡紫，苔薄黄，脉弦涩。予活血健脾兼补益肝肾。土茯苓、薏苡仁各30 g，赤芍、黄柏各15 g，萆薢、川牛膝各12 g，泽泻、地龙、金银花、泽兰、苍术、车前子各10 g，甘草6 g。服7剂后，诉疼痛基本消失，步行正常，舌淡红，苔薄黄，脉弦。查尿酸：

352 U/L。2个月后回访未复发。(《孙达武骨伤科学术经验集》，人民军医出版社，2014)

2. 妙法解析：孙氏认为，本病初起，宜先清营卫郁热，同时兼以化湿。因痛风病位在脾肝肾，肾虚是痛风发病的根本原因，脾失健运也是另一重要病机，脾气亏虚的患者运化泄露浊之能衰减，代谢产物蓄积不化，进而浊邪失泄，成为高尿酸血症形成的病理基础，故外感之热得解后予健脾化湿之品，兼以补益肝肾活血，同时仍辅小量搜热解表之品恐内邪存留。孙氏认为此案乃典型瘀热阻滞，故清其热同时重以红花、归尾、赤芍、三棱、莪术活血化瘀，同时考虑瘀久必有湿，待症状缓解后强筋骨与活血兼顾，故能奏效。

(十) 痛风 (陈建峰医案)

1. 病历摘要：何某，男，58 岁。右足第 1 跖趾关节及踝关节反复红肿热痛 20 年，常于晚间发作，半月前出差时因饮酒和进食海鲜后导致复发，疼痛难忍，行走困难。查体：右足第 2 跖趾关节处红肿发亮，且向足背蔓延，局部发热，压痛剧烈，左耳郭处可扪及一米粒大小痛风结节，血尿酸 65 μmol/L；X 线片示：右足第 1 跖骨远端可见明显穿凿样透亮区，关节间隙狭窄，可见痛风石钙化影。辨证：平素饮食失节，嗜食烟酒或过食膏粱厚味，以致湿热内生，浊毒入络，气血亏虚。血停为瘀，湿凝为痰，血瘀痰结，阻闭经络，深入骨骼为肿为痛。治法：清利湿热，散结止痛。方药：定痛汤。木通 6 g，黄柏、栀子、车前草、汉防己、木瓜、秦艽、昆布、海藻、槟榔、山慈菇各 15 g，僵蚕 10 g，全蝎 3 g，黄芪 20 g。服用本方 3 日后骑自行车复诊，临床症状基本消失。继服 1 周后复诊，无明显异常感觉，各项实验室指标均在正常范围。服药 1 个月后复诊，耳郭痛风石已软化缩小，右跖骨 X 线片示穿凿样透亮区密度增高，痛风石阴影消失，追踪随访 1 年无复发。(《湖北中医杂志》，1996 年第 2 期)

2. 妙法解析：本案方药为痛风性关节肿痛所设。诸药合用，功效满意。痛风的发作与尿酸钠盐沉积、炎性细胞浸润、组织坏死、胶原纤维样变性有关。实验证明，中草药和秋水仙碱治疗痛风均能显著抑制胶原酶活性。减轻胶原纤维断裂状况，表明两者均有维持结缔组织结构与功能的作用，但秋水仙碱副作用较大，中草药则不仅能明显降低胶原酶活性，抑制胶原组织纤维坏死，而且无任何毒副作用，临床疗效满意。

(十一) 痛风 (孟昭亨医案)

1. 病历摘要：钟某，女，52 岁。不明原因的左足第 1 跖趾关节疼痛，日轻夜重，行走疼痛加重。检查：形体胖、神志清，局部红肿，触之疼痛难忍，皮肤灼热，关节活动受限，嗜睡体倦，口渴烦躁，舌苔黄厚而干，脉濡弦。X 线片示无骨折改变，仅见软组织肿胀阴影。血尿酸 428 μmol/L。辨证：湿热内阻，血脉瘀滞。治法：清热利湿，活血通络，消肿止痛。方药：箭风汤。苍术 9 g，黄柏、丹参、牛膝、穿山甲各 12 g，龙胆、金钱草、茵陈蒿、泽泻、车前子、青皮、陈皮各 10 g。水煎。服箭风汤 10 剂后，症状和体征明显减轻。又服 5 剂后，步如常人，痛消肿退自告病愈，查血尿酸 45 μmol/L，半年后随诊未见复发。(《北京医学》，1986 年第 8 期)

2. 妙法解析：本案方以黄柏为主清热燥湿，配苍术祛风燥湿，二者合用专治湿热下注之脚膝肿痛，有"治痿要药"之称。辅以丹参、牛膝、穿山甲凉血活血，清利关节，佐以龙胆、金钱草清热利湿；泽泻、车前子利水渗湿；青皮、陈皮理气散结。该组方君臣有序，相互宣摄，故可御邪除病。国内学者基础实验研究表明，金钱草、茵陈蒿、青皮、陈皮等中药均有促进尿酸排出、保肝及降低血尿酸的作用，车前子不仅增加水分的排泄，而且使尿素、氯化物及尿酸的排泄量也同时增加。中药治疗痛风性关节炎不仅效果满意，而且安全可靠，无毒副作用，可以长期或者反复服用，其药理作用机制有待进一步研究和深入探讨。

（十二）痛风性关节炎（周天礼医案）

1. 病历摘要：陈某，男，52岁。患者夜间突发右拇跖趾关节部位疼痛，伴低热、心烦，夜间痛不通寐。今晨患者拇跖趾关节部位胀痛剧烈，发热未退就诊。自述1年前有类似发作病史2次。诊见：发热面容，痛苦貌，局部红肿，皮肤干燥发亮；舌红，苔黄，脉数。检查血尿酸580 $\mu mol/L$。诊断：痛风性关节炎。辨证：湿热型。治法：清热利湿，活血定痛。方药：痛风定痛汤。金钱草、石膏各30 g，泽泻、车前子、防己、知母、黄柏、地龙、赤芍各10 g，甘草5 g。连服3剂，同时局部外敷"痛血康"（系云南曲嘉瑞先生祖传秘方研制成的国家级新药）。功能：抗炎消肿，祛瘀镇痛。每日更新2次（敷药2次并嘱患者切忌荤腥鱼虾、辛辣、酒等，多饮水、卧床休息，抬高患足）。3日后复诊：药后寒热已清，胀痛明显减轻，现局部红肿消退；舌红，苔薄黄，脉弦。前方减去石膏，加苍术、薏苡仁以助祛湿之力。连服7剂，同时外敷"痛血康"。10日后诸症消失，活动自如。复查血尿酸389 $\mu mol/L$，恢复正常。嘱患者调理饮食结构，以素食为主，多饮水。1年后随访无复发。（《江苏中医》，2000年第10期）

2. 妙法解析：痛风急性期主要由于过食膏粱厚味，使脾胃运化失常，酿湿生热，湿热下注，络脉瘀滞，故见关节部位红肿热痛。治疗宜清热利湿活血定痛，以痛风定痛汤治疗，收到较满意疗效。方中以金钱草为君，配车前子、泽泻、防己以清热利湿，促进尿酸排泄；石膏、知母、黄柏、赤芍、地龙等清热消肿，活血止痛。局部外用"痛血康"。内外合治，能及时控制症状，缩短疗程，2周左右可恢复正常。对于痛风的慢性期及后期，则疗程较长，一般要长期服用药。慢性期以寒湿积聚为主，临床一般无明显寒热，表现为局部疼痛，用本方减去石膏、知母，加苍术、白术、薏苡仁健脾燥湿，加海藻软坚化石。后期以关节变形僵直为主，所以治疗上以祛风止痛益气活血为主。

（十三）痛风（何毅医案）

1. 病历摘要：张某，男，58岁。3年前无明显诱因突然出现双足第1跖趾关节红肿疼痛，功能障碍。予静脉滴注青霉素，口服秋水仙碱、吲哚美辛片及中药，15日后症状好转，但关节处仍有轻度红肿疼痛，尤以活动时加重。此后每于饮酒或劳累后复发，开始每年发作1～2次，近年来发作次数增多，近日再次发作。诊见：双足第3跖趾关节红肿疼痛、触之灼热，夜不能寐；口干、乏力、纳差、小便黄；舌红、苔黄腻、脉滑数。检查血尿酸580 $\mu mol/L$。辨证：脾虚湿盛，湿热内蕴，痹阻经络。治法：健脾利湿，通络止痛。方药：健脾利湿祛风通络方。党参、山药、薏苡仁、忍冬藤各30 g，地龙、茯苓、滑石、威灵仙各20 g，苍术、黄柏、泽泻各15 g，甘草6 g。用上方配合如意金黄散外贴治疗12日后，血尿酸降至320 $\mu mol/L$，患部红肿热痛消失，功能恢复正常。（《新中医》，2000年第1期）

2. 妙法解析：本病多脾虚，加之饮食不节，过食肥甘厚味，损伤脾胃，运化功能失调，反酿湿浊。湿热外注皮肉关节，内留脏腑，故而发病。湿性得浊黏滞，留滞脏腑，经络阻滞不畅，湿邪留滞，又影响脾胃，故临床本病多见于下肢。初病未甚可不痛，渐积日久，形成高血尿酸，终必突发骨关节肿痛。因此，宜用健脾利湿，祛风通络法治疗，才能收到较好疗效。

三、文献选录

痛风是一组由于嘌呤代谢紊乱所致的疾病。其临床特点为高尿酸血症，及由此而引起的痛风性急性关节炎反复发作，痛风石沉积，痛风石性慢性关节炎和关节畸形。常累及肾脏引起慢性间质性肾炎和尿酸性肾结石形成。本病血中尿酸增高原因可分为原发性和继发性两大类。原发性痛风的病因，除少数由于先天性嘌呤代谢紊乱所致属遗传疾病外，大多数尚未阐明。继发性痛风的病因，可由肾脏病、白血病、药物等多种原因引起。本病好发于男性及绝经期妇女，男性多于女性，男女之比约为 20∶1。本病以关节红、肿、热、痛反复发作，关节活动不灵活为主要临床表现，属于中医学"痹病"范畴。《医学准绳六要·痛风》曰："痛风，即《内经》痛痹。"《血症论》曰："痛风，身体不仁，四肢疼痛，今名痛风，古曰痹证。"

（一）临床辨治规律

1. 分 3 型论治：即分为寒热、湿热、气滞血瘀 3 型治疗。①寒热型：治以清热解毒、利湿、活血化瘀止痛，药用金银花、白花蛇舌草各 30 g，山楂、黄柏、苍术、牛膝各 10 g，金钱草、茵陈、车前子各 15 g，土茯苓 20 g，萆薢、丹参、桃仁、乳香、没药各 10 g。②湿热型：治以清热利湿、健脾消食，药用黄柏、苍术、牛膝各 10 g，炒山楂、青皮、陈皮、莲子、金钱草、茵陈、车前子、土茯苓、萆薢、乳香、没药各 15 g。③气滞血瘀型：治以活血化瘀、清热利湿，药用忍冬藤、防己、山楂、车前子、土茯苓、萆薢、丹参、桃仁、乳香、没药各 15 g，黄柏、苍术、牛膝各 10 g，土鳖虫、炮穿山甲各 6 g。

2. 分 2 型论治：即分为真寒假热、真热 2 型治疗。①真寒假热型：方用六味地黄汤加川牛膝 15 g，木瓜、制附子、桂皮各 10 g。②真热型：方用六味地黄汤加川牛膝 15 g，木瓜、黄柏各 10 g，大黄 6 g。

3. 痛风急性期：分为热毒壅盛、湿热 2 型治疗。①热毒壅盛型：药用水牛角、生石膏、牡丹皮、黄芩、栀子、桑枝、秦艽、豨莶草、威灵仙、忍冬藤、虎杖、地龙、牛膝、络石藤。②湿热型：药用防己、薏苡仁、栀子、连翘、海桐皮、蚕沙、黄柏、忍冬藤、滑石。痛甚加地龙、威灵仙、豨莶草；湿重加车前子、萹蓄、三妙散。缓解期用秦艽、威灵仙、忍冬藤、络石藤、虎杖等。

4. 上中下通用痛风丸：朱丹溪创制，是治疗本病的良方。药用天南星（姜制）、苍术（泔浸）、黄柏（酒炒）各 60 g，川芎、神曲各 30 g，白芷、桃仁、防己各 15 g，威灵仙（酒拌）、羌活、桂枝各 9 g，红花（酒洗）、龙胆各 6 g。上药共为细末，曲糊丸如梧桐子大，每次 100 丸，空腹白汤下。此方应用得当，收效颇著。本方若不用黄柏、苍术、川芎 3 药，疗效会显著降低，使用时应予注意。桂枝芍药知母汤亦治周身关节肿痛，与上中下通用痛风丸在主证上的区别是：前者以下肢肿痛为主，后者以上肢肿痛为主。若历节肿痛服前 2 方不能止者，可试用《河间六书》治历节之忍冬藤、葛根、淫羊藿方亦验。

（二）临床报道选录

1. 八正散加味治疗原发性痛风 15 例：药用滑石、石韦各 30 g，瞿麦、萹蓄、海金沙各 20 g，金钱草 15 g，大黄（后下）、车前草、木通、枳壳、甘草各 10 g。合并有肝功能不良者加茵陈 30 g，赤芍、白芍各 15 g，柴胡、五味子各 10 g；痛风性肾病者加用知柏地黄丸口服。对痛风性关节炎急性发作者，用金黄膏外敷患处，每日 1 次；或布洛芬 300 mg 口服，每日 2 次，至疼痛缓解为止，4 周为 1 个疗程。结果 9 例患者血尿酸降至正常，6 例血尿酸下降 30% 以上。（《实用中西医结合杂志》，1995 年第 4 期）

2. 中西医结合治疗痛风性关节炎 9 例：药用桑枝、薏苡仁各 30 g，木瓜、白芍、牛膝各 15 g，秦艽、苍术各 12 g，白花蛇舌草、黄柏各 10 g，桂枝 8 g，甘草 6 g。气虚者减黄柏、薏苡仁，加黄芪 25 g，党参 20 g，白术 12 g；血虚者减黄柏、薏苡仁，加鸡血藤 30 g，川芎、当归各 10 g；关节红肿甚者加姜黄、乳香、没药各 10 g；血瘀者减白芍，加丹参 15 g，桃仁 10 g，红花 6 g；湿重者加草薢、泽泻各 12 g；热重者加金银花 12 g，青蒿 6 g；大便秘结者加大黄 10 g；上肢关节痛者加威灵仙 12 g，羌活 10 g；下肢关节痛者加防己 12 g，重用桂枝至 12 g。结果：治疗

9 例均有效。(《中国中西医结合杂志》，1992 年第 6 期)

3. 白虎加桂枝汤合四妙散治疗痛风性关节炎 10 例：药用石膏、桑枝、忍冬藤、车前草各 20 g，知母、苍术、黄柏、薏苡仁各 10 g，牛膝、秦艽各 15 g，桂枝 8 g，甘草 5 g。关节痛甚加青蒿、菊花各 10 g；便秘加大黄 10 g；关节肿甚加延胡索、桃仁各 10 g；反复发作，日久不愈加穿山甲、地龙各 10 g。每日 1 剂，水煎服，药渣外敷患处。平素用车前草、金钱草各 30 g 代茶饮，以防复发。结果：治愈 4 例，显效 4 例，有效 2 例。(《中国中西医结合杂志》，1993 年第 10 期)

4. 加味四妙汤治疗痛风 15 例：药用金钱草 30 g，薏苡仁 20 g，苍术、黄柏、牛膝、草薢、赤芍、地龙、全蝎各 15 g，防己、泽泻各 10 g。兼脾胃虚弱者加黄芪、白术、山药、茯苓；兼肝肾不足者加独活、续断、桑寄生、知母、生地黄；肿甚加滑石、土茯苓。并用药渣外敷，15 日为 1 个疗程，连用 2～3 个疗程。结果：治愈 9 例，显效 5 例，好转 1 例。(《中国中西医结合杂志》，1993 年第 4 期)

5. 白虎桂枝汤治疗痛风 10 例：认为痛风急性期属热痹，治当清热祛风，通络利水为主。药用生石膏 30 g，知母、茯苓、车前子各 25 g，滑石 20 g，黄柏、苍术、牛膝、甘草、木通、赤芍、白芍、桂枝各 15 g。关节痛剧者加威灵仙、秦艽；关节肿大变形者加防己、地龙；慢性期见气虚者加黄芪、熟地黄、红参、淫羊藿。每日 1 剂，水煎服，30 日为 1 个疗程。结果：7 例痊愈，3 例好转。(《黑龙江中医药》，1995 年第 1 期)

6. 秦蚕汤治疗急性痛风性关节炎 75 例：药用车前子 30 g，徐长卿、当归各 15 g，蚕沙 12 g，秦皮、黄柏、苍术、牛膝各 10 g，连翘、桂枝各 6 g。湿毒型加白花蛇舌草 30 g，蒲公英 15 g；湿热型加半夏、浙贝母各 12 g，竹沥、夏枯草各 10 g；湿瘀型加丹参 30 g，赤芍 15 g。水煎服，每日 1 剂。配以局部外敷消瘀膏(大黄、黄柏、黄连、王不留行等共研末，以凡士林膏调成)，每周换 1 次。结果：治愈 24 例，有效 49 例，无效 2 例，总有效率为 97%。(《中医正骨》，1996 年第 1 期)

7. 加味草薢化毒汤治疗痛风性关节炎 47 例：药用草薢、忍冬藤各 30 g，薏苡仁 20 g，秦艽、当归尾、牡丹皮、牛膝、防己、木瓜各 10 g。急性期加地龙 15 g，泽兰、泽泻各 10 g；缓解期加淫羊藿、菟丝子各 10 g，茯苓、猪苓各 12 g。关节僵硬者加炮穿山甲 15 g，病在上肢者去牛膝加桑枝 20 g。每日 1 剂，水煎，分 2 次服。结果：有效率为 95.8%。(《陕西中医》，1996 年第 5 期)

8. 四妙方加减治疗痛风性关节炎 32 例：药用牛膝、苍术、薏苡仁、黄柏。关节红肿热痛者加忍冬藤、牡丹皮、红藤；湿重加草薢、泽泻、猪苓、茯苓；大便不爽偏肾虚者加黄芪防己茯苓汤；湿热潴留不下者加滋肾通关丸；小关节结石加通天草(荸荠梗)、石韦、金钱草。结果：缓解 6 例，有效 22 例，无效 4 例。(《上海中医药杂志》，1996 年第 3 期)

9. 车前草单方治疗痛风 24 例：车前草 40 g。水煎服，每日 2 剂，每次煎取汁 200 mL，并且停服其他药物。结果：治疗痛风 24 例，痊愈 22 例，无效 2 例。郭氏指出，车前草甘寒无毒，有利水通淋作用；药理分析表明，用车前草治疗痛风的机制在于利水而增加尿酸排泄，进而纠正嘌呤代谢紊乱，故长期服用行之有效。(《山东中医杂志》，1995 年第 6 期)

10. 痛风饮Ⅰ号、Ⅱ号方治疗继发性痛风 14 例：痛风饮Ⅰ号方由生地黄、金银花、蒲公英、车前子、滑石、薏苡仁、水牛角、石膏、知母、桃仁、红花、乳香、没药、当归、甘草组成。痛风饮Ⅱ号方由石膏、知母、金银花、秦皮、威灵仙、石楠藤、车前子、金钱草、当归、乳香、没药、地龙、甘草组成。结果：治愈 6 例，好转 8 例。(《云南中医学院学报》，1991 年第 3 期)

11. 五苓散合八正散加减治疗痛风 35 例：药用土茯苓 50 g，薏苡仁 30 g，草薢、白术各 20 g，猪苓、滑石各 15 g，川牛膝、瞿麦、萹蓄、车前子、制大黄各 10 g，桂枝 5 g。急性期加知母、黄柏各 15 g，生石膏、苍术各 10 g；慢性期加桃仁 15 g，红花、穿山甲、当归各 10 g，蜣螂 6 g。结果：治愈 30 例，有效 4 例，无效 1 例。(《浙江中医杂志》，1992 年第 2 期)

12. 防己黄芪汤加味治疗痛风伴发肾结石 15 例：Ⅰ号方由黄芪、苍术各 20 g，赤芍、川牛膝、黄柏各 15 g，防己、青皮、陈皮、知母、王不留行各 12 g，制川乌、制草乌各 6 g，甘草 3 g组成。Ⅱ号方由黄芪、鹿角霜、金钱草各 30 g，威灵仙、巴戟天、菟丝子、郁金、炒白术各15 g，防己、青皮、陈皮、川牛膝各 12 g，王不留行、海金沙各 10 g 组成。结果：治疗 15 例均有效。(《中国中西医结合杂志》，1990 年第 10 期)

13. 滋阴活血法治疗痛风 13 例：药用生地黄、何首乌、山茱萸、茯苓、丹参、乳香、当归、木瓜、牛膝、忍冬藤、薏苡仁。神疲乏力加黄芪；痛甚加三七；关节红肿、大便秘结加黄柏、大黄、地龙；关节痛以夜间尤甚、伴肢冷畏寒、舌苔白滑润加附子、桂枝。结果：治疗 13 例均有效。(《湖南中医杂志》，1993 年第 4 期)

14. 二妙散加味治疗原发性痛风 54 例：药用薏苡仁 30 g，茯苓、威灵仙各 20 g，党参、独活各 15 g，苍术 12 g，黄柏、泽泻、当归各 10 g。痛甚加延胡索、制川乌各 9 g；热盛加紫花地丁 30 g，野菊花 15 g；活血加丹参 15 g；利尿加滑石 15 g；红肿甚外用紫金锭。结果：治疗 54例均有效。(《中医杂志》，1992 年第 11 期)

15. 当归拈痛汤治疗痛风 40 例：药用葛根、茵陈、虎杖各 15 g，木瓜、当归各 12 g，羌活、独活、防风、防己、松节、赤芍、炒苍术、猪苓各 9 g，生甘草 5 g。上肢痛加桑枝，下肢痛加牛膝，病程长、关节变形加海风藤、天仙藤、威灵仙。结果：治疗 40 例，总有效率为 90%。(《中医杂志》，1987 年第 2 期)

16. 痛风蠲痹汤治疗痛风性关节炎 62 例：药用土茯苓、鸡血藤、忍冬藤各 25 g，薏苡仁、萆薢、防己各 20 g，苍术、黄柏、乌梢蛇、鹿角霜各 15 g，白芥子、牛膝、生甘草各 10 g。关节红肿发热加石膏、知母、金银花、连翘，痛剧加全蝎、地龙；气血两虚加黄芪、当归；久病入络加红花、土鳖虫。每日 1 剂，水煎，空腹服；药渣再煎取液，熏洗患处。10 日为 1 个疗程。结果：治愈 42 例，好转 16 例，未愈 4 例，总有效率 93.6%。(《河北中医》，2002 年第 1 期)

17. 石膏木草汤治疗痛风性关节炎 86 例：药用石膏 30 g，木瓜、萆薢、粳米各 15 g，知母、桑枝各 10 g，炙甘草、桂枝各 6 g。风湿热痹型去木瓜，加忍冬藤、土茯苓、白花蛇舌草、地龙；风寒湿痹型去知母、石膏，加秦艽、独活、防风、苍术、制附子。每日 1 剂，水煎服。并用闹羊花、艾叶各 20 g，制川乌、制草乌、制马钱子、细辛各 15 g，桂枝、大驳骨、小驳骨、雷公藤、羌活各 30 g。每日 1 剂，水煎取液，外洗患处；酒炒药渣，热敷患处。对照组 40 例，用英太青50 mg，每日 2 次；症状控制后，用别嘌呤醇 100 mg，每日 3 次，口服。均 2 周为 1 个疗程。治疗痛风性关节炎 86 例。结果：两组分别临床治愈 9、3 例，显效 40、9 例，有效 29、17 例，无效 8、11 例，总有效率 90.7%、72.5%（$P<0.01$）。(《广西中医药》，2002 年第 3 期)

(三) 经验良方选录

1. 忍冬藤、蒲公英、薏苡仁各 30 g，当归、蚕沙各 15 g，六一散、车前草、苍术、黄柏、络石藤、没药各 10 g。加水煎沸 15 分钟，滤出药液，再加水煎 20 分钟，去渣，两煎药液对匀，分服，每日 1 剂。病在下肢加牛膝 15 g；病在上肢加威灵仙 15 g；伴血尿加小蓟、石韦、瞿麦各10 g；红肿者，外敷芙蓉叶、生大黄（1:1）末，醋调。主治痛风性关节炎，以疼痛为主要表现的骨关节疾病，反复发作，或伴有红肿或血尿。

2. 生黄芪、丹参、秦艽各 20~25 g，生地黄、虎杖、桑寄生、木瓜、威灵仙各 15~20 g，山茱萸、益母草、五加皮、茯苓、泽泻各 10~15 g，生甘草 5~8 g。将上药水煎 3 次后合并药液，分早、中、晚 3 次口服，每日 1 剂。10 日为 1 个疗程。主治痛风性关节炎。

3. 太子参、牛膝、续断、鸡血藤、全当归各 15～20 g，细辛 5～6 g，山药、生地黄、熟地黄、泽泻、茯苓、防己各 10～20 g，蜈蚣（捣碎冲服）2～3 条，乌梢蛇 8～10 g，牡丹皮、木瓜、淫羊藿各 10～15 g。将上药水煎服，每日 1 剂。主治痛风性关节炎。

4. 桑枝、忍冬藤各 35 g，牛膝、黄柏各 15 g，薏苡仁 25 g，白术、菖蒲、萆薢、车前子（包）各 12 g，甘草 6 g。将上药水煎 3 次后合并药液，分 2～3 次口服，每日 1 剂。局部疼痛剧烈者，可用金黄散酒调敷患处，每日 1 次。主治痛风性关节炎。

5. 桂枝、防风各 25～30 g，姜黄、威灵仙、伸筋草、路路通、海桐皮、白芷各 10～15 g，知母、川黄柏各 8～10 g，羌活、独活、秦艽各 10～12 g，全蝎、生甘草 5～6 g。将上药水煎，每日 1 剂，分 2～3 次口服。1 周为 1 个疗程。主治痛风性关节炎。

6. 金银花、天花粉各 30 g，络石藤、薏苡仁、茯苓各 25 g，制乳香、制没药、赤芍各 15 g，苍术、黄芩、泽泻各 20 g，防风、秦艽各 10 g，玄参 12 g，甘草 5 g。将上药水煎，每日 1 剂，分 2～3 次口服。20 日为 1 个疗程。主治痛风性关节炎。

7. 板蓝根 30 g，忍冬藤 25 g，秦艽 20 g，泽泻 18 g，牛膝、钩藤、赤芍、木瓜、桑枝各 15 g，当归、防己各 12 g。水煎服，每日 1 剂。关节红肿甚加黄柏、地龙；大便燥结加大黄；痛甚加三七、乳香、没药。

8. 土茯苓、生地黄、生石膏、野菊花各 30 g，黄柏、苍术、薏苡仁、牛膝、浙贝母各 15 g，穿山甲 6 g。水煎服，每日 1 剂。便秘加大黄；热甚加连翘、大青叶；肿甚加泽泻、防己；痛甚加荆芥、乌梢蛇。主治痛风性关节炎。

9. 忍冬藤、鸡血藤各 50 g，苍术、荆芥、防风、独活、羌活、秦艽、威灵仙、牛膝、当归、川芎、赤芍各 15 g，乳香、没药、附子、川乌头各 5 g。水煎服，每日 1 剂。主治痛风和痛风性关节炎。

10. 金钱草、薏苡仁、生石膏各 30 g，泽泻、车前子、黄柏、知母、防己、地龙、赤芍、生地黄各 15 g。水煎服，每日 1 剂。外用半夏、大黄、黄芩、牛膝、如意金黄散外敷。主治痛风性关节炎。

11. 黄芪 30 g，人参、附子、羌活、白芍、半夏、淫羊藿、萆薢、当归、酸枣仁、白术、茯苓各 10 g，炙甘草、肉桂、防风、细辛、独活、川芎各 5 g。水煎服，每日 1 剂。主治痛风性关节炎。

12. 薏苡仁、生石膏、土茯苓各 30 g，苍术、白术、黄柏、川牛膝各 15 g，蜂房、赤芍各 9 g。水煎服，每日 1 剂。配合局部外敷散瘀膏（由黄芩、黄柏、大黄等调成）。主治痛风性关节炎。

13. 石膏、蒲公英、紫花地丁各 30 g，黄柏、知母、牛膝、丝瓜络、桑枝、土贝母各 15 g。水煎服，每日 1 剂。配合局部外用生大黄煎液湿敷。主治痛风性关节炎。

14. 鸡血藤 15 g，牛膝、杜仲、续断、椿根皮、青风藤、海风藤、当归、熟地黄、黄芪、白芍、桂枝各 10 g，白酒 100 mL。水煎服，每日 1 剂。主治痛风性关节炎。

15. 土茯苓、忍冬藤、滑石、薏苡仁各 30 g。水煎服，每日 1 剂。热甚加黄连 10 g；痛甚加白芷 12 g，全蝎 6 g，蜈蚣 2 条；并配合归脾丸。主治痛风性关节炎。

16. 鸡血藤、薏苡仁各 30 g，当归、赤芍、苍术、滑石、黄柏、牛膝、木瓜、萆薢各 15 g，知母、青黛各 9 g。水煎服，每日 1 剂。主治痛风性关节炎。

17. 土茯苓 50 g，薏苡仁 30 g，秦皮、威灵仙、车前子各 20 g，秦艽、豨莶草、赤芍、防己各 15 g。水煎服，每日 1 剂。主治痛风性关节炎。

18. 黄芪、牛膝各 10 g，当归、独活、桂枝、石菖蒲、木瓜、龟甲胶、蝉蜕、炙甘草各 5 g。水煎服，每日 1 剂。主治痛风性关节炎。

19. 薏苡仁、忍冬藤、伸筋草各 30 g，苍术、黄柏、牛膝、赤芍各 15 g，生甘草 6 g。水煎服，每日 1 剂。主治痛风性关节炎。

20. 薏苡仁 30 g，苍术、姜黄各 12 g，陈皮 6 g。水煎服，每日 1 剂。主治痛风性关节炎。

第四节　创伤性关节炎

一、病证概述

创伤性关节炎又称外伤性关节炎、损伤性骨关节炎，它是由创伤引起的以关节软骨的退化变性和继发的软骨增生、骨化为主要病理变化，以关节疼痛、活动功能障碍为主要临床表现的一种疾病。任何年龄组均可发病，但以青壮年多见，多发于创伤后、承重失衡及活动负重过度的关节。如坠压、撞击等造成骨关节内骨折、软骨损坏、关节内异物存留等，使关节面不平整，从而使其遭受异常的磨损和破坏。或关节先天、后天畸形（如膝内、外翻，踝关节倾斜，肿瘤等）和骨干骨折成角畸形愈合，使关节负重力线不正，长期承压处的关节面遭受过度磨损与破坏。某些职业要求机体的某些关节活动频繁或经常采取某种特定姿势，或重度肥胖，或截肢后单侧肢体承重等，均可造成积累性损伤，导致相应关节的关节面过度磨损和破坏。其临床表现，早期受累关节疼痛和僵硬，开始活动时较明显，活动后减轻，活动多时又加重，休息后症状缓解，疼痛与活动有明显关系。晚期关节反复肿胀，疼痛持续并逐渐加重，可出现活动受限、关节积液、畸形和关节内游离体，关节活动时出现粗糙摩擦音。不同的病情可有其特殊的病理步态，创伤性关节炎为抗痛性步态，即行走时，当患侧足着地后，因负重疼痛而迅速更换健侧足起步，以减少负重，故患肢迈步小，健肢迈步大。因负重力的改变可出现下肢畸形，如膝关节内、外翻。正常膝关节有一定的内翻和外翻范围，生理外翻角度，正常男性约 10°、女性 10°～15°标准站立位，两膝相靠，两膝间距不大于 5 cm。若膝外翻角大于 15°、两膝间距大于 5 cm 称为膝内、外翻畸形，本病临床以内翻畸形多见。创伤性关节炎属中医学"痹证"范畴，是因为创伤造成关节面不平整而引起关节面承重不平衡，关节软骨发生退行性改变，导致以关节疼痛、功能障碍为主要临床表现的一种骨科疾病。

二、妙法解析

（一）左膝创伤性关节炎（何世奎医案）

1. 病历摘要：赵某，男，58 岁。患者 2 个月前因左髌骨骨折在他院行切开复位、钢丝环扎固定术，术后 2 个月拆除长腿石膏外固定，但膝关节功能恢复很不理想，现仍左膝关节肿胀、疼痛，压痛明显，屈伸受限，不能行走。处方：木瓜、威灵仙、桑枝、忍冬藤、鸡血藤、骨碎补各 25 g，桂枝、当归、伸筋草、透骨草各 20 g，川芎、五加皮、苏木、乳香、没药、冰片、细辛各 15 g，独活、牛膝各 15 g。上药共研粗末，加水浸泡 30 分钟后，煮沸 20 分钟，待水温适宜，置于患关节下熏洗 20 分钟，然后将药液热敷患关节 20 分钟，每日 2 次，边熏洗边活动关节，7 日为 1 个疗程，治疗 2 个疗程，膝关节肿胀、疼痛消失，无压痛，活动自如。（《安徽医药》，2002 年第 12 期）

2. 妙法解析：创伤性关节炎是骨科常见病、多发病，关节或关节周围的创伤，造成肌肉、韧带、关节囊、脉管的损伤、断裂，无论手法复位或切开内固定，均易造成局部血脉瘀滞，肿胀、疼痛、活动受限，采用中药熏洗能使药力直达病所。上方所选药物具有活血化瘀、舒筋通络、缓急止痛的作用。若为上肢关节炎，可去独活、牛膝，加羌活、白芷、姜黄治疗。

（二）左膝创伤关节炎（张译文医案）

1. 病历摘要：李某，男，61岁。因车祸致左髌骨骨折。石膏固定后出现左膝酸痛，僵硬，活动不利4个月。体格检查：左膝肿胀，压痛明显。膝关节活动范围：20°（伸）～110°（屈），下蹲后需双手支撑膝部方可站立。X线片示：骨折已愈合，膝关节退行性改变。治疗：伸筋汤外敷，配合理疗。方药：伸筋草、透骨草、五加皮、秦艽、木瓜、苏木各30 g，羌活、独活、当归、白芍、防风、防己各20 g，红花、川乌、草乌各15 g，细辛5 g。煎熬后装瓶备用。治疗时取"伸筋汤"液50 mL倒在小毛巾上使之湿润后覆盖在病变部位，再用TDP治疗仪照射局部加热。每次45分钟，每日2次，10日为1个疗程。1周后症状改善，2个疗程后疼痛缓解，关节活动恢复正常。（《四川中医》，2002年第3期）

2. 妙法解析：本病为创伤所致，筋骨损伤，局部气血凝滞，寒湿之邪乘虚而入，日久而现阳虚寒凝、经脉痹阻之象。治宜行气化瘀、温经通络为法。"伸筋汤"具有温经通络、活血止痛之功，熬成汤剂外用，有利于药物的有效吸收。TDP治疗仪照射可起到协同作用，使气血通畅，改善局部血液循环，消除组织内水肿，从而达到满意效果。

（三）左肘创伤性关节炎（孙广生医案）

1. 病历摘要：黄某，女，62岁。患者自述5年前因摔倒致左肘关节脱位，经当地医院诊治手法复位后，伤愈出院，但留有关节处疼痛，阴雨天加重。近年来疼痛加剧，多方求治仍无明显效果。现左肘关节疼痛，上肢酸麻肿痛，屈伸不利，活动受限。查见左肘关节稍肿胀，轻度压痛，活动时疼痛加重。舌淡、苔白，脉缓。诊断：左肘创伤性关节炎。证属筋脉闭阻。治宜祛风散寒，祛湿通络。方选祛痹汤加减：独活、秦艽、杜仲、牛膝、当归、续断、川芎、五加皮、桑寄生、茯苓各10 g，红花、制川乌（先煎）、桂枝各8 g，细辛、甘草各3 g。每日1剂，水煎，分2次服。同时：跌打膏外贴患部。服7剂后，疼痛减轻，活动好转，舌淡、苔白，脉缓。继续外敷跌打膏。原方续服7剂后疼痛基本消失，活动正常，舌脉同前。续服原方7剂以善后。（《孙广生医案精华》，人民卫生出版社，2014）

2. 妙法解析：肘关节是仅有一个关节腔的关节。旋前、旋后运动发生在上尺桡关节，屈曲和伸直发生于肱桡和肱尺关节。当肘关节受损时，筋膜间室压力升高而致组织微循环障碍，引起前臂屈肌缺血，如不及早处理，往后易发生前臂缺血性肌痉挛。痹证系指肢体受风、寒、湿邪等侵袭而致经络闭阻、气血不通的病症。正如《济生方》所云，痹证的发生"皆因体虚，腠理空疏，受风寒湿气而成痹也"。风寒湿外袭，大多夹杂而至，但常有偏胜。风胜为行痹，寒胜为痛痹，湿胜为着痹。肢体关节疼痛，肢体痿软，不仁不用，关节屈伸不利或挛缩僵直，遇寒凉、阴雨、疲劳均可加重。故治当通经活络、散寒祛瘀。

（四）左膝创伤性关节炎（孙广生医案）

1. 病历摘要：卢某，男，45岁。患者自诉于7日前，因不慎摔伤致左膝部疼痛，活动受限，被送至邵阳市某医院住院治疗，住院期间左下肢置于伸直位。现左膝部仍疼痛，不能久站久立，膝关节不能伸直，上下楼梯时疼痛加重，遂来本院求医。现左膝关节肿胀、疼痛、活动受限，纳可，寐安，大小便可。查见左膝部稍肿胀，压痛，未扪及骨擦感，内翻试验（－），外翻试验（＋），抽屉试验（＋），浮髌试验（＋），膝关节活动受限，右足趾可背伸，肢端皮感血运正常。

舌质黯或有瘀斑，脉弦紧。X线片示：关节间隙变窄，骨端硬化，关节边缘部骨赘形成，关节内可能有游离体，合并关节周围软组织内钙化或骨化。诊断：左膝创伤性关节炎。证属筋脉瘀滞。治宜化瘀通络，消结通痹。方选化瘀通痹汤加减：当归、丹参、鸡血藤、制乳香、没药、延胡索、香附、透骨草各 10 g。每日 1 剂，水煎，分 2 次服。药渣加水煎沸，熏洗患部。嘱患者加强直腿抬高、伸展运动等功能锻炼。服 10 剂后，左膝部疼痛有所缓解，活动好转。舌暗红、苔薄黄，脉弦。前方去乳香、没药，加桃仁、红花、赤芍、枳壳、川楝子各 10 g。再服 10 剂。左膝部疼痛、活动受限较前明显好转，上下楼梯时仍感疼痛。继用 10 剂以善后。（《孙广生医案精华》，人民卫生出版社，2014）

2. 妙法解析：创伤性关节炎不是一个独立的疾病，而是临床常见的一组综合症状。本病是关节内骨折、软骨损坏、关节内异物存留、承重失衡、活动、负重过度等，使关节面不平整，从而使其遭受异常的磨损和破坏。中医学认为本病多由跌扑闪挫，损伤骨骼，以致气血瘀滞，运行失畅，久而形成骨痹，故治疗以化瘀通络、消结通痹为主。

（五）左踝创伤性关节炎（孙广生医案）

1. 病历摘要：黄某，女，50 岁。患者于 1 年前行走时扭伤，致左踝肿痛，功能障碍，在当地医院敷药、服中药治疗，肿痛减轻，但一直仍疼痛，故来我院就诊。现左踝部肿痛，行走时加重，跛行。查见形体偏胖，舌质淡红，苔薄白，脉沉缓。左踝关节稍肿胀，略呈内翻畸形，轻压痛，伸屈、外展活动受限，活动度：伸屈 100°～125°。X线片示：左外踝骨质不整，骨折线模糊，远端稍向内移位，踝关节间隙变窄，胫腓骨下端骨质疏松。诊断：左踝关节创伤性关节炎。证属脉络瘀滞。治宜舒筋活络。手法正骨松筋：患者仰卧位，先行拔伸牵引，患者屈髋屈膝；一人站近端，双手握患者左膝部；一人站远端双手分别握患者足背及足跟部，对抗牵引，同时做踝关节旋转摇晃，以松弛踝部韧带及关节囊。同时术者将踝关节尽量背伸及外翻，以恢复内翻畸形及跟腱挛缩。每次 30 分钟，每日 2 次。中药外治：用本院外洗方加减：艾叶、伸筋草、透骨草、威灵仙各 30 g，当归尾、三棱、莪术、乳香、没药、红花、大黄各 20 g，草乌 15 g。每日 1 剂，首次加水 3 kg 浸泡 2 小时，大火烧开，离火后先以热气熏蒸踝关节；待水温下降，用毛巾敷洗、浸泡踝关节；同时做踝关节被动和主动伸屈锻炼，但避免内翻活动。每次半小时，每日 2 次。2 周后复查，左踝关节肿痛明显减轻，已无明显跛行，伸屈活动度 90°～130°。维持原治疗方案。左踝关节肿痛消除，活动自如，已无明显跛行。X线片示：左胫腓骨下端骨质明显改善。嘱食豆浆、牛奶，防治骨质疏松。（《孙广生医案精华》，人民卫生出版社，2014）

2. 妙法解析：患者年届 50 岁，肾气渐虚，由于踝部损伤早期未积极治疗，致经筋挛缩，关节退变，骨质疏松，形成创伤性关节炎，通过内外并治，标本兼顾，有效地消除了临床症状。

（六）右踝创伤性关节炎（孙广生医案）

1. 病历摘要：谢某，男，50 岁。患者在上班路上不慎平地摔倒，致右踝部疼痛、肿胀，活动受限，考虑为"右踝关节扭伤"，经治疗后无好转。近 3 个月来踝关节疼痛加重，于今日来我院求治。现右踝部肿胀，活动受限，精神、食纳可，二便调。体格检查：右踝部肿胀，以外踝明显，内外踝压痛明显，未扪及骨摩擦感，踝关节功能活动受限，足背动脉搏动可扪及，趾端皮感血运正常。舌暗红、苔薄白，脉弦。X线片示：右足所构成骨未见明显骨折，关节间隙尚可。右内踝骨质似不整，踝关节间隙正常。诊断：右踝创伤性关节炎。证属气滞血瘀。治宜活血化瘀，行气止痛。方选桃红四物汤加减：红花 6 g，桃仁、当归、生地黄、赤芍、川芎、杜仲、牛膝、伸筋草、木瓜各 10 g。每日 1 剂，水煎，分 2 次服。10 剂。同时，外敷消肿止痛膏。针灸治疗取商丘、解溪、丘墟、悬钟、申脉。针刺得气后，接通电针仪，以连续波刺激 30 分钟。服 10 剂后，右踝部肿痛缓解，活动受限稍有改善，食纳欠佳，寐安。舌暗红、苔薄白，脉弦。前方加茯苓、薏苡仁各 15 g。右踝部肿痛，活动受限较前次复诊时好转，但仍感疼痛，活动稍有受限。舌淡红、苔薄白，脉弦。继用前方治疗。（《孙广生医案精华》，人民卫生出版社，2014）

2. 妙法解析：创伤性关节炎是骨折移位和关节软骨骨折的晚期并发症，所以晚期出现畸形可由畸形愈合造成，也可以是正常愈合后发育障碍所致。中医病机是经脉损伤，气滞血瘀，瘀血留而不去，深入骨节。故治疗以活血化瘀、行气止痛为法，用桃红四物汤加减。

三、文献选录

创伤性关节炎是指因创伤造成关节面不平整或承重失衡，关节软骨发生退行性改变，出现关节疼痛、功能障碍的疾病。临床表现为关节疼痛及功能活动受限，过度运动后疼痛加重，休息后可减轻，严重者则肢体肌肉萎缩、关节肿大，X 线片示：关节间隙狭窄，负重点骨质增生硬化，关节边缘有骨刺形成，骨端松质内出现囊性改变。造成创伤性关节炎的主要原因是关节内骨折后整复对位不良、关节面不平、骨干骨折畸形愈合，破坏了关节负重力，截肢或职业等原因使健肢负重过多，增加关节创伤机会等。中医将骨创伤性关节炎分为 3 型：①损骨血凝型，症见患处肿痛，动则加剧，功能受限，身倦乏力，少气，自汗，舌质暗或有瘀斑，脉虚。治宜活血搜损、通络止痛。②体虚劳损型，症见关节畸形，隐痛酸痛，面色苍白，头晕目眩，乏力自汗，舌质淡苔白，脉虚。治宜补虚续损，通脉止痛为主。③阳虚寒滞型，年高肾亏，久病伤肾，面色苍白，形寒肢冷，关节剧痛，遇寒痛剧，不可伸屈，膝腰酸冷，舌淡苔白，脉沉细无力。治以补肾壮阳、祛寒镇痛为主。本病中医多以局部外敷药物、熏洗治疗为主，可配合针灸、理疗、按摩等治疗。

临床报道选录

1. 二草栀钱汤熏洗配合手法治疗踝关节创伤性关节炎：治疗组 54 例，对照组 54 例。治疗组采用中药熏洗和手法治疗。药用炙马钱子、栀子各 50 g，伸筋草、透骨草、木瓜、威灵仙、骨碎补各 25 g，川芎、五加皮、苏木、乳香、没药、细辛、枳壳、独活、牛膝各 15 g。上药共研粗末，加水浸泡 30 分钟后，煮沸 20 分钟，加入白醋 1 kg，待水温适宜，置于患关节下熏洗 20 分钟，然后将药液热敷踝关节 20 分钟，每日 2 次，边熏洗边活动关节。手法治疗：①松解法。用掌根部、大小鱼际、拇指采用按、揉、擦等手法松解踝关节及小腿肌肉、跟腱共 5 分钟。②理筋法：用拇指指腹顺着或垂直于肌腱走行方向采用捋法、拨法理顺胫前后肌腱、腓骨长短肌腱、趾伸屈肌腱等共 5 分钟。③点穴法。点按悬钟、复溜、三阴交、足三里、太溪、解溪、委中、内庭等穴，每穴约 30 秒。④扳法。分别将踝关节置于背伸、跖屈、内外翻位，并保持各 1 分钟。保持时配合手法按揉进一步松解关节囊。⑤摇转法：一手扶踝背、一手扶足背，分别进行顺逆时针的摇法，可同时施加牵引，共 3 分钟。以上手法均在中药熏洗后进行。对照组 54 例，口服吲哚美辛和维生素 C。观察两组患者关节功能恢复情况。结果：治疗组总有效 51 例（94.4%），对照组总有效 50 例（92.6%）。（《实用中西医结合临床》，2008 年第 12 期）

2. 活血膏穴位贴敷治疗创伤性关节僵硬疼痛：予活血膏穴位贴敷。药用羌活 40 g，麝香 3 g，乳香、没药、血竭、生香附、穿山甲、煅自然铜、独活、川续断、川芎、木瓜各 50 g，贝母、炒小茴香、桂枝各 30 g，生白芷、生紫荆皮、酒当归各 80 g，木香、厚朴、制川乌、制草乌、制马钱子、延胡索各 20 g，牡丹皮、樟脑各适量。制法：前 24 味药共研细末，过 120 目筛，取 200 g 备用，香油 1000 g 煎至滴水成珠，入牡丹皮 420 g，制成基质，稍冷却，入上药末 200 g 混匀，入冷水去火毒，取出冷置一周，烊化加樟脑、氮酮等软化剂、透皮剂、增塑剂适量，摊膏。裱背材料：高弹性材料。质量要求：膏药呈圆形或椭圆形，根据贴敷部位的不同大小不同，直径 5～10 cm，厚约 2 mm，棕褐色，光亮，富有弹性，黏度适中，用时无需烘烤，揭去防黏纸可直接贴敷，贴后不滑动。取穴：腕关节取穴为痛点、合谷、曲池、手三里；肘关节取穴为痛点、阳溪、曲池、尺泽、小海、少海、阴郄等；膝关节取穴为痛点、阴陵泉、阳陵泉、足三里、膝阳关、阴包、委中、承山等。用法：根据部位选择膏药大小。局部热水洗净晾干，直接贴敷，3 日一换，其间可自行功能锻炼。结果：治疗组 190 例，痊愈 82 例，有效 89 例，好转 14 例，无效 5 例，总有效率 97.4%。(《辽宁中医杂志》，2006 年第 10 期)

3. 中药熏洗治疗 150 例踝关节创伤性关节炎：药用川芎、当归、鸡血藤、独活、牛膝、红花、威灵仙、防风、木瓜、桂枝各 30 g，伸筋草、羌活、苏木、艾叶、乳香、没药各 40 g。若风邪偏胜，症见疼痛向近端及足背放射，上方加防风 20 g；若寒邪偏胜，症见疼痛遇寒加重，上方加川乌 15 g；湿邪偏重，症见疼痛重着、麻木，上方加薏苡仁 20 g，苍术 20 g；若热邪偏重，症见局部红肿较重，上方加忍冬藤 20 g，连翘 20 g。治疗方法将上药混合，装入大小适当的布袋中，扎口放入 2000 mL 水的盆中，浸泡 2 小时，煮沸后文火煎 30 分钟，将患肢置入盆上用蒸汽熏蒸，待水温下降能为人体耐受时用药液淋洗患踝关节 3～5 分钟，将布袋挤干，置于患处热敷，凉后再加热，如此反复。每次熏洗 30 分钟，每日 2 次，每剂用 2 日，10 日为 1 个疗程。治疗期间注意休息和保暖。本组 150 例中治疗最少 1 个疗程，最多 3 个疗程。均在停止治疗 4 周后按上述疗效评定标准。痊愈 44 例，占 29%；显效 69 例，占 46%；有效 31 例，占 21%；无效 6 例，占 4%，有效率为 96%。(《华北煤炭医学院学报》，2007 年第 11 期)

4. 二乌二活汤治疗创伤性关节炎 156 例：生川乌 13 g，生草乌、羌活、独活、马钱子、秦艽、防风、苏木、透骨草各 15 g，闹羊花 10 g。用河南翔宇医疗设备有限公司生产的 HYZ-Ⅱ型熏蒸治疗机，使药液产生蒸汽，温度 45 ℃～60 ℃，熏蒸患处，每次 45 分钟，每日 2 次。对照组 84 例，用吲哚美辛片 25 mg，维生素 C 片 200 mg，每日 3 次，口服。均 10 日为 1 个疗程。用 1～3 个疗程，结果：两组分别痊愈 65、16 例，显效 68、31 例，有效 9、7 例，无效 14、30 例，总有效率 91.03%。(《湖南中医杂志》，2007 年第 5 期)

5. 中药外洗方治疗创伤性关节炎 101 例：生天南星、生半夏、生川乌、生草乌、花椒各 10 g，甘松、山奈、威灵仙、五加皮、海桐皮、防风、徐长卿、生乳香、生没药、三棱、莪术各 15 g，细辛 8 g。随症加减，每日 1 剂，水煎，用毛巾浸药液，反复热敷患处 10～15 次，药液稍凉，再浸泡患处，至药液冷却。擦干药液，按摩关节周围至发热微红，并进行功能锻炼。每日 2～3 次；7 日为 1 个疗程。用 5 个疗程。结果：临床缓解 47 例，显效 38 例，有效 11 例，无效 5 例，有效率 95.05%。(《中国中医骨伤科杂志》，2008 年第 6 期)

6. 伤痛宁治疗创伤性关节炎 85 例：炙马钱子、樟脑、栀子各 240 g，当归、乳香、没药、延胡索、川芎、三七、土鳖虫、穿山甲、川乌、草乌、威灵仙、伸筋草、透骨草各 120 g，大黄、黄柏、连翘、木瓜、白芍、甘草各 90 g。研粗末，加 75%～80% 乙醇，浸泡 1 个月。外擦患处，按摩至局部发热，每日 3 次。或研粗末，用 250 g，水煎取液，加白酒、食醋各适量，熏洗患处，每次 10～20 分钟，每日 3 次。或研细末，过 100 目筛，加植物油、蜂蜡等调膏，摊麻纸上，上覆纱布，外敷患处，绷带包扎；3 日换药 1 次。局部肿痛甚及肩、膝关节用酊剂、软膏剂，关节僵硬及肘、腕、踝关节用洗剂、酊剂。用 1 个月，结果：治愈 56 例，显效 15 例，有效 12 例，无效 2 例，总有效率 97.5%。(《中医正骨》，2005 年第 1 期)

7. 复方蟾蜍膏治疗创伤性关节炎 368 例：蟾蜍粉、当归、路路通、松节各 80 g，苏木、红花各 30 g，生川乌 25 g，生草乌、麻黄、防风各 20 g，桂枝、地龙、透骨草各 50 g，细辛、樟脑各 10 g。共研细末。适量，加生蜜调糊，涂油纸上，厚 2～3 mm，外敷患处，绷带加压包扎。每 2 日换药 1 次，7 次为 1 个疗程。结果：优 163 例，良 107 例，可 82 例，差 16 例。（《中医外治杂志》，2001 年第 5 期）

8. 中西医结合治疗创伤性踝关节炎 20 例：切开复位，U 形石膏固定，加服药。均经 1（或 2）期手术切开复位内固定。本组用 CPM 机行踝关节被动功能锻炼，每日≥4 小时，并逐渐增加活动角度；非锻炼时间用 U 形石膏固定。对照组用 U 形石膏固定 6～8 周；行小腿及足部肌肉等长舒缩锻炼，每次≥10 分钟，每日≥10 次。两组均于术后用盘龙七片 3 片，每日 3 次，口服；2 周为 1 个疗程。用 4 周。结果：两组分别优秀 5、1 例，良好 10、5 例，一般 4、12 例，较差 1、2 例。（《中国中医骨伤科杂志》，2008 年第 6 期）

第十二章　上肢关节及其周围组织病变

第一节　肩关节周围炎

一、病证概述

肩关节周围炎，简称肩周炎，是肩关节周围肌肉、韧带、肌腱、滑囊、关节囊等软组织损伤、退变而引起的关节囊和关节周围软组织的一种慢性无菌性炎症。它的临床表现为起病缓慢，病程较长，病程一般在1年以内，较长者可达到1～2年。本病女性多于男性，左侧多于右侧，亦可两侧先后发病。多为中、老年患病。逐渐出现肩部某一处疼痛，与动作、姿势有明显关系。随病程延长，疼痛范围扩大，并牵涉到上臂中段，同时伴肩关节活动受限。如欲增大活动范围，则有剧烈锐痛发生。严重时患肢不能梳头、洗面和扣腰带。夜间因翻身移动肩部而痛醒。患者初期尚能指出疼痛点，后期范围扩大，感觉疼痛来于肱骨。患者中以左肩发病为多，双侧同时发病较少，发病时期和发病的时间长短因不同患者而有所差别。急性发作一般属于早期，有持续性自发疼痛症状，多数患者是慢性疼痛，但是也有急性发作的，也有的患者只是感觉到肩部不舒服及束缚感。如果不能及时得到治疗肩痛就会迅速加重，出现肌肉痉挛、疼痛症状，尤其是夜晚，疼痛加重，不能翻身，影响睡眠。到了慢性期，肩周炎的疼痛症状就会慢慢消失。但是肩关节的挛缩僵硬症状慢慢凸显，活动受限，甚至不能活动。

二、妙法解析

（一）左肩关节周围炎（孙达武医案）

1. 病历摘要：刘某，男，49岁。2周前晨起即觉左肩部疼痛，不敢活动，动则痛剧，否认外伤史，症状遇寒加重，得温则缓。诊见：左肩周压痛，上举受限，后伸受限明显，其压痛点位于肩峰下、肩关节前后方。肢体血运感觉可。一般情况可。舌淡苔白，脉弦紧。诊断：肩关节周围炎。治疗：①以温阳祛寒，活血止痛为治则。葛根加桂枝汤加减：葛根30 g，白芍15 g，威灵仙12 g，桂枝、防风、桑枝、片姜黄、当归、川芎、锁阳、菟丝子各10 g，甘草6 g。每日1剂，水煎，分早、晚2次服。连服7剂。②局部推拿、理疗5次。③加强功能锻炼。如此综合治疗1周获效。（《孙达武骨伤科学术经验集》，人民军医出版社，2014）

2. 妙法解析：本病俗称"冻结肩""五十肩""漏肩风"等，其临床表现以肩关节活动受限为主。故其治疗，应以功能锻炼、舒筋活络、松解粘连为主，中医治疗方药多选温阳活血、散寒止痛之品。本方葛根加桂枝汤即以解表散寒为功，酌加白芍、桑枝、羌活以祛其寒湿之邪，当归、川芎活血以止其痛，锁阳、菟丝子温阳化气以固其本，全方标本兼治。

（二）右肩关节周围炎（孙达武医案）

1. 病历摘要：顾某，女，57岁。右肩关节素疼痛10年，近月来疼痛渐增，受寒更痛。诊见：右肱骨大结节上方压痛明显，局部略肿，前举后伸活动受限。X线片示：右肩关节无明显异常。舌苔白腻，脉弦。诊断：肩关节周围炎。治疗：拟祛痰除湿，和血止痛。鸡血藤12g、片姜黄、当归、赤芍、法半夏、羌活、独活、川芎、桑枝各9g，陈皮、石菖蒲、天南星片、三七粉、甘草各6g。每日1剂，水煎，分早、晚2次服。连服7剂。配合手法按摩，外敷黑膏药。7日后复诊，右肩关节肿胀已减，仍觉酸痛，抬举后伸活动受限。舌苔薄腻，脉弦。继续祛寒除湿，活血通络息痛。片姜黄、鸡血藤、桑枝、徐长卿各12g，当归、赤芍、羌活、独活、川芎各9g，陈皮、石菖蒲、天南星片、炮穿山甲各6g。连服7剂。配合手法按摩加外敷温通散；并嘱：肩关节加强功能锻炼。1周后复查，右肩关节酸痛依然，抬举120°，后伸10°。舌苔薄白，脉细弦。再拟祛风散寒，温经化痰法治之。淫羊藿、鸡血藤各12g，羌活、独活、川芎、木瓜、当归、赤芍各9g，川乌片、草乌片、陈皮、石菖蒲、天南星片、三七粉、甘草各6g。连服7剂。配合手法按摩，加外敷温通散。右肩关节酸痛明显减轻，抬举135°，后伸15°。舌苔薄白，脉细弦。再合手法从治。又服7剂而愈。(《孙达武骨伤科学术经验集》，人民军医出版社，2014)

2.妙法解析：肩关节在人体六大关节中，活动范围大而稳定性差，全靠周围软组织包绕，故易导致劳损，中老年肝肾虚损，筋骨萎弱，再受风寒湿侵袭而成本病。

(三)右肩关节周围炎(石幼山医案)

1.病历摘要：黄某，女，34岁。生育八胎，近年操劳过度，气血内亏，风寒之邪乘虚而入，右肩臂虽由扭伤而起，实则气血不充濡筋脉，致成似漏肩风样，牵强掣痛，引及牙关不利，神疲头蒙。脉左濡细而涩。肝少血养，失其调达之能。除手法外敷之外，再拟养血柔肝，利络泄风，徐图疗效。当归、杭白芍(酒炒)、嫩钩藤(后入)各9g，煨天麻、左秦艽各5g，桂枝尖2g，炙甘草3g，小生地黄、白蒺藜、山药、云茯苓、嫩桑枝各12g。二诊：积劳过度，更兼产育频多，气营两耗，筋脉关节无以濡养，风寒乘虚而袭，侵及右臂，牵引牙关不利。内服及外治后，肩臂掣痛略定，举动不便，神疲头蒙较瘥，脉仍如前。肝少血养，失其调达濡筋之能。再宗前法出入，以图续效。当归身、酒炒白芍各9g，枸杞子6g，桂枝尖2g，煨天麻、秦艽各5g，生地黄、白蒺藜、鸡血藤、云茯苓、山药各12g，炙甘草3g。三诊：血不荣筋，肝不条达，风湿侵留，右肩、牙关板紧。经治以来，肩臂掣痛已减，牙关未利，近日感受风燥，唇裂口疮，心脉略见浮数。今拟标本兼顾。炙僵蚕6g，炒牛蒡子、黑玄参、人中白(打)、炒赤芍、全当归各9g，左秦艽5g，轻马勃(包)3g，生甘草1g，小生地黄、白茯苓、鸡血藤各12g。四诊：积劳气营两亏，筋脉关节无以濡养，风寒侵留，络道失和，经治后，手臂牙关经脉掣痛较瘥，举高启合不利，内热口疮已退，脉濡左弦。再拟养血调肝，和络息风。全当归9g，煨天麻、枸杞子、川独活、左秦艽各5g，杭白芍、炙甘草各3g，白蒺藜、嫩钩藤(后入)、生地黄、云茯苓、淮小麦、鸡血藤各12g。五诊：右肩臂筋络关节酸痛渐见轻减，但举高未能，牙关启合尚觉不利，癸事适临过多，略觉疲倦头胀，营血不足，防其泛汛。姑拟调摄冲任。当归身18g，炒白术6g，川续断、山药、制女贞子、墨旱莲、白茯苓各9g，炒牡丹皮5g，熟地黄炭、桑寄生、淮小麦各12g，炙甘草3g。六诊：右肩臂寒湿伤筋日久，气血滞钝，经治以来，筋络掣育日久，唯肩臂颇觉畏寒，时有心烦不宁。脉形左弦右濡，寒湿逗留，气阴不达。再拟益气利营，温经利络。盐水炒黄芪20g，全当归10g，桂枝2g，枸杞子15g，白蒺藜、淮小麦各12g，炒白芍、抱木茯神各6g，煨天麻、左秦艽、炙甘草各3g，大枣5枚。七诊：右肩臂及牙关筋络拘挛牵强，俱已轻减，唯经脉营卫尚未通畅，入晚仍有酸楚，肝肾气火尚未平复也。腑行欠畅。再守原意，掺入和络之品。橘络、白蒺各3g，川石斛、小生地黄、天花粉各12g，炙远志5g，黑玄参、白茯苓、酸枣仁(炒)、柏子仁各9g，天冬、麦冬、丝瓜络各6g，淡竹茹5g。曾遇其人，谈及七诊

后，肩关节酸痛举动不便等症，俱已消除，寝纳恢复正常。(《老中医临床经验选编》，上海中医药大学出版社，2006)

2. **妙法解析**：肩部伤筋并不少见，患者的年龄多为中年。往往损伤并不严重，有的只是提物或用力略有不慎，有的甚至似无伤情可觅，详加追问才忆及曾有轻微的外伤。然而，病情缠绵，酸痛不已，举提活动受限，迁延难愈。严重的疼痛入夜加重，寐寤不安。肩活动受限明显者，其日常生活中经常要做的动作，如梳头、摸背、从口袋中掏物等皆有障碍。虽然现代医学称该病有自愈倾向，但为时颇长，需1年甚至2年时间，而在这很长的岁月里患者的痛苦难于言表。该病病情缠绵的原因，首先，是气血呆滞，中年以后气血渐衰，筋脉失荣，平素操持家务的女性多做固定的某几个动作，缺少合理的锻炼，易使失荣的筋脉渐受伤损而气血更滞，而日常活动偏少的文职工作人员，气血周流亦然不畅，因而稍受损伤则衰少的气血更滞，是以筋脉恢复亦难。其次，东南湿土，易生痰湿，中年以后，活动偏少，纳食虽佳，脾运未必强健或过食肥甘，水谷之精微不足化生为精气营血，却成滋生痰湿之源。再次，是气血既滞，表卫不固，风寒湿邪易于外袭(被称为漏肩风，似与此有关)，气血难得复原而痰湿之性黏滞，故而病情日久难愈。石氏正是由此设治，对病期尚短的以祛风散寒，化痰通络为法，用牛蒡子汤加减。风邪祛、痰湿除、络道通，气血周流得畅，筋脉始得滋荣而恢复。

（四）右肩关节周围炎（郑跃进医案）

1. **病历摘要**：陈某，女，48岁。半年前右肩部疼痛，反复发作，夜间为甚，肩部各方向运动均受限，曾用按摩、拔火罐、红外线照射治疗，症状未见减轻。检查：右肩部肌肉轻度萎缩，压痛，上肢不能高举过头，舌质暗红，苔薄白，脉弦细。药用全蝎、土鳖虫各6 g，蜈蚣2条，地龙、天麻、当归、桂枝、柴胡各10 g，薏苡仁45 g，葛根30 g，鹿衔草、熟地黄、炙黄芪各15 g，白芍18 g。每日1剂，水煎服。辅以功能锻炼，服药4剂，疼痛消失，肩关节功能恢复正常。(《四川中医》，1990年第1期)

2. **妙法解析**：本方以全蝎行气活血化瘀，祛风活络；蜈蚣疏风通络；土鳖虫疗伤定痛；加柴胡、天麻入肝经养筋疏肝；桂枝"专行上部肩臂，能领药至痛"(《药品化义》)。全方攻补兼施，标本同治，而获良效。

（五）左肩关节周围炎（娄多峰医案）

1. **病历摘要**：王某，女，64岁。左肩无原因持续冷疼3个月。初起疼轻，后逐渐加重。曾用局部封闭、针灸、贴膏药等法治疗，症状未见明显减轻。近日疼痛加剧，局部欠温，睡觉必以棉被紧裹患肩。左肩关节活动受限，外展30°，后伸3°，前抬90°，不能做外旋动作。全身乏力，面色萎黄，舌质淡，苔白，脉沉迟无力。X线片无明显改变。诊断：左肩周炎。证属寒凝血滞，兼有气虚。治宜温经散寒，益气活血。予肩凝汤：羌活18 g，当归、丹参、透骨草、生地黄各30 g，桂枝、香附各15 g。每日1剂，水煎服，配合"爬墙疗法"。二诊，服上方3剂，疼痛稍减，外展45°，后伸60°可稍向外旋。守方继服。外贴"痹证膏"，每周换1次。三诊，服上方6剂，疼痛大减，功能基本恢复，上方去制川乌、草乌，3剂。四诊，疼痛基本消失，功能活动恢复。改服"化瘀通痹丸"。每次服50粒，每日3次。半年后追访，共贴膏药5张，服丸药2周，诸症悉除，至今未作。(《河南中医》，1984年第5期)

2. **妙法解析**：本方以活血、祛邪、通络为主。选当归、丹参、生地黄养血活血，散瘀止痛；桂枝上行肩臂，可舒筋脉之挛急，利关节之塞滞；配羌活、透骨草(治风专药)，以通络祛风寒湿邪；香附乃血中之气药，可行气活血，气行则血行。诸药配合，肩凝可除。

（六）左肩关节周围炎（王友至医案）

1. 病历摘要：彭某，女，53 岁。患者左肩背疼痛近 2 年，每到冬季天冷或接触冷水，均有不同程度的发作。几日前因冒雨劳作而增剧，左肩背疼痛牵引至左手臂；自感掣重，左肩关节及左手臂抬举困难。舌质淡红，苔薄白，脉沉细缓，遂以舒筋汤加味。药用焦术 10 g，姜黄 9 g，当归、白芍、海桐皮、鹿角片、桑寄生各 15 g，甘草 3 g。每日 1 剂，水煎服。服 7 剂后疼痛大减，10 剂后疼痛消失，左肩关节及左手臂活动如常人。后以上方加黄芪 18 g、鸡血藤 15 g 以善后。随访 1 年，未再复发。（《湖北中医杂志》，1990 年第 1 期）

2. 妙法解析：本方由《妇人良方》舒筋汤加桑寄生、鹿角片组成，方中以羌活祛寒胜湿；当归、白芍补肝血兼和营活血，白术健脾补土祛湿；姜黄理血中之气滞，海桐皮理气中之血滞，相辅相成，活络止痛；桑寄生平补肝肾，补而不滞，且强筋壮骨；鹿角片温补心少阴肾，温补督脉，以振奋全身之阳气，阳气振则寒湿去，配当归、白芍、桑寄生，阴阳并补，更能扶正祛邪。本方用于肾虚肝血不足、寒湿为患之肩周炎，确有疗效。

（七）左肩关节周围炎（袁成业医案）

1. 病历摘要：张某，男，46 岁。患者主诉左肩疼痛 3 个月余，诊时左肩酸胀疼痛，恶风痛，以夜间为甚，舌淡苔薄白，脉弦紧。检查：左肩前屈 60°，后伸 30°，外展 70°，内收 20°肩部肌肉紧张，被动活动时疼痛加剧，肩前、肩后有 2 个明显压痛点。诊断：左肩关节周围炎。药用木瓜 20 g，全蝎 2 g，红花 8 g，秦艽、川草乌、郁金、羌活、川芎各 10 g，透骨草、鸡血藤各 30 g。以上药物浸入 60°左右的粮食白酒 1000 mL 中，半个月后即可服用。每晚服用 15～30 mL。服用酒剂 40 日后，疼痛消失，关节活动功能完全恢复。续服 40 日以资巩固，随访至今未再复发。（《江苏中医》，1990 年第 9 期）

2. 妙法解析：本方以秦艽、木瓜祛风湿、舒筋脉共为主药；配以川草乌、透骨草、羌活温经散寒；佐全蝎搜风通络，红花、鸡血藤、川芎养血活血，"治风先治血，血行风自灭"；郁金性凉，作为使药不仅可制川草乌之温，而且在酒剂中有调和诸药的特殊功效。上药以高浓度的白酒作为溶媒，加强了祛风、散寒、通络、活血的功效，可能也促进了秦艽生物碱、次乌头碱等有效成分的溶解和吸收。

（八）左肩关节周围炎（孙广生医案）

1. 病历摘要：唐某，男，52 岁。患者于 2 个月前无明显诱因出现左肩部疼痛，活动受限，在当地治疗，具体用药不详，左肩臂疼痛无好转，且疼痛范围扩大至左上臂中段，今日前来我院治疗。现左肩部疼痛，活动受限，无其他不适。查见患者表情痛苦，左肩部广泛压痛，左肩关节各方向活动均明显受限。舌质淡红，无瘀点，舌苔薄白，舌底脉络色红，未见迂曲；脉细。诊断：左肩关节周围炎。证属肝肾亏虚，脉络闭阻。治宜补益肝肾，活血舒筋。内治方选独活寄生汤加减：独活、当归、白芍、川芎、续断、羌活、延胡索各 10 g，桑寄生、党参、熟地黄、杜仲、茯苓各 15 g，细辛、甘草各 3 g。每日 1 剂，水煎，分早、晚服。外治用外洗方加减：三棱、莪术、艾叶各 15 g，透骨草 30 g，威灵仙 20 g，乳香、没药、苏木、姜黄、羌活、桂枝各 10 g。每日 1 剂，水煎，熏洗患部，每日 2 次。此外，嘱患者进行功能锻炼。服 10 剂后，左肩部疼痛基本消失，活动正常。嘱坚持锻炼，做康复治疗，加强营养，注意保暖、加强肩关节肌肉等锻炼。（《孙广生医案精华》，人民卫生出版社，2014）

2. 妙法解析：本病属中医学"痹证"范畴，主要是因肝肾不足，筋骨失养，风寒湿邪内侵，筋脉痹阻所致，故治疗以补益肝肾、活血舒筋为主。肩周炎的治疗要积极及时，不要耽误，越拖只会让病情加重，且肩周炎的治疗必须平衡患者自身的调养，补充营养，增强筋骨抵抗力，多锻炼，活动筋骨，不要过于劳累，要适度休息，注意防寒保暖，不可使肩受凉。

（九）左肩关节周围炎（孙广生医案）

1. 病历摘要：孙某，男，49岁。自诉1年前无明显诱因出现左肩部疼痛，活动受限，以夜间为甚，常因天气变化而加重。门诊检查摄片后，以"左肩周炎"收住院治疗。现左肩部疼痛，活动受限，以夜间为甚，纳可，寐安，大小便可。无头痛、头晕，无恶心、呕吐，无畏寒、发热，无胸腹部疼痛等症。舌暗红，苔薄白，脉弦。左肩关节前、后压痛明显，左肩关节活动受限，左上肢上举、外展时疼痛加重，体后拉手试验（＋），双上肢肱二头肌、肱三头肌肌腱反射正常，霍夫曼征（－），双手握力尚可，左上肢皮感稍下降、肢端血运正常，左臂丛神经牵拉试验（＋）。诊断：左肩关节周围炎。证属筋脉瘀滞。治宜活血化瘀，舒筋通络。方选身痛逐瘀汤加减：药用川芎、桃仁、红花、羌活、当归、五灵脂各10 g，香附3 g，牛膝9 g，秦艽、地龙、乳香、没药、甘草各6 g。每日1剂，水煎，分早、晚服。针灸治疗：取肩髃、肩髎、肩前俞、阿是穴、阳陵泉穴，提插补泻法，针刺后在得气的基础上，将针由深而浅，提多插少，反复重提轻插，以上提为主，泻法。手法理筋：患者取仰卧位，肩外展约50°并内旋前臂中立位。①术者站在患者躯干及外展上肢之间，外侧手托住上臂远端的肘部，内侧手四指放在腋窝下肱骨头内侧。拇指放在腋前，内侧手向外侧持续推肱骨约10秒，然后放松，重复5次。②术者外侧手握住肱骨远端，内侧手放在腋窝，拇指放在腋前，外侧手持续牵拉肱骨约10秒，使肱骨在关节盂内滑动，然后放松，重复5次。③术者双手分别握住肱骨近端的内外侧，内侧手稍向外做分离牵引，外侧手向肱骨头的方向上下推动。④术者双手分别从内侧和外侧握住肱骨近端，双手五指交叉，双手同时牵拉肱骨。⑤术者外侧手握住肘关节内侧，内侧手虎口放在肱骨近端外侧，四指向下，外侧手稍向外牵拉，内侧手推动肱骨。⑥术者一手放在肱骨头上，另一手放在肱骨远端内侧，将肱骨托起。如果关节疼痛明显，也可以将双手拇指放在肱骨头上操作，下方手固定，上方手将肱骨向后推动。⑦右手拇指放在肱骨头后方，其余四指放在肩部及肱骨前方，双手拇指同时将肱骨头向前推动。⑧功能锻炼：a. 屈肘甩手。患者背靠墙站立，或仰卧在床上，上臂贴身屈肘，以肘点作为支点，进行外旋活动。b. 手指爬墙。患者面对墙壁站立，用患侧手指沿墙缓缓向上爬动，使上肢尽量高举到最大限度，在墙上做一记号，然后再缓缓向下回到原处，反复进行，逐渐增加高度。c. 用健侧的拇指或手掌自上而下按揉患侧的肩关节前部及外侧，时间1～2分钟，在局部痛点处可以用拇指点按片刻。d. 用健侧手的第2～4指的指腹按揉肩关节后部的各个部位，时间为1～2分钟，按揉过程中发现局部痛点方可用手指点按片刻。e. 用手背自上而下地掌揉1～2分钟，对肩后部按揉不到的部位，可以用拍打法进行治疗，每日3次。服10剂后，左关节疼痛较前明显缓解，肩关节活动度较前明显改善。舌淡暗、苔薄白，脉弦。前方去乳香、没药、五灵脂，加延胡索、伸筋草各10 g，每日1剂，水煎，分2次服。2周后复查左肩关节疼痛症状基本缓解，肩关节活动度较前进一步改善。（《孙广生医案精华》，人民卫生出版社，2014）

2. 妙法解析：肩关节是人体全身各个关节中活动范围最大的关节，其关节囊松弛，关节的稳定性大部分靠关节周围的肌肉、肌腱和韧带的力量维持。由于肌腱本身在生活中活动比较频繁，周围软组织经常受到各方面的摩擦挤压，因而容易发生慢性劳损。肩周炎是由肩关节周围肌肉、肌腱、滑囊和关节等软组织的慢性炎症、粘连所引起的以肩关节周围疼痛、活动障碍为主要症状的症候群。受凉是肩周炎的诱发因素，因此要注意保暖防寒，勿使肩部受凉。肩周炎早期行药物、针灸及功能锻炼效果显著，后期肩关节周围肌肉、肌腱、滑囊和关节囊等软组织的慢性炎症、粘连比较严重，在臂丛麻醉下行肩关节松解术后再行电针、功能锻炼效果明显。所以肩周炎患者建议尽早治疗，尽早功能锻炼，尽量恢复肩关节的功能。而且患者要有充分的心理准备，要持之以恒地坚持功能锻炼。

（十）左肩关节周围炎（孙绍裘医案）

1. 病历摘要：侯某，男，48岁。于1周前无明显诱因感左肩关节疼痛，功能活动受限，夜间尤甚，经理疗、外敷中药、局部封闭等治疗，病情不缓解，且逐渐加重而来诊。体格检查：左肩峰下压痛（＋），左肩关节外展20°，前屈20°，后伸15°，不能上举。诊断：左肩周炎。治疗：当归、川芎、姜黄、羌活、红花、白芷、防风、乳香、没药、续断、木瓜、透骨草、威灵仙、桂枝、细辛各10 g。上药冲为粗末，装入缝好的长方形棉布袋内扎紧。每次2袋，每袋洒上白酒30 mL，水20 mL放在火上干蒸35分钟后取出，轮换敷于患处，每次敷40分钟，每日2次。药袋用后挂于通风处，翌日再用，用时洒白酒、水少许，方法同前，每2袋药用3日为1个疗程。上方2剂，如法外用。3日后复诊：肩关节疼痛明显减轻，功能活动较前好转。查：左肩外展50°，后伸30°，前屈45°，原方2剂外用。第2个疗程结束后复查：左肩关节疼痛完全消失，肩部无压痛，功能活动恢复正常。半年后随访，未复发。

2. 妙法解析：本方以木瓜、威灵仙、羌活、防风、透骨草祛风除湿、滑利关节；当归、川芎、姜黄、红花、白芷行气理血；乳香、没药活血镇痛；桂枝、细辛、白酒温经脉除寒湿。诸药合用，借热气熏蒸，共奏祛风除湿、活血舒筋止痛、利关节之功效。

（十一）右肩关节周围炎（孙绍裘医案）

1. 病历摘要：曹某，女，54岁。右肩不明原因疼痛、活动受限36日。曾经内服中西药及局部封闭治疗，均未见效。右肩疼痛，夜间比白天痛甚，不能入眠。舌质淡，苔薄白，脉弦。右肩无红肿，但疼痛，活动功能完全受限。肱二头肌止点、三角肌、大小圆肌、提肩胛肌、冈上肌、冈下肌等均有明显压痛点。X线摄片未见肩关节病变。吴茱萸、薏苡仁、莱菔子、菟丝子、紫苏子、生食盐各30 g。先将生食盐放在铁锅里炒黄，再加入以上中药拌炒，至微变色为度，然后倒在1块布上，包缠好后热熨患肩。一边熨，一边做肩关节上举后伸、内外收展、内旋等活动，直至熨药温度降低为止。3小时后复炒以上药物再熨1次。每日3次。同法连续治疗2日。第3日，将以上药物水煎熏洗患肩2次。用上药1剂后疼痛明显减轻，4剂痛止，关节活动上举达160°，后伸内旋手可至腰背以上，能自己用右手洗脸、梳头及做一些家务。用药6剂，疼痛完全消失，关节活动恢复正常。随访3个月未见复发。

2. 妙法解析：本方以吴茱萸温中散寒、下气止痛；紫苏子、莱菔子有行气、破气导滞作用；菟丝子能补肾益精；薏苡仁利水渗湿，能治肌肉风湿；食盐，味咸走血入骨，软坚润下。诸药合用，共奏散寒祛湿、行气活血、通络止痛之功。

三、文献选录

肩关节周围炎简称"肩周炎"，又称"五十肩""冻结肩""漏肩风"等，是一种肩关节囊及周围软组织的无菌性炎症，属中医学"肩痹""肩凝"等范围。肩周炎好发于50岁左右的中老年人，女性较男性多，有自愈的倾向，预后良好，但痊愈后也可复发。肩周炎是肩关节的关节囊等关节周围软组织发生的一种范围较广的慢性无菌性炎症反应，引起软组织广泛性粘连，限制了肩关节的活动所致。与冈上肌肌腱炎症、肱二头肌肌腱炎、肩峰下滑囊炎、创伤及其造成的肩部长期固定不动、内分泌紊乱、慢性劳损、感受风寒湿邪等因素有关。临床多表现为肩周疼痛，肩关节活动受限或僵硬。疼痛可为钝痛、刀割样痛，夜间加重，甚至痛醒，可放射至前臂或手部、颈、背部，亦可因运动而加重。检查时局部压痛点在肩峰下滑囊、肱二头肌长头腱、喙突、冈上肌附着点等处，常见肩部广泛压痛而无局限性压痛点。肩关节各方向活动受限，但以外展、外旋、后伸障碍最为显著，严重者甚至影响日常生活，如梳理头发、穿衣服等均感困难。中医学认为是年老体衰，气血虚损，筋失濡养，风寒湿邪侵袭肩部，经脉拘急所致。

（一）病因病理分析

肩周炎的临床表现：①肩部疼痛。初起时肩部呈阵发性疼痛，多数为慢性发作，以后疼痛逐渐加剧或顿痛，或刀割样痛，且呈持续性，气候变化或劳累后，常使疼痛加重，疼痛可向颈项及上肢（特别是肘部）扩散，当肩部偶然受到碰撞或牵拉时，常可引起撕裂样剧痛，肩痛昼轻夜重为本病一大特点，多数患者常诉说后半夜痛醒，不能成寐，尤其不能向患侧侧卧，此种情况因血虚而致者更为明显；若因受寒而致痛者，则对气候变化特别敏感。②活动受限。肩关节向各方向活动均可受限，以外展、上举、内外旋更为明显，随着病情进展，由于长期废用引起关节囊及肩周软组织的粘连，肌力逐渐下降，加上喙肱韧带固定于缩短的内旋位等因素，使肩关节各方向的主动和被动活动均受限，当肩关节外展时出现典型的"扛肩"现象，特别是梳头、穿衣、洗脸、叉腰等动作均难以完成，严重时肘关节功能也可受影响，屈肘时手不能摸到同侧肩部，尤其在手臂后伸时不能完成屈肘动作。③怕冷。患肩怕冷，不少患者终年用棉垫包肩，即使在暑天，肩部也不敢吹风。④压痛点。多数患者在肩关节周围可触到明显的压痛点，压痛点多在肱二头肌长头腱沟、肩峰下滑囊、喙突、冈上肌附着点等处。⑤痉挛与萎缩。三角肌、冈上肌等肩周围肌肉早期可出现痉挛，晚期可发生废用性肌萎缩，出现肩峰突起，上举不便，后弯不利等典型症状，此时疼痛症状反而减轻。三角肌有轻度萎缩，斜方肌痉挛。冈上肌肌腱、肱二头肌长、短头肌腱及三角肌前、后缘均可有明显压痛。肩关节以外展、外旋、后伸受限最明显，少数人内收、内旋亦受限，但前屈受限较少。常规 X 线片检查大多正常，后期部分患者可见骨质疏松，但无骨质破坏，可在肩峰下见到钙化阴影。实验室检查多正常。年龄较大或病程较长者，X 线平片可见到肩部骨质疏松，或冈上肌肌腱、肩峰下滑囊钙化征。

（二）名家手法选录

本病以手法治疗为主，配合药物，理疗及练功治疗，内服药以补气血，益肝肾，温经络，祛风湿为主，可用独活寄生汤或三痹汤等，体虚血亏者可用当归鸡血藤汤加减，并可配合熏洗、膏药等治疗。

1. 狄任农手法：①术者一手按住患肩，另一手握患腕部，先向下牵拉，然后缓缓外展抬高，反复5次。并在外展姿势下，做顺时针、逆时针环形运动5次。继之使患肢旋后，在肩部做点、按、揉动作。②术者一手按肩部，另一手握腕部，在牵引下使患肢被动前屈上举。③患者将手置于健肩部。术者一手按肩部，另一手握肘部，向健侧推挤5次。④患者将患手臂置背后。术者一手按肩部，并将肱二头肌长头向后扳拉，另一手拉住患腕部，做向上牵拉5下。⑤在患肩外展姿势下，术者双手握腕部，做牵拉和抖肩动作5下。⑥推扳法。在粘连期常用。将斜方肌拉向下方；将肱二头肌肌腱和三角肌拉向下方；提拉胸大肌；最后将冈下肌、小圆肌和大圆肌向下推扳。

2. 杜自明手法：患者取坐位。术者立于患侧，先点压云门、曲垣、臑俞等穴位，同时拨动云门处筋络，再理横梁筋及肩背部诸筋，并于筋结处分筋。然后依次行手臂前伸，左右旋转滚动肩关节并活动由小到大，上举患肢，屈肘后对侧肩部牵拉，反手背部。最后弹胸筋、背筋、海底筋，并点曲池、合谷等穴。在治疗中常配合健侧简单的手法。

3. 黄乐山手法：①患者坐位。术者立于后，右手扶患肩，先以左手小鱼际置于肩胛骨冈上斜方肌部位，用按揉法按揉。继而用右手拇指在肩后，余四指在肩前，用捏揉法行旋转按揉，边揉边用捏法向肢端疏导。②术者用弹拨法于肱二头肌肌腱、三角肌、冈上肌及肩后背阔肌、冈下肌等拘挛、僵硬肌束上施以弹拨。③术者立于患肩外后方，左手固定肩关节，右手握患肢前臂，由内向外旋转摇动，并逐渐后展患肩。每次稍微过力为宜，活动角度由小到大。④最后用捏、揉、疏导等手法梳理软组织及筋脉。

4. 李墨林手法：①按压合谷、阳溪、阳谷、曲池、小海、天鼎、缺盆、中府、肩井、附分、神堂、膏肓等穴。②患者坐位。术者立于患侧，面向前，左肘屈至90°，自肩后插于患者右腋下，右手持握患者手腕。此时术者以左前臂在患者腋下用力向上向外提肩1分钟，随即将患肢放于术者躯干左侧，顶住右肘。术者右手拇指放于患肩肱二头肌肌腱长头内缘，用力向外向上弹拨，以解除痉挛。③术者立于患者后外侧，右手持握患腕部，左手示指搭于患肩上部，拇指顶于肱骨颈后侧。右手持腕向前外侧呈45°拔伸。拔伸时，要有速度、力度。同时左手拇指在肩后推送弹拨，其余四指则在肩前用力松解肱二头肌肌腱长头，再向后伸肩关节至最大限度，同时屈肘，如此反复10次。继而术者持患腕向前伸，以肩关节为中心，将上肢先做顺时针旋转，再做逆时针旋转，旋转时左手在肩上，拇指和四指做提拉动作，与旋转配合协调，如此反复10次。然后放下患肢，术者以两手掌心在患肩前后相对做旋转揉按动作。④将患肢上举至最大范围，向上牵引，反复数次。⑤将患肢旋前背伸到最大限度，将患手经胸前拉于对肩至最大限度，同时术者将患肘稍上抬顶，反复数次。⑥患肢搭于术者右肩上，术者双手四指交叉放于肩顶，以双手掌根一在肩前，一在肩后，抱住患肩，用力夹持挤压肩部肌肉并向上滑行，与此同时，将患肢徐徐向上抬起。⑦术者立于患者后外侧，以左手持患腕，将患肢外展。然后术者将右手放在患肩部，拇指在后，四指在前，自上而下地抓捏推拉至前臂下部，反复多次。然后以双手掌环抱患肩部前后两侧旋转揉按。⑧患肢放于术者右上臂，术者的双手掌前后环抱患肩，用力抱紧。此时术者用身躯带动患肢，以肩关节为中心，做大范围的旋转动作，正旋倒旋，反复2分钟。⑨术者左手掌托患肢背侧，右手持患腕做肘关节的旋转活动，正旋倒旋，反复数次。最后以左手指放于肱骨外上髁压滚。以上①～③为早期手法，晚期应做全套手法。

5. 林如高手法：①患者取坐位。术者立于患者背后，先在患肩局部涂擦舒筋止痛水，然后一手将患者患侧上臂外展平肩，另一手用掌心揉患肩前部。继之叠手掌心按压冈上肌止点处后，再以双手掌心在患肩前、后搓筋。②术者一手将患侧上肢上举，另一手在患肩部进行拿拨筋法。继续将患侧上肢平举，另一手在患肩部进行推筋法。然后逐渐将患侧上肢后伸，继续推筋。③术者一手握住患侧上肢肘部，屈肘内收，另一手在患肩部按筋。④术者一手握住患侧前臂下部，将患侧肘屈曲上举，另一手在患肩部进行摩筋扶正。

6. 刘寿山手法：

（1）点穴开筋：患者坐位。术者按顺序点肩井、肩髃、前后肩临、极泉、曲池、合谷、手三里、内关、外关、列缺等穴。

（2）捋筋法：术者立于患侧，一手托腕，另一手从肩部开始，用捋筋法向下捋到拇指末端，并依次捋虎口及其余四指。

（3）摇拔屈转法：术者立于患侧后外方，一手拿住患肩，拇指在后，四指在前，另一手握患侧腕，在牵引下摇晃患侧上肢6～7次。拿肩之手移至腋下，握腕之手移至前臂远端，两手同时用力，相对拔伸，以患侧臂外展最高位置为度。保持拔伸力量，使上肢下垂，并屈肘，患侧手触健肩。术者腋下之手撤出，改按肩部，另一手之肘托患者之肘，使患手从头顶绕至患肩，绕头时肘部应尽力竖起，患手尽量向后，绕头后动6～7次。将患臂向前上方拉直，同时术者在肩部之手拇指揉捻患肩。使患者之手向内转，患肩向下向后背，术者转身面向后呈弓箭步，塌腰，并以术者之肩顶在患肩前方，使患者屈肘，患手尽量向后背，可上下颤动5次。术者平身，患肢由后背略横伸，令一助手托扶患臂，术者用合掌散法，先从患肩部起上下抖散到腕部，再从腕部起抖散到肩部。然后用归合顺散法揉按肩部。

（4）顿筋法：治前缝部疼痛较著，筋肉痉挛者。以右肩为例：术者站斜前方，用右手虎口按住肩前方，左手握住患者右手示指、中指、环指、小指，并将患者右手搭于患者右肩，术者左肘将患者肘部抬高，然后用力将患肢向右斜前方拔伸，同时右手虎口向上戳按肩前缝部位，以上手法反复4次。

（5）抖筋法：治后缝部疼痛较著者。术者站患侧，握住患肢四指，将患肢向斜前下方拉直，嘱患者放松肌肉用力抖动数次。

（6）颤筋法：治上缝部疼痛较著者。术者站患侧，双手握患腕部，将患肢向斜下方拉直，嘱肌肉放松，将患肢用力上、下颤抖。

7. 魏指薪手法：

（1）平抬外展法：患者坐位。术者一手压住患肩，另一手握患腕，徐徐外展抬高患臂。当抬高到一定高度时，保持高度，将上臂向前向后来回活动约6次，继而前后转动肩关节各5次。

（2）旋后推肩法：令肩关节粘连一侧手臂旋向身后，肘部屈曲，并渐渐抬高手臂，到紧张牵拉状态。术者用示指点揉患者肩部各痛点，并再用掌根向肩前外侧自上而下推5～10次。

（3）上举增高法：一手固定患肩，另一手握患者前臂，将患肢一紧一松地用力逐渐使患肢增高到最大限度。

（4）内收揉肩法：将患手放到对侧肩部，术者一手托住患者肘部，缓缓用力向健侧牵拉。另一手固定患肩，同时用拇指揉患侧肩部痛点。

（5）拉肩摇膀法：使患者手臂拉直外展，术者一手固定患者肩部，另一手握住患者之手慢慢拔伸使外展角度增大，并同时向前后两方向摇转各5～10次，再用拇指和掌根点揉及按揉痛点。以上手法为1节，连做3节为1次手法。为基本手法。

（6）扩胸法：适加用于外旋活动受限者。患者双手交叉放于颈后，两肘外展。术者用双手托其双肘，腹部抵患者背部，托患肘向后做扩胸动作，连续10次。

（7）双手抱肩法：适加用于内收明显受限者。患者双手臂紧抱双肩，术者立其后，用腹部顶患者背后，紧握患者双手腕，用力向后牵引，力量由小到大，连续10次。

8. 杨希贤手法：①患者坐位。术者用手掌在肩部施以平推，然后按揉曲池、肩髃、天宗、云门穴各1分钟，继而捏拿肱二头肌数遍。②术者一手握患肢前臂摇转肩关节，另一手捏拿肩部痛点明显处肌肉，随着摇转范围的加大，捏拿手法力量亦逐渐加重。亦可根据肩部痛点不同位置，分别施以拨法和按揉法。③喙突处痛点：一手握患肢前臂使患肩外展外旋，另一手以拇指从喙突至上臂的内上方拨筋，继而用掌根沿此筋按揉。④肩后部痛点：术者一手握患肘部将上臂内收，另一手拇指在肩后部从冈上窝到上臂后侧进行拨筋，而后按揉。⑤大结节痛点：术者一手握患肢前臂将其外展，另一手拇指从冈上窝到肱骨大结节进行拨筋，继而按揉。⑥结节间沟处痛点：术者一手握患前臂将患肩后伸，另一手拇指沿结节间沟进行拨筋，继而沿筋按揉。⑦肩胛骨脊柱缘处痛点：术者一手握患肢前臂将患肩内收，另一手拇指沿肩胛骨脊柱缘进行拨筋，继而按揉。⑧将患肢做被动上举、内收、外展、外旋、后伸、内旋等动作。

9. 郑怀贤手法：①第一阶段，主要为肩部疼痛，肌肉痉挛，此时宜用轻而缓慢的手法按摩。先做抚摩、揉捏、搓、摇晃等，搓的力量宜大，速度稍快，时间为1～2分钟，以使肌肉微热而松软为度。再按肩髃、肩井、肩后、肩贞、背胛等穴，然后捏拿肩周围软组织，力达组织深部。最后以抚摩结束，如此反复10次。②当第一阶段的疼痛和肌肉痉挛减轻或消失，但肩部功能仍有障碍时，则进入第二阶段。先在肩部做抚摩，随后再搓，时间2～3分钟，应快而有力，使局部松弛并发热。然后弹三角肌前侧和大、小圆肌，捏冈上肌。再配合按肩髃、肩井、肩后、肩贞、背胛、冈上等穴，揉捏肱二头肌、肱三头肌、胸大肌、斜方肌。最后对肩部做幅度较大的抖动和摇晃，以松解粘连，恢复功能。

（三）临床报道选录

1. 中药内服选录：

（1）当归四逆汤治疗肩关节周围炎20例：当归、白芍、大枣、羌活各15 g，桂枝、木通、姜黄各12 g，细辛10 g，炙甘草8 g，蜈蚣粉（冲服）3 g。若气虚明显加黄芪18 g，血瘀明显加黑老虎30 g，疼痛游走加乌梢蛇15 g。每日1剂，水煎2次，分早、晚服。15日为1个疗程。结果：痊愈10例，好转8例，无效2例，如一患者左肩部疼痛年余，治以组成加乌梢蛇15 g，共服药57剂，疼痛消除，左臂功能恢复正常，追访2年未复发。（《新中医》，1987年第7期）

（2）桂枝汤加味治疗肩关节周围炎30例：桂枝、大枣、姜黄、羌活各15 g，生姜、甘草各10 g，白芍、桑枝各30 g。痛甚加蜈蚣2条，全蝎6 g；疼痛向项背或前臂、上臂发散者加海桐皮、威灵仙各15 g。每日1剂，水煎2次，分早、晚服。痊愈20例，显效8例，无效2例，总有效率93%。（《四川中医》，1994年第6期）

（3）桂枝汤治疗肩关节周围炎23例：白芍15 g，生姜5 g，大枣5枚，桂枝、炙甘草各12 g。肩臂手麻木加川续断70 g，汗多加黄芪、首乌藤各20 g，当归、桑枝各15 g，肩项疼痛发硬加葛根20 g，片姜黄15 g。每日1剂，水煎2次，分早、晚服。痊愈20例，显效3例，总有效率100%。（《甘肃中医学院学报》，1994年第4期）

（4）加味黄芪桂枝五物汤治疗肩关节周围炎39例：炙黄芪50 g，当归尾15 g，鸡血藤30 g，白芍、桑枝各20 g，桂枝、桃仁、五灵脂各10 g。寒胜者，加细辛6 g，附片10 g；湿胜者加苍术10 g；风胜者，加防风10 g。每日1剂，水煎2次，分早、晚服。结果：痊愈（疼痛消失，功能恢复正常）33例；好转（疼痛减轻，活血欠佳）6例。（《湖南中医杂志》，1990年第5期）

（5）黄芪赤风汤治疗肩关节周围炎17例：黄芪100 g，赤芍、防风各10 g，桂枝3 g。肩部畏寒甚者桂枝增至10 g，加炙川乌10 g；肩沉重滞加羌活5 g，威灵仙10 g；患部疼痛剧者加制乳香、没药各10 g；兼气虚加党参、白术各15 g，甘草5 g；兼血虚加当归、白芍、鸡血藤各15 g。每日1剂，水煎，分3次饭后温服，6日为1个疗程。结果：治愈12例，好转2例，无效2例，中断治疗1例，最多服药16剂。（《吉林中医药》，1982年第4期）

（6）茯苓半夏白术饮治疗肩关节周围炎40例：茯苓15 g，姜半夏、白术、白芥子、桑枝各12 g，枳壳、片姜黄各10 g，生姜8 g，风化硝6 g。掣痛引臂，遇寒加重者加细辛6 g，制川乌10 g；重着麻木，经脉拘挛者加地龙10 g，伸筋草15 g；气血虚加黄芪、鸡血藤各30 g；日久不愈加白花蛇舌草10 g，蜈蚣2条。每日1剂，水煎2次，分早、晚服。10日为1个疗程。疼痛缓解后配合功能锻炼。结果：治愈28例，显效（肩关节活动疼痛稍减，自动前屈，外展＞80°，后伸触摸棘突达第2腰椎以上）10例，有效2例。（《湖南中医杂志》，1988年第2期）

（7）乌头细辛汤治疗肩关节周围炎11例：川乌头（先煎10～15分钟）、白芍、麻黄各10 g，羌活12 g，黄芪30 g，细辛、甘草各6 g，全蝎2 g，酒桑枝、当归各15 g。颈项强直加葛根12 g，上肢冷痛加桂枝10 g，久痛加三七末3 g（分两次温开水冲服）。每日1剂，水煎2次，分早、晚服。结果：治愈（肩关节疼痛消失，活动自如）10例，好转（病情虽减，疼痛时有发作）1例。6日内治愈者5例，10日内治愈者4例，15日内治愈者1例。疗效以病程短者优，所有患者，服药过程中未见不良反应。（《陕西中医》，1986年第6期）

（8）黄芪桂枝五物汤加减治疗肩关节周围炎 64 例：黄芪、天仙藤各 30 g，桂枝 12 g，酒白芍、当归各 15 g，制川乌、防风各 10 g，甘草 6 g。掣痛引肩加乳香、独活；痛剧加蜈蚣、地龙、白花蛇；关节拘挛甚加山茱萸、丹参。每日 1 剂，水煎服。7 日为 1 个疗程。用 2～3 个疗程，结果：痊愈 48 例，显效 12 例，好转 4 例。（《湖南中医药导报》，2002 年第 8 期）

（9）阳和活血汤治疗肩关节周围炎 78 例：鹿角胶（烊化）、制乳香、制没药各 10 g，熟地黄 30 g，炮姜、肉桂、白芥子各 6 g，麻黄、生甘草各 3 g，赤芍、山茱萸各 20 g。每日 1 剂，水煎服。10 日为 1 个疗程。用 1～3 个疗程，结果：痊愈 55 例，好转 12 例，有效 6 例，无效 5 例，总有效率 93.6%。（《中医药信息》，2002 年第 6 期）

（10）加味身痛逐瘀汤治疗肩关节周围炎 126 例：桑枝（先煎）100 g，桂枝、石膏（先煎）各 30 g，秦艽、牛膝各 15 g，没药 12 g，片姜黄、川芎、桃仁、红花、羌活、五灵脂、香附、地龙、当归各 10 g，甘草 6 g。老年久病虚弱加黄芪；气血虚加党参、熟地黄；关节局部游走剧痛、顽固难治加蜈蚣、地龙；经脉阻滞加鸡血藤、炮穿山甲；局部冷痛甚去石膏，加制川乌、制草乌；关节拘挛甚加山茱萸；湿邪甚加苍术；湿热去当归、细辛、桂枝，加黄芩、连翘、滑石；由寒转热加龙胆；肩部沉重加独活、威灵仙；肝肾亏损加茯苓、杜仲；肌肉萎缩加枸杞子、骨碎补。每日 1 剂，水煎服。配合肩关节及双上肢活动。15 日为 1 个疗程。用 2～3 个疗程，结果：痊愈 93 例，好转 27 例，无效 6 例，总有效率 95.2%。（《江西中医药》，2006 年第 9 期）

（11）桂当桑海汤治疗肩关节周围炎 63 例：桂心、当归、桑枝、海风藤各 15 g，川芎、木香、秦艽、生甘草各 6 g，独活 9 g，乳香 3 g。随症加减。每日 1 剂，水煎服。7 日为 1 个疗程，疗程间隔 3 日。用大青盐 1.5 kg，放入铁锅内炒热，再加入苍术、羌活、花椒、骨碎补各 30 g，桂枝、川续断、千年健、秦艽、乳香、川芎各 40 g，川乌、草乌各 20 g，透骨草 50 g。将中药炒至微变色为度，晾至皮肤能耐受时，装入用 3～5 层白色棉布缝制的药包，热熨患肩。每次 0.5～1 小时，每日 2～3 次；10 日为 1 个疗程，每个疗程用 1 剂。功能锻炼。用 5 个疗程，结果：痊愈 14 例，显效 46 例，无效 3 例，总有效率 95.24%。（《中医外治杂志》，2008 年第 2 期）

（12）当归四逆汤加味治疗肩关节周围炎 52 例：当归、桂枝各 12 g，白芍 15 g，细辛 3 g，甘草 9 g，大枣 10 g。气虚乏力、三角肌萎缩加黄芪、山药、鸡血藤；痛甚、入夜加重前 3 味药增量，加首乌藤、姜黄、乳香、没药、红花、地龙。每日 1 剂，水煎服。对照组用养血荣筋丸（含当归、鸡血藤、何首乌、赤芍、续断、桑寄生、威灵仙、伸筋草、透骨草）9 g，布洛芬缓释胶囊 0.3 g，每日 2 次，口服。功能锻炼。均 2 个月为 1 个疗程。结果：两组分别治愈 19、13 例，好转 31、30 例，未愈 2、9 例，总有效率 96.2%、82.7%。（《北京中医药》，2009 年第 5 期）

（13）愈肩汤治疗肩关节周围炎 50 例：川芎、羌活、防风、桂枝、制半夏、片子姜、天仙藤、白术、白芷、全当归、茯苓各 10 g，红花、风化硝各 3 g。对寒重者加川草乌、附子；气血不足加黄芪；湿热加秦艽、防己，每日 1 剂，水煎服。结果：总有效率达 96%。（《四川中医》，1990 年第 5 期）

（14）肩凝汤治疗肩关节周围炎 100 例：当归、透骨草、生地黄各 30 g，丹参 50 g，桂枝、香附各 15 g，羌活 18 g。局部冷痛者加川乌 9 g；热痛加忍冬藤、桑枝各 60 g；顽固难愈加蜈蚣、地龙各 9 g。每日 1 剂，水煎服。有效率达 99%。（《河南中医》，1984 年第 5 期）

（15）松肩汤治疗肩关节周围炎 34 例：羌活、当归、赤芍、白芍、桂枝、地龙、威灵仙各 10 g，鸡血藤 30 g，姜黄、黄芪各 12 g，甘草 6 g，生姜 3 片，大枣 4 枚。每日 1 剂，水煎服。若风寒重者加细辛 3 g，秦艽 10 g；病程久或有外伤史者加红花 10 g，穿山甲、乳香、没香各 6 g；更年期妇女加淫羊藿、巴戟肉各 6 g。总有效率为 91.2%。（《河北中医》，1989 年第 2 期）

　　（16）蠲痹汤治疗肩关节周围炎 56 例：羌活 25 g，姜黄、赤芍各 15 g，当归、防风各 20 g，炙黄芪 30 g，甘草 5 g，生姜 3 g。每日 1 剂，水煎服。对肾阳虚者加补骨脂、肉苁蓉各 15 g，巴戟天 10 g；对气虚者重黄芪用量；对肩部畏寒者加桂枝 15 g，制川乌、草乌各 10 g。结果：治愈 32 例，有效 11 例。（《辽宁中医杂志》，1989 年第 2 期）

　　（17）指迷茯苓丸加味治疗肩关节周围炎 40 例：茯苓 15 g，半夏、白术、白芥子、桑枝各 12 g，枳壳、片姜黄各 10 g，生姜 8 g，风化硝 6 g。掣痛引臂，遇寒加重者加细辛 6 g，制川乌 10 g；重着麻木，经脉拘挛者加地龙 10 g，伸筋草 15 g；气血虚加黄芪、鸡血藤各 30 g；日久不愈加白花蛇 10 g，蜈蚣 2 条。每日 1 剂，水煎服，10 日为 1 个疗程。疼痛缓解后配合功能锻炼。结果：治愈 28 例，显效（肩关节活动疼痛稍减，自动前屈，外展＞80°，后伸摸棘达第 2 腰椎以上）10 例，有效 2 例。（《湖南中医杂志》，1988 年第 2 期）

　　（18）补肝益气汤治疗肩关节周围炎 100 例：生黄芪、桑枝、杜仲各 15 g，党参、山茱萸、当归、川芎、白芍、生姜各 10 g。随症加减。每日 1 剂，水煎服。结果：痊愈 90 例，其余 10 例配合推拿、针灸治愈。作者认为肩关节为肩部经脉聚所，筋乃肝所主，老年体弱，肝之精气虚衰，筋失温煦，复感风寒之邪，痹阻于肩是为本病。故治疗应从肝入手，温补肝气，祛风散寒。（《贵阳中医学院学报》，1988 年第 4 期）

　　2. 中药外治选录：

　　（1）二乌樟脑散治疗肩关节周围炎 35 例：川乌、草乌、樟脑各 90 g。研末，装瓶备用。根据疼痛部位大小取药末适量，用醋调成糊状，均匀敷于压痛点，约 0.5 cm 厚，外裹纱布，用热水袋热敷 30 分钟，每日 1 次。治愈 22 例，显效 8 例，好转 4 例，无效 1 例，多数在 5 次以下治愈。（《山西中医》，1986 年第 2 期）

　　（2）草乌荜茇散治疗肩关节周围炎 52 例：炙草乌、荜茇、山柰各 75 g，威灵仙 50 g，白芷、红花各 20 g。研细末，加食醋调匀，纱布包，热敷肩颈部，每次 2～4 小时，每日 2 次。每 2 日换药 1 次。结果：治愈 43 例，有效 7 例，无效 2 例，总有效率 96.2%。（《中国民族医药杂志》，2003 年第 3 期）

　　（3）追风活血止痛膏治疗肩关节周围炎 56 例：威灵仙 30 g，防风 20 g，川乌、草乌、栀子、白芥子各 15 g，红花 10 g，芝麻油 600 g。浸泡 5～7 日，置铁锅中炸枯去渣，滤净炼至滴水成珠，加黄丹 250 g，收膏；再加乳香末、没药末、血竭末各 10 g。膏药冷却凝固后浸冷水中 1 日。烊化后摊于纸上，加热后贴敷患处，每 1～2 日换药 1 次；10 日为 1 个疗程。用 3～31 日，结果：痊愈 41 例，显效 11 例，好转 4 例。（《江西中医药》，2005 年第 9 期）

　　（4）风湿骨痛膏治疗肩关节周围炎 168 例：全当归、六轴子、丢了棒、马钱子、威灵仙、白芥子、羌活、穿山甲、川牛膝、黄连、白蔹、蕲蛇、雪上一枝蒿、全蝎、藤黄、血竭、大戟、樟脑、麝香、二甲亚砜、水杨酸甲酯等 30 余味制成膏药。以“以痛为输”为原则，邻近穴为辅，贴敷，48～72 小时换药 1 次，20 日为 1 个疗程。用 1～3 个疗程，结果：治愈 102 例，好转 43 例，显效 23 例。（《中国民族民间医药》，2008 年第 4 期）

　　（5）龙须风湿灵治疗肩关节周围炎、骨质增生、风湿性关节炎各 20 例：龙须、草乌、透骨草各 30 g。洗净切细晒干，用 75% 乙醇浸泡 10 日，过滤去渣，装瓶。外敷痛处，每日 2 次；或分擦痛处，每日 3～5 次。均 5 日为 1 个疗程。结果：分别治愈 15、13、15 例，显效 4、6、5 例，好转 1、1、0 例。（《云南中医杂志》，1994 年第 3 期）

　　（6）雄樟肩贴灵治疗肩关节周围炎 506 例：雄黄、樟脑、上肉桂、白芥子、公丁香、乌梢蛇、生半夏各 10 g，麝香 0.5 g。以芝麻油、广丹按传统方法制成药膏，摊在 6 cm×6 cm 大小的牛皮纸或布上，使用时用火烊化，外贴肩部痛点，隔日 1 次，10 次为 1 个疗程。早、中、晚期分别治疗 1、2、3 个疗程。同时配合推拿按摩及主动功能锻炼。结果：痊愈 253 例，有效 245 例，无效 8 例，总有效率 98%。(《安徽医学》，1993 年第 6 期)

（7）斑蝥大蒜汁发泡剂治疗肩关节周围炎 40 例：肩髃、天宗、肩井、巨骨、肩贞、肩前、曲池、条口等穴，每次选 2～3 穴，先贴肩部，后贴远端穴。将斑蝥研为细末，取 0.1～0.2 g，用大蒜汁调合成饼置于穴位并盖贴 8～10 mm 的胶布，一般 4～9 小时患者即觉局部有热辣感或微痛感，此时除去胶布和药物即见皮肤发红起疱（若疱大疼痛可刺破使流出疱液），盖以消毒纱布，2～4 日即愈；若未起疱则再盖贴 1 次。每周发疱 1 次，3 次为 1 个疗程。结果：痊愈 29 例，显效 9 例，无效 2 例。(《陕西中医》，1989 年第 7 期)

（8）五枝膏治疗肩关节周围炎 37 例：取桑树枝、槐树枝、榆树枝、桃树枝、柳树枝各 30 cm，直径 12 mm（秋末冬初采者为宜），切成每段长 3 cm，放入香油 500 g 中炸焦捞出（呈黄色）后，将乳香、没药各 15 g，研细加入油中，边加边搅拌（朝一个方向搅拌），拌匀再加入樟丹 250 g，继续搅拌，呈糊状放温后摊在 25～30 张牛皮纸上备用。用时将患部用温水洗净贴上本品，5 日换 1 次，同时进行肩关节功能锻炼。开始前 2 日，每日口服吡罗昔康 30 mg。结果：痊愈 29 例，显效 7 例，无效 1 例。(《河北中医》，1985 年第 5 期)

3. 手法治疗选录：

（1）手法松解加四摸法治疗肩关节周围炎 52 例：臂丛神经阻滞。5～10 分钟后，患者坐位，医者立于身后，一手搭肩，另一手握患肢上臂远端，徐徐使患肢外展、前屈、内收及后旋数次，以达到正常范围为度。动作宜轻柔连贯且彻底。继每日仅用松解手法，用 5～7 日。自觉肩痛明显减轻时，开始主动的四摸（摸墙、耳、肩、背）练习，每次 2～3 遍渐增至 10 遍以上，每日 3～5 次；15 日为 1 个疗程。用 2～5 个疗程，随访 6～38 个月，结果：优 47 例，良 3 例，差 2 例。(《中医正骨》，2006 年第 9 期)

（2）滑推捏按治疗肩关节周围炎 315 例：①术者站在患者患侧，一足蹬在患者所坐的凳子上，膝关节顶住患者脑下，用手掌根或掌心，在肩关节周围、三角肌处做本手法。②活动关节。固定肩胛骨，一手拇指压按肩髃穴，另一手握住肘关节，由下向上、向内、向外做弧形摆动，范围由小到大，逐步增加，以患者能忍受为度，连续 10～20 次。③弹筋法。用手指在肱二头肌长头腱部位捏拉或弹拨，滑利肌肉 8～10 次。④抖震法。手指呈微屈状在肩胛的周围部位连续拍打、抖震，抖震要轻，拍按要重。每次 40～50 下。⑤患者仰卧位，术者站于患侧，一手固定肩胛骨内下缘，另一手握扶上臂中上 1/3，由中立位向前上方推摆，幅度由小到大、每次向上推摆数十下。⑥指针移痛法。用单手拇指压按肩井、肩髃、肩髎穴。然后一手握住患肢肘关节，以拇指压按曲池穴，另一手拇指压按内关穴，示指压按外关穴，屈动肘关节，连续活动 10～15 次。结果：痊愈 281 例，好转 34 例。(《河南中医》，1994 年第 4 期)

（3）点三经，被动分筋，按摩疏筋治疗肩关节周围炎 50 例：①点三经（足阳明胃、手阳明大肠、手太阴肺）、缺盆、天鼎、天宗。②被动分筋法（颈椎旋转法、肩部被动手法）。③按摩疏筋法。结果：痊愈 22 例，良好 10 例，有效 10 例，无效 7 例。1 年后随访 42 例，痊愈 26 例，良好 10 例，有效 4 例，无效 2 例。(《按摩与导引》，1990 年第 4 期)

（4）缓解松弛，功能锻炼治疗肩关节周围炎 110 例：①向心握推法、局部推揉法、点压镇痛法、弹剥顺压法、拿捏法、拍打法。②功能恢复法。仰卧蹬拉法、前屈后伸法、体后绕环法、托肘推肩法、体后拉手法（轻手法、重手法）、直臂扳拉法（轻手法、重手法发病早期，主要选用第 1 种手法或选用第 2 种手法的某几种手法；晚期用第 2 种手法或第 1 种手法中的某几种手法，治疗时配合功能锻炼。结果：临床治愈 64 例占 58.2%，显效 33 例占 30%，好转 13 例占 11.8%。(《按摩与导引》，1989 年第 4 期)

(5) 肩周炎七痛点手法治疗肩关节周围炎 48 例：喙突处的肱二头肌肌腱短头和喙肱肌、肱骨结节间沟处的肱二头肌肌腱长头、肩峰处的冈上肌腱抵止端、上臂后部的冈下肌和小圆肌抵止端、肩胛骨脊柱缘的内角、中点、下角的提肩胛肌抵止端、小菱肌抵止端。依次施治，先分筋，后理筋。急性损伤以理筋为主；慢性损伤以分筋为主。急性期轻手法为主；慢性期除分筋、理筋外，辅以拔伸法和摇法。结果：治愈 22 例，明显好转 14 例，好转 10 例，无效 2 例。(《按摩与导引》，1988 年第 5 期)

(6) 手法加压垫法治疗肩关节周围炎 67 例：①找出明显压痛点。②患者坐位，以右肩为例：先用摸、揉、擦、摇等轻手法，使肩部肌肉放松。医者拇指扭紧肩前压痛点，余 4 指在肩后，令患者右手搭于左肩部，医者左手托住肘部，用力上托，以患者能忍受为度，持续 1 分钟。医者右手拇指抵压肩后痛点，示、中、环指紧扣肩前压痛点，患手后伸内旋，医者握住患者肘部，用力尽量向左肩胛上托。医者右手拇指用力向下抵压肩髃穴，患手上举，抓住患肢肱骨中上部位稳力上托。三角肌压痛时，握住患腕部拉直 2 分钟左右，在牵引下内旋达极限稳定 1 分钟，然后外旋，要求同前。手法毕，在压痛点加适量纸压垫，用胶布捆绑固定。每 3 日 1 次。嘱患者进行功能锻炼。结果：痊愈 55 例，显效 8 例，有效 4 例。(《按摩与导引》，1988 年第 3 期)

(7) 气功按摩手法治疗肩关节周围炎 172 例：患者坐式，闭目，全身放松，意守患侧。术者将丹田之气运至右手示指、中指，分别轻点患者的天鼎、缺盆、肩井、肩髃、曲池、合谷各 2 分钟。术者左手托起患肢，右手劳宫穴对患肢手三阴、三阳循经发气按摩。放下患肢后，术者将左、右劳宫穴置于肩前后，做顺时针和逆时针方向摩转。最后，术者左手中指带气点于颈动脉处，右手劳宫穴贴于患手的外劳宫，以气将患手做上提、后伸、前屈活动。治疗过程中，患肩有热、酸、麻、胀痛等不同感觉。治疗 15 次后，结果：痊愈 98 例，显效 54 例，好转 20 例。(《按摩与导引》，1989 年第 2 期)

(8) 气功推拿治疗肩关节周围炎 50 例：患者取坐位，医者运气后先按揉患侧颈、肩、背部 5 分钟，然后运气点拨压痛点、肩胛内缘以及肱二头肌长、短头各 1 分钟，力度由轻到重，由浅入深，用泻法。运气后轻缓揉、拿、揉、擦上臂部，由上而下反复 10 余遍，然后一手按住患者，另一手抓住其手腕，做肩臂被动前屈、外展、后伸、内收等活动，幅度以患者能忍受为度，接着拍、引、抖、搓患肢，最后用气功外气由上而下导引 3～5 遍。经 1～21 次治疗。结果：痊愈 37 例，显效 10 例，有效 2 例，无效 1 例，有效率为 98%。(《气功》，1991 年第 10 期)

(9) 外展、下压，向上扛抬，扶持牵拉治疗肩关节粘连症 32 例：患者坐于靠背椅上，患臂外展。助手 A 立于健侧后，双手置于患侧肩颈之间，稍用力下压。助手 B 立于患者前面，双手置于患者双股前部。均为使患者固定在坐位上。助手 C 下蹲于患侧，将患侧前臂手心向上位置于助手右肩上，同时双手固定住肘关节部位，不使弯曲。术者位于患侧身后，左手置于患者肩峰部，右手握拳以尺侧连续叩打左手背部，同时令助手缓慢将患肢逐渐向上扛抬。术者左手可触到明显的粘连撕裂感，直至患肢向上完全伸直为止，然后缓慢放下患肢。患者平卧 10 分钟后，行肩肱关节运动检查。嘱患者在 2 周内加强以扶持牵拉法为主的功能锻炼。并作痛点封闭：痛点消毒后，用泼尼松龙 50 mg，维生素 B_{12} 500 μg，1% 盐酸普鲁卡因液 30 mL，以 8 号针头注入肱二头肌长、短头，冈上、下肌，三角肌下滑囊压痛点各 3～5 mL，余药注入肩关节囊下方形成的皱褶内及其周围（相当于肩贞穴），注药后各点予以适当按摩，促进药液吸收，15 分钟后再行手法。结果：痊愈 21 例，显效 7 例，好转 4 例。(《新中医》，1986 年第 6 期)

4. 针灸治疗选录：

（1）针灸治疗肩关节周围炎 50 例：取缺盆、腋下点。缺盆穴直刺，进针 0.5～1 寸，针感传至拇指、示指；腋下点位于背阔肌之中点处，针尖刺向肩峰，进针 2～2.5 寸，边捻转边令患者抬高上肢，然后将针尖提到皮下并使上肢还原下垂，如此反复 3 次。结果：经治疗 1～10 次，痊愈 45 例，显效 4 例，无效 1 例。（《中级医刊》，1990 年第 6 期）

（2）针刺阳陵泉下穴治疗肩关节周围炎 57 例：取患侧阳陵泉 2 cm 处，进针 1.5～2 寸，针尖微斜向患侧肩部使针感窜至患侧肩部及上肢末端，用震颤法运针 10～15 分钟，同时令患者活动患肢，进行最大限度之外展、内收、前屈、后伸。然后缓慢出针，速按针孔。每日 1 次，7 日为 1 个疗程，疗程间隔 3 日。结果：痊愈 34 例，有效 20 例，治疗 4 个疗程仍无效者 3 例。认为病程少于 3 个月者疗效较好，超过 6 个月者稍差。（《吉林中医药》，1989 年第 2 期）

（3）针刺天鼎穴治疗肩关节周围炎 122 例：用 28 号 1.5 寸毫针，采用提插泻法，使其针感传至同侧指尖部位，同时嘱患者活动患侧肩关节，不留针，每日 1 次，10 次为 1 个疗程。结果：痊愈 70 例占 57.4%，好转 49 例占 40.2%，无效 3 例占 2.4%。（《吉林中医药》，1993 年第 2 期）

（4）针刺中平奇穴治疗肩关节周围炎 2099 例：1 组，针刺治疗组取中平穴（足三里下 1 寸，上巨虚上 2 寸处，偏于腓侧），用 28 号 2.5～4 寸毫针，直刺，大幅度用力提插捻转，以泻为主，针感为闪电式远距离传导，早期（<2 个月）以局部疼痛为主，针刺后疼痛消失可不留针；后期肩关节粘连较重者留针 30 分钟，5～10 分钟行针 1 次，隔日（个别体弱者隔 2 日）1 次，7 次为 1 个疗程。患单侧针健侧中平穴，双侧针两侧；对粘连较重者用右手拇指、示指点压双侧风池穴、健侧肩内陵、肩外陵、手五里穴；或针刺健侧相应痛点。2 组，针刺对照组 100 例，针刺条口透承山穴，每日 1 次，7 次为 1 个疗程。3 组，西药对照组 95 例，用普鲁卡因、维生素 B_1、泼尼松龙局部封闭，隔日 1 次，7 次为 1 个疗程。结果：1、2、3 组分别治愈 1477 例（其中 1 针治愈 182 例占 8.67%）占 70.37%、40 例占 40%、38 例占 40.09%，显效 378 例、40、27 例，进步 206 例、18、23 例，无效 38 例、2 例、7 例，总有效率 98.19%、98%、92.6%。3 组疗效对比，针刺治疗组明显优于其他两组（$P<0.01$）。随访 3 个月至 1 年以上者 107 例，功能正常 94 例占 87.85%，复发 13 例占 12.15%。（《中国医药学报》，1989 年第 6 期）

（5）针刺循经起止两端穴治疗肩关节周围炎 154 例：抬起困难，痛在肩峰，属阳明大肠经病，取商阳、迎香；外展受限，痛在肩内，属太阴肺经病，取少商、中府；内旋困难，痛在肩后，属太阳小肠经病，取少泽、听宫。患者取坐位，常规消毒后，用 0.5～1.5 寸毫针，手穴深 1 分，余穴深 0.5～1 寸，中等刺激，得气后留针 15～20 分钟，每 5 分钟行针 1 次，留针期间令患者做肩部最大限度的抬起、外展及内旋活动。首次针患侧，次日针健侧，交替进行，每日 1 次，7 次为 1 个疗程。疗程间隔 3 日。结果：痊愈 93 例占 60.4%，好转 55 例占 35.7%，无效 6 例占 3.9%，总有效率为 96.1%。（《针灸临床杂志》，1994 年第 3 期）

（6）手三阳经原穴治疗肩关节周围炎 456 例：肩部酸痛以肩胛内角、中点、下角为甚，沿手太阳、手少阴经向前臂、手指放散，取腕骨穴，配曲池、肩贞、肩外俞；疼痛以上臂后部为甚，沿手少阳经向肘臂指放散，取阳池穴，配曲池、臑会、天髎；疼痛以肩峰上、下部或喙突处为甚，沿手阳明、手太阴经放射至肘腕，取合谷穴，配曲池、臂臑、巨骨。针刺得气后，针柄接电针治疗仪，连续波，通电 10 分钟，停电后留针 5～10 分钟，出针时用开阖补泻法，每日 1 次，6 次为 1 个疗程。病程长、病情重者电针后取 1～2 穴进行穴位封闭。结果：痊愈 401 例占 88%，显效 28 例占 6.2%，有效 23 例占 5%，无效 4 例占 0.9%。（《云南中医学院学报》，1990 年第 3 期）

（7）阻力针法治疗肩关节周围炎 76 例：患者坐立做疼痛的动作，在维持最疼痛的姿势中寻找最痛点，在此点进针达皮下后，用每分钟＞200次的高频震颤法。病变深者，针达损伤组织，提气后再把针提至皮下，边活动边行本法，至疼痛消失或缓解后起针。对照组70例，患者平卧，取健侧条口透承山穴，提插捻转，强刺激，行针10分钟，留针20～30分钟，中间行针2～5次：均隔日1次，5次为1个疗程。结果：两组分别痊愈64（84％）、45（64％）例，显效8（11％）、10（14％）例，有效3（4％）、8（12％）例，无效1（1％）、7（10％）例，总有效率99％、90％（P＜0.05）。（《上海针灸杂志》，1995年第2期）

（8）头皮针治疗肩关节周围炎122例：用1.5寸毫针，在顶颞前斜线（前顶穴至悬厘穴的连线）中三分之一节段进针约1寸，针尖方向根据患肩疼痛部位，在前者向阴面在后者向阳面，抽气法运针，以当即患部疼痛消失或减轻为得气，每隔10～30分钟运针1次，留针1小时以上，时间越长越好，隔日1次，10次为1个疗程：单肩针对侧，双肩针双侧。在运针和留针期间，患肩做上举、后伸、内收、外展、内旋等运动，其幅度和强度由小到大，越大越好，在行针和运动后在痛点稍加指压，可增加疗效。结果：痊愈77例占63.1％，显效23例占18.9％，有效21例占17.2％，无效1列占0.8％。（《新疆中医药》，1987年第2期）

（9）巨刺治疗肩关节周围炎30例：取患肩对侧下肢腧穴。①用28号3寸毫针刺条口透承山，得气后，患臂做上举运动（以前屈举直为主）。②用30号2寸毫针刺悬钟透三阴交，得气后，患臂做上举运动（以外展举直为主）。③用30号1.5寸毫针刺昆仑透太溪得气后，患臂做后伸运动，继以健侧手在臂外牵拉患肢做内旋上提运动。针治时患者取立位，两腿分开如肩宽、肌肉放松。得气后用捻转泻法，强刺激，运针1～2分钟后出针。结果：显效（前屈举直或外展举直功能提高45°以上）12例，有效（前屈举直或外展举直功能提高15°～45°）16例，无效2例。（《中级医刊》，1988年第5期）

（10）巨刺患肢对侧阳陵泉穴治疗肩关节周围炎52例：主穴取患肢对侧阳陵泉。配穴：风寒型加肩髃（温针灸）、风池；风热型加大椎、曲池、合谷；血瘀加膈俞、肩髃（温针灸）。患者坐位，常规消毒穴位。主穴用2寸针垂直进针，深度1～1.5寸，得气后提插捻转强刺激5分钟，以患者能耐受为度，同时嘱患者活动患侧肩关节，留针10分钟；重复1次；再提插捻转强刺激5分钟后起针。每1～2日1次，10次为1个疗程。结果：治愈28例，显效15例，好转7例，无效2例，总有效率95.8％。（《天津中医学院学报》，1994年第2期）

（11）巨刺阳陵泉穴治疗肩关节周围炎115例：取健侧阳陵泉，常规消毒后直刺1.5～2寸，得气后，久病体弱、肌肉萎缩行补法，余行泻法，同时令其活动患肩，留针15分钟，其间行针2次。起针后肩髃或肩髎仍有压痛，再取健侧相应穴，手法同上，行针1～2分钟起针。对照组51例，取患侧肩髃、肩髎、肩贞、曲池、外关、合谷穴，进针得气后，肩髃和曲池穴分别接G6805型电针仪，用疏密波强度以患者能忍受为度，留针20分钟。均日1次，6次为1个疗程，停用其他治法。结果：两组分别痊愈85、25例，显效27、16例，好转2、5例，无效1、5例，总有效率99.13％、90.19％（P＜0.01）。（《山东中医学院学报》，1994年第6期）

（12）针刺加拔药罐治疗肩关节周围炎30例：两组取相同穴位，主穴取肩三针、臂臑、巨骨；配穴随疼痛放射部位取曲池、尺泽、小海、天宗、曲垣、肩井、阿是穴等。按常规将毫针刺入主穴及有关配穴，得气后再根据肩关节活动状况调整针刺方向。一般痛点行大幅度快速震颤法，体弱者则行小幅度震颤法，初期痛剧可施龙虎交战法，留针15分钟针刺后治疗组在痛点加拔药水罐（将药水40～60 mL装入罐中加温至45 ℃左右，用手捏住药水罐后部的橡皮囊，将其吸附在痛点上，俟药水凉后取下）；对照组（30例）加拔火罐。每日1次，10次为1个疗程。结果：治疗组与对照组分别痊愈12、11例，显效11、10例，有效7、9例。治疗组痊愈率、显效率稍高于对照组，但平均治疗次数及止痛次数则明显低于对照组（$P<0.01$）。药水制备：桂枝、红花各 6 g，苍术、乌梢蛇各 9 g，羌活、独活、威灵仙、木瓜各 10 g，乳香、没药各 5 g，加水 1500 mL，煮沸 20 分钟，冷却备用。（《山东中医杂志》，1988 年第 4 期）

（13）温针灸法治疗肩关节周围炎 112 例：主穴取肩三针（肩髃、肩前、肩后）、天宗、肩中俞、肩井。配穴取臂臑、肩外俞、肩井、曲池、阿是穴。均取患侧穴，以主穴为主，每次 4～6 穴，针刺得气后施平补平泻法。留针不动，将艾段套在针柄上，艾段长 2 cm，直径 1～2 cm，下端点燃，每 1 段为 1 壮，每穴灸 2～3 壮。每日或隔日 1 次，10 次为 1 个疗程，疗程间隔 3～5 日。结果：痊愈 27 例，显效 52 例，好转 30 例，无效 3 例，总有效率 97.3％。（《新中医》，1990 年第 4 期）

（14）锋勾针治疗肩关节周围炎 100 例：局部选穴肩髃、肩前、肩后、臂臑；远部选穴手三里、三间或外关。上臂外侧痛配天井、消泺；前内侧痛配侠白。用山西省针研所师怀堂创制的锋勾针迅速刺入皮下组织，稍待片刻，在勾割组织内牵拉纤维，再行上下勾割 3～4 次，待听到勾割吱吱响声时，即按进针方向倒退出针，左手急速以棉球按压针孔。局部冷痛者，针后加拔火罐 10 分钟。配合功能锻炼。治疗 10 次为 1 个疗程，疗程间隔 1 周。结果：痊愈 31 例，显效 22 例，好转 42 例，无效 5 例，总有效率为 95％。（《江西中医药》，1987 年第 3 期）

（15）肩三针治疗严重粘连性肩周炎 68 例：①主穴取肩髃、肩前、肩后。配穴取臂臑、肩髎、阿是穴。每次选主穴 3 个，配穴 1～2 个。进针得气后用平补平泻法，留针 10～15 分钟，每 5 分钟运针 1 次。起针后用闪火法拔火罐 5～15 分钟。②穴位注射用两组药物，1 组（首选）用 2％普鲁卡因（过敏者用 2％利多卡因）2～4 mL，加醋酸氢化泼尼松混悬液 2～3 mL，行肩三针及配穴两快一慢注射，每穴 1～2 mL，每 3 日 1 次，10 次为 1 个疗程。2 组用 2％普鲁卡因 2 mL，加当归注射液 2 mL，加黄瑞香注射液 4～6 mL，每穴 2～3 mL，每 2 日 1 次，12 日为 1 个疗程，余同 1 组。③经上述治疗之后行局部按摩术。结果：痊愈 63 例，显效 5 例，显效率 100％。（《北京中医学院学报》，1990 年第 5 期）

5. 中药内外并用选录：

（1）内外并用治疗肩关节周围炎 79 例：①外用药。川乌、草乌各 150 g，白花菜子 100 g，乳香、没药（均去油）各 80 g，白胡椒、肉桂、丁香各 20 g，麝香、冰片各 0.5 g。共研细末备用。治疗时将药末用黄酒或低度酒调成糊状，取大枣大小之药糊置于胶布中，敷贴手三里、肩髃穴及肿痛点上，3～4 小时后取下，每周 1 次。个别患者局部出现过敏现象或水疱时用肤轻松外擦即愈。②内服药。黄芪、葛根各 30 g，白芍、桑枝各 20 g，当归、桂枝、桑寄生各 12 g，片姜黄、大枣、生姜片各 10 g。每日 1 剂，水煎服。寒重者加细辛，重用桂枝；痛甚舌有瘀斑者加桃仁、红花；郁久化热加钩藤、地龙；湿重舌苔厚者加薏苡仁、茯苓。结果：临床治愈 71 例，好转 8 例，贴敷 2～4 次。服药 1～10 剂无效者 1 例，总有效率 98.75％。（《河北中医》，1989 年第 6 期）

（2）内外并用治疗肩关节周围炎 158 例：药用桂枝、当归各 12 g，赤芍、白芍、青风藤、木瓜、桑枝各 30 g，黄芪、片姜黄、羌活、独活各 15 g，威灵仙 18 g，红花 10 g，细辛、甘草各 6 g。早期肩部软组织肿胀明显者去黄芪，加忍冬藤、秦艽；兼颈项强痛者加葛根；寒象明显者加川乌、草乌；湿象明显者加薏苡仁、土茯苓；兼阴虚者加生地黄、牡丹皮；兼阳虚者加附子、淫羊藿。每日 1 剂，加水 1000 mL，浸泡半小时后文火煎至 500 mL，滤液。再加水 500 mL，煎至 250 mL，混匀 2 次滤液，250 mL，每日 3 次，口服。药渣上锅微炒，用布包好，热敷患处。结果：痊愈 113 例，显效 21 例，有效 13 例，无效 11 例，总有效率 93％。（《黑龙江中医药》，1992 年第 1 期）

（3）温通活血汤内外并用治疗肩关节周围炎 416 例：药用制川乌、制草乌各 8 g（均先煎），附子（先煎）、路路通、川芎、红花、当归、羌活、片姜黄各 15 g，细辛 6 g，桂枝、地龙、炙甘草各 10 g，桑枝、海风藤各 25 g，鸡血藤 30 g，黄芪 20 g。痛甚加制乳香、制没药（后下）；麻木甚加苍术、薏苡仁。每日 1 剂，水煎服，药渣再煎水烫洗患处 20 分钟。结果：治愈 380 例，有效 32 例，无效 4 例，总有效率 99.28％。《黑龙江中医药》，1993 年第 2 期）

（4）当归四逆汤加减内外并用治疗肩关节周围炎 33 例：药用当归 15 g，桂枝 10 g，芍药、葛根各 30 g，细辛、甘草各 3 g，鲜姜 3 片，每日 1 剂，水煎服。连服 3～12 剂。外用北京同仁堂生产的十香暖脐膏加松香散（松香、姜黄各 1％，冰片 3 g）敷贴，隔日 1 换，连用 3～6 次。结果：痊愈 17 例，显效 6 例，有效 10 例。《江苏中医杂志》，1986 年第 12 期）

（5）黄精鸡血藤汤内外并用治疗肩关节周围炎 205 例：药用黄精、鸡血藤各 15 g，当归、阿胶、淫羊藿、赤芍各 12 g，熟地黄、制川乌、秦艽、独活各 9 g，细辛 3 g。每日 1 剂，水煎服。6 剂为 1 个疗程，疗程间隔 1 日。外敷三痹膏（生川乌、生草乌、生大黄、樟脑各 30 g，细辛、生半夏、生天南星、生姜、茴香、白芥子、乳香、没药、白芷、肉桂、花椒各 15 g，冰片 10 g，共为细末，蜂蜜、米醋适量调煮为膏），每 3 日换药 1 次，2 次为 1 个疗程；配合功能锻炼。结果：痊愈 74 例，显效 69 例，有效 50 例，无效 12 例，总有效率 94.1％。《陕西中医》，1990 年第 1 期）

6. 药物注射选录：

（1）穴位注射治疗肩关节周围炎 74 例：安痛定手三里穴注射，病程 1 个月至 9 年。取患侧本穴。注射前先按揉 3～5 分钟，找准压痛点，消毒，直刺行针，得气后缓慢推入本品 1～2 mL，每日 1 次，3 日后改隔日 1 次，7 次为 1 个疗程，疗程间隔 3 日。久病者配用党参、茯苓、秦艽各 15 g，红花、桂枝、木瓜各 10 g，当归、大枣各 9 g，按病情酌情加减，每日 1 剂，水煎服，5～7 剂为 1 个疗程。治疗 2 个疗程。结果：痊愈 54 例（其中 1 个疗程愈者 41 例），好转 18 例，无效 2 例。《中西医结合杂志》，1990 年第 6 期）

（2）穴位注射治疗肩关节周围炎 201 例：在肩胛冈与肩峰结合部与斜方肌上部内侧缘所形成角的内侧 1 cm 处为注射点。取 20 mL 注射器 1 副，抽药液 20 mL，用 6～7 号针头，常规消毒皮肤，持注射器垂直向下进针，针头可直达肌层深部，抽吸无回血后，缓缓推入药液。注射后患者休息 20 分钟，使药液充分扩散后，再行手法治疗。药物配方：Ⅰ 号液，0.5％～1％利多卡因 20 mL，氟美松 5 mg，维生素 B_{12} 200 μg；Ⅱ 号液，0.5％～1％利多卡因 20 mL，加泼尼松 1.0～1.5 mL，维生素 B_{12} 200 μg；Ⅲ 号液，0.5％布比卡因 20 mL，加氟美松 5 mg，维生素 B_{12} 200 μg。利多卡因有一定毒性，每次用量不得超过 200 mg，对有二度至三度房室阻滞的患者禁用，可用 Ⅲ 号液。一般每周 1 次，3 次为 1 个疗程。坐姿手法：患者端坐，术者在患肩部做软组织松解，然后针对肩关节功能障碍方向做一定的抻拉、旋转手法。外展受限：术者坐在患肩侧面，面向患者。患者患侧手搭在术者同侧肩上（伸直肘关节），术者双手加压在患者的患侧肩峰上，限制肩胛骨活动。术者可缓慢分次做抬起动作，使患者患肩加大外展范围。后伸受限：术者坐在患者身后，术者一手固定患肩肩峰，另一手握住患者肱骨下段，向后伸方向逐渐加力牵拉上提。可反复 3～5 次。前屈受限：术者坐在患者对面，患者患侧手搭在术者同侧肩上，术者双手固定患肩肩峰，分次缓缓站起，加大前屈范围。以上手法均以患者能耐受为限，循序渐进，忌用暴力。卧姿手法（以右肩为例）：患者仰卧位。外展受限：术者站在患者头侧右方，左手固定肩关节，右手握住患者的肱骨上 1/3 处，使肩关节沿水平方向被动外展，分数次进行，逐渐加大活动范围。前屈受限：体位同上，术者左手固定肩关节，右手握在肱骨下 1/3 处，将肱骨向上牵拉，反复数次，逐渐加大前屈范围。后伸受限：患者侧卧，患肩在上，术者左手固定右肩部，右手握患者肱骨下段使右肩做被动后伸动作，分次活动，逐渐加大范围。以上手法可操作 5 次左右，在操作过程中，有时可听到患肩发出"擦擦"声，说明粘连带被松解。除上述治疗外，患者要坚持每日功能锻炼以辅助治疗。患者应做前屈、后伸、外展、外旋、内旋及环转的活动，以利于活动肩关节。结果：治愈 127 例，有效 67 例，无效 7 例，治愈率为 63.18%，总有效率为96.51%。其中 1 次治愈者 38 例占 18.9%。(《中国骨伤》，1992 年第 6 期)

（3）穴位注射治疗肩关节周围炎 152 例：采用肌间沟经路的臂丛神经阻滞。注入 2% 利多卡因 20 mL，加维生素 B_{12} 2 mL（200 μg）。麻醉后待患者出现患肩关节无痛及上臂肌肉松弛后开始做手法松解术。患者取仰卧位，术者立于患侧（或头侧）面对患者徐徐做上臂的过伸上举，提拉外展（外展肩关节使肱骨头沿关节盂轻轻下滑）。然后，屈肘内收、推肘拉伸（术者将肘关节向健侧肩方向推按，使冈下肌、大圆肌、背阔肌充分拉伸）。肩关节粘连基本松解后，术者一手掌心对准患侧肘关节鹰嘴，全手握肘以肱骨为支点，使患侧上臂做顺（逆）时针旋转，进一步使肱骨头周围的残余粘连得到松解。粘连松解开时可听到接连不断的撕布样的"咯咯"声。手法松解后患侧肩关节的活动范围立即恢复到与健侧大致相同。术后功能锻炼"五步手法松解"：过伸上举，提拉外展，屈肘内收，推肘伸肘，顺（逆）时针旋转。结果：经 1 次手法松解而治愈者 144例，占 94.74%；经 2 次手法治愈 8 例，占 5.26%。8 例中 1 例因粘连严重麻醉不充分，未能完全松解，3 日后又做第 2 次松解。另 7 例均为松解术后未按要求进行功能锻炼产生再度粘连而进行第 2 次松解。近期疗效即手法松解后肩关节的活动范围与功能均当即恢复到健侧相同的程度，疼痛锐减或消失。远期疗效术后随访收到复函者 119 例，痊愈 116 例占 97.47%，好转 3 例占2.52%。(《中国骨伤》，1993 年第 4 期)

（4）静脉滴注治疗急性肩周炎 89 例：①5% 葡萄糖注射液 500 mL 内加川芎嗪 160 mg。静脉滴注，每日 1 次，连续输液 5～7 日。地塞米松 10 mg，静脉小壶滴入，每日 1 次，连续输 3 日。②从第 4 日开始点穴治疗。患侧肩髃、肩前、天宗、臑俞、曲池穴，健侧下肢足三里下 1 寸处肩周穴。每穴点压 2 分钟，每日 1 次，共治疗 7 日。上述治疗 10 日为 1 个疗程。结果：第 1 个疗程痊愈 13 例，显效 75 例，好转 45 例，无效 6 例；第 2 个疗程痊愈 19 例，显效 31 例，好转 23例，无效 3 例。(《中国骨伤》，1994 年第 6 期)

7. 中医综合治疗选录：

（1）中医综合治疗肩关节周围炎 215 例：①采用弹拨法、倚肩活筋法、摇肩推旋法、提牵搓抖法。②内服药（风寒型药用麻黄、桂枝、细辛、白芍、桃仁、红花、赤芍、甘草；虚寒型药用黄芪、白芍、桂枝、香附、五加皮、蔓荆子、当归、党参、川芎、甘草；外伤型药用三棱、莪术、赤芍、海桐皮、羌活、白术、沉香）。③外用药取麻黄、当归尾、附子、透骨草、红花、干姜、桂枝、防风、白芷、羌活、木瓜、独活为细末，炒热敷患处。④配以主动功能锻炼。结果：痊愈 116 例，基本治愈 53 例，好转 28 例，无效 18 例。(《国医论坛》，1988 年第 4 期)

（2）中医综合治疗肩关节周围炎 50 例：患者取坐位，术者立患侧，以一手托稳患肢，另一手用擦、拿、揉着力于肩前、上臂内侧到桡骨粗隆，配合分筋手法松解痉挛的肌肉，分离粘连的肌腱，持续 10 分钟。引患肢做外展、内收、旋转等被动活动各 3 次。用擦法揉患肩外、后侧 5分钟，点按患侧肩髃、肩贞、天宗、秉风，以患者能忍受为度。引伸患肢前屈、上举、后弯、上抬各 3 次。最后用搓臂、抖肩法。推拿治疗后将装有中药袋的电热敷器系于患肩及患臂各 1 个，接通电源，热敷 20 分钟。配合爬墙锻炼、体后拉手、外旋运动等功能锻炼。对照组 22 例单纯推拿治疗。每日 1 次，10 次为 1 个疗程。结果：两组分别痊愈 39、10 例，显效 7、9 例，好转 3、2 例，无效各 1 例，两组疗效比较有非常显著差异（$P < 0.01$）。(《云南中医杂志》，1992 年第 5 期)

（3）中医综合治疗肩关节周围炎 120 例：先取肩髃穴快速进针，垂直刺入 1 寸左右，待患者感到酸重感时再向极泉穴方向刺入 3～4 寸。虚寒证用烧山火手法，实热证用透天凉手法，行针捻转 3～5 分钟，进针深度根据患者体质胖瘦强弱而定，刺激轻重以患者能耐受为度。针天宗、曲池、肩井穴，亦均按辨证施不同补泻手法。然后接电疗机，留针 30 分钟，每日 1 次。针后配合活动肩关节。此外，在上述 4 穴位中每次选 2 穴，每穴注入丁公藤注射液（上海中药一厂出品）1 mL，每周 2 次。穴位注射当天不做电针治疗。结果：痊愈 89 例，显效 19 例，有效 9 例，无效 3 例。（《河南中医》，1986 年第 1 期）

（4）中医综合治疗肩关节周围炎 130 例：①穴位注射。肩峰、臑臂痛为主，上举外展受限，取肩髃、曲池、合谷；肩外廉、肩胛部痛为主，外展、伸举、内旋活动受限，取肩髎、臑会、外关；肩臑、臂内侧痛为主，外旋受限，取肩贞、臑会、天宗；有明显痛点者配合局部取穴 1～2 个。用带有 5 号针头的 10 mL 注射器于每穴注射祛痹痛注射液或当归注射液 1～3 mL，每周 2 次，3 次为 1 个疗程。②水浴。药用生川乌、生草乌、桑枝、桂枝、艾叶、公丁香、透骨草、穿山甲、雷公藤各 50 g，细辛 10 g，水煎。将患者肩及手臂浸入药液中，水温保持 40 ℃～50 ℃，浸泡 20～30 分钟。每日 1 次，10 次为 1 个疗程。治疗 1～4 个疗程。结果：痊愈 90 例占 69.2%，有效 38 例占 29.2%，无效 2 例占 1.5%。（《江苏中医》，1992 年第 11 期）

（5）中医综合治疗肩关节周围炎 52 例：取穴肩髃、肩髎、肩井、巨骨、曲垣、肩内陵、阿是穴。医者用拇指指腹粘少许筋丹（生天南星、麝香各 1 g，丁香、肉桂、血竭、乳香各 2 g，共研细末，装瓶备用），沿顺时针方向反复旋转揉摩穴位，力量由轻到重，以患者能耐受为度。每次选 3～4 穴，每穴按揉 80～120 圈，药物揉尽为止。每日 1 次，6 日为 1 个疗程。治疗 3 个疗程。结果：治愈 46 例（88.5%），好转 6 例。（《按摩与导引》，1994 年第 1 期）

（6）中医综合治疗肩关节周围炎 132 例：将乳香、川乌、红花、细辛、三七等药按一定比例浸泡于白酒内，10 日后去渣取汁备用；用桑枝或九里香等树枝制成长约 1 尺，直径 1.5～3 cm 粗细不等的药棒（根据需要可制成圆形、扁平形或一端呈锥形）。以拇指、示指将药棒蘸药液叩击穴位，随干随蘸。根据病情轻重、穴位部位肌肉的厚薄、体质强弱和反应的敏感程度，采取平叩、点叩或直叩手法。穴位多取肩髃、肩髎、肩前、巨骨、秉风、肩井、臂臑、曲池、肩贞、天宗等，也可以痛为俞。体强、病情较重者每穴叩击 180～200 下，体弱、体瘦、病情较轻者每穴叩击 90～100 下。每日 1 次，每次选叩 2～3 穴，交替使用。经 7～14 次治疗。结果：近期治愈 96 例占 72.73%，显效 36 例占 27.27%。（《湖南中医学院学报》，1990 年第 4 期）

（7）中医综合治疗肩关节周围炎 120 例：后颈部取天柱至胸椎；肩上取颈侧至肩井；肩胛部取魄户、天宗、臑会、秉风、肩髎等一带；肩前取中府；肩后取肩穴；二角肌取肩髃一带；曲池至外关、手指。用刮痧活血剂涂抹患部或穴位周围的经脉线上，取刮痧板以 45°平面朝下，由上而下、由里向外，顺次拉长刮拭皮肤，至痧出为止，间隔 3～7 日 1 次，一般 1～4 次。阴血亏弱，阳气不足型用当归四逆汤加减；营卫虚弱，项背强者用桂枝加葛根汤。随症加减。结果：痊愈 110 例占 91.7%，有效 10 例占 8.3%，总有效率 100%。（《贵阳中医学院学报》，1994 年第 1 期）

（8）中医综合治疗肩关节周围炎 28 例：患者取仰卧位，在肩峰、锁骨远端和肢骨头部做标记，选好穿刺点。上肢尽量外旋，以利针尖进入前关节间隙。先将 1% 利多卡因 3 mL 注入皮肤和肩关节前方软组织中，再将 3 mL 注入其关节腔内，然后将 4 ℃ 的冷藏生理盐水 40 mL 连续缓慢注入以扩张其关节囊。注射 2 分钟开始功能锻炼，包括前后摆动，抵抗外力做屈曲、伸展、内旋、外旋以及外展活动，每日 4 次。10 日后随访，如无好转，可做第二次冷却液压扩张治疗，然后继续锻炼 10 日依次反复，直至痊愈。结果：1～2 次治愈者 11 例，好转 2 例。3～4 次治愈者 6 例，好转 3 例。5 次以上治愈者 5 例，好转 2 例。随访 3 个月至 1 年 8 个月，治愈 22 例，好

转 6 例。(《中国骨伤》，1992 年第 2 期)

(9) 中医综合治疗肩关节周围炎 100 例：熊步晃肩、太极云手、双手托天，关节腔内注射混合剂，加服中药。在低位臂丛神经阻滞下，手法松解肩周软组织的粘连。关节腔内注射混合剂（氢化可的松 75 mg，透明质酸 1500 U，ATP 30 mg，1% 普鲁卡因 15 mL）15 mL。术后功能锻炼，采用医疗练功，步骤为：①熊步晃肩；②太极云手；③双手托天。辅以温经通络，活血祛痰剂：姜黄 15 g，桂枝、桃仁、天花粉、大黄各 10 g，红花 6 g，甘草、穿山甲各 9 g，当归、秦艽各 12 g。每日 1 剂，水煎服。本组重度 41 例，中度 45 例，轻度 14 例，均采用上述方法。治疗 2 周后，结果：痊愈 81 例，好转 18 例，无效 41 例。(《山东中医杂志》，1987 年第 6 期)

(10) 推拿配合熏蒸治疗肩周炎 120 例：①推拿。a. 松解：患者仰卧，医者面对患者立于患侧。用靠近患者侧手掌抬起按压固定患者肩膀关节，另一手从肘后握住患者上臂下端，将患者前臂轻搭于自己上臂前方，带动患肢做关节前屈上举动作，幅度由小到大，连续 10 次后达到患者可忍受最大限度，稍减小前屈角，让患者放松肩部，在患肩肌肉无明显对抗收缩的情况下，医者突然发力上抬患肩达前屈 180°，并顺势外展外旋内收肩膀关节回归原位。b. 擦：患者休息 5 分钟后坐位，患肢放松下垂，站于患侧，握住其手掌使之微外转，另一手用滚或一指禅法，重点在肩膀前、三角肌及上臂内侧施术，握患者手臂手配合患肢的被动外展和旋内、旋外活动。c. 弹拨：由轻渐重作用于肱二头肌长腱粘连处，冈上肌和冈下肌侧及三角肌周围弹拨 5～10 次，刺激量以患者可忍受为度，弹拨后施以揉法。d. 摇扳搓抖：扶住患肩，另一手握住其手腕，以患者关节为中心做环转摇动，幅度由小到大，然后进行肩关节的内收上举，后伸扳法等被动活动，再用搓法从肩到前臂反复上下搓动，以放松关节，最后用双手握住患手腕做牵位抖动。e. 点拿：先点按患者肩髃、天宗、肩贞、肩内陵、曲池、合谷等穴，再拿肩井结束手法。推拿每日 1 次，10 日为一个疗程。②熏蒸。用吉林兴达医疗器械公司生产的电脑熏蒸中频治疗机（DXZ.1 型），将患处置于仓内熏蒸，温度 38 ℃～52 ℃，相对湿度≤80%，时间 30 分钟。中药熏蒸方：威灵仙、秦艽、川芎、羌活、桑枝、伸筋草、鸡血藤各 30 g，制川乌、制草乌各 20 g。③康复锻炼。嘱所有患者回家后开始功能康复锻炼，采用双臂爬墙，就绪腰晃肩一拉手，肩关节内收、外展、内旋、外旋，双手拉滑车等活动，每次运动做 20～50 次，每日坚持锻炼 3～6 次。结果：本组 120 例，治愈 99 例（82.5%），好转 19 例（15.8%），无效 2 例（1.6%），总有效率 98.7%。(《中国现代药物应用》，2010 年第 8 期)

(11) 局部推拿手法配合足部按摩治疗肩周炎 54 例：对照组采用常规手法操作。患者取坐位，医者分别施以揉法、擦法、摇法、拔伸法，抖法。每日治疗 1 次，5 次为 1 个疗程，1 个疗程后休息 2 日。按摩 4 次后疼痛明显减轻，活动受限改善。治疗组在采用常规手法结束后，再配合足部按摩：将双足浸泡在中药温水内 20～25 分钟，然后将双足整体按摩一遍，再加强对排泄、运动和生殖系统的刺激（如对肾，输尿管，膀胱，肩，肘，肋骨，颈椎，胸椎，甲状旁腺，淋巴腺等反射区刺激 5～10 次）。每日 1 次，5 次为 1 个疗程，1 个疗程后休息 2 日。按摩 1～2 次后，疼痛明显减轻，活动受限有明显改善。结果：治疗组痊愈 39 例，显效 10 例，有效 5 例，总有效率 100%，对照组痊愈 28 例，显效 12 例，有效 9 例，无效 5 例，总有效率 90.7%，差异有统计学意义。(《浙江中医药大学学报》，2010 年第 5 期)

8. 中西医结合治疗选录：

(1) 中西医结合治疗肩关节周围炎 128 例：方选温经解凝汤，药用透骨草、伸筋草、苏木、木瓜、续断、延胡索各 30 g，三棱、莪术、桂枝、威灵仙、川芎各 15 g。每日 1 剂，水煎服；药渣再煎取液，熏洗、热敷患肩，并揉弹患处软组织及使肩关节被动屈伸，以患者能耐受为度，每次1小时。取肩周压痛点2～3个及肩胛上神经阻滞点，用1％利多卡因6 mL，确炎舒松20 mg，维生素B₁₂0.5 mg，维生素B₁50 mg，山莨菪碱10 mg，加生理盐水至20 mL，局部封闭，每点3～5 mL，局部按摩5～10分钟。手法：患者仰卧，一手握患肢上臂，另一手置患肩，轻缓外展患肢后，逐渐抬高患肩，可听到粘连撕裂声；再将患肢向内外反复摆动旋转，并上举。患者侧卧，患肩在上，医者握患肢手部使患肩后伸，并使患手顺棘突尽量上摸，至关节活动自如。术后2～3日，家属协助行肩关节锻炼，以患者能耐受为度。每日2～3次。结果：痊愈106例，显效16例，无效6例。（《中医正骨》，2001年第11期）

（2）中西医结合治疗肩关节周围炎79例：黄芪、威灵仙、当归、白芷、杜仲各30 g，生川乌、生草乌、姜黄、川芎各15 g，桂枝、透骨草各9 g。共研细末，加凡士林，调成30％～50％软膏，涂布垫上，厚约3 mm；加麝香0.1 g，冰片1.2 g；外敷患处，绷带包扎，并热敷20分钟。每20日换药1次，3次为1个疗程。并用2％普鲁卡因4 mL，加泼尼松龙25 mg，压痛点浸润性封闭，每日1次，6日为1个疗程。功能锻炼。结果：治愈70例，显效6例，好转3例。（《时珍国医国药》，2002年第2期）

（3）中西医结合治疗肩关节周围炎119例：患者仰卧，患肢掌心向上，局部麻醉下，用腰穿针自肩前喙肱间隙垂直刺入，抵肱骨头（或关节盂）时，改变方向，刺入关节腔，用60％泛影葡胺注射液8～10 mL，行关节囊造影摄片后，抽出，并用生理盐水冲洗。继本组114例，用川芎嗪注射液80 mg，丹参注射液10 mL，冷冻生理盐水25～30 mL，酌加地塞米松5 mg，制成混悬液40～45 mL；对照组30例，用冷冻生理盐水40～45 mL；均加压注入关节腔，推注力量以不撑破肩胛下滑囊致药液向胸壁及三角肌部溢出为度；注后立即拔出穿刺针，包扎，轻手法揉压，肩关节被动运动。颈腕悬吊1日；次日做上举锻炼。结果：两组分别有效109、20例，无效5、10例，总有效率95.6％、66.6％（P＜0.01）。（《中国骨伤》，2002年第10期）

（4）中西医结合治疗肩关节周围炎50例：药用海桐皮30 g，透骨草、威灵仙、花椒、防风各15 g，乳香、没药、桑枝各6 g，当归、制草乌、制川乌各12 g，川芎10 g。装布袋，加水1.5 L，浸1小时，水煎15～20分钟，取液，熏蒸患处；至药温40 ℃～50 ℃，用毛巾蘸药液，搓洗患处15～20分钟；每日1～2次，2周为1个疗程。并用透明质酸钠2.5 mL，2％利多卡因0.5 mL，关节腔注入；当日不熏洗；每周1次，用3次。随访2年，结果：优34例，良5例，可7例，差4例，优良率78％。见不良反应5例。（《中国基层医药》，2003年第1期）

（5）中西医结合治疗肩关节周围炎32例：患者坐位，从肩胛冈下肩关节后缘凹陷处垂直进针至肩关节腔，用参麦注射液（含红参、麦冬。正大青春宝药业有限公司提供）4 mL，1％利多卡因1 mL，关节腔内注射；取肱二头肌腱附着点及三角肌滑囊处两压痛点，用上述药液等量，推注；每5日1次；6次为1个疗程。并用五子散（含苏子、白芥子、吴茱萸、菟丝子、补骨脂各100 g），装布袋，微波炉中火加热3分钟后，热敷患处，每次25分钟，每日1次；4周为1个疗程。患者做矢状面、冠状面及水平面划弧运动，力度以患者能耐受为度，每次15分钟，每日3次；4周为1个疗程。对照组30例，用得松宝、1％利多卡因各1 mL，痛点入针，至肩关节囊，局部封闭，每月1次。并用美洛昔康1片（0.75 mg），每日口服。1个月为1个疗程。用1个疗程，结果：两组分别临床控制14、10例，显效10、7例，有效6、5例，无效2、8例，总有效率93.75％、73.33％（P＜0.01）。（《中国骨伤》，2006年第6期）

（6）中西医结合治疗肩关节周围炎57例：药用当归、白术、麻黄、桂枝、羌活各10 g，鸡血藤、桑寄生、淫羊藿、续断、姜黄各15 g，制附子8 g，甘草、细辛各3 g。疼痛甚加白芍、延胡索、制乳香、制没药、陈皮；冻结甚加全蝎、蜈蚣。每日1剂，水煎服。功能锻炼：①后伸摸脊法：反背屈肘，手背紧贴脊柱用力向上移行。②爬墙压肩法：患者面对墙壁，患肩前屈上举，手掌贴墙，向上攀附。③摆动划圈法：患侧上肢下垂，以肩关节为轴心，做内收、外展、前屈、后伸动作，再由内收到外展、外旋的划圈活动，幅度由小到大，逐渐加大活动量及活动范围。每次 20～30 分钟，以微痛能耐受为度。每日 3～5 次。用 2 周至 2 个月，结果：痊愈 38 例，显效 12 例，好转 7 例，总有效率 95％。(《中医正骨》，2009 年第 3 期)

(7) 中西医结合治疗肩关节周围炎 100 例：肩周炎随机分为两组，即综合治疗组和对照治疗组。综合治疗组：①1％普鲁卡因 5 mL 加泼尼松龙 10 mg 局部痛点封闭，每周 2 次。②超短波理疗每次 30 分钟，每日 1 次，14 日为 1 个疗程。③推拿按摩。双手提拿法，运法，抬摇法，旋肩法，按肩旋后法，揉捏法，爬高法，穴位按摩法。全套动作每次 30 分钟，每日 1 次，14 日为 1 个疗程。对照治疗组：局部痛点封闭加理疗。方法同综合治疗组。结果：治疗组 1 个疗程治愈 37 例，好转 5 例，2 个疗程治愈 8 例。好转 0。对照组则分别为 6、9 例及 16、19 例。(《中国骨伤》，1994 年第 4 期)

(四) 经验良方选录

1. 内服治疗选录：

(1) 生川乌头约 5 g，粳米 50 g，姜汁约 10 滴，蜂蜜适量。把川乌头捣碎，研为极细粉末。先煮粳米，粥快成时加入川乌末，改用小火慢煎，待熟后加入姜汁及蜂蜜，搅匀，稍煮即可。具有祛散寒湿、通利关节、温经止痛之效。适用于肩周炎风湿寒侵袭所致者。

(2) 黄芪 60 g，当归、白芍各 20 g，桂枝、威灵仙、防风、羌活各 12 g，大枣、生姜各 10 g，甘草 6 g，穿山甲 6 g，蜈蚣 2 条。冷痛者加制川乌、制草乌各 10 g，痰湿者加法夏 12 g，天南星 10 g，病久三角肌萎缩者加制马钱子 0.3 g。

(3) 川羌活、防风、川桂枝、制半夏、片子姜、天仙藤、白术、白芷、全当归、茯苓各 10 g，红花、风化硝各 3 g。上药研末姜汤泛丸，病轻者服 1 个月，病程长或重者服 2～3 个月，亦可水煎每日服 1 剂。主治肩周炎。

(4) 甘草 3 g，大枣 3 枚，姜黄、羌活、赤芍、防风、生姜、川芎、红花、没药各 10 g，炙黄芪、当归、丹参、鸡血藤、续断各 15 g。每日 1 剂，水煎服。主治肩周炎。

(5) 麻黄 5 g，甘草 3 g，熟地黄、淫羊藿各 15 g，白芥子、桂枝、炮附子、当归各 10 g，姜黄、川芎、制乳香、制没药各 6 g。每日 1 剂，水煎服，连服 5 日获愈。1 年后随访未见复发。主治肩周炎。

(6) 川羌活、化橘红各 7 g，防风、川桂枝、制苍术、香白芷、半夏各 10 g，片子姜、天仙藤、全当归各 15 g，制川乌、制草乌各 6 g，茯苓 12 g，风化硝 3 g。以上方为丸，肩痛痊愈。主治肩关节周围炎。

(7) 老桑枝 60 g，老母鸡 1 只，盐少许。将桑枝切成小段，与鸡共煮至烂熟汤浓即成，加盐调味，饮汤吃肉。具有祛风湿、通经络、补气血之效。适用于肩周炎慢性期而体虚风湿阻络者。

(8) 熟地黄、鸡血藤各 20 g，白芍、当归、片姜黄、附片（先煎）各 15 g，桂枝、枸杞子、杜仲各 10 g，茯苓、威灵仙、白芷各 12 g，细辛 5 g，黄芪 25 g。每日 1 剂，水煎服。主治肩周炎。

(9) 黄芪 20 g，羌活、当归、白术、白芷、葛根各 15 g，荆芥、桂枝、五加皮、木瓜各 10 g，蜈蚣 3 g，甘草 6 g。每日 1 剂，水煎服。主治肩周炎。

(10) 炙黄芪 40 g，当归尾 15 g，白芍、鸡血藤各 30 g，桑枝 20 g，细辛 6 g，桂枝、桃仁、五灵脂、附片各 10 g。每日 1 剂，水煎服。主治肩周炎。

（11）红花、地龙各 20 g，生黄芪 50 g，苏木、乳香、没药、土鳖虫各 10 g，泽兰、木瓜、赤芍、独活、桑寄生、桂枝各 15 g，蜈蚣 3 条。每日 1 剂，水煎服。主治肩周炎。

（12）当归、穿山甲、威灵仙各 12 g，三棱、莪术各 6 g，蜈蚣 2 条，乳香、地龙、没药、白芍、甘草各 10 g。每日 1 剂，水煎服。主治肩周炎。

（13）当归、伸筋草、桑枝、桑椹、山楂、片姜黄、桂枝、乌梅、丹参、生槐花、地龙、甘草各适量。每日 1 剂，水煎服。主治肩周炎。

（14）柴胡、当归、清半夏、羌活、桂枝、白芥子、附片、秦艽、云苓各 10 g，白芍、陈皮各 15 g。每日 1 剂，水煎服。主治肩周炎。

（15）桂枝 12 g，白芍 15 g，细辛 1 g，当归、黄芪、威灵仙、防风、炙甘草各 10 g，姜枣为引。每日 1 剂，水煎服。主治肩周炎。

（16）黄芪 30 g，桑枝 60 g，桑寄生、桂枝、白芍、生姜各 12 g，姜黄、羌活各 9 g，大枣 5枚。每日 1 剂，水煎服。主治肩周炎。

（17）半夏、茯苓各 12 g，枳壳、朴硝、制天南星、橘络、炙甘草、川贝母各 6 g。每日 1剂，水煎服。主治肩周炎。

（18）黄芪 30 g，桂枝、赤芍、羌活、姜黄、当归各 6 g，桑寄生 9 g，地龙 10 g。每日 1 剂，水煎服。主治肩周炎。

（19）丹参、桂枝各 15 g，羌活、姜黄各 12 g，威灵仙 18 g，蜈蚣 4 条。每日 1 剂，水煎服。主治肩周炎。

2. 外治良方选录：

（1）姜黄、羌活、独活、桂枝、秦艽、当归、海风藤、桑枝各 15 g，乳香、木香、川芎各9 g。上药水煎 2 次后，将药液连渣一同倒入面盆，将 2 条毛巾浸置在盆中的汤药中备用。然后让患者裸露患肩，用药液浸泡的热毛巾拧干（以不滴水为宜），热敷疼痛点，范围逐渐扩大至整个肩关节周围。毛巾冷即换，交替使用。每次热敷时间不少于 30 分钟，每日热敷 1 次。如病情严重者，每日可热敷 2 次。第 1 次热敷结束后，汤药冷却后保存，第 2 日可再并入第 2 次新煎药物一起使用，一般使用 3 剂后倒掉，重新如前法置药。

（2）制川乌、制草乌、制附子各 90 g，三七 10 g，乳香、没药、当归、片姜黄、血竭、川芎、延胡索、防风、桂枝、透骨草各 60 g，马钱子、雄黄、土鳖虫、红花、甘草各 30 g。上药共为末，分装在 2 个约 30 cm×15 cm 的细布袋内。将 1 个药袋内药物倒入铁锅炒热，再迅速装入袋内封口，待能耐受时即热熨肩部，边熨敷边用手揉搓。温度降至接近体温时，可再换另 1 个药袋，每晚治疗 1 次，连续 15 日为 1 个疗程。每袋药物可重复使用 5 次。主治肩周炎。

（3）天南星、生川乌、生草乌、羌活、苍术、姜黄、生半夏各 20 g，白附子、白花、乳香、没药各 15 g，红花、细辛各 10 g。共研细末，加食醋、蜂蜜、白酒、葱白捣烂，鲜生姜适量，白胡椒 30 粒研碎，炒热后用旧布袋装备用。将制好的药物热敷患处 30 分钟，每日 2 次，连续热敷5～7 日（不可内服）。主治肩周炎。

（4）川乌、草乌各 90 g，樟脑 90 g。研末，装瓶备用。根据疼痛部位大小取药末适量，用老陈醋（一般食醋也可）调糊状，敷压痛点，厚约 0.5 cm，外裹纱布，然后用热水袋热敷 30 分钟，每日 1 次。主治肩周炎。

（5）用老生姜 1000 g，葱子 500 g，甜酒 250 g。将二味药捣烂后，炒热，敷痛处。

第二节　肱骨外上髁炎

一、病证概述

肱骨外上髁炎，曾称网球肘。以肘关节外侧疼痛，用力握拳及前臂做旋前伸肘动作（如打网球、绞毛巾、扫地等）时可加重，局部有多处压痛，而外观无异常为主要临床表现。肱骨外上髁炎属中医学"中伤筋、肘痛"等范畴。认为系由肘部外伤或劳损，或外感风寒湿邪致使局部气血凝滞，络脉瘀阻而发为本病。在穴位刺激方法上，早期或针或灸，较为单一，近年来不仅多种穴位刺激法被用于本病，且提倡综合互补，或针刺与灸治结合，或刺血加拔罐，意在疏通局部气血，使疗效有所提高。俗称网球肘是指手肘外侧的肌腱发炎疼痛。疼痛的产生是由于负责手腕及手指背向伸展的肌肉重复用力而引起的。患者会在用力抓握或提举物体时感到肘部外侧疼痛。网球肘是过劳性综合征的典型例子。研究显示，手腕伸展肌，特别是桡侧腕短伸肌，在进行手腕伸直及向桡侧用力时，张力十分大，容易出现肌肉筋骨连接处的部分纤维过度拉伸，形成轻微撕裂。

二、妙法解析

（一）右肱骨外上髁炎（孙达武医案）

1. 病历摘要：张某，男，38岁。右肘部外上方疼痛，未经诊治遂来我院就诊。就诊时右肱骨外上髁处压痛，局部轻度肿胀，伸腕抗阻试验阳性，前臂抗阻旋后试验阳性，米尔征阳性。X线检查示肘关节未见明显异常。诊断：右肱骨外上髁炎。治疗：消炎除湿，软坚散结。①加味化瘀通痹汤：当归、丹参、鸡血藤、透骨草、桑枝各15 g，香附、延胡索各12 g，制乳香、制没药各9 g，三七粉、甘草各6 g。每日1剂，水煎，分早、晚2次服。连服7剂。②外敷腱鞘炎散：川乌、草乌各90 g，干姜60 g，赤芍30 g，白芷25 g，胆南星20 g，肉桂、三棱、莪术各15 g。将上药研末混匀每次取药粉15 g，用老陈醋加热调成糊状，敷于患处，纱布覆盖胶布固定，每晚睡前1次，次日清晨去除，连用7日后复诊，右肘部疼痛明显减轻，肿胀消除。重压右肱骨外上髁压痛存在。停内服药，继续外敷腱鞘炎散10日，同时配合温电针治疗，通经络、止痛。针灸穴位：阿是穴、曲池、手三里、外关、合谷等。每次20分钟，每日1次。10日为1个疗程。10日复诊，右肘部疼痛基本不存在，肱骨外上髁压痛不明显，伸腕抗阻试验阴性，前臂抗阻旋后试验阴性。嘱患肢避劳累，局部保暖。（《孙达武骨伤科学术经验集》，人民军医出版社，2014）

2. 妙法解析：肱骨外上髁炎属中医学"伤筋"等范畴。认为系由肘部外伤或劳损，或外感风寒湿邪致使局部气血凝滞，络脉瘀阻而发为本病。就诊时患肢肘处于无菌性炎症活跃期，予以内服、外敷中药活血化瘀、消炎止痛，待炎症基本消除后，局部针灸治疗，疏通局部气血通络止痛。

（二）右肱骨外上髁炎（陈森然医案）

1. 病历摘要：张某，男，34岁。自诉右肘关节外侧疼痛无力伴运动障碍已半年余，时轻时重，缠绵不愈。近来握钳旋转时疼痛加剧，并放射至前臂，屡治不愈。检查：右肩关节活动正常，右肱骨外上髁轻度肿胀，压痛（＋＋＋），肱桡关节滑囊和桡骨头前缘处压痛（＋＋），右肘关节X线摄片无阳性发现，米尔征（＋）。诊断：右肱骨外上髁炎。将鲜毛茛茎叶适量洗净切碎捣烂，做成约铜钱大小的扁圆形泥饼（厚约0.5 cm）。将毛茛饼敷贴于肱骨外上髁疼痛最明显处，在药饼上盖 1 张稍大于药饼范围的不吸水纸（如钢板蜡纸），再盖上敷料用胶布固定即可。1～2 小时内局部有灼热辣痛感，当皮肤充血发红时，取下药饼，经 4～6 小时后局部轻度红肿疼痛并逐渐起水疱，至 1～2 日后水疱逐渐增大。在水疱全部覆盖原药液弥散范围并极度充盈时，用空针管反复将液抽出，以消毒敷料覆盖或包扎，以防感染。数日后局部组织逐渐恢复，短期局部皮肤有色素沉着，经久消退。用鲜毛茛外敷局部，1 次痊愈。随访至 1983 年 8 月，未见复发。（《安徽中医学院学报》，1985 年第 4 期）

2. 妙法解析：毛茛中含有的原白头翁素与皮肤组织接触能产生强烈的刺激作用，有类似"起疱灸"的效能，是常用的"天灸"药物之一，能促使患部充血起疱和放出患部少许水液，有疏通经络气血、改善经络气血运行不畅的作用。

（三）肱骨外上髁炎（张士波医案）

1. 病历摘要：肖某，男，59 岁。左肱骨外上髁部受到撞击后出现疼痛，逐渐加重，并向左前臂窜痛，夜不能寐，肘部不敢活动，甚至连衣袖摩擦局部时亦可引起剧痛，曾在当地医院诊断为"网球肘"，并行按摩、理疗封闭及药物等治疗近 4 年未见好转而来诊。检查：左肱骨外上髁部有米粒大小隆起，质地硬，触痛（++）拒按，米尔征阳性。红花、桃仁、当归、血竭、乳香、没药、川乌、草乌、徐长卿、甘草各 50 g，生姜 10 g。用白酒 500 mL 密闭浸泡上药 1 周后滤汁，然后再用白酒 500 mL 将上药浸泡 10 日后滤汁，2 份药酒合在一起，加入樟脑 10 g、麝香 1 g，加水 100 mL 装瓶密闭备用。将药酒摇匀，用 10 cm×10 cm 大小的 6～8 层纱布浸沾药酒后敷于患处，外层用油纸或塑料薄膜覆盖包扎，以防药物向外挥发造成浪费，然后将热水袋置于外层热敷。每晚 1 次，5 次为 1 个疗程，停药 2 日后再进行下 1 个疗程，连续用药 3～4 个疗程即可治愈。经本方治疗 2 日后，局部皮肤出现红肿及瘙痒，经调整药酒配方及浓度后继续敷用，无不良反应，2 个疗程后症状及体征明显减轻，自行停药后恢复体力劳动，2 个月后复发。经再次用药 4 个疗程，并继续限制肘关节剧烈活动 1 个月后痊愈。1 年后随访无复发。（《中国中医骨伤科杂志》，1988 年第 4 期）

2. 妙法解析：肱骨外上髁炎，俗称网球肘，常见于用手操作工作者，如砖瓦工、木工、厨师及网球运动员等。临床表现为肘关节外侧酸痛、无力，疼痛逐渐加重，前臂旋转功能受限。本病在急性损伤中，多为肘关节过度伸直，前臂极度旋前，腕关节骤然屈曲时，使前臂伸肌群起始点的腱纤维受到牵拉伤或部分撕裂，而引起急性创伤性炎症。慢性损伤常由于长时期重复上述损伤的动作，使该部位的腱组织发生水肿、渗出，以至机化、粘连，形成慢性劳损。故急性损伤者局部可有轻微肿胀，慢性者多以组织增生、肥厚为主。

三、文献选录

肱骨外上髁炎好发于成年人，男女比例为 3∶1，以右侧为多见。尤以砖瓦工、木工、厨师、网球运动员为多见。本病的发生多因肘、腕关节的反复屈伸用力，前臂频繁地旋前旋后，长期劳累，使伸腕肌起点受到反复的牵拉刺激，导致前臂伸肌总腱部分撕裂，局部出血呈无菌性炎症而产生粘连、机化、肥厚等组织改变，或是关节滑膜嵌入肱桡关节间隙引起，也可因急性扭伤或拉伤肘部而引起。临床多无明显外伤史，但有长期劳累病史，起病缓慢。常因用力不当而突然诱发，并逐渐出现方向性疼痛。肘关节局部无肿胀、屈伸活动不受限。但前臂旋转功能受限。做扫地、拧衣等动作时均可引起患处疼痛，严重者疼痛可向上臂、前臂及腕部放散。肱骨外上髁压痛敏感，压痛点位于肱骨外上髁、环状韧带或肱桡关节间隙处。X 线检查：偶见肱骨外上髁处钙化阴影，骨膜反应或肱骨外上髁粗糙。中医学认为本病是由气血虚弱、风寒湿邪侵袭而致，属"筋痹""伤筋"范畴。

（一）名医手法选录

本病以手法治疗为主，配合药物、理疗、针灸、小针刀等治疗。药物治疗以舒筋活络为法，可口服舒筋汤或活血汤等，配合膏药或熏洗疗效更佳。

1. 狄任农手法：

（1）推扳法：患者坐位，屈肘90°。术者一手握腕部，另一手用拇指将肱桡肌、桡侧伸腕长短肌等向外极度扳动，由肘部到腕部往返数次。

（2）伸屈法：患者坐位。术者一手握其前臂远端，将患肢伸直，前臂旋后，使患肢手掌抵住术者腹部；术者用另一手掌心从后向上抬托患肘部，使肘关节被动过伸。然后再使肘关节被动屈曲。

（3）挺肘法：术者一手拿住患肢腕部，使前臂尽量旋前并逐渐伸直肘关节，在伸直到最大限度的同时，另一手在肘关节后方顺势向前一推，双手交错用力，可以听到粘连松解撕裂的响声。

2. 董万鑫手法：

（1）按摩理筋法：患者坐位，术者以一手握患肢腕部，用另一手掌在患肘及上下臂轻轻摩擦。再于肘部和前臂施以拿捏手法。然后使患肘轻度屈曲，用一手的拇指在肱桡关节处进行按摩。

（2）旋转伸屈法：在拇指按揉肱桡关节的同时，将患肢前臂进行旋前和旋后的运动；然后在按揉肱桡关节的同时，再将患肢肘关节做伸屈运动，活动由小到大，逐渐加大用力。

（3）摇肘法：术者一手持患肢腕部，另一手拿住患肘，使患肢前臂做旋前旋后动作并同时屈伸肘关节。重复上述手法数次。

（4）过伸侧搬法：术者一手托于患肢背侧，另一手握前臂远端，缓缓用力，将患肢过度伸肘，重复数次。然后在前臂旋后的同时，将患肘伸直，再将前臂搬向尺侧，此时肱桡关节可发出清脆的响声。

（5）穴位按摩法：按摩点压曲池、尺泽、手三里、合谷等穴。

（6）功能锻炼：嘱患者进行伸屈肘关节和旋转前臂的练习。

3. 冯天有手法：①患者坐位。术者一手握其腕部，以另一手拇指在患处施以分筋手法反复按摩，使患处骨质增生的锐边逐渐平复。②嘱患者伸直患肢，术者一手握其腕部，另一手以掌心顶托于患肘后，拇指置于肱桡关节处，然后用腕部之手使腕关节掌屈，并使肘关节进行屈曲、伸直的交替活动；另一手则在肘关节由屈到伸的过程中在肘后部向前顶推，使肘关节过伸，此时可闻及"咯吱"声。③按摩揉捻患肘及前臂以舒通筋络。

4. 黄乐山手法：

（1）揉法：患者坐位，术者坐于患者对面，以一手托住患肢前臂，使患肘呈半屈曲位，另一手拇指置于患肘外侧疼点处，其余四指握于患肘内侧，用揉捏法左右顺次揉捏肘外侧压痛点及前臂伸肌腱。

（2）摇法：患者坐位，术者立于患肘外侧，以一手拿住患肢肘腕背部，另一手拿住肘部，将患肢轻度外展，并同时以肘关节为轴，做顺时针方向旋转前臂数次，在前臂极度旋前、腕关节掌屈位，将肘关节逐渐伸直达近180°时，双手突然交错用力，以松解、撕离局部的粘连，有时可闻及响声。

（3）弹法：患者坐位，术者坐于患者对面，以一手托住患肢腕部，使患肘微屈，以另一手的示指、中指两指沿伸腕肌的附着点做横向的弹拨。此手法主要用于局部有轻度肥厚者。

（4）疏法：用轻弹法纵向梳理肘部、前臂的软组织，并同时配合点按、揉捏曲池、合谷、手三里等穴位以增强疗效。

5. 李墨林手法：①点按合谷、阳溪、阳谷、曲池、小海、天鼎、缺盆、中府、极泉诸穴。②患者坐位，术者立于患侧，以一手的四指，拇指握持于患肢腕部的掌背侧，保持患肢前臂于掌心向上的旋后位；另一手拿住患肘部，使掌心贴于患肘后侧，拇指按压于肱骨外上髁，其余四指置于肘内侧。持腕部之手使患肘逐渐屈曲至最大程度，同时，以另一手之拇指用力按压肱骨外上髁，并沿肱骨外上髁上缘缓缓向前滑动并进行弹拨；同时后旋前臂并逐渐伸直肘关节。在伸肘时，前臂旋前，以按压肱骨外上髁的拇指沿外上髁前缘向后，顺原路来回擦揉。然后一手托患肘，另一手握持腕部使前臂进行旋前旋后动作以活动肘关节。症状严重者，重复上述手法1次。③体位同前。术者将患肢腕部挟持于自己的腋下，与患者同时做对抗牵引。在牵引下，用双手掌压在患肘内、外两侧反复按揉数次。

6. 林如高手法：

（1）揉筋法：患者坐位。术者站于患肢后外侧。以一手拿住患肢前臂，另一手掌心托住肘关节，以四指扣于肘内侧，拇指按于肱骨外上髁处，用拇指指腹揉患处压痛点。

（2）屈伸法：一手拿住肘关节，拇指按于患处，另一手握住患肢腕部，摇转肘关节，并逐渐将肘关节伸直到 $160°\sim170°$。

（3）推筋法：屈曲肘关节并伸直患肘，屈伸交替进行数次，同时术者以拇指从患处向上行推筋手法。

7. 刘寿山手法：①患者坐位。一助手立于患侧，双手固定上臂下端。术者治于患者胸前部以一手握住患肢前臂下端，使患肢手心朝上，另一手拇指按于患肘压痛点处，另四指置于肘内侧拿住患肘，并保持患肢屈曲近90°位。②以握持前臂之手将患肢前臂由内向外环转摇晃6～7次。同时以拿肘之拇指在压痛点处轻揉捻。将患肘伸直，再屈曲肘关节，使手指能触及患侧肩部，并于第2次伸直肘关节时以拇指用力按揉压痛点。③使患肢前臂旋前，并将患肘屈曲近90°位，由外向内环转摇晃前臂6～7次，同时以拿肘部之手拇指在压痛点处轻轻揉捻。伸直患肢前臂，外旋前臂使掌心向上，屈肘使手指可触及肩部，并于第2次伸直肘关节时以拇指用力按揉压痛点。④用揉捻法向肢端纵向按摩疏理筋络。

8. 沈跃生手法：

（1）拇指推点按揉法：患者坐位，屈曲患肢，术者以一手托住肘部，另一手以拇指指腹从前臂向上推揉至肱骨外上髁处，再从上臂向下推至肘部，反复推揉数遍。使患肢伸直，以一手握患肢腕部，另一手拇指点揉肱骨外上髁及周围软组织，以使局部松弛，疼痛缓解。

（2）肘部推法：患者坐位。术者一手提握患肢前臂，使肘关节伸直，另一手以虎口贴住腕部用力向上臂推动，反复数次。

（3）肘关节运摇法：患者坐位，术者立于患侧，以一手固定肘部，拇指按于外上髁处，其余四指置于肘后内侧，另一手握住前臂，使患肘屈曲90°，双手牵引患肢，在牵引下，将肘关节做顺时针和逆时针的环转运动各7次。使屈曲的肘关节做内收外旋动作，再用力拔伸。重复3～5遍。

（4）肘关节屈伸法：使患肢做被动或主动的屈曲伸直动作10余次。

（5）肘部旋转运动法：术者以一手握住患肢上臂下端，另一手持拿患肢前臂，迅速向下，内收，然后快速向上旋动10余次。

（6）肘关节点揉伸屈法：患者坐位，术者立于患者对面。一手握患肢上臂，使患肢手掌抵于术者前胸，另一手拇指按揉其痛点。然后双手托患肘后部稳力缓缓向上托抬，使肘部过伸，再迅速尽量屈肘，重复上述动作5～8次。

（7）拇指摩法：术者一手握患肢前臂，以另一手拇指于患肘及前臂进行上下摩动10余次。

9. 魏指薪手法：

（1）点揉法：患者坐位，术者立于患侧，以一手拿住患肢腕部，用另一手之拇指点揉按压痛点，以使局部软组织松弛，疼痛缓解。

（2）摇肘法：术者一手固定患肢肘部，另一手握腕部，做肘关节的环转活动，沿顺时针和逆时针方向各摇转5～10次。目的在于通过摇转使肘关节得到充分活动。

（3）过伸过屈肘关节法：伸直患肢，使掌心朝上，背伸腕关节。术者用腹部顶住其手掌，双手则从后托住肘部，缓缓用力向上托抬，使患肘得到较大幅度的过伸，然后迅速将肘关节屈曲到最大程度并使手指能碰到患侧肩部。

（4）术者一手握患肢腕部，另一手拇指按于压痛点，余四指扣于肘内侧。屈曲患肘90°，同时使前臂尽量旋前，然后在屈曲旋前的体位上较迅速地使肘关节突然地做极度旋前和扳直的动作。此时往往可听到肘部有"格嗒"的响声，这是手法的关键。

（5）以一手掌托住患肘部，以另一手的小鱼际或豌豆骨按揉痛点10～20次，再施以"压掌掏肩法"放松整个肩关节，以改善局部的血液循环。

（6）重复上述手法3次。

10. 杨希贤手法：①患者坐位。术者一手拿患肢腕部，以另一手拇指指腹或鱼际部在肘外侧部施以按摩手法。并点按合谷、曲池、手三里、尺泽诸穴各1～2分钟。②患者坐位。术者一手拿患肢腕部，另一手拿揉肘外侧痛点及前臂背伸肌数遍。再以此手托于患肘，拇指按于肘外侧痛点的前方，做肘关节的极度屈肘动作。在肘关节极度伸直和前臂旋前位时，以按肘外侧的拇指向后猛拨筋1次，反复3次。③术者一手托肘后部，另一手以掌根部按揉肱骨外上髁处，并沿前臂背伸肌向肢体远端按揉至腕背部多反复4～5遍。④功能锻炼。嘱患者做肘关节的屈伸动作和前臂的旋转活动，再以健肢的拇指揉按痛点，五指拍打外上髁部15～20分钟。

11. 章宝春手法：肱骨外上髁炎急性期，肿痛严重者，可配合中药外敷内服，待肿痛减退后，再施行理筋手法。①推揉点按法：先于患侧及前臂推擦药酒数遍，顺着筋络由上而下进行按摩，并同时点压按揉压痛点，及曲池、手三里、合谷等穴。②推旋屈伸法：患者坐位，术者立于患侧，以一手托住患肢肘部，拇指按于压痛点上，另一手握持腕部。先与患者行对抗牵引，在牵引下，以托肘之拇指在痛点与伸腕肌腱相垂直的方向反复用力加以推按，同时另一手将腕关节极度掌屈，使前臂旋后，屈曲肘关节使手指可触及患侧肩部，然后再将前臂旋前，使腕关节掌屈，伸直肘前臂。可重复上述动作2～3次。③摇屈搓肘法：患肘屈曲位，术者一手托患肘部，另一手拿住腕部，进行轻度牵引，同时摇转并屈伸肘关节6～7次，然后在患肢前臂施以搓揉手法以舒通筋络。必要时，可配合拔火罐法，局部外敷风伤膏等。④休息制动，避免劳累及感受风寒。

（二）临床报道选录

1. 手法治疗选录

（1）手法治疗肱骨外上髁炎25例：①医者左手托住患者肘关节，拇指指腹压在肱骨外上髁上，右手托住患肢手部尺侧，拇指压在合谷穴上，双手同时协调用力，使肘关节屈曲至最大限度，持续约2分钟，然后在上提基础上做对抗性牵引，继而做内收、内旋，旋至最大限度时，双手同时用力使其肘关节过伸，此时会听到肘部有弹响声。②肘部揉拨理筋法。拇指在曲池至偏历段反复推拨2分钟，然后用拇指由下向上理筋3～5遍。③经络取穴点按法。取患侧天宗、缺盆、手三里、外关穴，每穴点按1～2分钟。刺激强度根据病情轻重、病程长短、体质强弱而定。结果：痊愈 15 例，好转 8 例，无效 2 例。骨质病变，类风湿关节炎的后期及肘关节骨折造成关节僵直者，均不宜用本法。（《按摩与导引》，1990 年第 1 期）

（2）手法治疗肱骨外上髁炎 180 例：①以示指、中指、环指三指端在肘关节外侧及前臂背侧由上而下以每分钟 30～40 次按擦 1～2 分钟。②用大拇指端在肱骨外上髁及肱桡关节处进行点压和弹拨 1～2 分钟，指力由轻到重。③令患者屈腕、指和肘关节，术者一手握其腕关节上方，另一手托住其肘关节后方，将前臂完全旋前的同时突然有力地将肘关节伸直，以听到粘连撕裂声为止。④仍用初法按擦，或在肱骨外上髁处顶压、旋转揉摩到一定转数后，沿前臂背侧皮肤在不使皮肤拉痛下移过一个指面继续按摩，力量要达骨部。⑤术毕用舒筋活络止痛中药内服、外敷。经治 1 次，结果：治愈 121 例占 67.2%，有效（症状减轻，并配合其他疗法）59 例占 32.8%。（《江苏中医》，1990 年第 1 期）

（3）手法治疗肱骨外上髁炎 50 例：①医者一手托扶患者腕部，另一手拇指、示指、中指三指由肘部肱骨外上髁处向下循着伸腕肌及伸指总肌做对称性的揉拿动作，每次往返 10 遍。②点按剥离法。医者一手拇指尖点按于肘部伸肌腱附着点处，另一手握住患者腕掌部，双手同时做反方向的回旋动作 10 次。③分离拔伸法。医者两手拇指按于患者前臂背面伸肌中部，做两手拇指顺着伸肌做相反方向拔伸动作，每次反复 5 遍。④捻旋伸直法。医者一手握住患者腕掌背部，使腕关节掌屈，另一手拇指按于肱骨外上髁处，其余四指托扶于肘部外后侧，拇指做轻轻捻动，相继两手协调使患者前臂渐而极度旋前伸直动作，每次重复 5 遍。连做 3 次为 1 个疗程，隔日 1 次。经治 4～12 次后，结果：疗效优 21 例，良 15 例，好转 13 例，无效 1 例。（《上海中医药杂志》，1991 年第 11 期）

（4）手法治疗肱骨外上髁炎 43 例：取压痛点，取前臂伸肌附着点、手三里穴、大圆肌和小圆肌肩胛骨附着点。医者用拇指在痛处进行重压推拿，推拿时须连续性地重压滑动肌腱（痛处推拿每次 1 分钟左右，间隔 2 日为 1 次，3 次为 1 个疗程）。症状轻者 1 个疗程，重者 3 个疗程显效。不论症状轻重，在疼痛基本消失时，均外敷温筋止痛散 1 周，疗效更佳（温筋止痛散：乳香 20 g，没药、延胡索、白芥子、生香附、穿山甲、桃仁、全当归各 10 g，细辛、白芷、甘遂、生川乌、草乌各 6 g，姜黄 5 g，王不留行、红花各 7 g，以上药物研成粉末）。结果：痊愈 35 例占 81.4%，显效 3 例占 7%，有效 2 例占 4.6%，无效 3 例占 7%，总有效率 93%。（《中国骨伤》，1991 年第 3 期）

2. 药物治疗选录：

（1）威灵芎桂蜈蚣汤治疗肱骨外上髁炎：治疗组 32 例，对照组 30 例。方法：治疗组予威灵芎桂蜈蚣汤：威灵仙 30 g，桂枝、川芎各 10 g，蜈蚣 2 条。水煎，每日 1 剂，分 2 次温服，再煎汁熏洗患处 20 分钟，然后将药渣打成细末以纱布包裹温敷患处，夜敷日除。治疗 14 日为 1 个疗程。对照组口服双氯芬酸钠肠溶片 75 mg，每日 1 次，在肱骨外上髁压痛最明显处注射确炎舒松 1 mL、1% 利多卡因 0.5～1 mL、维生素 B_{12} 0.5 mg 的混合液 2～3 mL，每周 1 次，2 次为 1 个疗程。结果：治疗组显效 16 例，有效 14 例，无效 2 例，总有效率 93.75%；对照组显效 15 例，有效 12 例，无效 3 例，总有效率 90.00%。（《中国中医药科技》，2010 年第 5 期）

（2）五藤汤治疗肱骨外上髁炎 33 例：海风藤、石楠藤、宽筋藤、鸡血藤、四方藤、十大功劳叶各 15 g，桑枝 12 g，苍耳子、艾叶各 10 g。肿胀明显者加乳香、没药、大黄；痛甚者加七叶莲、穿破石、苏木。每日 1 剂，水煎，加醋熏洗；病久顽固后，头煎内服，二煎熏洗患部。结果治愈 17 例，显效 10 例，有效 2 例，无效 4 例。（《广西中医药》，1985 年第 4 期）

（3）黄芪当归汤治疗肱骨外上髁炎 40 例：黄芪 20 g，当归 10 g，白芍 12 g，川芎 9 g，生地黄、大活血、党参、桑枝各 15 g。每日 1 剂，水煎服。用药 7～30 日，结果治愈 18 例，显效 12 例，好转 6 例，无效 4 例。(《江西中医药》，1991 年第 4 期)

(4) 黄芪四物汤治疗肱骨外上髁炎 40 例：黄芪 20 g，当归 10 g，白芍 12 g，川芎 9 g，生地黄、大活血、党参、桑枝各 15 g。疼痛甚者加制乳香、制没药各 7 g。每日 1 剂，水煎，分 2 次服。外治用白酒调中华跌打丸 (广西梧州市中药厂生产)。调成糊状，摊在油纸上约硬币厚，外敷局部超过疼痛点范围 0.5～1.0 cm，干后再调敷。每日 1～2 次。结果：经用药 7～30 日，治愈 18 例，显效 12 例，好转 6 例，无效 4 例。(《江西中医药》，1991 年第 4 期)

(5) 芍药甘草汤合四君子汤治疗肱骨外上髁炎 150 例：白芍、炒延胡索各 30 g，党参 15 g，生甘草、白术、茯苓、细辛各 10 g。气虚者加生黄芪、大枣、山药；血虚者加鸡血藤、全当归；阴虚火旺者加生地黄、枸杞子、沙参；阳虚者加桂枝、肉苁蓉、补骨脂；湿热内蕴者加牡丹皮、赤芍、焦栀子、川黄柏。每日 1 剂，水煎，分 2 次服。14 剂为 1 个疗程。服药最少 14 剂，最多 56 剂。结果：痊愈 90 例占 60%，显效 30 例占 20%，好转 15 例占 10%，无效 15 例占 10%，总有效率为 90%。(《中医正骨》，1993 年第 4 期)

(6) 复方斑蝥散治疗肱骨外髁炎 161 例：斑蝥、丁香各等份。研细末 (甘肃省中医院研制)。每次 1.5 g，加 75%乙醇，调糊，外敷压痛点，纱布覆盖，每次 4～6 小时。水疱甚抽出渗液后，清洁换药 (或用龙胆紫外涂)。纱布 (或胶布；约 4 cm×4 cm) 贴于肱骨外髁处，裸露压痛点。结果：显效 (无压痛，伸腕抗阻力试验阴性，关节活动自如) 153 例，有效 8 例。(《甘肃中医》，2000 年第 5 期)

(7) 消散膏治疗肱骨外上髁炎 50 例：取鲜泽漆草 (须在清明节前收割应用) 2500 g 加入生菜油 7500 mL 内；熬枯去渣。再加入生麻黄、生半夏、生天南星、甘遂各 180 g，白芥子、大戟、僵蚕各 240 g，再熬枯去渣，并呈滴水成珠状，然后加入藤黄 90 g，火硝 30 g，熬枯将油滤清后，入炒黄铅粉 1500 g 收膏，将膏摊在布或牛皮纸上敷贴患处。每隔 3～5 日更换 1 次。用药 1～5 次。结果：痊愈 26 例，有效 20 例，无效 4 例。(《上海中医药杂志》，1986 年第 5 期)

(8) 温经散湿热敷方治疗肱骨外上髁炎 120 例：肉桂、附片、羌活、防风、当归尾各 500 g，海风藤 1000 g，莪术、三棱各 300 g，生天南星、生川乌、生草乌各 150 g，蛇床子、花椒各 100 g，细辛 60 g，冰片、樟脑各 5 g，马钱子 3 g，蟾酥 0.5 g，研末，过 100 目筛后分装于小纱布袋中，每袋约 20 g。使用时用食醋浸湿药袋敷患处，上置热水杯加热 10 分钟至自觉有蒸气灼烫皮肤，每日 2 次。每 3 日换药 1 次。结果：治愈 80 例占 66.7%，显效 23 例占 19.2%，有效 10 例占 8.3%，无效 7 例占 5.8%，总有效率 94.2%。(《江苏中医》，1993 年第 12 期)

(9) 斑蝥发疱方治疗肱骨外上髁炎 85 例，对照组 81 例。方法：治疗组取约 4 cm×4 cm 的氧化锌胶布 1 块，中间剪一直径约 0.6 cm 的孔，把孔对准痛点粘上，在孔中间的皮肤上放一约绿豆大的发疱药 (斑蝥研粉与适量凡士林调合)，上盖同等大小的氧化锌胶布 1 块，24 小时后揭去，可见一直径约 1 cm 的水疱，不要处理，外盖创口贴保护，无论水疱是否破，在 5～10 日后都可愈合，不留瘢痕，部分患者短期内可有色素沉着。半个月后复查，未愈者再发疱 1 次，以 2 次为度。对照组在肘关节外侧肱骨外上髁附近寻找痛点，以痛点为中心常规消毒，用醋酸曲安奈德注射液 (上海通用药业股份有限公司) 25 mg 和 2%利多卡因注射液 (江苏四环生物股份有限公司) 2 mL 混合液，穿刺至骨，再退出 0.2～0.4 cm，估计在伸肌腱深、浅部的起点，缓慢注入 1～1.5 mL，为促进愈合可在周围骨膜上穿刺几个小孔，为使药液能良好弥散，出针后立即贴上创口贴并手法按摩片刻，适当休息。半个月后复查，未痊愈者再封闭 1 次，以 2 次为度。结果：治疗组治愈 45 例，好转 23 例，无效 18 例，治愈率 52.32%，有效率 79.07%；对照组治愈 38

例，好转 24 例，无效 19 例，治愈率 46.91%，有效率 76.54%。（《中国中医药科技》，2009 年第 7 期）

3. 中西医结合治疗选录：

（1）中西医结合治疗肱骨外上髁炎 76 例：当归、丹参、木瓜各 20 g，乳香、没药、桑枝、羌活、独活、伸筋草、川芎、海桐皮、威灵仙、红花各 10 g，细辛 6 g。2 日 1 剂，水煎取液，熏洗患处≥1 小时；每日 2 次。患者坐位，屈肘，以右侧为例，医者立患侧，局部施分筋、理筋法，用右手虎口握患腕背，左手托肘，左拇指置右肱骨外上髁处，右手牵拉前臂并使其旋后、伸肘；同时，左拇指于肱骨外上髁处，由外向内推扳附着肌腱，并沿桡侧伸腕肌施拨法；反复 4～5 遍后，运摇肘关节数分钟。每日 1 次。10 日为 1 个疗程。用 1～2 个疗程。结果：痊愈 42 例，好转 28 例，无效 6 例，总有效率 92%。（《中国临床康复》，2003 年第 3 期）

（2）中西医结合治疗肱骨外上髁炎 63 例：川芎、当归、桂枝、秦艽、防风、川乌、草乌各 15 g，千年健、桑寄生、海风藤、木瓜、威灵仙各 20 g。每日 1 剂，水煎取液，熏洗患处，每次 20 分钟，每日 2 次；1 个月为 1 个疗程。与对照组 64 例，均在肘关节外侧寻找痛点，消毒后，用 1%利多卡因局部麻醉，再用醋酸曲安奈德 25 mg，1%利多卡因 2～4 mL，混合，穿刺至骨，在伸肌腱深、浅部的起点注射。退针后，皮外轻揉按摩。症状反复，可 10 日后再用 1 次。嘱患者前臂上举（或屈曲）动作保持掌面向上。结果：两组分别优 37、29 例，良 18、17 例，可 5、9 例，差 3、9 例。随访 1 个月，见不良反应各 2 例。（《新中医》，2009 年第 6 期）

（3）中西医结合治疗肱骨外上髁炎 89 例：患者坐（或卧）位，医者用拇指点按曲池、手三里、尺泽和阿是穴；施理筋、弹拨及指揉法于桡侧伸腕肌、肱桡肌，再用拇指（或鱼际间）延伸肌群由远及近推至发热；旋前旋后前臂，屈伸肘关节。每次 5～10 分钟，隔日 1 次；3 次为 1 个疗程，用 2 个疗程。用艾叶、当归、桑寄生、牛膝、刘寄奴、独活、秦艽各 20 g，川乌、草乌、伸筋草各 30 g，白附子、红花各 10 g。1～2 日 1 剂，水煎，加醋 200 mL，熏洗患处，每次 40～50 分钟，每日 2 次；用 1 周。结果：治愈 78 例，好转 6 例，无效 5 例，总有效率 94.38%。（《中医正骨》，2007 年第 7 期）

（4）中西医结合治疗肱骨外上髁炎 223 例：侧柏叶、大黄各 60 g，黄柏、泽兰各 40 g，薄荷 30 g。研细末。用 200 g，加水、蜂蜜各等份，调糊，加热 100 ℃，纱布包；热敷患处，以不灼伤皮肤为度，每次 4 小时，隔日 1 次。并用剥筋（弹拨、指揉桡侧伸腕肌、肱桡肌；明显痛点用拇指刮筋法 5～7 次）、顺筋（沿伸肌群走行用推顺、搓法，以透热为度）、搬（前臂旋前，同时屈肘，再用力伸肘，前臂施后位过伸肘关节），每次 5～10 分钟，隔日 1 次。3 次为 1 个疗程。结果：治愈 207 例，有效 13 例，无效 3 例，总有效率 98.65%。（《中医外治杂志》，2002 年第 2 期）

（5）中西医结合治疗肱骨外上髁炎：党参、黄芪、当归各 30 g，桃仁、红花各 10 g，桑寄生、伸筋草、续断、独活、牛膝各 20 g，陈皮、威灵仙、鸡血藤、木香各 15 g。纱布包，置 HH-QL 型中药汽疗仪高压雾化器中，加水至适量，蒸汽使舱内温度达 37 ℃，患者穿治疗衣入舱，熏蒸温度 42 ℃～45 ℃，每次 20～30 分钟。再行超声波局部理疗。每日 1 次，每周间隔 2 日；20 次为 1 个疗程。（《中国骨伤》，2003 年第 3 期）

4. 针灸治疗选录：

（1）火针治疗肱骨外上髁炎 58 例：患者坐位并抬平患肘，先用提针探准患部最痛点；用细火针在酒精灯上烧红后迅速刺入，疾入疾出，每次点刺 2～3 点；前臂疼痛者加刺曲池、手三里。术后用消毒棉球压针孔并用胶布固定，当日局部勿沾水，未愈者，1 周后如法再治。一般经 1 次治疗即可止痛或缓解。结果：治愈（6 个月以上未复发）30 例，显效（治疗后 6 个月内仍有轻痛）23 例，无效 5 例，总有效率为 91.38%。（《云南中医杂志》，1988 年第 1 期）

（2）巨针治疗肱骨外上髁炎 334 例：取梁丘、犊鼻、阴陵泉、阳陵泉穴。痛在肘外侧交叉针刺梁丘、犊鼻、阳陵泉；痛在肘内侧交叉针刺阴陵泉、阴谷；痛在肘鹰嘴处交叉针刺委中。虚寒用烧山火法，实热用透天凉法，不虚不实用平补平泻法。结果：痊愈 253 例，显效 53 例，进步 25 例，无效 3 例，总有效率 99.1%。（《陕西中医》，1992 年第 10 期）

（3）小针刀治疗肱骨外上髁炎 32 例：肘关节半屈位，外髁向上，使肱桡肌和伸长肌腹前移露腱部。常规消毒后，以毫针刺入髁部压痛点，出针后，再用 1% 奴夫卡因 1 mL 注射。然后用尖刃刀或箭头刀顺伸肌腱走行方向，沿该局部麻醉针头方向刺入压痛点至骨膜，左右摆动 2～3 次，切割松解。术后不缝合，用三角巾悬挂胸前 1 周，疗程间隔 7 日。治疗 1～3 次，结果：治愈 25 例，有效 4 例，无效 3 例，总有效率为 90.6%。（《天津中医学院学报》，1994 年第 3 期）

（4）小针刀治疗肱骨外上髁炎 54 例：患者取坐位，患侧肘关节呈半屈曲状放在桌上，在外上髁最痛处用手指压一压，常规消毒后，用 2% 普鲁卡因局部麻醉。术者左手固定肘下部，右手持针刀在手压迹处刺入，刀尖达骨质，先纵行疏通剥离，后横行剥离，剥离范围不要过大，退出针刀，针眼处用无菌纱布敷盖。术后不用做任何处理，也不影响工作。结果：本组 49 例 1 次治愈，5 例 2 次治愈，经 6 个月至 2 年观察，未复发，亦未见其他并发症。（《中国骨伤》，1992 年第 4 期）

（5）小针刀治疗肱骨外上髁炎 42 例：嘱患者坐位屈肘，平放于治疗桌上，在肱骨外上髁最敏感的压痛点，用甲紫液标记，常规消毒，用 2% 的盐酸利多卡因 1 mL 加曲安奈德注射液 20 mg 局部封闭，针刀操作严格按照"四步进针刀法和针刀手术法"进行，在标记处进针，刀口线与腕背伸肌纤维走行方向一致，针体垂直于皮肤刺入，达肱骨外上髁骨面，先做纵行疏通剥离，再切开剥离，然后使针体与骨面呈 45°，用横行铲剥法，使刀口紧贴骨面剥开周围软组织粘连，再疏通一下伸腕肌、伸指总肌、旋后肌肌腱，出针。用创可贴覆盖创口，并压迫止血。嘱患者 3 周内避免手工劳动。7 日治疗 1 次，共治疗 1～3 次，治疗后随访 3 个月，再统计疗效。结果：23 例 1 次治愈，11 例 2 次治愈，5 例 3 次治愈；经 3 次治疗后好转 3 例，其中 1 例复发，症状无改善。治愈率为 93%，总有效率为 97.62%。全部患者治疗期间未发生感染等并发症。（《云南中医中药杂志》，2010 年第 8 期）

（6）平针齐刺：主穴：肱骨外上髁压痛点。配穴：曲池、手三里、肘髎、天井。针主穴时，取曲肘式，先找准压痛点，用提插进针法，从外曲池穴位处下针，直对痛点平针透刺，然后从穴位两旁平刺 2 针，使针尖抵达痛点部位，选 1～2 个配穴。得气后加用 G6805 电针机，频率 80～100 次/min，治疗 20 分钟，每 1～2 日 1 次。针刺后，用 4 号注射针头，取醋酸泼尼松龙混悬液 1 mL（25 mg）与 2% 普鲁卡因 2 mL 混合，选压痛最明显的阿是穴注入 1 mL，注射时左手拇指、示指 2 指将穴位皮肤捏起，避免刺伤骨膜。治疗 2～18 次后，治疗肱桡滑囊炎 212 例。结果：痊愈 184 例占 86.8%，好转 25 例占 11.8%，无效 3 例占 1.4%，随访 125 例，1 年内复发 36 例，复发率 28.8%。（《针灸学报》，1991 年第 3 期）

5．其他疗法选录：

（1）按摩、针刺、药物综合治疗肱骨外上髁炎：治疗组 120 例，对照组 60 例。方法：治疗组运用按摩、针刺、药物结合治疗。按摩：患者取坐位或仰卧位，以左侧为例，医者立于患侧与患者相对，右手握患者肘部，拇指在上，示指在下，托起肘部，左手握腕部。①拿捏法："以松治痛，松则不痛"，左手握住腕部，稍用力，右手自肘关节上臂中部向下至尺桡骨中部拿捏、握撑，松解肌肉，疏通筋骨 3～5 分钟。②按揉法：右手拇指重点按揉肱骨外上髁、痛点、曲池穴、手三里穴 3～5 分钟。③点穴法：阿是穴、肘髎、曲池、少海、手三里每处点按 30 秒，共 2 次。④屈伸旋转法：屈伸前臂 3～5 次，旋转前臂左右各 3 次，同时要用大拇指按压肱骨外上髁。

⑤搓抖法：抖动患肢2～3次，双手自上而下搓动前臂2～3次，力量要适中，动作要轻快、连贯，手法结束。隔日1次，5次为1个疗程。针刺：主穴取曲池、尺泽、阿是穴、少海。配穴取合谷、手三里、肘髎。穴位皮肤常规消毒，用28号1～1.5寸毫针，右手持针刺入穴位，提插捻转强刺激至得气后，留针20分钟，间隔10分钟运针1次，按摩后进行。隔日1次，5次为1个疗程。药物治疗：吲哚美辛肠溶片（山西临汾宝珠制药有限公司，批准文号：国药准字H14022111）25 mg，复合维生素B 20 mg，养血荣筋丸（北京市东升药业有限责任公司，批准文号：国药准字Z11020875）1丸，每日2次，分早、晚饭后口服。对照组吲哚美辛肠溶片25 mg，复合维生素B 20 mg，每日2次，分早、晚饭后口服。结果：治疗组痊愈100例，显效11例，好转9例，无效0例，总有效率100％，对照组痊愈12例，显效13例，好转23例，无效12例，总有效率80％。（《河北中医》，2009年第10期）

（2）穴位封闭治疗肱骨外上髁炎30例：①穴位封闭，取阿是穴（肱骨外上髁压痛点），用5 mL注射器，6号注射针头，取泼尼松龙25 mg，2％普鲁卡因1 mL，对准穴位直刺，刺入后上下提插至局部有酸胀得气感，回抽无血，将药物注入。病程短急性患者，快速推药，病程长虚弱患者，缓慢推药。5日1次。②理筋手法，擦患者前臂桡侧伸肌群，往返治疗5～6遍，按揉阿是穴、曲池、手三里、合谷等穴，使之酸麻胀痛重得气为度；提拿前臂伸肌群2～3遍；弹拨伸腕肌腱起点3～5次；擦肱骨外上髁及前臂伸肌群，以按摩乳为介质，使之透热为度。体壮实证者用重手法，体弱虚证者用轻手法。每日或隔日1次。③中药外洗，药用当归尾、红花、苏木、姜黄、白花、威灵仙、羌活、五加皮、海桐皮、花椒各15 g，乳香9 g，透骨草30 g。水煎后趁热熏洗患处30～60分钟，每日1～2次。结果：治愈（症状体征消失，恢复正常工作）25例，好转（症、征明显减轻）5例，疗程5～23日。治愈者经半年后随访，复发1例，仍用上法治疗10日而愈。（《内蒙古中医药》，1991年第1期）

（3）推拿艾灸治疗肱骨外上髁炎34例：①推拿。先用揉、捏、摩、推手法2～3分钟；继用屈伸旋转拨筋，反复2～3分钟；再拨动腋下臂丛神经；然后搓揉上臂、前臂，抖动上肢以疏理筋肉。②艾炷灸患肢曲池穴，以皮肤红晕不起疱为度。③用自制活血膏调敷包扎。结果：痊愈21例，显效12例，无效1例。（《按摩与导引》，1990年第6期）

（4）穴位电磁疗法治疗肱骨外上髁炎54例：用电磁疗机将800～1500 GS的磁块按正负极分别放于患侧曲池、少海和对侧合谷、手三里穴，以患者适应的频率与中等强度治疗，每次30分钟，每日1次，7日为1个疗程，疗程间隔3～5日。结果：治愈36例，好转15例，无效3例，总有效率94.4％。（《中国骨伤》，1993年第2期）

（5）野木瓜针穴注治疗肱骨外上髁炎98例：取手三里、天井、曲池外1寸穴。患者坐位，屈肘放于桌上。常规消毒穴位，用5 mL注射器，7号针头，抽取野木瓜注射液（广东和平制药厂生产）4 mL（相当于生药10 g），垂直进针0.5～1寸，得气后回抽无血，将药液注入各穴。每日1次，6日为1个疗程，疗程间隔1日。治疗1～6个疗程，结果：痊愈73例（73.5％），好转25例。（《浙江中医学院学报》，1994年第3期）

（6）刺血拔罐治疗肱骨外上髁炎100例：患者取坐位，患肢成屈曲与心脏水平位置放置。在肱骨外上髁周围寻找痛点或压痛点，并做好标记。患肢局部和针具常规消毒，医者用右手拇指、示指捏住三棱针柄，中指指端紧靠针身下端，对准压痛点和痛点周围刺3～5针，深度1～2 mm。以口径40 mm小号透明玻璃罐1只，用闪火法将罐拔在刺血部位（出血2 mL左右为佳，出血量少影响疗效），留罐10分钟。起罐后局部用干棉球稍加压迫止血即可。隔日1次。治疗期间注意患肢制动。贫血体弱，有血液病者慎用。治疗次数最少1次，最多4次，平均2.2次。结果：痊

愈 72 例，好转 28 例，总有效率 100%。(《中医正骨》，1995 年第 3 期)

（7）局部注氧治疗肱骨外上髁炎 119 例：采用 98% 纯度氧气注入肱骨外上髁压痛明显的部位。每次注氧量为 20~40 mL。用 4~5 号针头，视患者眼皮下脂肪情况，进针 0.5~1 cm。一般隔日 1 次，疼重者复发者亦可每日 1 次。10 次为 1 个疗程。注氧过程应严格实行无菌操作。初次注氧，因吸收较慢，剂量以 10~20 mL 为宜。注氧次数增加，注氧剂量亦应加大。一般可加大到 40 mL 左右，以在下次注氧时，局部仍残留少许氧气为宜。反应：注氧后常见局部皮温增高，发红或瘙痒；个别人初期感觉疼痛加重，低热，乏力等。如出现上述反应，可不必处理。一般注氧 2~3 次，上述症状可自行消失。结果：疗效观察时间最短 1 年半，最长 9 年 9 个月，平均 5 年 2 个月。总有效率为 94.4%，无效为 5.6%。经注氧治疗的有效次数，最短为 2 次，最长为 43 次，平均为 8.9 次。复发 5 例占 4.5%，经再次注氧治疗仍有效，经 3 年观察，未再复发。(《中国骨伤》，1991 年第 4 期)

（三）经验良方选录

1. 内服良方选录：

（1）当归、延胡索、没药、川续断各 15 g，土鳖虫、桂枝各 10 g。加水煎沸 15 分钟，滤出药液，再加水煎 20 分钟，去渣，两煎药液兑匀，分服，每日 1 剂。主治肱骨外上髁炎及桡骨茎突炎、桡骨茎突腱鞘炎。

（2）党参、黄芪、当归、桑寄生、伸筋草、续断、独活、牛膝各 15 g，桃仁、红花、陈皮、威灵仙、鸡血藤、木香各 10 g。每日 1 剂，水煎服。主治肱骨外上髁炎。

2. 外治良方选录：

（1）川芎、当归、桂枝、秦艽、防风、川乌、草乌各 15 g，千年健、桑寄生、海风藤、木瓜、威灵仙各 20 g。每日 1 剂，水煎取液，熏洗患处，每次 20 分钟，每日 2 次；1 个月为 1 个疗程。主治肱骨外上髁炎。

（2）公丁香、母丁香、冰片、滑石各 3 g，生穿山甲 7 片，大蜘蛛、全蝎、蜈蚣、僵蚕各 7 个。共为细末，每次取 3 g，食醋调敷患处。主治肱骨外上髁炎及桡骨茎突炎。

（3）斑蝥 1 g。研末，同绿豆末少许，置患处，外敷胶布，8 小时揭去，即起一小水疱，刺破，涂甲紫，7 日后，重复 1 次。主治肱骨外上髁炎及桡骨茎突炎。

（4）川乌、草乌、半夏各 15 g，花椒、苏木、天南星、细辛、桂枝各 12 g。加水煎，熏洗患处，每日 3~4 次。主治肱骨外上髁炎及桡骨茎突炎。

（5）生白附子 60 g，白芷、天南星、天麻、防风各 30 g。共为细末，取药末适量，食醋调敷，每日换 2~3 次。主治肱骨外上髁炎、桡骨茎突炎。

（6）大黄、青黛各 30 g，冰片 15 g。共为细末，凡士林 100 g 调成膏，敷患处，每日换 2 次，主治肱骨外上髁炎及桡骨茎突炎。

（7）栀子、乳香、没药、血竭各 10 g。共为细末，食醋调敷，每日换 2 次。主治肱骨外上髁炎及桡骨茎突炎。

第三节　桡骨茎突狭窄性腱鞘炎

一、病证概述

桡骨茎突狭窄性腱鞘炎多由于腕部过劳和剧烈运动，使肌腱在腱鞘隧道中频繁活动，长期磨损，以及寒凉刺激，使肌腱与腱鞘发生炎性病变、水肿，久之腱鞘机化、腱壁肥厚、管腔狭窄、肌腱肿胀变粗所致。临床表现为桡骨茎突部局限性疼痛及压痛，肿胀隆起，部分患者疼痛能向手或前臂部传导，造成拇指软弱无力，并可因腕部的多种动作或拇指外展、伸展等动作而加剧，握拳尺偏试验阳性。本病多发于经常用腕部操作的劳动者，女性多于男性。由于桡骨茎突的骨沟与其覆盖的腕背侧韧带形成一纤维鞘管，拇长展肌腱和拇短伸肌腱通过此鞘管，拇指经常性的屈伸活动，使肌腱或腱鞘与骨性纤维管反复摩擦，或肌腱之间的相互摩擦，长期机械性刺激，使鞘壁局部受到微细损伤。初期以渗出为主，后期以增生为主，形成以增生为主的慢性炎症反应，久之腱鞘壁纤维化，软骨变性、钙化，致使腱鞘管腔狭窄，影响肌腱的滑动而发病。中医学认为本病与长期劳损致气血虚弱，经络不通有关。治疗以手法松解为主，配合药物治疗，如石氏采用外敷中药以通络，李氏则用手法治疗达到通经络的目的。严重者可将腕关节固定于桡偏、拇指伸展位3～4周，以限制其活动，亦可行小针刀治疗，或手术松解。但小针刀和手术治疗后可能会出现瘢痕粘连，造成复发，影响疗效，故临床选择时当慎重。

二、妙法解析

（一）右桡骨茎突狭窄性腱鞘炎（孙达武医案）

1. 病历摘要：李某，女，60岁。右腕疼痛，劳累后加重，未经任何诊治。诊见：右腕桡骨茎突处压痛明显，局部无明显红肿，握拳尺偏试验阳性。诊断：右桡骨茎突狭窄性腱鞘炎。治疗：予以外敷腱鞘炎散。川乌、草乌各90g，干姜60g，赤芍30g，白芷25g，胆南星20g，肉桂、三棱、莪术各15g。将上药研末混匀，每次取药粉15g，用老陈醋加热调成糊状，敷于患处，纱布覆盖胶布固定，每晚睡前1次，次日清晨去除，连用7日后，腕部疼痛明显减轻，予以原方继续外敷10日，同时注意休息患肢。（《孙达武骨伤科学术经验集》，人民军医出版社，2014）

2. 妙法解析：本病起病缓慢，逐渐加重，出现腕部拇指一侧的骨突（桡骨茎突）处及拇指周围疼痛，拇指活动受阻，在桡骨茎突处有压痛及摩擦感，有时在桡骨茎突有轻微隆起豌豆大小的结节。若把拇指紧握在其他四指内，并向腕的内侧（尺侧）做屈腕活动，则桡骨茎突处出现剧烈疼痛。在急性期，局部可有肿胀。本方重用二乌祛风除湿，温经止痛，配以三棱、莪术活血散结。治疗同时严格患肢制动休息，炎症渐消，疼痛自除。若病情顽固，外敷效不佳者可考虑局部封闭或小针刀治疗。

（二）右桡骨茎突狭窄性腱鞘炎（孙达武医案）

1. 病历摘要：汤某，女，47岁。右腕桡侧疼痛已有4个月，无外伤史。曾经氢化可的松局封3次，未见好转。写字、穿衣也疼痛，影响工作与生活。检查：右腕桡侧茎突处有压痛，局部肿胀不明显，腕部不能向桡侧倾斜，拇指伸屈无力。诊断：右桡骨茎突狭窄性腱鞘炎。治疗：①外用中药：外用四肢洗方，每日2次，洗后用活络药水外擦，至微热感。②手法：医者一手握住患者的手，另一手用拇指在疼痛部位，沿桡侧做上下推揉，来回数次，以使局部筋舒。一手紧紧握住患者的手（包括大拇指），另一手拇指、示指二指置于患者腕桡两侧。先做上下活动，后再向下（向尺侧）猛然一拉。可听见患处有"咯嗒"声音。上述手法连做3次，每周2次。经8次手法后，腕部疼痛减轻，用力及写字时，时有轻度疼痛，已能做开关自来水龙头动作，继续手法、药物外洗，经11次手法后，症状已基本消失。（《孙达武骨伤科学术经验集》，人民军医出版社，2014）

2. 妙法解析：本病属中医学"伤筋"范畴，为临床常见病。多由于手部经常用力摩擦劳损所致，病情多表现为慢性发作。如果有跌扑外伤史，应排除骨与关节损伤。本病药物治疗上如病程较短（在 6 周之内），局部轻度肿胀者，多外敷消肿散；病程大于 6 周，局部无肿胀者，则以四肢洗方局部熏洗并加擦活络药水。其中手法可向患者腕部尺侧的牵扭，这是手法关键。临床经验观察牵拉时有响声的往往疗效明显。疼痛较重者尺偏时有明显限制，在手法时应做好第一步手法，使局部放松，在第二步紧握患者之手向尺侧猛拉时，可将患者大拇指放开（不要握在掌心内），这样可以减少桡侧拉力，减轻疼痛，有利于拉出响声，当症状好转后，再握手向尺侧猛拉时，仍应将拇指握在掌心之内。

三、文献选录

腱鞘就是套在肌腱外面的双层套管样密闭的滑膜管，是保护肌腱的滑液鞘。它分两层包绕着肌腱，两层之间一空腔即滑液腔，内有腱鞘滑液。内层与肌腱紧密相贴，外层衬于腱纤维鞘里面，共同与骨面结合，具有固定、保护和润滑肌腱，使其免受摩擦或压迫的作用。肌腱长期在此过度摩擦，即可发生肌腱和腱鞘的损伤性炎症，引起肿胀，称为腱鞘炎。若不治疗，便有可能发展成永久性活动不便。临床常见的有桡骨茎突狭窄性腱鞘炎、屈指肌腱狭窄性腱鞘炎、肌鞘炎、尺侧腕伸肌腱鞘炎等。

（一）临床病症分析

1. 桡骨茎突狭窄性腱鞘炎：常见腕关节桡侧疼痛，并与拇指活动有密切关系。本病多发于40 岁以上的女性，但在哺乳期妇女也有发病。屈指肌腱狭窄性腱鞘炎常发生在拇指、中指、环指，发病年龄一般在 40 岁以上。起病初期在手指屈伸时产生弹响、疼痛，故又称"扳机指"。患者常自述关节活动不灵活，关节肿胀。严重时关节绞锁在屈曲或伸直位，关节不能伸直或屈曲。本病偶见于小儿，双侧拇指处于屈曲位，不能主动伸直。轻者在患儿熟睡时经局部按摩拇指可以伸直，重者被动也不能伸直拇指。在腕部活动增多时，腕背近侧出现红肿、发热、局部压痛，压之可产生捻发音或踏雪音。尺侧腕伸肌腱鞘炎是引起腕关节尺侧痛的原因之一。尺侧腕伸肌肌腱和周围的鞘管对远端桡尺关节和腕三角纤维软骨复合体起重要的支撑作用。在腕部活动度过大时，因反复牵拉或扭伤，可诱发腕尺侧痛，尤其在用力时腕部酸痛无力。其治疗常用按摩揉捏手法，再按压足三里、合谷等穴；痛甚者用胶布、塑料夹板包扎固定腕关节于桡侧，拇指伸展位3～4 周。中药可内服舒筋活血汤，外用海桐皮汤煎汤熏洗。针灸治疗常取阳溪、合谷、曲池、手三里等穴，得气后留针 15 分钟，隔日 1 次。解除固定后做旋转屈伸活动。预后良好，但易复发。

2. 屈指肌腱腱鞘炎：又称扳机指、弹响指、弹拨指。如发生在拇指，亦称弹响拇。本病系由于长期机械刺激致使腱鞘管腔狭窄，肌腱水肿变粗，甚呈葫节状，当肿大呈葫节状的肌腱通过狭窄的隧道时，发生弹跳动作和响声，称弹响；肿大的肌腱不能通过狭窄的隧道时，手指不能伸屈，称闭锁。本病好发于拇指、中指与环指，示指与小指次之。女性多见，与职业过劳有关。起病缓慢，最初晨起患指发僵、疼痛、伸屈困难，活动后即消失。以后醒来时有弹响与疼痛，活动1～2 小时后逐渐消失。最后晨起即患指疼痛、闭锁，且持续终日。常诉疼痛在指间关节。检查时在掌侧面掌骨头部压痛并可触及一黄豆大小的结节，压此结节，嘱患者伸压患指可感到在此结节下方另有一结节在移动，并感到弹响由此发出。由于反复频繁或过度地活动，使病变处纤维鞘管局部充血、水肿，早期不治或治疗不当继而出现纤维化，鞘管增厚，管腔形成环行狭窄，甚至出现鞘管的软骨变性及钙化，病变处肌腱长期受压后呈葫芦形或梭形膨大。而大部分患者在发病后仍然并加大其手指屈伸活动，导致肌腱与腱鞘滑车之间的摩擦更加重了其疼痛和局部炎症反应，从而进一步加重腱鞘狭窄。

（二）名医手法选录

1. 陈忠良手法：其手法特点为推揉、弹拨、拔伸多法同施。

（1）患者取坐位，患侧腕下垫枕，腕背朝上，沿前臂背侧到第一掌骨侧用轻柔的按揉手法（或用一指禅推法、擦法），重点在桡骨茎突部。同时配合腕部的尺侧屈曲被动活动，活动幅度要由小渐大。

（2）沿前臂外展拇长肌和伸拇短肌到第一掌骨背侧，用轻快柔和弹拨法，上下往返治疗4～5次，重点在桡骨茎突部。

（3）医师一手夹持患者拇指近侧节，另一手握住腕部，相对用力做拇指拔伸。握腕的一手拇指在拔伸的同时按揉阳谷穴。夹持拇指的一手在拔伸时，做拇指外展、内收被动活动。

（4）擦腕。

2. 陈正光手法：其手法特点为拧腕、捋筋、拨筋。

（1）拧法：患腕拇指在上，术者双手握腕，拇指在上抵于桡骨茎突部，左右交错拧动，可发出吱吱或细碎响声。

（2）捋法：患者握拳极度尺偏，术者一手环握患拳，另一手用拇指指腹由腕到臂，缓慢用力推捋，可听到响声。

（3）拨筋法：患者坐位，术者右手握腕上提，使上臂外展约90°，左虎口骑于上臂，四指在上做固定，拇指在下于桡神经沟处寻找桡神经（俗称麻筋），用拇指甲拨动该神经3～4次，有电窜至拇指、示指感，并见指腕向桡侧弹动。

3. 董万鑫手法：其手法特点为患肢的点按揉捏及患腕的摇动、牵引尺偏。

（1）局部按摩点穴：术者用拇指轻轻按揉腕部，点曲池、手三里、内关、外关、合谷等穴。

（2）上下理筋：术者用手指从患肢肘部至手掌部上下按揉，舒理筋腱。

（3）摇腕法：术者一手环握患肢于桡骨茎突处，令患者握拳，用另一手握住患拳摇动，使腕关节形成背伸、尺偏、掌屈桡偏的连续摇动。

（4）搬法：患肢前臂中立位，术者用一手托扶腕及前臂的尺侧，另一手握患肢拇指，在牵引中向尺侧突然搬动，有时可出现清脆音响。

4. 李墨林手法：其手法特点为牵引下将患腕尺偏并于桡骨茎突部推挤按压。

（1）按压合谷、阳溪、阳谷、曲池、小海、天鼎、缺盆、中府、极泉等穴。

（2）术者以右手示指、中指二指夹持患者拇指近侧节，用拇指及示指持握其他四指向下牵引。

（3）在右手牵引下，术者将患腕向尺侧极度偏曲，左手拇指压于桡骨茎突处之伸拇短肌及外展拇长肌的腱鞘。拇指用力向掌侧推挤按压，手腕同时掌侧屈曲，继而背伸。随后拇指在原处轻轻揉按。

5. 林如高手法：其手法特点为对痛点的按摩、揉捏、弹拨及患指的牵引、旋转、伸屈。

（1）术者一手托住患手，另一手于腕部桡侧痛处及周围做上下来回的按摩及揉捏。

（2）按压手三里、阳溪、合谷等穴，弹拨筋腱4～5次。

（3）左手固定前臂，右手托住患手，在轻度拔伸下将患手缓缓旋转及伸屈。然后右手拇指、示指二指捏住患手拇指末节，向远心端突然后伸，能引起小关节弹响，可起舒筋作用，最后以按摩患处做结束手法。

6. 刘世森手法：其手法特点为对痛点的拿晃及推揉。

（1）拿晃：患者取坐位，术者一手用拇指、示指二指（或中指）拿住腕骨以固定，另一手握患手四指，沿箭头方向顺势晃动，反复数次。

（2）推揉：术者一手握患者手指，另一手用拇指沿患处边推边揉。

7. **沈跃生手法**：其手法特点为对痛点施以推拨及于患肢施以按揉、运摇及揉捏等手法。

（1）局部摩括法：患者坐位，患肢放于桌上，下垫一棉垫。术者一手握住患者之手，另一手用掌根按摩患处，上下移动手式，或以小鱼际肌上下推摩数次。

（2）硬结推拿法：患者坐位。术者一手握住患者手指，另一手拇指和示指沿桡侧上下摩动。再用拇指尖在有疼痛的硬结部位做横向推揉和拨动。由轻到重，重复 10～20 次。

（3）桡侧摩捏法：患者坐位。术者在患肢桡侧用拇指单摩法和三指捏法施术。手法可逐渐加重，上下来回数遍。

（4）腕关节运摇法：患者坐位。术者两拇指按压腕关节背侧，其余手指固定手部，两手配合用力，拔伸腕关节，做顺时针和逆时针运摇。

（5）腕关节揉捏法：患者坐位。术者一手固定患肢肘部，另一手握腕关节周围，用拇指及其余四指，以旋转方式向前臂捏揉。

8. **魏指薪手法**：其手法特点为局部舒筋及患腕尺偏牵拉。

（1）术者一手握住患者之手，另一手用拇指在疼痛部位沿桡侧做上下推揉，来回数次，以使局部筋舒。

（2）然后一手紧紧握住患者之手（包括大拇指），另一手拇指、示指二指置于患者腕部的尺桡两侧，先做上下活动，而后再向下（向尺侧）猛然一拉，可以听到患处有"滴嗒"声响。

9. **章宝春手法**：其手法特点为将患腕拔伸掌屈尺偏。

（1）点按曲池、少海、手三里、阳池、列缺、合谷等穴。

（2）术者一手紧握患者拇指，在拔伸下尽力将腕关节掌屈尺偏，同时另一手拇指在桡骨茎突处进行推按，反复 2～3 次。

10. **张长江手法**：其手法特点为拔伸推挤按压狭窄的腱鞘以解除粘连。

（1）摩、按、推法：患者前臂及手呈中立位，术者一手拿患肢，另一手自肘关节沿前臂桡侧至第一、第二掌骨背侧指摩、指拨、指推反复数遍。

（2）指针法：用拇指桡侧或指峰压、掐、揉曲池、手三里、偏历、合谷、太渊、鱼际等穴。

（3）推挤腱鞘法：术者用一手拇指、示指拿第一掌骨，另一手拇指及示指拿患拇指近节并用中指抵住患者第一掌骨远端掌侧，用力屈曲掌指关节，拿第一掌骨的手顺势向下推挤桡骨茎突腱鞘。

（三）临床报道选录

1. 小针刀配合手法治疗桡骨茎突狭窄性腱鞘炎 62 例：①小针刀疗法。患者握拳暴露患侧腕部，在桡骨茎突处找到最敏感的压痛点为进针点。局部常规消毒，铺洞巾，术者戴无菌口罩、手套。使针刀刀口线与患肌腱纵轴走向平行，针体与局部平面垂直刺入达骨面，稍退针刀，纵行切开疏通分离几下，刀口线不变，将针体向患部的平面上端倾斜 50°～60°，在沿腱鞘下端横向推移松解二肌腱数次；再用同样方法做相反方向的另端，即刻出刀。应避免损伤桡动脉及桡神经浅支。用无菌敷料压迫针刀孔片刻，贴创可贴，7 日后复诊，如不适，重复治疗一次。②手法治疗。术后即施，患者握拳尺偏，术者一手握住患侧腕部，另一手握住患侧手指使其腕部向尺侧和掌侧屈曲，并对抗牵引，同时缓缓旋转推按桡骨茎突，反复数次。结果：治愈 52 例，占83.9%；有效 10 例，占 16.1%；7 日后针刀再松解临床症状完全消失，随访 6 个月以上无复发，总有效率 100%。（《内蒙古中医药》，2010 年第 4 期）

2. 针刀治疗屈指肌腱腱鞘炎 58 例，共 71 指：患者掌心向上，平放于治疗台上，用甲紫标记患指进针处。局部用聚维酮碘消毒，铺无菌洞巾，用 1∶1 利多卡因从标记处进针做局部浸润麻醉。麻醉生效后，医者右手执 4 号小针刀，针身与患指掌面成 30°夹角，针刃垂直于患指掌面进针至有紧张感时推切、退针、再推切，推切时可听到切断声，至针下松弛无阻力感时，嘱患者屈伸患指，以患指活动受限解除、无弹响为度。如患指仍活动受限，可再行推切。出针后压迫针孔 5～10 分钟。外敷乙醇纱布，加压包扎，嘱患者 3 日内减少患指活动。2 周后复诊。如患指仍屈伸不利者可再次治疗。结果：1 次治愈 63 指，2 次治愈 8 指，全部治愈。（《江苏中医药》，2010年第 7 期）

3. 推拿治疗桡骨茎突狭窄性腱鞘炎 20 例：①在前臂中下部伸肌群桡侧及桡骨茎突局部施推、擦、一指禅推法。②掌根揉、拇指拨前臂中下部伸肌群桡侧及桡骨茎突局部。③拇指重点按揉桡骨茎突部及其上下方。④拇指推按阳溪至合谷穴、阳溪至拇指背两条线（力度以患者能忍受为度）。⑤擦法。重点是桡骨茎突部，以前臂为辅。⑥点按极泉、曲池、手三里、阳溪、合谷、列缺、养老、少海及阿是穴，屈伸患拇指。每次 20～30 分钟，隔日 1 次，5 次为 1 个疗程，疗程间隔 2～3 日。结果：治愈 12 例，好转 7 例，无效 1 例，总有效率 95.0%。（《中医外治杂志》，2009 年第 6 期）

4. 疏痛散外敷治疗桡骨茎突狭窄性腱鞘炎。治疗组 45 例，对照组 45 例：治疗组疏痛散外敷。组成：细辛 10 g，黄柏、大黄、肿节风、路路通、乳香、王不留行各 30 g，麝香 2 g，没药、白芷、独活、羌活、草乌、川乌各 20 g。用药方法：将疏痛散中的诸药研磨成粉末状物质，拌匀，加入少量凡士林，用温开水调匀，根据肿痛部位大小，将其均匀涂抹在纱布上，敷于患处，再用绷带包扎固定，3 日换药 1 次，5 次为 1 个疗程。对照组予封闭疗法。结果：总有效率对照组为 86.6%，治疗组为 82.2%，两组差异无统计学意义（$P>0.05$）：但副作用发生率治疗组为 0，对照组为 17.8%，两组差异有统计学意义（$P<0.05$）；复发率治疗组为 11.8%，对照组为 64.3%，两组差异有统计学意义（$P<0.05$）。（《中医药导报》，2010 年第 7 期）

5. 中药熏洗治疗腱鞘炎 68 例：杜仲、桑寄生、秦艽、防风、宽筋藤、海桐皮、丹参、延胡索、伸筋草、羌活、桂枝、川芎各 30 g，威灵仙 20 g。每日 1 剂，水煎取液，熏洗患处，并用药渣热敷患处，活动关节。每次 30 分钟，每日 2 次；7 日为 1 个疗程。用 3 个疗程，结果：治愈 38 例，显效 15 例，有效 12 例，无效 3 例，总有效率 95.6%。随访 3 个月，无复发。（《上海中医药杂志》，2001 年第 4 期）

6. 复方栀红膏治疗腱鞘炎 57 例：生栀子 10 g，生石膏 30 g，桃仁 9 g，红花 12 g，土鳖虫 6 g。将上药研成粉，用 75% 乙醇浸湿 1 小时后加适量的蓖麻油调成糊状备用。将备用的栀红膏涂于纱布敷贴患处，用胶布固定即可，隔日换药 1 次。结果：随访观察痊愈 38 例，占 66.6%；显效 10 例，占 17.5%；无效 9 例，占 15.7%；总有效率达 84.2%。（《中西医结合杂志》，1984 年第 4 期）

7. 蠲痹洗剂治疗桡骨茎突狭窄性腱鞘炎 30 例：红花、苏木、刘寄奴、威灵仙、伸筋草、芒硝、五加皮、独活、穿山龙、豨莶草、老鹳草各 15 g，乳香、制川乌各 10 g，秦艽 12 g。每 2 日 1 剂，水煎取液，加醋 100～150 mL，洗熨患处，适当活动患指（或腕部）。每次 20 分钟，每日≥2 次以上。结果：治愈 17 例，好转 11 例，无效 2 例，总有效率 93.33%。（《国医论坛》，2004年第 1 期）

8. 中西医结合治疗尺骨茎突部狭窄性腱鞘炎 23 例：夹板制动，中药熏洗，局部封闭。急性期用腕部高分子托（或夹板）功能位制动。用透骨草、伸筋草、当归尾、红花、海桐皮、土茯苓等。水煎，趁热熏洗，每次 30～60 分钟，每日 2 次。患者用健侧拇指纵向及横向按摩患侧腕部尺侧疼痛处。痛甚用活血化瘀药及非甾体抗炎药。无效，用确炎舒松 A，2%利多卡因，局部封闭。每周 1 次，用 2～3 次。结果：好转 21 例，效不显 2 例。（《中国中西医结合外科杂志》，2008 年第 2 期）

9. 隔姜灸治疗腱鞘炎 60 例：用鲜姜切成直径 2～3 cm，厚 2～3 mm 的薄片，在中心处用针穿刺数孔，将姜片置于患处，再将艾炷放在姜片上点燃施灸。如患者感觉灼热不可忍受时，将姜片向上提起少许，再衬一厚约 1 mm 的姜片再灸。艾炷燃尽后除去余灰，更换一壮再灸，以患者皮肤红润而不起疱为度，一般灸 5～6 壮。一次治疗时间 15～20 分钟，每日 1 次，7 日为 1 个疗程。治疗期间嘱患者局部避免受凉和劳累。结果：治愈 52 例，占 86.7%；好转 8 例，占 13.3%；有效率为 100%。疗程最短者 5 日，最长者 3 个疗程。（《中国民间疗法》，2008 年第 3 期）

10. 中药熏洗治疗多发性屈指肌腱腱鞘炎 38 例：药用生姜衣 6 g，防风 9 g，生川乌、生草乌、海桐皮各 30 g，生天南星、花椒、艾叶、伸筋草、透骨草、桂枝各 15 g，生麻黄、细辛各 10 g，上方加水 3000 mL，加热煮沸 30 分钟，倒入盆内，先熏蒸，待温度适宜后，手浸入药水中烫洗，每次 30～60 分钟，边洗边活动患处，每日早、晚 2 次，10 日为 1 个疗程，治疗期间注意休息，不用冷水洗手。结果：治愈 16 例，好转 20 例，未愈 2 例。有效率 95%。（《中医正骨》，2006 年第 12 期）

第四节　其他上肢关节及其周围组织病变

一、病证概述

本节包括腕关节三角软骨损伤、钙化性冈上肌肌腱炎、肩胛背部肌筋膜炎、前臂缺血性肌挛缩、上肢外伤性肿胀、手部创伤后关节功能障碍、桡神经失用、锤状指畸形、浮肘损伤、近指间关节侧副韧带完全断裂等病证。其病证概述从略。

二、妙法解析

（一）腕关节三角软骨损伤（孙达武医案）

1. 病历摘要：刘某，男，24 岁。自诉 2 个月前，因为打篮球损伤右腕部，当初照片示：骨质未见明显异常。现症状主要是右腕尺侧疼痛伴有腕部无力，腕关节功能受限，前臂旋转活动及抗旋转活动时引起疼痛，尤以旋后时疼痛加重。就诊时见腕尺侧、桡尺远侧关节压痛，腕部屈伸、旋转活动受限，握力下降，关节弹响，舌淡红、苔薄白、脉涩。X 线片示：可见下尺桡关节间隙增宽，尺骨小头向背侧移位。诊断：右腕关节三角软骨损伤。治法：行气活血，通络止痛。①中药身痛逐瘀汤加味：当归尾、桑枝各 15 g，川芎 12 g，桃仁、红花、秦艽、羌活、延胡索、五灵脂、香附、牛膝、没药、地龙各 10 g，三七粉、甘草各 6 g。每日 1 剂，水煎，分早、晚 2 次服。连服 7 剂。②手法治疗：患者正坐，伤腕伸出，掌心向下。医者站在患者前方，一手托握伤腕，并用中指扣在伤处（阳谷穴），另一手自小指侧拿住示指、中指、环指、小指，由内向外或由外向内环转摇晃 6 次或 7 次，然后拔伸。在保持拔伸力量的同时，使腕部向桡侧屈，而后再快速向尺侧屈，同时托握腕之手的中指，向桡侧戳按。1 周后右腕部疼痛较前减轻，舌淡红、苔薄白、脉涩。继续上方治疗。（《孙达武骨伤科学术经验集》，人民军医出版社，2014）

2. 妙法解析：①腕三角纤维软骨又称腕关节盘，是位于尺骨和三角骨之间的纤维软骨，呈三角形。三角形的较厚的尖端借纤维组织附着于尺骨茎突桡侧及其基底小窝,三角纤维软骨较薄的底附着于桡骨远端的尺骨切迹,与桡骨远端关节面相平行,成为桡腕关节尺侧的一部分。三角纤维软骨掌背侧与腕关节囊及桡尺远侧关节的掌背韧带紧密相连。腕关节盘横隔于桡尺远侧关节与桡腕关节之间,而将此两关节腔完全隔开。为增强关节的滑动性并防止在回旋时的损伤,有囊状隐窝借以缓冲。三角纤维软骨是腕关节尺侧的缓冲垫,是桡尺远侧关节的主要稳定结构。②创伤性引起腕关节三角纤维软骨损伤,损伤处多发生在三角纤维软骨与桡骨远端腕关节尺侧边缘交接处。一般腕关节在工作时多呈旋前位,此时桡腕关节尺屈和背伸时,三角骨紧压腕三角纤维软骨的远侧关节面上,在一定程度上限制了它的活动;同时在三角纤维软骨的尺骨面因随同桡骨旋转,需要在尺骨头上滑动,如此在三角纤维软骨的上下关节面因受力不平衡发生扭曲损伤。当前臂旋前、桡腕关节尺屈、背伸及在手部被固定时,三角纤维软骨发生撕裂。此外,由于桡骨远端骨折等损伤,也可造成腕关节盘破裂。因此,腕三角纤维软骨损伤的早期症状往往被其他严重损伤掩盖而忽略。③王清任善于运用活血化瘀药物,创造了一系列活血化瘀名方,身痛逐瘀汤配有通络止痛之秦艽、羌活、地龙等,加桑枝作引经药。故多用于瘀血痹阻所致的肢体痹痛或周身疼痛等。

（二）钙化性冈上肌肌腱炎（孙达武医案）

1. 病历摘要:黄某,男,49岁。主诉自行外贴膏药,效果不佳。就诊时左肩大结节处压痛,肩外展时痛甚,肩疼痛弧试验阳性,X线片示左肩冈上肌存在散在钙化点,肩关节未见骨质异常。诊断:钙化性冈上肌肌腱炎。治疗:①舒筋活血汤加减内服。葛根20 g,伸筋草、丹参、续断各15 g,当归尾、鸡血藤各12 g,羌活、独活、防风、赤芍、片姜黄各10 g,石菖蒲、甘草各6 g。每日1剂,水煎,分早、晚2次服。连服10剂。②配合手法按摩活血理筋。第一步揉法:患者取坐位,患肩自然下垂并稍内收姿势下,医者站在患者患侧用揉法放松肩部冈上肌,以舒通血脉、活血化瘀。或取患者俯卧位,医者站在患者患侧用按压、揉放松肩背部冈上肌。第二步弹拨法:患者取坐位,医者用手稍外展患者肩关节,一手托住肘上部,另一手在冈上肌处用大拇指弹拨手法以舒筋通络,剥离粘连。或取患者俯卧位,患者两上肢放松背后,医者用手弹拨冈上肌。第三步拿擦法:医者站立在患者身后两手提拿放松冈上肌,再用擦法放松冈上肌,以透热为度。操作全过程一般用时15~20分钟。10日后复诊,肩部疼痛明显好转,受凉或劳累时偶发肩部酸胀,疼痛弧试验阴性。停内服药,予以手法治疗10次为巩固,嘱患者休息,保暖。10日后复诊,肩关节疼痛消失,活动度正常。(《孙达武骨伤科学术经验集》,人民军医出版社,2014)

2. 妙法解析:钙化性冈上肌肌腱炎又称肩外展综合征。是指劳损和轻微外伤或受寒后逐渐引起的肌腱退行性改变,属无菌性炎症,以疼痛、功能障碍为主要临床表现。单纯冈上肌肌腱炎发病缓慢,肩部外侧渐进性疼痛,上臂外展60°~120°(疼痛弧)时肩部疼痛剧烈。冈上肌肌腱钙化时,X线片可见局部有钙化影。本例患者处于慢性期,以局部疼痛为主,故内服舒筋活血之剂活血通络,配合局部手法疏理肌肉,剥离粘连,局部手法配合全身中药调理,肌肉放松,经络通畅,痛便会随之减轻。

（三）创伤性肘关节炎（肖运生医案）

1. 病历摘要:王某,女,21岁。不慎滑倒跌伤左手,致肘关节脱位,左肱骨外髁骨折,曾在沈阳、北京、天津等医院治疗2个月余,肘关节脱位已复位。但肘关节肿硬僵直不能屈伸运动。见《新医学》杂志报道,故千里迢迢来我院治疗。入院后进行X线片,左肘关节间隙模糊,肘前有3 cm×4 cm大小云雾状阴影为骨化性肌炎形成,给予内服舒筋软坚汤,药用黄芪、当归、白芍、制草乌、制川乌、羌活、白芥子、牡蛎、片姜黄各10 g;川芎、干姜、威灵仙各6 g,伸筋草 15 g, 甘草 3 g。每日 1 剂, 武火煎, 其中制川乌、制草乌及牡蛎先煎, 每剂煎 2 次, 早、晚各服一半。2 周后在医者指导下进行肘关节功能锻炼, 3 周后肘关节伸屈功能活动已达 90°以上, 继后嘱其自我练功, 仍服此方加减, 住院 48 日患者左肘关节功能恢复, 肿硬消退, 痊愈出院。(《肖运生骨伤科临床经验集》, 河南科学技术出版社, 2017)

2. 妙法解析: 创伤性肘关节炎, 是一种常见的多发病症, 由于肘关节伸屈功能受限, 不但影响工作而且影响日常生活, 如穿衣吃饭, 对创伤性肘关节硬化的治疗, 应引起重视, 但目前还未见到一些特殊方药报道, 我们就是在根据中医的理法方药理论配伍 "舒筋软坚汤" 中药内服, 临床中取得了一定疗效。其药效价值仍待进一步研究。在临床运用中还必须随症加减, 如有严重瘀肿硬或照片证实有骨化性肌炎的, 可选择加入三棱、莪术、穿山甲、土鳖虫、水蛭, 肘部酸痛, 遇寒加剧者可选用全蝎、细辛、威灵仙等。在治疗前必须对引起肘关节硬化的原因有一个明确了解, 配合 X 线片进行检查。因骨折而引起肘关节硬化的要观察是否有碎骨片夹入关节腔, 如有可进行手法整复或手术取出再行治疗。关节脱位没有复位者, 先服 3~6 剂 "舒筋软坚汤" 再进行手法复位, 仍按本法治疗。在进行功能锻炼时活动范围要逐渐加大, 切记粗暴, 防止造成再次骨折。骨折已畸形愈合而影响肘关节功能者或关节脱位超过 2 个月以上而没有复位, 照片有明显的关节间隙变窄者, 服用本方疗效不高, 也不要盲目地去进行功能锻炼。在服用本方时如有其他病症出现应停药或减量, 进行对症处理。孕妇禁用, 小儿随年龄减量。

三、文献选录

(一) 临床报道选录

1. 肩胛背部肌筋膜炎:

(1) 舒康熨筋散治疗肩胛背部肌筋膜炎 67 例: 伸筋草、透骨草、麻黄、葛根、鹿衔草各 30 g, 独活、羌活、桑枝、木瓜各 20 g, 威灵仙、制川乌、制草乌、桂枝、附子、川芎、大黄、桃仁、红花、土鳖虫各 15 g。研粗粉, 装 (26 cm×16 cm 布袋 1 个) 2 袋, 蒸 40 分钟; 热敷患处, 以不烫伤皮肤为度, 下垫温湿毛巾, 上覆干棉布; 每袋用 2 日, 每次两袋交替使用, 共约 1 小时, 每日 2~3 次; 12 日为 1 个疗程。取穴: 风池、肩井、天宗、肩中俞、华佗夹脊、阿是穴等。每次选 3~5 穴, 用山莨菪碱注射液、10%葡萄糖注射液各 8~10 mL, 香丹注射液、复合维生素注射液各 4~6 mL, 混合; 穴位注射, 每穴 2~4 mL, 隔日 1 次。结果: 痊愈 28 例, 显效 32 例, 好转 6 例, 无效 1 例, 总有效率 98.5%。(《中国中医基础医学杂志》, 2003 年第 3 期)

(2) 中西医结合治疗背肌筋膜炎 156 例: 羌活、三棱、威灵仙、桂枝、川芎、当归、延胡索各 10 g, 白芍 18 g, 防风 6 g, 制川乌 4.5 g。每日 1 剂, 水煎服; 3 周为 1 个疗程。患者坐位, 医者用拇指、示指捏住胸椎棘突两侧斜方肌, 迅速提拔、放开。局部可出现疼痛胀麻感。点按 (或点推) 内龙边 (肩胛骨内侧缘中上 1/3 交界处。双侧)、魄点 (肩胛冈内下缘)、腰点 (肩胛骨内侧缘中下 1/3 交界处)、十八经穴 (颈 7 至腰 5 棘突旁, 于痛点水平上两个椎间隙旁), 隔日 1 次; 10 次为 1 个疗程。治疗背肌筋膜炎 156 例。用 1~2 个疗程, 结果: 治愈 79 例, 好转 68 例, 未愈 9 例, 有效率 95%。(《中医正骨》, 2007 年第 3 期)

2. 前臂缺血性肌挛缩:

中西医结合治疗早期前臂缺血性肌挛缩 12 例: 乳香、没药、羌活、生香附、穿山甲、煅自然铜、独活、续断、狗脊、川芎、木瓜各 15 g, 炒小茴香、厚朴、贝母、肉桂各 9 g, 制川乌、制草乌各 3 g, 紫荆皮、白芷、当归各 24 g, 麝香 1.5 g。每日 1 剂, 水煎, 熏洗患肢。揉搓、按压、提弹、挤捏松解前臂粘连; 牵引、拔伸挛缩筋膜、肌肉; 摇晃、抖动关节; 旋转手臂恢复旋后功能。主动锻炼。每日 2 次；15 日为 1 个疗程，疗程间隔 5 日。用 4 个疗程，结果：优 3 例，良 6 例，中 2 例，差 1 例。(《中医正骨》，2008 年第 11 期)

3. 上肢外伤性肿胀：

葛根素治疗上肢外伤性肿胀 74 例：注射用葛根素（北京四环科宝制药有限公司提供。每次 400 mg，加生理盐水 250 mL，静脉滴注，2 小时内滴完，每日 1 次；10 日为 1 个疗程。对照组 78 例，用注射用七叶皂苷钠 10 mg，加生理盐水 250 mL，静脉滴注。均合并糖尿病用降糖药；合并高血压控制不理想，用降压药；合并感染用抗生素。结果：两组分别痊愈 27、32 例，显效 32、30 例，有效 9、10 例，无效 6、4 例，恶化 0、2 例。肘上 10 cm、肘下 10 cm 周径两组治疗前后自身比较差异均有统计学意义（$P < 0.05$）。(《中华中医药学刊》，2009 年第 6 期)

4. 手部创伤后关节功能障碍：

加味海桐皮汤治疗手部创伤后关节功能障碍 33 例：方选加味海桐皮汤。药用海桐皮、透骨草、伸筋草各 20 g，苏木 15 g，桂枝、乳香、没药各 10 g，桑枝、当归、川芎各 12 g，甘草 5 g。每日 1 剂，水煎取液，熏洗患处；冬季患处加盖棉垫。与对照组 33 例，均近、远侧指间关节及掌指关节主动屈伸活动，每次 30 分钟，每日 2 次。用 2 周。结果：两组分别优 15、7 例，良 9、13 例，中 7、11 例，差各 2 例。手功能活动范围本组优于对照组（$P < 0.05$）。(《江苏中医药》，2006 年第 3 期)

5. 桡神经失用：

中西医结合治疗上肢损伤中后期桡神经失用 25 例：伸筋草、海桐皮、丹参、苏木各 40 g，地龙、三棱、莪术各 30 g，桂枝、羌活、制川乌、制草乌、没药各 20 g，松节 2 块。每日 1 剂，水煎取液，加食醋 2 两，先熏洗、后浸泡，每次 30～40 分钟，每日 1～2 次。取穴：内关、曲池、合谷、手三里、少海、肘三里等。针刺，补泻兼施，并加灸。用拿、揉、按、点、分等手法推拿，每日 1 次。伸腕、指及弹指功能锻炼，每次 30 分钟，每日 2～3 次。用 15～61 日，结果：均获愈。(《中国中医骨伤科杂志》，2006 年第 3 期)

6. 锤状指畸形：

手法治疗锤状指畸形 26 例：患指根神经阻滞，用 6（或 9）号注射针头从指端（离甲床近）旋转拧入末节指骨至远侧指间关节（DIP），将 DIP 过伸 10°，再拧入中节指骨，去除针帽折弯。并在末节指骨中央侧方拧入另一枚（或均从侧方呈交叉式拧入两枚）注射针头，也通过 DIP。用铝制夹板于近侧指间关节屈 40°外固定 5～6 周。结果：背伸近 0°共 20 例，5°～10°共 5 例，未恢复 1 例。(《中国骨伤》，2001 年第 11 期)

7. 扳机指：

活血止痛散治疗扳机指 64 例：当归、红花、苏木、白芷、威灵仙、羌活、五加皮、海桐皮、牛膝、川楝子、土茯苓各 15 g，乳香 6 g，花椒 9 g，透骨草 30 g。每 3 日 1 剂，水煎，取液 2 L，先熏后泡患处，并施揉搓拔伸等手法，每次约 1 小时，每日 2 次；3 剂为 1 个疗程。结果：治愈 30 例，好转 29 例，未愈 5 例，总有效率 92.2%。(《江西中医药》，2007 年第 3 期)

8. 手指短缩：

中西医结合治疗手指短缩 21 例 23 个手指：拇指、其他手指缺损分别行第 1 掌骨、残端骨截骨延长术，安装延长器，牵引 4～5 mm，术后以每日 1～2 mm 速度牵引，2～3 周后，长度满意，行Ⅱ期植骨术，用髂骨块制成骨栓植入，去除延长器，细克氏针固定。用当归、桑枝各 15 g，赤芍、荆芥、防风、红花各 9 g，伸筋草、透骨草各 20 g，海桐皮 12 g，制川乌 6 g。水煎取液，先熏后洗患指；功能锻炼。随访 3～26 个月，结果：优 16 指，良 5 指，差 2 指。(《中医正

骨》，2002 年第 6 期）

9. 浮肘损伤：

中西医结合治疗浮肘损伤 26 例：分别用闭合复位夹板（或石膏）外固定、经皮穿针内固定及切开复位法（肱骨尺桡骨钢板内固定、尺桡骨钢板固定及肱骨外固定支架固定）使骨折复位。并早期用骨伤复元汤（含黄芪、当归、桃仁、红花、桂枝、桑叶、土鳖虫、酒大黄、柴胡、天花粉、甘草）。每日 1 剂，水煎服。中期用正骨伸筋胶囊，每日 3 粒；后期用接骨丸药，每日 6 g，口服。配合功能康复治疗。随访 0.5～2 年，结果：优 8 例，良 14 例，可 3 例，差 1 例。（《中国骨伤》，2008 年第 5 期）

10. 近指间关节侧副韧带完全断裂：

中西医结合治疗近指间关节侧副韧带完全断裂 67 指：A 组 19 例，在手指患侧与健指之间置纱布，远端用胶布固定。6 周后去除，功能锻炼。并用伸筋草、透骨草各 15 g，荆芥、防风、红花、刘寄奴、苏木、川芎、威灵仙各 9 g，千年健、桂枝各 12 g。水煎取液，熏洗患处。B 组 23 例，横行切断横支持带，理顺断裂的侧副韧带，使断端相互靠拢缝合。指关节伸直位铝板固定 4 周。C 组 25 例，保护关节囊；于侧副韧带起止点各钻一横行骨隧道，切取掌长肌腱 6～8 cm，在关节间隙处呈 "8" 字交叉，缝合各层。患指伸直位固定 6 周；功能锻炼。结果：三组分别屈伸功能复常 10、15、25 例，优良率 55%、68%、94%。（《中西医结合杂志》，2001 年第 1 期）

第十三章　下肢关节及其周围组织病变

第一节　髋关节一过性滑膜炎

一、病证概述

髋关节一过性滑膜炎是一种非特异性炎症所引起的短暂的以急性髋关节疼痛、肿胀、跛行为主的病症，临床病名很多，如暂时性滑膜炎、单纯性滑膜炎、急性短暂性滑膜炎、小儿髋关节扭伤、小儿髋关节半脱位、髋掉环等。临床以 3～10 岁小儿多见，发病高峰期为 3～6 岁，男性多于女性，右侧多于左侧，双侧髋关节发病的占 5％。本病起病或急或缓，患儿诉说大腿和膝关节前面或者侧方疼痛，查体可发现避痛性步态，髋关节前面有触痛，活动范围受限并感到不适。本病属中医学"痹证"范畴，多数由于下肢过度外展、外旋使关节囊受到拽伤，使股骨头与髋臼窝之间发生微小移动（骨错缝），关节枢机不利；或关节外伤后复感外邪，局部气血瘀滞，寒湿流注，关节液增多挤压股骨头移位，关节枢机活动不利，局部红肿热痛为瘀湿互结郁而化热之故。

二、妙法解析

（一）髋关节一过性滑膜炎（曾淑贞医案）

1. 病历摘要：林某，男，4 岁。1 个月前发热咳喘，经治疗热退喘平，但右脚跛行，右髋关节内收欠佳，病侧外观比健侧延长，X 线片示：髋关节无异常。曾以小儿脊髓灰质炎后遗症论治并配合针灸治疗 3 周，右脚跛行加重，容易跌倒。舌红苔薄黄，脉细数。治宜桑忍合剂，另用硫酸镁湿敷，并嘱减少活动。药用桑枝、忍冬藤、生地黄、赤白芍、牛膝、木瓜各 10 g，甘草 3 g，藕节 15 g。每日 1 剂，水煎服。2 剂后，右脚跛行明显好转，原方再服 5 剂而愈。（《浙江中医杂志》，1987 年第 3 期）

2. 妙法解析：方中桑枝、忍冬藤祛风活络，清热解毒，通利关节；生地黄、藕节、赤白芍清热凉血，化瘀止痛；佐木瓜、牛膝舒筋活络，引药下行；甘草调和诸药，缓急止痛。

（二）髋关节一过性滑膜炎（李克医案）

1. 病历摘要：林某，5 岁，男。患者无明显外伤史，无寒热。右侧髋关节突然疼痛，跛行已有 3 日，局部无红肿，右侧髋关节屈伸、内收功能自如，外旋时受限，"4"字试验（＋＋），右下肢比健侧延长 1.5 cm。X 线片及血常规、红细胞沉降率检查均正常。舌苔薄白，舌质淡红，脉弦。诊断：髋关节一过性滑膜炎。治以消肿活血汤。药用黄柏、人中白、土鳖虫、当归尾、赤芍、川续断、忍冬藤各 15 g，陈皮 10 g。每日 1 剂，水煎服。服 3 剂后，髋关节疼痛已除，肢体外旋和跛行消失，"4"字试验（一）。（《福建中医药》，1984 年第 1 期）

2. 妙法解析：髋关节一过性滑膜炎是骨科常见病、多发病，目前病因不明，考虑可能与病毒感染、创伤、细菌感染及变态反应有关。发病一般在感染时，或是感染 1～2 周后，或小儿剧烈活动或受凉后次日晨起出现。疼痛首先开始于膝部，然后发展至髋关节，或者直接从髋部引起，有些患儿关节部位甚至不疼痛。故治以消肿活血汤治疗而愈。

三、文献选录

本病属中医学"痹证"范畴，是损伤引起经脉痹阻，湿浊流注关节所致。认为此病发生与外伤、劳损、外邪侵袭有关。《素问·阴阳应象大论》曰："气伤痛，形伤肿。"暴力或间接外力及大腿过度外展，损伤患儿髋部筋脉、气血，气血运行不畅，气血瘀滞，瘀阻经脉，则见患髋疼痛。筋脉损伤，则导致气血不能正常运行，筋脉失其濡养则使肌筋活动功能发生障碍。《医宗金鉴·正骨心法要旨》曰："若素受风寒湿气，再遇跌倒损伤，瘀血凝结，肿硬筋翻，足不能直行。"风寒侵袭加外伤可导致筋强（血瘀凝结，僵硬强直），筋结（气血凝滞，局部肿胀结块），筋阻（瘀血阻滞，组织痉挛或变性），筋萎（肌筋功能减弱，萎软无力），筋柔（关节松迟乏力）。本病若得到综合治疗，2周内就可完全恢复，若对此病认识不足，治疗不当，可迁延成小儿股骨头缺血性坏死（2%～10%），日后发育障碍，给治疗造成困难，所以不能忽视本病的治疗。本病治疗，关键在早期诊断，及时治疗。早期诊断必须具备3个条件：①患儿早期来诊。②医师早期考虑到本病。③定期复查，以免漏诊。

（一）名医手法选录

1. 黄乐山手法：患者仰卧，术者一手按住髂骨，另一手由膝内侧握住小腿近端，在牵引下屈膝屈髋，使大腿贴胸，足跟靠近臀部。术者按髂骨之手压膝，另一手握小腿近端，压膝之手轻轻摇动髋关节，使下肢在牵引下逐渐伸直，双下肢即可恢复等长。

2. 林如高手法：患者俯卧位，术者先于患腰臀部施以揉摩法，再于髋部之痛点作按压揉摩。患者仰卧位，术者一手握患肢小腿，另一手扶患膝。屈髋屈膝，在屈曲位做患肢的内收、内旋，保持内旋位，再拉直患肢，并轻摇患肢数次。

3. 刘寿山手法：①患者仰卧，术者站在伤侧，用一手虎口按在腹股沟处，另一手握住小腿下端，将伤肢拔直，环转摇晃伤肢6～7次。②将患侧小腿挟在腋下，拔伸牵引。③将伤肢髋、膝关节尽量屈曲，使膝靠近胸部，足跟接近臀部，按伤侧腹股沟之手改按膝部，用力向下按压。④嘱患者向健侧翻身，同时按膝部之手改按臀部，以拇指顶住里缝（坐骨结节后下方）用力戳按，同时握小腿下端之手将伤肢拔直。

4. 田纪钧手法：①患者卧位，术者先于患髋周围施以摩推和拿捏等手法以松弛患髋周围软组织。②患者仰卧位，术者立于患侧，一手按住患髋髂前上崤，另一手握足踝部。于外展位后下牵拉患肢并略带旋动。屈髋屈膝，于略内收位下压患肢，使患膝接触腹部，片刻之后再外展—外旋—伸直患肢。术中可闻及"咯咯"的复位声响。术后若双下肢已等长，说明复位成功。③术后可于患髋施以轻柔的按摩手法。

5. 杨希贤手法：患儿仰卧位。助手双手固定骨盆。术者一手握足踝部，另一手以肘部钩住患肢腘窝部，使髋膝各屈曲90°，然后用力向上提拉，并徐徐内外旋转髋关节。接着术者在提拉下，将髋关节内收、内旋，继而极度屈髋屈膝，再逐渐外展、外旋，然后将下肢伸直。患儿仰卧，助手以双手托抱患儿腰部，术者一手握患儿小腿下部，另一手握患儿大腿下部，与助手相对拔伸，继而髋膝各屈曲90°，术者以一手扶于膝前部，另一手握踝上部，反复摇转髋关节，活动范围由小到大。在施行以上手法的过程中，多可闻及响声，此时患儿双下肢等长，患髋疼痛消失，说明整复成功。

6. 张长江手法：患者俯卧，先用掌摩法3～5分钟，使患儿镇定，然后再以掌推法，使紧张的肌肉松弛。患者仰卧。助手按住两髂骨固定骨盆，术者立于患侧，一手扶持膝部，另一手握踝部，使髋膝顺势屈曲。患肢变长者，则在髋膝屈曲的基础上，将髋内收、内旋、伸直，反复活动数遍，活动范围由小到大，力量由轻渐重，使髋的屈曲、内收、内旋活动能达到最大限度，两下肢等长为止。

（二）临床辨治规律

本病应综合治疗，基本治疗方法如下：

（1）以手法整复为主，正如《正体类要·序》曰："宜手法推按胯骨复位，将其所翻之筋向前为之。"

（2）药物治疗，包括抗病毒药物的内服、外用等。要鼓励患儿多饮水，有利于病毒排出体外，且非手术疗法可以避免因手术本身的损伤带来的不良后果，如发育障碍等。

（3）牵引、制动。避免下肢负重，卧床休息，最好进行下肢略屈曲皮肤持续牵引，不要使髋关节伸展及内旋，以免增加关节囊内压力从而危及股骨头的血液供应。适当的髋关节制动有着重要的意义，不论是采取卧床休息或是下肢皮肤牵引，都能使滑膜组织在充血水肿阶段避免进一步的损伤，从而避免病情加重及变得更为复杂。皮肤牵引对较严重的患者在某种程度上起到关节囊减压作用，和现代医学钻孔减压有相似之处。如果髋关节囊液过多，可以关节囊内穿刺减压，防止囊内压力过大而导致股骨头缺血坏死。

（4）物理疗法，包括红外线理疗、水疗、热疗等。此法主要是使血液在流经关节时最充分地吸收自然能量提高活力，激发血管活性物质的释放，同时使血管扩张，血液循环加快，促进吸收、减少关节处的炎性渗出，发挥消炎止痛的治疗作用。

（5）巩固治疗和定期复查在本病的治疗过程中亦相当重要，在关节活动恢复正常之前需坚持治疗及卧床休息，甚者有学者建议症状消失后仍需休息7～10日。发病后半个月、2个月及6个月需复查随访，以了解疗效，并做相关评估。

（三）临床报道选录

1. 辨证分型治疗儿童髋关节一过性滑膜炎66例：①气滞血瘀型用当归10 g、川芎、青皮、土鳖虫各6 g、赤芍、桃仁、红花、香附各9 g、生地黄12 g。②风寒湿痹型用羌活、当归各12 g、姜黄9 g、赤芍、防风各6 g、黄芪15 g、炙甘草3 g、生姜3片。③脾肾不足型用生地黄、熟地黄、生黄芪各15 g、炒白术10 g、茯苓、党参、当归各12 g、川芎、白芍各9 g、肉桂、炙甘草各3 g。随症加减。每日1剂，水煎服；1周为1个疗程。髋关节屈曲畸形者行皮肤牵引，患肢短及长者分别行患肢牵引及双牵引，牵引重量为体重的1/10～1/8。有外伤史、髋关节功能障碍甚行手法治疗：患者仰卧位，医者先用指、掌按摩患髋痛处3～5分钟。助手双手固定骨盆。医者立患侧，两手分别扶膝、握踝部，屈伸膝髋关节，以患者无痛为度；至患者肌肉放松并能主动配合活动时，医者突然将两关节屈曲至最大限度，停留1分钟；患肢长做屈髋内收旋内，患肢短做屈髋外展旋外。复位后，医者用掌搓揉患髋及大腿。用1～3个疗程，随访3个月。结果：治愈54例，好转10例，未愈2例，总有效率96.96%。（《中医正骨》，2007年第2期）

2. 手法治疗选录：

（1）手法联合牵引治疗儿童髋关节一过性滑膜炎30例：治疗组治疗方法由手法、牵引两部分组成。手法治疗：临床确诊后，即进行轻柔手法治疗，1次即可，拇指弹拨理顺股内收肌群的痉挛，然后让患儿平卧位，固定骨盆，医者立于患儿患侧，一手握患肢踝上，另一手握膝关节，先轻轻屈髋屈膝，在无疼痛范围内做伸屈髋膝关节运动，至患儿肌肉放松并能主动配合活动时，突然将髋、膝关节屈至最大限度，停留1分钟，待疼痛稍有缓解后，让患儿做屈髋、内收旋内运动，然后伸直患肢功能即可恢复，重复 3 次。牵引治疗：手法治疗后，患儿绝对卧床休息 1 周，患肢伸直中立位，皮肤牵引制动，重量 1.0～2.0 kg，持续时间每日不少于 8 小时。对照组参照患儿年龄、体重分别予布洛芬片 20 mg/kg，分 3 次饭后服，患髋局部应用消炎止痛酊外擦，每日 3 次，并局部热敷每日 2 次。禁止下床活动。两组均治疗 1 周。随访半年以判定疗效。结果：治疗组治愈 28 例，好转 2 例，总有效率 100％；对照组治愈 7 例，好转 21 例，未愈 2 例，总有效率 93.33％，两组对比差异有统计学意义。(《广西中医学院学报》，2006 年第 4 期)

（2）手法牵引加金黄膏为主治疗儿童髋关节滑膜炎 102 例：患者均用金黄膏（由金银花、连翘、黄柏、地榆、蒲公英、紫花地丁、生地黄等药物组成，具有清热解毒、凉血消肿之功效）均匀涂于棉垫上，敷于患髋关节前侧及外侧，每日 1 次。4 岁以下患儿给予双下肢垂直悬吊皮肤持续牵引，4 岁以上患儿酌情给予膝踝套或皮牵引，持续牵引 2～3 周后解除牵引，逐渐进行功能锻炼。结果治疗时间最短 7 日，最长 29 日，平均 13.2 日，全部病例随访 3～6 个月。结果：治愈 89 例（87.25％），好转 11 例（10.78％），未愈 2 例（1.96％），总有效率 98.04％。(《陕西中医学院学报》，2008 年第 5 期)

（3）手法复位配合中药外治小儿髋关节滑膜炎 78 例：全部患者均采用手法复位，复位成功后，给患部外敷以桃红四物汤、五苓散加减治疗。桂枝 6 g，白芍 20 g，桃仁、红花、川芎、生地、赤芍、泽泻、猪苓、茯苓、芒硝、生地黄、川牛膝各 10 g，虎杖 15 g，冰片 2 g，水煎开后放温，将毛巾放药汁中浸湿，热敷患髋前部。注意勿烫伤患儿皮肤，以温热敷为好，每日 1 剂，水煎，分 3 次外敷，7 剂为 1 个疗程。结果：本组 78 例经手法复位 1 次 56 例，2 次 20 例，3 次 2 例。中药外敷治疗 1 个疗程 67 例，2 个疗程 15 例，3 个疗程 2 例。本组 78 例经治疗 1～3 个疗程，治愈 72 例（占 92.31％），好转 4 例（占 5.13％），未愈 2 例（占 2.56％），总有效率 97.44％。(《中医外治杂志》，2007 年第 8 期)

（4）手法配合中药烫疗治疗小儿髋关节滑膜炎 30 例：治疗组用手法结合中药烫疗治疗手法治疗包括复位手法、分筋理筋、揉按手法；中药烫疗：自拟中药烫疗方（大黄、荆芥、防风、羌活、独活、伸筋草、姜黄、透骨草、葛根各 15 份，川乌、草乌、红花、木香、桂枝各 1 份）陈醋浸泡 3 个月后备用。使用时将药渣装入大小适宜（约 20 cm×15 cm）的小布袋内，药物以不滴药液为宜，扎紧袋口，放入家用式微波炉中专用容器内，用高火加热 3～5 分钟取出，待温度适宜（50 ℃～60 ℃）即可熨烫髋关节部，冷后更换，反复多次，持续时间 20～30 分钟。药包可反复加热使用，2 日更换 1 次，药熨后应静卧休息 15～20 分钟，中药烫疗在推拿治疗后进行。对照组：单纯采用手法治疗，治疗方法、步骤及疗程同治疗组。两组均每日治疗 1 次，6 次为 1 个疗程。1 个疗程结束后进行疗效评定。结果：治疗组痊愈 23 例，显效 6 例，有效 1 例，无效 0 例；对照组痊愈 10 例，显效 5 例，有效 5 例，无效 0 例，两组疗效和治疗天数对比差异均有统计学意义。(《广西医科大学学报》，2006 年第 8 期)

3. 中药内服治疗选录：

（1）四妙散配合手法治疗小儿髋关节滑膜炎 18 例：手法治疗（略）。中药治疗以四妙散加减，药用苍术 10 g，黄柏、牛膝各 12 g，薏苡仁 40 g。发热较重者加石膏 30 g，金银花 20 g，忍冬藤 15 g；红细胞沉降率快者，加虎杖 10 g；疼痛较重者加乳香、没药各 6 g，延胡索 10 g；积液较多者加茯苓 10 g，泽泻 8 g。每日 1 剂，水煎服，将所剩药渣外敷于患处，1 周为 1 个疗程。结果：本组 18 例，其中手法治疗 1 次者 12 例，2 次者 6 例，口服中药 7 剂者 8 例，14 剂者 6 例，21 剂者 4 例。均于治疗 3 个疗程后按《中医病证诊断疗效标准》评定疗效，结果临床治愈 15 例，好转 3 例，总有效率 100％。(《中医正骨》，2005 年第 7 期)

（2）活血通络汤治疗儿童髋关节滑膜炎 53 例：当归、三七、木瓜、川牛膝、川芎各 9 g，赤芍、没药、柴胡各 6 g，泽兰、薏苡仁、鸡血藤各 12 g。急性期加茯苓、车前子；发热加蒲公英、连翘；慢性损伤加独活、威灵仙、防风。剂量随年龄增减，每日 1 剂，水煎，分 3 次服；3～5 日为 1 个疗程。发热（或积液）酌用青霉素 400 万～800 万 U，加生理盐水 250 mL；丹参注射液；静脉滴注，每日 1 次，用 3 日。症甚下肢小重量皮牵引维持患肢体位。卧床 3～5 日。禁负重（或患肢外展外旋）。用 2～21 日。随访 20～30 日，结果：治愈 46 例，好转 5 例，未愈 2 例，总有效率 96.23%。（《实用中医药杂志》，2005 年第 1 期）

（3）舒筋通络汤治疗小儿髋关节滑膜炎 62 例：当归 12 g，川芎、防风、羌活、海桐皮、伸筋草各 6 g，杜仲、牛膝、赤芍各 9 g，桃仁 3 g。肿胀甚加薏苡仁、苍术、泽泻；痛甚加制乳香、威灵仙；发热加知母、生地黄、连翘。每日 1 剂，水煎服；药渣再煎取液外洗髋部，每日 3～4 次。7 日为 1 个疗程。患肢制动，禁负重。用 1～2 个疗程。结果：治愈 50 例，好转 12 例。（《江西中医药》，2005 年第 3 期）

（4）归芪二藤汤治疗儿童髋关节滑膜炎 48 例：当归、鸡血藤、木瓜、重楼各 10 g，川牛膝、生地黄、川芎、赤芍、金银花、薏苡仁各 6 g。关节腔积液、肿胀甚加茯苓皮、车前草；发热甚加蒲公英、黄柏。<6 岁剂量减半，每日 1 剂，水煎分 2～3 次服。用当归、苏木、伸筋草、乳香、没药、青风藤、忍冬藤、鸡血藤、络石藤、桂枝各 50 g。研细粉。取适量，加醋拌匀，装布袋，蒸热，外敷患处，每次 20～30 分钟，每日 2 次。按、摩、推、揉髋部及臀腿痛处；关节肿胀屈曲甚牵引制动下肢皮肤，以小重量牵引维持患肢体位为主，每日 1 次，用 5～7 日。17 例关节肿胀甚用青霉素 240 万～480 万 U，静脉滴注，每日 1 次；5 日为 1 个疗程。用 4～30 日。结果：痊愈 45 例，好转 2 例，未愈 1 例。（《中医正骨》，2007 年第 1 期）

4. 中药外治选录：

（1）中药湿热敷治疗儿童髋关节一过性滑膜炎 627 例：药用紫苏叶、炒茴香、秦艽、防风、荆芥、花椒、乳香、没药、威灵仙、姜黄、防己、透骨草、冰片（单包）各 20 g，先将冰片研磨后单放，余药装入布袋，加水 2000 mL 煮沸，文火煎 5 分钟。患儿平卧，在腹股沟中段皮肤上撒冰片粉少许，然后将药袋捞出挤去多余水分（不要太干），趁热（以患儿能耐受为度）敷在冰片粉上，上面加热水袋后盖上塑料纸保持温度，每次 30 分钟，每日 2 次，5 日为 1 个疗程，治疗期间禁止走路。结果：本组 627 例患者中 1 个疗程治愈 425 例，2 个疗程治愈 174 例，误诊 28 例改用他法治疗，尚未发现诊断明确而未治愈者。（《中医外治杂志》，1993 年第 2 期）

（2）骨炎膏治疗儿童急性髋关节滑膜炎 53 例：黄芪、土茯苓、紫草、红花、大黄、虎杖、当归、醋炙商陆、醋炙甘遂、醋炙大戟、白芷、龙骨、黄芩、连翘、香油、黄蜡等（河南省洛阳正骨医院研制）。每次 150 g，外敷患髋的前后侧，纱布、胶布固定。3 日换药 1 次。皮肤破损禁用，过敏体质慎用。皮肤牵引制动，牵引重量为体重的 1/12～1/8。上呼吸道感染用清热解毒中药。治疗 5～14 日。结果：均治愈。（《中医正骨》，2007 年第 10 期）

（四）经验良方选录

1. 赤芍 9 g，当归、黄芪各 12 g，羌活、姜黄、防风各 6 g，炙甘草 3 g，生姜 3 片。疼痛剧烈者加乳香、没药各 5 g，炒延胡索 9 g，威灵仙、金银花、连翘各 6 g，木瓜、仙鹤草各 12 g。水煎服，药渣可外敷，每日 1 剂，主治髋关节一过性滑膜炎。

2. 生地黄、透骨草各 10 g，赤芍、丹参、牡丹皮各 7 g，薏苡仁 12 g，黄柏、防己各 6 g，苍术、白芥子各 5 g，川牛膝、生甘草各 3 g。按常规煎服法，煎煮 3 次，前 2 次口服，第 3 次局部外敷。

3. 赤芍、白芍各 12 g，益母草、川牛膝、青风藤、忍冬藤、鸡血藤各 15 g，茯苓 10 g，薏苡仁 30 g，桃仁、红花各 6 g，地龙、黄柏、柴胡、当归各 9 g。主治髋关节一过性滑膜炎急性期。

4. 蝉蜕 10 g，炒牛蒡子、蒺藜、炙僵蚕、制半夏、桑枝、络石藤各 9 g，白芷、秦艽、川芎各 4.5 g，肉桂 1.5 g，细辛 3 g。每日 1 剂，水煎，分早、晚服。主治髋关节一过性滑膜炎疼痛明显。

5. 苍术、牛膝、黄柏各 9 g，生薏苡仁 30 g，茯苓 15 g，桃仁、牡丹皮、羌活、独活、防风各 6 g，延胡索、当归、赤芍各 10 g，甘草 3 g，每日 1 剂，水煎服。主治髋关节一过性滑膜炎兼风湿。

6. 当归、三七、牛膝、木瓜、羌活、赤芍、茯苓各 9 g，川芎、防风、海桐皮、苍术、泽泻各 6 g，桃仁、没药各 3 g。每日 1 剂，水煎服。主治髋关节一过性滑膜炎关节肿胀。

7. 麻黄、桂枝各 3 g，桃仁、红花、白芷各 4 g，细辛、甘草各 2 g，赤芍、木瓜各 5 g，薏苡仁 10 g。每日 1 剂，水煎服。主治寒凝血瘀之髋关节一过性滑膜炎。

8. 龙胆 6 g，黄芩、栀子、泽泻、木通、当归尾、车前子、柴胡、生地黄、甘草各 3 g。每日 1 剂，水煎服。主治髋关节一过性滑膜炎兼湿热。

9. 炒牛蒡子、白蒺藜、炙僵蚕、制半夏、桑枝、络石藤各 9 g，香白芷、秦艽、川芎各 4.5 g，肉桂心 1.5 g。主治髋关节一过性滑膜炎。

10. 鲜桑枝、宽筋藤、钩藤、络石藤、忍冬藤、刘寄奴、苏木、丝瓜络各 15 g。煎水熏洗患处。主治髋关节一过性滑膜炎。

第二节　髋关节置换术后深静脉栓塞

一、病证概述

髋关节置换术是一种采用人工关节假体治疗严重髋关节损伤及关节疾病、重建髋关节功能的重要手段。其目的在于缓解关节疼痛，矫正关节畸形，改善关节功能和提高患者的生活质量。由于髋关节置换术操作位置较深，人工关节放置后又加压固定，从而使脂肪或其他细小颗粒从破损的小静脉进入深静脉，在静脉分枝或狭窄处瘀积而形成的栓塞。

二、文献选录

（一）髋关节置换术后康复

人工髋关节置换术目前已成为治疗各种疾病导致髋关节毁损病变的重要手段，精湛的手术技术只有结合完美的术后康复治疗，才能获得最理想的效果。人工髋关节置换术后的康复治疗已经成为手术不可缺少的一部分。通过术后患肢等长收缩练习、持续被动活动练习、关节活动度的训练、转移练习、步行练习和上下楼梯练习等方法，达到预防术后并发症、改善髋关节活动范围和恢复步行能力的目的。

1. 防止深静脉血栓形成：早起快走运动、腹式呼吸、气压循环治疗。

2. 防止关节脱位：卧位，伸直术侧下肢，髋外展 15°～30°，穿丁字鞋防髋关节外旋。

3. 坐位：不宜久坐，每次＜30 分钟，床上屈髋＜45°，床旁坐屈髋＜90°，同时避免屈膝、髋内收和内旋。

4. 转移活动：卧位是向术侧侧翻取床头柜上物品，半坐位时健侧取床头柜上物品。翻身，向患侧翻身。坐位，借助双上肢支撑坐起。下床时术侧移向床边，上床时术侧先移上床。在床旁坐、站立时，术侧髋尽可能后伸，避免起立时屈髋＞90°。

5. 关节活动度范围训练：拔出引流管后借助膝关节持续关节被动运动装置被动屈伸髋关节，屈曲角度控制在90°以下。逐渐由被动向助力和主动运动过渡，早起仰卧位足底沿床面进行屈髋、髋膝主动运动，屈髋＜70°。髋关节伸直训练，俯卧位有利于伸髋训练。

6. 肌力训练：重点训练的是臀中肌、臀小肌，股四头肌和腘绳肌等，以等长肌力训练为主。加强上肢伸展肌力训练。

7. 站立负重和步行训练：骨水泥固定者拔出引流管后即可负重步行训练，生物固定者至少术后6周开始步行训练。

（二）髋关节置换术注意事项

1. 患者坐位、站立或平卧时均应避免交叉腿和膝（跷二郎腿、盘腿），避免跪姿。

2. 平卧时双大腿之间一定要放枕头，以保持双腿分开。侧卧时双腿间应夹枕，避免过度内旋造成脱位，尽量向术侧翻身，此习惯最少应维持3个月。

3. 当坐、站或躺时，膝盖和脚尖不能转向内侧，应保持脚和膝盖直对天花板或朝向外侧。

4. 坐位时双足应分开37.5°左右，不要坐太矮的椅子或太软的沙发，如需要可用枕头垫坐。双膝的位置最好在髋关节以下水平。

5. 选择一个牢固、直背、有扶手的椅子，有利于站起或坐下，从坐到站立时，应先向椅子边缘滑动，然后拄拐站起。

6. 如厕时使用加高坐便器，禁止蹲便，使如厕时膝关节的位置保持在髋关节以下水平。

7. 站立或坐时身体向前倾斜幅度不能超过90°，即避免弯腰动作过大，弯腰时双手最好不要超过膝关节。

8. 术后3～6个月内不要下蹲拾物。

9. 平时要避免和控制各种感染，患髋有情况随时来诊。

（三）髋关节置换术后深静脉栓塞的危害

静脉血栓浅或栓塞，是指血液在静脉内不正常地凝结，使血管完全或不完全阻塞，属静脉回流障碍性疾病，骨科大手术，包括人工全髋关节置换术、人工全膝关节置换术和髋部周围骨折手术，术后静脉血栓栓塞症的发生率较高，是患者围手术期死亡的主要原因之一，也是医院内非预期死亡的重要原因。因此有必要对骨科大手术患者在围手术期采取有效的预防方法，降低发生静脉血栓栓塞症的风险。

（四）髋关节置换术后深静脉栓塞的临床表现及诊断

1. 最常见的临床表现是骨科手术后一侧肢体的突然肿胀，患肢感胀痛。轻者局部仅感沉重，站立时症状加重。肺栓塞是深静脉血栓形成最严重的并发症。

2. 体检有以下几个特征：①患肢肿胀。肿胀的发展程度，须依据每日用卷带尺精确的测量，并与健侧下肢对照粗细才可靠，单纯依靠肉眼观察是不可靠的。这一体征对确诊深静脉血栓具有较高的价值，小腿肿胀严重时，常致组织张力增高。②压痛。静脉血栓部位常有压痛。因此，下肢应检查小腿肌肉、腘窝、内收肌管及腹股沟下方股静脉。③Homans征。将足向背侧急剧弯曲时，可引起小腿肌肉深部疼痛。小腿深静脉血栓时，Homans征常为阳性。这是由于腓肠肌及比目鱼肌被动伸长时，刺激小腿血栓静脉而引起。④浅静脉曲张。深静脉阻塞可引起浅静脉压升高，发病1～2周后可见浅静脉曲张。⑤下肢肿胀的患者突然出现呼吸困难、胸痛、发绀、休克、昏厥等症状，应怀疑并发肺栓塞。

3. 诊断术后急性下肢深静脉血栓形成的主要依据是突发性的单侧下肢肿胀以及上述体征。近年来诊断深静脉血栓的检查方法有很大进展，常用血管无损伤性检查法，包括放射性纤维蛋白原试验、超声波检查、电阻抗体积描记法等。放射性纤维蛋白原试验对检查小腿深静脉血栓较敏感，超声波检查对检查髂股静脉血栓形成最有价值。如采用上述两种检查法，诊断尚难明确，仍需做静脉造影。至今尚无一种无损伤检查法可完全替代传统的静脉造影。上行性静脉造影可了解血栓的部位和范围。患者仰卧，取半直立位，头端高 30°～45°。先在踝部扎一橡皮管止血带压迫浅静脉。用 12 号穿刺针直接经皮穿刺入足背浅静脉，在一分钟内注入 40% 泛影葡胺 80～100 mL，在电视屏幕引导下，先摄小腿部 X 线片，再摄大腿及骨盆部 X 线片。注射造影剂后，再快速注入生理盐水，以冲洗静脉管腔，减少造影剂刺激，防止浅静脉炎发生。磁共振血管成像及 X 线造影片常可显示静脉内球状或蜿蜒状充盈缺损，或静脉主干不显影，远侧静脉有扩张，附近有丰富的侧支静脉，均提示静脉内有血栓形成。

（五）临床报道选录

1. 中药内服选录：

（1）冬青七叶散治疗人工髋关节置换术后深静脉栓塞 97 例：毛冬青、九节茶、重楼各 15 g。共研末，水泛为丸。每次 6 g，每日 3 次，口服。后第 1 日再开始用去伤片，连续用 2 周，指导伤肢早期进行踝趾屈伸功能锻炼，穿弹性袜。均未发现深静脉栓塞。（《中国中医骨伤科》，1999 年第 5 期）

（2）血府逐瘀汤加减治疗全髋置换术后股深静脉栓塞 16 例：当归、丹参各 20 g，桃仁、川芎、柴胡、枳壳、红花各 10 g，熟地黄、黄芪各 30 g，赤芍、延胡索、川牛膝各 15 g。每日 1 剂，水煎，分 3 次服。15 日为 1 个疗程。用 1～2 个疗程。结果：治愈 13 例，好转 2 例，无效 1 例。（《浙江中西医结合杂志》，2004 年第 11 期）

（3）血藤归黄汤治疗人工关节置换术后深静脉血栓 78 例 95 个关节：鸡血藤 20 g，全当归 15 g，生地黄、麦冬、玄参各 12 g，紫丹参、川牛膝、血竭各 10 g，红花、赤芍、白芍各 9 g，甘草 6 g。每日 1 剂，水煎服。对照组 73 例人工置换关节 88 个，术后即用海普宁 2.5 kU，每日 1 次，皮下注射。用 7 日。结果：两组深静脉血栓形成分别 22、19 例。（《中国中医骨伤科杂志》，2007 年第 7 期）

2. 中西医结合治疗选录：

（1）中西医结合治疗髋关节置换术后深静脉栓塞 52 例：术前 3 日开始，用桃红四物汤加减：桃仁、枳壳、泽兰各 10 g，红花 8 g，当归、川芎各 12 g，赤芍、生地黄、牛膝、延胡索各 15 g。用 3 日。手术当日不用。术后用桃仁、川芎各 12 g，红花 10 g，当归、赤芍、牛膝、白术、薏苡仁、茯苓各 15 g，金银花 20 g。痛甚加制乳香、制没药、制川乌；气血亏虚甚去金银花，加党参、黄芪；阳虚肢冷麻木去金银花，加桂枝、制附子、蜈蚣；术后形成（或可疑）深静脉栓塞加三棱、莪术、黄柏。用 14 日。每日 1 剂，水煎服。并用丹参注射液 20 mL，加生理盐水 250 mL，静脉滴注，每日 1 次。术后输血，用抗生素等。早期行患肢功能锻炼。结果：深静脉栓塞形成 5 例。无继发肺栓塞。（《中医药学刊》，2005 年第 12 期）

（2）中西医结合治疗人工髋关节置换术后下肢深静脉血栓形成 52 例：红花 30 g，丹参、川芎、当归、黄芪、牛膝、赤芍、木瓜各 15 g，水蛭 3 g，桑寄生 12 g，茯苓、苍术、黄柏各 10 g。于术前 3～5 日开始，每日 1 剂，水煎服，手术当日停用。对照组 60 例，均用低分子肝素钠（齐征）2.5 kIU，均手术前晚 1 次；术后分别每晚 1 次、每日 2 次；腹壁皮下注射。均用至术后第 7 日。结果：两组下肢深静脉血栓发生率分别为 3.85%、8.33%。高及低切全血黏度、血浆黏度、血凝指数、血浆活化的部分凝血活酶时间、凝血酶原时间两组治疗前后及治疗后组间比较均有显著性差异（$P<0.01$ 或 $P<0.05$）。（《中国骨伤》，2005 年第 12 期）

（3）中西医结合治疗老年患者髋部术后下肢深静脉血栓形成 52 例：术前第 1～3 日、术后当日至第 7 日，用参麦注射液（含红参、麦冬）40 mL，丹参注射液 20 mL，静脉滴注。对照组 50 例，于术前 12 小时、术后 12 小时、第 1～3 日，用低分子肝素每日 100 IU/kg；术后第 4～7 日改 150 IU/kg 腹壁皮下注射。均预防感染，治疗合并症，输血，补液，维持水、电解质及酸碱平衡，术后早期下肢功能锻炼。治疗老年患者髋部术后下肢深静脉血栓形成 52 例。结果：两组术后发生下肢深静脉血栓形成者分别为 4、3 例。术后引流量、血红蛋白、血小板计数及凝血酶原时间治疗后两组比较均有显著性差异（$P<0.05$）。见并发症分别 9、20 例。（《中国骨伤》，2006 年第 6 期）

（4）中西医结合治疗人工髋关节置换术后深静脉血栓形成 30 例：行硬膜外阻滞，经髋关节后外侧入路行人工髋关节置换术。术后用赤芍、忍冬藤、黄柏、薏苡仁各 9 g，当归尾、土鳖虫各 6 g，人中白 3 g（福建省漳州市中医医院研制）。30 mL，每日 3 次，口服。与对照组均术后 12～24 小时开始，用低分子肝素钠，按照 100 U/kg 抗 Xa 活性单位剂量，每日早晨 1 次腹壁皮下注射。用 10 日，结果：深静脉血栓形成两组分别 3、5 例。第 4、第 7 日血小板计数本组低于对照组（$P<0.01$、$P<0.05$）；大腿周径差、高及低切全血黏度、红细胞聚集指数、小腿周径差、血细胞比容两组治疗前后自身及治疗后前 4 项组间比较差异均有统计学意义（$P<0.01$ 或 $P<0.05$）。（《中医正骨》，2008 年第 1 期）

（六）髋关节置换术后深静脉栓塞的预防及处理

在骨科大手术围手术期采用一些方法来预防深静脉血栓是非常必要的，而且还能预防大多数肺栓塞的发生。国内外报道均表明，对于骨科创伤手术和关节置换手术，采取预防措施后深静脉血栓的发生率均有明显下降。预防方法包括基本预防、物理预防和药物预防。而骨科大手术术后深静脉血栓形成的治疗主要是非手术疗法，但偶尔仍需手术治疗。

1. 基本预防措施：①手术操作尽量轻柔、精细，避免静脉内膜损伤。②规范使用止血带。③术后抬高患肢，防止深静脉回流障碍。④常规进行静脉血栓知识宣教，鼓励患者勤翻身、早期功能锻炼、下床活动、做深呼吸及咳嗽动作。⑤术中和术后适度补液，多饮水，避免脱水。⑥建议患者改善生活方式，如戒烟、戒酒、控制血糖、控制血脂等。

2. 物理预防措施：足底静脉泵、间歇充气加压装置及梯度压力弹力袜等，利用机械原理促使下肢静脉血流加速，减少血液滞留，降低术后下肢深静脉血栓形成的发生率。推荐与药物预防联合应用。单独使用物理预防仅适用于合并凝血异常疾病、有高危出血风险的患者。出血风险降低后，仍建议与药物预防联合应用。

3. 药物预防措施：药物预防一般包括阿司匹林、小剂量低分子肝素、华法林、肝素、Xa 因子抑制剂等，阿司匹林具有抗血小板活性、抑制环氧化酶的作用，一度被认为是理想的深静脉血栓预防药物。但是以往许多关于阿司匹林预防深静脉血栓的文献都来自人工髋关节置换术，有研究表明阿司匹林的使用并不能够减少人工膝关节置换术后静脉血栓的发生率。而且阿司匹林易引起胃肠功能失调及溃疡，总体来说不适合在骨科大手术后作为主要的常规预防药物。普通肝素可以降低下肢深静脉血栓形成的风险，药理机制包括抗凝血；抑制血小板，增加血管壁的通透性，并可调控血管新生；具有调血脂的作用；作用于补体系统的多个环节，以抑制系统过度激活。与此相关，肝素还具有抗炎、抗过敏的作用。普通肝素通过干扰凝血过程的许多环节，在体内外均有抗凝作用，作用于凝血酶和 Xa 因子。此外普通肝素与多种血浆蛋白结合而降低其抗凝活性，生物利用度低，且与其结合的血浆蛋白浓度有很大的差异性，因此其抗凝活性不能准确预测，用药过程要严格监测活化部分凝血酶原时间（APTT）和血小板计数，预防肝素诱发血小板减少症引起的出血，此外长期应用肝素可能会导致骨质疏松。

第三节　膝关节滑膜炎

一、病证概述

膝关节周围有许多滑囊，多数与膝关节腔相通。髌上区滑囊是其中一个最大的滑囊，位于股四头肌腱深面与股骨前面之间，儿童时期为独立囊，成年后则与膝关节腔相通。髌上滑囊区血肿，在膝关节屈曲位受伤形成的，多数病例在伤后逐渐产生肿胀和疼痛，5～6小时肿、痛迅速增剧。本病多发生于青年以后，有严重的急性外伤史。主要症状为髌上滑囊区肿胀明显，疼痛剧烈（患者多用双手紧握膝部，以避免活动，减轻疼痛），膝关节活动受限制，不能直立行走。有些病例，晚期虽可勉强行走，但由于血肿始终存在，其活动仍不能恢复正常。检查时，可发现髌骨上缘呈半月形肿胀区，按压时有波动感，肿胀最上界在髌骨上5～10 cm，血肿周围缘明显压痛（其表面无水肿、无瘀血紫斑）在髌骨上缘上方2 cm处，皮尺测量可发现其周径比健侧增加2～4 cm。血肿局部穿刺，可见血性液体。依据以上表现，结合X线检查，无异常发现者，即可明确诊断。

二、妙法解析

（一）左膝关节滑膜炎（孙达武医案）

1. 病历摘要：吴某，男，52岁。8个月前起，感左膝疼痛，膝部微肿，以后肿痛加剧。经外院止痛药物治疗疼痛减轻，但肿胀未消。曾外院X线片示：膝关节退行性变。近1周来疼痛肿胀加剧，不能行走伴发热，体温37.8 ℃。诊见：左膝呈屈曲位，不能主动伸屈，关节肿胀，局部皮肤较右膝增高。有轻度压痛。被动伸屈范围30°～80°。左膝浮髌试验阳性。左股四头肌萎缩。脉数，舌质偏红。诊断：左膝关节滑膜炎。治疗：清热解毒，活血化瘀。泽兰、生地黄、薏苡仁、牡丹皮各12 g，黄芩、知母、黄柏、赤芍、丹参、川牛膝、茯苓皮各9 g，山栀子、甘草各6 g。每日1剂，水煎，分早、晚2次服。服7剂后，疼痛减轻，体温正常。检查：左膝局部皮温已正常，膝关节髌骨上缘肿胀偏硬，伸屈活动范围仍为30°～80°。舌质偏红，脉细弦。①继用原方，每日1剂，水煎，分早、晚2次服。同时外用四肢损伤洗方，每日2次，外洗。②手法：每周3次。拿、点、揉髌骨周围；搓揉髌骨上下；环动膝关节；推揉膝关节两侧。经3周治疗后，左膝肿痛不明显，已经能行走。检查：膝关节肿胀明显减轻，局部无明显压痛。髌骨上缘肿胀，无明显僵硬。膝关节伸屈10°～100°。舌偏红，脉偏细。治疗：活血通络，活利关节，壮筋骨。外用：四肢洗方20包，每日1包，熏洗左膝，每日2次。健步虎潜丸2瓶，每次9 g，每日3次。3个月后随访：患膝伸直180°，屈曲与健侧对比差5°左右，患者感到膝关节的伸屈活动轻松灵活，已能正常工作。（《孙达武骨伤科学术经验集》，人民军医出版社，2014）

2. 妙法解析：本案属膝关节急性滑膜炎，中医治疗针对临床体征如膝关节肿痛、皮温增高、浮髌试验阳性及苔脉情况，临床辨证属热毒和瘀滞；急性期以清热解毒为先，如选用黄芩、黄柏、栀子、知母、土茯苓等，同时以茯苓皮、泽泻等消肿；活血化瘀则选用凉性活血药物，如生地黄、泽兰、牡丹皮、赤芍之类。本病肿胀减退，皮温正常，局部肿胀偏僵硬者可配合手法，故本案二诊即开始手法治疗。三诊症状明显好转，伸直改善，屈曲仍受限，可以洗方滑利关节，健步虎潜丸滋肾壮筋骨以巩固疗效。

（二）左膝关节滑膜炎（孙达武医案）

1. 病历摘要：吴某，女，47岁。2周前下楼不慎摔倒，扭伤左膝，伤后逐渐肿胀，疼痛，活动渐感困难，2周后到当地医院就诊，拍X线片未发现骨折，膝关节磁共振结果未见明显异常，一直在服用活血止痛的药物，肿胀未见明显减退，现感觉关节发热，轻度胀痛。就诊见时左膝关节部分肿胀，屈膝活动受限，浮髌试验阳性，皮温稍高，髌骨外侧间隙及前下方压痛，侧方应力试验、回旋挤压及抽屉试验无明显阳性体征。穿刺见淡粉红色液体。舌淡紫，苔薄，脉弦。X线及MRI未见明显异常。诊断：膝关节滑膜炎。治疗：清热除湿，活血止痛。①中药内服：薏苡仁30 g，丹参、生地黄、鸡血藤、泽兰各15 g，当归、赤芍、泽泻、川牛膝、黄柏、延胡索、苍术、牡丹皮各10 g，川芎、甘草各6 g。每日1剂，水煎，分早、晚2次服，服7剂。②长腿石膏托固定1周，指导其股四头肌的静力训练，即取卧或坐姿，下肢伸直，用力收缩大腿前方肌肉群，持续10～20秒，放松5～10秒；重复20～30遍；每日4～5次。1周后复诊，诉疼痛减轻，小腿肌肉有点酸，患膝肿胀部分减退，稍肿，皮温不高，髌骨外侧缘压痛不明显。舌淡紫，苔薄，脉弦。继续服中药：薏苡仁30 g，生地黄15 g，丹参、当归、赤芍、牡丹皮、川牛膝、泽泻、黄柏、苍术、茯苓、泽兰、防风各10 g，川芎、甘草各6 g。再服7剂。③去除石膏托，外用中药熏洗活血祛风除湿。鸡血藤50 g，五加皮、当归各40 g，丹参、伸筋草各30 g，川芎、海桐皮、延胡索、红花、忍冬藤、桂枝、防己、防风、石菖蒲各20 g。外洗，每日2次，2周1个疗程。治疗1周后，患者感屈曲活动时部分牵拉痛。诊见：患膝肿胀不明显，皮温不高，膝周无压痛，关节屈曲活动部分受限。舌淡，苔薄，脉弦。予中药：薏苡仁20 g，忍冬藤、泽泻、茯苓、鸡血藤、黄芪、赤芍、延胡索各15 g，当归12 g，地龙、没药、石菖蒲、川牛膝各10 g，乳香、甘草各6 g。再服7剂，同时继续用中药熏洗1周。患膝屈曲活动改善，余情况同前。继续予中药7剂口服补益肝肾，活血祛风除湿。6周后回访，基本恢复正常。（《孙达武骨伤科学术经验集》，人民军医出版社，2014）

2. 妙法解析：本病原因复杂，可有风湿性、痛风性、结核性、色素沉着绒毛结节性、化脓性、创伤性等多种因素形成，故其治疗对不同原因采用不同方法。膝关节创伤性滑膜炎是膝关节创伤后出现的以关节积血、积液为主症的滑膜非感染性炎性反应。中医认为，本病是局部创伤后气血逆乱，血瘀气滞，脉络痹阻，津液失布，跌打损伤导致血脉瘀阻，经络运行不畅，日久瘀血凝结，化湿化热潴留局部，使病情缠绵难愈；或劳伤筋骨，腠理不密，风寒湿外袭，阻遏经络，气机不得宣通而致痹，久之肌肉萎缩不用。故治疗上当辨证施治，此案中孙氏认为当活血、祛瘀与祛风、除湿并举。膝关节创伤性滑膜炎在诊断上应与关节积血鉴别。主要根据为：积血在伤后立即出现，而滑膜炎则于伤后数小时逐渐出现。积血疼痛明显，而滑膜炎较轻。积血常伴有全身反应，体温升高，而滑膜炎多无此反应。必要时可通过关节穿刺，以明确诊断。滑膜炎是一种普遍存在的症状，如半月板损伤，关节内游离体，软骨软化，滑膜结核血友病，类风湿关节炎等均可引起，因此在诊断时，应注意排除这些因素。

（三）右膝关节滑膜炎（孙达武医案）

1. 病历摘要：龚某，女，67岁。素体肥胖，右膝关节积劳致伤，肿胀疼痛，步履屈伸活动欠利，X线片示：右膝髁间隆突变尖，髌股关节间隙狭窄。舌苔薄腻，脉细。诊断：右膝关节滑膜炎。治疗：拟舒筋活血，化痰利湿消肿。鸡血藤、薏苡仁各15 g，川牛膝、忍冬藤、牡丹皮各12 g，泽兰、当归、白术、黄柏、丹参、延胡索、苍术、泽泻各9 g，甘草6 g。每日1剂，水煎，分早、晚2次服，连服7剂。同时外敷黑膏药。右膝关节肿胀减轻，仍觉疼痛，不耐久行。

舌苔薄腻，脉细，再拟上法治疗。薏苡仁 20 g。鸡血藤 15 g，川牛膝、牡丹皮各 12 g，泽兰、当归、白术、黄柏、丹参、苍术、泽泻、赤芍、延胡索各 9 g，再服 7 剂，同时外敷消炎散。右膝关节肿胀渐减，久立多行后肿胀反复，休息后减轻，舌苔薄，脉细，再拟上法出入。鸡血藤 15 g，牛膝、赤芍、丹参各 12 g，泽兰、当归、白术、茯苓、黄柏、泽泻、苍术各 9 g，石菖蒲、甘草各 6 g。再服 7 剂，同时外敷消炎散善以后。（《孙达武骨伤科学术经验集》，人民军医出版社，2014）

2. 妙法解析：本案系右膝关节因劳伤并发滑膜炎，属中医气滞血瘀范畴。血随气行，循经环络，瘀湿互结致病。在经络则肿，在四肢则痹。故治疗该症时，注重病机，本病瘀湿互结。用药以活血消肿与清热利湿并举，辨证施治，灵活运用，所以每获良效。

（四）慢性膝关节滑膜炎（刘远禄医案）

1. 病历摘要：万某，男，26 岁。自诉右膝关节骑自行车摔伤后肿胀、疼痛、活动受限 22 日，在他院治疗效果不显。检查：右膝关节肿胀，浮髌试验（＋），局部发热、压痛，两膝眼处饱满，膝关节（髋屈曲时）屈曲 100°。X 线片示：未发现骨折及脱位征象。诊断：慢性膝关节滑膜炎。净赤小豆 10 份，没药 1 份。烘干粉碎为末备用。先以紫草油涂搽患部，再取适量沸水将赤没散搅拌为糊状，摊匀在白皮纸上（白皮纸叠为 2 层或 3 层均可，其面积应根据患处大小而定。无白皮纸，可用皱纹纸或火纸代替），速将摊好的药贴于患处以绷带固定之，每日换药 1 次，方法同前。以赤没散外敷 4 次，症减，后继用 4 次，症状和体征完全消失，膝关节活动恢复正常。随访 2 个月未见复发。（《中国中医骨伤科杂志》，1989 年第 5 期）

2. 妙法解析：本方以赤小豆利水除湿消肿为主，辅以少量没药散血定痛，共奏利水除湿、消肿止痛之效。

（五）左膝关节损伤性滑膜炎（丁锷医案）

1. 病历摘要：娄某，女，50 岁。2 周前下楼梯时扭伤左膝致肿痛跛行。曾经穿刺抽液（样渗液），加压包扎无效，又用中药外敷局部，仍无效。检查：左膝部严重肿胀，皮表有粟粒样小丘疹（敷药反应），微红热，触之饱满感有波动，压痛明显，浮髌试验阳性，自主伸屈功能受限。X 线片示骨关节无破坏。诊断：左膝关节损伤性滑膜炎。治疗：萆薢 10 g，薏苡仁、生黄芪、益母草、土牛膝、土茯苓、茯苓皮、车前子各 30 g，生地黄 15 g，牡丹皮 10 g，黄柏 10 g。每日 1 剂，水煎，分 2 次服。并令适当休息，减少患肢活动。5 日后复查，肿胀明显减退，嘱原方继服 3 剂。再诊，肿胀基本消退，浮髌试验阴性。前方加山茱萸 15 g，再进 5 剂。药后复查，关节积液完全消失，伸屈自如，无任何不适。（《中医正骨》，1990 年第 4 期）

2. 妙法解析：膝关节囊纤维的内衬滑膜在外伤后引起的滑膜非感染性炎症反应。临床上分为急性创伤性炎症和慢性劳损性炎症两种。若确诊为本病应积极治疗，防止膝关节功能障碍。外在性因素以急性损伤或慢性劳损（包括手术的损伤）等机械性损伤为主要形式，它是创伤性滑膜炎的重要发病因素。急性创伤性滑膜炎是损伤后以出血为主症的疾病。本方以萆薢、茯苓皮、车前子、益母草利水；黄芪、薏苡仁益气渗湿；土茯苓、土牛膝清除筋骨郁热。诸药合用，共奏标本同治之功。

（六）左膝关节创伤性滑膜炎（孙盛举医案）

1. 病历摘要：陈某，男，30 岁。肩背重物，雨天急走不慎将左膝关节扭伤，仍坚持走路，到家后自觉左膝关节发热、疼痛、活动受限。外敷跌打丸，疼痛不见缓解而于次日来诊。检查：左膝关节痛剧、肿胀，皮温增高，大便秘结。舌质红，苔黄，脉弦数。浮髌征阳性、膝关节侧副韧带分离试验阴性。X 线片示：左膝关节骨质无异常变化。诊断：左膝关节创伤性滑膜炎。治疗：活血祛瘀，行气利湿。方选桃红苓柏牛膝汤加大黄：红花 20 g，连翘 25 g，桃仁、土鳖虫、乳香、没药、陈皮各 10 g，赤芍、牛膝、黄柏各 15 g，茯苓 50 g，薏苡仁 30 g，木香、三七（研细末分吞）各 5 g。每日 1 剂，水煎，早、晚各服 1 次。三七末随汤服下。服 2 剂后，大便通，去大黄，加延胡索，局部外敷山红二乌膏，石膏托固定，每日练习股四头肌收缩活动 3～5 次。经 12 日治疗，肿胀、疼痛消失，膝关节活动功能恢复正常。（《中国中医骨伤科杂志》，1988 年第 4 期）

2. 妙法解析：膝关节滑膜炎是指膝关节受到急性创伤或慢性劳损时，引起滑膜损伤或破裂，导致关节腔内积液的一种非感染性炎症反应疾病。可分为急性创伤性滑膜炎和慢性损伤性滑膜炎。急性创伤性滑膜炎多发生于爱运动的青年人，而慢性损伤性滑膜炎多发于中老年人，身体肥胖者或体力劳动者。临床表现为膝关节肿胀、疼痛，可伴有局部皮肤温度升高，浮髌试验阳性，关节腔穿刺可抽出血性或者淡黄色液体。

三、文献选录

膝关节滑膜炎，一般由急性创伤性滑膜炎失治转化而成，或由其他的慢性劳损导致滑膜的炎症渗出关节积液，临床上多属于中医的痹证范畴，由风、寒、湿三气合而为痹，一般挟湿者为多。或肥胖之人，湿气下注于关节而发病。其临床表现，在临床上分为创伤性炎症和慢性劳损性炎症。如果是急性损伤，表现为膝关节血肿。关节血肿一般是在伤后即时或之后 1～2 小时内发生，膝及小腿部有广泛的瘀血斑。触诊时皮肤或肿胀处有紧张感，浮髌试验阳性。常有全身症状，如瘀血引起的发热，局部较热。本病常是其他损伤的合并症。临床时要仔细检查，以防漏诊。慢性劳损或损伤性膝关节滑膜炎，为急性滑膜炎处理不当转为慢性所致，临床上多见于老年人，体质多湿者，或伴有膝内翻、膝外翻或其他膝部畸形的患者，或有膝关节骨质增生症者等。患者主诉多为两腿沉重不适，膝部伸屈困难，但被动运动均无明显障碍，疼痛不剧烈，局部不红不热，膝关节功能检查一般无明显的阳性体征。常见的现象是：在髌韧带两侧膝眼处隆起、饱满，以手触诊，该处松软，甚则有囊性感，关节积液如超过 10 mL 则浮髌试验呈阳性。膝关节滑膜面积广泛，构成多个滑囊，并有滑液分泌，以滑利关节。正常情况下各滑膜囊无明显积液，但在外伤、炎症及风湿等各种病理情况下，可形成滑膜炎，产生积液。膝关节创伤性滑膜炎可以单独发病，多在膝部损伤情况下并发，如髌骨骨折或脱位等，都可以伴有滑膜损伤而产生外伤性滑膜炎。急性损伤后 6～7 小时开始逐渐发生肿胀，屈膝活动受限，无明显疼痛，被动过度屈伸运动时疼痛加重，局部压痛。慢性滑膜炎由急性而来，肿胀持续不退，休息后减轻，过劳后加重，无明显疼痛，股四头肌可见萎缩。触及滑膜壁增厚感。

（一）膝关节滑膜炎的病症分析

滑膜炎是滑膜受到刺激产生炎症，造成分泌液失调形成积液的一种关节病变。膝关节是全身关节中滑膜最多的关节，故滑膜炎以膝为多见。滑膜细胞分泌液体，可以润滑和滋养关节，机体运动时膝关节所产生的热能全赖于滑膜液体及其血液循环而得以散发。当关节受外在性和内在性因素影响时，滑膜发生反应，引起充血或水肿，并且渗出液体，表现为关节肿胀，疼痛，功能受障碍。也可说关节腔有积液，就有滑膜炎症。

1. 急性滑囊炎的特征是疼痛，局限性压痛和活动受限。如为浅部滑囊受累（髌前及鹰嘴），局部常红肿，化学性或细菌性滑囊炎均有剧烈疼痛，发作可持续数日到数周，且多次复发。

2. 慢性滑囊炎是在急性滑囊炎多次发作或反复受创伤之后发展而成。由于滑膜增生，滑囊壁变厚，滑囊最终发生粘连。因疼痛、肿胀和触痛，可导致肌肉萎缩和活动受限。

3. 肩峰下滑囊炎为肩部局限性疼痛和压痛。尤其在外展 50°～130°时更加明显。损伤性滑囊炎较多见，呈慢性。常在骨结构突出部位，因长期、反复摩擦和压迫而引起，常在慢性滑囊炎基础上突发，损伤力量较大时，可伴有血性滑液渗出。

4.感染性滑囊炎为感染病灶带来的致病细菌，可引起化脓性滑囊炎，并可引起周围组织蜂窝织炎，破溃后常残留窦道。

5.痛风性滑囊炎易发生于鹰嘴和髌前滑囊，滑囊壁可发生慢性炎症性改变，并有石灰样沉淀物沉积。患者多有慢性损伤史和与致病相关的职业史。关节附近的骨突处有呈圆形或椭圆形、边缘清楚大小不等的肿块。急性者疼痛、压痛明显，慢性者则较轻，患肢可有不同程度的活动障碍。若继发感染，则可有红、肿、热、痛表现。

（二）膝关节滑囊炎的常规治疗

医学研究确认：膝关节滑膜炎、踝关节滑膜炎、髋关节滑膜炎、滑囊炎、创伤性关节炎、创伤性滑膜炎、骨关节炎、腰椎间盘突出、骨质增生、类风湿关节炎、腰腿疼等疾病，产生的疼痛原因是滑膜炎症，所以最后归结为治疗滑膜炎。

1.针灸治疗患侧膝眼、阿是穴、血海、阳陵泉、委中、足三里，每日1次，10日为1个疗程。

2.三棱针点刺放血：每次选取上述2~3穴，局部常规消毒，用三棱针快速刺入，急速拔出后，用拔罐器拔在点刺的位置上，每穴放血2~3 mL。

3.水针疗法：阿是穴和膝眼穴。1％普鲁卡因2 mL、泼尼松龙25 mg混合匀后用。针灸10日，给穴位注射3次。

4.火针疗法：在局部阿是穴，用中粗火针，采用痛点刺法。5日1次，每个疗程2次。

5.手法治疗：膝托伸屈法。患者仰卧位，术者立于伤侧，一手虎口向下，拇指、示指二指捏紧血肿两侧的股骨内、外髁处，手掌按压髌上区血肿局部，另一手托握伤肢足跟部（将足尽量背屈），缓缓抬起伤肢（离床面）30°左右时，两手同时向相反方向用力（即一手向下按压血肿，另一手将伤肢足跟向上托起），迅速将膝关节过伸；而后，立即将膝关节过屈，再缓缓伸直伤肢，手法即告结束。以后用药物治疗。

6.注意事项：①施术手法前，应向患者或其家属说明，在手法操作过程中，可有短暂的剧烈疼痛，以消除患者顾虑，取得其配合。施术手法过程中，常可听到血肿被挤破的"扑落"声，随之肿块即消失，疼痛也立即缓解。②部分病例，可伴有股骨内、外髁或胫骨上端骨折，局部压痛。如髌骨有压痛，应注意是否髌骨骨折或髌骨裂，此种情况较多见。如髌上区滑囊血肿伴有膝关节损伤、错位或严重韧带撕裂、膝关节非损伤性滑膜病变、不稳定性骨折或严重骨质疏松等，均不能使用本手法处理。③髌上区滑囊血肿伴有关节内出血者，膝关节屈曲幅度较大，是外形除髌上滑囊区血肿外，膝关节周围亦有明显肿胀，此种现象的存在往往伴有其他组织的损伤，故必须引起注意。④术后应外敷消肿散，休息数日，并逐渐加强股四头肌的功能锻炼。以促进血肿吸收，防止股四头肌萎缩。

（三）临床辨治规律选录

1.基本治法可分为4类：①活血化瘀法，适用于气滞血瘀证，方以桃红四物汤加利水消肿药物如茯苓、泽泻等。②祛风散寒，祛湿除痹法，适用于风寒湿困证，方用麻桂温经汤或荆防败毒散加减。③清热利湿除痹法，适用于湿热痹痛证，方用当归拈痛汤或四妙散加减。④补肝益肾法，适用于肝肾亏虚证，方用独活寄生汤加减。此外，本病多配合中药外敷、熏洗，局部推拿按摩、针灸等治疗。

2.分2型治疗膝关节创伤性滑膜炎36例：①初伤瘀水互阻型26例，治以行瘀利水，益气消肿，用生黄芪30 g，赤芍、土茯苓、活血龙、防己各15 g，当归尾10 g，土红花、王不留行各9 g，生甘草6 g。随症加减。水煎服。②损伤后期气虚湿滞型10例，治以补气活血，化湿退肿，用黄芪60 g，薏苡仁、土茯苓、赤芍各15 g，防己、黄柏、伸筋草各12 g，炒苍术、泽泻各9 g，天仙藤、甘草各6 g。随症加减。每日1剂，水煎服。适时辅助股四头肌收缩活动或轻按摩治疗。结果：痊愈19例，显效13例，无效4例，疗程5～45日。(《中国医药学报》，1988年第3期)

3. 分4型治疗膝关节滑膜炎65例：①气滞血瘀型用加减桃红四物汤合三妙散，药用桃仁、红花、大黄、乳香、没药各6 g，当归、赤芍、黄柏各10 g，三七粉3 g，川牛膝、苍术各12 g，薏苡仁30 g。②风寒湿阻型用健脾除湿汤加减，药用生黄芪、薏苡仁各30 g，党参、木瓜各15 g，白术、苍术、陈皮、茯苓、防己、五加皮、独活、牛膝各10 g，防风6 g。③脾肾不足型用骨质增生丸加减，药用熟地黄、薏苡仁、鸡血藤各30 g，骨碎补、莱菔子、木瓜各15 g，肉苁蓉、鹿衔草、淫羊藿、五加皮、牛膝各10 g。④痰湿结滞型用五苓散合二陈汤，药用白术、茯苓、猪苓、泽泻、半夏、陈皮各10 g，桂枝、甘草各6 g。每日1剂，水煎服。7日为1个疗程，用1～2个疗程。对照组38例，根据症状轻重，制动；用1％利多卡因5～10 mL，川芎嗪40 mg，关节腔注射，用1次；常规用镇痛药。随访3个月，结果：两组分别治愈43、13例，好转16、21例，未愈6、4例。(《浙江中医学院学报》，2002年第6期)

4. 分2期治疗膝关节创伤性滑膜炎96例：①急性期用当归20 g，川芎、红花、赤芍各12 g，乳香、没药、土鳖虫、苏木、木通、威灵仙各9 g。②慢性期用防己、薏苡仁、车前子、五加皮、萆薢、茯苓、猪苓、木通、泽兰各15 g。随症加减。每日1剂，水煎2次，取滤液2 L，温度4 ℃～5 ℃，静置24小时，取上清液，滤过后，高温灭菌1小时。膝部常规消毒，在髌骨内上、内下缘进针，用0.5％普鲁卡因5 mL局部麻醉后，用12号输血针头插入关节腔，上针用上药液点滴，每分钟15～20滴；下针引流。最后用生理盐水0.5～1 L冲洗。拔出针头后，加压包扎。每日1次，4日为1个疗程。随访1～3年。结果：痊愈71例，显效18例，好转5例，无效2例，总有效率97.9％。(《中国骨伤》，2001年第8期)

5. 名医经验选录：段胜如治疗本病，提倡用按摩、锻炼和熏洗治疗。魏指薪亦以手法治疗为主，配合外敷消肿膏药，内服活血消肿中药治疗。刘柏龄以活血化瘀、利水消肿法治疗急性膝关节滑膜炎。丁锷用利湿消肿汤加减治疗。

（四）中药内服报道选录

1. 萆薢归膝汤治疗慢性膝关节滑膜炎150例：萆薢、薏苡仁各30 g，当归、牛膝、五加皮、千年健、木瓜、白芍各20 g，香附15 g，甘草10 g。若膝关节有外伤史，局部刺痛，皮色紫暗者加制乳香、制没药各10 g，若局部冷痛喜暖，肌肤无温拒按者加制川乌、草乌各10 g，若喜按、腰酸无力、四肢凉者加制附子10 g，桑寄生20 g，若局部沉困肿胀突出，其处稍红热者加大黄、木通各10 g，红热不明显，纳少便溏，无力者加茯苓、白术各20 g。上药水煎，每日1剂，分早、晚服，后加水煎药渣，趁热熏洗患处，洗2次，每次20～30分钟，1周为1个疗程。结果：临床治愈132例，有效18例。(《中外医疗》，2008年第7期)

2. 加味阳和汤治疗膝关节创伤性滑膜炎20例：熟地黄30 g，鹿角霜（或鹿角片）5 g，炙黄芪12 g，当归10 g，白芥子、白芍、牛膝各6 g，麻黄、桂枝、生甘草各3 g。每日1剂，水煎，分早、晚服。结果：全部治愈，以单纯应用上述方药后，症状完全消失，功能恢复正常，从事原工作为标准。(《浙江中医杂志》，1984年第1期)

3. 二术苓皮汤治疗膝关节创伤性滑膜炎60例：薏苡仁、金银花各30 g，茯苓皮20 g，川牛膝15 g，苍术、白术各12 g。若湿重者加滑石30 g，热重者加地龙12 g，痛甚者加赤芍20～

30 g，肿甚者加赤小豆 15 g。每日 1 剂，水煎，分 2 次服，10 剂为 1 个疗程。病例中除 3 例因故中断用药、2 例患者未能验证疗效外，其余 55 例均显效，经 3～6 个月随访，痊愈 50 例占 83.3％；有效 3 例占 5.39％；复发者 2 例占 3.69％。（《陕西中医》，1985 年第 5 期）

4. 山药蝉柴合剂治疗膝关节滑膜炎 80 例：山药 15 g，蝉蜕、柴胡、白芍、牛膝、地龙、桂枝、钩藤、甘草各 10 g。每日 1 剂，头两煎内服，第三次煎汁用毛巾浸湿敷患处，每日 2～3 次。治疗膝关节滑膜炎 80 例，显效 36 例，有效 44 例，总有效率为 100％。（《陕西中医》，1987 年第 6 期）

5. 桃红苓柏牛膝汤治疗膝关节创伤性滑膜炎 38 例：红花 20 g，桃仁、土鳖虫、乳香、没药各 10 g，连翘 25 g，陈皮 10 g，赤芍、牛膝、黄柏各 15 g，茯苓 50 g，薏苡仁 30 g，木香、三七各 5 g（研细末分吞）。气虚者加黄芪，减木香；血虚者加当归；痛剧者加延胡索；大便秘结者加大黄；脾弱者加白术。每日 1 剂，水煎，早晚分服。结果：痊愈（膝关节肿胀、疼痛消失，屈伸功能正常）17 例，占 44.79％；显效（局部肿胀、疼痛明显减轻，膝关节功能基本恢复正常）11 例，占 28.9％；好转（局部肿胀、疼痛减轻，膝关节活动轻度受限 6 例，占 15.7％；无效（症状无好转）4 例，占 10.5％。（《中国中医骨伤科杂志》，1988 年第 4 期）

6. 复方二草冲剂治疗膝关节创伤性滑膜炎 290 例：夏枯草、豨莶草、十大功劳叶、女贞子、防己、薏苡仁、土茯苓、丝瓜络、丹参、当归、黄芪、泽兰各 10～15 g。制成颗粒冲剂（已由张家口市长城制药厂生产，市售）。1 袋（含生药 12 g）每日 3 次饭前服，6 日为 1 个疗程。结果：治愈 181 占 62.4％，显效 71 例占 24.5％，有效 30 例占 10.3％，无效 8 例占 2.8％，总有效率 97.2％。动物实验证实，本品有消炎、降低滑液、血液内黏蛋白含量及白细胞数的作用。（《中西医结合杂志》，1988 年第 4 期）

7. 赤豆乌蛇汤治疗膝关节创伤性滑膜炎 62 例：赤小豆 30 g，乌梢蛇 25 g，生地黄、茯苓皮各 15 g，赤芍、三棱、莪术各 12 g，牡丹皮、制川乌、制草乌、寻骨风、生甘草各 9 g。每日 1 剂，水煎服，7 日为 1 个疗程。结果：优（症状、体征完全消失，经随访无复发）55 例，良（症状体征消失，但遇寒冷有酸痛感）4 例，差 3 例，优良率 95.2％。（《中医杂志》，1988 年第 10 期）

8. 土苓薏仁汤治疗急性创伤性膝关节滑膜炎 30 例：桃仁、红花、泽兰、牛膝、黄柏、当归尾、生地黄、赤芍、牡丹皮、姜黄各 9 g，槟榔、土茯苓各 18 g，薏苡仁 30 g。热甚者加大黄、黄芩；痛剧加延胡索、乳香；气虚者去槟榔，加黄芪、陈皮；脾虚者加白术，土茯苓易茯苓。每日 1 剂，水煎服。结果：痊愈 17 例，显效 7 例，好转 4 例，无效 2 例。（《江苏中医》，1989 年第 10 期）

9. 蛇舌土茯苓汤治疗膝关节退变合并滑膜炎 42 例：白花蛇舌草、土茯苓、泽泻各 30 g，车前草 20 g，透骨草 18 g，黄柏、赤芍、夏枯草各 15 g，刘寄奴、王不留行各 12 g，全蝎（研末冲服）9 g。阴雨寒冷天气关节疼痛加重者加独活 15 g，以祛风通络，经药物治疗肿渐消而疼痛不减者，加川牛膝、红花各 20 g，土鳖虫 10 g，以加重活血化瘀，通络止痛之力。每日 1 剂，水煎，取汁 500 mL，分 2～3 次服，共服 30 剂。结果：显效 13 例，占 31％；好转 27 例，占 64％；无效 2 例，占 5％。有效率为 95％。（《山东中医杂志》，1991 年第 3 期）

10. 加味薏苡仁汤治疗膝关节创伤性滑膜炎 30 例：薏苡仁 15 g，白芍 12 g，当归、茯苓、防己、苍术各 10 g，麻黄 8 g，桂枝、甘草各 6 g。每日 1 剂，水煎服。儿童用量酌减。结果：显效 19 例，有效 9 例，无效 2 例。（《实用中西医结合杂志》，1993 年第 3 期）

11. 萆薢归膝汤治疗膝关节创伤性滑膜炎 75 例：萆薢 30 g，当归 25 g，牛膝、五加皮、千年健、木瓜、赤芍各 20 g，香附 15 g，甘草 3 g。有膝关节外伤史或局部刺痛、皮色紫暗加制乳香、制没药、桃仁；局部冷痛、脉弦紧有力加细辛、制川乌、制草乌；喜按、腰酸乏力、四肢末梢凉加制附子、桑寄生、淫羊藿；局部沉困、肿胀、红热加木通、大黄，洗时加芒硝；红热不明显，纳少便溏、乏力加茯苓、薏苡仁、白术。每日1剂，水煎服。再煎药渣趁热熏洗患处，每次30～60分钟，每日2次。4周为1个疗程，疗程间隔1周。结果：痊愈46例，显效17例，好转10例，无效2例，总有效率为97.3%。（《中国骨伤》，1993年第6期）

12. 黄芪桂枝五物汤治疗膝关节创伤性滑膜炎38例：药用黄芪、芍药、桂枝、生姜、大枣、当归。每日1剂，水煎服。3周为1个疗程。外治法，膝关节穿刺将积液抽尽后，弹性绷带加压包扎，休息制动1周。辅以股四头肌等长训练，用直腿抬高法：患者仰卧位，膝关节伸直，踝关节部适当加负荷，直腿抬高患肢，与床面呈10°～15°，要求保持体位5秒后腿放下，让股四头肌充分松弛，如此反复练习20次，每日练3次。结果：治愈32例，好转6例。（《甘肃中医》，1993年第6期）

13. 蛇舌黄苍汤治疗膝关节创伤性滑膜炎121例：白花蛇舌草20 g，黄柏、苍术、猪苓、茯苓、牛膝、防己、茜草各10 g，木通6 g。急性损伤，关节积血，瘀肿灼热者，加三七、水蛭、桃仁、知母、石膏；慢性损伤，关节肿胀重着者，上方合独活寄生汤，加杜仲、黄芪、鳖甲、秦艽、桂枝等；积液较多或分泌较快者，加薏苡仁、五倍子、白及；关节变形，行动受限，恶寒肢冷者，上方去木通、猪苓，加附子、肉桂、鹿角、乌梢蛇等。每日1剂，水煎，分早、晚服。7剂为1个疗程。本组服药最多42剂，最少7剂，平均28剂。结果：治愈61例，显效51例，好转9例，显效率达92.5%；经1～3年随访，复发6例，经采用原方法治疗，4例好转，2例无效。（《中医正骨》，1994年第3期）

14. 山甲防己汤治疗膝关节创伤性滑膜炎126例：穿山甲、防己、苍术、黄柏、乳香、没药、土鳖虫、牛膝各10 g，木瓜、泽泻、车前子各15 g，龟甲30 g。痛甚加制川乌、制草乌；局部热甚加金银花、连翘。每日1剂，水煎服。10剂为1个疗程。治疗1～3个疗程，结果：显效（关节肿痛消失或基本消失，局部皮温正常，关节功能恢复正常，浮髌试验阴性）103例，好转15例，无效8例。（《安徽中医学院学报》，1995年第1期）

15. 桃红地黄汤治疗膝关节创伤性滑膜炎37例：桃仁、白芍、当归、熟地黄、川芎各10 g，红花、乳香、没药各6 g，黄芪30 g。每日1剂，水煎，连服7剂。另取当归、川牛膝、五加皮、川芎、乳香、没药、独活、三棱、莪术、威灵仙、木瓜各500 g，研细末，加食糖、面粉各1000 g，白酒2500 mL，加水适量，调匀。用时取3/5药粉、1/5鱼石脂软膏、1/5止痛消炎膏混合敷患处，隔日换药1次。对照组22例服泼尼松、葡醛内酯。对照组22例，结果两组分别有效36、13例，无效1、9例。总有效率为97.3%。（《中国骨伤》，1992年第2期）

16. 党参牛膝散治疗膝关节滑膜炎80例：党参、独活、泽泻、木瓜、牛膝各12 g，白术、茯苓、炒黄柏各15 g，薏苡仁、丹参、赤小豆各30 g，柴胡、土鳖虫、防己各10 g，黄芪20 g。病变部位皮温高加金银花、牡丹皮、知母各15 g；疼痛加三七粉或乳香、没药各10 g。每日1剂，水煎服。结果：显效36例，有效44例，总有效率为100%。（《山东中医杂志》，1993年第5期）

（五）中药外治报道选录

1. 枳马丹外敷药治疗膝关节创伤性滑膜炎60例：枳实、马钱子各350 g，白芷、细辛各250 g，穿山甲100 g，甘草500 g，加百年老墙泥5000 g，于砂锅中炒至微黄，共研细末。用时取药末35 g加鲜童尿和白酒各等份，调成粥状，煨热外敷患处，隔日换药1次。结果：痊愈40例，显效19例，无效1例，总有效率为98%，疗程最长者换药10次，最短者换药3次。（《中华中医骨伤科杂志》，1988年第2期）

2. 莱菔膏治疗膝关节创伤性滑膜炎80例：莱菔子50 g，米醋25 mL。莱菔子捣碎后加醋，调匀成糊状，匀摊于纱布上，敷患处，外用绷带包扎，隔日换药 1 次。结果：痊愈 72 例，显效 3 例，无效 5 例。总有效率为 98.39％。（《中国骨伤》，1992 年第 3 期）

3. 逐瘀消肿散治疗急性创伤性膝关节滑膜炎 54 例：公丁香、土鳖虫、血竭、川芎、羌活各 30 g，冰片 15 g，人工麝香 2 g。粉碎后，过 60 目筛，加蜜糖，调糊，摊于毛皮纸上，调敷患（或痛）处；每日换药 1 次。对照组 27 例，用封闭抽吸法，抽净积液后，用泼尼松龙 12.5～25 mg，1％利多卡因 3～5 mL，注入。积液继续增长，重复 2～3 次。两组均弹力绷带加压包扎，长腿石膏托伸直位固定膝关节 14 日；配合股四头肌功能锻炼，每次 15 分钟，每日 3 次。均 7 日为 1 个疗程。用 2 个疗程，结果：两组分别治愈 28、13 例，显效 10、5 例，有效 9、4 例，无效 7、5 例，总有效率 87％、81.5％。随访 1 个月，总有效率 94.4％、74.1％（P＜0.05）。（《湖南中医药导报》，2002 年第 6 期）

4. 舒筋洗药治疗慢性损伤性膝关节滑膜炎 100 例：地枫 20 g，川续断、羌活、威灵仙、防风、荆芥、艾叶、透骨草、红花、桂枝、川芎、木通各 15 g。寒甚去黄柏、地枫；热甚去川芎、红花。2 日 1 剂，水煎取液，温洗患处，每日 2 次。结果：显效（症状、体征消失）58 例，有效 34 例，无效 8 例，总有效率 92％。（《辽宁中医杂志》，2003 年第 1 期）

5. 生玉真散治疗膝关节创伤性慢性滑膜炎 70 例：生白附子 5 份，防风、生天南星、生半夏、天麻、白芷、羌活各 1 份。研成 100 目细粉（重庆市涪陵区中医院研制）。每次 50 g，加 48％～53％白酒 200 mL，每日搅拌 1 次；7 日后取药液，浸纱布块，以不滴药液为度；敷患处，绷带包扎；每 2 日换药 1 次。对照组 30 例，有积液先抽净积液；用扶他林乳胶剂涂敷患处，绷带包扎；每日换药 1 次。均 30 日为 1 个疗程。结果：两组分别治愈 49、9 例（P＜0.01），有效 17、12 例，无效 4、9 例，总有效率 94％、70％。（《中国中医骨伤科杂志》，2005 年第 5 期）

6. 伤科接骨散治疗膝关节外伤性滑膜炎 70 例：三七、红花、当归、乳香、没药、土鳖虫、冰片各 5～15 g，研末；加芒硝、牛膝粉、大黄粉各 20 g。共研细末，食醋调糊，外敷患处，用白布轻度缠敷，弹力护膝固定。每 5 日换药 1 次；15 日为 1 个疗程，疗程间隔 3～5 日。治疗膝关节外伤性滑膜炎 70 例。用 1～3 个疗程，结果：优 38 例，良 24 例，可 5 例，差 3 例，总有效率 95.71％。（《中医外治杂志》，2005 年第 5 期）

7. 外洗方配合推拿治疗膝关节滑膜炎 163 例：外洗方药用防风、防己各 12 g，赤芍、红花各 10 g，伸筋草、透骨草、苍术、苏木、丝瓜络、牛膝各 15 g，制乳香、没药各 12 g，川乌、草乌各 8 g，艾叶 10 g。以上诸药加水 1000 mL 浸泡 30 分钟，煎 20 分钟，倒入盆中，先熏患膝 15 分钟，再用棉花或毛巾沾药液擦洗患膝，待药液温度适宜时，用毛巾浸满药液敷于患处。每日 1 剂，早、晚各熏洗 1 次，14 剂为 1 个疗程。推拿治疗：患者俯卧位，术者点穴取殷门、委中、委阳、承筋、承山等穴，再用揉、拿、捋、散等手法放松患者大腿及小腿后肌肉，弹拨腓肠肌内侧头肌腱。患者仰卧位，点穴风市、梁丘、血海、鹤顶、犊鼻、足三里、阴陵泉等穴，再以按、揉、擦等手法放松股四头肌及小腿前、外侧肌肉；按摩髌骨周围，以大鱼际擦法放松内、外膝眼，以空拳敲击髌骨上、下极，速度由慢至快，再由快至慢，患者会感到膝关节腔内十分酸胀，力量以患者耐受为度，最后以擦法放松膝关节周围，以透热为度。每日治疗 1 次，14 次为 1 个疗程。每 1 个疗程后观察疗效。结果：治愈 113 例，好转 35 例，无效 15 例，总有效率 91.12％。（《陕西中医》，2008 年第 8 期）

（六）内外并治选录

1. 内外并治疗膝关节创伤性滑膜炎 42 例：橘红、白术各 15 g，生地黄、赤芍、当归尾、川芎、生蒲黄、川牛膝、木瓜、车前子、泽泻各 9 g，制乳香、制没药各 4.5 g，茯苓 12 g。随症加减。每日1剂，水煎，分2次服。外敷用炒大黄、炒木耳、炒无名异、紫荆皮、儿茶各500 g，共研细末，蜜调外敷患处并包扎，4～5日更换1次。结果：治愈20例，基本治愈13例，显效9例。(《中医杂志》，1988年第8期)

2. 内外并治治疗膝关节创伤性滑膜炎80例：内治以健脾利湿、祛瘀通痹。药用党参、独活、泽泻、木瓜、牛膝各12 g，白术、茯苓、炒黄柏各15 g，薏苡仁、丹参、赤小豆各30 g，柴胡、土鳖虫、防己各10 g，黄芪20 g。病变部位皮温高加金银花、牡丹皮、知母；疼痛加三七粉或乳香、没药；局部畏寒喜温加炙川乌、炙草乌、桂枝；合并骨质增生加女贞子、菟丝子、熟地黄。每日1剂，水煎服。患处适度绷带加压包扎。按摩髀关、扶兔、双膝眼、足三里、三阴交等穴，然后在膝关节上、下肢体施擦、揉等手法20～30分钟，每日2次。12～36日显效36例，有效44例，总有效率100%。(《山东中医杂志》，1993年第5期)

3. 内外并治治疗膝关节创伤性滑膜炎49例：熟地黄、续断各20 g，桂枝8 g，细辛3 g，川牛膝、鸡血藤各15 g，独活、五加皮、红花、白芷、防风、制乳香、制没药各10 g。每日1剂，水煎服。外用炙川乌、炙草乌、五加皮、石菖蒲、白芷、小茴香、威灵仙、花椒、桂枝、制乳香、制没药各10 g。上药装入布袋，水煎30分钟左右，热敷于膝关节上，至不热为止，加热可重复用。每日2～3次，每日1剂。结果：48例均在1周内肿胀疼痛消失，浮髌试验阴性；1例未按医嘱治疗。(《安徽中医学院学报》，1988年第3期)

4. 内外并治治疗膝关节创伤性滑膜炎30例：薏苡仁30 g，槟榔、土茯苓各18 g，桃仁、红花、泽兰、牛膝、黄柏、当归尾、生地黄、赤芍、牡丹皮、姜黄各9 g。热甚加大黄、黄芩；痛剧加延胡索、乳香；气虚者去槟榔、加黄芪、陈皮；脾虚者加白术，土茯苓易茯苓。每日1剂，水煎，2次分服。外用药取紫荆皮、大黄、栀子、黄柏、姜黄、红花、白芷、当归尾、陈皮、刘寄奴、萆薢、马钱子、半夏各等份，研末，用蜂蜜或凡士林调敷患处，并包扎以限制膝关节活动。做股四头肌收缩功能锻炼。关节积液多，可行关节穿刺抽出积液并注入醋酸泼尼松龙和普鲁卡因。结果：痊愈17例，显效7例，好转4例，无效2例。疗程9～22日。(《江苏中医》，1989年第10期)

5. 内外并治治疗膝关节创伤性滑膜炎38例：苍术、黄柏、牛膝、生姜皮、大腹皮、茯苓皮、五加皮、陈皮、地龙各10 g，薏苡仁30 g，木瓜、木防己、赤芍、槟榔各15 g。随症加减。每日1剂，水煎服。并外用紫荆皮、马钱子、黄柏、天南星、半夏、草乌、川乌、白芷、刘寄奴、骨碎补、红花、栀子、苍术、生大黄各等份，研末加少量醋，开水调敷患处，绷带包扎固定限制活动，并令患者做股四头肌自动收缩练习。经12～32日治疗，还可配合手法，患者仰卧，医者立于患肢大腿中部由上向下经髌骨两侧至小腿下端用擦法擦7遍，再用钳拿法将髌骨向上提起放松30次；捏拿股四头肌30次；再用双手拇指以一指禅点法分别点按血海、梁丘、犊鼻、阳陵泉、阴陵泉等穴6～9次，每次时间为一呼一吸5次；再揉按双膝眼及假髌周围，按摩推捋股四头肌及腘绳肌，最后以掌面自大腿根部沿髌骨两侧至小腿下端摩擦30遍。术毕令患者做直腿抬高活动20次。1～2日治疗1次。结果：痊愈26例，显效6例，好转4例，无效2例。(《江苏中医》，1990年第7期)

6. 内外并治治疗膝关节创伤性滑膜炎24例：苍术30 g，薏苡仁、生地黄、汉防己各20 g，黄柏、地骨皮、独活、威灵仙各15 g，红花、车前子各12 g，甘草梢、制乳香、制没药各9 g，牛膝10 g。慢性内服滑膜炎合剂乙：桑寄生30 g，独活、汉防己、川木瓜、秦艽、紫丹参各20 g，茯苓皮、鸡血藤、狗脊各15 g，乌梢蛇、全蝎、制草乌各9 g，川牛膝10 g，甘草6 g。外治法：①急慢性膝关节滑膜炎，凡内有积液、肿胀者均外敷中消膏，由五虎丹和丁桂散化裁：炒大黄、炒无名异、炒木耳、赤小豆、川芎各 200 g，生草乌、生川乌、生天南星、生半夏、土儿茶、净乳没、丁香、肉桂各 100 g，血竭花、冰片各 30 g，麝香 10 g。共为细末，用时取药粉适量，用蜂蜜与食醋各半调成糊状，外敷患处包扎，每 3 日换 1 次。待积液消退后再用中药外洗方：千年健、生玉米、苏木、川木瓜各 30 g，透骨草、伸筋草、松节、骨碎补、牛膝、五加皮、青风藤各 20 g，防风、莪术各 15 g，汉防己、红花、川乌、草乌各 10 g。纱布包药熬水，热敷、熏洗患处，每日 1～2 次，每次 30 分钟，1 剂药可用 3～5 日。疗程最长 96 日，最短 14 日，平均 55 日。结果：治愈 18 例占 75％，好转 4 例占 16.7％（此 4 例均伴有明显退行性病变），无效 2 例占 8.3％，总有效率 91.7％。（《中国骨伤》，1991 年第 4 期）

7. 内外并治治疗膝关节复发性滑膜炎 20 例：内服方选补气逐瘀汤，药用生黄芪 50 g，牛膝 30 g，五加皮 20 g，白术、白芷各 15 g，伸筋草、白术、橘络、法半夏、木通、泽泻各 12 g，胆南星 9 g，甘草 10 g。每 2 日 1 剂，连续服用，最长者 120 日。膝部严密消毒后，用 1％普鲁卡因 2 mL，做穿刺点麻醉，用 8 号针穿刺，抽出关节腔积液，最后注入庆大霉素 8 万 U，地塞米松 5 mg。穿刺孔棉球覆盖，胶布固定。1 周后如关节腔再积液，按上法再行处理。关节腔抽液后，用消肿散水酒调敷，绷带加压包扎。每 2 日换药 1 次，换药时对纤维变性组织行渐进性手法按摩（消肿散：槟榔、小茴香、白术、苍术、姜黄、天花粉、竹根七、木鳖子、赤芍、乳香、川乌、香附、樟脑、大黄、白及、白芷、天南星、厚朴、冰片、花椒）。平均痊愈时间 37 日，除 1 例 3 月后复发外，其余病例愈后半年未见复发。治愈率 95％，复发率 5％。（《中国骨伤》，1991 年第 6 期）

8. 内外并治治疗膝关节创伤性滑膜炎 37 例：内服方选黄芪桃红乳没汤，药用黄芪 30 g，桃仁、白芍、当归、熟地黄、川芎各 10 g，红花、乳香、没药各 6 g，每日 1 剂，水煎服，连服 7 剂。取当归、川牛膝、五加皮、川芎、乳香、没药、独活、三棱、莪术、威灵仙、木瓜各 500 g，研细末，加食糖、面粉各 1000 g，白酒 2500 mL，加水适量调匀。用时取 3/5 药粉、1/5 10％鱼石脂、1/5 止痛消炎膏（江西萍乡制药厂产），混合敷患处，隔日换药 1 次。对照组 22 例服泼尼松、葡醛内酯。结果：两组分别有效 36、13 例，无效 1、9 例。（《中国骨伤》，1992 年第 2 期）

9. 内外并治治疗膝关节创伤性滑膜炎 58 例：内服方选黄芪薏苡仁汤，药用黄芪、薏苡仁各 30 g，五加皮、威灵仙、云茯苓 15 g，苍术、黄柏、牛膝、防己、萆薢、木瓜各 10 g，制川乌、制草乌、甘草各 6 g。每日 1 剂，水煎服。10 日为 1 个疗程。积液较多者，在无菌操作下抽出关节积液，注入 1％～2％普鲁卡因 5 mL 加醋酸泼尼松龙 25 mg。按揉膝眼、梁丘、血海，每次 5～15 分钟，每日数次。结果：治愈 43 例，显效 10 例，有效 5 例，有效率 100％。（《中医正骨》，1993 年第 2 期）

10. 内外并治治疗膝关节创伤性滑膜炎 136 例：内服方选当归拈痛汤加减，药用白术、防风、知母、泽泻、猪苓、当归各 9 g，人参、酒炙苦参、升麻各 6 g，葛根 12 g，苍术、炒黄芪、茵陈、羌活各 15 g，炙甘草 10 g。随症加减：肿胀发热者加蒲公英、金银花、连翘、大青叶；肿胀发热属虚热者加地骨皮、牡丹皮；肿胀时退时肿者，加党参、黄芪、川芎；肿胀发凉者加桂枝、千年健；水肿大属实者加牛膝、木瓜、牵牛子。每日 1 剂，水煎服。如关节大量积液，在严格无菌操作下，行关节穿刺抽液，抽尽后注入醋酸泼尼松龙 1 mL（含 25 mg）加普鲁卡因 4 mL 和适量用水。用蜂蜜调 "止痛消炎散"（姜黄、生大黄、黄柏、苍术、防风、陈皮、香附、透骨草、生乳香、生没药、生甘草各 750 g，淫羊藿 400 g，粉碎过 80 目筛）外敷，绷带加压包扎固定。结果：优良 104 例，差（局部肿胀及疼痛消失，功能活动鉴定正常，但不易负重，负重时疼痛）32 例。（《中国骨伤》，1992 年第 3 期）

11. 内外并治治疗膝关节创伤性滑膜炎 58 例：薏苡仁、车前子各 30，汉防己、五加皮、茯苓、猪苓、泽兰、川草薢、木香、川木瓜、川牛膝各 15 g，每日 1 剂，水煎，早晚分服。4 周为 1 个疗程，疗程间隔 1 周。并局部封闭：取髌旁 4 点，即髌韧带中点、髌上囊、髌骨内侧、髌骨外侧。用曲安奈德 1～2 mL 加 2% 普鲁卡因（或利多卡因）5 mL，生理盐水 5 mL 混匀备用。患者坐位，屈膝 90°局部常规消毒后，在上述 4 点中选取压痛比较明显的 3 点进行注射，每点注药 4 mL，每周 1 次。4 次为 1 个疗程，疗程间隔 1 周。封闭次数最多 7 次，最少 1 次；服药最多 43 剂，最少 6 剂，平均 12 剂。随访 49 例，时间最长 7 年，最短 14 个月，平均 3 年 1 个月。结果：痊愈 36 例，显效 9 例（属愈后 1 年内复发者 3 例），好转 4 例，总有效率 100%。（《中医正骨》，1992 年第 4 期）

12. 内外并治治疗膝关节色素绒毛结节性滑膜炎 8 例：内服方选伸筋归红汤，药用伸筋草 20 g，当归、红花、没药、牛膝各 15 g，川芎、香附、羌活、秦艽、延胡索各 12 g，五灵脂、桃仁各 10 g，甘草 6 g。每日 1 剂，水煎服。2 周为 1 个疗程，用 1～2 个疗程。功能锻炼。硬膜外阻滞下，自膝前内侧，沿股四头肌腱内缘，至胫骨平台下 4～5 cm，开 S 形切口，切开髌上囊及关节囊，膝关节屈曲，暴露关节前室，清除关节表面及软骨处病变滑膜、结节组织及血管翳，止血；复位髌骨，缝合，弹力绷带包扎，用 2 周。膝关节后室病变甚，关节屈曲 90°～140°，切断前后交叉韧带及内侧侧副韧带，清除病变组织，修复韧带；并用石膏固定，用 4 周。随访 1～7 年，结果：均肿痛消失。关节活动自如 7 例，活动受限 1 例。（《中国骨伤》，2002 年第 9 期）

13. 内外并治治疗膝关节创伤性滑膜炎 65 例：内服方选血藤红归汤，药用鸡血藤 20 g，红花、当归、车前子、黄芪、苍术、桂枝、茯苓、黄柏、川芎、木瓜、乳香、没药、防己、续断各 12 g。随症加减。每日 1 剂，水煎服。取穴：足三里、阳陵泉、犊鼻、伏兔、血海、委中、承山、阿是穴。每次选 2～4 穴，用当归注射液 4 mL，维生素 B_{12} 500 μg，穴位注射，每穴 2 mL。患者平卧，下肢施按、压、拿、摩及揉法，重点揉按穴位及髌上囊，禁用暴力。用金黄散外敷。急性期用长腿石膏固定膝关节伸直位，用 1～2 周；肿胀消退后，拆除。功能锻炼。结果：治愈 48 例，显效 14 例，好转 2 例，无效 1 例。（《中国中医基础医学杂志》，2003 年第 10 期）

14. 内外并治治疗膝关节滑膜炎积液 100 例：内服方选草防消肿汤，药用土牛膝、薏苡仁、宣木瓜、茯苓皮、车前子、益母草各 30 g，滑石粉 15 g，炒苍术 12 g，川草薢、汉防己、黄柏、泽泻、泽兰、独活各 10 g。瘀血加红花、桃仁；痛甚因瘀血加乳香、没药，因风湿加全蝎、蜈蚣；肿甚加葶苈子、制商陆；虚甚加黄芪；局部红肿甚加蒲公英、牡丹皮、大黄、忍冬藤；肿消痛减后加山茱萸、盐杜仲。每日 1 剂，水煎服。并用灵马消肿散（含滑石粉 50 g，制马钱子、独活各 15 g，乳香、没药、生麻黄、当归、小茴香、肉桂、丁香、生天南星、血竭各 10 g，轻粉 2 g，麝香 1 g，研末，加凡士林 150 g，混匀）约 15 g。每日 1 次外敷患处。7 日为 1 个疗程。对照组 100 例，穿刺抽液后，用曲安奈德 10 mg，注入。均用绷带包扎，嘱股四头肌静力收缩锻炼，夜间抬高患肢，注意保温。结果：两组分别治愈 48、33 例，显效 30、21 例，有效 15、24 例，无效 7、22 例，有效率 93%、78%（$P < 0.01$）。（《中医外治杂志》，2005 年第 4 期）

15. 内外并治治疗膝关节滑膜炎 66 例：内服方选桃红四物汤加味，药用黄芪 20 g，当归、川牛膝、木瓜、云苓、党参各 15 g，红花、赤芍、白芍、川芎、地龙、土鳖虫、车前子、泽泻各 12 g，桃仁、全蝎、穿山甲各 9 g，制乳香、制没药各 6 g，随症加减。每日 1 剂，水酒各半煎服；药渣加醋煎 10 分钟后，布包，外敷患处 30 分钟。1 个月为 1 个疗程。结果：治愈 57 例，基本治愈 7 例，有效、无效各 1 例。（《河北中医药学报》，2006 年第 3 期）

16. 内外并治治疗膝关节慢性创伤性滑膜炎 38 例：内服方选丹芪归泽汤，药用丹参、黄芪各 20 g，当归、泽兰、防己、独活、土茯苓、地龙、白僵蚕、威灵仙、牛膝、木通各 15 g，萆薢 10 g，甘草 6 g。每日 1 剂，水煎服；药渣煎水取液，熏洗患处，每次 20～30 分钟，每日 2～4 次。并用扶他林片 75 mg，每日顿服。对照 1、2 组分别 32、35 例，分别用上述中、西药。均 14 日为 1 个疗程。结果：三组分别显效 12、6、8 例，有效 22、17、19 例，无效 4、9、8 例，总有效率 89.5％、71.9％、77.7％。见不良反应 3、1、7 例。（《中国中医骨伤科杂志》，2007 年第 2 期）

17. 内外并治治疗慢性膝关节滑膜炎 71 例 80 个膝关节：内服方选补阳还五汤合四妙散，药用黄芪、薏苡仁各 60 g，赤芍、当归、地龙、桃仁、苍术、川牛膝各 15 g，川芎、红花、黄柏各 10 g，每日 1 剂，水煎服；14 日为 1 个疗程。症状消失后，用参苓白术散 6 g，每日 2 次口服；用 1～2 个月。用薏苡仁、透骨草、海桐皮、伸筋草、五加皮、土茯苓、桑枝各 30 g，苍术、黄柏、三棱、莪术、川牛膝各 15 g，红花 10 g。每日 1 剂，纱布包裹后，加醋 500 mL，水 2 L，煎取液，熏洗患处；14 日为 1 个疗程。不负重功能锻炼。用 1～3 个疗程，结果：痊愈 51 膝，显效 17 膝，好转 7 膝，无效 5 膝，总有效率 93.8％。随访 1 年，复发 3 膝。（《中医正骨》，2007 年第 10 期）

18. 内外并治治疗膝关节创伤性滑膜炎 56 例：方选如意金黄膏合四妙丸加减。如意金黄膏（含白芷、天花粉、姜黄、苍术、黄柏、生天南星、厚朴、陈皮、樟脑各等份，研末，过 100 目筛，加植物油、蜂蜡制成软膏。河南省中医院研制），外敷患处，纱布覆盖。每日换药 2 次。膝部浮髌试验阳性，穿刺抽液后，消毒纱布保护针孔后，再外用本品。用四妙丸加减：黄柏、苍术各 10 g，牛膝 15 g，薏苡仁 12 g。急性期加桃仁、红花、延胡索、三七粉；慢性期加当归、黄芪、土鳖虫、威灵仙；穿刺抽吸后加金银花、连翘、蒲公英、穿山甲。每日 1 剂，水煎服。用 1 个月，结果：治愈 48 例，有效 7 例，总有效率 98.2％。（《中国民间疗法》，2007 年第 11 期）

19. 内外并治治疗膝关节渗出性滑膜炎 156 例：内服方选薏苡鸡血藤汤，药用薏苡仁、鸡血藤各 30 g，金银花、忍冬藤、茯苓、川牛膝、防己、白芷、川萆薢各 15 g，炒苍术、炒白术、黄柏各 10 g。随症加减。每日 1 剂，水煎服。用三黄消肿膏（含黄柏、黄芩、大黄。加炼蜜制膏。浙江省杭州市中医医院研制），外敷患膝，3 日换药 1 次。无菌操作下，抽出关节腔积液，用 2％ 利多卡因 2～5 mL，得宝松 2 mL，注入，消毒纱布包扎，弹力绷带加压包扎。每周 1 次；用 3 次。用特定电磁波治疗仪，照射患膝关节，每次 30～60 分钟，每日 1～2 次。12 日为 1 个疗程。配合股四头肌静力功能锻炼，每次 5～10 分钟，每日 3 次。禁酒，禁辛辣及刺激之品。结果：优 100 例，良 36 例，好转 14 例，无效 6 例，总有效率 96.19％。（《中医正骨》，2008 年第 4 期）

（七）经验良方选录

1. 内服良方选录：

（1）薏苡仁、生黄芪、益母草、土牛膝、土茯苓、茯苓皮、车前子各 30 g，萆薢 10 g。每日 1 剂，水煎取汁，分次温服。主治膝关节损伤性滑膜炎。急性损伤性滑膜炎者，加生地黄、牡丹皮、黄柏各 12 g；慢性滑膜炎、色素绒毛型滑膜炎者，加三棱、莪术各 10 g；炎消肿退，积液减少，压痛减轻后，加山茱萸 10 g；继发感染见局部红、热、痛或伴有身热者，加金银花、连翘各 15 g，大黄、牡丹皮各 10 g。

（2）瓜蒌、威灵仙、土茯苓各 30 g，熟地黄、制何首乌各 20 g，秦艽 12 g，当归、制乳香、制没药、羌活、独活、川牛膝、制龟甲各 10 g，甘草 8 g。每日 1 剂，水煎服。热毒盛者加金银花、玄参、黄柏，生地黄换熟地黄；湿盛肿剧者加薏苡仁、苍术、白芷、防己；寒盛者加制川乌、制草乌，肾虚者加桑寄生、骨碎补、鹿角霜，久病入络者加桃仁、土鳖虫、僵蚕。主治膝关节渗出性滑膜炎。

（3）泽泻 15 g，桂枝 6 g，猪苓、白术、茯苓、赤芍各 9 g，当归、木瓜、丹参、牛膝、赤小豆各 12 g。每日 1 剂，水煎服。损伤瘀血型加乳香、没药各 9 g，红花 6 g；寒湿凝聚型加制附片、片姜黄各 6 g，独活 9 g；湿热下注型加黄柏、苦参各 9 g，忍冬藤 15 g；肝肾不足型加鹿角胶、杜仲各 9 g，黄芪 12 g。主治膝关节渗出性滑膜炎。

（4）红花 10 g，苍术、黄柏、三棱、莪术、川牛膝各 15 g，薏苡仁、透骨草、海桐皮、伸筋草、五加皮、土茯苓、桑枝各 30 g。每日 1 剂，水煎熏洗。主治膝关节渗出性滑膜炎。

（5）当归、白芍、川芎、紫苏梗、桔梗、黄芪、枳壳、乌药、陈皮、半夏、茯苓、防风、青皮各 6 g，槟榔、枳实、泽泻、木香、甘草、生姜、大枣各 3 g。每日 1 剂，水煎服。主治膝关节滑囊积液。

（6）白芍、熟地黄、威灵仙各 15 g，当归 20 g，桂枝、川芎、秦艽、姜黄、防己、制附子、羌活、独活各 10 g。每日 1 剂，水煎服。主治膝关节渗出性滑膜炎寒湿痹阻型。

（7）薏苡仁、金银花各 30 g，茯苓皮 20 g，川牛膝 15 g，苍术、白术各 12 g。每日 1 剂，水煎服，每日 2 次。湿热阻络，健脾除湿，清热解毒，通利关节。主治膝关节损伤性滑膜炎。

（8）熟地黄 40 g，熟附子 20 g，鹿胶 12 g，肉桂、白芥子、牛膝各 10 g，炮姜 5 g，麻黄、细辛、甘草各 3 g。每日 1 剂，水煎服。主治膝关节滑囊积液。

（9）生黄芪、当归尾各 15 g，桃仁、红花、牡丹皮、川芎、赤芍、地龙各 10 g，每日 1 剂，水煎服。主治膝关节渗出性滑膜炎痰瘀互结型。

（10）熟地黄、川续断各 20 g，牛膝、鸡血藤各 15 g，独活、五加皮、红花、白芷、防风、制乳香、制没药各 10 g。每日 1 剂，水煎服。主治膝关节滑膜炎。

（11）黄芪 15 g，党参、茯苓、三棱、莪术各 10 g。每日 1 剂，水煎服。主治膝关节渗出性滑膜炎血瘀兼气虚者。

2. 外治良方选录：

川乌、草乌、五加皮、石菖蒲、白芷、小茴香、威灵仙、花椒、桂枝、乳香、没药各 10 g。为粗末，醋拌，敷于膝部。主治膝关节滑膜炎，滑囊积液。

第四节　膝骨关节炎

一、病证概述

膝骨关节炎，多发于中老年人，尤以 50 岁以上妇女多见。人至中老年时，脏腑功能开始衰退，脾、肝、肾功能衰退，势必生化不足，气血阴精津液相对不足而筋骨失养变脆弱，在外力的作用下，结构、功能发生异常改变，从而不耐劳作、风寒湿气。劳累过度、闪扭、跌打则损伤膝部，导致膝部气血瘀滞；或感受风寒湿邪，邪气壅滞膝部，以致膝部筋脉瘀滞，不通则痛，膝部受损则活动不利。津血相关，血不通则脉络中津液外溢，化为水湿；或湿邪凝滞，停滞于关节，从而出现关节肿大、积液。瘀血、水湿留而不去，互结凝滞则黏附于关节，关节僵硬、变形、屈伸不利。正如《嵩崖尊生全书》所云："膝属脾肝肾，膝痛皆三阴亏损之症。两膝浮肿，腿足渐细，足三阴血虚火燥所致。"唐容川曰："盖髓者，肾精所在，精足则髓足，髓在其内，髓足则骨强……髓不足者力不强。"《素问·痹论》曰："所谓痹者，各以其时，重感于风寒湿之气也，其风气胜者为行痹，寒气胜者为痛痹，湿气胜者为着痹也。""五脏皆有所合，病久而不去者，内舍于其合也，故骨痹不已。"《黄帝内经》曰"肝主筋"，"肾主骨"，筋能束骨，维持关节活动；骨能附筋藏髓，为人体支架。筋的灵活有力，骨的生长发育，均赖肝血肾精的滋养和推动。本病与肝、脾、肾关系密切。肾精足则骨髓充，骨骼得以滋养，筋骨坚强；肝血旺则疏泄正常，筋得血润则强劲有力，脾气盛则生化有源，疏布有序，肌得血养则肢体强健。

二、妙法解析

（一）双膝骨关节炎（孙达武医案）

1. 病历摘要：杨某，女，61岁。双膝关节疼痛，活动不利2年余。否认外伤史，体格检查：双膝关节呈内翻畸形，以右膝为甚，磨髌试验（＋），浮髌试验（＋），局部肤温正常，可触及关节摩擦音，Mcmuzy（－），一般情况可，舌淡白，脉沉细。素体恶寒，遇寒则疼痛加重。右膝B超示：髌上滑囊积液约6mm。X线片示：膝关节退行性变。诊断：双膝骨关节炎。治疗：补肾温阳活血。自拟补肾活血汤：熟地黄15g，山茱萸、菟丝子、当归、续断、牛膝、威灵仙、川芎、锁阳、仙茅、淫羊藿、骨碎补、苍术、白术、鸡血藤各10g，甘草6g。每日1剂，水煎，分早、晚2次服，连服14剂后，疼痛消失。再服14剂而愈。（《孙达武骨伤科学术经验集》，人民军医出版社，2014）

2. 妙法解析：患者素体畏寒，属阳虚体质，肾中阳气不足，无以温煦气化，故畏冷，遇冷加重，患者自觉关节冷痛，寒湿之气盛，则无以温化水湿，聚而成液，故亦可见关节内积液（少量），本方以补肾活血为其功，但重用补肾温阳之品，结合病史，本病诊断明确，舌淡白、脉沉细，四诊合参，故属肾中阳气不足，无以温煦气化所致。补肾活血汤常用于股骨头缺血性坏死，属孙氏经验方之一，此患者采用该方治疗膝骨关节炎，且效果好，体现了中医辨证的灵活性，即所谓同方不同病。

（二）左膝骨关节炎（孙达武医案）

1. 病历摘要：张某，女，58岁。平日劳作环境多潮湿，1周前出现左膝关节疼痛，经休息后疼痛稍有缓解，上下楼不便，近日再次上山劳动后出现左膝关节疼痛加重，行走不便，四肢沉重、乏力感。诊见：左膝关节轻度肿胀，肤温稍高。舌质淡，苔白腻，脉沉细。X线片示：左膝关节退行性变。诊断：左膝骨关节炎。治疗：清热、健脾渗湿、活血。自拟健脾渗湿活血汤：川牛膝、金银花、薏苡仁、生地黄、丹参、鸡血藤、茯苓各15g，延胡索、苍术、地龙、泽泻、防己、黄柏、甘草各6g。每日1剂，水煎，分早、晚2次服，连服14剂后，诉左膝关节已无明显疼痛，肿胀已消，行走方便，舌质淡，苔白滑，脉沉细。拟原方再服1周以收全功。（《孙达武骨伤科学术经验集》，人民军医出版社，2014）

2. 妙法解析：患者于山区长期劳动，感风寒湿之邪，寒性收引，湿性黏滞重着，致经络壅塞，气血运行不畅，故而肿胀疼痛，四肢沉重；寒湿阻络，郁久化热，故肤温稍高。孙氏药用薏苡仁、茯苓、防己以健脾祛湿；黄柏、苍术取二妙之功以祛湿热；丹参、鸡血藤、延胡索以取其行气活血之功；泽泻、生地黄、金银花祛湿清热凉血；佐以牛膝、地龙引药下行，共奏健脾祛湿活血清热之效。

（三）左膝骨关节炎（孙达武医案）

1. 病历摘要：刘某，女，26岁。1年前不慎跌倒，左膝部着地，当时听到"咔嚓"响声，随后膝关节肿痛，经治疗局部肿胀消失，但左膝持续性疼痛，经常"打软腿"，甚至跌倒，遇冷加重，局部怕冷，舌质淡红，脉弦。诊断：左膝骨关节炎。治宜活血化瘀，行气通络。方选化瘀通痹汤。药用薏苡仁、丹参、透骨草各30g，鸡血藤、木瓜各20g，香附、延胡索、当归各12g，乳香、没药、桂枝、川牛膝各9g，细辛3g。每日1剂，水煎，分早、晚2次服，连服15

剂后，随诊复查，疼痛消失，未再出现打软腿，后随诊1年未复发。(《孙达武骨伤科学术经验集》，人民军医出版社，2014)

2. 妙法解析：患者由局部闪扭、外力损伤等引起经络损伤，血行不畅溢于脉外，留滞局部，以致筋脉肌肉失养，抗御外邪能力低下，风寒湿热之邪乘虚而入，加重脉络痹阻，导致痹症。瘀血痹临床多见，此类疾病疼痛明显，且与气候变化及寒热有关，治疗时单用祛湿药收效不佳，而以活血化瘀佐以祛风除湿药则效显。方中乳香、没药活血散瘀；延胡索、香附行气止痛，为血中之气药，气中之血药，相得益彰；当归、丹参、鸡血藤养血活血，祛邪不伤正。患者阳虚畏冷，故加桂枝、细辛等。孙氏一生善用活血药物，认为瘀血痹证，当以活血通络为主，然气为血帅，血为气母，故活血勿忘行气，通络勿忘益气，气血通顺，方收全功，本方即为气血同调之方。

（四）左膝骨关节炎并滑膜炎（孙广生医案）

1. 病历摘要：陈某，女，61岁。患者于行走远路后出现左膝部疼痛，活动受限，经X线片检查后以左膝关节轻度骨性关节炎并滑膜炎收入院。现左膝部肿胀、活动受限，无其他特殊不适。查见左膝部肿胀，以髌上囊区明显，浮髌试验（＋），局部皮温稍高。舌质淡红、稍有瘀斑，苔厚黄、稍腻。X线片示：左膝关节边缘有少量骨赘形成，髌骨近端骨赘形成，胫骨嵴增生变尖。B超示：髌上囊大量积液，滑膜增厚。在髌骨外上方穿刺抽出淡黄色关节液约50 mL，行关节液常规检查无白细胞，李凡他试验阳性。双膝骨关节炎。诊断：左膝骨关节炎并滑膜炎。证属湿热闭阻，瘀水互结。治宜清热燥湿，化瘀利水。方选四妙散，药用薏苡仁30 g，白茅根30 g，陈皮6 g，甘草3 g。每日1剂，水煎，分早、晚服。此外，予以石膏托外固定制动，进行股四头肌等张收缩等功能锻炼。服5剂后，左膝关节肿痛明显好转，浮髌试验弱阳性，膝关节内穿刺抽出液体约15 mL。维持石膏固定，进行股四头肌舒缩等功能锻炼。继服5剂，左膝关节轻度疼痛，无明显肿胀，浮髌试验阴性。继续内服前方中药5剂，维持石膏固定，进行股四头肌舒缩等功能锻炼。继服5剂，左膝关节轻度疼痛，无明显肿胀，浮髌试验阴性，舌苔薄白。维持石膏固定，进行股四头肌舒缩等功能锻炼。中药以健脾利湿为主，以巩固疗效，薏苡仁30 g，党参15 g，药用牛膝、茯苓、白术、赤芍、当归各10 g，陈皮6 g，甘草3 g。服5剂后，患者左膝关节疼痛不明显，无肿胀，浮髌试验阴性，舌苔薄白。拆除石膏外固定，进行股四头肌舒缩等功能锻炼。(《孙广生医案精华》，人民卫生出版社，2014)

2. 妙法解析：膝关节积液大多是由较严重的膝关节骨性关节炎、化脓性关节炎、结核等疾病引起的体征，因增生的不光滑的骨赘磨损滑膜，或滑膜因炎性刺激，使滑膜产生炎症，分泌液体，引起膝关节积液。此例因增生的不光滑的骨赘磨损滑膜引起。中医认为增生磨损可以导致脉络损伤，气血瘀滞，血不利则为水，水积蕴则化热，从而形成湿热闭阻、瘀水互结证，故治疗以清热燥湿、化瘀利水为主，用四妙散加减。后期湿热已退，则当健脾利湿。

三、文献选录

本病属中医学"痹证"范畴，可称为"膝骨痹"。疼痛是该病的主要症状，也是导致功能障碍的主要原因。特点是隐匿发作、持续钝痛，多发生于活动以后，休息可以缓解。随着病情进展，关节活动可因疼痛而受限，甚至休息时也可发生疼痛。睡眠时因关节周围肌肉受损，对关节保护功能降低，不能和清醒时一样限制引起疼痛的活动，患者可能疼醒。晨僵提示滑膜炎的存在。但和类风湿关节炎不同，时间比较短暂，一般不超过30分钟。粘着感指关节静止一段时间后，开始活动时感到僵硬，如粘住一般，稍活动即可缓解。上述情况多见于老年人、下肢关节。随着病情进展，可出现关节挛曲、不稳定、休息痛、负重时疼痛加重。由于关节表面吻合性差、肌肉痉挛和收缩、关节囊收缩以及骨刺等引起机械性闭锁，可发生功能障碍。

（一）病因病理分析

膝骨性关节炎是一种慢性关节疾病，它的主要改变是关节软骨面的退行性变和继发性的骨质增生。骨关节炎又称退行性关节炎，实际并非炎症，主要为退行性变，属关节提前老化，特别是关节软骨的老化。骨关节炎代表着关节的衰老，故称之为老年性关节炎。广义的骨关节炎还包括其他一些无菌性关节炎疾患、骨质增生，主要表现为关节疼痛和活动不灵活，X线表现关节间隙变窄，软骨下骨质致密，骨小梁断裂，有硬化和囊性变，关节边缘有唇样增生。后期骨端变形，关节面凹凸不平。关节内软骨剥落，骨质碎裂进入关节，形成关节内游离体。膝关节的主要结构包括股骨、胫骨及髌骨之关节面，为人体最大且构造最复杂，损伤机会亦较多的关节。膝关节之所以能活动自如又不会发生脱位，主要就是前后十字韧带、内侧韧带、外侧韧带、关节囊及附着于关节附近的肌腱提供了关节稳定性。此外，关节中间内外侧各有一块重要的半月板除了吸收部分关节承受的负重外，还可以增加关节的稳定性。关节长骨两端为关节处，有软骨覆盖，正常关节软骨为自然界能找到的摩擦系数最低的物质，加上关节囊所分泌的润滑液，保证关节灵活运动而且不磨损。

（二）膝骨关节炎的临床表现

1. 发病缓慢，多见于中老年肥胖女性，往往有劳累史。

2. 膝关节活动时疼痛加重，其特点是初起疼痛为阵发性，后为持续性，劳累及夜间更甚，上下楼梯疼痛明显。

3. 膝关节活动受限，甚则跛行。极少数患者可出现交锁现象或膝关节积液。

4. 关节活动时可有弹响、摩擦音，部分患者关节肿胀，日久可见关节畸形。

5. 膝关节痛是本病患者就医常见的主诉。其早期症状为上下楼梯时的疼痛，尤其是下楼时为甚，呈单侧或双侧交替出现，出现关节肿大，多因骨性肥大造成，也可因关节腔积液造成。出现滑膜肥厚的很少见。严重者出现膝内翻畸形。

（三）骨关节炎的常规治疗

1. 骨关节炎的非药物治疗：非药物治疗内容很多，包括患者的健康教育、自我训练、减肥、有氧操、关节活动度训练、肌力训练、助行工具的使用、职业治疗及关节保护、日常生活的辅助设施，等等。欧美国家相当一部分患者通过以上治疗可以减轻症状，恢复正常生活和工作。我国在这一领域的投入和医护人员的观念还比较薄弱，今后加强这项工作的力度是各级医务人员应该重视的。膝骨关节炎患者常出现股四头肌肌力减弱，以往认为这是由于失用性萎缩引起的，但国外近来研究认为，股四头肌萎缩并不完全是骨关节炎引起的，而股四头肌肌力减弱可能是造成膝关节骨关节炎的危险因素之一，由于股四头肌肌力的减弱，膝关节的稳定性受到了影响，正常肌肉所应有的缓冲能力降低，因此加强股四头肌肌力的训练和有氧训练对骨关节炎患者是有益的。

2. 骨关节炎的药物治疗：对于关节炎的药物治疗，目前有效的是中医膏药，一般为纯中药成分，外敷，药物从皮肤渗透骨质，效果好，无副作用。

3. 骨关节炎的关节内注射治疗：这是一种能够缓解关节症状的治疗方法，常用药物有透明质酸制剂和糖皮质激素，前者在国内已在临床使用了一段时间，有一定的疗效。作用机制主要是抑制炎症介质，如细胞激动素和前列腺素；刺激软骨基质的合成并抑制软骨降解；但止痛作用出现较慢。而糖皮质激素止痛效果出现快。值得注意的是，关节内注射治疗是一种侵袭性操作，要避免医源性关节内感染，对糖皮质激素的应用要慎重。

（四）分型治疗选录

1. 分 7 型治疗膝骨关节炎 121 例：①行痹，药用黄芪 50 g，防风、白术、五加皮各 15 g，赤芍、秦艽、当归各 12 g，羌活、牛膝各 10 g。手法施以揉、按、推、捋、刮、摩、擦等。②着痹，药用苍术、黄柏、泽泻各 10 g，薏苡仁 20 g，白术、茯苓各 12 g，牛膝、萆薢、夏枯草、五加皮、木瓜各 15 g。手法有提拿、揉按及搓压。③痛痹，药用威灵仙、五灵脂各 15 g，川乌 5 g，苍术、牛膝、白术、桂枝、甘草各 10 g。④热痹，药用石膏 30 g，知母 12 g，甘草、苍术、黄柏、牛膝各 10 g，薏苡仁 15 g。外敷黄柏、煅石膏末。⑤瘀痹，药用丹参 15 g，当归、乳香、没药、牛膝、川芎、桃仁、红花、秦艽、羌活、延胡索、五灵脂、地龙各 10 g。手法以松筋动节为主。⑥郁痹，药用白芥子、桂枝、木香、没药、葶苈子、泽泻各 10 g，泽兰、防己各 15 g。手法以搓压、按拿、推捋、松筋为主。外熏药：伸筋草、透骨草、五加皮、威灵仙、木瓜、牛膝各 15 g。⑦虚痹，肝气不足用白芍 18 g，甘草、山茱萸、菟丝子、木瓜、五加皮各 15 g，赤芍、牛膝各 10 g。手法以搓、按、揉、拿、摩擦。肝肾两亏用健步虎潜丸，每日 2 丸，分早、晚服。畸形明显者手术治疗。以上内服药均每日 1 剂，水煎服。结果：优 39 例，良 46 例，可 21 例，劣 15 例。（《中医杂志》，1993 年第 12 期）

2. 分 4 型治疗膝骨关节炎 159 例：寒湿阻络型用制川乌、当归、苍术、白术、黄芪、白芍、干姜各 9 g，细辛 3 g，威灵仙 15 g。湿热阻络型用苍术、白术、防风、川牛膝、赤芍、牡丹皮、黄柏各 9 g，威灵仙、薏苡仁、滑石各 15 g，桑枝、忍冬藤各 30 g。肝肾两虚型用生地黄、熟地黄、山茱萸、牡丹皮各 9 g，淫羊藿、独活、桑寄生、杜仲各 15 g，牛膝 6 g。瘀血阻络型用丹参、红花、制附子、川芎、赤芍、白芍各 9 g，威灵仙、当归各 15 g。每日 1 剂，水煎服。药渣再煎取液，熏洗患处，每次 30 分钟，每日 2 次。用 4 周，结果：临床痊愈 35 例，显效 39 例，有效 59 例，无效 26 例，总有效率 83.65%。（《北京中医》，2002 年第 2 期）

（五）内服汤剂选录

1. 地鳖杜仲汤治疗老年性关节炎：其中急性（<2 周）7 例，慢性 33 例；跛行 35 例，膝关节肿胀 32 例。中药自拟"地鳖杜仲汤"，药用炙土鳖虫、蕲蛇肉、生甘草各 9 g，白蒺藜、骨碎补各 15 g，杜仲、红梅梢、生薏苡仁各 30 g，生黄芪 12 g。肿胀甚加泽泻 15 g，茯苓 9 g；疼痛甚加鬼针草 30 g，络石藤 12 g；骨赘明显伴骨质稀疏者加补骨脂 12 g，牛膝 9 g。每日 1 剂，水煎服。患者平卧，行手法按摩。2 周为 1 个疗程。结果：显效（1 个疗程内疼痛、肿胀消失，行走正常）28 例，好转（2 个疗程内肿胀减轻，疼痛消失，行走正常）5 例，一般（3 个疗程内疼肿均减，仍跛行）4 例，无效 3 例。半年后随访 32 例，正常 29 例，反复 3 例。（《四川中医》，1987 年第 11 期）

2. 杜仲狗脊汤治疗膝骨性关节炎 34 例：杜仲、熟地黄、骨碎补、白芍、狗脊、香加皮、木瓜、秦艽、牛膝、姜黄各 10 g，甘草 6 g。有口渴咽干、舌红、脉细数等阴虚证者，改熟地黄为生地黄，加知母、菊花、黄柏等；病位在上者，改牛膝为桑枝；关节肿胀、疼痛甚者，酌加制川乌、地龙、土鳖虫各 10 g。每日 1 剂，分 2 次煎服，每次 300 mL。结果：显效 20 例，占 59%；有效 12 例，占 35%；无效 2 例，占 6%。（《江苏中医》，1989 年第 2 期）

3. 黄芪石斛汤治疗急慢性关节炎及术后关节积液 25 例：黄芪 30 g，牛膝、石斛、金银花各 20 g，远志 15 g。每日 1 剂，水煎服。结果：除 1 例大骨节病因复发关节积液再次治愈，另 1 例化脓性关节炎配合抗生素及穿刺治疗外，余均以本方治愈。一般服 3～5 剂症状消除，随访无复发。（《河南中医》，1984 年第 1 期）

4. 夏星巴戟天汤治膝骨关节炎 50 例：制半夏、制天胆南星、巴戟天各 12 g，川芎、当归、杭白芍、牛膝各 9 g，苍术、羌活、独活、延胡索、黄芪各 6 g。每日 1 剂，水煎服。对照组 50 例，用扶他林片 25 mg，维生素 C 20 mg，每日 3 次，口服。均 1 周为 1 个疗程，疗程间隔 2 日。用 2 个疗程。结果：X 线分级两组分别优 20、14 例，良 18、12 例，中 6、17 例，差 6、7 例。Ⅰ、Ⅱ级患者症状总积分两组治疗前后自身及治疗后组间比较差异均有统计学意义（$P<0.01$ 或 $P<0.05$）。(《中医杂志》，2009 年第 2 期)

5. 补肝汤加减治疗膝骨关节炎 76 例：熟地黄、木瓜各 20 g，白芍 40 g，川芎、当归各 9 g，麦冬、枸杞子、丹参各 15 g，续断、牛膝各 12 g，桑寄生、鸡血藤各 30 g。兼风寒湿加制川乌、制草乌、独活、细辛；兼风湿热去当归、熟地黄，加忍冬藤、石膏、知母，瘀血加红花、桃仁。每日 1 剂，水煎服。15 日为 1 个疗程。患者用理筋手法每次推按患膝 5～10 分钟，每日 2～3 次。每次功能锻炼 3～10 分钟，每日 3～5 次。治疗 1～6 个疗程，结果：显效（症状消失，关节功能基本正常）32 例，有效 39 例，无效 5 例，总有效率 93.4%。(《广西中医药》，1995 年第 2 期)

6. 化痰祛瘀汤治疗膝关节增生性关节炎 50 例：制半夏 10～20 g，制天南星 20～30 g，透骨草、伸筋草、独活、防己、虎杖、土鳖虫各 10 g，生薏苡仁 15 g，甘草 5 g。关节怕冷加淫羊藿、补骨脂；瘀甚加姜黄、莪术；口不干，关节腔积液加白芥子、苍术；口干加生地黄。每日 1 剂，水煎服。4 周为 1 个疗程。用 1～4 个疗程，结果：显效（膝关节症状消失，功能复常）21 例，好转 25 例，无效 4 例，总有效率 92%。(《南京中医药大学学报》，2003 年第 2 期)

7. 健筋伸筋汤治疗膝关节炎 30 例：伸筋草 50 g，骨碎补、丹参、牛膝、五加皮、延胡索各 15 g，鹿衔草 20 g，薏苡仁 10 g。每日 1 剂，水煎餐后服。对照组用壮骨关节丸，每次 6 g，每日 2 次，口服。均不用止痛药；4 周为 1 个疗程。结果：两组分别显效（症状消失，关节活动不受限，积分减少 70%～95%；X 线示明显好转）10、3 例，有效 16、17 例，无效 4、10 例，总有效率 86.67%、66.67%（$P<0.05$）。(《长春中医学院学报》，2003 年第 2 期)

8. 骨痹止痛消肿汤治疗膝骨关节炎 42 例：薏苡仁 45 g，汉防己、威灵仙、透骨草各 30 g，草薢、虎杖各 15 g，川牛膝 10 g。热甚加黄柏；肿痛甚加薏苡仁，汉防己增量；瘀甚加川芎、红花；肝肾亏虚加续断、桑寄生；气血不足加黄芪、党参、当归。每日 1 剂，水煎服；1 周为 1 个疗程。结果：临床治愈 21 例，显效 10 例，有效 9 例，无效 2 例，总有效率 95.2%。(《江西中医药》，2003 年第 11 期)

9. 黄芪二仙六味汤治疗骨关节炎 118 例：黄芪 30 g，熟地黄 24 g，炒山药、山茱萸、仙茅、淫羊藿各 12 g，泽泻、茯苓、牡丹皮各 9 g，水蛭 3 g。主症在颈椎加葛根，腰椎加川牛膝、杜仲，膝关节加木瓜、桑寄生；痛甚加制川乌；湿甚加生薏苡仁。每日 1 剂，水煎服；45 日为 1 个疗程。用 1 个疗程，结果：治愈 87 例，好转 27 例，未愈 4 例。(《北京中医》，2004 年第 3 期)

10. 杜仲灵仙汤治疗骨关节炎 88 例：杜仲、续断、当归、赤芍、地龙、木瓜各 10 g，威灵仙 20 g，木防己 15 g，豨莶草 12 g。患在颈部加葛根、防风，腰部加桑寄生、狗脊、牛膝，膝部加薏苡仁、独活；颈肩痛、上肢麻木疼痛加黄芪、桂枝；腰痛放射至下肢麻木疼痛加制川乌、制草乌、蜈蚣；阳虚加淫羊藿、山茱萸；阴虚加生地黄、牡丹皮。每日 1 剂，水煎服；10 日为 1 个疗程。用 2 个疗程。结果：临床治愈 29 例，显效 32 例，有效 21 例，无效 6 例，总有效率 93.2%。(《湖南中医药导报》，2004 年第 11 期)

11. 血藤灵仙透骨草汤治疗骨关节炎 180 例：鸡血藤、威灵仙、透骨草各 30 g，桃仁、葛根各 20 g，防风、牛膝各 15 g，附子 6 g。每日 1 剂，水煎服。对照组用布洛芬 0.3 g，每日 2 次。均 5 日为 1 个疗程。停用他药。用 1～4 个疗程。结果：两组分别痊愈 32、4 例，显效 25、13 例，有效 20、39 例，无效 12、34 例。(《福建中医学院学报》，2005 年第 1 期)

12. 骨痹汤治疗膝骨关节炎 158 例：熟地黄、肉苁蓉、骨碎补、淫羊藿、杜仲、川牛膝各 15 g，龟甲（先煎）30 g，鸡血藤 9 g，土鳖虫 10 g，穿山甲、甘草各 6 g。随症加减。每日 1 剂，水煎服。酌情用芬太尼透皮贴剂，外敷患处。1 个月为 1 个疗程。用 2～3 个疗程，随访 0.5～3 年，结果：优 99 例，良 54 例，好转 5 例。（《中国中医骨伤科杂志》，2006 年第 4 期）

13. 当归通痹汤治疗膝骨关节炎 30 例 40 个关节：何首乌 30 g，炙黄芪 25 g，当归、杜仲、茯苓各 20 g，穿山甲、羌活、甘草、生姜各 15 g，牛膝 10 g。每日 1 剂，水煎服。对照组 30 例 39 个关节，用久正骨筋丸胶囊（含乳香、三七、独活、牛膝、制马钱子等 14 味）4 粒，每日 3 次口服。均 4 周为 1 个疗程。停用他药。用 1 个疗程。结果：两组分别临床控制 13、4 关节，显效 10、9 关节，有效 14、16 关节，无效 3、10 关节，总有效率 92.5%、74.4%。（《中国骨伤》，2007 年第 3 期）

14. 薏苡首乌紫河车汤治疗膝骨关节炎 20 例：生薏苡仁、制何首乌各 15 g，紫河车、淡附片、制狗脊、山茱萸、川桂枝、巴戟天、炒白术、川牛膝、生甘草各 10 g。每日 1 剂，水煎服。对照组用扶他林 25 mg，每日 3 次，口服。均 4 周为 1 个疗程。用 1 个疗程。结果：膝骨关节炎病情分级标准、平地行走疼痛 VAS 值两组治疗前后自身比较均有显著性差异（$P<0.05$）。见胃肠道反应分别 0、14 例。（《辽宁中医杂志》，2007 年第 3 期）

15. 小活络汤治疗膝骨关节炎 48 例：川乌、草乌各 3 g，地龙、天南星各 10 g，乳香、没药各 6 g。肢体麻木加全蝎；腰痛加牛膝、杜仲、川续断、桑寄生；头晕目眩加天麻、川芎；倦怠乏力加黄芪、党参；痛甚加延胡索、白芍、白芷；关节灼热加知母、黄柏、石膏、苍术、牛膝、薏苡仁。每日 1 剂，水煎服。用 3～9 日。结果：痊愈 26 例，好转 19 例，未愈 3 例，总有效率 93.75%。（《现代中医药》，2006 年第 6 期）

16. 补肾活血汤治疗骨关节炎 30 例：桑寄生、鸡血藤、黄芪、熟地黄各 30 g，淫羊藿、补骨脂、牛膝、阿胶各 20 g，丹参、当归、山茱萸、仙鹤草各 10 g，地龙 15 g。随症加减，每日 1 剂，水煎服。对照组用西乐葆 100 mg，每日 2 次，口服。均 6 个月为 1 个疗程。用 1 个疗程。结果：Womac 关节炎指数、平均 OA 严重程度指数、蛋白聚糖、Ⅱ型胶原本组治疗前后比较均有显著性差异（$P<0.01$）。（《福建中医学院学报》，2007 年第 3 期）

17. 芪斛金银花汤治疗膝骨关节炎急性期 30 例：生黄芪、石斛、金银花（后下）各 30 g，川牛膝 15 g，远志 10 g。合并类风湿关节炎加当归、玄参、生甘草；合并痛风性关节炎加土茯苓、威灵仙；瘀血证加桃仁、红花、地龙；痰湿证加薏苡仁、黄柏、苍术。每日 1 剂，水煎服。与对照组 30 例，均用英太青（双氯芬酸钠缓释胶囊）50 mg，每日 2 次口服。用 14 日。结果：两组分别临床控制 12、14 例，显效 8、2 例，有效 9、6 例，无效 1、8 例，总有效率 96.66%、73.33%（$P<0.05$）。C 反应蛋白两组治疗前后自身及治疗后组间比较均有显著性差异（$P<0.01$）。（《中医杂志》，2007 年第 12 期）

18. 雪莲强筋壮骨汤治疗膝骨关节炎 158 例：雪莲花、熟地黄各 30 g，威灵仙 18 g，白芍 15 g，骨碎补 12 g，牛膝 10 g。屈伸障碍甚加土鳖虫、僵蚕、桂枝；痛甚加制川乌、独活、制马钱子；肿胀甚加泽兰、汉防己、地龙、五加皮。每日 1 剂，水煎服。4 周为 1 个疗程。用 1 个疗程，结果：临床控制 38 例，显效 58 例，有效 45 例，无效 17 例，总有效率 89.2%。（《中国中医骨伤科杂志》，2008 年第 2 期）

19. 补肾活血汤治疗肾虚型膝骨关节炎 56 例：生黄芪 30 g，熟地黄 25 g，山茱萸、肉苁蓉、鹿角胶、独活、淫羊藿各 10 g，木瓜、鸡血藤、丹参各 15 g，制乳香、制没药各 6 g。每日 1 剂，水煎服。用 16 周。对照组 57 例，用塞来西布 200 mg，每日 2 次，用 10 周；硫酸氨基葡萄糖胶囊 300 mg，每日 3 次，口服，用 16 周。结果：两组分别显效 10、2 例，有效 40、43 例，无效 6、12 例，总有效率 89.3％、78.9％。Womac 关节炎指数、TNF-α、IL-6 本组治疗前后及治疗后两组比较均有显著性差异（$P<0.01$）或（$P<0.05$）。（《中国中医骨伤科杂志》，2007 年第 8 期）

20. 芍威淫羊藿汤治疗膝骨关节炎 100 例：芍药、威灵仙、淫羊藿各 20 g，独活、桑寄生各 12 g，桃仁、红花、木瓜、牛膝各 10 g，炙甘草、全蝎、白芥子各 6 g。局部红肿加连翘、蒲公英、黄柏；痛甚加黄芪、当归、莪术；肿胀甚加重楼、土茯苓、车前子。每日 1 剂，水煎服。结果：临床控制 22 例，显效 34 例，有效 39 例，无效 5 例。（《中国民间疗法》，2007 年第 4 期）

（六）内服其他剂型选录

1. 蠲痹胶囊治疗膝骨关节炎 94 例：党参、丹参、川芎、三七、马钱子等（天津达仁堂达二药业有限公司提供），每日 2 次，每次 4 粒，症甚每日 3 次，口服。结果：临床控制 17 例，显效 45 例，有效 30 例，无效 2 例，总有效率 98.87％。见不良反应 12 例。（《中华中医药杂志》，2006 年第 10 期）

2. 金乌骨通胶囊治疗膝骨关节炎 80 例：狗脊、乌梢蛇、淫羊藿、威灵仙、牛膝、木瓜、葛根、姜黄、补骨脂、党参（贵州盛世龙方制药股份有限公司提供）。每次 3 粒，每日 3 次，口服。14 日为 1 个疗程。对照组 30 例，用西乐葆胶囊 200 mg，每日顿服。4 周为 1 个疗程。结果：治愈 23 例，显效 12 例，有效 9 例；两组总有效率分别为 88％、90％。（《中国中医骨伤科杂志》，2008 年第 5 期）

3. 祛痹胶囊治疗膝骨关节炎 50 例：马钱子粉、地龙、党参、茯苓、白术、甘草、川芎、丹参、三七、牛膝。每粒 0.3 g（天津达仁堂京万红药业公司提供）。每次 4 粒，每日 3 次。对照组 50 例。用硫酸氨基葡萄糖胶囊 250 mg；每日 3 次，口服，6 周为 1 个疗程。结果：纽约特种医院评分系统膝关节功能评分两组治疗后均升高（$P<0.01$）。（《中华中医药杂志》，2009 年第 4 期）

4. 蚁参蠲痹胶囊治疗膝骨关节炎 30 例：蚂蚁、人参、丹参、鸡血藤、制川乌、桂枝、苍术、薏苡仁、蜈蚣、乌梢蛇等。每粒 0.4 g（河北省承德颈复康药业集团有限公司提供）。每次 4 粒，每日 3 次，口服。对照组 30 例，用壮骨关节丸 6 g，每日 2 次，口服。均 4 周为 1 个疗程。结果：两组分别临床缓解 6、2 例，显效 8、4 例，有效 12、16 例，无效 4、8 例。疼痛评分（VAS）两组治疗前后自身及治疗后组间比较差异均有统计学意义（$P<0.01$）。见不良反应分别 0、1 例。（《中国中医骨伤科杂志》，2009 年第 6 期）

5. 关节止痛胶囊治疗膝骨关节炎 180 例：独活、威灵仙、苍术、草薢、鸡血藤、桑寄生、川牛膝各 15～30 g。制成胶囊。每日 3 次，每次 4 粒，口服。2 组 180 例，用壮骨关节丸（含狗脊、骨碎补、淫羊藿、独活、木香、鸡血藤、川续断、熟地黄等）。3 组 180 例，用维骨力，硫酸氨基葡萄糖（每粒胶囊含硫酸氨基葡萄糖 250 mg）。用法同上。用半年，结果：三组分别临床治愈 23、11、8 例，显效 65、40、55 例，有效 59、67、61 例，总有效率 83.89％、67.22％、72.22％；退出 5、4、7 例。血清及关节液的一氧化氮三组均降低，血清及关节液的超氧化物歧化酶三组均升高（$P<0.01$）。（《中国中医骨伤科杂志》，2009 年第 7 期）

6. 筋骨痛消颗粒治疗膝骨关节炎 116 例：丹参、香附、桂枝、川牛膝、威灵仙、秦艽等。每袋 3 g（河南省洛正制药厂生产）。每筋骨痛消模拟丸，餐后；对照组 118 例，用筋骨痛消丸；筋骨痛消模拟颗粒，餐后；均各 1 袋，每日 2 次，口服；30 日为 1 个疗程。结果：两组分别临床控制 5、4 例，显效 46、43 例，有效 52、54 例，无效 13、17 例，总有效率 88.79％、85.59％。（《中医杂志》，2007 年第 8 期）

7. 膝痛灵颗粒治疗膝骨关节炎 94 例：三棱、莪术、熟地黄、刘寄奴、两面针、丹参、全蝎、蜈蚣等（湖南省中医院研制）。对照组 50 例，用筋骨痛消丸（含丹参等）；均 1 袋（6 g），每日 3 次口服；3 周为 1 个疗程。停用他法。用 1 个疗程，结果：两组分别痊愈 53、2 例，显效 20、4 例，有效 14、31 例，无效 7、13 例，总有效率 92.6%、74%（$P < 0.05$）。(《中医药导报》，2007 年第 3 期)

8. 疗骨丸治疗膝骨关节炎 42 例：疼痛甚者用 Ⅰ 型疗骨丸，药用土茯苓、威灵仙、薏苡仁、鸡血藤、黄芪、隔山消、鱼鳅串、鱼腥草、制川乌、制草乌（川草乌水煎 3 小时后去渣入药）各 2 份，牛膝、杜仲、炮穿山甲各 1 份。上药研细末，水泛为丸，如豌豆大。每次 9 g，每日 3 次，口服。疼痛消失后用 Ⅱ 型疗骨丸：上方去制川乌、制草乌，加枸杞子、山茱萸，制法服法同上。疼痛轻者以上两型交替服用。1 个月为 1 个疗程，连服 3 个疗程。结果：临床治愈 23 例，显效 10 例，进步 6 例，无效 3 例，有效率 92.9%。(《中医杂志》，1992 年第 11 期)

9. 白芥子散治疗膝骨关节炎 90 例：白芥子 90 g，土鳖虫 60 g，穿山甲、红花各 45 g。研末。每日 3 次，每次 3 g，餐后服。对照组 87 例，用双氯灭痛片、维生素 C 各 2 片，每日 3 次，口服。均 1 个月为 1 个疗程。用 2～3 个疗程。结果：两组分别治愈 50、25 例，好转 28、24 例，无效 12、38 例，总有效率 86.7%、56.3%。(《中医杂志》，2006 年第 9 期)

10. 芒硝散治疗骨关节炎 117 例：芒硝内服，每次 2～4 g，每日 2 次。服药 1 个月后关节疼痛显著减轻或基本消失者 46 例，关节功能障碍显著改善者 2 例，关节疼痛及功能障碍均显著好转者 39 例，疼痛消失、功能障碍改善且劳动能力显著提高者 16 例，无变化 5 例，另有 9 例服药后出现疼痛加剧现象。服药后一般无不良反应，少数服用量较大时有轻度腹胀或服泻现象。(《中药大辞典》(上册)，上海科学技术出版社，1986)

（七）中药外治选录

1. 大蒜糊剂治疗骨关节炎 104 例：大蒜头 100 g 去皮捣成糊状，李树皮 50 g。加水 100 mL，煎取 20 mL；生姜 10 g 捣烂取汁，加蜂蜜 6 g 调匀，以上诸药调成糊剂，摊在塑料布上，厚约 0.2 cm，外敷关节周围，用绷带包扎固定。待局部发热刺痛 30 分钟后，除去敷药。结果：治愈 56 例，显效 31 例，有效 12 例，无效 5 例，总有效率 95.2%。(《四川中医》，1989 年第 3 期)

2. 二草艾叶汤治疗膝骨关节炎 100 例：伸筋草、透骨草、艾叶、防风、桂枝、桑枝、赤芍、独活各 10 g。痛甚加桃仁、红花、乳香、没药各 10 g；肿胀甚加车前子、泽泻、胆南星各 10 g；局部红肿加蒲公英、紫花地丁各 10 g；局部瘙痒加白鲜皮、地肤子各 10 g。于盆中加水煮沸后，先用热气熏蒸患处，待水温近皮温时浸洗。每次 20 分钟，每日 2 次，每剂药用 2 日，2 周为 1 个疗程。配合功能锻炼。结果：痊愈 51 例，好转 44 例，无效 5 例，总有效率 95%。(《天津中医》，1993 年第 2 期)

3. 苍术鸡血藤汤治疗膝骨关节炎 185 例：苍术 30 g，鸡血藤、防风、牛膝、当归、羌活、生地黄、雷公藤、红花、花椒、寻骨风、川乌、木瓜、白芷、透骨草、乳香、没药、威灵仙、黄柏、海桐皮、伸筋草各 20 g，草乌、细辛各 10 g，马钱子 1 g。用纱布包后，加水 1000 mL，武火煎 20 分钟后再文火煎至 600 mL，煎液熏洗患肢，以出汗为度，并用力按摩患处，每日 2 次，每剂用 5～7 日，5 剂为 1 个疗程。结果：优 85 例占 45.9%，良 98 例占 53%，差 2 例占 1.1%。(《中国骨伤》，1994 年第 5 期)

4. 威伸透骨汤治疗膝骨关节炎 60 例 82 个关节：威灵仙、伸筋草、透骨草、红花、川芎、生川乌、生草乌、细辛、羌活、防风、姜黄各等份。粉碎成粗末，装布袋 3 个，每袋 500 g，置蒸气锅内，加水 130 L，温度至 50 ℃～65 ℃时，患膝置治疗孔，温度以患者能耐受为度。每次 30～40 分钟，每 1～2 日 1 次；15 次为 1 个疗程。每个药袋用 10 次。用 1～3 个疗程。结果：优

30个关节、良38个关节，有效11个关节，无效3个关节，总有效率96％。(《河南中医》，2001年第3期)

5. 楮白乳没汤治疗膝骨关节炎50例：楮实子20 g，白芷、制乳香、制没药、透骨草、骨碎补、木瓜、制大黄各15 g，当归、羌活各12 g，川芎、芙蓉叶、五灵脂各10 g。共为粗末，加白酒30 g，装布袋。每用2袋，干蒸后，交替热熨患处，每次约1小时，每日2次；次日用时，洒白酒。取穴：L4至骶部(纵向叩打3行，分别距脊柱1、2、3 cm，椎体间横刺3针)、膝关节区(髌骨周围环状叩打3圈)、腘窝区(横刺3行。各行均操作10次)、阳性物及阳性反应区(重点叩打痛点中心及两头)。配穴：委中、内膝眼、外膝眼、膝阳关、阴谷等(均在直径0.5～2 cm穴周圆形密刺，叩打20次，渐增至40～50次)。每日1次。7日为1个疗程。结果：治愈30例，显效9例，有效5例，无效6例，总有效率88％。(《中国中医骨伤科杂志》，2002年第4期)

6. 松粘熏蒸汤治疗膝骨关节炎51例：生黄芪、川芎、忍冬藤、鸡血藤、桑枝各30 g，土鳖虫、地龙各9 g，三棱、莪术、桂枝各15 g。加水，置中药汽疗仪中，雾化；患者入舱，水平体位，膝关节靠近双侧出气孔，温度40 ℃～45 ℃，熏蒸20～30分钟，每日1次，用10日，间隔2日。随访1个月，结果：痊愈7例，显效25例，有效17例，无效2例。(《中国骨伤》，2002年第11期)

7. 菖丹海牛汤治疗膝骨关节炎35例：石菖蒲、牡丹皮各20 g，海桐皮、牛膝、五加皮各15 g，红花、白芷、茴香、透骨草各10 g。每日1剂，水煎取液2L，熏洗患膝，每次20～30分钟，每日1～2次。并用消瘀散(含当归、红花、生天南星、乳香、没药等。安徽中医学院研制)，加饴糖(或蜂蜜)调糊，敷患膝，每日1次。对照组23例，用布洛芬1～2片，每日2次，口服。均6周为1个疗程。停用他药。用1个疗程，结果：两组分别优17、10例，良13、9例，可3、1例，差各2例。(《安徽中医学院学报》，2004年第5期)

8. 膝痛宁贴膏治疗膝骨关节炎23例：马钱子粉、防己、薏苡仁、莪术、三棱、大黄、石膏、丁香、冰片、薄荷油。每张膏贴13.5 cm×9.5 cm×0.05 cm，含混和远红外陶瓷超细粉末5 g。贴敷患处；每贴可用72小时。结果：疼痛、活动范围、主动伸展、步行能力、日常活动、肿胀指标本组治疗前后比较均有显著性差异($P<0.001$或$P<0.01$)。(《中国骨伤》，2005年第5期)

9. 奇正青鹏膏治疗膝骨关节炎36例：棘豆、亚大黄、铁棒锤、诃子、毛诃子、庵摩勒、安息香、宽筋藤、麝香等(西藏林芝奇正藏药厂生产)。每日2次，外涂患处。对照组用双氯芬酸二乙胺乳剂(均每支20 g)；亦每日2次，外涂患处。3周为1个疗程。结果：两组分别痊愈2、0例，显效12、8例，有效21、24例，无效1、4例，有效率97.22％、88.89％($P<0.05$)。(《中国骨伤》，2006年第5期)

10. 壮筋涂膜液治疗膝骨关节炎60例：白芷、伸筋草、土鳖虫等(湖北省中医药研究院研制)。每日2次，每次适量，外涂患处。对照组30例，用麝香风湿油适量；每日2次，外涂患处。用2周，结果：两组分别临床控制10、3例，显效35、5例，有效各10例，无效5、12例。(《中医外治杂志》，2007年第2期)

11. 二草威灵仙汤治疗膝骨关节炎50例：伸筋草、透骨草、威灵仙各20 g，艾叶、三棱、莪术、红花、牛膝、活血藤、路路通、海桐皮、防风、地龙、秦艽、杜仲、当归各15 g。关节积液加虎杖。上药纳布袋中，水煎，先熏，再用药袋熨敷患处，每次30分钟，每日2次，1剂用2日。对照1组32例，用艾叶50 g。用法同上。2组27例，用诺松1片，每日2次，口服。均10日为1个疗程。用2个疗程，结果：三组分别治愈23、10、11例，好转23、13、13例，未愈4、9、3例，总有效率92％、71.9％、88.9％。(《安徽中医学院学报》，2007年第2期)

12. 外敷止骨痛治疗膝骨关节炎 30 例：补骨脂、川牛膝、白芍、威灵仙、土茯苓、苍术、桃仁。粉碎备用。每次取适量，加蛋清调成糊状，外敷患处，可加温，隔日 1 次。对照组 30 例，用扶他林 25 mg，每日 3 次口服。结果：用 2 周骨关节炎指数（疼痛、晨僵、日常活动困难）评分两组治疗前后自身及治疗后组间比较，用 4 周骨关节炎指数 3 项评分两组治疗前后自身比较，差异均有统计学意义（$P<0.001$ 或 $P<0.05$）。见不良反应分别 0、16 例。（《浙江中医药大学学报》，2008 年第 2 期）

13. 中药烫疗方治疗膝骨关节炎 30 例：续断、杜仲、骨碎补、三七、血竭、琥珀、桃仁、泽兰、苏木、红花、土鳖虫、马钱子、重楼等（广西中医学院附属瑞康医院研制）。每次 150 g，蒸热 50 ℃，烫熨患膝周围，每次 30 分钟，每日 3 次；用 5 周。对照组 30 例。用玻璃酸钠针 20 mg，每周 1 次关节内注射，5 次为 1 个疗程。结果：两组分别优 14、9 例，良 9、11 例，有效 4、6 例，无效 3、4 例，总有效率 90%、86.7%。（《中医正骨》，2008 年第 12 期）

14. 碎补灵仙胶囊治疗早、中期膝骨关节炎 40 例：骨碎补、威灵仙、桑寄生、牛膝、杜仲、鸡血藤、丹参、石菖蒲、橘络、茯苓各 3 份，当归、红花、川芎、秦艽各 2 份，川乌、泽泻各 1.5 份，生薏苡仁 6 份。灌装胶囊，每粒 0.5 g。每次 6 粒，每日 3 次，口服。用伸筋草、透骨草、牛膝、五加皮、花椒、木瓜、制乳香、制没药、刘寄奴各 15 g。制成颗粒，装纱布袋，每日 1 剂，水煎取液，熏洗患肢，药袋热敷患膝。每日 2～3 次。对照组 40 例，用骨刺丸 6 g，每日 3 次口服。均 30 日为 1 个疗程。结果：两组分别临床控制 7、4 例，显效 19、12 例，有效 13、18 例，无效 1、6 例。（《中医正骨》，2009 年第 1 期）

15. 三草海苓汤治疗膝骨关节炎 57 例：透骨草 50 g，豨莶草、伸筋草、海桐皮、土茯苓、川芎、丹参各 30 g，刘寄奴、独活各 20 g，红花、川乌、花椒、土鳖虫、蜈蚣各 15 g。每日 1 剂，置热疗仪高压锅内，加水，待出气孔见蒸气，药温 40 ℃～45 ℃；患者俯卧于汽化热疗牵引器 Q/HTL011996 治疗床，膝部涂乙醇浸液（含血竭、冰片）；药液熏蒸，每次 1 小时，每日 1 次。用 10 日，间隔 2 日。结果：治愈 9 例，显效 28 例，有效 17 例，无效 3 例。（《甘肃中医学院学报》，2003 年第 3 期）

（八）中药内外并用选录

1. 增生消痛汤治疗膝骨关节炎 55 例：穿山甲 9 g，土鳖虫 10 g，皂角刺、红花、熟地黄各 12 g，赤芍、王不留行、独活、鹿衔草各 15 g，川牛膝 18 g，薏苡仁 20 g，蒲公英、金银花各 24 g，三七粉（冲）2 g。关节肿胀明显，关节腔积液去熟地黄、鹿衔草，加黄柏、车前草、防己、炒水蛭。每日 1 剂，水煎服。另用活血止痛散水煎洗患处，每日 1～2 次。结果：治愈 21 例，显效 26 例，有效 5 例，无效 3 例，总效率 94.55%。（《山东中医杂志》，1994 年第 1 期）

2. 健骨蠲痹汤治疗膝骨关节炎 163 例：杜仲、续断、骨碎补、桑寄生、地龙、丹参、川芎各 15 g，熟地黄、牛膝、伸筋草、白花蛇舌草、独活、威灵仙、当归各 10 g，补骨脂 20 g。随症加减。每日 1 剂，水煎服。药渣用纱布包裹，加水 1.5 L，煎煮至约 500 mL，加食盐 10 g，陈醋 50 mL。待药温降至 45 ℃左右时，用药液外涂患处，并将药包置患膝上烫熨，每次 30 分钟，每日 2 次。对照组 125 例，用壮骨关节丸 6 g，每日 2 次；抗骨增生胶囊 5 粒，每日 3 次；口服。均 10 日为 1 个疗程。用 3 个疗程，随访 6 个月。结果：两组分别治愈 58、24 例，好转 84、56 例，总有效率 87.11%、64.00%。（《中国民族民间医药》，2008 年第 3 期）

3. 牛蒡子汤加减治疗膝骨关节炎 98 例：牛蒡子、僵蚕、白蒺藜、独活、法半夏、当归、川芎各 9 g，秦艽、甘草各 6 g，白芷、牛膝、威灵仙各 12 g。风寒加制川乌、桂枝；湿热加萆薢、薏苡仁；肾阴虚加黄精、山茱萸；肾阳虚加淫羊藿、骨碎补；脾虚加炙黄芪、云茯苓。每日 1

剂，水煎服。用双柏膏（含侧柏叶、黄柏、大黄、薄荷、泽兰等。广东省中医院研制）局部外敷，每次 4～6 小时，每日 1 次。2 周为 1 个疗程。用 2 个疗程。结果：临床控制 10 例，显效 47 例，有效 36 例，无效 5 例，总有效率 94.9%。（《中医药学刊》，2005 年第 11 期）

4. 健肾壮骨汤治疗膝骨关节炎 508 例：川牛膝、牛膝、杜仲、川续断、薏苡仁各 30 g，桑寄生、补骨脂、熟地黄、当归、赤芍、白芍各 15 g，防风、制川乌各 10 g，甘草 6 g。阳虚加仙茅、淫羊藿；阴虚加枸杞子、黄精。每日 1 剂，水煎服，取髌下脂肪囊（髌骨下缘 1 cm 处），配股骨内、外上髁及足三里穴等，各注入药液（确炎舒松 A 1～2 mL，2%普鲁卡因或利多卡因 2 mL，加生理盐水至 10 mL，混匀备用）1～2 mL，每周 1 次，4 次为 1 个疗程，疗程间隔 1 周。结果：痊愈 204 例，显效 274 例，好转 30 例，总有效率 100%。（《国医论坛》，1994 年第 2 期）

5. 威龙独活汤治疗膝骨关节炎 89 例：威灵仙 12 g，地龙、独活、杜仲、当归、防风、秦艽、川芎、人参、茯苓各 9 g，桑寄生 15 g，细辛 6 g，甘草 3 g。每日 1 剂，水煎服。药渣加陈醋、白酒各 50 mL，水 1 L，加热后，熏洗患膝；同时不负重屈伸活动。7 日为 1 个疗程。用 2～4 个月。结果：显效（痛止，关节功能复常）57 例，有效 29 例，无效 3 例，总有效率 96.6%。（《中医正骨》，2001 年第 10 期）

6. 鸡灵杜仲汤治疗骨关节炎 35 例：鸡血藤 18 g，威灵仙、杜仲各 15 g，牛膝、羌活、独活、秦艽、防风、石斛、茯苓、当归各 10 g，制附子 6 g，生黄芪 30 g，甘草 3 g。每日 1 剂，水煎服。对照组 35 例，用布洛芬 0.3 g，每日 2 次，口服。均 7 日为 1 个疗程。停用他法。用 2～4 个疗程。结果：两组分别临床治愈 9、3 例，好转 24、20 例，未愈 2、12 例，总有效率 94.3%、65.7%（P<0.01）。见不良反应分别为 1、27 例（P<0.01）。（《福建中医药》，2002 年第 1 期）

7. 加减三痹汤治疗膝骨关节炎 42 例：独活 12 g，细辛 3 g，制川乌、制草乌、防风、延胡索、当归、川芎各 10 g，秦艽、海桐皮、川续断、川牛膝、茯苓各 15 g，白芍 20 g，鸡血藤 30 g，炙甘草 6 g。每日 1 剂，水煎服。第三煎加白酒 30 mL，熏洗患膝，并用毛巾（或油布）敷盖，按、摩、揉患膝，向四周推挤髌骨，并屈伸患膝；药温 50 ℃时浸双足，毛巾蘸药渣搓洗患膝及其下部。熏洗后，按揉、屈伸膝关节 10 分钟。每日 2 次，10 日为 1 个疗程。用 1～4 个疗程。结果：痊愈 12 例，显效 20 例，好转 9 例，无效 1 例，总有效率 97.6%。（《福建中医药》，2002 年第 5 期）

8. 巴黄续断骨碎补汤治疗膝骨关节炎 68 例：巴戟天、黄芪、续断、骨碎补各 30 g，熟地黄、牛膝各 20 g，白芍 15 g，山茱萸、独活、地鳖虫各 12 g，鹿角片、当归、川芎、桂枝各 10 g。每日 1 剂，水煎，分 3 次服（或用 2～3 剂，研末，制蜜丸，每丸 6 g。每次 1 丸，每日 3 次，口服）。用生天南星、生草乌、红花、血竭、三棱、莪术、木鳖子、松节、苏木、土鳖虫、海桐皮、威灵仙各 30 g。分成 2 份，分别用纱布包裹，6～7 日 1 剂，水煎取液，加醋 300 g，先熏后敷患处，每次 50～60 分钟，每日 1～2 次；用 5～6 剂。结果：治愈 48 例，好转 20 例。随访 1 年，复发 3 例。（《中医正骨》，2007 年第 5 期）

9. 补肾活血汤治疗膝骨关节炎 60 例：巴戟天、淫羊藿、杜仲、川续断、丹参各 15 g，白芍、牛膝各 20 g，川芎 30 g，独活、秦艽、五加皮、甘草各 10 g。随症加减，每日 1 剂，水煎服。用骨痹痛外敷灵（含白芥子、制川乌、制草乌、制马钱子等。每袋 30 g）1 袋，加温水调糊，隔布外敷患处，每次 15～30 分钟；2 日 1 次；15 次为 1 个疗程，疗程间隔 7～10 日。随访 0.5～2 年。结果：治愈 35 例，显效 10 例，有效 8 例，无效 7 例，总有效率 88.3%。（《中医正骨》，2008 年第 1 期）

10. 金芍黄芪汤治疗膝骨关节炎 76 例：狗脊、白芍、黄芪、肉苁蓉、桑寄生、蕲蛇、防风、川乌、牛膝、延胡索等，每日1剂，水煎服。并用复方辣椒贴（商品名好及施。日本三本松工厂生产）1片，敷贴患膝髌骨下沿，每次20小时，每日1次。对照1、2组分别75、62例，分别用上述内服、外敷药。用2个月。结果：三组分别治愈45、34、28例，显效18、16、12例，有效10、14、14例，无效3、11、8例。（《中国中医骨伤科杂志》，2008年第10期）

11. 膝痹舒痛饮治疗膝骨关节炎30例：淫羊藿、制天南星各15 g，熟地黄、枸杞子、杜仲、川牛膝、骨碎补、当归、鸡血藤各12 g，黄芪30 g，蕲蛇8 g，白芍10 g，甘草6 g。寒甚加制川乌、桂枝；热甚淫羊藿减量，加寒水石、知母、生石膏；关节肿胀甚加汉防己、泽兰、七叶莲；关节僵直加清风藤、伸筋草；反复发作、久治不愈、痛甚加蜈蚣、土鳖虫、延胡索；阴虚甚加生地黄、麦冬、石斛。每日1剂，水煎服。取穴：阳陵泉、悬钟、阿是穴（均患侧）。针刺，捻转提插1分钟；继用5%当归注射液2 mL，穴位注射，每穴0.3~0.5 mL。禁注入关节腔。10日为1个疗程。结果：治愈4例，显效19例，有效6例，无效1例，总有效率96.7%。（《中医正骨》，2007年第1期）

（九）手法治疗选录

1. 手法治疗膝骨关节炎50例：患者仰卧位，医者点揉痛点，用力由轻到重。向各个方向推髌骨，推至极限位置后停留数秒钟。反复按压摩擦髌股关节数次。屈伸膝关节，逐渐加大活动角度。放松膝关节周围软组织，分推膝关节周围的软组织及股四头肌、腘绳肌等。直腿抬高锻炼15分钟，每日2次。隔日1次；15次为1个疗程。结果：优16例，良14例，总有效率84%。心理、生理及总评分治疗后均明显提高（P<0.05）。（《中医正骨》，2008年第9期）

2. 手法疗膝骨关节炎70例：①松髌方法。捏握髌骨与股骨关节缝侧缘，上下滑动10~20次。②髌下脂肪垫手法。左手在髌骨上缘向下推髌骨，右手掌心向上，拇指和示指、中指推到髌下缘，在痛点刮筋2分钟左右。③痛点部位用拇指强刺激手法1分钟，继镇定2分钟。④伸膝1~2分钟，屈膝2分钟，如此2~3次。每隔3日行上述手法1次。膝关节肿胀及功能明显受损，配合外用闹羊花、海桐皮、伸筋草、透骨草、花椒、红花、当归、艾叶、牛膝、防风、独活。水煎熏洗，每次30~45分钟，每日2次。结果：临床治愈25例占35.7%，显效22例占31.4%，好转21例占30%，无效2例占2.9%。（《中国骨伤》，1991年第2期）

3. 手法治疗膝骨关节炎300例：①松筋法（治疗膝关节疾病的通用手法，适于病情较轻者）。Ⅰ势，术者拇指、示指、中指卡握在髌股关节两侧缘，两力相挤，上下滑动12次左右，髌骨由下向上（垂直力量），以增大髌股关节间隙，从而改善关节面受压。Ⅱ势，术者一手握住患者膝关节上方，屈膝45°左右，另一手（拇指）握压在髌上缘，使伸直膝关节时采用水平力量，拇指分别由髌骨的内上缘、中上缘和外上缘，推向外下方、下方，然后沿相反方向推向内下方，重复数次，以扩张伸膝装置并增大髌骨的活动度。②刮筋法。术者于髌骨的外上方与内下方分别找到"筋结"作为刺激点，术者屈一拇指甲部做支点，另掌压于该拇指之上，用臂力推动进行刮筋手法5~7次。髌外翻者，对髌上有关弹性组织的痛点亦相应分刮5~7次。继而屈患膝将髌骨固定于髌骨床内，用拇指甲于痛性索条物上铲筋3~5次。可松解髌周筋膜粘连，有利于缓解或消除关节疼痛。捶击法：伸膝，医师半握拳，于髌骨周围反复捶击5~7次，意在活血舒筋。若关节积液，则用实拳擦压髌骨上下前后肌肉，有利积液吸收，增加稳定。解锁法：半屈膝，食指兜拨腿下内侧或外侧肌3~5次，用于临时解除绞锁痛苦。③镇定法。有伸展镇定和屈曲镇定两种。以右膝伸展镇定为例：医师面向足侧，身靠患膝，左手置于髌骨上方/股骨干作固定，另一手托住足跟，行镇定手法时左手下压，右手上提。要领：使患膝伸展到最大限度维持不动约2分钟，患者自觉缓解，放松后重复一遍，每周2次。若屈膝受限，则做屈曲镇定手法：患者取俯卧位，医师左手扶臀后，右手扶压踝前，朝臀位方向屈压，亦需保持 2 分钟左右，放松后，重复一遍。逐步恢复患膝伸展与屈曲功能。最后以双手捏按股四头肌和推捋手法 3～5 遍结束。④扳压法。患者取侧卧位，用三点加压原理，亦以镇定手法方式收效，有利髌骨半脱位的改善。以上手法根据伤情选用，一般每周行 1～2 次，15 次为 1 个疗程。关节积液患者，病情严重失稳者，忌用松筋 Ⅱ 势与屈曲镇定手法，改擦压法与扳压法。注意刚柔结合。⑤功能锻炼。伸膝抬举，练股四头肌肌力，促进吸收消肿，也可以在小腿上加沙袋进行锻炼。屈膝或跪压。若屈膝已恢复至略小于 90°以后，单膝或双膝在床上主动跪练，或做俯卧位拉踝练习，要求不断增加功能活动范围，达到足跟触臀部为最佳。下蹲练习：下蹲从 20 次开始，增加到 80～100 次为维持量，每日 1 次，蹲站要实（两足踩地，足跟不起踵）。也可练习转膝动作。结果：优 164，占 54.6%；良 103 例，占 34.3%；可 18 例，占 6%；差 15 例，占 5%。优良率 89%。（《按摩与导引》，1987 年第 2 期）

（十）针刺治疗选录

1. 针刺治疗增生性关节炎 30 例：膝下穴，位于髌骨下缘中点，沿髌骨内面进针 1.5 寸。配穴：犊鼻、内膝眼、足三里、阳陵泉、血海、梁丘、膝阳关，每次选 2～3 穴。得气后留针 15～20 分钟，留针期间加灸 3～5 分钟，以局部皮肤红润为度。10 日为 1 个疗程，疗程间隔 3 日。治疗 2～3 个疗程。结果：显效（疼痛基本消失或轻微疼痛）9 例，有效（疼痛减轻）17 例，无效 4 例，总有效率为 86.7%。（《天津中医》，1989 年第 2 期）

2. 针刺治疗老年性膝骨关节炎 50 例：取大轮穴（股骨内上髁上缘，膝内侧压痛点）、膝阳关穴。局部常规消毒，取 40 mm 毫针，患处正中直入 1 针，两侧旁开 1 寸向正中斜刺 2 针，得气后留针 20 分钟，必要时加艾炷 3 壮。隔日 1 次，5 次为 1 个疗程。结果：显效 12 例，有效 31 例，无效 7 例，有效率 86%。本组疗效在前 3 个疗程中随着疗程的增加，总有效率明显提高，疗效与病程无明显相关关系。（《上海针灸杂志》，1993 年第 4 期）

3. 针刺治疗中老年增生性关节炎 50 例：针刺膝眼（双）、阳陵泉、梁丘、血海、委中、阿是穴。膝关节前部症状重配膝阳关、阴陵泉；伴腘窝部症状配委阳、承山。针膝眼穴时针身深入髌骨下，阿是穴用扬刺法。每穴得气后用平补平泻法，擒针 1 分钟，留针 15～30 分钟。起针后用梅花针转叩阿是穴，少量出血。然后拔火罐 10 分钟。隔日 1 次，10 次为 1 个疗程，疗程间隔 3 日。结果：临床治愈 21 例，显效 23 例，好转 4 例，无效 2 例，总有效率为 96%。（《上海针灸杂志》，1994 年第 3 期）

4. 针刺治疗老年性膝骨关节炎 46 例：取穴血海、膝眼、阴陵泉、足三里、委中、阳陵泉、阿是穴，根据疼痛部位选穴 3～5 个。进针得气后加电针，断续波，频率 50～60 次/min，电流强度以患者能耐受为度。起针后选痛点或血海、委中刺络拔罐。每日 1 次。10 次为 1 个疗程，疗程间隔 4～5 日。结果：痊愈 37 例，有效 5 例，好转 4 例，总有效率 100%。半年后 X 线复查，膝关节骨质增生均未发展。（《中医药研究》，1994 年第 4 期）

（十一）中西医结合治疗选录

1. 中西医结合治疗膝骨关节炎 80 例 80 膝：当归、赤芍各 20 g，威灵仙、淫羊藿、透骨草、羌活、独活、防风、刘寄奴、延胡索、桂枝、细辛、苍术各 15 g，红花、木香各 10 g。水煎取滤液；用纱布分别浸药液、温水，均包裹铅板，分别置于患膝病变明显处及对侧，接 DZI-Ⅳ 型多路直流电脉冲电疗仪阳、阴极；绷带固定。接通电源，电流强度 10～15 mA，以患者能耐受为度；10 分钟后，再启动脉冲电流治疗 10 分钟；每日 2 次。10 次为 1 个疗程，疗程间隔 5 日。用 2～3 个疗程，随访 3 个月，结果：优 8 膝、良 29 膝、可 36 膝、差 7 膝，总有效率 91.2%。（《中国中医骨伤科杂志》，2001 年第 1 期）

2. 中西医结合治疗膝骨关节炎 68 例：独活 9 g，桑寄生、秦艽、防风、细辛、川芎、当归、生地黄、白芍、肉桂、茯苓、牛膝、杜仲、炙甘草各 6 g，党参 12 g。寒邪甚加川乌、草乌；湿邪甚加防己、苍术、薏苡仁；痛甚加蜈蚣、全蝎（或白花蛇）。水煎服。并膝关节屈直位，常规消毒，取髌骨上缘水平线与外缘垂直线交点，用 1% 利多卡因 2 mL 局部麻醉，抽出积液后，注入玻璃酸钠注射液 2 mL。每周 1 次；单侧患膝用 2～5 次。用 3～12 周。结果：优 61 膝，良 15 膝，可 6 膝，差 3 膝，优良率 89.4%。（《成都中医药大学学报》，2001 年第 1 期）

3. 中西医结合治疗膝骨关节炎 95 例：桃仁、川芎、当归、肉桂、牛膝、桑寄生、威灵仙、木瓜各 20 g，红花 10 g，甘遂、生川乌、生草乌、生天南星、木香（后下）各 15 g。水煎取液，加三花酒 200 mL，熏洗患处。每次 20 分钟，每日 1 次。用手法：医者双手紧握患者踝关节上部，用力牵拉，同时摇晃与旋转膝关节，并抖动 2～3 下；用一侧手大小鱼际按压住髌骨下缘，行转研磨活动。取穴：犊鼻、梁丘、阳陵泉、膝阳关、阴陵泉、血海、鹤顶等。行点穴及揉推法，每次 15 分钟，每周 3 次。2 周为 1 个疗程。用 1～3 个疗程，随访 1～4 年。结果：痊愈 48 例，显效 32 例，有效 8 例，无效 7 例，总有效率 92.6%。（《中医正骨》，2001 年第 7 期）

4. 中西医结合治疗膝骨关节炎 62 例：黄芪、牡蛎各 30 g，丹参、白芍各 20 g，茯苓、泽泻、牛膝、当归、炙甘草各 10 g。每日 1 剂，水煎服。6 周为 1 个疗程。2 组 27 例，用透明质酸钠 2 mL，关节内注射，每周 1 次；5 次为 1 个疗程。3 组 33 例，用曲安奈德 40 mg，关节内注射，2 周 1 次；3 次为 1 个疗程。4 组 98 例，局部麻醉下，用甘露醇 250～500 mL，林格液、生理盐水各 0.5～1 L，行关节腔内冲洗，术后加压包扎 24 小时，7～10 日 1 次；3 次为 1 个疗程。5 组 18 例，关节镜下施膝关节清理术和磨合关节成形术。随访 0.5～6 年。结果：五组分别优 25、8、10、23、7 例，良 7、10、15、50、8 例，中 5、5、4、21、2 例，差 5、4、4、4、1 例，总有效率 83.8%、66.7%、75.8%、82.1%、83.3%。（《中医正骨》，2002 年第 7 期）

5. 中西医结合治疗早期膝骨关节炎 98 例：牡蛎、黄芪各 30 g，白芍 25 g，葛根、丹参、薏苡仁、泽泻、云苓各 20 g，当归、川牛膝各 15 g，枳壳、甘草各 10 g，桂枝 5 g。水煎服；用 4～6 周。用上药 1 周后，用灌洗液（每剂含生理盐水、林格液各 500 mL，20% 甘露醇 250 mL）膝关节灌洗，至流出液清亮，无沉淀和絮状物；每例用量约 3 L。拔除注药针头后，从髌上囊向下推挤膝关节，尽量排净灌洗液，拔除排水针头。无菌敷料覆盖，弹力绷带包扎；3 日后，伤口愈合拆除。每周 1 次，用 3 周。常规用抗生素。用 3 个月至 5 年。结果：优 31 例，良 49 例，中 14 例，差 4 例，优良率 82.3%。（《中国临床医师》，2002 年第 9 期）

6. 中西医结合治疗骨关节炎 45 例：黄芪 30 g，杜仲、牛膝、忍冬藤各 15 g，骨碎补、防风、羌活各 12 g，薏苡仁 25 g。每日 1 剂，水煎服。与对照组 45 例，均用双氯芬酸 25 mg，每日 3 次，口服。均 4 周为 1 个疗程。结果：两组分别临床治愈 10、7 例，显效 18、16 例，有效 15、16 例，无效 2、6 例，总有效率 95.6%、86.7%（P＜0.05）。（《湖南中医药导报》，2004 年第 1 期）

7. 中西医结合治疗膝骨关节炎 84 例 121 膝：切割口股骨在关节上 4 cm，外、内侧分别在股骨外髁与大粗隆连线、髌骨内缘股直肌内侧；胫骨在关节面下 2.5 cm，外、内侧分别在胫骨外髁与胫骨嵴连线外 1/3、内髁与胫骨嵴连线中点。硬膜外阻滞下，做 2 cm 切口，剥离软组织至骨皮质，凿开骨皮质约 1.5 cm，进入松质，用 45° 斜面刀锯齿逐渐向对侧及下方切割，达骨端 1/2 后，改半圆刀锯齿向上（或下）来回切割，至对侧骨皮质（或关节面上 2 cm）止。保持外、内侧与关节面分别呈 30°、45°～60°；不断抽吸出血及骨屑，冲洗。减压口用生理盐水、氯己啶液冲洗，缝合。术后抬高患肢，不固定；抗感染 3～5 日。并用骨碎补、补骨脂、丹参、威灵仙各 15 g，川牛膝、伸筋草各 12 g，当归、红花、血竭、苍术、茯苓各 10 g。随症加减，每日 1

剂，水煎服；10 日为 1 个疗程，用 1～3 个疗程。功能锻炼。随访 0.5～1 年。结果：治愈 43 膝，显效 59 膝，好转 15 膝，无效 4 膝，总有效率 96％。（《中医正骨》，2004 年第 1 期）

8. 中西医结合治疗膝骨关节炎 75 例 82 个膝关节：腰麻（或硬膜外阻滞）后，关节镜下，灌洗关节腔；屈膝 45°，髌骨有半脱位趋势，行外侧支持带松解。拆线 3 日后，用杜仲、桑寄生、秦艽、防风、宽筋藤、海桐皮、丹参、延胡索、伸筋草、羌活、桂枝、川芎各 30 g，威灵仙 20 g。水煎取液，熏蒸、浸洗、热敷患处，每次 30 分钟，每日 1 次，7 日为 1 个疗程。术后当日开始股四头肌收缩锻炼；3 日后，膝关节伸屈活动；配合 CPM 功能锻炼；4 周后，单膝下蹲练习。关节功能恢复期用独活寄生汤加减：独活、牛膝、赤芍各 12 g，桑寄生、白芍、伸筋草各 20 g，细辛 3 g，秦艽、当归、川芎、防风各 10 g，炙甘草 6 g，杜仲 15 g。随症加减，水煎服。随访 3～12、13～24 个月，结果：优良率分别为 76.9％、65.2％。（《上海中医药大学学报》，2004 年第 2 期）

9. 中西医结合治疗膝骨关节炎 304 例：患者平卧，医者双手按揉膝盖做环形运动；点按犊鼻、血海、鹤顶、阴陵泉、阳陵泉等；抱、揉搓膝内外侧至发热。俯卧，医者施擦法于患侧大腿后侧、腘窝及小腿后侧；点按承扶、殷门、委中、承山、昆仑、太溪等，点穴均以局部酸胀、出现循经感传为度；施掌推法沿足太阳经由臀下平推至足跟。两手分别按腘窝、握足踝被动屈伸患膝，使足跟尽量贴近臀部，反复数次。每次 30 分钟，每日 1 次。用桃仁、川芎、骨碎补各 15 g，土鳖虫、地龙、延胡索、牛膝各 10 g，熟地黄 30 g，杜仲、续断、五加皮、木瓜各 12 g，桑寄生 14 g。随症加减，每日 1 剂，水煎服。用桂枝、红花、川乌、草乌、防己、姜黄、木瓜、五加皮、海桐皮、伸筋草、透骨草、鸡血藤、路路通、艾叶各 10 g。水煎取液，熏洗患处，每次 30 分钟，每日 2 次。15 日为 1 个疗程。用 1～2 个疗程，随访 1～12 个月，结果：优 94 例，良 122 例，可 72 例，无效 16 例，总有效率 94.7％。（《中医正骨》，2004 年第 11 期）

10. 中西医结合治疗膝骨关节炎 78 例：熟地黄、黄芪各 30 g，当归、党参、续断、牛膝、木瓜、地龙各 10 g，杜仲、狗脊、丹参、威灵仙各 12 g。关节肿胀甚加黄柏、知母、防己；肾阳虚加肉苁蓉、菟丝子；肾阴虚加女贞子、枸杞子；瘀滞加鸡血藤；筋脉拘挛痛加全蝎。每日 1 剂，水煎服。并无菌操作，局部麻醉，抽尽关节积液；用玻璃酸钠注射液 2 mL，关节腔注射，创可贴覆盖针眼。每日 1 次；35 日为 1 个疗程。结果：优 63 例，良 9 例，中 2 例，差 4 例，总有效率 94.87％。（《福建中医药》，2004 年第 6 期）

11. 中西医结合治疗膝骨关节炎 43 例：局部麻醉，选择膝前外、前内侧切口，置入关节镜。用电动刨削器清理增生的纤维、滑膜绒毛，将髌骨边缘骨赘打磨成形，用克氏针将脱落的软骨区钻至软骨下骨，使其出血，清理关节腔，用泼尼松龙 5 mL，注入。创可贴覆盖创口，弹力绷带包扎。术后 3 日，用当归、防风、木香、没药、桃仁、红花、透骨草、桑寄生、牛膝、丹参各 12 g。装药袋，水煎，热敷患处，每次 30 分钟，每日 2 次；用 10 日。膝关节被动功能锻炼。结果：痊愈 41 例，关节内积血、髌上囊积液各 1 例。（《湖北民族学院学报（医学版）》，2004 年第 4 期）

12. 中西医结合治疗膝骨关节炎 120 例：生黄芪、熟地黄、薏苡仁、丹参各 30 g，黄柏、川牛膝各 10 g，白术 20 g，制附子（先下）6～15 g。阴虚加生地黄、石斛、天花粉；瘀甚加乳香、没药、苏木；寒甚加细辛；湿甚加木瓜、滑石。继服方：当归、白芍、熟地黄、党参各 30 g，白术 20 g，木瓜、川牛膝、鹿角片、巴戟天各 10 g，生甘草 6 g。每日 1 剂，水煎服，依次各用 5～20 日。药渣加水 600 mL，黄酒 100 mL，煎取液，外洗、按摩患膝及周围组织，屈伸患膝。每次 20～30 分钟，每日 1～2 次。并用骨肽注射液（长春三九生物制药公司提供）2 mL，每日 1～2 次，肌内注射；20 次为 1 个疗程。结果：治愈 85 例，好转 28 例，无效 7 例。（《中国中医骨

伤科杂志》，2005年第1期）

13. 中西医结合治疗膝骨关节炎 120 例：当归、人参、独活、狗脊、杜仲、桑寄生各 20 g，熟地黄 24 g，肉桂、牛膝、白芍、秦艽、防风、川芎、茯苓各 15 g，细辛、甘草各 6 g。痛甚加制川乌、制草乌；肿胀甚加薏苡仁、泽泻；膝酸痛无力加鹿角胶、山茱萸、制附子、炙黄芪。每日 1 剂，水煎服。用草乌、两面针各 25 g，杜仲、乳香、没药、防风、黄柏各 15 g，细辛、木瓜、白芷、花椒、寻骨风、透骨草各 10 g，海桐皮、红花、鸡血藤、独活、威灵仙、续断、牛膝、千斤拔各 20 g，全蝎 3 g。水煎取液，外洗，每日 3 次。并无菌消毒，行膝关节穿刺，抽出积液后，用透明质酸钠注射液 2 mL，关节腔内注射；每周 1 次。4 周为 1 个疗程。随访 0.5～1年。结果：优 68 例，良 25 例，可 22 例，差 5 例，有效率 95.8%。（《新疆中医药》，2005年第1期）

14. 中西医结合治疗膝骨关节炎 39 例：方选独活寄生汤加减，药用桑寄生、地龙各 15 g，怀牛膝、熟地黄、当归各 20 g，生黄芪、生白芍、延胡索、威灵仙各 30 g，杜仲、独活、川芎各 10 g，细辛 5 g，蜈蚣 2 条。随症加减，每日 1 剂，水煎服。并用英太清胶囊 50 mg，每日 2 次，口服。对照 1、2 组分别 36、38 例，分别用上述中、西药。均配合股四头肌锻炼。用 8 周。结果：三组分别临床控制 12、5、6 例，显效 14、10、10 例，有效 8、12、14 例，无效 5、9、8例，总有效率 87%、75%、79%。疗效本组均优于两对照组（P＜0.05）。见不良反应分别为 9、4、8 例。（《现代中西医结合杂志》，2005年第7期）

15. 中西医结合治疗膝骨关节炎 100 例 119 膝关节：关节镜下有限清理；术后用透明质酸钠 2 mL，关节腔内注入，加压包扎。行股四头肌等长锻炼。本组术后第 14 日开始，用透骨草、西红花、牛膝、乳香、防风、桂枝、海桐皮、生川乌、生草乌、刘寄奴、忍冬藤、花椒、威灵仙、蕲艾叶、苏木、枷南香、细辛等。每日 1 剂，水煎取液，熏洗、按摩患膝，每次 25 分钟，每日 4次。对照 100 例 123 个膝关节，只用西药关节腔内注射。结果：术后 0.5、1、2 年 Lysholm 膝关节功能评分两组分别 85.8、75.3 分，76.7、65.3 分，68.2、59.6 分。（《中国中医骨伤科杂志》，2005年第5期）

16. 中西医结合治疗膝骨关节炎 40 例：独活、当归各 30 g，桂枝、透骨草、生艾叶、乌头、红花各 20 g，防风 15 g。加蒸馏水于熏蒸器中，行局部熏蒸，压力、温度以患者能耐受为度，每侧 40 分钟，每日 1 次。与对照组均用 CDL2 型超短波治疗仪，频率 40 Hz，电极板分别置膝关节前后两侧，酌选无热量（或温热量），每次 15 分钟；用 K8832T 电脑中频治疗仪，频率 1～10 kHz，电极板置膝关节左右两侧，选内置 2 号（或 13 号）方，电流强度以患者能耐受为度，每次 20 分钟；每日 1 次。用 30 日，随访 3 个月。结果：两组分别临床治愈 2、0 例，显效 26、12 例，好转 12、26 例，无效 0、2 例，总有效率 100%、95%。（《浙江中西医结合杂志》，2005年第10期）

17. 中西医结合治疗膝骨关节炎 60 例：方选加味独活寄生汤，药用独活、白芍、秦艽、杜仲、防风、川芎、甘草各 10 g，桑寄生、生牡蛎、牛膝各 12 g，细辛 5 g，茯苓、当归、熟地黄各 15 g，蜈蚣 2 条。随症加减，每日 1 剂，水煎服。取主穴：内膝眼、外膝眼、阳陵泉、阴陵泉。配穴：鹤顶、足三里、血海、阿是穴。针刺，得气后，用电磁波治疗器照射 20 分钟。起针后，放松膝周及腘窝部，施分筋理筋手法于压痛点，继双手掌叠按反复推压髌骨 5～8 次。每日 1 次。10 日为 1 个疗程。用 2 个疗程。结果：临床控制 38 例，显效 10 例，有效 4 例，无效 8 例。（《中国骨伤》，2006年第6期）

18. 中西医结合治疗膝骨关节炎 30 例：本组用痛痹膏（含独活、防风、赤芍、葛根、川乌、草乌、乳香、没药、杜仲各 500 g，桂枝、全蝎各 300 g，细辛 200 g，制马钱子 250 g，红花、川芎各 150 g。烘干，粉碎，过 80 目筛，加等量蜂蜜调膏（湖北省武汉市第一医院研制）。外敷膝关节，每次 20 分钟，每日 1 次。并用扶他林缓释片 75 mg，每日顿服。对照 1、2 组各 30 例。分别用上述中、西药。结果：三组总有效率分别为 93.3%、89.66%、68.97%。疗效本组和对照 1 组均优于 2 组（P＜0.01）。《中国中医骨伤科杂志》，2006 年第 3 期）

19. 中西医结合治疗膝骨关节炎 350 例：生川乌、生草乌、生半夏、闹羊花各 10 g，生天南星、生马钱子、薴草、红花、防己各 20 g，姜黄、三棱、莪术各 25 g，土茯苓 30 g。研粗末；用药末 3 份，75% 乙醇 40 份，浸泡 1 周。用棉垫浸透药液，外敷患处，红外线照射，每次 40 分钟。放松膝关节周围软组织；点按痛点，提推及旋髌；屈伸、环摇膝关节（肿胀甚不用）。取穴：膝眼、委中及腓肠肌起点、膝关节周围痛点。用丹参注射液 5 mL，穴位及痛点注射，每次 2～3 处。功能锻炼（包括股四头肌舒缩、直腿抬高、膝关节屈伸及马步锻炼）。每日 1 次；10 日为 1 个疗程。治疗膝关节骨性关节炎 350 例。结果：痊愈 306 例，好转 32 例，无效 12 例，总有效率 96.6%。痊愈者随访 1 年，无复发。《成都中医药大学学报》，2006 年第 2 期）

20. 中西医结合治疗膝骨关节炎 76 例：患者平卧位，分别于髌骨内上、外下行膝关节穿刺；用生理盐水 1 L，甲硝唑 500 mL，庆大霉素 16 万 U，盐酸利多卡因 10 mL，行关节腔冲洗。无积液后，用硫酸玻璃酸钠 1 支，注入。3 日后，用花椒 30 g，当归尾、红花、赤芍、苏木、川乌、草乌、透骨草、伸筋草、海桐皮、威灵仙、木瓜、三棱、莪术各 15 g，生山楂 25 g，老陈醋 400 mL。2 日 1 剂，水煎取液，熏蒸并热敷患处，每次 20 分钟，每日 2 次；7 日为 1 个疗程。用 1～3 个疗程，随访 0.5～3 年。结果：显效 48 例，有效 21 例，无效 7 例，总有效率 90.79%。《中医正骨》，2007 年第 5 期）

（十二）食疗良方选录

1. 鲜百合 100 g，薏苡仁 50 g，绿豆 25 g。先将百合瓣成瓣，撕去内膜，用少量精盐腌一下，洗净，以去苦味；绿豆、薏苡仁洗净后烧开，文火煎至豆酥，然后加入百合一起熬至汤稠。食时加入少许白糖。早晚各食 1 小碗。主治膝骨关节炎，阴虚内热骨关节红肿热痛较剧烈者。

2. 当归、鸡血藤各 100 g，红花、制何首乌各 60 g，白酒 1000 mL。上药制为粗末，置于绢袋中，在酒中密封浸泡 10 日。每次饮用 15～30 mL，早、晚各 1 次，最大剂量不要超过 40 mL。补肾活血，通络止痛。主治膝骨关节炎。

3. 粳米 100 g，赤小豆 50 g，白茯苓粉 20 g，大枣 10 枚。先将赤小豆煮至 5 成熟，然后加入粳米、大枣熬粥，将稠时加入茯苓粉，熬至稠厚。主治膝骨关节炎，膝关节漫肿微热者。

4. 薏苡仁 50 g，大枣 10 枚。不用糖，熬汤当点心，分早、晚 2 次吃完。主治膝骨关节炎，缓解期肿痛已不明显，唯劳累或稍受风寒即感酸痛发胀者。

5. 茄子 250 g，洗净，切成长条，隔水蒸熟，加适量豆酱、姜末、芝麻油、精盐拌匀。主治膝骨关节炎，膝关节肿痛反复发作，经久不愈者。

6. 冬瓜 500 g，猪小排骨 250 g。煨汤吃，宜淡忌咸。主治膝骨关节炎，发作期以肿胀为主而无明显红热者；或缓解期做保健预防复发。

第五节　踝关节创伤性关节炎

一、病证概述

踝关节创伤性关节炎多有外伤史，多与骨折后踝关节对位不良、失稳、韧带松弛有关，治疗多采用对症治疗，可以口服塞来昔布胶囊等非甾体抗炎药消炎止痛，平时避免长时间走路、跑步等过度使用踝关节的运动，可以佩戴护踝辅助支撑踝关节。

二、妙法解析

（一）右踝创伤性关节炎（孙达武医案）

1. 病历摘要：黄某，男，50岁。患者自诉3年前右踝有过外伤史，当时检查照片为右外踝骨折，无明显移位，予以石膏外固定治疗后愈合。5日前又不慎扭伤导致右踝疼痛，活动受限。诊见：右踝外侧压痛，稍肿胀，活动受限。足背动脉可扪及、肢端感觉正常、血运正常、运动自如。肤温偏高。舌质紫暗，苔白，脉涩。X线片示：右踝关节退行性改变。诊断：右踝创伤性关节炎。治疗：活血化瘀，消肿止痛。自拟消肿通络方：薏苡仁20g，鸡血藤15g，当归、延胡索、赤芍、川牛膝、乳香、没药、三棱、莪术、三七粉、泽兰各10g，石菖蒲、甘草各6g。每日1剂，水煎，分早、晚2次服，连服7剂。同时外敷本院自制药消炎散3次，每日1次。7日后复诊，诉右踝疼痛明显缓解，继续服用原方7剂后能正常行走，无疼痛。（《孙达武骨伤科学术经验集》，人民军医出版社，2014）

2. 妙法解析：踝关节创伤性关节炎是因创伤而引起的关节面不平整、负重失衡、关节软骨发生病变的一种骨关节病。患者均有明显的外伤史，属中医学"骨痹"的范畴。薏苡仁、当归、鸡血藤行水消肿，活血通络；赤芍凉血活血；泽兰利水消肿，祛风止痛；石菖蒲芳香透窍，川牛膝引药下行；三七、延胡索、乳香、没药活血消肿止痛；三棱、莪术破血祛瘀、行气止痛，甘草调和诸药。

（二）左踝创伤性关节炎（孙达武医案）

1. 病历摘要：熊某，男，50岁。3年前因外伤导致左踝关节粉碎性骨折，并行切开复位内固定术，手术后2年取出内固定物。6个月前无明显诱因出现左踝疼痛，活动受限。舌质紫，苔薄腻不均。左踝X线片示：左踝关节退行性变。诊断：左踝创伤性关节炎。治疗：清热祛湿，益肾养肝。予中药：忍冬藤30g，薏苡仁20g，丹参、生地黄、川续断、鸡血藤各15g，赤芍、川牛膝各12g，牡丹皮、黄柏、苍术各10g，石菖蒲、甘草各6g。每日1剂，水煎，分早、晚2次服，连服7剂。同时配合消炎散外敷，每日1次，连续使用7日。服上药后症状稍有缓解，活动受限，低热起伏，时有泛恶，大便日解2～3次，舌苔薄腻，舌质偏红，脉濡。此为热痹留恋，肾督两亏，脾虚夹湿，胃失和降。治宜清热祛痰，化湿和中。薏苡仁、忍冬藤各30g，续断、骨碎补各20g，鸡血藤、丹参、甘草各15g，白芍、川牛膝各12g，牡丹皮、黄柏、苍术各10g，石菖蒲6g，再服7剂。经投前药，症状明显缓解，脉濡，舌苔薄。痹邪渐化，脾失运化，拟清热祛湿舒络。薏苡仁、忍冬藤、茵陈各30g，丹参、生地黄、鸡血藤各15g，苍术、川牛膝、赤芍各12g，黄柏、白术、牡丹皮、石菖蒲、甘草各6g。再服7剂后，两踝疼痛虽减未除，低热消退未作，脉濡，舌苔薄，辨证痹邪留恋，筋骨失养，拟益肾养肝而祛痹邪。忍冬藤30g，薏苡仁、川续断各20g，制何首乌、狗脊、鸡血藤、骨碎补各15g，川牛膝12g，羌活、独活、黄柏、苍术、白术各10g，石菖蒲、甘草各6g。服7剂以善后。（《孙达武骨伤科学术经验集》，人民军医出版社，2014）

2. 妙法解析：本病中医辨证为热痹，予清热活血通络，用忍冬藤、牡丹皮、丹参、鸡血藤、赤芍、生地黄、黄柏之药，合祛痹之品如炒苍术、白术、石菖蒲、薏苡仁等。之后予续断、骨碎补强筋壮骨，甘草调和诸药。治本是治疗湿热瘀痹证的宗旨。

三、文献选录

踝关节，由胫、腓骨下端的关节面与距骨滑车构成，又称距小腿关节。胫骨的下关节面及内、外踝关节面共同形成的"门"形的关节窝，容纳距骨滑车（关节头），由于滑车关节面前宽后窄，当足背屈时，较宽的前部进入窝内，关节稳定；但在跖屈时，如走下坡路时滑车较窄的后部进入窝内，踝关节松动且能做侧方运动，此时踝关节容易发生扭伤，其中以内踝损伤最多见，因为外踝比内踝长而低，可阻止距骨过度外展。关节囊前后较薄，两侧较厚，并有韧带加强。胫侧副韧带为一强韧的三角形韧带，又称三角韧带，位于关节的内侧。起自内踝，呈扇形向下止于距、跟、舟三骨。由于附着部不同，由后向前可分为四部：距胫后韧带、跟胫韧带、胫舟韧带和位于其内侧的距胫前韧带。三角韧带主要限制足的背屈，前部纤维则限制足的跖屈。腓侧副韧带位于关节的外侧，由从前往后排列有距腓前韧带、跟腓韧带、距腓后韧带三条独立的韧带，连结于外踝与距、跟骨之间。距腓后韧带可防止小腿骨向前脱位。当足过度跖屈内翻时，易损伤距腓前韧带及跟腓韧带。踝关节属滑车关节，可沿通过横贯距骨体的冠状轴做背屈及跖屈运动。足尖向上，足与小腿间的角度小于90°称背屈，反之，足尖向下，足与小腿间的角度大于直角称跖屈。在跖屈时，足可做一定范围的侧方运动。

（一）踝关节创伤性关节炎的临床表现

1. 踝关节受伤骨折后如果骨折对位不好或者过度使用踝关节，容易造成踝关节创伤性关节炎，而创伤性关节炎会有疼痛肿胀的表现，此种临床表现多由踝关节滑膜炎所导致，也就是创伤后造成的滑膜炎。

2. 当踝关节内翻损伤后，会累及跟腓韧带而发展成为慢性损伤性滑膜炎。同时产生腓骨和距骨间致密的舌状瘢痕组织。距腓关节的症状主要有外踝前出现持续性疼痛、无力和肿胀，踝关节在内翻应力下拍片，没有不稳变象。当踝关节遭受扭伤后，滑膜血管扩张及血浆外渗。同时滑膜细胞活跃而产生黏液素，故渗液中含有血细胞、黏液素及纤维素，等等。

3. 创伤性踝关节滑膜炎，要明显少于膝关节。它多是伴发于踝部实质性（如骨或韧带）损伤等，以及晚期所呈现出骨关节炎等。其症状常表现为患足扭伤或反复扭伤史，无明显的全身症状，只是受累的踝关节肿胀，但皮肤颜色正常，按压的话有波动但疼痛不太明显，过度劳累之后，病情加重，行走导致跛行。

（二）踝关节创伤性关节炎的治疗原则

1. 早期应适当对踝部病处略加制动，并适当进行小腿肌肉静力性肌紧张，或配合理疗以促进液体的吸收。

2. 如果踝间张力过大应该抽出关节积液并加压包扎，或抽出积液后再注入玻璃酸钠液，以缓解其再渗出。但是由于抽液并不能完全解决问题，而且反反复复，所以医师建议如果滑膜炎病情不是很严重的话不建议进行抽液。

3. 对于伴有原发性骨折或韧带损伤所诱发的关节退行性患者，最好的滑膜炎治疗的方法应以积极治疗其原发病为首要任务，这样对消除滑膜炎症可以起到事半功倍的效果。

（三）经验良方选录

1. 内服良方选录：

（1）伸筋草、威灵仙各20 g，川芎、红花、丹参、茯苓、白术、苍术各15 g，木瓜、木通、牛膝各12 g，甘草10 g。肾阴虚加熟地黄、山茱萸；肾阳虚加鹿衔草、淫羊藿；气虚加黄芪、党参；血虚加枸杞子、白芍；湿热盛加薏苡仁、萆薢；风寒盛加徐长卿、秦艽；关节肿甚加泽兰、痛甚加白花蛇、细辛。每日 1 剂，水煎服。药渣再煎取液，熏洗 10 分钟，再布包热敷患处，每日 2～3 次。主治踝关节创伤性滑膜炎。

（2）泽泻 15 g，当归、木瓜、丹参、牛膝、赤小豆各 12 g，猪苓、白术、茯苓、赤芍各 9 g，桂枝 6 g。损伤瘀血型加乳香、没药各 9 g，红花 6 g；寒湿凝聚型加独活 9 g，制附子、片姜黄各 6 g；湿热下注型加忍冬藤 15 g，黄柏、苦参各 9 g；肝肾不足型加黄芪 12 g，鹿角胶、杜仲各 9 g。每日 1 剂，水煎服。1 周为 1 个疗程。主治踝关节滑膜炎。

（3）熟地黄 25 g，狗脊、苍术、茯苓、猪苓、杜仲各 20 g，乳香、没药、赤芍、秦艽、薏苡仁、牛膝各 15 g。气滞血瘀加桃仁、红花；肝肾不足加当归、党参、补骨脂；风寒湿甚，筋脉拘挛加独活、附子、海风藤、乌头。每日 1 剂，水煎服。10 日为 1 个疗程。主治踝关节创伤性滑膜炎。

（4）当归、川芎、黄柏各 10 g，白芍、牛膝各 12 g，生地黄 15 g，乳香 6 g，木香 5 g，薏苡仁 30 g，三七（吞服）3 g。气虚加黄芪，减木香；血虚加重用当归，加鸡血藤；痛剧加延胡索；大便干结加大黄（后下）；脾虚加白术。每日 1 剂，水煎服。主治踝关节创伤性滑膜炎。

（5）党参、茯苓、生山药、车前子（包）、鸡血藤各 30 g，薏苡仁 20 g，川牛膝 15 g，苍术 13 g，生白术 12 g，黄柏、甘草各 6 g，三七 5 g，肉桂 2 g。每日 1 剂，水煎服。1 个月为 1 个疗程。主治慢性踝关节滑膜炎。

（6）伸筋草 20 g，当归、红花、没药、牛膝各 15 g，川芎、香附、羌活、秦艽、延胡索各 12 g，五灵脂、桃仁各 10 g，甘草 6 g。每日 1 剂，水煎服。2 周为 1 个疗程，用 1～2 个疗程。功能锻炼。主治踝关节滑膜炎。

（7）黄芪 60 g，薏苡仁、土茯苓、赤芍、防己各 15 g，黄柏、伸筋草各 12 g，当归尾 10 g，泽泻、红花、王不留行各 9 g，生甘草 6 g。每日 1 剂，水煎服。主治踝关节创伤性滑膜炎。

（8）生黄芪 60 g，苍术、当归尾、川牛膝各 12 g，薏苡仁 15 g，黄柏、赤芍、地龙各 10 g，川芎、桃仁、红花各 6 g。每日 1 剂，水煎服。第 3 煎熏洗患处。主治慢性踝关节滑膜炎。

（9）黄芪、赤小豆、薏苡仁各 30 g，当归、白术、威灵仙、防己、地龙各 15 g，车前子 10 g，甘草 6 g，全蝎 5 g，蜈蚣 3 g。每日 1 剂，水煎服。主治踝关节慢性创伤性滑膜炎。

2. 外治验方选录：

（1）乳香、没药、三棱、莪术、木瓜、桑白皮各 120 g，姜黄、白芷、栀子各 240 g，细辛 60 g。研末，加陈醋调糊。涂于 15 cm×20 cm 布上，厚约 2 mm，外敷患处，绷带固定，每日 1 次。主治慢性踝关节滑膜炎。

（2）紫荆皮、羌活、独活、木瓜、白芷、秦艽、牛膝、片姜黄、天花粉、马前子、防风、防己，水煎取汁外敷患处；主治踝关节滑膜炎。

（3）独活、生天南星、生草乌、川续断、薄荷油外敷患处。积液甚抽液后，用泼尼松龙、抗生素囊内注射，包扎。主治踝关节滑膜炎。

第六节　其他下肢关节及其周围组织病变

一、病证概述

本节内容包括胫骨结节骨骺炎、全身关节弹响奇痒、双侧先天性喙锁关节、棘间骨关节病、妇女绝经后膝关节炎、髋关节炎、寰枢椎外侧关节骨关节炎、反应性关节炎、膝交叉韧带损伤术后康复、踝部腓距前韧带损伤、小腿损伤严重肿胀、小腿创伤性骨皮缺损、创伤后腓神经损伤、半月板术后功能恢复、膝关节术后康复、膝半月板关节损伤、交叉韧带损伤膝关节功能康复、足跟部组织损伤、新生儿马蹄内翻足等。其中胫骨结节骨骺炎，又称胫骨结节骨软骨病，胫骨结节骨软骨炎，胫骨结节骨骺无菌性坏死。一般认为胫骨结节骨骺在髌腱的牵拉下发生急性或反复慢性损伤的结果。骨骺是成长期骨骼发育中心，而胫骨结节骨骺位于胫骨近侧前面，股四头肌髌腱附着点。全身许多处骨骺的骨骺炎几乎都发生在发育成长期，骨骺发育异常应该是骨骺炎、骨骺骨软骨病的发病基础。好发于青春发育期，11～15岁的男孩，多为发育加快，喜好运动者，可有剧烈运动或外伤史。胫骨结节处疼痛，活动后加重。胫骨结节局部可有肿胀、压痛，甚至红热。主动伸膝、被动屈膝或蹲起时加重，是髌腱牵拉骨骺所致。X线表现：胫骨结节切线位可见被覆软组织肿胀，髌腱增厚，骨骺隆起，其间骨化不均匀，可有翘起骨片或游离骨片，游离骨片长久不愈合，但症状能完全消除。MRI可显示髌腱炎或见到髌下滑囊。诊断不难，但需注意与骨肉瘤鉴别，骨肉瘤是原发恶性骨肿瘤，胫骨近端也是好发部位，青春期同样为好发期。本病有自限性，即自行痊愈，无需药物治疗，仅嘱患者注意休息，限制膝关节活动，避免跑、跳、蹦、长久步行。发作急剧可用石膏外固定。用糖皮质激素类药物局部封闭治疗，虽然可迅速止痛，但能导致组织变性坏死，髌腱自发性断裂，不赞成使用。其他各症的病症概述从略。

二、妙法解析

胫骨结节骨骺炎（孙达武医案）

1. 病历摘要：谭某，男，14岁。患者平素爱好运动，3小时前在打篮球过后感觉右膝前方疼痛，活动受限，上、下楼梯甚，行走不便，乏力感。就诊时右膝前方髌韧带附着处压痛，无明显肿胀。被动极度屈膝和主动伸膝时疼痛更甚。舌质淡，苔白，脉弦。X线片示：右膝关节无明显异常，髌韧带附着处软组织肿胀。诊断：胫骨结节骨骺炎。治疗：活血化瘀，消肿止痛。身痛逐瘀汤加味：延胡索15g，秦艽12g，桃仁、红花、当归、牛膝各9g，羌活、五灵脂、香附、没药、地龙、川芎、石菖蒲、三七粉、甘草各6g。每日1剂，水煎，分早、晚2次服，连服3剂。同时外服消炎散。3日后复诊，诉右膝无明显疼痛，运动多时疼痛，舌质淡，苔白，脉弦。拟原方再服3剂以收全功。（《孙达武骨伤科学术经验集》，人民军医出版社，2014）

2. 妙法解析：《医林改错》注释为方中秦艽、羌活祛风除湿，桃仁、红花、当归、川芎活血祛瘀，没药、灵脂、香附行气血，止疼痛，牛膝、地龙疏通经络以利关节，甘草调和诸药。该病早期多有外伤史，为气滞血瘀；伤后迁延日久，局部肿胀，胫骨结节疼痛为瘀热入络。川芎气味辛温，性善走窜，活血之力较强。乳香味辛、苦，性微温，本品气香能香窜调气，味辛能散瘀活血，性温能通经络。没药味苦、辛，性平，有散瘀血，通结滞，消肿定痛作用。现代医学认为，由于胫骨结节尚未与胫骨融合，而股四头肌的发育较快，肌肉的收缩使胫骨结节撕脱拉开，影响血液循环，病变表现肿胀、肥厚、充血。药理研究表明：川芎具有抗氧化、改善微循环及镇痛的作用。

三、文献选录

（一）妇女绝经后膝关节炎

1. 归芎白芍鸡血藤汤治疗女性膝骨关节炎90例：当归、川芎、白芍各20g，鸡血藤、续断、杜仲、牛膝各15g。痛甚，遇冷加重加附子、乌头、细辛等；遇热加重加白花蛇舌草、忍冬藤、虎杖等；关节肿胀加防己、蜂房、炒穿山甲等。每日1剂，水煎服；3周为1个疗程。用

1~2个疗程。结果：显效 34 例，有效 51 例，无效 5 例，总有效率 93.3%。（《北京中医》，2001 年第 6 期）

2. 补肾化瘀汤加减治疗女性膝骨关节炎 36 例：熟地黄、桑寄生、鸡血藤各 30 g，川续断、杜仲、独活、威灵仙、地龙、土鳖虫各 15 g，山茱萸、老鹳草、牛膝各 10 g。急性期选加黄柏、知母、木瓜、蚕沙、薏苡仁、炒苍术、白术、半夏、茯苓，痛甚加熟附子、生石膏，遇寒甚加熟附子、鹿角片、淫羊藿、仙茅；慢性期肾虚瘀滞加枸杞子、鹿角胶，关节痛甚加全蝎、蜈蚣，膝关节肿胀、积液加泽兰叶、益母草、土茯苓，关节屈伸不利加路路通、伸筋草、皂角刺、三七粉。每日 1 剂，水煎餐后服。药渣装布袋，热敷患处，上置热水袋；15 日为 1 个疗程。结果：显效 18 例，有效 14 例，无效 4 例，总有效率 88.89%。（《浙江中医学院学报》，2005 年第 1 期）

3. 补肾强骨汤治疗妇女绝经后膝关节炎 63 例：熟地黄、当归各 20 g，狗脊、鸡血藤、续断各 15 g，牛膝 12 g，香附、川芎各 9 g，白芍 18 g。随症加减。每日 1 剂，水煎服。14 日为 1 个疗程，疗程间隔 1 周。结果：显效（膝关节肿胀疼痛消失，功能复常；X 线示骨质病变无变化）29 例，好转 32 例，无效 2 例，总有效率 96.8%。（《福建中医药》，2008 年第 6 期）

4. 二草荆防汤治疗绝经后膝骨关节炎 53 例：伸筋草、透骨草、荆芥、防风、入骨丹、牛入石、五加皮、艾叶、红花、制川乌各 15~30 g。纱布包装成袋。每日 1 剂，水煎，熏洗患膝，并将药袋覆盖在患膝上。每次 30 分钟，每日 2 次。用 4 周。结果：痊愈 15 例，显效 20 例，有效 14 例，无效 4 例，总有效率 92.45%。（《中国中医骨伤科杂志》，2008 年第 9 期）

（二）髋关节炎

1. 蝉柴合剂治疗小儿髋关节滑膜炎 50 例：蝉蜕、柴胡、白芍、牛膝、地龙、桂枝、钩藤、甘草各 3 g，山药 6 g。每日 1 剂，头两煎内服，第 3 次煎汁用毛巾浸湿敷患处，每日 2~3 次。结果 3 日内治愈 35 例；8 日内治愈 12 例；无效 3 例。（《陕西中医》，1987 年第 6 期）

2. 中西医结合治疗早中期髋骨性关节炎 36 例：牛膝、桑寄生、骨碎补、威灵仙各 15 g，川木瓜 12 g，杜仲、秦艽各 10 g，白芍 30 g，鸡血藤 20 g，甘草 6 g。每日 1 剂，水煎空腹服。用桂枝 24 g，透骨草、海桐皮、川芎、红花各 12 g，花椒 8 g，地肤子、千年健、荆芥、防风各 6 g，天南星、白芥子、当归各 15 g。3 日 1 剂，水煎取液，加 40°白酒 10 mL，熏洗患处，每次 20 分钟，每日 2 次。患者俯卧位。医者用推、拿、揉、按等手法放松臀大肌、阔筋膜张肌至大腿后侧。侧卧位，揉按患侧臀中肌及髂胫束，点压环跳、承扶、委中、承山等穴。继仰卧位，做蹬车运动 30 下。每次 30 分钟，每日 1 次。30 日为 1 个疗程。并用施沛特 2 mL，髋关节腔内注入；髋关节积液先抽出积液；每周 1 次；5 周为 1 个疗程。结果：优 12 例，良 18 例，可 4 例，差 2 例，总有效率 83.3%。（《中医正骨》，2007 年第 5 期）

（三）反应性关节炎

苡仁丹苓汤治疗反应性关节炎 38 例：薏苡仁、丹参、土茯苓各 30 g，赤芍、虎杖、忍冬藤、络石藤、地龙各 15 g，苍术、黄柏、川牛膝、桂枝各 10 g，细辛 5 g，甘草 3 g，雷公藤多苷片 40 mg。随症加减，每日 1 剂，水煎服。对照组 27 例，用柳氮磺胺吡啶 0.5 g，每日 3 次；甲氨蝶呤 10 mg，每周 1 次，口服。均痛甚用非甾体抗炎药。用 3 个月。结果：两组分别治愈 5、4 例，显效 18、12 例，有效 9、7 例，无效 6、4 例。见不良反应分别为 8、17 例。（《中国中医骨伤科杂志》，2008 年第 11 期）

（四）膝交叉韧带损伤术后康复

中西医结合治疗膝交叉韧带损伤术后 32 例：固定、重建（或修复）术后石膏托固定患肢于伸膝 15°位 3~4 周。次日，行股四头肌舒缩锻炼，使髌骨能上下移动，以能耐受为度。拆除石膏后，用宽筋藤 30 g，制川乌、制何首乌、艾叶各 15 g，桂枝、防风各 20 g，苏木、豆豉姜各 25 g。水煎取液，熏洗患处；用 2～3 周。膝屈曲 45°～60°位，依次等长收缩绳肌、股四头肌；将患肢置 CPM 仪上固定，从 20°位开始逐渐增大幅度，每次 0.5～1 小时，每日 3～4 次；用 3～4 周。结果：优 4 例，良 19 例，可 6 例，差 3 例。(《中国中医骨伤科杂志》，2004 年第 1 期)

（五）踝部腓距前韧带损伤

中西医结合治疗踝部腓距前韧带损伤 300 例：踝关节背伸外翻位石膏外固定。用消肿止痛膏（含赤小豆、地龙各 30 g，延胡索 12 g，血竭、没药、乳香各 9 g，儿茶、花椒各 6 g，麝香、冰片各 1.5 g。研粉，加蜜调膏），外敷患处，用 3 日。2～3 周后，无肿胀去除固定。继用制川乌、制草乌、花椒、苍术、独活、桂枝、防风、红花、刘寄奴、透骨草、伸筋草各 9 g。水煎，熏洗患处，每次 30 分钟，每日 2～3 次。功能锻炼。随防 1～2 年。结果：治愈 290 例，好转 10 例。(《中国骨伤》，2004 年第 1 期)

（六）小腿损伤严重肿胀

消肿止痛汤治疗小腿损伤严重肿胀 45 例：桃仁、当归、泽兰、牛膝、牡丹皮各 12 g，红花、乳香、没药、焦栀子各 6 g，延胡索 2 g，五加皮、大黄、芒硝、金银花、紫花地丁各 10 g。每日 1 剂，水煎服；3～5 日为 1 个疗程。与对照组 40 例，均用甘露醇 125 mL，静脉滴注。患肢制动并抬高。结果：两组分别痊愈 39、15 例，有效 6、17 例，无效 0、8 例，有效率 100%、80%。(《中国中医药信息杂志》，2007 年第 1 期)

（七）小腿创伤性骨皮缺损

中西医结合治疗小腿创伤性骨皮缺损 20 例：创面分泌物细菌培养为铜绿假单胞菌用白头翁、夏枯草各 50 g；金黄色葡萄球菌用金银花、连翘、蒲公英各 50 g；大肠埃希菌用黄连、黄柏、黄芩各 30 g；变形杆菌用大黄、川芎各 50 g。水煎，取滤液 1 L，药温 40 ℃，浸泡患处，每次 15～30 分钟，洗后用凡士林油纱覆盖。每日 1～2 次。并用敏感抗生素。2～4 周后，创面长出新鲜肉芽组织（或分泌物很少）时，行带蒂交腿移位术、游离移植术 16、4 例。结果：成活 19 例；骨髓炎复发 2 例。随访 4～5 年，移植骨与原胫骨等粗（或略粗）。(《中国骨伤》，2007 年第 12 期)

（八）创伤后腓神经损伤

辨证分型治疗创伤后腓神经损伤 62 例：痹阻证瘀痹经脉型用制乳香、制没药各 6 g，续断、当归、天麻各 12 g，细辛 3 g，独活、土鳖虫各 15 g，蜈蚣 3 条，僵蚕、红花各 10 g，秦艽 18 g；邪痹经脉型用独活、白芍各 18 g，桑寄生 20 g，川牛膝 15 g，细辛 3 g，川芎、当归、地龙各 12 g，全蝎、防风、秦艽、白花蛇各 10 g；随症加减。痿证气血两虚型用黄芪 30 g，桂枝 6 g，白芍、青风藤各 15 g，当归、党参各 9 g，川芎、独活各 12 g，全蝎 10 g，蜈蚣 3 条，伸筋草、川牛膝各 20 g；脾肾两虚型用党参、白术、山茱萸、姜黄各 9 g，熟地黄、鹿角胶各 6 g，茯苓、菟丝子、当归、地龙、土鳖虫、川牛膝各 15 g，蜈蚣 3 条，五加皮 10 g，薏苡仁 18 g。每日 1 剂，水煎服；30 日为 1 个疗程。配合按摩、针刺。3 例行手术。用 1～3 个疗程，随访 1～11 年。结果：优 49 例，良 9 例，可 3 例，差 1 例。(《浙江中医杂志》，2002 年第 11 期)

（九）半月板术后功能恢复

中西医结合治疗半月板术后功能恢复 55 例：术后第 1 周行肌力训练。第 2 周逐渐增加膝关节活动范围；并用川乌、草乌各 30 g，丹参 25 g，海桐皮、伸筋草、透骨草、牛膝、荆芥、防风、羌活各 20 g，红花、虎杖各 15 g。水煎取液，置熏蒸器中，熏蒸患处。每次 30～40 分钟，每日 1 次。第 3～4 周行高强度锻炼。2 个月后，行全面功能康复训练。对照组 55 例，常规功能训练。治疗半月板术后功能恢复 55 例。结果：手术切口均 I 期愈合。术后 3 个月 Lysholm 评分

两组分别（93.8±9.3）分、（79.6±4.7）分。(《中国中医骨伤科杂志》，2008年第2期)

（十）膝半月板关节损伤

中西医结合治疗膝半月板关节损伤34例：膝伤1号方（含黄连、黄芩、蒲公英、郁金、大黄、紫花地丁、茯苓、木通、地龙、川牛膝），用5～7日；术后5～14日用2号方（含桃仁、红花、当归、赤芍、川牛膝、地龙、木通、泽泻、续断、白及、香附），用7～10日；术后14日用3号方（含黄芪、党参、地龙、赤芍、乳香、没药、桃仁、红花、牛膝、肉苁蓉、菟丝子、桑寄生、狗脊、千年健）。每日1剂，水煎，分3次服。术后次日取穴：足三里、阳陵泉、阴陵泉、三阴交、风市、伏兔、丰隆等。指针及电针治疗，每日1次。4～7周用中药外敷及熏洗。与对照组均用常规康复方法。结果：疼痛程度（VAS评分）、关节积液减少情况、关节活动范围及HSS膝关节功能评分本组均明显改善（$P<0.05$）。(《中医正骨》，2008年第5期)

（十一）交叉韧带损伤膝关节功能康复

中西医结合治疗后交叉韧带损伤膝关节功能康复32例：缝合修补、重建术后，屈膝30°；管型石膏固定，损伤<2周有撕脱骨质先行起止点重建术，再屈膝30°石膏夹固定2周，再管型固定6～8周。继用刘寄奴、苏木各30g，赤芍、红花、独活、秦艽、防风、艾叶、乌梅、木瓜各12g，透骨草、威灵仙各15g，穿山甲5g。水煎取液，熏洗患处。关节活动器功能训练。治疗后交叉韧带损伤膝关节功能康复32例。随访0.5～10年，结果：优15例，良5例，欠佳、差各6例。(《中国骨伤》，2002年第8期)

（十二）足跟部组织损伤

煨脓生肌膏治疗足跟部组织损伤38例：黄连、黄柏、大黄、当归、生地黄、黄蜡、麻油制成药膏备用。用适量均匀涂在凡士林油纱上（或配成油纱），贴敷患处，无菌纱布包扎。坏死组织液化高峰用药量多，每日换药2次；肉芽期用药量少（或用双层油纱），每2日换药1次；肉芽水肿用生理盐水湿敷。对症处理。结果：全层皮肤损伤、伴有跟腱暴露（或坏死）、伴有跟骨暴露（或部分坏死）、伴有足底脂肪垫暴露（或坏死）愈合时间分别为45～60、65～130、88～135、80～120日。(《中国中西医结合外科杂志》，2008年第5期)

（十三）新生儿马蹄内翻足

手法治疗新生儿马蹄内翻足18足：患者仰卧位，医者用手指指腹按摩放松踝及足部挛缩的软组织；两手分别握足跟及前足，使前足外展、外翻；继两手分别握小腿及足跟，向下拉并推足跟至外翻；最后两手分别握小腿、足，使前足外展外翻、足跟外翻，使踝及距下关节背伸，纠正马蹄畸形。用30～50次，渐增大力量及活动范围。用纸壳内衬脱脂棉固定踝关节及足于最大背伸、外展、外翻位，绷带包扎。隔3～5日重复上述手法并再次固定；至矫枉过正继固定2周，可穿高腰矫形鞋。注意足趾血运及活动，防止皮肤压疮。去除固定后，功能锻炼。用40日至4个月。结果：畸形完全纠正12足，呈轻度扁平足4足，僵硬型马蹄内翻足畸形部分矫正2足。(《中国骨伤》，2006年第6期)

第十四章 骨伤神经病变

第一节 坐骨神经痛

一、病证概述

坐骨神经痛是由坐骨神经的腰骶神经根至神经干径路上各种病变引起的沿坐骨神经放射的一种疼痛总称，并非独立疾病。临床表现：①急性或缓慢起病，疼痛沿坐骨神经即由腰部沿臀部向下肢后外侧放射，咳嗽、弯腰、用力后加重。脊柱常侧弯，卧床时膝部屈曲，以缓解疼痛。②牵拉坐骨神经检查时有疼痛，如阳性克氏征和 Lasegue 征（卧床直腿抬高不能达到 70°或小于健侧）等。③坐骨神经径路上有压痛，如腰旁点（腰椎 3～5 脊突间或旁开 1～2 cm 处）、髂点（骶髂关节处）、臀点（环跳）、腘点（内外踝后下方）等。④坐骨神经支配范围内出现神经损害体征，常见者如足趾背屈力弱，下肢外侧感觉减退，臀肌张力降低，跟腱反射减弱或消失等。⑤由于病因不同，尚有其他特点，如腰椎间盘脱出。病前常有腰痛史，多因腰部劳损或受寒诱发，直立时疼痛加重。病变所在椎间隙有压痛并可向下放射。

二、妙法解析

（一）坐骨神经痛（郑跃进医案）

1. 病历摘要：陈某，男，25 岁。下楼梯时不慎扭伤左髋部，次日感左臀部及下肢后外侧疼痛，不能入睡 10 日。到某医院检查，诊为坐骨神经痛。注射维生素 B_1、维生素 B_{12}，内服保泰松等药，疼痛未除而来我院就诊。检查：坐骨神经压痛点（＋），直腿抬高试验左强阳性，右阴性，红细胞沉降率 5 mm/h，舌暗红，苔薄黄，脉弦数。全蝎 3～6 g，蜈蚣 2 条，土鳖虫 6 g，地龙、天麻、当归、柴胡、牛膝各 10 g，薏苡仁 45～60 g，葛根 30 g，鹿衔草、熟地黄各 15 g，白芍 18 g。每日 1 剂，水煎 2 次，分早、晚服，6 日为 1 个疗程。给服上方加乳香、没药、忍冬藤，4 剂，药后疼痛减轻，夜能安眠，续服 3 剂而愈。（《新中医》，1990 年第 12 期）

2. 妙法解析：本方以全蝎行气化瘀，祛风活络；蜈蚣搜风通络；土鳖虫活血散瘀、疗伤定痛；地龙通络止痛疗痹。四虫合用，祛风蠲痹、活血定痛之功显著。另以葛根解肌舒筋，生津养筋，熟地黄、当归、白芍养血柔筋，缓急止痛；鹿衔草祛风除湿，强筋壮骨；薏苡仁舒筋除痹止痛。加天麻、柴胡入肝经，养筋疏肝，牛膝引药下行，直达病所。全方攻补兼施，标本同治，故获良效。

（二）坐骨神经痛（宋新家、韩振宏医案）

1. 病历摘要：刘某，男，47 岁。右侧腰臀部疼痛年余，刻下疼痛剧烈，贯臀透股，抵腘达踝，麻木不适，右下肢屈伸不利，步履艰难，腰膝酸软，口干溺黄。右侧环跳、承山、委中穴处明显压痛，直腿抬高试验阳性。舌暗红，苔黄微腻，脉滑。证为寒热瘀阻之坐骨神经痛。药用川牛膝 60～120 g，黄柏 9～12 g，生薏苡仁 30～40 g，川芎 10～12 g，木瓜 12～18 g，细辛 4～6 g，苍术、独活、土鳖虫各 10～15 g，桑寄生、淫羊藿、鸡血藤、伸筋草各 30 g。每日 1 剂，水煎 2 次（或制成合剂），取药液 400～500 mL，晚饭及睡前 2 次温服。予基本方加赤芍、白芍、生地黄、熟地黄各 15 g，共服 22 剂，症除。患肢恢复正常，随访 3 年病未复发。（《新中医》，1990 年第 1 期）

2. 妙法解析：本方以古方"三妙汤"为主，加补肾养血、散寒祛湿、舒筋活络之品，以标本兼治，补中寓泻。方中重用川牛膝，量在 60 g 以上，常用 80～100 g，最大剂量用至 120 g（经验证明无副作用），药味苦酸，性平偏凉，归肝肾两经，不仅有补益肝肾、强筋壮骨、活血祛瘀之功，且引邪下行，舒筋止痛之力卓著，与伸筋草、细辛、土鳖虫配伍运用，止痛效速。

（三）坐骨神经痛（许建功医案）

1. 病历摘要：郭某，女，26 岁。右侧腰臀部及下肢挛急疼痛 2 个多月。近 1 个月来，呈持续性加重。自述产后 3 日到室外活动，回屋后感腰背部困凉不适，当晚出现右侧腰臀部及大腿后侧、小腿外侧疼痛，难以伸屈，局部发凉。在公社及地、市医院中西药物治疗，连续服药 6 日，诸症仍不缓解，且近月余有增，疼痛呈持续性，被迫卧床，翻身困难，生活不能自理，疼重时痛哭叫喊，彻夜不眠。于 1980 年 10 月 29 日乘人力车来门诊求治。检查：体质消瘦，面色萎黄，表情痛苦，不能站立，需两人架扶行走。腰部强直，活动受限，动则痛剧。右小腿外侧皮肤感觉稍迟钝，跟腱反射明显减弱，直腿抬高及背屈试验阳性，椎旁、臀、腘点、腓点明显压痛。四肢稍凉，舌质淡，苔白，脉象弦细。四诊合参，诊为气血亏虚，寒滞经脉所致之痹证。诊断：痛痹（坐骨神经痛）。黄芪 30～60 g，桂枝 10 g，白芍 21 g，制川乌（先煎）6～12 g，制草乌（先煎）6～12 g，五加皮、川续断各 15 g，川牛膝、当归各 12 g，威灵仙 15 g，甘草 6 g，生姜 3 片，大枣 4 枚。每日 1 剂，水煎，分 2 次服。服 3 剂后，疼痛减轻，可持杖近距离跛行，局部仍有凉感，上方附子改用 9 g，继服 5 剂。三诊，继服 5 剂。追访 22 个月，一直未复发。（《河南中医》，1984 年第 1 期）

2. 妙法解析：本方系以《金匮要略》黄芪桂枝五物汤合乌头汤化裁而来。方中黄芪、桂枝益气温经通阳；当归、白芍养血柔肝；川乌、草乌合威灵仙温经散寒，搜风湿，定剧痛，有效更宏；川续断、五加皮强腰膝壮筋骨，祛风除湿；川牛膝活血祛瘀，引血下行，以通利筋脉，且能引药向下，直达病所；白芍配甘草柔肝化阴，濡润筋脉，缓急止痛，且甘草能缓其川乌、草乌之毒性；生姜、大枣和营卫而调中。诸药合用，攻补兼施，相得益彰，用于治痹，收效颇佳。

（四）坐骨神经痛（于庆平医案）

1. 病历摘要：于某，男，45 岁。患右肢坐骨神经痛已 8 年，时轻时重，酸麻胀痛，常需服安乃近等止痛剂以求缓解，痛楚日渐加剧，屈伸不利，举步艰辛。经服用威灵仙根 500 g，研末（原方未注明药量），酒调服，每次 1 汤匙，每日 2 次。若不能饮酒，开水吞服亦可。疼痛全消。已 8 年未复发。（《浙江中医杂志》，1983 年第 5 期）

2. 妙法解析：坐骨神经痛压痛点以腘点、腓肠肌点、踝点为明显特征，这些部位均在膀胱经上。威灵仙归膀胱经，故用后每获良效。

（五）坐骨神经痛（王健民医案）

1. 病历摘要：沈某，女，56 岁。自腰部至下肢疼痛 1 个月。1 个月前初感腰痛，继则向臀部、大腿后侧、腘窝、小腿外侧和足背外侧扩散，痛如锥刺，入夜尤甚，登厕亦需家人扶持。曾注射泼尼松龙，口服吲哚美辛等药均无效。刻下：面色青，双眉紧锁，呻吟不止，环跳、委中、承山等穴处均有压痛，直腿抬高试验阳性，纳呆，舌质淡苔薄白，脉弦紧。此乃风寒侵袭，脉络阻滞之痹证。治宜祛风散寒、活血通络，方选自拟蛇蝎汤：乌梢蛇、炒地龙、僵蚕、桂枝、川芎、甘草各 10 g，全蝎、制川乌、制草乌各 6 g，蜈蚣 4 g。川乌、草乌先煎半小时以减少毒性，后入他药，取药液 300 mL，早、晚各服 1 次，每日 1 剂。服药 4 剂能下床走路，6 剂痊愈。半年后随访，未复发。(《四川中医》，1990 年第 9 期)

2. 妙法解析：本方以川乌、草乌、桂枝温经散寒，川芎活血搜风止痛，更用乌梢蛇、全蝎等虫类药物祛风通络，以达病所。

(六) 坐骨神经痛 (王业荣医案)

1. 病历摘要：李某，男，63 岁。1 年前左侧腰、臀部及下肢疼痛，时轻时重，近 2 个月来疼痛加重，行走困难，活动受限，有凉感，得热痛减，乏力。左侧腰肌紧张，压之酸痛。X 线片示：腰椎轻度骨质增生。舌淡苔白，脉沉紧。红细胞沉降率 9 mm/h，抗 "O" <500 U。药用马钱子 300 g，炙麻黄、制川乌、制草乌、炒牛膝、炒苍术、制乳香、制没药、炒僵蚕、炒全蝎、炙甘草各 35 g。将马钱子放砂锅或铁锅内加水 300 mL，同时放绿豆少许同煮，待到绿豆开花，取出浸泡冷水中，去皮切成薄片（越薄越好），晾干，用沙土炒至棕黄色即可。然后同其他药物共为细末，过 80 目细筛，装空心胶囊（每粒重 0.25 g），备用。每晚睡前服 1 次，成人一般服 4～6 粒，重者可服至 10 粒；服用剂量，一般以服后半小时至 1 小时肢体出现轻度不自主的抽动为宜。能饮酒者，用白酒 1 盅为引；不能饮酒者，用黄酒 1 盅为引。15 日为 1 个疗程。第 1 个疗程结束，疼痛减轻，可休息 5～7 日再服。(《江苏中医杂志》，1986 年第 1 期)

2. 妙法解析：用上述马钱子丸治疗，第 1 个疗程后痛大减；第 2 个疗程后能下床行走，疼痛基本消失；第 3 个疗程后，能参加一般体力劳动。随访未见复发。马钱子虽有大毒，但只要如法炮制，掌握用量，一般是安全的。

(七) 干性坐骨神经痛 (郭景周医案)

1. 病历摘要：陈某，女，44 岁。左臀部及左腿后侧疼痛发凉麻木，遇寒后加剧 1 周，以小腿后外侧及足部尤甚，左下肢活动行走障碍，咳嗽时无影响。体格检查：左下肢跛行，左足不敢用力着地；左下肢坐骨神经走行区臀点、股点、腓点有明显压痛，且向远端放射；梨状肌走行处触诊呈索条状钝厚变硬；直腿抬高试验 40°，加强试验（＋）；交叉直腿抬高及屈颈试验（－）；跟腱反射消失；腰椎 X 线片无异常发现；舌淡苔白，脉沉细缓。诊断：干性坐骨神经痛 (寒湿痹证)。药用威灵仙 15 g，木瓜、白术、川续断、当归各 12 g，羌活、香附、桂枝、牛膝各 9 g，干姜 6 g，三七（冲服）5 g。每日 1 剂，水煎，饭后服。3 剂后疼痛大减，自行来院再诊，自诉服药后腿部发热，寒痛已去，仍有麻木。上方去附片，加姜半夏 9 g，继服 3 剂后症状好转，恢复日常工作。随访观察 1 年未见复发。(《中医杂志》，1985 年第 12 期)

2. 妙法解析：本方以驱风散寒燥湿为主，佐以三七、当归等活血化瘀，加用白术、川续断补虚，木瓜、牛膝引药下行，直达病所，而获疗效。

(八) 右侧坐骨神经痛 (程广里医案)

1. 病历摘要：孙某，男，43 岁。右侧腰、臀部及下肢疼痛已有 2 年，近 1 个月来疼痛加重，严重时腰胯弯难以屈伸，得热则减，遇寒更甚，并自觉畏寒乏力。外科诊断为右侧坐骨神经痛。因西药治疗效果不显，而转至中医科治疗。检查：右侧腰肌痉强，小腿外侧知觉迟钝，小腿以及踝背屈肌力减弱，并见轻度肌萎缩，直腿抬高及加强试验阳性，右侧坐骨神经区呈放射性疼痛，舌质淡红，舌苔薄黄，脉象沉弦。骶线正位片，骶骨裂，骶 1～3 浮游棘突，腰 2～5 椎体边缘骨赘形成，腰 5 棘突上下缘呈吻合棘突，假关节形成；腰 5、骶 1 神经也明显变小。X 线片示：腰 2～5 退行性骨关节病。患者素因阳虚气弱，寒湿阻滞经脉，气血运行不利，不通则痛。治宜温阳益气、散寒祛湿、和血通络。药用薏苡仁 70 g，制附子 25 g（先煎半小时），炙甘草、黄芪各 30 g，赤芍、党参各 20 g，秦艽 18 g，卷柏、鸡血藤各 12 g，当归、乳香、没药各 15 g，木通、海风藤、牛膝各 10 g。每日 1 剂，水煎服。服 3 剂后，疼痛大减，可直立行走，但右腿仍感觉凉、痛、重，继用上方。共服药 18 剂后，疼痛完全消失，可以自由弯腰、坐立、行走。遂停汤药，以人参再造丸善后。追访 1 年，未再复发。（《中医杂志》，1982 年第 7 期）

2. 妙法解析：薏苡附子散，出自《金匮要略》，能祛寒湿以宣痹止痛；芍药甘草汤，出自《伤寒论》，可养阴血以柔筋止痛。两者刚柔相济，动静结合，相辅相成。如是正气充，寒湿去，筋脉舒。在药量上，薏苡仁、附子、芍药、甘草应重用。薏苡仁为诸药之君，应重用至 60～90 g。

（九）左侧坐骨神经炎（左家明医案）

1. 病历摘要：李某，男，46 岁。3 周前睡觉醒来时觉左臀及下肢呈放射性牵引疼痛，3 日后不能行走，疼痛剧烈。诊断：坐骨神经炎。予消炎镇痛和维生素治疗，疼痛减轻不明显。药用生川乌、草乌、红花各 150 g，地龙、寻骨风、伸筋草各 30 g，生黄芪、全当归各 60 g，白米酒 1000 mL，装瓶封闭 1 周。每次服 10～20 mL，每日早、晚各 1 次，服完为 1 个疗程。一般可连服 1～2 个疗程。拟乌头地龙酒剂，第 1 个疗程服完疼痛明显好转，已能下床行走。第 2 个疗程服完疼痛完全消失，活动自如。随访 6 个月未再复发。（《四川中医》，1990 年第 3 期）

2. 妙法解析：本方以生川乌、草乌大辛大热以祛风湿散寒止痛，地龙降泄走窜以通络利水祛湿；寻骨风、伸筋草加强主药搜风通络之功；再配合生黄芪、全当归及红花活血养血，益气固表，使邪去正安，白米酒为诸药之溶剂，又可温经活血，充分发挥各药物的作用，共奏温经、通络、搜风、利湿、扶正、固表之功。

（十）坐骨神经痛（刘炳焱医案）

1. 病历摘要：张某，女，48 岁。左下肢如履冰霜，痛若锥刺，逢寒更剧，热熨痛减，昼轻夜重，历时 3 日。体格检查：形体矮胖，愁眉苦脸，弯腰屈膝，厚衣重被，坐立不能，动则痛甚，肢冷脉迟，舌淡苔润。证属寒凝血滞，经脉痹阻。治拟温经散寒、活络通痹。药用制川乌、乌附片、北细辛、嫩桂枝、淡干姜各 10 g，放水慢煎，去渣取汁；制马钱子、淡全蝎各 1 g，研末装入空心胶囊，分作 2 次，用所煎药汁送服。每日 1 剂。服至 6 剂，诸症悉除，随访至今，未见复发。（《湖南中医学院学报》，1986 年第 1 期）

2. 妙法解析：本方以乌、附、干姜逐寒湿，桂枝温经达络散风寒，细辛辛温散少阴之寒，马钱子、全蝎开痹镇痛而为佐使。诸药合用，表寒可散，里寒可温，阴霾自散，疼痛消除。

（十一）干性坐骨神经炎（徐行、祝松青医案）

1. 病历摘要：王某，男，42 岁。因受凉后发生右侧腰腿痛 20 日。经中西药物及针灸、火罐、按摩等方法治疗效果不显。刻诊：右侧腰腿疼痛，沿坐骨神经分区放射，咳嗽、喷嚏加重，夜不成寐。体格检查：右下肢肌张力减低，以小腿明显。直腿抬高试验（＋），加强试验（－），椎旁根性压痛（－），跟腱反射降低。舌淡红，苔薄白，脉沉弦。属干性坐骨神经炎。药用香附 12 g，乌药、木瓜、独活、威灵仙、当归各 15 g，白芍、川牛膝、鸡血藤各 30 g。水煎服或加白酒兑服，每日 1 剂，每日 4 次。疼痛减轻后改为 2 日 1 剂，每日 3 次。服 4 剂后，疼痛初增后减。续上方 6 剂，痛减大半，再进 7 剂，1 个月痊愈。（《四川中医》，1990 年第 2 期）

2. 妙法解析：本方乌药性味辛温，有行气止痛、散寒的作用，且偏入肾经，能除肾与膀胱之逆气。腰为肾之腑，故为治肾经阻滞疼痛之要药；木瓜酸温入肝，功能柔肝养血，活络除湿，两药并为主药。香附入肝，理气止痛，助乌药行气止痛；芍药酸寒归肝，具养血敛阴，柔筋止痛之功，辅木瓜柔筋缓急，两药共为辅药。独活、威灵仙祛风除湿，行痹止痛；当归养血止痛；鸡血藤养血行血，舒筋活络，佐木瓜、白芍养血柔筋止痛；以上 4 药共为佐药。川牛膝入肝肾，功能活血祛瘀，引血下行、舒筋活络，用为使药。诸药合用，共奏温阳行气、养血柔筋、祛风除湿、通络止痛之功。

（十二）根性坐骨神经痛（袁帮雄医案）

1. 病历摘要：王某，男，35 岁。腰部及左下肢疼痛，沿大腿后外侧放射至足跟，伴麻木、无力 3 个月余，经某医院理疗、针灸、推拿、局部封闭不效，于 1980 年 3 月来我处诊治。体格检查：3～5 腰椎左缘压痛，左下肢肌力 3～4 级，肌肉轻度萎缩，膝跳反射稍活跃，触觉降低，坐骨神经 5 点均压痛，颏胸试验阳性，直腿抬高 50°，腰椎 X 线片示 3～5 腰椎前后缘唇样增生，第 4～5 椎间隙狭窄，红细胞沉降率、抗"O"正常，诊为坐骨神经痛（根性）。药用黄芪、当归、牛膝各 30 g，鲜鸡屎藤（干品用量减半）30 g，防风、寻骨风各 15 g，猪蹄筋 1 对。先将猪蹄筋切成半寸长小节，洗净备用；再将其余药物一起浸泡于 2000 mL 冷水中 30 分钟，用文火煎熬 1 小时许，取药汁 800 mL 过滤去渣，然后将蹄筋放入药汁内，用文火煎熬以熟为度，吃筋喝汤，1～1.5 日 1 剂。投本方加狗脊、薏苡仁、丹参各 30 g，5 剂痛止，随访至今未复发。（《湖北中医杂志》，1985 年第 5 期）

2. 妙法解析：鸡屎藤系茜草科多年生草质藤本植物毛鸡屎藤的地上部分和根。其止痛作用强，《植物名实图考》记载："以为洗药，解毒，祛风，清热散寒。"

（十三）左侧坐骨神经痛（朱炳林、姜春华医案）

1. 病历摘要：汪某，男，56 岁。4 年前因劳累过度，骤发左腿坐骨神经痛，疼痛从臀部大腿后面放射至小腿背侧及足跟。经中西医合治后一度好转。但每于变天时发作，发时疼痛剧烈，行走不便，日轻夜重，畏寒喜暖，舌苔白，脉弦紧。投治痹方，生地黄 60 g，乌梢蛇 6 g，蚕沙、秦艽、豨莶草、五加皮各 15 g，制川乌、威灵仙、牛膝、独活各 9 g。每日 1 剂，水煎服。服 3 剂后疼痛减轻，于原方加细辛 5 g，桂枝 6 g，续服 6 剂，症状消失，迄今未复发。（《湖北中医杂志》，1986 年第 1 期）

2. 妙法解析：本方为姜春华教授经验方，方中以生地黄补益肝肾；川乌温经散寒除痹；威灵仙祛下之风湿；益以独活、牛膝，去风湿之力犹强；配豨莶草以通经络；蚕沙以和胃化浊；五加皮强筋益肾以补虚。诸药合用，既补不足之肝肾，又祛风寒湿邪之痹阻。

（十四）坐骨神经痛（乔成林、聂丹丽医案）

1. 病历摘要：王某，男，42 岁。5 年前因居处潮湿，遂感右侧腰臀部及下肢酸痛，继之沿大腿后外侧向小腿外侧放射，且逐年加重，1 个月前因复受寒冷，疼痛显著加重，呈持续性剧痛，步履困难。服西药多种，效果不佳。舌苔薄白，脉弦紧。检查右腿伸直抬高试验阳性。诊断：痹证（坐骨神经痛）。方选吴萸止痛汤加味。药用吴茱萸 12 g，郁金、全蝎、炙甘草各 10 g，木瓜 30 g，牛膝、白芍各 15 g，蜈蚣 2 条，制川乌、延胡索、制乳香、制没药各 10 g。每日 1 剂，水煎服。服 3 剂后疼痛大减，患肢活动便利。继服原方 15 剂，疼痛消失，步履如常。随访 1 年未复发。（《浙江中医杂志》，1990 年第 4 期）

2. 妙法解析：本方以吴茱萸、郁金温经活血止痛。据现代药理研究，两药对各种原因引起的神经疼痛有显著的止痛作用；全蝎、蜈蚣搜剔攻窜，通达经络；白芍、甘草缓急止痛；木瓜、牛膝活血通络，引药入经。临证根据寒热虚实随症化裁，其效更速。

（十五）坐骨神经痛（柳并耕医案）

1. 病历摘要：崔某，男，38 岁。患右腿疼痛，经过多方治疗，未见效果。近 4～5 年，病渐加剧。起初右下肢麻木，微疼痛，逐渐发展为疼痛难忍，行走困难。在县医院确认为"坐骨神经痛"。近2年症状尤甚，瘫痪无力，步履艰难，生活难于自理。药用马钱子（香油炸成焦黑为度）、牛膝各62 g，鸡血藤45 g，乳香、桃仁、红花、制川乌、威灵仙、没药、桂枝、千年健、当归、丹参、独活、海风藤、寻骨风、苍术各30 g，甘草20 g。上药为1料剂量，共为细末备用。每次服3 g，每日2次，白酒为引。疼痛严重者，每日服3次。嘱服活血通络散1料后（共服75日）症状基本消失。追访1年多，未见复发。（《湖北中医杂志》，1982年第1期）

2. 妙法解析：本方以马钱子为主药，以舒筋活络、透达关节。然其药性猛烈，毒性峻剧，剂量过大，或用之不当，可发生抽搐震颤，因此，使用时应注意用法用量，若经油炸后，用之未尝不可。

（十六）坐骨神经痛（谢英彪医案）

1. 病历摘要：张某，男，49岁。1个月来左侧腰臀部牵引下肢酸痛，经某医院摄片发现第3～5腰椎肥大性改变，诊断：左侧坐骨神经痛。近1周来左下肢活动受限，不能行走，脉沉细涩，舌苔白微腻。系长期井下工作，感受寒湿，经脉痹阻，气血不畅，不通则痛。治宜温经散寒，通络定痛。药用制川乌、草乌各6 g，生麻黄、炙甘草各5 g，细辛3 g，当归、赤芍、延胡索、威灵仙各10 g，炙黄芪、川牛膝、丹参各12 g。水煎服。选用乌头汤。10剂后痛减，可单独行走。原方去麻黄、草乌，服14剂，疼痛基本消失，后改服全鹿丸与小活络丸以巩固疗效。随访半年未发。（《浙江中医杂志》，1982年第10期）

2. 妙法解析：本方以乌头为主药，取其温经散寒止痛，配麻黄发汗宣痹，芍药、甘草缓急舒筋，佐黄芪益气固卫，促使乌头充分发挥温经止痛功效，又防麻黄发散太过，甘草味甘性缓，缓解乌头毒性。全方治疗风寒湿侵袭关节经络引起坐骨神经痛，收效满意。

（十七）坐骨神经痛（甘肃省平凉地区第一人民医院医案）

1. 病历摘要：李某，男性，50岁。左侧腰腿痛1年多，每日发作4～5次，痛时腰不能伸展。发病前有腰扭伤及涉水史，其后又曾从事打井等劳动。在当时医院诊断为左侧坐骨神经痛。经外科检查，诊断：坐骨神经痛（风湿）。患者就诊时兼有饮食欠佳及轻度外感表现。舌质淡红，舌苔白腻，脉濡缓兼浮。药用当归、丹参各15 g，乳香、没药各3～9 g，黄芪、牛膝各9～15 g，鸡血藤15～30 g。每日1剂，水煎，分2次服。服3剂后，即感腰腿痛明显减轻，继服6剂后，症状基本消除，回乡参加农业生产。（《新医药学杂志》，1974年第4期）

2. 妙法解析：活络效灵丹是近代名医张锡钝治疗气血郁滞引起肢体疼痛的常用方剂，组方特点是补虚而不恋邪，祛邪而不伤正。原方中加入黄芪，意在补气以生血，增强扶正养血之力；加入牛膝以补肝肾；又较大剂量地加入鸡血藤以增强补血活血和舒筋活络的作用。

（十八）瞿兴崇医案

1. 病历摘要：郭某，男，47岁。左侧腰腿痛半月余，经某医院诊断为坐骨神经痛，服用吲哚美辛、泼尼松等药治疗7日，不见好转，患者身体向左弯曲，倚杖跛行，检查：腰椎3、4棘突旁以及左侧臀部、腘窝、小腿等部位均有不同程度的压痛，患侧皮肤感觉正常，直腿抬高试验阳性。生黄芪、当归尾各15 g，附片20 g，赤芍、制地龙各12 g，川芎、桃仁、红花各10 g，肉桂、蜈蚣、全蝎各6 g（后2味研细末，另包）。除蜈蚣、全蝎外用水煎3次，分次冲服蜈蚣、全蝎粉末，每日2～3次。服用本方2剂，疼痛锐减，续服3剂，诸症消失，行走活动如常。（《湖北中医杂志》，1985年第5期）

2. 妙法解析：补阳还五汤出自王清任《医林改错》。加味补阳还五汤取黄芪补气，当归、赤芍、川芎活血和营，桃仁、红花化瘀通络，附片、肉桂、蜈蚣、全蝎祛风散寒止痛。

（十九）左侧坐骨神经痛（孙绍裘医案）

1. 病历摘要：杨某，男，55岁。患者1周来，从左臀部起，沿左腿后侧下至左小腿外侧，左足背疼痛，夜不能寐，行走则疼痛加剧而呈跛态，站立则左足跟不任地，仰卧时直腿抬高受限，无畏寒发热，左下肢关节无红肿，舌苔薄白，脉弦。诊断：左侧坐骨神经痛。方选丹参钩藤汤。药用丹参30g，钩藤、豨莶草各25g，蜈蚣2条，赤芍、牛膝各12g，木瓜10g，柴胡6g，甘草3g，每日1剂，水煎服。服3剂后，疼痛基本消除，仅行走后尚有微痛。前方有效，再予原方3剂，病愈。后随访2年，未复发。

2. 妙法解析：本方以丹参、钩藤、豨莶草等养血活血而不温，疏风通络而不燥，是以筋急得缓、痹阻得通而取效。坐骨神经痛的部位，与足太阳和足少阳两经的走向极为接近，方中柴胡、木瓜两味，乃因经络辨证、药物归经的理论而用，具有针对性，从而加强了全方的疗效。

三、文献选录

（一）临床验案选录

1. 李某，男，47岁。受寒后出现右侧腰腿痛半年，曾服西药安络痛、吲哚美辛、泼尼松、维生素B₁等，并用针灸治疗均乏效。现患者疼痛自右侧腰骶部向右腿后外侧传至小腿及足背部，右下肢屈伸不利，步行困难，且患肢冰冷。舌质淡、苔薄，脉沉细，X线片未见异常。诊断：坐骨神经痛，遂以制川乌、草乌各15g，桂枝12g，水煎冲服六虫散（将全蝎、蜈蚣、土鳖虫、壁虎、地龙、白花蛇按1:1:1:1:1:3:3之比例焙干研粉备用）。每次服6g，每日2次，7日为1个疗程，间隔2～4日再服第2个疗程。黄酒或温开水冲服。有明显受寒史或肢体冷痛者也可用制川乌、草乌各15g，桂枝12g熬水冲服；有明显气虚症状者可用党参、黄芪各20g煎水冲服；肢体拘急、抽筋者可用白芍40g，甘草10g，水煎冲服。1个疗程后肢体渐感温暖，痛势减轻，继续治疗1个疗程后诸症消失，能坚持体力劳动，随访1年未复发。（《陕西中医》，1990年第12期）

2. 张某，男，45岁。罹患左侧臀部至下肢疼痛3个月余，并感酸麻重胀，遇寒痛增，得热痛减。半月以来疼痛加剧，患肢活动受限。检查见左侧腰肌紧张，小腿痛侧知觉降低，沿坐骨神经走向的压痛点（＋），患腿抬高试验阳性，舌淡苔薄白，脉沉迟。腰骶椎X线片未见病变。诊断：左侧坐骨神经痛。药用独活、党参、白芍、地龙各12g，制川乌、制草乌、制附片（均先煎30分钟）、牛膝、桂枝、全蝎各9g，伸筋草15g，细辛2g。水煎服，加入白酒3～6滴为引。疼痛剧者每日1剂，疼痛轻者2日1剂。拟用上方药治疗，每日1剂，连服2日，疼痛减去其半。再进药2剂，每剂服2日，再诊时患者诸症基本消失，终以调理气血善其后。随访至今尚未复发。（《湖北中医杂志》，1984年第2期）

3. 李某，男，50岁。右臀及下肢坐骨神经区持续疼痛，足趾麻木，步履艰难9日。药用血竭（另研末）15g，制马钱子（砂炒黄，研末，勿炭化）50g，制乳香、没药各10g，木瓜、独活、木通、木防己各12g，蜈蚣3条。共研细末，与血竭、制马钱子混匀，贮瓶备用。黄酒或温开水冲服，每次2g，渐增至3g，每日2次。服完1料药为1个疗程。予血马散1料，每次2g，每日2次，3日后改为每次2.5g，黄酒冲服，忌鱼。服药7日疼痛锐减，且痛向下移。药尽病除，至今未发。（《浙江中医杂志》，1990年第6期）

4. 邓某，男，30岁。诉右侧腰、臀部及下肢疼痛2年余，每因劳累、受凉而发作加剧，10日前因受凉而作，右下肢疼痛不能着地，经用激素、止痛剂治疗1周未见明显好转。检查：沿坐骨神经（臀点、腘点、腓肠肌处）压痛明显，直腿抬高试验阳性，腰骶X线片未见骨质病变。药用当归、牛膝各15g，白芍、威灵仙、鸡血藤各30g，桂枝、制川乌、草乌、乳香、没药、甘草各 10 g，细辛 3 g。水煎服。投以上方，每日 1 剂。4 剂而疼痛大减，右下肢屈伸自如，10 剂诸症消失而愈。随访 5 年未发。(《湖北中医杂志》，1986 年第 2 期)

5. 黄某，男，45 岁。因长途步行收粮，过度劳累，回家途中，自觉右侧臀部不适，晚餐后感觉疼痛，自认为是行走过长而引起，第 2 日早晨起床时，右腿疼痛加重，活动受限，行走困难。前来邀诊，发现患者痛楚病容，右脚着地艰难，手持拐杖才能下地活动。检查：一般情况较好，自右臀部沿大腿后面、小腿外侧向远端呈放射性疼痛，患肢怕冷，舌淡苔白，脉沉紧。诊断：右侧坐骨神经痛，寒湿偏重。治法：补气通络，散寒祛湿止痛。药用黄芪 60 g，牛膝、当归各 15 g，赤芍、地龙各 10 g，川芎、桃仁、红花各 6 g，没药、秦艽、防风、威灵仙各 12 g。水煎服。前方以加味补阳还五汤，药用基本方加附片 10 g，细辛 4 g，每日 3 次，水煎，饭前温服，2 日 1 剂。2 剂后疼痛明显好转，能弃杖前来我院复诊。效不更方，继用上方 4 剂而愈，至今 6 年随访未复发。(《湖北中医杂志》，1990 年第 6 期)

(二) 临床报道选录

1. 乌蛇四物汤治疗坐骨神经痛 112 例：当归 15～25 g，乌梢蛇、肉桂各 10～25 g，穿山甲、白芍(赤芍)、熟地黄各 15～20 g，川芎 15 g，痛痹加附子 10～15 g，蜈蚣 2～3 条。行痹加独活、秦艽各 15～20 g，防风 10～15 g；着痹加茯苓 15～25，薏苡仁 15～20 g，苍术 10～15 g。每日 1 剂，水煎，分早、晚服。结果：显效(用药 2 周内疼痛缓解，不复发) 61 例，有效(用药 1 月疼痛缓解) 44 例，无效 7 例，总有效率为 93.8%。(《吉林中医药》，1991 年第 5 期)

2. 细辛乌头汤治疗坐骨神经痛 52 例：黄芪 20 g，细辛 10～15 g，制川乌、草乌、白芍、当归、牛膝、木瓜各 10 g，麻黄 5～10 g，甘草 5 g。风邪偏胜加薏苡仁、晚蚕沙；疼痛甚者加乳香、没药；兼有腰痛者加杜仲、狗脊；体虚者加党参、白术。每日 1 剂，水煎，早、晚各服 1 次。服药期间停服其他药物。结果：治愈 41 例，显效 7 例，好转 3 例，无效 1 例，总有效率为 98.1%。(《江西中医药》，1995 年第 26 期)

3. 黄芪桂枝三七汤治疗坐骨神经痛 36 例：黄芪 60～90 g，白芍、薏苡仁各 30 g，牛膝 20 g，杜仲、川续断、桑枝各 15 g，乌梢蛇 12 g，当归、秦艽各 10 g，独活、防风各 9 g，桂枝、三七、甘草各 5 g。辨证属寒者加熟附子 12 g，桂枝加至 12 g；气虚明显加党参 20 g，黄芪加至 90 g；血虚加鸡血藤 30 g；温热重加黄柏 9 g；疼痛剧烈加乳香、没药各 5 g。每日 1 剂，水煎服。病程长、痛点明显者，配合穴位注射和针灸推拿治疗。疼痛消失后，每日早、晚各服吉林产人参再造丸 1 丸，连用 10～15 日，以防复发。结果：全部治愈。用药时间 8～35 日，平均 14 日。(《广西中医药》，1991 年第 3 期)

4. 小柴胡汤加味治疗坐骨神经痛 54 例：党参、大枣各 15 g，柴胡、半夏、牛膝各 12 g，黄芩、大黄(后下)各 10 g，当归 9 g，甘草、川芎各 6 g，桂枝 5 g。每日 1 剂，水煎，分早、晚服。结果：治愈 22 例，好转 24 例，无效 8 例，总有效率 85.2%。(《四川中医》，1989 年第 7 期)

5. 黄芪桂枝五物汤加味治疗坐骨神经痛 54 例：黄芪 30～60 g，桂枝 10 g，白芍 21 g，制川乌、制草乌(先煎)各 6～12 g，刺五加、川续断、威灵仙各 15 g，川牛膝、当归各 12 g，甘草 6 g，生姜 3 片，大枣 4 枚。每日 1 剂，水煎，分早、晚服。结果：痊愈 40 例，显效 11 例，无效 3 例，总有效率达 94.4%。(《河南中医》，1984 年第 11 期)

6. 阳和汤治疗坐骨神经痛 30 例：熟地黄 60 g，鹿角霜 15 g，麻黄、桂枝、姜炭、白芥子各 4.5 g，制川乌、制草乌各 9 g，牛膝、伸筋草各 12 g，甘草 4.5 g。每日 1 剂，水煎服。随症酌情加减，并补充维生素 A、维生素 B、维生素 C 和钙质。结果：治疗后，疼痛消失，行动自如者 25 例，尚有轻微疼痛者 4 例，1 例无明显改善，有效率为 96%。有效疗程为 12～20 日。(《江苏中

医杂志》，1990 年第 11 期）

7. 龙胆泻肝汤治疗坐骨神经痛 61 例：龙胆、车前子、泽泻、当归、虎杖、生地黄各 12 g，黄芩、栀子、地龙各 9 g，软柴胡、甘草各 6 g。每日 1 剂，水煎，分早、晚服。结果：显效（疼痛基本消失，直腿抬高 75°以上，腰部活动接近正常）23 例；好转（疼痛显著减轻，直腿抬高 65°以上，腰部活动有一定限制）36 例，无效 2 例。（《浙江中医学院学报》，1984 年第 1 期）

8. 全蝎地黄汤治疗坐骨神经痛 124 例：全蝎 3～6 g，蜈蚣 2 条，土鳖虫 6 g，地龙、天麻、当归、柴胡、牛膝各 10 g，薏苡仁 45～60 g，葛根 30 g，鹿衔草、熟地黄各 15 g，白芍 18 g。瘀血加乳香、没药各 6 g，三七 2 g；偏寒加制川乌、制草乌（先煎 1 小时）各 15～30 g；温热加忍冬藤、土茯苓各 15～30 g，黄柏 10 g。每日 1 剂，水煎服，6 日为 1 个疗程。结果：痊愈 72 例占 58.1%，显效 38 例占 30.6%，有效 11 例占 8.9%，无效 3 例占 2.4%。（《新中医》，1999 年第 22 期）

9. 四物汤加味治疗坐骨神经痛 112 例：当归 15～25 g，乌梢蛇 10～25 g，白芍或赤芍、熟地黄、穿山甲各 15～20 g，川芎 10～15 g，蜈蚣 2～3 条。痛痹加肉桂 10～25 g，附子 10～15 g；行痹加独活、秦艽各 15～20 g，防风 10～15 g；着痹加茯苓 15～25 g，薏苡仁 15～20 g，苍术 10～15 g。每日 1 剂，水煎，分 2 次服。结果：显效（用药 2 周内疼痛缓解，不复发）61 例，有效（用药 1 个月疼痛缓解）44 例，无效 7 例，总有效率为 93.8%。（《吉林中医药》，1991 年第 5 期）

10. 灵仙芍药汤治疗坐骨神经痛 25 例：乌梅、威灵仙各 30 g，薏苡仁 20 g，当归、延胡索、川楝子、桂枝、茯苓、白芍各 9 g，柴胡、甘草各 6 g，气血虚弱加黄芪、党参；腿冷痛喜温加附子、细辛或川乌；湿重加苍术、防己；瘀血重加丹参、土鳖虫、乳香、没药。每日 1 剂，水煎，饭后服。结果：治愈（症状消失，随访 1 年无复发）4 例，显效 17 例，好转 3 例，无效（服药 12 剂无改善）2 例。（《广西中医药》，1991 年第 14 期）

11. 没药乳香全蝎汤治疗坐骨神经痛 38 例：马钱子 45 g，制乳香、没药、麻黄、肉桂、全蝎各 30 g。研细末装胶囊，每粒重 0.25 g，每次 2～4 粒，每日 2 次，3 周为 1 个疗程。结果：痊愈 27 例，显效 9 例，无效 2 例。（《上海中医药杂志》，1988 年第 7 期）

12. 钱子胶囊治疗坐骨神经痛 33 例：马钱子 300 g 为主制成胶囊，每粒重 0.25 g。每晚睡前服 1 次，成人 4～6 粒，重者可服至 10 粒，用黄酒或白酒为引，15 日为 1 个疗程，疼痛减轻者可休息 5～7 日再服。结果：痊愈 24 例，显效 7 例，无效 2 例。（《江苏中医杂志》，1986 年第 7 期）

（三）经验良方选录

1. 内服良方选录：

（1）黄芪 60 g，白芍 20 g，川续断、五加皮、威灵仙、制川乌、制草乌、牛膝、当归、桂枝各 12 g，甘草 6 g，生姜、大枣各 5 g。加水煎沸 15 分钟，滤出药液，再加水煎 20 分钟，去渣，两煎药液兑匀，分服，每日 1 剂。气虚加重黄芪用量，血虚加重当归用量，阳虚加附子 5 g，肾虚加五加皮 15 g，挛急加木瓜 15 g，沉困重着加防己、羌活各 10 g，顽痛加全蝎、蜈蚣各 2 g，麻木加鸡血藤 15 g。主治坐骨神经痛，阵发性或持续性沿坐骨神经通路及其分布区疼痛，大腿后侧、小腿外侧及足背外侧放射性疼痛，并常伴有腰部及臀部疼痛，直腿抬高试验阳性。

（2）制天南星、白芷、黄柏、川芎、红花、羌活各 10 g，威灵仙 25 g，苍术、桃仁、防己、延胡索、独活各 15 g，龙胆 6 g，神曲、桂枝各 12 g。每日 1 剂，水煎，分 2 次服，3 日为 1 个疗程。风寒湿气侵入肌肤，流注经络，湿凝为痰，痰瘀互结，闭塞隧道，营卫失其流畅。祛风除湿、活血化瘀、涤痰通络。主治坐骨神经痛。

（3）川牛膝 60～120 g，黄柏 9～12 g，生薏苡仁 30～40 g，川芎 10～12 g，木瓜 12～18 g，细辛 4～6 g，苍术、独活、土鳖虫各 10～15 g，桑寄生、淫羊藿、鸡血藤、伸筋草各 30 g，赤

芍、生地黄、熟地黄各 15 g。每日 1 剂，水煎服，每日 2 次。寒热瘀阻。散寒祛湿，舒筋活络。主治坐骨神经痛。

（4）当归 30 g，秦艽、白芍、茯苓、大枣各 15 g，川乌、附子、肉桂、花椒各 10 g，细辛、干姜、甘草各 5 g。每日 1 剂，水煎服。伴腰痛加川续断、杜仲、牛膝各 12 g；气虚加黄芪 30 g，人参 10 g；麻木加蜈蚣、全蝎各 1 g（研，冲），地龙 10 g，口渴、便秘去附子、干姜、肉桂，加天花粉、肉苁蓉各 10 g。主治坐骨神经痛。

（5）薏苡仁、黄芪、炙甘草各 30 g，制附子（先煎）、赤芍、党参、秦艽、当归各 15 g，鸡血藤、卷柏各 12 g，木通各 10 g，海风藤、乳香、没药、牛膝各 10 g。每日 1 剂，水煎服，每日 2 次。阳虚气弱，寒湿阻滞经脉，气血运行不利。温阳益气，散寒祛湿，和血通络。主治坐骨神经痛。

（6）白芍 30 g，独活、羌活、桑寄生、防风、当归、川芎、茯苓、牛膝、川续断、杜仲、党参、桂枝各 10 g，甘草 6 g，马钱子 0.5 g。每日 1 剂，水煎服。主治坐骨神经痛。气虚加黄芪 30 g；阳虚加附子、肉桂各 5 g；痛甚加全蝎、蜈蚣各 1 g（研，冲）；湿盛加薏苡仁 30 g，苍术 5 g。

（7）黄芪 24 g，当归 15 g，川芎、桃仁、红花、赤芍、地龙各 10 g。每日 1 剂，水煎服。主治坐骨神经痛。寒湿加薏苡仁 30 g，狗脊 15 g，麻黄、细辛、附子各 5 g；湿热加苍术、黄柏各 15 g；瘀血重加鸡血藤 15 g，乌梢蛇 10 g，蜈蚣 1 条；肾阳虚加杜仲、牛膝、淫羊藿各 15 g。

（8）独活、牛膝各 15 g，鸡血藤 30 g，威灵仙、杜仲、续断、当归各 12 g，红花、川芎各 9 g，千年健、木瓜、地龙各 10 g。每日 1 剂，水煎服，每日 2 次。主治坐骨神经痛。风寒湿邪阻滞经络，气血运行不畅，筋脉失养。舒筋活络，行血止痛。

（9）全当归、川断各 15 g，川牛膝 12 g，防己、嫩桂枝、酒杭芍、地龙、木通、独活、宣木瓜各 10 g，全蝎 5 g，北细辛、生甘草、川蜈蚣各 3 g。每日 1 剂，水煎服，每日 2 次。风寒湿邪，阻闭经络。散寒利湿，驱风通络。主治坐骨神经痛。

（10）乌梢蛇、炒地龙、僵蚕、桂枝、川芎、甘草各 10 g，全蝎、制川乌、制草乌各 6 g，蜈蚣 4 g。川乌、草乌先煎半小时以减少毒性，后入他药，取药液 300 mL，每日 1 剂。风寒侵袭，脉络阻滞。祛风散寒，活血通络。主治坐骨神经痛。

（11）生黄芪 24 g，炒杭芍 20 g，紫丹参 18 g，川牛膝、海桐皮、威灵仙各 15 g，当归尾、红花、豨莶草各 12 g，炮川乌、炮草乌、粉甘草各 9 g。每日 1 剂，水煎，分 2 次服。祛风胜湿，通络止痛。主治坐骨神经痛、风湿性关节炎。

（12）祁蛇、蜈蚣、全蝎各 10 g。共焙干研为细末，分成 8 份。首日上、下午各服 1 份，继之每日上午服 1 份，连服 7 日为 1 个疗程，间隔 3～5 日后可再服 1 个疗程。一般 2 个疗程即可见效。活血通络，化瘀止痛。主治坐骨神经痛。

（13）续断 90 g，党参、当归、木瓜、延胡索、甘草各 60 g，全蝎、落得打、甘松各 30 g，蜈蚣 20 条，蜂房 2 只。研末炼蜜为丸，每次服 6 g，每日 3 次。气血两虚，寒湿痹阻。益气活血，舒筋止痛。主治坐骨神经痛。

（14）鸡血藤 25 g，牛膝、丹参、当归、白芍、炙甘草、乌梢蛇各 15 g，延胡索、生姜各 10 g，乳香、没药各 7.5 g。每日 1 剂，水煎服，每日 2 次。寒湿之邪侵袭，气血流行不畅。温经通络，祛风散寒。主治坐骨神经痛。

（15）桂枝、白芍、北黄芪各 15～30 g，当归、川牛膝、独活各 10～15 g，甘草 5～6 g，大枣 5～10 枚，生姜 3～5 片。每日 1 剂，水煎服，每日 2 次。风寒湿痹，阻滞经络。除湿散寒，温通经脉。主治坐骨神经痛。

（16）牛膝、木瓜各 20 g，麻黄 15 g，细辛、制草乌、制川乌各 6～10 g，乳香 10 g。每日 1 剂，水煎服，每日 2 次，细辛、制川乌、草乌的药量即先从量开始，逐渐增量。通阳开痹，驱湿逐寒。主治坐骨神经痛。

（17）海风藤、络石藤、鸡血藤、忍冬藤、石楠藤各 30 g，威灵仙 15 g，羌活、独活、川牛膝、生地黄各 10 g，桂枝尖 6 g。每日 1 剂，水煎，分 2 次服。祛风散寒，活血通络。主治坐骨神经痛，风湿性关节炎。

（18）鹿角霜 30 g，延胡索、桃仁、赤芍、茯苓、生甘草、熟地黄、白芥子、焦白术各 15 g，麻黄 10 g，肉桂 5 g。每日 1 剂，水煎服，每日 2 次。寒凝气滞，瘀阻经脉。温阳散寒，化瘀通络。主治坐骨神经痛。

（19）牛膝 15 g，狼毒、鸡血藤、青风藤、海风藤、钻地风、天麻、川乌、草乌、细辛、穿山甲、青黛各 10 g。共为粗末，以 65°白酒 750 mL 浸泡 4 昼夜，去渣，每次服 5 mL，每日 2～3 次。主治坐骨神经痛。

（20）牛膝、川芎各 15 g，桂枝、苍术、防己各 12 g，制乳香、制没药、制川乌、制草乌各 10 g，细辛、甘草各 6 g。每日 1 剂，水煎服，每日 2 次。寒湿闭阻。散寒除湿，通痹止痛。主治坐骨神经痛。

2. 外治良方选录：

（1）豨莶草、炮姜各 60 g，附子、川乌、草乌、肉桂、胆南星各 30 g，乳香、没药、细辛各 15 g。共为细末，取 30 g 与醋调成糊状，敷患处，每日换 1 次。主治坐骨神经痛。

（2）酒糟 20 kg。乘热外敷，每日 1～2 次。主治坐骨神经痛。

3. 食疗良方选录：

（1）刚出壳幼蝉 10 只，青辣椒、红辣椒各 2 个，精盐、味精、黄酒、葱、姜汁各适量。蝉去头及翅足。加入精盐、味精、黄酒、葱、姜汁拌匀，青辣椒、红辣椒洗净切成小菱形，取一竹签将蝉和青辣椒、红辣椒间隔穿上，油炸至熟。单食或佐餐。益精壮阳，补肾健骨。主治坐骨神经痛。

（2）糯米 500 g，五加皮 50 g，酒曲适量。将五加皮洗净，加水浸透，文火煎沸 30 分钟取汁 1 次，共取汁 2 次，混匀后，与淘净的糯米共烧成米饭，待冷，加入酒曲，发酵成酒酿，佐餐食用。祛风化湿，强筋通络。主治坐骨神经痛。

（3）蝉蜕 10 只，花椒 1 粒，鸡蛋 2 枚，盐少许。蝉蜕去翅足，洗净，花椒洗净捣碎。鸡蛋打散，加盐调成蛋液。先将蝉蜕、花椒爆炒至香，再放入蛋液煎炒至熟。单食或佐餐。益精壮阳，补肾健骨。主治坐骨神经痛。

（4）甜瓜子 300 g，米酒 500 mL。将甜瓜子浸在米酒中，密封保存。10 日后取出晾干，研成细末。每次 15 g，空腹用酒送下。连用 7～10 日为 1 个疗程。散结消瘀，清肺化痰。主治坐骨神经痛气滞血瘀型。

（5）粳米 60 g，羊肉 50 g，生姜 10 g。煮粥。食粥。镇静止痛。用于坐骨神经痛。小麦 60 g，甘草、白茅根各 20 g。上述 3 味加水 600 mL，煎至 300 mL。分 2 次食麦喝汤。缓急止痛。主治坐骨神经痛。

（6）丹参 30 g，白酒 500 mL。将丹参洗净切碎，浸入白酒中，密封瓶口，每日振摇 1 次，浸泡 15 日即可饮服。每次服 20 mL，每日 2 次，常饮有效。活血化瘀，止痛。主治坐骨神经痛。

（7）生薏苡仁 100 g，糯米 500 g，酒曲适量。将生薏苡仁、糯米淘洗干净，煮成干饭，候凉，加酒曲适量，发酵成酒酿，佐餐食用。健脾益气，清热利湿。主治坐骨神经痛。

（8）黑豆 500 g。将黑豆洗净，加水煮熟，捞出黑豆，再将黑豆汤熬炼浓缩至膏状备用。每次饭后服 1 汤匙，每日 3 次，开水冲服。活血祛风，补肾止痛。主治坐骨神经痛。

（9）未成熟青梅 500 g，白酒 1000 mL。青梅洗净沥干，浸入白酒中，密封 1 个月。每次 20～30 mL 涂于痛处，每日 2 次。外涂有显著镇痛消肿作用。主治坐骨神经痛。

（10）马铃薯、胡萝卜、苹果各 300 g，芹菜 200 g，蜂蜜 30 g。将前 4 味切细、榨汁，加蜂蜜。速饮。通络止痛。主治坐骨神经痛。

（11）蜈蚣 1 条。鸡蛋 1 枚，捅 1 小孔，装入蜈蚣蒸熟，食服，每日 2～3 次。主治坐骨神经痛。

第二节　腰腿痛

一、病证概述

腰腿痛是自觉腰部脊柱或其两侧疼痛的一种病变。多因肾系疾病及腰部外伤、劳损、寒湿或湿热浸着等所致。

二、妙法解析

（一）腰痛（许鸿照医案）

1. 病历摘要：胡某，女，40 岁。患者无明显外伤史，于 2 个月前，始感腰臀部酸胀痛，后又因阴雨天多症状加重，尤以夜间为甚，虽在外院给予中药活血化瘀、温经通络之品，均不见效，故来就诊。症见行走乏力，形体消瘦，纳呆，便溏，每日 3～4 次，舌淡无味，舌淡，苔薄白，脉濡细。双侧骶棘肌紧张，棘突旁无压痛，直腿抬高试验（－），屈髋屈膝试验（－）。X 线片示：未见明显异常。诊断：腰痛（脾虚湿胜，经脉弛缓）。CT 显示：腰 4～5 椎间盘轻度膨出。患者平素脾气虚弱，运化失司，水湿留滞，郁久则阻遏经脉而为病。病机为脾虚湿胜，经脉弛缓。治宜健脾化湿，益气通络。方选参苓白术散加减。药用西党参、木瓜、白术各 15 g，云茯苓、山药、薏苡仁各 30 g，白扁豆 10 g，甘草 3 g。每日 1 剂，水煎服，每日 2 次。服上方 7 剂后，腰腿肌肉酸胀见减，夜间痛缓解更为明显，已能安然入睡，纳可，便溏，每日 1 次。舌淡，苔薄白，脉濡细。治已得效，辨证正确，方药不改。再服 10 剂后，腰痛消失，已恢复工作。（《当代名老中医典型医案集·外伤科分册》，人民卫生出版社，2009）

2. 妙法解析：腰虽为肾之府，但不能腰痛仅从补肾入手，孰不知脾虚之湿胜，水湿困阻经脉，同会导致经脉弛缓而致腰痛无力。该病例一改治腰专从肾治之老套，认为外邪六淫与内生六淫均可致病，只要辨证准确，同样见效。脾主运化，脾主肌肉，脾虚运化无力则水湿内生，困阻肌肉经脉而为腰痛。湿为阴邪，其为病多为夜间加重，故重用健脾化湿之品，而有立竿见影之功。治腰痛不可一味补肾和祛除六淫，脾虚湿胜、水湿困阻经脉之腰痛，治当健脾除湿。

（二）腰痛（许鸿照医案）

1. 病历摘要：黄某，女，35 岁。腰酸痛 10 年余，加重 1 周。患者素有腰肌劳损，常因劳累及弯腰工作久而加重，但因休息或外敷膏药后减，本次发作正值行经期，遭遇雨淋后，次日晨起腰痛加剧，转侧不能。伴有恶寒，纳呆，乏力，口淡无味，口不干苦。今日月经正值第 3 日，量少，有瘀血。舌淡，苔薄白，脉浮细。双侧腰肌紧张如板状，压痛广泛，腰屈伸受限，翻身困难。X线片示：腰椎呈轻度退行性改变。诊断：腰痛（气血不足，寒湿痹阻）。患者正值行经期，气血不足，突遭雨淋，寒湿外侵，易入侵痹阻经络而为病。本病病因为气血不足，寒湿外侵，病位于腰部，病机为气血不足，寒湿痹阻，病势为虚中夹实。治宜活血养血，散寒祛湿。方选四物汤合荆防败毒散化裁。赤芍、白芍、云茯苓、桑寄生各 15 g，药用当归、防风、独活、桂枝、川芎、川牛膝、狗脊、荆芥各 10 g，生甘草 3 g。每日 1 剂，水煎服，服 3 剂后，腰痛见减，经水将尽，恶寒已除，纳可，二便平，口不干苦。体格检查：双侧腰肌紧张已得到松解，腰屈伸较以前灵活。舌淡，苔薄白，脉弦。方药得当，寒湿见除，继进上方 5 剂，全身舒爽，经水已停，精神转好，腰转侧活动灵活，已恢复工作。（《当代名老中医典型医案集·外伤科分册》，人民卫生出版社，2009）

2. 妙法解析：妇女骨伤疾病，因其生理上的经带胎产的特殊性，而应区别对待，该祛邪者应祛邪，该舒通则应舒通，该收敛者宜收敛，采用因势利导和通因通用往往能取到骨伤病与妇科病同治、双管齐下的作用。治疗腰痛，不可只求补肾，而应重辨证，分析其病因、病机、病位而处之。该患者为月经来潮又复感外邪，治应因势利导，通络除邪，不可一味只求补肾而留邪，而犯虚实之错。妇女因其经带胎产之特征，其患骨伤疾病，因势利导，祛邪与补益运用恰当，方能药到病除。

（三）产后腰痛（孙树椿医案）

1. 病历摘要：吴某，女，32 岁。患者 5 年前生育 1 子，生育后出现腰部疼痛，时轻时重，反反复复。症见：腰部疼痛，遇寒冷、阴雨天、疲劳加重。舌淡，边尖有瘀点，脉虚细。体格检查：腰部肌肉痉挛，腰 4 至骶 1 压痛（＋），直腿抬高试验（－）。X线片示：腰 3～5 椎体骨质增生，余（－）。诊断：产后腰痛（气滞血瘀）。治当活血通络，祛瘀止痛。予自拟脊柱Ⅱ号方及腰部手法治疗。药用川芎、白芍、延胡索、牛膝、狗脊、独活各 10 g，酒大黄 6 g，三七粉（冲服）3 g。每日 1 剂，水煎服。服 7 剂。配合以侧擦法、摩法、指揉法、散法、按压法等松解手法松解紧张的腰部肌肉；再以三扳法调整紊乱的小关节：患者俯卧位，自然放松，医者站在患者健侧。扳肩推腰：左手扳起患者肩部，右手在腰部患处推按。扳腿推腰：右手扳起患者大腿，左手在腰部患处推按。扳肩推臀：患者侧卧，上部腿屈膝屈髋，下部腿伸直。医者一手扳肩向后，另一手推臀向前，使腰部旋扭。推扳数次后，令患者放松，医者再逐渐用力，待有固定感时，突然用力推之，此时腰部常可发出响声。对侧同法再做一次。手法完毕，腰痛即时缓解。嘱其平日可做摇椅势、燕飞等腰部功能锻炼加强腰背肌力量。（《当代名老中医典型医案集·外伤科分册》，人民卫生出版社，2009）

2. 妙法解析：患者产后出现腰痛，为产后留瘀，复感外邪，寒瘀凝滞，阻闭经络，气血阻滞，故出现腰痛；因产后"百脉皆虚"，体质虚弱，不能御邪任重，故遇阴寒或疲劳即加重；舌淡、脉虚细，为气血亏虚之象；舌边尖有疼点，为内有凝瘀，经络不通之征。方中川芎、牛膝为君，活血通络、行气止痛、补肾强腰；白芍养血止痛，延胡索活血止痛为臣，以辅助川芎；狗脊补肝肾、强腰膝为臣，辅助以牛膝；独活为臣祛风湿、止痹痛；酒大黄活血祛瘀以为佐使。诸药共用，共奏活血通络、祛瘀止痛之功。患者病症虚实夹杂，稍有诱发因素即易复发。因此，该病更多地需要靠患者自身的保养及坚持做腰部功能锻炼，以减少临床复发率。

（四）产后血虚腰痛（李国衡医案）

1. 病历摘要：傅某，女，38 岁。产后腰痛 1 年，腰痛隐隐，症状时轻时重，除外全身有疲劳感。1 年前曾有分娩史，顺产，当时腰部并无明显不适，1 个月后腰骶部疼痛，曾 X线片检查，未见明显异常。经理疗、针灸等治疗，腰痛隐隐，症状时轻时重，劳累后头昏，睡眠不宁，除腰痛外全身有疲劳感已半年。体格检查：腰椎无侧突，伸屈、旋转活动稍有限制，腰椎3～5及腰骶部有轻度叩击痛，腰部两侧亦有轻度压痛，稍有拘挛。面色不华，唇色淡白。舌质偏淡，苔薄白，脉细少力。诊断：产后血虚腰痛。治拟补益气血，健腰壮筋。甘草3g，药用潞党参、熟地黄、白芍各12g，陈皮6g，云茯苓、生白术、当归、川芎、杜仲、川续断、川牛膝、桑寄生各9g，大枣6枚。每日1剂，水煎服。上药头汁、二汁内服，药渣煎水热敷。经内服与外用热敷治疗14日后，腰部疼痛明显减轻，腰部活动比以前灵活，但睡眠较差，工作后感到疲乏，脉细，舌淡，苔薄。再拟益气血，健腰，养心安神。药用炙甘草3g，制何首乌、熟地黄、白芍、合欢皮各12g，吉林参、茯神、生白术、当归、川芎、杜仲、川续断、川牛膝、制香附、柏子仁、酸枣仁各9g，陈皮6g。药渣煎水外用热敷，并嘱不能过劳，尤其须避免弯腰用力。2周后腰痛消失，全身症状亦不明显，改服中成药黄精丸、归脾丸等巩固治疗。患者于半年后陪同他人来门诊，自诉腰痛早已康复，精神气色均佳。（《当代名老中医典型医案集·外伤科分册》，人民卫生出版社，2009）

2. 妙法解析：血虚腰痛指血虚、气血两虚者，轻微扭伤后产生的腰痛。多见于久病初愈、体质虚弱者，或妇女产后素体气血不足者。本案全身辨证血虚征象明显，且产后症状明显，故以血虚腰痛论治。气血同源，互为依存，相互为用，故血虚腰痛治疗主要以培补气血为主。如腰痛症状明显者，宜养血活血，补肾止痛。多选用《伤科补要》壮筋养血汤，以养血活络，健腰壮筋。

（五）腰腿痛（李国衡医案）

1. 病历摘要：谢某，女，62岁。腰痛伴右下肢痛，间歇性跛行。去年10月腰部扭伤，之后逐渐出现腰痛伴右下肢痛，间歇性跛行。经地方医院治疗无明显好转。检查：腰椎轻度前突，腰部活动轻度受限，右侧臀部坐骨神经出口处压痛明显，跟膝反射引出。右直抬腿80°、左90°，右伸拇肌力减退。舌淡，苔薄腻，脉平。诊断：腰腿痛。腰痛连膝，肝肾亏损、脾运失健、气血不足、腰督失固疼痛。治宜理气活血，滋肾通络止痛。药用枳壳4.5g，陈皮、桂枝各6g，甘草3g，白芍、茯苓、川续断、杜仲、桑寄生、当归、延胡索、络石藤、狗脊各9g。每日1剂，水煎服。服7剂后，腰痛好转，检查见腰椎活动较前改善，腰椎摄片示腰椎退行性变。舌偏红，苔中部光剥，脉弦。证属肝肾阴亏，拟滋养肾阴，活血止痛。药用泽泻6g，牡丹皮4.5g，生地黄、茯苓、山药、牡蛎（先煎）、珍珠母（先煎）各12g，山茱萸、玉竹、女贞子、枸杞子、野菊花各9g，生甘草3g。服14剂后，腰痛更减，便溏，便次增多，尿频。舌苔光剥改善，脉细弦。证属脾肾亏损。再拟补肾健脾，活血止痛。处方：陈皮6g，千年健15g，川续断、桑寄生、杜仲、枸杞子、菟丝子、川牛膝、杭白芍、白术、茯苓、谷芽、麦芽、合欢皮、炒酸枣仁各9g，首乌藤12g。继服14剂后随访，患者劳累后感腰痛，平时腰痛已不明显。（《当代名老中医典型医案集·外伤科分册》，人民卫生出版社，2009）

2. 妙法解析：肾主骨，肝主筋。老年患者，肝肾衰弱，腰督失固，易致气血阻滞、腰部作痛，治当标本同治。本病首诊以理气活血止痛为主，合以滋肾固腰，方中狗脊一味，善补肝肾、强筋骨、止痹痛，多与杜仲合用。药后症状好转，则重在益肾调治，患者肾阴虚为主，二诊六味地黄汤为主调治。三诊便溏，脾肾亏虚，则健脾与补肾并重。总之老年腰痛治当标本兼顾，重视补肝肾，健脾胃。

（六）腰腿痛（郭维淮医案）

1. 病历摘要：赵某，男，40岁。患者腰痛，时轻时重，劳作后逐渐加重4日。患者于2个月前因为久坐后出现腰腿疼痛不适，起时不能马上挺直腰，活动后略减，即回家休息，经休息后腰腿疼痛不减，即在当地医院诊治，疗效不佳。现在腰挺直困难，左下肢疼痛。检查跛行，腰部压痛，活动尚可，无明显下肢放射痛，直腿抬高右侧70°，"4"字试验弱阳性。腰椎正侧位、骨盆正位X线片未见明显异常。舌质淡紫，舌苔白腻，脉迟弦。诊断：腰腿痛（腰肌劳损）。方选活血益气通经汤加减。药用黄芪30 g，红花5 g，柴胡、当归、川续断、独活、木瓜各10 g，桑寄生、茜草各12 g，川芎、桃仁、全蝎各6 g，川草薢15 g，甘草3 g。每日1剂，水煎服。避免久坐、久行，做腰背肌锻炼，7日后复诊。服药5剂，腰腿疼痛明显减轻，腰部活动自如。效不更方，加党参15 g以健脾益气。并嘱做腰背肌锻炼。后来电告知痊愈，连续随访6个月未复发。（《当代名老中医典型医案集·外伤科分册》，人民卫生出版社，2009）

2. 妙法解析：《景岳全书》中"凡腰痛者，多由真气不足"。此乃腰痛病理本质的高度概括。劳作过度可导致气的耗损而气虚，气虚无以化血则血虚，气虚运化无力则血瘀，气血不能濡养筋骨而腰痛。患者虽较年轻，但久坐伤肾，劳则伤气，加之久病，气血运行不畅，瘀阻于腰脊，督脉受损，经络不通，故见腰腿痛，为虚实夹杂证，气虚血瘀，肝肾不足。治以活血通络、解痉止疼，用活血通经汤加减。方中黄芪、当归为君，以益气活血；红花、桃仁、茜草活血祛瘀，川续断、桑寄生、木瓜补肾壮腰，强筋骨为臣；佐以独活、川草薢祛风湿、止痛、解痉，柴胡疏肝解郁，升举阳气，全蝎解痉通络止痛；甘草为使，调和诸药。诸药合用，共奏活血通络，解痉止痛之功。

（七）腰痛（郭维淮医案）

1. 病历摘要：刘某，男，34岁。患者于7年前开始出现腰痛，时轻时重，劳累后加重，休息后减轻。总感腰部酸困不适，4日前因为劳作腰痛加重，起坐困难。查腰硬，腰部压痛明显，不向下肢放射，腰部活动受限制，直腿抬高试验阴性，挺腹试验阴性。脉弦数，舌质淡红有齿痕，舌苔薄白。X线未见明显异常。诊断：腰部伤筋（腰肌劳损）。证属久病气虚，肝肾不足，督脉受阻。治以温中补气壮腰。方选补气壮腰汤加减。药用黄芪30 g，川续断、桑寄生、独活各12 g，党参、生白术各15 g，升麻5 g，当归、补骨脂、骨碎补、枳壳各10 g，甘草3 g。忌久坐、弯腰、劳作，做腰背肌锻炼，5日后复诊。服药5剂，腰基本不痛，活动正常，遗留酸困。服用益气养血中成药，巩固疗效。并嘱忌久坐、劳作，做腰部功能锻炼。后来电告知痊愈，连续随访6个月未复发。（《当代名老中医典型医案集·外伤科分册》，人民卫生出版社，2009）

2. 妙法解析：《素问·举痛论》曰"劳则气耗"。《素问·调经论》曰："有所劳倦，形气衰少。"说明劳作过度可导致气的耗损，气虚无以化血则血虚，气血亏虚，不能濡养筋骨而致腰痛。气虚腰痛主要表现为：腰痛不能举，中气不接，自觉腰部上下两截，上部不能举动下部，臀骶部有下坠感，久坐后站起时腰不能马上直立，适量活动后痛可减轻，劳累后加重。初时疼痛较轻，有沉困酸胀感，一种姿势过久腰部有不适感，并逐日加重。本病气血虚亏，不能濡养筋骨，劳作后腰痛，为气虚肾亏之证候。治以温中补气壮腰，用补气壮腰汤加减。方中黄芪补脾益气、兼补肾脏之元气，与党参培补中宫之气共为君药；桃仁为君以活血益气；当归、川续断、补骨脂、骨碎补活血补肝肾，桑寄生、独活强筋骨、通经络为臣；佐以生白术健脾益气、升麻开阳行瘀，甘草为使，调和诸药。共奏温中补气壮腰之功而获良效。

（八）腰痛（郭维淮医案）

1. 病历摘要：王某，男，48岁。患者2日前因为久坐饮酒，起身时感腰痛，第二日未在意，午后仍痛，夜间不能翻身。弯腰行走，腰脊僵硬，腰部压痛明显，不向下放射，腰部活动受限制。脉沉弦，舌质紫黯，舌苔白。诊断：腰痛（腰肌劳损）。证属久坐督脉受阻，气血瘀滞于腰脊。治宜活血祛瘀，益气通经，方选活血益气通经汤加减。药用黄芪30 g，生白术15 g，川续断、桑寄生、茜草各 12 g，升麻、红花各 5 g，桃仁 6 g，柴胡、当归、独活、延胡索、全蝎、苍术各 10 g。每日 1 剂，水煎服。并嘱避免劳作，忌久坐、弯腰。加强腰背肌锻炼。服药 5 剂，腰脊僵硬基本消除，活动较前灵便。为瘀血已尽，气机不通之象，去茜草、全蝎，加枳壳 10 g，以通利气机。每日 1 剂，水煎服。并嘱注意腰部适量活动，避免劳作，忌久坐、弯腰，15 日后复诊。腰痛、腰脊僵硬减轻明显，脉弦，舌质淡，舌苔白。效不更方，继续服用。10 日后复诊。腰部活动正常，僵硬消失，疼痛基本消失，久坐偶感腰部困痛。脉弦，舌质淡，舌苔白。服用益气养血中成药，巩固疗效。养血止痛丸、加味益气丸，每次 6 g，每日 2 次，口服。后来电告知痊愈，连续随访 6 个月未复发。（《当代名老中医典型医案集·外伤科分册》，人民卫生出版社，2009）

2. 妙法解析：《黄帝内经》曰“血实宜决之，气虚宜掣引之”。《伤科补要》曰：“是跌打损伤之证，恶血留内，则不分何经，皆以肝为主。盖肝主血也，败血必归于肝。”结合几十年的临床经验悟出：“气病多虚，血病多瘀。”血液循经运行不息，环流全身，周而复始，为全身各脏腑组织器官提供必需的营养，以维持人体的正常生理功能，一刻也不能停滞，贵在活动流畅。本病为久坐督脉受阻，气血瘀滞于腰脊，致气虚血瘀，督脉受阻。治以活血祛瘀、益气通经，用益气活血通经汤加减。二诊病瘀血已尽，气机不通，去茜草、全蝎，加枳壳以通利气机。四诊病已明显缓解，服用益气养血中成药，以巩固疗效。方中红花、桃仁、当归活血祛瘀为君；黄芪补气升阳，柴胡、全蝎、延胡索理气通络、解痉止痛，茜草活血行瘀为臣；佐以川断、桑寄生、独活补肝肾、强筋骨，生白术、苍术补气健脾、祛风燥湿，升麻升举中气为使。共奏活血祛瘀、益气通经之功而获良效。

（九）腰痛（章真如医案）

1. 病历摘要：李某，男，66 岁。近 1 年来反复出现睾丸部胀痛，未做特殊检查及治疗，腰部时隐痛，小便通畅，泡沫多，舌暗红，苔薄黄，脉弦细。诊断：腰痛，肝肾两虚证。因患者年老体弱，且患病多年，肝肾两虚，故见腰痛、睾丸坠胀疼痛等症。治法：滋养肝肾。方用还少丹加味。处方：山茱萸、云茯苓、熟地黄、杜仲、牛膝、肉苁蓉、楮实子、巴戟天、淫羊藿、石菖蒲各 10 g，干姜 5 g，炒小茴香、远志、川芎、五味子各 8 g，肉桂 4 g。7 剂，水煎服，每日 1 剂，嘱忌煎炸、发物之品。服上方后，睾丸部胀痛减轻，遂仍以滋养肝肾为法，以上方为基础略有加减，连服两周，诸症消失。（《当代名老中医典型医案集·外伤科分册》，人民卫生出版社，2009）

2. 妙法解析：患者反复腰痛隐隐，睾丸胀痛，而腰为肾之府，肝脉绕阴器而行，睾丸亦称外肾，故辨证为肝肾两虚，给予滋养肝肾治疗，疗效显著。

（十）腰痛（谭新华医案）

1. 病历摘要：郑某，男，59 岁。半年前因腰及臀部受冻起病，腰部酸痛，遇劳累或拿重物或遇阴雨天气，病必复发。痛甚如折，伸转不利。察其舌苔薄腻，脉沉细。此为外感寒湿之邪，经久未除，寒湿滞于腰部，阻滞经络，致气血瘀滞，经络不通，不通则痛，故腰部酸痛，身转不利。诊断：寒湿阻滞之腰痛。治法：祛寒除湿，温阳益肾。方拟肾着汤加味。处方：桑寄生 20 g，独活、干姜各 6 g，当归、炒白术、茯苓各 9 g，炙甘草 3 g，熟地黄、杜仲各 15 g，补骨脂 10 g，川续断、制狗脊各 12 g。5 剂，水煎服，每日 1 剂。服药 5 剂。腰痛未减，病虽起于受寒，然本于肾亏。其痛，每发于天气阴雨或用力过甚之后，脉沉细，苔薄腻。寒湿之邪未祛，肾虚一时难复，原法加味。原方加补骨脂 12 g，10 剂，水煎服，每日 1 剂。腰痛已除，偶有小痛，纳谷不香。脉小弦而沉，舌苔薄腻。此寒湿之邪渐化，脾阳尚未振作，再予温肾健脾之剂。处方：杜仲 15 g，党参、白术、茯苓、狗脊片各 10 g，炙甘草、陈皮各 5 g，广木香 9 g。尽 5 剂后，腰痛未作，为巩固疗效，原方再以桑寄生、川断续、黄芪进退继服 10 剂。（《当代名老中医典

型医案集·外伤科分册》，人民卫生出版社，2009）

2. 妙法解析：腰痛病因复杂，《医学心悟》曰"腰痛有风，有寒，有湿，有热，有瘀血，有气滞，有痰饮，皆标也，肾虚其本也，分标本而治"。虽腰痛未必皆由肾亏，但对慢性腰痛来说，多与肾亏有关，所谓"腰者，为肾之府也"。据临床所见，确实多因肾亏而外邪客之，以致气血瘀滞，脉络阻塞而痛作。本例腰痛，起于受寒之后，劳累则发。舌苔薄腻，脉沉细，故辨证属于肾亏而寒湿停滞，处方用肾着汤（《金匮要略》方：甘草、白术、干姜、茯苓）祛寒除湿，加独活宣散寒湿且能祛风，加桑寄生、狗脊、杜仲、川续断、补骨脂补肝肾、祛风湿、壮筋骨。标本同治，效果明显。

（十一）腰痛（赵国仁医案）

1. 病历摘要：袁某，男，35 岁。3 年前腰部受伤，愈后每逢气候变化时有轻度痛感。近因入睡感寒，局部疼痛难忍，转侧不利，不能下床，经 X 线及实验室检查，无异常发现。曾用针灸和封闭治疗，效果不显。经用枫蛇酒后，5 日能下床活动，半个月后可骑自行车。干枫荷梨根 150 g，蕲蛇、乌梢蛇各 100 g，金钱白花蛇 3 条，置容器中，加白酒适量，略高于药面 10 cm 左右，密封，浸 1 个月后可饮用。每次 30～50 mL（可根据酒量大小增减），每日 3 次（服完后可再用白酒浸 1 次）。服 2 剂疼痛消失，至今已 5 年未复发。（《浙江中医杂志》，1980 年第 2 期）

2. 妙法解析：枫荷梨为五加科植物，性味甘温，具有祛风湿作用，蛇类药物则都具有搜风通络止痛作用，相互配合，对治疗风湿痹痛诸证有相得益彰之功。

三、文献选录

腰腿痛是风湿性关节炎和扭伤等的常见症状，但如果患者并没有外伤史，经抗风湿治疗久不见效，则要考虑某些神经系统疾患的可能。一般来说，腰腿酸痛、麻木，除了风湿性关节炎、增生性关节炎外，还可见于以下神经系统疾病：①坐骨神经痛。由于外伤或负重不当致腰椎间盘突出引起，表现为患肢疼痛、麻木、行走困难、咳嗽时加重，卧硬板床休息后缓解。患肢皮肤过敏或痛觉减退，患肢肌力减退肌肉萎缩，坐骨神经区有压痛点。②腰骶神经根炎。由于感染或受凉引起单肢或双下肢疼痛、麻木、肌无力甚至肌萎缩，膝反射和踝反射均消失。③脊髓压迫症。为椎管内外新生物压迫脊髓引起的相应表现，如果病变发生在脊柱腰骶段，则可出现下肢感觉障碍，肌无力或肌萎缩，伴有大小便功能障碍，经脊髓造影或磁共振可得到证实。因此，腰骶酸痛在排除外伤史和风湿性关节炎等后，应到神经科检查，以期得到准确诊治。

（一）中药内服报道选录

1. 首乌苡仁汤治疗外受风寒，体质素虚的腰痛 40 例：制何首乌 180 g，生薏苡仁 120 g。两药浸泡于白酒中，蜡封瓶口，置阴凉处 15 日后去渣服用，每次约 2 酒盅，每日 2 次。治疗外受风寒，体质素虚的腰痛 40 例。除 6 例外，都取得了一定疗效。（《浙江中医杂志》，1982 年第 5 期）

2. 芍药甘草汤加味治疗老年腰腿痛 33 例：杭白芍 15～25 g，炙甘草、牛膝、地龙、当归、杜仲各 10 g。寒湿型加干姜、桂枝、茯苓；湿热型加二妙散；肝肾亏损型加菟丝子、枸杞子、山茱萸；痛甚加乳香、没药。每日 1 剂，水煎，分 2 次服。结果：寒湿型 8 例均痊愈；湿热型 10 例，缓解 6 例，痊愈 4 例；肝肾亏损型 15 例，缓解 10 例，减轻 4 例，1 例未复诊，服药 12 剂后痊愈 14 例。（《云南中医杂志》，1990 年第 4 期）

3. 身痛逐瘀汤治疗腰腿痛 67 例：秦艽、川芎、桃仁、红花、羌活、没药、当归、五灵脂、香附、牛膝、地龙各 9 g，甘草 6 g。病情迁延者，重用红花、赤芍；偏热者可加牡丹皮、黄柏；久病体虚者可加黄芪以补气，鸡血藤养血通络；腰腿痛偏于寒者去地龙加桂枝；偏肾阳虚者去桃仁、红花加附片、肉桂；偏肾阴虚者去桃仁、红花加杜仲、枸杞子、桑寄生、熟地黄等。每日1剂，水煎，分2次服。结果：治愈53例，占79.1%；好转9例，占13.4%；无效5例，占7.5%，总有效率为92.5%。（《湖南中医杂志》，1991年第1期）

4. 扶正疏风舒筋汤治疗腰腿痛82例：制川乌、制草乌各6 g（加生姜15 g，先煎15分钟，去上沫纳诸药），麻黄、甘草、土鳖虫各10 g，五加皮、白芍、当归、牛膝、木瓜各15 g，黄芪30 g，细辛3 g。麻木酸困加鸡血藤30 g；久病肾虚加炒杜仲20 g，续断15 g；腰腿发凉加鹿角霜15 g。每日1剂，水煎，分2次服。结果：痊愈64例，好转14例，无效4例。服药最多者32剂，最少者6剂。（《四川中医》，1988年第7期）

5. 瓜络芪盘汤治疗腰腿痛19例：算盘子、落地打、黄芪各15 g，当归、川续断各12 g，丝瓜络、牛膝、木瓜、秦艽、独活各10 g，炙甘草6 g。慢性期上方加附子、桂枝各6 g。每日1剂，水煎，分2次服。结果：均痊愈，其中2剂治愈者3例，4剂者11例，5剂者5例。（《新中医》，1980年第7期）

（二）中药外治报道选录

干姜苍术散治疗寒湿性腰腿痛30例：干姜50 g，苍术10 g，当归15 g。将上药研为细末，过筛，用95%乙醇调成糊状，外敷于患处，用敷料和纱布固定，用装有两只60～100 W白炽灯泡的烤箱外烤，灯泡距敷药部位2～3寸为宜，第1次20～40分钟，每日1次，一般1～2周为1个疗程。疼痛减轻后，每2～3日治疗1次。如出现水疱可暂停敷药。结果：治愈16例，显效11例，好转3例，总有效率100%。本组患者，最少治疗3次，最多45次，平均15次。（《江苏中医》，1989年第4期）

（三）经验良方选录

1. 内服良方选录：

（1）麻黄30 g，桂枝、牛膝、淫羊藿各24 g，木瓜、当归、没药、千年健、钻地风、杜仲、地龙、菟丝子、甘草各18 g，附子、肉桂各12 g，制马钱子6 g。共为粗末，加白酒2000 mL，浸3日，去渣，每次服5 mL，每日3次。主治风湿性腰痛、腿痛。

（2）补骨脂（炒）、杜仲（炒断丝）、核桃仁各240 g，山药适量。将山药洗净蒸熟。补骨脂、杜仲共研细末，核桃仁捣烂，共和匀，用山药糊和制为丸，如桐子大。每次70～80丸，每日1～2次，淡盐水送下。补肾壮腰。主治肾阳虚腰痛。

（3）落得打、黄芪、算盘子各15 g，当归、川续断各12 g，牛膝、木瓜、秦艽、独活、丝瓜络各10 g，炙甘草6 g。慢性期：守上方加附子、桂枝各6 g。将上药水煎，分早、晚2次服，每日1剂，连服3～5剂为1个疗程。主治腰腿痛。

（4）制马钱子、麻黄各60 g，全蝎、白僵蚕、苍术各30 g，自然铜、桂枝、牛膝、羌活、防风、杜仲、千年健、钻地风、乳香、没药、白花蛇、甘草各5 g。共为细末，炼蜜为丸，每次服2 g，每日2～3次。主治风湿性腰痛、腿痛。

（5）黄柏、苍术、牛膝、独活各15 g，干姜、麻黄各5 g。加水煎沸15分钟，滤出药液，再加水煎20分钟，去渣，两煎药液兑匀，分服，每日1剂。主治风寒腰痛、腿痛。

（6）川牛膝、威灵仙各等份，蜂蜜适量。将川牛膝、威灵仙研为细末，炼蜜为丸，每次服9 g，每日2次，温开水送下。散风祛湿，通经止痛。主治下肢关节疼痛。

（7）大血藤、狗脊、骨碎补各30 g，八角莲、地苦胆各15 g。共为粗末，白酒500 mL，浸泡3天，去渣，每次服15 mL，每日3次。主治风湿性腰痛、腿痛。

（8）黑豆60 g，核桃仁60 g，杜仲9 g。水煎，吃核桃、黑豆，喝汤，每日1剂。温肾壮阳。

主治肾阳虚腰痛，症见腰膝酸痛，遇劳加重，下肢不温等。

（9）山茱萸、女贞子、枳壳、枳实、黄连各 10 g，生何首乌 15 g，黄精、生地黄、墨旱莲、牛膝各 20 g。每日 1 剂，水煎服。主治老年腰腿痛。

（10）木瓜 60 g，秦艽 15 g，五加皮 30 g，黄酒 30 mL。将前 3 味水煎取汁，兑入黄酒即成。每日 1 剂，分 2～3 次服。祛风除湿，舒筋活络。主治腿痛。

（11）牛膝 15 g，白术、苍术各 12 g，黄酒适量。将牛膝、白术、苍术共制细末，分 2～3 次，以黄酒调服。祛风除湿，活血舒筋。主治下肢关节疼痛。

（12）生薏苡仁 30 g，制附片 6 g，川木瓜、川牛膝各 9 g。每日 1 剂，水煎，分 2 次服。温经散寒，化湿通络。主治寒湿腰痛。

（13）白龙须 90 g。为粗末，加白酒 300 mL，浸泡 3 日，去渣，每次服 10 mL，每日 3 次。主治风寒湿性腰痛、腿痛。

（14）淡干姜 9 g，嫩桑枝、生山药各 30 g。每日 1 剂，水煎，分 2 次服。祛风利湿，温中健脾。主治风湿腰痛。

（15）延胡索 30 g。研为细末，每次 6 g，开水冲服，每日 2 次。活血散瘀，行气止痛。主治腰部酸痛。

（16）秦艽、防风、党参各 20 g，红花 10 g。每日 1 剂，水煎服。主治风湿性腰痛、腿痛急性期。

（17）牛膝 12 g，续断 9 g。每日 1 剂，水煎服。连服 3～5 剂。活血通经，舒筋活络。主治腿痛。

（18）苍术、五灵脂、川乌头各 50 g。为末，每次服 3 g，每日 3 次。主治风湿性腰痛、腿痛。

（19）伸筋草 20 g，鸡血藤 15 g。每日 1 剂，水煎服。活血祛风，舒筋活络。主治风湿腰痛。

（20）防己、黄柏各 9 g。每日 1 剂，水煎，2 次分服。清热利湿，祛风止痛。主治腰部酸痛。

2. 外治良方选录：

（1）黑老虎、大罗伞、小罗伞、大血藤、钩藤、七叶莲藤、铜罗伞各 45 g，细辛 30 g。以茶油 600 g，将上药炸枯，去渣，加入乳香末、没药末、铅丹粉各 150 g，搅成膏，摊布上，敷患处，1 周换 1 次。主治风湿性腰痛、腿痛。

（2）豨莶草 90 g。加水煎汤，熏洗患处，每日 1 次。祛风除湿，利关节，强筋骨。主治关节疼痛，腰膝酸软，肌肉麻痹。

3. 食疗良方选录：

（1）枸杞叶 250 g，羊肾 1 对，羊肉 60 g，粳米 150 g，葱白 5 个。将枸杞叶洗净；羊肾洗净剖开，剔去臊腺脂膜，切块；羊肉切块；粳米淘洗干净；葱白洗净切碎，备用。砂锅内加水适量，先煎枸杞叶，去渣，再入羊肾、羊肉、粳米煮粥，熟后加入葱白末，再稍煮即成。每日 1 剂，分 2 次服。温肾壮阳。主治肾阳虚腰痛。

（2）干姜 5 g，茯苓 15 g，大枣 5 枚，粳米 100 g，红糖适量。先将干姜、茯苓、大枣水煎去渣，再入粳米煮粥，加入红糖食用。每日 1 剂，分 2 次服。健脾利湿，散寒通脉。主治风湿腰痛。

（3）制附子 5 g，苍术 10 g，粳米 100 g，葱白少许。将制附子、苍术研为细末，与粳米一同入锅煮粥，熟后加入葱白末即成。每日 1 剂，分 2 次服。健脾燥湿，祛风散寒。主治风湿腰痛。

（4）猪肾1对，白胡椒14粒，白酒适量。将猪肾洗净剖开，剔去筋膜，装入白胡椒合住，焙干，研为细末。每次9g，每日早、晚各1次，白酒送下。祛风除湿，温经通脉。主治风湿腰痛。

（5）猪肾1对，炒杜仲15g，盐适量。将猪肾洗净剖开，剔去筋膜，切块，与杜仲一同入锅，加水炖熟，用盐调味，吃肉喝汤。每日1剂，分2次服。温肾壮阳。主治肾阳虚腰痛。

（6）炒黑大豆500g，炒小茴香9g，白酒适量。将前2味共研细末，每次9g，白酒冲服，每日2次。祛风利湿。主治风湿腰痛，症见冷痛重着，转侧不利，逐渐加重等。

（7）山药60g，枸杞子30g，粳米100g。共洗净，加水煮粥。每日1剂。滋阴补肾。主治肾阴虚腰痛，症见腰膝酸软，心烦失眠，口干咽燥等。

（8）茜草120g，白酒500mL。将茜草浸入白酒中，密闭7日即成。每次服10mL，每日2次。活血化瘀，通经止痛。主治腿痛。

第三节　外伤性截瘫

一、病证概述

外伤性截瘫绝大多数由脊柱骨折引起，好发于颈段，其次于胸腰段。主要表现为伤后即出现损伤平面以下脊髓神经功能障碍，高位颈髓完全损伤，有的可出现高热或低温。

二、妙法解析

（一）外伤性截瘫，腰椎压缩性骨折，腰椎板减压术后（谢海洲医案）

1. 病历摘要：程某，男，37岁。在铁架旁锻炼时，不慎将铁架扳倒，砸伤腰部，当时患者意识清楚，但双下肢不能活动，二便失控。即入天津某医院，诊断为腰椎压缩性骨折、外伤性截瘫。后于当年行椎板减压手术，术后患者仍二便失控，双下肢运动功能丧失。于1995年5月15日来×××康复医院治疗。入院时患者被抬入病房。诊断：外伤性截瘫、腰椎压缩性骨折、腰椎板减压术后。同时给以按摩、理疗、体疗等治疗，并请笔者会诊。诊查：患者二便失禁，双下肢功能丧失，下肢肌肤麻木不仁。脉沉弦，舌暗红，苔薄白。证属气滞血瘀，督脊不通，肝肾不足。治宜补肾健骨，化瘀通络。处方：补骨脂12g，土鳖虫、干漆各8g，苏木15g，血竭6g，骨碎补、淫羊藿、巴戟天、刘寄奴、自然铜、山茱萸、鬼箭羽、红花各10g，黄芪24g。水煎服，14剂。健步虎潜丸40丸，每次服1丸半，每日2次。二诊：服药14剂后，下肢侧身时已稍能抬起；大小便亦有知觉，但仍不能控制。脉弦，舌淡。治法：补肾健骨，缩泉通络处方：黄柏、益智仁、知母各9g，骨碎补、补骨脂、怀牛膝各12g，阿胶珠、鹿角片、山茱萸各10g，炙龟甲、菟丝子、炙鳖甲、熟地黄、女贞子、白芍各18g。水煎服，14剂。三诊：经服上方药后，患者大小便稍可控制，肌肤感觉恢复，下肢功能已经逐渐恢复，可以坐起，扶物可站立，病情平稳。坚持服上方药。四诊：病情稳定，要求出院，带药回家，乃将三诊方配丸药长服，以资善后，并嘱坚持锻炼，服药与锻炼皆须坚持半年至1年。1年后家属来告，仍在服药与锻炼，大有好转。（《古今名医骨伤科案赏析》，人民军医出版社，2006）

2. 妙法解析：外伤性截瘫，属中医学"痿证"范畴。本例具有痿证两大特点，即肢体不能随意运动和肢体肌肉萎缩。在病机方面，《素问·痿论》以五痿立论，认为由于五脏之气热，致其所主之皮毛、血脉、筋膜、肌肉、骨髓之痿。张景岳认为五痿不能全面概括痿证之病机，提出"痿证非尽为大证，火不足者有之，伤败之气亦有之"。对痿证的病机做了进一步的补充。笔者认为外伤后引起的痿证病机是气滞血瘀，督脊不通而致肝肾不足，所以治疗多以化瘀通络、滋补肝肾为主。气滞血瘀、督脊不通则肌肉不得温，筋骨不得濡；肝主筋，肾主骨，肝肾不足则骨枯而筋缓。在用药物治疗的同时，还应加强功能锻炼，不能主动运动的就被动运动，以防出现肌肉失用性萎缩，加重病情。治痿用药上如鹿角片、阿胶、紫河车、龟甲、鳖甲等均为血肉有情之品，能峻补人身气血阴阳。

（二）腰椎骨质增生术后双下肢瘫痪（修养斋医案）

1. 病历摘要：白某，女，37 岁。患者 6 年前打猎时，被枪弹误中腰部，经使用石膏固定、消炎药、激素等治疗，仍不能行走，病情日渐加重，经检查为受伤腰椎骨质增生压迫神经所致，遂行手术治疗，但术后造成双下肢瘫痪，多方治疗效果不佳，6 年来全靠坐轮椅行动。今慕名专程由美前来求治。诊见：腰脊僵硬，不能弯曲、站立，两腿脚微有瘦削状，不能行走。精神尚可，语声清晰，腰脊酸痛，偶时生烦，饮食尚正常。脉左寸涩、关长涩，尺弦涩，右寸长涩、关滑涩，尺浮滑弦，舌正常。证属瘀血内停，肾精亏虚。治宜活血祛瘀，补肾生髓。药用生地黄、熟地黄各 15 g，骨碎补 30 g，杜仲、白芍、川芎各 10 g，柴胡、防风各 7 g，当归、甘草、黄芪、党参各 12 g，红花 5 g，鹿角、桃仁、枳壳、牛膝各 6 g。每日 1 剂，水煎服。并针刺阳陵泉、绝骨、八髎、三阴交、足三里等穴，两侧更替。服用本方与针刺之后，腰脊酸痛已除，随之腰肢僵硬松活，可以弯腰与站立，故坚守此方，遇有临时他症则予以加减用药。共计先后医治 7 个月，获得髓增骨长之效，能站立短行，可以使用拐杖行走。（《古今名医骨伤科案赏析》，人民军医出版社，2006）

2. 妙法解析：凡为筋骨受伤，中医药治疗的方法是骨伤宜治肾，补益肾血，使之生精生髓，骨得以再生和复元；伤筋要治肝，活血通瘀，肝受血而藏，筋获濡养而能收到骨生筋续迅速愈复的疗效。腰为肾之府，为命门所在，亦即元气、元精寄藏之处。此例腰部先受枪弹击伤，继因手术治疗造成经络筋脉损害，历时多年。气脉瘀滞不通、气血耗伤，参照证候与脉象，为肾水精血呈露匮乏，又致肝受失养，故两尺脉见弦，宜用生地黄、熟地黄、当归、杜仲、骨碎补、鹿角、芍药、川芎补血生髓。弦脉主风，用防风、柴胡、白芍搜风敛肝。涩脉见，气血郁瘀，用甘草、黄芪、党参益气；用桃仁、红花、枳壳、牛膝破瘀活血通络。病在腰腿，故用牛膝做使药。腰腿在下，久病须防胸头血瘀，用川芎兼可防除隐患。又配合针刺阳陵泉等穴补背强筋，疏通经络，取得了较好的疗效。

（三）第 1 腰椎骨折，脊髓神经损伤（张绍富医案）

1. 病历摘要：章某，男，44 岁。因从 14 m 高处跌下，当即神志昏迷，某医院诊断为第 1 腰椎骨折，脊髓神经损伤。检查：第 1 腰椎压痛（＋），高突，下肢瘫痪，小便失禁，下肢皮肤感觉迟钝。证属气滞血瘀，脉络痹阻，肝肾亏虚。治宜补肝肾，壮筋骨，强督脉，通经络，补气血。方选豨莶狗脊淫羊藿汤加减。豨莶草、狗脊、淫羊藿、山药、鸡内金各 15 g，牛膝、川续断各 10 g，地龙 12 g，当归 9 g，全蝎（或海马）3 g。投以此方，经治 4 个月，共服 87 剂，诸症消失，半年后能弃杖步行而愈。（《浙江中医杂志》，1981 年第 3 期）

2. 妙法解析：截瘫的发生与肝肾肺胃有关，肝伤则筋脉拘挛，肾则精髓不足，肺与胃虚者难以濡润筋脉。《灵枢》认为此症多因外伤引起，称其为"体惰"。《证治汇补》将外伤性截瘫归于"血振瘀"。清代《临证指南医案·痿·邹滋九按》指出本病为"肝肾肺胃四经之病"。近代一般认为系因脊髓损伤或病变所致，开放性脊髓损伤多由战时火器外伤引起，闭合性脊髓损伤多见于高处坠下、重物压砸、翻车撞车等意外事故，是脊椎骨折脱位的严重并发症。脊椎感染、结核、肿瘤及椎间盘突出等疾病，亦可损伤或压迫脊髓。如损伤脊髓内锥体束、中枢神经元）产生痉挛性瘫痪，损伤周围神经元及其纤维，出现弛缓性瘫痪。急性脊髓炎主要表现为受损部位的软膜和脊髓充血、水肿。脊髓压迫症（骨折片、瘀血、肿瘤、死骨、疡、髓核、血管畸形等）表现为脊髓受压、变性、浸润或血液循环障碍，发生软化、水肿，甚至缺血性坏死，导致永久性损害。截瘫患者由于长期卧床与二便不利，容易发生压疮、尿路感染、坠积性肺炎、便秘、关节强直和畸形等并发症。尤其是压疮和尿路感染，若处理不当，邪毒内陷，可能危及生命。因此，护理工作对于防治截瘫并发症有非常重要的意义。

（四）小儿偏瘫（刘韵远医案）

1. 病历摘要：孙某，男，10岁。小儿3日前开始发热，体温38 ℃～39 ℃，伴有恶寒、咳嗽，经用西药治疗发热渐退。1日来小儿烦躁哭闹，双目上视，手足拘挛，反复发作3次，每次发作持续10分钟左右，可自行缓解，随后感觉左侧肢体发麻，肌肤不红，走路不稳，左上肢屈伸不利而来就诊。诊查：形体消瘦，面色苍黄，精神较差，体温37.2 ℃，口眼轻度右偏，左侧额纹、鼻唇沟均较右侧浅，舌尖右偏，左侧上下肢萎软无力。神经反射：左侧生理反射均减弱，巴宾斯基征、戈登征、凯尔尼格征均为阳性。舌质淡嫩，苔少，脉细无力。诊断：小儿偏瘫。证属气血素虚，复感寒邪，侵袭肢节，阻于经络，导致气血瘀阻。治宜祛风散寒、温经通络，佐以活血化瘀。药用防风9 g，桑枝60 g，细辛3 g，川芎、干姜各6 g，独活、桑寄生、桂枝、当归各15 g，赤芍、白芍各30 g。二诊：服上方药3剂之后，病情明显好转，精神好转，左上肢、左下肢均能自行抬举，但摇摆不稳，感觉仍稍差。舌质为嫩，苔白少，脉细无力。继以前方加减，增强活血化瘀之力。处方：防风9 g，川芎6 g，桑枝60 g，独活、桑寄生、桂枝、当归、丹参各15 g，赤芍、白芍各30 g。三诊：3剂后，左上、下肢活动逐渐恢复，左手能握物玩耍，并可扶床走动。体温正常，精神尚好。舌质淡红，苔白，脉细无力。证属余热未尽，正气未复。治当以扶正固本为主，益气养血、化瘀通络，以善其后。处方：川芎6 g，桃仁、红花各9 g，黄芪、桑枝各30 g，当归、赤芍、丹参各15 g。四诊：共进上方药10剂之后，患儿能自己下床活动，步态如常人，上肢屈伸自如，手指灵活，口眼㖞斜诸症均已消失，病理反射消失，病愈。（《古今名医骨伤科案赏析》，人民军医出版社，2006）

2. 妙法解析：小儿偏瘫，又称"偏风"，由于风寒之邪中于肢节筋脉，而致半身不遂。本症为本虚标实，其本证多为肝肾不足、气血衰少；而标证多由于寒邪中于经络，气血痹阻。本例患儿病程较短，在发病前曾有明显外感史，说明外邪侵袭无疑。邪客肌表，营卫失和，故见发热、恶寒等症。但小儿素体虚弱，形体消瘦，面色萎黄，正气不足，络脉空虚，外邪易乘虚而入，直中经络，致使气血运行不畅，窍络失养，故见口眼㖞斜；筋脉失养，而见肢体瘫痪不遂；气不通则麻，血不通则木，故有麻木感；舌质为嫩，苔少，脉细无力，亦均为气血不足之象。患儿就诊时仍有发热，说明外邪未净，根据"急则治标，缓则治本"的原则，应先祛风寒，温经通络，因此第一方用独活、桂枝、防风祛风散寒；用细辛、干姜、桑枝温经活络；佐以当归、川芎、赤芍、白芍养血和血，用桑寄生平补肝肾，服药3剂后病情好转。在第二方中去干姜、细辛以防久服耗散正气，同时选用丹参加强活血通络之功。待体温正常后，着重于扶正治本，以益气活血、化瘀通络为治则，重用黄芪30 g，大补元气；配以当归、赤芍、川芎、丹参、红花、桃仁，加强活血化瘀。

（五）腰1～4椎骨折并截瘫（肖运生医案）

1. 病历摘要：刘某，男，25岁。从高约3 m处煤台上坠落，臀部着地受伤，当时休克，渐渐苏醒后疼痛难忍，双下肢不能活动，经过单位保健室急救后立即护送至上级医院治疗，经检查为腰椎弧形改变，向后突出，局部肿胀，双下肢不能活动，尿潴留，X线片示1～4腰椎椎体压缩性骨折。某医院诊断为腰 1~4 椎骨折并截瘫，治疗 8 个月后，腰椎仍有胀痛、下肢瘫痪、肌肉萎缩，尿潴留已经手术膀胱造瘘，建议出院回家休息治疗。来我院门诊检查，腰 1~4 椎体压缩性骨折，楔形改变，叩击痛，腰椎稍向后突，双下肢瘫痪，麻木冷痛，尿潴留，膀胱造瘘每日排尿 2~3 次。舌苔黄，脉细弱。治以泻下清热通淋。药用桃仁、桂枝尖、大黄各 10 g，牛膝 30 g，芒硝、三七各 6 g，甘草 3 g。每日 1 剂，水煎服。服 5 剂后，腰 1~4 椎体压缩性骨折胀痛下肢麻木，冷甚，肌肉萎缩，尿潴留，大便已通，口不渴，脉细弱，舌苔淡黄，治以补中益气，升清降浊，除湿清热。药用黄芪 15 g，肉桂 5 g，党参、柴胡、白术、当归、猪苓、茯苓各 10 g，升麻、陈皮、泽泻各 6 g，甘草梢 3 g，牛膝 30 g。服 10 剂后，腰椎压缩性骨折胀痛，下肢麻木，冷稍减，尿潴留膀胱造瘘尿道口小便点滴排出，建议拔除造瘘管闭塞创口，并予以导尿，创口缝合 4 日后愈合，3 日后小便自流。舌苔薄白，脉细弱。药用熟地黄、黄芪各 15 g，川芎、肉桂各 6 g，牛膝、甘草各 3 g，党参、白术、茯苓、当归、白芍、附子、草薢、葶苈子、杉术浆各 10 g。服 10 剂后，腰椎压缩性骨折胀痛减轻，下肢麻木冷觉减轻，小腿已经有知觉，小便每日 5 次，分泌物减少，脉细数，舌苔薄白。药用川芎 6 g，黄芪、附子各 30 g，甘草 3 g，熟地黄、杜仲、葶苈子、杉术浆各 15 g，党参、防风、羌活、白芍、当归、牛膝、白术、草薢各 10 g。服 10 剂后，腰椎压缩性骨折稍胀痛，能搀扶站立，小腿稍麻木，冷感消失，小便功能基本恢复，稍有分泌物，脉细，舌苔薄白。仍服 10 剂，腰椎压缩性骨折，阵发性胀痛，下肢功能基本恢复正常，足趾有些麻木，步履力量增加，脉细，舌苔薄白。仍服 20 剂。腰部疼痛消失，俯仰活动自如，下肢行走感觉有些不适，小便清畅，大便每日 1 次，饮食正常。通过 150 日的住院治疗，基本康复出院。(《肖运生骨伤科临床经验集》，河南科学技术出版社，2017)

2. 妙法解析：本病腰 1~4 椎体压缩性骨折楔形改变，下肢瘫痪尿潴留。由于任督二脉损伤而影响下肢瘫痪麻木不仁，经脉受阻之故，瘀蓄积于膀胱，热入血室，气不化浊，致浊不能降，清不能升，所以二便闭塞，初期以攻下祛瘀：桃仁、三七、大黄，重用牛膝通淋或服八正散，消除膀胱湿热；若正气不足，以补中益气，使用升提药物，以十全大补汤加乌药，加倍牛膝，可以缓解尿潴留，二便顺利通畅。对于下肢瘫痪病症，虽然脊椎损伤，实属任督二脉严重破坏，根据中医学文献记载很早已有认识，《素问·骨空论》曰："督脉生病治督脉，治在骨上。"所以在临床运用和治疗，我们初步认识，根据任督二脉的体会，治以攻下祛瘀通淋，升清降浊，温经通络，扶正祛邪，任督络脉通畅，骨病得治，病症自然消失，健康恢复。

三、文献选录

临床报道选录

1. 豨莶狗脊汤治疗外伤性截瘫 31 例：豨莶草、狗脊、淫羊藿、山药、鸡内金各 15 g，川续断、牛膝各 10 g，地龙 12 g，当归 9 g，全蝎（或海马）3 g。若瘀肿甚者去山药、鸡血藤、全蝎，加桃仁、红花、赤芍、泽兰；抽搐加钩藤、蝉蜕；疼痛剧烈加延胡索；小便不通加蝼蛄；气虚加黄芪、党参；脾虚加白术、党参、炙甘草；肾阴虚加龟甲、枸杞子、女贞子；肾阳虚加鹿角片、补骨脂；小便失禁加益智仁、小茴香；便难加火麻仁；压疮加蒲公英、赤小豆、生黄芪。每日 1 剂，水煎 2 次，分早、晚服。经治 5~24 日。结果：11 例痊愈（二便正常，能弃杖行走，参加轻便劳动），9 例显效（二便基本控制，能扶杖行走），11 例好转（诸症好转，但不明显）。(《浙江中医杂志》，1981 年第 3 期)

2. 膈下逐瘀汤治疗外伤性截瘫 15 例：桃仁、川芎、生甘草各 6 g，红花、赤芍、制香附、炒枳壳、延胡索、乌药、五灵脂、当归、木通各 10 g，牡丹皮 12 g，车前子 30 g。大便秘结者加生大黄（后下）10 g；上腹甚胀者加川厚朴 10 g。每日 1 剂，水煎 2 次，分 2 次服，每次 100 mL。结果：显效（服 5 剂后，小便由闭到点滴不畅，服 15 剂可自主小便）2 例，有效（服 25～30 剂可自主小便）11 例；无效（服 40 余剂仍需留置导尿，两个月后尚不能自主小便）2 例。总有效率 80.67%。（《江西中医药》，1990 年第 6 期）

3. 通督复髓汤治疗脊椎骨折导致不全性截瘫 26 例：黄芪 30～90 g，桂枝、白芍各 20～ 30 g，赤芍 30～40 g，炒穿山甲 10～15 g，牛膝、地龙各 20 g，鹿角胶（烊化）、全蝎、土鳖虫、胆南星、天竺黄、甘草各 10 g，水蛭、骨碎补、伸筋草各 15 g，蜈蚣 2 条，金银花 30 g，赤小豆 40 g，小麦 60 g，大枣 10 枚。二便潴留加枳实、厚朴、大黄、车前子；腰膝酸软、畏寒肢冷、小便清长加枸杞子、肉苁蓉、淫羊藿；舌质红苔光加生地黄、熟地黄、山茱萸、石斛。每日 1 剂，水煎服。并行骨盆牵引，重量为 1/3～1/2 体重，用 15～30 日。结果：治愈 18 例，好转 8 例。（《中医正骨》，2003 年第 8 期）

第四节　脊髓灰质炎

一、病证概述

脊髓灰质炎又称小儿麻痹症，是特异性亲神经病毒侵犯脊髓前角运动细胞引起的一种急性传染病。本病前期症状为外感邪毒所致，主要表现为发热、肢痛，伴有胃肠道和上呼吸道症状；后期因脊髓损伤，经隧不通，累及肝肾，发生肢体麻痹和弛缓性瘫痪（软瘫好发于 5 岁以内的小儿，常流行于夏秋季之间。本病的传染源是急性期患者的粪便及其上呼吸道分泌物，6 个月以内的婴儿可以从母体获得抗体，而 5 岁以上的儿童大都由隐性感染获得免疫，故均不易发病。

二、妙法解析

（一）痿证（林如高医案）

1. 病历摘要：林某，女，3 岁。患者以发热，嗜睡，咽痛，喉干，流涕 3 日为主诉（代诉）就医。检查：舌苔薄腻，脉濡数。辨证：邪犯肺金，肺热叶焦。治法：祛风解毒，清热利湿，宣肺和胃。方药：清燥救肺汤加减。南沙参、大麦冬各 6 g，炙枇杷叶、炙桑叶、川石斛、甜光杏仁各 3 g，生石膏 9 g，鲜芦根 1 节（约 15 cm）。每日 1 剂，水煎服。二诊（9 月 28 日）：热退，两足不能下地，下肢痿软，舌红，少苔，脉濡。此为邪阻经络，津液亏损，气血不畅，乃生痿躄。治宜清热生津，养血通络，方用三妙丸加减。苍术、黄柏、牛膝各 9 g，山药、浙玄参、熟地黄各 6 g，黄菊花、全当归、白芍、龟甲、丝瓜络、地龙干各 3 g。每日 1 剂，水煎服。配合针灸治疗，15 日为 1 个疗程，疗程间隔 3～5 日，1 个月后可扶拐下地行走。（《中国百年百名中医临床家丛书·林如高》，中国中医药出版社，2001）

2. 妙法解析：本例因邪犯肺金，肺热津伤，筋脉失却濡润，故发痿证。早期表现肺热叶焦，故用清燥救肺汤，养肺阴，清阳明，10 日后两足不能下地，系病情发展的必然过程，用三妙丸加减以养血、生津，徐图功效。现代病理研究发现致病的病毒可以直接损害脊髓前角灰质的运动神经细胞或致局部水肿而障碍血行，此外还有血管周围的炎细胞浸润和微量出血等。上述病理变化广泛见于全部中枢神经系统，但脊髓受害最深。在脊髓中，以腰段及颈段为重。急性期后，水肿消退，没有坏死的运动神经细胞逐渐恢复，破坏细胞则被吞噬细胞所吞噬。神经细胞受损程度和分布决定临床表现的轻重及其恢复程度，神经细胞不可逆性严重病变可导致肢体瘫痪。长期瘫痪部位的肌肉、肌腱及皮下组织均见萎缩，骨骼生长也受影响。除神经系统病变外，可也淋巴结退行性或增生性改变，偶发局灶性心肌炎、间质性肺炎等。

（二）脊髓灰质炎（苏如林医案）

1. 病历摘要：林某，男，4岁。患者发热头痛、呕吐、全身酸痛，颈强直，确诊为脊髓灰质炎。经住院治疗，诸症好转，仅两下肢软瘫不能站立，伸屈不便，肌肉弛缓，感觉存在，患肢肌色苍白微肿、肤冷、双足微向外翻，并感小腿部酸麻疼痛，面色萎黄，纳谷不香。舌质淡红，苔白厚腻，脉缓滑。辨证：风湿凝滞，经脉阻塞，血行不畅而成痿躄。治法：祛风除湿、活血通络。方药：加减独活寄生汤。桑寄生、薏苡仁各4.5 g，独活、防风、秦艽、当归、茯苓、牛膝、蚕沙、桑枝、苍术各3 g，桂枝15 g，鸡血藤5 g。每日1剂，水煎服。服上方20余剂后患肢肤冷转温，微有汗出，水肿见消，伸屈自如，但仍不能站立，上方去防风、苍术，加黄芪，40余剂后能站立步行，予十全大补汤善后。半年后随访，一切正常。（《浙江中医杂志》，1983年第3期）

2. 妙法解析：此方要注意随症加减，发热口渴加钩藤、知母；湿热偏盛偏重加苍术、黄柏；病久气虚加党参、黄芪；上肢瘫加羌活、下肢瘫痪加续断；患肢肌色苍白隐青、肢冷加红花、桂枝、鸡血藤。脊髓灰质炎瘫痪期，热去湿不解，复与火并，则多成风湿之候，故予祛风除湿、活血通络之剂而获效。脊髓灰质炎是由微小的特异性核糖核酸病毒引起的一种急性传染病。病毒存在于患者的鼻腔分泌物和粪便中，通过消化道传播，早期也可经飞沫传播，邪毒由口、鼻侵入肺、胃二经，首先出现发热、咳嗽、咽红或呕吐、腹泻等"邪犯肺胃"的证候。继而邪毒侵犯脊髓，流注经络，使相应部位经络阻塞，气血运行不畅，出现肢体疼痛等症。嗣后因血虚不足，不能荣养百骸，肝肾受累，出现手足痿弱，弛纵不收之症。本病不同于一般温邪袭肺或暑湿壅阻肠胃的病证，而是肺、胃、肝、肾四经相断受病，津血、肌肉、筋骨均受损的疾病。临床常分为前驱期、瘫痪前期、瘫痪期-恢复期、后遗症期四期。前驱期热退后，经过1～6日的静止时间，热度又起，显示双峰热型，颈背、肢体疼痛，感觉过敏，转侧不利，拒绝抚抱，烦躁或嗜睡，汗多，舌红，苔腻，为邪入经络，湿热壅滞，经隧阻遏，气血运行不畅所致而进入瘫痪前期。若肢体出现不同程度的弛缓性瘫痪，分布不规则，可为一块或一组肌群，可为单侧或双侧，以下肢较多见，深浅反射均消失，皮肤感觉正常，苔腻渐化，脉濡，此为邪热渐清而津气亏损，气血失调，筋脉失养所致而进入瘫痪期。

（三）脊髓灰质炎后遗症（杨烈旺医案）

1. 病历摘要：高某，男，3岁。经某县医院诊断为脊髓灰质炎后遗症，多方诊治无效而来诊。检查：体质欠佳，面色无举，食欲不振；右足萎软不能站立，膝反射及足跖反射均消失，大腿肌肉较健侧萎缩2 cm，小腿较健侧萎缩1.5 cm，患肢皮温较健侧低。素体欠佳，病发1个月，湿痹之邪已入经络，本系列方由外浴方、内服方组成。外浴方：生草乌、干姜各20 g，桂枝、伸筋草、川芎、丹参各15 g，络石藤、鸡血藤各50 g。将上药浸入8～10倍量清水中15分钟，再煎汁2次，每次30分钟，共得药液2500～3000 mL。待稍凉至38 ℃～40 ℃时，加入白酒100～200 mL备用。内服方：龟甲、当归、牛膝、萆薢、木防己、苍术、黄柏、肉苁蓉、枸杞子、葛根、地龙、蕲蛇（原方未注明药量）。外浴方：将制好备用药液浸泡患处，每日1～2次，每次30分钟。内服方：水煎服。嘱服上方加鸡内金、神曲、黄芪，并药浴。15剂后，患肢皮温恢复正常，神经反射恢复，已能站立，气色好转，但肌肉萎缩未能改善。续用前法，再加服马钱子酊，每日0.5 mL，鹿角骨5 g。2个月后，肌肉萎缩及行走均恢复正常。停用上法，改服健步虎潜丸1个月而痊愈。（《浙江中医杂志》，1984年第8期）

2. 妙法解析：本系列方外浴方用草乌、干姜、桂枝温经散寒，川芎、丹参、鸡血藤活血化瘀，伸筋草、络石藤祛风除湿，酒能活血，引药归经。内服方中用龟甲滋阴潜阳、益肝健骨，当归、牛膝通经活血，萆薢、木防己、苍术、黄柏清热燥湿，肉苁蓉、枸杞子补肝肾、益精髓，葛根清热解肌，地龙、蕲蛇透骨通络搜风。

（四）脊髓灰质炎后遗症（广西忻城县龙马医院医案）

1. 病历摘要：谢某，男，17岁。患脊髓灰质炎后遗症已15年，左下肢麻痹。入院时检查：有5个肌群肌力为2级，6个肌群肌力为4级，膝挛缩10°，足跟不着地12 cm，中度跛行。本系列方由内服方、熏洗方、穴位注射方组成。内服方：牛耳风150 g，甘草6 g。穴位注射方：从牛耳风中提取注射液，每2 mL相当原生药4 g。内服方：以上方药加水2000 mL，煎成500 mL。1～3岁，每日服200～300 mL；4～6岁，每日服300～400 mL；7～15岁，每日服400～500 mL，均分3次服。16岁以上可酌情增加药量。上方药渣加水复煮，煮沸半小时去渣留水，先熏后洗，每日1次。将患肢置于滚烫的药液蒸气上，直至蒸气减少不能熏时，再用毛巾浸取药液，洗擦患肢受累肌群，反复多次，至药液冷却为止。穴位注射：隔日行穴位注射1次，每穴2 mL，每次2～3个穴位，选取患肢麻痹肌群上的穴位或肌肉神经运动点。经治疗后于同年8月7日出院，出院时检查：各肌群肌力普遍提高1～2级，膝挛缩消失，足跟不着地已完全矫正，中度跛行变为轻度跛行，判为显著进步而出院。（《广西中医药》，1978年第3期）

2. 妙法解析：牛耳风又称黑风藤，为番荔枝科瓜馥木属植物。该植物为木质藤本，多生于山谷和路旁林下。药用其干燥茎，是一种温性药物，具有驱风、活血、通络、祛湿、强筋骨等功效，对促进瘫痪肢体的恢复及萎缩肌群的生长发育有一定的作用，用以治疗脊髓灰质炎后遗症有较好的效果。

三、文献选录

脊髓灰质炎是由一组亲神经病毒引起的急性传染病。主要损害脊髓前角细胞，导致运动神经纤维变，使支配的肌肉产生弛缓性瘫痪。脊髓损害以腰段颈椎为主。脑干或大脑也可被侵袭。神经原受毁坏，瘫痪不能恢复；如充血水肿挤压可不同程度或完全恢复。瘫痪特点是弛缓性、双侧不对称，不按周围神经干支配区分布，不伴感觉障碍非均衡性。本病好发于5岁以下儿童，故称"小儿麻痹症"。脊髓灰质炎在世界各国都有，我国农村多于城市，人群中感染，季节以夏秋两季（6～9月）多见。传染原是患者和健康带病毒者，以胃肠道和呼吸道传染。本病主要以预防为主。后遗症部分可通过手术恢复功能和矫正畸形。

（一）临床表现

本病潜伏期为8～12日，临床上可分为多种类型：①隐性感染；②顿挫型；③无瘫痪型；④瘫痪型。

1. 前驱期：主要症状为发热、食欲不振、多汗、烦躁和全身感觉过敏；亦可见恶心、呕吐、头痛、咽喉痛、便秘、弥漫性腹痛、鼻炎、咳嗽、咽渗出物、腹泻等，持续1～4日。若病情不发展，即为顿挫型。

2. 瘫痪前期：多数患者由前驱期进入本期，少数于前驱期症状消失数日后再次发热进入本期，亦可无前驱期症状而从本期开始。患儿出现高热、头痛、颈背、四肢疼痛，活动或变换体位时加重。同时有多汗、皮肤发红、烦躁不安等兴奋状态和脑膜刺激征阳性等神经系统体征。小婴儿拒抱，较大婴儿体检可见：①三脚架征，即患者坐起时需用两手后撑在床上如三脚架，以支持体位。②吻膝试验阳性，即患者坐起、弯颈时唇不能接触膝部。③头下垂征，即将手置患者肩下，抬起其躯干时，正常者头与躯干平行。此时脑脊液出现异常，呈现细胞蛋白分离现象。如病情到此为止，3～5 日后热退，即为无瘫痪型，如病情继续发展，则常在瘫痪前 12～24 小时出现腱反射改变，最初是浅反射，以后是深腱反射抑制。因此早期发现反射改变有重要临床诊断价值。

3. 瘫痪期：临床上无法将此期与瘫痪前期截然分开，一般于起病后 2～7 或第 2 次发热后 1～2 日出现不对称性肌群无力或弛缓性瘫痪，随发热而加重，热退后瘫痪不再进展。多无感觉障碍，大小便功能障碍少见。根据病变部位可分为以下几型：①脊髓型，此型最为常见。表现为弛缓性瘫痪，不对称，腱反射消失，肌张力减退，下肢及大肌群较上肢及小肌群更易受累，但也可仅出现单一肌群受累或四肢均有瘫痪，如累及颈背肌、膈肌、肋间肌时，则出现梳头及坐起困难、呼吸运动障碍、矛盾呼吸等表现。②延髓型，又称球型，系颅神经的运动神经核和延髓的呼吸、循环中枢被侵犯所致。此型较少见，呼吸中枢受损时出现呼吸不规则，呼吸暂停；血管运动中枢受损时可有血压和脉率的变化，两者均为致命性病变。颅神经受损时则出现相应的神经麻痹症状和体征，以面神经及第 X 对颅神经损伤多见。③脑型，此型少见。表现为高热、烦躁不安、惊厥或嗜睡昏迷，有上运动神经元痉挛性瘫痪表现。④混合型，以上几型同时存在的表现。

4. 恢复期：一般在瘫痪后 1～2 周，瘫痪从肢体远端开始恢复，持续数周至数月，一般病例 8 个月内可完全恢复，严重者需 6～18 个月或更长时间。

5. 后遗症期：严重者受累肌肉出现萎缩，神经功能不能恢复，造成受累肢体畸形。部分瘫痪型病例在感染后数十年，发生进行性神经肌肉软弱、疼痛，受累肢体瘫痪加重，称为"脊髓灰质炎后肌肉萎缩综合征"，病因不明。

（二）常规治疗

目前尚无药物可控制瘫痪的发生和发展，主要是对症处理和支持治疗。治疗原则是减轻恐惧，减少骨骼畸形，预防及处理合并症，康复治疗。

1. 卧床休息：患者卧床持续至热退 1 周，隔离 40 日，以后避免体力活动至少 2 周。卧床时使用踏脚板使脚和小腿有一正确角度，以利于功能恢复。

2. 对症治疗：可使用退热镇痛剂、镇静剂缓解全身肌肉痉挛、不适和疼痛；每 2～4 小时湿热敷一次，每次 15～30 分钟；热水浴亦有良效，特别对年幼儿童，与镇痛药合用有协同作用；有条件可静脉输注丙种球蛋白 400 mg/（kg·d），连用 2～3 日，有减轻病情作用。早期可应用干扰素，每日 100 万 U，肌内注射，14 日为 1 个疗程；轻微被动运动可避免畸形发生。

3. 瘫痪期：

（1）正确的姿势：患者卧床时膝部稍弯曲，髋部及脊柱可用板或沙袋使之挺直，踝关节成 90°。疼痛消失后立即做主动和被动锻炼，以避免骨骼畸形。

（2）适当的营养：应给予营养丰富的饮食和大量水分，如因环境温度过高或热敷引起出汗，则应补充钠盐。厌食时可用胃管保证食物和水分摄入。

（3）药物治疗：促进神经传导功能药物如地巴唑、加兰他敏、维生素 B_{12} 等；继发感染者选用适宜的抗生素治疗。

（4）延髓型瘫痪：①保持呼吸道通畅。采用低头位（床脚抬高成 20°～25°）以免唾液、食物、呕吐物等吸入，最初数日避免胃管喂养，使用静脉途径补充营养。②每日测血压 2 次，如有高血压脑病，应及时处理。③声带麻痹、呼吸肌瘫痪者，需行气管切开术，通气受损者，则需机械辅助呼吸。

4. 恢复期及后遗症期：尽早开始主动和被动锻炼，防止肌肉萎缩。也可采用针灸、按摩及理疗等，促进功能恢复，严重肢体畸形可手术矫正。

（三）预防

1. 主动免疫：对所有小儿均应口服脊髓灰质炎减毒活疫苗进行主动免疫。基础免疫自出生后 2 个月开始，连服 3 剂，每次间隔 1 个月，4 岁时加强免疫一次。目前国际上逐步采用脊灰灭活疫苗替代口服脊髓灰质炎减毒活疫苗进行主动免疫，国内也有试行。

2. 被动免疫：未服用疫苗而与患者密切接触的小于 5 岁的小儿和先天性免疫缺陷的儿童应及早注射免疫球蛋白，每次 0.3～0.5 mL/kg，每日 1 次，连用 2 日，可防止发病或减轻症状。

第五节　脊髓空洞症

一、病证概述

脊髓空洞症就是脊髓的一种慢性、进行性的病变。病因不十分清楚，其病变特点是脊髓（主要是灰质）内形成管状空腔以及胶质（非神经细胞）增生。常好发于颈部脊髓。当病变累及延髓时，则称为延髓空洞症。

二、妙法解析

脊髓空洞症（李红霞医案）

1. 病历摘要：李某，男，42 岁。患者自述 5 年前无明显原因，出现右上肢麻木、疼痛、怕冷，逐渐出现手部、前臂肌肉萎缩，握拳无力，手指拘挛不能伸直，皮肤粗糙。专科体格检查：右上肢远端肌力Ⅳ级，近端Ⅴ级，肌张力减低，腱反射减弱，左上肢及双下肢肌力Ⅴ级，肌张力、腱反射正常，右上肢至胸背部呈分离性感觉障碍。舌淡红，有瘀点，舌苔薄白，脉沉细涩。辅助检查：MRI 示：脊髓空洞症（颈段）。肌电图：右上肢神经源性异常。治宜填精益髓，充督活络，予以益髓灵胶囊（由人参、鹿茸、菟丝子、何首乌、枸杞子、羊脊髓、全蝎、鸡血藤等组成，每粒重 0.4 g）口服，每次 10 粒，每日 3 次。并配以肾督长蛇大灸及华佗夹脊穴针刺。肾督长蛇大灸治疗：大灸粉用陈醋和蜂蜜按 7：3 比例适量调和，制成厚约 1.0 cm，宽约 4.0 cm，长约 10.0 cm 的药饼，置于患者脊柱正中（肾督循行部位），将艾绒捏紧呈长条状，放置药饼上，点火燃尽即可，2 日 1 次（注意防止烫伤）。针刺治疗：以华佗夹脊穴为主，配以脾俞、肾俞、肝俞，采用补法，每次留针 30 分钟，每日 1 次。2 个月为 1 个疗程，观察 3～6 个疗程。治疗 40 余日，冷感消失，麻木、疼痛等症有改善，右手握拳较前有力。连续治疗 8 个月，诸症明显好转，萎缩肌肉明显增长，肌力基本恢复正常，双手指已能伸直，感觉障碍也有明显改善。继服益髓灵胶囊，以巩固疗效。（《辽宁中医杂志》，2005 年第 8 期）

2. 妙法解析：脊髓空洞症，多属中医学"痿证""痹证"范畴。笔者总结古代文献，并结合现代研究，根据本病发病部位及特点，经过多年临床实践，对本病进行探索，发现其病机特点与肾督和络脉病理变化密切相关，首次提出从肾督空虚，络瘀失荣论治脊髓空洞症。脊髓空洞症表现为一侧或双侧的节段性分离感觉障碍，以及传导束型感觉障碍及营养障碍。虽然临床症状主要表现在四末，但病位在脊髓，病机之本在于肾精亏损，督脉空虚，标为络脉瘀阻，失于荣养。肾精亏损，督脉空虚，四肢肌肉百骸失于温煦濡养，则表现为肌肉萎缩无力；督阳匮乏，温煦推动无力，气血运行不畅，络脉瘀阻"不通则痛"；亦可因督阳不足，络脉失于温煦，或因寒邪外伤脊络绌急，而见自发性疼痛；精亏督虚，络行不畅，络虚失荣，可有肢体麻木不仁或疼痛。故治疗当填精益髓，充养督脉，以治其本；养血活血通络，以治其标。益髓灵胶囊由人参、鹿茸、菟丝子、何首乌、枸杞子、羊脊髓、全蝎、鸡血藤等组成。鹿茸甘温，入肝肾，归奇经，生精益血，补肾督之阳，为君药。《本草纲目》谓其"生精补髓，养血益阳，强筋健骨，治一切虚损"。君药人参，甘微温，入五脏，补元气。气充而脏腑功能旺盛，精血化生充足。臣药菟丝子，性味辛甘，归肝肾，入奇经，补阳益精，助君药鹿茸补肾益精，温阳助督。《本经逢原》谓："菟丝子，祛风明目，肝肾气分也。其性味辛温质黏，与杜仲之壮筋暖腰膝无异。其功专于益精髓，坚筋骨。"二臣药合用，助君药益气生精，温补肾督。何首乌甘、微温，归肝肾心经，补肝肾，益精血。《开宝本草》谓其："益血气，黑髭鬓，悦颜色，久服长筋骨，益精髓，延年不老。"枸杞子性味甘平，归肝肾肺经，滋补肝肾之阴。《本草经集注》谓其能"补益精气，强盛阴道"。二佐药生精益血，调补肝肾，加强君臣药补肾益精之能。鹿茸配菟丝子益精生血，偏补肾督之阳；何首乌合枸杞子益阴生血，偏补肝肾之阴。四药同用，共起阴阳并调，精血同补之效。鸡血藤性味苦温，归肝经，行血补血，舒筋活络；全蝎性味辛平，归肝经，息风止痉，通络止痛。二佐药合用，养血活血，解痉通络，治疗络脉病变。使药羊脊髓，入脊髓以髓补髓。诸药合用共奏调阴补阳，填精生血，益髓充督，活血通络之效。配以火灸、华佗夹脊穴等针灸疗法，临床取得了显著疗效。从肾督空虚，络瘀失荣，论治脊髓空洞症，切中病机，疗效显著，值得临床进一步研究观察。

三、文献选录

脊髓空洞症是一种缓慢进行性的脊髓变性疾病，病理特征是髓内有空洞形成及胶质增生，典型的临床症状为疾病变节段分离性痛温觉丧失，以及病灶支配区的肌肉萎缩与营养障碍。病因尚不明确，可能与先天性发育异常、先天性血管疾患、脑脊液动力学异常及外伤等有关，也可继发于脊髓损伤、脊髓出血等。目前西医多应用手术、神经营养药及维生素类药物进行治疗，疗效不肯定。

（一）脊髓空洞症的病因

确切病因尚不清楚，可分为先天发育异常性和继发性脊髓空洞症两类，后者罕见。

1. 先天性脊髓神经管闭锁不全本病常伴有脊柱裂，颈肋，脊柱侧弯，环枕部畸形等其他先天性异常支持这一看法。

2. 脊髓血液循环异常：引起脊髓缺血，坏死，软化，形成空洞。

3. 机械因素：因先天性因素致第四脑室出口梗阻，脑脊液从第四脑室流向蛛网膜下隙受阻，脑脊液搏动波向下冲击脊髓中央管，致使中央管扩大，并冲破中央管壁形成空洞。

4. 其他：如脊髓肿瘤囊性变、损伤性脊髓病、放射性脊髓病、脊髓梗死软化脊髓内出血、坏死性脊髓炎等。

（二）脊髓空洞症的临床表现

发病年龄31～50岁，儿童和老年人少见，男多于女，曾有家族史，脊髓空洞症的临床表现有三方面，症状的程度与空洞发展早晚有很大关系，一般病程进展较缓慢，早期出现的症状多呈节段性分布，最先影响上肢，当空洞进一步扩大时，髓内的灰质和其外的白质传导束也被累及，于空洞腔以下出现传导束功能障碍，因此，早期患者的症状比较局限和轻微，晚期症状则表现广泛甚至出现截瘫。

1. 感觉症状：据空洞位于脊髓颈段及胸上段，偏于一侧或居于中央，出现单侧上肢与上胸节之节段性感觉障碍，常以节段性分离性感觉障碍为特点，痛、温觉减退或消失，深感觉存在，该症状也可为两侧性。

2. 运动症状：颈胸段空洞影响脊髓前角，出现一侧或两侧上肢弛缓性部分瘫痪症状，表现为肌无力及肌张力下降，尤以两手的鱼际肌，骨间肌萎缩最为明显，严重者呈现爪形手畸形，三叉神经下行根受影响时，多发生同侧面部感觉呈中枢型痛，温觉障碍，面部分离性感觉缺失形成所谓"洋葱样分布"，伴咀嚼肌力弱，若前庭小脑传导束受累，可出现眩晕、恶心、呕吐、步态不稳及眼球震颤，而一侧或两侧下肢发生上运动元性部分瘫痪，肌张力亢进，腹壁反射消失及巴宾斯基征阳性，晚期病例瘫痪多加重。

3. 自主神经损害症状：空洞累及脊髓（颈 8 颈髓和胸 1 胸髓）侧角之交感神经脊髓中枢，出现 Horner 综合征，病变损害相应节段，肢体与躯干皮肤可有分泌异常，多汗或少汗症是分泌异常的唯一体征，少汗症可局限于身体的一侧，称之为"半侧少汗症"，而更多见于一侧的上半身，或一侧上肢或半侧脸面，通常角膜反射亦可减弱或消失，因神经营养性角膜炎可导致双侧角膜穿孔，另一种奇异的泌汗现象是遇冷后排汗增多，伴有温度降低，指端、指甲角化过度，萎缩，失去光泽，由于痛、温觉消失，易发生烫伤与创伤，晚期患者出现大小便障碍和反复性泌尿系感染。

根据慢性发病和临床表现的特点，有节段性分离性感觉障碍，上肢发生下运动神经元性运动障碍，下肢发生上运动神经元性运动障碍等，多能做出明确诊断，结合影像学的表现，可进一步明确诊断。

（三）脊髓空洞症的常规治疗

1. 手术治疗：引流空洞内异常灌流的液体及消除引起脊髓空洞的原因是主要目的。根据空洞临床表现、类型，并结合磁共振检查进行选择。

2. 物理治疗：主要是改善全身各个关节活动度和残存肌力增强训练，以及平衡协调动作和体位交换及转移动作。如卧位到坐位、翻身、从床到轮椅、从轮椅到厕所马桶等移动动作。

3. 饮食疗法：日常生活应以高纤维、低脂肪、低油、低胆固醇饮食为主。饮食摄取上应避免高热量食物，如油炸、肥肉、甜点、蛋糕、冰淇淋或汽水、红茶饮料等。

4. 放射治疗：目前已经很少用了，因疗效不确切不能及时发现病灶。

5. 康复训练：适当锻炼，避免剧烈动作而引起静脉压升高。做弯曲躯胸部靠近大腿的动作，空洞扩大的风险就大大降低了。从胚胎时期开始预防性治疗而防止出生缺陷的后脑畸形的产生。妊娠期饮食补充叶酸能减少某些出生缺陷的产生。

第六节　足跟痛

一、病证概述

足跟一侧或两侧疼痛，不红不肿，行走不便，称足跟痛，又称脚跟痛。是由于足跟的骨质、关节、滑囊、筋膜等处病变引起的疾病。常见的为跖筋膜炎，往往发生在久立或行走工作者，长期、慢性轻伤引起，表现为跖筋膜纤维断裂及修复过程，在跟骨下方偏内侧的筋膜附近处骨质增生及压痛，侧位 X 线片显示跟骨骨刺。但是有骨刺不一定有足跟痛，跖筋膜炎不一定有骨刺。中医学认为，足跟痛多属肝肾阴虚、痰湿、血热等所致。肝主筋、肾主骨，肝肾亏虚，筋骨失养，复感风寒湿邪或慢性劳损便导致经络瘀滞，气血运行受阻，使筋骨肌肉失养而发病。其主要表现为单侧或双侧足跟或脚底部酸胀或针刺样痛，步履困难。多因跖筋膜创伤性炎症、跟腱周围炎、跟骨滑囊炎、跟骨骨刺及跟骨下脂肪垫损伤引起，发病多与慢性劳损有关。临床上主要有：

跟腱周围炎、跟骨骨刺、跟骨骨膜炎、跟骨下脂肪垫损伤、跟骨骨折、跟骨皮下滑囊炎、跗骨窦软组织劳损、跟骨结核、肿瘤等。足跟痛最常见的原因是长期、慢性、轻微外伤积累引起的病变，表现为筋膜纤维的断裂及其修复过程。在跟骨下方偏内筋膜附近处可有骨质增生，形成骨峰。跖筋膜炎不一定都伴有骨刺，有跟骨骨刺的人也不一定都有足跟痛。跖筋膜炎引起的足跟痛可以自然治愈。垫高足跟，减轻跟腱对跟骨的拉力，前足跖屈，缓解跖筋膜的张力，都可使症状减轻。

二、妙法解析

（一）双足跟痛（马振芝、康然忠医案）

1. 病历摘要：韩某，女，50岁。双跟骨疼痛多年，经用9剂中药热敷外洗治愈。近因行走劳累，疼痛复发，症状如初而再诊。查体：足跟前内侧压痛明显。双足跟侧位X线片示骨刺形成。药用葛根、川牛膝、花椒、川羌活、透骨草、苍术、丹参、细辛、生川乌、生草乌、艾叶各30 g，米醋250 g。将上药用纱布包裹，放锅内凉水浸泡20～30分钟，煮沸煎约30分钟后将药液倒入盆内加醋，先用2块小方巾蘸药液交替热敷痛处（谨防烫伤），待水温降至45 ℃左右时，将患足浸入盆内或用药水洗患膝，并不停地揉搓患处。若水温下降可加温再浸洗，每次洗1小时左右，每日1次。每剂药可洗3次，一般洗后即可见效，9剂可愈。经中药外洗6剂而愈，至今未有复发。（《中华中医骨伤科杂志》，1988年第1期）

2. 妙法解析：以活血化瘀、温经通络止痛的丹参、生川乌、细辛等中药热敷外洗，可引起局部充血和红细胞浸润等生理性防御反应，促进气血流通，改善局部的血液循环，控制炎症反应而达到止痛的目的。

（二）双足跟痛（邢春先医案）

1. 病历摘要：柳某，男，70岁。双足跟疼痛半年，经X线摄片诊为双跟骨骨刺。药用白芷、白术、防风各10 g。取棉布1块，将上药包起，放清水内浸泡10分钟，另取砖头1块，在平面上拓出1个凹窝，放炉火中烧红，离火源后向砖内的凹窝内倒食醋100 g，再把药袋放在醋砖上，随即将患足底部踏在药袋上约20分钟。每日1剂，连用3～5剂。经用上方4剂，症状全消。（《新中医》，1990年第2期）

2. 妙法解析：本方白芷祛风燥湿、消肿止痛，白术燥湿利水，防风祛风止痛，食醋的醋离子有较强的渗透作用，热砖能加快醋离子随同中药的作用很快渗透到组织中，起到活血、化瘀而达治疗目的。

三、文献选录

足跟痛是由急性或慢性损伤引起的以足跟着力部疼痛为主的病症，急性损伤引起者，表现为足跟着力部急性疼痛，不敢走路，尤其在凹凸不平的路上更畏行走，局部微肿，压痛明显。慢性者主要表现为起病缓慢，每天早晨开始下床站立时疼痛较重，行走片刻后则痛减，若行走过久则又感疼痛难行。多数为一足发病，偶有两侧足跟俱痛者。本病多发于中老年女性，常因肝肾不足，筋骨衰弱，足跟负重增加等原因引起。

（一）历代文献选录

《诸病源候论》称足跟痛为"脚根颓"。并曰："脚根颓者脚跟忽痛，不得着也，世俗呼为脚根颓。"《丹溪心法》及后世医家都称为"足跟痛"。足跟部为肾经之所主，足少阴肾经起于足下趾，斜行足心，至内踝后，下入足跟。足跟处乃阴阳二跷发源之所，阳跷脉、阴跷脉均起于足跟，阳跷脉、阴跷脉各主人体左右之阴阳，肾为人之阴阳之根本，藏精主骨生髓，因此足跟痛与人体肾阴、肾阳的虚损密切相关，足跟痛症多发于中、老年人的原因所在。在肾虚的基础上可夹有寒湿或湿热。足居下，而多受湿，肾虚正气不足，寒湿之邪，乘虚外侵，凝滞于下，湿郁成热，湿热相搏，致经脉郁滞，瘀血内阻，其痛作矣或足部有所损伤，亦可致瘀血内阻。故足跟痛症其病，以肾虚为本，瘀滞为标，外邪多为寒湿凝聚。

（二）名家手法选录

1. 葛长海手法：让患者取俯卧位，术者用木锤或硬橡胶锤进行锤击，锤击时的用力要准确而轻快，不可用力过猛。也可用"T"形棍用力顶压。对年老体弱的患者，可用拇指刮法，用力刮足跟压痛处。

2. 林如高手法：患者俯卧位，术者双手握住患肢，在痛点及其周围做按摩、推揉手法，以温运气血，减轻疼痛。

3. 李绍启手法：患者取坐位，穿硬质平底鞋，在平坦硬质地面上，将患足足跟最痛处踩在直径 5 cm 左右的铁球上，使铁球在足跟下旋转滚动，此法称为滚跟。开始滚时足跟疼痛，一会疼痛减轻，这时可逐渐增加足跟对铁球的压力，用力持续滚跟 10～15 分钟后，用足跟痛部在铁球上踩 10～20 下，用力的大小以患者能忍受为度。每日 2～3 次。若双足患病可同时进行治疗。

4. 马在山手法：

（1）按摩法：患者取俯卧位，术者立于旁，从患肢小腿腓肠肌起，至跟骨基底部止，自上而下用抚摩法、揉捏法、推按法、点压法、叩击法，顺序施术，使局部术后有热胀及轻松感。也可配合点压临近穴位，临床辨证常用穴：三阴交、金门、中封、太冲、大钟、照海、昆仑、申脉，以助行气活血、通络止痛，适用于各类型治疗。

（2）锤击法：患者俯卧屈膝位，足心向上，术者摸准骨刺部位压痛点，一手握住患者踝部固定，另一手拿木锤先轻叩击，最后用力叩击痛点，以击破局部滑囊为主。

5. 孙维良手法：①患者俯卧，术者用一手五指指面自腓肠肌腘窝处向跟腱处捏拿，并点压承山穴，以缓解肌肉痉挛。②患者俯卧，术者拇指与示指的指面在跟骨内外两侧提捏，再用拇指、示指二指相对挤压太溪、昆仑穴，以改善跟骨周围血液循环，通经活络。③患者侧卧，术者用拇指指尖按压足根处压痛点，若是跖腱膜炎引起的足跟痛，可用拇指指面推揉跖腱膜，以消散瘀滞。④对跟骨骨刺所致足跟痛者，在采用以上方法的同时，让患者俯卧，屈膝，足底向上，术者用木锤或硬橡胶锤在痛点处锤打，用力宜轻快准确，不可用力过猛，若是老年患者，可改用拇指指尖按压。

6. 王启民手法：按揉压痛处，用手掌或拇指按推足心及足跟，由前向后反复 20～30 次。按揉涌泉、太冲、然谷、太溪、昆仑、解溪。拿捏足跟的内、外、后缘。最后用手掌搓足心和足跟各 50 次。

7. 王中衡等手法：①患者仰卧。术者立于旁边，一手扶住患者两足跟下方，另一手及前臂扶住两膝前下方，尽量屈髋膝，此时患者双膝、足应并拢，然后做骨盆的左右旋转运动各 10 次。在此旋转活动中，应使患者尾骶部尽量离开床面。②患者侧卧，患肢在下，健肢在上，行腰椎斜扳法。③用拇指端点按跟骨内侧、后侧及后下方的 3 个疼痛最明显的部位，即 3 个痛点处各点按 3 分钟。

8. 杨希贤手法：①患者俯卧，屈膝 90°，术者双拇指叠按于足跟底痛点处，双手余指扶踝部两侧，然后拇指用力自痛点处向后推按，反复数次，至足跟底发热为止。②术者一手握前足掌，尽量将其背伸，另一手握拳猛力叩击痛点 10 余下，继而以拇指按揉痛点。③将踝关节反复屈伸活动数次。

9. 杨忠、杨以庭手法：器械木棒捶击法。患者俯卧于床上，患者屈膝，足底向上，先触明压痛点，术者一手握足前掌，另一手持木棒（接触皮肤处的一头宜为方形），对准压痛点处，先用轻力捶击 5～10 下，后突然改用重力猛击 2～3 下后结束，让患者下床试之，大部分治 1 次痛止而愈，若未全消者，过 3～5 日后再用上法重复 1 次。

10. 张长江手法：①揉跟腱法。患者俯卧，术者双手拇指、示指从两侧拿起跟腱，然后逐渐放松，同时进行揉按。②术者以拇指揉压涌泉，点按承山、委中、仆参、申脉、照海。③术者一手拇指与四指分开拿按患足踝关节，另一手拇指在足跟外侧缘沿足跟脂肪垫周围反复点掐。④术者一手拿按患足踝关节，另一手以拇指指峰在跟骨下脂肪垫处用力揉按 3～5 分钟。⑤创擦足跟法。术者以两手五指交叉，两掌跟分别从两侧夹挤跟骨，缓缓用力揉动跟骨，并左右旋动 3～5 次，反复擦揉，直至足跟部感到发热。⑥加减手法：跟骨皮下滑囊炎，加拇指刮滑囊炎，捏揉小腿；跟骨骨质增生，用木锤或硬橡胶锤进行锤击，锤击时用力要准确而轻快。用"T"形棍用力顶压，以痛镇痛法，3～4 次即可。对老年体弱患者用拇指刮法，用力刮足跟压痛处。跟骨下脂肪垫及跟骨下骨膜炎，急性期用足跟揉法，点接水泉、仆参穴。慢性期同跟骨增生治疗法。跖腱膜炎，加揉涌泉穴，推跖腱膜法。

（三）临床验案选录

1. 韩启利自拟方治疗老年足跟痛：赵某，男，67 岁。一年前因过劳出现右足跟疼痛，影响行走，稍劳即疼痛加重，舌暗红，苔白，脉细。辨证：肝肾亏虚，髓窍失养。治则：滋补肝肾，强健筋骨。药用生地黄、熟地黄各 30 g，鸡血藤、肉苁蓉、骨碎补、淫羊藿各 20 g，炒莱菔子 10 g，牛膝、牡丹皮各 15 g，黄柏 10 g，制乳香、制没药各 15 g。每日 2 次，饭后上方服用，服 9 剂，行走如平。（《河南中医》，1989 年第 3 期）

2. 孟凡一验案：李某，女，50 岁。患足跟痛 4 年余，行走困难，晨起尤甚。经 X 线片示：跟骨骨质增生。服用多种药物少效，今用骨刺散外敷。药用鸡血藤、何首乌、赤芍、寻骨风各等份，共研细末。取醋适量，取药末调成糊状，敷于足跟部，预备砖 1 块，烘烤使热，将足跟踏于热砖上。每日 1 次，每次 0.5～1 小时。7 日为 1 个疗程，一般 2 个疗程可愈。后用上法治疗 12 次痊愈，随访 3 年未发。（《浙江中医杂志》，1990 年第 10 期）

3. 朱长生骨刺浸剂治疗跟骨骨刺：沈某，女，46 岁。右足跟底中部痛半年余，有时足不落地也痛，落地疼痛加剧。摄 X 线片示：右足跟外突骨刺向跟前屈曲。诊断：右足跟外突骨刺。药用土鳖虫 40 g，五灵脂、白芥子、制何首乌、三棱各 30 g，威灵仙、楮实子、马鞭草、苏木、海带、皂角刺、蒲公英、延胡索、汉防己各 60 g，食醋 100 mL，鲜葱 100 g。先将中药加水约 2 倍量，用旺火煮沸后，再煎 3～5 分钟。鲜葱连根须洗净，摘断放足浴盆内，再倒进食醋约 100 mL（150 g 左右）。将煎好的药汁连药渣一起倒进放有醋、葱的足浴盆内。趁药液温热时，把患脚跟放进药内浸泡半小时以上，浸后揩干。每日浸 2 次。继续浸用时，可将药再煎后用。每包药浸 2 日后，更换新药，按上法煎浸。骨刺浸剂 3 剂，浸足。同月 25 日随访：诉诊治已痛止，故未来复诊。复查 X 线片示：跟骨结节间皮质结构由致密变为疏松组织影像，原骨刺致密质变为疏松结构影像。（《新中医》，1984 年第 10 期）

4. 吴洪龄鹿角胶丸加减治疗中老年足跟痛：经某，女，38 岁。患者左足跟疼痛历时一年余，始轻渐重，以致不能落地。X 线片示：左足跟后结上骨质增生。患者畏惧手术治疗遂来诊。诊见足部发凉，以跟为著，不耐久立，面色少华，头昏耳鸣，视力减退，腰膝酸软，舌淡苔薄，脉沉细无力。证属肝肾亏损，髓海空虚。方用鹿角胶丸加减。药用鹿角胶（烊）、熟地黄各 25 g，黄芪、党参、茯苓、枸杞子各 20 g，当归、杜仲、白术、牛膝、菟丝子各 15 g，龟甲（先煎）30 g。水煎服。治用上法，连服 8 剂，足跟痛顿减，唯足跟尚凉，宗前法加附片 10 g、淫羊藿 15 g，先后加减共服 8 剂，诸恙悉平，步履正常。随访多年，未曾复发。（《浙江中医杂志》，1990 年第 6 期）

5. 江从舟药汁浸泡加热瓶滚动法治疗足跟痛：王某，男，64 岁。左足跟疼痛，特别是坐后立起行走时疼痛加剧，稍走一段路后反而疼痛减轻。左跟底正中部压痛明显，经 X 线片示为左足跟骨骨刺增生。药用威灵仙、生桃仁、生川乌、生草乌、荆三棱、蓬莪术、羌活、独活、五加皮、秦艽、茜草、牛膝、透骨草、凌霄花各 30 g，川芎、血竭各 10 g，细辛 15 g。上药煎汤，趁热先熏患部汗出，然后用毛巾蘸药液趁热外敷，待不烫足时，伸足入药液内浸泡 20 分钟。每日睡前 1 次。渣、液第 2 日重煎后仍可应用。每剂药可用 4 日。经用上法治疗 1 周后疼痛明显好转。续用 1 周，疼痛完全消除。（《中医骨伤科杂志》，1987 年第 3 期）

6. 白忠仁验案：赵某，男，50 岁。2 年前左足跟疼痛，早晨未下床伸腿时有痛感，行走困难。被某医院诊为"左足跟骨刺"，经治疗无效。X 线检查：左足跟骨骨质增厚并于后缘见骨赘凸起，呈刺样增生。药用西红花（或杜红花）1 份，蕲艾叶 2 份，伽南香（或山奈）2 份，生川乌、草乌各 2 份，乳香 4 份，冰片（或樟脑）1 份。上方制成酊剂。取酊剂 20 mL 加冲开水约 2000 mL，盛足浴盆中，趁热先熏后浸泡，浸泡时水温以足能浸下为度。另用 500 mL 的盐水瓶 1 只，内置开水，塞好皮塞，地下放 1 块毛巾，将盐水瓶横倒在毛巾上，患足用药汁浸泡 4～5 分钟后踩在盐水瓶上来回滚 1～2 分钟，再浸热水 3～4 分钟，然后再踩盐水瓶滚动 1～2 分钟。这样反复数次约半小时，每日进行 2 次。用上药治疗 2 日内疼痛明显减轻，1 周后症状消失。（《中国中医骨伤科杂志》，1988 年第 3 期）

7. 夏俊杰验案：魏某，女，40 岁。素有劳累后腰痛史，近两三个月来，右足跟痛日趋加剧，足跟不敢着地，行走十分艰难。经 X 线片，诊断为跟骨骨刺。检查：右足跟压痛，局部不红不肿，舌质淡红，苔薄白，尺脉细弱。辨证为肾虚复受风湿。药用姜黄、栀子、大黄、白蒺藜各 12 g，炮穿山甲 10 g，冰片 5 g。上药研细后，每次用 30 g，加醋调成膏状，夜间外敷于疼痛局部，外以塑料薄膜包扎固定，药干后再加醋，白日取去，20 日为 1 个疗程，不愈者可再用 1～2 个疗程。服上方 6 剂，足跟着地已不痛，继服 22 剂，行走如常，足跟压痛消失。X 线片示跟骨骨刺无明显改变。5 年后随访，局部疼痛未见复发。（《广西中医药》，1981 年第 2 期）

（四）中药辨证分型选录

1. 辨证分 3 型治疗足跟痛 53 例：

（1）肾虚退行性变型：治以补肾壮阳。①外用药：淫羊藿、骨碎补、鸡血藤各 30 g，细辛、防风、白附子、皂角刺各 20 g，天南星、半夏、川乌、草乌各 10 g。②内服药：淫羊藿、黄芪各 40 g，骨碎补、鸡血藤各 30 g，防风、赤芍、白芍、白附子（先煎）各 15 g，皂角刺 10 g，桂枝 6 g。

（2）劳损寒湿型：治以补益气血，散寒强筋。①外用药：黄芪、鸡血藤、白附子各 30 g，续断、土鳖虫、防风各 15 g，皂角刺、细辛、川乌、草乌各 10 g，乳香、没药各 6 g。②内服药：黄芪 40 g，鸡血藤 30 g，续断、防风、赤芍、白芍、白附子（先煎）各 15 g，土鳖虫、皂角刺各 10 g，桂枝 6 g。

（3）损伤瘀血型：治以活血化瘀，通络止痛。①外用药：桃仁、红花、王不留行、木通各 20 g，皂角刺、川乌、草乌、天南星、半夏、山豆根各 15 g，川芎、桂枝、苍术各 10 g。

（4）制法与用法：①外用药。将各方药干燥、研细、混匀即可。上列（1）、（2）型患者和

（3）型中病程在 3 日以后者，均用开水调药，热敷于患部，并在敷药后将患足置于热水袋或热水瓶上热敷；（3）型中病程在 3 日以内者，用冷水调药、冷敷于患部，每日 1～2 次，每次 30 分钟至 3 小时，敷过的药可重复使用 2～3 次。②熏洗法：（1）、（2）型患者和（3）型中病程在 3 日以上者，均可将外敷内服后的药渣或外用方原药加水煎开熏洗患处，每日 1～2 次，每次 20 分钟以上。结果：治愈 38 例，好转 12 例，无效 3 例，总有效率为 94.34％。用药时间最短 3 日，最长 20 日。（《中国中医骨伤科杂志》，1991 年第 5 期）

2. 辨证分 3 型治疗足跟痛 53 例：①损伤型，指有过外伤史，如站立过久、行走过多或跳跑等，痛如钝挫或针刺，压痛点在跟骨结节附近为著。内服桃红四物汤或鸡血藤浸膏片。②骨刺型，X 线片见有骨刺，同时伴有局部症状，足跟部有压痛。内服补肾壮筋汤或抗骨增生片。③痹证型，外伤史不明显，有受寒、着凉史，表现为足跟部肿痛，痛点较为广泛，可至整个足跟部。内服独活寄生汤或木瓜丸。外治法：①按摩叩击法。自我局部按压、揉摩。用木锤叩击足跟，每日 1 次，每次 30～40 下。②中药熏洗。基本方：牛膝、宣木瓜、透骨草、嫩桑枝各 20 g，紫苏叶、制川乌、制草乌各 15 g，食醋 200 mL（后加）。损伤型加刘寄奴 15 g，若骨刺型加威灵仙、海藻、昆布，痹证型加忍冬藤 20 g，红花、麻黄、桂枝各 10 g。上药每剂加水 3000 mL，煎至1500 mL，倒入桶中，熏洗时上面遮盖浴巾，稍凉后可将足放在药液中浸洗。每次 30 分钟，每日 2 次，10 日为 1 个疗程。③贴膏法。取冰片、丁桂散、麝香少许置胶布膏药中外贴患处。结果：治愈 48 例占 91％，好转 4 例占 7％，较差 1 例占 2％。治疗次数最多的 12 次，最少 1 次，一般 3～5 次。（《江苏中医》，1986 年第 3 期）

（五）中药内服报道选录

1. 桃红四物汤加味治疗足跟痛 36 例：药用当归、白芍、熟地黄各 15 g，川芎、桃仁、红花、牛膝各 10 g。水煎服，每日 2 次，1 周为 1 个疗程。脾气虚加党参、黄芪、白术；肾阳虚加淫羊藿、仙茅；风湿甚加细辛、秦艽。结果：46 例中痊愈 18 例，占 61％；显效 11 例，占23.9％；有效 4 例，占 8.6％；无效 3 例，占 6.5％。（《基础医学论坛》，2009 年第 10 期）

2. 八味益肾汤治疗老年人足跟痛 47 例：牛膝 9 g，熟地黄、山茱萸、桑寄生、木瓜各 12 g，山药、白芍各 25 g，甘草 10 g。水煎服，每日 1 剂，15 日为 1 个疗程。结果：痊愈 29 例，占61.7％；好转 14 例，占 29.8％；无效 4 例，占 8.5％，总有效率 91.5％。（《湖南中医杂志》，1989年第 3 期）

3. 芍药甘草汤治疗足跟痛 106 例：生白芍、炒白芍、生赤芍、炒赤芍、生甘草、炙甘草各30 g。症情重者加延胡索 30 g；年老体弱者加生地黄、熟地黄各 15 g。上药水煎 3 次，共取药液约 1000 mL，兑匀后分 4 次于 1 昼夜温服完。结果：服药 4～8 剂全部治愈，足跟疼痛消失，2 年内无复发。（《河北中医》，1990 年第 2 期）

4. 六味地黄丸加味治疗足跟痛 30 例：熟地黄 25 g，山药、山茱萸、当归、焦杜仲、牛膝、木瓜、独活各 12 g，桑寄生、川续断各 9 g，泽泻、茯苓、牡丹皮各 10 g。肾气虚加黄芪、党参、枸杞子；肾阳虚加炮附子、肉桂、淫羊藿；气滞血瘀加川芎、丹参、三七粉；剧痛加全蝎粉、地龙、细辛。每日 1 剂，水煎服。结果：临床痊愈 16 例，好转 12 例，无效 2 例，总有效率 93％。（《陕西中医函授》，2002 年第 1 期）

5. 碎金海桐皮汤治疗足跟痛 65 例：骨碎补、狗脊、海桐皮各 30 g，杜仲、煅自然铜各20 g，千年健、淫羊藿、透骨草、伸筋草、威灵仙、桑枝、姜黄、木瓜、乳香、没药各 15 g。每日 1 剂，水煎，分 3 次服；7 日为 1 个疗程。患者仰卧位，用曲安奈德 40 mg，2％利多卡因2 mL，封闭足跟部压痛点，每周 1 次。用 1～2 个疗程。结果：治愈 50 例，有效 14 例，无效

1 例，总有效率 98.4％。(《中国民族民间医药》，2009 年第 3 期)

6. 羌芎杜仲汤治疗足跟痛 38 例：羌活、川芎、杜仲各 15 g，独活、防己、防风各 10 g，细辛 6 g。有外伤史加桃仁、红花、苏木，有跟骨骨刺加骨碎补、鸡血藤、威灵仙。每日 1 剂，水煎 3 次，取汁 600 mL，分 3 次服。药渣加明矾 80～100 g，米泔水 2000 mL，共煎 15 分钟，去渣取汁，趁热熏、洗和揉擦患处，至药液冷却。保留药液，第 2 次煮沸再用，每日 2 次。7 日为 1 个疗程。经治 1 个疗程。结果：临床治愈 24 例，好转 11 例，无效 3 例，总有效率为 92.11％。(《成都中医学院学报》，1993 年第 4 期)

（六）中药外治报道选录

1. 消肿止痛膏外敷加中药熏洗治疗足跟痛 151 例：药用伸筋草、透骨草、桑枝、红花、苍术、花椒各 30 g，牛膝、防己、桂枝各 15 g，置入加水 3000 mL 的容器中，煮沸后，温火煎 20 分钟，将患足置容器上，利用蒸汽熏浴约 10 分钟，待温度适宜后，将足浸泡于药液中约 30 分钟，至药液冷却。每日 2 次，10 日为 1 个疗程。中药外敷：取独活、芒硝、生天南星、生草乌、皂荚、冰片、丁香、肉桂等药共研为末，用水杨酸甲酯软膏将药末渗入混合均匀，取 20 g 敷于患处，弹性绷带固定。每日更换 1 次，10 日为 1 个疗程。结果：本组 151 例，治疗 1 个疗程症状消失 83 例，2 个疗程症状消失 33 例，治愈共 116 例，占 76.28％；好转 23 例，占 15.23％；无效 12 例，占 7.95％。总有效率 92.05％。(《中医外治杂志》，2010 年第 2 期)

2. 八仙逍遥汤熏洗治疗足跟痛 45 例：八仙逍遥汤，药用防风、荆芥、川芎、甘草各 5 g，当归（酒洗）、黄柏各 10 g，苍术、牡丹皮、花椒各 15 g，苦参 25 g。药共合一处，装白布袋内，扎口，水熬滚，白布袋可改用纱布袋，煮沸后加陈醋 500 mL 稍煮片刻，倒入木制足浴盆内，总量应能保证双足完全浸没，最好采用有盖木桶，可保温及减少药物有效成分挥发。待水温降至适度再双足入其内浸泡 20 分钟，边浸边用双足跟相互搓揉。每日早、晚各 1 次，2 日更换 1 次，7 日为 1 个疗程。治疗 3 个疗程后统计疗效。结果：本组 45 例，62 足中，1 个疗程治愈 21 足，占 33.87％；2 个疗程治愈 32 足，占 51.62％；3 个疗程治愈 5 足，占 8.06％。3 个疗程无效而改用其他疗法 4 足，占 6.45％。治愈率为 93.55％。(《云南中医中药杂志》，2010 年第 8 期)

3. 药熨法治疗足跟痛 193 例：70％的患者为劳损性足跟痛，其余为跟骨滑膜炎、跟腱炎及风湿性足跟痛等。X 线片示大多有骨刺形成。治法：乳香、没药各 90 g，红花、土鳖虫、三七、血竭、川乌、当归、杜仲、川续断、透骨草各 45 g，马钱子 6 g，麝香 1 g。共研细末，分装在 10 cm×7 cm 的双层纱布袋中。用黄酒 2000 mL 浸泡 2 日备用。取一块 10 cm×5 cm×5 cm 左右的铸铁块，将其加热，热度以刚烫手为准，将所炮制好的中药纱布袋置于铁块之上。待蒸气产生后，把患足跟放在纱袋上进行熨治，每次 40 分钟，隔日 1 次。药袋可反复多次使用。结果：本组 193 例，270 个足跟，治疗后做半年随访，痊愈 132 个（44.8％），好转 127 个（47.0％），无效 11 个（4.1％）。(《中医杂志》，1986 年第 1 期)

4. 仙人掌外熨治疗足跟痛 18 例：仙人掌适量。先将仙人掌两面的毛刺用刀刮去，然后剖成两半，用剖开的一面敷足跟部疼痛处，外用胶布固定，敷 12 小时后再换半片；冬天可将剖开的一面放在热锅烘 3～4 分钟，待烘热后敷于患处，一般于晚上贴敷。在治疗期间穿布底鞋为宜，适当活动，使气血经脉畅通。结果：经治 2～3 周，症状全部消失。(《陕西中医》，1987 年第 8 期)

5. 跟痛愈浸洗方治疗足跟痛 78 例（包括跟骨刺 46 例，外伤型 10 例，寒湿型 22 例，病程 3 月至 25 年）：麻黄、制川乌、制草乌、制乳香、制没药、地龙、赤芍、延胡索、白芍各 10 g，红藤 30 g，桂枝、紫丹参各 15 g。骨刺型加寻骨风、透骨草各 15 g；外伤型无红肿者加桃仁 10 g，红花 6 g，忍冬藤 15 g；寒湿型加附子、干姜、细辛各 10 g，薏苡仁 15 g。加水 3000 mL 浓煎至

1500 mL，先以一半药液浸足，同时用药渣擦洗患部，再将余药分次倒入浸洗患足，在药液尚有余热时擦干患足穿上鞋袜。每日 2 次，每剂药用 2 日，10 日为 1 个疗程。经 10～70 日治疗。结果：痊愈 22 例，显效 38 例，好转 14 例，无效 4 例，总有效率为 94.87％。(《江苏中医》，1988 年第 9 期)

6. 威灵仙膏治疗足跟痛 89 例：威灵仙 15～30 g，捣碎，用陈醋调成膏状备用。先将患足浸泡热水中 5～10 分钟，擦干后将药膏敷于足跟，外用布绷带包扎。晚上休息时，可将患足放在热水袋上热敷。每 2 日换药 1 次，对个别足跟红痛的患者配以抗生素治疗，效果更佳。应注意的是局部如有溃破不可使用。威灵仙的品种较多，使用时以毛莨科铁线莲属之威灵仙效果为上。结果：痊愈 76 例占 85.4％，平均治疗 6.5 次；好转 11 例占 12.4％，平均治疗 3 次；无效 2 例占 2.2％，平均治疗 5 次。(《中医杂志》，1990 年第 7 期)

7. 中药足踩方治疗足跟痛 100 例：马钱子、穿山甲、细辛、川草乌各 3 g，土鳖虫、姜黄、威灵仙各 6 g。上药混匀拌醋炒，晾干后，共研细末，装入纱布袋内（纱布袋面积以足跟大小为准），摊平放置鞋内跟部以备踩用。以连续应用 4 周为 1 个疗程。结果：优（疼痛消失、半年内无复发）57 例，可（疼痛消失有复发）28 例，差 15 例。(《中国骨伤》，1992 年第 4 期)

8. 和伤散熏洗治疗足跟痛 30 例：川芎、赤芍、当归、红花、透骨草、丹参、大黄、延胡索、苏木等各 60 g。加沸水 1500 mL，先熏后洗患足 20 分钟，每日 2 次，10 日为 1 个疗程，治疗 2 个疗程。平均随访 1.8 年。结果优 26 例，良、可各 2 例，优良率 93.3％。(《江苏中医》，1994 年第 1 期)

9. 中药熏洗加棒击治疗足跟痛 58 例：海桐皮、桑白皮、大腹皮、陈皮各 6 g，五加皮、透骨草、威灵仙各 10 g，制乳香、制没药、红花、白芷、花椒各 5 g。每日 1 剂，水煎。先熏患足，熏后用小锤或小木棒轻轻锤击痛点，药液降温后再泡洗患足，每次 30 分钟，每日 2 次。结果：优 34 例，良 17 例，可 5 例，差 2 例，优良率 87.9％。(《中医正骨》，1994 年第 2 期)

10. 血藤二草汤治疗跟痛症 30 例：鸡血藤 30 g，伸筋草 20 g，透骨草 15 g，丹参 18 g，桃仁、川芎各 12 g，当归、赤芍、乳香、没药、苏木、马钱子各 10 g，制川乌、制草乌、细辛各 9 g，红花 6 g。红肿甚加牡丹皮、薏苡仁；足末冰冷酌加花椒、干姜、艾叶。每日 1 剂，水煎取液，加白醋 100 mL，煮沸，熏洗患处，每次 20～30 分钟；擦干后，推拿按摩 5 分钟。每日 2～3 次，7 日为 1 个疗程。结果：治愈 20 例，好转 10 例。(《甘肃中医》，2002 年第 3 期)

11. 骨脂吴五散治疗足跟痛 68 例：补骨脂、吴茱萸、五味子各 10 g。研成细粉末，装入纱布袋内，垫在鞋后跟处。3 日换药 1 次；15 日为 1 个疗程。用 1～2 个疗程，结果：痊愈 51 例，有效 12 例，无效 5 例，总有效率 92.6％。(《中国民间疗法》，2008 年第 5 期)

12. 濯足汤治疗足跟痛 15 例：透骨草、海桐皮、威灵仙、土牛膝各 30 g，当归 15 g，制川乌、花椒、丝瓜络各 10 g。每日 1 剂，水煎，熏洗患处，温度以患者能耐受为度，每次 10～20 分钟；每日 2 次；7 日为 1 个疗程。用 1～3 个疗程，结果：痊愈 9 例，好转 4 例，无效 2 例。(《中医外治杂志》，2005 年第 6 期)

13. 二乌吴茱萸汤治疗足跟痛 60 例：制川乌、制草乌、吴茱萸各 30 g，蜂房、威灵仙各 20 g，姜黄、川芎各 15 g，当归尾、桂枝（后下）、乳香、泽兰各 10 g，丁香（后下）3 g。每日 1 剂，水煎取滤液，药温 30 ℃，加陈醋 200 mL，浸泡患肢，每次 30 分钟，每日 2 次。对照组 60 例，用抗骨增生片 4 片（每片 0.3 g），每日 2 次，口服。均 15 日为 1 个疗程。用 1 个疗程。结果：两组分别显效（症状、体征消失或证候积分减少≥70％）33、14 例，有效 25、34 例，无效 2、12 例，总有效率 96.7％、80％（$P<0.05$）。(《河北中医》，2006 年第 5 期)

14. 舒筋活络洗剂治疗跟痛症 37 例：桂枝、桑枝、木瓜、艾叶、刘寄奴、透骨草、伸筋草各 12 g，当归、川乌、草乌、红花各 9 g，花椒 6 g。每 3 日 1 剂，水煎，不去渣，先熏后洗患处，每次 30 分钟，每日 3 次。治疗跟痛症 37 例。结果：优 24 例，良 8 例，可 3 例，差 2 例，有效率 94.6%。（《甘肃中医学院学报》，2007 年第 1 期）

15. 灵仙二乌汤治疗足跟痛症 32 例：威灵仙 30 g，川乌、草乌、细辛、桂枝、三棱、红花、延胡索、花椒、独活、大黄各 10 g。每 2 日 1 剂，水煎取液，加食醋 50 mL，熏洗患足。每次 20 分钟，每日 2 次；10 日为 1 个疗程。减少活动，冬季患足加盖棉垫。结果：痊愈 6 例，显效 12 例，有效 10 例，无效 4 例，总有效率 87%。（《时珍国医国药》，2004 年第 1 期）

16. 独活寄生汤加减治疗足跟痛 78 例：独活、桂心、秦艽、牛膝、桑寄生各 150 g，细辛 30 g，川牛膝、党参、黄芪、威灵仙、王不留行、菟丝子各 100 g。研末，分 6 等份。每次用 1 份，加食醋浸泡 1 小时，漓干，加白醋翻炒至 45 ℃，入布袋中。患足踏于药袋上，药温下降时，换用另一袋。患者俯卧位，医者推拿足跟部 40 分钟。继用右归丸加减：山茱萸、乳香、没药、枸杞子（均浓煎取液）各 25 g，菟丝子 20 g，肉桂、当归、炮附子、山药各 10 g，杜仲、鹿角胶（烊化）、熟地黄各 30 g，三药掺和，与余药淋拌，研末，分 6 等份。用 1 份，食醋调和，加热，摊纱布上，敷足跟部，绷带包扎。每日 1 次；4 周为 1 个疗程。结果：治愈 66 例，好转 12 例。（《中医外治杂志》，2008 年第 5 期）

（七）手法治疗选录

1. 手法治疗足跟痛 123 例 146 只患足：患者取俯卧位，将患肢平放在床边，或取坐位，将患肢平放在脚架上。医者先上下左右推动小腿 3～4 次，使其皮肤潮红，然后用按摩、理筋、分筋手法施于小腿前后、足跟部及痛点各处 2～3 分钟。再选主穴太溪、昆仑，配穴照海、申脉、承山、解溪，分别用拇指按压诸穴，或用拇指与示指的合力，分别对太溪和昆仑，照海和申脉进行强刺激的捏拿，以能忍受为宜，每次强刺激 1～3 分钟，最后用力向外旋转膝踝关节，并牵伸小腿以放松肌肉。每 2 日 1 次，5 次为 1 个疗程。结果：痊愈 115 只（78.77%），显效 25 只（17.12%），好转 6 只（4.11%），有效率为 100%。（《陕西中医》，1990 年第 6 期）

2. 手法治疗足跟痛 117 例：患者俯卧位，两腿伸直，足跟向上，首先在压痛点和其周围用轻擦或推法，以活跃局部血液循环，然后再用拇指按法、屈指点法或弹拨法，以松解其痉挛和分离其粘连的软组织；最后用掌揉法，以进一步活跃血液循环。经 7～15 次治疗后。结果：痊愈 13 例，显效 49 例，有效 47 例，无效 8 例。对痊愈和显效的 43 例进行 0.5～1 年的随访，32 例疗效巩固，11 例有不同程度复发。（《浙江中医杂志》，1989 年第 2 期）

3. 手法治疗足跟痛 65 例：①患者俯卧位，医者用指推、揉、擦、拿手法沿小腿至足跟部进行推拿 3～5 遍。②按压足三里、阳陵泉、绝骨、承山、昆仑、解溪等穴，重点按压刺激患部压痛点。③令患者患肢屈曲，足心向上，医者左手固定患肢踝部，右手持叩诊锤对准跟骨压痛点锤击 3～5 次，用力要适当，避免造成人为的损伤。最后用轻推、轻摩、轻揉的手法反复操作于小腿部及跟部，以缓解肌痉挛及足跟部疼痛，上法每 3 日 1 次，5 次为 1 个疗程。结果：显效 58 例，占 89.23%；好转 7 例，占 10.77%。治疗次数：10 次以内 56 例，20 次以内 7 例，20 次以上 2 例。（《安徽中医学院学报》，1989 年第 1 期）

4. 手法治疗足跟痛 75 例：①足跟侧面痛用搓法 5～10 分钟。跖面痛用拇指反复点揉腱膜足肌附着点，再用掌根或大小鱼际按揉足跟侧面及跖面，并按推足跟跖面腱膜肌肉组织，最后活动松解足部大小关节。每周 2～3 次。②外用荆三棱、蓬莪术、当归、红花、川牛膝、透骨草、威灵仙、徐长卿各 9 g，刘寄奴 12 g，水煎，加米醋 50 mL，洗患处，每日 2 次，2～3 日 1 剂；洗后涂骨刺霜（含生川乌、生草乌、生香附、乳香、没药、透骨草各30 g，威灵仙15 g，见肿消、虎杖各20 g，丁香、肉桂各6 g），每日2～3次。③内服药：活血消肿，常用大活血汤（京赤芍、生地黄、丹参、当归、路路通、泽兰叶、紫草茸、苏木、川芎）。湿热下注用四物汤加川牛膝、生薏苡仁、知母、黄柏、甘草。水湿滞留用加味四妙散（苍术、黄柏、川牛膝、生薏苡仁、土茯苓、赤小豆、车前草、白扁豆、丝瓜络、当归、络石藤）。骨质疏松、肾亏用六味地黄汤加枸杞子、女贞子、楮实子、杭白芍、延胡索。④导引锻炼，每日2次。结果：显效（压痛消失、肿胀消退，能负重行走）28例，有效41例，无效6例，有效率为92％。（《中医骨伤》，1994年第6期）

（八）针灸治疗选录

1. 针刺治疗足跟痛216例（包括跟骨刺、跟部滑囊炎、跟腱炎、跟垫炎、跟骨骨折及症状性足跟痛等病症，病程7日至8年）：单侧痛用直刺法，以28号1.5寸毫针向穴位对侧眶口之内下角刺入0.5～1寸深，得气后擒转5～10次，留针50分钟，每10分钟重复1次手法。双侧痛用透刺法，术者左手拇、示指捏住两侧穴位，右手持28号3寸毫针直刺1侧穴位深2～3分后，将针横向对侧穴位进针2～2.5寸（不可穿透皮肤），提插3～5次后大幅度捻转，刺激量以患者能耐受为度，留针50分钟，并酌情复用手法。结果：治愈134例，显效43例，好转22例，无效17例，有效率为92.1％。（《中医杂志》，1986年第11期）

2. 针刺治疗足跟痛43例：取俯卧位，患足置于一枕垫上，显露术区，用紫药水在足跟底部（相当于跟骨结节处）最痛点标记定位（进针点）。常规消毒，无菌操作，将针刀以刀口线与足纵轴垂直，平行跖筋膜走向，并与足底后平面成60°左右方向进针，直抵足底跟骨结节处。针感达骨面后，轻轻提起，使刀口与跖筋膜横行成90°，做横向切开剥离3～5下，即可出针。用消毒棉球稍压片刻，观察无继续出血后，创可贴粘敷伤口。然后扶起患足，使足跖过度背伸，医者一手握住跖部，用另一手小鱼际在术区周围按摩，并握空拳在跖筋膜处叩击3～5下，使切开剥离的组织得以充分分离，减张和松解。术毕即可下地行走，3日内患足避免湿水，以防感染。术后最好穿着足跟部加软垫的半高跟鞋。经1～3次治疗。结果：治愈37例，显效3例，好转2例，无效1例，总有效率达97.67％。（《中医正骨》，1994年第3期）

3. 灸法治疗跟痛症56例：在跟部取阿是穴（如无明显压痛点，在跟底中央划一"十"字，在其两侧及后方边缘与"十"字线相交处），涂少许活血酒，各置一小炷（含有少量麝香、雄黄、冰片），用药线点燃，待患者感到有灼热时急用木片压灭，使患者自觉热气内攻。若无此感觉可连用2～3次。对于病程长者，少顷便加用悬灸，对跟部及周围进行广泛温和灸5～10分钟。嘱患者着软底鞋，勿久行负重。一般治疗3～7次。结果：显效38例，好转14例，无效4例，总有效率为92.6％。（《中医骨伤科杂志》，1989年第3期）

4. 灸法治疗足跟痛115例：将鲜生姜（以大者为宜）切成0.3～0.5 cm厚的薄片，中间以针刺数孔，另将艾绒捏成塔形艾炷放在姜上，灸患侧脚跟部，待艾炷将烧尽，脚跟感到灼痛时，医者用姜片摩擦局部。每日1～2次。本法适用于寒湿侵袭之足跟部麻木不仁、冷痛或走路痛甚，或不可着地等症（体虚之人多易患之）。对于跌损扭伤所致之足跟痛，疗效欠佳。结果：治愈102例，好转8例，无效5例。（《湖北中医杂志》，1986年第3期）

（九）其他疗法选录

1. 药棒拍打加封闭治疗跟痛症64例：①患者坐位，健侧下肢屈膝90°，患侧踝部置其上，医者用擀面杖缠上布，浇上红花油，以布不滴油为宜，对准跟部痛点拍打，先轻后重再轻，8～10分钟，每日1次，休息时抬高患肢。②患者俯卧，患侧踝关节前垫一枕头，使足跟斜向上。找出最敏感的压痛点，常规消毒皮肤，用5 mL注射器接7号针头抽取醋酸泼尼松龙

1.5 mL，1%普鲁卡因4 mL，从跟部痛点垂直进针，针尖达骨膜，探有明显酸胀痛后，抽无回血，即缓慢注入药液，拔针后用干棉球压针眼，揉按3～5分钟。每5日1次，封闭当日不进行拍打治疗。治疗15日。结果：均治愈。48例随访5～12个月，复发2例，再治5次而愈。未见感染及并发伤。(《按摩与导引》，1995年第5期)

2. 中药针剂痛点注入治疗足跟痛40例：在治疗前首先筛选活血中药（骨碎补、当归、川芎、川断、桑寄生、牛膝、防己、白芥子、鸡血藤、细辛、松节）组成方剂，精制成跟痛宁（亦称腰宁）针剂。治疗时抽取跟痛宁注射液2～3 mL，按无菌操作常规，高压准确注入压痛点处（勿将针头刺破骨膜）。每隔3～4日注射1次，1～2针即显效。结果：治愈率63.2%，有效率100%，复发率7.5%。(《贵州医药》，1989年第5期)

3. 跟骨钻孔减压术治疗老年性足跟痛42例：患者取仰卧或俯卧位，患足跟部以碘酊、乙醇常规消毒，铺孔巾。取0.5%普鲁卡因5～10 mL于外踝下方2.5～3.5 cm处做局部浸润麻醉。用小尖刀在局麻进针部位将皮肤切一小孔直达骨膜，插入钻头套管，防止钻孔时绞伤邻近组织（如用斯氏针，则不用套管然后用手摇钻夹3.0～4.0 mm钻头或长约10 cm的斯氏针，插入套管内，经骨皮质垂直向对侧钻入，接近对侧骨皮质时逐渐退回钻头，再分别向前、后、上、下四个方位钻孔，斜向前下方的钻孔最好达到跟骨结节的骨皮质内。钻孔完毕，退出钻头，随之即有含脂肪滴的血液流出，患者即感跟骨胀痛减轻或消失。然后清洁皮肤，亦可放一橡皮引流条，无菌包扎。术毕适当应用抗生素，嘱患者卧床休息，3日后更换敷料。如渗出较多，应随时更换。如放引流条，可于术后24～48小时拔出，待术后7～10日切口愈合后即可去掉敷料正常行走。结果：痊愈37例，共71只患足，占91.0%；好转3例，共4只患足，占5.10%；无效2例，共3只患足，占3.80%。半年后随访，复发4例共5只患足，复发率6.40%。(《中国中医骨伤科杂志》，1991年第3期)

（十）经验良方选录

1. 内服良方选录：

（1）当归、女贞子、菟丝子、枸杞子各12 g，川续断、威灵仙、赤芍，牛膝各9 g，秦艽、土鳖虫、地龙各6 g，甘草3 g。每日1剂，加水煎沸15分钟，滤出药液，再加水煎20分钟，去渣，两煎药液兑匀，分服。主治足跟痛。

（2）熟地黄25 g，肉桂、牛膝、木瓜、杜仲、枸杞子、当归各9 g，防己、甘草各6 g。每日1剂，水煎服。主治足跟痛。

2. 外治良方选录：

（1）鲜葱100 g，威灵仙、楮实子、马鞭草、苏木、海带、皂角刺、蒲公英、延胡索、汉防己各60 g，土鳖虫40 g，五灵脂、白芥子、制草乌、三棱各30 g，食醋100 mL。先将中药加入水约2倍量，用旺火煎沸后，再煎3～5分钟即可。鲜葱连根须洗净，摘断放入足浴盆内，再倒进食醋。将煎好的药渣、药汁一起倒进放有醋葱的足浴盆内。趁药液温热时，把患脚放进盆内，浸泡半小时至1小时以上，浸后揩干，每日浸2次，继续浸用时，可将药再煎之后用。浸2日后，应更换新药，按照上法煎浸。主治足跟骨刺痛。

（2）当归20 g，川芎、乳香、没药、栀子各15 g。诸药共研细末备用。用时将药末放在白纸上，药粉面积根据足跟大小而定，使厚约0.5 cm，然后放在热水杯下加温加压后使药粉呈片状，放在患足足跟下或将药粉装入布袋内置患处，穿好袜子。主治足跟痛。

（3）川芎15 g，生草乌5 g。将上药碾成极细末，装入同足跟大小的布袋内，药袋厚度0.3～0.5 cm，将药袋垫在患足鞋跟部，其上洒以少量75%乙醇，保持其湿润。药粉每5～7日更换1次，疼痛消失后巩固治疗1周，以防止复发。主治足跟痛。

（4）红藤30 g，忍冬藤、桂枝、丹参、寻骨风、透骨草各15 g，麻黄、川乌、草乌、乳香、没药、地龙、赤芍、白芍、延胡索、桃仁、红花、干姜、附子、细辛各10 g。加水煎，熏洗足跟，每日2～3次。主治足跟痛。

（5）川芎、乳香、没药各20 g，透骨草15 g，血竭10 g，醋、白酒各适量。将上药共研细末，以醋酒（3∶1）调和成膏状，涂敷于患处，外用敷料包扎。5～7日换药1次。主治足跟痛。

（6）威灵仙60 g，乌梅、石菖蒲各30 g，艾叶、独活、羌活、白英、红花各20 g。加水1000 mL，食醋500 mL，加热熏洗，每日2～3次。主治足跟痛。

（7）白芷、制草乌、防风各10 g，冰片0.5 g。将上药分别研细末，混匀，布袋包好，制成药垫，放入鞋底后部，每周更换1次。主治足跟痛。

（8）透骨草、伸筋草、威灵仙、寻骨风、桃仁、当归、白芥子、牛膝、皂角刺、没药、玄胡、红花各30 g，加水煎，泡脚。主治足跟痛。

（9）新鲜柴蒿剪碎，垫鞋内，每日早晨穿鞋时垫入，每晚更换一次，同时采用柴蒿煎汁泡洗双脚（每晚15分钟）。主治足跟痛。

（10）陈醋500 mL，食盐100 g。混合，加水至3500 mL，加热至60 ℃。趁温热浸泡患脚。主治足跟痛。

（11）当归20 g，川芎、乳香、没药、栀子各15 g。共为细末，装入小布袋内，垫足跟处。主治足跟痛。

（12）夏枯草50 g，食醋1000 mL。共煮，熏洗足跟，每日2～3次。主治足跟痛。

（13）鲜苍耳子叶适量。捣烂，敷足跟，每日5～6次。主治足跟痛。

（14）皂角60 g，加水煎，熏洗脚，每日2次。主治足跟痛。

3. 食疗良方选录：

（1）山药500 g，面粉150 g，核桃仁、什锦果料、蜂蜜、猪油、水生粉各适量。将山药洗净，去皮，蒸熟，加面粉揉合，做成圆饼状，摆上核桃仁、什锦果料，上笼蒸20分钟。将蜂蜜、猪油用文火加热淋上水生粉，再浇在圆饼上即成。适量服食，连用3～4周。滋阴补肾。主治足跟痛属肾虚者。

（2）生地黄、桑寄生、大枣各15 g，当归12 g，桂枝9 g，黄鳝5条。将黄鳝去鳃、肠杂；当归、生地黄、大枣（去核）、桂枝、桑寄生洗净。把全部用料一齐放入锅内，加清水适量，文火煮2小时，调味即可。随量饮用。养血祛风。主治足跟骨骨刺属血虚风寒痹阻者。

（3）羊肉90 g，枸杞子15 g，淫羊藿9 g。将羊肉洗净，切块；淫羊藿、枸杞子洗净。把全部用料放入锅内，加清水适量，文火煮2小时，至羊肉熟烂为度，调味后随量饮用。补肾强筋，祛风除湿。主治足跟痛偏寒湿者。

（4）猪瘦肉50 g，山药30 g，蝉蜕、柴胡、白芍、地龙、桂枝、钩藤、牛膝、甘草各6 g。将上料洗净，猪瘦肉切块，加清水适量，文火煮约1小时。每日食用2次。疏风舒筋。活血通络。主治足跟痛症之跟部滑囊炎。

（5）鸡肉90 g，黑豆60 g，川乌6 g，大枣少许。把全部用料洗净，一起放入瓦锅内，加清水适量，文火煮2～3小时，至口尝无麻辣感为度。随量饮用。祛风逐湿，散寒止痛。主治足跟痛足风寒湿痹阻络者。

（6）鲜桑椹60 g，鹿筋6 g。将鲜桑椹洗净，加清水适量，煮取汁。上汁加入鹿筋，文火隔开水炖2～3小时，盐油调味。佐餐食用，每日1～2次。益肾强筋。主治跟骨骨刺及足跟痛。

第十五章　颅脑损伤病变

脑外伤即现代医学所称的颅脑损伤，包括脑震荡、脑挫伤、颅内血肿、脑干损伤及其他一些并发症等，在临床上较为常见。由于多系外力作用引起，病情凶险，若不及时救治或救治不当，往往危及生命或留下较难治愈的后遗症，对日常生活带来极大影响。

第一节　脑震荡

一、病证概述

脑震荡是指头部受到暴力伤害后，大脑功能发生一过性功能障碍而产生的临床综合征。主要表现在伤后立即发生意识障碍，经过一段短暂的时间即可恢复。

二、妙法解析

（一）脑震荡后遗症（刘柏龄医案）

1. 病历摘要：张某，男，43岁。该患缘于1个月前从高架上跌坠致头部伤损，当时头面部及左肩均有擦皮伤，局部少量渗血，昏迷不省人事，经某医院抢救复苏，擦伤创面已完全治愈。但留有精神不振、头晕、症状，经多方治疗不效。遂来院经余诊治。查见患者精神不振，言语合作。舌质淡红，苔薄白，脉象浮滑。血压130/90 mmHg，体重58 kg，眼底检查未见出血，两侧瞳孔不等大，左眼对光反应迟钝，视物不清。头面部左侧有擦皮伤脱痂痕。四肢活动不受限，颈软，腹部无包块，肝脾未触及，未引出病理反射。诊断：脑震荡后遗症。辨证：此系髓海震伤，瘀血阻滞经络，流行不畅，复感外邪潜踞于内，精明受扰，致脏腑之气血不得上注清窍，而现上述见症。治疗：首当清解外邪，佐以升清降浊、逐瘀之法。处方：紫丹参、钩藤、菊花各20 g，天麻、川芎、谷精草、蔓荆子、白芷、旋覆花（包煎）各15 g，细辛3 g，防风、薄荷（包，后煎）各10 g。每日1剂，嘱服1周。头痛，眩晕均减轻，恶心少作，左眼视物仍不清，心烦失眠、多梦。治遵前法，遂于前方减防风、细辛。加活血逐瘀之桃仁、红花，清肝明目之石决明。每日1剂，嘱服1周。另用全蝎3 g，朱砂1.5 g，琥珀5 g，共研细末，分3次随汤药冲服。头微痛少作，已不眩晕。左眼视物好转，夜能入睡，梦少，近日脘闷，食少。诊查：脉见虚弦，舌质淡无苔。病情趋于好转，2周来重用疏风之剂，恐阴液被耗，遂改育阴敛镇佐活络之法，以镇静安神通络清脑为治。药用生牡蛎30 g，生龙骨、石决明各25 g，明没药（炙）、桃仁、红花各10 g，磁石、白芍、龟甲、菊花各20 g，旋覆花（包煎）、焦三仙各15 g。每日1剂，仍冲服前方散药，1周。左眼近视较清楚，睡眠较好，梦少，近日头沉，但不晕、不痛，食纳略增，全身乏力。查：脉缓无力，症属邪怯正虚，清阳不宣，治当升补佐以养阴清脑为法。处方：黄芪25 g，黄精、菊花各20 g，党参、白术、茯神、炒酸枣仁、石菖蒲、佛手、焦山栀、天麻各

15 g，柴胡 10 g，升麻 7.5 g。每日 1 剂，仍冲服前方散药。经服本方 3 周，诸症悉退。（《当代名老中医典型医案集·外伤科分册》，人民卫生出版社，2009）

2. **妙法解析**：脑的生理及其作用，中医学早有认识，《素问·脉要精微论》曰"头者精明之府"。《灵兰秘典》曰："心者君主之官，神明出焉。"张隐庵注云"诸阳之神气会于头，诸髓之精气聚于脑，故头为精明神明之府……"所谓"精明""神明"是一言其体，一言其用，脑是认识世界和思维的物质基础，而脑之所以能够发挥这种作用，必靠心主及其他脏腑的精气奉养才能形成，同时由于心脑的密切联系，对各脏腑的协调起主导作用。因此，头部外伤，或其脏腑经络受到六淫七情的伤害，发生太过不及等失调时，就可以直接影响其"精明"作用，而出现一系列紊乱症状，如头痛、眩晕、失眠等。该病的眩晕是由外伤所致，因其既往无病，故此种晕痛由外伤而来是可以理解的。外伤眩晕不仅脑本身受伤，且能影响心脑的正常联系，并对其他脏腑亦可波及而出现一系列失调现象。神不守舍的惊悸失眠，肝不藏魂的夜梦纷纭，脾胃失和而出现消化不良等症。同时可以因瘀血阻络而发剧烈头痛，目视不清。亦可因伤后外邪乘隙而入，客于躯体，致头痛眩晕难以恢复。日本人丹波元坚谓此非邪凑则虚之谓，言"气所虚之处，邪必凑之"。另一方面，既无外邪壅滞，外伤后，脑既要维持其生理功能又要修复和调节创伤，因之亦给身体在供给上提出较高的要求，必须补助元气，疏通经络，才能解决其脑的病变，否则眩晕、头痛等症状缠绵不已，久不能愈，给患者在精神上造成很大负担。临床所见，本病的病情比较复杂，几十年来治疗脑震荡后遗症达数百例之多，完全本着"辨证施治"的原则，凡外伤挟有外邪的，即先祛其外邪；有瘀滞的，即行宣通经络；无其他外邪见症的，即施升补兼佐通络。这样既照顾了整体，又顾及局部，而收到较满意的效果。

（二）脑震荡后遗症（余鹤龄医案）

1. **病历摘要**：喻某，男，31 岁。1 个月前，头部被重物击伤，当时昏倒在地。十几分钟后苏醒，自觉头晕。近 1 周自觉后脑左侧枕部有筋脉跳动，特求治。既往：素体健康。体格检查：T 36.8 ℃，P 78 次/min，R 12 次/min，BP 118/70 mmHg。局部检查：营养中等，神志清楚，检查合作。头部皮肤无异常。舌有瘀点，苔薄白，脉弦。诊断：脑震荡后遗症。辨证要点：脑外伤后，有昏迷（十几分钟），后出现头晕，后脑枕骨部（左侧）自觉筋脉跳动，舌质有瘀点，苔薄白，脉弦。辨为肝经不畅，心肾失调的内实证。中医论治：疏肝养心，补肾安神。处方：石菖蒲、赤芍各 8 g，钩藤、刺蒺藜、狗脊、补骨脂、首乌藤、合欢皮各 10 g，珍珠母 30 g。每日 1 剂，水煎服。服 5 日。注意休息，勿熬夜。主诉头晕好转，左后脑部筋脉跳动亦减少。检查：患者精神较前有所好转，舌质有瘀点，苔薄白，脉弦。原法出入。石菖蒲、赤芍各 8 g，钩藤、刺蒺藜、狗脊、补骨脂、首乌藤、合欢皮各 10 g，珍珠母 30 g。每日 1 剂，水煎服，服 5 日。头晕消除，左后枕部有时发作轻微疼痛，饮食、睡眠均良好，自觉记忆力稍差。检查：患者精神好转，面色红润，舌质偏紫，苔薄，脉弦紧。法半夏、陈皮各 8 g，羌活、白芷各 6 g，药用钩藤、刺蒺藜、夏枯草、赤芍、白芍、石菖蒲、补骨脂各 10 g。服 5 日而愈。（《当代名老中医典型医案集·外伤科分册》，人民卫生出版社，2009）

2. **妙法解析**：脑震荡后遗症属脑功能障碍，该患者头部有受伤史，后发作头晕，后脑枕骨部（左侧）筋脉跳动。脉证合参，辨为肝经不畅、心肾失调的内实证。经疏肝养心、补肾安神法治疗，患者症状明显改善，经治 1 个月余而获痊愈。其中补肾用补骨脂，恰到好处。脑为髓海，肾藏精生髓主骨，药虽加一味，然有点睛之效。

（三）脑震荡后遗症（石筱山医案）

1. **病历摘要**：何某，女，25 岁。头脑陈伤已年余，脊椎胸胁内络瘀血未化，常感胸背痛，神疲纳呆。药用牡蛎30 g，龙齿12 g，防风、蒺藜、枸杞子、菊花、胆南星、石菖蒲、合欢皮、茯神、远志各9 g，灯心草6 g。每日1剂，水煎服。服7剂后，因外伤性精神分裂症，在"精防院"门诊治疗，经治神志依然失常，目光呆滞，时而哭笑无常。仍以原方出入。上方去防风，加龙骨、牡蛎各30 g，天竺黄9 g。再服7剂，症势依旧未得控制，在"精防院"住院治疗2个月，刻下病情基本控制。头晕尚可，唯心神不宁，神疲纳呆，夜寐欠安，有时腰部酸痛，舌苔厚腻，脉弦。再拟安脑化痰，平肝和营。药用龙齿15 g，川续断、黑大豆各12 g，白术、白芍、当归、蒺藜、钩藤、天竺黄、胆南星、石菖蒲各9 g，远志、陈皮各6 g。服14剂后，腻苔渐化，心神渐安，再拟丸剂调治。药用安脑宁神丸、指迷茯苓丸各4.5 g，每日服2次，连服1个月而愈。（《石筱山论骨伤科》，上海中医学院出版社，2009）

2. 妙法解析：本例系脑震荡后遗症。因脑海受震，痰浊蒙蔽心窍所致。在发作期，中药未能控制，尚须继续探索。在缓解期，采用辨证施治，诸症有所改善。药以安脑宁神之龙齿、牡蛎、远志、合欢皮、茯神、首乌藤、朱灯心等，配以胆南星、天竺黄、竹茹、石菖蒲化痰开窍，蒺藜、钩藤、菊花平肝息风。《灵枢·经脉》曰："人始生，先成精，精成而脑髓生。"《灵枢·海论》曰："脑为髓之海，其输上在于其盖，下在风府。"说明先天的精是为脑与髓所资生的源泉，是脑生产的物质基础，脑为髓之归宿所在。中医学认为，脑为奇恒之腑，藏精气而不泻，元神舍居于脑中，性喜静守，恶扰动。同时，头部脉络丰富，脑为宗脉之所聚，是气血阴阳朝汇之处，手三阳经脉从手走向头，足三阳经脉从头走向足，任督二脉，下起少腹，上交于巅顶，总司一身之阴阳。《灵枢·本藏》曰"经脉者，所以运气血而营阴阳"，气血阴阳，周运不息，内而五脏六腑，外而四肢百骸，脑对全身的主宰作用，证是通过脉的联络，气血阴阳的运行来实现的。《医宗金鉴》中认为头位诸阳之首，位居至高，内涵脑髓，脑为元神之府，以统全身，明确地指出了脑不仅是负责情志和思维活动的器官，而且还和全身各组织、脏腑、器官保持着密切的联系，担负着主宰全身功能活动的重要作用。头部一旦受到外力的震击，脑和脑气必然受损，扰乱了静守之府，出现神不守舍，心乱气越之症。同时头部脉络受损，血离经隧则渗溢留瘀，气血凝滞，阻于清窍，压迫脑髓，使清阳不得上升，浊阴不能下降，气机逆乱，神明皆蒙，脑和脑的功能就发生故障或紊乱，诸症皆发，如神昏不醒，烦躁不安，头晕头痛，恶心呕吐，夜不安寐等。所以治疗头部外伤疾病，开窍安神、升清降浊，为首要之法。此外，脑和肝有很大关系，故治疗应兼顾治肝。

（四）轻度脑震荡（石幼山医案）

1. 病历摘要：薛某，男，51岁。据述重物高处坠落击伤头部2日，当时昏厥片刻即苏，经附近医院治疗，诊断为轻度脑震荡。现头晕胀痛略有血肿，纳呆泛恶，胸闷不舒，伴右颈项板滞，顾盼不利，舌苔薄腻，脉细弦滑。系脑气受震瘀阻清窍，升降失司，肝胃不和。治拟化瘀安脑升清降浊平肝和胃，柴胡细辛汤加减。泽兰、白蒺藜、钩藤、当归、土鳖虫各9 g，姜半夏、姜竹茹、川芎、羌活、柴胡各6 g，薄荷、青皮、陈皮各4.5 g，细辛3 g。每日1剂，水煎服。服3剂后，头脑受震，经治头痛见减，泛恶已止，颈项板滞亦瘥，夜寐不宁，胃气虽和，肝气未平。再拟活血安脑平肝宁神。龙齿12 g、白蒺藜、钩藤、当归、川芎、泽兰、建曲各9 g，青皮、陈皮、远志各4.5 g，灯心草、细辛各3 g。服6剂后，头晕作胀减而未除，目眩心慌，夜寐欠安，神疲腰酸乏力，体弱肝肾不足，再拟活血安脑平肝益肾，宁心安神。药用珍珠母30 g，川续断12 g，料豆衣、白蒺藜、枸杞子、菊花、钩藤、当归、白术、白芍、酸枣仁各9 g，川芎、陈皮、远志各6 g，灯心草3 g。服7剂后，头晕作胀已瘥，精神较振，腰酸乏力，目眩心悸阵作，夜寐梦多易醒。再拟益气血，补肝肾，安脑宁神。药用珍珠母30 g，首乌藤15 g，秫米12 g，料豆衣、白蒺藜、枸杞子、菊花、当归、党参、黄芪、白术、白芍、杜仲各 9 g，陈皮、远志各 6 g。服 10 剂后，脑后胀痛较甚，记忆减退，腰膝酸软，夜寐易醒，改拟成药调治。川芎茶调散、安脑宁神丸各 60 g，健壮补力膏 1 瓶，分 10 次服。服上药后眩晕逐见轻减，体力渐增，症势基本稳定，唯不耐用脑，夜寐仍不如前，为收全功再拟成药调治。安脑宁神丸四两，健壮补力膏一瓶，分半个月服。（《老中医临床经验选编》，上海中医学院出版社，2006）

2. 妙法解析：脑为奇恒之府，藏而不泻，又为"元神之府"而统全身。头脑受震，轻则眩晕泛恶，重则昏厥。患者由于气血受伤，导致厥阴上扰，阳明失降，肝胃不睦而有眩晕泛恶，心神不宁之状。故以柴胡、薄荷开其清阳之气；细辛主治头痛脑动，刘完素用治诸阳头痛和少阳头痛。当归、川芎、泽兰、土鳖虫和营化瘀，配半夏、陈皮、竹茹化痰和胃而降浊阴。又以蒺藜、钩藤、菊花、珍珠母、龙齿平泄上逆之肝阳，酸枣仁、远志、灯心草等安宁心神，病好转。因体弱肝肾不足，腰酸神倦乏力，故又加用党参、黄芪、杜仲、川续断、白术、白芍、枸杞子等益气血补肝肾之品及成药调理。

（五）脑震荡并发外伤性癫痫（谢海洲医案）

1. 病历摘要：侯某，男，43 岁。从 2 m 高处坠跌至水泥地上，头部触地，当即昏迷，急入医院手术抢救。昏迷 20 余日才苏醒，住院治疗 2 个月，出院时生活不能自理，需两侧有人架扶方可走路，并伴长期失眠。诊查：神情迟钝，言语不流利，健忘，失眠，步态不稳，食少便干，小溲不畅。舌质暗，边有齿痕，脉沉细弦。证属瘀血留内，脑髓受损。治宜活血化瘀，补肾荣脑，养心安神。药用鸡血藤 20 g，泽兰、赤芍、女贞子各 12 g，桃仁、红花、鬼箭羽、远志、补骨脂各 9 g，龙眼肉、核桃仁、朱茯神、黄精各 15 g，桑椹 30 g，莲子心 5 g，鸡内金 6 g。二诊：患者服药 9 个月，语言基本流利，步履已稳，但中途又因癫痫发作 1 次，改投定痫息风、养血补阴之剂。药用钩藤 18 g，石决明 20 g，朱砂（冲）2 g，琥珀（冲）3 g，蝉蜕 4 g，石斛、芜蔚子各 12 g，玄参、熟地黄各 15 g，胆南星、五味子各 6 g，僵蚕、石菖蒲、远志、天冬各 9 g。水煎服。服上药 2 周后，仍改服活血化瘀、息风定痛、补肾荣脑之剂，调理半年，自此癫痫始终未发，已能独立操持家务，待客交谈，仪态正常，语言流畅，分析计算力大有进步，步履如常人，食眠均佳，神态灵活。追访 1 年诸症未再复发，身体健康。（《中国现代名中医医案精华》，北京出版社，1990）

2. 妙法解析：本例系重型颅脑损伤患者，且继发"外伤性癫痫"，且伤后才服中药，足见其病情深固。早期以桃仁、红花活血；黄精、桑椹等补肾，莲子心安神。癫痫发作以定痫息风、养血补阴之剂。最终恢复独立生活能力，癫痫亦被控制，年余未发作。

（六）脑震荡（朱明华医案）

1. 病历摘要：邹某，女，12 岁。从行驶的汽车上跳下跌伤头部，昏迷约 20 分钟。醒后呕吐，经当地医院给予输液等治疗，症状无缓解而转入笔者医院。体格检查：神态模糊，纳呆进食呕吐，颜面部破伤瘀肿，X 线摄头颅正、侧、轴位片提示左侧颅骨有一线形骨折线，眼底检查无异常。诊断：脑震荡。药用琥珀粉（吞）、飞朱砂（煎）各 3 g，天竺黄、石菖蒲各 10 g，菊花、冬桑叶、三七各 6 g，姜半夏 8 g，煅龙齿、丹参各 15 g。每日 1 剂，水煎服。次日诊查见神志转清醒，但自诉头痛剧烈，守上方，朱砂减至 1.5 g，加川芎、蔓荆子各 10 g，续进 2 剂。三诊视患者症状大为好转，呕吐止，头痛减轻，对答如流。守上方去朱砂、姜半夏、天竺黄，加天麻 10 g，荆芥穗 6 g，迭进 3 剂。四诊见上述症状基本消失，给予善后调理之剂治疗，住院 10 日痊愈出院。随访至今无后遗症出现。（《骨伤效验秘方五百首》，中医古籍出版社，1992）

2. 妙法解析：该患者为脑震荡苏醒期，主要症状是恶心、呕吐、头痛，所以用琥珀定惊定神、活血散瘀、利水消肿；朱砂清心、镇心安神；龙齿镇惊安神；再配降逆止呕的姜半夏，止血散瘀之三七等药，诸药合用，使瘀去新生，滞散气畅，从而发挥升清降浊、镇心安神、散瘀消肿，开窍止痛之效。

（七）脑震荡（侯德光医案）

1. 病历摘要：曹某，男，42岁。自诉上午去上班时不慎被拖拉机撞倒，后仰着地，当时昏迷约20分钟并伴呕吐，醒后感头晕头痛，眼花，恶心欲呕，不能坐立，起则眩晕加剧，呕吐频繁。于中午抬来就诊，查：左侧枕部压痛，可触及鸡蛋大小之皮下血肿，头皮无擦破，未触及明显骨折征。X线头颅正侧位摄片：未见颅骨骨折征。诊断：脑震荡。药用红参10g，干姜5g，吴茱萸6g，炙甘草、川芎、钩藤（后下）各10g。红参另包切片嚼服，每日1剂，水煎服。6剂为1个疗程。投上方加石决明30g，服药3剂，眩晕、呕吐消失，余症大减。守方去石决明再进3剂，诸症悉除。追访至今，2年未见复发。（《湖南中医杂志》，1987年第2期）

2. 妙法解析：本方以红参益气回阳救逆；干姜回阳通脉；吴茱萸温肾疏肝而温中降浊；炙甘草补中益气而利枢纽；川芎行气活血以祛头风，引药上行；钩藤息风而止眩晕。数药合用共奏升清阳、降逆浊、交通诸阳之功。

（八）脑震荡后遗症（肖运生医案）

1. 病历摘要：唐某，男，47岁。2个月前在井下挖煤时不慎跌伤头部前额，当时昏迷片刻，醒后呕吐，头昏头痛。送本矿医务室治疗，50余日后，患者仍然头昏头痛，视物模糊。某市级医院诊断：脑震荡后遗症。后求治于我院骨伤科。患者诉头昏，前额疼痛，视物模糊，食欲不佳。体格检查：脉细，舌质淡红，舌苔薄白；头部前额有1cm×4cm瘢痕，但无明显凹陷；X线片示无骨折。用补中益气汤加岗梅、珍珠母、枸杞子、菊花治疗。服药5剂后诸症明显减轻，继服20剂愈。（《肖运生骨伤科临床经验集》，河南科学技术出版社，2017）

2. 妙法解析：患者属跌伤，应以活血祛瘀治之，但经多处治疗，服药50余日，已非瘀血之证。因病程两月，脾失健运，中气不足，气血不能上营脑髓。"髓海不足则脑转耳鸣，胫酸眩冒，目无所见，懈怠安卧"，则出现头昏头痛，视物模糊。故用补中益气汤健脾补中，升举清阳之气；同时在补中益气汤的基础上加岗梅、珍珠母、枸杞子、菊花以明目清肝，滋阴补肾，填益髓海，病除而愈。

三、文献选录

脑震荡是指头部遭受外力打击后，即刻发生短暂的脑功能障碍。病理改变无明显变化，发生机制至今仍有许多争论。临床表现为短暂性昏迷、近事遗忘以及头痛、恶心和呕吐等症状，神经系统检查无阳性体征发现。它是最轻的一种脑损伤，经治疗后大多可以治愈。其可以单独发生，也可以与其他颅脑损伤如颅内血肿合并存在，应注意及时做出鉴别。

（一）病因病理分析

1. 颅脑外伤后立即出现短暂的意识丧失，历时数分钟乃至十多分钟，一般不超过半个小时；但偶尔有患者表现为瞬间意识混乱或恍惚，并无昏迷；亦有个别出现为期较长的昏迷，甚至死亡者，这可能因暴力经大脑深部结构传导致脑干及延髓等生命中枢所致。患者遭受外力时不仅有大脑和上脑干功能的暂时中断，同时，也有下脑干、延髓及颈髓的抑制，而使血管神经中枢及自主神经调节也发生紊乱，引起心率减慢，血压下降，面色苍白，出冷汗，呼吸暂停继而浅弱及四肢松软等一系列反应。

2. 在大多数可逆的轻度脑震荡患者，中枢神经功能迅速自下而上，由颈髓—延髓—脑干向大脑皮质恢复；而在不可逆的严重脑震荡则可能是自上而下的抑制过程，使延髓呼吸中枢和循环中枢的功能中断过久，因而导致死亡。意识恢复之后，患者常有头痛、恶心、呕吐、眩晕、畏光及乏力等症状，同时，往往伴有明显的近事遗忘（逆行性遗忘）现象，即对受伤前后的经过不能回忆。

3. 脑震荡的程度愈重，原发昏迷时间愈长，其近事遗忘的现象也愈显著，但对过去的旧记忆并无损害。脑震荡恢复期患者常有头昏、头痛、恶心、呕吐、耳鸣、失眠等症状，一般多在数周至数月逐渐消失，但亦有部分患者存在长期头昏、头痛、失眠、烦躁、注意力不集中和记忆力下降等症状，其中有部分是属于恢复期症状，若逾时 3~6 个月仍无明显好转时，除考虑是否有精神因素之外，还应详加检查，分析有无迟发性损害存在，切勿用"脑震荡后遗症"一言以蔽之，反而增加患者的精神负担。

（二）诊断依据

1. 头伤后立即发生短暂性昏迷，时间在 30 分钟内，清醒后常有近事遗忘、头痛、头晕、恶心、厌食、呕吐、耳鸣、注意力不集中等症状，血压、呼吸和脉搏基本正常。神经系统检查无阳性体征，腰椎穿刺检查脑脊液压力和成分正常。

2. 意识障碍：程度较轻而时间短暂，可以短至数秒钟或数分钟，但不超过半小时。近事遗忘：清醒后对受伤当时情况及受伤经过不能回忆，但对受伤前的事情能清楚地回忆。其他症状：常有头痛、头晕、恶心、厌食、呕吐、耳鸣、失眠、畏光、注意力不集中和反应迟钝等症状。神经系统检查无阳性体征。

3. 颅骨平片未见骨折；腰椎穿刺测压在正常范围、脑脊液没有红细胞；脑电图仅见低至高波幅快波偶尔有弥散性 δ 波和 θ 波，1~2 日内恢复，或少数患者有散在慢波于 1~2 周内恢复正常；脑干听觉诱发电位可有 Ⅰ~Ⅳ 波，波间期延长、Ⅴ 波潜伏期延长或有波幅降低或波形消失；CT 检查平扫及增强扫描均应为阴性，但临床上发生骨少数患者首次 CT 扫描阴性，而于连续动态观察中出现迟发性颅内继发病变，应予注意。此外，有学者报道用放射性核素 123I-IMP 和 99 mTc-HM-PAO 施行单光子发射 CT 扫描（SPECT），检查青少年脑震荡患者，发现 70% 有小脑和枕叶血流降低。

（三）中医病机分析

头部一旦受到外力的震击，脑和脑气必然受损，扰乱了静守之府，出现神不守舍，心乱气越之症。同时头部脉络受损，血离经隧则渗溢留瘀，气血凝滞，阻于清窍，压迫脑髓，使清阳不得上升，浊阴不能下降，气机逆乱，神明皆蒙，脑和脑的功能就发生故障或紊乱，诸症皆发，如神昏不醒，烦躁不安，头晕头痛，恶心呕吐，夜不安寐等。所以治疗头部外伤疾病，开窍安神、升清降浊，为首要之法。此外，脑和肝有很大关系，故治疗应兼顾治肝。治疗以活血化瘀，通络开窍为主，配合疏肝理气为主，可配合针灸等治疗，对于严重病例，必要时需行手术治疗。

（四）分型辨治选录

1. 髓海空虚型：症见头痛且晕，健忘，目光呆滞，反应迟钝，久则骨骼痿弱，偏废失用。治以填精荣脑，方用大补元煎加减。其中紫河车 10 g，桑椹 30 g，熟地黄 18 g，龙眼肉、太子参、丹参各 15 g，赤芍、白芍、石菖蒲、远志、茯苓各 9 g，郁金、生蒲黄各 12 g。

2. 痰浊蒙窍型：症见神志淡漠，失语，癫痫，呕不欲食；舌苔厚腻，脉象弦滑。治拟化痰开窍，温化寒痰用二陈汤；清化热痰用贝母、竹茹、竹沥、白矾；重镇祛瘀用礞石、铁落、朱砂、磁石；化痰开窍用石菖蒲、远志、白矾；息风化痰用天麻、胆南星、天竺黄、羚羊角等。

3. 阳亢风动型：症见口眼㖞斜、肢体震颤、头痛头晕、恶心呕吐、面红目赤。治以平肝潜阳，息风通络，方用天麻钩藤饮加减，其中石决明 15 g，白僵蚕 6 g，牛膝 20 g，天麻、玄参各 12 g，钩藤、珍珠母、菊花各 30 g。

4. 气血亏虚型：症见头晕肢麻，重者痿废不用，面色无华，失眠多梦，食少倦怠；舌淡苔白，脉沉细。治以补气养血，安神定志，方用归脾汤加减，其中黄芪、当归、龙眼肉各 10 g，阿胶（烊化）12 g，党参、白术、茯神、远志、莲子、杏仁各 15 g，炙甘草 6 g。

（五）针灸推拿治疗选录

1. 针灸治疗：穴取太阳、外关配风池、四渎、印堂、合谷配上星、列缺、哑门、后溪配昆仑、曲池、涌泉、哑门配足三里、合谷，呃逆不止，加中脘，失眠严重，加神门、三阴交。补泻兼施，每日 1 次。

2. 推拿治疗：患者取坐势，医者站在患者背后，一手扶住前额，另一手用拿法自前发际至枕后往返 3～5 次。随后拿风池、脑空，按前用两手拇指罗纹交替抹颈部两侧胸锁乳突肌，自上而下 7～10 次。医者站于患者前，两手拇指分别抹印堂，按睛明，抹迎香、承浆；接着再用拇指偏峰推角孙穴，交替进行，自耳前向耳后直推 15 次左右；再用双手掌进行，自耳前向耳后直推 15 次左右；再用双手掌根对按枕后，用掌根拍击法，拍击囟门 3 次，随后可配合湿热敷头顶，结束治疗。

（六）临床报道选录

1. 八珍汤治疗脑震荡 90 例：以八珍汤加味方治疗。基本方：当归 12 g，白芍、党参、熟地黄各 10 g，川芎、白术、茯苓各 9 g，甘草 6 g，随症加减。结果：临床痊愈 56 例，显效 16 例，好转 10 例，无效 8 例，总有效率 91.11%。（《光明中医》，2010 年第 6 期）

2. 川芎茶调散加减治疗脑震荡 52 例：川芎茶调散为基本方，药用川芎 20 g，白芷、羌活各 12 g，细辛 3 g，薄荷 15 g，荆芥、防风、甘草各 6 g，清茶 9 g，蜈蚣（约 3 g）2 条。加减：痰浊上扰证者加半夏、陈皮、白术、天麻、茯苓；瘀阻脑络证者加桃仁、红花、当归、赤芍；气血亏虚证者加熟地黄、当归、白芍、黄芪、党参；肝肾阴虚证者加熟地黄、山茱萸、杜仲、枸杞子、黄柏。结果：痊愈 40 例，占 76.92%；有效 6 例，占 11.54%；无效 6 例，占 1.54%，总有效率 88.4%。（《广西中医药》，2009 年第 4 期）

3. 醒神开窍法配中药治疗颅脑外伤术后后遗症 315 例：针刺（人中、内关、三阴交、百会为主穴，随症配穴）配中药补阳还五汤加味口服（黄芪、鸡血藤、当归、丹参、川芎、桃仁、红花等）。结果：痊愈 228 例，显效 41 例，好转 19 例，无效 27 例，总有效率 91.3%。（《陕西中医》，2005 年第 11 期）

4. 活血化瘀方治疗脑震荡 300 例：口服活血化瘀方。组成：当归、苏木、川芎各 15 g，赤芍、桃仁、红花各 12 g，刘寄奴、泽兰各 10 g，石菖蒲 6 g。随症加减。结果：痊愈 116 例，占 38.7%；好转 179 例，占 59.7%；无效 5 例，占 1.7%；总有效率为 98.3%。（《山西中医》，2004 年第 12 期）

5. 天麻钩藤汤加减治疗脑震荡 53 例：药用天麻、钩藤、茯神、酸枣仁、当归、川芎、丹参、赤芍各 10 g。加减：头晕加羌活；呕吐加竹茹；有痰浊症状者加法半夏、胆南星、石菖蒲、蚕沙等；后期有气虚血虚表现者加熟地黄、肉苁蓉、何首乌、枸杞子。用法：每日 1 剂，水煎，分 2 次服。结果：20 例痊愈，18 例显效，8 例好转，7 例无效，有效率为 86.8%。（《河南中医》，2007 年第 12 期）

6. 健脑合剂治疗脑震荡 68 例：所有的患者均采用自拟健脑合剂口服，药用黄芪 60 g，三七、川芎、土鳖虫、制大黄各 10 g，泽泻 30 g，麝香（研末吞服）0.3 g。结果：经治疗 2 个疗程后，痊愈 52 例（76.47％），显效 12 例（17.65％），无效 4 例（5.88％），总有效率 94.12％。
《中国中医急症》，2007 年第 6 期）

（七）经验良方选录

1. 当归、生地黄各 30 g，牛膝、桃仁各 20 g，红花、枳壳、川芎、桔梗、乳香、没药、柴胡各 15 g，土鳖虫 10 g。每日 1 剂，水煎服。主治脑震荡后遗症，头痛头晕，恶心、失眠，怕震动和声响，注意力不集中，记忆力减退，精神痴呆，视物不清。短气乏力，面色苍白加黄芪60 g；做过开颅手术或有颅骨骨折加自然铜 30 g。

2. 紫河车、鸡内金各 24 g，土鳖虫、当归、枸杞子各 20 g，人参、制马钱子、川芎、地龙各 15 g，乳香、没药、全蝎各 12 g，血竭、甘草各 9 g。共为细末，每次冲服 3 g，每日 3 次。主治脑震荡后遗症，头痛头晕，视力减退，健忘，乏力，失眠，食少，急躁，面色晦暗。

3. 牛膝、龙骨、牡蛎各 20 g，朱茯苓、丹参各 15 g，当归、川芎、赤芍、石菖蒲各 12 g，钩藤、白芷、薄荷各 10 g。每日 1 剂，水煎服。主治脑震荡后遗症。脑震荡初期，头痛剧烈加三七（研，冲）6 g；胸闷恶心，烦躁易怒，口苦加菊花、豆蔻、半夏各 6 g。

4. 柴胡、升麻、青皮、地龙、丹参各 15 g，乳香、没药各 5 g。每日 1 剂，加水煎沸 15 分钟，滤出药液，再加水煎 20 分钟，去渣，两煎药液兑匀，分服。主治脑震荡后遗症，气滞血瘀型，头痛剧烈，如刀劈针剸，因精神刺激而诱发加重，舌质暗。

5. 党参、枸杞子、龙齿、白芍各 15 g，大腹皮、桑白皮、桃仁各 12 g，赤芍 9 g，荆芥穗、柴胡、制香附、木通各 6 g，琥珀 3 g。每日 1 剂，水煎服，每日 2 次。镇心安神，升清降浊，活血化瘀。主治脑震荡后遗症。

6. 龙齿（先煎）30 g，天麻、豆豉、丁香、藿香、石菖蒲、丹参、荆芥各 9 g，姜川连、琥珀（冲服）、三七（冲服）各 3 g。每日 1 剂，水煎服，每日 2 次。活血化瘀，升清降浊，以调肝养心。主治脑震荡。

7. 赭石 30 g，旋覆花、半夏、陈皮、黄连、竹沥、僵蚕各 10 g，全蝎 5 g。每日 1 剂，水煎服。主治脑震荡后遗症，肝风痰热型，眩晕，恶心呕吐，肢体震颤，耳鸣聋，胸闷脘痞，食少纳呆，夜寐不安。

8. 熟地黄、川芎、白芍各 30 g，香附、牡丹皮、山药各 15 g，白芷、白芥子、甘草、红花、丹参各 10 g。每日 1 剂，水煎服。主治脑震荡后遗症，头痛。眩晕加天麻、钩藤、菊花、珍珠母各 10 g。

9. 党参、黄芪、白术、山药各 15 g，茯苓、甘草、当归、川芎、熟地黄、白芍各 10 g。每日 1 剂，水煎服。主治脑震荡后遗症，气血亏损型，头晕短气，面色无华，心悸不寐，精神萎靡。

10. 酸枣仁、柏子仁各 30 g，当归、生地黄、桃仁、枳壳、赤芍、龙骨、牡蛎各 15 g，柴胡、红花、甘草、川芎、桔梗、牛膝各 10 g。每日 1 剂，水煎服。主治脑震荡后遗症。

11. 丹参 30 g，钩藤（后下）18 g，茯神、骨碎补、续断、白菊花各 12 g，红花 6 g，甘草、三七（冲）各 3 g。将上药水煎，每日 1 剂，分 2 次服。主治脑震荡后遗症。

12. 何首乌、菊花、钩藤、葛根、丹参、川芎各 20 g，白僵蚕、蝉蜕、白芍、桑枝、天南星、半夏、白芷各 10 g，桃仁、红花各 5 g。每日 1 剂，水煎服。主治脑震荡后遗症。

13. 石决明 50 g，丹参 25 g，赤芍、桃仁、红花各 20 g，川芎、菊花、牛膝、白芷各 15 g，葱白 3 根，大枣 3 枚，生姜 3 片。每日 1 剂，水煎服。主治脑震荡后遗症。

14. 石膏、石斛、磁石、生地黄、白芍、何首乌、钩藤、全蝎、当归各 15 g，菊花、旋覆花、赭石、香附、川芎各 10 g。每日 1 剂，水煎服。主治脑震荡后遗症。

15. 黄芪 60 g，石决明、丹参各 30 g，当归、薏苡仁、郁金各 15 g，天麻、大黄各 10 g。每日 1 剂，水煎服。主治脑震荡后遗症，脑震荡颅内出血，形成血肿。

16. 龟甲、山药、龙骨、牡蛎、何首乌、丹参各 30 g，枸杞子、天麻、郁金、牛膝各 15 g，当归、赤芍、石菖蒲各 10 g。每日 1 剂，水煎服。主治脑震荡后遗症。

17. 党参、天麻、半夏、陈皮、茯苓、苍术、薄荷、旋覆花，荷叶、升麻各 10 g。每日 1 剂，水煎服。主治脑震荡后遗症，痰阻中阳型，心下痞，头晕嗜睡。

18. 骨碎补 20 g，龙齿 15 g，党参、黄芪、酸枣仁各 10 g，桃仁、红花、防风各 6 g，甘草、三七各 3 g。每日 1 剂，水煎服。主治脑震荡后遗症。

19. 龙齿 15 g，当归 12 g，芜蔚子、蔓荆子、石菖蒲、川芎各 10 g，桃仁、红花、甘草各 5 g。每日 1 剂，水煎服。主治脑震荡后遗症。

20. 石莲子 20 g，延胡索、没药、桑寄生、剂芥穗各 15 g，当归、藁本各 10 g。每日 1 剂，水煎服。主治脑震荡后遗症。

第二节　脑挫裂伤

一、病证概述

脑挫裂伤是脑挫伤和脑裂伤的统称，因为从脑损伤的病理看，挫伤和裂伤常是同样并存的，区别只在于何者为重或何者为轻的问题。通常脑表面的挫裂伤多在暴力打击的部位和对冲的部位，尤其是后者，总是较为严重并常以额、颞前端和底部为多，这是由于脑组织在颅腔内的滑动及碰撞所引起的。脑实质内的挫裂伤，则常因脑组织的变形和剪性切力引起损伤，往往见于不同介质的结构之间，并以挫伤及点状出血为主。凡暴力作用于头部，在冲击点和对冲部位均可引起脑挫裂伤，脑实质内的挫裂伤，则因为脑组织的变形和剪性切力所造成，见于脑白质和灰质之间，以挫伤和点状出血为主，如脑皮质和软脑膜仍保持完整，即为脑挫伤，如脑实质破损，断裂，软脑膜亦撕裂，即为脑挫裂伤，严重时均合并脑深部结构的损伤。对冲性脑挫裂伤的发生部位与外力的作用点，作用方向和颅内的解剖特点密切相关，以枕顶部受力时，产生对侧额极、额底和颞极的广泛性损伤最为常见，而枕叶的对冲性损伤却很少有，这是由于前颅底和蝶骨嵴表面粗糙不平，外力作用使对侧额极和颞极撞击，产生相对摩擦而造成损伤，而当额部遭受打击后，脑组织向后移动，但由于枕叶撞击于光滑、平坦的小脑幕上，外力得以缓冲，很少造成损伤。其临床表现，因致伤因素和损伤部位的不同而各异，悬殊甚大，轻者可没有原发性意识障碍，如单纯的闭合性凹陷性骨折、头颅挤压伤极有可能属此情况。而重者可致深度昏迷，严重废损，甚至死亡。意识障碍是脑挫裂伤最突出的临床表现之一，伤后多立即昏迷，由于伤情不同，昏迷时间由数分钟至数小时、数日、数月乃至迁延性昏迷不等。长期昏迷者多有广泛脑皮质损害或脑干损伤存在。一般常以伤后昏迷时间超过 30 分钟为判定脑挫裂伤的参考时限。

二、妙法解析

（一）脑挫伤后遗症（孔昭遐医案）

1. 病历摘要：尹某，男，60 岁。患者因发生车祸（驾驶摩托车，被大货车撞倒），当时昏迷，不省人事 12 日。西医诊断为颅脑挫伤，脑裂出血，并 3 根肋骨骨折，给予吸氧、脱水、预防感染、营养神经、改善微循环等治疗，12 日后，患者才苏醒，但右侧肢体瘫软如废。经西医治疗 2 个月，右侧肢体功能逐步恢复。目前右上肢拘急，右下肢乏力，尚能行走。精神不振，眩晕，健忘。家人代诉，言语謇涩，思维不敏捷，表达能力较差，烦躁易怒，胃纳、二便、睡眠均正常。察其舌质暗红，苔黄白相兼厚腻，脉沉细涩。诊其为：颅脑挫伤后遗症（肝肾精血两虚，气滞血瘀）。此为车祸损伤后，肝肾精血亏虚，脑髓不充，元气亏虚，不能周流全身，血瘀痰浊痹阻清窍所致。《黄帝内经》曰："人年四十，阴气自半。"此例年届花甲，肝肾精血亏虚，跌仆后精血更伤，脑髓不充，水不涵木，阳亢化风，故眩晕健忘，反应迟钝，表达能力差，右上肢拘急，筋惕肉𥆧；痰瘀交阻心窍，肾阴不上荣舌本，故言语謇涩。法当补气养血，育阴潜阳，活血通窍。方拟加减补阳还五汤合加减地黄饮子治之。药用黄芪、当归、赤芍、熟地黄各 20 g，三七6 g，丹参、地龙、酸枣仁各 15 g，川芎、远志、石菖蒲各 10 g，龟甲、龙齿各 25 g。每日 1 剂，水煎服。服用前方 7 剂后，症状无改变，脾胃功能未受影响，说明患者尚能耐受此方。前方加入血肉有情之品，以滋阴填精。又 7 剂而言语稍清晰，对医师问话反应较快，表达能力稍强。继续用三甲复脉汤合加减补阳还五汤、加减地黄饮子复方治之。服 18 剂则疗效显著，诸恙悉退，言语清晰，对答较前流利，右下肢功能日趋康复。（《当代名老中医典型医案集·外伤科分册》，人民卫生出版社，2009）

2. 妙法解析：中医内科无颅脑挫伤后遗症之病名，然可通过详细之辨证论治而处方用药。此例脉症合参，类似中风后遗症，故采用王清任治中风半身不遂的补阳还五汤，合刘河间治风痱病足废不能行，口暗/舌强不能言之地黄饮子加减治之。此两方乃古代名方，用补阳还五汤时，若非急症，常以和平之丹参、三七代药性峻猛之红花、桃仁；用地黄饮子，若非寒证，则去附桂之辛热补阳，易以介类之育阴潜阳，此乃运用古方加减之妙。

（二）左顶骨凹陷骨折，脑挫伤（孙广生医案）

1. 病历摘要：孙某，男，16 岁。患者于半日前，被人用铁铲击打头部，当即昏迷约 20 分钟，头皮破裂流血，醒后头痛、头晕，呕吐 2 次，经当地卫生院清创缝合后转来本院治疗。现头胀痛，昏重，头晕，恶心欲呕，余无特殊不适。检查：左侧头部有一长约 10 cm 已缝合伤口，创口周围肿胀、压痛，可触及凹陷，舌淡、苔白、脉弦。CT 扫描示：左顶骨裂缝骨折，颅骨内板稍凹陷，邻近脑组织有高、低密度混杂阴影。诊断：左顶骨凹陷骨折、脑挫伤。证属脑窍瘀阻。治宜活血利水，化瘀开窍。方选头伤Ⅰ号方加减：丹参 12 g，茯苓 15 g，白茅根 30 g，红花 6 g，药用赤芍、川芎、桃仁、石菖蒲、牛膝、钩藤、木通、当归、生地黄、车前子（包煎）各 10 g。每日 1 剂，水煎，分早、晚 2 次服。同时配合抗生素、胞二磷胆碱，维持水和电解质平衡等治疗，卧床休息。服 7 剂后，头痛头晕减轻，无恶心、呕吐，但神疲乏力，睡眠、饮食正常。舌淡、苔白、脉弦。创口无红肿、渗出，已愈合。予以拆线，中药以原方加黄芪 15 g、白术 10 g，再服 7 剂。头痛、头晕等症状消失，活动正常。CT 复查仅见颅骨骨折，舌淡、苔白、脉弦。予以出院，带开前方加减 5 剂以善后。（《孙广生医案精华》，人民卫生出版社，2014）

2. 妙法解析：脑挫伤是发生在着力或对冲部位的脑器质性损伤，伴有不同程度的脑水肿，损伤严重者可引起脑疝。临床表现为意识障碍甚至伤后昏迷持续到死亡，意识恢复后多有头痛和脑激惹及应用功能的障碍；常有比较明显的自主神经功能紊乱，表现为呼吸、脉搏、血压和体温的波动；出现神经系统方面的症状、体征，如失语、偏瘫等；严重者可因呼吸、循环障碍及高热导致死亡。中医学认为津血同源，相济并行，脉络损伤，脉内血液中之津液外溢为水，脉外之津液不能内入于脉中，停而为水，从而形成瘀水互结、痰瘀互结证。《素问·调经论》曰："孙络水溢，则经有留血。"《金匮要略》曰："血不利则为水。"《血证论》曰："病血者未尝不病水，病水者亦未尝不病血也。""血积既久，其水乃成。"脑为经络气血之总汇，颅脑损伤势必导致经络气血受损，导致血溢脉外，气滞血瘀。血不利则为水，从而形成颅脑瘀水互结证。瘀水互结，内阻于脑，闭阻清窍，神机失用，即出现颅脑损伤后的一系列临床症状。对于颅脑瘀水互结证的治疗，务必活血化瘀与利水并举，单纯化瘀则水不能去，单纯利水则瘀不能散。头伤Ⅰ号方以桃红四物汤加丹参以活血化瘀，促进颅内血肿的吸收和损伤之脑组织的修复，达到祛瘀的目的；加白茅根、牛膝、木通等以活血利水，促进脑水肿的消散，降低颅内压，瘀水同治，故收到良好的效果。

（三）脑干损伤，脑挫裂伤（李铭医案）

1. 病历摘要：李某，男，25岁。患者头部被煤炭砸伤，急送当地医院住院，诊断为脑干损伤，脑挫裂伤，颅内血肿，颅底骨折。入院时昏迷，当即做开颅检查（局部麻醉下），发现右颞部硬膜下血肿，局部颅骨粉碎性骨折，颞兼额叶挫裂伤，行血肿清除术，术后进行脱水、冬眠止血、抗感染等治疗，基本上恢复而出院。目前仍有半身瘫痪和视力障碍。曾去某医院神经科检查：发现右眼视盘苍白明显，边缘稍不清，左眼底视盘色淡，左视力正常，右眼失明，右瞳孔2.5 mm光反应消失，左瞳孔2.5 mm光反应好，其余脑神经（－），浅感觉好，右上肢肌力2级，左上肢肌力3级，左下肢腱反射稍活跃，左上下肢肌萎缩，左上肢不能做指鼻动作。左踝阵挛（＋），其余病理反射（－），颈软，凯尔尼格征（－）。今由别人担架来诊，患者言语不清，二便不能控制，舌苔薄，脉弦。治当平肝息风，活血醒脑。石决明、青龙齿各30 g，嫩钩藤、白蒺藜、菊花、当归、赤芍、白芍、川芎、石菖蒲、蔓荆子、天竺黄、陈胆南星各9 g。每日1剂，水煎服。服7剂后，精神好转，胃纳尚佳，二便仍失禁，原方续服14剂后症势较前显著好转，弃架行走来诊，头痛消失，胃纳尚可，大小便已恢复正常，唯记忆力差，嗅觉不灵敏，舌苔薄脉弦。治以原方出入。去上方蔓荆子、川芎，加磁石30 g，北细辛3 g。连服14剂后，病情渐稳定，神志已清，言语对答正常，二便已能自制，头痛已除，唯有时尚感晕。为收全功，再拟原法，以巩固疗效。（《老中医临床经验选编》，上海中医学院出版社，2006）

2. 妙法解析：脑为奇恒之府，灵明之所，以统全身。本例以钩藤、蒺藜、菊花、石决明、龙齿息风重镇以平肝，当归、赤芍、川芎、丹参活血化瘀以和营，石菖蒲、天竺黄、陈胆南星豁痰开窍以醒脑，通过用药后，使上逆之肝气得以平，营血得以和，心窍痰迷得以开，脑神得以醒。经3周治疗灵明渐敏，二便自制，对答正常。方中蔓荆子去头痛；细辛，本草记载其主治头痛脑动，还配川芎，去痛效果更佳。增磁石以添平肝醒脑之力。

（四）脑挫裂伤（龚治平医案）

1. 病历摘要：何某，男，35岁。上山打柴不慎从约2 m高的悬崖上跌下，跌伤头部，当时昏迷不省人事，1小时后被人救起送来诊治。刻诊：患者发育正常，体质尚可，神志昏迷不清，左头部有一包块约5 cm，瞳孔未散大，面部肌肉及四肢不时抽搐，抽搐时两目斗鸡眼状，牙关紧闭，面色苍白，呼吸浅微短促。舌苔白，脉细滑无力。此乃头部内伤，神乱气越，肝风乘虚内动的伤脑险证，邪势鸱张，病情危险。治宜醒脑开窍，通关止脱。即以醒脑开通散投之。药用三七10包，人工麝香1 g，细辛、猪牙皂、雄黄各3 g，香附20 g，冰片、远志、九香虫各10 g。共研极细末，取一小撮药末吹入鼻腔内，一会即打嚏，苏醒过来，高叫头痛如裂，烦躁不宁，虽有一线生机，为防止再度昏迷，防止颅脑瘀血为患，又投跌打复苏汤加味。处方：远志8 g，珍珠粉（兑服）3 g，天竺黄、琥珀（兑服）、三七粉（兑服）各6 g，人工麝香（兑服）0.3 g，丹参15 g，川芎12 g，石菖蒲、川贝母（兑）、九香虫、朱砂（兑服）、白芷各10 g。1剂，每日5次。二诊：头痛减轻，无恶心呕吐，烦躁亦减轻，无昏迷征，抽搐已止，但患者仍述头昏痛，身软乏力，食差，情绪忧郁，时而悲哭呻吟。此伤脑险症。时药难收全功，症如抽蒸剥茧，层出不穷，只能因势利导，防止转化为死症残症，才是大度之法。给予镇惊安神、祛风醒脑的验方醒脑安神汤。处方：酒大黄（后下）6 g，远志 8 g，人工麝香（兑服）0.1 g，杭白菊 20 g，藁本 12 g，蔓荆子、天麻各 10 g，龙骨、牡蛎、石菖蒲、丹参、钩藤各 15 g。1 剂，每日 4 次。三诊：进药后，诸症减轻，仍感头昏痛，身软乏力，夜不能寐。见药已中病，守方加减，前方去人工麝香、石菖蒲，加茯神、酸枣仁各 10 g，首乌藤 18 g，3 剂。四诊：因夜起床解小便不慎又感受风寒，头痛头重如裹，恶寒潮热，舌苔白，脉弦。投入发表散寒、驱风除湿的驱风散寒汤加味。防风 6 g，大葱 5 根，生姜 3 片，大枣 10 枚，甘草 5 g，红糖 20 g，荆芥、薄荷、紫苏梗、藁本、柚药叶各 10 g，白芷、天麻各 12 g。1 剂。五诊：外感已除，潮热已退，近日又小便不畅，尿频尿痛，点滴不净，此乃伤久气虚不能通调水道之故。治以行气利腑，活血通淋之通腑利淋汤加减。处方：牛耳大黄 5 g，琥珀（兑服）3 g，白茅根、黄芪各 30 g，小青羊、马鞭草、鸡屎藤、木通、车前子、猪苓、海金沙、甘草各 10 g。水煎服，每日 3 次。六诊：诸恙悉平，二便通顺，神清气爽，唯感身倦四肢乏力，视物稍模糊，以补肾益肝，健脑宁心而收全功。给予补肾益脑汤。处方：核桃仁 10 个，党参 20 g，黄芪 30 g，酸枣仁、熟地黄各 12 g，黑芝麻、枸杞子、龙眼肉、天麻各 15 g，白术、山茱萸、茯神（兑）、五味子、珍珠母各 10 g，大枣 10 枚，10 剂。3 个月后随访，神清合作，已可做一般劳动。（《龚氏三代骨伤秘方》，北京科学技术出版社，1994）

2. 妙法解析：脑为奇恒之府，藏精气而不泻，元神舍居于脑中，性情静守，恶扰动。头部经络丰富，脑为宗脉之所聚，是气血阴阳朝会之点。头部一旦受到暴力，脑和脑气必然受损，扰乱静宁府，出现神不守舍、心乱气越之症。同时头部脉络受损，气血凝滞，阻清窍，使清阳不升、浊阴不降，气机逆乱，神明皆蒙，脑功能紊乱而头部内伤，初期多为实证，龚氏强调醒脑开窍，通关止脱，升清降浊，安神益智之法。伤久则多为虚或瘀血不化而致虚中有实。龚氏认为脑部内伤后期与肾关系最大，所以治法宜补肾益肝，健脑补心。

（五）脑挫裂伤（张孝纯医案）

1. 病历摘要：钱某，男，39 岁。患者因车祸事故重伤，脑部和左臂受伤为剧，入院时不省人事，经抢救神志渐苏。约月许，会诊服中药。辨证：气滞血瘀，瘀阻神明。治法：调理气血，祛瘀续伤。方药：当归、赤芍、桃仁、丹参各 9 g，杜仲、川芎、合欢皮、骨碎补各 12 g，金银花、生地黄、血竭各 15 g。二诊：此方药连服 5 剂，尚见效益。但见其背部，小腹部及前阴上各有小脓疱一个，势已作脓欲穿。疏方以原方略作增损。金银花、蒲公英各 30 g，玄参 18 g，白芍 12 g，连翘、紫花地丁、地黄、血竭各 15 g，当归、赤芍、桃仁、三七各 9 g。三诊：又连服药 6 剂，清热败毒消肿兼以行血破瘀，身上脓疱遂一一消散。唯觉精神欠佳，睡眠不稳。更方改用安神养血，补气消瘀。茯神、酸枣仁、黄芪各 15 g，地黄 14 g，金银花 30 g，合欢皮 12 g，血竭 6 g，远志、当归、赤芍、红花、连翘、川贝母、三七（磨兑）各 9 g。四诊：续服 8 剂，精神日振，眠食有增。治仍大益气血，兼续伤宁神。处方：当归、白芍、合欢皮各 12 g，黄芪、骨碎补、杜仲、川续断、茯神、麦冬、龙骨、牡蛎各 15 g，丹参、赤芍、远志、川贝母、桃仁、红花、炙甘草各 9 g。五诊：上药加减出入，共服 12 剂，头伤肢痹既愈，卧亦能安。唯尚时感头昏眼黑，视物双影。此盖肝肾阴亏之象，治宜重在肝肾。处方：熟地黄 24 g，川芎 6 g，杜仲、黄芪、党参、茯神、云苓、山药、麦冬各 15 g，续断、法半夏、合欢皮各 12 g，当归、白芍、炙甘草各 9 g。六诊：上方药共服 15 剂，其间因夜眠流涎，又加益智仁、台乌药以缩泉。旋视物亦较明，已无视一为二之感。治再扩充前法。处方：熟地黄 30 g，当归、白芍、菟丝子、牛膝、女贞子、白术、茯苓、法半夏各 12 g，黄芪、麦冬、何首乌、酸枣仁、党参、山药各 15 g，蝉蜕

4.5 g，五味子、密蒙花、木瓜、炙甘草、川芎各 9 g。上方药加减为用，共服 15 剂。医治 2 个月，疏方 26 次，服药 61 剂，并兼服三七 300 g。药尚投机，患者已能外出行走，眠食正常，并能阅读书报和写作。其爱人陪伴，服侍周至，服药及时，故如此大伤后，2 个月竟全功。（《中国现代名中医医案精华》，北京出版社，1990）

2. 妙法解析：本案为脑损伤严重，初诊给予祛瘀补血之法，未能见效，反而出现小脓疱。所以在二诊改为清热解毒消肿，行血破瘀。脓疱等得以消散。三诊以茯神、酸枣仁、远志等安神，以当归等补血，再配以补气祛瘀。8 剂后精神日振，眠食有增。到五诊时，症状基本消失，仅有头昏眼黑，视物双影。此为肾阴不足，肝阴亏虚。治法补肝益胃。15 剂后，视物清晰，无重影，但夜有流涎，加益智仁、乌药缩泉。经过 2 个月医治，服用药物 60 剂，患者痊愈。因此，脑损伤治疗，不应急于求功，应在辨证基础上，合理组方，才能收功效。

（六）重型颅脑损伤，脑挫伤，脑水肿（王习培医案）

1. 病历摘要：李某，女，40 岁。患者 3 日前在公路上被小车撞倒扑地，当时神志不清，呼之不应，恶心呕吐，眼眶青紫肿胀，结膜充血，面颊及肩背多处皮肤下瘀血。X 线片示：颅骨闭合性骨折。诊断：重型颅脑损伤，脑挫伤，脑水肿。入院后经用脱水、止血、抗休克、抗感染及外伤局部综合治疗 3 日，病情虽未恶化，但神志仍时明时昧，日晡潮热，尿少腹胀，鼻腔渗血，遂改用中药治疗。症见面色潮红，呼吸深长，脘腹胀满，按之皱眉，大便 3 日未排。舌质红绛紫暗乏津，脉沉实。辨证为阳明腑实，瘀血内停。治用咸寒竣下，逐瘀泻实法。药用瓜蒌子、芒硝（冲服）、白茅根各 15 g，生大黄、枳壳、桃仁各 10 g，牛膝 12 g，三七（凉开水磨浆冲兑）、生甘草各 5 g，童便（兑冲）60 mL。每日 1 剂，水煎，分早、晚各服 1 次。服药 2 剂后，便下大量黑色颗粒状燥屎，腹胀顿减，小便量增多，神志转清，鼻腔渗血已止，病情趋于稳定。停服中药，用西药支持疗法，应用脑复康、三七片、ATP、维生素 C、维生素 B 等治疗 40 余日，因眩晕，顽固性头痛，一过性黑朦，视歧，走路不稳等症状难以解除，再次要求用中药治疗。刻诊：神情委顿，气怯声低，目光呆滞无神，形体单薄瘦削，曲背缩肩，起坐即感天旋地转，气短自汗，手足心灼热。舌体瘦，色红无苔，脉沉涩。诊为禀赋不足，肝肾精亏，脑髓失养，复因外伤，耗气失血，病延日久，瘀血阻络。议用滋填法，缓补徐图。药用熟地黄、炙黄芪、生地黄各 15 g，生龙骨 30 g，土鳖虫（研末分吞）、水蛭（研末分吞）各 5 g，天麻、龟甲、鳖甲、枸杞子、知母、炙远志各 10 g。每日 1 剂，水煎，分 2 次服。守上方连服 20 余剂，诸症递减，眩晕止，神旺纳增，可步行外出散步。药证相符，守法不易，仍用上方 6 倍量烘干研末过筛，和蜜为丸，每次服 6 g，每日 3 次续服。药毕，诸症悉除，康复如前，能下地参加农业劳动。随访 1 年，疗效巩固。（《陕西中医》，1998 年第 10 期）

2. 妙法解析：同病异治丰富深刻的内涵之一，在于根据疾病演进过程中某病程阶段性变化，因人因时，依据其当时的证候特征，适时把握病因、病位、病机，确定相关的治疗与方药，或重剂祛邪，截断扭转；或培补正气，徐图康复。本病初期日晡潮热，神昏谵语，腹胀拒按，便闭尿少，舌红绛乏津，脉沉实，一派脏实血瘀之标实症状，故大胆用咸寒竣下；后期根据病久羸弱，气阴两虚，精血不足，瘀血阻滞脑络，髓海失养，清阳不升，浊阴不降致诸症蜂起，治用大补精血，滋填肝肾，益气通络。证法确立，恒守不易，治疗积日累月，终使元气渐复，精血充济而诸症改善，痼疾得痊。

（七）颅脑损伤（马明磊医案）

1. 病历摘要：王某，男，35 岁。患者月初从 8 m 高炉架上摔下，额部碰伤，有约 8 cm³ 大之血肿，当时昏迷不醒，送某医院治疗，检查颅骨未损伤，诊断为颅脑损伤，治疗 25 日后仍头痛剧烈，烦躁不安，卧床不起，转入我院治疗。查：舌质红，苔黄厚，脉虚弦，药用川续断、补骨脂、肉苁蓉、泽兰、菊花、生地黄、远志各10 g，石菖蒲9 g，琥珀（冲）、血竭（冲）各1.2 g，蜈蚣2条。水煎服。待症状改善后，可依上方成分和比例制成丸剂服药1～3个月，每次10 g，每日2次。共服57日，诸症消失，病愈出院。（《陕西中医》，1990年第7期）

2. 妙法解析：本方以肉苁蓉、补骨脂补督助阳为君；佐川续断强督壮筋，通利血脉；泽兰、血竭活血祛瘀止痛，止血敛疮，利水消肿；佐以蜈蚣散结通络；菊花疏风明目；佐生地黄潜阳凉血，养阴生津；远志、石菖蒲、琥珀安神镇惊，开窍涤痰。诸药合用，共奏强肾补督、活血通络、祛风镇惊之功。对消除脑络损伤，恢复主宰之功，不无裨益。

（八）颅骨凹陷性骨折并血肿（陈忠前医案）

1. 病历摘要：姚某，女，65岁。患者半个月前不幸摔倒，前额着于菱形石上，四十多分钟后方醒。醒后头痛剧烈，呕吐频繁，烦躁，时发抽搐，遂送县人民医院外科诊治。查前额发际部位有鸡卵大血肿，X线片示血肿下有凹陷性骨折。急行脱水、降颅压等对症治疗，病情暂得缓解，遂调治8日出院。出院后仍有头晕，且时发剧烈前额胀痛，痛剧难忍时，用头碰墙，此时必须服止痛药，方能缓解其痛。同时伴有呕吐，时现烦躁，不时出现四肢抽搐症状，头顶甚拒按压。舌质红，舌苔薄黄而干，脉弦细有力。遂拟凉血活血止痛之法。药用桃仁12 g，牡丹皮20 g，川芎、桔梗各5 g，柴胡3 g，红花、当归、胆南星、生地黄、牛膝、地龙、石菖蒲、全蝎、栀子、僵蚕各10 g，赤芍、枳壳、甘草各6 g。每日1剂，水煎，分3次服。同时，用大黄、花粉各20 g，三七、乳香、没药各10 g，刘寄奴、黄柏各15 g，共研细末，以猪板油调匀，外敷血肿伤处，每日换药3次。3日后头痛减轻，已不呕吐，其抽搐较过去明显减轻。药已中病，遂停用外敷剂，续进前方5剂后，头痛已不发作，头晕消失，抽搐未再发。续前方去牡丹皮、栀子、地龙、全蝎、僵蚕、胆南星，以5剂药量，研末炼蜜为丸，每丸重10 g，分早、中、晚各服1丸。4年后随访，患者神充精沛，均无不适。（《陕西中医》，2006年第6期）

2. 妙法解析：本案重用牡丹皮、栀子，理在舌苔薄黄而干，血瘀积而热化伤津；故用其凉血活血，使热不作而不扰神灵，神明不受其扰，其风不作，抽搐当止。配伍大队活血逐瘀调气之血府逐瘀汤相佐，结血得散，气郁畅调。血活气调，内风自消。更有全蝎、僵蚕、地龙、胆南星止痉祛风，而止抽搐。方中最妙在于石菖蒲一药，其开窍道以醒神；开窍道以通血中已凝之管道，开窍道以导诸血气风药一同循经而行。诸药配伍，热清神爽，血活风消，风去痛止，故获佳效。

三、文献选录

临床报道选录

1. 通里化瘀醒脑汤治疗重症颅脑损伤44例：生大黄20～30 g，厚朴、川芎、知母各12 g，枳实、芒硝、桃仁、石菖蒲各10 g，红花8 g，石膏40 g，琥珀5 g。每日1剂，水煎服。术后首日用150 mL，鼻饲，每日2次；清醒后改口服；用7日。与对照组46例，均用20%甘露醇250 mL，每日4次；阿乐欣3 g，每日2次，用5日；脑复康8 g，每日1次，用14日；均静脉滴注。尼莫地平20 mg，每日3次，口服，用14日。酚磺乙胺0.5 g，每日3次，肌内注射；用3日。纠正水、电解质失衡。结果：脑脊液中谷氨酸浓度治疗第3、第7日两组治疗前后自身及治疗后组间比较均有显著性差异（$P<0.01$或$P<0.05$）。格拉斯哥昏迷评分恢复12分所需时间本组明显短于对照组（$P<0.05$）。（《中国中西医结合杂志》，2005年第4期）

2. 将军醒神汤治疗急性重型颅脑损伤28例：入院后（或术后2～3日）有胃肠蠕动时用本

方：麝香（冲服）0.2 g，穿山甲（冲服）10 g，大黄、当归、生地黄、桃仁、红花各 15 g，川芎 30 g，赤芍 16 g，益母草、泽兰各 18 g。瘀阻清窍型加三棱、莪术、苏木；痰迷清窍型热不甚加法半夏、天麻、制天南星，热甚加胆南星、天竺黄、浙贝母。每日 1 剂，水煎，分 3 次鼻饲。与对照组均西医常规治疗。用 3 周。结果：两组分别显效 8、4 例，有效 10、5 例，进步 4、7 例，无效 1、6 例，死亡 5、6 例。合并二次颅脑损伤分别 11、18 例。昏迷持续时间、格拉斯哥昏迷评分治疗后两组比较均有显著性差异（$P<0.05$）。（《中国中西医结合急救杂志》，2006 年第 5 期）

3. 桃红四物汤加减治疗额颞底脑挫裂伤 82 例：受伤（或手术）后 24 小时开始，生地黄 20 g，生大黄（后下）、延胡索各 15 g，当归、丹参、郁金各 10 g，桃仁、红花、川芎、炒白芍各 9 g，炒枳壳、生甘草各 6 g。每日 1 剂，水煎服（或鼻饲）。西医脱水降颅压，止血，镇静，用激素、神经营养药及抗生素，对症处理，营养支持等。行单侧改良翼点开颅术 21 例，同时对侧去骨瓣减压 7 例。结果：恢复良好 62 例，中残 12 例，植物生存状态、死亡各 4 例。（《浙江中医杂志》，2008 年第 3 期）

4. 三香醒脑口服液治疗重型脑损伤 41 例：沉香、檀香各 20 g，豆蔻 40 g，石菖蒲 50 g，郁金、川芎、木香各 60 g，琥珀 30 g。提取挥发油。用黄连 40 g，三七粉 30 g，制半夏、白僵蚕、天竺黄各 60 g，胆南星 50 g，黄芪、何首乌、枸杞子各 90 g。水浸 1 小时后，与上药渣合并，水煎取滤液，浓缩至每毫升相当于原生药 2 g；醇提，相对密度约 1.3，取滤液，加蔗糖，煮沸，再加 0.3％苯甲酸钠、上述挥发油，调至 600 mL，冷藏，过滤，每次 10 mL，每日 2 次，口服。与对照组 31 例，酌情开颅清除血肿（或去骨瓣减压术）；术后，西医常规治疗。用 1 周。结果：两组分别清醒 28、12 例，未清醒 13、19 例。（《中西医结合心脑血管病杂志》，2003 年第 7 期）

5. 颅脑逐瘀汤治疗广泛性脑挫伤 42 例：川芎 30 g，丹参 25 g，黄芩 50 g，三棱、莪术、赤芍、红花各 20 g。每日 1 剂，水煎取液，100 mL，每日 2 次，胃管注入。与对照组 40 例，均西医支持疗法及对症处理。结果：两组分别死亡 1、3 例。意识恢复、神经系统阳性体征消失及 CT 示出血吸收的平均时间分别为 2.3、4.5 日，7.5、9.3 日，6.7、8.1 日。（《中国中西医结合急救杂志》，2001 年第 2 期）

6. 分期辨治方治疗重症颅脑损伤 50 例：昏愦期用脑伤 1 号方，药用丹参 30 g，赤芍、白芍、川芎、桃仁、车前子、朱茯苓、木通、陈皮、桑叶各 10 g，红花、厚朴各 5 g，生地黄 15 g，琥珀、生甘草各 3 g。清醒及恢复期用 2 号方，药用党参、黄芪、补骨脂、山茱萸各 15 g，当归、白芍、枸杞子、杜仲、核桃仁、厚朴、陈皮、大枣各 10 g，生甘草 3 g。均随症加减，每日 1 剂，水煎取液，分别鼻饲、口服。西医常规治疗；颅底骨折及开放性损伤抗感染。颅内血肿大量（或中少量经保守治疗病情恶化）及颅骨凹陷性骨折凹陷＞1 cm 转手术。结果：良好（恢复工作或就学）38 例，中残 6 例，重残 1 例，死亡 5 例，总有效率 90％。（《浙江中医学院学报》，2003 年第 1 期）

7. 复方麝香注射液治疗重型颅脑损伤 51 例：复方麝香注射液 20 mL，加 5％葡萄糖注射液 250 mL。每日 2 次，静脉滴注。入院 3 日后，用补阳还五汤：黄芪 50 g，赤芍、当归尾各 8 g，川芎、地龙、桃仁各 10 g，红花 6 g。每日 1 剂，水煎，鼻饲；用 15～30 日。与对照组 51 例，均脱水，营养脑细胞，止血，保持呼吸道通畅，对症处理；有手术指征开颅行血肿清除术，部分去骨瓣减压。结果：两组分别觉醒 43、35 例（$P<0.05$），植物状态及死亡 8、16 例。平均觉醒时间、格拉斯哥昏迷及预后计分治疗后两组比较均有显著性差异（$P<0.01$ 或 0.05）。（《中国中医药科技》，2004 年第 6 期）

8. 血必净注射液治疗重度颅脑损伤 31 例：红花、赤芍、川芎、丹参、当归等（天津红日药业有限公司提供）。每次 50 mL，每日 2 次，加生理盐水 100 mL，静脉滴注。对照组 30 例，均保持呼吸道通畅，脱水，止血，制酸，营养脑神经及对症处理。有手术指征行开颅血肿清除术；颅内高压行去骨瓣减压术。用 7 日。结果：血浆内皮素含量于伤后 3、5、7 日本组均低于对照组（$P<0.01$ 或 $P<0.05$）；格拉斯哥昏迷评分两组治疗前后自身及治疗后组间比较差异均有统计学意义（$P<0.01$ 或 $P<0.05$）。（《中国中西医结合急救杂志》，2008 年第 4 期）

9. 钩藤珍珠母汤治疗脑挫裂伤 60 例：钩藤、珍珠母、石决明、牛膝、茯苓各 30 g，天竺黄、石菖蒲各 15～30 g，三七、郁金、陈皮、半夏、竹沥、菊花、猪苓、甘草各 10 g。闭证危重用安宫牛黄丸（或苏合香丸）；脱证用独参汤（或生脉饮）；躁动加龙胆、龙骨、牡蛎；抽搐加全蝎、蜈蚣、乳香、没药；病情好转后，改用养血活血药。每日 1 剂，水煎服（或鼻饲）。与对照组 50 例，均西医常规用脱水、止血及脑细胞活化剂；支持疗法及对症处理。结果：两组分别有效 58、35 例，无效 2、15 例，总有效率 96.7%、70%。（《陕西中医》，2002 年第 2 期）

10. 大黄木通散治疗颅脑损伤 32 例：大黄、厚朴各 10 g，枳实、木通、芒硝各 20 g，红花、牡丹皮、当归各 12 g，石菖蒲 4 g。顽固性头痛加水蛭、虻虫；失眠加黄连、远志或柏子仁、何首乌；眩晕加苓桂术甘汤；肢体功能活动障碍加穿山甲、土鳖虫、地龙、络石藤。每日 1 剂，水煎服或鼻饲，10 日为 1 个疗程。结果：治愈 28 例，显效 4 例。（《河南中医》，1995 年第 5 期）

11. 补阳还五汤治疗闭合性颅脑损伤 54 例：黄芪、当归、川芎、赤芍、桃仁、红花、地龙。每日 1 剂，水煎服（或鼻饲）。与对照组均西医常规治疗，酌情手术。结果：两组分别痊愈（或显效）48、37 例，好转 5、13 例，无效 1、4 例。疗效及意识转清醒时间两组比较均有显著性差异（$P<0.05$）。（《中国中西医结合急救杂志》，2003 年第 1 期）

第三节　颅内血肿

一、病证概述

颅内血肿是脑损伤中最常见最严重的继发性病变。当脑损伤后颅内出血聚集在颅腔的一定部位而且达到相当的体积后，造成颅内压增高，脑组织受压而引起相应的临床症状，称为颅内血肿。发生率约占闭合性颅脑损伤的 10% 和重型颅脑损伤的 40%～50%。外伤性颅内血肿形成后，其严重性在于可引起颅内压增高而导致脑疝；早期及时处理，可在很大程度上改善预后。按血肿的来源和部位可分为硬脑膜外血肿、硬脑膜下血肿及脑内血肿等。血肿常与原发性脑损伤相伴发生，也可在没有明显原发性脑损伤情况下单独发生。按血肿引起颅内压增高或早期脑疝症状所需时间，将其分为三型：72 小时以内者为急性型，3 日以后到 3 周以内为亚急性型，超过 3 周为慢性型。

二、妙法解析

（一）左额颞顶部慢性硬脑膜下血肿（孙达武医案）

1. 病历摘要：张某，男，48 岁。4 个月前因乘车被人推倒，半月后又因骑车跌仆，头部两次震伤，以后即出现头晕头胀、目糊、耳鸣等症状，在外院服药无效。做 CT 检查，诊断为"左额颞顶部慢性硬脑膜下血肿"。就诊时眼底检查示双侧视神经盘高度水肿，边界不清，生理凹陷消失，静脉扩张，伴出血。颅超中线波左向右移 0.4 cm。舌质紫结胖苔薄，脉弦细。诊断：左额颞顶部慢性硬脑膜下血肿。治疗：益气行气，补血活血。内服中药：黄芪 30 g，生地黄、丹参各 15 g，当归 12 g，赤芍 9 g，桃仁、红花、川芎、三七粉、石菖蒲、甘草各 6 g。每日 1 剂，水煎，温服，每日 2 次。用药 1 周后，症状即逐渐减轻，视盘水肿开始消退，头晕耳鸣减轻；用药 4 周后，症状全部消失，眼底检查均正常。共服 21 剂。CT 复查证实：左额颞顶部慢性硬脑膜下血肿已全部消失，疾病痊愈。（《孙达武骨伤科学术经验集》，人民军医出版社，2014）

2. 妙法解析：外伤必然导致内损，使气血失和，运行不畅。《灵枢·贼风》曰："若有所堕坠，恶血在内而不去……则血气凝结。"《杂病源流犀烛》亦云："跌扑闪挫，卒然身受，由外及内，气血俱病也。"慢性硬脑膜下血肿，属于伤科头内伤部的范畴，见证多系气虚血瘀、神萎肢软，头目晕眩而痛，胸闷纳呆，便秘或溏，舌象多为苔薄白质紫而胖，舌边有齿纹，脉弦细或滑，以往治疗该病，多用手术消除血肿，加中药益气化瘀法内服治疗，也常使用中药内服治疗。其常用处方是根据清代王清任的"补阳还五汤"加减化裁而成，并遵王氏原旨，重用黄芪 30 g。动物实验中发现，运用足量黄芪可使鼠的巨噬细胞吞噬率明显提高，用黄芪、当归、赤芍、桃仁、红花、川芎、丹参、三七等活血药后，其吞噬率再略有提高。故重用黄芪仍是该处方用药中的特点。方中以当归、赤芍、桃仁、红花、川芎、丹参、三七活血化瘀消癥，因丹参"走散有余，补益不足"，而配之黄芪，则可互作益气化瘀之功也。

（二）右颞后未见区硬脑膜外血肿（周静医案）

1. 病历摘要：李某，男，30 岁。因头部摔伤后头痛头晕半月入院。酒后不慎，摔伤头部，恶心呕吐，右耳及右鼻腔出血，急来院做头颅 CT，示右颞后枕区硬脑膜外小血肿，颅底骨折，颅内少量积气。遂住院观察，病情稳定出院。出院后仍感头晕头痛，来院复查，CT 示原血肿较前明显增大，为 6.5 cm×2.8 cm，右侧脑室受压变小，中央沟消失，中线左移。急收入外科，拟行手术治疗。未施术前，请中医会诊，诊见患者平卧神清，自觉头痛头晕，睡眠及饮食二便尚可，舌暗红、苔薄黄，脉弦。诊断为外伤后颅内瘀血，肝气上逆。治宜活血化瘀，平肝降逆。药用桃仁、红花各 10 g，赤芍、当归、川芎、夏枯草、鸡血藤、茜草、玳瑁（打碎先煎）各 15 g，钩藤（后下）20 g，丹参 30 g，生石决明（先煎）60 g。每日 1 剂，水煎服。服中药期间外科恐其血肿过大，脑室受压，病情有变，拟手术治疗，术前 CT 报告：颅内血肿已较前明显吸收，脑室回位，故暂停手术，密切观察病情，续服中药治疗。药后患者头晕头痛消失，无不适感，共服 10 剂后前方去玳瑁加血竭 10 g，后做 CT 2 次，均示明显吸收，至 CT 报告血肿基本吸收而出院。（《新中医》，2000 年第 5 期）

2. 妙法解析：硬脑膜外血肿，是颅内血肿较难吸收的一种，在中医学归于"瘀"的范畴。《灵枢·邪气脏腑病形》中"所有堕坠，恶血留内"。本病为瘀血阻滞，气机紊乱，肝气上逆，故用桃红四物汤加茜草、鸡血藤等活血化瘀，用石决明、夏枯草、玳瑁、钩藤等平肝降逆，起到消散血肿，调理气机之效。

（三）右侧硬脑膜外血肿并脑疝（杨香锦医案）

1. 病历摘要：王某，男，42 岁。头部跌伤伴昏迷 9 小时。其妻代诉：患者从 3 m 高处跌下，颈部先落地，当即昏迷，昏迷时间不详，醒后发现右眼肿胀青紫，鼻孔及两耳流血 1 小时后感剧烈头痛，伴呕吐，吐物为胃内容物，2 小时后再度昏迷，经当地医院抢救无好转，于伤后 9 小时入院。检查：神志呈深昏迷。右侧眼睑肿胀青紫，瞳孔左 1 mm，右 5 mm，对光反射消失，鼻孔及双耳道见有陈旧性血迹。生理反射消失，四肢肌张力高，锥体束征（＋）。血常规检查：Hb 8.9 g/L，WBC 11×10⁹/L，N 0.86。诊断：右侧硬脑膜外血肿并脑疝。立即施行开颅探查，术中发现右侧额颞顶部硬脑膜外积血块 258 mL，颅骨底骨骨折，脑膜中动脉前支破裂出血。术后经抗炎、止血、脱水、补液等治疗 15 日，仍昏迷不语，疑有继发性颅内血肿，邀诊。症见口流痰涩，二便失禁，舌淡，苔白腻，脉缓。证属痰湿上蒙清窍。治以健脾化湿，祛瘀开窍。药用白术12 g，车前子 30 g，红参、苍术、柴胡各 10 g，荆芥炭、丹参、炒山楂、石菖蒲各 15 g，甘草5 g。每日 1 剂，水煎服。服药 4 剂，神志欠清，语言低怯，吐词不清。再进 6 剂，神清合作，语言流利，但双目视物模糊，左侧肢体不能随意运动。改用杞菊地黄丸、黄芪桂枝五物汤加减交替调治，痊愈出院。（《湖南中医杂志》，1990 年第 6 期）

2. **妙法解析**：本方以红参、白术、苍术、甘草补中益气，健脾燥湿；车前子利小便而明目；柴胡疏肝而无侮脾之虑；荆芥炭、丹参、炒山楂止血祛瘀，清头风；石菖蒲开窍辟浊。诸药配合，具健脾祛湿、止血祛瘀、开窍醒神之功，故获良效。

三、文献选录

（一）外伤性颅内血肿的临床表现

外伤性颅内血肿是脑损伤中最常见最严重的继发性病变。当脑损伤后颅内出血聚集在颅腔的一定部位而且达到相当的体积后，造成颅内压增高，脑组织受压而引起相应的临床症状，称为颅内血肿。发生率约占闭合性颅脑损伤的 10% 和重型颅脑损伤的 40%～50%。外伤性颅内血肿形成后，其严重性在于可引起颅内压增高而导致脑疝；早期及时处理，可在很大程度上改善预后。按血肿的来源和部位可分为硬脑膜外血肿、硬脑膜下血肿及脑内血肿等。血肿常与原发性脑损伤相伴发生，也可在没有明显原发性脑损伤情况下单独发生。按血肿引起颅内压增高或早期脑疝症状所需时间，将其分为三型：72 小时以内者为急性型，3 日以后到 3 周以内为亚急性型，超过 3周为慢性型。其临床表现有意识障碍、瞳孔改变、锥体束征、生命体征等。其中血肿本身引起的意识障碍为脑疝所致，通常在伤后数小时至 1～2 日内发生。大多数患者在进入脑疝昏迷之前，已先有头痛、呕吐、烦躁不安或淡漠、嗜睡、定向不准、尿失禁等表现。小脑幕切迹疝早期，患侧动眼神经因牵扯受到刺激，患侧瞳孔可先缩小，对光反应迟钝；随着动眼神经和中脑受压，该侧瞳孔旋即表现进行性扩大、对光反应消失、睑下垂以及对侧瞳孔亦随之扩大。生命体征常为进行性的血压升高、心率减慢和体温升高。由于颞区的血肿大都先经历小脑幕切迹疝，然后合并枕骨大孔疝，故严重的呼吸循环障碍常在经过一段时间的意识障碍和瞳孔改变后才发生；额区或枕区的血肿则可不经历小脑幕切迹疝而直接发生枕骨大孔疝，可表现为一旦有了意识障碍，瞳孔变化和呼吸骤停几乎是同时发生。

1. 硬脑膜外血肿

（1）外伤史：颅盖部，特别是颞部的直接暴力伤，局部有伤痕或头皮血肿，颅骨 X 线摄片发现骨折线跨过脑膜中动脉沟；或后枕部受伤，有软组织肿胀、皮下瘀血，颅骨 X 线摄片发现骨折线跨过横窦；皆应高度重视有硬脑膜外血肿可能。

（2）意识障碍：血肿本身引起的意识障碍为脑疝所致，通常在伤后数小时至 1～2 日内发生。由于还受到原发性脑损伤的影响，因此，意识障碍的类型可有 3 种：①当原发性脑损伤很轻（脑震荡或轻度脑挫裂），最初的昏迷时间很短，而血肿的形成又不是太迅速时，则在最初的昏迷与脑疝的昏迷之间有一段意识清楚时间，大多为数小时或稍长，超过 24 小时者甚少，称为"中间清醒期"。②如果原发性脑损伤较重或血肿形成较迅速，则见不到中间清醒期，可有"意识好转期"，未及清醒却又加重，也可表现为持续进行性加重的意识障碍。③少数血肿是在无原发性脑损伤或脑挫裂伤甚为局限的情况下发生，早期无意识障碍，只在血肿引起脑疝时才出现意识障碍。大多数伤员在进入脑疝昏迷之前，已先有头痛、呕吐、烦躁不安或淡漠、嗜睡、定向不准、遗尿等表现，此时已足以提示脑疝发生。

（3）瞳孔改变：小脑幕切迹疝早期患侧动眼神经因牵扯受到刺激，患侧瞳孔可先缩小，对光反应迟钝；随着动眼神经和中脑受压，该侧瞳孔旋即表现进行性扩大、对光反应消失、上睑下垂以及对侧瞳孔亦随之扩大。应区别于单纯前颅窝骨折所致的原发性动眼神经损伤，其瞳孔散大在受伤当时已出现，无进行性恶化表现。视神经受损的瞳孔散大，有间接对光反应存在。

（4）锥体束征：早期出现的一侧肢体肌力减退，如无进行性加重表现，可能是脑挫裂伤的局灶体征；是稍晚出现或早期出现而有进行性加重，则应考虑为血肿引起脑疝或血肿压迫运动区所致。去大脑强直为脑疝晚期表现。

（5）生命体征：常为进行性的血压升高、心率减慢和体温升高。由于颞区的血肿大都先经历小脑幕切迹疝，然后合并枕骨大孔疝，故严重的呼吸循环障碍常在经过一段时间的意识障碍和瞳孔改变后才发生；额区或枕区的血肿则可不经历小脑幕切迹疝而直接发生枕骨大孔疝，可表现为一旦有了意识障碍，瞳孔变化和呼吸骤停几乎是同时发生。

2. 硬脑膜下血肿：是指出血积聚于硬脑膜下隙。是颅内血肿中最常见者，常呈多发性或与别种血肿合并发生。由于多数有脑挫裂伤及继发的脑水肿同时存在，故病情一般较重。如脑挫裂伤较重或血肿形成速度较快，则脑挫裂伤的昏迷和血肿所致脑疝的昏迷相重叠，表现为意识障碍进行性加深，无中间清醒或意识好转期表现。颅内压增高与脑疝的其他征象也多在1～3日内进行性加重，单凭临床表现难以与其他急性颅内血肿相区别。如脑挫裂伤相对较轻，血肿形成速度较慢，则可有意识好转期存在，其颅内压增高与脑疝的征象可在受伤72小时以后出现，属于亚急性型，此类血肿与脑挫裂伤的继发性脑水肿很难从临床表现上作出区别。少数不伴有脑挫裂伤的单纯性硬脑膜下血肿，其意识障碍过程可与硬脑膜外血肿相似，有中间清醒期，唯因其为桥静脉出血，中间清醒期可较长。其临床表现：①慢性颅内压增高症状，如头痛、恶心、呕吐和视盘水肿等。②血肿压迫所致的局灶症状和体征，如轻偏瘫、失语和局限性癫痫等。③脑萎缩、脑供血不全症状，如智力障碍、精神失常和记忆力减退等。本病易误诊为神经症、老年性痴呆、高血压脑病、脑血管意外或颅内肿瘤等。中老年人，不论有无头部外伤史，如有上述临床表现时，应想到本病可能。

（二）临床报道选录

1. 鸡血藤归桃汤治疗外伤性颅内血肿18例：鸡血藤20 g，当归、桃仁各15 g，丹参、川芎、红花、赤芍、茜草、延胡索、郁金、三七粉各10 g。气虚加黄芪、人参、白术、茯苓；血虚加枸杞子、熟地黄、阿胶、桑椹；气滞加香附、木香、青皮、枳壳；湿热加薏苡仁、半夏、黄芩、栀子。每日1剂，水煎服。结果：临床治愈9例，好转8例，有效1例。（《新中医》，1993年第1期）

2. 完带汤加减治疗颅内血肿13例（因外伤致硬脑膜外血肿，均有明显的中间清醒期，剧烈头痛）：车前子30 g，荆芥炭、丹参、炒山楂、石菖蒲各15 g，白术12 g，红参、苍术、柴胡各10 g，甘草5 g。高热加知母、生石膏；便秘加枳实、大黄；小便闭塞加白茅根；呕吐有痰涎加法半夏、羌活；烦躁踢怒加炒栀仁。每日1剂，水煎服。结果：临床治愈9例，好转（有后遗症）3例，无效（死亡）1例。（《湖南中医杂志》，1990年第6期）

3. 黄芪决丹汤治疗外伤性颅内血肿10例：黄芪60～120 g，石决明、丹参各30 g，当归、生薏苡仁、郁金各15 g，天麻、制大黄各10 g。头痛甚加川芎、藁本；眩晕甚加钩藤、菊花；呕吐剧加赭石；神疲乏力、纳差者，合四君子汤加减。均在伤后1～4日内确诊，血肿大小为2 cm×（1.5～6）cm×5 cm。每日1剂，水煎服。结果：治疗20～25日后复查，血肿均全部吸收。全部患者服药2～3日后自觉症状减轻，1周后视神经盘水肿消退，神经系统阳性体征消失。（《浙江中

医杂志》，1987 年第 12 期）

4. 活血消肿汤治疗外伤性急性脑内血肿 12 例：丹参、川牛膝、车前子（包）各 15 g，当归、赤芍、川芎、桃仁、泽兰各 12 g，红花、苏木、泽泻各 10 g，生甘草 5 g。呕吐加赭石（先煎）20 g，姜半夏 10 g；头痛剧加延胡索 12 g，蔓荆子 10 g；痰盛加服鲜竹沥，每次 1 支，每日 2 次；大便干结加生大黄 6 g；颅伤骨折伴发热加蒲公英 30 g，连翘、金银花各 15 g，黄芩 12 g。每日 1 剂，水煎服。停用西药。结果：均获临床治愈，服药 10 剂治愈 8 例，服药 15 剂治愈 4 例。（《江苏中医》，1990 年第 7 期）

5. 补阳还五汤治疗慢性硬脑膜下血肿 18 例：黄芪 30 g，当归、川芎、赤芍、地龙各 10 g，桃仁、红花各 6 g。每日 1 剂，水煎服。20 日为 1 个疗程。治疗 9～20 日，结果：治愈 15 例，基本治愈 2 例，无效 1 例。（《山西中医》，1995 年第 6 期）

6. 桃红四物汤加味治疗外伤性颅内血肿 55 例：生地黄 15 g，当归、赤芍、桃仁、红花、川芎、牛膝、桔梗、柴胡、枳壳各 10 g，甘草 6 g。每日 1 剂，水煎服。服药 20～140 剂后，全部有效，其中治愈 53 例，治愈率为 96.3%。对 10 例患者曾多次以头颅 CT 追踪检查，于动态下观察到血肿吸收的全过程，发现 C 值均由高向低转化至完全吸收，未发现有新鲜出血现象，表明本方有增强血肿壁血管韧性，免于再出血，增强血肿周围组织的血液循环，使血肿之囊壁及血性囊液机化吸收。（《内蒙古中医药》，1991 年第 3 期）

7. 益气活血汤治疗颅内血肿术后综合征 66 例：生黄芪 30 g，当归 15 g，赤芍、川芎、丹参各 12 g，太子参、地龙、桃仁、郁金、石菖蒲、陈皮各 10 g，升麻 9 g，蜈蚣 1 条，病久加水蛭；痰多、恶心加半夏；肢体活动欠佳加鸡血藤、丝瓜络。每日 1 剂，水煎服或鼻饲。对照组 25 例，用三磷酸腺苷 40 mg，辅酶 A 100 U，细胞色素 C 30 mg，维生素 C 3 g，加 10% 葡萄糖注射液 500 mL，静脉滴注，每日 1 次。谷维素 40 mg，脑复康 0.8 g，每日 3 次，口服。均于术后 3～5 日予止血、抗炎等常规处理；均 10 日为 1 个疗程，用 1～2 个疗程。结果：两组分别痊愈 48、0 例（P＜0.01），显效 12、17 例（P＜0.01），有效 5、6 例，无效 1、2 例，总有效率为 98.48%、92%（P＞05）。（《山西中医》，1997 年第 1 期）

8. 血府逐瘀汤加减治疗外伤性颅内血肿 45 例：当归、生地黄、桃仁、红花、牛膝各 15 g，枳壳、赤芍、柴胡各 10 g，甘草 5 g，桔梗、川芎各 8 g。痛甚加乳香、没药；呕甚加茯苓、泽泻；头晕加升麻。儿童剂量酌减。每日 1 剂，水煎服。2 周为 1 个疗程。与对照组 42 例，均西医常规治疗。结果：两组分别显效（症状消失）28、5 例，有效 14、18 例，无效 3、19 例。（《湖南中医杂志》，2003 年第 1 期）

9. 参枣桃红汤治疗外伤性颅内血肿 65 例：丹参 20 g，炒酸枣仁 15 g，桃仁、红花、赤芍、川芎、郁金、延胡索各 12 g。气虚加黄芪、党参、白术；血虚加熟地黄、当归、枸杞子、阿胶；气滞加枳壳、陈皮、香附、木香；湿滞加猪苓、茯苓、薏苡仁、苍术。每日 1 剂，水煎服。15 日为 1 个疗程。并西医常规治疗。手术 4 例。用 2 个疗程。结果：临床治愈 42 例，好转 18 例，有效 3 例，无效 2 例，总有效率 96.9%。（《山东中医杂志》，2002 年第 11 期）

10. 化瘀涤痰汤治疗外伤性硬脑膜下血肿 71 例：水蛭粉（每日 2～3 次，吞）3 g，桃仁、当归、半夏、陈皮、茯苓、地龙各 10 g，红花、川芎、胆南星各 6 g，丹参 30 g。积液量甚加泽泻、猪苓；神志不清加石菖蒲；失眠加珍珠母、茯神；体弱气虚加生黄芪；舌苔黄腻加黄芩、黄连。每日 1 剂，水煎服（或鼻饲）。结果：痊愈 68 例，有效 3 例。50 例随访 2 个月至 2.5 年，无复发及后遗症。（《上海中医药杂志》，2004 年第 11 期）

11. 通窍活血汤加减治疗颅脑损伤并颅内血肿 60 例：当归、赤芍各 15 g，桃仁、陈皮各

12 g，红花、大黄、川芎各 10 g，茯苓 30 g，炙甘草 6 g。随症加减。恢复期脾胃虚损合归脾汤；肝肾亏损合六味地黄汤。每日 1 剂，水煎服。并用川芎嗪注射液 40～80 mg，加 5％葡萄糖注射液 500 mL，静脉滴注，每日 1 次。均抗感染，止血，脱水，营养脑细胞，吸氧，保持呼吸道通畅；对症处理。结果：血肿吸收时间本组短于对照组（$P<0.01$）。（《现代中西医结合杂志》，2006年第 4 期）

12. 茯苓钩藤汤治疗慢性硬脑膜下血肿 57 例：术后 3～7 日，加用茯苓 15 g，钩藤 12 g，生黄芪、僵蚕、当归、天花粉、柴胡、姜半夏、白芷各 10 g，陈皮、大黄、胆南星、川芎各 6 g。每日 1 剂，水煎服。7 日为 1 个疗程。与对照组 39 例，颅脑外伤后血肿形成＞3 周用手术治疗；术后用脑复康、丹参注射液及抗生素。用 3 个疗程。结果：两组分别痊愈 55、32 例，有效 2、6 例，无效 0、1 例，总有效率 100％、97％。（《现代中西医结合杂志》，2006 年第 2 期）

13. 破血逐瘀汤治疗外伤性颅内血肿 57 例：1～3 日后，停用止血药，用大黄（后下）、菊花各 15 g，桃仁、土鳖虫、水蛭、柴胡、三棱、莪术、川芎、赤芍、牛膝各 10 g，细辛 3 g，丹参 25 g。恶心呕吐甚合半夏白术天麻汤；体虚加黄芪；神志模糊加石菖蒲、冰片。每日 1 剂。水煎，分 3 次服（或鼻饲）。与对照组 52 例，均抗炎、止血、脱水及对症处理。结果：两组分别显效（恢复良好，能正常生活，可有轻度神经功能障碍）49、32 例，有效 5、12 例，进步 3、7 例，无效 0、1 例，总有效率 100％、98.1％。（《上海中医药杂志》，2007 年第 10 期）

14. 桃红逐瘀汤治疗创伤性蛛网膜下腔出血 41 例：桃仁 10 g，红花、柴胡各 5 g，生地黄、赤芍、当归、川芎、牛膝、桔梗、枳壳各 6 g，甘草 3 g。每日 1 剂，水煎服（或鼻饲）。用 7～10 日。与对照组 39 例，均西医常规治疗，酌情手术。结果：两组分别痊愈 15、5 例，显效 12、6 例，有效 8、13 例，无效 6、15 例，总有效率 85％、62.5％（$P<0.05$）。颅内压降低及脑脊液中红细胞清除时间两组比较均有显著性差异（$P<0.05$）。（《中国中西医结合急救杂志》，2003 年第 1 期）

第四节　颅脑外伤性精神障碍

一、病证概述

脑外伤所引起的精神障碍常见的有两类。一类以持续的心理功能缺损为主，如记忆障碍；另一类以情绪障碍与无力状态较为常见，由于症状不容易被发现而常被忽视。除了器质性因素外，个体的神经类型、素质特点、外伤后的心理社会因素也在疾病的发生和发展中起了一定作用。

二、妙法解析

（一）脑外伤后失语（史文祯医案）

1. 病历摘要：赵某，男，9 岁。患儿因爬树不慎而跌落，头先着地而致昏迷，送某医院诊为颅脑挫伤。住院治疗 1 个月后病情好转，唯有失语未愈，转请中医治疗。诊见患儿表情痴呆，目转不灵，不能言语，舌强不伸。借开口器视舌，舌质青暗，苔腻，脉沉涩。证属痰瘀凝滞，清窍闭阻。治当活血通窍，涤痰通络，少佐扶正。药用法半夏、茯苓、天竺黄、郁金各 6 g，琥珀（分 2 次冲）1 g，人参（另炖）9 g，竹茹、枳实、全蝎、红花、石菖蒲、陈皮、甘草各 3 g。每日 1 剂，水煎，分 4 次服。服药 4 剂后，已能讲话，食纳增进，表情复如常人，目睛灵活，神识转清，但伸舌欠灵。宗前方续服 4 剂后，意识清楚，舌已灵动，语声清晰，目可视，耳可闻，面

色红润。予健脾益气药 3 剂，以资调理和巩固。(《新中医》，2003 年第 5 期)

2. 妙法解析：本例患儿舌质青暗，脉沉涩，是为血瘀；目转不灵，失语舌强，为痰阻清窍；而气血不畅，痰瘀凝滞，致经络痹阻。故用温胆汤，加天竺黄清热涤痰利窍；红花、琥珀活血祛瘀，使气血和畅；石菖蒲、郁金清心开窍；全蝎搜风解痉通络；人参益气。诸药相伍，活血通窍，涤痰通络，使邪去正复。

(二) 脑外伤后失语 (花海兵、袁士良医案)

1. 病历摘要：患者，女，16 岁。患者车祸致脑外伤半个月后，两目呆滞，终日无语，寝食需人料理，西医诸法不效。舌质红，舌苔黄厚腻，脉滑。药用姜竹茹 6 g、石菖蒲、郁金、川芎、枳实、法半夏、陈皮各 10 g，茯苓 12 g，黄连、甘草各 5 g，生姜 3 片。每日 1 剂，水煎，分 2 次服。以此方调治 1 周，症状均减，先后共服 40 剂，完全康复。(《中国中医药信息杂志》，2006 年第 5 期)

2. 妙法解析：痰邪逆上，瘀血留着，痰瘀交结，蒙蔽神窍。症见舌质红，舌苔黄厚腻，故用黄连温胆汤清热化痰，合用石菖蒲、郁金化痰开窍，佐川芎活血化瘀而取效。

(三) 脑外伤后失语 (张新梅医案)

1. 病历摘要：徐某，男，12 岁。在半山腰玩耍，不慎失足，掉入 7 m 崖下。当时昏迷不省人事，面部严重擦伤，曾在县医院外科住院 1 周抢救治疗，脱险后，因四肢不能活动，失去语言能力，转中医治疗。患儿神清，消瘦，易出虚汗，四肢不能活动，不能语言，饮食、二便尚可，舌淡，苔薄白，脉沉缓弱。药用白花蛇 1 条，全蝎、蜈蚣各 4 条，蛤蚧 1 对。将 4 药焙干至微黄，研极细末，过筛贮瓶备用 (若有加味药，经炮制与白花蛇散混合即可)。9～14 岁每次 1.5 g，成人每次 3 g，每日 2 次，均以小米黄酒冲服，1 料为 1 个疗程。以白花蛇散加炙黄芪 60 g，九节菖蒲、净蝉蜕各 25 g，制成粉剂，每次 1.5 g，黄酒冲服，每日 2 次，连服 3 周，语言基本恢复，可行走，生活自理。1 年后随访，健康上学。(《新中医》，1990 年第 3 期)

三、文献选录

(一) 颅脑外伤精神障碍的临床表现

1. 可分为急性期精神障碍与后期精神障碍两类：

(1) 急性期精神障：见于闭合性脑外伤，可能是由于脑组织在颅腔内的较大幅度的旋转性移动的结果。脑震荡意识障碍程度较轻，可在伤后即发生，持续时间多在半小时以内。脑挫伤患者意识障碍程度严重时持续时间可为数小时至数日不等，在清醒的过程中可发生定向不良，紧张、恐惧、兴奋不安、丰富的错觉与幻觉，称为外伤性谵妄。如脑外伤时的初期昏迷清醒后，经过数小时到数日的中间清醒期，再次出现意识障碍时，应考虑硬脑膜下血肿。当患者意识恢复后常有记忆障碍。外伤后遗忘症的期间是指从受伤时起到正常记忆的恢复。以逆行性遗忘不常见，多在数周内恢复。部分患者可发生持久的近事遗忘、虚构和错构，称外伤后遗忘综合征。

(2) 后期精神障碍：主要为脑外伤后综合征，表现头痛、头重、头昏、恶心、易疲乏、注意力不易集中、记忆减退、情绪不稳、睡眠障碍等，通常称脑震荡后综合征，症状一般可持续数月。有的可能有器质性基础，若长期迁延不愈，往往与心理社会因素和易患体质有关。

2. 脑外伤后神经症：可有焦虑、癔症等表现，如痉挛发生、聋哑症、偏瘫、截瘫等，起病可能与外伤时心理因素有关。脑外伤性精神症状较少见。患者可有精神分裂症样状态，以幻觉妄想为主症，被害内容居多。也可呈现躁狂症样状态。部分严重脑外伤且昏迷时间较久的患者，可后遗痴呆状态，表现近记忆、理解和判断明显减退，思维迟钝。并常伴有人格改变，表现为主动性缺乏、情感迟钝或易激惹、欣快、羞耻感丧失等。

3. 外伤后人格障碍：多发生于严重颅脑外伤，特别是额叶损伤时，常与痴呆并存。变得情绪不稳、易激惹、自我控制能力减退，性格乖戾、粗暴、固执、自私和丧失进取心。

（二）颅脑外伤精神障碍的治疗原则

凡呼吸衰竭者，给氧、人工辅助呼吸或气管内插管；失血者，输血、止血、输液；颅内血肿并颅脑损伤加用抗生素，必要时手术治疗。如昏迷不醒，通瘀醒脑，开窍通闭，用苏合香丸、通窍活血汤；面白肢冷，宜回阳固脱，用参附汤；发热抽搐，宜清热豁痰，用安宫牛黄丸；偏瘫失语，宜养肝通络，用何首乌延寿丹。昏迷，应配合针刺十宣、人中、合谷等穴。少数可遗留偏瘫、失语等症，重者可短期内死亡。

（三）临床报道选录

1. 活血健脾利水汤治疗外伤性慢性脑积水及精神障碍 22 例：当归、川芎、赤芍、茯苓、白术、泽泻各 12 g，炮穿山甲片、桂枝各 6 g，泽兰 15 g，车前子（包）20 g，藁本 10 g。头痛甚加蜈蚣、细辛；癫痫加钩藤、蜈蚣、全蝎；精神障碍加石菖蒲、郁金、远志；步态不稳加黄芪、牛膝；恶心呕吐加姜半夏、陈皮。每日 1 剂，水煎服。20 日为 1 个疗程，疗程间隔 1 周。用 2 个疗程。结果：治愈 6 例，好转 11 例，无效 5 例。（《浙江中医杂志》，2003 年第 6 期）

2. 活血化痰开窍汤治疗脑外伤后精神障碍 30 例：桃仁 15 g，红花、赤芍、石菖蒲各 12 g，生地黄、当归、川芎、黄芩各 9 g，青礞石 20 g，朱砂 1.5 g，大黄、甘草各 6 g，沉香 3 g。气虚加党参、黄芪；头痛甚加三七、藁本、白芷；眩晕加天麻、玄参；脾胃虚弱加茯苓、白术、山药；肾虚加杜仲、枸杞子；眠差加合欢皮、首乌藤等。每日 1 剂，水煎，分 3 次服；10 日为 1 个疗程。不能口服者用镇静剂后，用上方灌肠。禁用抗躁狂、抗焦虑药。用 3 个月，结果：痊愈 13 例，显效 10 例，有效 5 例，无效 2 例，总有效率 93.3%。（《山东中医药大学学报》，2005 年第 4 期）

第五节　外伤性头痛

一、病证概述

外伤性头痛，是由直接暴力或间接暴力导致颅脑不同程度的损伤所引起的头痛。外伤性头痛的程度与伤势轻重有密切的关系。头痛的部位多在受伤局部，也可波及全头。外伤性头痛患者有明确的外伤史，如交通事故、高处坠下、失足跌倒、工伤事故、意外灾害等。典型临床症状为局部胀痛或刺痛，痛处固定不移，头痛呈阵发性，多因兴奋、用力、弯腰等诱发。常伴有头晕、头昏、恶心、烦躁易怒等情绪波动及神经、精神症状，多数患者经治疗或休息后得到缓解，少数患者的症状可迁延数月或更长。

二、妙法解析

（一）外伤性头痛（秦增寿医案）

1. 病历摘要：叶某，女，40 岁。患者在某市五金交电门市部营业时，因旋转的吊扇突然脱落，砸伤头部，当即昏迷，不省人事，遂送市医院抢救。苏醒后头部剧烈疼痛，犹如刀绞，且有麻木感，波及颈项部，伴恶心呕吐，头昏沉不欲举，嗜睡。后经医院诊为"脑外伤后遗症"，服用谷维素、颅痛定、维生素等，效果不显。来诊时，病虽 3 个月余，仍以头痛项强为主证，并伴倦怠乏力，多梦易醒，易惊恐，健忘，月经不调，经色黑黯有块，舌质晦紫有瘀斑，脉沉弦细。

此乃瘀血阻滞，导致经气不畅，气血暗耗，心神失养之象。治宜攻补兼施，方选桃核承气汤加葛根、麻黄、白芷、黄花、当归、酸枣仁、远志、丹参、红花。连服 2 剂，自觉头痛项强明显减轻，精神转佳，睡眠好转，脉象亦趋和缓。继用上方加山楂、川芎以增强活血化瘀之功。服至 40 剂，诸症均已消失。后随访 3 年，一直坚持上班，智力、睡眠、月经皆恢复正常。唯值阴雨天，后头部稍有沉困感。（《河南中医》，1983 年第 4 期）

2. 妙法解析：方中以桃仁、大黄为主药。桃仁苦辛，泄滞散结；大黄入血分攻下瘀血，二者一破一行，相得益彰，使停滞积聚之瘀蓄，荡涤无存。本方并借芒硝咸以软坚散结，以助大黄、桃仁攻逐瘀积。桂枝深入血分，能温通血脉，鼓动血液循行，以利桃仁活血化瘀。甘草甘缓，以调和诸药峻烈之性。诸药相济，治疗外伤性头痛收效满意。

（二）外伤性头痛（曾德环医案）

1. 病历摘要：欧某，女，37 岁。曾跌扑而不省人事，醒后头痛如劈，痛苦非常。被诊为脑震荡，经多方治疗，效果不显。以后头痛反复发作，痛时如锥刺，其痛固定不移，痛剧则呕吐，伴神疲懒言，纳呆眠差，面白唇淡，舌暗淡边有齿印，苔薄白，脉弦细。证属外伤瘀血阻络、气虚血亏。治宜活血化瘀止痛、补益气血、健脾安神法。药用川芎、黄芪、制何首乌各 20 g，白芷 12 g，蒲黄、五灵脂、延胡索、炒酸枣仁各 10 g，云茯苓 15 g，炙甘草 6 g。每日 1 剂，水煎服。服 7 剂，头痛大减，精神胃纳好转。上方略事加减，续服 14 剂，头痛已止，知饥欲食，睡眠安静。继处以补益气血之剂善后。1 年后随访，头痛一直无复发，坚持正常工作。（《新中医》，1990 年第 1 期）

2. 妙法解析：本方用药关键在川芎 1 味，轻用效微或无效，其辛散温通，对血瘀头痛，功专力雄，但须重用，少则 20 g，多则 30～50 g，其效卓著。再配失笑散、延胡索、白芷，祛瘀止痛之力益彰。

三、文献选录

外伤性头痛的原因比较复杂，一般多与暴力造成的颅骨骨折、颅内血肿、脑挫裂伤等有关。

（一）外伤性头痛的病因分析

头部受撞击、暴力或跌倒触地后突然昏仆少时。少则数秒，多则数小时，方能清醒。清醒后多忘记发生过程。轻者头晕乏力，重者头痛恶心、呕吐，记忆力减退，小便失禁。若其症经常发作，则为后遗之症。常表现为头痛、疲乏、失眠，多梦、精神紧张、注意力不集中、健忘等。头痛多不固定。其性质为重压感、搏动感、紧皱感等，表现不一。一般多与暴力造成的颅骨骨折、颅内血肿、脑挫裂伤等有关。现代医学将引起本病的原因分为颅内因素与颅外因素两种。

1. 颅内因素：损伤性蛛网膜下腔出血；硬膜下血肿；颅内压增高；颅内压降低；脑震荡、脑挫伤引起脑血管痉挛或脑脊液冲击脑室，造成中脑网状结构功能障碍；颅骨骨折后空气进入颅内引起的外伤性气脑等。

2. 颅外因素：受伤局部头皮组织损伤所引起的疼痛；颈椎损伤者，颈神经受损而造成一侧耳后或枕部疼痛，颈部肌肉持续性收缩而造成的非搏动性头痛；意外事故（外伤）后精神刺激所引起的神经性头痛。

中医学认为外伤性头痛是因头部外伤后经脉瘀阻，气血不通而致，属中医脑病的"瘀血头痛"。

（二）首选针灸治疗

1. 本病虽以头痛为主，但不能与常见头痛相提并论。关键在于其病因病机不同。普通头痛多以风、热、痰、虚为病因，多与内脏有关。而外伤性头痛则以外伤为因，其部位直接与脑、髓相关。病机以气血不行、髓海不安、经络不畅为主。由于认识上的不同，治疗上也有不同。

2. 强调气血瘀滞，髓海失养，经络不通为主要病机。治疗上强调以"通"为顺，兼顾阳气。头为诸阳之会。阳气通达，气血调顺则髓海安和。因此，治疗本病经络与俞穴的作用就显著高于脏腑气血的作用。如其因为外伤所致，双眼胀痛，低头尤甚，则需醒脑开窍，通经活络。由于症在双目头颅，故选用听宫以开窍，臂臑治目疾。2穴合用可使髓安脑静，目疾得平。取上2穴均是以俞穴的特性和经络循行分布为依据。

3. 头颅外伤而头痛剧烈，其症日久不愈必有瘀滞，阳气不达清窍。虽选用百会、上星、条口穴位得当，但毫针刺法收效不大。原因为针力不够，阳气不得宣通。改用火针温通后，效果大增。说明虽病相同，但要究其病因、病机所在。虽选用俞穴得当但刺法不适宜也难奏效。故既要选其特效俞穴，也要运用其得当刺法，方能奏效。

（三）辨证分型选录

分3型治疗外伤性头痛180例：肝阳上亢型用天麻、杜仲、白芷、朱茯神、益母草各15 g，石决明30 g，蔓荆子、钩藤各12 g。中气不举型用黄芪、党参、当归各15 g，白术、牡丹皮各12 g，甘草、柴胡各10 g，枸杞子20 g。血瘀型用桃仁、红花、白芍各10 g，川芎、远志、当归各15 g，首乌藤、合欢皮各20 g。每日1剂，水煎服。与对照组176例，均用颅痛定30 mg，脑复康0.8 g，谷维素20 mg，每日3次，口服。均10日为1个疗程。结果：两组分别显效（症状消失。随访1年，无复发）96、36例，有效78、73例，无效6、67例，总有效率96.7%、62.8%（$P < 0.01$）。（《浙江中西医结合杂志》，2003年第1期）

（四）临床报道选录

1. 通窍活血汤加减方治疗外伤性头痛105例：骨碎补、儿茶各15 g，当归尾12 g，桃仁、乳香、没药、大黄、自然铜各10 g，土鳖虫、红花各6 g，血竭3 g，朱砂（冲服）、麝香（冲服）各0.5 g。每日1剂，水煎服。结果：痊愈（头痛与临床症状消失）94例；好转（头痛减轻，临床症状明显改善）9例；无效（头痛与临床症状无明显改善）2例。（《浙江中医杂志》，1986年第1期）

2. 桃仁承气汤治疗外伤性头痛11例：桃仁10～15 g，甘草10 g，桂枝、大黄各5～10 g，芒硝3～6 g。头痛恶心呕吐甚者，加煅磁石、石决明、钩藤、菊花、地龙等，如仍不缓解者可加入全蝎、蜈蚣；舌红苔黄、烦躁易怒较重者，加龙胆、川黄连等清热之品；夜寐差者，加用重镇安神及清心安神之品，如磁石、珍珠母、茯神、淡竹叶、灯心草、合欢皮等；舌质瘀斑较重者，可加重活血化瘀药的用量，也可以适当加用乳香、没药、茺蔚子等；如伴有头沉不爽、胸闷不舒、纳差者，加半夏曲、薏苡仁、焦白术等。每日1剂，水煎，分早、晚服。1个月为1个疗程，可连续2～3个疗程。结果：痊愈（疼痛完全消失，半年内未复发）4例，显效（疼痛基本消失，或因劳累、生产偶然诱发，但头痛程度轻）5例，进步（疼痛大部分消失，疼痛程度减轻）1例，无效（经过2个月治疗，疼痛无明显改善）1例。总有效率90.9%。（《天津中医》，1990年第1期）

3. 疏风活血汤治疗外伤性头痛86例：当归、川芎、生地黄、赤芍、白芍、木香、防风各12 g，白芷、苏木各9 g，荆芥6 g。寒冷季节，加羌活、桂枝，重用白芷至15 g；温热季节，加芦根、黄芩；颜面部肿胀明显者，加车前草、茯苓皮；眼部角膜血瘀者，加炮穿山甲、桃仁、红花；神疲乏力者，加黄芪、太子参；纳差恶心者，加山楂、炒谷芽、炒麦芽、姜半夏；口苦目赤、头昏脉弦者，加天麻、钩藤、龙胆。每日1剂，水煎服。10日为1个疗程。结果：治愈（头痛及伴随症状消失）62例，显效（头痛消失，时感头昏或血肿机化不退）19例，好转（头痛基本消失，仍感头昏，劳累后头痛复发）4例，无效（头痛及伴随症状无任何好转）1例。总有效

率98.7％。(《浙江中医学院学报》，1992年第4期)

4. 祛痰化瘀通络汤治疗脑外伤后头痛50例：白芥子、威灵仙各30 g，黄芪、川芎各15 g，陈皮、苍术、当归各10 g，地龙、全蝎(研冲)各6 g。前额头痛者，加白芷15 g；巅顶头痛者，加藁本15 g；枕部头痛者，加蔓荆子10 g；疼痛与经络关系不明显者，加细辛3 g。每日1剂，全蝎、地龙研末吞服，其余药物水煎，分早、晚2次服。疗程为30～40日。结果：痊愈(头痛、头晕等症状消失，神经系统检查无阳性体征，恢复正常工作)44例，好转(头痛、头晕症状基本消失或减轻，遗留记忆力差，无力，生活能自理)6例。一般用药6剂以后开始见效。(《山东中医杂志》，1994年第2期)

5. 活血逐瘀汤治疗外伤性头痛98例：当归、牛膝各15 g，赤芍12 g，大黄10 g，桃仁、红花、川芎、苏木各9 g，全蝎6 g。前额痛者，加白芷6 g；头顶痛者，加藁本15 g；双颞痛者，加蔓荆子15 g；心神不宁、多梦者，加龙骨、牡蛎各15 g；头晕、心悸者，加远志12 g，炒酸枣仁24 g；四肢疲倦、精神萎靡者，加杜仲12 g，枸杞子20 g。每日1剂，水煎，分早、晚服。15剂为1个疗程，可连续服药1～3个疗程。结果：治愈(头痛及伴随症状消失，随访1年无复发)74例，好转(头痛明显缓解，伴随症状大部分消失)18例，无效(头痛未减轻，伴随症状无改善)6例。总有效率93.9％。(《江苏中医》，1999年第11期)

6. 解郁活血汤治疗脑外伤后头痛60例：丹参30 g，钩藤15 g，川芎、桃仁、枳壳、黄芩、柴胡各12 g，白芷、蔓荆子、石决明、红花、菊花各9 g，甘草3 g。头痛、头晕重者，可加延胡索、乳香、牡丹皮；恶心、呕吐者，可加姜半夏、生姜、竹茹；失眠多梦者，可加酸枣仁、五味子、远志。每日1剂，水煎，分早、晚服。7日为1个疗程，可连服2～3个疗程。结果：经服药2～5个疗程，痊愈40例，好转16例，无效4例，总有效率93％。(《湖北中医杂志》，1995年第1期)

7. 化瘀通窍汤治疗颅脑损伤性头痛68例：川芎30 g，丹参15 g，桃仁、红花、赤芍、石菖蒲各10 g，三七末(吞服)5 g，蜈蚣2条。每日1剂，水煎，分早、晚温服。可连服10～20日。结果：痊愈(头痛消失)40例，好转(头痛减轻，发作时间缩短或周期延长)22例，无效(头痛症状无变化)2例。总有效率96％。(《黑龙江中医药》，1995年第4期)

8. 颅伤愈震汤治疗脑外伤后头痛头晕诸症36例：茯苓15 g，桃仁12 g，当归尾、天麻、白芷、土鳖虫、地龙、制半夏各9 g，细辛、木香各6 g。头痛甚者，加藁本、蔓荆子、川芎；头晕甚者，加钩藤、石决明、菊花；伴耳鸣耳聋者，加磁石、石菖蒲；伴抽搐者，加白蒺藜、钩藤；恶心呕吐明显者，加竹茹、赭石；伴心烦失眠者，加合欢皮、首乌藤、远志；伴心悸者，加龙骨、牡蛎；伴大便秘结者，加火麻仁、大黄。每日1剂，水煎，分早、晚服。18日为1个疗程，2个疗程之间可停药3～4日。结果：痊愈(治疗2个疗程，脑外伤后残存体征全部消失，恢复工作生活如常人，连续观察3个月以上症状无复发)23例，显效(治疗2个疗程，遗留症状明显减轻，能参加部分工作)7例，有效(服药2个疗程，某些症状减轻，仍不能参加工作)4例，无效(治疗2个疗程，症状体征无改变)2例。总有效率93.4％。(《北京中医》，1995年第5期)

9. 补中益气汤加味方治疗脑外伤后头痛74例：黄芪15 g，人参、当归、炒白术各10 g，陈皮、升麻、柴胡各6 g，炙甘草5 g。血瘀者，加乳香、没药、三七；陈旧伤者，加郁金、地龙、土鳖虫；头痛头晕甚者，加石菖蒲、薄荷、川芎；失眠者，加炒酸枣仁；纳差者，合平胃散；合并头颅骨折者，加续断、骨碎补、合欢皮；肢体偏瘫、痿软无力者，加淫羊藿、紫菀、苍术。每日1剂，水煎，分早、晚服。结果：痊愈(症状完全消失，记忆力恢复，随访无其他不适感，2年以上无复发)35例，显效(症状明显好转，骨折愈合，临床体征无进行性加重)37例，有效

（服药后症状体征有改变）2 例。总有效率 100％。（《中医正骨》，1996 年第 6 期）

10. 复方罗布麻汤治疗颅脑损伤后遗头痛 42 例：罗布麻、野菊花、合欢皮、首乌藤、玄参、生地黄各 30 g，牡丹皮、炮穿山甲、茯苓、延胡索各 15 g，泽泻、皂角刺、木瓜、当归各 10 g。头晕、视物模糊者，加枸杞子、女贞子；耳鸣、盗汗，加炙鳖甲、炙龟甲；血肿及手术后者，加制大黄、土鳖虫；恶心、呕吐、纳差者，加橘皮、竹茹、制半夏。每日 1 剂，水煎，分早、晚服。7 日为 1 个疗程，连服 1～4 个疗程。必要时可继续服用。结果：治愈（治疗 1～4 个疗程后头痛及伴随症状完全消失，停药 6 个月后无复发）14 例，显效（治疗 5 周以上，不用药时有轻度头痛及伴随症状，但停药后 6 个月内可有较重症状复发，且需用药治疗）15 例，好转（治疗后头痛等症状有明显减轻，但 3 个月内仍需用药）12 例，无效（治疗 5 周以上头痛等症状无明显减轻，需改用他法治疗）1 例。总有效率 97.6％。（《辽宁中医杂志》，1998 年第 12 期）

11. 行气活血汤治疗外伤性头痛 80 例：川芎 20 g，赤芍 15 g，桃仁、白芷、红花各 10 g，鲜姜 6 g，大黄 5 g，葱白 3 根，大枣 7 枚。损伤初期，头痛较重，夜间尤甚者，加大黄 10 g，三七粉（冲）5 g；伴耳鸣，烦躁易怒，少寐多梦者，加龙胆 12 g；伴胸闷恶心，头痛如裹者，去赤芍，加藿香、石菖蒲、苍术各 12 g，清半夏、天麻各 10 g；伴头晕，失眠多梦，乏力、短气，面色萎黄者，加党参 20 g，熟地黄、何首乌各 15 g，白芍、茯神各 12 g；瘀血日久，头痛反复发作者，加蜈蚣 3 条或水蛭 5～10 g。每日 1 剂，水煎，分早、晚服。5 日为 1 个疗程。结果：治愈（症状消失，能正常工作和生活）66 例，好转（症状明显减轻，仍时有头痛、头晕、乏力等）13 例，未愈（症状同前无改善）1 例。（《山东中医杂志》，1999 年第 3 期）

12. 祛瘀止痛汤治疗瘀血性头痛 64 例：川芎 30 g，丹参 15 g，桃仁、红花、石菖蒲、赤芍各 10 g，三七末（吞服）5 g，蜈蚣 2 条。每日 1 剂，水煎，分早、晚温服。可连服 10～20 日。结果：痊愈（头痛消失）40 例，好转（头痛减轻，发作时间缩短或周期延长）22 例，无效（头痛症状无变化）2 例。总有效率 96％。（《黑龙江中医药》，1995 年第 4 期）

13. 活血安神汤治疗外伤性头痛 235 例：黄芪、首乌藤、龙骨、牡蛎各 30 g，丹参、蒲黄、延胡索、酸枣仁各 15 g，川芎 10 g，甘草 5 g，全蝎（研末冲）3 g。兼肝风上扰者，去黄芪，加白芍、钩藤、夏枯草、石决明；兼肝肾阴虚者，去黄芪，加枸杞子、女贞子、生地黄、麦冬；兼肾阳不足者，加淫羊藿、巴戟天、鹿角霜；兼痰湿上犯者，加石菖蒲、法半夏、陈皮、泽泻；前额痛者，加白芷、辛夷；头顶痛者，加蔓荆子；两侧痛者，重用川芎；枕部痛者，加葛根；伴眩晕恶心者，加陈皮、白术、泽泻；纳少者，加麦芽、鸡内金、山楂；脘腹作胀者，加佛手、大腹皮；便溏者，加薏苡仁、茯苓；大便干结者，加火麻仁。每日 1 剂，水煎，分早、晚服。10 日为 1 个疗程。结果：痊愈（头痛症状完全消失，随访 1 年未见复发）40 例，显效（头痛症状明显改善，年内虽有复发，经服上述药物症状明显减轻）77 例，有效（症状减轻）85 例，无效（治疗后头痛症状不减或加重）33 例。总有效率 85.9％。（《湖南中医杂志》，1996 年第 1 期）

14. 活血通络汤治疗脑外伤后头痛 60 例：当归、川芎、赤芍各 15 g，红花、白芷、延胡索、地龙各 10 g，全蝎（研冲）3 g。疼痛剧烈者，川芎可加至 25 g，另加夏天无 15 g；头昏目眩者，可加黄芪 20 g，党参、阿胶各 10 g；恶心呕吐者，加法半夏、生姜各 10 g，甚者加赭石 15～30 g；失眠健忘者，加酸枣仁、枸杞子各 15 g；耳鸣者，加磁石、龙骨、牡蛎各 15～30 g。每日 1 剂，水煎，分早、午、晚服。10 日为 1 个疗程。结果：痊愈（停药后观察 3 个月，头痛消失，不再发作）47 例，有效（服药后头痛明显减轻，或服药期间头痛消失，停药后观察 3 个月内复发）11 例；无效（服药 3 个疗程头痛无明显改善）2 例。总有效率 96.6％。（《天津中医》，1998 年第 1 期）

15. 活血化瘀汤治疗颅脑外伤性头痛 300 例：当归、苏木、川芎各 15 g，赤芍、桃仁、红花各 12 g，刘寄奴、泽兰各 10 g，石菖蒲 6 g。头晕加天麻、钩藤、菊花；失眠加酸枣仁、远志、合欢花；呕吐加旋覆花、竹茹、藿香；耳鸣加磁石、蝉蜕；痰甚加胆南星、茯苓；肝气郁滞加柴胡、香附、白芍、枳壳；口苦心烦加连翘、炒栀子；肾虚加生地黄、女贞子、制何首乌；项背强硬疼痛加葛根、钩藤；肢体偏瘫（或麻木）加鸡血藤、络石藤、蜈蚣；癫痫加郁金、胆南星、莱菔子、沉香；气虚乏力加黄芪；痛在后枕加羌活，前额加白芷，两太阳穴加柴胡，眉棱骨加藁本，巅顶加细辛、吴茱萸。每日 1 剂，水煎服。用 3 个月。结果：痊愈 116 例，好转 179 例，无效 5 例，总有效率 98.3%。(《山西中医》，2004 年第 6 期)

16. 川芎茶调散加减方治疗脑外伤后头痛 52 例：川芎 20 g，薄荷 15 g，白芷、羌活各 12 g，清茶 9 g，荆芥、防风、甘草各 6 g，细辛 3 g，蜈蚣 2 条（约 3 g）。痰浊上扰证者加半夏、陈皮、白术、天麻、茯苓；瘀阻脑络证者加桃仁、红花、当归、赤芍；气血亏虚证者加熟地黄、当归、白芍、黄芪、党参；肝肾阴虚证者加熟地黄、山茱萸、杜仲、枸杞子、黄柏。每日 1 剂，水煎服。治疗脑外伤后头痛 52 例。结果：痊愈 40 例，占 76.92%；有效 6 例，占 11.54%；无效 6 例，占 1.54%，总有效率 88.4%。(《广西中医药》，2009 年第 4 期)

（五）经验良方选录

1. 内服方选录：

（1）钩藤 15 g，当归、丹参、生乳香、生没药各 10 g，桃仁、红花、赤芍、僵蚕各 6 g，甘草 3 g。将上药水煎，每日 1 剂，分 2 次服。主治脑外伤头痛。

（2）当归、生地黄、桃仁、红花、枳壳、赤芍、柴胡、桔梗、川芎、牛膝各 10 g，甘草 6 g。每日 1 剂，水煎服。活血祛瘀，行气止痛。主治脑外伤头痛。

（3）川芎、白芷、蒲黄、五灵脂、延胡索各 15 g。每日 1 剂，水煎服。主治脑外伤头痛。气血虚加补气益血健脾之品，肝肾虚加补肝肾、安神益智之药。

（4）乳香、没药、郁金各 30 g。研末，每次 6 g，每日 3 次，温开水送服，主治脑外伤头痛。

2. 外治方选录：

（1）晚蚕沙 500 g，炒热加 100 mL 白酒，装入药袋，趁热熨引头伤痛处。或用食盐 500 g，放入铁锅内炒爆后即用陈醋约半小碗，洒入盐内，边洒边搅，醋洒完后，再略炒一下，即倒入布包内，包好趁热熨引头伤痛处。主治脑外伤头痛。

（2）红花、紫丁香根各 15 g，当归、川芎、白芍、升麻、防风各 10 g，山柰 9 g。共研细末，老葱捣汁敷头伤痛处。主治脑外伤头痛。

（3）七厘散少许，白酒调敷头伤痛处，或醋调敷头伤痛处。主治脑外伤头痛。

第六节　脑外伤后继发性癫痫

一、病证概述

外伤后癫痫，是颅脑损伤后严重的并发症，尤其是重型颅脑损伤，发病率为 0.5%～50%。分为早期癫痫和晚期癫痫。早期癫痫一般发生于伤后 1 周内，占 5%，其中 1/3 发生在伤后 1 小时内，1/3 发生在 24 小时内，1/3 发生在伤后 2～7 日。病因可能由于颅内出血、凹陷骨折刺激、脑损伤愈合和继发脑损伤所致。早期癫痫的重要在于它是晚期癫痫发生的预测指标，约 25% 的早期癫痫患者发展为晚期癫痫。外伤性癫痫发作时间一般有 3 个高峰：伤后 1 个月、半年和

1年。绝大多数病例发作出现于伤后2年内。5年以上无发作者，出现发作的机会则极小。如发作也要考虑其他因素存在。外伤性癫痫发生率的高低与多种因素有关。脑损伤的部位、类型和严重程度是早期癫痫发生的重要预测指标。一般说来，大脑皮质运动区、海马及杏仁核的损伤最常发生癫痫，其中运动区的损伤尤易出现，且潜伏期短，其次是颞叶内侧损伤所致的精神运动型发作。脑损伤的程度愈重，发生癫痫的可能性就愈大。硬脑膜下血肿癫痫的发生率为30％～36％，硬脑膜外血肿及额叶凹陷骨折的发生率为9％～13％。伤后有严重呼吸困难者癫痫的发生率要高。开放性脑损伤的发生率较闭合性者为高。脑穿通伤较非穿通伤癫痫的发生率高5～10倍。通常外伤性癫痫主要集中在青年，性别男多于女（约4∶1）。这可能与该组人群外伤发生率高有关。癫痫虽然发作起来比较突然，但是通过早期症状就能在第一时间发现它，然后去治疗、去控制它的发作。癫痫的早期症状都有哪些呢？①早期症状一般表现有易激惹、烦躁不安、情绪忧郁、心境不佳、常挑剔或抱怨他人的症状。②癫痫的早期症状包括以下几种征兆：躯体感觉性先兆，包括刺痛、麻木、感觉缺失等；视觉先兆，包括看见运动或静止的光点、光圈、火星、黑点、一团单色或彩色的东西等；听觉先兆，包括听见铃声、鸟叫、虫叫、机器声等；嗅觉先兆，包括闻到烧焦了的橡胶味、腥味、硫酸等刺鼻难闻的气味；味觉先兆，包括口中有苦、酸、咸、甜、腻等不舒适味道；情绪先兆，包括焦虑、不安、压抑、惊恐等，恐惧是最常见的一种；精神性先兆，包括错觉、幻觉、看见了或感到了实际上不存在的东西和场景等。另外，还有眩晕、上腹部不适、头部不适等。

二、文献选录

临床报道选录

1. 通窍活血汤加减治疗脑外伤后继发性癫痫30例：赤芍15 g，川芎、当归各20 g，桃仁9 g，红花5 g，全蝎4.5 g，僵蚕10 g，地龙6 g，蜈蚣2条。痰浊内壅加石菖蒲、胆南星、半夏、茯苓；肝火上炎加龙胆、木通、生地黄、钩藤、石决明；病久、肝肾亏虚加熟地黄、山茱萸、山药、杜仲。每日1剂，水煎服。与对照组30例，均用卡马西平0.1 g，每日3次，口服；脑外伤急性期颅内压，抗感染，支持疗法及对症处理。用12周。结果：两组分别显效13、10例，有效14、15例，无效3、5例，总有效率90％、83.3％（$P<0.05$）。（《新中医》，2003年第4期）

2. 癫痫合剂治疗外伤性癫痫60例：天麻、制龟甲、生黄芪、天竺黄、石菖蒲、远志、礞石、三棱、水蛭各500 g，核桃仁、枸杞子、肉苁蓉各1.5 kg，党参、白术、僵蚕各1 kg，制天南星250 g，炙全蝎100 g，广陈皮350 g。每日1剂，水煎，取浓缩滤液6.5 L，每毫升含生药2 g，加白糖1.5 kg，苯甲酸钠32 g。每次50 mL，每日2次，口服。与对照组60例，均用卡马西平0.1 g，γ-氨酪酸1 g，每日3次，口服。均8个月为1个疗程。3个月后，原用西药渐减量。抗感染。禁酒，禁酸、辛辣及发物等品。用3个疗程，随访2年。结果：两组分别治愈20、10例，显效30、24例，有效9、11例，无效1、15例，总有效率98.33％、75％（$P<0.05$）。（《湖南中医杂志》，2003年第3期）

3. 血府逐瘀汤加味治疗外伤性癫痫48例：全当归、生地黄、桃仁、赤芍、川牛膝、柴胡、三棱各10 g，红花、川芎、枳壳、生甘草各6 g，土鳖虫5 g。儿童剂量酌减。每日1剂，水煎服。30日为1个疗程，疗程间隔3日，6个疗程后，改间隔1～2日。用1年。结果：治愈22例，好转18例，无效8例。（《现代中西医结合杂志》，2005年第2期）

4. 血府逐瘀汤加减治疗外伤性癫痫72例：当归、川芎、牛膝各15 g，桃仁、枳壳、天麻、全蝎、制天南星、法半夏、石菖蒲各10 g，红花6 g，赤芍、钩藤（后下）各12 g，生龙骨（先煎）、生牡蛎（先煎）各 25 g，柴胡 5 g。每日 1 剂，水煎服。骨折片陷入、颅内血肿行手术。并西医常规抗癫痫。用 8 周。结果：痊愈 43 例，好转 25 例，疗效不明显 4 例。（《光明中医》，2006 年第 9 期）

5. 祛瘀豁痰熄风汤治疗脑外伤后癫痫 37 例：全蝎、僵蚕、甘草各 15 g，蜈蚣 5 条，胆南星、当归各 20 g，天麻、钩藤、川芎各 20 g。研末备用。每次 3 g，每日 2 次。或装胶囊，每次 3～4 粒，每日 2 次，口服（或鼻饲）。1 个月为 1 个疗程，症状控制后，剂量减半为维持量。用 2～3 个疗程。结果：近期治愈 19 例，有效 11 例，无效 7 例，总有效率 81.1%。（《山西中医》，2007 年第 1 期）

第七节　其他脑外伤后病症

一、病证概述

本节所录左眼眶软组织急性损伤血肿，外伤性头皮下血肿各 1 例和脑外伤临床治验 6 例。后录颅脑损伤的眼部表现，为脑外伤的诊断提供重要依据。

二、妙法解析

（一）左眼眶软组织急性损伤血肿（沈霖等医案）

1. 病历摘要：汪某，男，38 岁。乘公共汽车时，因急刹车，头面部击撞至铁椅上受伤。当即感头昏，颜面疼痛，视物模糊。1 小时后，由人扶送来诊。检查：左额部有 2 cm×3 cm 表皮擦伤，左眼眶周围软组织明显肿胀，左眼不能睁开，伤处肤色红青，血肿范围约 5.5 cm×7 cm，局部皮温升高，按压痛剧。X 线片示无骨折征象。诊断：左眼眶软组织急性损伤血肿。药用当归、生地黄、川芎、赤芍、泽兰、苏木、乌药、续断各 12 g，桃仁、红花、木香、大黄、制乳香、制没药、生甘草各 6 g。每日 1 剂，水煎，分 2 次服。一盘珠汤 1 剂，服药后 1 小时，自觉疼痛缓解，仍继处以一盘珠汤 2 剂，每日 1 剂。6 月 24 日二诊：伤部肿胀已消大半，左眼可自然睁开，视物清晰，瘀斑已由红青转为淡绿黄色，皮温正常，局部稍有压痛。嘱继服一盘珠汤。6 月 26 日三诊，伤部肿痛已消，瘀斑已退，局部皮色呈浅灰黄色，按之弹性正常，无痛。共服一盘珠汤 4 剂而获显效。半年后随访，无头昏，视力正常，局部肤肌华泽。（《中国骨伤》，1990 年第 1 期）

2. 妙法解析：本方用药 15 味，其中具有活血化瘀功效药物 9 味，占 60%，再伍大黄凉血止血，增强诸药散瘀消肿之功，佐木香、乌药行气止痛，配续断利血脉、疗筋伤，甘草缓急和中，故对急性损伤血肿疗效显著。

（二）外伤性头皮下血肿（朱明华医案）

1. 病历摘要：易某，女，13 岁。患者被汽车碰撞于头部，致使头皮下大面积血肿，无昏迷呕吐。即送某医院住院治疗，经给予抗生素及中西药物内服等治疗 3 日，血肿不消而转来就诊。检查：头皮无破伤，头颅无凹陷，整个头部肿胀，头皮下触之有液状波动感，压痛明显。X 线片排除颅骨骨折。脉弦数，舌质淡红，苔薄黄。诊断：外伤性头皮下血肿。将毛发剃净，药用生大黄 30 g，五倍子 20 g，生栀子 30 g，白及 15 g，柑子叶 30 g，芙蓉花叶 30 g。将上药焙干研细末，以生姜煎汁，取上药末适量（用量根据血肿面积大小而定）调成稠糊状，均匀敷于伤处，并加以包扎。每日 1 次，根据病情连续使用 3～5 次均可获效。取平安散敷之，配合内服凉血化瘀

汤加减，每日换药1次，3次后肿胀消退，1周后痊愈。(《中国骨伤》，1990年第1期)

2. 妙法解析：本方以生栀子凉血止血、消肿止痛；生大黄凉血止血、活血化瘀、清热解毒；五倍子收敛止血，散热毒疮肿；白及收敛止血，消肿生肌；柑叶、芙蓉叶清瘀热、解痈毒；用姜水作基汁调诸药末，有纠其上药寒凉之偏，且能温经止血调中。诸药合用，配方得当，可使"瘀去、新生、肿消"。

三、文献选录

(一) 临床治验选录

1. 吴协兵验案：黄某，男，38岁。被人打伤头部，当时头痛剧烈，神志模糊，双鼻腔有液体流出，但无呕吐症状，即送我院急诊。经X线片示有"颅底骨骨折"，遂收骨科住院治疗。经抗炎、止血、输液治疗40日，外伤基本愈合，病情好转，但觉头痛头晕严重，伴纳少乏力、健忘失眠等症。诊断为脑外伤综合征。转入中医科服中药治疗。症见头痛如锥刺，头晕如坐舟车，健忘失眠、纳差乏力，看书或稍微活动后则上症加剧，舌质略紫，苔薄黄、边有瘀点，脉细带涩。脉症互参，乃因外伤后恶血流入脑窍，气滞血瘀，不通则痛。地黄各15g，红花2g，当归、桃仁、牛膝、郁金、陈皮各10g。每日1剂，水煎，分2次服。治以醒脑消瘀、通窍活血为法。处方：红花20g，当归、桃仁、枳壳、陈皮各10g，川芎、炙远志各7g，赤芍、酸枣仁、钩藤各15g，甘草5g，5剂。复诊：头晕头痛减轻，睡眠好转，饮食略增，但时有恶心感，且不能思虑过久，久则头晕更甚。上方加姜半夏10g，连服7剂，头晕头痛缓解，恶心止，每餐纳食3两。为巩固疗效，嘱换家庭病床继续服药调理。中药在原方基础上稍作加减，再服25剂，而病愈。随访至今，病未复发，已正常工作。(《湖南中医杂志》，1990年第6期)

2. 殷嘉楼验案：何某，男，54岁。从汽车上摔下，当时昏迷，经某医院救治，诊为脑挫伤，住院数月。当时头不能抬，终日昏晕，精神萎靡不振，苦不欲生，形体消瘦，面色黧黑，怕声响，恶阳光，食欲减退，失眠，时惊惕不安，遍身筋掣，四肢麻木。舌质紫、有瘀点，苔薄白，脉弦涩。用安脑汤加减：黄芪、党参、酸枣仁各10g，龙齿15g，骨碎补20g，当归、川芎、桃仁、红花、防风各6g，甘草、三七各3g，鸡血藤30g。连服12剂药后头痛、头昏明显减轻，精神好转，饮食渐增，舌紫转淡。再守原方加减，共进24剂，自觉诸症日渐消失，面色黧黑渐退，精神振作，步行4公里到本院，不用休息。为巩固其疗效，用上述方药增其量做丸药1料以善其后。(《安徽中医学院学报》，1987年第12期)

3. 谈勇茂验案：俞某，女，41岁。5日前上班途中被自行车撞跌，头部着地。当即剧烈头痛，伴呕吐。在就医途中昏迷，经医院抢救20分钟后渐渐苏醒。刻诊精神倦怠，双目羞明，身热不清，眩晕频作，时觉恶心，间有呕吐，心烦少寐，寐则梦扰不宁，脉弦细而数，舌苔薄腻。证属气血逆乱，瘀血内阻，治宜活血化瘀，升清降浊，以调肝养心。琥珀镇静汤加减：琥珀(吞)、姜川连各3g，龙齿(先煎)30g，朱砂(吞)0.3g，天麻、豆豉、丁香、藿梗、石菖蒲、丹参、荆芥各9g，三七(吞服)2g，水煎服，4剂。5月21日复诊：药后眩晕、泛恶作吐已见轻减。身热未清，脉仍不静，舌苔薄腻。再以原法施治，予原方3剂。5月24日三诊：诸恙瘥而未已，夜寐稍宁，仍多梦扰，脉弦细，舌苔薄黄腻。血府逐瘀汤加三七(吞服)2g，4剂。药后眩晕症状显著改善，给服可保立苏汤1月，后告愈。(《上海中医药杂志》，1987年第9期)

4. 贺哲等验案：张某，男，38岁。患者与人斗殴时，被砖头击伤右侧头部，当时昏迷。某医院诊为脑震荡后遗症。经治疗后外伤愈合，尔后常感头痛，痛如锥刺，遇劳累、暴晒则加重。刻诊：心烦，失眠，恶心，头痛，舌质淡红，苔薄黄，脉沉细。证属破伤之后，风邪乘隙而入，与血相搏，闭阻络脉，瘀阻脑窍。治拟活血化瘀，祛风通络。药用丹参、川芎各 18 g，蔓荆子、白芷、地龙、路路通各 10 g，桃仁、羌活、防风、薄荷各 6 g，血竭、甘草各 3 g。水煎服。方用祛风通络汤加合欢皮、首乌藤。治疗 20 日后，头痛、头晕、恶心消失，精神转佳，唯感记忆力减退。给予补肾滋脑汤，以巩固疗效。随访 1 年余，患者健好。(《四川中医》，1990 年第 5 期)

5. 刘绍英验案：来某，男，14 岁。玩耍时左额上部头发被同学猛力一拉，次日伤处出现 4 cm×5 cm 血肿，外按有明显波动感。当时手术抽出瘀血，加压包扎，并内服消炎止血药。2 日后复诊，血肿未消，并向头顶部延伸。遂仿《古今医案选》药用生蒲黄粉 5 g，直接撒在肿块上，每日 3 次。次日血肿渐小，连续使用 3 日，平复如初。(《浙江中医杂志》，1984 年第 6 期)

6. 殷劲柏验案：彭某，男，32 岁。患者被树打伤头部，伤后头部出血不止，昏迷半小时，急送某医院，抢救清醒后，头痛剧烈，颈部不能活动，动则头晕欲呕，双目不能睁开，畏光，视物模糊，气短懒言，失眠烦躁。舌质淡红，脉弦而数。经检查头前额可见 6 cm×0.5 cm 纵斜形皮肤裂口，双眼胞及白睛均可见瘀血斑点，X 线片示颅骨裂纹性骨折，治以活血祛瘀、宣窍安神，方用夺命丹全方。药用当归尾 12 g，桃仁、乳香、没药、大黄、自然铜各 10 g，骨碎补、儿茶各 15 g，土鳖虫、红花各 6 g，血竭 3 g，朱砂、麝香各 0.5 g。水煎服。连服 8 剂，症状基本消失，唯头晕，心慌，气短，多梦失眠，将原方乳香、没药份量减轻，去土鳖虫、麝香，加党参 20 g，黄芪 15 g，酸枣仁、柏子仁各 12 g，意在补中益气、益心安神。连服 6 剂痊愈。1 年随访 2 次，未见复发。(《浙江中医杂志》，1986 年第 1 期)

(二) 颅脑损伤的眼部表现

颅脑损伤临床分为原发与继发两大类：前者有脑震荡、脑挫裂伤、脑干损伤、颅骨骨折、颜面部骨折等；后者有颅内血肿、脑水肿、脑疝、视路损伤、眼运动神经损伤。颈内动脉海绵窦瘘、颅内积气和眼部气肿等，这些部位在损伤与眼科关系比较密切，现介绍如下。

1. 脑震荡：①伤后可出现角膜反射减退或消失，清醒后可见细小的眼球震颤。②视物疲劳。

2. 脑挫裂伤：在头颅受伤的瞬间，可出现极短时间的瞳孔散大，一般很快恢复，部分患者伤后又立即出现两侧瞳孔不等大，对光反应迟钝或消失。如不伴有显著的意识障碍和肢体运动障碍，多为脑挫裂伤合并动眼神经损伤或颅底骨折累及动眼神经所致；如双侧瞳孔伤后立即散大，对光反应消失，伴有明显的意识障碍和肢体运动障碍，为广泛脑挫裂伤所致。

3. 脑干损伤：

(1) 瞳孔改变：双侧瞳孔不等大，且在伤后立即出现，常具有轻重差别，如双侧差别过大时应怀疑有脑疝存在，一侧或双侧瞳孔大小改变，常为中脑不完全损伤所致。有时瞳孔变为卵圆形或不规则形，双侧瞳孔散大而且固定不动，见于脑干严重损伤的病例。双侧瞳孔缩小，多为桥脑损伤使缩瞳核功能相对加强所致。

(2) 眼位改变：双侧同向凝视既见于桥脑损伤的病例，也可见于合并额叶皮持挫裂伤者。双眼球分离，双眼球内聚或一侧眼球活动，另一侧不动，多见于中脑损伤的病例。双侧眼球位置固定合伴瞳孔散大，对光反应消失，为脑干损伤的重症和晚期。

(3) 眼球震颤：可以是水平性、旋转或垂直性，其中以垂直性眼球震颤预后最差。

4. 颅底骨折：

(1) 眼睑皮下及球结膜出血斑：常为颅前窝底骨折的征象，出血斑多在 1～5 日内出现，并可逐渐增加的趋势，且多在下睑和颞侧结膜先出现。极少数患者因出血在球后和形成血肿引起眼球突出和运动受限。

(2) 脑脊液漏和颅神经损伤：眶顶的穿通伤或眶底粉碎性骨折，常出现脑脊液眼滴，多合体视神经或眼运动神经障碍，筛部骨折常出现脑脊液鼻漏多合伴耳出血，听和向神经损伤，岩部骨折常出现口鼻出血和脑脊液漏，多合并有视、动眼滑车，三叉及外展等神经损伤。

5. 颜面骨折：

（1）颧骨骨折：可损伤眶下神经，使患侧下眼麻木，眼睑肿胀，出血、球结膜下出血，如眶外侧骨折，移位，使患侧眼及外眦下移，如合并眼眶骨折可出现眼球下陷。

（2）颌面部骨折：对眼球产生挤压，可使眶下壁后部的骨折片挤入上颌窦内，眶内脂肪亦随之向下脱出，下直肌和下斜肌可嵌顿于骨折缝中，而出现眼球内陷和复视，以及眶下神经分布区麻木。

（3）眶底爆折：受伤后眼睑周围有水肿及出血瘀斑。上下睑多呈青紫色，眼球上下运动受限，眼球内陷、复视，常伴有上睑轻度下垂，睑裂横径缩短，有时可出现眶内及眼睑皮肤下水肿，如合并眼球损伤，可见视力减退，视网膜脱离，脉络膜破裂、玻璃体积血、晶体脱位继发混浊、虹膜破裂、出现瞳孔散大、继发性青光眼，外伤性自膜溃疡等。

6. 颅内血肿：

（1）硬脑膜外血肿：最重要的眼部表现是动眼神经损害，引起瞳孔散大和固定，损害的顺序是先同侧，后对侧，先瞳孔收缩纤维，后眼外肌的运动纤维，因此早期与血肿同侧的瞳孔出现短暂的缩小，以后就转为扩大，继之眼外肌麻痹，由于锥体束受压和对侧的动眼神经受累，可发生对侧肢体瘫痪和动眼神经受损害。

（2）硬脑膜下血肿：急性可发生同侧瞳孔散大，部分病例可见视盘水肿和视网膜出血，慢性常有视盘水肿，瞳孔不等大，且扩大的瞳孔多在血肿的同侧，部分病例有眼外肌麻痹和复视现象。

（3）由于颅内与占位，不论病变发展如何，最易引起颅内压增高和脑疝形成。由于脑疝压迫脑干，使脑部径长轴扭转，变形拉长，造成脑干急性缺血水肿，而出现不同程度的瞳孔散大、眼外肌麻痹，如果累及视神经则可造成严重的视力障碍。

7. 脑疝：

（1）小脑幕切迹疝：如中脑受压，可变形移位水肿出血，引起导水管闭锁形成梗阻性脑积水和颅内压增高的各种眼部表现，如脑干广泛受压移位可压迫牵动动眼神经引起眼外肌麻痹。小脑幕孔上疝和下后疝，均可损害中脑被盖部，出现瞳孔不等大，小脑幕孔下前疝，开始瞳孔小，继而瞳孔散大，对光反应消失，最后全部散大，直接和间接对光反应消失。眼外肌麻痹在瞳孔改变先后发生，首先为上睑下垂，继而全眼肌麻痹，最后眼球固定，为压迫动眼神经所致。

（2）枕大孔疝：前期瞳孔改变不大，晚期出现双瞳孔散大，如脑干基底部锥体束受压可出现双侧锥体束征，如小脑同时受累可出现眼球震颤。

8. 视路损伤：

（1）视神经损伤：早期眼底正常，偶见视网膜血管痉挛和水肿，两周左右视盘大呈苍白状态。除完全失明者外，各种视野改变均可出现。

（2）视交叉损伤：伤后出现双颞侧偏者，少数病例出现一眼全盲和另一眼颞侧偏盲，其他视野缺损亦可出现。

（3）视束损伤：其主要征象为一致性的同向偏盲。

（4）视放射损伤：常为同向性，完全性偏盲且伴有黄斑回避现象。

（5）视觉皮质区损伤：视野改变多呈同向偏盲性中小暗点，少数病例可出现皮质性两眼失明。多数为不完全性，视力可有不同程度的恢复。

9. 眼运动神经损伤：

（1）多颅神经损伤：两个以上的眼运动神经损伤时出现多眼肌麻痹，眼球运动多个方面受限，甚至眼球完全固定，瞳孔散大，对光反应迟钝或消失。

（2）单颅神经损伤，出现单眼肌麻痹，眼球运动只一个方面受限，如动眼神经损伤时，可有上睑下垂及瞳孔散大，对光反应迟钝或消失。滑车神经损伤时眼球位置多无改变，但向外下方看时可出现复视，外展神经损伤时可出现麻痹性内斜，向外方看时出现复视，面神经损伤时可出现眼睑闭合不全，易发生暴露性角膜炎。

（3）眼球个别肌肉的损伤或裂伤，亦可发生眼肌麻痹。与眼运动神经损伤的区别，在于前者程度较轻，较易恢复。后者程度较重，颇难恢复。

（4）眼球运动与大脑皮质的某些部位有密切联系，如额中回受刺激或损伤，桥脑损伤，均可出现眼球同向凝视。脑干损害可出现双眼球分离，双眼球内聚或一侧眼球活动，另一侧眼球不动等眼球运动协调障碍。脑干上端受损小脑挫裂伤，颅内窝血肿，均可出现眼球震颤，临床上要仔细鉴别。

10. 颈内动脉海绵窦瘘：

（1）搏动性突眼：痛侧眼球突出，可见与脉搏一致的眼球搏动，球结膜及眼睑的血管怒张，球结膜及眼睑高度水肿出血或外翻。

（2）震颤及杂音：触诊眼球有震颤，听诊眼球额眶部及颞部可闻及杂音，二者与脉搏一致。

（3）眼外肌麻痹：呈多颅神经损伤以外展神经损害最多见，重者可使眼球固定。

（4）眼底改变：可见视网膜水肿出血，视神经盘水肿或同扩大的海绵窦压迫而发生原发性视神经萎缩。

（5）视力障碍随眼外肌麻痹，眼底改变，眼球突出而发生高度眼球突出，常使角膜混浊和溃疡，日久可致失明。

（6）全部眼球运动神经和视神经都要通过海绵窦，以有海绵窦与眼眶、眼球，眼血液循环的特殊关系，这是产生多种眼征的病理基础。

11. 颅内积气和眶部气肿：

（1）颅内积气：可积于硬脑膜下、蛛网膜下、脑内或脑室内，多数在伤后立即出现，并有脑脊液漏。若积气感活塞式（只进不出），则可产生颅内压增变的眼部表现，当活动头位时，患者有时诉说颅内有水泡音。

（2）眶部气肿：因空气突然入眼眶，使眼球突出。眼球突出的特点是咳嗽或喷嚏加重，向眶后压迫时减轻，眼睑肿胀，顺裂变小，用手可感知气体的存在。

第十六章　骨伤胸腹病变

第一节　胸胁挫伤

一、病证概述

胸胁挫伤又称软肋伤，多因暴力作用于胸胁所致。是以胸胁疼痛、闷胀、气促、喘咳为主要表现的内伤类疾病。伤后胸胁微肿，疼痛拒按或走窜不定，咳嗽、呼吸时牵引作痛，甚至不能平卧，胸闷气急，甚至可见皮下出血、鼻衄、咯血，视力、听力减退，昏迷等症。有胸部外伤史。急救处理时宜卧床休息，注意观察呼吸等生命体征变化情况。胸胁疼痛，治宜理气活血，方用活血顺气汤、血府逐瘀汤；咳嗽气促，治宜保肺化瘀，方用参苏散加丹参、蒲黄。

二、妙法解析

（一）胸胁疼痛（赵生富医案）

1. 病历摘要：沈某，女，49岁。在向高处搬送物品时，不慎岔气伤胸已有2日，胸痛闷胀不适，痛势逐渐加重。检查：局部无明显肿胀，左胁肋压痛不著，且无固定点，咳嗽、深呼吸时疼痛加重，脉沉弦。药用柴胡、赤芍、白芍、香附、川芎各9 g，枳壳、陈皮、甘草、桔梗、薤白、厚朴、木香各6 g。每日1剂，水煎服。服3剂后痊愈。（《浙江中医杂志》，1984年第2期）

2. 妙法解析：本病多以气血损伤为主，治法：疏肝气，理肺气，配伍活血。方中多用青皮、陈皮、枳壳等药行气。气为血帅，气病则血亦病，所以方中加活血行瘀药，如赤芍、川芎等。气药血药相配合，故可收到理想效果。

（二）胸胁疼痛（张宝明医案）

1. 病历摘要：陈某，女，59岁。主述胸胁疼痛，胸闷气短2小时。患者因2小时前洗衣时负重，突感胸胁疼痛，深呼吸、咳嗽、转身时疼痛加剧，且疼痛部位走窜不定，体格检查：局部无肿胀，无固定压痛点，胸廓挤压试验阴性，舌淡红，苔薄白，脉弦。患者无冠心病心绞痛病史，X线及EMG检查均未见明显异常。证属气机阻滞。治宜疏肝理气，宽胸止痛。方选柴胡疏肝散加减，药用柴胡、白芍、枳壳、川芎、香附、陈皮、郁金、桔梗、当归各10 g，甘草5 g，檀香（研末冲服）2 g，延胡索（研末冲服）1.5 g。每日1剂，水煎，分2次服。3剂后症状明显减轻，服用5剂后症状尽失。（《浙江中医杂志》，2007年第11期）

2. 妙法解析：胸部挫伤多为气血损伤之症。气机阻滞，不通则痛；脉络破损，血溢于络脉之外，以致瘀血停滞，亦出现局部疼痛、肿胀。本方柴胡疏肝散加减，行气止痛，兼顾活血，气机复常，通则不痛。但临床治疗前需排除肋骨骨折、血气胸，以免延误病情。中医学认为，胸为气海，乃宗气所聚之处。《灵枢·邪客》曰："宗气积于胸中，出于喉咙，以贯心脉而行呼吸焉。"说明在正常情况，聚于胸中的宗气能走息道以司呼吸，贯心脉以行气血。胸为肺所居，肝所行之部。由于肺主气，肝主疏泄。一旦胸壁受伤必然导致气机失畅，壅滞不通，是为伤气。气伤，必然导致疼痛的发生，即《素问·阴阳应象大论》"气伤痛"。是故患者出现胸胁胀闷疼痛同时，气为血帅，血为气母，气行则血行，气滞则血瘀，气机不畅，必然导致气滞血瘀；肝肺气机受损而发胸闷、胸胁疼痛、咳嗽及深呼吸时伤处受限。清代王清任提出："气通血活"为维持人体健康起到重要作用。胸部挫伤的患者，如果在早期处理不当，瘀血没有很好吸收，可引起胸壁肌肉的相互粘连，以致后期用力深呼吸、咳嗽、打喷嚏、转侧时常常有隐痛、胸部不适、气闷、可影响上肢功能，故发病后应好好休息，后期则可做上肢活动和扩胸运动，防胸膜等组织粘连。

（三）胸胁迸伤（孙达武医案）

1. 病历摘要：何某，男，67岁。左胁肋因持重迸伤疼痛2日，呼吸转侧牵制。诊见：左第8～10肋液缘广泛压痛，无明显挤压痛，皮肤因外贴膏药过敏作痒。舌质偏暗苔薄，脉细。诊断：胸胁迸伤。治疗：治拟理气活血，通络息痛。丹参12 g，三七粉10 g，柴胡、延胡索、香附、当归、乌药、川楝子各9 g，桃仁、陈皮、枳壳、红花、甘草、乳香、没药各6 g。每日1剂，水煎，分早、晚2次服，连服7剂。配合予以外敷消炎散。1周后复诊，左胁肋仍觉胀痛，呼吸较利，左胁肋部隐隐压痛，皮肤作痒已瘥，舌苔薄，脉细。再拟上法出入。三七粉10 g，柴胡、延胡索、香附、当归、郁金、贝母、丹参各9 g，桃仁、枳壳、红花、陈皮、乳香、没药、甘草各6 g。再服7剂，配合予以外敷消炎散。1周后复诊，左胁肋胀痛减而未除，舌苔薄，脉细，气血未和，气机未畅再拟理气活血，调畅气机。三七粉10 g，柴胡、延胡索、香附、当归、郁金、丹参、红花、川芎、川楝子、赤芍各9 g，枳壳、陈皮、甘草、桃仁各6 g，连服7剂而愈。（《孙达武骨伤科学术经验集》，人民军医出版社，2014）

2. 妙法解析：胸胁迸挫伤，多因突然扭伤或因跌仆撞击，导致胸部气血或经络损伤，多以气血损伤为主。导致气机阻滞，运化失职，经络痞塞不通，不通则痛。因此立应以理气活血，通络息痛为主。故能收到理想效果。

（四）右胸胁挫伤（孙达武医案）

1. 病历摘要：周某，女，60岁。昨乘车时被人挤伤，右胸疼痛，呼吸咳呛牵制作痛，转侧活动不利，右8～10肋压痛，胸廓挤压痛不明显，X线片：未见明显骨折，右胸胁骨膜内络受损，瘀阻气滞作痛。舌苔薄，脉细。诊断：右胸胁挫伤。治疗：治拟活血化瘀，理气止痛。丹参12 g，柴胡、延胡索、香附、当归、郁金、法半夏、浙贝母、赤芍、前胡各9 g，枳壳、桃仁、红花、陈皮、三七粉、甘草各6 g。每日1剂，水煎，分早、晚2次服，连服7剂。配合外敷消炎散。1周后复诊，右胸胁痛较前减，呼吸转侧仍感牵制痛，舌苔薄，脉细弦，气血未和，气机未畅，再拟活血理气，疏肝止痛。柴胡、延胡索、香附、当归、郁金、浙贝母、赤芍、前胡各9 g，陈皮、川芎、枳壳、桃仁、红花、三七粉、甘草各6 g。再服7剂，右胸胁痛已减瘥，呼吸转侧较利，气血渐和，舌苔薄，脉细，再拟活血理气，疏肝止痛。丹参12 g，柴胡、延胡索、香附、当归、郁金、浙贝母、赤芍、前胡各9 g，枳壳、陈皮、桃仁、红花、三七粉、甘草各6 g。再服7剂以善后。（《孙达武骨伤科学术经验集》，人民军医出版社，2014）

2. 妙法解析：胸指缺盆下腹之上，有骨之处；腋下至肋骨尽处统名为胁。胸、胁相近，互相关联，每多并称胸胁。胸中乃宗气积聚之处，也是气机升降的枢纽。胸中又是心肺所在，心主血脉，肺在血液的化生和循行中有重要作用，所以胸中与血的关系也极为密切。胁为肝胆之分野，肝属胁下，主疏泄，调畅气机，主藏血，人卧血归于肝，是气血的正常生理中的另一个重要环节。故胸胁挫伤，应以活血化瘀，理气止痛为主。

（五）左胸胁挫伤（孙达武医案）

1. 病历摘要：李某，女，50 岁。左胁肋挤伤疼痛 2 周，咳呛牵制，转侧不利，曾内服云南白药及外贴伤膏等，疼痛未减，反见增剧，且引及后背牵制作痛。诊见：左 6～8 肋腋后线处压痛，局部略肿，左胸肋无明显胸廓挤压痛，舌苔薄脉细。诊断：左胸胁挫伤。治疗：治拟活血化瘀，疏肝理气止痛。赤芍、丹参各 12 g，当归、川芎、川楝子、延胡索、香附、郁金各 9 g，枳壳、桃仁、柴胡、红花、三七粉、甘草各 6 g。每日 1 剂，水煎，分早、晚 2 次服，连服 7 剂。配合予以外敷黑膏药。1 周后复诊，左胸胁挫伤疼痛，经治略减，时感胸闷不适，胃纳如常，舌苔薄脉细，前方再服 7 剂后，左胸肋挫疼痛较前减瘥，偶有胸闷腹胀，夜寐欠安，胃纳如常，苔薄脉细，再拟上方出入。赤芍 12 g，当归、川芎、川楝子、延胡索、香附、郁金、桃仁、桔梗各 9 g，红花、柴胡、枳壳、佛手片、三七粉、甘草各 6 g。再服 7 剂后，左胸胁肋挫伤疼痛，经治已瘥，胸闷腹胀亦缓，夜寐欠安，舌苔薄，脉细，再拟上法出入。柴胡、延胡索、当归、川芎、川楝子、香附、郁金、桔梗各 9 g，石菖蒲、陈皮、桃仁、红花、枳壳、佛手片、三七粉、甘草各 6 g。再服 7 剂而愈。（《孙达武骨伤科学术经验集》，人民军医出版社，2014）

2. 妙法解析：胸胁内伤是伤科临床的常见疾病之一。该疾当先辨明病之机制。本证病位在胁，胁为肝之分野，厥阴经所辖，胸胁内伤，其为厥阴、少阳之病，伤后气机阻滞膜络之间，而败血又必归于肝，故病在肝胆两经，宜柴胡疏肝散合复元活血汤加减治之。用柴胡疏肝解郁，且又为厥、少两经之引药，常与当归、芍药、香附、郁金等配伍；胸胁内伤，气机阻滞，气滞胁痛，以枳壳、桔梗宽胸理气，以增强行气活血止痛之功效。此案系持重进伤所致，以伤气为主，气滞血瘀，气机失畅。在组方用药时侧重于理气，辅以活血止痛。

（六）胸部挫伤（孙达武医案）

1. 病历摘要：黄某，男，30 岁。外伤后胸痛 1 个月余。病史：患者诉因努力踢球而起，右胁肋屏伤气滞，当时胸闷气促作痛，在外院治疗后，胸闷气促虽止，但胁肋之间膜络仍然作痛拒按，呼吸牵掣，无肿胀。经本院消炎散膏药敷服调治之后，作痛已经减轻。诊断：胸部挫伤。治疗：理气和营。方选和营理气汤加减。药用丹参 20 g，茯苓 15 g，当归、赤芍各 12 g，枳壳、柴胡、香附、川楝子、青皮、乳香、没药、三七粉、延胡索各 10 g，甘草 6 g。每日 1 剂，水煎，分早、晚 2 次服，连服 7 剂后，胁肋之间疼痛拒按已见轻减，深呼吸略觉牵掣。膜络气血尚未调和，前方尚称合度，再守原法出入。丹参 20 g，茯苓 15 g，柴胡、当归、香附、枳壳、陈皮、延胡索、川楝子各 10 g，甘草、乳香、没药、三七粉各 6 g。服 5 剂后，右胁肋屏伤挫气之证，已近瘥可，气血尚未和顺，偶有隐隐作痛。再拟温经理气和络为治。黄芪 30 g，茯苓、续断各 15 g，牛膝 12 g，延胡索、党参、桂枝、白术、香附、三七粉各 10 g，石菖蒲、柴胡、甘草各 6 g。服 5 剂后，气血周流未和，试行用力屏气，仍觉隐有掣痛，暂时不宜过多运动。延胡索 15 g，当归、柴胡、泽兰、香附、陈皮、枳壳、川楝子各 10 g，乳香、没药、三七粉、石菖蒲、甘草各 6 g。服 7 剂善后。（《孙达武骨伤科学术经验集》，人民军医出版社，2014）

2. 妙法解析：胸胁内伤，轻则伤及气血，影响脏腑司行正常的功能，重则脏腑受损，乃成重危之症。本案为气机不利，所谓气伤痛者是也，伤情较轻但极常见。有的病例是偏重于伤气，负重劳作迸伤，胸膺内络气机失宜，气滞不通，不通则痛，特点是但觉其痛而难明其具体部位所在，并外无肿胀压痛，治疗以理气通络为主。气滞则血亦凝，参入化瘀活血亦属必要，胸膺气必然影响肺气失于宣肃，本方以四逆散合金铃子散加味。为此治疗胸胁损伤广泛应用本方而取效。胸胁内伤的治疗不外乎调治气血，唯极须辨明气与血之间以何为主。

（七）胸胁部挫伤（孙达武医案）

1. 病历摘要：张某，男，23 岁。患者自述 2 日前跟同学发生争执动手，被同学用拳头击中右胸胁部，后致胸胁部疼痛，咳嗽时痛甚。就诊时见右胸胁部皮下瘀血，压痛，胸廓挤压试验阴性，X 线未见明显骨折。诊断：胸胁部挫伤。治宜活血祛瘀，疏肝理气。方选活血疏肝汤加味，药用生地黄、川楝子各 15 g，延胡索、当归、赤芍各 12 g，柴胡、枳壳、三七粉各 10 g，川芎、桃仁、红花、甘草各 6 g。每日 1 剂，水煎，分早、晚 2 次服。连服 7 剂后，疼痛明显减轻，皮下瘀血消散。原方继续服用 7 剂，胸胁部疼痛消失。（《孙达武骨伤科学术经验集》，人民军医出版社，2014）

2. 妙法解析：本方由桃红四物汤、四逆散、金铃子散组成。《辨证录·接骨门》曰："内治之法，必须以活血祛瘀为先。"故本方以桃红四物汤活血化瘀，养血行血为主。《医学发明》曰："血者，皆肝之所主，恶血必归习肝。"且损伤位于胸胁之部，为肝经循行之所，故以四逆散疏肝理气为辅。《正体类要》曰："肢体损于外，则气血伤于内。"血瘀于内则生热，气滞于内则疼痛，故再与金铃子散合用，二药一气一血，以助清热止痛之功为佐。全方重在活血疏肝，故名活血疏肝汤。再加三七粉，以增强其力。

（八）胸痛（石幼山医案）

1. 病历摘要：马某，男，30 岁。两日前负重扛物进伤胸膺内络，当时即觉胸闷作痛，深呼吸咳呛，牵掣不利，逐步增剧，外形无肿胀压痛，舌苔薄脉弦细。证属气滞血瘀。治宜理气活血，宽胸息痛。药用全当归、川郁金、制香附、前胡、旋覆花、炒枳壳、五灵脂、延胡索各 9 g，青皮、陈皮、台乌药各 4.5 g，血竭、降香片、三七粉（吞）各 3 g。每日 1 剂，水煎服。外敷三色膏。服 4 剂后，胸膺进气内伤，气血瘀阻变化，胸闷疼痛渐减；咳呛痰黏，略感气促。再拟理气活血，肃肺化痰。药用当归、桃仁、杏仁、郁金、枳壳、泽兰叶、香附、前胡、延胡索、旋覆花（包）各 9 g，制半夏、青皮、陈皮、乌药各 4.5 g，血竭、降香各 3 g。外敷三色膏。服 5 剂后，胸痛较减，咳呛气促亦瘥，前日用力后又感胸闷俯仰不利。再拟原法出入。原方去桃仁、杏仁、泽兰，加失笑散（包）12 g。服 5 剂后，胸膺内络气血已和，胸闷亦瘥，略觉隐痛。为防后遗症，再拟成药调理，以图务尽之意。和营理气丸 90 g，分 10 日服，早、晚 2 次，开水吞服。（《老中医临床经验选编》，上海中医药大学出版社，2006）

2. 妙法解析：患者系负重扛物间接进伤内络，气机受阻，气滞血亦瘀滞，当时即感闷胀不舒，疼痛逐步加剧，呼吸咳呛俱受牵制，然外形并无肿胀，亦无明显压痛点。此即《内经》所谓"气伤痛"。且因胸膺为肺之廓，气机伤后导致肺失肃降而伴有咳呛、痰黏、气促等症状。故治拟郁金、香附、青皮、陈皮、乌药、延胡索、枳壳宽胸理气，佐以当归、五灵脂活血化瘀，前胡、旋覆花、半夏、杏仁、降香肃肺化痰顺气，血竭、三七等和络止痛，治疗 4 次，服药 14 剂，症状基本消失。

（九）胸部挫伤（李铭医案）

1. 病历摘要：吴某，男，57 岁。左侧胸肋过力进伤，作痛已有 1 周，外虽无肿胀，但局部压痛，胸闷，用力咳嗽牵掣痛，舌苔薄脉弦。治宜疏肝理气，活血止痛。药用香附、延胡索、川楝子、当归、赤芍各 12 g，软柴胡、郁金、老苏木、青皮、陈皮各 9 g，降香 4.5 g。每日 1 剂，水煎服。外贴伤膏加丁桂散。服 7 剂后，左胸肋进气内伤，疼痛、胸闷已除，压痛不显。为巩固疗效，再以原方连服 5 剂而愈，未见复发。（《老中医临床经验选编》，上海中医药大学出版社，2006）

2. 妙法解析：胸部进挫伤是一种常见的损伤，当胸壁直接受到暴力的撞击或挤压，不足以使肋骨骨折时，则可造成胸部的进挫伤。胸部进挫伤，有胸壁进伤、挫伤之分，胸壁进伤，多因进气用力举重、搬重物、扛抬重物等，用力不当或姿势不良，提拉扭转，筋肉过度牵拉而产生损伤，使气机阻滞导致循行失调，郁滞横逆，经络受阻，不通则痛，出现伤气的症状。因此，迸伤多以伤气为主。损伤严重者，则由气及血，产生气血两伤。气无形，其伤无明显肿胀，仅感胸闷不畅，咳嗽用力，其痛加剧。正如《外台秘要》所云"外虽无状，内宜通利"者，盖胁肋为肝之分野，故治法重在疏肝。若伤及肺络，亦须兼顾。本案系新伤，方中用柴胡入肝为引，郁金、香附、青皮、陈皮、延胡索、川楝子、降香以行气，当归、赤芍、苏木以活血，三者结合，共奏疏肝理气、活血止痛之功。经2周，痛即消除。

（十）胸部挫伤（胡世斌医案）

1. 病历摘要：别某，女，28岁。被板车把手撞伤前胸部，伤后即来院就诊。患者自觉前胸部疼痛，有一12 cm×8 cm的肿胀区，局部有明显匪痛，胸廓挤压痛（一），X线片未发现骨折征象。给予见血飞药液外敷，药用见血飞、大黄、红花，按4∶2∶1的比例配制，即见血飞1000 g、大黄500 g、红花250 g，拌匀后泡入20 L白酒中，浸泡半个月，去渣过滤备用。单纯性软组织损伤，视肿痛范围的大小，采用10～20 cm厚的敷料或3～4层纱布，浸透药液后平敷于患处，然后用绷带包扎固定，每日1换。若属闭合性骨折，待整复成功后，再将药液慢慢渗透到内层绷带上，然后上夹板固定。或先上夹板，再将药液从夹板之间的缝隙浸入，每日1次。每日更换1次，3日后肿胀消退，5日疼痛消失而愈。（《湖北中医杂志》，1990年第2期）

2. 妙法解析：方中所用见血飞，又称散血飞，为芸香科植物，具有活血舒筋、祛风散寒和镇痛的作用；大黄苦寒，泻热毒、破积滞、行瘀血；红花活血通络、祛瘀止痛；白酒行气活血。4药合用，共收破血、行血、和血、调血之效，消肿效果好，止痛作用强，故外敷治疗外伤性肿痛有良效。

（十一）右侧损伤性闭合性气胸（丁锷医案）

1. 病历摘要：赵某，男，52岁。右胸外伤、满闷气急、疼痛3日。不能平卧，咳嗽、喷嚏胸痛加剧，行走活动满闷气急更甚，大便3日未下，舌苔白黄而腻，脉虚数。胸部X线透视见右侧胸腔积气，右肺被压缩约60%，未见液平面；无肋骨骨折。诊断：右侧损伤性闭合性气胸。治疗：开胸降气通便，佐以敛肺纳气。药用紫苏子、陈皮、半夏、前胡、厚朴、旋覆花各10 g，赭石15 g，甘草、川牛膝各10 g，五味子10～15 g，山茱萸10 g。每日1剂，水煎服。服3剂后，大便日行2～3次，满闷基本消失，已可平卧，唯胸痛未愈。胸透复查：右侧气胸明显吸收，右肺已扩张。上方去大黄、杏仁、赭石，加郁金15 g，三七5 g，五味子、山茱萸各加至15 g，连服5剂，自觉诸症悉除。再次胸透，右胸腔无气体，右肺完全膨胀。（《中医骨伤科杂志》，1986年第2期）

2. 妙法解析：本方以紫苏子、半夏、前胡、厚朴、陈皮开胸利气；旋覆花、赭石降气镇逆；牛膝引药下行；五味子、山茱萸酸涩收敛。诸药合用，既可助诸药降逆，又可敛肺纳气使裂口闭合。全方具标本同治之功。

（十二）胸部挫伤（肖运生医案）

1. 病历摘要：梁某，女，48岁。半个月前在"双抢"时摔倒，胸前部跌伤于石板上，出现气喘、咳嗽、胸痛、深呼吸时加剧。当地医师用活血祛瘀等法治疗无效，继而出现少气懒言、恶寒发热而求诊。体格检查：胸骨柄处有表皮擦伤，已结痂，剑突下无明显包块，但肿胀压痛，脉细数。X线片示胸肋骨无骨折。故以补中益气汤加广木香、乌药治疗。服药4剂后患者病情缓解，而后在原方中加香附，连服6剂而痊愈。2个月后随访未见异常。（《肖运生骨伤科临床经验集》，河南科学技术出版社，2017）

2. 妙法解析：患者虽然因胸骨柄挫伤后出现气喘、咳嗽、胸痛不适、恶寒发热，但伤时正值双抢农忙时节，已劳累数日，其跌伤乃属患病之诱发因素，实则属劳则气耗，脾胃虚弱，中气不足，清阳下陷而咳嗽气喘，恶寒发热，少气懒言，胸痛不适。故以补中益气汤补中健脾，升阳益气，甘温除热；另加广木香、乌药、香附驱风散寒，行气止痛。

三、文献选录

（一）名医论述选录

肖运生认为：胸胁伤是指胸廓受到外力的影响，而致使内部气血、胸膜和肺脏、经脉等损伤而发生胸胁疼痛、胀痛等症。根据受伤的时间久暂而分为胸胁陈伤与新伤。损伤的病因主要有两种：一是用力进伤，二是暴力撞击。除了伤气伤血的论治同前外，注意的主要是内脏损伤。胸胁二部皆属肝、肺、心经所主，肝主疏泄，肺主清肃，心主神明。疼痛乃属肝经所主，而胸满气短属心、肺等经所定。因此尚有"跌打损伤之证，恶血留内则不分何经，皆以肝为主"除了对正常的伤气伤血进行辨证治疗，尤其需要注意疏肝法的运用。常用药物如柴胡、枳壳、木香、延胡索等，方剂可选用柴胡疏肝散、木香顺气汤、逍遥散等。若有肺脏损伤胸痛兼见咳逆痰滞，可用香苏饮，胸满而闷者可用苏子降气汤，兼见日晡潮热、咳喘气急痰多，可用丹栀逍遥散合三子养亲汤。胸部损伤若有瘀血积聚，疼痛不适者临床上值得提倡的血府逐瘀汤可随症加减运用。现将常见损伤及常规治法简介于下。

1. 胸部损伤肋骨骨折，胀痛，咳嗽呼吸等痛甚，胸紧，口苦且干，以消瘀活血，疏肝解郁。血府逐瘀汤：生地黄、当归、桃仁、红花、枳壳、川芎、赤芍、桔梗、甘草、郁金、柴胡。

2. 胸部损伤或肋骨骨折，胸膜受伤，局部肿胀，常窜痛，轻按稍感压痛，舌苔白脉弦，以疏肝理气。加味柴胡疏肝散：香附、柴胡、当归、川芎、白芍、枳壳、桔梗、延胡索、青皮、广香、甘草。

3. 胸肋骨骨折，胀痛，咳嗽气喘，风痰或浓痰，胸紧，以宽胸理气，化痰降逆。加味苏子降气汤：法半夏、化橘、当归、前胡、桂尖、厚朴、甘草、生姜、瓜蒌壳、浙贝母、紫苏子、延胡索。

4. 胸部肋骨骨折，胀甚有窜痛，呼吸咳嗽痛甚，以理气解郁降逆。加味五磨饮子：党参、沉香、乌药、槟榔、枳壳、广香、郁金、青皮。

5. 胸胁肋骨骨折，或软组织损伤，胀痛胸紧，呼吸急促，活动加剧，口苦且干，夜甚，苔黄脉弦，以疏肝行气消瘀。疏肝理气丸：香附、柴胡、青皮、陈皮、枳壳、桔梗、当归、苏木、延胡索、广香、甘草。

6. 胸胁肋骨骨折或软组织损伤近愈，但胸胁隐隐作痛，两胁部不适，乃肝经气郁，以疏肝解郁。加味逍遥散：柴胡、白术、当归、白芍、茯苓、薄荷、甘草、青皮、广香、延胡索。

7. 胸胁肋骨骨折或胸部受伤，胀痛不除，饮食减退，稍咳有痰，舌苔白腻脉滑，以消瘀解郁顺气化痰。加味越鞠丸：香附、苍术、川芎、栀子、力曲（神曲）、青皮、广香、瓜蒌壳、延胡索、红花、茯苓。

8. 胸肋骨骨折或胸部挫伤，疼痛胸紧，咳嗽风痰，有灼热感，舌苔黄脉弦，以宽胸利膈化痰。加味栝蒌半夏汤：瓜壳、法半夏、枳壳、桔梗、黄连、杏仁、广香、甘草、郁金、橘络。

9. 两胁肋骨骨折，疼痛咳嗽，呼吸痛，午后潮热，舌苔黄脉弦，以和解疏肝、理气消瘀。加味小柴胡汤：党参、法半夏、黄芩、柴胡、青皮、广香、甘草、延胡索、莪术。

10. 胸部及两胁肋骨骨折或挫伤，隐隐作痛，腹胀大便溏，舌苔白腻，脉细，脾胃虚弱而郁结，治以补气益脾胃。加味归脾汤：党参、黄芪、酸枣仁、山药、茯苓、远志、广木香、当归、龙眼肉、甘草、柴胡、香附、延胡索、青皮、姜枣。(《肖运生骨伤科临床经验集》，河南科学技术出版社，2017)

（二）辨证治疗选录

1. 气机阻滞型：方用柴胡疏肝散加减，药用柴胡、白芍、枳壳、川芎、香附、陈皮、郁金、桔梗、当归各 10 g，甘草 5 g，檀香（研末冲服）2 g，延胡索（研末冲服）1.5 g。

2. 瘀血停滞型：方用复元活血汤加减，药用柴胡、天花粉、当归、大黄、桃仁、土鳖虫、香附各 10 g，红花 5 g，穿山甲（研末冲服）、三七（研末冲服）各 1.5 g。

3. 气滞血瘀型：方用血府逐瘀汤加减，药用当归、生地黄、桃仁、枳壳、赤芍、柴胡、桔梗、川芎、牛膝、郁金各 10 g，红花、甘草各 5 g，延胡索（研末冲服）1.5 g。均日 1 剂，水煎，分 2 次服，7 日为 1 个疗程。外敷膏药：胸部损伤而局部瘀肿疼痛者，外敷万灵五香膏（杭州朱养心药业有限公司生产），以活血通络，消肿止痛。咳嗽震痛剧烈者，用绷带扎紧胸廓，以减轻震动。亦 7 日为 1 个疗程。均以中药治疗 2 个疗程后评定疗效。结果：治愈 42 例，占 70.0%；显效 16 例，占 26.7%；无效 2 例，占 3.3%，总有效率 96.7%。(《浙江中医杂志》，2007 年第 11 期)

（三）手法治疗选录

手法治疗胸部挫伤 156 例。①筋膜复位法：患者仰卧，医者站在患者患侧，用两手拇指、示指将痛点处肿胀肌肉轻提起向凹陷处复击，再以两手拇指顺肌肉走向将其顺理 3 遍。②闪掌压法：接上法患者俯卧位，医者以双手掌重叠（右手掌在下，左手掌在上）放置于患者第 1 胸椎处，嘱患者深呼吸，待呼气时，医者两手掌从第 1 胸椎向下，一下一下地按压至第 12 胸椎，此时往往可闻及"咯咯"之声。③手扳膝顶法：患者换坐位，双手交叉于后脑，抬头，挺胸，医者立于后面，双手分别握住患者上臂，用右膝顶住与胸部疼痛的相应椎，患者用力咳嗽，每咳嗽 1 次，医者两手将上臂向后扳 1 次。同时膝部用力向前顶，如此 3～5 遍。④顺筋法：接上法，患者坐位不变。医者一手握住患者上肢向上略牵引，另一手从后第 1 胸椎旁起顺肋骨走向平推至前胸部，如此可 2～5 遍。结果：一般治疗时间最短 1 次，最长 10 次。治愈 103 例，占 66%；好转 45 例，占 28.8%；无效 8 例，占 5.1%，总有效率 94.8%。(《按摩与导引》，1996 年第 3 期)

（四）临床报道选录

1. 降香枳壳散治疗胸胁挫伤 24 例：瓜蒌 12 g，降香、郁金各 10 g，炒栀子、桔梗各 6 g，香豉、枳壳、白芍各 8 g，三七 4 g。每日 1 剂，水煎服。结果：痊愈 18 例，显效 5 例，无效 1 例。(《中医杂志》，1986 年第 1 期)

2. 加味血府逐瘀汤治疗胸部扭挫伤 47 例：桃仁、川芎、生地黄、柴胡、牛膝、制香附、木香各 10 g，红花 8 g，当归、枳壳、桔梗、广郁金各 12 g，赤芍 15 g，甘草 6 g。随症加减，每日 1 剂，水煎服。用复方南星止痛膏（江苏南京药业有限公司提供），外敷患处，隔日 1 次。对照组 45 例，用双氯芬酸胶囊 50 mg，每日 2 次；复方氯唑沙宗片 2 片，每日 3 次；口服。均 7 日为 1 个疗程。做适当的上肢及扩胸运动。结果：两组分别治愈 30、15 例，显效 15、9 例，有效 2、16 例，无效 0、5 例，总有效率 100%、88.89%。(《江西中医药》，2007 年第 11 期)

3. 柴胡枳壳理气汤治疗胸胁挫伤 113 例：柴胡、枳壳、香附、延胡索、郁金、当归各 10 g，木香、乳香、没药各 5 g，赤芍、乌药各 6 g，三七 3 g。每日 1 剂，水煎，餐后服。对照组 49 例，用延胡止痛片 1 g，每日 3 次，口服。均 7 日为 1 个疗程。结果：两组分别治愈 101、27 例，好转 9、12 例，未愈 3、10 例，总有效率 97.3%、79.6%（P<0.05）。(《浙江中医药大学学报》，2008 年第 3 期)

4. 三棱和伤汤加减治疗胸部陈伤 43 例：三棱、莪术、乳香、没药各 6 g，青皮、当归、陈皮、白芍（或赤芍）、白术、枳壳、僵蚕各 10 g，党参 10～15 g，甘草 5 g。伤气加柴胡、香附；伤血加桃仁、泽兰；气血两伤加川芎、郁金；痛甚加延胡索、乌药；咳嗽加桔梗、杏仁；咳痰加瓜蒌；胸部憋闷加薤白；痰多加葶苈子；痰黄难咳出加黄芩。每日 1 剂，水煎服。结果：优 30 例，良 13 例。（《中医正骨》，2006 年第 11 期）

5. 瓜蒌薤白汤合四逆散治疗胸胁外伤顽固性疼痛 126 例：瓜蒌、牛膝各 15 g，薤白、当归、白芍各 12 g，川桂枝、柴胡、枳壳、光杏仁、白芥子、郁金、桔梗各 10 g，细辛 5 g。每日 1 剂，水煎服，酌情加黄酒 10～30 mL。结果：治愈 97 例，好转 21 例，无效 8 例。（《浙江中医杂志》，2004 年第 8 期）

6. 中西医结合治疗胸胁迸伤 78 例：患者坐位，双足分开与肩等宽；以右侧为例，助手固定其左下肢；医者左手扶脊背部，右手自右腋下伸向前，绕过颈后，手指扶左侧颈肩部，使其身体前屈，再向右旋转至一定程度，加大旋转力度，闻胸椎复位声。对照组 72 例，患者仰卧，点按中府、云门、大包、膻中、日月等穴各 30 秒，掌揉摩胸肋及肩背 5～8 分钟；坐位，医者用拇指按胸痛对应的背部，一指禅推膀胱经 3～5 分钟后，按揉本经背部腧穴；医者背对，双臂挽背患者，令其用力咳嗽，并晃动其腰背部。两组均用柴胡 12 g、赤芍、枳壳、丝瓜络、郁金、延胡索各 15 g，三七末 3 g，甘草 6 g，宽筋藤 30 g。每日 1 剂，水煎服。治疗胸胁迸伤 78 例。结果：两组分别治愈 76、59 例，显效 2、10 例，有效 0、3 例。（《按摩与导引》，2001 年第 6 期）

7. 中西医结合治疗胸壁扭挫伤 77 例：透骨草、血竭、穿山甲、水蛭、蜈蚣、三棱各 30 g。置局部，配循经取穴，隔姜火灸，以皮肤稍红为度。并施推拿法：用三指按摩法点按双侧内关、阳陵泉；用鱼际施揉法于患处肋间隙，先轻后重，消除局部压痛性条索状阳性物；再于相应背部按揉；必要时整复关节错缝。每日 1 次。对照组 58 例，用上述推拿法。并用消肿止痛膏外敷，绷带包扎固定；隔日换药 1 次。均 1 个月为 1 个疗程。用 1 个疗程。结果：两组分别痊愈 66、38 例，好转 1、3 例，无效 10、17 例，总有效率 87.01%、70.69%（$P<0.05$）。（《山西中医》，2006 年第 1 期）

第二节　胸膜炎

一、病证概述

胸膜炎是指由致病因素（通常为病毒或细菌）刺激胸膜所致的胸膜炎症，又称"肋膜炎"。胸腔内可伴液体积聚（渗出性胸膜炎）或无液体积聚（干性胸膜炎）。炎症控制后，胸膜可恢复至正常，或发生两层胸膜相互粘连。临床主要表现为胸痛、咳嗽、胸闷、气急，甚则呼吸困难。肺炎、肺栓塞所致的肺梗死、癌症、结核病、类风湿关节炎、系统性红斑狼疮、寄生虫感染（如阿米巴病）、胰腺炎、损伤（如肋骨骨折）、由气道或其他部位到达胸膜的刺激物（如石棉）、药物过敏反应（如肼苯哒嗪、普鲁卡因酰胺、异烟肼、苯妥英、氯丙嗪）等，常诱发本病。主要临床表现为胸痛、咳嗽、胸闷、气急，甚则呼吸困难，感染性胸膜炎或胸腔积液继发感染时，可有恶寒、发热。病情轻者可无症状。不同病因所致的胸膜炎可伴有相应疾病的临床表现。胸痛是胸膜炎最常见的症状。常突然发生，程度差异较大，可为不明确的不适或严重的刺痛，或仅在患者深呼吸或咳嗽时出现，也可持续存在并因深呼吸或咳嗽而加剧。胸痛是由壁层胸膜的炎症引起，出现于正对炎症部位的胸壁。也可表现为腹部、颈部或肩部的牵涉痛。深呼吸可致疼痛，引起呼吸浅快，患侧肌肉运动较对侧为弱。若发生大量积聚，可致两层胸膜相互分离，则胸痛可消失。大量胸腔积液可致呼吸时单侧或双侧肺活动受限，发生呼吸困难。查体可闻及胸膜摩擦音。

二、文献选录

（一）临床报道选录

1. 葶苈大枣汤治疗渗出性胸膜炎 15 例：葶苈子、大枣各 20 g。每日 1 剂，水煎，分早、晚服。均获临床痊愈。一般于 1 周内退热，约 3 周胸腔积液基本消除。（《贵阳中医学院学报》，1988 年第 3 期）

2. 复元活血汤加味治疗创伤性胸膜炎 25 例：柴胡 7 g，桃仁、红花、当归、穿山甲（炮）、葶苈子、大黄（后下）各 10 g，甘草 5 g。气滞为主加延胡索、郁金；血瘀为主加田三七（研末吞服）、丹参；咳嗽明显加杏仁、瓜蒌；大便干燥加枳实、厚朴。每日 1 剂，水煎 2 次，分早、晚服。治疗时间 15～30 日。结果均痊愈。（《江西中医药》，1994 年第 5 期）

（二）经验良方选录

内服良方优选：

（1）桑白皮、葶苈子各 50 g，茯苓皮 30 g，瓜蒌皮、泽兰、三棱、莪术各 15 g，桂枝 6 g。每日 1 剂。水煎服。结核性胸腔积液加黄精、百部、地骨皮各 15 g；肿瘤性胸腔积液加猪苓、白花蛇舌草各 30 g，蟾蜍皮 0.3 g（焙焦，为末，冲服），外伤性胸腔积液加赤芍 10 g，三七粉 3 g（冲）；胸胁痛甚加郁金 12 g；大便秘结加牵牛子 15 g；咳嗽剧烈加炙麻黄 5 g；体质虚弱加黄芪、白术各 15 g。主治包裹性胸腔积液。

（2）鲜芦根 30 g，薏苡仁、冬瓜子、瓜蒌子各 15 g，金银花 10 g，葶苈子、连翘、桔梗、杏仁、半夏、白芥子各 9 g，前胡 6 g，甘草、生姜各 3 g，大枣 5 枚。主治胸膜炎，发热头晕，胸闷咳嗽。

（3）红花、桃仁、赤芍、川芎、乳香、没药、枳壳、栀子、桔梗、牛膝各 9 g，黄芪 15 g，甘草 3 g。将上药水煎，每日 1 剂，分早、晚 2 次服。5 剂为 1 个疗程。主治血瘀性胸痛。

（4）甘草 30 g（对渗出性吸收缓慢者，可加至 45 g）。水煎取汁，每日 1 剂，分 3 次饭后服。服用本方应同时抽取积液，以减轻症状。清热解毒，润肺祛痰。主治胸膜炎。

（5）橘络、白芍各适量。先用橘络 6～10 g 放入杯内，沸水冲泡代茶饮 1 日，第 2 日再用橘络 10 g、白芍 6 g，开水冲泡，代茶饮用。理气散结，缓急止痛。主治胸膜炎。

第三节　肋软骨炎

一、病证概述

肋软骨炎是疼痛门诊或胸外科门诊常见疾病，分为非特异性肋软骨炎（Tietze 综合征）和感染性肋软骨炎。一般认为是肋软骨的非特异性、非化脓性炎症，定义为肋软骨与胸骨交界处不明原因发生的非化脓性肋软骨炎性病变，表现为局限性疼痛伴肿胀的自限性疾病。德国学者 Tieze 于 1921 年首先发现并报道该病。多数病例为青壮年，女性居多，老年人亦有发病。肋软骨炎虽然分为两类，但由于临床中最常见的是非特异性的（可占到门诊量的 95％以上），因此给以重点论述，而感染性肋软骨炎主要以手术治疗为主，因此，论述较少。20～50 岁患者多见，左右侧发病率相似，70％～80％为单侧且单发病变。起病缓慢。其突出的临床表现为受累的软骨膨隆、肿大、有明显的自发性疼痛和压痛，局部无红、热改变。多数病例仅侵犯单根肋软骨，亦有个别病例2个以上或双侧多个肋软骨。常见的病变好发部位为左侧第2肋软骨，其次是右侧第2肋软骨以及第3、第4肋软骨。表面皮肤并无红、肿、热等炎症改变。患处疼痛和压痛的程度轻重不等。痛点较为固定，咳嗽、深呼吸、扩展胸壁等引起胸廓过度活动时会加剧疼痛。严重者会牵涉半身疼痛。肋软骨炎的主要症状为局部疼痛。一般历时2~3个月，可自行缓解或消失。但部分患者反复发作，时好时犯，时轻时重，迁延数月甚至数年。肋软骨炎多见于青年、女性，大多数无明显外伤史，病因不详。多与风湿和胸部的撞击伤有关，中医属于胸痹的范围，一般好发于第2~4肋软骨处。临床多表现为胸前肋软骨疼痛，时隐时现，轻重不等，劳累后痛较明显，局部有不同程度的隆起，肋软骨局限性压痛。

二、妙法解析

（一）肋软骨炎（王英杰医案）

1. 病历摘要：患者，女，26岁。左侧上胸部疼痛1周，在本院骨科确诊为肋软骨炎，服西药"芬必得"后疗效不佳，故转来我科治疗。查患者第3肋软骨肿胀肥厚，伴局部压痛。行梅花针叩刺加拔火罐治疗。具体方法如下：先在病变处局部按压寻找到肿胀肥厚的肋软骨，常规消毒后，用梅花针中等力度叩刺患部，以局部出血如珠为度。然后用透明玻璃火罐以闪火法在病变局部拔罐。5~10分钟后取下火罐，用消毒纱布擦干血液。1次未愈者，3日后再治疗1次，3次无效即停止治疗。治疗1次后胸痛明显减轻，3日后再行1次治疗，疼痛肿胀消失。（《中国民间疗法》，2006年第6期）

2. 妙法解析：肋软骨炎，为临床常见病，多发于20~30岁的女性。发病部位多在第2、第3肋骨与肋软骨交界处，临床表现为局部肿胀隆起，有明显压痛和自发痛，深呼吸和举臂活动时加重。中医学将本病归属"痹证"和"胸痛"范畴，多是由于风、寒、湿等外邪侵袭或劳损导致气血瘀滞所致。用梅花针叩刺疗法活血化瘀、疏经通络，配合拔罐疗法活血行气、祛风散寒。两者结合，风寒得散，气血得和，经络得通，肿痛自消。

（二）肋软骨炎（张贵有医案）

1. 病历摘要：姚某，女，39岁。素体尚健，鲜有他疾。半年前家遭变故，心情怫郁，不思饮食，夜不安寐，神疲少力，月经不调。2周前，左前胸处肿胀疼痛，引胁彻背，举臂掣痛，并渐趋加剧。症见左第2、第3肋软骨与胸骨交界处肿胀膨隆，质硬固定，疼痛拒按，皮色不红，皮温升高。X线片及实验室检查无异常改变，舌淡苔薄黄，脉弦细数。诊断：肋软骨炎。治宜疏肝解郁，清热化痰，通络散结。药用炒白芍15g，茯苓、瓜蒌皮、合欢皮各12g，柴胡、陈皮、焦栀、牡丹皮、当归、重楼、枳壳各9g，浙贝母、制龟甲、红花、青皮、生甘草各6g。每日1剂，水煎服。服7剂后，左第2、第3肋软骨处肿胀及疼痛均减轻，皮温转常，夜能安寐，舌淡苔薄，脉弦细。法著奏效，治不改方。上方去焦栀、重楼、牡丹皮、茯苓，加郁金、红山楂、乌药，再进7剂。肿胀趋消，疼痛近愈，纳谷渐馨，改投逍遥丸，每次6g，每日2次，调理2周，以资巩固，半年后随访，未见复发。（《陕西中医》，2007年第8期）

2. 妙法解析：肋软骨炎多因情志不畅，肝失条达引起。肝郁气滞是本病发生的主要原因。因此在治疗上应顺其条达之性，开其郁遏之气。宗《黄帝内经》"木郁达之"的治疗原则，故用柴胡、白芍、当归、枳壳补肝体，助肝用，疏肝理气，开泄郁滞之气；茯苓、陈皮、甘草和中化湿，以竭生痰之源；合浙贝母、瓜蒌皮清肺化痰，宽胸散结；制龟甲、红花消癥瘕，破瘀血，和络止痛。诸药共用，则经气条达，气血通畅，瘀祛痰除，脉络调和，肿痛自消。

（三）右肋软骨炎（许鸿照医案）

1. 病历摘要：丁某，男，50 岁。右前胸疼痛，用力加重 3 日。自述 3 日前打喷嚏时稍感右前胸疼痛，为一过性，未加注意，又因骑摩托车受凉，次日则右前胸痛，晨起困难，转侧不利，在家给予外敷膏药治疗，疼痛不减，故而来院就诊。现感右前胸痛，走路振动则感痛，伴口干苦，胸稍闷，纳呆，神疲，大小便平，咳嗽无痰，舌淡，苔腻，濡脉。右第 3、第 4 肋侧胸骨疼痛处轻度肿胀，压痛，胸廓挤压征（一）。X 线片未见异常骨质改变。诊断：右肋软骨炎。证属痰瘀互阻，痰阻胸前，经络不畅，而为病。多因咳嗽过力，致肺气不宣而发病。病因为痰瘀互阻，经脉不畅。病势急。治宜活血化痰，通络止痛。方选活血祛痰汤。药用白芥子、丹参、全瓜蒌各 15 g，柴胡、枳实、降香、川楝子、穿山甲（先煎）、黄芩各 10 g，生甘草 3 g。每日 1 剂，水煎服。服 5 剂后，胸闷痛见减，咳痰为白色稠痰，易咯出，纳可，二便平，口干不苦，舌淡，苔腻，脉濡。再服 5 剂而愈。（《当代名老中医典型医案集·外伤科分册》人民卫生出版社，2009）

2. 妙法解析：肋软骨炎多为无菌性炎症，因胸肋部闪挫伤，情志不畅或外邪侵袭而发病。而临证时，多认为本病与中医的痰瘀有关，因肺为华盖，痰浊易闭阻，郁久则为瘀结而成。用药切中病机，痰瘀消散，则病痊愈。许氏活血祛痰汤以白芥子、枳实行气祛痰，与丹参、降香、穿山甲活血通络止痛共为主药；柴胡、川楝子疏肝行气为佐使药。诸药合用，共奏活血祛痰，通络止痛之效。

（四）右肋软骨炎（揭祖岸医案）

1. 病历摘要：李某，男，44 岁，勘探队工人。因患右胸肋软骨炎而住院，经西药治疗效果不佳，后转中医诊治，自诉：右胸痛数月，胸部肿块逐渐增大，近周疼痛加剧，手臂活动受限，时而胸部有紧迫感。体格检查：右胸第 2～3 肋胸骨柄旁有乒乓球大小隆起肿块，表面无红热，肤色无改变，肿块表面光滑，手触及有硬结感，压痛明显。基底部固定不移，与皮肤无粘连。右手臂上举，外展活动疼痛加剧。白细胞分类均在正常范围内，胸部 X 线检查无异常改变。舌质淡红，苔薄白，脉弦细。药用瓜蒌实、水蛭、穿山甲、红花、熟地黄、鹿角霜各 10 g，桔梗 6 g，橘络、广木香、甘草各 5 g。每日 1 剂，水煎，分 2 次加少量黄酒温服。首次服 5 剂，疼减。肿块渐软。再服 5 剂，肿块渐消。连服 20 剂，肿块全消，胸部无疼感。追访观察 3 年余，未见复发。（《北京中医杂志》，1984 年第 2 期）

2. 妙法解析：肋软骨炎主要是由于长时间的剧烈活动，致使胸肋关节软骨摩擦损伤增生而成。而风、寒、湿之邪在其中为次要因素，气血凝滞、经脉痹阻是本病的主要发病机制。因此，活血祛瘀、软坚通阳散结是治疗本病的基本大法。

三、文献选录

肋软骨炎，中医学虽无此病名，但根据症状应该属中医学"胁痛"范畴。临床多责之痰与瘀，其既是病理产物，又是致病因素。痰之为病无处不到，流滞经络筋骨，可致痹证痰核。瘀血致病特点，则表现为肿块、疼痛或刺痛，痛处不移。本病以胸肋局部肿胀疼痛为主要特征，从痰瘀论治，颇合病机。再从临床致病因素来看，多由外伤、内伤以及长期胸壁疲劳等造成肋软骨与肋骨接合处错缝，导致气血瘀滞而肿胀疼痛。《医学发明》曰："血者，肝之所主，恶血必归于肝，不问何经之伤，必留于胁下。"且病变部位，又为肝胆经脉循络之处，说明瘀血与肝有关。肝主疏泄，疏泄失畅，则气机郁滞，气则不能载血运行，滞而为瘀；又不能运行津液，凝而为痰。且痰浊滞经，易成瘀血，瘀血阻络，津液不布，亦易聚为痰。痰瘀互结，络脉不通则肿痛乃作。

（一）临床验案选录

1. 胡某，35 岁。左侧第 2、第 3 肋软骨处疼痛、肿胀已 1 周。局部无外伤史，遇劳累后疼痛加重。诊断为"左侧第 2、第 3 肋软骨炎"。药用生川乌、生草乌、生天南星、生半夏、生白附子各 50 g，共研细末，分成 6～8 份。根据病变部位取适量药末，加入少许面粉，用温水调成糊状（或用蜂蜜调匀）后，每晚临睡前外敷患处，次晨取下，每次用 1 份，每晚更换 1 次。如果患者无瘙痒、皮疹等过敏反应，可连续 24 小时外敷。为保持敷药湿润，应每隔 7～8 小时取下调湿再敷。给予五生散外敷。敷后第 3 日局部疼痛明显减轻，续服 5 日，肿痛消。随访 1 年无复发。（《江西中医药》，1988 年第 4 期）

2. 王某，男，35 岁。开始发现左侧第 2、第 3、第 4 肋软骨处疼痛性饱胀，呈弥漫性隆起，持续性隐痛，每逢入夜、天气变化、劳累时疼痛加重，局部皮肤无红、肿、热、痛，因在外院行西医常规疗法 2 个月余，效果不佳而来诊。诊断：左侧第 2、第 3、第 4 肋软骨炎。药用生天南星、生半夏、生草乌、狼毒各 50 g，甘松、三柰各 25 g，共为末备用。上药粉末与鸡蛋清适量调和后外敷，每日换药 1 次。共计 2 剂 14 日，疼痛消失，肿胀基本消退，自述无特殊不适，随访 2 年未见复发。（《中医骨伤科杂志》，1987 年第 2 期）

3. 陈某，男，38 岁，教师。患右侧第 2、第 3 肋软骨炎 2 年半，局部肿痛不红，压痛明显，多方治疗无效。药用红花 10 g，丹参 20 g，三棱、莪术各 6 g，延胡索、乳香、没药各 9 g，黄花 50 g，丝瓜络、蒲公英各 30 g。每日 1 剂，水煎，分 2 次温服。服活血止痛汤 3 剂痛减，5 剂痛止肿消。随访半年未复发。（《河北中医》，1990 年第 6 期）

4. 李某，男，21 岁。患者胸骨左侧第 3～4 肋软骨处疼痛已 4 个月，无明显诱因，逐渐加重，左臂及胸廓运动时疼痛明显，咳嗽及深呼吸时疼痛加重。检查：表情痛苦，上半身呈被动状态，脉弦稍数，舌苔黄；左侧胸第 2、第 3 肋软骨靠胸骨柄处外形明显隆起，但表面光滑，肤色正常，按之无波动，局部触痛。全胸片未发现异常。经西医诊断为非化脓性肋软骨炎，中医辨证为热毒内结，瘀阻胸胁。治以清热解毒、化瘀散结止痛。方用抗毒活血止痛汤。药用金银花、蒲公英、川黄柏各 15 g，当归尾、春柴胡各 10 g，炮穿山甲、赤芍、桃仁泥、川红花、广郁金、延胡索各 9 g，丹参 12 g，甘草 6 g。每日 1 剂，水煎，分早、晚服。7 日为 1 个疗程。服 7 剂后，诸症消失，痛止，亦无压痛，局部隆起消退，病获痊愈。经追访 3 年余，未见复发。（《福建中医药》，1988 年第 4 期）

（二）名医经验

刘寿山经验：①端提法。患者正坐凳上，一助手蹲在前方，用双手分别按住患者两腹股沟部。医者站在患者身后，双臂穿过患者两腋，抱住患者，将患者轻轻向上提起，环转摇晃 6～7 次，用端提法提起后，速撒伤手，用二手掌戳按凸起处，同时医者之胸压患者之背，令患者前屈。②拍打法。右侧为例，患者坐凳上，医者站在患侧，一手扶其肩部（拇指在后，四指在前），另一手拿住腕部，将患侧上肢拉直与肩相平，环转摇晃 6～7 次。将伤臂高举过头，屈曲肘关节，伤肢手指触到右肩，医者骑马蹲裆势站好。拿肩部之手的手背放在胸前疼痛处，轻轻拍打数次。嘱患者咳嗽一声，同时拿腕之手迅速将伤臂拉直，拍胸之手迅速翻掌拍打疼痛处。

（三）辨证分型选录

1. 分 5 型辨治肋软骨炎 88 例：①火热毒邪型，用柴胡、川芎、穿山甲片、红花、桃仁、赤芍各 9 g，当归、牛蒡子各 15 g，延胡索、连翘各 12 g，金银花 30 g，首剂加大黄 15～30 g。②肝气郁滞型，用当归、白芍、郁金各 15 g，柴胡、川芎、桃仁、红花、延胡索各 9 g，茯苓、薤白各 12 g，丹参 30 g，薄荷（后下）6 g。③血瘀阻滞型，用柴胡、赤芍、桃仁、红花、穿山甲片、天花粉各 9 g，延胡索 12 g，当归 15 g，金银花 30 g。④阴虚内热型，用沙参、麦冬、当归、生地黄、白芍、延胡索各 12 g，天花粉、红花、桃仁、穿山甲片各 9 g，枸杞子 15 g。⑤气虚血瘀型，用党参 30 g，白术、当归各 15 g，茯苓、延胡索各 12 g，陈皮、白芍、川芎、桃仁、红花、桂枝、焦山楂、焦神曲、焦麦芽各 9 g，木香 6 g，甘草 3 g。每日 1 剂，水煎服。结果：服药 5～10 剂，症状消失者 81 例，症状基本消失或短期内愈而再发 7 例。(《中医杂志》，1986 年第 11 期)

2. 分 4 型辨治肋软骨炎 67 例：①气滞血瘀型，用五灵脂、柴胡、川楝子、延胡索各 9 g，蒲黄（冲服）3 g，枳壳、红花各 10 g，白芍 12 g，三棱、甘草各 6 g。外用乳香、没药、青皮各 30 g，水蛭 60 g，穿山甲、川芎各 45 g，白酒或蜂蜜调汁。②痰瘀阻滞型用五灵脂、柴胡、白芥子、昆布各 9 g，蒲黄（冲服）3 g，枳壳 10 g，赤芍、浙贝母各 12 g，瓜蒌 15 g，丹参 30 g。外用乳香、没药、白芥子、生天南星、法半夏、姜黄各 30 g，皂角刺、穿山甲各 15 g，醋调。③热毒瘀滞型，用五灵脂、柴胡、牡丹皮各 9 g，枳壳、赤芍各 10 g，虎杖、忍冬藤各 15 g，蒲公英、紫花地丁各 30 g，蒲黄（冲服）3 g；外用乳香、没药、郁金各 30 g，冰片、栀子各 40 g，黄芩、黄连、大黄各 45 g，鸡血清调汁。④寒瘀凝滞型，用五灵脂、柴胡、桂枝、川芎各 9 g，蒲黄（冲服）3 g，白芍、枳壳、高良姜、薤白各 10 g，甘草 6 g。每日 1 剂，水煎服。并外用乳香、没药、肉桂、姜黄各 30 g，丁香、生川乌、荜茇各 15 g。均研细末，姜汁调。分成 10 份，每次取 1 份调成糊状，外敷疼痛明显处，12 小时换药 1 次。均 5 日为 1 个疗程。结果：痊愈 60 例(89.6%)，有效 7 例。(《北京中医》，1994 年第 4 期)

3. 分 3 型辨治胸部手术后并发肋软骨炎 14 例：①瘀血阻滞型，用炒黄芩、炮穿山甲、天花粉、红花、赤芍各 10 g，柴胡 6 g，瓜蒌皮 12 g，丹参、炒延胡索各 15 g。②热毒蕴结型，用金银花、蒲公英各 30 g，板蓝根、野菊花、当归、夏枯草、贯众各 15 g，柴胡、生甘草各 5 g，天花粉、黄芩各 10 g。③气虚血瘀型，用生黄芩 40 g，当归、党参各 15 g，川芎、桂枝、柴胡、红花各 6 g，赤芍 12 g，郁金、地龙各 9 g。水煎服。结果：均痊愈。(《中医正骨》，2002 年第 8 期)

（四）中药内服报道选录

1. 瓜蒌薤白半夏汤加味治疗肋软骨炎 65 例：白芍、云茯苓各 15 g，薤白、瓜蒌皮、木香、延胡索、郁金、白术、当归、法半夏各 10 g，甘草 6 g。随症加减：局部肿痛且热感明显者，加牡蛎、金银花、连翘；胃纳不佳者加陈皮、神曲、麦芽；痛在下胸者加柴胡、炒栀子；气血虚者加黄芪、鸡血藤、丹参。每日 1 剂，分 2 次服。结果：治愈 36 例，显效 15 例，好转 8 例，无效 6 例，其中复发 8 例。(《内蒙古中医药》，2007 年第 10 期)

2. 柴胡瓜蒌散治疗肋软骨炎 32 例：枯草 20 g，柴胡、丹参、郁金、延胡索、赤芍、枳实、红花、连翘、栀子各 15 g，穿山甲、蒲公英、瓜蒌、当归、丝瓜络各 10 g，白芥子 5 g。每日 1 剂，水煎服。7 日为 1 个疗程，药渣放大锅内，文火炒热。加酒 100 mL，拌匀。乘热熨（45 ℃左右用白布包温熨患部，待温度降低时可用热水袋放置其上而以助温度上升)，用时注意不可温度过高以免烫伤。1 小时后将药渣去除即可。局部肿痛及临床症状完全消失者 19 例，基本消失者 11 例，缓解、肿块缩小变软者 1 例，无效 1 例。(《当代唯象中医外科经方荟萃续集》，辽宁大学出版社，1995)

3. 当归地丁散治疗肋软骨炎 68 例：板蓝根、紫花地丁各 30 g，当归、川芎各 20 g，龟甲、鳖甲各 15 g，延胡索 5～10 g。疼痛较剧者延胡索用至 10～15 g；隆起显著者加三棱、穿山甲各 15 g；气虚者加黄芪 20 g。每日 1 剂，水煎 2 次，共取药液 300 mL，分早、晚服，1 周为 1 个疗程。结果：治愈 44 例，有效 24 例。(《新中医》，1995 年第 5 期)

4. 青皮没药散治疗肋软骨炎 60 例：赤芍 25 g，青皮、香附、枳壳、乌药、柴胡、当归、桔梗各 15 g，川芎、甘草各 10 g。每日 1 剂，水煎服。结果：均获治愈，最少服药 5 剂，最多 14 剂。（《中国中医药科技》，1995 年第 4 期）

5. 当归桂枝汤治疗肋软骨炎 48 例：当归、丹参各 20 g，乳香、没药、赤芍、川芎、延胡索各 15 g，桂枝、香附、桃仁、红花各 12 g。每日 1 剂，水煎服。结果：痊愈 45 例，显效 3 例。服药最短者 3 日，最长者 10 日，平均 6.5 日。（《浙江中医杂志》，1991 年第 11 期）

6. 四逆散加味治疗肋软骨炎 12 例：板蓝根、紫花地丁各 30 g，熟地黄 20 g，桃仁 12 g，柴胡、枳壳、延胡索、红花、当归、赤芍、川芎、甘草各 10 g。疼痛剧烈者加制乳香、没药、血竭，局部隆起显著加三棱、莪术；气虚加黄芪、党参。每日 1 剂，水煎，分 2 次服。结果：一般用药 3 剂即显效，6 剂基本症状消失，服药最多者 1 个月，12 例全部治愈。（《河北中医》，1991 年第 3 期）

7. 柴草威海汤治疗肋软骨炎 24 例：夏枯草、生牡蛎各 30 g，制黄精、玄参各 20 g，威灵仙 15 g，浙贝母、赤芍、淡昆布、淡海藻各 10 g，柴胡 6 g。刺痛加川芎 6 g；舌红加女贞子、墨旱莲各 15 g；尿黄加车前子 10 g。每日 1 剂，水煎，分 2 次服。结果：全部治愈。其中服 2 剂而愈 1 例，3 剂 18 例，4 剂 3 例，5 剂 2 例。（《中医杂志》，1987 年第 2 期）

8. 鱼腥贯众汤治疗肋软骨炎 60 例：生黄芪 30 g，鱼腥草 20～30 g，板蓝根 15～30 g，鳖甲、龟甲各 15～25 g，桑寄生 24 g，虎杖、贯众、牡丹皮、紫草、茜草、赤芍各 10～15 g，丁香、枳壳各 10 g，丹参 15 g，穿山甲、生甘草各 6 g。每日 1 剂，水煎，分 2 次服，10 日为 1 个疗程。结果：痊愈 44 例，有效 16 例。总有效率为 100%。（《四川中医》，1992 年第 4 期）

9. 散瘀活血汤治疗肋软骨炎 36 例：板蓝根 24 g，生黄芪 20 g，桑寄生、蒲公英 18 g，丹参、红花各 12 g，当归、乳香、没药、三棱各 9 g，延胡索、枳壳各 6 g。每日 1 剂，水煎服，服药汁后将药渣外敷患处，5 剂为 1 个疗程。结果：痊愈 29 例，显效 7 例。随访 1～3 年无复发。（《实用中西医结合杂志》，1991 年第 11 期）

10. 桂枝瓜蒌散治疗肋软骨炎 45 例：桂枝、薤白、郁金、桃仁、瓜蒌各 10 g。每日 1 剂，水煎，分早、晚服，4 剂即可。结果：39 例临床症状消失，6 例基本消失，有效率 100%。（《山东中医杂志》，1988 年第 3 期）

11. 解毒活血汤治疗肋软骨炎 21 例：板蓝根、蒲公英各 30 g，金银花 24 g，赤芍 15 g，瓜蒌 12 g，牡丹皮、没药、紫苏梗各 9 g。局部皮色红肿有热感者加黄芩、秦艽，日久无热象者加丹参、桃仁；局部刺痛者加乳香、延胡索，体虚者加黄芪、当归。每日 1 剂，水煎服。结果：痊愈 19 例，2 例症状消失，但局部尚微有隆起。服药 4～18 剂。（《陕西中医》，1987 年第 12 期）

12. 牡蛎夏枯草汤治疗肋软骨炎 24 例：生牡蛎、夏枯草各 30 g，玄参、制黄精各 20 g，威灵仙 15 g；大贝母、赤芍、昆布、海藻各 10 g，柴胡 6 g。刺痛加川芎；舌红加女贞子、墨旱莲；尿黄加车前子。每日 1 剂，连服药 3～5 剂。全部治愈。（《中医杂志》，1987 年第 2 期）

13. 血府逐瘀汤治疗肋软骨炎 36 例：生地黄、枳壳、牛膝各 12 g，桃仁、红花、片姜黄、香附、郁金各 10 g，赤芍 9 g，柴胡、川芎、桔梗各 6 g。若疼痛甚者加延胡索 10 g；胃气上逆呕逆者加赭石 15 g；咳嗽加杏仁 10 g；痰多者加橘红、半夏各 10 g。每日 1 剂，水煎服。连服 8～12 剂。结果：痊愈（临床症状消失，局部无压痛）32 例，好转（症状显著减轻，偶然出现隐痛）4 例。（《陕西中医》，1987 年第 1 期）

14. 虎杖威灵仙汤治疗肋软骨炎 42 例：虎杖、威灵仙各 30 g，当归、丹参、川牛膝、山楂各 20 g，赤芍、桃仁、红花各 12 g。每日 1 剂，水煎服。5 剂为 1 个疗程。结果：服药 2 个疗程

痊愈 41 例。(《江西中医药》，1986 年第 6 期)

15. 加味活络效灵丹治疗肋软骨炎 48 例：当归、丹参各 20 g，乳香、没药、赤芍、川芎、延胡索各 15 g，桂枝、香附、桃仁、红花各 12 g。每日 1 剂，水煎服。5 剂为 1 个疗程。结果：痊愈 45 例，显效 (患部隆起肿块及压痛消失，随访 1 年内有轻微复发性压痛) 3 例。(《浙江中医杂志》，1991 年第 11 期)

16. 丹参金银花汤治疗肋软骨炎 245 例：丹参 20～30 g，金银花 15～30 g，当归 12～15 g，郁金 9～15 g，延胡索 12 g，柴胡、穿山甲各 6～12 g，赤芍 9 g，红花 6～9 g。每日 1 剂，水煎，分早、晚 2 次服，5 日为 1 个疗程。结果：痊愈 216 例，好转 29 例，总有效率达 100%。(《中级医刊》，1987 年第 2 期)

17. 瓜贝桂枝散治疗肋软骨炎 27 例：瓜蒌 4 份，浙贝母 2 份，桂枝 1 份。共研细末，每次 10 g，每日 2 次。一般服药 3 日疼痛逐渐减轻，7～15 日痊愈。最长 1 例服药 21 日而愈。结果：除 1 例失访外，全部治愈。(《辽宁中医杂志》，1987 年第 9 期)

(五) 中药外治报道选录

1. 云南白药治疗肋软骨炎 17 例：云南白药 15～30 g。每次取本品 0.5～1 g，以白酒或 75% 乙醇，调成糊状外敷患处，用胶布或伤湿止痛膏固定，3 日左右换药 1 次。一般用药 1～2 次，最多 4 次。为消除粘贴的不适感觉可在两次外敷治疗间休息 1～2 日。结果：治愈 15 例，有效 2 例。随访 1～12 年无复发。(《中级医刊》，1987 年第 11 期)

2. 消炎散坚丹治疗肋软骨炎 91 例：消炎散坚丹由消炎止痛膏加散坚丹配制而成。消炎止痛膏为市售成药，主要成分有独活、生天南星、生草乌、皂荚等。散坚丹由冰片、樟脑各 2 份，白矾 1 份共研细末制成。先把消炎止痛膏均匀涂抹于敷料上，然后撒以散坚丹，敷于肋软骨肿胀突起处或疼痛剧烈部位，2～3 日换药 1 次。敷药 3 次 40 例，6 次 41 例，6 次以上 10 例。结果：治愈 78 例，显效 10 例，无效 3 例，总有效率为 96.69%。(《中医正骨》，1991 年第 3 期)

3. 透骨红归散治疗肋软骨炎 33 例：透骨草 30 g，红花、当归、川芎各 15 g，酒大黄、川乌、赤芍、乳香、没药各 10 g。共为粗末。装入布袋水煎取汁抹患处，并用药袋热熨患处，冷后加热再熨，每次 30 分钟，每日 2 次。治疗肋软骨炎 33 例。结果：治愈 19 例，好转 14 例。(《云南中医杂志》，1992 年第 1 期)

4. 跌打丸治疗肋软骨炎 49 例：跌打丸 15～30 g。用本品 2～3 粒，加白酒或 75% 乙醇，加热成不流动的糊状物，外敷患处，用氧化锌胶布固定。每日换药 1 次，1 周为 1 个疗程。结果：临床治愈 42 例，好转 7 例。(《中医药研究》，1994 年第 5 期)

5. 加味复元活血膏治疗肋软骨炎 58 例：柴胡、鸡血藤、骨碎补各 30 g，瓜蒌、当归、酒浸桃仁、五加皮各 20 g，红花、甘草、炮穿山甲各 10 g，酒浸大黄 50 g。共为细末，以酒或蜂蜜调成膏状涂敷患处，敷料包扎，隔日换药 1 次；再用红外线照射，每次 30 分钟，每日 2 次。治疗 1～2 个月。结果：治愈 48 例，显效 10 例。治愈 48 例，有 42 例经 6～26 个月随访无复发。(《内蒙古中医药》，1994 年第 4 期)

6. 中药酊剂配合红外线治疗肋软骨炎 60 例：生天南星 50 g，山豆根、生川乌、生草乌、生半夏、细辛、赤芍、穿山甲、黄芪各 15 g，鸡血藤、川芎、木瓜各 10 g。加 45% 乙醇 2500 mL，浸泡 10 日。取浸透本品的纱布 (4～6 层、大小与患部相同) 敷于患部，周围围以干纱布，用红外线灯照射。每次 30 分钟，每日 1 次。结果：痊愈 45 例，好转 12 例，无效 3 例，总有效率为 95%。随访半年无复发。(《中国中医骨伤科杂志》，1994 年第 1 期)

7. 红花莪术散治疗肋软骨炎 36 例：生大黄 30 g，瓜蒌、红花各 20 g，莪术、当归、穿山甲、没药、桃仁各 15 g。将以上药物共研细末，加米醋适量调成糊状，每日 1 剂，分 3 次外敷患处，3～4 日，疼痛消失，1 周痊愈。本组患者既往用西药对症处理，但疗效不稳定。采用此方，结果：痊愈 27 例，好转 6 例，无效 3 例。总有效率 91.7%。（《中医外治杂志》，1998 年第 3 期）

8. 新癀片治疗肋软骨炎 46 例：三七、肿节风、牛黄、珍珠粉等制成。每次 4～6 片，研末，加陈醋适量，调敷患处，24 小时换药 1 次；皮肤不适换药间隔 2 日。用 2～4 次。结果：痊愈 20 例，显效 15 例，有效 10 例，总有效率 97.83%。（《中国民族民间医药》，2008 年第 9 期）

（六）内外并用选录

1. 血府逐瘀汤治疗肋软骨炎 50 例：①内治用原方，胸痛加瓜蒌、薤白；胁肋痛加香附、穿山甲；痛剧或因外伤诱发，加制乳香、制没药；情志诱发重用柴胡，加青皮；气虚体弱加炙黄芪。每日 1 剂，水煎服。②外用麝香虎骨膏外贴，隔日 1 次，用 3～5 次；或用六神丸（或喉症消炎丸，或消炎解毒丸）适量，研末，温开水调成糊状，外涂患处，每日 1 次。结果：均治愈。（《陕西中医学院学报》，1995 年第 2 期）

2. 复元活血汤加味治疗肋软骨炎 60 例：大黄 30 g，柴胡 15 g，桃仁 12 g，天花粉、当归尾、穿山甲各 10 g，红花 6 g。患于左侧加川芎；右侧加浙贝母、白芥子；胀痛加香附、川楝子；刺痛加制乳香、制没药；肿而坚硬加生牡蛎、昆布；咳嗽甚加桔梗、紫菀；胸痹加瓜蒌皮、薤白；阴血虚加生地黄。每日 1 剂，水煎服。5 日为 1 个疗程。药渣用文火炒热，加食醋 50 g，拌匀，布包热敷患处。本治疗 1～3 个疗程。结果：症状消失 59 例，缓解 2 例，总有效率 100%。（《中国乡村医师》，1994 年第 11 期）

3. 内外并治治疗肋软骨炎 20 例：当归、川芎、白芍、生地黄、乳香、没药、防风、黄芪、金银花、连翘、蒲公英、紫花地丁、黄柏、桔梗各 10～15 g。每日 1 剂，水煎服。并用荆芥、防风、乳香、没药、胡椒粉，共研细末，装布袋内，袋上加热水袋，每日 1 次，敷 1 小时。结果：10 日后局部压痛和肿胀消失者 14 例，压痛消失但仍有肿胀者 6 例。（《中医杂志》，1981 年第 4 期）

4. 消肿止痛汤治疗肋软骨炎 54 例：柴胡、枳实各 10 g，赤芍、丹参、瓜蒌根各 15 g，郁金、延胡索、白芍各 12 g，炮穿山甲、红花、甘草各 8 g，蒲公英 30 g。每日 1 剂，水煎服。5 日为 1 个疗程。药渣以文火炒热，加食醋 1 两拌匀，乘热布包温熨患部。患于左侧者加川芎 8 g，当归尾 15 g；右侧者加贝母、白芥子各 10 g；胀痛甚者加香附、金铃子各 10 g；刺痛者加桃仁、制乳香、制没药各 10 g；肿而坚硬者加生牡蛎 30 g，昆布 15 g；咳嗽甚者加桔梗、紫菀各 10 g；阴血虚者，加生地黄 15 g。结果：经治 1～3 个疗程后全部获愈。（《江苏中医杂志》，1987 年第 9 期）

（七）针刺及手法选录

1. 浮针疗法治疗肋软骨炎 56 例：选用 0.35 mm×40 mm 一次性针灸针。进针点：沿水平方向、距痛点 6～8 cm 处进针。操作：局部常规消毒，针体与皮肤成 15°～25°刺入，进针后沿皮下刺入，使针尖到达位置距离痛点 2 cm 左右处后，以大拇指作支点，做水平方向的"扫散"运针动作，同时做小幅度快速提插，整个过程务必保持扫散部位没有酸麻胀痛等感觉，否则须重新调整针头的深度，然后用胶布固定针柄，留针 24 小时。取出针后，隔日再操作，3 次后统计疗效。结果：经该方法治疗 1 次后疼痛消失者 12 例，2 次治疗后疼痛消失者 18 例，3 次治疗后疼痛消失者 24 例，无效 2 例，总有效率 96.4%。（《浙江中医杂志》，2009 年第 10 期）

2. 针刺治疗肋软骨炎 150 例：显露病变部位，用 75% 乙醇棉球常规消毒，一手示指、中指分别按在病变上下肋间隙，另一手持 1～1.5 寸消毒毫针沿肋骨方向与胸壁成 25°刺入，以达骨膜为限，留针 15 分钟。虚寒型配合艾灸。隔日 1 次，治疗 5 次。结果：痊愈 117 例占 78%，好转 27 例占 18%，无效 6 例占 4%。（《江苏中医》，1993 年第 12 期）

3. 手法治疗肋软骨炎 21 例：患者面向椅背，两腿分开坐在椅子上，双手手指交叉放在头上。医师站在患者背后，双臂放在患者腋下。令患者深吸气后停止呼出，此时用双臂向后上方上提牵引患者的双肩，使肩关节呈 150°～160°时为止。如疗效不佳，隔半个月可再次治疗。结果：本组 21 例均经过半年以上随访，疗效：1 次治愈 8 例，2 次治愈 3 例，3 次治愈 1 例，显效 6 例，好转 3 例，总有效率 100％。（《中外健康文摘》，2008 年第 7 期）

（八）经验良方优选

1. 桃仁 9 g，柴胡、红花、穿山甲各 6 g，当归、瓜蒌根各 15 g，甘草 3 g。加减变化：如痛甚加川楝子、延胡索各 9 g；舌偏紫红、脉弦数加三七 6 g，花蕊石 15 g；妇女月经前乳房胀痛加香附 15 g，青皮、王不留行各 9 g；气血虚弱、舌淡白脉细数加党参、黄芪各 15 g；湿困脾胃、舌红黄腻脉滑数加黄柏、苍术各 9 g；顽固性疼痛、迁延不愈加三棱、莪术各 9 g。

2. 天花粉 12 g，乳香、没药各 5 g，穿山甲、当归、丹参、赤芍各 9 g，红花 3 g，柴胡、枳壳、甘草各 6 g。加减变化：胸肋痛，伴有胸闷、气短，去乳香、没药，加郁金 8 g，陈皮 7 g；伴头晕、耳鸣、心烦、健忘少寐、腰膝酸软加女贞子、墨旱莲、桑椹各 15 g。

3. 丹参 30 g，红花、瓜蒌、薤白各 15 g，青皮、陈皮各 12 g，广木香、川楝子、白芷、威灵仙、香附、延胡索各 15 g。加减变化：气短乏力者加黄芪 30 g，党参 15 g；疼痛较重者加三七粉（冲服）3 g；偏寒者加细辛 3 g，麻黄 10 g；伴咳嗽胸痛者加款冬花、紫菀、姜半夏各 15 g。

4. 海带、海藻各 15 g，小茴香 6 g。分别洗净，置锅中，加清水 500 mL，煮开 5 分钟，去茴香，喝汤，连续服用 10 日。

5. 延胡索，当归，郁金，赤芍，桃仁，乳香，川芎，甘草。水煎服，每日 1 剂，临床可随症加减。局部可涂抹舒筋活血酊热敷。

6. 茄子根 100 g，白酒 500 mL。茄子根洗净，置瓶中，加白酒，密封 3 周，分次饮服。

第四节　其他胸部损伤病变

一、病证概述

本节内容包括胸腔积液、外伤性胸椎小关节旋转半脱位、胸椎小关节紊乱、创伤性湿肺病症。各自病证概述从略。

二、妙法解析

（一）胸部迸伤（陈鼎新医案）

1. 病历摘要：颜某，男，45 岁。形体素健，晨起因搬动衣橱重物，不慎迸伤胸部，胸痛彻背，呼吸困难，动作不利。药用一枝黄花 50 g。每日 1 剂，水煎 2 次，分服。2 剂痛减，呼吸通顺，动作已利。续服 2 剂而愈。（《浙江中医杂志》，1988 年第 10 期）

2. 妙法解析：一枝黄花又名百条根、黄花草、蛇头王等，系菊科植物一枝黄花全草或根，性辛苦凉，功能清热解毒，活血化瘀，消肿止痛。

（二）胸胁挫伤（文晖医案）

1. 病历摘要：李某，男，31 岁。因骑车不慎跌倒，致右侧胸胁挫伤疼痛 2 日，深呼吸或咳嗽时则疼痛增剧。检查局部皮色如常，压痛不集中，胸廓挤压试验（一），摄胸片未见异常。舌脉如常。此缘外伤致使气机不畅，郁滞胸胁为患。治宜行气开郁，兼以活血。药用瓜蒌 12 g，桔梗、炒栀子各 6 g，枳壳、香豉各 8 g，郁金、降香、制乳香、制没药各 10 g，三七 4 g。每日 1 剂，水煎服。服 2 剂后，胸胁疼痛明显减轻，但局部按压稍感不适，前药继服 2 剂而告痊愈。（《中医杂志》，1986 年第 1 期）

2. 妙法解析：胸胁挫伤，以往多以活血化瘀之剂如复元活血汤等治疗，但有时疗效并不理想。本方以瓜蒌、桔梗、枳壳直达上焦、开利肺胸、畅通气机；再以栀子、香豉、郁金、降香清热解郁、调气疏滞；加川芎、三七兼治血瘀。由于药证合拍，适宜病机，故收效颇佳。

（三）胸胁挫伤（沈霖等医案）

1. 病历摘要：杨某，男，36 岁。施工搬重达 75 kg 左右的石板时，用力过猛致伤。当即感右胸部疼痛难忍，经公司卫生所 X 线摄片排除肋骨骨折，予麝香虎骨膏、去痛片、三七片等药治疗近 1 个月，疗效不显。后转某医院理疗科行普鲁卡因局部封闭 10 余次，当时取效，过时疼痛又作，逐渐发展至右胸胁部有板压样疼痛感，呼吸不畅，转身、抬举右上肢及深呼吸时伤处牵掣痛重。检查：右胸外形无明显红肿，右胸胁部有广泛压痛，挤压痛阴性，舌红苔薄白，脉弦有力。药用当归、川芎、赤芍各 15 g，青皮、陈皮、乌药、小茴香各 10 g，生甘草 8 g。每日 1 剂，水煎，分 2～3 次温服。服上药 5 剂，诸症悉减，继服 3 剂，痊愈。2 个月后随访时，患者已能上班参加重体力劳动。（《中医正骨》，1990 年第 3 期）

2. 妙法解析：方中当归、赤芍祛血瘀、通经络，是治疗伤科血滞疼痛的要药；川芎既能活血，又能行气，且入肝胆之经，具有镇痛解痉的效果；青皮、陈皮、乌药、小茴香理厥阴之气，解肝经之郁；生甘草缓中止痛。现代药理研究，本组方药具有促进损伤组织毛细血管代偿功能、松弛肌肉组织，对抗软组织粘连等作用。

（四）胸胁挫伤（樊宝荣等医案）

1. 病历摘要：王某，男，35 岁。因用力搬运重物时屏气过度，胸痛 1 日。检查：左胸背部肩胛骨内侧斜方肌有压痛，胸廓挤压试验阴性。药用制香附 12 g，郁金、佩兰、泽兰、杏仁、丹参各 10 g，炒枳壳、陈皮、延胡索、制半夏各 6 g，金橘叶 7 片，木香、生甘草各 3 g。每日 1 剂，水煎内服。投上方 5 剂，疼痛明显减轻，再进 3 剂以善其后。（《中国骨伤》，1990 年第 5 期）

2. 妙法解析：本方以丹参、郁金、泽兰活血化瘀，木香、延胡索、枳壳、香附行气解郁；陈皮、金橘叶宽中理气、行气止痛；佩兰、杏仁、半夏燥湿化痰、理肺气止咳平喘；甘草缓急止痛、调和诸药，共济气机不畅、瘀血停滞之胸胁疼痛。

（五）创伤性胸腔积液（蒲永海医案）

1. 病历摘要：李某，男，25 岁，工人。左胸部被人打伤已 7 日，当晚口吐鲜血，翌日仍痰中带血。现左胸部疼痛，烦躁心悸，仰卧转侧不利，呼吸、咳嗽时痛甚，表情痛苦，面色晦暗，纳呆，大便秘结，右锁骨中线第 6 肋间明显压痛并有青紫、肿胀。舌紫，苔薄白，脉弦涩。X 线检查：左下肺有少量液平面，未见骨折。证属痰阻气滞、肺络破损、瘀留胸膈，治宜行气、化痰、活血、止血。方选行气化痰活血汤加减。药用白芥子、桔梗、枳壳、瓜蒌、薤白、没药、乳香、当归尾、苏木、柴胡各 10 g，三七粉、桃仁、土鳖虫各 6 g。每日 1 剂，水煎服。服 3 剂，胸痛减轻，痰血止；仍以原方去三七粉再进 3 剂而愈。（《新中医》，1985 年第 12 期）

2. 妙法解析：本方重用白芥子利气，治胁下及皮里膜外之痰；配桔梗、枳壳开提肺气，瓜蒌、薤白宽胸下气，祛痰并宣通胸中闭塞之气，一升一降一开，使气滞得行，痰浊得化，瘀血得散为方中主药；乳香、没药、当归尾、苏木活血、破血、止痛为辅药；柴胡疏泄肝胆、畅达枢机为佐使药。全方有行气化痰活血之功。

（六）右胸软组织损伤（黄会保医案）

1. 病历摘要：刘某，男，46 岁。诉 2 日前被重物撞伤右胸部，自觉胸部剧烈疼痛，咳嗽及深呼吸受限，转侧活动则加剧。检查：右前胸锁骨中线第 4～7 肋间 4 cm×6 cm 范围皮肤瘀滞，局部明显触压痛，X 线摄片报告未见肋骨骨折，舌淡苔薄白，脉弦涩。诊断：右侧胸部软组织损伤。方选柴芍祛伤汤加减。药用柴胡、白芍各 12 g，川芎、当归、丹参、郁金、青皮、延胡索、桃仁、枳壳各 10 g，红花、甘草各 6 g。每日 1 剂，水煎，分 2 次服，连服 7 剂，诸症大减，续服 7 剂而获愈，恢复正常工作。（《中国骨伤》，1990 年第 4 期）

2. 妙法解析：本方以柴胡疏肝行气，白芍柔肝止痛为主药，辅以川芎、丹参、桃仁等活血祛瘀、通经活络，使活血而不伤血，祛瘀而能生新。

（七）胸胁内伤（赵阿林医案）

1. 病历摘要：王某，男，32 岁。5 日前右胸部被拳击受伤，第 1 日有微肿，第 2 日后觉胸闷胀痛，第 3 日逐渐加重，呼吸、咳嗽疼痛加剧。检查：右胸第 6～8 肋骨压痛明显，无骨擦音。X 线胸透无骨折征象，苔薄白，脉细数。证属瘀血阻滞、气机壅塞，治宜理气活血止痛，方选理气止痛化瘀汤加味。药用重楼 15 g，白木香、枳壳、砂仁各 6 g，柴胡、当归尾、赤芍、三棱、莪术、香附、郁金、延胡索各 10 g，炙甘草 3 g。每日 1 剂，水煎，分 3 次服。服 3 剂后，胸闷肋胀已除，胸肋疼痛明显好转，咳嗽、呼吸有轻微疼痛，转动仍感牵掣作痛，大便干结，舌苔薄微黄，脉数。原方加生大黄 10 g。再服 3 剂。诸症已除，大便通畅，原方去生大黄再服 3 剂以巩固疗效。（《浙江中医学院学报》，1990 年第 2 期）

2. 妙法解析：治疗胸胁内伤可选系列方，由理气行血汤、三棱和血汤、疏气化痰汤组成。其中理气行血汤：药用郁金、延胡索、木香、枳壳、紫苏梗、砂仁、赤芍、当归尾、香附各 6～10 g；三棱和血汤：药用三棱、莪术、柴胡、浙贝母、白芥子、白茅根、生地榆、丹参、仙鹤草、茜草炭、三七各 6～10 g；疏气化痰汤：药用紫苏子、白芥子、牛蒡子、杏仁、浙贝母、枳壳、橘红络、旋覆花、通草各 6～10 g。每日 1 剂，水煎服。对胸胁内伤，可酌情选用，疗效可靠。

三、文献选录

临床报道选录

1. 外伤性胸椎小关节旋转半脱位：

（1）中西医结合整复治疗外伤性胸椎小关节旋转半脱位 30 例：施按摩、牵引、推挤等手法整复。并内服中药。患者俯卧位，医者立患侧，先轻手法按摩胸背部 10～15 分钟；继嘱患者双手攀住头上床边，助手双手握其双踝上方，缓缓用力向下牵引，使脊椎间隙变宽；医者两拇指相对用力抵于变位棘突上，猛力向中线推挤，可听到"咯嗒"的复位音；复位后，静卧 0.5 小时。3 日 1 次。禁旋转活动。并用炙黄芪、当归各 30 g，党参 40 g，熟地黄、苍术、羌活、续断、延胡索各 15 g，红花、赤芍、骨碎补、狗脊各 20 g。每日 1 剂，水煎服。7 日为 1 个疗程。用手法 2～11 次，用药 5～21 日。随访 3 个月。结果：痊愈 26 例，好转 3 例，无效 1 例，总有效率 97%。（《中医正骨》，2007 年第 3 期）

（2）中西医结合整复治疗胸椎小关节紊乱 665 例：施提拉、按压等理筋手法整复。并内服中药。患者仰卧，医者施放松手法于两侧背阔肌及骶棘肌，两手分别向上提拉患侧肩部、向下按压患椎棘突，闻弹响声复位。用 1～3 次，每次间隔 1～2 日。用林氏活血镇痛汤、风伤伸筋汤、宣痹汤（或西药消炎止痛类药），口服；活血散外敷（或风伤膏、活络膏外贴）。用 1～2 周。结果：

均痛止。(《中国中医骨伤科杂志》，2004 年第 2 期)

2. 创伤性湿肺：辨证分型方治疗创伤性湿肺 70 例。瘀血阻肺型用柴胡、桃仁、当归、红花、桔梗、炙麻黄、川芎、杏仁各 9 g，郁金 24 g，赤芍、延胡索各 15 g；痰热郁肺型用桑白皮 21 g，葶苈子、黄芩、栀子、川贝母、瓜蒌、桔梗、赤芍、牡丹皮、麦冬各 9 g，鱼腥草、薏苡仁各 30 g，生甘草 6 g；痰湿蕴肺型用半夏、陈皮、紫苏子、白芥子、莱菔子、炙麻黄各 9 g，茯苓 15 g，甘草 6 g；水湿凌肺型用川椒目、瓜蒌子、葶苈子、半夏、陈皮、桂枝各 9 g，桑白皮、紫苏子、大腹皮各 15 g，茯苓 12 g；气阴两虚型用沙参、麦冬、党参、山药各 30 g，黄芪、桑白皮各 15 g，天花粉、玉竹、地骨皮、百部各 9 g，甘草 6 g。每日 1 剂，水煎服（或胃管注入）。与对照组 40 例，均西医常规治疗。结果：两组分别治愈 37、13 例，有效 32、19 例，无效 1、8 例，总有效率 98.57%、80%（$P<0.05$）。(《中国中西医结合外科杂志》，2007 年第 5 期)

第五节 腹部损伤病变

一、病证概述

腹部损伤可分为开放性和闭合性两大类。在开放性损伤中，可分为穿透伤（多伴内脏损伤）和非穿透伤（有时伴内脏损伤）。根据入口与出口的关系，分为贯通伤和盲管伤。根据致伤源的性质不同，也有将腹部损伤分为锐器伤和钝性伤。锐器伤引起的腹部损伤均为开放性的；钝性伤一般为闭合性损伤。多数腹部损伤同时有严重的内脏损伤，如果伴有腹腔实质脏器或大血管损伤，可因大出血而导致死亡；空腔脏器受伤破裂时，可因发生严重的腹腔感染而威胁生命。早期正确的诊断和及时合理的处理，是降低腹部创伤死亡的关键。

二、妙法解析

（一）腹部内伤（孙达武医案）

1. 病历摘要：邱某，女，47 岁。4 个月前坠跌损伤左腰胁肋，筋骨髂受损，震及内脏，气滞血瘀，疼痛颇剧，不能咳呛转侧，局部略有肿胀。腰酸腹胀，小便频数，神疲纳呆。曾患肾盂肾炎。舌苔薄腻，脉细弦数。经 X 线片无骨折，尿验有血尿。诊断：胁肋部内伤。治宜活血化瘀，行气和络止痛。药用车前子、续断各 12 g，柴胡、延胡索、当归、香附、赤芍、白芍、茯苓、泽泻、三七粉各 10 g，青皮、陈皮、土鳖虫、甘草各 6 g。每日 1 剂，水煎，分早、晚 2 次服，连服 7 剂后，左腰受损震及内脏，气滞血瘀，服药后疼痛略减，酸楚引及腿肌，少腹作胀，小便频数，淋漓较重而感刺痛。但尚能控制。再拟化瘀理气和络利尿。原方去赤芍、白芍，加狗脊 12 g，泽兰 10 g。再服 7 剂后，左腰损伤气血未和，疼痛逐渐减轻，腰酸腹胀，小溲刺痛已除，仍然淋漓欠畅，自笑已能控制，纳呆，心悸，寐欠安。再拟活血化瘀，健腰利尿，宁神。首乌藤 15 g，延胡索、续断、补骨脂、车前子各 12 g，当归、柴胡、香附、泽兰叶、泽泻、建曲各 10 g，陈皮、独活、三七粉、远志、土鳖虫各 6 g。服 7 剂后，左腰疼痛减而未除，咳呛转侧不利，小溲欠畅。近日胃火上扰，口腔溃疡作痛。治拟兼顾。生地黄 15 g，续断、延胡索、瓜蒌、车前子、赤芍各 12 g，玄参、当归、香附、金银花、连翘、板蓝根各 10 g，陈皮、三七粉各 6 g。服 7 剂后，左腰疼痛减而未除，酸楚牵掣，动作不利，咳呛、口腔溃疡作痛已瘥，小溲仍然欠畅，晨起面浮。再拟活血、健腰和络，利尿。改用生地黄、杜仲、车前草各 12 g，当归、赤芍、玄参、茯苓、泽泻、板蓝根各 10 g，独活、延胡索、陈皮、竹茹各 6 g。服 7 剂以善后。(《孙达武

骨伤科学术经验集》，人民军医出版社，2014）

2. 妙法解析：患者体质衰弱，今又腰部受伤，震及内脏，并有宿伤，故不易速愈。近经随访，伤后3年余，左腰伤痛从未复发，而宿伤亦见改善，体重增加，精神亦振，基本能全日参加工作。

（二）肾挫伤（龚治平医案）

1. 病历摘要：朱某，男，23岁。患者因纠纷与人发生斗殴。被人用木棒击中左腰部，当即倒地疼痛，活动不便，被人送至当地卫生院治疗，痛稍减，但是小便不利，解便时小腹疼痛，腰痛难以步行，小便时而带血，大便4日未解，腹胀潮热，食差纳少。故转送来诊治。3月20日刻诊，患者神志清楚，回答切题，右侧卧位，一般情况尚可，发育营养中等。左腰部微肿、压痛，腰部功能活动障碍。无畸形，舌苔黄厚，脉洪大。腹部稍膨隆、拒按、肠鸣音存在。无包块。查小便：红细胞（＋＋＋），余（－）。诊断：肾挫伤。治疗：活血利尿，润肠通便为先，方选利尿化瘀汤加味：药用茯苓皮、泽泻各20g，琥珀（兑服）、三七（兑服）5g，火麻仁、瓜蒌子各12g，杜仲、桃仁、酒大黄（后下）各10g，白茅根30g，生地黄、石韦、木通、蜈蚣各15g。外用消肿散，酒水各半加热调敷患处。服2剂后大便已通，腹胀满消退，小便较前稍利，痛减、血尿未止。腰部仍酸痛，原方有效，以利尿止痛、活血化瘀为治。上方去火麻仁、瓜蒌子、桃仁，加赤芍10g，王不留行、丹参各15g。外治法同初诊。又服2剂，血尿已止，检查化验小便常规已正常，小便自利，无疼痛，腰部肿胀已消失，仅感疼痛。但失眠多梦，身软乏力，舌苔薄白，脉细弱无力。此乃年少气盛打斗受惊受伤，神不守舍，治以养心镇惊，补血安神，方选养血安神汤加味。茯神12g，丹参、酸枣仁、柏子仁各15g，炙甘草6g，熟地黄、当归、天麻（兑服）、白芍、龙眼肉、杜仲各10g，药用黄芪、首乌藤各20g。外用活血散酒水各半加热调敷腰部。服2剂后，腰痛已消失，夜能安睡，已可参加家务劳动。效不更方，将原方丹参易党参15g，再进3剂。诸症消失，半年后随访工作如常。（《龚氏三代骨伤秘方》，北京科技出版社，1994）

2. 妙法解析：本案患者因腰部受到木棒重击而致。《素问·至真要大论》曰："肾者主水。"《素问·脉要精微论》曰："腰者肾之府。"《素问·缪刺论》曰："有所堕坠，恶血留内，腹中满胀，不得前后，先饮利药。"可知，腰部受挫，临床见肾损伤，主要症状为腰痛与血尿，甚者大小便不利，腹胀水肿，若治疗不当，则迁延难愈。初诊时，左腰部肿痛，腰部功能障碍，腹部微膨隆，血尿，以利尿化瘀汤加味活血通尿、润肠。并外敷消肿散。药服二剂诸症减轻，大便已通。三诊时血尿已止，但有失眠等症出现，是因出血过多所致。以养血安神汤加味，养心镇神，补血安神。四诊时病已告痊愈。

（三）会阴挫伤（孙达武医案）

1. 病历摘要：韩某，男，64岁。今晨从楼上踏空分腿坠落，会阴部挫抵硬物，会阴、阴囊瘀肿紫黑，剧痛难忍，小便不利，玉茎刺痛，血尿伴有血块。诊断：会阴挫伤。治拟活血消肿，通淋止血。药用生地黄、延胡索、赤芍、当归尾各12g，三七粉（兑服）、木通、车前子、桃仁、红花、甘草各6g。每日1剂，水煎，分早、晚2次服，连服7剂后，疼痛瘀肿略瘥，尿血亦淡，血块亦除，原方加鱼腥草12g，再进7剂后，血尿已除，阴茎刺痛亦减。唯会阴、阴囊瘀紫肿胀仍存，拟活血消肿为主。鱼腥草20g，荔枝核15g，赤芍、延胡索、白茅根各12g，橘核、车前子、泽兰、木通、三七粉各10g，甘草6g。再服7剂，小便通利如常，会阴部痛已解，唯阴囊仍有瘀肿，皮色转青，重垂胀痛，精神疲倦，四肢乏力，站立时上有头昏，下感重垂加甚，脉细弦无力，治拟益气升阳，散结消肿。黄芪30g，当归、川牛膝各12g，橘核、白术各10g，小茴香、陈皮、青皮、升麻、柴胡、甘草各 6 g。再服 7 剂后，阴囊肿胀渐消，诸羔基本痊愈，已开始参加劳动。(《孙达武骨伤科学术经验集》，人民军医出版社，2014)

2. 妙法解析：本案患者年过六旬，攻利不能太过，在病减轻后，应补气扶正。就诊时，阴囊瘀肿紫黑，玉茎刺痛，血尿夹杂，伤势重。以"急则治其标"为原则，先投海底方活血化瘀通淋止血。二三诊后，疼痛肿减，血尿色变淡，但会阴、阴囊瘀肿仍在，拟活血消肿为主拟方。四诊时疼痛已减，瘀肿渐退，小便亦已通利，自觉神疲乏力，脉细无力，说明病势得减，虚象已露。阴囊瘀肿不消，重垂胀痛，是因气血下陷，升举无力，散血不能所致。故改补中益气汤益气升阳以善后。

三、文献选录

由于致伤原因、受伤的器官及损伤的严重程度不同，以及是否伴有合并伤等情况，腹部损伤的临床表现差异很大。轻微的腹部损伤，临床上可无明显症状和体征；而严重者可出现重度休克甚或处于濒死状态。一般来说，单纯腹壁损伤的症状和体征较轻，可表现为受伤部位疼痛、局限性腹壁肿胀和压痛，有时可见皮下瘀斑。其程度和范围不是逐渐加重或扩大，反而随时间的推移却逐渐减轻和缩小。单纯腹壁损伤通常不会出现恶心、呕吐或休克等表现。合并腹部内脏损伤时，如果仅为挫伤，伤情也不重，可无明显的临床表现；如为破裂或穿孔，临床表现往往非常明显。

(一) 临床表现

1. 实质性器官，如肝、脾、胰、肾等或大血管损伤时，主要临床表现为腹腔内（或腹膜后）出血。患者面色苍白，脉搏加快、细弱、脉压变小，严重时血压不稳甚至休克；腹痛呈持续性，一般不很剧烈，腹肌紧张及压痛、反跳痛也不严重。但当有较严重的腹壁挫伤时，则损伤所在部位压痛及反跳痛非常明显；肝破裂伴有较大肝内或肝外胆管断裂时，因发生胆汁性腹膜炎而出现明显的腹痛和腹膜刺激征。胰腺损伤时，如伴有胰管断裂，胰液溢入腹腔可对腹膜产生强烈刺激而出现明显的腹膜炎症状和体征。体征最明显处常是损伤所在的部位。右肩部放射痛，提示可能有肝损伤；左肩部放射痛则提示有脾损伤。此症状在头低位数分钟后尤为明显。肝、脾破裂出血量较多者可有明显腹胀和移动性浊音。肝、脾包膜下破裂或系膜、网膜内出血则有时可表现为腹部包块，泌尿系脏器损伤时可出现血尿。空腔脏器，如胃肠道、胆道等破裂或穿孔，则以腹膜炎的症状和体征为主要表现。

2. 胃、十二指肠或上段空肠损伤时，漏出的消化液（含胃液、胰液及胆汁）对腹膜产生强烈的化学刺激，立即引起剧烈疼痛，出现腹肌紧张、压痛、反跳痛等典型的腹膜炎表现。下消化道破裂时，漏出物引起的化学性刺激较轻，腹膜炎体征出现较晚，程度也较轻。无论是上消化道还是下消化道脏器破裂或穿孔，最后都会引起细菌性腹膜炎，但下消化道脏器破裂或穿孔造成的细菌污染远较上消化道破裂或穿孔时为重。随着腹膜炎的发展，逐渐因肠麻痹而出现腹胀，严重时可发生感染性休克。空腔脏器破裂后腹腔内可有游离气体，因而肝浊音界缩小或消失。此外，胃、十二指肠损伤可有呕血，直肠损伤常出现鲜红色血便。腹膜后十二指肠破裂的患者有时可出现睾丸疼痛、阴囊血肿和阴茎异常勃起等症状和体征。如果实质性脏器和空腔脏器两类器官同时破裂，则出血和腹膜炎两种临床表现可以同时出现。多发性损伤的临床表现则更为复杂，例如，合并严重颅脑损伤者，会出现意识障碍；胸部损伤、脊柱或骨盆骨折的症状往往很明显，因此可能会掩盖腹部损伤的表现，应予以注意。

（二）检查与诊断

1. 实验室检查：腹内有实质性脏器破裂而出血时，红细胞、血红蛋白、血细胞比容等数值明显下降，白细胞计数可略有增高。空腔脏器破裂时，白细胞计数明显上升。胰腺损伤、胃或十二指肠损伤时，血、尿淀粉酶值多有升高。尿常规检查发现血尿，提示有泌尿器官的损伤。

2. B超检查：B超检查具有经济方便、可在床边检查、可重复进行动态观察、无创无痛，以及诊断准确率高等优点，因此其在腹部损伤的诊断中倍受重视。应用越来越广泛。对肝、脾、肾等实质性脏器损伤，B超检查可发现直径 1～2 cm 的实质内血肿，并可发现脏器包膜连续性中断和实质破裂等情况。超声检查对腹水的发现率很高。并可根据 B 超检查估计出腹水的量，即每厘米液平段，腹水约有 500 mL。由于气体对超声的反射强烈，其在声像图上表现为亮区。因此，B超检查也可发现腹腔内的积气，有助于空腔脏器破裂或穿孔的诊断。

3. X线检查：有选择的 X 线检查对腹部损伤的诊断是有帮助的。常用的有胸片、平卧位及左侧卧位腹部平片。立位腹部平片虽然更有意义，但不适用于重伤员。根据需要拍骨盆正、侧位片。大多数胃、十二指肠破裂和少数结肠、小肠破裂者，腹部平片显示膈下新月形阴影，提示有游离气体；侧卧位时的"穹窿征"和"镰状韧带征"，或仰卧位时的"双肠壁征"（在肠腔内外气体衬托下，肠管的内、外壁清晰可见），也是腹腔内积气的表现。为了提高阳性率，最好维持所需体位 10 分钟然后拍片。一般腹腔内有 50 mL 以上游离气体时，X 线片上便能显示出来。腹膜后十二指肠或结、直肠穿孔时，腹膜后有气体积聚，腹部平片上可见典型的花斑状阴影。肠间隙增大，充气的左、右结肠与腹膜脂肪线分离，是腹腔内积血量大的表现。腹膜后血肿时，腰大肌影消失。脾破裂时，可表现为胃向右移、横结肠向下移、胃大弯有锯齿形压迹（脾胃韧带内血肿）。右季肋部肋骨骨折、右膈抬高和肝正常外形消失，提示有肝破裂的可能。左侧膈疝时多能见到胃泡或肠管突入胸腔。右侧膈疝诊断较难，必要时可做人工气腹以资鉴别。X线检查可发现金属异物的部位，若与投射物的入口联系起来，可能有助于推测其在体内的轨迹以及可能伤及哪些脏器。选择性血管造影对实质性器官破裂和血管损伤的诊断帮助很大。可见动脉相的造影剂外漏、实质相的血管缺如及静脉相的早期充盈。但血管造影要求的设备条件和技术条件较高，且属侵入性检查，有痛苦、费时和昂贵等缺点，绝大多数伤者不适合应用。

4. CT检查：CT 对软组织和实质性器官的分辨力较高。CT 能清晰地显示肝、脾、肾的包膜是否完整、大小及形态结构是否正常，对实质性脏器损伤的诊断帮助较大。扫描前静脉应用60％泛影葡胺 1～2 mg/kg，或口服胃肠道造影剂进行增强对比，可使影像更为清晰。更重要的是，对于胰腺损伤及腹膜后间隙，CT 优于 B 超检查。胰腺损伤时，CT 显示为胰腺形态失常、弥漫性或局限性肿大、密度减低或不均。CT 显示腹膜后间隙形态及大小和腹主动脉及下腔静脉的形态及位置改变时，提示腹膜后血肿的存在。CT 也属无创伤性检查，也可做动态观察；但其价格较高，对空腔脏器及横膈损伤的诊断率较低，是其缺点。在 B 超检查不能明确诊断时才进行 CT 检查。

5. 腹腔镜：经 X 线、B 超、CT、腹腔穿刺或腹腔灌洗等检查仍不能确定。但仍疑有内脏损伤时，在伤员的血流动力学状况稳定、能耐受全身麻醉及人工气腹且无腹腔内广泛粘连可能的情况下，必要时可考虑行腹腔镜检查，以提高诊断准确率，避免不必要的剖腹探查。一般来说，腹腔积血 50 mL 左右时，即可经腹腔镜检查发现。如发现腹腔内积血较多，不必为寻找出血部位而延长检查时间，以免加重伤情，应立即中止剖腹手术。如发现腹腔内有胃肠液、胆汁或粪便等，提示为空腔脏器破裂，有时能看到器官损伤的破口。在排除多发性损伤之前，不要贸然经腹腔镜修补。腹膜后血肿的表现为后腹膜隆起、呈橙黄色或暗红色。

（三）临床验案选录

1. 苏某，男，25 岁。3 日前腰腹部严重打伤后血尿，腰腹疼痛，西医诊断为肾挫伤。予西药止血、抗炎、对症治疗 3 日，仍见肉眼血尿、腰腹疼痛而来诊。症见面白无华，全身多处青紫而肿，无痛性血尿，腰腹疼痛，俯仰困难，双侧肾区叩击痛，舌质红，苔薄黄，脉细数。小便化验：红细胞满视野。四诊花蕊石、白茅根各 30 g，山茱萸、牡丹皮、泽泻、车前草各 10 g，合参，证属挫伤肾系，肾络受损，血溢阴伤，药用生地黄、山药、仙鹤草、茯苓、续断各 15 g。每日 1 剂，水煎服，服 3 剂后，肉眼血尿消失，腰痛减轻，面色渐华，舌红苔薄，脉细稍弦。小便化验红细胞 3~5/HP。上方再进 2 剂，症状及体征基本消除，小便复查尿中未见红细胞，次日尿常规检验亦未见红细胞。（《云南中医杂志》，1990 年第 6 期）

2. 朱某，男，53 岁。1 个月前因撞伤后膀胱破裂，经手术缝补，伤口愈合良好，但持续血尿，色淡红，如洗肉水，有条状血块，虽经长期使用抗生素及止血剂治疗均无效，予加味七珀散，药用三七、琥珀、血竭、白及、血余炭等份，共研细。每次用开水或黄酒送服 6 g，小儿酌减，每隔 4 小时 1 次。3 日后出血渐止，续用八珍汤。服 10 剂调治善后。（《浙江中医杂志》，1983年第 10 期）

（四）名医论述选录

肖运生认为：腹部伤主要是由高处跌下或撞击、挤压与踢打等直接暴力所致，腹内脾、胃、肠、肝、肾、膀胱等脏器受到剧烈的外力撞击即易受伤，常常与严重的外伤同时发生。如肋骨骨折断端向内可刺伤肝脾，耻骨骨折时可伤及膀胱，在腹部伤中首先要鉴别内伤气血，但是重要的还要注意到内脏破裂，一定要及时进行手术修补。如果在外力撞击腹部而受伤时，内脏未有破裂使腹内脏腑络脉损伤，气血不畅，以致气机阻滞或瘀血停积时，我们可以按照伤气伤血的辨证论治，选用复元顺气汤、通肠活血汤，伤于膈下者可用膈下逐瘀汤加减，伤于少腹可用少腹逐瘀汤变更。王清任的三个逐瘀汤临床的实用价值至今值得提倡。将常见的腹部损伤及常规治法简介于下。

1. 下腹部损伤、胀痛，少腹膨胀，行走痛甚，小便淋漓色黄，舌苔白，脉弦，以消瘀活血理气。少腹逐瘀汤：当归、川芎、炮姜、延胡索、五灵脂、白芍、小茴香、蒲黄、肉桂、没药、牛膝。

2. 腹部损伤，胀痛，睾丸抽痛，行走痛甚，少腹两侧胀甚，舌苔白，脉弦，以疏肝理气活血。柴苓汤：党参、法半夏、柴胡、黄芩、牡丹皮、当归、甘草、川楝子、荔枝核、小茴香。

3. 少腹部损伤，腹微胀喜按，稍胀，大便溏，舌苔白，脉沉细。加味理中汤：党参、白术、枳壳、延胡索、广木香、槟榔、甘草。

4. 腹部损伤，腹胀痛，四肢厥逆，大便溏，舌苔白腻，脉滑。加味四逆散：柴胡、白芍、枳壳、延胡索、广木香、槟榔、甘草。

5. 阴囊损伤，青紫肿胀痛，小便时出血更甚，淋漓痛灼热，有时排血块，以凉血止血活血。加味小蓟饮子：小蓟、蒲黄炭、藕节、木通、滑石、生地黄、当归、黑栀子、淡竹叶、甘草、红花、侧柏叶炭、牛膝。

6. 肾囊损伤，青紫胀痛，小便出血灼热，舌苔黄，脉弦。柴胡四物汤：红参、柴胡、生地黄、川芎、当归、赤芍、白茅根、地榆炭、三七、栀子。

7. 会阴处损伤，青紫肿硬胀痛至少腹，小便癃闭，牵引睾丸亦痛，行走站立困难，大便紧，口不渴，舌苔黄，脉涩。小茴苓泽汤：沉香、法半夏、小茴香、乌药、猪苓、牡丹皮、泽泻、滑石、自然铜、前胡、桂尖、补骨脂、广木香、白蜡、大枣、黄酒。（《肖运生骨伤科临床经验集》，河

南科学技术出版社，2017)

（五）名医提示

为了尽可能做到正确的诊断和及时的治疗，这时应该一边询问病史、一边进行体格检查，同时采取一些必要的救治措施，如维护呼吸道通畅、暂时控制出血、输血补液及抗休克等。无论是开放性还是闭合性腹部损伤，诊断中最关键的问题是确定是否有内脏损伤，其次是什么性质的脏器受到损伤和是否为多发性损伤。很明显，有上述几种情况者，其病情远比无内脏损伤者严重，面且一般都需尽早手术治疗；否则，就有可能因延误手术时机而导致严重后果。

1. 有无内脏损伤：根据临床表现，多数受伤者即可确定有无内脏受损。少数伤者可能由于某种原因而使诊断困难。例如，有些伤者内脏破损较小，而且受伤后即来就诊，这时其腹内脏器损伤的体征尚未明显表现出来，因而容易漏诊；还有，单纯腹壁损伤伴有严重软组织挫伤者，其腹部体征往往非常明显而易误诊有内脏损伤。因此，应予以注意。需要强调的是：有些伤者可能同时有腹部以外脏器的损伤，如颅脑损伤、胸部损伤、骨盆损伤或四肢骨折等，由于合并损伤的伤情较严重而掩盖了腹部内脏损伤的表现，以至于伤者、陪伴者、甚至医务人员的注意力均被引至合并损伤的表现上，而忽略了腹部情况，结果造成漏诊。

2. 为了明确有无内脏损伤，必须做到：①详细询问受伤情况，包括受伤时间、受伤地点、致伤源及致伤条件、伤情、受伤至就诊之间的病情变化和就诊前的急救措施等。如果伤员神志不清，有必要向现场目击者及护送人员询问受伤经过。②注意生命体征变化，包括体温、呼吸、脉率和血压的测定，注意患者有无面色苍白，脉搏加快、细弱、血压不稳甚至休克的情况。③全面而有重点的体格检查，包括腹部压痛、肌紧张和反跳痛的程度和范围，是否有肝浊音界缩小或消失，有无腹部移动性浊音，肠蠕动是否减弱或消失，直肠指检是否有阳性发现等。

3. 应严密观察有无多发性损伤：因交通事故、工伤意外、打架斗殴和弹片致伤者，多发性损伤的发病率高达50%左右。多发性损伤的形式可能是多种多样的，一般可归纳为3种：①除腹部损伤外，尚有腹部以外的合并损伤。②腹内某一脏器有多处破裂。如肝损伤时，左半肝和右半肝同时有多处破裂，这种情况通常称为多发性损伤，即肝多发性损伤。③腹内有一个以上脏器受到损伤，如肝损伤同时有胃或十二指肠损伤，这种情况又称为合并伤，即肝损伤合并胃或十二指肠损伤。不论是哪一种情况，在诊断和治疗中，都应注意避免漏诊，否则必将导致严重后果，提高警惕和诊治中的全局观点是避免这种错误的关键。例如：对血压偏低或不稳的颅脑损伤者，经一般处理后未能及时纠正休克，即应考虑到腹腔内出血的可能；而且在没有脑干受压或呼吸抑制的情况下，应该优先处理内出血。另外需要强调的是，在开放性腹部损伤诊断中，要特别考虑损伤是否为穿透性的或贯通伤。因为穿透伤或贯通伤者，绝大多数有内脏损伤。

第十七章　骨髓瘤与氟骨症

第一节　骨髓瘤

一、病证概述

骨髓瘤是起源于骨髓内原始网状组织的恶性肿瘤。骨髓瘤的临床表现是多种多样的，可以因为对骨骼的破坏引起骨痛和病理性骨折，对肾脏的影响可导致少尿、水肿，对造血系统的影响可产生贫血或出血，抵抗力下降时可因感染而发热，常发生肺炎和泌尿系感染。

二、妙法解析

（一）多发性骨髓瘤（周仲瑛医案）

1. 病历摘要：韩某，男，70 岁。患者由省人民医院经过 CT、MRI、骨髓活检证实为多发性骨髓瘤，已将近 2 年。曾化学治疗 4 个疗程，因难以完成全程化学治疗，转而求治于中医。目前，腰节酸冷，腰痛连及两胁肋，两下肢无力麻木，难以直立，可以勉强慢步，大便时干时溏，偶有小便难控，口干。舌质淡紫，舌苔淡黄薄腻，脉弦滑数。证属风痰瘀阻，肾督受损。药用制天南星、炒延胡索各 15 g，土鳖虫、制川乌、制草乌各 6 g，炙全蝎、九香虫各 5 g，川楝子 12 g，川续断、狗脊各 20 g，炙白附子、蜂房、炙僵蚕、巴戟天、当归各 10 g，炙蜈蚣 3 条。每日 1 剂，水煎，分 2 次服。同时另服用复方马钱子胶囊 0.3 g，每日 2 次。服药 7 剂，腰痛显减，但仍腿软，手足麻木，大便日行偏稀，舌苔淡黄腻。上方改制天南星 20 g，加生黄芪 15 g，片姜黄 10 g，生甘草 3 g。再服 7 剂后，腰部疼痛明显缓解，但晨起腿有麻痛，食纳尚可，二便正常，舌质紫，舌苔薄腻，脉细弦。效不更方，前方改制天南星 20 g，加生黄芪 15 g，细辛 4 g，骨碎补 10 g。服 5 剂后背脊痛意偶能感觉，腰不能挺直，左胯酸痛，起步时明显，食纳好，二便正常，舌质暗，舌苔淡黄腻，脉细滑。前方去川楝子，改制天南星 20 g，千年健、生黄芪各 15 g，细辛 5 g，加威灵仙、骨碎补各 10 g。腰背后背痛势不尽，不耐久坐，背后凉感，临晚足浮，舌质暗，舌苔薄腻，脉细弦。前方去川楝子，改制天南星 20 g，加威灵仙、生黄芪各 15 g，细辛 5 g，骨碎补、淫羊藿、鹿角霜各 10 g。腰部疼痛，凉感症状已完全缓解，无任何不适。原法继进，效不更方，继以上方调治。（《中医药学刊》，2004 年第 1 期）

2. 妙法解析：多发性骨髓瘤，是单克隆浆细胞异常增殖所致单克隆免疫球蛋白增高的一种恶性肿瘤。患者多为骨痛、背痛、急性感染、肾功能损害、乏力、贫血就诊。目前以化学治疗、放射治疗为主，虽有部分患者病情可获缓解，但许多老年患者难以承受化学治疗。本例患者确诊多发性骨髓瘤已 4 年，虽已化学治疗 4 次，仍有明显临床症状。就诊时，以腰背疼痛为主症，伴有腰部冷感，下肢麻木，行走困难，小便难控等症状。腰为肾府，背脊为督脉循行之处，综合症状，结合病史，辨证为肾阳亏虚，督脉虚寒，痰瘀阻络。治宜化痰通络，活血化瘀，温肾壮脊。

以牵正散加味治疗，选用白附子、制天南星、炙僵蚕化痰通络；以炙全蝎、炙蜈蚣、土鳖虫、片姜黄、骨碎补化瘀活血搜络；以川楝子、炒延胡索、九香虫理气止痛；以制川乌、草乌、淫羊藿、鹿角霜、巴戟天、当归、黄芪温肾壮阳祛寒；用千年健、川续断强腰壮脊。另外，加用复方马钱子胶囊，以解毒止痛。经治后患者临床症状已尽消失，治效良好。

（二）多发性骨髓瘤（张镜人医案）

1. 病历摘要：刘某，女，64 岁。常感腰及两胁疼痛，痛引背部骶部，有时疼痛难忍，转侧不利，影响活动。面色日渐苍白，伴有低热，乏力，胃纳不馨等，舌淡红，苔薄少润，脉弦数。无过敏史及其他不良嗜好。无家族性遗传性疾病。检查：X 线片示颅骨、肋骨、髂骨等均呈多发性骨髓瘤改变，并伴病理性肋骨骨折。血常规示：血红蛋白 65 g/L，红细胞沉降率 40 mm/h。本周氏蛋白阴性。骨髓象示浆细胞明显增生（21.5%），形态异常。根据其病情特点当归属中医学"骨痹""骨蚀"等范畴。证属肝肾素虚，外邪挟瘀痰互阻，蕴而化热生毒，络脉之气失和所致。治宜清瘀热、通络脉而益肝肾。药用陈胆南星 5 g，炒桑枝 12 g，赤芍、白芍、补骨脂、川石斛、桃仁各 9 g，丹参、制狗脊、炒川续断、白英、徐长卿各 15 g，鸡屎藤、白花蛇舌草各 30 g，谷芽 12 g。每日 1 剂，水煎服。西医疗法：CHOP 方案化疗。医嘱：避风寒，慎饮食，行动时勿碰撞，不拿重物。服 7 剂后仍有低热，腰胁及背骶部疼痛有所好转。舌红，苔黄腻，脉虚弦数。高年肝肾亏损，瘀毒内留，脉络受阻。仍拟益肝养阴，补肾壮骨，清热通络。药用鸡屎藤、天南星（先煎）、炒川续断、制狗脊各 15 g，炙甘草、炒陈皮各 6 g，白花蛇舌草 30 g，炒桑枝、谷芽各 12 g，孩儿参、炒当归、生白术、赤芍、白芍、刘寄奴、生薏苡仁、炒牛膝、补骨脂、制乳香、制没药各 9 g。服药月余，体温已平，腰胁及背骶部疼痛偶作，诸症好转，舌淡红，苔薄黄，脉细弦。实验室检查：血红蛋白 104 g/L，高年肝肾亏损，瘀毒内留，化疗后正气更损，病情虽有转机，仍当扶正固本，补益肝肾，活血壮骨予以巩固。药用天南星（先煎）、鸡屎藤各 15 g，白花蛇舌草 30 g，炙甘草、陈皮、佛手片各 6 g，太子参、炒当归、桃仁、赤芍、白芍、地龙、补骨脂、骨碎补、制狗脊各 9 g，谷芽 12 g。服 30 剂后，患者低热尽退，未有反复。腰胁及背骶部疼痛明显好转，舌淡，苔黄腻，脉虚弦。仍守前法，扶正兼以祛邪。药用炙甘草 3 g，天南星（先煎）、炒川续断、制狗脊各 15 g，太子参、炒当归、生白术、赤芍、白芍、刘寄奴、生薏苡仁、炒牛膝、补骨脂各 9 g，炒陈皮 6 g，白花蛇舌草 30 g，佛手片 6 g，香谷芽 12 g。再服 30 剂，患者上方加减继用，配合定期化疗，1 年后复查 X 线示：头颅、骨盆、肋骨等骨质结构已基本正常。（《当代名老中医典型医案集·外伤科分册》，人民卫生出版社，2009）

2. 妙法解析：多发性骨髓瘤为临床疑难病，化疗能在一定程度上缓解病情，但化疗本身会进一步减弱机体免疫功能，增加出血、感染等致死性并发症的机会。本病与中医文献所载的"骨痹""骨蚀"颇相吻合，临床以骨痛为主要症状，"痹者闭也"，多因气血瘀阻，"不通则痛"，病久则有"不荣则痛"之因。本案痹痛原因，一是患者高年体虚，肝肾亏损；二是外邪挟瘀阻络，络脉之气不畅，证情虚实夹杂。治疗当针对病机予养肝肾而益气阴、祛瘀痰而通脉络，热毒炽盛，又当清营而泄热毒，药随证移。方用丹参、赤芍、白芍、桃仁、徐长卿等活血调营；白花蛇舌草、陈胆南星等清热解毒，化痰散结；鸡屎藤、炒桑枝通络，川续断、狗脊、补骨脂补益肝肾。后诊进一步增益太子参、当归等补气养血调营，天南星、刘寄奴、地龙等清热解毒散结蠲痹痛之剂，配合化疗取得了较好疗效，一年后复查 X 线示：头颅、骨盆、肋骨等骨质结构已基本正常。本患者通过扶正祛邪药物的长期调治，症状逐渐消失，尤其是其被破坏的骨质结构竟获重建而好转，骨折亦较快愈合，取得了单用化疗难以获得的效果，实当颂中药之功。

（三）多发性浆细胞骨髓瘤（裘沛然医案）

1. 病历摘要：尚某，男，60岁。初起胸骨及其左侧肋骨疼痛，伴咳嗽、气急、呼吸痛。X线片查见左胸第5肋骨骨折伴左胸膜反应。之后半年中因胸骨持续疼痛多次就诊，经用止痛膏、敌咳等内外兼治却愈见加重。再进一步经X线片及CT、同位素检查，示胸骨中段、左第5肋及腰椎等处骨质侵蚀病变，胸口处有10 cm大小肿瘤，诊断为多发性浆细胞骨髓瘤。先后求治五家综合性大医院，均告无法收治，并断言最多生存3～5个月。症见胸部疼痛难忍，咳嗽不止，神疲乏力，前胸肋处已有明显隆起，舌暗红，脉弦细。证属气阴亏虚，痰凝血瘀，肺肾两伤。治宜益气养阴，调补肺肾，佐以活血止痛，化痰软坚。药用生晒参9 g，葶苈子12 g，川贝母6 g，生黄芪、熟地黄、牡蛎各30 g，生白术、巴戟天、夏枯草、茯苓、大麦冬、淡苁蓉各15 g，半枝莲、大丹参、延胡索各20 g。每日1剂，水煎服。服28剂，病情略有缓解，拟原方出入。生晒参9 g，牵牛子、葶苈子、生白术、巴戟肉各15 g，半枝莲、延胡索各20 g，川贝母6 g，北细辛10 g，生黄芪、牡蛎、光杏仁各30 g，牛黄醒消丸1瓶。服1周后咳嗽明显减轻，胸部隆起渐平、肿块缩小、疼痛已缓。腰部疼痛，行走不便，时有发热。药用生黄芪50 g，巴戟天、淫羊藿各15 g，淡黄芩30 g，生晒参、天冬、麦冬、焦山楂、焦神曲、北细辛各12 g，虎杖18 g，大蜈蚣1条，丹参24 g，潞党参、延胡索各20 g，牛黄醒消丸1瓶。加减服用7个月余，咳嗽停，胸痛止，热退，唯有腰痛，全身情况良好，患者生活已能自理。生黄芪50 g，巴戟肉、淫羊藿、荆三棱、生莪术各15 g，炙鳖甲、炙穿山甲片、汉防己各20 g，生晒参、北细辛各12 g，败酱草、大丹参各24 g，熟地黄、红藤、淡黄芩、延胡索各30 g，牛黄醒消丸1瓶。病情反复，腰背疼痛加剧，伴发热、咳嗽，病情好转，腰痛大减，热退咳止。后以基本药味不变，药量略作更动，持续服药。患者诸症皆缓，身心宽松，每日独自散步长达4小时而不觉疲劳，可独往浴室洗澡，后来还系统整理了自己的治病记录，远远超过了原先预测的存活期。（《当代名老中医典型医案集·外伤科分册》，人民卫生出版社，2009）

2. 妙法解析：此案已被判为"不治之症"，西医束手，多家医院谢绝，家属无奈而来求治中医，亦不过聊尽人事。裘沛然以重证不拘成方，所制基本方药，针对正虚邪积，不离攻补兼施，但有主次缓急，药量偏用重剂。察病者年已花甲，证属气阴两亏，肺虚及肾，使气失所主，痰湿凝结，瘀血阻络，髓失所养，骨质恶变。治疗病程大致可分两个阶段。第一阶段，患者胸痛咳嗽剧烈，胸部肿块隆起，病位主要在肺部。故前两方用人参、黄芪等大补肺气，兼以熟地黄、麦冬、巴戟天、肉苁蓉等益肾滋阴，同时用宣肺祛痰、软坚散结之剂合活血逐瘀、通络止痛之药；第二方更增服牛黄醒消丸及细辛10 g，以加强豁痰祛瘀、消肿止痛之功，药后效果良好。至第二阶段，症以腰背剧痛伴发热为主，病位移于下焦肾部，故撤去利肺化痰之品，既加大参芪用量以稳固元气，又投仙茅、淫羊藿、熟地黄、巴戟天、鳖甲等味补肾壮骨。因虑病程较长，久病入络，血脉瘀阻，不通则痛，第三方用虫类药，第四方用破坚逐瘀之品，加重了活血通络、消积止痛之力，而以牛黄醒消丸长服，更增加黄芩、红藤、败酱草等助其清热解毒、消肿祛瘀之效。综观本案，前后共治两年，疗效确实，病家满意，延长了患者生存期限，改善了生存质量。

（四）右胫骨上端巨细胞骨瘤伴病理性骨折（张先河医案）

1. 病历摘要：韩某，女，18岁。患者于20日前骑自行车摔倒后，致右下肢膝关节及胫骨上方肿痛，站立、行走时疼痛较剧。当地医院治疗无效而来诊治。体格检查：右膝关节肿胀，外侧压痛。X线片示：右胫骨上端外侧处见多房囊样密度减低区，其内见间隔，外侧骨皮质有断裂现象。诊断为右胫骨上端巨细胞骨瘤并病理性骨折，建议入院手术治疗。患者因惧怕手术，又恐不能防止术后复发及恶变，乃求中药治疗。查其右膝关节肿胀，局部皮肤色青暗，按之压痛，患肢不能站立行走。饮食及二便均可，舌质、脉象无异常。辨证与治疗：根据患者肿瘤发病前，因肿瘤而骨折之病理表现，证属肾精亏虚，邪从内生，痰瘀互结，久则生变。治宜补肾填精、活血化瘀散结。今肿痛未消，当以活血化瘀、化痰散结为主。药用花粉 18 g，半夏、当归各 12 g，桂枝、生乳香、生没药、茯苓、陈皮各 9 g，生牡蛎 30 g，黄芪、丹参、白花蛇舌草各 24 g，琥珀粉（冲）、象牙屑（冲）各 1 g，甘草 6 g。每日 1 剂，水煎，分两次服。上方共服 30 余剂，患处肿痛大消，已能行走，饮食及二便均可，舌脉无异常。X 线片示：肿瘤病变区内有较粗的骨嵴，其外侧及上缘原骨皮质断裂部位可见有骨质钙化，已有愈合征象。服药有效，而肿痛已消，当加补肾填精之品。上方加补骨脂 15 g，菟丝子 24 g。又服上方 30 余剂，患处肿痛已消，肢体活动自如。X 线片示：4 cm×3 cm×3 cm 囊状病变区，其内见有小点状致密影，病变区局部略有膨胀，边缘尚清楚，骨皮质有部分断裂，与前片对比病变区密度增高。至此患者临床症状消失，X 线片表明肿瘤病变区有修复征象，当加重补肾填精之品，上方加熟地黄 12 g，牛膝 15 g，鹿角胶（烊化）3 g，骨碎补 12 g。服半个月后，患肢活动自如，已复学，但未参加体育活动。X 线片示：病变区内可见点状致密影，边界不甚清楚，胫骨前缘骨皮质略示不规则，与 1 个月前摄片比较，病变区有好转（修复）。共服中药 120 余剂，达到临床治愈。为巩固疗效，以上方 3 倍量，共为细末，炼蜜为丸，每丸 9 g，每日 3 次。随访至今，一切活动如常人。（《山东中医杂志》，1987年第 5 期）

2. 妙法解析：根据中医学"肾主骨生髓"的理论，肾精亏虚则骨不坚、髓不满而邪自内生，痰瘀互结，瘤赘由生，继则，导致骨质破坏而引起骨折。本例患者治疗初期肿痛较剧，当以祛邪为先，方中黄芪、当归、丹参、生乳香、生没药益气活血，化瘀止痛，配二陈汤加天花粉化痰浊，用生牡蛎软坚散结，白花蛇舌草清热解毒有抗癌作用，琥珀粉、象牙屑有抗肿瘤作用。患者肿痛症状消失后，加用补肾填精之品，以标本兼顾、守方久治。

（五）前列腺瘤骨转移（赵茂初医案）

1. 病历摘要：吴某，男，65 岁。患前列腺癌骨转移，X 线片示胸、腰椎及两髋骨均有溶骨性破坏。于 1984 年 2 月行前列腺及双侧睾丸切除术及化疗。腰髋酸痛甚剧，日轻夜重，活动受限，局部皮肤不仁。时有头晕眼花、心悸、神疲乏力、面色无华，形体消瘦。舌淡红少苔，脉细弦。土鳖虫、白花蛇、当归、徐长卿各 10 g，蜂房、炙甘草各 6 g，蜈蚣 3 g，党参、黄芪各 12 g，熟地黄、鸡血藤各 15 g，乳香、没药各 9 g。每日 1 剂，水煎服。服 7 剂后，疼痛及肌肤不仁均有好转。守方连服 3 个月后，疼痛明显缓解，活动无明显限制，肌肤不仁消失。X 线片示骨质破坏较前好转，自诉无特殊不适。此后，以补养气血为主，减轻虫蚁药物，随访 3 年病情稳定。（《浙江中医杂志》，1988 年第 8 期）

2. 妙法解析：方中土鳖虫、白花蛇、蜂房、蜈蚣搜剔瘀毒、祛风透骨；伍以徐长卿、乳香、没药止痛，以治骨痹疼痛；党参、黄芪、当归、熟地黄、炙甘草补益气血；鸡血藤舒筋活血。从治疗效果推想，虫蚁搜剔药可能有抑制或杀伤转移性癌细胞的作用，扶正药提高机体的免疫功能，改善全身营养状况，从而获得治疗作用。

三、文献选录

（一）临床治验选录

韩某，女，37 岁。始感左髋部疼痛，2 个月后，又感双下肢麻木无力，以左侧为著。无外伤及受凉史。曾在公社医院诊为坐骨神经痛，腰肌劳损，用中西药物治疗月余，病情无明显好转。近 7 日来双下肢麻木，疼痛加重，行走困难，后来本院诊治。外科门诊腰穿查脑脊液：微混，蛋白（＋＋），细胞数 8 个。以脊髓压迫征收住外科病房。体格检查：体温 37.3 ℃，脉搏 80 次/min，呼吸 20 次/min，血压 120/80 mmHg。左下肢肌力 1～2 级，右下肢肌力 3 级。髋关节以下浅感觉减退，左右两侧髌踝阵挛阳性，左侧巴宾斯基征（＋），右侧巴宾斯基征（＋），碘苯脂 2 mL 注椎管内造影：正侧位片 T11、T12、L1 处有造影剂，造影剂上行受阻，上端呈杯口样改变，直径为 1 cm。意见：椎管肿瘤。实验检查：红细胞沉降率 40 mm/h。分类：中性粒细胞 0.79，淋巴细胞 0.21，血红蛋白 122 g/L。行椎管探查术，见 T11 椎处脊髓呈棱形肿物，长约 2 cm，宽约 1 cm，肿瘤位居髓内无法切除。术后刀口一期愈合。双下肢肌力无明显改变，仍麻木疼痛，运动障碍，不能站立行走，要求出院。7 月 22 日请中医会诊。诊见双下肢麻木疼痛，不能站立行走，活动受限，动则疼痛加重，左侧尤甚，肌肉较右侧明显萎缩，伴有腰痛。全身乏力，饮食欠佳，胫踝浮肿，失眠多梦，面色无华，舌质淡红微暗、苔白，脉沉细涩。治以益气补肾、活血化瘀，兼以化湿。投以上方。药用黄芪 60 g，熟地黄、山药各 20 g，当归、白芍、鸡血藤各 15 g，川芎、桃仁、红花、牛膝、延胡索各 12 g，薏苡仁 30 g，地龙、甘草、桂枝各 9 g。每日 1 剂，水煎，分 2 次服。服 10 剂后，患者能坐起，胫踝浮肿减轻，并能扶拐杖下床做轻微活动，但仍感觉双下肢麻木及轻微疼痛，行走时足底似有海绵感觉。脉弦数，舌质暗淡、苔薄白。继服上方 30 剂后，双下肢麻木疼痛及浮肿基本消失，能站立、蹲、起，可自行下地活动。但仍觉乏力，肢体沉重。脉象舌苔同前，继服上方。复查红细胞沉降率 15 mm/h。服上方 50 剂后，已能料理家务，从事轻微劳动。双下肢活动正常。左患肢肌肉恢复正常，饮食增加，睡眠正常。为巩固疗效，继服上方 20 剂停药。1 年后随访未复发。《山东中医杂志》，1987 年第 6 期）

（二）临床辨证规律

1. 基本治法：千百年来，中医药在防治肿瘤方面积累了丰富的临床经验，形成了治疗肿瘤的四大原则。这些治疗原则应用于治疗骨肉瘤，同样也能取得良好的效果。具体如下：

（1）整体与局部相结合的原则：骨肉瘤是一种全身性的疾病，而瘤灶只是全身病变的局部表现。由于局部病变能使整体的功能失调，而整体虚损又可致局部病灶的增长，故治疗应局部与整体并重。从整体来说，必须根据四诊八纲的归纳以确定患者的脏腑虚实、邪正盛衰所表现的临床证型，制定其病程中某一阶段的治疗原则，并随病情变化而施以相应的改变。同时，还应特别注意瘤灶的部位，在中医学理论指导下，以脏腑、经络及整体组织器官的相属关系、表里关系来指导治疗。这样，既可通过抑制局部病灶，改善全身症状，又能通过调整整体以促进瘤灶减消。两者相结合，局部与整体并重，才有可能在骨肉瘤的治疗中获得良好的效果。

（2）辨证与辨病相结合：辨证论治是祖国医学认识疾病与治疗疾病的主要方法，辨证就是运用四诊八纲为主要手段，综合临床各种表现来研究疾病的病因及发生发展的规律。认识和辨别病症的部位、寒热虚实及转归等，然后确定治疗的方法。它特别强调治求求本，审证求因，重视内因的指导作用。因此，根据不同病因、病机和体质进行辨证施治，仍然是目前癌症治疗的中心环节。同时在治疗中，在辨证施治的基础上，根据骨肉瘤的发病部位和肿瘤细胞的特异性，选择一些对骨肉瘤治疗作用比较强的药物也是十分重要的。根据现代医学的研究发现，对肉瘤较为有效的中药有：重楼、莪术、蜂房、蜈蚣、补骨脂、薏苡仁、山慈菇、夏枯草、猫爪草、威灵仙等。临床治疗中，在辨证施治的基础上，可根据病情辨病论治。辨证论治仍然是骨肉瘤治疗的关键，辨病选方用药，则是治疗的重要一环。临床中只有辨病与辨证有机结合，才能使骨肉瘤的治疗效果更为满意。

（3）扶正与祛邪相结合：从骨肉瘤的病因病机中，我们知道，正与邪是骨肉瘤发生发展及预后转归中矛盾斗争的两个方面。治疗的根本目的就是扶正祛邪，以改变邪正双方力量的对比，从而达到邪去正复，促进疾病向痊愈方面转化。因此，对骨肉瘤的治疗，一方面应根据辨证及辨病的情况，分别采用温通、清热、活血、化痰等法以祛邪，另一方面也必须加强机体的抗病能力，施以补肝肾、健脾胃、益气血等扶正方法，使扶正邪与祛邪两者相结合。祛邪而不伤正，扶正而不助邪，才能收到良好的治疗效果。

（4）治标与治本相结合的原则：骨肉瘤的发生和发展，正是机体阴阳失调的重要表现。治病必求其本，因此在施治中首先要抓住这一主要矛盾。应用有效的治疗原则，集中力量，消灭瘤体。在骨肉瘤的发生发展过程中，又常常出现各种并发症，如发热、恶心呕吐、贫血等，随着疾病的发展，还可造成某一脏腑的失调，这些并发症均属于标，若不及时进行治疗，不仅会妨碍骨肉瘤的治疗，甚至会导致全身或某一脏腑的功能障碍，造成严重后果。故应根据不同的病情，分别采用标本兼治，或急则治其标、缓则治其本的原则以收到良好的治疗效果。

2. 名医经验：朱宪河等以中药治疗一例13岁女性骨肉瘤患者，以滋补肾阳，填精益髓为则，药用山茱萸25 g、熟地黄、山药各40 g，巴戟天10 g，牡蛎、枸杞子各20 g，泽泻、菟丝子各15 g，牡丹皮、茯苓、杜仲、龙骨、何首乌、黄芪各30 g。水煎服，每日1剂。服药70日后，经X线片显示"骨肉瘤明显缩小，未见转移病灶"。顾伯康应用清热解毒、化痰祛瘀、平肝息风法治愈一例颅内骨肉瘤术后顽固性头痛患者。潘清海用黄连上清丸治疗骨肉瘤离断术后严重幻觉痛1例，服药1日后痛减，3日后痛消。刘家祺应用中药配合化疗治疗32例成骨肉瘤术后患者，结果显示中药组在全身和消化道反应以及骨髓抑制、心肝功能损害均较对照组减轻。

（三）巧治并发症

1. 中医药在骨肉瘤患者术前的应用：手术切除瘤体是治疗骨肉瘤的一种重要和有效的措施。中医药在此时期的应用，主要是调整患者的阴阳气血，脏腑功能，为手术切除创造条件。对于患有骨肉瘤而机体尚未虚弱者，根据患者症舌脉四诊合参，辨证论治或结合辨病论治，使病灶局限而利于手术；对于机体衰弱，体质较差，难以随时手术的患者，中药则以扶正培本为法，采用四君子汤、四物汤、八珍汤、十全大补汤、六味地黄丸等进行调治，以补益气血、健脾益气、滋补肝肾以扶持机体正气，改善机体，使其能适应手术。

2. 中医药在骨肉瘤患者术后的应用：手术给患者带来一定的损失，故术后患者多出现面色苍白，倦怠乏力，低热，自汗或盗汗，食欲减退等并发症。中医可根据不同辨证，采用下列方法进行调治。

（1）补益气血：术后患者多出现面色苍白，倦怠乏力，声低懒言，气短，舌淡，脉细等症。为术后气血虚。治宜补益气血。方用八珍汤，药用党参、黄芪、白术、山药、云苓、白芍、川芎、当归、熟地黄等。

（2）健运脾胃：术后患者易产生胃肠功能紊乱，表现为食欲减退，腹胀气，呃逆，大便秘结等症。为脾气虚弱，胃失和降。治宜健脾理气，和胃降逆。方用六君子汤加减，药用党参、白术、茯苓、陈皮、法半夏、枳壳、山楂、神曲、鸡内金、谷芽、麦芽等，大便秘结者，酌加大黄、枳实。

（3）益气固表：术后患者常出现自汗、动则与日俱增甚。为术后营卫失调，卫表不固。治宜益气固表敛汗。方用玉屏风散加味，药用黄芪、防风、白术、五味子、浮小麦、龙骨、牡蛎等。

（4）养阴生津：术后患者常出现口干舌燥，大便秘结，舌红少苔，脉细数等症。为术后耗气伤阴，津液不足。治宜养阴生津。方用生脉散加味，药用太子参、玄参、麦冬、五味子、沙参、石斛、天花粉、生地黄等。

（5）养阴清热：术后患者常出现低热，夜热早凉，热退无汗，舌红苔少，脉细数等症。为术后阴液耗伤，邪伏阴分。治宜养阴清热。方用青蒿鳖甲汤加味，药用青蒿、鳖甲、生地黄、知母、牡丹皮、地骨皮、秦艽、甘草等。

3. 中医药在骨肉瘤患者化学治疗过程中的应用：化学治疗（简称化疗）是治疗骨肉瘤的主要手段之一。化疗能取得全身治疗的效果，它可以提高手术的治愈率，减少复发。但是，化疗同时也带来了不同程度的毒副反应，主要表现在胃肠道反应，骨髓抑制及心肌毒性等。中医药在防治这些毒副反应时可以发挥较好的作用。

（1）胃肠道反应：常见食欲不振，恶心呕吐，胸闷脘痛，大便溏薄，舌质淡舌苔厚腻，脉濡滑。为脾虚湿盛，胃气上逆，痰浊内生。治宜健脾理气和胃，降逆止呕。药用党参、白术、茯苓、薏苡仁、陈皮、法半夏、竹茹、佩兰、山楂、鸡内金、神曲、谷牙、麦芽等。

（2）骨髓抑制：表现为白细胞减少，或红细胞及血板减少，甚至全血减少，常见头昏乏力、短气自汗，倦怠便溏，舌苔薄白，舌质胖嫩有齿印，脉细缓无力。为脾气不足，气血两虚。治宜健脾益气，补益气血。药用党参、黄芪、白芍、熟地黄、龙眼肉、丹参、何首乌、鸡血藤、黄精、当归、枸杞子、阿胶等。

（3）心肌毒性：常见心悸气短，头昏乏力，胸闷不适，自汗、动则悸发，舌淡红，苔薄白，脉细数。为心气不足，心失所养。治宜补益心气，宁心安神。药用党参、黄芪、五味子、麦冬、酸枣仁、合欢皮、远志、石菖蒲、炙甘草等。

（4）泌尿系统毒性：常见尿频、尿急、尿痛及血尿，下腹部不适等症。为湿热下注，蕴结膀胱，气化失调，或热伤血络。治宜清热利湿，通淋或清热凉血。药用车前草、茯苓、泽泻、瞿麦、萹蓄、木通、灯心草、甘草。血尿者加白茅根、茜草根、小蓟。

（四）经验良方选录

1. 外治良方选录：

（1）乳香、没药、龙胆、铅丹、冰片、密陀僧、干蟾皮、公丁香、雄黄、细辛、生天南星。上药共研细末和匀，用时将药粉调入凡士林内，摊于纱布上，贴敷肿块部位，隔日一换，如局部出现丘疹或水疱则停止使用，待皮肤正常后再用，本方消肿止痛作用明显。

（2）蟾蜍、生川乌、重楼、莪术、冰片。将上药共为细末，以蛋清调和，先清洁疼痛部位，然后外敷药膏，每日1次，7日为1个疗程。本方活血化瘀，消肿止痛，可用于各期骨肉瘤的患者。

（3）商陆、土鳖虫、生川乌各10 g，冰片6 g，血竭5 g，麝香0.3 g。上药共研细末，用蜂蜜调和涂敷痛处，隔日1次。

（4）冰片酊：冰片30 g，放入白酒500 mL，将溶液外涂局部，每日10余次，溃破处禁用。用于骨肉瘤疼痛者。

（5）用新鲜商路根捣烂加盐少许外敷，每日1次。用于骨肉瘤早期。

（6）葱白、蜂蜜，捣泥外敷，每日1次，用于骨肉瘤早中期。

2. 食疗良方选录：

（1）核桃仁150 g，黑芝麻15 g，蜂蜜250 g。先将核桃仁及黑芝麻捣成泥状，再加入蜂蜜调匀，口服，每次1匙，每日3次，服完后再按上法配制。

（2）山羊血30 g，猪肉丝60 g，香菇、海米、豆腐、笋片各适量，加入作料煮熟成羹，佐餐食用。

（3）附片9 g，瘦猪肉150 g，加入佐料及水，文火焖煮4小时，食肉喝汤，每日内分2～3次服。

（4）薏苡仁、绿心豆、赤小豆各 30 g，加水适量煮熟当粥，喝其汤或当粥食，每日 1 次。

（5）杏仁酥 10 g，豆腐 100 g，羊脑 1 具，加入佐料煮熟，佐餐食用。

（6）山慈菇片、玉兰片、香菇、猴菇各适量，加入佐料同炒，佐餐食用。

（7）小苋菜 50 g，核桃 6 枚，加水共煮，喝汤食核桃，每日 1 次。

（8）杜仲 12 g，猪腰 250 g，加入佐料煮熟，佐餐食用。

（9）小麦、胡萝卜各 30 g，加水煮熟成粥，每日 1 次。

（10）猪脊髓、牛脊髓各 30 g，煮熟后服，每日 1 次。

第二节　氟骨症

一、病证概述

氟骨症是指长期饮食含氟量高的水或食物而引起的慢性氟中毒，导致骨质非常致密、硬化为主要表现的地方性骨关节病。

二、妙法解析

氟骨症（张征等医案）

1. 病历摘要：

［例1］牛某，女，31 岁。全身关节痛 4 年，加重及活动受限 3 年。4 年前，生育第 3 胎后感觉腿足疼痛，逐渐波及颈、腰，以致全身关节疼痛，活动不灵，腰背麻木，不能背伸及左右旋转，四肢拘急，屈伸不利，下蹲困难，不能自己梳头，无法料理家务。观之面色不华，牙齿发黄，略见短损，摸肩胛下角、摸耳及下蹲试验均为阳性。饮用水含氟量 6.2 mg/L。舌淡苔白，脉沉缓。结合 X 线片诊为重 Ⅱ 度氟骨症。证属肾虚寒凝。方选补肾养真丹、舒筋止痛散、补肾壮骨丸、活血舒筋丸。其中补肾养真丹：熟地黄 24 g，山茱萸、山药、当归、杜仲、牛膝、威灵仙各 12 g，牡丹皮、泽泻、茯苓、枸杞子、桂枝、附子、淫羊藿各 10 g，细辛 2 g。按上药比例配方，共为细末，制成 10 g 重蜜丸。舒筋止痛散：制马钱子 12 g，乳香、没药、川乌、草乌、炮穿山甲、僵蚕、木瓜、桂枝、牛膝各 1.5 g，当归 3 g，焙蜈蚣 1 条。按上述药量之比配方，共为细末。补肾壮骨丸：生薏苡仁、生黄芪各 60 g，生白米 45 g，附子、狗脊、木瓜各 12 g，防风 3 g，杜仲 30 g，续断 15 g，当归 20 g。按上药比例配方，蜜丸 10 g 重。活血舒筋丸：生地黄 15 g，川芎、羌活各 16 g，当归、杜仲、威灵仙各 12 g，赤芍、桂枝、续断、晚蚕沙各 10 g，生黄芪 30 g，乳香、没药各 10 g，鸡血藤 25 g。按上药比例配方，蜜丸 10 g 重。补肾养真丹：每次 1 丸，姜汤为引。舒筋止痛散：每次服 1～3 g，白酒为引，或以面糊为丸，雄黄为衣均可。补肾壮骨丸：每次 1 丸。活血舒筋丸：每次 1 丸。均为早、晚服，1 个月为 1 个疗程，连用 7 个疗程。早服舒筋止痛散，晚服补肾壮骨丸。服药 7 个月，骨质疼痛明显减轻，活动较前灵活，能骑自行车，亦可参加田间劳动。坚持治疗 7 个疗程后，诸痛消失，活动自如，康复如初，三试验由阳性变为阴性，至今停药 10 个月余未复发，疗效稳定，并摄 X 线对照，骨质改变更为明显。（《陕西中医》，1990 年第 2 期）

［例2］傅某，男，58 岁。旧有慢性气管炎。左膝关节疼痛 4 年，右膝关节疼痛 2 年，两膝、踝增大，有压痛，天冷劳动后加重，手指关节中度增粗，诊为大骨节病。治疗前膝只能屈 60°，经服双乌丸 10 日后，右膝疼痛消失，左膝疼痛减轻；第 14 日左膝疼痛亦愈，劳动后及天气变化

均无影响，慢性支气管炎也告愈。膝关节可伸展到180°，弯曲可使脚跟自然踢着臀部。(《上海中医药杂志》，1963年第4期)

2. 妙法解析：氟骨症由于水毒久聚，损伤肾气，致使肾阳虚衰，甚则不能温养脾阳，故在温煦肢体、运化水谷、气化水液等功能方面出现病变。本系列方采用补肾的治疗方法，可使症状减轻，关节功能改善，饮食增加，可能是由于采用温补肾阳而生火暖土，使脾胃功能旺盛，受纳和运化水谷之功能增强所致。

三、文献选录

(一) 氟骨症的病理病因

慢性氟中毒是颇常见的病。其致病是由于过量的氟慢性长期地进入人体。进入人体的途径是通过消化道或呼吸道。引起慢性氟中毒的常见原因有：

1. 水源污染：例如泉水，特别是温泉水含氟量过高。食用水含氟浓度在 1×10^{-6} mg/L 以下是安全的，长期食用超过 1×10^{-6} mg/L 含氟水就可能引起慢性氟中毒。居民为了节省燃料，常有将温泉水煮饭、烧汤、冲茶，为鸡、鸭脱毛，将蔬菜烫至半熟等，均造成污染。

2. 烧煤烘干粮食：因煤含氟，致使食物污染。

3. 冶炼工业：有些原料含氟，致使在冶炼过程中空气污染。

4. 氟化物用于治疗：氟化物可刺激骨生长，因而被用于治疗骨质疏松症。骨质疏松症患者用氟化物治疗后骨密度可增加，故更引起医药界注意。但用氟化物治疗骨质疏松症存在争议。其原因归纳如下：①骨质疏松症患者用氟化物治疗后虽然 BMD 增加，但未被证明此种疗法能减少骨折之发生。②氟所引起的新骨形成其矿化是异常的。此种异常在低钙摄入时更严重，即使同时予以钙和维生素 D 作辅助治疗亦不能完全预防这种异常。③由于骨基质产生而其矿化落后造成的不平衡（骨质软化），有些患者发生下肢疼痛，甚至可能增加骨折发生的风险。

(二) 氟骨症的发病机制

氟经消化道或呼吸道进入人体后，经血液循环散布全身，引起各种变化。

1. 在血浆中与钙离子和镁离子结合：可使血中的钙离子和镁离子浓度下降。于是有手足搐搦、肌肉痉挛、肌肉疼痛等症状。再者，凡是要依赖钙离子或镁离子帮助方起作用的酶均受到抑制。因此，许多代谢过程均受到影响。

2. 氟离子的影响：该离子对细胞质是毒物，可影响细胞的功能，并可作用于骨骼的磷灰石，取代其羟基，因而影响骨代谢，使骨质疏松，骨质硬化，或两者的混合型，使骨骼疼痛、骨折、变形。牙齿在生长期间易受氟的影响，引起氟斑牙。

3. 如果摄入的氟保持固定水平，则每日沉积于骨中的氟量与从骨中释放出来的氟量相等；若增加氟的摄入，则所增加量的一半沉积于骨骼，直至达到一个新的平衡状态。因此长期饮用高氟水将不可避免地发生氟骨症。每日摄入的氟量越多，时间越长，则骨骼和全身代谢障碍受损害越重。严重的骨骼损伤和畸形，是难以恢复的。如果骨骼损伤不严重，患者仍能生活与工作及繁衍后代。如果采取预防和治疗措施，不再摄入损害量的氟，则氟从体内逐渐排出，患者之健康状态，精神和体力有较好的恢复。患者多死于慢性营养障碍或其他严重合并症。

(三) 氟骨症的检查方法

1. 实验室检查：

(1) 尿氟测定：尿氟反映近期氟摄入情况。一般尿氟正常值＜1 mg/24 h。氟中毒者增高。若群体尿氟增高，提示某种原因使群体发生氟中毒。

（2）粪氟测定：粪氟增高表示氟从消化道进入增多。

（3）血氟测定：血氟增高对诊断有关键性意义。我们对 63 例慢性氟中毒氟骨症患者进行研究，患者组血清氟（0.137±0.11）mg/L，高于正常值（0.046±0.01）mg/L。

（4）肾功能：氟对肾有毒性。严重氟中毒引起肾功能损害。

（5）环境、指甲和毛发测定：在检查群体慢性氟中毒骨病时，群体饮用水氟增高（正常＜1 mg/L），食物或空气中氟增高均有诊断意义。毛发和指甲之氟量代表氟储存量，亦有诊断意义。

2. X 线表现：

（1）骨质疏松型：骨纹理粗而稀疏可为早期氟骨症的唯一表现。

（2）骨软化症：以脊柱和骨盆明显，其骨密度减低，纹理模糊。脊椎侧弯、驼背。椎体双凹变形。骨盆缩窄畸形和假骨折线形成。骨软化可与骨质疏松，骨硬化和软组织钙化同时出现，呈混合型。

（3）骨硬化型：骨硬化常发生在脊柱、骨盆、肋骨和颅骨。骨纹理粗如麻袋布或砾砂状，严重者骨纹理融合，结构模糊，透 X 线度低而似象牙。骨硬化常伴四肢骨的骨端骨质疏松。在显著钙摄入不足时可有继发性甲旁亢，此时四肢骨呈纤维囊性骨炎表现。

3. CT 表现：可见脊柱呈竹节样，以胸及上腰段明显。椎体的附件密度增高，骨质增生，韧带骨化。可有骨性椎管狭窄。

4. MRI 表现：椎体形态及信号改变较著时 MRI 有异常表现。椎体有均匀或不均匀的低信号强度。不均匀信号在椎体呈斑块状或针状，与正常骨髓相同的信号区，椎体边缘部分低信号区增厚。旁中央矢状位层面可见小关节增生及肥厚骨化之黄韧带呈阶梯状。椎管狭窄，硬膜囊受压变形。骨髓可受压水肿，T2 加权像上呈高信号。

5. SPECT 表现：增生部分之放射性信号强，范围较广泛，但无特异性。

6. 骨活检：脱钙后切片显示骨板排列紊乱，骨氟、钙和镁含量均增高，骨磷和血清磷正常。超微结构也有特异性变化。

（四）氟骨症的鉴别诊断

典型的病例，诊断并无困难。下述几种情况在鉴别时应予以注意。

1. 原发性骨质疏松症：X 线所见有骨质疏松表现，但一般并无硬化表现。如果 X 线即见到骨质疏松，又见到骨质硬化，则不符合原发性骨质疏松（包括老年性骨质疏松）。再者，原发性骨质疏松见于老年患者，无高氟摄入史，血与尿氟不增多，均可供鉴别。

2. 骨质软化症：骨质软化症的病因是多种多样的，大多数是由于维生素 D 缺乏或代谢异常，或钙、磷代谢异常。如无高氟摄入史、血尿氟不增多，则可排除慢性氟中毒所致。

3. 其他代谢性骨病：虽可引起骨痛、骨折或骨畸形，但无高氟摄入史，血与尿氟不增多，可以鉴别。

（五）氟骨症的临床表现

1. 患者常诉说脊柱和四肢关节持续性疼痛，静止时加重，活动后可缓解，关节无红肿热等炎症表现。神经根受压者疼痛加剧，如刀割或闪电样剧痛，拒触碰或扶持。病情严重时，关节、脊柱固定、脊柱侧弯、佝偻驼背或四肢僵直，以至生活难以自理。脊髓或神经根受压者四肢或双下肢感觉麻木，躯干有被束缚感，疼痛，可伴肢体截瘫，以至蜷曲在床，咳嗽和翻身引起剧烈疼痛。患者多死于慢性营养障碍或其他严重合并症。

2. 患者常有全身肌肉疼痛、头晕、心悸、无力、困倦及食欲减退、恶心、呕吐、腹胀、腹泻或便秘等症状，并有肌肉萎缩、肌电图改变，累及甲状腺、肾上腺、性腺及晶状体和中枢神经系统时，可引起相应症状和体征。

3. 一般女性氟骨症患者的症状较男性为重。饮水氟含量在 10 mg/L 以上的地区，脊柱僵直的女性患者可达 50%，男性仅 7%；脊柱侧弯、驼背或瘫痪的女性为 22.2%，男性为 7%。这种性别差别，可能与妊娠、生育、哺乳等有关，而且女性接触燃煤污染的空气较多。氟骨症的病程可长达数十年。

（六）氟骨症的用药治疗

1. 对症治疗：①有疼痛者给予适量非甾体抗炎药，如阿司匹林每次 0.3～0.6 g，每日 1～2 次，也可给予吲哚美辛，每次 25 mg，每日 2～3 次。②有骨骼畸形者应局部固定或行矫形手术、防止畸形加剧。③一旦出现椎管梗阻或截瘫时，应及早手术，解除神经压迫。

2. 一般治疗：多种支持治疗或辅助治疗对氟骨症患者十分重要。首先要加强营养，补足蛋白质，每日给予维生素 D，补充多种维生素（特别是维生素 C），并鼓励患者户外活动，采用肌肉按摩等措施，以助患者早日康复。

3. 病因治疗：尽可能去除引起氟中毒氟骨症的病因，如减少饮水中氟的含量使之达到国家规定的卫生标准，改变高氟流行区居民饮食习惯，严格执行职业劳动保健措施。避免机体长期摄入过量氟。

4. 特殊治疗：

（1）氟康宁胶囊：氟康宁是目前治疗中、重度氟骨症的有效药物之一。氟康宁胶囊的主要成分为马钱子，每粒含 0.1 g。其治疗氟中毒的机制是马钱子对脊髓神经有选择性兴奋作用，提高骨骼肌的紧张度（特别是伸肌群），使挛缩僵直的关节得到改善，从而改善氟骨症引起的弯腰、驼背和肢体畸形。另外，可能通过大脑皮质反射作用，促使运动神经、自主神经和内分泌功能改善全身血液循环和营养状态，进一步促进病变组织的修复，一些酶活性增高，通过体液循环的调节，机体内环境达到新的平衡。一般用量为每次 2 粒，每日 3 次。用药总量为 40～200 g。辅以中药红花、牛膝等组成的汤剂及钙剂、维生素 D 等。治疗时间 38～210 日。一般为 3 个月左右。临床验证除氟骨症外对强直性脊柱炎、类风湿关节炎、椎间盘突出、骨质增生等骨关节病亦有疗效。常规应用的毒性反应及副作用极低，作用持久稳定，部分患者出现轻度抽搐或轻微出汗，为正常药物反应，但严重的心脑血管疾病患者应慎用。

（2）氟痛康胶囊或片剂：两种剂型在疗效上无显著性差异。但胶囊在服用时吞咽比较困难，患者不易坚持全疗程服药，因而影响了药物疗效；将胶囊改成片剂后患者携带服用方便，从而使更多患者能够坚持按疗程服药，两种剂型成分相同，主要由蛇纹石、硼砂、维生素 C、牡蛎组成。氟痛康片每次 3 片，口服，每日 2 次。胶囊制剂每次 3 粒，口服，每日 2 次，疗程 3 个月。用氟痛康片剂治疗 350 例（1994—1998 年），痊愈 13 例（3.71%），临床治愈 97 例（27.71%），有效 218 例（62.29%），总有效率 93.71%，无效 22 例（6.29%）。疗效与患者的临床分度、性别、年龄、病年限等差异均不明显。

（3）补钙：我院曾对湖南省灰汤地区 40 例氟骨症患者的钙代谢进行研究。平衡试验表明氟骨症患者为负钙平衡（$P<0.01$），钙剂加维生素 D 治疗 1 个月后患者血钙恢复正常，血氟下降，而安慰剂治疗 1 个月后无上述作用。因为钙在消化道内可以与氟离子结合，形成难溶性氟化钙，随粪便排出体外，以减少氟的吸收。因此，补充钙可调节体内钙磷代谢平衡失调，促进正常骨组织恢复，治疗或预防氟骨症的致骨质疏松和骨软化。氟骨症患者的骨组织中的枸橼酸含量明显减少，一般在补充钙的基础上，加用枸橼酸 2 g，每日 3 次，则效果更为明显。

（4）氢氧化铝：能与消化道中氟结合，形成不易溶解的铝化合物而减少氟的吸收，一般采用氢氧化铝凝胶，每次 10～20 mL，每日 3 次。

（5）卤碱：我们曾给 41 例常年食用温泉高氟（8～11 mg/L）水所致地方性氟中毒患者口服碳酸钙每日 2400 mg、氧化镁每日 300 mg，患者 3 日后粪氟排泄明显增加，1 个月后血氟下降。同时抽搐、骨痛等症状改善，说明钙镁制剂能阻止肠道对氟的吸收，具有治疗和预防氟中毒的作用。用代谢平衡方法研究 60 例饮用温泉高氟水导致氟骨症患者氟代谢的情况及钙、镁、维生素 D 治疗对氟代谢的影响，发现氟骨症患者氟摄入量、尿氟、血氟均较正常人高数倍。肠氟吸收率为正常人的 1.5 倍，氟摄取量与肠氟吸收率呈正相关。钙镁剂与氟结合而降低肠氟吸收率和增加粪氟排出，从而起到防治氟中毒的作用。卤碱含有镁、钙、钠、氯等多种成分的复合盐，具有多方面的作用，主要利用镁离子对横纹肌和平滑肌产生箭毒样作用，使肌肉弛缓。一般将卤碱制成片剂口服，每次 4～6 g，每日 3 次，餐后服，或以 5% 卤碱溶液混于 5%～10% 葡萄糖注射液中，穴位注射。

（6）中医中药：可试用熟地黄 2 g，肉苁蓉、海桐皮、川芎、鹿衔草各 1 g，莱菔子 0.5 g，生姜、鸡血藤各 1.5 g，研成粉，以蜜为丸，每丸 10 g，每次 1 丸，每日 3 次，连服 3～6 个月。以达补肾、强筋骨、活血、止痛之目的。

（7）骨痹丸：患氟骨症的山羊用骨痹丸，每日 6.25 g 治疗后，骨氟下降至 1500～2500 mg/kg，如果用于人体也有如此效果，那么氟骨症经满疗程治疗后，骨骼中的蓄积氟会降至 5000 mg/kg 以下。一般认为，骨骼只有蓄积到 5000 mg/kg 以上时，X 线上才出现病变，那么患者经治疗后 X 线片原有的病变影像就有可能得到明显逆转。

（8）硒：将 4 个月人胚胎腓肠肌和大脑进行组织培养，观察氟及氟加硒对其超微结构的影响，结果氟可使腓肠肌组织纤维萎缩，细胞线粒体减少，质地变空。

（七）临床报道选录

1. 苁蓉丸治疗 I 度氟骨病 294 例，Ⅱ度 241 例，Ⅲ度 23 例：肉苁蓉 10 g，熟地黄 15 g，鸡血藤、生姜各 10 g，海桐皮、川芎、鹿衔草各 9 g。共研末；制成 9 g 重蜜丸，早、晚各服 1 丸。5 个月为 1 个疗程，同时改饮低氟水，配用钙剂、维生素 D_3 或鱼肝油等。结果：临床治愈 72 例占 12.9%，显效 227 例占 40.68%，好转 233 例占 41.76%，无效 26 例占 4.66%。总有效率为 95.34%。(《陕西中医》，1986 年第 5 期)

2. 麻芥丸治疗氟骨病 I 度患者 112 例，Ⅱ度 80 例，Ⅲ度 5 例：麻黄、乳香、没药各 15 g，白芥子、牛膝、羌活、秦艽、五灵脂、红花、桃仁、甘草各 10 g，土鳖虫、细辛各 5 g，地龙、香附各 20 g，全蝎 2.5 g。炼蜜为丸，每丸 6 g，每次 1 丸，每日 2 次，3 个月为 1 个疗程。结果：痊愈 5 例，临床治愈 9 例，显效 136 例，无效 47 例，总有效率为 76.1%。(《陕西中医》，1986 年第 6 期)

（八）氟骨症的预防护理

1. 食用清洁水与食品，不食用高氟水及氟污染之食品：要加强宣传教育，提高对氟中毒之危害及其预防方法之认识。在南方，特别是食用含氟量高的温泉水的地方，打深井，食用非高氟水是一项重要的措施，改进不良的粮食储存与烹饪习惯，避免氟污染食物。

2. 三氯化铁（$FeCl_3 \cdot 6H_2O$）处理温泉水：在室温条件中，三氯化铁 400 mg 可使 1 桶（10 L）10×10^{-6} mg/L 高氟水之氟离子浓度下降至 1×10^{-6} mg/L。

3. 降低水中氟浓度：用明矾 $[K_2Al(SO_4)_2 \cdot H_2O]$ 1 mmol（0.313 g）可使室温条件 100 mL 8×10^{-6} mg/L 氟水之氟离子浓度降至 1×10^{-6} mg/L。以上三氯化铁与明矾均是很易获

得，价廉且方便，处理后之水无色无臭无味。

4. 预防职业性氟中毒：必须严格执行职工劳动保健标准，定期检测环境污染程度，测定工人尿氟量。

5. 服硫酸亚铁：铁离子与氟结合成为不容易被吸收的化合物。有利于氟的排出。

第十八章　骨伤综合征

第一节　脑外伤综合征

一、病证概述

脑外伤综合征是指脑外伤患者在恢复期以后，长期存在的一组自主神经功能失调或精神性症状。包括头痛、神经过敏、易怒、注意力集中障碍、记忆力障碍、头晕、失眠、疲劳等症状。而神经系统检查并无异常，神经放射学检查亦无阳性发现。如果这一组症状在脑外伤后 3 个月以上仍持续存在而无好转时，则为脑外伤后综合征。通常这类患者多为轻度或中度闭合性颅脑外伤，没有严重的神经系统损伤。

二、妙法解析

（一）脑外伤综合征（张良明医案）

1. 病历摘要：谭某，男，48 岁。患脑外伤综合征已 6 年。近 2 年头痛头晕加重，尤以颞、顶及后脑部明显，注意力不集中，不能坚持工作。诊见头痛，眩晕，健忘耳鸣，心力衰竭，失眠多梦，神疲纳差，腰楚肢麻，口苦咽干，舌红少苔，脉沉细涩。药用枸杞子 20 g，制何首乌、丹参、龙骨、牡蛎、龟甲各 30 g，当归、赤芍、石菖蒲各 10 g，天麻、郁金、牛膝各 15 g，山药 60 g，蜈蚣（研服）2 条，甘草 6 g。每日 1 剂，水煎服。20 日为 1 个疗程。儿童用量酌减。投安脑汤加黄芪 30 g，白蒺藜 15 g，酸枣仁 20 g。服 20 剂后诸恙悉减。继服 80 剂症平，随访未发。（《湖南中医学院学报》，1988 年第 2 期）

2. 妙法解析：本方以枸杞子、何首乌、龟甲填精补髓，滋肾养肝；山药健脾益阴；天麻、龟甲、龙骨、牡蛎潜镇肝阳；当归、丹参、郁金、赤芍、牛膝活血通络；石菖蒲豁痰醒脑；蜈蚣走窜，搜剔络中宿痰，通络止痛，甘草引药入经，直达病所。诸药合参，共奏填精益髓、活血通络、养神安脑之功。

（二）脑外伤综合征（杨天鹏医案）

1. 病历摘要：杨某，男，49 岁。被自行车撞倒，当即神志昏迷，鼻孔流血，经住院治疗 5 日，急救苏醒。头颅 X 线片诊断为枕骨线型骨折，脑震荡。出院后常发头晕头痛，继续用镇静药为主治疗，疗效不显，在某医学院附属医院神经内科诊断为脑外伤综合征。刻诊：头痛、头晕、失眠，常做噩梦，行路时身体向右偏斜，常有昏晕，食欲不振，神疲乏力，枕部深压痛，舌质微红，舌尖边紫色瘀点满布，苔白少津，脉弦细。证属外伤眩晕，药用红花、当归、乳香、没药、桂枝、木瓜、羌活、牛蒡子、天麻、藁本、猴骨各 15 g，细辛 6 g，麝香（另包）1.2 g。前 12 味共研极细末，再加入麝香共研匀后，装入瓷瓶密封储存备用。成人早晚饭后以白开水冲半醪糟汁液适量，各送服 7.5 g，每日 2 次。拟用脑震散。第 1 个疗程（5 日）结束，头晕、头痛、失眠减轻，舌尖紫色瘀点已退去大半，且色泽变浓。第3个疗程完毕，自感昏晕、失眠、噩梦等症消除，行走时，身体向右偏斜之状也消除，返回单位参加工作。（《中国骨伤》，1990年第5期）

2. 妙法解析：本方中红花、当归、乳香、没药、桂枝等活血行瘀、通络止痛之品，专为瘀血凝滞而设；羌活、桂枝、藁本，大力祛风逐邪、疏通经气，并能引诸药之力上达于脑；当归、天麻活血养血，木瓜、猴骨舒筋健骨以促进筋骨的再生；麝香、细辛芳香走窜、通络镇痛，配伍活血祛风药以增强药效；醪糟为引，入血分并使药粉易于发挥作用。

（三）脑外伤综合征（黄瑞彬、朱良春医案）

1. 病历摘要：秦某，男，37岁。患脑外伤5年，迭进中西药物，收效甚微。头晕健忘，失眠乏力，后脑偏左刺痛，固定不移，或有跳动感，每逢气候变化，环境喧闹而增剧。舌淡边有紫斑，苔薄白，脉细涩，重按无力。此为脑外伤综合征，系久病入络，虚实夹杂，因其虚必须大补气血，滋养肝肾；因其实必须行气化瘀、活血通窍。药用土鳖虫、当归、枸杞子各21 g，红参、制马钱子、川芎各15 g，地龙、乳香、没药、全蝎各12 g，紫河车、鸡内金各24 g，血竭、甘草各6 g，研细末和匀，每次服4.5 g，每日2次。方用健脑散，服1料后，病衰已半。再服1料，诸症悉除，记忆如常，沉疴告愈。（《安徽中医学院学报》，1990年第1期）

2. 妙法解析：本方以人参、当归、枸杞子、紫河车大补气血，滋养肝肾；乳香、没药、血竭、鸡内金活血化瘀；全蝎、土鳖虫搜逐血络、疗伤定痛；地龙利水去浊；马钱子通络止痛；川芎引药上行入脑；甘草调和诸药，全方合用，使正盛邪却，脑络通畅，五脏精华之血，六腑清阳之气，皆上注于首，阴阳升降复常，头脑得养，其病则愈。

（四）脑外伤综合征（刘昌海、张家驹医案）

1. 病历摘要：丛某，男，38岁。患者1年前从楼上跌下，当时昏迷不醒约半小时，嗣后经常头痛，失眠，记忆力减退。3个月前无明显诱因两手颤抖，头摇，胸部胀闷，烦躁口苦，生活不能自理。诊断为脑外伤综合征。给脑复新、γ-氨酪酸治疗无效，转中医会诊。查舌质淡红，边有瘀点，舌苔微黄，脉弦数。证属外伤脑络，郁久化热，火盛生风，上扰元神，筋脉失约。治宜调肝清热，镇惊安神，化瘀通络。方选柴胡加龙骨牡蛎汤加减。药用赤芍、生龙骨、生牡蛎各30 g，柴胡、茯苓、川芎、桃仁各12 g，红花、半夏、桂枝、炒大黄、黄芩各9 g，铅丹1 g，蜈蚣（研末冲服）1条。每日1剂，水煎，分2次服。上方共服18剂，颤抖消失。随访5年，未见复发。（《四川中医》，2004年第8期）

2. 妙法解析：柴胡加龙骨牡蛎汤，原为"伤寒八九日误下，胸满烦惊，小便不利，谵语，一身尽重，不可转侧者而设。因本例患者诊时有"胸满烦惊"这一痰火郁热内伏肝胆之主症，故应用此方化裁。方中柴胡、黄芩和解少阳；生龙骨、生牡蛎、铅丹重镇安神；茯苓、生姜、半夏、大枣和营卫、祛痰湿、安中土；桂枝虽然辛温，但火郁发之，配柴胡可畅枢机，通阳达表解郁；炒大黄泄上焦瘀热，伍桂枝降木气上冲。诸药配伍，有和解清热，镇惊安神之功，脾肝胆郁热外达内泄，则肝气平、神气安而颤抖自止。证既相同，故治之效佳。

三、文献选录

（一）特有的临床表现

1. 脑外伤失语：失语是指大脑皮质语言中枢受损后，导致的语言理解和表达能力丧失。语言障碍有多种表现形式。一个人可以仅失去理解书面语言的功能（失读），而另一个人可能无法回忆或说出某物体的名称（命名性失语），有的命名性失语患者不记得物体正确的名称，而有的人知道这个词却无法表达出来。构音障碍是指不能清晰和准确地发音。

2. 脑外伤失认：失认是一种少见症状，能看见或感知某物体但不能把它与该物体的作用和功能联系起来。失认患者不能辨认熟悉的面孔或一些普通的物体如勺子或铅笔，尽管他能看见也能描述这些物体。

3. 脑外伤后癫痫：外伤后癫痫是指脑外伤以后发生的癫痫。癫痫发作是由于大脑神经元的异常放电引起，10%的严重脑非贯通伤和40%脑贯通伤患者发生癫痫，可以在脑外伤后数年才出现。

（二）发作类型与异常放电起源的部位

1. 脑震荡综合征：脑震荡后出现短暂意识丧失，一般30分钟内恢复。醒后患者对受伤当时情景和伤前片刻情况不能回忆。患者可有头痛，呕吐，眩晕，易激惹，情绪不稳，缺乏自信，注意涣散，自主神经症状如皮肤苍白，冷汗，血压下降，脉搏缓慢，呼吸浅慢等。

2. 脑外伤所致昏迷：脑外伤后会发生久暂不一的昏迷，昏迷至恢复清醒过程，中间可有昏睡，浑浊，谵妄等。意识障碍时轻时重呈波动性。

3. 脑外伤所致谵妄：谵妄一般由昏迷或昏睡转来。有些患者在谵妄时的行为反映病前职业特点。许多患者表现抵抗、吵闹、不合作，另一些更具攻击性。可有恐怖性幻视，严重的患者可有混乱性兴奋，甚至强烈冲动性暴力行为。谵妄可被朦胧和梦样状态等其他意识障碍所代替。

4. 脑外伤所致遗忘综合征：其最显著的特点是遗忘基础上的虚构，患者常易激惹。其持续时间比酒精中毒性遗忘综合征要短。

5. 脑外伤所致硬膜下血肿：可在受伤后很快发生，常见头痛和嗜睡。偶尔伴有谵妄性运动性兴奋，约半数患者有视盘水肿。慢性硬膜下血肿的特点是嗜睡、迟钝、记忆减退，严重者出现全面性痴呆症状，部分患者脑脊液压力轻度升高，蛋白定量增加，外观呈黄色。

（三）分型辨治选录

1. 瘀阻脑络型：症见头痛有定处，痛如锥刺，痛无休止，头昏头胀，时轻时重，重者昏迷目闭，不省人事；舌质紫暗或舌边有瘀点，脉涩不利。治以活血祛瘀为主，方选通脑消瘀汤化裁。药用苏木、豨莶草各15 g，鸡血藤30 g，刘寄奴、石菖蒲、泽兰、赤芍各10 g，川芎6 g。

2. 髓海空虚型：症见头痛且晕，健忘，目光呆滞，反应迟钝，久则骨骼痿弱，偏废失用。治以填精荣脑，方用大补元煎加减。其中紫河车10 g，桑椹30 g，熟地黄18 g，龙眼肉、太子参、丹参各15 g，赤芍、白芍、石菖蒲、远志、茯苓各9 g，郁金、生蒲黄各12 g。

3. 痰浊蒙窍型：症见神志呆滞，失语，癫痫，呕不欲食；舌苔厚腻，脉象弦滑。治拟化痰开窍，温化寒痰用二陈汤；清化热痰用贝母、竹茹、竹沥、白矾；重镇祛痰用礞石、铁落、朱砂、磁石；化痰开窍用石菖蒲、远志、白矾；息风化痰用天麻、胆南星、天竺黄、羚羊角等。

4. 阳亢风动型：症见口眼㖞斜，肢体震颤，头痛头晕，恶心呕吐、面红目赤。治以平肝潜阳，息风通络，方用天麻钩藤饮加减，其中石决明15 g，白僵蚕6 g，牛膝20 g，天麻、玄参各12 g，钩藤、珍珠母、菊花各30 g。

5. 气血亏虚型：症见头晕肢麻，重者痿废不用，面色无华，失眠多梦，食少倦怠；舌淡苔白，脉沉细。治以补气养血，安神定志，方用归脾汤加减，其中黄芪、当归、龙眼肉各10 g，阿胶（烊化）12 g，党参、白术、茯神、远志、莲子、杏仁各15 g，炙甘草6 g。

（四）临床报道选录

1. 活血化瘀愈络汤治疗脑外伤后综合征50例：瘀阻脑络，气机不畅，拟清脑活血汤，药用当归、赤芍、川芎、生地黄、桃仁、红花、柴胡、枳壳、黄芪、丹参、土茯苓；损伤日久，肾气已亏，拟醒脑补肾汤，药用熟地黄、何首乌、枸杞子、龟甲、鹿角霜、淫羊藿、菟丝子、山茱黄、补骨脂、黄芪、党参、白术。每日 1 剂，水煎服，并结合西医治疗。全部病例均给予 B 族维生素及维生素 C。有 11 例重型者，呕吐频繁，曾用 10% 葡萄糖注射液 60 mL 加维生素 C 500 mg，静脉注射 1 周。结果：全部治愈。其中血瘀 33 例均经过 1～20 日治愈（其 14 例为 1～10 日）；肾亏型 17 例（治疗过程中血瘀型有 9 例转化为此型，有 15 例经过 21～50 日治愈，2 例 51～151 日治愈。《中西医结合杂志》，1984 年第 1 期）

2. 通窍养血汤和补肾健脑汤治疗脑外伤后综合征 52 例：通窍养血汤药用黄芪 30 g，当归尾、川芎、地龙、天麻、石菖蒲、远志各 15 g，白芷、桃仁、红花、生姜、大枣、赤芍、枳实各 10 g。补肾健脑汤药用党参、黄芪、首乌藤各 30 g，熟地黄 20 g，山茱萸、山药、枸杞子、制何首乌、菟丝子、当归各 15 g，酸枣仁、炙甘草各 10 g。如头痛甚者，加制乳香、制没药、延胡索各 10 g，或僵蚕、全蝎等虫类药；若眩晕明显，伴气血虚者，重用黄芪至 60 g，加柴胡 12 g；若头晕且重如裹者，加白术、石菖蒲各 15 g，胆南星、法半夏各 10 g；若眩晕、呕吐、胸闷纳呆、体胖湿盛者，加茯苓 15 g，竹茹、姜半夏、瓜蒌各 10 g；眩晕头胀、抽搐者，加钩藤、僵蚕各 10 g；后期头晕、健忘、记忆力减退者，必须加用淫羊藿、龟甲胶、鹿角胶、狗肾等补肾之品。每日 1 剂，水煎，分早、晚服。初期治以通窍养血汤，后期治以补肾健脑汤。结果：痊愈（诸症状消失，1 年内未复发，能正常生活和工作）38 例，显效（自觉症状明显减轻，基本能正常生活和工作）8 例，好转（症状减轻，有时复发，有部分劳动能力）4 例，无效（症状和体征无变化）2 例。总有效率为 96.15%。其中对头痛、恶心等主要症状的有效率为 100%，对眩晕、失眠、多梦、昏沉等症状的有效率为 93%，对记忆力减退、健忘等症状的有效率为 91%。《成都中医药大学学报》，1990 年第 4 期）

3. 四藤消震饮治疗脑外伤后综合征 36 例：钩藤、首乌藤、鸡血藤、珍珠母（先煎）各 30 g，络石藤、当归尾、川芎、白芍各 15 g，石菖蒲 10 g，酒炒大黄、白蒺藜各 9 g，桑叶、菊花各 6 g，蜈蚣 1 条。头痛较剧者，加全蝎、地龙；头晕较重者，加天麻、赭石；纳谷不香者，加谷芽、山药；咽干口燥者，加生地黄、玄参；烦躁不安者，加秫米、磁石；畏寒者，加肉桂、熟附片；体倦乏力者，加黄芪、党参；恶心欲吐者，加旋覆花、竹茹；胸闷不畅者，加枳壳、青皮。每日 1 剂，水煎，分早、晚服。治疗脑震荡后遗症 36 例。结果：显效（临床症状完全消失）26 例，好转（大部分症状消失或显著减轻）9 例，无效（症状无改善，甚至加重）1 例。总有效率 97.2%。《上海中医药杂志》，1997 年第 9 期）

4. 康脑灵胶囊治疗脑外伤后综合征 300 例：丹参 20 g，川芎、黄芪、生地黄、菊花各 15 g，沉香、荆芥、防风、薄荷、枳实、石菖蒲、远志各 12 g，桃仁、白芷、红花、天麻、炒酸枣仁、全蝎各 10 g，细辛 5 g（山东省诸城市中医院研制）。每次 3 粒，每日 3 次，口服。常规镇痛、镇静、调节自主神经功能、营养活化脑组织及高压氧疗。结果：治愈 218 例，显效 54 例，有效 21 例，无效 7 例。《中西医结合心脑血管病杂志》，2003 年第 3 期）

5. 健脑合剂治疗脑外伤后综合征 88 例：生黄芪 60 g，三七、川芎、土鳖虫、制大黄各 10 g，泽泻 30 g，麝香（研，分吞）0.3 g。痰浊中阻加陈皮、半夏、明天麻；心脾两虚去大黄，加白术、茯神、远志、大枣；肝火旺加牡丹皮、钩藤、石决明；肾精不足加熟地黄、菟丝子、炒杜仲；食滞胃呆加莱菔子、紫苏梗、神曲。每日 1 剂，水煎服；15 日为 1 个疗程。用 2 个疗程，结果：治愈 64 例，好转 15 例，无效 9 例，总有效率 89.8%。《浙江中医杂志》，2003 年第 3 期）

6. 疏风活血定眩汤治疗脑外伤后综合征 139 例：生龙骨、生牡蛎各 30 g，香附、川芎、桃仁、红花各 12 g，白芍、生地黄、当归、制半夏、白芥子、白芷、白薇、远志各 9 g，夏枯草 6 g。每日 1 剂，水煎服。与对照组 82 例，均用吡拉西坦 0.2 g，谷维素 30 mg，维生素

B_1 20 mg，每日 3 次，口服。均 15 日为 1 个疗程，疗程间隔 5 日。禁生冷、辛辣之品。用 3 个疗程，结果：两组分别痊愈 53、12 例，好转 82、36 例，无效 4、34 例，总有效率 97.1％、58.5％。（《中国民间疗法》，2003 年第 8 期）

7. 血府逐瘀汤治疗颅脑损伤后综合征 32 例：桃仁、当归、柴胡、牛膝各 12 g，红花 6 g，赤芍、生地黄、川芎、桔梗各 10 g，枳壳 9 g，甘草 3 g。精神不振加黄芪、党参；恶心加半夏、竹茹；不寐加首乌藤、远志；痰湿去桔梗、枳壳，加半夏、白术；肝肾阴虚、肝阳上亢去桔梗，加枸杞子、山茱萸、天麻、钩藤；肝郁气滞加香附、郁金；气血亏虚加黄芪、党参、阿胶。每日 1 剂，水煎服。10 日为 1 个疗程，用 2～3 个疗程。对照组 29 例，用颅痛定 30 mg，每日 2 次，谷维素 20 mg，每日 3 次；焦虑加地西泮 5 mg，每日 1 次；自主神经功能失调加东莨菪碱 0.2 mg，每日 3 次，口服。结果：两组分别痊愈 10、7 例，显效 13、5 例，好转 6、8 例，无效 3、9 例。（《浙江中医学院学报》，2005 年第 5 期）

8. 益气补肾活血汤治疗脑外伤综合征 45 例：黄芪 30 g，当归、红花、木瓜、山茱萸、山药、枸杞子、陈皮各 10 g，丹参、地龙各 12 g，牛膝、生地黄、葛根各 15 g，炙甘草 9 g。随症加减，每日 1 剂，水煎服。并配合心理疏导。对照组 27 例，用吡拉西坦片 2 片，每日 3 次，口服。均 1 个月为 1 个疗程。结果：两组分别治愈 18、7 例，显效 14、8 例，好转 8、6 例，无效 5、6 例。疗效本组优于对照组（$P < 0.05$）。（《现代中西医结合杂志》，2005 年第 8 期）

9. 补肾益髓汤治疗脑外伤综合征 68 例：枸杞子、熟地黄、党参各 15 g，制何首乌 18 g，黄芪 12 g，当归、牛膝各 10 g。每日 1 剂，水煎频服。20 日为 1 个疗程。用 1～2 个疗程。结果：痊愈 63 例。（《山东中医杂志》，2005 年第 5 期）

10. 半夏白术天麻汤加味治疗颅脑损伤后综合征 33 例：法半夏 12 g，白术 15 g，陈皮 6 g，全蝎 5 g，细辛 3 g，黄精 25 g，蜈蚣 1～2 条，茯苓、牛膝各 20 g，石菖蒲、天南星、土鳖虫、天麻、柴胡、川芎各 10 g。每日 1 剂，水煎服。对照组 32 例，用吡拉西坦片 1.2 g，盐酸吡硫醇片 0.1 g，维生素 B_6 10 mg；头痛甚加布洛芬 0.2 g；每日 3 次，口服。均 1 个月为 1 个疗程；1～3 个疗程为 1 阶段。结果：两组分别痊愈 20、2 例，显效 8、5 例，有效 3、9 例，无效 2、16 例，总有效率 93.94％、50％。（《中医药学刊》，2006 年第 3 期）

11. 通瘀理气汤加减治疗脑震荡后遗症 48 例：血竭 30 g，三七粉（分冲）、赤芍、丹参、乳香、没药各 15 g。年老体弱加党参、炒白术。每日 1 剂，水煎服。对照组 48 例，用胞磷胆碱钠注射液 0.5～0.75 g，加生理盐水，静脉滴注，每日 1 次。均 1 个月为 1 个疗程。结果：两组分别治愈 30、4 例，好转 16、13 例，未愈 2、31 例，总有效率 95.83％、35.42％（$P < 0.05$）。（《吉林中医药》，2007 年第 1 期）

12. 芪参牛膝吴茱萸汤治疗脑外伤后综合征 35 例：黄芪、党参、牛膝、山茱萸各 15 g，熟地黄、枸杞子、制何首乌、当归各 12 g，甘草 3 g。每日 1 剂，水煎频服。与对照组均用卵磷脂 0.3 g，每日 3 次，口服。均 14 日为 1 个疗程。用 1 个疗程。结果：两组分别痊愈 18、6 例，有效 16、20 例，无效 1、9 例，总有效率 97.14％、74.28％。（《中国中医急症》，2007 年第 4 期）

13. 复元活血汤治疗脑外伤后综合征 53 例：柴胡、当归尾、天花粉、穿山甲各 15 g，桃仁、红花、制大黄各 9 g，甘草 6 g。局部皮温正常，软组织血肿，按之如绵加青皮、陈皮、木香、香附，局部肿硬、表面瘀青加赤芍、苏木、血竭、三七；皮温增高、肿硬如石、皮色红紫加赤芍、牡丹皮、乳香、没药、紫草、地龙；伤在上肢加桑枝，下肢加牛膝、木瓜。每日 1 剂，清水、黄酒各半煎，分早、晚服。7 日为 1 个疗程。用 1～2 个疗程。结果：治愈 40 例，显效 8 例，有效 3 例，无效 2 例，总有效率 96.2％。（《浙江中医杂志》，2007 年第 5 期）

14. 逐瘀醒脑汤治疗颅脑损伤后综合征 96 例：黄芪 30～60 g，当归、生地黄、牛膝、桃仁各 20 g，柴胡 18 g，红花、枳壳、川芎、桔梗、乳香、没药各 15 g，土鳖虫、石菖蒲、甘草、地龙各 10 g，全蝎 5 g。随症加减。每日 1 剂，水煎服（或鼻饲）；10 日为 1 个疗程，疗程间隔 3～5 日。病情平稳后，配合高压氧、针灸、按摩疗法。与对照组 92 例，均西医常规治疗。用 3 个月。结果：显效＋有效病例本组高于对照组（$P<0.05$）；全血黏度、全血低切相对指数、红细胞聚集指数、血浆凝血酶原及活化部分凝血酶时间两组比较差异均有统计学意义（$P<0.05$）。（《辽宁中医杂志》，2008 年第 8 期）

15. 二地钩藤汤治疗脑外伤后综合征 96 例：生地黄、熟地黄、钩藤、黄精、麦冬各 15 g，炒党参 14 g，五味子 12 g，通草 10 g，川芎 9 g。儿童剂量酌减，随症加减。每日 1 剂，水煎服。14 日为 1 个疗程。与对照组 71 例，均用脑细胞活化剂；支持疗法及对症处理；CT 排除颅内病变。结果：两组分别痊愈 15、2 例，有效 75、55 例，无效 6、14 例，总有效率 93.8%、80.3%。（《浙江中西医结合杂志》，2006 年第 4 期）

16. 川芎茶调散加减方治疗脑外伤后综合征 52 例：川芎 20 g，薄荷 15 g，白芷、羌活各 12 g，清茶 9 g，荆芥、防风、甘草各 6 g，细辛 3 g，蜈蚣（约 3 g）2 条。痰浊上扰证者加半夏、陈皮、白术、天麻、茯苓；瘀阻脑络证者加桃仁、红花、当归、赤芍；气血亏虚证者加熟地黄、当归、白芍、黄芪、党参；肝肾阴虚证者加熟地黄、山茱萸、杜仲、枸杞子、黄柏。每日 1 剂，水煎服。结果：痊愈 40 例，占 76.92%；有效 6 例，占 11.54%；无效 6 例，占 1.54%，总有效率 88.4%。（《广西中医药》，2009 年第 4 期）

17. 八珍汤加味方治疗颅脑外伤后综合征 90 例：当归 12 g，白芍、党参、熟地黄各 10 g，川芎、白术、茯苓各 9 g，甘草 6 g，随症加减。每日 1 剂，水煎服。结果：临床痊愈 56 例；显效 16 例；好转 10 例；无效 8 例，总有效率 91.11%。（《光明中医》，2010 年第 6 期）

18. 辨证分型方治疗脑外伤后综合征 93 例：肝肾亏损、髓海空虚型用枸杞子、菟丝子、桑椹各 12 g，当归 15 g，赤芍 10 g，太子参、丹参各 30 g，熟地黄 20 g，石菖蒲、葛根各 9 g，远志 6 g。痰浊上蒙型用半夏 30 g，茯苓、陈皮各 15 g，菊花、郁金、天麻各 10 g，橘红、枳实各 6 g，石菖蒲 9 g。瘀阻脑络型用川芎、当归、灵芝、丹参各 15 g，赤芍 20 g，牛膝 10 g，桔梗、菊花、红花各 6 g，生地黄、枳壳、桃仁各 12 g。心脾两虚型用党参、远志、酸枣仁各 15 g，葛根、当归、茯苓各 10 g，白术 12 g，黄芪 20 g，炒谷芽、炒麦芽、龙骨、牡蛎各 30 g。随症加减，每日 1 剂，水煎服。与对照组 65 例，均用吡拉西坦 0.8 g，呋喃硫胺 10 mg，每日 3 次，口服。均 2 周为 1 个疗程。用 2 个疗程，结果：两组分别痊愈 5、2 例，显效 43、11 例，有效 38、34 例，无效 7、18 例，总有效率 92.5%、72.3%（$P<0.05$）。（《浙江中医杂志》，2006 年第 12 期）

（五）经验良方选录

1. 龟甲、山药、龙骨、牡蛎、何首乌、丹参各 30 g，枸杞子、天麻、郁金、牛膝各 15 g，当归、赤芍、石菖蒲各 10 g。每日 1 剂，水煎服。主治脑外伤综合征。

2. 党参、天麻、半夏、陈皮、茯苓、苍术、薄荷、旋覆花、荷叶、升麻各 10 g。每日 1 剂，水煎服。主治脑外伤综合征，痰阻中阳型，心下痞，头晕嗜睡。

3. 骨碎补 20 g，龙齿 15 g，党参、黄芪、酸枣仁各 10 g，桃仁、红花、防风各 6 g，甘草、三七各 3 g。每日 1 剂，水煎服。主治脑外伤综合征。

4. 龙齿 15 g，当归 12 g，茺蔚子、蔓荆子、石菖蒲、川芎各 10 g，桃仁、红花、甘草各 5 g。每日 1 剂，水煎服。主治脑外伤综合征。

5. 石莲子 20 g，延胡索、没药、桑寄生、荆芥穗各 15 g，当归、藁本各 10 g。每日 1 剂，水煎服。主治脑外伤综合征。

第二节　第3腰椎横突综合征

一、病证概述

第3腰椎横突综合征是一种常见的腰痛或腰臀痛疾病。由于第3腰椎横突受到的拉应力最大，在此部位易发生损伤。因创伤反应、血肿粘连、瘢痕挛缩、筋膜变厚等，致使腰神经后外侧支在穿过病变组织时受到"卡压"，故又称"卡压综合征"的一种。本征好发于从事体力劳动的青壮年，特别是瘦长体型者，有不同程度的腰部外伤史。主要症状为腰痛或腰臀痛，少数患者的疼痛波及股后、内收肌及下腹部。患侧第3腰椎横突尖端压痛明显，少数可触及活动的肌肉痉挛结节，约半数患者对侧横突或其他部位，亦有不同程度的压痛。腰椎X线片常无特殊发现。

二、妙法解析

（一）第3腰椎横突综合征（孙广生医案）

1. 病历摘要：李某，男，40岁。患者自诉于半个月前搬重物扭伤腰部，致腰背部及臀部疼痛，在当地治疗无明显好转，遂来我院就诊。现腰部及臀部右侧疼痛，时有波及右侧股后、膝下及股内侧疼痛，弯腰及旋转时腰部疼痛，劳累后加重。查体胸腹部无异常，神经系统无病理反射，腰3右侧横突尖端压痛明显，双下肢肌力、反射正常，皮感血运正常。舌质暗淡、苔薄白、脉弦。X线片示：腰3横突肥大。诊断：第3腰椎横突综合征。证属脉络瘀滞。治宜舒筋通络，活血散瘀。方选活血舒筋汤加减：药用当归、川芎、赤芍、地龙、苏木、红花、伸筋草、牛膝、延胡索、香附、独活各10 g，甘草5 g。每日1剂，水煎，分早、晚服。服10剂后，腰部轻微疼痛，臀部无疼痛，纳可，二便正常。体格检查：L3右侧横突尖端无明显压痛，弯腰、旋转活动可。舌质暗淡、苔薄白，脉弦。守上方去红花、香附，加片姜黄10 g，服7剂以巩固疗效。（《孙广生医案精华》，人民卫生出版社，2014）

2. 妙法解析：患者第3腰椎横突肥大，本次搬重物扭伤，致第3腰椎横突肌肉附着点牵拉受损，气血运行不畅，经络瘀阻，不通则痛，故治以舒筋通络、活血散瘀、消肿止痛。川芎、赤芍、地龙、红花、延胡索、香附行气活血、通络止痛。当归活血补血，攻中有补。牛膝、伸筋草、苏木补肝肾、强筋骨。独活为引经之药，甘草调和诸药。

（二）第3腰椎横突综合征（孙达武医案）

1. 病历摘要：王某，男，43岁。患者诉2日前不慎扭伤腰部后出现腰部疼痛，活动受限，未予重视，自行在家休息2日后上述症状无明显缓解，遂入我院求治。目前患者腰背部疼痛，活动受限，双下肢无麻木疼痛，纳寐可，二便调。就诊时腰椎生理曲度存在，腰部肌肉紧张，腰椎各椎间隙无明显压痛及叩痛，第3腰椎横突压痛明显，无放射痛，直腿抬高试验（一），股神经牵拉试验（一），双下肢肌力及皮肤感觉功能正常，肛周会阴感觉可。舌质黯，舌苔薄白，脉弦。辅助检查：腰椎X线片示：腰椎未见明显异常。诊断：第3腰椎横突综合征。治宜活血化瘀，通络止痛。药用生地黄、当归、延胡索各15 g，丹参、鸡血藤各12 g，桃仁、红花、川芎、三七粉、赤芍、地龙、甘草各10 g，石菖蒲6 g。每日1剂，水煎，分早晚两次服。连服7剂。同时配合针灸治疗。经上方治疗7日后，患者诉腰背部疼痛已完全缓解，活动功能可。嘱患者注意生活习惯，避免过劳。（《孙达武骨伤科学术经验集》，人民军医出版社，2014）

2. 妙法解析：患者系因闪挫致局部气滞不畅，血流瘀滞，经脉闭阻，不通则痛，故出现疼痛，活动受限。予以中药汤剂桃红四物汤加减以活血化瘀，通络止痛。方中以桃仁、红花为主，力主活血化瘀；以生地黄、当归、鸡血藤滋阴养血；三七养血和营，以增补血之力；丹参、川芎、赤芍、延胡索活血行气、调畅气血，石菖蒲芳香透窍以助活血之功，地龙通督脉，甘草以调和诸药。全方配伍得当，使瘀血祛、新血生、气机畅。辅以局部针灸治疗以疏通经络，则腰痛愈。

三、文献选录

临床报道选录

1. 马龙胶囊治疗第 3 腰椎综合征 81 例：药用马钱子、地龙、党参、茯苓、白术、甘草、川芎、丹参、三七、牛膝。每粒 0.3 g（天津市达仁堂京万红药业有限公司提供）。每次 4 粒，每日 2～3 次，口服。对照组 50 例，用布洛芬 0.2 g，每日 3 次，口服。用 4 周。结果：两组分别治愈 23、9 例，显效 26、13 例，有效 29、15 例，无效 3、13 例，总有效率 96.3%、74.0%。（《中华中医药杂志》，2008 年第 8 期）

2. 手法治疗腰椎横突综合征 39 例：嘱患者取俯卧位，先用轻巧、松揉的手法在患处周围和顺其经络走行方向按摩几遍，然后用深透手法在患处按揉、弹拨，使其局部痉挛松解，再用单手或双手拇指在第 3 腰椎横突痛点处进行轻柔而快速拨动约 5 分钟，最痛点按腰俞、委中、承山、足三里、手三里等穴，点按手三里时患者站立，做腰部前屈、后伸、左右旋转动作，每次按摩 20～30 分钟，每日或隔日 1 次，10 次为 1 个疗程。结果：临床痊愈 17 例，显效 12 例，进步 8 例，无效 2 例。（《按摩与导引》，1988 年第 1 期）

3. 手法治疗腰椎横突综合征 105 例：在两侧腰肌治疗 1 分钟，使腰部肌肉放松；用拇指按揉肾俞、居髎、环跳穴，每穴 1 分钟；在 L3 横突痛点按压 1 分钟后，向左右按压弹拨 5 分钟，做患侧屈髋、屈膝被动动作 10 次；再用中指指面按揉委中穴 1 分钟。结果：临床治愈 62 例，显效 28 例，无效 15 例，总有效率为 86.6%。（《湖北中医杂志》，1995 年第 2 期）

4. 手法治疗腰椎横突综合征 65 例：令患者俯卧位或侧卧位，术者立于患侧，用拇指末端桡侧，沿横突末端先以指代针，在横突末端垂直镇定 2～3 分钟，然后顺各束肌筋膜的肌纤维走行方向顺筋切割 2～3 分钟，待肌膜挛缩松弛后，再行肌膜附着点横段弹拨反复 2～3 分钟，最后在腰部髋及下肢行传统的手法轻轻按揉推拿按摩，治疗 7～8 次为 1 个疗程。结果：治愈 54 例，显效 9 例，无效 2 例。（《中国骨伤》，1994 年第 2 期）

5. 手法与中药并用治疗第 3 腰椎横突综合征 136 例：弹拨、按揉患侧条索状硬块，再沿骶棘肌自上至下施擦法 3～5 遍；拇指叠推阿是穴 5～10 分钟；自腰部沿膀胱经上下按揉 3～5 遍，按压肾俞、环跳，拿委中、承山穴；沿骶棘肌纤维施擦法；用拍法。每日 1 次。本组用滋阴通络汤：生地黄、杭白芍各 30 g，广地龙、川牛膝、女贞子各 15 g，生甘草 10 g。血虚加当归、鸡血藤；湿热加黄柏、虎杖根、泽泻；气阴不足加黄芪、党参；肢体麻木加乌梢蛇、五加皮。每日 1 剂，水煎服。对照组 60 例，用布洛芬 0.3 g，每日 2 次，新维生素 B₁ 50 mg，每日 3 次，口服。均 10 日为 1 个疗程。用 1 个疗程。结果：两组分别显效 87、18 例，有效 45、35 例，无效 4、7 例，总有效率 97.1%、88.3%（$P < 0.05$）。（《浙江中医杂志》，2002 年第 6 期）

6. 手法与中药并用治疗腰椎横突综合征 85 例：患者俯卧，从腰 3 相应部位距中线 7～8 cm 处向体中线做 30°～45°倾斜触压，即可触及腰 3 横突尖端，然后用中等力度前后滑动 2 次，如有病变即可触发很敏感的疼痛，从而明确诊断。治以理筋手法与药物并用，对并发于其他疾病者应用时治疗其原发病。理筋手法：用拇指指腹或小鱼际在患侧横突部及其周围按摩约 2 分钟，用力由轻而重，再由重而轻；然后在横突尖端上下来回弹拨 10～12 次，用力轻重至有不能忍受之感。弹拨后用拇指在其痛点按压 0.5～1 分钟。弹拨及点压法重复 2～3 次，最后再行按摩法。隔日 1 次。药物以补肾壮筋，温经通络为主，用当归、杜仲、续断、山茱萸、牛膝、茯苓、五加皮、鸡血藤等，或早晚各服健身全鹿丸 5 g；局部贴敷麝香虎骨膏。结果：无合并症的 12 例经 2～4 次手法后，痊愈 7 例，显著缓解 3 例，无效 2 例；并发于其他疾病者亦大多症状减轻，从而提高了原发病的疗效。（《吉林中医药》，1990 年第 1 期）

7. 中西医结合治疗腰椎横突综合征 136 例：①患者俯卧位，医者沿腰部肌肉两侧由上至下反复滚动 3～5 分钟。②双手推压法。医者双手重叠，由上而下按压脊柱两侧肌肉 3～5 分钟。再用两掌根部由上至下分别推压腰部两侧肌肉 3～5 分钟，动作要稳、缓。③单拇指揉法。医者用单拇指腹在患侧第 3 横突周围做深部的揉捻 3～5 分钟。④扳法。患者侧卧，上面下肢屈髋屈膝，下面下肢伸直。医者一手扳肩向后，另一手推臀向前，使腰部旋转，推扳数次待患者放松后，推扳至最大限度时，两手突然同时向相反的方向用力即可。⑤点穴法。点按环跳、秩边、殷门、委中、承山、阳陵泉、悬钟。点按同时轻轻捻揉穴位，使下肢有沉胀感为宜。⑥封闭。如下肢疼痛者可用 1% 普鲁卡因 6 mL，加维生素 B_{12} 500 μg，硫酸软骨素 40 mL；如无下肢症状者可用 1% 普鲁卡因 6 mL，加醋酸确炎舒松 A 2 mL，注射到 L3 横突周围，针尖要刺到横突。1 周 1 次，3 周为 1 个疗程。结果：痊愈 105 例，占 81.6%；有效 31 例，占 18.4%。随访 1～4 年，疗效巩固。（《中国骨伤》，1991 年第 5 期）

8. 中西医结合治疗腰椎横突综合征 73 例：①推拿。以双拇指重叠，点按第 3 腰椎横突、环跳、风市及臀部，大腿内侧的压痛点，每处 1～3 分钟；以拇指分别弹拨第 3 腰椎横突周围的肌肉、臀部肌肉、股内收肌，按肌肉走行方向横拨 3～5 次；以双拇指按压住第 3 腰椎横突周围的硬结，令患者大声咳嗽，同时进行不同方向的滑按；在第 3 腰椎横突周围、大腿内侧、臀部分别施用揉法和捻法。②封闭。用 1% 普鲁卡因 5～10 mL，泼尼松龙 0.5 mL，于第 3 腰椎横突尖端、臀肌及股内收肌压痛明显处做浸润封闭。每周 1 次，3 次为 1 个疗程。③功能锻炼。双手叉腰，四指在前拇指在后，以拇指按压在第 3 腰椎横突尖端，进行弯腰、转体、过伸动作，同时在第 3 腰椎横突尖端反复弹拨滑动。结果：痊愈 51 例，显效 12 例，好转 8 例，无效 2 例。（《上海中医药杂志》，1992 年第 4 期）

9. 中西医结合治疗腰椎横突综合征 100 例：①先在局部用擦法 5 分钟，使局部痉挛的肌肉放松；以单拇指或双拇指在压痛点及第 3 腰椎横突，垂直肌纤维方向弹拨 3～5 分钟，松解粘连；按点殷门、委中、承山以疏导经气；用擦法，以小鱼际先从背部正中督脉经开始，分别擦向两侧足太阳膀胱经，使灼热感渗透到深部，疏通腰背部经脉，使气血运行通畅。以上手法每日 1 次，1 周为 1 个疗程。②封闭。用于上法疗效不明显者。药用 1% 普鲁卡因 5～10 mL，加曲安奈德 10 mL 混合，注射在第 3 腰椎横突周围，再用上述手法治疗，有利于炎性渗出吸收消退，解除粘连和"卡压"。单纯推拿 62 例，加局封 38 例，随访半年。结果：治愈 72 例，好转 23 例，差 5 例，总有效率 95%。（《按摩与导引》，1993 年第 3 期）

10. 中西医结合治疗腰椎横突综合征 287 例：①患者俯卧，在第 3 腰椎横突和臀中肌后缘压痛点处用甲紫做好标记。常规消毒铺巾，取 0.5% 利多卡因 40 mL，泼尼松龙 50 mg 混匀，每个痛点注射 20 mL。②针刀松解。左手拇指按压在标记点处，右手持针刀，使刀刃和人体纵轴平行，紧贴左手拇指缘，快速垂直刺入直达横突骨面。再移刀锋至横突尖端外缘，行横向剥离。然后将刀刃移至横突上下缘，行横向剥离。最后在横突尖端上缘进行纵向剥离，使横突与周围粘连之筋膜组织之间有松动感后拔出针刀。用无菌棉球压迫片刻后胶布固定。对臀中肌筋膜处有条索硬块者，沿硬块进行纵向剥离松解。1 次未愈者，1 周后重复治疗 1 次。术后当日开始进行腰背肌锻炼，以巩固其疗效。经 1～3 次治疗，结果：痊愈 268 例，占 93.3%；好转 18 例，占 6.3%；差 1 例，占 0.4%，总有效率 99.6%。(《中医正骨》，1995 年第 5 期)

11. 中西医结合治疗腰椎横突综合征 68 例：甲组 68 例，用 2%利多卡因 4 mL，曲安奈德 25 mg，维生素 B_{12} 2 mL（500 μg），配成混合液。用 7 号封闭长针从腰 3 横突末端投影区垂直进针至横突末端，将 2/3 药液注入尖部及周围，余 1/3 注入肌层。小针刀从该处进针，达骨面时，横行剥离数次，感觉肌肉与骨尖间有松动感时出针，嘱患者 2 日后活动腰部。5 日治疗 1 次，治疗 1～3 次。乙组 60 例，局封同上。在病变部位做弹拨，挤压，然后沿骶棘肌行擦揉、分筋、理筋手法。隔 2 日治疗 1 次。结果：两组分别治愈 21、9 例，基本治愈 35、20 例，好转 11、26 例，无效 1、5 例。甲组治愈率优于乙组。(《中国骨伤》，1993 年第 6 期)

12. 中西医结合治疗腰椎横突综合征 150 例：患者俯卧位，在第 3 腰椎横突尖部投影区，压痛敏锐部位（常可扪及条索状肿物或硬结节包块）做上标记为进针刀点，局部常规消毒，铺盖无菌洞巾，小针刀刀口线按肌纤维平行向横突尖部刺入，直达横突尖部骨面，然后紧贴骨面纵横行剥离，充分松解后出针，无菌敷料盖上刀孔，术毕。一个点施术时间一般不超过 30 秒，全过程一般 3～5 分钟。病情较重者可配合局封和推拿。局封药用 2%利多卡因 2 mL 加骨宁注射液 2 mL，或当归注射液 1 支，或地塞米松 2 mL，或泼尼松龙 1 mL。治疗 1 次者 94 例，2 次者 43 例，3～5 次者 12 例。配合局封和推拿者 47 例。结果：优 101 例，良 33 例，好转 13 例，无效 3 例。治愈率 70%，有效率 98%。(《中国骨伤》，1991 年第 6 期)

第三节　梨状肌综合征

一、病证概述

梨状肌综合征是引起急慢性坐骨神经痛的常见疾病。一般认为，腓总神经高位分支，自梨状肌束间穿出或坐骨神经从梨状肌肌腹中穿出。当梨状肌受到损伤，发生充血、水肿、痉挛、粘连和挛缩时，该肌间隙或该肌上、下孔变狭窄，挤压其间穿出的神经、血管，因此而出现的一系列临床症状和体症称为梨状肌损伤综合征。疼痛是本病的主要表现，以臀部为主，并可向下肢放射，严重时不能行走或行走一段距离后疼痛剧烈，需休息片刻后才能继续行走。患者可感觉疼痛位置较深，放射时主要向同侧下肢的后面或后外侧，有的还会伴有小腿外侧麻木、会阴部不适等。严重时臀部呈现"刀割样"或"灼烧样"的疼痛，双腿屈曲困难，双膝跪卧，夜间睡眠困难。大小便、咳嗽、打喷嚏时因腹压增加而使患侧肢体的窜痛感加重。梨状肌局部压痛明显，可触及条索样隆起，髋关节内旋可使疼痛加剧。如伤后臀部疼痛，行走不便或跛行，有明显压痛及放射痛即可确诊。其治疗宜用弹拨法来回拨动肌纤维。初起中药宜化瘀活络，用桃红四物汤；日久应补养气血，用八珍汤。可配合针刺环跳、足三里等穴（用泻法）。常缠绵难愈，易反复发作。

二、妙法解析

（一）梨状肌综合征（刘柏龄医案）

1. 病历摘要：石某，男，38 岁。1 周前因骑自行车不慎摔倒，伤及右臀部，继则出现右臀部肌肉胀痛，右腿后侧筋脉拘急掣痛，并沿右腿后侧向下放射，遇凉时疼痛明显，未予特殊治疗。现右侧梨状肌紧张，双拇指触诊在梨状肌走行位置上可触到高起的成条索或束状肌束，周围组织松软，有明显压痛。直腿抬高试验在60°前疼痛明显加重，超过60°后疼痛即感减轻。腰椎X线摄片未发现异常。舌淡红，苔薄白，脉弦紧。诊断：梨状肌综合征，筋痹（风寒阻滞）。证属气血凝滞，经脉不通，血不荣筋，复感风寒湿邪，营卫不和，气血滞涩，不通则痛。治宜祛风散寒，活血通络。药用鸡血藤30 g，麻黄、细辛各5 g，熟附片10 g，川杜仲、狗脊、当归各20 g，桂枝、红花、桃仁、豨莶草、白芍、川牛膝、地龙、川芎各15 g。每日1剂，水煎，分2次服。服7剂后，患者自述疼痛症状消失。查舌淡，苔薄，脉缓有力。该患者外伤致气滞血瘀，复感外邪，营卫失和，给予活血化瘀、行气止痛、发散风寒之药物，症状得解。停服中药，加以神灯理疗，每次15分钟，每日1次。嘱其适当进行患侧肢体功能锻炼。后诸症悉退而愈。(《当代名老中医典型医案集·外伤科分册》，人民卫生出版社，2009)

2. 妙法解析：梨状肌综合征属于中医学"腰痛、腰腿痛、痹证"范畴，多由急性扭挫伤或慢性劳损以致局部气血凝滞，经脉不通，血不荣筋；或复感风寒湿邪，营卫不和，气血滞涩，不通则痛所致。该病病理机制为本虚标实，本虚主要是肾虚，肾虚则易感外邪，风、寒、湿、热之邪乘虚入侵；外伤后易气滞血瘀痰积，形成本虚标实之证；风寒湿邪还可伤及肾阳。两者互为因果，形成恶性循环，致使腰腿痛反复发作。本案例以红花、鸡血藤、豨莶草、桃仁、川芎、地龙活血化瘀、行气止痛；川杜仲、狗脊、白芍、川牛膝、熟附片、当归益肾补血柔筋；细辛、麻黄、桂枝温经散寒除湿。

(二)梨状肌综合征（刘柏龄医案）

1. 病历摘要：周某，女，32岁。半个月前因劳累过度，即觉右臀部疼痛，酸胀，休息后略缓解，1日前劳累后疼痛加重，右髋部活动不利，故来就诊。现症：右臀部疼痛，酸胀，活动不利，纳可，寐佳，二便调。检查：腰部无明显畸形及压痛，患侧梨状肌投影部压痛明显，向大腿后侧及小腿外外侧放射性疼痛，髋内旋、内收活动受限，右直腿抬高试验40°前疼痛明显，超过40°痛减轻，梨状肌紧张试验阳性。舌淡红，苔薄白，脉弦紧。诊断：梨状肌综合征，痹症（瘀阻疼痛）。证属劳累闪挫，臀肌损伤而致经络受损，气滞血瘀，阻于经络，脉络不通，不通则痛。治宜活血化瘀，消肿止痛。方选活血消肿汤。药用五加皮5 g，当归、杜仲各20 g，白芷、桑枝、牡丹皮、桃仁、红花各10 g，白芍、续断、川芎、生地黄、牛膝各15 g。每日1剂，水煎，分2次服。连服7剂。并嘱患者卧床休息。并配合手法治疗。患者俯卧位，自然放松下肢，术者立于患侧。先用揉法、擦法约5分钟，并用拇指指腹弹拨理顺梨状肌条索状和束状隆起，分解粘连。再用肘尖、拇指腹、屈曲的中指指间关节点按梨状肌和环跳、殷门、承扶、委中、承山、昆仑、足三里等穴位约10分钟。再用右手掌根按压住梨状肌，右手肘窝挎住患肢膝上前方，两手同时用力，向上搬动大腿3次。再对抗牵伸法：一助手固定患者两侧腋部，另一助手与术者各握持踝关节上部，做对抗性逐渐用力牵伸，此法需重复3次。屈膝屈髋按压法：术者将患者髋、膝做强度屈曲，并用力向后外方做顿挫性按压。屈髋牵张法：将患肢直腿抬高达90°左右，助手在抬高的足底前部做背屈动作3次。在梨状肌处用叩击法及掌根按压10秒，镇静收功。间日进行1次。经治疗后，右臀部无明显疼痛，肿胀已消，故停用汤药，继手法治疗1周。嘱患者适当进行臀部肌肉功能锻炼。随访症状基本消失而愈。(《当代名老中医典型医案集·外伤科分册》，人民卫生出版社，2009)

2. 妙法解析：梨状肌为臀部一深层肌肉，起于骶骨前方，穿过坐骨大孔，止于股骨大转子，由于该肌所处的特殊部位，故当劳动或运动时姿势不当，极易导致慢性损伤及扭伤。梨状肌综合征属中医学"痹证"范畴，多数是由于劳累闪挫、臀肌扭伤而致经络受损，气滞血瘀，或风寒湿邪侵袭患处，流注经络而致气血痹阻，不通则痛。现代医学认为，由于某种病因引起梨状肌痉挛、水肿或变性，均能压迫或刺激坐骨神经，使坐骨神经局部及循环障碍，发生动脉供血不足和静脉回流受阻等病理改变，引起坐骨神经循行路线的疼痛。本病例系损伤后引起的筋络损伤，血瘀气滞。根据"气伤痛，形伤肿，客于脉中则气不通，痛则不通"的原理，故治疗以活血化瘀、消肿止痛为主。运用推拿手法治疗，使经络气血得以宣通，则骨正筋柔，其痛自止。正如《医宗金鉴》所说"按其经络以通郁闭之气，摩其壅聚以散瘀结之肿"，其患可愈。方药采用当归活血养血之品为主，以达祛瘀养筋之效：桃仁、红花、川芎加强活血祛瘀之功；牡丹皮、生地黄滋阴养血活血；白芍养血柔肝、舒筋止痛；杜仲、续断补肝肾续筋骨；白芷消肿止痛；桑枝祛风通络、消肿；五加皮祛风湿、强筋骨。正如《医宗金鉴·正骨心法要旨》记载："若素受风寒湿气，再遇跌打损伤，瘀血凝结，肿硬筋翻，足不能行。"说明了损伤后再遇外邪侵袭，则会加重损伤的症状，牛膝活血强筋，引药下行。

（三）梨状肌综合征（孙树椿医案）

1. 病历摘要：陈某，女，45岁。患者半年前曾有腰部扭伤史，未予重视。2个月前，因不慎受凉出现腰腿痛、臀部疼痛，放射到小腿外侧，为求专科治疗而来诊。症见：腰腿疼痛、臀部疼痛，放射到小腿外侧，睡眠欠佳，二便正常。舌暗淡，脉弦涩。查：左腰大肌压痛、左臀部梨状肌压痛（＋），直腿抬高试验40°，梨状肌紧张试验（＋）。诊断：梨状肌综合征（腰腿痛，气血瘀滞）。治宜活血化瘀，通络止痛。予自拟脊柱Ⅱ号方及手法治疗。药用川芎、白芍、延胡索、牛膝、狗脊、独活各10 g，酒大黄6 g，三七粉（冲服）3 g。每日1剂，水煎，分2次服。并配合手法：患者俯卧位，术者站在床边。先施用擦法以放松肌肉组织。用双手拇指按揉伤处。对臀部组织丰满者也可用肘尖部按揉伤处，并可交替使用弹拨法，力量适中。患者改仰卧位，术者一手握踝，另一手扶膝，在屈膝屈髋内旋位按压髋关节，以牵拉梨状肌。最后以掌揉和散法放松肌肉组织，1周后复诊，患者腰腿痛症状明显减轻。继续手法治疗巩固疗效，四诊后患者临床症状明显好转。嘱其自做梨状肌按摩练功。（《当代名老中医典型医案集·外伤科分册》，人民卫生出版社，2009）

2. 妙法解析：梨状肌起自骶骨前面，经坐骨大孔向外，止于股骨大转子内上方，是髋关节的外旋肌。髋关节过度内外旋或外展，或肩负重物，久站、久蹲，感受风寒均可损伤梨状肌，使该肌肌膜破裂，梨状肌出血，炎性水肿并呈保护性痉挛状态，常可压迫刺激坐骨神经，而引起臀后部及大腿后外侧疼痛麻痹。由于梨状肌的变性，俯卧位时常可在臀中部触及横条较硬或隆起的梨状肌。临床患者轻者只限于局部的疼痛、酸胀、行走不适，重者可出现坐骨神经激惹症状，如跛行、坐骨神经的放射性疼痛、麻木、无力等。此套手法以揉按和牵拉为主，可松解肌肉，解除痉挛，缓解疼痛。用之得当，常可收到显著疗效。梨状肌施以手法，要求用力柔和，部位准确，有条索状痉挛组织的部位是治疗重点。

（四）梨状肌综合征（檀虎亮医案）

1. 病历摘要：赵某，男，36岁。患者臀部憋胀疼痛4个月，伴右下肢后侧麻木。初病时，右侧臀部憋胀疼痛，后逐渐发展至右下肢后侧麻木，平卧时症状明显减轻，站立时憋胀明显，坐位时疼痛麻木加重，遇寒冷气候症状加重。右侧梨状肌部位则痛著，有时出现放射痛，触之有条索状隆起，腰部无疼痛。舌淡而滞，舌苔薄白，脉沉。腰椎X线片检查未见异常。诊断：梨状肌综合征。证属风寒湿凝滞，阳虚气瘀络阻。治宜温经活血通络，祛风散寒除湿。方选麻黄附子细辛汤加味。药用白芍、木瓜各25 g，炮穿山甲、麻黄各10 g，炮附子（先煎半小时）、独活、威灵仙、川牛膝、川芎、当归各15 g，细辛3 g，炙甘草6 g。每日1剂，水煎，分2次服。连服

8剂后，患者右侧臀部憋胀疼痛消失，右下肢后侧麻木减轻。原方去独活，加鸡血藤15 g。继进6剂后，右下肢后侧麻木消失，病痛告愈。（《山西中医》，2004年第1期）

2. 妙法解析：梨状肌综合征是指由于梨状肌的充血、水肿、痉挛及肥厚刺激，或压迫坐骨神经，出现坐骨神经痛的症候群。属中医痹证范畴。由风寒湿邪侵入经络，致阳虚血瘀络阻所引起。临证使用麻黄附子细辛汤加味治疗，梨状肌部位无条索状隆起时，方中加祛风除湿药和引经药；梨状肌部位有条索状隆起时，不仅加祛风除湿药和引经药，而且必须加活血通络药。该例就属后者。麻黄、炮附子、细辛、威灵仙、独活温经散寒，祛风除湿；白芍、木瓜、炙甘草配伍舒筋活络，缓急止痛；当归、川芎、炮穿山甲活血化瘀通络；川牛膝引药下行，直达病所。全方共奏温经活血通络、祛风散寒除湿之功，使右下肢憋胀疼痛麻木消除。

（五）右梨状肌综合征（梅立鹤医案）

1. 病历摘要：刘某，男，50岁。因负重下蹲用力后右臀部疼痛，牵及右小腿痛，加重2周就诊，疼痛呈持续性，曾经接受按摩及热敷等治疗，症状无改善。患者无腰痛史。查体：无腰肌紧张及压痛，右臀部局部扪及条索状隆起，明显压痛，并向右下肢放射。右下肢呈屈曲状，直腿抬高试验阳性，左下肢直腿抬高试验阴性，右下肢肌力4级，双下肢皮肤感觉对称，无明显减退，双下肢膝、踝反射对称引出。舌质淡红，苔薄黄，脉弦滑。辅助检查：腰椎摄片正常；腰椎CT正常；肌电图示右下肢坐骨神经支配肌见少量自发电活动，募集反应减弱呈单纯混合相，坐骨神经近段MNCV轻度减慢，下肢SNCV均正常。诊断：右梨状肌综合征。予石氏逐痰通络汤治疗。药用牛蒡子、僵蚕、白芥子、炙地龙、泽漆、制天南星、金雀根、全当归各9 g，丹参、川牛膝各12 g，生甘草6 g。每日1剂，水煎，分早、晚2次服，配合手法理筋治疗，嘱患者卧床休息。治疗1周后症状即完全消失，活动自如，随访半年未见复发，复查EMG见右下肢坐骨神经支配肌自发电位已消失，募集反应呈混合相，坐骨神经近段MNCV恢复正常。（《甘肃中医学院学报》，2010年第6期）

2. 妙法解析：本方取牛蒡子、僵蚕为君药，牛蒡子豁痰消肿，通行十二经，《本草备要》谓之"散结除风"；僵蚕化痰散结，《本草思辨录》谓之能"治湿胜之风痰"，二者配伍，取其专治湿痰流注经络之效。辅用白芥子以豁利皮里膜外无形之痰，泽漆利水消肿并能化痰消瘀，金雀根、制天南星利水消肿加强化痰散瘀的功效。佐以丹参、当归养血活血、化瘀散结，以利于豁痰后气血顺畅运行，地龙等更是直接的通络药物，并能增强化瘀的功效。使用川牛膝为引经药，引药下行直达病所，又可加强活血通络的功效。诸药配伍完整地体现了逐痰利水、活血通络的治则，达到消除肌肉痉挛肿胀、减轻神经压迫、恢复神经血液供应、加速受损神经修复、有效解除疼痛乏力之目的。

（六）梨状肌综合征（孙达武医案）

1. 病历摘要：张某，女，65岁。患者平日操持家务，劳作环境潮湿，弯腰工作时间长，1周前突然出现右侧臀部疼痛不适，且时有大腿后缘疼痛，经卧床休息及自行热敷治疗后有所好转，故未予重视，近日在户外进行锻炼时，突遇冷风袭背，当时未觉有何不适，但次日起床后开始出现右侧臀部酸胀、疼痛不适，伴大腿后侧疼痛，行走困难。诊见：直腿抬高试验左（－）、右（＋），梨状肌紧张试验左（－）、右（＋），右侧下肢内旋内收时痛甚。患者全身困重，舌质暗，苔薄白，脉细涩。腰椎CT显示：腰椎退行性变，L3/L4、L4/L5、L5/S1椎间盘膨出。诊断：梨状肌综合征。治宜祛风散寒、活血化瘀、补益肝肾。方选独活寄生汤加减。药用茯苓、白芍、党参、熟地黄各15 g，独活、桑寄生、杜仲、牛膝、秦艽、防风、川芎、当归、甘草各10 g，肉桂6 g，细辛3 g。每日1剂，水煎，分早、晚2次服。连服7剂。同时予以患者中药煎药后的残渣热敷腰臀部疼痛处。治疗1周后，患者诉右侧臀部酸胀、疼痛，伴大腿后侧疼痛有较大缓解，可自主行走，舌质淡，苔薄白，脉细弱。拟原方再服7剂以收全功。(《孙达武骨伤科学术经验集》，人民军医出版社，2014)

2. 妙法解析：由于梨状肌刺激或压迫坐骨神经引起的臀腿痛，称为梨状肌综合征。以有过度内外旋、外展病史后而出现坐骨神经痛，或臀部疼痛，髋内旋，内转受限，并可加重疼痛，俯卧位可在臀中部触到横条较硬或隆起的梨状肌为临床特征，故用祛风散寒、活血通络法治疗。《素问·痹论》："五脏皆有合，病久而不去者，内舍于其合也。故骨痹不已，复感于邪，内舍于肾；筋痹不已，复感于邪，内舍于肝；脉痹不已，复感于邪，内舍于心；肌痹不已，复感于邪，内舍于脾；皮痹不已，复感于邪，内舍于肺；所谓痹者，各以其时重感于风寒湿之气也。"该患者长期操持家务，长期位于潮湿的环境中劳作，易感受风寒湿邪，且患者年近七旬，肝肾之精气日渐亏虚，卫气不固，更易感受风寒湿邪，故患者胀痛不适，行走困难；药以独活、桑寄生祛风除湿，养血和营，活络通痹为主药；牛膝、杜仲、熟地黄补益肝肾，强壮筋骨为辅药；川芎、当归、芍药补血活血；佐以细辛以搜风治风痹，肉桂祛寒止痛，使以秦艽、防风祛周身风寒湿邪，其中人参、茯苓、甘草益气扶脾，使气血旺盛，有助于祛除风湿；全方合用，共奏补益肝肾、祛风除湿之功。

三、文献选录

本病属中医学"痹证""臀股风"范畴。《素问·痹论》曰："所谓痹者，各以其时重感于风寒湿之气也。""风寒湿三气杂至，合而为痹。"阐明了本病病机为风寒湿三气侵入人体，壅塞经络，阻滞气血，不通则痛。风寒湿三邪外侵入络必使气机受阻，气机阻滞，则血运失畅，津液输布不利，血瘀痰阻。外伤血瘀亦可使气机运行不畅，促成局部痰的凝聚。治疗当以行气活血、温经散寒为主，轻症采用手法或药物治疗即可奏效，病程久者可综合治疗，此外，急性期者应卧床休息将伤肢保持在外展、外旋位，以使梨状肌保持在比较松弛的位置。

（一）梨状肌综合征病证分析

梨状肌位于臀部的深层，起自骶骨前面的外侧面，由坐骨大孔穿出，将坐骨大孔分为梨状肌上孔与下孔，止于股骨大转子。梨状肌主要是协同其他肌肉完成大腿的外旋动作，坐骨神经紧贴梨状肌下缘自坐骨大孔穿出骨盆。由于梨状肌解剖位置特殊，故在工作或日常生活中如受到风寒侵袭或过度牵扯，均可引起该肌充血、痉挛水肿、肥厚等无菌性炎症反应，从而刺激或压迫该部位的坐骨神经，产生以坐骨神经痛为主要症状的症候群，即为梨状肌综合征。临床表现为臀部深在性疼痛，且向同侧下肢的后面或后外方放散，偶尔小腿外侧发麻、会阴部不适，走路时身体半屈。严重者臀部呈"刀割样"或"烧灼样"疼痛，双下肢屈曲困难，双膝跪卧，夜不能眠，伴见大小便或大声咳嗽增加腹压时患肢窜痛加重。检查腰部一般无压痛点亦无明显异常，患侧臀肌可有萎缩，梨状肌部位可触及弥漫性钝厚，成条索或束状肌束，局部变硬等，压痛明显。直腿抬高在60°以前出现疼痛为试验阳性，梨状肌紧张试验阳性。由于梨状肌刺激或压迫坐骨神经引起的臀腿痛，称为梨状肌综合征。以有过度内外旋、外展病史后而出现坐骨神经痛，或臀部疼痛，髋内旋、内收受限，并可加重疼痛，俯卧位可在臀中部触到横条较硬或隆起的梨状肌为临床特征。

（二）临床辨治规律

1. 基本治法：本病以手法治疗为主，配合药物、针灸治疗。急性期有损伤者可用桃红四物汤加减，慢性期病久体亏者可以当归鸡血藤汤加减，兼风寒湿痹的可用独活寄生汤加减。

2. 陈忠良手法：

（1）按揉法或擦法：患者俯卧位，双下肢伸直，术者立于患侧，用掌根在臀部施按揉法或擦法。

（2）点法、按法与弹拨法：患者俯卧，术者在其臀部梨状肌体表投影区施点法、按法和与梨状肌呈垂直方向的弹拨法。

（3）擦法：在臀部梨状肌体表投影区沿梨状肌方向用擦法，以热为度。

3. 狄任农手法：①患者侧卧，助手双手扶住患侧下肢踝关节部位，在髋关节后伸姿势下进行牵引。术者双手拇指按定梨状肌纤维，作点、按、揉并推之向前。②助手放下患肢，按住健侧下肢踝关节。术者一手按住梨状肌部位，另一手握住患侧下肢踝关节，用力向后拨拉，使髋关节过度后伸。③患者仰卧，术者一手握住患侧踝关节，另一手按住膝关节用力使膝关节和髋关节过度屈曲，膝部须抵至胸前为度。

4. 刘岚庆手法：①患者俯卧位，患侧臀部及下肢放松。在臀部施掌根按揉法或擦法，手法的刺激量不需很大，其目的是使臀部肌肉放松，改善局部的血液供应和回流。而后在股后、小腿后部用擦法，上下往返3～5遍，按揉委中、承山、昆仑诸穴起舒筋止痛的作用。②经上述手法后，再在梨状肌体表投影区施点法、按法和弹拨法，此法可缓解痉挛的梨状肌，是治疗的重点。③在臀部梨状肌的体表投影区，沿其走向用擦法，以热为度。若疼痛较重者，局部可加热敷。

5. 王中衡手法：①患者侧卧。术者立于患侧，用肘尖或双手拇指按揉臀部外侧或后侧肌肉丰满而又疼痛较为明显的部位，5～7分钟。按揉的力量要轻柔和缓，且深沉。②腰椎斜扳法。③患者仰卧。术者立于患侧，一手握患侧踝关节处，另一手扶住膝部，尽力屈曲膝、髋关节；使膝部尽量贴腹，嘱患者处于放松状态，然后突然伸展下肢，同时让患者做向下蹬空的动作，反复3次。

6. 杨希贤手法：①患者俯卧，点按患侧环跳、承扶、委中、承山等穴。②术者立于患腿外侧，一手握患肢小腿下部，使屈膝90°，并将髋关节外旋，至患者臀部出现疼痛为止，此时，梨状肌处于紧张状态，术者以另一手拇指摸清病变的梨状肌后，用力做与肌纤维走行垂直方向拨动，7～8次。③术者在患侧臀部施以擦法，然后再沿下肢后侧从上到下施行揉法，反复3遍。④患者仰卧，术者双手握患肢小腿下部，先屈髋屈膝，然后突然向下向外牵抖，反复6次。

7. 张长江手法：

（1）推揉法：患者俯卧位。术者以拇指沿髂嵴向后，向下方向反复推揉，以放松臀部肌肉，手法由浅入深，逐渐加大用力。然后再用掌根按揉臀部。

（2）弹拨法：患者俯卧位，双下肢外展外旋位。术者以一手拇指沿与梨状肌纤维走行的垂直方向反复拨动，拨动时要带动皮下组织、臀大肌，使患者感到酸胀、窜痛感。

（3）点按法：患者俯卧位，术者以拇指点按患者痛点，保持约10秒以镇定止痛。然后再以拇指点按居髎、上髎、中髎、次髎、下髎、委中等穴位，以肘尖点按环跳穴。

（4）摇法：患者仰卧，术者一手拿患侧膝关节，另一手握持小腿下部，将患肢做外展、屈髋、屈膝、内收、伸直等动作，反复5次。

（5）梨状肌推法：患者仰卧，术者一手固定患膝，将患肢保持屈髋屈膝及极度内收内旋位。以另一手之拇指或掌根沿梨状肌走行方向由坐骨大孔到外侧股骨大转子方向反复推动5～10遍。然后再以双手推股外侧3～5次。

（6）搓法：患者俯卧位，患肢略外展30°～40°，外旋位。术者以双手从髂棘向下反复搓动2～3分钟。

（7）手法加减：慢性经久不愈者，可增加梨状肌弹拨手法及臀部踩法；腰臀困痛者，可重点按压肾俞、委中及按揉腰骶部或施以踩法；下肢肌肉萎缩者，可揉按环跳、委中，阳陵泉，并增加下肢的推拿手法；重点在股四头肌内侧及小腿后外侧。

（三）临床报道选录

1. 理筋手法配合温针治疗梨状肌综合征 162 例：

（1）推拿手法：①按揉松筋法。患者俯卧，自然放松。术者叠掌按揉臀部肌肉，反复按揉使局部肌肉由僵硬变为松软，且有发热感为度。②弹拨筋络法。术者以双手拇指用力触及梨状肌，然后沿与肌纤维走行方向相垂直的方向来回弹拨 10 次左右。③肘尖点按法。术者屈肘以肘尖在痛点明显处静点 3 分钟，力量务必由轻到重，再由重到轻缓缓抬起，有较好地解痉止痛之效。④运摇牵拉法。患者仰卧，健侧下肢屈髋屈膝，术者一手握其踝部，另一手置于膝部，做环状运摇，同时配合以牵拉蹬空，操作 5～10 次。再以同法行患侧下肢操作。⑤理筋收功法。患者俯卧，术者以掌根或以前臂尺侧按揉臀肌，而后用双掌交叉按压局部 10 次左右，整理收功即可。每日 1 次，7 日为 1 个疗程。

（2）针刺方法：采用 26 号 3 寸长的不锈钢针，在梨状肌局部压痛最明显处正中先刺一针，并于两旁各刺一针，三针齐用而深刺，取得较强针感后，将艾绒捏在针柄上点燃，或用 95% 乙醇棉球烧针柄，每次每个针柄烧 3～4 个艾炷，每日 1 次，1 周为 1 个疗程。结果：162 例病例中，1 个疗程后症状全部消除的有 77 例，占 47.5%，2 个疗程后治愈的有 41 例，占 25.3%，其余都是 4～5 个疗程治愈。(《浙江中医药大学学报》，2008 年第 5 期)

2. 推筋治疗梨状肌综合征 22 例：①患者俯卧位，两上肢自然放于身体两侧，在梨状肌体表投影区重点操作（由骶后上棘分别向股骨大转子作连线，两条连线所围成的区域即为梨状肌体表投影区）。先采用轻柔的揉法、按揉法，后改用深沉、缓和的揉法和按揉法，沿梨状肌方向从内向上、向外下方操作，可配合小幅度的大腿后伸，操作 5 分钟。②用一指禅推法或点按法，按压下修、秩边、承扶、殷门、阳陵泉等穴，每穴 1 分钟。③将患肢置于健肢上部，呈"4"字交叉形，一手将患肢向健侧方向推，另一手屈肘，用肘尖在环跳穴上进行按揉操作 2 分钟，亦可用双拇指重叠进行拇指按揉。④用拇指腹在梨状肌部位垂直深按，当指尖触及梨状肌腹后，沿肌纤维的垂直方向对其进行左右弹拨，并在有压痛的部位进行轻柔弹拨 3～5 遍。⑤沿梨状肌方向用掌擦法，以透热为度。⑥患者仰卧位，先屈髋屈膝，做大腿内旋、外旋的被动活动，再对患肢做轻微的牵引，同时轻抖患肢，最后被动抬高患肢 80°左右，并使足背屈。以上治疗每日 1 次，10 次为 1 个疗程。(《中国民康医学》，2010 年第 3 期)

3. 加味二妙散治疗梨状肌综合征 30 例：牛膝、草薢各 18 g，薏苡仁 30 g，黄柏、海桐皮各 12 g，苍术、黄花、没药各 9 g，秦艽 24 g，当归尾、防己、独活各 15 g，甘草 10 g。每日 1 剂，水煎 400 mL，分 3 次服。对照组 15 例，内服吲哚美辛，每次 1 g，每日 3 次。两组均在连续用药 3～4 日后，进行观察记录疗效。结果：治疗组中显效 25 例，好转 5 例，总有效率 100%；对照组中，好转 8 例，无效 7 例，有效率 53.33%。两组有效率有明显差异，特别是显效率更为显著，对照组无 1 例显效。治疗组中，治疗剂数最少 4 剂，最多 30 剂，平均为 13.3 剂。(《中国中医骨伤科杂志》，1993 年第 2 期)

4. 弹拨、分筋，按压舒顺手法治疗梨状肌综合征 217 例：先按患侧梨状肌表面投影位置，用单拇指通过皮肤、皮下组织和臀大肌找到隆起呈束状或弥漫性肿胀的梨状肌，然后做与梨状肌肌纤维垂直方向的弹拨、分筋，后顺沿肌纤维按压舒顺，至指上感肌束平复，压痛消失或明显减轻，此法适用于急性梨状肌损伤。再施屈髋屈膝抱腿按压法：患者仰卧，屈髋屈膝至最大限度，并用双手抱住膝前，尽量下压，使髋关节处于内旋内收小腿外展位，5 分钟后，医者轻轻用力下压屈曲之膝关节前面，偶可听到髋关节处发响。此法适用于体壮，臀部肌肉丰满的急、慢性损伤者，梨状肌与周围组织有粘连，分筋理顺不能舒顺者。划问号曲线抖腿法。患者仰卧，医者于患侧，一手扶膝，另一手握踝，嘱患者屈髋膝，以髋为轴划正、反问号，抖腿各 2～3 次。此法适用于上 2 法治疗后，患者仍感臀部外侧困痛者。经治疗 3～6 个月后随访，结果：痊愈 188 例，占 86.6%；好转 23 例，占 10.5%；无效 6 例，占 2.7%，总有效率 97.1%。（《中国中医骨伤科杂志》，1991 年第 5 期）

5. 用点、分捋、弹刺等手法治疗梨状肌综合征 204 例：患者取侧卧位，患侧向上，屈髋屈膝，术者立于患者背侧，常用点、分捋、弹刺等手法，每周 2 次。术后患者卧床休息，局部注意保温。结果：治愈 197 例占 96.56%，显效 3 例占 1.47%，好转 4 例占 1.97%。（《按摩与导引》，1987 年第 6 期）

6. 弹拨按摩点压治疗梨状肌综合征 225 例：患者俯卧硬床上，双下肢分开。①弹拨法：急性损伤用拇指指腹于梨状肌走行的方向垂直深按，指尖触及肌腹后沿外上方向内下方来回拨动约 1 分钟；慢性损伤用肘尖部在梨状肌部位或环跳穴与肌肉走行方向垂直由外上方向内下方来回拨动 2～3 分钟，用右足跟在梨状肌部或环跳穴与肌肉走行方向垂直由外上方向内下方来回拨动 2～3 分钟。②按摩法：术者立于健侧，双手重叠，用手掌沿梨状肌走行方向由内上方向外下方推按，先轻后重，逐渐向深层按摩 1～3 分钟。③点压法：用拇指尖或肘尖或足跟在梨状肌局部重压 1 分钟左右。急性患者每日 1 次，慢性 3 日 1 次，5 次为 1 个疗程，疗程间隔 5 日。结果：痊愈 165 例占 73.3%，显效 36 例占 16.3%，好转 18 例占 8.2%，无效 6 例占 2.2%。（《按摩与导引》，1992 年第 2 期）

7. 摩擦，按压，拨动，按摩，提捏，揉拨、揉捏手法治疗梨状肌综合征 13 例：患者俯卧床上并放松肌肉，上肢后伸，术者立于患者的患侧，先于梨状肌周围以轻柔的摩、擦法放松附近肌群，然后用拇指按压梨状肌部，并用力向下按压片刻后，再顺梨状肌纤维走行方向反复拨动和按摩，患者感觉胀痛而舒服，手法由轻而重，再由重而轻，视患者耐受程度而易，再提捏大腿后侧肌肉，并揉拨委中穴，揉捏小腿后侧肌群，由上而下行至承山穴以指针点按 1 分钟，结束治疗。结果：痊愈 8 例，显效 4 例，有效 1 例。一般治疗 3～5 次。（《按摩与导引》，1989 年第 6 期）

8. 分筋理筋，反复弹拨，按压拔伸，揉擦牵拉手法治疗梨状肌综合征 158 例：

（1）分筋理筋手法：①预备手法。患者俯卧于治疗床上，全身放松，术者立于患侧，先用轻柔理筋手法，自腰经臀至大腿后侧上部，反复施术 2 分钟，以使臀部及其周围的肌肉放松。②分筋法。患者保持上述体位，术者拇指按于患臀部，与梨状肌投影相垂直，上下左右反复弹拨梨状肌，量由轻到重，频率由缓到速，范围由小到大，疲劳时改用掌根或肘，持续治疗 12 分钟左右。③伸筋法。患者仰卧位，健肢伸直，患肢屈膝屈髋，足跟放在健侧膝前呈"4"字状。术者一手按住患侧髂缘以固定骨盆，另一手握住患侧膝部向对侧按压，使股部内收、内旋，以拔伸梨状肌，内收内旋程度逐渐加大，以患者感到臀部酸痛而又不太痛苦为度。持续治疗 4～5 分钟。最后再嘱患者改为俯卧位，术者用拇指按压患处半分钟左右结束治疗。按上述顺序每日治疗 1 次，5 次为 1 个疗程。

（2）弹拨手法：①预备手法。患者俯卧位，术者以掌根用轻柔的揉、擦、摩手法在患侧臀部治疗 5～10 分钟，再依次点按肾俞、环跳、委中、承山、解溪等穴，以充分松解痉挛、缓解疼痛。②弹拨手法。患者侧卧，助手双手握患侧下肢踝部，在髋关节后伸姿势下进行牵引。术者双手拔拇指于患者梨状肌部，向与肌纤维垂直的方向左右弹拨数次。然后，再顺肌纤维走行方向反复行推揉顺筋手法 3～5 次。③伸髋拉腿法。患者俯卧，助手按住健侧下肢踝部，术者手按于患者梨状肌部，另一手握患侧踝部用力向后牵拉，使髋关节尽量过度后伸。④摇髓拔伸法。患者仰卧，术者一手握患侧膝部，另一手握踝部，使患者屈膝屈髋。按顺、逆时针方向分别运摇髋关节数遍后，突然将腿拔伸拉直。然后，再用力使膝和髋关节屈曲，以膝部抵至胸前为度。按上述顺序每日治疗 1 次，5 次为 1 个疗程。结果：痊愈 128 例，显效、有效各 12 例，无效 6 例，有效率达 96%。（《中医正骨》，1992 年第 4 期）

9. 踩跷，摩点，按摩，点压，颤抖手法治疗梨状肌综合征 21 例：①松解法。患者俯卧于踩床上，膝关节下垫厚 8～9 cm 软枕。术者双脚（最好着特制踩袜）立于患侧大腿根部（承扶穴），在该处进行有节奏的上下交替运动，由慢到快，120～200 次/min 至整个下肢发热。②摩点法。姿势同上，双脚立于患者臀部，用脚掌面轻轻搓摩臀部数遍，改用脚跟点压髂腰点，待臀部及大腿“得气”后，嘱患者深呼吸 3 次。③点压法。患者侧卧，健肢屈曲在下，患侧在上下肢伸直，臀部略前倾，两大腿间夹持一枕头，术者双脚立于患侧，用脚跟逐渐加压点按环跳穴。④颤抖法。患者俯卧位，术者以单脚为主，将小腿后侧肌肉及整个患侧下肢肌肉单脚颤抖踩摩结束治疗。结果：治愈 12 例，显效 6 例，好转 3 例。（《按摩与导引》，1990 年第 1 期）

10. 针刺治疗梨状肌综合征 100 例：主穴取环跳、秩边、居髎或臀部压痛点。疼痛沿下肢外侧放射者，加阳陵泉、丘墟；疼痛沿下肢前面放射者，加足三里；疼痛沿下肢后侧放射者，加委中、昆仑；腰痛者，加相应背俞穴。环跳、秩边穴深刺 2～3 寸，运用提插法使酸麻感向下肢放散；居髎或臀部压痛点针刺手法宜重，使得气感向四周扩散，针后拔火罐。肢体阴寒怕冷者加温针灸 1～3 壮；疼痛剧烈者加用电针，刺激强度适中。每日 1 次，疼痛缓解后隔日 1 次。结果：痊愈 61 例，好转 39 例。（《江苏中医》，1988 年第 7 期）

11. 针刺治疗原发性梨状肌综合征 40 例：先找出患侧梨状肌的体表投影部位，用 26 号 3 寸毫针在该走行最明显的压痛点上快速进针，用提插手法使针感抵足，后在该针左右两旁的梨状肌走行上分别再扎两针，要求和第 1 针针感相同。再接上 G6805 治疗仪，选用疏密波或高频连续波，通电 15～20 分钟。隔日 1 次，10 次为 1 个疗程，疗程间隔 4～5 日。配穴可按病情选用腰椎 3 至骶椎 2、夹脊穴、委中、承山、阳陵泉、绝骨、昆仑等，每次针 2～3 穴。结果：基本痊愈 14 例，好转 24 例，无效 2 例。（《浙江中医学院学报》，1986 年第 1 期）

12. 针刺治疗梨状肌综合征 60 例：根据局部加循经取穴的原则，以臀部压痛明显处（即阿是穴）为主穴。疼痛以臀腿后侧明显者，配秩边、委中、昆仑等穴；在臀腿外侧明显者，配环跳、阳陵泉、悬中等穴；在臀腿后外侧为主者，配阳陵泉、委中、昆仑等穴；体虚耐受力差者，配肾俞、足三里等穴。针刺：先用 1 根 2 寸针直刺主穴，提插捻转至得气后，再于其左右各辅刺 1 针，分别提插捻转至沿梨状肌走向出现酸麻胀感为度。感受风寒者，重刺激，留针 20～30 分钟；损伤所致者，重刺激，不留针。每次选配 2～4 穴，针刺得气后施平补平泻手法出针。手法治疗：患者俯卧，暴露患部，术者以肘尖按推痛点，至局部有发热等舒适感为度；再触清粗厚或变硬的梨状肌，用力深压并沿与梨状肌纤维走向垂直的方向来回弹拨 2～4 分钟。感受风寒湿者采用轻手法，损伤所致者用重手法。上法隔日 1 次，10 次为 1 个疗程，疗程间隔 3～5 日。经治疗 1～5 个疗程，平均 2.5 个疗程。结果：痊愈 54 例，占 90%；好转 6 例，占 10%。通过病程与疗效的关系统计，表明病程长者疗效差，短者疗效好。1～6 个月，7～12 个月，12 个月，治愈率分别为 95.1%、87.5%、33.3%。（《中医正骨》，1995 年第 6 期）

13. 针推治疗梨状肌综合征 200 例：推拿时，先找压痛点，在该处先沿梨状肌起止点方向平推 1 分钟，再垂直于梨状肌压痛点方向平推 1 分钟后，在痛点静压 1 分钟。手法由轻到重。再取环跳、承扶、殷门、阳陵泉、飞扬穴，用 45 mm 银针针刺，除阳陵泉外，余穴同时加拔火罐，每次 20 分钟。上法每日 1 次，5 次为 1 个疗程，治疗 1～3 个疗程。结果：痊愈 98 例，显效 52 例，好转 33 例，无效 11 例，总有效率 94.5％。(《江苏中医》，1994 年第 10 期)

14. 中西医结合治疗梨状肌综合征 249 例：患者卧位，自然放松。术者用掌根或拇指揉、搓、按摩患者臀、腿部疼痛区，再点按承山、足三里、委中、殷门、风市、承扶、环跳等穴，约 5 分钟。然后用肘尖在梨状肌表面投影处顺肌纤维方向垂直或左右弹拨。反复数次后将肘尖放于梨状肌肌腹处按压半分钟。令患者仰卧屈膝屈髋，然后伸腿，用力蹬空。术者握其踝部，顺势牵拉，反复数次，手法完毕。间日进行 1 次。药用活络效灵丹加减：当归、威灵仙各 12 g，丹参、续断各 15 g，制乳香、制没药各 9 g，七叶莲、鸡血藤、千斤拔各 30 g，白芍 20 g，川牛膝 10 g，甘草 6 g。偏寒者，加制川乌、桂枝；偏热者加知母、白茅根、金银花；偏湿者加苍术、薏苡仁、赤小豆；肝肾虚者加巴戟天、杜仲；气虚者加黄芪、党参。每日 1 剂，水煎服。结果：痊愈 156 例，显效 72 例，有效 16 例，无效 5 例，总有效率 98％。(《中医正骨》，1990 年第 3 期)

15. 骨盆侧压推拿治疗梨状肌综合征 55 例：①术前准备。预备特制的治疗床（以棕绷为床垫），嘱患者去掉皮带及身上硬金属等物品，穿好衣裤，排空小便，俯卧于治疗床上，双手向前或向后自然伸直。医者足穿软底体操鞋，一手持一长杆着地（以掌握平衡）站于患者的一侧，嘱患者尽量用嘴呼气，全身肌肉放松。②足膀胱推法。医者一足站于床上，另一足用前掌着力自颈部大杼穴起沿膀胱经走向自上而下徐缓地经背、腰、骶、臀部及大小腿后侧直到足外侧做足摩法，左右各 5 次。③腰、骶部横揉法。医者用一足前掌均匀揉和地自上而下横揉腰、骶部和大腿、小腿肌肉，反复 5 次。④双足重压法。医者双足站于患者两侧臀部肌肉丰厚的部位，轻轻地以足跟用力自上而下地跳动按揉至大腿上部，反复 3 次。⑤骨盆侧压法。此法是治疗梨状肌综合征的重点治法。患者侧卧，患肢在上，膝关节屈曲至 90°，膝下垫一枕头，健侧下肢伸直，医者用双足跟站于臀部梨状肌投影区的压痛部位有节奏地上下重压，用力程度以患者能耐受为准。此法治疗约 1 分钟，然后医者一足跟用力，着力点在梨状肌压痛点，另一足沿大小腿外侧以足前掌用力自上而下做外侧足推法，反复 5 次。做此法时重心一定要用在臀部上，足推时须轻柔缓慢。⑥经以上治疗后，如病程较长，肌肉萎缩程度较重，可适当加用针灸、火罐、TDP 等辅助治疗，以缩短病程，提高疗效。结果：治愈 38 例占 69％，显效 14 例占 26％，好转 3 例占 5％，疗程最长为 36 次，最短 5 次。(《按摩与导引》，1992 年第 6 期)

16. 复方碳酸氢钠液封闭加手法治疗梨状肌综合征 100 例：用 5％本品 5 mL，加 10％葡萄糖注射液 5 mL 混合，用 9 号针头，避开坐骨神经逐渐深刺，局部有酸胀感时，缓慢推入药液后，用无菌敷料覆盖针孔。封闭后配合手法。①牵引理筋法：患者取侧卧位，患臀在上，助手扶患侧踝关节在髋关节后伸姿势下进行牵引，术者用一手拇指固定梨状肌起始处，另一手拇指梨状肌纤维，作点、按揉，予以分筋理筋 20 次左右。②镇定解痉法：用一手拇指腹深压病变部位不动，持续 1 分钟。③提腿牵抖法：术者双手握住患侧下肢踝关节，稍提起轻抖动 10～15 次。结果：优 76 例，良 22 例，无效 2 例。(《按摩与导引》，1990 年第 4 期)

(四) 经验良方选录

1. 内服良方选录：

(1) 生地黄、玄参、赤芍、白芍、牛膝、杜仲各 15 g，羌活、独活、当归、黄芪、鸡血藤、牡丹皮各 10 g，川乌、木瓜各 5 g。加水煎沸 15 分钟，滤出药液，再加水煎 20 分钟，去渣，两煎药液兑匀，分服，每日 1 剂。主治梨状肌综合征，下肢外后侧臀至腘窝部梨状肌疼痛和压痛。

(2) 金银花、连翘、党参、白术、黄芪各 20 g，淫羊藿、巴戟天、乳香、没药各 5 g。每日 1 剂，水煎服，主治梨状肌综合征。

2. 食疗良方选录：

（1）活鸡 1 只（去毛及杂物头足）约 1000 g，黑豆、黑枣、百合各 50 g，酱油 30 g，葱花 5 g，姜片 3 g，味精 1 g，食盐适量。活鸡处理后放冷水中煮开捞出，再清洗干净，将黑豆、黑枣、百合置鸡肚中，加入酱油、葱、姜，烂熟后去姜片加味精、食盐调味即成。滋阴退热。主治梨状肌综合征、阴虚烦渴、咽干、盗汗等阴虚内热患者。

（2）粳米 50 g，生川乌 3～5 g，姜汁约 10 滴，蜂蜜适量。把川乌捣细，碾为极细末。先煮粳米粥，煮沸后加入川乌末改用小火慢煎，待熟后加入生姜汁及蜂蜜，搅匀，稍煮一两沸即可。祛湿散寒，通利关节，温经止痛。主治梨状肌综合征。注意不可与半夏、瓜蒌、贝母、白及、白蔹等中药同时服用。

第四节　不宁腿综合征

一、病证概述

不宁腿综合征，系指小腿深部于休息时出现难以忍受的不适，运动、按摩可暂时缓解的一种综合征，又称"不安腿综合征"。目前认为本病属于中枢神经系统疾病，具体病因尚未完全阐明。主要分为原发性和继发性，原发性患者往往伴有家族史，继发性患者可见于缺铁性贫血、孕妇或产妇、肾脏疾病后期、风湿性疾病、糖尿病、帕金森病、遗传性运动感觉神经病、脊髓小脑性共济失调及多发性硬化等。其临床表现多发生于下肢，以腓肠肌最常见，大腿或上肢偶尔也可以出现，通常为对称性。患者常有撕裂感、蚁走感、蠕动感、刺痛、烧灼感、疼痛、瘙痒感、腿发麻等腿麻的不适感，有一种急迫的强烈要运动的感觉，并导致过度活动。在安静时发作，夜晚或者休息一段时间后症状更为严重，有时仅仅持续数分钟，严重的则整夜不停，活动下肢可以使症状明显减轻，但患者在休息或入睡以后症状会明显加重。由于夜间失眠，导致患者严重的日间嗜睡，工作能力下降。

二、文献选录

（一）中药内服选录

1. 芍药甘草汤加味治疗不宁腿综合征 10 例：白芍、丹参各 30 g，赤芍 20 g，川芎 12 g，甘草、红花、当归、牛膝、制大黄各 10 g。双下肢浮肿加薏苡仁 30 g；气血虚加黄芪 30 g，鸡血藤 20 g；血色素低加服归脾丸或驴胶冲剂。每日 1 剂，水煎服。服药 5～10 剂。结果：全部治愈。（《湖南中医杂志》，1992 年第 3 期）

2. 三仁汤加减治疗不宁腿综合征 12 例：薏苡仁、丹参各 30 g，滑石、川牛膝各 15 g，豆蔻 12 g，杏仁、厚朴、通草、木瓜各 10 g，湿热重合二妙散；小腿拘紧加伸筋草。每日 1 剂，水煎服。结果：经治 15～17 日均治愈。（《中医药信息》，1993 年第 2 期）

3. 柴胡桑鸡汤治疗不宁腿综合征 30 例：桑枝、鸡血藤、王不留行各 30 g，柴胡、牛膝各 15 g，党参、清半夏、黄芩各 12 g，甘草 7 g，生姜 3 片，大枣 5 枚。下肢恶寒去黄芩，加桂枝；刺痛加红花；睡眠困难加炒酸枣仁、首乌藤。每日 1 剂，水煎服。10 日为 1 个疗程。用 1～2 个疗程。结果：痊愈 15 例，显效 6 例，有效 7 例，无效 2 例，总有效率 93.3%。（《中国农村医学》，1995 年第 12 期）

4. 补阳还五汤治疗不宁腿综合征 33 例：黄芪 30 g，当归、赤芍各 15 g，川芎、桃仁各

10 g，红花、地龙各 6 g。痛甚加牛膝；转筋加木瓜、白芍；麻木不适加桂枝。每日 1 剂，水煎服。10 日为 1 个疗程。结果：痊愈 22 例，好转 9 例，无效 2 例。总有效率 92.86%、73.08%。两组疗效比较有显著性差异（$P<0.01$）。（《新中医》，1996 年第 11 期）

5. 四妙丸加味治疗不宁腿综合征 13 例：薏苡仁、忍冬藤各 30 g，黄柏、川牛膝、汉防己各 15 g，车前子 12 g，苍术 10 g。每日 1 剂，水煎服。结果：治愈 9 例、显效 3 例、无效 1 例。（《江苏中医》，1992 年第 9 期）

6. 芍甘缓痉汤治疗不宁腿综合征 54 例：白芍 30 g，炙甘草 15 g。每日 1 剂，以水 3 茶杯，煮取 1 茶杯，分 2 次温服，于日暮时服 1 次，2 小时后再服 1 次。结果：治愈 48 例，显效 6 例，服药最多 9 剂，最少 2 剂。（《河北中医》，1984 年第 3 期）

7. 芍瓜牛膝汤治疗不宁腿综合征 18 例：白芍 30 g，木瓜、牛膝各 18 g，甘草 10 g。每日 1 剂，水煎，分 2 次服。休息前患者自己用手掌上下擦患肢 3～5 分钟，以有舒感为止。5 日为 1 个疗程。结果：1 个疗程痊愈 10 例，2 个疗程痊愈 8 例。随访 1 年，复发 1 例。（《中医杂志》，1984 年第 2 期）

8. 手法治疗不宁腿综合征 28 例；先按摩，后导引。按摩手法：患者取俯卧位，医者先后用手掌、大鱼际、掌根在小腿轻度抚摩揉捻数次。再运丹田之气于拇指，点按双侧昆仑、承山、承筋、合阳、委中、肾俞等穴，以穴位产生较强的酸、麻、胀、重感为宜，或行一轻一重的抖动点按。再用双拇指循小腿纤维方向做垂直分拨，再用掌根自臀部沿膀胱经反复推揉。再用擦法在腓肠肌肌腹处施术 2～3 分钟。再屈曲患者膝关节，使足跟击打秩边穴数次。双手紧握患者双踝关节，连续抖晃拔伸，频率稍慢。用合掌法在下肢分别行擦法、搓法数次，至局部透热止。导引法：患者仰卧，排除杂念，意守双下肢，行缓慢深吸气，运气下沉至涌泉穴，再缓缓将气沿膀胱经上行至肾俞穴，如此反复数次。继嘱患者擦热双掌，反复搓揉双小腿肌肉 1～3 分钟。每日 1 次，10 日为 1 个疗程。结果：痊愈 19 例，显效 5 侧，好转 2 例。（《按摩与导引》，1994 年第 1 期）

9. 针刺与耳针治疗不宁腿综合征 108 例：针刺组 56 例，取双侧血海、地机、三阴交、足三里、上巨虚、太溪。用齐刺法，得气后留针 30 分钟，用呼吸补泻的补法。每日 1 次。耳针组 52 例，取耳穴神门、内分泌、皮质下、心、脾、肾、肝穴。用 5 分毫针针刺，留针 20 分钟。起针后用王不留行子贴于穴上，每日早、晚各按压 1 分钟，隔 3 日换贴 1 次。均每日 1 次，12 日为 1 个疗程。结果：两组分别痊愈 19、9 例，显效 21、14 例，进步 12、15 例，无效 4、14 例。总有效率 92.86%、73.08%。（《中国针灸》，1993 年第 3 期）

（二）经验良方选录

1. 白芍、赤芍、葛根、丹参各 30 g，木瓜、牛膝各 15 g，甘草 9 g。每日 1 剂，加水煎沸 15 分钟，滤出药液，再加水煎 20 分钟，去渣，两煎药液兑匀，分服。主治不宁腿综合征。失眠多梦加龙齿、酸枣仁、首乌藤各 20 g，湿热浸淫、舌苔黄腻加苍术、黄柏、淡竹叶各 10 g，车前子 15 g，高热后发病加生石膏 30 g，沙参 15 g，桂枝 10 g。

2. 柴胡、黄芩、半夏、乌药、木香、赤芍、白芍各 15 g，甘草 10 g。每日 1 剂，水煎服。主治不宁腿综合征。

第五节　其他骨伤综合征

一、病证概述

本节内容包括肋髂撞击综合征、腕管综合征、踝管综合征、脂肪栓塞综合征、小腿骨筋膜室综合征、膝关节滑膜皱襞综合征。

二、妙法解析

（一）肋髂撞击综合征（谭富生医案）

1. 病历摘要：患者，男，28岁。因驼背畸形，两胁疼痛入院。18年前始患胸椎结核伴瘫痪，经抗结核治疗后瘫痪恢复，曾多次发生背部冷脓疡，穿破自愈，从未做过病灶清除术。患者诉近2年来身高有明显降低，久站可引起两胁及腰部疼痛，特别在久坐或坐低凳、扭动躯干、行走后症状加剧，鸡胸、驼背日益严重，丧失劳动力。检查：慢性病容，身材矮小，上半身比下半身短15 cm，脊柱有严重驼背畸形，但无瘘管，桶状胸廓，拾物征阳性，两侧肋髂间无间隙，第12肋卡压髂翼甚紧，心电图正常。诊断：胸椎结核，严重脊柱畸形及肋髂撞击综合征。治疗：于1986年3月在全身麻醉下施双侧12肋切除，后突棘突咬除，并作脊柱融合术及Luque's棒固定。术后病情稳定，伤口一期愈合。肋髂部间隙增宽，肋部疼痛消失，由于作了脊柱后方器械固定，故未用外固定。术后2周步行出院。出院后10个月随访，患者精神佳，肋腰部疼痛消失，工作时间比术前明显延长，负重后也不觉胸廓下缩感，能行走较长距离，伤口愈合良好，经X线片复查，脊柱后方未见Luque's棒、钢丝折断征象。（《特殊型骨与关节损伤医案》，中国医药科技出版社，1993）

2. 妙法解析：按Wynne（1985）报道6例由于12肋卡压髂翼引起的一种背部和腰痛症状群，称为肋髂撞击综合征。肋髂撞击综合征可由脊柱侧弯、脊柱骨质疏松、脊柱结核后胸廓畸形等原因压迫12肋引起。本例由胸椎椎体多节段破坏塌陷，胸廓变形所致，亦由于重心关系，胸廓下陷致12肋锁住髂翼，机械刺激引起疼痛。局部X线片无助于诊断。治疗可试用醋酸泼尼松龙局部注射，如症状未能缓解时可做两侧12肋切除。

（二）腕管综合征（孙广生医案）

1. 病历摘要：杨某，男，45岁。患者自诉大约于半个月前，做完震荡器工作后，晚上突感左腕部酸胀不适，拇、示、中指麻木，未予重视，继续进行原水泥震荡器工作，每于晚上和晨起上述症状明显，并逐渐出现桡侧3指疼痛1个月余，近1周来感左环指也出现麻木、疼痛，拇、示、中指麻木加重，对掌功能不利，遂来我院就诊。查见患者神清，表情可，左腕部掌侧稍肿胀，大鱼际肌轻度萎缩，四手指叩击腕部正中，即出现桡侧3指半、掌侧麻木，行屈腕试验时出现桡侧3指半皮肤麻木明显加重，手对掌功能不利。肌电图检查：左腕部正中神经受损。诊断：左腕管综合征。证属脉络闭阻。治宜舒筋活络。中药外治：威灵仙、苏木、艾叶各20 g，宽筋藤、海桐皮、丹参、防风、羌活、秦艽、桂枝、白茅根、川芎、杜仲、桑寄生各30 g。加水2000 mL，煮沸后倒入盆内，把患腕放于盆上，用浴巾覆盖熏蒸，药液温度降低，没有蒸汽后，用毛巾蘸药水湿敷左腕及手部。当水不烫时，把腕部和手放进药液中浸泡，同时轻柔地按摩活动腕关节，每次20～30分钟，每日2次，每日1剂。固定：晚上和熏洗完后用腕托固定腕关节，制约其掌屈和极度背伸。功能锻炼：手指及肘关节、肩关节活动不受影响，可以进行各方面的活动，特别是对掌功能的训练。治疗1周后腕及桡侧3指半疼痛较前明显减轻，拇指、示指、中指、环指麻木好转，对掌功能活动好转。治疗明显有效，继续中药熏洗和间歇固定。再治1周疼痛症状消失，左拇指、示指、中指、环指掌侧稍麻木，对掌活动进一步改善，大鱼际肌萎缩好转。舌淡红、苔薄白、脉和缓。为巩固疗效，继续原中药熏洗，外固定仅白天施行，晚上不固定。1周后疼痛、麻木消失，对掌活动正常，舌脉正常。嘱患者勿再从事原工种和对腕关节活动有损害的运动和劳动。（《孙广生医案精华》，人民卫生出版社，2014）

2. 妙法解析：腕管是骨—韧带隧道，由腕骨和韧带组成，其内包容着9根屈指肌腱和正中神经，没有缓冲余地，任何腕管内容物体积增加或腕管缩小，均可引起正中神经的受压，产生神经症状。本病例由腕部的慢性持续性高强度的劳损工作，引起肌腱韧带肥厚，滑膜水肿，腕管内压增高而致病。本病属中医学"伤筋"范畴，病因病机为肝肾亏虚，筋失濡养，加上局部过度劳损，寒凝筋脉，郁而成瘀。故治以舒筋活络为主。方中桑寄生、杜仲益肝肾、强筋骨；威灵仙、防风、宽筋藤、海桐皮祛风除湿、舒筋活络、止痛；丹参活血化瘀、破瘀生新；桂枝、川芎温经通络，引药上行，使药物直达病处。诸药合用，祛风湿、温经络、活血止痛、化瘀消肿，从而降低腕管内压力，减轻神经压迫症状。

（三）踝管综合征（孙达武医案）

1. 病历摘要：易某，女，55岁。3年前有过踝部扭伤史，当时医院检查X线片无明显骨折脱位，予以外敷药后好转。由于当时没有得到很好的休息，后反复出现右踝疼痛，活动受限。长期站立或劳累后疼痛更甚，伴有内踝后下方胀痛，时有麻木感。3日前因吹空调后导致症状加重遂来就医。诊见：右内踝后侧压痛，背屈踝关节症状加重。X线片可以发现距骨、跟骨内侧骨质增生。诊断：踝管综合征。治疗：散寒通络。①十味熏蒸散加减：五加皮、海桐皮、伸筋草、麻黄、桂枝、花椒、石菖蒲、川芎、透骨草、细辛各20 g，甘草10 g。每日1剂，水煎取汁熏洗，每次30分钟，每日1次，连用7日。②手法：按阴陵泉、三阴交、太溪、照海等穴。在内踝后部做指揉法，10分钟左右。每日1次。连续7日。患者侧卧，患肢在下，医者一手拿足跟，另一手拿足跖，拇指叩住痛点，拔伸情况下做晃摇外翻6～7次，然后拇指自踝管远端向近端抒顺，施1次复1次。1周后复诊，右踝疼痛明显缓解，继续原方外用5日后痊愈。（《孙达武骨伤科学术经验集》，人民军医出版社，2014）

2. 妙法解析：踝管综合征系指胫后神经和血管在踝管内受压所引起的一组以足底阵发性麻木和疼痛为主要特点的临床症候群。本病属中医学"痹证"范畴。中医学认为本病的病机主要为跌仆闪挫、经筋受损，或寒湿外袭、流注经筋，导致经脉不通、气血不畅。根据这一理论，采用活血化瘀中药熏洗，使足跟处血管扩张，局部微循环改善，清除或减轻局部软组织水肿及无菌性炎症，松弛周围软组织的粘连，缓解甚至消除疼痛。方中五加皮、海桐皮补肝肾，祛风湿，强筋骨，利水。伸筋草、透骨草舒筋活络，滑利关节麻黄、桂枝、花椒散寒通络。石菖蒲化湿和胃。川芎活血化瘀，行气止痛诸药合用，共奏活血化瘀止痛、散寒行气舒筋通络之功，通过对病位的直接熏洗，使药性从毛孔而入其腠理，通经贯络，"通则不痛"。因经脉不通，气血不畅，手法可以改善经络气血运行速度，达到舒筋通络、散瘀止痛的目的，加强局部血液循环。

（四）脂肪栓塞综合征（杨伟明等医案）

1. 病历摘要：张某，男，27岁。患者因高处坠落跌伤左小腿，肿痛不能站立行走，并伴头昏、胸闷1小时而就医。CT检查肝脾、头颅等部未见异常，X线片示"左胫腓骨双骨折，骨折断端向前成角"。入院后给予左跟骨牵引并内服中药理气活血剂，头昏、胸闷好转，骨折部畸形和肿胀改善。5月29日下午，患者病情突然变重，发热，体温升至38.5 ℃，胸闷烦躁，呼吸短促，口唇青紫，四肢欠温，面色苍白，脉搏短数，紧接着出现神昏、小便失禁险症，胸前皮下也出现散在性出血斑点。听诊两肺湿啰音，心率加快（123次/min），血压降为82/60 mmHg。急查血常规：WBC 11.3×10^9/L，N 0.80，Hb 82 g/L，CO_2 CP 12.9 mmol/L。立即给患者输氧及静脉滴注碳酸氢钠、白蛋白、地塞米松等纠酸、解毒、抗感染、抗休克。患者昏迷醒后，神萎语弱，胸闷，呼吸困难，急拍胸部X线片示：两肺满布片状实变影。根据上述诸症，辨证为痰瘀壅肺，气道闭阻。治拟通腑泻肺为先，急投小承气汤合葶苈大枣泻肺汤化裁。药用生大黄（后下）20 g，槟榔、葶苈子、桂枝、瓜蒌各15 g，枳壳、川芎、陈皮各10 g，甘草6 g，生姜3片。上方煎煮取药汁100 mL，频频饮服。同时，静脉滴注复方丹参注射液20 mL，以快速加强活血散瘀之力。用药数小时后，患者解出3次带黏液稀便，胸闷、气急减轻。次日，患者发热减，血压正常，时有胸闷、脉促、面色仍苍白、胸前皮下之斑色较淡，神疲嗜睡，肺中仍可闻及湿啰音。守前方减生大黄量为10 g继服。患者生命体征已恢复正常，但仍感胸口微闷，神疲嗜睡，口淡纳呆，投以六君子汤化裁，以健脾祛痰补虚。调治1周，诸症悉除，复查X线片：肺中片状阴影消失，病属治愈。（《江西中医药》，2001年第3期）

2. 妙法解析：脂肪栓塞综合征是创伤骨科危重并发症之一。西医对脂肪栓塞致病机制认识不一，但主要有脂肪对血管的机械阻塞和脂肪对组织毒性致病2种学说。根据本例患者临床表现，该患者以脂肪栓塞于肺为病理核心。受中医理论"肺为储痰之器"和"肥人多痰"启示，肥人者脂肪多也，据此我们将"脂栓颗粒"视为"痰栓"，而肺主气，司呼吸，"痰栓"闭阻肺道，肺气不能布津行血，形成瘀滞留阻肺络，痰瘀互结于肺而致呼吸短促，清气入少，浊气难出，清窍失养，浊毒内蕴，诸症蜂至。由此可见痰瘀闭肺才是该病中医病机关键所在。对此治疗，朱丹溪"善治痰者，不治痰而治气"和唐容川"治一切血证皆宜治气"等古训，明确提出了"治痰治瘀，以治气为先"的学术新思路。我们从肃降肺气为突破口，着手清除肺中痰瘀之邪，而肺与大肠相表里，通导大肠有利于肺气肃降，肺气顺降，壅滞易除。所以用小承气汤合葶苈大枣泻肺汤化裁，通腑泻肺，涤痰化瘀。根据现代药理研究，方中通腑主药大黄、槟榔、枳壳具有促进肠蠕动致腹泻的功效，既可使壅肺之痰瘀从大便解出，又可使"脂栓"对组织的毒性随大便清除；而活血化瘀药丹参、川芎、桂枝等均有扩张血管而改善血流的作用，有利于改善、清除"脂栓"对血管的机械阻塞；葶苈子则具有强心和利尿作用，既有利于血液循环，也有利于排除"脂栓"毒性。尽快通腑导滞，通导大便是该病治疗获得成功的一个要点。整个处方用药中西医医理汇通，切中脂肪栓塞综合征的病机。由于该病病情急而凶险，中药剂型有其局限，输氧和静脉输注对症处理药物，亦是保证救治成功不可缺少的一环。

（五）小腿骨筋膜室综合征（李强医案）

1. 病历摘要：李某，男，52岁。外伤后左胫骨粉碎性骨折，在门诊行手法整复、小夹板固定后，次日即感小腿部胀痛，拆开小夹板复查：小腿明显肿胀，足背动脉搏动微弱，小腿后侧压痛，皮肤发红，比目鱼肌、腓肠肌收缩无力，脚背屈活动困难，腓浅、腓深神经分布区域感觉消失。诊断：左胫骨骨折、小腿浅后室肌间隔综合征。中医四诊所见：大便2日未解，小便黄，颜面潮红，手足溅然汗出，腹部有肠型、胀满疼痛拒按，脉滑疾有力，舌质紫暗，舌苔黑起芒刺，语声粗大。证属外伤后瘀血凝聚、燥屎内结，拟攻瘀导滞汤加减：丹参16 g，芒硝、厚朴、枳实、熟大黄、桃仁、甘草各7 g，红花5 g，牛膝、川芎、当归各9 g，全蝎2只。4剂。每日2剂。服药当日，患者排出羊屎样便数枚，随后大便通畅，前述诸症悉减，患肢皮肤出现皱褶，足背动脉搏动有力，患肢末梢血运良好，小腿后侧压痛减轻，其中段之周长较前缩小5 cm。复诊时宗上方加赤芍、白芍各9 g。嘱续服4剂。又2日复查：患肢肿胀已消退，重包小夹板并指导患者做早期伤肢功能锻炼。4个月后随访，小腿功能良好，已恢复原工作。（《湖北中医杂志》，1983年第4期）

2. 妙法解析：小腿骨筋膜室综合征有瘀血蓄于下焦、燥屎内结、气滞不通等特征。采用攻瘀导滞汤加减能使陈莝尽而胃肠洁，癥瘕尽而荣卫昌，对治疗本征和促进骨折愈合有一定作用。

（六）膝关节滑膜皱襞综合征（刘尚礼等医案）

1. 病历摘要：

〔例1〕女，19岁。半年前扭伤右膝后反复肿痛和关节弹响，偶有关节交锁症状。关节造影未见半月软骨撕裂。理疗和关节内注射泼尼松龙无效。检查见膝肿胀，屈膝时可触膝内侧索状物，McMurry征阳性，弹响发生胫骨内侧后方，膝内有研磨痛。X线片示关节正常。手术探查见膝内侧滑膜皱襞有一唇状增生物，边缘锐利，充血水肿。作滑膜增生物切除和髌骨后面内缘修整术。病理报告为非特异性滑膜炎。术后3个月关节功能基本正常，恢复工作。但5年后死于慢性肾炎。

〔例2〕女，26岁。4个月前右膝扭伤，症状、体征与例1基本相同。膝内X线空气造影见半月软骨正常，但膝前有一团软组织影。手术时见膝内侧有一团不规则赘生物，向下与髌下脂肪垫相连，遂予以切除。病理报告为慢性滑膜炎，血管和纤维组织增生。术后5个月屈膝功能正常，但下蹲时感觉关节绷紧。（《特殊型骨与关节损伤医案》，中国医药科技出版社，1993）

2. 妙法解析：在胚胎发育早期，髌上囊和内外侧间隙原由薄膜相隔，以后在发育过程中薄膜消失而使关节成为一个腔。约20%正常人有此膜状胚性残留，外伤可诱发症状。皱襞分为髌上、髌下和髌内侧皱襞三组。后者又称滑膜韧带，不引起症状。前二者则为膝内干扰症原因之一。此2例属髌内侧皱襞，均有明确外伤史。本征症状与半月软骨撕裂相似。作者注意到在作McMurry征时，本征的弹响发生在髌骨后内方，用手可触知，借此可与半月软骨撕裂鉴别。关节腔空气造影有助诊断，关节镜和手术探查更可确诊。病理组织为非特异性炎症改变。

（七）下颌关节损伤综合征（肖运生医案）

1. 病历摘要：黎某，女，39岁。因被木棍打伤左侧面部10日后求诊。体格检查：患者左侧面部下颌关节处轻度肿胀，张口咬牙困难，并有响音，左下颌关节处触痛；X线片示无骨折脱位。入院诊断为：左下颌关节损伤综合征。先服活血祛瘀中药10剂，肿胀消除，但张口咬牙仍无力，且自觉左侧面部肌肉有松弛感。笔者曾见有补中益气汤治疗重症肌无力之报道，故用补中益气汤加防风、全蝎、钩藤治疗。服药3剂后患者疼痛减轻，10剂后疼痛消除，张口自如，咬牙有力而痊愈。（《肖运生骨伤科临床经验集》，河南科学技术出版社，2017）

2. 妙法解析：患者因左侧面颊部打伤，局部肿胀，先以活血祛瘀中药内服，虽然肿胀消除，但自觉左侧面部肌肉有松弛感，张口咬牙无力。《素问·痿论》曰："脾主身之肌肉。"全身肌肉营养依赖脾胃的健运，故治疗时用补中益气汤补中健脾、和营理气，加以祛风通络、引药上行之防风、全蝎、钩藤。服药10剂而愈。

三、文献选录

（一）腕管综合征

分期辨治腕管综合征84例：早期用杜仲、桑寄生、秦艽、防风、宽筋藤、海桐皮、丹参、延胡索、伸筋草、羌活、桂枝、川芎各30 g，威灵仙20 g。加水2 L，煮沸15分钟后，倒入盆内，熏洗患处。每次30分钟，每日1次；7日为1个疗程。中期取腕横韧带近侧2～3 cm、掌长肌腱尺侧1 cm处为入口；拇指充分外展，拇指远侧界线至手掌心做一直线，中指、环指间蹼至掌心做一直线，两线交会点为出口；用ECTRS系统，镜下确定腕横韧带远侧缘，刀钩向上自远至近拉动，切断腕横韧带，缝合出、入口。晚期麻醉下，做腕掌间S形切口，切开皮肤、皮下组织及深筋膜层，纵行全层切断腕横韧带减压，松解神经外膜。结果：优41例，良35例，中5例，差3例，优良率90.5%。（《中医正骨》，2008年第3期）

（二）跗管综合征

综合疗法治疗跗管综合征55例：①内服方。豨莶草、海桐皮、松布各12 g，海风藤、忍冬藤、威灵仙、秦艽、防己、当归、姜黄各 9 g，乌豆 24 g。每日 1 剂，水煎服。②外用洗剂。伸筋草 50 g，透骨草、卷柏各 40 g，当归、木瓜、乳香、生地黄、熟地黄各 30 g，没药 20 g，川乌、草乌各 15 g。加水 3000 mL，煎至 2000 mL，加入食醋 500 mL，同煎数分钟后熏洗患足约 40 分钟，每日 2～3 次，每剂药用 2 日。③按摩疗法。患者仰卧，患肢外旋。医者先点按阴陵泉、三阴交、太溪、照海、金门等穴。后双手拇指按于内踝后下方，用摇晃、拔伸、足内外翻、捋顺揉捻等法。每日 1 次，6 次为 1 个疗程。④封闭疗法。用 1% 普鲁卡因 2 mL 加曲安缩松 1 mL 跗管内局封，每周 1 次，3 次为 1 个疗程。⑤手术治疗。症状严重且保守治疗无效时，用切断屈肌支持带，松解胫后神经。距、跟骨内有骨刺形成者，同时切除。术后予用 β-七叶皂苷钠 20 mg，静脉滴注，用 4 日。⑥石膏固定。术后症状严重者，可将足石膏固定于内翻跖屈位 2～3 周。酌用针灸或理疗。⑦功能锻炼。症状严重者适当控制活动，症状缓解后可练习踝关节屈伸和内外翻活动或旋转活动。结果：随访 49 例，优 22 例，良 21 例，可 4 例，差 2 例。(《中国骨伤》，1999 年第 5 期)

（三）筋膜间隔区综合征

治疗小腿骨筋膜室综合征 22 例：当归、赤芍、白芍各 9 g，熟大黄、芒硝、厚朴、甘草各 6 g，丹参 18 g，广三七、骨碎补各 5 g，苏木、泽兰叶各 12 g，枳实 7 g。兼有口渴，舌赤，脉弦细有力者，加天花粉、生地黄、五味子、玄参等养阴生津；兼有气血两虚者酌加黄芪、党参、熟地黄；兼有夜寐不宁者，加鸡血藤、茯神、酸枣仁；兼有胃纳不佳者，加山药、砂仁、白术；症见患肢肿胀透亮，膈下痞满严重者，加青皮、佛手、木香、陈皮。每日 1 剂，水煎 2 次，分早、晚服。优 15 例，良 5 例，可 1 例，劣 1 例。(《湖北中医杂志》，1983 年第 4 期)

（四）莱特尔综合征

1. 桂枝、知母、白芍、苍术、黄芪、土茯苓、鸡血藤、地龙、防风、甘草各 10 g，麻黄 5 g，蜈蚣 3 条。每日 1 剂，水煎服。主治莱特尔综合征，寒热夹杂型，关节肿胀灼痛，喜温，屈伸艰难，日轻夜重。尿道炎较重，主方中加入败酱草、马齿苋、乌药、牛膝各 10 g，结膜炎较重，主方中加入木贼、菊花、白蒺藜、蝉蜕各 10 g，肠道有炎症加白头翁、木香、黄连各 10 g。

2. 石膏、知母、黄柏、忍冬藤、鸡血藤、晚蚕沙、牡丹皮、土茯苓、赤芍、地龙、桂枝各 10 g。每日 1 剂，加水煎沸 15 分钟，滤出药液，再加水煎 20 分钟，去渣，两煎药液兑匀，分服。主治莱特尔综合征，以关节炎、尿道炎、结膜炎三联征为特点。多发性关节炎且不对称，尿中大量白细胞。风湿热型骨关节红肿疼痛，发热烦渴，咽痛少饮。

3. 桂枝、白芍、苍术、黄芪、土茯苓、五加皮、乌梢蛇各 10 g，川乌、麻黄、细辛各 5 g。每日 1 剂，水煎服。主治莱特尔综合征。

（五）交感性营养不良综合征

1. 分期辨治内外兼施治疗骨折后反射交感性营养不良综合征 76 例：Ⅰ期用丹参 18 g，当归、乳香、没药各 12 g，银柴胡 15 g，胡黄连、秦艽、鳖甲、地骨皮、青蒿、知母各 9 g。Ⅱ期用当归 18 g，丹参 15 g，乳香、没药、桃仁各 12 g，麻黄、桂枝、红花、白芷、赤芍各 9 g，甘草、细辛各 5 g。Ⅲ期用山药、当归、山茱萸各 18 g，丹参、熟附子各 15 g，肉桂 3 g，熟地黄、泽泻、茯苓、牡丹皮、乳香、没药各 12 g。每日 1 剂，水煎服。10 日为 1 个疗程。并分别用活血祛瘀膏（或四黄膏）、温经活络膏、四生膏等外敷患处。用舒筋外洗颗粒（含透骨草、两面针、虎杖、走马箭、宽筋藤、威灵仙等。均广州中医药大学研制）1～2 包，加热水，熏洗患处，每日 2～3 次。局部红肿热消退后，配合手法。用 3～9 个疗程，随访 1～8 年，结果：优 29 例，良 25 例，可 15 例，差 7 例，优良率 71.1%。(《中国骨伤》，2002 年第 4 期)

2. 综合治疗踝关节反射交感神经营养不良综合征 23 例：牡蛎、炙黄芪各 30 g，延胡索、薏苡仁各 20 g，枸杞子、牛膝、当归、补骨脂、丹参各 15 g，杜仲 12 g，茯苓、川芎、川续断各 10 g，陈皮 6 g。每日 1 剂，水煎服。用损伤洗剂（含公丁香、红花、川芎、没药、儿茶、木香、乳香各 15 g，当归、茯苓各 30 g，白芷、牡丹皮各 9 g 等。加醋 50 mL），熏蒸患处，药液 60 ℃时浸洗患处，并用生姜片涂擦；每次熏蒸、浸泡各 30 分钟，每日 1 次。功能锻炼。3 周为 1 个疗程。治疗结果：治愈 14 例，有效 6 例。随访 4～17 个月，无复发。（《中医正骨》，2008 年第 5 期）

（六）撞击肩综合征

分型治疗撞击肩综合征 34 例：虚寒型用独活寄生汤加减，药用独活、桑寄生、秦艽、防风、当归、白芍、木瓜、五加皮、伸筋草各 10 g，川芎、熟地黄、杜仲、甘草各 5 g。血瘀型用桃红四物汤加减，药用桃仁、红花、续断、当归、白芍、伸筋草、木瓜各 10 g，桂枝、甘草各 5 g。均每日 1 剂，水煎服，5 剂为 1 个疗程。1～2 个疗程后若肩痛消失，关节功能障碍宜手术治疗，在高位颈肌间沟阻滞麻醉下取患肩的 Cubbin's 切口之一段，以肩峰外侧到喙突上呈 S 形，使用宽骨刀前高后低斜行凿除肩峰前下缘的骨赘，切除变性的喙肩韧带，使肱骨头与肩峰下间距扩大至 1.5 cm。术后常规患肢胸前悬吊固定 1 周后，进行适度的肩外展锻炼。结果：治愈（肩痛消失，肩外展大于等于 90°）26 例，好转（肩痛缓解，肩外展较前进步，生活能自理）6 例，无效（肩外展较前进步，但疼痛未缓解）2 例。（《安徽中医学院学报》，1999 年第 18 期）

（七）肩胛肋骨综合征

中西医结合治疗肩胛肋骨综合征 90 例：内服方药用威灵仙 20 g，姜黄、炒赤芍各 15 g，羌活、防风、桂枝、当归、枳实、葛根、桔梗、陈皮各 10 g，制乳香、制没药各 6 g，甘草 5 g。痛如锥刺，日轻夜重，加五灵脂、红花；痛随天气变化加剧，得暖痛减，加制川乌、细辛。每日 1 剂，水煎服。局部用泼尼松龙注射液 25 mg 或曲安奈德注射液 15 mg，加 2% 利多卡因 1 mL 混匀，痛点注射，每周 1 次，2～3 次为 1 个疗程。点按膏肓俞穴，用拇指指腹用力点按 3～5 分钟，以有酸胀感或放射痛为度，每日 1～2 次。疼痛剧烈者用三角巾屈肘悬吊患肢 7～10 日，或用"8"字绷带固定（其固定与锁骨骨折固定法相同）。疼痛减轻者可做头颈的旋转、仰俯。肩关节的内外旋、前屈、后伸及耸肩动作，每个动作 10～15 次，每次半小时，每日 2 次，活动幅度逐渐增大。结果：痊愈 63 例，显效 17 例，好转 9 例，无效 1 例。

第十九章　跌打损伤常见并发症

第一节　外伤瘀血

一、病证概述

外伤瘀血引起的原因，以外伤撞击最常见，刚受到撞击伤害时，组织会因外力过大造成断裂，包括皮下脂肪、微血管、小静脉、小动脉等，严重时连肌肉与神经都会受到伤害，如果皮肤没有破裂，就会以瘀血的情况表现。刚受伤的前3日，组织还处在急性伤害期间，体内会有许多修补伤害的做法，有许多细胞与细胞合成物参与这个反应，基本上身体会先把破裂的血管堵住，防止进一步出血。

二、妙法解析

（一）左颜面神经麻痹（余鹤龄医案）

1. 病历摘要：侯某，男，39岁。半个月前被破玻璃割伤左侧颜面，经治疗创面已愈，但遗留瘢痕、发麻及口角㖞斜，经消炎药物治疗后，局部瘢痕仍有肿胀及发麻，特求治。既往身体健康。体格检查：T 36.8 ℃，P 78 次/min，R 18 次/min，BP 120/76 mmHg。局部检查：左颜面有一由内上方向左下方斜行瘢痕，稍隆起，痕长4.5 cm，创面已愈，瘢痕轻度红肿，压痛明显。双侧眼裂对称，口角左斜，舌居中，吹口哨试验呈闭合不良，舌质正常，脉平。诊断：左颜面神经麻痹。证属瘀血结聚，经络不畅。治宜活血化瘀，舒经活络。药用紫丹参12 g，赤芍10 g，红花、水蛭、僵蚕、蝉蜕、防风、白芷、川黄连、生甘草各6 g。每日1剂，水煎服，服3剂后，左颜面肿胀及压痛明显好转，口角㖞斜亦有所纠正，原方继服4剂而愈。（《当代名老中医典型医案集·外伤科分册》，人民卫生出版社，2009）

2. 妙法解析：水蛭乃专攻破血消瘀之品，适用于血滞经闭，瘀血结聚，跌打损伤等症，功力虽猛，但不伤正。张锡纯认为可使瘀血默消于无形。此例左颜面神经受损已属显然，考虑是由瘢痕及炎症压迫所致，若是神经被割伤，恐难速愈。

（二）左小腿屈侧外伤性血肿（余鹤龄医案）

1. 病历摘要：赖某，男，26岁。患者8日前在街道行走时被行驶的摩托车撞倒，左小腿顿时急剧肿胀，疼痛，不能行走，不能直腿。赴某医院就诊，被诊为左小腿血肿（肌肉）。经打针、吃药、外敷药物等治疗6日，效果甚微。特转来求治。既往身体健康。体格检查：T 37 ℃，P 75 次/min，R 18 次/min，BP 116/80 mmHg。局部检查：体格壮实，痛苦病容，左膝关节屈曲弯腰，手持木凳扶持而跛行。患者屈腿右侧卧位检查：左小腿肿胀，皮色微红，有压痛，肌层可触一鹅蛋样大肿块，质硬压痛明显，无波动感，不可推移。穿刺试验未抽出液体。诊断：左小腿屈侧外伤性血肿。证属气滞血凝，经络不畅。治宜活血化瘀，疏经通络。药用蒲公英15 g，当归尾、紫丹参、黄柏、嫩桑枝、川牛膝、延胡索各 10 g，红花、赤芍、水蛭、川芎、甘草各 6 g。每日 1 剂，水煎服。外用金黄膏外敷，每日 1 次，2 日后复诊，左腿疼痛减轻，肿块范围缩小，压痛较前有所减轻，皮色不红。继以前方加减，药用当归、赤芍、丹参、黄柏、川牛膝各 10 g，红花、川芎、水蛭、甘草各 6 g。每日 1 剂，水煎服。外用芒硝 30 g，生大黄 20 g，红花、赤芍各 10 g。水煎外用湿热敷，每日 1 剂，每日 3 次，3 日后复诊，疼痛显著减轻，可直立行走。左小腿肿块明显缩小。上法继用 2 日而愈。（《当代名老中医典型医案集·外伤科分册》，人民卫生出版社，2009）

2. 妙法解析：此例外用生大黄、芒硝局部湿热敷，收效更见迅速。大黄能清瘀热之结。芒硝与大黄配合外用，可得相须为用之功。

（三）右肘内侧副韧带损伤（李国衡医案）

1. 病历摘要：李某，女，36 岁。3 日前，乘坐拖拉机时不慎跌下，右手着地，当即感右肘疼痛，活动受限。当地医院拍片未见骨折。现右肘内侧皮下青紫，肿胀，压痛。活动受限：伸 30°，屈 90°。右肘内侧韧带侧向试验（＋）。舌略红，苔薄，脉平。诊断：右肘内侧副韧带损伤。证属气血瘀滞，肿胀疼痛。即采用理筋手法。外敷消肿散包扎，2 日换药 1 次。内服宜活血化瘀，消肿止痛。药用生地黄 12 g，川芎 6 g，赤芍、丹参、延胡索、茯苓各 9 g，青皮、枳壳、地鳖虫各 4.5 g，甘草 3 g。每日 1 剂，水煎服。服 7 剂后，右肘疼痛减轻，肿胀消退，局部压痛仍明显。患肘关节活动仍受限，舌脉同前。前方继服 7 剂，局部外用活血消肿洗方，药用扦扦活 30 g，泽兰、刘寄奴、紫荆皮各 12 g，桂枝、苏木、紫草各 9 g。煎水外熏洗患处，每次 20～30 分钟，每日 2 次，逐步予肘伸直操练。坚持 1 周后，局部肿胀已不明显，夜间仍有疼痛，右肘活动：伸 5°，屈 140°。再用舒筋活血化瘀洗方。药用伸筋草、羌活、独活、当归、泽兰叶各 12 g，紫草、苏木、乳香、没药、红花、桂枝各 9 g。4 剂，煎水洗，每次 20～30 分钟，每日 2 次。损伤后 2 个月，疼痛消失，恢复正常工作。检查：右肘伸 0°，屈 130°。解疼镇痛酊 2 瓶，局部热敷后外用。（《当代名老中医典型医案集·外伤科分册》，人民卫生出版社，2009）

2. 妙法解析：肘关节侧副韧带损伤属"肘部伤筋"，魏氏伤科治疗急性期消肿散外敷制动，内服活血化瘀之剂，同时急诊可施理筋手法以消散部分血肿，恢复肘部内外侧肌筋平衡。一般手法时由助手托住患者上臂，医者一手握住下臂，另一手托其肘尖，将患肘扳直。然后将肘部上屈，患侧手部能搭肩头。上述手法只做一次，同时配合外用熏洗中药，外用洗方初期以活血消肿为主，中后期则应配合舒筋通络，一般均可取得良好疗效。本案三诊后患者症状明显改善，停止用药。伤后 2 个月复查，遗留关节屈曲功能轻度受限。

（四）前额外伤瘀血（陈香白医案）

1. 病历摘要：程某，男，6 岁。不慎碰伤前额。第 3 日，伤处呈紫黑色，肿胀漫及整个面部，兼见头痛，晕眩，视物模糊，胸闷纳呆，发热，夜不能寐。此为伤后血不循经，积血蓄瘀所致。药用生菊花叶榨汁，每次半碗温服。隔 2～3 小时 1 次。外用生菊花叶捣敷患部。用上方治后约 1 小时，伤情即见缓解，服药 3 次后，除伤处外，肿胀基本消失。第 2 日，内服减为每日 2 次。第 3 日，伤处肿痛未除，按之有波动感，遂用注射器抽去脓血。再以干牛屎、白冬枫、菊花叶、雄黄（少量）共捣烂调茶水外敷。第 4 日，诸症消失。（《广西中医药》，1979 年第 2 期）

2. 妙法解析：菊花治疗跌打损伤，《本草纲目拾遗》有"虽重伤濒死，但一丝未绝，灌下立苏。其方以十一月采野菊花，连枝叶阴干，用时取一两，加童便无灰酒各一碗，同煎热服"的记载。至于家菊、野菊，药力虽各略有所偏胜，但性能大致相近，遇药物短缺时，可通用之。

（五）右尺骨近端软组织血肿机化（张鹰医案）

1. 病历摘要：胡某，男，6岁。1986年3月摔伤右肘关节及前臂，局部红肿疼痛，摄片检查未见骨折，没有固定。1个月后肿消，但右肘关节不能屈伸，来我科就诊检查，右肘关节伸直位屈曲15°，肘关节尺侧可扪及硬块约3cm×6cm，前臂内侧及手指发麻呈"鹰爪"，X线片示：肘关节未见骨折，尺骨近端软组织见片状阴影。诊断：软组织血肿机化。治宜软坚散结。药用黄芪、鸡血藤、海藻各90g，川芎、生天南星、莪术、赤芍、白蔹、生半夏、山豆根各60g，生川乌、生草乌、苍术各30g，穿山甲15g。上药研末混匀，用时视患处范围大小，将药末用水、醋各半调成糊状，外敷患处，盖上牛皮纸包扎好，2～3日换药1次，上方用完为1个疗程。外敷后，肘关节屈伸正常，手指活动自如，摄片复查肘关节无异常发现。（《湖北中医杂志》，1990年第3期）

2. 妙法解析：本方出自《运动创伤学》（郑怀贤等编著，四川人民出版社出版），方中以黄芪、鸡血藤、海藻为君药，黄芪补气生血、行血，鸡血藤行血补血，乃遵前人"伤乃是气分之血，故宜补气以生血，气达患处乃能生肌，气充肌肤乃能行血"（清代唐容川著《血证论》）之意；川芎、赤芍、莪术、山豆根、二乌、穿山甲、苍术，共助黄芪、鸡血藤活血散瘀、温经消肿而止痛；白蔹、天南星、穿山甲、半夏辅海藻软坚消结而祛邪。故全方有活血补血以散瘀、温筋消肿以止痛、软坚散结以削实之功效，能补虚而不留邪，祛邪而不伤正。

（六）左腓肠肌撕裂血肿（周荣贵医案）

1. 病历摘要：胡某，男，35岁。因挤压伤后左小腿疼痛、肿胀、功能障碍，车送就诊。体格检查：左小腿腓肠肌明显瘀肿，压痛明显，较健侧肿大5cm。诊断为左腓肠肌撕裂血肿。药用生地黄、茯苓皮、泽泻各12g，赤芍、牡丹皮、当归尾、延胡索、陈皮、制大黄（后下）、忍冬藤各9g，木通、原红花、生甘草各5g（均为成人剂量）。每日1剂，水煎服。一般服2～5剂即可消肿。投上方加三七3g，并嘱抬高患肢休息。4日后步行复诊，诉疼痛大减，患肢较健侧仅肿大1.5cm。续投原方（去三七）5剂，1个月后随访，已恢复正常工作。（《湖南中医杂志》，1990年第1期）

2. 妙法解析：本方由《医学正传》三妙丸改汤、加味而成，三妙丸治湿热下注，配薏苡仁专于利水，当归、泽兰叶活血养血，穿山甲走窜，功能行散；配牛膝引药下行直达病所，甘草调和诸药，合而为用，共具活血止痛、化瘀利水之功。

（七）右踝关节内翻扭伤（姜佐柏医案）

1. 病历摘要：王某，男，16岁。前天下午跳高扭伤右踝，肿胀疼痛，不能行走。经某医院诊断为急性右踝关节内翻扭伤，经外搽正红花油、内服三七片治疗2日，未见好转。体格检查：右踝关节剧烈肿胀并有青紫瘀斑，X线片示无骨折和脱位征象，跟骨上三角形脂肪垫消失。治以热开水调化瘀散敷贴患部。药用赤小豆、天仙子、见血飞各30～60g，分别晒干研细备用。按照比例取药末适量，根据初、中、后期选用冷开水、热开水、热酒醋调成药膏，匀摊在纱布上，厚度约1cm，贴敷患处。药膏面积比肿胀面积略大，适时浸润，保持湿度，每日换药1次。（《中国中医骨伤科杂志》，1990年第1期）

2. 妙法解析：本方以赤小豆活血排脓、利水除湿、消肿解毒；天仙子止痛，促进炎症吸收；见血飞散瘀止痛、驱风消肿、止血生肌接骨。三药合用，相得益彰，共奏活血化瘀、消肿止痛之功效。

三、文献选录

外伤瘀血是损伤过程中形成的病理产物，各种外伤损伤肌肤和内脏，使离经之血积存体内而成。"瘀血"与"血瘀"的概念不同。血瘀是指血液运行不畅或血液瘀滞不通的病理状态，属于病机学概念。而瘀血是能继发新病变的病理产物，属于病因学概念。外伤瘀血的临床表现有疼痛如针刺，痛有定处，拒按，夜间尤甚；肿块在体表者，色呈青紫，在腹内者，坚硬按之不移，称为癥积；出血反复不止，色泽紫暗，中夹血块，或大便色黑如柏油；面色黧黑，肌肤甲错，口唇爪甲紫暗，或肌肤紫斑、蛛丝红缕，或腹部青筋外露，或下肢青筋胀痛；妇女经少紫暗成块，或闭经；舌紫暗，或见瘀斑瘀点，脉细涩或结代等。

（一）外伤瘀血的形成机制

血液的正常运行，主要与心、肺、肝、脾等脏的功能，气的推动与固摄作用，脉道的通利，以及寒热等内外环境因素密切相关。凡能影响血液正常运行，引起血液运行不畅，或致血离经脉而瘀积的内外因素，均可导致瘀血的形成。

1. 血出致瘀：各种外伤，如跌打损伤、金刃所伤、手术创伤等，致使脉管破损而出血，成为离经之血；或其他原因，如脾不统血、肝不藏血而致出血，以及妇女经行不畅、流产等，如果所出之血未能排出体外或及时消散，留积于体内则成瘀血。

2. 气滞致瘀：气行则血行，气滞则血瘀。若情志郁结，气机不畅，或痰饮等积滞体内，阻遏脉络，都会造成血液运行不畅，进而导致血液在体内某些部位瘀积不行，形成瘀血。《血证论·吐血》曰："气为血之帅，血随之而运行；血为气之守，气得之而静谧。气结则血凝，气虚则血脱，气迫则血走。"

3. 因虚致瘀：气分阴阳，是推动和调控血液运行的动力，气虚则运血无力，阳虚则脉道失于温通而滞涩，阴虚则脉道失于柔润而僵化。津血同源互化，津液亏虚，无以充血则血脉不利。因此，气与津液的亏损，亦能引起血液运行不畅，导致血液在体内某些部位停积而成瘀血。

4. 血寒致瘀：血得热则行，得寒则凝。若外感寒邪，入于血脉，或阴寒内盛，血脉挛缩，则血液凝涩而运行不畅，导致血液在体内某些部位瘀积不散，形成瘀血。如《灵枢·痈疽》曰："寒邪客于经络之中则血泣，血泣则不通。"《医林改错·积块》曰："血受寒则凝结成块。"

5. 血热致瘀：外感火热邪气，或体内阳盛化火，入舍于血，血热互结，煎灼血中津液，使血液黏稠而运行不畅；或热灼脉络，迫血妄行导致内出血，以致血液壅滞于体内某些部位而不散而成瘀血。如《医林改错·积块》曰："血受热则煎熬成块。"

（二）外伤瘀血的致病特点

外伤瘀血形成之后，停积体内不散，不仅失去血液的濡养作用，而且可导致新的病变发生。瘀血的致病特点主要表现在以下几个方面。

1. 易于阻滞气机：血为气之母，血能载气，因而瘀血一旦形成，必然影响和加重气机郁滞，所谓"血瘀必兼气滞"。而气为血之帅，气机郁滞，又可引起局部或全身的血液运行不畅。因而导致血瘀气滞、气滞血瘀的恶性循环。如外伤局部，破损血脉，血出致瘀，可致受伤部位气机郁滞，出现局部青紫、肿胀、疼痛等症。

2. 影响血脉运行：瘀血为血液运行失常的病理产物，但瘀血形成之后，无论其瘀滞于脉内，还是留积于脉外，均可影响心、肝、脉等脏腑的功能，导致局部或全身的血液运行失常，如瘀血阻滞于心，心脉痹阻，气血运行不畅，可致胸痹心痛；瘀血留滞于肝脏，可致肝脏脉络阻滞，气血运行障碍，故有"恶血归肝"之说；瘀血阻滞于脉道，损伤脉络，血逸脉外，可致出血色紫暗有块；瘀血阻滞经脉，气血运行不利，形体官窍因脉络瘀阻，可见口唇、爪甲青紫，皮肤瘀斑，舌有瘀点、瘀斑，脉涩不畅等。

3. 影响新血生成：瘀血乃病理性产物，已失去对机体的濡养滋润作用。瘀血阻滞体内，尤其是瘀血日久不散，就会严重地影响气血的运行，脏腑失于濡养，功能失常，势必影响新血的生成。因而有"瘀血不去，新血不生"的说法。故久瘀之人，常可表现出肌肤甲错、毛发不荣等失濡失养的临床特征。《血证论·男女异同论》曰："瘀血不行，则新血断无生理……盖瘀血去则新血易生，新血生而瘀血自去。"即在一定程度上揭示了瘀血阻滞与新血生成之间的辩证关系。

4. 病位固定，病证繁多：瘀血一旦停滞于某脏腑组织，多难于及时消散，故其致病又具有病位相对固定的特征，如局部刺痛、固定不移，或癥积肿块形成而久不消散等。而且，瘀血阻滞的部位不同，形成原因各异，兼邪不同，其病理表现也就不同。如瘀阻于心，血行不畅则胸闷心痛；瘀阻于肺，则宣降失调，或致脉络破损，可见胸痛、气促、咯血；瘀阻于肝，气机郁滞，血海不畅，经脉瘀滞，可见胁痛、癥积肿块；瘀阻胞宫，经行不畅，可见痛经、闭经、经色紫暗有块；瘀阻于肢体肌肤，可见肿痛青紫；瘀阻于脑，脑络不通，可致突然昏倒，不省人事，或留有严重的后遗症，如痴呆、语言謇涩等。此外，瘀血阻滞日久，也可化热。所以说瘀血致病，病证繁多。

（三）外伤瘀血的临床表现

致病的临床表现虽然错综繁多，但可大致归纳如下 5 点：

1. 疼痛：一般表现为刺痛，痛处固定不移，拒按，夜间痛势尤甚。

2. 肿块：瘀血积于皮下或体内则可见肿块，肿块部位多固定不移。若在体表则可见局部青紫，肿胀隆起，所谓血肿；若在体腔内则扪之质硬，坚固难移，所谓癥积。

3. 出血：部分瘀血为病者可见出血之象，通常出血量少而不畅，血色紫暗，或夹有瘀血块。

4. 色紫暗：一是面色紫暗，口唇、爪甲青紫等；二是舌质紫暗，或舌有瘀斑、瘀点等。

5. 可表现出肌肤甲错及脉象上的某些异常，如涩脉或结代脉等。

（四）外伤瘀血的注意事项

外伤瘀血早期不宜按摩。这时若加以按摩，不是正确的做法，对病情没有帮助，还有可能使原本已经堵住的血管，再次裂开而又出血，使瘀血范围更为扩大，组织修复时间加长。正确的做法是，受伤前 3 日，以冰敷或冷敷受伤处，一方面减少受伤后的组织肿胀，一方面减缓患处血流量，有助血块凝集，堵住断裂的血管，3 日过后，大部分受伤的血管都已经封闭，从第 4 日开始，可以热敷及轻轻按摩，帮助残余的血块吸收及组织修复，加快痊愈的速度。

第二节　断肢再植

一、病证概述

肢体断离的性质，有切割性断离、辗轧性断离、挤压性断离、撕裂性断离等多种。其中切割性断离由锐器所造成，如切纸机、铣床、剪刀车、铡刀、利刀、玻璃或某些冲床等，再植手术的成功率较大。对于多刃性损伤，如飞轮、电锯、风扇、钢索、收割机等所造成的严重切割伤，截断面附近组织损伤较严重，虽然再植手术的困难较大，但经过努力也可成功。辗轧性断离由火车轮、汽车轮或机器齿轮等钝器伤所致。辗轧后仍有一圈辗伤的皮肤连接被轧断的肢体，表面看来似乎仍相连，实际上皮肤已被严重挤压，而且被压得很薄，失去活力，应视为完全性肢体断离。挤压性断离由笨重的机器、石块、铁板或由搅拌机及重物挤压所致。断离平面不规则，组织损伤严重，常有大量异物挤入断面与组织间隙中，不易去净，静脉常发生血栓形成，再植难度较高。撕裂性断离是肢体被连续急速转动的机器轴心皮带筋或滚筒（如车床、脱粒机）或电动机转轴卷断而引起。撕裂性肢体断离，在血管离断的远近段，往往有严重的血管痉挛和潜在的血管内膜损伤，给血液循环的重建带来一定困难。

二、妙法解析

右拇指末节指骨缺损（王维佳医案）

1. 病历摘要：张某，女，36 岁。在工作中右拇指末节不慎被冲床轧伤。即行简单包扎，于次日上午来诊，体格检查：右拇指末节呈剥脱伤，远端缺损，创缘不整齐，指甲仅保留根部，末节指骨部分缺损。药用象皮、血余炭、血竭、生石膏粉。用量可根据需要按比例增加或减少。先把象皮、血余炭、血竭、生石膏粉磨粉，过 100 目筛，各自包开备用。再将香油倒入锅内熬沸0.5～1 小时。之后下生地黄、龟甲熬成焦枯色，再下当归熬枯去渣过滤，加入生石膏粉、炉甘石粉文火熬半小时，最后加入象皮粉、血余炭粉、血竭粉、珍珠粉、黄白蜡熬匀冷却即成。新鲜创口，在清洁伤口后外敷止血生肌膏。如出血较多的伤口外敷止血生肌膏，再用凡士林纱布覆盖加压包扎止血。外露指（趾）骨可剪平整，有明显碎骨片可摘除。一般每周换药 1 次，换药时用盐水棉球蘸去分泌物即可，一般经 4～5 次换药，创口即可完全愈合。经清洁后即外敷止血生肌膏，并予破伤风抗毒素 1500 U、青霉素 80 万 U，每日 2 次，肌内注射；链霉素 0.5 g，每日 2 次肌内注射，用药 6 日后停用。每周换药 1 次，经 4 周后创口完全愈合。（《中国中医骨伤科杂志》，1990 年第 5 期）

2. 妙法解析：本方中生石膏粉、炉甘石粉有清解、防药物黏性的作用，当归、血竭、血余炭活血止血、促进血运，象皮、龟甲、生地黄、珍珠粉生肌。

三、文献选录

临床报道选录

1. 中药制剂注射治疗断指再植术后 28 例：川芎嗪注射液 160 mg。上药加 5％葡萄糖氯化钠注射液 500 mL，静脉滴注，每日 1 次，用 7 日；川芎嗪片 100 mg，每日 3 次，口服，用至术后14 日伤口拆线。用 40 W 医用射灯，距离 60 cm，持续烘烤 3 日。术后 3 日，用罂粟碱 30 mg，每 8 小时 1 次，肌内注射。支持疗法及对症处理。抬高患肢。不用肝素及水杨酸类抗凝药。结果：优 23 例，良、可各 2 例，差 1 例，总优良率 89.29％。（《新中医》，2002 年第 4 期）

2. 中西医结合治疗断指再植术后患指屈曲功能 30 例 39 指：术前前臂石膏托外手部于功能位。抗感染，抗凝，扩血管，镇痛，解痉等。术后 2 周拆线，3 周拆除石膏。功能锻炼。本组于术后 3 周开始，用骨洗方：伸筋草、海桐皮、透骨草、当归各 20 g，桂枝、藏红花、细辛各10 g，闹羊花 15 g 等。每日 1 剂，每剂重复使用 2～3 次，水煎取液，熏蒸、浸泡患指，每次 30分钟；患指主动屈曲并用健侧指腹对其施理筋手法。随访＞0.5 年。结果：两组分别优 17、9指，良 17、12 指，中 5、9 指，差 0、2 指，优良率 87.2％、65.6％。（《中国中医骨伤科杂志》，2007 年第 5 期）

3. 中西医结合治疗断指再植术后 25 例 32 指：早期（术后 0～4 周）用高压氧治疗。稳压后戴面罩吸纯氧 70 分钟，每日 1 次；10 日为 1 个疗程。中期（术后 5～8 周）用伸筋草、桂枝、木香、苍术各 20 g，海桐皮、秦艽、红花、独活、羌活、黄柏各 15 g，当归、乳香、没药、防风各10 g。加水 1 L，置熏蒸器，熏蒸患指，每次 40 分钟，每日 1 次；20 日为 1 个疗程。早（术后 1周开始）、中期分别进行被动和主动屈伸训练。后期（术后 9～12 周）进行抗阻训练及日常生活训练、感觉训练。对照组 25 例 30 指，用常规方法功能训练。结果：总活动度测定、静态两点辨别觉和甲襞微循环 4 项指标（形态、流态及周围状态积分，总积分）本组均显著优于对照组（P＜0.01 或 P＜0.05）。（《中医正骨》，2008 年第 7 期）

4. 中西医结合治疗断指再植术后血管危象 28 例：生地黄 20 g，当归、桃仁、赤芍、延胡索各 10 g，川芎、红花各 6 g。每日 1 剂，水煎服。川芎嗪注射液 160 mg，加生理盐水，静滴，8 小时 1 次。对照组 28 例，用肠溶阿司匹林片 50 mg，每日 3 次，口服。两组均抗血管痉挛，抗感染，患指保温，维持有效血容量及支持疗法等。用 7 日。结果：两组分别优 22、21 例，良各 2 例，可各 3 例，差 1、2 例。凝血功能 4 项（PT、APTT、INR、FIB）指标两组治疗前后自身比较差异均有统计学意义（P＜0.05）。（《广西中医药》，2009 年第 3 期）

5. 中西医结合治疗断肢再植缺血再灌注损伤 10 例：分四组。1 组于再植后动脉开放前，用乌司他丁 0.5 万 U/kg，川芎嗪 2.5 mg/kg。2、3 组各 10 例，分别用上述中、西药。4 组 10 例，于围手术期不用上述药。分别于术前（T1）、术中再灌注后 30 分钟（T2）、术后 3 小时（T3）、24 小时（T4）、72 小时（T5）采集中心静脉血化验。结果：血清天冬氨酸氨基转移酶（AST）、肌酸激酶（CK）、丙二醛（MDA）1 组均无明显上升，2～4 组均有升高趋势，但 2、3 组低于 4 组（P＜0.05）；乳酸脱氢酶（LDH）1～3 组均无明显上升，与 4 组在 T2 时点比较差异均有统计学意义（P＜0.05），4 组有上升趋势；超氧化物歧化酶（SOD）1 组无下降趋势，2、3 组下降幅度小，与 4 组比较均有统计学意义（P＜0.05）。（《中国中西医结合外科杂志》，2009 年第 4 期）

第三节　骨伤及创面感染

一、病证概述

开放性骨折症状的全身表现之一为发热。骨折后一般体温正常，出血量较大的骨折，血肿吸收时，体温略有升高，但一般不超过 38 ℃，开放性骨折体温升高时，应考虑感染的可能。开放性骨折的治疗既要保证骨折的愈合，又要避免伤口的感染，还要尽快地恢复肢体的功能。开放性骨折的治疗包括清创、骨折固定、伤口闭合及抗生素的应用等几个主要方面。清创是治疗开放性骨折的基础，彻底清创是预防感染的关键。对污染的新鲜开放性骨折，在细菌繁殖和侵入组织的潜伏期内（伤后 6～8 小时）施行清创术，彻底切除染菌的创面、失活的组织和异物，清洗干净后将创口闭合，可以避免发生感染。遗留少数细菌通常能被健康组织消灭。损伤发热是指因伤后脏腑功能紊乱，瘀久化热，或感受邪毒而引起的以发热为主症的疾患。包括现代医学的各种骨折后的吸收热，开放性损伤后的感染发热，各种挫伤、挤压伤所致的血肿感染发热等。

二、妙法解析

（一）创伤后发热（郭维淮医案）

1. 病历摘要：张某，男，36 岁。于 7 日前被翻倒的拖拉机砸伤左下肢，当即肿胀疼痛，活动受限，急送入院，诊断为创伤性休克、左股骨骨折、左胫腓骨开放性骨折。于急诊清创内固定。现刀口无异常，但患者发热一直不退。并见疲乏无力，自汗，肢体麻木，面色无华，气短懒言，喜暖畏寒，肌肤湿冷，肚腹灼手，WBC 7.8×10⁹/L，N 0.65，L 0.24，RBC 2.8×10¹²/L，HB 92 g/L。舌质淡，舌苔薄白，脉虚细。诊断：创伤后发热。症见热势或高或低，伴头晕目眩，疲乏无力，自汗，气短懒言，喜暖畏寒，肢体麻木，面色无华，舌淡，苔白，脉虚细。证属血虚兼血瘀，治宜攻补兼施，不能骤用大补，否则易留邪为患，而正气反不受益。治宜攻补兼施，益气清热。方选当归补血汤合四物汤加减。药用黄芪 60 g，生地黄、丹参各 20 g，当归 15 g，川芎、芍药各 10 g，柴胡 9 g，黄芩 6 g。每日 1 剂，水煎服。服 3 剂后发热已退，脉静身凉，饮食良好，舌质淡，舌苔薄白，脉细弦。药已中的，去黄芩以免寒凉太过，守上方以益气养血。再服 3 剂后，未再发热，刀口顺利愈合。(《当代名老中医典型医案集·外伤科分册》，人民卫生出版社，2009)

2. 妙法解析：人体是一个有机整体，局部肢体的损伤可引起脏腑功能紊乱，气血运行失常。《正体类要》曰："肢体损于外，则气血伤于内，营血有所不贯，脏腑由之不和，岂可纯任手法，而不求脉理，审其虚实，而施补泻哉。"由于损伤而致的发热临床比较多见，大凡分实热和虚热两大类。一般认为虚热系损伤失血过多，阴不维阳而致。郭氏认为损伤后虚热血虚为其本，导致血虚的原因有三：其一是失血过多，气血亏损；其二是日久致瘀，新血不生；其三是肝郁脾虚，血气无源。郭氏治疗损伤血虚发热的特点是遵循辨证施治的原则，根据不同病因病机，以益气、养血、活血、解郁、滋阴为基本治法，补而不留邪，攻而不伤正，攻补兼施，最终达到邪去正安的治疗目的。严重创伤，失血过多，血分亏虚，阴不制阳，阳浮于外而发热。《素问·逆调论》曰："阴气少，而阳气胜，故热而烦满也。"吴鹤皋说："血实则身凉，血虚则身热。"症见热势或高或低，伴头晕目眩，疲乏无力，自汗，气短懒言，喜暖畏寒，肢体麻木，面色无华，舌淡，苔白，脉虚细。郭氏认为此型属血虚兼血瘀，治宜攻补兼施，不能骤用大补，否则易留邪为患，而正气反不受益。故方选当归补血汤合四物汤加丹参。方中当归补血活血；黄芪数倍而补血、生地黄补血养阴清热为主；川芎入血分理血中之气；芍药敛阴养血；丹参祛瘀行血。诸药合用，补血而不滞血，行血而不破血，补中有散，散中有收，共奏补血清热之效。加减：阴虚阳往乘之，发热自汗，为阳气下陷阴中，加党参、白术、炙甘草、柴胡、升麻以健脾益气，升阳举陷；自汗盗汗，为阴阳俱损，加大黄芪用量，以无形之气以补血；伴心悸怔忡，夜寐不安，加白术、茯神、远志、木香、酸枣仁以益气补血，健脾养心，心血得养汗自止。

(二) 创伤后发热 (郭维淮医案)

1. 病历摘要：刘某，男，42 岁。于 10 日前摔伤右上肢肿胀疼痛，在当地医院诊断为右肱骨、尺桡骨骨折，行切开复位内固定，现因发热不退来院治疗。查刀口无异常，肢体无畸形，肿胀明显，身热怕冷，语音洪亮。自诉身热心烦，精神抑郁或暴躁易怒，胸胁闷胀，食欲不振。各项化验结果无异常。舌质淡而黯，舌苔厚，脉涩弦数。诊断：创伤后发热。证属肝郁发热。《伤科补要》曰："凡跌打损伤之证，恶血留内，则不分何经，皆以肝为主。盖肝主血也，败血必归于肝。"由于损伤，阴血耗伤，肝体失养，肝藏血，疏泄功能失常，木病及土，致肝郁脾虚，郁而发热。此证好发于素体虚弱，脾胃不健，或伤后肝气不舒，或年幼脏腑娇嫩之人。症见身热心烦，精神抑郁或暴躁易怒，胸胁闷胀，食欲不振。治宜疏肝解郁清热。方选丹栀逍遥散加减。药用生地黄、当归、白芍、茯苓、牡丹皮各 15 g，栀子 12 g。煨生姜 10 g，白术、柴胡各 9 g，薄荷、甘草各 6 g。每日 1 剂，水煎服。服 3 剂后，发热已退，脉静身凉。饮食良好，精神明显好转。舌质淡，舌苔薄白，脉细弦。效不更方，继续服用 5 剂后，未再发热，刀口顺利愈合。(《当代名老中医典型医案集·外伤科分册》，人民卫生出版社，2009)

2. 妙法解析：郭氏治疗损伤血虚发热的特点是遵循辨证施治的原则，根据不同病因病机，以益气、养血、活血、解郁、滋阴为基本治法，补而不留邪，攻而不伤正，攻补兼施，最终达到邪去正安的治疗目的。《伤科补要》曰："是跌打损伤之证，恶血留内，则不分何经，皆以肝为主。盖肝主血也，败血必归于肝。"由于损伤，阴血耗，肝体失养，肝藏血，疏泄功能失常，木病及土，致肝郁脾虚，郁而发热。郭氏认为此型好发于素体虚弱，脾胃不健，或伤后肝气不舒，或年幼脏腑娇嫩之人。症见身热心烦，精神抑郁或暴躁易怒，胸胁闷胀，食欲不振，舌质淡，苔薄白或薄黄，脉弦虚或弦细。方选丹栀逍遥散加生地黄。方中当归味甘芳香，行气缓急；白芍养血柔肝；茯苓、白术、甘草补土以培其本；柴胡、薄荷、煨生姜辛散以顺肝性，散肝郁；牡丹皮入肝胆血分，清泄火邪；栀子入营分，行上焦心肺之热，屈曲下行；生地黄清热凉血化瘀。诸药合用，共奏解郁养血清热之效。

（三）创伤后发热（郭维淮医案）

1. 病历摘要：马某，男，64岁。患者46日前因从高处坠落致伤骨盆部，诊断为骨盆骨折，经牵引治疗，现骨折复位良好，7日前不明原因发热，温度在37.5℃～38.5℃，气短懒言，口干而不欲饮，无其他明显不适。各项化验结果无异常。舌质淡紫，舌苔薄白，脉涩细。诊断：创伤后发热。证属血虚发热。创伤后瘀血内滞，久郁不化，瘀血不去，新血不生，可引起瘀血兼血虚发热。如《医门法律·虚劳论》曰："血痹则新血不生，并素有之血，亦瘀积不行，血虚则荣虚，荣虚则发热。瘀久必致气虚，气虚则愈致瘀，郁久发热。治宜化瘀养阴清热。方选补阳还五汤加减。药用黄芪30 g，当归、党参、川芎、知母各15 g，赤芍、地龙各12 g，牡丹皮、柴胡、白术各10 g，甘草、红花、桃仁各6 g。每日1剂，水煎服，服5剂后体温恢复正常，饮食良好，口已不干，舌质淡，舌苔薄白，脉细。效不更方，继续服用5剂后未再发热，骨折顺利愈合。（《当代名老中医典型医案集·外伤科分册》，人民卫生出版社，2009）

2. 妙法解析：创伤后瘀血内滞，久郁不化，瘀血不去，新血不生，可引起瘀血兼血虚发热。如《医门法律·虚劳论》曰："血痹则新血不生，并素有之血，亦瘀积不行，血瘀则荣虚，荣虚则发热。"郭氏认为瘀久必致气虚，气虚则愈致瘀，郁久发热。方选补阳还五汤加党参、白术、炙甘草。方中黄芪大补脾胃之元气，使气旺以促血行，祛瘀而不伤正，并助诸药之力；当归活血养血，祛瘀而不伤好血；党参、白术益气健脾；川芎、赤芍、红花、桃仁活血祛瘀；牡丹皮、柴胡、知母、地龙清营分郁热，通经活络。诸药合用，使气旺血行，病去络通，血生有源，诸症自愈。

（四）创面感染（欧奇医案）

1. 病历摘要：凌某，男，58岁。被机器轮带绞伤而致左胫腓骨开放性骨折，伤后3日入院。创面大小为5 cm×3 cm×1 cm，骨质暴露，创面已化脓感染。入院予冲洗创口，剪去坏死组织，给予跟骨牵引。药用黄芩、黄柏、牡丹皮、血竭、儿茶、海螵蛸、生石膏、白及、乳香、没药各15 g。将以上诸药放入锅内，加水4000 mL，煎2小时，使其浓缩至1500 mL左右，过滤去渣，入瓶高压消毒备用。先清洁创面，剪除坏死组织，充分冲洗创面，然后湿敷消炎生肌合剂。方法为将消毒纱布浸透消炎生肌合剂，拧去多余药液，敷于创面，不时用消毒棉签添加少许药液，以保持纱布湿润。每日更换纱布1次，晚上可以外加包扎，以防睡觉时纱布脱落。开始5日，脓液较多，但肉芽已生长；5日后脓液逐渐减少，创面周围上皮组织形成，创面逐日缩小，暴露骨质也逐日被新生之肉芽所覆盖，最后剩余0.5 cm的骨质暴露面，在24小时内全部被新生肉芽覆盖。用药28日创面痊愈，骨折63日获临床愈合。（《广西中医药》，1980年第2期）

2. 妙法解析：本合剂有溶解液化坏死组织，稀释脓液，使水肿肉芽脱水，促进上皮组织生长等作用。此外，尚有僻秽除恶臭之功。

（五）右足小趾粉碎性骨折（刘太书医案）

1. 病历摘要：周某，男，21岁。因被煤气罐砸伤右足小趾，即送本院门诊急诊。当时右足小趾下垂，皮肌挫烂，流血不止，立即行创口缝合术，术后抗感染治疗，X线诊断为右足小趾粉碎性骨折。次日局部皮肤开始变色，5日后完全坏死发黑，伤口感染，收住入院。因患者拒绝截趾而出院。复来门诊治疗。药用荆芥、当归各20 g，红花、花椒、艾叶各30 g，防风25 g，桂枝

50 g。将以上药物共煎，取其滤液，并浓缩至 500 mL，加苯钾酸钠 2.5 g 置于冰箱中备用。先以生理盐水将局部创面清洗干净，再敷以无菌纱布，用温生液滴湿之。局部以 60 AV 或 100 W 弯颈灯烤之，每次 40 分钟。烤完后外层再加盖无菌纱布，以胶布固定，每日 2～3 次。开始用温生液加烤灯治疗 32 日，坏死组织脱落，新生组织完全修复，功能与外观基本如初。(《湖南中医杂志》，1987 年第 2 期)

2. 妙法解析：温生液以当归、红花活血生新，荆芥、防风祛风邪抗感染，花椒、桂枝、艾叶温通经脉以助生新。风邪祛、经脉通、气血至，局部得以温煦濡养，则新必生，肉必长，伤口自愈。局部加烤灯，是取其热力以促其药力，可迅速改善局部血液循环，提高局部的抗病力与再生力，使之迅速愈合。将传统的油膏剂改为水剂，是考虑到水剂较油膏剂吸收快，药力大而疗效迅速。

（六）右膝关节创伤感染（李永新医案）

1. 病历摘要：徐某，男，33 岁。患者开拖拉机跌伤，右膝关节肿痛 5 日。伤后自配中草药外敷，次日膝部皮肤出现红肿、水疱，边缘呈痱子状红疹、瘙痒。经西药抗感染治疗 3 日不愈。症见右膝关节红肿，其周径较健侧大 4 cm，皮肤灼热，体温 37.6 ℃，水疱破裂处渗液并有秽气，关节活动受限。药用生大黄、生黄柏各 60 g，生栀子、生黄芩各 40 g。上药晒干，共研细末，备用。视皮肤过敏面积大小，取消毒纱布 1 块，先涂上少量凡士林软膏，再摊上药粉，厚度约 0.2 cm，直接敷于患处，用胶布或绷带包扎固定。隔日 1 换，连敷 2～3 次。用上方治疗 3 次，膝部红肿消退，渗液吸收，创面愈合。(《中华中医骨伤科杂志》，1988 年第 2 期)

2. 妙法解析：本方味苦性寒，有广泛的抗菌消炎作用，能抑制皮肤真菌，促使皮下渗液的吸收，又可以活血祛瘀、消肿止痛。

（七）右膝关节创伤后发热（邓沂、宋贵杰医案）

1. 病历摘要：刘某，男，17 岁。因踢足球扭伤右膝关节 10 日来院就诊。伤后 6 小时局部即出现肿胀、疼痛，伴发热、咳嗽、流涕、两下肢酸软无力。曾在其他医院以"关节炎"用青霉素、四环素等药物治疗，症状稍有好转，但患膝肿胀不消、伤部发热，并夜间盗汗、倦怠无力、口干、不思食。体格检查：体温 37.5 ℃，右膝关节弥漫性肿胀，呈屈曲状，关节伸直时疼痛加重，休息后疼痛减轻，活动后伤部肿胀加重，患肢局部皮肤温度略高于健侧，皮肤色暗发亮，触诊右膝髌骨下似有波动感。胸透见双肺门淋巴阴影增重。右膝关节正侧位片示右膝关节周围软组织明显肿大阴影、界限模糊，骨与关节无异常发现。血常规检查：红细胞 4.8×10^{12}/L，白细胞 16.0×10^{9}/L，中性粒细胞 0.63，淋巴细胞 0.37。血培养未发现抗酸杆菌，红细胞沉降率检查：32 mm/h。诊断：右膝关节软组织损伤并关节积液感染。药用螃蟹 4 只，石墨粉 60 g，麝香 10 g，炒地龙 30 g，蜈蚣 10 g，全蝎 15 g。将螃蟹捣成泥状，除麝香外的其他药研成细末，再用研钵磨细麝香，最后加香油，把上药调成软膏，装瓶备用。取适量药膏，平摊于 2 层麻纸上，敷于患处，用绷带包扎、胶布粘好。4 日换药 1 次，一般 4～6 次即可。蟹墨膏外敷治疗半个月，患部肿消痛减，活动如常，1 年后复查已完全恢复健康。(《中华中医骨伤科杂志》，1988 年第 1 期)

2. 妙法解析：本方以螃蟹软坚清热散瘀，地龙散瘀清热，蜈蚣温经散瘀、通络止痛，全蝎通络散瘀，麝香芳香化浊、清热解毒，石墨凉血止血、淡渗利湿、清热解毒。诸药合用，共奏散结消肿止痛之效。

（八）左小腿创伤后感染（孙达武医案）

1. 病历摘要：黄某，女，63 岁。被汽车压伤，致左小腿下 1/3（距离踝关节上 12 cm）处大部分离断伤。骨折复位后 5 日，伤口感染化脓，持续高热，于伤后 14 日转入我院。诊见左小腿创面积 20 cm×16 cm，骨折端外露有 5.4 cm×2 cm，脓性分泌物较多，一次换药脓液为

60 mL，细菌培养有铜绿假单胞菌和大肠埃希菌生长。在选用石膏竹板桥外固定和保留原有克氏针交叉内固定的情况下外用生肌膏，治疗 7 日后，虽脓液仍未减少，但坏死组织基本脱落，肉芽组织较新鲜，14 日后创面缩小为 19 cm×4 cm，骨外露只有 1 cm×0.5 cm。28 日后创面缩小为 10 cm×4 cm，骨折端全部为新生肉芽组织所覆盖。48 日后创面缩小为 5 cm×4 cm，第 68 日创口愈合，第 132 日骨折临床愈合。本系列方由Ⅰ号生肌膏、Ⅱ号生肌膏、收口散组成。Ⅰ号生肌膏：紫草 250 g，白芷 500 g，乳香 90 g，轻粉 27 g，腐植酸钠 270 g，冰片 27 g，凡士林 7500 g。把紫草、白芷放进凡士林中，用水浴法温火熔化（小锅装药，放入盛水的大锅内）。药温保持在 80 ℃～85 ℃，不停搅拌，持续 10 小时，过滤去渣，加入全部药物，拌匀，凉则成膏备用。Ⅱ号生肌膏：当归、紫草各 1000 g，甘草 500 g，乳香 250 g，轻粉 30 g，白蜡 1250 g，花生油 7500 g。将当归片、甘草片、紫草放入花生油内浸泡 7 日，每日搅拌 2～3 次，温火煎熬，药温保持在 120 ℃～130 ℃，不停搅拌，持续 3 小时，过滤去渣，加入全部药物，拌匀，凉则成膏备用。收口散：龙骨粉、血竭粉、珍珠粉各 90 g，轻粉 30 g，制胎盘粉 60 g。将上药配齐混合过筛，消毒备用。Ⅰ号生肌膏：用于初期创面感染有大量脓性分泌物外渗并有恶臭气味时。先用生理盐水或 20％黄连液反复冲洗伤口，用无菌纱布擦干创面，然后将Ⅰ号生肌膏均匀地涂在创面上，覆盖敷料。重者每日换药 1～2 次，轻者每日换药 1 次（一般用 3～5 日）。Ⅱ号生肌膏：用于创面分泌物增多，坏死组织逐渐脱落，分界清楚，肉芽组织生长良好时。每日 1 次或隔日 1 次。收口散：用于创面愈合缓慢者。（《孙达武骨伤科学术经验集》，人民军医出版社，2014）

2. 妙法解析：生肌膏中的乳香、白芷、当归具有调气活血、消肿、排脓、生肌等功效，用药后可增强局部组织的代谢，促进创面的生理修复。轻粉、白芍、紫草、当归、甘草均有不同程度的抑菌及杀菌作用，故用药后能较好地控制创面感染，再加上其他各药调气活血生肌等协同作用，从而有利于上皮细胞的生长和创面的愈合。甘草中的甘草次酸还具有肾上腺皮质激素样作用，能降低细胞对刺激的反应性，产生抗炎作用。此外，生肌膏内含有大量植物油，在创面感染控制后，组织修复及上皮生长时，对创面有良好的保护作用，有利于创面的愈合。

三、文献选录

（一）临床治验选录

陈某，男，15 岁。因左足广泛压轧伤在外缝合后创口感染 20 日入院，X 线片示左跟骨骨折。检查见左足背创面 10 cm×6 cm，外踝创面 8 cm×4 cm，见骨头外露，先以西药优索换药，换药 22 日后，足背创面 4 cm×5 cm，外踝创面 1 cm×4 cm，见骨头外露 2 cm。药用熟石膏 4500 g，炉甘石 2500 g，生石膏 1000 g，甘草 250 g，冰片 100 g，各研细末，凡士林 1000 g。配制时，先将甘草加水 1000 mL 煎煮浓缩成 300 mL，加入生石膏混合后晒干研末，再以熟石膏、炉甘石及冰片一起加入凡士林均匀搅拌，调成软膏备用，使用前行高压消毒灭菌。使用前先以干棉球在创面上沾擦，除去脓性分泌物，将药膏均匀涂在纱布上 2～3 mm 厚，直接敷在创面上，创面分泌物多，每日换药 1 次；创面分泌物少，每 2～3 日换药 1 次，直至创面愈合，若见皮肤水疱可先用乙醇消毒，以针头刺破水疱，清洁擦干后敷上生肌软膏，加压包扎或继续用小夹板固定 3～5 日解开换药。发现肉芽增生，高出皮肤，可用绷带加压包扎（压垫疗法）使肉芽扁平有利于创面愈合。改用生肌软膏每日换药 1 次，换药 8 日后，足背创面 15 cm²，肉芽微高突外踝创面 3 cm²，骨头外露已消失，创面平均收口面积 2.6 cm²，继续用生肌软膏换药 2 日 1 次，并行加压包扎，换药 18 日后足背创面 6 cm²，外踝创面已愈合，患者要求带药回家自敷，1 周后愈合。（《福建中医药》，1988 年第 1 期）

（二）辨证分型选录

四肢闭合性骨折行切开复位内固定术后，排除药物因素及伤口感染。瘀热型用桃红四物汤加味：桃仁、川芎、郁金各 12 g，红花、甘草各 6 g，赤芍、牡丹皮、玄参各 15 g，当归 10 g，生地黄 20 g；阴虚内热型用清骨散加减：青蒿（后下）9 g，鳖甲（先煎）、生地黄各 20 g，银柴胡、胡黄连、知母、地骨皮各 15 g，秦艽 12 g，甘草 6 g；湿热型用四妙散加味：黄柏、苍术、牛膝、泽泻各 15 g，木通、栀子、大黄各 10 g，绵茵陈 20 g，甘草 6 g。每日 1 剂。水煎服。对照组 43 例，物理降温。两组均用抗生素，术前 2 小时用 1 个剂量静注，术后静脉滴注 3 日。治疗骨科术后非感染性发热 45 例。结果：术后 1、2 日体温下降幅度本组均大于对照组（$P<$0.01）。（《中医正骨》，2001 年第 8 期）

（三）临床报道选录

1. 地甲清热饮治疗骨伤科术后非感染性发热 91 例：药用生地黄、鳖甲（先煎）各 25 g，大黄、牡丹皮、地骨皮、银柴胡、胡黄连各 15 g，三七、知母各 12 g，甘草 6 g。每日 1 剂，水煎顿服。与对照组 91 例，均用抗生素静脉滴注 3 日；常规输液。结果：24、48 小时退热幅度两组分别（0.64±0.37）℃、（0.45±0.33）℃（$P<$0.05），（1.2±0.46）℃、（0.89±0.41）℃（$P<$0.05）。（《广西中医药》，2002 年第 1 期）

2. 地骨皮汤加味治疗骨科手术后非感染性发热 37 例：药用地骨皮 20 g，银柴胡、胡黄连、玄参各 10 g，柴胡、生地黄各 15 g。随症加减。每日 1 剂，水煎服。并术后常规抗感染，伤口换药等。结果：2～3 日体温复常 35 例，迟发感染 2 例。（《现代中西医结合杂志》，2008 年第 28 期）

3. 桃红四物汤合五味消毒治疗四肢外伤后早期感染 106 例：桃仁、红花、川芎、冬葵子、地龙、土鳖虫各 10 g，生地黄、连翘各 12 g，当归、赤芍、蒲公英、野菊花、紫花地丁、金银花、益母草各 15 g。肿胀甚加泽兰、车前子、茯苓；肿痛加防己、白芷；皮温高加牡丹皮。每日 1 剂，水煎服。用 3～12 日。结果：治愈 86 例，好转 16 例，无效 4 例，总有效率 96.2%。（《甘肃中医》，2007 年第 6 期）

4. 托里消毒散治疗创面感染 36 例：红参、白术、当归、白芍、白芷、桔梗、皂角刺各 10 g，茯苓、金银花各 15 g，川芎、甘草各 6 g，北黄芪 30 g。随症加减，每日 1 剂，水煎服；7 日为 1 个疗程。并切除坏死组织，骨外露面积大，行骨钻孔减压；清创后，用利凡诺湿敷 3～4 日，再用紫珠膏（含当归、白芷、白蜡、轻粉、甘草、紫草、血竭等）外敷创面，2～3 日换药 1 次。结果：均创面愈合。（《中国中医骨伤科杂志》，2000 年第 6 期）

5. 托里消毒饮治疗慢性骨感染 156 例：人参、黄芪各 30 g，当归、川芎、茯苓、白芷、桔梗、金银花各 15 g，芍药、皂角刺各 12 g，白术 18 g，甘草 3 g。患在上肢加桑枝、姜黄，在下肢加川牛膝、独活，在躯干加补骨脂、仙茅；有硬结肿痛加山慈菇、浙贝母、白芥子；创面肌肉不生加制乳香、制没药、白及。每日 1 剂，水煎服。并用提脓拔毒方：羌活、紫苏、艾叶各 30 g，独活、白芷各 40 g，石菖蒲、甘草、生葱各 20 g。水煎，湿热外敷患处。继用七星丹、三仙丹（均成都中医药大学附属医院研制），1～2 日换药 1 次。用 1～3 个月，随访 1 年。结果：痊愈 87 例，好转 61 例，无效 8 例。（《中医正骨》，2006 年第 5 期）

6. 桑枝大黄汤治疗创面感染 120 例：桑枝、地榆、大黄各 60 g，白芷 100 g，花椒 8 g。每将上药置猪油 2500 g 中文火煎好滤渣，加轻粉 4.6 g、月石 8 g、白蜡末 15 g 调匀，将纱布浸入药油，凉后成膏备用。结果：完全治愈 75 例，显效 45 例。（《中医杂志》，1989 年第 7 期）

7. 骨炎太宝丸 1 号治疗创伤性软组织缺损并感染 40 例：穿山甲、土鳖虫、黄芪、杜仲、骨碎补、白术等各 10 g，每日 3 次，口服。并用骨炎拔毒膏（含白降丹、乳香、没药、寒水石等）

贴敷患处，每日换药 1 次，分泌物多换 2 次。与对照组均常规西药治疗。均 3 个月为 1 个疗程。用 2 个疗程。结果：两组分别痊愈 28、16 例（$P<0.05$），好转 7、18 例，无效 5、6 例，总有效率 87.5%、85%。（《湖北中医学院学报》，2007 年第 2 期）

8. 中药熏洗法治疗指趾远端感染开放性骨折残余创面 184 例：艾叶、透骨草、伸筋草各 15 g，荆芥、防风、红花、千年健、刘寄奴、苏木、川芎、威灵仙各 9 g，桂枝 12 g。每 2 日 1 剂，水煎 5 分钟取液，熏洗患肢，每次 30 分钟，擦干后，用无菌纱布包扎。每日 2 次，3 剂为 1 个疗程。用 1～4 个疗程。结果：治愈 175 例，无效 9 例。（《中医外治杂志》，2000 年第 6 期）

9. 中药洗剂治疗四肢开放性感染 1363 例：苦参、丹参各 30 g，艾叶、黄柏、大黄各 10 g，苍术 15 g，重楼 25 g，花椒 12 g。创面瘀暗丹参倍量，加红花；感染在上肢加桑枝、苏木，下肢加牛膝、刘寄奴；痛甚花椒倍量，加川乌、草乌；分泌物多苍术倍量，加五倍子。每日 1 剂，水煎，取液约 500 mL，熏洗患处，每次 30 分钟；洗后，用浸有药液的纱布敷盖患处。每日 3～5 次。肉芽组织生长亢进用 10% 氯化钠溶液，湿敷患处；生长缓慢用生肌玉红膏，外敷患处。1 周为 1 个疗程。用 3～4 个疗程。结果：治愈 203 例，显效 545 例，有效 461 例，无效 154 例。（《中国骨伤》，2006 年第 2 期）

10. 中西医结合治疗内固定术后感染 23 例：熟地黄 30 g，鹿角胶 10 g，炮姜 2 g，白芥子 6 g，麻黄 5 g，生甘草、肉桂各 3 g。发热加金银花、蒲公英、葛根；血瘀加桃仁、红花、穿山甲片；痰湿甚加薏苡仁、藿香、苍术；阴虚加玄参、生地黄、赤芍（或知柏地黄丸）；气血虚加熟地黄、当归、黄芪；肾虚加牛膝、杜仲、桑寄生；脾胃虚加白术、山药。每日 1 剂，水煎服。常规清创，炎性分泌物清稀用敏感抗生素局部换药（或注射）；红肿甚暴露伤口，引流，用金黄膏外敷；红肿渐退，剪除坏死组织，用象皮生肌膏外敷。酌情提前取出及重新内、外固定等。抗感染，支持疗法。结果：均痊愈。随访 6～22 个月，无复发。（《中国骨伤》，2004 年第 4 期）

（四）经验良方选录

鸡蛋数个。煮熟，去皮去白，将蛋黄捣碎，放入铝锅或铁锅内，加入少许芝麻油为引子，文火炼油，出油后用细纱布滤去渣，鸡蛋黄油装瓶备用。先用生理盐水棉球将压疮创面揩拭干净，去掉腐肉，用无菌棉签蘸鸡蛋黄油在创面上涂抹，再用敷料纱布覆盖在创面上。或用无菌纱布条浸蘸鸡蛋黄油后覆盖创面，外用纱布和贴膏固定，换药后局部保持清洁干燥，一般 1～2 日换药 1 次。主治骨折后压疮及感染。

第四节 损伤疼痛

一、病证概述

损伤疼痛是由于身体或头部遭受创伤而产生的疼痛。身体各部位创伤后发生的神经痛及神经病变，创伤后发生的疼痛、痛觉过敏、感觉过敏期疼痛局限于创伤部位或受伤神经的分布区，随后可扩展到整个肢体。由于身体或头部遭受创伤，临床表现可以和任何一类神经痛类似，但是最常见的临床表现形式是创伤部位神经痛和头痛。其疼痛强度可以随时因体位发生变化。

二、妙法解析

（一）脑外伤头痛（印会河医案）

1. 病历摘要：张某，男，35 岁。2 个月前骑车摔伤，头部着地，头鸣胀痛，昏沉眩晕，视物模糊，记忆减退，口干不欲饮。外院 CT 示颅骨骨折，亚急性硬脑膜下血肿；磁共振示左侧额顶、颞部慢性硬脑膜下血肿，形似农历初八、九晚间月亮，占据 1/4 左侧颅腔。因畏惧开颅手术而来求治。诊查：神清，脉弦，舌颤少苔。辨证：外伤瘀血。治法：理伤活血。处方：大黄 6 g，花蕊石、泽兰各 15 g，柴胡、炮穿山甲片（先煎）、红花、生甘草、桔梗、水蛭各 10 g，赤芍、天花粉、当归、丹参各 30 g，桃仁、土鳖虫、川续断、骨碎补各 12 g，自然铜（先煎）1 g。二诊：头胀痛减轻，眼胀消失，视物清晰，记忆力恢复。磁共振复查示颅内血肿明显减轻，形似农历初二、三晚间月牙，且淡。脉沉细，舌颤苔腻微黄。再拟理伤活血，以原方药治之。三诊：1989 年 2 月 27 日。除轻度头晕耳鸣外，其余症状基本消失。磁共振查示：颅内血肿基本吸收。前后共治疗 3 个月，痊愈，而免于受开颅之苦。（《中国现代名中医医案精华》，北京出版社，1990）

2. 妙法解析：外伤之症，其本即在于伤，伤则必夹瘀血，夹瘀则津必不固，故乃时有燥象出现，有瘀血必先祛瘀，瘀去则血行。其理伤活血者，亦主要在于去瘀也，瘀不去则新不生。

（二）脑外伤头痛（程淑冉医案）

1. 病历摘要：张某，男，44 岁。18 年前被一棵倾倒的树干击中头部，当即昏迷，后遗留顽固性头痛，发作无规律，痛剧时头痛欲裂，眼胀，耳鸣，呕吐。烦躁不安，彻夜难眠。近年来遗忘明显，影响工作，四处求医，经西药、中药（正天丸）、针灸等治疗无效。检查未发现明显异常。来诊后予以脑清舒：川芎、丹参、延胡索各 400 g，赤芍、远志、白芷各 200 g，全蝎、蜈蚣、僵蚕各 100 g。制成胶囊。每次 10 g，每日 3 次，口服。10 日后头痛明显减轻，坚持用药月余后，头痛及伴随症状基本消失，已能工作，随访半年未见复发。（《山东中医杂志》，1995 年第 5 期）

2. 妙法解析：脑外伤头痛为轻型颅脑损伤所见。中医属"头风"范畴，外伤致血瘀，瘀血阻络，清阳不升则头痛，久之则肝、脾、肾三脏气血失调，缠绵难愈。方以行气、行血配以止痛药，共奏行气通络，活血化瘀止痛之效。

（三）肋骨骨折，上腹壁挫伤后遗症（韦贵康医案）

1. 病历摘要：黄某，男，35 岁。患者于 1 年前被木头打伤肋部及上腹部，疼痛难忍，呼吸困难，在当地医院诊为第 10 肋前方骨折，上腹壁挫伤。经药物治疗后好转。嗣后上腹疼痛，食后痛甚，伴反酸嗳气。故前来诊治。诊查：胸部轻度肿胀，叩击痛，上腹部压痛，触及小包块。舌质红，苔白兼黄，脉细涩。钡餐检查未见异常。诊断：肋骨骨折与上腹壁挫伤后遗症。予以施降汤内服。药用柴胡、陈皮各 9 g，旋覆花（布包煎）、降香、赤芍、丹参、法半夏、茯苓各 12 g，甘草 3 g。每日 1 剂，连服 3 剂后痛减，包块缩小。上方加两面针、川楝子各 12 g，土鳖虫 6 g，再服 6 剂，诸症皆除而病愈。（《广西中医》，1994 年第 3 期）

2. 妙法解析：外伤胸腹损及气血，气机不利血则瘀，不通则痛。以旋覆花、降香降气，调理气机；赤芍、丹参活血止痛；柴胡柔肝，配以陈皮、半夏等行气。共奏调理气机，活血止痛之功效。

三、文献选录

疼痛是指患者身体内部的伤害性感觉。现代医学所谓的疼痛，是一种复杂的生理心理活动，是临床上最常见的症状之一。它包括伤害性刺激作用于机体所引起的痛感觉，以及机体对伤害性刺激的痛反应（躯体运动性反应和/或内脏植物性反应，常伴随有强烈的情绪色彩）。痛觉可作为机体受到伤害的一种警告，引起机体一系列防御性保护反应。但另一方面，疼痛作为报警也有其局限性（如癌症等出现疼痛时，已为时太晚）。而某些长期的剧烈疼痛，对机体已成为一种难以忍受的折磨。因此，镇痛是医务工作者面临的重要任务。

（一）损伤疼痛的发生机制

损伤疼痛包括刀割、棒击等机械性刺激，电流、高温和强酸、强碱等物理化学因素均可成为伤害性刺激。组织细胞发炎或损伤时释入细胞外液中的钾离子、5-羟色胺、乙酰胆碱、缓激肽、组胺等生物活性物质亦可引起疼痛或痛觉过敏。受损局部前列腺素的存在极大地加强这些化学物质的致痛作用，而能抑制前列腺素合成的药物，如阿司匹林则具有止痛作用。全身皮肤和有关组织中分化程度最低的游离神经末梢，作为伤害性感受器，将各种能量形式的伤害性刺激转换成一定编码形式的神经冲动，沿着慢传导的直径较细的有髓鞘和最细的无髓鞘传入神经纤维，经背根神经节传到脊髓后角或三叉神经脊束核中的有关神经元，再经由对侧的腹外侧索传至较高级的疼痛中枢——丘脑、其他脑区以及大脑皮质，引起疼痛的感觉和反应。与此同时，快传导的直径较粗的传入神经纤维所传导的触、压等非痛信息已先期到达中枢神经系统的有关脑区，并与细纤维传导的痛信息发生相互作用。

疼痛的性质有时极难描述，人们通常可以指出疼痛的部位和程度，但要准确说明其性质则较为困难。人们通常是用比拟的方法来描述，如诉说刺痛、灼痛、跳痛、钝痛或绞痛。疼痛可以引起逃避、诉痛、啼哭、叫喊等躯体行为，也可伴有血压升高、心跳加快和瞳孔扩大等生理反应，但这些均非为疼痛所特有。疼痛作为感觉活动，可用测痛计进行测量。身体可认知的最低疼痛体验称为痛阈，其数值因年龄、性别、职业及测定部位而异。疼痛作为主观感受，没有任何一种神经生理学或神经化学的变化，可以视为判断疼痛特别是慢性痛的有无或强弱的特异指征。疼痛的诊断在很大程度上依靠患者的主诉。根据痛源所在部位可将疼痛分为头痛、胸痛、腹痛和腰背痛等。但有的内脏疾病刺激由内脏感受器接受，由交感神经纤维传入，经交感总干、交通支进入脊神经后根及脊髓后角感觉细胞、相应该节段的皮肤出现疼痛，亦即疼痛部位不在痛源处而在距离真实痛源相当远的体表区域，这种疼痛称为牵涉痛，如心绞痛的疼痛常放散到左肩、臂和腕。根据疼痛出现的系统，可将疼痛分为皮肤痛、神经痛等，其中中枢神经结构损害引起的疼痛称为中枢性痛。根据出现的时间和程度，疼痛亦可分为急性痛、慢性痛和轻、中、重痛等。根据引起疼痛的原因可区分出炎症痛、癌性痛等。有的截肢患者，甚至先天缺肢畸形的患者仍可感到自己不复存在的或根本未曾有过的肢体的疼痛，这称为幻肢痛。极度抑郁的人以及某些精神分裂症或癫痫症患者的疼痛可能是其幻觉症状之一。

（二）损伤疼痛的处理原则

疼痛是象征危险的信号，促使人们紧急行动，避险去害。在医学上，疼痛是最常见的症状之一，疼痛的位置常指示病灶所在，而疼痛的性质间接说明病理过程的类型。另一方面，在不影响对病情的观察的条件下，医师有责任帮助患者消除疼痛。因而无论是麻醉止痛还是一般镇痛措施，都是医学研究的一个重要课题。以损伤后神经痛为例：与神经痛的治疗原则一样，首选对原发创伤部位进行治疗。为了缓解神经损伤引发的症状性神经痛，可加用一些药物治疗。常用的一线药物治疗包括：钙通道阻滞剂，如普巴瑞林，是在加巴喷丁基础上研制出的新一代药物；加巴喷丁。三环类抗抑郁药，5-羟色胺-去甲肾上腺素再摄取抑制剂，局部用利多卡因；抗惊厥药如卡巴西平等。

疼痛理论机制研究的每一进展，均给疼痛的防治实践带来新的策略和措施。任何减弱细纤维传入和/或加强纤维传入的措施均有助于治疗或缓解疼痛。除用传统局部麻醉药封闭或阻断传入通路的细纤维活动外，推拿、按摩、热疗、电疗等物理疗法也可缓解疼痛。针灸和轻度电刺激神经等疗法，在疼痛特别是慢性痛治疗上已被广泛应用。药物治疗中，除能抑制前列腺素合成的非麻醉性镇痛药（如阿司匹林）和与阿片受体结合的麻醉性镇痛药（如吗啡）等常用于止痛外，一些非固醇类抗炎药也已开始应用。参与下行抑制通路的 5-羟色胺、去甲肾上腺素以及某些多肽等的发现，也为疼痛控制提供了新的应用前景。基于心理因素在疼痛产生与防治上的影响，安慰剂、催眠、暗示、松弛训练和生物反馈等加强正性情绪活动等心理疗法，以及其他增强信心和减轻恐惧的任何药物或处理，均有助于缓解或减轻疼痛。甚至分娩的喜悦、注意的集中、激烈的战斗，以及某些特殊的仪式，均可在一定程度上缓解疼痛的感觉和痛苦。在一些不得已的情况下采用的永久性破坏或中断疼痛上行解剖通路的外科手术疗法，很难达到长时缓解疼痛的目的。外科医师因而日益倾向于非损伤治疗，用仪器对内源性疼痛抑制系统的有关部位（如粗纤维在其中上行的脊髓后索）进行电刺激。这种刺激疗法可产生令人鼓舞的效果。由于疼痛对身体健康具有防御和保护意义，并非一切疼痛都是严重疾病的后果，因此并非所有疼痛均须止痛。对于如果消除疼痛，疾病确诊便会产生疑问的病例，在确诊前不应轻率地使用镇痛药。为了解除长期迁延的慢性痛的痛苦，患者也宜首先建立战胜疼痛的信心，学会在疼痛和痛苦存在的情况下进行正常生活乃至维持工作的艺术，必要时配合适当的休息和物理疗法。

　　（三）临床报道选录

　　1. 大黄阿魏乳没镇痛膏治疗非癌性疼痛（病种包括腰椎间盘突出症、急性腰扭伤、颈椎综合征、肩周炎、肱骨外上髁炎）114 例：痛点用 75％乙醇擦拭后，生大黄 200 g，阿魏、生乳香、生没药、生五灵脂各 150 g，生天南星 120 g，血竭 80 g。研细末，过 100 目筛，加桂氮酮、丙二醇分别占药粉的 3％、6％，再按黑药油的 25％比例溶解药粉。每张膏药分大、中、小号，分别 25 g、20 g、15 g，根据痛点及范围大小选择不同规格，置小火上烘烤烊后，外贴患处，3 日换药 1 次。用 3～5 次。结果：完全缓解 99 例，部分缓解 11 例，轻度缓解 3 例，无效 1 例。（《中医外治杂志》，2001 年第 2 期）

　　2. 冷痛灵喷剂治疗骨伤关节疼痛 2586 例：药用威灵仙、桑枝、千年健、地龙、土鳖虫、白花蛇、全蝎、蜈蚣、乳香、没药、白酒。夏季用适量，均匀喷局部，肿痛部位 1～2 cm；每日 3～5 次。其他季节（或病程 3 个月，或肿痛甚）用适量，喷于 4 层纱布上，以不滴药为度，覆盖患处（冬季将含药纱布加热），上覆塑料薄膜、热水袋，每次 30～60 分钟，每日 2～3 次。10 日为 1 个疗程，疗程间隔 2 日。结果：痊愈 1896 例，显效 587 例，无效 103 例，总有效率 96％。见不良反应 5 例。（《中国民族民间医药》，2008 年第 2 期）

　　3. 二枝二草汤治疗骨折固定术后疼痛 86 例：药用桑枝、桂枝、透骨草、伸筋草、落得打、川牛膝、羌活、当归、川贝母、淫羊藿、乳香、没药、补骨脂各 10 g，木瓜、红花、独活各 5 g。每日 1 剂，水煎取液，熏洗患处，每次 30 分钟，每日 1～2 次，每剂用 3 次；10 日为 1 个疗程。功能锻炼。用 1～3 个疗程。结果：显效（症状、体征消失；患肢活动自如）48 例，有效 33 例，无效 5 例，总有效率 94.2％。（《时珍国医国药》，2003 年第 1 期）

　　4. 透骨没药散治疗慢性骨髓炎术后疼痛 86 例：药用透骨草、骨碎补各 15 g，穿山甲、木鳖子、肉桂、朝天椒、乳香、没药、老姜皮各 10 g。每用生理盐水冲洗手术创腔，根据手术创腔大小、病变破坏程度，将药膏（上药按传统熬药法将膏药熬成，将冰片、麝香、蟾酥、牛黄等药后下）摊在纯棉制成的合适膏皮上，膏基温度在 38 ℃～40 ℃，贴时从内而外，超过创腔 3～5 cm，以中心厚、外缘薄的原则包扎固定，根据拔出分泌物多少决定换药次数。发生在上、下肢近端病灶分别 78、142 日治愈，随访 1～10 年无复发。1 例病程长，恶变为鳞癌治疗无效。（《中医外治杂志》，2000 年第 4 期）

　　5. 尾骶汤治疗原发性尾骨痛 22 例：药用马鞭草、荔子核、牛膝、杜仲、丹参、赤芍、续断各 10 g，香附、延胡索各 8 g，小茴香、红花各 6 g，炙甘草 3 g。腹胀加木蝴蝶；臀部麻木加威灵仙、地龙；病久加皂角刺；便秘加火麻仁、炙枳壳（或制大黄）。每日 1 剂，水煎服。并取穴：正会穴、后会穴（即百会、后顶）。留针 45 分钟，15 分钟行针 1 次；每日 1 次。1 周为 1 个疗程。尾骶骨半脱位先手法复位。结果：显效（<3 周痛止）14 例，有效 7 例，无效 1 例。（《浙江中医学院学报》，2001 年第 5 期）

6. 消肿液治疗四肢损伤肿痛 103 例：大黄 30 g，侧柏叶、泽兰、栀子、川芎各 20 g。每日 1剂，水煎，取液 200 mL，损伤时间<72 小时，冷敷患处；>72 小时，温敷患处；每次 0.5～1小时，每日 2～3 次。用 14 日，结果：治愈 101 例，有效 2 例。（《陕西中医》，2008 年第 7 期）

7. 鲜韭菜根汤治疗外伤性肿痛 50 例：鲜韭菜根 240 g。将鲜韭菜加入锅中，加水 3 L，煎至 15 L，过滤取汁。受伤 48 小时内者，将煎液冷却敷患处；受伤 48 小时以外者，趁热熏洗或外敷。每次 30 分钟，早、晚各 1 次。2 日换 1 次药液。结果：7～10 日症状完全消失者 35 例，11～20 日症状完全消失者 5 例，21～25 日只有轻压痛者 7 例，26 日以后症状完全消失者 3 例。（《上海中医药杂志》，1993 年第 3 期）

第五节 损伤后癃闭

一、病证概述

癃闭主要是指以排尿困难，全日总尿量明显减少，甚则小便闭塞不通为主症的一类病证。

二、妙法解析

（一）损伤后癃闭（岳美中医案）

1. 病历摘要：范某，男，56 岁。因被重物压伤，多处骨折，休克住院。继而小便短少，几近无尿（日夜百余毫升），尿中且有少量蛋白及红细胞，非蛋白氮 54.4 mmol/L。前医曾投以八正散加味，小便虽有增加，但 1 日总量约 1000 mL。诊查：询其病情，有时微感恶心，尿黄，便稀如水，口干舌苔稍黄，脉数。方选温胆汤加减，药用陈皮、清半夏、赤苓、竹茹、枇杷叶、生姜、太子参、麦冬、五味子、丹参、制乳香、制没药等。药后翌日小便达 1880 mL，乃续进前方药，小便日达 2000～3000 mL，小便及非蛋白氮化验亦渐趋正常。（《中国现代名中医医案精华》，北京出版社，1990）

2. 妙法解析：本病以气虚阳弱，升降失宜，小便不利，故以生脉散扶正，丹参、乳香、没药和血止痛，标本兼治，共奏其效。

（二）术后癃闭（戴丽三医案）

1. 病历摘要：邵某，男，40 岁。体质素健，曾患痔疮，经数次开刀割治未愈。后再次复发，下血不止，入昆明某医院再次手术割治。术后数月，体质尚未恢复，随即并发"尿路感染"，小便不通，胸腹胀痛，每日均须导尿。病者痛苦不堪。然邵某早年曾留学德国，素不信中医。时患者已卧床不起，面垢发热，自汗，懒言，身重而痛。小便不通，脉象濡细，舌苔白腻。病属癃闭，系由暑湿内蕴、膀胱气化不利所致。治当清暑利湿。暑湿解，其小便自然通利。方用平胃散合六一散加扁豆。药用炒苍术 15 g，炒厚朴 10 g，广陈皮 6 g，六一散（布包煎）9 g，扁豆 9 g，甘草梢 4.5 g。方中六一散利湿泻热，平胃散燥湿健脾，理气除满，加扁豆清暑利湿。全方解暑利湿，通利小便。二诊：上方服 1 剂，发热退其半，身痛全止，面垢渐退，腻苔渐消，小便略通。再依前意，加通阳化气之品。易方用大橘皮汤加减。药用茯苓 16 g，广木香 3 g，六一散、炒泽泻、炒白术、猪苓、桂枝、干姜、白扁豆各 9 g，广陈皮、槟榔各 6 g。大橘皮汤原方，由二苓、泽泻、白术、桂枝、陈皮、木香、槟榔、滑石、甘草等组成，系六一散合五苓散加味。五苓散化气利尿，六一散利湿泻热，槟榔为坠下之品，又能消胀利水，陈皮、木香利气，加扁豆解暑利湿。尤妙在干姜配桂枝，用以温阳化气，促使小便通利。三诊：服上方后，发热全退，小便较昨畅通，患者乃以悦快之声调告余曰："小便经化验，菌已减少十之二矣！"唯因病久体弱，精神疲倦，饮食欠佳，脉弱无力，舌苔薄白。应益气健脾，增强机体抵抗力。方用《局方》六君子汤。处方：炒白术 12 g，法半夏 9 g，炙甘草、陈皮各 6 g，生姜 3 片，大枣 3 枚，苏条参、茯苓各 15 g。本方培元固本，使气足脾运，则诸脏受荫，不仅膀胱功能可望恢复，体力亦可因之增强。方中条参补益元气，白术、茯苓健脾燥湿而利水，陈皮利气，法半夏燥湿降逆，炙甘草甘温益气，和胃补中，姜枣补益元气。四诊，精神大佳，小便稍长，已不必再导尿，脉已有力。今虽气足脾运，但尿中尚有细菌。系余邪未尽，还应正本清源，三焦并治，以根治此癃闭。方用《局方》清心莲子饮和《类证治裁》萆薢分清饮合方化裁。药用黄芪 15 g，白术 12 g，升麻、焦黄柏、橘核各 6 g，茯苓 16 g，石菖蒲 3 g，甘草梢 4.5 g，萆薢、莲子、车前子、淡竹叶各 9 g，灯心草 1 束。方中黄柏坚肾益阴，最能祛湿，且能利小便之湿结。橘核行肝气，石菖蒲化浊通窍。萆薢、茯苓、甘草梢、车前子、灯心草、淡竹叶清热利尿。妙在加黄芪、升麻益气升举，助以白术、莲子健脾运湿。全方合用，以增强三焦气化。上焦不宣，则下焦不通，开其上则下自通，此治癃闭之关键所在，本方主治在下而兼及中上，使三焦气化畅行而水道自通也。五诊和六诊均依上法加减，唯白术一味，自 12 g 加至 30 g，因扶脾大有助于利水也。如是施治，小便中所含细菌逐渐下降。至是小便全通，毫无痛苦，诸症告愈。患者欣喜异常，握手言谢，深悔昔日鄙视中医药之咎也。不日出院，嘱以桂附八味丸调理。复查验尿，细菌全无，且已精神焕发，体健如常矣！（《戴丽三医疗经验选》，人民军医出版社，2011）

2. 妙法解析：癃闭证有虚实，其要不外水道，气机阻滞。本案患者初期亦实证。审证求因，病由暑湿引起，必解暑利湿方可以治癃闭，扶正亦或驱邪外出，最后专治下焦，但加重白术以健中，用升麻、黄芪以举上，其要义已在第四诊中说明。

（三）急性肾衰竭（刘明武医案）

1. 病历摘要：郭某，男，34 岁。该患者被制砖机绞伤左下肢，股骨和胫腓骨骨折。住院 2 日后突感头晕乏力，食少纳呆，恶心呕吐。诊见：面色㿠白，精神萎靡，气短喘促，全身水肿，两腿肿势按之没指，舌暗紫边有瘀点，苔灰腻而干，脉沉涩。体格检查：体温 36.12 ℃，脉搏 115 次/min，呼吸 28 次/min，血压 83/63 mmHg（11.0/8.0 kPa）。实验室检查：白细胞 17.5×10^9/L，中性粒细胞 0.86×10^9/L，淋巴细胞 0.14×10^9/L，血钾 5.5 mmol/L，血钠 145 mmol/L，二氧化碳结合力 15.8 mmol/L。肾功能：尿比重 1.026，尿素氮 29.5 mmol/L，肌酐 420 μmol/L，尿量每日 200 mL。尿常规：蛋白（＋＋＋），白细胞（4～8）$\times 10^9$/L，颗粒管型 3～5 个。诊断：急性肾衰竭。证属瘀血凝滞，败精阻塞之癃闭。治宜逐瘀散结，通腑泻浊，清利水道。方选血府逐瘀汤加减。药用当归 20 g，白茅根、桃仁各 25 g，天麻、赤芍、桔梗、红花、枳实、柴胡、大黄各 10 g，甘草 5 g，丹参 30 g，瞿麦 15 g，大腹皮 50 g，川芎、半夏各 8 g。每日 1 剂，水煎服。服 2 剂，尿量每日达 1000～1600 mL，水肿减，呕吐止，喘促平。去天麻、半夏，加黄芪 35 g，继服 8 剂，神清纳香寐安，面色红润，水肿消退，尿量正常，经各项理化检查均无异常发现。病愈后随访 3 年未见复发。（《新中医》，1981 年第 2 期）

2. 妙法解析：本案因外伤致瘀，瘀血凝滞，滞血不通而出现癃闭，是以血府逐瘀汤、逐瘀散治，并加以瞿麦、大腹皮等清利小便，以达水肿消退之功，二剂后加补气药黄芪，以补其虚之象。

（四）急性肾衰竭（方药中医案）

1. 病历摘要：刘某，女，52 岁。开始阴道出现不规则出血。经某医院诊断为子宫腺瘤，于 4 月 8 日手术。手术中出血甚多，曾输血 3000 mL。手术后小便点滴俱无，出现恶心呕吐，曾用西药利尿脱水药呋塞米（速尿）及甘露醇等，28 小时后小便仍点滴俱无。检查血二氧化碳结合力为 14.82～16.16 mmol/L，非蛋白氮 102 mmol/L。诊断：急性肾衰竭、酸中毒，诊查：患者呈急性病容，恶心呕吐，小便点滴俱无。脉沉细无力而数，舌胖嫩，色稍青紫，苔薄白而润稍黏，汗多。辨证、治法：患者主要症状为小便点滴，但无恶心呕吐，脾胃主运化、司受纳，肾主水，因此第一步定病位在脾肾。患者为 52 岁女性，肾气衰败之龄，术前有阴道不规则出血，手术中又大量失血，诊时脉沉细无力而数，舌胖嫩，舌稍青紫，苔薄白而黏不干，且汗出淋漓，不但是气血两虚，而且有血瘀之象，因此第二步定性为气血两虚合并血瘀。分析患者发病过程，术前有不规则出血，术中有大量失血，揭示原发病在肾，继发于脾，血虚在先，气虚在后。因此第三步重点在于肾阴虚竭，其总的辨证则为脾肾虚衰、肾病及脾，证属气阴两虚合并血瘀。因此第四步治疗求本，治疗应以补肾为主，和胃降逆、活血化瘀为辅。虽其重点在肾，但必须考虑，肾之所不胜为脾和所胜为心，所以第五步在补肾同时，还应助脾和胃养心。基于上述分析，以黄芪地黄汤、生脉散为主方加减。药用东北人参另煎兑入党参 24 g，黄芪、细生地黄、茯苓各 30 g，麦冬、牡丹皮、泽泻、淡竹茹各 12 g，苍术、白术、白芍、川牛膝、怀牛膝各 15 g，五味子、川芎、红花各 9 g。上方嘱煎 3 剂，每剂煎 250 mL，共煎 750 mL，每 1～2 小时服，连续服。并嘱另用艾叶 120 g，食盐 120 g，混合炒热后湿熨肾区。3 小时后开始服药，药后 2 个半小时即开始排尿，以后尿量逐渐增多，次日全日尿量为 1500 mL。再请会诊，患者精神转佳，小便正常，呕吐恶心消失，仍予前方去川牛膝、怀牛膝，每日 1 剂。检查非蛋白氮下降，二氧化碳结合力上升至 25.60 mmol/L。2 周后复查，非蛋白氮仍为 30 mmol/L，二氧化碳结合力为 22.23 mmol/L，患者急性肾功能不全得以治愈。（《中国现代名中医医案精华》，北京出版社，1990）

2. 妙法解析：患者因手术后出现小便点滴俱无，癃和闭都指小便困难，只是它们程度不同，闭重于癃。小便的通畅有赖于肾和膀胱的气化作用，从整体关系来看，还有赖于三焦的气化和肺、脾、肾的通调，转输蒸化，患者因术前阴道不规则出血，病位在肾，术后出现小便点滴俱无，因肾病及脾，是以补肾为主兼补脾之意。

（五）术后癃闭（杜宁医案）

1. 病历摘要：王某，女，62 岁，腰椎间盘突出症术后小便不能自解，留置导尿已 7 日。体温正常，面色㿠白，舌质淡胖、苔薄，脉弱，予以补中益气汤：炙黄芪 60 g，党参、炒白术、当归各 12 g，炙升麻、陈皮各 9 g，炙甘草、生麻黄各 6 g。药服 3 剂，始有便意，再服 2 剂，拔管而小便自解。（《骨伤科效方集》，人民卫生出版社，2003）

2. 妙法解析：《证治汇补·癃闭》曰"热结下焦，壅塞胞内……有脾虚气弱，通调失宣者"。本案因脾虚气弱，通调失宣而致癃闭，故用补中益气汤加减，方中重用黄芪，补中益气，妙加生麻黄，升清降浊，化气利水，而通小便，药仅 5 剂，小便自解。充分说明了"气与水本属一家，治气则是治水"的道理。

（六）外伤性癃闭（肖运生医案）

1. 病历摘要：

［例1］吴某，男，25 岁。5 日前不慎从三楼（约 10 m 高）上跌下，当时昏迷，经送县人民医院抢救，苏醒后行 X 线片示：第 2 腰椎压缩 1/2，第 3 腰椎呈楔形改变向后错位。其父母要求

转入我科治疗。查其腹部胀满，心烦口渴，欲饮，舌质紫暗，舌边有瘀点，诊其脉弦紧，大便不通，小便配有导尿管。于是即行闭合性手法整复腰椎骨折移位畸形。方选桃仁承气汤加穿山甲珠、小蓟、木通、牛膝等消瘀散结，通利水道中药内服。4 日后，伤者大便通，腹部胀满减轻，视其导尿管流出粉红色尿液，尿道中有尿液及白色分泌物渗出。改用小蓟饮子加茜草、杉皮浆（草药）、萆薢再服 6 剂，拔去导尿管，小便即能自排，颜色正常。

　　[例 2] 舒某，男，46 岁。患者因房子漏雨上去检查，从 3 m 多高的楼梯上跌下，腰部受伤，小便不通。在家里请草医治疗，每隔一二日到附近乡卫生院导尿一次。12 日后腰部疼痛不能坐立、发热、小腹胀满、尿道口红肿灼热、时有咳嗽、小便急胀不能排出而入院。经 X 线片证实为胸 12 椎压缩性骨折后突畸形。查其脉数，舌红苔黄腻。行胸 12 椎闭合性手法复位，卧床休息，保留导尿管导尿。处中药八正散去当归加牛膝、葶苈子各 50 g 煎服，连服 5 剂，去除导尿管而小便通畅，腰痛减轻，腹胀消除，继给予壮骨续筋中药调治骨折。住院 2 个半月痊愈出院。

　　[例 3] 邹某，女，26 岁。患者因被重物压伤腰部后在当地县医院诊断为腰 2 椎压缩性骨折合并双下肢不完全性截瘫，小便不通，住院治疗 3 个月后转入我院。入院时检查：全身肌肉有萎缩现象，双下肢肌肉明显萎缩，不能随意活动，神疲气短，纳呆，小便需保留导尿管。脉细弱，舌质淡红苔薄白。用补中益气汤合五苓散，连续给药 15 剂。在服药期间病者自觉膀胱有便意，尿道口有尿液渗出，随诊后在原方基础上加重黄芪用量，党参改用红参，又给药 5 剂，抽出导尿管，3 小时后排出小便 200 mL，随后则能自排。住院治疗 2 个月能自行扶棍下地行走而出院，后随访小便排出正常。

　　[例 4] 徐某，男，67 岁。患者因乘拖拉机翻车压伤，骨盆粉碎性骨折，尿道破裂，经尿道会师手术 2 个月后入院。查骨盆粉碎性骨折已基本愈合，尿道会师手术伤口愈合良好，但小便点滴不爽，欲排无力，面色泛白。自觉形寒肢冷，腰膝酸痛，舌质淡苔白，脉沉细，尺脉弱。故先以右归饮加牛膝、巴戟中药内服 10 剂。自觉肢冷体痛减轻，膀胱欲胀，排尿力增。但尿色黄，小便点滴有灼热感，有时亦咽干烦渴欲饮。切其脉细略数，舌苔白转薄黄，随后改用通关散合猪苓汤又服药 10 剂，自觉排便时点滴灼热感消除，尿色正常，唯有排便不尽。用六味地黄汤合猪苓汤调服，住院治疗二个月零六日，骨折愈合，小便正常而出院。（《肖运生骨伤科临床经验集》，河南科学技术出版社，2017）

　　2. 妙法解析：外伤性尿潴留属中医学"癃闭"范畴。其发病是由于外伤后而造成。尤其是脊椎骨折使中枢神经或膀胱周围神经损伤病变而引起膀胱功能障碍，出现膀胱膨胀隆突，小腹胀痛。根据"急则治其标"，首先要注意导尿。完全性尿潴留者导尿后且要保留导尿管，并且要适时更换导尿管和冲洗膀胱，以防止感染，再进行分型论治。在治疗中还要注意观察尿道口及导尿管周围是否有尿液外溢，然后适时拔出导尿管。根据祖国医学理论"六腑以通为用"的原则，分型论治外伤性尿潴留在着眼通利小便的同时要分辨虚实。分辨虚实要根据患者的受伤时间及其体质强弱，结合临床症状加以辨证治疗。早期新伤，年轻形体壮实者多实。可分为血瘀精阻和湿热壅滞两型。"肢体损于外，则气血伤于内"，瘀血遏阻经脉之间，致使经络闭塞，膀胱气化功能障碍，窍隧不通，浊精瘀塞。正如张景岳曰："或任败精，或以槁血，阻塞水道而不通也。"而形成血瘀精阻型者可用桃仁承气汤加穿山甲攻下破瘀，配小蓟饮子清热凉血，加萆薢、牛膝、杉皮浆利水通精除浊。湿热壅滞型者，由于湿热体伤内侵，蕴结膀胱或者伤后未及时治疗，多次导尿损伤尿道，致使尿道感染酿成湿热。湿热阻滞，气化失常，小便不通时可用八正散加牛膝，清热除湿，利水通淋，加葶苈子通泻肺气以利水之上源。后期陈伤，年老形体瘦弱者多虚，可分为脾虚气陷型和肾元亏损型。"脾胃为后天之本"，脊椎骨折、下肢不完全性截瘫、长期卧床，"久卧伤脾"，脾胃损伤后则饮食不佳，中气不足，脾虚不能外清降浊，气陷则小便不通。《灵枢·口问》指出："中气不足，溲便为之变。"脾虚气陷型可用补中益气汤升阳举陷，合五苓散化气行水，故脾气充而尿自通。肾元亏损型多为年老体弱，元气不足者或经手术治疗日久不愈者。临床出现形寒肢冷，腰膝酸痛，小便点滴不爽，脉沉细，舌淡苔白则为肾阳虚衰，膀胱气化无力，可用右归饮加牛膝、巴戟温阳益气，补肾利水。若"阳损及阴"而出现咽干烦渴欲饮等肾阴不足之兆时，可用滋肾丸合猪苓汤滋阴补肾，化气行水。并可用六味地黄丸合猪苓汤同用可达到阴有所生而阳亦有所化。外伤性尿潴留在小便点滴不通的情况下要检查如有尿道、膀胱等器质性损伤或破裂，尽快手术治疗，决不能草率从事而造成恶果。有骨折并错位者要先纠正骨折错位避免因骨折移位压迫神经或尿道造成的外伤性尿潴留。在分型论治外伤性尿潴留时还可以配合多种外治法。如用葱烫后热敷膀胱区；用麝香少许贴敷肚脐眼；针灸三阴交、关元、中极、气海等穴。切忌不能用取嚏或探吐等"提壶揭盖"法，防止因腹部急剧收缩使充盈时的膀胱产生破裂。

三、文献选录

癃闭为中医病名，又称小便不通、尿闭。以小便量少，点滴而出，甚则闭塞不通为主症的一种疾患。病情轻者涓滴不利为癃，重者点滴皆无称为闭。癃闭有虚实之分，实证多因湿热、气结、瘀血阻碍气化运行；虚证多因中气，肾阳亏虚而气化不行。临床多因败精阻塞、阴部手术等，使膀胱气化失司，水道不利，以小便量少、点滴而出，甚至闭塞不通。属肾病和排尿障碍。现代医学称为尿潴留。《灵枢·本输》称为闭癃。《类证治裁·闭癃遗溺》："闭者小便不通，癃者小便不利。"凡小便排出甚少或完全无尿排出者，统称癃闭。指因败精阻塞、阴部手术等，使膀胱气化失司，水道不利。

（一）临床表现

1. 渐起而逐渐加重者，多见于老年男性；新起突发者多见于产后妇女及肛门、会阴部手术及损伤患者。

2. 小便不利，点滴不畅，或小便闭塞不通，尿道无涩痛，小腹胀满甚至胀痛。

3. 病情严重者，可伴头晕头痛、呕吐、腹胀、喘促、水肿、烦躁不宁等症，甚至出现神昏。

4. 小腹部叩诊呈明显浊音，触及膨胀的膀胱、拒按，直肠指诊检查可有前列腺肥大。插入导尿管可引出大量尿液。

（二）鉴别诊断

1. 石淋：常有突发腰腹部绞痛，或尿出沙石小粒，尿常规有血尿，尿路 X 线平片和造影、B 超检查可发现结石。

2. 肾痨、热淋：尿频、尿急、尿痛，每日尿量不少，尿常规明显异常。

3. 急性肾衰竭：急起少尿甚至无尿，多伴水肿，血尿素氮、肌酐迅速升高，小腹无胀满，尿常规检查有蛋白、红细胞及管型。

4. 转胞：多见于妊娠末期，系胎气下坠压迫所致，抬高臀部尿闭症状有可能缓解。

5. 关格：关格是小便不通和呕吐并见的一种病证。

（三）辨证施治

1. 膀胱湿热：症见小便量少难出，点滴而下，甚或涓滴不畅，小腹胀满，口干不欲饮，舌红，苔黄腻，脉滑数。治则：清利膀胱湿热。主方：八正散加减。方药：滑石、木通、车前子、萹蓄、瞿麦、知母、黄柏、栀子、大黄。水煎服。中成药：通关滋肾丸、分清五淋丸。单方验方：通闭方（药用肉桂、知母、黄柏、生地黄、淡竹叶，水煎服）。

2. 肝郁气滞：症见小便突然不通，或通而不畅，胁痛，小便胀急，口苦，多因精神紧张或惊恐而发，舌苔薄白，脉弦。治则：疏肝理气、开窍泄浊。主方：沉香散加减。

3. 瘀浊阻滞精室：症见小便滴沥不畅，或尿细如线，甚或阻塞不通，小腹胀满疼痛，舌质紫暗，或有瘀斑，脉涩。治则：祛瘀通络、开窍泄浊。主方：代抵当丸加减。方药：当归尾、桃仁、红花、茯苓、车前子、泽泻、大黄、穿山甲。水煎服。中成药：前列通片、复方淋通片、前列通瘀胶囊。单方验方：益母皂角汤（药用益母草、皂角刺、赤芍、乌药、土茯苓、蒲公英、车前子、玉米须、甘草梢，水煎服）。

4. 脾虚气陷：症见气下坠感，时欲小便而滴沥不爽，排尿无力，精神萎靡，动则气短，食少，腹胀，大便溏薄，面色㿠白，舌淡苔薄白，脉沉细弱。治则：补气升提。主方：补中益气汤加减。方药：黄芪、党参、白术、升麻、柴胡、当归、陈皮、肉桂、泽泻、甘草。水煎服。中成药：补中益气丸。单方验方：益气通关汤。药用黄芪、冬葵子、党参、茯苓、白术、知母、石花、柴胡、升麻、肉桂、通草、甘草。水煎服。

5. 肾气亏虚：症见小腹坠胀，小便欲解而不得出，或滴沥不爽，排尿无力，腰膝酸软，精神萎靡，耳鸣失聪，面色㿠白，舌淡苔薄白，脉沉细弱。治则：温肾利水。主方：济生肾气丸加减。方药：熟地黄、山药、泽泻、巴戟天、茯苓、肉桂、山茱萸、熟附子、车前子、牛膝、牡丹皮。水煎服。中成药：金匮肾气丸。单方验方：温阳利尿汤。药用附子、桂枝、党参、白术、乌药、木香、五味子、麦冬、淡竹叶、猪苓、茯苓。水煎服。

6. 肺热壅盛：症见小便癃闭，咽干，烦渴欲饮，呼吸急促或有咳嗽。舌苔薄黄，脉数。治则：清肺热，利水道。方选清肺饮加减。药用黄芩、桑白皮、栀子、麦冬、茯苓、北杏仁、木通、车前子。水煎服。

（四）癃闭其他疗法

1. 外敷法：

（1）蒜栀盐敷：独子蒜头、栀子、盐少许，捣烂后摊于纸上，贴敷脐部。

（2）盐敷：食盐炒热，布包熨脐腹，冷后再炒热敷之。

（3）葱麝敷：葱白捣碎后加入麝香少许，拌匀，分包。先取一包敷脐上，热熨约15分钟，再换一包，以冰水熨15分钟，交替使用，直至小便流通。

2. 流水诱导法：使患者听到流水的声音，诱发尿意，使其随之解出小便。适用于神经症引起的尿闭。

3. 针灸推拿：针刺足三里、中极、三阴交、阴陵泉等穴，反复捻转提插，强刺激。体虚者可灸关元、气海。也可采用少腹膀胱区按摩。

4. 葱叶导尿：将葱除去尖头，做成管子形状。顺尿道直插，轻吹另一头，方可治愈。

第六节　损伤后腹胀及便秘

一、病证概述

损伤后腹胀、便秘，又称"伤后肠胃功能紊乱症"，是骨伤科患者的常见并发症，尤其是以胸、腹、脊柱损伤患者表现更为突出。轻者为腹胀、食欲不振、大便秘结；重者出现恶心、呕吐，常导致机体内环境失调，水电解质代谢紊乱。

二、妙法解析

（一）腹部内伤（林如高医案）

1. 病历摘要：孙某，男，30岁。患者3日前不慎被垃圾车的车柄撞伤腹部，患处肿胀剧痛，伴腹胀、纳呆、便秘，曾经就诊某医院伤科，经服中药及外贴镇江膏等处理未见效。体格检查：面色稍红，痛苦面容，弯腰捧腹，舌质暗，脉弦紧。上部肌紧张，轻度肿胀，有少许瘀点，拒按，触痛明显，无反跳痛，腹鸣音尚正常。诊断：腹部内伤（气血两伤型）。处方：散瘀健脾汤。麦冬、杏仁、郁金、茯苓、茜草各9g，红花、枳壳、当归、陈皮、泽兰、青皮各6g。连服3剂，每日1剂。外敷软吊散。服药后，患者腹痛明显减轻。以后改为腹部逐瘀汤。处方：郁金、苏木、槟榔、牛膝、红花、大黄各9g，泽兰、三棱各6g。内服4剂，每日1剂。外敷活血散。4日后腹痛消失，无腹胀，纳食正常。（《中国百年百名中医临床家丛书·林如高》，中国中医药出版社，2001）

2. 妙法解析：此患者腹伤为气血两伤，治以活血化瘀，佐以理气。在治疗腹部损伤时，要区别新伤与陈伤。陈伤又要分实证与虚证，实证宜破瘀散结、润肠通腑，可用少腹逐瘀汤；而虚证宜益气养血、化瘀生新，可用八珍汤、十全大补汤。初诊以枳壳、陈皮以行气，以茜草、郁金化瘀止痛；麦冬、当归滋阴补血、健脾。服药后症状缓解，二诊时加重了行气活血之药，加大黄、三棱破瘀血，配外敷活血散，内外配合，治愈疾病。

（二）外伤后腹胀（陈列医案）

1. 病历摘要：徐某，男，29岁。从二楼掉下致腹痛腹胀2日，于1997年9月19日门诊求治。症见神清，生命体征正常，腹满腹胀，腹中坚实，疼痛拒按，按则痛甚，纳呆、口渴、发热，舌红苔黄厚而腻。腹部B超未见异常。肠鸣音亢进，依其重症可辨证为血瘀之腹胀腹痛。处方：黄芩8g，大黄18g，红花、连翘各12g，当归、赤芍、桃仁、芒硝、槟榔、柴胡、牡丹皮、甘草各9g。（《骨伤科效方集》，人民卫生出版社，2003）

2. 妙法解析：患者因摔伤所致腹胀腹痛，腹中坚实，疼痛拒按，可知其中有瘀。方中以当归、赤芍、桃仁、红花活血化瘀，配以调胃承气清下燥热。再配理气疏肝，利气行滞之柴胡、槟榔，诸药合用，共奏泻下瘀血，止痛消胀通便之效。

（三）腰椎骨折并发便秘（何文绍医案）

1. 病历摘要：杨某，男，42岁。因车祸于1999年3月6日入院。X线片示L3～L5压缩性骨折。经骨伤科常规处理，外伤后4日未排便，伴腹痛、腹胀，患者要求服中药。体格检查：低热37.8℃，汗出，口干，食欲减退，舌紫红，苔黄干，脉弦细略数。证属外伤瘀阻，气滞化热，肺气不通，治以活血逐瘀，清热通便，用抵当汤加甘草。处方：水蛭、桃仁各10g，虻虫6g，大黄12g，甘草5g，水煎服。服药3小时后即排便，便质软，服第2次药后又排便1次，腹痛、腹胀消失，热退，体温36.7℃，思食，舌淡红，苔薄白，脉缓有力。遂停服上方，以沙参麦冬汤加丹参、当归，调理善后。（《新中医》，2003年第11期）

2. 妙法解析：外伤后因瘀血内阻，加之卧床，致气机不畅。症见腹部胀痛，无排便，腑气不行，瘀阻易化热，又可影响外伤的修复。故用抵当汤攻下瘀热，加甘草缓和水蛭、虻虫、大黄峻烈之性。

（四）挫伤后便秘（肖运生医案）

1. 病历摘要：刘某，男，62岁。6日前下楼梯时不慎滑倒跌伤尾骶部，当时稍痛，继而逐日加重，大便欲解而不通，腹部胀满，尾部加剧。入院后X线片示尾骨无骨折脱位。诊断：挫伤后便秘。故用补中益气汤加羌活、防风、火麻仁治疗，并以蜂蜜调服，2剂后患者大便通而痛苦除，继后调理治疗10日而愈。(《肖运生骨伤科临床经验集》，河南科学技术出版社，2017)

2. 妙法解析：患者已年过六旬，素来体质瘦弱，营养不良，血气亏虚，中气不足，伤后又因多日未进食而致大便不通，糟粕难下。此为脾虚气化无力，肠道传导失职，易而便闭。则用补中益气汤健脾益气，扶正固本；加羌活、防风行气止痛；火麻仁、蜂蜜润肠通便，故便通病除而愈。

三、文献选录

损伤后腹胀，是一种常见的消化系统症状，而非一种疾病。可以是主观上感觉腹部的一部分或全腹部胀满，通常伴有相关的症状，如呕吐、腹泻、嗳气等；也可以是一种客观上的检查所见，如发现腹部一部分或全腹部膨隆。引起腹胀的原因主要见于胃肠道胀气、各种原因所致的腹水、腹腔肿瘤等。

(一) 损伤后腹胀的病因和临床表现

1. 病因：①消化道器官病变（包括胃肠、肝胆胰等）引起的胃肠道胀气。②腹腔内液体积聚过多。③腹腔内肿块或脏器包膜迁张。④食物或药物代谢过程中产生过多气体。⑤应激（包括心理、感染等）。⑥其他系统疾病（心、肾、内分泌、神经、血液等）引致的胸腹腔积液等。

2. 临床表现：损伤后腹胀的严重程度不同，有从很轻微到严重和不舒服的感觉。昼夜节律的变更是腹胀的共同特征。大多数患者，均有在日常的活动期间腹胀进行性地发展和在夜间休息后倾向减轻或消失的症状。伴有腹胀的疾病有便秘、腹泻、肠易激综合征、消化不良、进食障碍疾病和肥胖、肠胃气胀、器质性疾病（包括某些恶性肿瘤）等。

(二) 损伤后腹胀的检查

1. 体格检查：依据导致腹胀的原因（病因）不同而异。一般胃肠胀气可见腹部膨隆。功能性疾病患者一般情况良好；吸收不良综合征者有消瘦、贫血、皮肤粗糙等营养不良体征；吞气症患者可观察到频繁的吞气动作。

2. 实验室检查：①外周血中白细胞计数增多提示感染性疾病。②尿蛋白阳性提示肾炎或肾病综合征，尿胆红素升高可能有肝脏疾病。③嗜酸性粒细胞减少或消失，提示肠伤寒的可能。④大便隐血持续阳性常提示胃肠道肿瘤。⑤肝功能检查，对急慢性肝炎有诊断价值。⑥腹水穿刺检查，可确定为漏出液或渗出液。有时通过腹腔穿刺抽出少量液体即可判定为炎症、出血、消化道或胆道穿孔。在恶性肿瘤腹腔转移患者的腹腔穿刺液中，可能找到肿瘤细胞。

3. 影像学检查：腹部X线平片可发现提示肠梗阻或假性梗阻的弥漫性肠管扩张及气液平面，腹水的弥漫模糊影等表现。消化道造影、胃镜和结肠镜、超声波、CT扫描等有助于确诊器质性疾病。

4. 消化道功能试验：有助于诊断腹胀原因，可使用排气分析、消化道通过时间、糖类消化试验。

(三) 损伤后腹胀的治疗

1. 一般治疗：限制产气食物的摄入，如洋葱、芹菜等。保持排便通畅。

2. 药物治疗：①二甲硅油促进厚泡沫层破裂和液体流动，减轻腹胀。②可选用促动力剂治疗胃肠动力功能减退的患者。③酶制剂可促进内源性酶消化不完全的食物残渣分解。④益生菌、益生元可改善肠道微生态环境，减少产气，减轻腹胀症状。

3. 其他：对于严重腹胀者，采用肛管排气、胃肠减压、适当吸氧等，也可腹部热敷，脐部涂松节油。

（四）临床报道选录

大承气汤加味治疗脊柱手术后腹胀痛 98 例：气滞热结腑实型用大承气汤，药用大黄 12 g，厚朴、枳实各 15 g，芒硝 9 g；血瘀热结腑实型用桃核承气汤，药用桃仁、大黄各 12 g，桂枝、甘草、芒硝各 6 g；气血虚弱腑实型用黄龙汤，药用大黄、当归各 9 g，芒硝 12 g，枳实、人参各 6 g，厚朴、甘草各 3 g；阴虚肠燥腑实型用增液承气汤，药用玄参 30 g，麦冬、生地黄各 24 g，大黄 9 g，芒硝 5 g。每日 1 剂，水煎服。结果：总有效率 89.8％。(《山东中医药大学学报》，1999 年增刊)

第七节　损伤后痿软麻木

一、病证概述

损伤后痿软麻木，即损伤痿证。是肢体筋脉弛缓，软弱无力，不能随意运动或伴有肌肉萎缩的一种病证。临床以下肢痿弱较为常见。由于跌打损伤，瘀血阻络，新血不生，经气运行不利，脑失神明之用，发为痿证；或产后恶露未尽，瘀血流注于腰膝，以至于气血瘀阻不畅，脉道不利，四肢失于濡养滋养。

二、妙法解析

（一）酒后跌仆致痿软（张震医案）

1. 病历摘要：何某，男，40 岁。患者素性嗜酒，2 个月前曾因酒后跌扑，自 2 m 高的台阶上跌下，随即出现肢体活动障碍，继而卧床不起，翻身进食全须旁人持扶。经用西药治疗月余，未见改善。诊查：现两手手指无法屈伸，上肢麻木胀硬，两脚痿软无力，右腿不能活动。胃纳不振，溺黄便干，口淡无味，夜眠欠佳，右半身无汗。脉沉弦，左尺不足，舌边尖略红，苔薄白，心微腻。辨证：证系酒后跌扑，气血逆乱，肝失柔养，脾运不健之候。治法：首先疏调气血，柔肝理脾。至若益肾之法，缓图亦可。药用当归、茯苓、山药各 15 g，生地黄 12 g，白芍、钩藤、党参、川芎、青皮各 10 g，丝瓜络 3 g，生甘草 6 g。停用西药，每日进此方药 1 剂，分 3 次温服。服上方药 2 剂后，觉左手较前有力，已能握烟斗吸烟。续服药 4 剂，两手麻胀感减轻，手指已略可屈伸，唯左手较差。右腿略能活动，胃纳亦有改善。守用上方药 1 周后，手指屈伸更为灵活，右下肢亦较前有力，已能抬举，扶杖下床行走，已能自握餐具进食。溺色变清，舌质转淡，苔薄白而润，已无腻象，脉左尺仍弱。此是脾运渐复，湿邪已退，露出本虚。改予温养气血，调和营卫，神益脾肾之法。药用太子参 1 g，桂枝、白芍各 10 g，当归、白术、山药各 12 g，黄芪、杜仲、淫羊藿各 15 g，炙甘草 6 g。连服月余，诸症日渐减轻。终于弃杖自行，肢体伸屈自若，食眠二便俱转正常，治愈出院。(《中国现代名中医医案精华》，北京出版社，1990)

2. 妙法解析：人身之皮、肉、筋、骨、脉"五体"，本为五脏所主。筋骨损伤者，易在一定程度上影响肝肾，故虽平素肝肾康健者，此时亦每现不足之状，若肝肾之精血不充，则筋骨必失其养，此对创伤之修复极为不利。故外伤内治之法，急则活血理伤，缓则滋养肝肾。痿症出现以后，在给予药物治疗的同时，给予被动活动，这对痿软的恢复和防止肌肉萎缩甚为重要。

（二）痿证（赵晨光医案）

1. 病历摘要：梁某，男，60 岁。"右小腿开放性骨折"住院治疗。入院后，在连续硬膜外阻滞下行右胫骨清创、骨折复位内固定术。术后 1 周，患者一直腰部疼痛，双下肢麻木、无力，二便不利，舌质淡红，苔白，脉沉。体格检查：一般状态好，腰部麻醉进针处无红肿，压痛不显，双侧足背感觉迟钝，膝踝反射略弱。诊断：痿证，肾虚型。药用熟地黄、巴戟天（去心）、山茱萸、肉苁蓉（酒浸）、附子（去皮脐）、五味子（炒）、肉桂（去粗皮）、茯苓各 30 g，远志（去心）、石菖蒲、牛膝各 15 g，桂枝、威灵仙各 10 g，地龙 5 g。每日 1 剂，水煎服。服药 5 日后，症状明显缓解，连服 20 剂后，肢体感觉活动正常。（《骨伤科效方集》，人民卫生出版社，2003）

2. 妙法解析：手术腰麻及硬膜外阻滞后，双下肢麻木无力，感觉恢复较慢，为肝肾不足，阳气亏虚，不能运化水湿，生痰阻脉而致。治宜温补下元，化痰通络，强筋止痛。

（三）外伤性脊髓出血并发双下肢轻瘫（张鹏举医案）

1. 病历摘要：贺某，男，48 岁。曾受杖伤，腰脊疼痛，尚能坚持工作。后病情加重，难以工作，腰脊不举，转侧不易，不能仰卧，两腿沉重，难以步履，足痿不能任地，行走酸软，久坐两腿酸软严重，晨轻午后重，头面及四肢略肿，原喜食膏粱厚味，现饮食减少，曾赴省医院检查诊为"外伤性脊髓出血"所致的双下肢轻瘫，建议内服中药，配合针灸治疗，先后在佳县、米脂、银川求医治疗，久治不得小效。观患者年近 50，色苍脉虚，体质虽壮，元气不充，因久服膏粱厚味之品，体内湿热蕴蓄下焦，杖伤血瘀，脉络受损，热郁气滞，气血不行，病先在下，下焦之病多属气血两因相凑，渐至肝肾内损，奇经诸脉亦虚，久治不愈，恐有痿废，观前医用药，多为风药，考虑痿废沉疴，病根在下。治宜温通脉络，清热利湿。药用远志 6 g，苍术、生薏苡仁各 15 g，肉苁蓉、熟地黄各 12 g，茯苓、巴戟天、桑螵蛸、当归、牛膝、萆薢、覆盆子各 10 g。每日 1 剂，水煎服。复诊：上方先后去熟地黄，加木瓜、槟榔、杜仲、续断，服用 27 剂，自觉下肢行走较前捷，食纳正常，但腰脊疼痛如针刺，辗转不易，唇绀转红润，舌苔薄白略黄，诊脉沉细。药用酒柏 6 g，生薏苡仁 15 g，苍术、肉苁蓉、萆薢、熟地黄各 12 g，茯苓、桑螵蛸、巴戟天、牛膝、覆盆子、淫羊藿、威灵仙、当归各 10 g，红花、桃仁各 8 g，没药、姜黄各 5 g。每日 1 剂，水煎服。上方先后加减服用 15 剂，同时配服云南白药，用生白术 150 g，分 10 包煎水送下，自觉辗转易动，疼痛逐减，行走轻捷，舌苔薄白略黄，诊脉沉细。经云"不通则痛""湿郁在脉为痛"。故治湿，宜肾阳充旺，脾土健运，诸症自减。带方回家服用以观其效。处方：苍术、生薏苡仁各 15 g，肉苁蓉、生白术各 12 g，姜黄、没药、豆蔻各 5 g，茯苓、巴戟天、当归、牛膝、萆薢、续断、杜仲、覆盆子、桑螵蛸、生地黄、鹿角胶各 10 g，骨碎补 6 g。水煎服，每日 1 剂，有效多服。（《张鹏举医文医案集》，陕西科学技术出版社，1998）

2. 妙法解析：叶天士云"广夫痿症之旨，不外乎肝、肾、肺、胃四经之病。盖肝主筋，肝伤则四肢不为人用，而筋骨拘挛；肾藏精，精血相生，精虚不能灌溉诸末，血虚不能营养筋骨；肺主气，为高清之脏，虚则高源化绝，化绝则水涸，水涸则不能濡润筋骨，以流利机关，此不能步履，痿弱筋缩之证作矣"。张景岳曰："痿症之义，内经之详也。观所列五脏之证，皆言为热，而五脏之证，又总由肺叶焦，以致金燥水亏，乃成痿症。则又非尽为火证，此其有余尽之意，犹有有可，故因此而生火者有之，因此而败伤元气者有之，元气败伤则精虚不能灌溉，血虚不能营养者，亦不少也。概从火论，则恐真阳亏败及土衰水涸者，有不能堪，故当酌寒之浅深，审虚实之缓急，以施治疗。"本案所涉脏腑多，且现代医学运用神经肌肉系统治疗未能见效。中医辨证，先采用健脾益气、滋养肺阴，后期则以滋补肝肾为主，并随症加减，在治疗期进行适当功能锻炼，最终取得满意效果。

（四）进行性肌萎缩（何任医案）

1. 病历摘要：宋某，男，11 岁。未能站立，携之以行则趑趄跌扑，为时有年，面色苍白，当地诊为进行性肌肉萎缩症。舌苔剥，脉细弱，腿羸弱。以健益进之。补骨脂10 g，枸杞子、生地黄、山药、茯苓各12 g，菟丝子、覆盆子、山茱萸、泽泻各9 g，牡丹皮、五味子各4.5 g，健步虎潜丸（分吞）18 g。每日1剂，水煎服。上方服15剂，以后未续服。近时午后面颊两耳轰热，夜有盗汗透衣，腿部尤甚。以解虚热为治。药用稽豆衣24 g，糯稻根、浮小麦各30 g，牡丹皮6 g，青蒿、白薇、黑栀子、煅龙骨、煅牡蛎各9 g，枸杞子、生地黄、黄芪、地骨皮各12 g。服7剂后，盗汗、轰热均解，肢萎，略见短气，咽干，苔剥。阳明脉虚，宗筋不约而痿躄，必原肺热，斯证是也。药用北沙参、茯苓、桑寄生、黑芝麻（杵包）各12 g，枸杞子、当归、山药、麦冬、地骨皮各9 g，生地黄15 g，健步虎潜丸（分吞）18 g。服15剂而愈。（《何任医案选》，浙江科学技术出版社，1981）

2. **妙法解析**：本例下肢痿软，不能步履，病发少年，苔剥脉细，显属虚证；肝肾精血亏虚，肝主筋，肾主骨，筋骨失于濡润，故下肢痿软，不能步履；阴虚于下，阳亢于上，故午后面、耳轰热，夜多盗汗；治宜滋肝肾之精血，潜上亢之虚阳。方中地黄、山茱萸滋肝肾之精血；山药补脾益肺；枸杞子养肝阳；菟丝子、覆盆子补肾而固精气；五味子敛肺益肾；补骨脂益脾肾；茯苓、泽泻渗湿泄浊；牡丹皮清泄肝火；虎潜丸滋补肝肾，强筋健骨。因虚热面、耳轰热，则用青蒿、白薇、地骨皮退虚热，盗汗多，用稽豆衣、糯稻根、浮小麦收涩敛汗，黄芪益气固表，龙牡潜阳敛汗。以上各味出入互用，药后轰热退，盗汗止，唯肢痿，咽干，苔剥。属"阳明脉虚，宗筋不约而痿躄，必原于肺热也"。故用沙参、麦冬益气养阴而滋肺，当归、地黄益阴补血，桑寄生、芝麻滋肝燥。山药益脾养肺。再佐以虎潜丸壮筋骨而健步，降虚火而滋阴，该病病程长，难速效，应长期治疗。

三、文献选录

损伤后痿软麻木，是指肢体痿弱无力，不能随意运动的一类病证。病因有外感与内伤两类。外感多由温热毒邪或湿热浸淫，耗伤肺胃津液而成。内伤多为饮食或久病劳倦等因素，损及脏腑，导致脾胃虚弱、肝肾亏损。本病以虚为本，或虚实错杂。临床虽以肺热津伤、湿热浸淫、脾胃虚弱、肝肾亏损、瘀阻经脉等证型常见，但各种证型之间常相互关联。治疗时要结合标本虚实传变，扶正主要是调养脏腑，补益气血阴阳，祛邪重在清利湿热与湿热毒邪。在治疗过程中还要兼顾运行气血，以通利经脉，濡养筋脉。

（一）外伤痿症的内在病因

1. 感受湿毒：湿热毒邪内侵，或病后余邪未尽，低热不解，或温病高热持续不退，皆令内热燔灼，伤津耗气，肺热叶焦，津伤失布，不能润泽五脏，五体失养而痿弱不用。

2. 湿热侵淫：久处湿地或涉水淋雨，感受外来湿邪，湿热侵淫经脉，营卫运行受阻，或郁遏生热，或痰热内停，蕴湿积热，侵淫筋脉，气血运行不畅，致筋脉失于濡养而致痿。

3. 饮食毒物所伤：素体脾胃虚弱或饮食失节，劳倦思虑过度，或久病致虚，中气受损，脾胃受纳、运化、输布精微的功能失常，气血津液生化之源不足，无以濡养五脏，以致筋骨肌肉失养；脾胃虚弱，不能运化水湿，聚湿成痰，痰湿内停，客于经脉；或饮食失节，过食肥甘。嗜食辛辣，损伤脾胃，运化失职，湿热内生，均可致痿。此外，服用或接触毒性药物，损伤气血经脉，经气运行不利，脉道失畅，亦可致痿。

4. 久病房劳：先天不足，或久病体虚，或房劳太过，伤及肝肾，精损难复；或劳逸太过而伤肾，耗损阴精，肾水亏虚，筋脉失于灌溉濡养。

5. 跌扑瘀阻：跌打损伤，瘀血阻络，新血不生，经气运行不利，脑失神明之用，发为痿证；

或产后恶露未尽，瘀血流注于腰膝，以致气血瘀阻不畅，脉道不利，四肢失于濡养滋养。

（二）外伤痿症的辨证论治

1. 肺热津伤：发病急，病起发热，或热后突然出现肢体软弱无力，可较快发生肌肉瘦削，皮肤干燥，心烦口渴，咳呛少痰，咽干不利，小便黄赤或热痛，大便干燥。舌质红，苔黄，脉细数。治宜清热润燥，养阴生津。方选清燥救肺汤加减。药用人参、麦冬、生甘草、阿胶、苦杏仁、炒胡麻仁、生石膏、霜桑叶、炙枇杷叶。

2. 湿热浸淫：起病较缓，逐渐出现肢体困重，痿软无力，尤以下肢或两足痿弱为甚，兼见微肿、手足麻木，扪之微热，喜凉恶热，或有发热，胸脘痞闷，小便赤涩热痛。舌质红，舌苔黄腻，脉濡数或滑数。治宜清热利湿，通利经脉。方选加味二妙散加减。药用苍术、黄柏、萆薢、防己、薏苡仁、蚕沙、木瓜、牛膝、龟甲。

3. 脾胃虚弱：起病缓慢，肢体软弱无力逐渐加重，神疲肢倦，肌肉萎缩，少气懒言，纳呆便溏，面色白或萎黄无华，面浮。舌淡苔薄白，脉细弱。治宜补中益气，健脾升清。方选参苓白术散合补中益气汤加减。药用人参、白术、山药、白扁豆、莲子、甘草、大枣、黄芪、当归、薏苡仁、茯苓、砂仁、陈皮、升麻、柴胡、神曲。

4. 肝肾亏损：起病缓慢，渐见肢体痿软无力，尤以下肢明显，腰膝酸软，不能久立甚至步履全废，腿胫大肉渐脱，或伴有眩晕耳鸣，舌咽干燥，遗精或遗尿，或妇女月经不调。舌红少苔，脉细数。治宜补益肝肾，滋阴清热。方选虎潜丸加减。药用狗骨、牛膝、熟地黄、龟甲、知母、黄柏、锁阳、当归、白芍、干姜。

5. 脉络瘀阻：久病体虚，四肢痿弱，肌肉瘦削，手足麻木不仁，四肢青筋显露，可伴有肌肉活动时隐痛不适。舌痿不能伸缩，舌质暗淡或有瘀点、瘀斑，脉细涩。治宜益气养营，活血行瘀。方选圣愈汤合补阳还五汤加减。药用人参、黄芪、当归、川芎、熟地黄、白芍、川牛膝、地龙、桃仁、红花、鸡血藤。

（三）外伤痿症的针灸治疗

1. 体针：主穴，上肢选曲池、合谷、颈胸部夹脊穴，下肢选髀关、风市、足三里、阳陵泉、三阴交、腰部夹脊穴。配穴：肺热津伤者，配尺泽、肺俞；湿热侵淫者，配阴陵泉、大椎；脾胃虚弱者，配脾俞、胃俞、中脘；肝肾亏虚者，配肝俞、肾俞。操作：毫针刺，按虚实补泻法操作。

2. 电针：在瘫痪肌肉处取穴，针刺的气后加脉冲电刺激，采用断续波，以患者能耐受为度，每日1次，每次留针30分钟，10次为1个疗程。

（四）外伤痿症的预防与调护

1. 外伤致痿，务要及时救治，免成痼疾。多数早期急性病例，一般病情较轻浅，治疗效果较好，功能较易恢复；若失治或治之不当，以及内伤致病或慢性病例，病势缠绵，渐至于百节缓纵不收，脏气损伤加重，多数沉痼难治。年老体衰发病者，预后较差。

2. 除外伤因素外，常与居住湿地，感受温热湿邪有关，因此，避居湿地，防御外邪侵袭，有助于痿证的预防和康复。

3. 病情危重，卧床不起，吞咽呛咳，呼吸困难者，要常翻身拍背，鼓励患者排痰，以防止痰湿壅肺和发生压疮。对瘫痪患者，应注意患肢保暖，保持肢体功能体位，防止肢体挛缩和关节僵硬，有利于日后功能恢复。由于肌肤麻木，知觉障碍，在日常生活与护理中，应避免冻伤或烫伤。

4. 注意精神饮食调养，进行适当体育锻炼，生活规律，饮食宜清淡富有营养，忌油腻辛辣，对痿证康复具有重要意义。

第八节　创面愈合不良

一、病证概述

创面愈合不良，是指伤口愈合的 3 个生物学阶段出现明显的停滞或延迟而导致伤口长时间不愈合，甚至伤口范围扩大，伤口床有明显的感染性或非感染性渗出，伴或不伴坏死组织；另一种情况是 I 型胶原肉芽过度增殖而致瘢痕过度增生、挛缩。既往认为，伤口愈合的快慢与好坏取决于患者的体质（如贫血、体质虚弱者，其伤口愈合将会延迟）、病因及特定的伤口环境。现代研究发现，除上述因素外，营养因素、心理因素及伤口护理的操作因素也是不容忽视的影响因素。营养不良使机体免疫力下降：炎症反应期延迟，伤口易感染；营养素缺乏，组织增生受抑制，伤口增殖期停滞，因而营养因素影响者伤口愈合的全过程。心理状态因影响患者的食欲、睡眠和免疫力而影响伤口愈合，积极、乐观、向上的心理有利于伤口愈合，而消极、悲观、抑郁等负面心理则会延迟伤口愈合。任何增加患者不适感的伤口护理操作或不利于营造伤口愈合理想环境的操作都会延迟伤口愈合。伤口愈合不良的临床表现，清创过程停滞、肉芽组织形成不良或延迟、无上皮再生伴典型的术后并发症（血清肿、血肿、伤口裂开和瘢痕过度形成）以及伤口感染等，均可引起伤口愈合不良。

二、妙法解析

（一）双侧股骨陈旧性骨折延迟愈合（郭维淮医案）

1. 病历摘要：田某，男，55 岁。患者于 10 个月前因车祸伤及双侧下肢，致双股骨骨折，在当地医院行切开复位交锁髓内钉内固定，刀口愈合良好，但骨折愈合欠佳来诊。查患肢虚肿，活动后肿胀明显，且呈凹陷性肿胀，局部压痛，可触及骨异常活动。舌质淡体胖，苔白腻，脉细沉弱。X 线片示：骨折对位良好，交锁髓内钉固定良好，但远端可见钉痕，骨折线清晰，有少量骨痂生长，骨折端无萎缩和硬化。诊断：双侧股骨陈旧性骨折延迟愈合。辨证为脾肾两虚，筋骨失养。此为肾为先天之本，主骨生髓，脾为后天之本，主百骸，肾虚及脾，脾虚及肾，脾肾两虚，则化源无力，精血难以荣养筋骨，骨折难以续接。治宜健脾补肾，滋养筋骨。方选参苓白术散合充髓养血汤加减。药用砂仁 3 g，人参、熟地黄各 6 g，云茯苓、山药、当归、白芍、补骨脂各 15 g，薏苡仁、枸杞子各 20 g，白术、莲子、白扁豆、肉苁蓉、千年健、鹿角胶各 10 g。每日 1 剂，水煎服。服药 20 剂，伤肢肿痛基本消失，肤色正常，下地站立有力。效不更方，减山药、莲子、白扁豆、薏苡仁，加桑寄生、杜仲各 15 g，制乳香、制没药各 9 g，以加强滋补肝肾，接骨续筋之力。服 60 剂后，能扶拐下床轻负重活动。伤肢肿痛基本消失，肤色正常，下地站立行走有力。X 线片示：骨折端有中量骨痂生长，骨折线稍模糊。效不更方，取慢病缓治之意，前药改用丸剂内服。砂仁 3 g，人参、熟地黄各 6 g，枸杞子 20 g，白术、肉苁蓉、千年健、鹿角胶各 10 g，云茯苓、当归、白芍、补骨脂、桑寄生、杜仲各 15 g，制乳香、制没药各 9 g。上药共为蜜丸，每次 9 g，每日 2 次。服半个月后自行来院。X 线片示：骨折端有大量骨痂生长，骨折线模糊。改服中成药特制接骨丸，巩固疗效。后来电告知痊愈，连续随访 6 个月未复发。（《当代名老中医典型医案集·外伤科分册》，人民卫生出版社，2009）

2. 妙法解析：造成骨折延迟愈合、不愈合的原因非常复杂，从主观上来讲，骨折后固定不当如固定时间短、下床过早，固定不牢靠，患者自制力差不能配合等，是造成此类疾病最常见的原因。动静结合是祖国医学治疗骨折的原则之一，但动与静的有机结合与辩证关系临床必须妥为掌握。如何使动与静有机结合在一起，大致可以概括为如下3个方面：①全身、伤肢要动，骨折端要静。②动中有静，静中有动，肌肉的动可达到骨折端的静，骨折端的静又有利于肌肉关节的动。③到一定程度后，全身、患肢、骨折端都要动静结合，鼓励有利的动，限制不利的动，加强有利的静，避免不利的静。活动是肢体的生理功能，也是治疗骨折的目的。肌肉与骨折部位周围软组织是整复和维持骨折对位的内在动力。肌肉收缩，关节活动，合理负重，有利于骨折愈合，并且能够提高骨痂抗折力。在骨折愈合之前，骨折断端的活动是绝对的，而固定是相对的，对骨折愈合不利的活动通过人的意志要加以控制，使骨折端的不利活动降到最低限度，而对骨折愈合有利的活动要尽力发展，以保持骨折断端间持续接触，紧密嵌插，产生压力效应，促进骨折愈合。而当人为因素对骨折愈合不利的活动失去控制时，新生骨痂则不断被有害应力折断，最终必然导致骨不连接。方中人参、白术、云茯苓、山药健脾益胃，培补后天，增强生化之源为君；莲子、熟地黄、白芍、补骨脂、肉苁蓉、枸杞子、千年健、鹿角胶滋养肝肾，强壮筋骨，强固先天之本为臣。佐以当归祛瘀行血，调畅气机；白扁豆、薏苡仁、砂仁补气、行气药物有利于鼓舞正气，调畅气机，使气血运行畅通，筋骨得以濡养为使。上药共奏健脾补肾，滋养筋骨之效。

（二）右肱骨骨折延迟愈合（肖运生医案）

1. 病历摘要：吴某，30岁。下午4时在县开会回矿，经过矿区时被飞石击伤致面下颌骨开放性骨折，皮肤破裂大出血而昏倒。即时送往某县人民医院抢救逐渐清醒，检查为下颌骨骨折、皮肤裂伤，右侧牙齿脱落四颗，右肱骨中下段闭合性骨折。当天晚上护送至湖南省某医院住院治疗，手术复位，清创缝合。因外伤严重危及生命而忽视右肱骨骨折未做处理，3个月治疗后下颌骨骨折愈合后建议出院回当地医院继续服中药治疗。经某县人民医院治疗3个月之久，右肱骨断端活动形成假关节。转来我院门诊检查为陈旧性右肱骨中下横断骨折，断端活动异常成假关节表现，已有6个月，余无异常收入住院，脉细数、舌苔薄白，以消瘀活血补气通络。药用黄芪20g，川芎、石菖蒲各6g，赤芍、当归、红花、桃仁、地龙、片姜黄、丹参各10g，甘草3g。服5剂后，右肱骨中下段横断性骨折仍然活动，向外向内成角，肌肉萎缩，有些冷觉感，皮肤粗糙，二便正常，脉细数，舌苔薄白。以养阴滋肾温肾阳。药用山药20g，肉桂6g，熟地黄、杜仲、枸杞子各15g，附子、山茱萸、肉苁蓉、菟丝子各10g，甘草3g。服10剂后，手法复位，小夹板固定，陈旧性右肱骨骨折缓愈合，肌肉仍萎缩，手指麻木稍胀，活动有振动音，余无异常，脉细数，舌苔薄白。服原方加党参、锁阳各15g，龟甲10g。服10剂后，右肱骨骨折迟缓愈合，肌肉萎缩好转前臂活动力增，手指仍麻木，骨擦音减低，感觉冷已去，脉细，舌苔薄白。药用熟地黄20g，山茱萸、石斛、麦冬、五味子、石菖蒲、远志、茯苓、肉苁蓉、肉桂、附子、巴戟天、阿胶、菟丝子、续断各10g。服10剂后，右肱骨骨折迟缓愈合，活动骨擦音消失，前臂抬举力量增加，手指麻木减轻，脉细，舌苔薄白。再服20剂，行右肱骨骨折拍片复查，右肱骨中下段横断骨折对位对线尚可，中等骨痂生长，余无异常。继服20剂，右肱骨中下段横断骨折，拆除夹板前臂活动上举力较前增加，手指麻木消失，肌肉萎缩恢复正常，骨痂大量形成，脉细，舌苔薄白。药用鹿角胶、麻黄、肉桂、熟地黄、白芥子、炮姜、当归、黄芪、龟甲、锁阳、附子、片姜黄、威灵仙、何首乌、甘草各10g。再服20剂后，右肱骨中下段横断骨折迟缓愈合成假关节现象，向前向外成角，手指麻木，肌肉萎缩，手法复位，夹板固定。经3个月治疗，照片复查：右肱骨中下段横断性骨折，对位对线尚可，大量骨痂形成，肩肘关节屈、伸上功能正常，康复出院。（《肖运生骨伤科临床经验集》，河南科学技术出版社，2017）

2. 妙法解析：本病骨折迟缓愈合，系开放性下颌骨骨折，流血过多，元气亏损，营卫失调，肾阴虚弱之故，骨系于肾精髓不能营骨兼之瘀血未曾消散，置于骨折端，经脉凝滞，妨碍骨痂生长，使骨断端不连接。逐以治疗消瘀活血通络，瘀血散络脉自然通畅，继续养阴滋肾，温壮肾阳补益气血，重用附子、阿胶、熟地黄、龟甲滋肾药物添精补髓，骨质自然连接。阴阳平衡，骨质恢复健康。

三、文献选录

（一）骨折延迟愈合病因病理分析

1. 骨折延迟愈合及不连接的主要原因为血瘀，它既是创伤的主要病理产物，也是长期不活动，瘀血难以消散的结果，病不祛则新不生，久而久之，病久必虚，气虚则推动无力，血虚则筋骨失养新骨不生，断不能续；同时久病及肾，肾主骨生髓，肾虚则精亏髓乏，骨的生长发育受到影响，肝肾同源，肾损及肝，肝血不足，难以濡养筋骨，使断骨难续；肝肾不足，导致脏腑失养，脾胃纳滞，运化无力，水谷精微输布受阻，四肢百骸失去滋养，筋骨续接困难。

2. 对骨折延迟愈合、不连接的治疗必须是在良好固定和有效功能锻炼基础上进行，用药原则主要从瘀血、气滞、气虚、肝肾不足、脾胃虚弱五个方面着手。由于瘀血是骨折的主要病理产物，所以无论如何辨证，辅以或以活血为主进行治疗都是必需的，这是治疗此类病证的关键。同时，气为血帅，气行则血行，故而气虚、气滞的治疗也不容忽视，根据辨证辅以补气、行气药物有利于鼓舞正气，调畅气机，使气血运行畅通，筋骨得以濡养。

3. 中医学认为，肾为先天之本，主骨生髓，骨的生长、发育、强劲、衰弱与肾精盛衰关系密切，肾精充足则骨髓生化有源，骨骼得以滋养而愈合顺利；否则肾精亏虚，则骨髓化源缺乏，骨骼失养，骨折难以为续。脾为后天之本，主百骸，先天之精有赖后天脾胃运化水谷精微的不断充养，脾胃虚弱，运化乏力，先天之精无以充养，势必精亏髓空而百骸萎废。所以，对骨折迟延及不愈合的治疗应当补肾健脾，培补先后天，使精有所充，骨有所养，达到促进骨折愈合的目的。

（二）临床报道选录

1. 蒲公英苦黄汤治疗伤口不愈合30例：蒲公英30 g，苦参、黄柏、木鳖子、连翘、白芷各12 g，金银花、赤芍、牡丹皮、生甘草各9 g。每日1剂，水煎，取滤液，熏患处，药温40 ℃时，用镊子夹无菌纱布蘸药液，擦洗创面至无分泌物，大黄油纱覆盖，无菌纱布包扎。每次1小时，每日1次。治疗10～15日。结果：均愈合。（《现代中西医结合杂志》，2005年第3期）

2. 气血生肌膏治疗伤口迟缓愈合30例：常规换药7日后，伤口迟缓愈合者。均常规清创后，黄芪、当归、川芎、白芷、紫草、乳香、儿茶、赤石脂、白蜡、芝麻油。搅拌成膏或制成油纱（江西中医学院附属医院研制）。每外敷患处，较深、狭窄伤口用油纱填塞。对照组30例，用雷夫诺尔纱条，外敷患处。均无菌敷料覆盖；每日换药1次，好转后改3日换药1次。用15日。结果：两组分别治愈10、2例，显效17、14例，好转3、11例，无效0、3例，显效率90％、53.3％（$P<0.05$）。平均愈合时间分别（18.8±6.51）日、（30.4±7.36）日（$P<0.05$）。（《江西中医药》，2008年第6期）

3. 九华膏治疗骨科坏死性创面78例：水飞滑石、龙骨各15 g，硼砂、浙贝母各10 g，朱砂3 g，冰片6 g，麝香0.5 g等。研细末，用15％白凡士林调匀，平摊患处；对照组50例，用生肌散（或呋喃西林纱条），外敷患处；均无菌纱布覆盖，绷带包扎固定；2日换药1次。均肉芽组织与正常皮肤不相融配合游离植皮。创面较大输液，抗感染。均生理盐水清洗创面，剪除腐烂组织及坏死的皮肤。结果：两组分别治愈47、15例，显效19、13例，有效10、6例，无效2、16

例，总有效率 97.4%、68.0%。治疗时间分别 3～18 日、9～62 日。(《湖南中医杂志》，2008 年第 2 期)

4. 二草艾桂枝汤熏洗治疗指趾远端感染开放性骨折残余创面 184 例：透骨草、伸筋草、艾叶各 15 g，桂枝 12 g，荆芥、防风、红花、千年健、刘寄奴、苏木、川芎、威灵仙各 9 g。每 2 日 1 剂，水煎 5 分钟取液，熏洗患肢，每次 30 分钟，擦干后，用无菌纱布包扎。每日 2 次，3 剂为 1 个疗程。用 1～4 个疗程。结果：治愈 175 例，无效 9 例。(《中医外治杂志》，2000 年第 6 期)

第九节　其他骨伤杂病

一、病证概述

本节内容包括骨科术后非感染性发热、骨科术后气阴两虚汗证、外伤性皮下血肿、复合外伤、落枕、骨伤疼痛、关节疼痛、骨折固定术后疼痛、骨伤性斜颈、颈前路手术后咽痛症、头皮及皮肤裂伤、机械性损伤、外伤性损伤、急性创伤肿痛、外伤性指（趾）甲分离、鹤膝风、外伤性慢性脑积水、伤科常见急症脊柱手术后腹胀痛、慢性骨髓炎术后疼痛、不全尾骨痛、急性脊髓损伤、跟腱断裂共 23 种病症。其各自的病证概述从略。

二、妙法解析

（一）胫骨结节骨骺炎（祝松青等医案）

1. 病历摘要：史某，男，16 岁。双膝肿痛 1 年，逐渐加剧，活动受限，膝部肿块而来诊。症见：双膝胫骨结节肿胀，压痛明显，伸屈及下蹲时疼痛加剧。X 线片示双侧胫骨结节呈分离状，左侧碎裂。诊断：双侧胫骨结节骨骺炎。按上述治法，外敷软坚散结散，内服活血软坚汤。2 周后疼痛减轻，但肿胀无变化。1 个月后肿痛均减，膝伸屈及下蹲时微痛。本系列方由活血软坚汤、益肾软坚汤、软坚散结散组成。活血软坚汤：三棱、莪术各 20 g，红花、白芥、牡蛎、延胡索、桃仁各 20 g，穿山甲 5 g，丹参 30 g，川牛膝、鹿角霜各 15 g。2 日 1 剂，水煎服。益肾软坚汤：熟地黄、肉苁蓉、锁阳、牛膝、三棱、莪术各 15 g，当归、牡蛎、白芥子、鹿角霜各 10 g，甘草 5 g。软坚散结散：三棱、莪术、白芷、大血藤各 100 g，白及、芒硝各 250 g，川芎 30 g，赤芍 50 g。活血软坚汤：益肾软坚汤，2 日 1 剂；水煎服。软坚散结散，上药共为细末，醋水各调敷患处，每 2 日换 1 次。2 个月后肿痛全消，活动自如，压痛不显。X 线片示双侧胫骨结节愈合，继续治疗 1 个月，痊愈。(《四川中医》，1990 年第 2 期)

2. 妙法解析：本系列方采取补肾的方法以补先天之本，以壮筋骨之弱，辅之以温寒通络，活血化瘀的方法以治标，故能获效。

（二）慢性骨膜炎（雍履平医案）

1. 病历摘要：董某，男，20 岁。1 年前肩挑负重后不久，即感右下肢无力，继则大腿疼痛、肿胀，时有木楚感。经 X 线片，确诊为慢性骨膜炎。用西药抗生素、抗结核药，及中药治疗，疼痛虽已缓解，但局部木肿未除，尤感下肢行走痿软，不耐久立。就诊时，面呈晦滞，形瘦神疲。右下肢股骨段漫肿不红，按之微痛，皮肤欠温。寝食尚可，二便正常，脉缓微涩，苔白，舌淡，证属瘀毒蕴结，湿浊留滞。治宜温阳化湿，活血通经。肉桂、白芥子、陈胆南星、法半夏、枸杞子、桃仁泥、广陈皮各 20 g，鹿角霜、寻骨风、川牛膝、金石斛、山茱萸、熟地黄、骨碎补各 30 g，净虫虫、制全蝎各 5 g，土鳖虫 15 g，制大戟 10 g。上药精选共研极细末，炼蜜为丸如梧桐子大。每次服 20 丸，每日 3 次。服 1 周后，患处肿胀见消，举步自如，唯久立仍感酸楚，再以上方加倍量复配制 1 料。嘱其节劳保摄，鸡汤食养。1 个月后再诊，病已告愈，不药而归。追访 2 年，康复如初。(《浙江中医杂志》，1990 年第 3 期)

2. 妙法解析：本方以肉桂、鹿角霜入血温阳，俾阴消浊散；白芥子、胆南星、半夏、陈皮行气消痰，宣通气机，使血无凝着；土鳖虫、虻虫、全蝎、桃仁通络逐瘀，直透病根；骨碎补补骨伤，疗骨中邪毒；寻骨风入骨搜风以消肿；大戟横行经络，驱除肤膜之水湿；肝主筋，肾主骨，以熟地黄、川牛膝、枸杞子、石斛、山茱萸滋补肝肾，强筋壮骨，治下焦风冷。诸药合用，共奏活血通络、消肿败毒、强筋壮骨之功。

三、文献选录

(一) 临床治验选录

1. 婴幼儿肌性斜颈 (朱崇煊医案)：郑某，女，3 月龄。患儿出生后 2 个月余，家长发现其头部向左偏斜，左颈部可触及一肿块而来就诊。检查发现左侧胸锁乳突肌中部可触及 3 cm×4 cm 大小的肿块，质硬如软骨。诊为"肌性斜颈"。药用桃仁、红花、血竭、芒硝、郁金等 (原方未注明剂量)，共碾细末。根据患儿肿块之大小，剪一比肿块稍大之纱布块，先涂上调和剂，后撒上药粉，敷贴于肿块上，外用胶布固定，隔日换药 1 次。经外敷牵筋散，5 次后肿块明显变软，敷至 8 次时肿块缩小至 0.5 cm×1 cm，敷药 12 次后肿块完全消失，头已不偏而愈。(《湖北中医杂志》，1986 年第 2 期)

2. 腓肠肌痉挛 (闵捷、卢寅熹医案)：张某，女，47 岁。右小腿腓肠肌阵发性抽痛，发作无定时，夜间及劳累后尤甚，曾多次治疗，效果不显。就诊时，患侧小腿腓肠肌无异常，病理反射阴性，无其他病史。诊为右腓肠肌痉挛症。药用望江南 30 g，牛膝 10 g。每日 1 剂，水煎服。3 剂后痛止而愈，未见复发。(《湖北中医杂志》，1982 年第 3 期)

3. 坐骨结节滑囊炎 (陈晶晶医案)：王某，女，48 岁。右臀部疼痛、行走及端坐痛剧 1 年，屡服祛风散寒、胜湿除痹剂不效。患者形体较瘦，无明显外伤史。查：右臀部坐骨结节处压(一)，可触及一约 2 cm×1 cm 大小的肿块。穿刺获血性液体。X 线摄片排除骨质病变。诊断：坐骨结节滑囊炎 (右侧)。药用茱卷皮、泽兰、伸筋草、当归、肉桂、牛膝、红花、桃仁、樟脑、广木香、炙乳香、炙没药、独活、川续断各 30 g。以上药焙干，研细末，分成 10 份。每次取 1 份，用烧酒调成糊泥样，均匀地涂在纱布上，敷于局部压痛点处，纱布加厚包扎。每日 1 换，10 日为 1 个疗程。连续治疗 2～3 个疗程。投上方 9 剂而愈。随访 2 年，未见复发。(《四川中医》，1990 年第 4 期)

(二) 临床报道选录

1. 止汗合剂治疗骨科术后气阴两虚汗证 318 例：药用党参、黄芪各 24 g，生地黄、麦冬各 15 g，麻黄根 10 g，煅牡蛎 30 g。阴虚者党参易太子参，加玄参、何首乌；气虚甚 (或年老) 党参、黄芪增量；舌苔厚腻加苍术、厚朴、薏苡仁等。每日 1 剂，水煎服；3～7 日为 1 个疗程。术中出血多予输血、补液及对症处理。结果：痊愈 247 例，好转 45 例，无效 26 例，总有效率 85.85%。(《福建中医学院学报》，2002 年第 3 期)

2. 活血消肿汤治疗外伤性皮下血肿 43 例：药用桃仁、红花、赤芍、制乳香、制没药、延胡索、炙甘草、泽兰、炒柴胡、香附各 10 g，神曲、川芎、当归、生地黄、川牛膝各 15 g。随症加减，每 2 日 1 剂，水煎，分 6 次餐后服。瘀肿面积大 (或部位多) 用丹参 20 mL，加 5% 葡萄糖注射液 250 mL，静脉滴注，每日 1 次。皮肤裂伤并用抗生素。结果：痊愈 26 例，好转 17 例。(《现代中西医结合杂志》，2003 年第 2 期)

3. 复元活血汤治疗复合外伤 68 例：药用天花粉 15 g，当归、红花、桃仁、穿山甲各 12 g，柴胡、酒大黄各 10 g，生甘草 6 g。阴虚甚加生地黄、熟地黄、麦冬、石斛；阳虚加附子、桂枝；湿热加苍术、黄柏、薏苡仁、牛膝；久病入络加全蝎、水蛭；脾虚便溏大黄减量，或加炒山药、炒扁豆。每日 1 剂，水煎服。与对照组 44 例，均用脉络宁注射液 20 mL，静脉滴注，每日 1 次。均 10 日为 1 个疗程。用 2 个疗程，结果：两组分别治愈 23、11 例，显效 24、14 例，有效 17、12 例，无效 4、7 例，总有效率 94%、84%（$P < 0.05$）。（《新疆中医药》，2005 年第 5 期）

4. 手法诊复治疗骨伤性斜颈 49 例：牵引配合枝川注射。患者仰卧位，颌枕带牵引，牵引重量 1.5～3 kg，时间≥20 小时。同时头部可左右缓慢转动。并用枝川注射法：用地塞米松注射液 1～2 mg，2% 利多卡因注射液 2 mL，维生素 B_{12} 注射液 250 μg，加生理盐水 10 mL，注射痉挛（即压痛）最明显处的肌腹（或硬结）内，每点 1～2 mL，每次 5～7 个点。每 2～3 日 1 次。结果：痊愈 26 例，显效 17 例，有效 6 例。（《中国骨伤》，2005 年第 3 期）

5. 加味黄芪人参汤治疗创伤术后胃肠功能紊乱 63 例：药用黄芪 20 g，红参、苍术、神曲、炙甘草、郁金、陈皮、白术、当归各 10 g，五味子 5 g，升麻 6 g，麦冬、三七、丹参各 15 g，黄柏 8 g。随症加减。每日 1 剂，水煎服。与对照组 60 例，均用消炎抗菌药、氨基酸，静脉滴注；维生素 B_1、维生素 B_6、维生素 B_{12}，口服。用 10 日。结果：两组分别治愈 40、16 例，好转 22、18 例，无效 1、26 例，总有效率 98.4%、56.7%。（《中医药学刊》，2006 年第 3 期）

6. 活血利咽汤治疗颈前路手术后咽痛症 25 例：药用当归、桃仁、赤芍、牛蒡子各 10 g，山豆根 12 g，板蓝根 15 g，红花、牛膝、乌梅各 6 g，甘草 5 g。每日 1 剂，水煎，用 3～5 mL，频频含服慢咽；1 周为 1 个疗程。与对照组 23 例，均手术后常规对症处理。结果：两组分别痊愈 4、3 例，显效 12、7 例，有效 7、6 例，无效 2、7 例。（《中国中医骨伤科杂志》，2007 年第 10 期）

7. 祛痛消肿胶囊治疗头皮及皮肤裂伤 154 例：药用泽兰 180 g，土鳖虫 150 g，赤芍、桃仁、川牛膝、枳实、香附、延胡索各 120 g，大黄 200 g，乌药、苏木各 100 g。水煎 3 次，取滤液，浓缩成膏。当归、三七各 180 g，川芎、红花各 120 g，制乳香、制没药各 100 g，血竭 60 g。共研细粉。与上述膏混合，制成胶囊剂。每粒含药粉 0.5 g，相当于生药 0.94 g。每次 4 粒，每日 4 次。口服，5 日为 1 个疗程。头皮及皮肤裂伤清创缝合，酌用抗生素。用 2 个疗程，结果：痊愈 132 例，好转 16 例，未愈 6 例，总有效率 96.1%。（《四川中医》，2002 年第 5 期）

8. 归翘延胡索汤治机械性损伤 120 例：药用当归、连翘、延胡索各 12 g，白芷、赤芍各 9 g，川芎、甘草各 6 g，乳香、没药各 4.5 g，每日 1 剂，水煎，分 3 次黄酒送服。用三七 9 g，血余炭、白芷、天花粉各 1.5 g，麝香 0.3 g。研末，外撒患处，范围大于伤口周围 1 cm；每日换药 1 次。结果：痊愈 98 例，有效 18 例，无效 4 例，总有效率 97%。（《吉林中医药》，2006 年第 1 期）

9. 创伤愈液治疗外伤性损伤 240 例：药用当归、延胡索、枳壳、桑枝、远志各 10 g，丹参、酸枣仁、川续断各 12 g，土鳖虫、陈皮、川芎、赤芍各 9 g，桃仁、厚朴、大黄、苏木各 6 g。每日 1 剂。水煎服。骨折、脱位先复位。妊娠禁用，月经期慎用。结果：显效（肿胀消退，无疼痛；X 线片示骨折线消失，骨折愈合时间 25～35 日，功能完全恢复或基本恢复）194 例，有效 36 例，无效 10 例，总有效率 95.8%。（《江苏中医药》，2007 年第 1 期）

10. 化瘀膏治疗急性创伤肿痛 50 例：药用当归、大黄、黄柏、姜黄、白芷、天花粉、制天南星、陈皮、苍术、厚朴、乳香、没药、血竭、续断、甘草各 15～30 g。研末，加蜂蜜调膏。每次 10～15 g，外敷患处。对照组 50 例。用扶他林软膏，外敷患处，厚约 2 mm，均每 2 日换药 1 次，3 次为 1 个疗程。用 1 个疗程，结果：两组分别治愈 27、13 例，显效 17、14 例，有效 6、

17 例，无效 0、6 例。(《中国中医急症》，2008 年第 6 期)

11. 当归四逆合黄芪桂枝五物汤治疗外伤性指（趾）甲分离 28 例 31 指（趾）：药用黄芪、当归、木瓜、威灵仙各 15 g，桂枝、赤芍各 12 g，通草、甘草各 6 g，细辛 5 g，生姜 2 片，大枣 10 枚，秦艽、地龙各 20 g。每日 1 剂，加水 1000 mL，煎取 500 mL，分 2 次温服。结果：治愈率为 93.5%。(《中医杂志》，1991 年第 8 期)

12. 大黄土鳖虫丸加减治疗鹤膝风 30 例：药用炒大黄 9 g，黄芩 12 g，桃仁、杏仁、赤芍、地黄各 15 g，甘草、虻虫、土鳖虫各 6 g，制川乌 10 g，桑寄生 18 g，牛膝 20 g，乌梢蛇 30 g。气血虚弱加黄芪、当归；肝肾亏损加鹿胶、杜仲、巴戟天。每日 1 剂，水煎服。1 个月为 1 个疗程。治疗 1～3 个月后，痊愈 16 例，显效 9 例，有效 3 例，无效 2 例，总有效率为 93%。(《国医论坛》，1990 年第 5 期)

13. 活血健脾利水法治疗外伤性慢性脑积水 22 例：药用当归、川芎、赤芍、茯苓、白术、泽泻各 12 g，炮穿山甲片、桂枝各 6 g，泽兰 15 g，车前子（包）20 g，藁本 10 g。头痛甚加蜈蚣、细辛；癫痫加钩藤、蜈蚣、全蝎；精神障碍加石菖蒲、郁金、远志；步态不稳加黄芪、牛膝；恶心呕吐加姜半夏、陈皮。每日 1 剂，水煎服；20 日为 1 个疗程，疗程间隔 1 周。用 2 个疗程。结果：治愈 6 例，好转 11 例，无效 5 例。(《浙江中医杂志》，2003 年第 6 期)

14. 洋金花伤膏治疗伤科急症 374 例：洋金花、紫荆皮、大黄、当归、黄芩、防己、秦艽、白芷、甘草等（南京中医药大学制药厂生产）。用 1～2 贴，外敷患处。软组织损伤 24 小时换药 1 次。对照组 186 例，用麝香追风膏；均用 1～2 贴，外敷患处。软组织损伤 24 小时换药 1 次；骨折并用小夹板（或硬纸板）固定，3 日换药 1 次。用 12 日，结果：两组分别痊愈 139、49 例，显效 123、67 例，有效 94、43 例，无效 18、27 例，总有效率 95.2%、85.5%。(《浙江中医杂志》，2003 年第 6 期)

15. 中西医结合治疗跟腱断裂术后 46 例：三期分治配合熏洗。一期修补肌腱，术后踝跖屈、屈膝各呈 30°，长腿石膏托固定。<10 日用桃仁、生地黄各 12 g，川芎、大黄各 3 g，当归、赤芍、延胡索、牛膝各 6 g，红花 5 g，牡丹皮 9 g，制香附 2 g。10～20 日用赤芍、续断各 12 g，当归尾、陈皮、乌药各 9 g，川芎、苏木、桃仁、乳香、没药、木通、甘草各 6 g。>3 周用党参、当归、白芷、牛膝、牡丹皮、杜仲各 9 g，川芎、甘草各 6 g，续断、生地黄各 12 g，红花 5 g，枸杞子 20 g，茯苓 15 g。每日 1 剂，水煎服。禁生冷之品。>3 周解除外固定，用海桐皮、透骨草、当归各 15 g，乳香、没药、川芎、防风、白芷各 10 g，红花 12 g，威灵仙、忍冬藤各 20 g，陈醋 2 两。水煎取液，熏洗患处，每日 3～4 次；并用理筋手法。功能锻炼。结果：优 31 例，良 10 例，可 3 例，差 2 例，优良率 89.13%。(《中国中医骨伤科杂志》，2001 年第 2 期)

16. 中药合剂治疗性早熟女童骨骼发育异常 38 例：药用生地黄、炙龟甲各 12 g，黄柏、知母、牡丹皮各 9 g。水煎，取浓缩液，每毫升含生药 2.5 g（上海复旦大学附属儿科医院研制）。每次 30 mL，每日 2～3 次，口服。半年为 1 个疗程。结果：显效 13 例，有效 22 例，无效 3 例。骨龄、BMC、BD 和血清（BGP、IGF-1）含量均较同龄儿明显提高（$P < 0.05$）；且骨龄提前程度、BMC、BD、血清 IGF-1 含量增高程度与性早熟严重程度呈正相关（$P < 0.05$）。(《中国中西医结合杂志》，2004 年第 11 期)

图书在版编目（CIP）数据

中医骨伤科临床妙法绝招解析 / 孙绍裘主编. — 长沙：
湖南科学技术出版社，2022.8
（中医临床妙法绝招解析丛书）
ISBN 978-7-5710-1166-6

Ⅰ．①中… Ⅱ．①孙… Ⅲ．①中医伤科学 Ⅳ.①R274

中国版本图书馆 CIP 数据核字 (2021) 第 168035 号

中医临床妙法绝招解析丛书

中医骨伤科临床妙法绝招解析

主　　编：孙绍裘
出 版 人：潘晓山
责任编辑：李　忠
出版发行：湖南科学技术出版社
社　　址：长沙市芙蓉中路一段 416 号泊富国际金融中心
网　　址：http://www.hnstp.com
湖南科学技术出版社天猫旗舰店网址：
　　　　　http://hnkjcbs.tmall.com
邮购联系：0731-84375808
印　　刷：湖南省众鑫印务有限公司
　　　　　（印装质量问题请直接与本厂联系）
厂　　址：湖南省长沙县榔梨街道梨江大道 20 号
邮　　编：410100
版　　次：2022 年 8 月第 1 版
印　　次：2022 年 8 月第 1 次印刷
开　　本：710mm×1000mm　1/16
印　　张：66
字　　数：1810 千字
书　　号：ISBN 978-7-5710-1166-6
定　　价：198.00 元